CONDITIONS DE LA PUBLICATION

La **Pratique Dermatologique** *comprendra quatre volumes formant ensemble environ 3600 pages et très largement illustrés de figures en noir et de planches en couleurs.*

Chaque volume est vendu séparément.

Le prix de l'ouvrage est porté à 150 fr. **pour les souscripteurs,** *jusqu'à la publication du Tome III.*

Le prix du Tome premier est de 36 fr.

Le prix du Tome II est de 40 fr.

PRINCIPAUX ARTICLES DU TOME DEUXIÈME

ECZÉMA — ÉLECTRICITÉ — ÉLÉPHANTIASIS
ÉPITHÉLIOMES — ÉRUPTIONS ARTIFICIELLES — ÉRYTHÈMES
ÉRYTHRASMA — ÉRYTHRODERMIES — ESTHIOMÈNE
FAVUS — FOLLICULITES — FURONCULOSE — GALE — GANGRÈNE CUTANÉE
GERÇURES — GREFFES — HÉMATODERMITES — HERPÈS
HYDROA VACCINIFORME — ICHTHYOSE — IMPÉTIGO
KÉRATODERMIE SYMÉTRIQUE — KÉRATOSE PILAIRE — LANGUE

LA

PRATIQUE DERMATOLOGIQUE

TOME DEUXIÈME

LISTE DES COLLABORATEURS

AUDRY, Professeur de dermatologie et de syphiligraphie à la Faculté de médecine de Toulouse. Membre de la Société de Dermatologie.

BALZER, Médecin de l'hôpital Saint-Louis. Membre de la Société de Dermatologie.

BARBE, Membre de la Société de Dermatologie.

BAROZZI, Ancien interne à l'hôpital Saint-Louis.

BARTHÉLEMY, Médecin de Saint-Lazare. Membre de la Société de Dermatologie.

BÉNARD, Médecin consultant aux eaux de Saint-Christau.

BESNIER (Ernest), Membre de l'Académie de Médecine, médecin honoraire de l'hôpital Saint-Louis. Président de la Société de Dermatologie et de Syphiligraphie.

BISSERIÉ, Membre de la Société de Dermatologie.

BODIN, Professeur suppléant à l'École de médecine de Rennes.

BROCQ, Médecin de l'hôpital Broca-Pascal. Membre de la Société de Dermatologie.

BRUN (de), Professeur à la Faculté de médecine de Beyrouth.

CASTEL (du), Médecin de l'hôpital Saint-Louis. Membre de la Société de Dermatologie.

DARIER, Médecin de l'hospice de La Rochefoucauld. Membre de la Société de Dermatologie.

DÉHU, Membre de la Société de Dermatologie.

DOMINICI, Ancien interne de l'hôpital Saint-Louis.

DUBREUILH (W.), Professeur agrégé à la Faculté de médecine de Bordeaux. Membre de la Société de Dermatologie.

HUDELO, Médecin des hôpitaux. Membre de la Société de Dermatologie.

JACQUET (Lucien), Médecin des hôpitaux. Membre de la Société de Dermatologie.

LAFFITTE, Chef de laboratoire à l'hôpital Saint-Louis. Membre de la Société de Dermatologie.

LENGLET, Ancien interne de l'hôpital Saint-Louis.

LEREDDE, Assistant à l'hôpital Saint-Louis. Membre de la Société de Dermatologie.

MERKLEN, Médecin de l'hôpital Laënnec. Membre de la Société de Dermatologie.

PERRIN, Chargé du cours de dermatologie à l'École de médecine de Marseille. Membre de la Société de Dermatologie.

RAYNAUD, Médecin de l'hôpital civil d'Alger. Membre de la Société de Dermatologie.

RIST, Ancien interne de l'hôpital Saint-Louis, médecin inspecteur des services sanitaires à Alexandrie.

SABOURAUD, Chef du laboratoire municipal à l'hôpital Saint-Louis. Membre de la Société de Dermatologie.

SÉE (Marcel), Ancien interne de l'hôpital Saint-Louis. Membre de la Société de Dermatologie.

THIBIERGE, Médecin de l'hôpital de la Pitié. Membre de la Société de Dermatologie.

VEYRIÈRES, Médecin consultant aux eaux de la Bourboule. Membre de la Société de Dermatologie.

42802. — Imprimerie Lahure, rue de Fleurus, 9, à Paris.

LA
PRATIQUE DERMATOLOGIQUE

TRAITÉ DE DERMATOLOGIE APPLIQUÉE

Publié sous la direction de MM.

ERNEST BESNIER | L. BROCQ

L. JACQUET

TOME DEUXIÈME

168 figures en noir — 21 planches en couleurs

PAR MM.

BALZER, BAROZZI, BARTHÉLEMY, BÉNARD, ERNEST BESNIER, BODIN, BROCQ
BISSERIÉ, DU CASTEL, J. DARIER, DÉHU, DOMINICI, W. DUBREUILH
L. JACQUET, J.-B. LAFFITTE, LEREDDE, SABOURAUD, MARCEL SÉE
GEORGES THIBIERGE, VEYRIÈRES

PARIS
MASSON ET Cie, ÉDITEURS
LIBRAIRES DE L'ACADÉMIE DE MÉDECINE
120, BOULEVARD SAINT-GERMAIN, 120

1901

LA

PRATIQUE DERMATOLOGIQUE

TOME II

ECZÉMA.

Par **Ernest BESNIER.**

ECZÉMA, ECZÉMATISATION, ECZÉMAS

PREMIÈRE PARTIE

APERÇU RÉTROSPECTIF DE WILLAN-BATEMAN A HEBRA-KAPOSI ET A BAZIN

I. WILLAN. BATEMAN. — II. ALIBERT. BIETT. RAYER. CAZENAVE. GIBERT. DEVERGIE. HARDY. BAZIN. — III. JONATHAN GREEN. THOMSON ET PARKES. M'C. CALL ANDERSON. ERASMUS WILSON. TILBURY FOX. — IV. FUCHS. VEIEL. SIMON. WUNDERLICH. NIEMEYER. HEBRA. KAPOSI. NEUMANN.

I

WILLAN — BATEMAN

Dans la classification de Willan, 1798-1808, le mot eczéma (ἔκζεμα de ἐκ-ζεῖν, faire ébullition en dehors) sert à spécifier, d'après le type vésiculeux de ses lésions élémentaires cardinales — ἐκζέματα (1) — une maladie cutanée jusque-

(1) I. Fiunt in toto corpore pustulæ dolorem inducentes citra saniei collectione. Eas eczemata ab ebulliēte fervore Græci vulgo appellant. In his plumbago convenit cum vino aut lenticismo oleo trita. — Ætii, *Medici Græci contractæ ex veteribus medicinæ Tetrabiblos.* Lyon, 1549, in-folio, t. I, IV, cap. 28 Ad pustulas psydracas appellatas et ad papulas ex fervore aut sudore obortas.

II. Ἐκζέματα. Pustulæ ardentes et fervidæ, dolorem cientes citra saniem. Ingens enim

là non individualisée, et dont Bateman a donné, en 1813, la formule qui suit : Apyrétique et non contagieux, l'eczéma est caractérisé par l'éruption, sur différents points de la peau, de vésicules petites, ordinairement très rapprochées ou groupées, avec peu ou point d'inflammation à leur base ; il est ordinairement l'effet d'une irritation d'origine interne ou externe, et, chez les sujets dont le tégument est constitutionnellement irritable, il trouve des causes occasionnelles dans les agents irritants les plus variés (1).

Tout insuffisante qu'elle fût à définir le syndrome eczématique à ses phases diverses, et dans la série illimitée de ses espèces, de ses formes, de ses variétés ; bien qu'elle ait laissé hors du cadre la presque totalité des formes eczématiques dans lesquelles le stade vésiculeux était dépassé ou resté fruste, etc. (2), et que la plupart des types proposés fussent de l'ordre de ceux

fervor omnem materiem absumit. Dicuntur et ἐκζέσματα. — Jo. Gorrœi Parisiensis, *Definitionum medicarum Libri.* XXIV. Francfort-sur-le-Mein, 1578, in-folio, p. 126.

III. Generale etiam videtur ἐκζεσμάτων nomen. Et si nonnulli hydroa *seu* sudamina solum per ἐκζέσματα intelligant, alii capiti tantum tribuant ; tamen procul dubio est generale nomen et pustulam vel papulam ferventem ut nomen indicat, significat. Danielis Sennerti *Operum*, t. III. Paris, 1641, in-folio, Cap. xxii. De exanthematibus, Ecthymatibus et Eczesmatis, p. 771.

Ἔκζεμα τὸ. Quod cum fervore erupit. Ἐκζέματα ap. Dioscor. Pustulæ ardentes et fervidæ, dolorem cientes citra saniem ; ingens enim fervor omnem materiem absumit. Gorr. *Geop.*, I, 12, 19. Boiss. *Erotian Gloss.*, p. 142 ubi leg. ἐκθύματα L. D. — Ἔκζεσμα, alicubi reperitur pro ἔκζεμα, ut apud Diosc. 2 et Galen Τῶν κ. τόπ. 1, 8. Sunt autem ἐκζέματα, s. ἐκζέσματα, Fervidæ eruptiones. — *Thesaurus græcæ linguæ cum appendicibus excudebat.* Henr. Stephanus, éd., 1572. — *Thesaurus græcæ linguæ ab Stephano constructus*, éd. Didot. Paris, 1831-1865, in-folio. — *Index bibliographique*, éd. 1572. — Art. Eczéma dans le *Thesaurus d'Estienne.* Eczéma de ζέω bouillir, ou être fort chaud, pustules chaudes et douloureuses. Fuchsius dit dans ses notes sur Nicolas Myrepse, sect. 10, chap. 64, qu'il vaut mieux lire *Eczesma* qui signifie la même chose. — James, *Dictionnaire universel de médecine*, trad. franç. par Diderot, Eidous et Toussaint, t. III, 1258. Paris, 1747, in-folio. — Rob. James, *A medical Dictionary.* Including Physic, Surgery, Anatomy, Chemistry and Botany in all their Branches relative to Medicine, in-folio, 3 vol. Londres, 1743-1745.

(1) Thomas Bateman, *A practical Synopsis of cutaneous diseases according to the arrangement of Dr Willan, exhibiting a concise view of the diagnostic, symptoms and the method of treatment.* London, in-8°, 1819 ; quatre éditions successives ont été publiées en 1813, 1814, 1817, la cinquième et dernière en 1819. — *Delineations of cutaneous diseases.* London, 1817, in-4°.

(2) L'eczéma de Willan et Bateman fait partie de l'Ordre VI, ordre des Vésicules ; il comprend trois espèces iconographiées dans l'*Atlas* publié par Bateman, en 1817 ; I. *Eczéma solaire*, pl. LVI, produit par l'irritation directe des rayons solaires ou de l'air chaud ; II. *Eczéma impétiginode*, pl. LV, fig. 2, produit par des irritants divers ; III. *Eczéma rubrum*, pl. LVII, *eczéma rubrum mercuriel*, pl. LVIII. Parmi les types laissés hors du cadre, sont à replacer dans l'ordre VI, par exemple : lichen agrius (*Delineations*, etc.), pl. IV, fig. 2 ; psoriasis labial ; palmaire, pl. XIV ; brachial, diffus (*Hands and arms of washerwomen, baker's itch*), pl. X, fig. 2, et pl. XI ; scrotal, infantile, etc. Néanmoins si l'on veut bien se représenter qu'au moment où a été produit le système de Willan et même un certain nombre d'années après, il fallait chercher les éléments de l'eczéma au milieu des descriptions qui correspondaient aux mots de : achores, croûtes de lait, crevasses, dartres, échauboulures, érysipèle, gales, herpès, hydrargyrie, impétigos, lèpres, porrigo, poussée, psoriasis, teignes, etc., etc., on comprendra le progrès réalisé. — Voir particulièrement pour prendre notion ferme de cette confusion terminologique, de 1776 à 1855 : J. J. Plenck, *Doctr. de morb. cut.*, in-8°. Vienne, 1776. — C. A. Lorry, *Tract. de morb. cut.*, in-4°. Paris, 1777. — Rob. Willan, *Descr. and treat. of cut. diseases*, in-4°. London, Ord. I, 1798 ; Ord. II, 1805 ; Ord. III et IV, 1807, 1808. — J. L. Alibert, *Descr. des mal. de la peau, obs. à l'hôpital*

que l'on classe aujourd'hui parmi les éruptions artificielles (1), l'esquisse lumineuse tracée par Bateman sans précédent ni prélude, au milieu d'obscurités séculaires, permit immédiatement d'entrevoir les liens qui rapprochaient les uns des autres de nombreux états morbides disséminés dans les groupes dermatologiques les plus divers ou les plus opposés, et décrits sous les noms les plus différents. Mise au point de l'état actuel de la science dermatologique, elle est encore, à l'heure présente, essentielle à la conception droite de l'eczéma.

Les noms illustres de Willan et de Bateman resteront, à jamais, écrits en lettres d'or au frontispice de l'eczématologie.

II

ÉCOLE FRANÇAISE

ALIBERT — BIETT — RAYER — CAZENAVE — GIBERT — DEVERGIE — HARDY — BAZIN

I. — J.-L. ALIBERT

Le véritable fondateur de l'école dermatologique de l'hôpital Saint-Louis, Alibert, qui a, sur d'autres points, tant contribué aux progrès de la pathologie cutanée, et bien qu'il n'ignorât rien de la réforme anglaise qui avait fait de Biett, son élève préféré, un rival redoutable, ne modifia jamais ses premières conceptions. De 1806 à 1835, c'est toujours dans le groupe des dermatoses *teigneuses*, et des *dermatoses dartreuses*, qu'il faut chercher les éléments de l'eczéma aux mots et dans les genres *Achore*, *Porrigine*, *Herpès*, *Mélitagre*, etc.; et c'est aux planches II, Teigne granulée; XI, Dartre furfuracée volante; XIII, Dartre squameuse humide (*herpes squamosus madidans*); XIV, Dartre squameuse orbiculaire; XVI, Dartre crustacée (*melitagra flavescens*); XVII, Dartre crustacée stalactiforme, que l'on en retrouvera la représentation plus ou moins insuffisante (2). Cependant, en 1832 (3), le mot eczéma fut introduit par Alibert dans sa nouvelle classification, où l'on trouve les mots *eczéma*, *eczème*, *eczémation*, *dermatoses eczémateuses*. Mais voici quelles sont, pour lui,

Saint-Louis, in-folio, 51 pl. Paris, 1806, 1826. — *Monographie des dermatoses* ou *Précis théor. et prat.*, etc., 2 vol. in-8°. Paris, 1832, et 1 vol. in-4°, avec pl. Paris, 1835.

(1) « ... Il résulte de la lecture attentive des ouvrages de Willan et de Bateman que l'eczéma était surtout, pour eux, une affection d'origine externe, comprenant des éruptions artificielles caractérisées objectivement par de petites vésicules groupées. Ceci est important à spécifier car nous allons voir que l'école de Vienne, avec F. Hebra, a respectueusement conservé la tradition de ses premiers maîtres.... » — L. Brocq, La question des eczémas, *Ann. de dermat. et de syph.*, janvier 1900, p. 3-4.

(2) *Description des maladies de la peau observées à l'hôpital Saint-Louis et exposition des meilleures méthodes suivies pour leur traitement.* Paris, 1806, 1826, in-folio, 51 planches.

(3) *Monographie des Dermatoses, ou Précis théorique et pratique des maladies de la peau.* 2 vol. in-8°. Paris. 1832; 2e édit. in-4° avec pl. Paris, Germer-Baillère, 1835.

les dermatoses eczémateuses — premier groupe du système — ce sont : l'*érythème*, l'*érysipèle*, le *pemphigus*, le *zoster*, l'*urticaire* (Cnidosis), diverses *éruptions prurigineuses nocturnes*, parasitaires ou non (Épinyctide), l'*herpès*, les *sudamina*, l'*herpès iris* de Bateman, etc. (Olophlyctide), les *aphtes* (Ophlyctide), la *pustule maligne*, les *boutons exotiques* (Prophlyctide), et enfin l'*anthrax*, le *charbon*, le *bubon de la peste* (charbon), et le *furoncle*. Pour Alibert, toutes ces maladies sont des *eczèmes*, et leurs lésions des *eczémations*.

II. — L.-TH. BIETT

Les publications de Willan et de Bateman avaient vivement frappé l'attention des médecins français, alors en très petit nombre, qui s'adonnaient à l'étude des maladies de la peau, et, au premier rang parmi eux, de Biett et de Rayer. L.-Th. Biett, médecin de l'hôpital Saint-Louis, qui avait été, jusqu'à sa conversion au willanisme, le fidèle coadjuteur d'Alibert, ne tarda pas à élever son école à côté de celle de son maître. Dès l'année 1819, il exposa sa doctrine de la maladie nouvelle dans ses leçons cliniques, trouvant, dans les démonstrations qu'il poursuivait sur l'eczéma au lit du malade, ses meilleurs arguments en faveur de la méthode anglaise, en même temps qu'une des preuves les plus palpables de la clarté, jusque-là inconnue, de la précision et de la facilité qu'elle avait introduites dans l'étude des maladies de la peau. Ces principes fixés, Biett, avec son grand sens clinique, avait compris combien était défectueuse la division des espèces instituée dans l'eczéma par Bateman; il avait saisi, dès l'abord, l'impossibilité d'établir, entre les divers eczémas observés, une classification basée sur la cause ou la nature supposées, et, craignant de faire naître des difficultés nouvelles avec une division nouvelle, il se borna à distinguer deux types *évolutifs*, l'eczéma *aigu* et l'eczéma *chronique* (1). Ainsi appuyée sur un fait nosologique ferme, cette division était en principe normale; elle fut généralement acceptée et suivie, même par ceux qui ne l'interprétaient pas au sens précisé que son auteur lui avait donné.

L'eczéma *aigu* de Biett comprenait tous les cas, quelle que fût leur cause ou leur nature supposée, qui présentaient des phénomènes d'acuité évidente, soit dans leur durée totale courte, soit au début de chaque éruption nouvelle, — récidive, ou développement successif.

L'eczéma *chronique* se composait particulièrement des formes *secondaires*, dénommées *a posteriori* chroniques, à cause de leur durée prolongée, mais ne représentaient pas des formes exemptes de toute phénoménalité aiguë; elles avaient, au contraire, parmi leurs éléments directs, des symptômes locaux tout à fait aigus, aussi bien que les phénomènes généraux corrélatifs, dans

(1) Bien que Bateman, dans son exposé sobre et concis, n'ait pas *divisé* l'eczéma en *aigu* et *chronique*, il a notamment distingué les variétés évolutives et, en particulier, pour l'eczéma impétiginode correspondant à l'eczéma sec, de cause externe, il spécifie que, si l'application des causes est constante, il prend constamment la forme chronique.

chacune des *éruptions successives*, qui sont au nombre de leurs principaux caractères. Quelque insuffisante ou artificielle qu'elle fût, cette division a été conservée par tous les auteurs postérieurs.

Dans ses études sur l'eczéma, ainsi qu'il le faisait pour toutes les affections prurigineuses, Biett a analysé la dysesthésie prurigineuse avec la plus grande sagacité, et envisagé les rapports du prurit et de l'éruption cutanée avec une lucidité qui n'est pas au-dessous du degré des conceptions les plus récentes sur la matière. Il ne néglige pas de signaler le rapport qui s'établit, parfois, entre les éruptions eczématiques et divers autres états pathologiques, et spécifie leur succession alternante. C'est ainsi, dit-il, que des rhumatismes, des névralgies très graves, des palpitations du cœur, des gastralgies, cessent après l'apparition de ces phlegmasies vésiculeuses, ou que ces symptômes se manifestent, de nouveau, avec une grande intensité, lorsque celles-ci diminuent, ou disparaissent.

En résumé, avec Biett, la conception nosologique de Willan est élargie dans toutes les directions; les rapports dermatographiques de l'eczéma avec l'impétigo, le lichen, le psoriasis, etc., sont nettement indiqués; les médications interne et externe sont précisées dans leur matière, et dans leurs indications.

III. — P. RAYER

Quelques années après le début de l'enseignement de Biett à l'hôpital Saint-Louis, P. Rayer, médecin de l'hôpital Saint-Antoine où il avait constitué un centre d'études dermatologiques, publiait (1823) le premier travail imprimé sur l'eczéma que nous ayons pu relever en France, l'article ECZÉMA du *Dictionnaire de médecine en vingt et un volumes*. Dès l'année 1826, il en donnait une étude personnelle extrêmement remarquable dans la première édition de son *Traité des maladies de la peau*.

Dans le chapitre de l'*eczéma* — groupe des « *inflammations vésiculeuses* de la peau » — Rayer, willaniste comme Biett, adopte la division évolutive proposée à l'hôpital Saint-Louis, et développe considérablement le thème établi par son collègue. Il décrit avec le plus grand soin les *variétés topographiques* de la maladie, précise ses complications, ses modes de terminaison, et appuie ses descriptions sur de nombreuses observations cliniques très détaillées.

Voici la définition qu'il donne de l'eczéma :

> L'eczéma est une inflammation de la peau, non contagieuse, souvent bornée à une seule région du corps, caractérisée, à son début, par de très petites vésicules non proéminentes, ordinairement très rapprochées ou entièrement agglomérées, qui se terminent par la résorption du fluide qu'elles contiennent, ou par des excoriations superficielles, accompagnées d'une exhalation séreuse (*eaux rousses*, vulgairement), auxquelles succèdent des squames, des furfures, ou de nouvelles éruptions vésiculeuses de même nature.

On remarquera surtout dans cette définition l'indication très importante des modes de terminaison, et *de la reproduction successive de nouvelles éruptions*, élément de distinction capital entre les eczémas vrais et les éruptions artificielles eczématoïdes. Soigneusement, d'ailleurs, et avec la plus grande netteté, Rayer a eu le mérite trop peu reconnu de séparer les « *éruptions vésiculeuses artificielles* » de l'eczéma vrai et de retrancher du concept willanique l'eczéma solaire et l'eczéma mercuriel (¹).

Willan et Bateman, dit Rayer, ont rattaché à l'eczéma plusieurs éruptions vésiculeuses artificielles, *qui, sous le rapport de leur nature et de leur traitement, en sont tout à fait distinctes*. Tel est l'eczéma « *solare* ».

Quelques *préparations mercurielles* produisent une éruption vésiculeuse qu'on a rapprochée de l'eczéma, dont elle offre les *caractères* extérieurs; mais, *par sa nature* et *par sa marche*, elle a plus d'analogie avec les *inflammations artificielles* (Voir *Hydrargyrie*). Plusieurs autres substances, les emplâtres de poix de Bourgogne, de sparadrap, de diachylum gommé, de ciguë et d'opium; les sucs de quelques plantes de la famille des euphorbiacées, l'huile de croton tiglium, les lotions sulfureuses, les acides suffisamment étendus d'eau, etc., ont aussi la propriété de développer sur la peau de petites vésicules qui, par leur forme, leur disposition et leurs dimensions, se rapprochent plus ou moins de l'eczéma; mais ces inflammations vésiculeuses *artificielles* en diffèrent plus ou moins par leur nature, et *guérissent toutes avec une facilité et une promptitude qui contrastent singulièrement avec la ténacité et les fréquentes récidives de cette maladie.*

L'étiologie de l'eczéma est développée par Rayer avec une ampleur jusque-là inconnue; on y trouve nettement indiquées toutes les conditions pathogènes internes et individuelles qui seront étudiées par les auteurs qui le suivront.

Sous des noms divers, Rayer a décrit avec son talent hors de pair des affections cutanées aujourd'hui rapportées à l'eczéma des membres, à l'eczéma des lèvres (²) et à l'eczéma du cuir chevelu (³). En ce qui concerne ce dernier en particulier, nous rappellerons plus loin que Rayer avait décrit sous le nom de *Pityriasis capitis* une forme d' « eczéma séborrhéique » du cuir chevelu, et parfaitement saisi ses rapports avec l'eczéma, indiqué sa propagation aux paupières, à la face, et à d'autres régions du corps.

Rayer, dont l'œuvre n'a pas vieilli, est le premier auteur qui ait donné de l'eczéma une description basée sur des observations cliniques positives; il est une des gloires les plus incontestées de l'école dermatologique française.

(¹) C'est dans sa seconde édition (1835), que Rayer sépara du genre eczéma les « eczémas mercuriels » pour les rattacher à *l'hydrargyrie;* et dans l'atlas qui accompagne cette édition, il réunit (pl. V et V *bis*) un grand nombre de chromographies témoignant du développement déjà considérable acquis par l'eczématologie depuis Willan et Bateman.

(²) *Traité* cité plus loin : *Psoriasis des lèvres*, Paris, 1827, 1re édit., t. II, p. 49, obs. CXLIX. et *Pityriasis des lèvres*, 2e édit., t. II, p. 166, 187, obs. CXXIV.

(³) *Pityriasis des membres* et *Pityriasis de la tête*, 2e édit., t. II, p. 160-188.

IV. — CAZENAVE

Ce fut seulement deux années après la publication de la première édition du *Traité* de Rayer que les élèves de Biett, Cazenave et Schédel[1] publièrent les *Leçons* de leur maître qui ne devait donner, lui-même, le résumé de son enseignement sur l'eczéma que beaucoup plus tard, en 1835[2]. Dermatologiste éminent, et praticien émérite, Cazenave fut surtout un professeur savant, et un vulgarisateur persévérant de la doctrine de Biett; mais en ce qui concerne l'eczéma en particulier, on ne lui doit aucun progrès dans la conception de la maladie. Dans toutes ses publications de 1828[3] à 1856[4], la description et les divisions de l'eczéma restent identiques selon le thème de Biett.

A la suite des premières éditions de Rayer et de Cazenave, tous les ouvrages de dermatologie comprennent l'eczéma dans leur texte, et, dès l'année 1830[5], on note son apparition dans les dissertations inaugurales de la Faculté de médecine de Paris avec la Thèse de Levain[6], élève de Rayer à l'hôpital Saint-Antoine.

V. — C.-M. GIBERT

Après Biett et son élève Cazenave, après les publications de Rayer, l'école de l'hôpital Saint-Louis, représentée en première ligne par C.-M. Gibert, Alph. Devergie, Alf. Hardy, continua, non sans quelque lenteur, l'étude progressive de l'eczéma.

Gibert enseigna avec élégance la doctrine anglaise sur l'eczéma, en y apportant quelques variantes; il en poursuivit l'étude thérapeutique avec soin, précisant diverses indications du traitement externe, mais conservant à la médication interne une part prépondérante.

VI. — ALPH. DEVERGIE

Avec Devergie, comme avec Rayer, le progrès est réel, l'observation clinique et les applications du traitement sont devenues scientifiques; des types nouveaux sont précisés et détachés d'autres groupes morbides où ils restaient encore indûment.

Bien que Devergie range l'eczéma au premier rang des affections vésiculeuses et bulleuses, il ne veut pas comprendre les vésicules parmi les signes définitionnels de la maladie parce que le stade vésiculeux est difficile à constater, et il ne retient que les quatre caractères suivants : « 1° rougeur de la surface malade; 2° démangeaison *permanente* plus ou moins intense; 3° sécrétion de sérosité limpide et citrine tachant le linge *en gris* et l'empesant à la manière des taches spermatiques; 4° état *ponctué* et rouge de la peau formé

[1], [2], [3], [4], [5]. Voir plus loin les indications bibliographiques, p. 10.

[6] *Thèse de Paris*, 1830.

par les orifices enflammés des canaux qui, par myriades, fournissent la sérosité [1] ». Le détail de ces lésions est ensuite développé par lui avec une netteté d'observation et une précision que l'on n'avait pas atteintes. On doit encore à Devergie d'avoir signalé avec soin les formes d'eczéma *compliqué* et *composé*, dont la notion, incomplètement comprise, a perpétué jusqu'à l'époque actuelle la plus fâcheuse confusion. Il décrit un eczéma *impétigineux* et un impétigo *eczémateux*, un herpès *eczémateux*, un eczéma *lichénoïde* et un lichen *eczémateux*, un psoriasis *eczémateux* et un eczéma *psoriasiforme*, etc. Enfin, il dénomme, d'après leur *forme*, plusieurs variétés des plus importantes : Eczéma *amorphe*, *nummulaire* ou en *plaques arrondies et disséminées*, *fendillé*, *unisquamosum*.

La pathologie générale de l'eczéma est volontairement simplifiée et ne donne, en rien, prise aux critiques élevées si souvent contre les généralisations de l'école française; Devergie reconnaît la fréquence de l'*hérédité*; il proteste contre le « préjugé fâcheux » accrédité par beaucoup de médecins, qu'il faut respecter l'eczéma dans le jeune âge; il reconnaît, enfin, la *prédisposition*, mais déclare que sa nature est inconnue.

Dans son ensemble, l'eczématologie de Devergie est extrêmement remarquable; elle a été et elle est encore féconde en enseignements et en résultats pratiques.

VII. — ALFR. HARDY

Hardy, élève d'Alibert, conserve la théorie épurée des maladies dartreuses, qui sont, pour lui, l'eczéma, l'impétigo, le lichen, le pityriasis, le psoriasis. En raison de sa transmission héréditaire et de ses récidives, il déclare l'eczéma une maladie constitutionnelle ou diathésique, mais reconnaît que la preuve de la réalité de la cause générale constitutionnelle ou de l'état diathésique repose seulement sur les analogies que présentent, sous les rapports indiqués plus haut, les « dartres » avec la « diathèse » scrofuleuse ou cancéreuse, lesquelles, selon lui, ne sont pas plus *tangibles*. Il distingue pour division essentielle de la maladie eczéma, considérée en général, trois périodes : le début, l'état, le déclin.

Se basant sur la multiformité illimitée de la maladie à sa première période, Hardy confond sous le nom d'eczéma des maladies distinctes auxquelles la lésion de l'eczéma s'associe temporairement ou secondairement, et inversement, il range dans des groupes distincts des maladies qui, initialement eczématiques, présentent, dans leur cours, des phénomènes appartenant à ces maladies.

Pendant de longues années, Hardy a initié, au lit du malade, de nombreuses générations médicales à la science et à la pratique dermatologiques; il reste au premier rang de ceux qui honorent l'école française.

[1] Ce quatrième caractère a, en effet, une valeur clinique de premier ordre comme nous aurons plusieurs fois à le rappeler.

VIII. — E. BAZIN

Les variantes apportées par Devergie et par Hardy à la définition willanique des *lésions symptômes* de l'eczéma furent vivement attaquées par Bazin, qui proposa la formule suivante : L'eczéma est une affection de la peau caractérisée, à sa période d'état, par l'existence de vésicules petites, acuminées, agglomérées sur une surface plus ou moins étendue et contenant un liquide séreux et transparent, vésicules qui s'affaissent lorsque le liquide qu'elles contiennent est résorbé; mais qui, le plus souvent, se rompent après vingt-quatre ou quarante-huit heures d'existence et auxquelles succèdent l'exhalation et la sécrétion d'un liquide séreux et transparent qui se concrète en lamelles plus ou moins épaisses, et, ensuite, une simple exfoliation dermique. La définition dermatographique de Bazin serait irréprochable autant que peut l'être la définition d'un *complexus*, si elle avait été un peu plus compréhensive; elle indique un élément cardinal, la vésiculation typique, qui peut être cliniquement fruste, éphémère, incomplète, mais qu'on retrouve anatomiquement, et que l'on reconnaît sans peine quand on veut bien la chercher dans l'évolution entière des formes dites sèches. Elle est inférieure, en ce qui concerne la caractéristique évolutive, à celle de Rayer, qui avait eu soin de noter le phénomène, essentiel au point de vue de la *maladie* eczéma, de la *reproduction* des éruptions vésiculeuses, et elle omet l'indication capitale des *perforations ponctuées* si justement rangées par Devergie dans les phénomènes cardinaux de l'eczéma.

Poursuivant, en véritable médecin, avec ordre et logique, l'analyse clinique d'un cas d'eczéma, une fois le diagnostic willanique établi, c'est-à-dire la maladie classée dans le genre eczéma, Bazin cherche à établir sa cause et sa nature à la fois d'après l'examen actuel et d'après l'anamnèse, et directement par les caractères de disposition, de siège, de forme, etc., de l'éruption elle-même. Tout d'abord, d'après le thème général de Lorry, deux espèces principales, selon que la cause est externe ou interne.

L'eczéma de cause externe peut être direct ou indirect : *direct*, il a deux catégories représentées par les qualifications artificiel, parasitaire; le premier, dû à l'action des agents irritants appliqués à la surface du tégument; le second dû à l'irritation produite par les dermatozoaires, l'acare de la gale au premier rang et non pas, bien entendu, par les éléments microbiens qui n'étaient pas alors en scène; *indirect*, il comprend les cas d'eczéma produits par l'absorption interne de substances toxiques pour la peau — type eczéma mercuriel — et dénommés par Bazin pathogénétiques. L'eczéma artificiel ne récidive que par le retour des causes extérieures qui l'ont engendré.

L'eczéma de cause interne se rattache, dans le système de Bazin, aux maladies cardinales qui régissent la pathologie cutanée : la *scrofule*, la *dartre* ou l'herpétis, l'*arthritisme* ou *arthritis*, et de là furent logiquement déduites trois espèces étiogéniques d'eczéma : scrofuleux, herpétique, arthritique.

L'oubli légitime et rapide de la division proposée par ce grand Maître montre surabondamment combien il est prématuré de créer des appellations spécifiques, basées sur la nature ou sur la condition étiogénique *supposées*, dans un groupe composite aussi complexe, et aussi incomplètement connu, que celui qui porte la dénomination générique d'eczéma.

L'œuvre de Bazin est la plus considérable de celles qui appartiennent à l'école française. Même en laissant de côté tout ce qui a rapport aux doctrines, l'eczématologie de Bazin, au point de vue dermatographique, n'a été dépassée par aucune autre (¹).

(¹) Sur la période dermatologique française qui s'étend de Rayer à Bazin : Voir P. Rayer, *Traité théorique et pratique des maladies de la peau*, etc., 2 vol. in-8°. Paris, 1826; 2e édit. en 3 vol. in-8° avec Atlas grand in-4°, 1835. — Toutes les publications dermatologiques de Rayer ont une valeur de premier ordre beaucoup mieux appréciée à l'étranger qu'au pays d'origine, et que Ferdinand Hebra a hautement reconnue. Les idées et les faits y abondent, exposés dans l'esprit le plus scientifique et toujours, chose non moins extraordinairement rare à cette époque qu'au temps présent, rapportés avec précision à leurs origines ou à leurs auteurs. — Alphée Cazenave et H.-E. Schédel, *Abrégé pratique des maladies de la peau*, d'après les auteurs les plus estimés et surtout d'après les documents puisés dans les *Leçons cliniques* de M. le docteur Biett, médecin de l'hôpital Saint-Louis, 1re édit., 1 vol. in-8°. Paris, 1828; 2e éd., 1833; 4e et dernière édit. avec planches coloriées, in-8°. Paris, 1847. — L.-T. Biett, art. Eczéma du *Dict. de méd. en 30 vol.*, 2e édit., in-8°, t. XI. Paris, 1835. — C.-M. Gibert, *Manuel des maladies spéciales de la peau*, 1 vol., in-12. Paris, 1834, et *Traité des maladies de la peau et de la syphilis*, 3e édit., 2 vol., in-8°. Paris, 1860. — Alph. Devergie, *Traité pratique des maladies de la peau*, 2e édit., avec planches coloriées, 1 vol. in-8°. Paris, 1857 et œuvres antérieures. — Alf. Hardy, *Traité prat. et description des maladies de la peau*, 1 vol., in-8°. Paris, 1886. — E. Bazin, *Leçons théoriques et cliniques sur les affections génériques de la peau*, rédigées et publiées par le docteur Em. Baudot, 1 vol. in-8°. Paris, 1862. — *Leçons théoriques et cliniques sur les affections cutanées de nature arthritique et dartreuse*, etc., 1re édit., Paris, 1860; 2e édit. publiée par Jules Besnier, 1 vol. in-8°. Paris, 1868. — Dans ce travail, Bazin a introduit d'assez nombreuses variantes, subordonnant les divisions willaniques aux divisions principales imposées par le déroulement des symptômes de la maladie constitutionnelle. Le lecteur qui voudra approfondir la doctrine bazinienne devra parcourir ce volume en particulier. S'il trouve cette étude trop laborieuse, il pourra la faire plus succinctement dans l'excellent abrégé qui constitue l'ouvrage suivant : E. Baudot, *Traité des affections de la peau*, d'après les doctrines de M. Bazin, 1 vol. in-8°. Paris, 1869. — L'étude des eczémas artificiels et parasitaires sera trouvée avec tous ses développements dans les deux volumes dont l'indication suit : *Leçons théoriques et cliniques sur les affections parasitaires*, par E. Bazin, rec. et publ. par A. Pouquet, 1 vol. in-8°. Paris, 1862, et *Leçons théoriques et cliniques sur les affections cutanées artificielles, etc., etc.*, par E. Bazin, rec. et publ. par Guérard, 1 vol. in-8°. Paris, 1862. — Quant à la syphilide à forme d'eczéma, elle est décrite dans les *Leçons théoriques et cliniques de la syphilis et les syphilides*, rec. et publ. par L.-A. Dubuc, 1 vol. in-8°. Paris, 1866. — Enfin, on trouvera le plus grand profit à consulter le très remarquable ouvrage de Bazin, intitulé *Leçons théoriques et cliniques sur la scrofule, considérée en elle-même et dans ses rapports avec la syphilis, la dartre et l'arthritis*, 2e édit., augmentée de recherches sur la scrofule viscérale et de nombreuses observations, 1 vol. in-8°. Paris, 1861. — M. Chausit, *Traité élémentaire des maladies de la peau*, 1 vol. in-8°. Paris, 1853. — E. Gintrac, *Cours théorique et clinique de pathol. interne et de thérap. méd.* Eczéma aigu, t. IV; Eczéma scrofuleux et eczéma chronique, t. V, in-8°. Paris, 1859. — Sur l'histoire de l'hôpital Saint-Louis, voir Lettre du professeur Hardy au Dr Ernest Besnier, médecin de l'hôpital Saint-Louis. — *Documents pour servir à l'histoire de l'hôpital Saint-Louis au commencement de ce siècle.* — Alibert. — Biett. — Lugol. — Manry. — Emery. *Annales de dermatologie et de syphiligraphie.* 2e Série, T. VI, 1885, p. 629-638.

III

ÉCOLE ANGLAISE

JOHN WILSON — SAMUEL PLUMBE — JONATHAN GREEN — THOMSON ET PARKES ERASMUS WILSON — M'C. CALL ANDERSON — TILBURY FOX

Pendant la période qui correspond à la phase de l'école française que nous venons d'indiquer dans ses grandes lignes, l'école anglaise accepta les développements donnés par les willanistes français à la question de l'eczéma, et s'adonna particulièrement à la recherche des moyens d'action les plus énergiques que la médecine interne pouvait fournir pour combattre cette maladie, mais elle ne s'y consacra pas exclusivement.

Erasmus Wilson, son représentant le plus illustre et plus tard Tilbury Fox apportèrent à l'eczématologie des contributions originales et de premier rang; avant de les indiquer il ne sera pas inutile, pour fixer le point, de dire quelques mots de l'ouvrage antérieur de Jonathan Green.

I. — JONATHAN GREEN

En 1835, Jonathan Green publia à Londres un *Abrégé des maladies de la peau* (¹) très bien coordonné, dans lequel — chose qui n'avait, à l'époque où il écrivait, rien d'exceptionnel — il rend, à plusieurs reprises, justice à l'école française, et reconnaît la part qu'elle a prise à la constitution de l'eczématologie générale.

La bibliographie de l'ouvrage comprend dans l'ordre suivant : Lorry, Plenck, Willan, Bateman, Alibert, Plumbe, Rayer, Biett, Cazenave et Schédel.

Jonathan Green distingue très nettement les éruptions eczématoïdes de l'eczéma véritable, et il ajoute qu'il ne faut pas confondre avec une action contagieuse proprement dite la production d'éruptions vésiculeuses par le contact irritant des exsudations eczématiques.

II. — ERASMUS WILSON

Dans de très nombreuses publications, dans un enseignement original et célèbre, Érasmus Wilson développa avec ardeur ses conceptions personnelles.

Considérant que Willan et Bateman, en limitant la caractéristique de l'eczéma à l'éruption vésiculeuse, et à l'exsudation (*ichorous character*), avaient laissé hors du cadre les deux tiers au moins de la maladie eczématique vraie, l'illustre dermatologiste d'Angleterre déclara que, tout en conservant leurs noms aux cas dans lesquels il existait seulement quelques-uns des caractères dont l'ensemble, complètement réuni, constitue l'eczéma, il était impos-

(¹) A practical compendium of the diseases of the skin. London, 1835.

sible de ne pas reconnaître leur connexité « *their affinities* » avec l'eczéma et de ne pas réunir sous la qualification d'*affections eczémateuses*, les espèces suivantes : *Eczéma, psoriasis, pityriasis, lichen, impétigo, acné rosée* (*gutta rosacea*), *gale* (*scabies*).

Cette synthèse de l'eczéma, du psoriasis, du pityriasis, du lichen, de l'impétigo, de l'acné rosée est, inutile de le dire, excessive, etc.; mais celui qui est informé de l'état actuel de l'eczématologie reconnaît que, mots à part, l'illustre dermatologiste anglais avait réalisé une conception contemporaine qui annexe au genre eczéma la plus grande partie du psoriasis, du pityriasis, de l'impétigo, de la rosacée, et de plusieurs des espèces qui étaient, au temps de Wilson, incluses dans le lichen.

En ce qui concerne l'eczéma proprement dit, Erasmus Wilson en groupe les espèces, formes et variétés, en trois catégories d'après leurs caractères nosographiques, leur distribution, leur localisation. I. *Formes dermatographiques* : *a*, régulières, eczémas *érythémateux*, *papuleux*, *vésiculeux*, *ichoreux*, *pustuleux*, *squameux*; *b*, irrégulières, eczémas *fissuré*, *scléreux*, *verruqueux*, *œdémateux*, *muqueux*, *nerveux*. — II. *Formes selon la distribution* : *universel*, *figuré*, *diffus*, *nummulaire*, *marginé*. — III. *Formes locales* autant qu'il y a de régions qualifiées; à la suite, hors classe, l'eczéma *infantile*.

L'étiologie a une importance de premier ordre pour Wilson; et trois causes prédisposantes impriment à la maladie sa forme symptomatique, en même temps qu'elles déterminent les indications du traitement; ce sont : la *débilité* de *nutrition*, la *débilité* d'*assimilation* et la *débilité neurotique*. Tout ce qui concerne la thérapeutique est extrêmement remarquable, et l'auteur accorde à la médication topique « *the surgical treatment* » l'importance réelle qui lui appartient.

Dans sa conception, toute éruption d'eczéma a une *action dérivative* variable, mais constante : « Quelquefois l'eczéma remplace une céphalée invétérée, quelquefois une névralgie, un rhumatisme, un accès de goutte, une bronchite, et, en fait, peut prendre la place de tout trouble de santé chronique auquel le patient est sujet ».

Enfin Erasmus Wilson accorde à l'influence nerveuse une part considérable dans la pathogenèse de l'eczéma, mais cette influence, que beaucoup d'auteurs postérieurs ont étendue ou comprise au delà de la réalité, aura besoin d'être discutée.

Nous rappellerons plus loin que, sous le nom de *Lichen annulatus seu circinatus*, Wilson a donné une excellente description des formes vulgaires de l'« eczéma séborrhéique » circiné, dont le lieu d'élection est au sternum.

Quelques critiques partielles qu'ait pu légitimer l'eczématologie de Erasmus Wilson, elle n'en demeure pas moins extrêmement remarquable; son étude de l'eczéma infantile est hautement médicale, et son œuvre entière honore au degré le plus élevé l'illustre école dermatologique d'Angleterre (¹).

(¹) L'étude générale de l'eczéma est particulièrement exposée dans le Traité intitulé : *On Diseases of the Skin, a System of cut. med.*, by ERASMUS WILSON. 1 vol. in-8° avec pl.

III. — M'C. CALL ANDERSON

Bien que M'C. Call Anderson n'ait publié son ouvrage définitif qu'en 1887, il est le contemporain d'Erasmus Wilson, et c'est avec raison que Brocq ([1]) l'a placé parmi les auteurs appartenant à la période rétrospective de l'école d'Angleterre, et qu'il l'a indiqué comme ayant complètement adopté les doctrines d'Erasmus Wilson et de Hebra.

IV. — TILBURY FOX

Tilbury Fox a traité de l'eczéma de la manière la plus remarquable, conservant constamment la plus entière indépendance aussi bien à l'égard de la doctrine de Hebra, que de celle d'Erasmus Wilson dont il n'admet pas les généralisations. L'idée préalable qu'il veut mettre d'abord en saillie, c'est que l'eczéma est, à la peau, ce que les inflammations du type catarrhal sont aux muqueuses. Il en donne la définition suivante :

« *Eczema is a catarrhal inflammation of the skin, which is mainly characterised by a peculiar discharge stiffening linen, an drying into thin yellow crusts, and having its stages of erythema, papulation, vesiculation, discharge, pus formation, and squamation, more or less marked under different circumstances; and followed in some cases by the secondary results of inflammation, such as hypertrophy, œdema, and the like.* »

Avec le sens le plus judicieux, il déclare non fondées, à la fois, l'extension trop grande donnée par quelques auteurs à la conception de l'eczéma, et la multiplication des variétés objectives. Il insiste sur la nécessité de ne pas constituer des types cliniques proprement dits avec les aspects divers que peut présenter un même type eczématique aux différentes phases de son évolution, et il sépare l'eczéma de l'impétigo, du lichen, lichen circonscrit. On lui doit, également, d'avoir reconnu une part réelle dans la pathogenèse de

color. London, 1867. — Mais on trouvera, surtout, réunis en nombre considérable les dénominations, les faits, les idées, dans les volumes suivants qui montrent, en outre, la forme originale et pratique de ses leçons sur l'eczéma : *Lectures on Dermat. delivr. in the Roy. Coll. of surg. of Engl.*, 1871, 1872, 1873, 1 vol. in-8°. London, 1873, et *Lectures on ekzema and ekzematous affections, with an introduct. on the gener. path. of the sk., and an App. of essays aud cases*, 1 vol. in-8°. London, 1870. — On remarquera dans ce dernier volume, p. 257, le chapitre de l'*Eczéma infantile*, produit pour la première fois en 1856, devant l'Association médicale britannique.

Voir JOHN WILSON, *A famil. Treat. on cut. D.*, 1 vol. in-8°. London, 1814. — SAM. PLUMBE, *A pract. Treat. on Dis. of the Sk.*, 1 vol. in-8°. London, 1824. — JONATHAN GREEN, *A practical Compendium of Diseases of the skin with cases, including a particular consideration of the more frequent and intractable forms of these affections.* London, 1835. — TH. HUNT, *Pract. Obs. on the path. and treat. of cut. Dis. of the skin.* London, 1847. — A.-T. THOMSON et P.-A. PARKES, *A pract. treat. of Dis. affect. the skin.* London, 1850. — M'C. CALL ANDERSON, *A pract. Treat. up. Eczema*, 1 vol. in-8°. London, 1863. — TILBURY FOX, *Skin diseases*, third édit., with a cutaneous pharm., a gloss. index, and sixty seven additional illustrations. London, 1873.

([1]) Lieu cité plus haut, p. 20.

l'eczéma à l'action endopathogène des toxémies — action de l'acide urique sur la paroi interne des capillaires, de la rétention et de l'insuffisance d'élimination de l'urée — à la cholémie, etc. Toute cette partie de l'étiogenèse de Tilbury Fox est à lire avec soin. L'auteur insiste sur le rôle de la débilité générale ou locale, de la dyspepsie, de la malassimilation, de la condition impressionnable du système nerveux; il rectifie en ce qu'elles ont d'excessif les négations de Hebra, relatives à l'action de la dentition sur l'eczéma infantile, à l'hérédité, aux commotions morales; il interprète enfin très physiologiquement la primauté eczématogénique des anomalies de l'innervation, etc.

La lecture de l'eczématologie de Tilbury Fox est très laborieuse, mais très instructive et très suggestive; enrichie des premières recherches histologiques de l'école allemande — Biesiadecki, Rindfleisch, Neumann — elle représente nettement et très brillamment la période de passage, la phase qui précède immédiatement l'époque contemporaine. Elle ouvre enfin, ainsi que l'a écrit Brocq, l'ère de la réaction à l'égard des doctrines de Hardy, d'Erasmus Wilson et de Hebra.

IV

ÉCOLE ALLEMANDE

FUCHS — VEIEL — SIMON — WUNDERLICH — NIEMEYER — HEBRA-KAPOSI

I. — FUCHS, VEIEL, SIMON, WUNDERLICH, NIEMEYER

Dans les pays de langue allemande, pendant les quarante premières années du dix-neuvième siècle, on s'était le plus généralement borné à reproduire les doctrines émises sur l'eczéma par les dermatologistes de France et d'Angleterre; et, à part l'ouvrage de Fuchs, paru en 1840, il n'existait dans ces pays aucune publication dans laquelle il fût traité de cette maladie d'une manière originale.

Le premier ouvrage de dermatologie original et intelligible — dit Hebra dans son étude historique magistrale sur l'eczéma — qui parut en Allemagne, est celui de Fuchs. Mais, bien qu'il traite complètement, et d'une manière approfondie, de maladies cutanées beaucoup moins importantes, l'auteur ne consacre à l'eczéma qu'un chapitre insuffisant, et très court. Fuchs forme la cinquième famille de ses *dermatonoses*, de celles qu'il appelle les *eczématoses* et il les définit : de simples anomalies de sécrétion résultant d'altérations du sang, et se traduisant par des congestions de la peau plus ou moins distinctes. C'est dans cette famille, parmi les maladies les plus diverses de caractère et d'origine — anomalies des glandes sudoripares et sébacées, teinte argentée de la peau, pityriasis et psoriasis, lichen et herpès, impétigo et strophulus, ecthyma, acné et séborrhée — qu'il range l'eczéma proprement dit sous le nom de *psydracia*. Mais comme Fuchs, dans son amour des classifications, décrit dans la classe des *Dermatonoses* les maladies de la peau occasionnées par une irritation locale, il est obligé d'introduire d'abord l'eczéma une seconde fois comme *arthrophlysis* et une troisième fois, dans la même famille, sous le nom *Pygagria granulata*. Cette division d'une seule et même maladie selon sa cause supposée n'aidait naturellement pas à la faire comprendre et, pour cette raison, l'auteur trouva peu de disciples parmi ses contemporains. On préférait, en général, la nomenclature de Willan et, le plus souvent, on adoptait les idées des dermatologistes français, comme l'indique l'excellente traduction avec commentaires de Riecke.

A la même époque Friese rendait d'immenses services à la propagation de la science dermatologique par la traduction des auteurs anglais, et Blasius, Struve, Behrend et Froriep, par la reproduction des iconographies anglaises. Il faut encore mentionner les travaux de Veiel qui a été un des premiers, parmi les médecins allemands, à se consacrer à la thérapeutique trop négligée des maladies de la peau, et qui suivit, à cet égard, les principes des auteurs français.

Gustave Simon, enfin, a beaucoup contribué à faire connaître l'anatomie des maladies de la peau en général, et particulièrement de l'eczéma ainsi que d'autres formes vésiculeuses, tandis que Wunderlich et Niemeyer ont surtout porté leur attention sur la partie thérapeutique.

II. — HEBRA-KAPOSI

L'heure propice était venue, et Ferdinand Hebra appliquant à l'étude des affections de la peau l'esprit et la méthode scientifiques qu'il avait acquis de ses deux illustres maîtres, Rokitanski et Skoda, allait apporter à l'eczématologie la contribution la plus importante qui lui ait été fournie.

Dans le système de Hebra, l'eczéma fait partie de la classe IV — Dermatoses exsudatives, Groupe des dermatoses prurigineuses. L'exposé qui doit être lu en entier débute par un historique magistral, et extrêmement précis, de l'eczéma depuis Aetius d'Amida jusqu'à Plenck, Lorry et Willan, suivi d'une revue critique de l'eczématologie dans les écoles de France et d'Angleterre, depuis Alibert jusqu'à Erasmus Wilson.

Hebra définit l'eczéma une maladie de la peau, d'une marche en général chronique, caractérisée soit par la formation de papules et de vésicules agglomérées, soit par des plaques rouges plus ou moins foncées, recouvertes de squames minces, ou, dans d'autres cas, présentant une surface humide; dans chacune de ces formes il peut, en outre, survenir des croûtes tantôt jaunes et gommées, tantôt vertes ou brunes. Cette affection est constamment accompagnée de violentes démangeaisons qui produisent des excoriations; elle n'est pas contagieuse.

Il ne considère pas la formation des vésicules et, subséquemment, celle d'une surface humide dépouillée de son épiderme, comme suffisante à caractériser la maladie; mais il admet, comme variétés de la même affection, tous les changements morbides observés dans le cours du développement et de la rétrocession de l'eczéma vésiculeux ordinaire et humide. Étudiant le processus eczémateux produit artificiellement d'une manière expérimentale, il reconnaît, dans son cours, cinq modalités distinctes qui, classées d'après leur degré d'intensité, sont la desquamation, l'état papuleux, la vésiculation, l'état rouge, l'état impétigineux ou croûteux, et il établit ainsi — ce qui serait aujourd'hui superflu, mais ce qui avait à son temps une importance majeure — que les aspects infiniment variés de la maladie eczémateuse ne devaient pas en faire perdre de vue l'unité nosologique [1].

Quelque importance qu'aient eue, au moment de leur exécution, les études expérimentales de Hebra sur la production artificielle de l'« eczéma », on regrette que leur illustre auteur ait dépassé la mesure en *identifiant* les lésions chimiques eczématoïdes produites par divers irritants, avec la maladie eczématique. Mais il faut rappeler, pour être exact, qu'il n'a pas méconnu la part que l'on doit attribuer, l'irritant étant le même, au *pouvoir moindre de résistance* individuel, ou régional. Il faut toujours tenir compte, a-t-il écrit, de l'état de santé du sujet au moment de l'application de la cause eczématigène : « Des individus qui ont supporté un irritant cutané sans en éprouver de fâcheux résultats lorsqu'ils étaient en bonne santé, peuvent, dès qu'ils deviennent souffrants, être en même temps atteints d'eczéma. En dernier lieu, les diverses régions de la peau diffèrent par rapport à leur sensibilité aux irritants ci-dessus indiqués. »

Mais qu'importe, à présent, que Hebra ait dépassé la mesure dans la discussion approfondie de la nature et des causes de la maladie, en unifiant trop étroitement l' « eczéma » expérimental avec l'eczéma tel que le réalisent les conditions complexes, et infiniment diverses, dans lesquelles le présente la clinique. Tout ce qui, dans son argumentation, paraît aujourd'hui excessif et sans objet, était, à l'heure où il enseignait, utile ou nécessaire, en situation, et de bonne guerre. Assurément, l'illustre créateur de l'École de Vienne a été au delà du but dans la critique des idées qui régnaient, en son temps, sur l'emploi des moyens diététiques, et des médications internes appliquées au traitement de l'eczéma; il n'en a pas moins rendu un service considérable en renversant mainte erreur séculaire, et en mettant à un degré de précision et de progrès où elle n'avait jamais été menée avant lui la médication externe de la maladie.

Les réserves que nous venons d'indiquer étant faites, l'eczématologie de Hebra-Kaposi [2] conserve toute l'importance que ne perd jamais, quel que soit le progrès ultérieur, une œuvre hautement scientifique; et les chapitres que Hebra et Kaposi ont écrits sur l'eczéma, dans leurs Traités, restent incomparables; ils doivent être lus en entier par quiconque voudra acquérir de la question de l'eczéma une notion ferme et claire. C'est de Hebra-Kaposi, d'Erasmus Wilson, de Tilbury Fox, de Devergie et de Bazin qu'émanent directement les écoles dermatologiques de la fin du dix-neuvième siècle [3].

(1) Voir Ernest Besnier et A. Doyon, Traduction française de Kaposi, 2e édition. Paris, 1890; *Notes* annexées à la vingt-quatrième leçon, et L. Brocq, lieu cité, p. 12-16.

(2) Bien que l'aperçu historique qui précède ne concerne que la partie rétrospective de l'eczématologie, les noms illustres de Hebra et du professeur Kaposi sont inséparables; il est de justice élémentaire de ne pas les séparer ici, et de rendre à tous les deux, en même temps, l'hommage qui leur est dû.

(3) Voir L. A. Struve, *Uebersicht der Hautkrankheiten-Synopsis morb.cut.*, in-folio. Berlin,

DEUXIÈME PARTIE

I. *Eczématisation et eczémas (nosologie et pathogénie générales).* — II. *Phénomènes objectifs de l'eczématisation.* — *Lésions histologiques.* — *Caractères dermatographiques généraux.* — III. *Caractères cliniques de l'eczéma proprement dit, eczéma vulgaire, commun.* — IV. *Tableau des types dermatographiques dénommés et des formes objectives.*

CHAPITRE PREMIER

ECZÉMATISATION ET ECZÉMAS (NOSOLOGIE ET PATHOGÉNIE GÉNÉRALES)

I

Ainsi qu'on a pu en prendre notion dans le sommaire rétrospectif qui précède, la conception willanique de l'eczéma, promulguée en 1813 par Bateman, apparaissant sans précédent et sans prélude au milieu d'obscurités séculaires, avait rapidement permis d'entrevoir les liens qui reliaient entre elles plusieurs affections de la peau disséminées dans des catégories distinctes. Mais, dépourvue de base nosologique régulière, ne disjoignant pas les éruptions artificielles vésiculeuses, et ne contenant aucun élément de délimitation pré-

1829. — F. J. Behrend, *Ikonogr. Darstell. der nicht syphil. Hautkrankheiten.* Leipzig, 1839. — Ern. Blasius, *Pract. Darstellung der Hautkrankheiten.* nach dem System des Dr Willan. Leipzig, 1841. — Fuchs, *Die krankhafte Veränder. der Haut und ihre Anhänge in nosologischer und therapeut. Beziehung.* Göttingen, 1840. — Veiel, *Grundzüge der Behandl. der Flechten in der Heilanstalt zu Cannstadt.* Stuttgart, 1843, et *Jahresb. der Heilanstalt zu Cannstadt*, 1852, 1853, 1854. Berlin, 1855. — *Mittheil. über die Behandl. der chronischen Hautkrankheiten.* Stuttgart, 1862, cité par Hebra. — G. Simon, *Die Hautkrankheiten durch anatom. Untersuch. erläutert.* Berlin, 1851. — Voir, pour complément, la bibliographie entière dans le chapitre Eczéma du *Traité de F. Hebra.* — Ferdinand Hebra, *Handbuch der speciellen Pathologie*, Bd. III; *Acute Exantheme und Hautkrankheiten*, 1860, Bd. II, in-8°. Erlangen. Le second de ces volumes est presque tout entier de Moritz Kohn (Moritz Kaposi). La seconde édition, dont le tome I seul a paru, a été publiée en 1872 sous le titre suivant : *Lehrbuch der Hautkrankheiten*, von Dr Ferdinand Hebra et Dr Moritz Kaposi, Docent und Assistent. Comme pour la première édition, cet ouvrage fait partie du *Handbuch der speciellen Pathologie und Therapie*, publié sous la direction de Virchow. C'est à partir de 1872 que Hebra et Kaposi ont signé en commun le *Traité des maladies de la peau*; toutefois Kaposi avait collaboré avec Hebra à la première édition. Traduction française par A. Doyon, 2 vol. in-8°. Paris, G. Masson, 1872-1874. On ne dira jamais assez le service considérable rendu à la dermatologie des pays de langue française par la magnifique traduction de A. Doyon. — J. Neumann, *Traité des maladies de la peau.* Trad. franç. par Darin sur la 4e édition allemande. Paris, 1880.

cise, elle était entachée d'une tare originelle, irrémissible, dont l'eczématologie n'a pas cessé de porter la peine, et conserve encore aujourd'hui la marque.

Dans les termes où elle a été posée et poursuivie jusqu'à présent, la question de l'eczéma repose sur une équivoque, qui la rend insoluble aussi longtemps que la signification du mot lui-même restera illimitée; elle est tout entière à remettre à l'étude sur une base nosologique redressée et élargie par l'apport des éléments nouveaux de l'histopathologie et de la microbiologie.

II

Maladie composite, mixte, hybride, adultérée par des infections diverses aussitôt après sa production, ou née pure sur un territoire épidermodermique *préalablement infecté*, et présentant ultérieurement les contingences les plus variées, paradoxe de complexité et de complication, l'eczéma, considéré dans son expression la plus générale, n'ayant pas de condition pathogénique exclusive, ne saurait être assimilé aux affections dans la caractéristique desquelles les causes priment les éléments cliniques. Sa détermination correcte ne peut dériver que de l'ensemble complet de ses phénomènes propres, réunis et coordonnés par une analyse intégrale actuelle et anamnestique; et, dans cet ensemble, l'évolution typique prime l'objectivité.

Quels que puissent être les rapports des phénomènes eczématiques dans les cas où ils sont primitifs, et dans ceux où ils sont secondaires et contingents, leur assimilation complète et leur confusion nominale, telles qu'elles ont été faites jusqu'à présent, constituent une irrégularité et une inexactitude. En droit nosologique, le radical dénominatif *eczéma* ne peut appartenir qu'aux cas dans lesquels les lésions eczématiques se sont produites sur un champ cutané non préalablement détenu par une autre maladie cutanée autonome, individualisée et dénommée. Quant aux altérations éphémères et banales de l'épidermoderme, traumatiques, chimiques, toxiques, voire même microbiennes et toxiniques, qui préludent si communément à l'eczématisation à titre d'agents provocateurs chez les sujets prédisposés, elles ne sont pas, il est inutile de le dire, à confondre avec les *maladies* cutanées proprement dites, individualisées et dénommées; elles auront disparu depuis longtemps alors que la maladie eczéma poursuivra son cours typique; et, dans ces cas, malgré l'existence de *lésions* pré-eczématiques, et en raison de leur banalité et de leur caducité, la maladie existante sera légitimement dénommée eczéma.

Il est nécessaire d'ajouter, cependant, que, de cette complexité, résultent souvent des *complexus* ambigus ou même *inextricables*. A la manière des traumatismes de tout ordre, chez les prédisposés, les épidermites microbiennes peuvent *provoquer* le début vésiculeux amicrobien d'un eczéma vrai, vésiculeux, qui parcourra ultérieurement toutes ses phases typiques. Or, comme l'eczéma vésiculeux protopathique, on le verra plus loin, le plus pur, s'infecte régulièrement et rapidement, et que l'infection *pré-eczématique* est un fait commun, presque régulier, une des conditions ordinaires de propagation de l'eczéma à la périphérie et à distance, il ne sera pas toujours possible de discerner si c'est l'épidermite microbienne qui a été initiale, ou bien si c'est par les lésions primaires de l'eczéma que l'infection secondaire s'est établie.

Mais cette difficulté n'existe pas pour les affections classées, au cours desquelles intervient *secondairement* un état eczématique; et, en vertu du droit nosologique rappelé ci-dessus, elles doivent conserver le *radical* de leur dénomination primaire, additionné d'un qualificatif indiquant la *dualité*; par exemple, psoriasis *compliqué* d'eczéma, prurigo *eczématisé*, etc. En se conformant à ces règles trop oubliées, on exprime correctement, en termes clairs, une chose exactement relevée, et l'on maintient, autant que possible, dans la formule diagnostique des cas particuliers, la précision nécessaire, en pratique dermatologique, pour conserver présentes les notions relatives à l'espèce dermatologique primaire ou secondaire, et au rang des éléments du syndrome, qui doivent servir de base au pronostic, ainsi qu'aux indications du traitement et de la prophylaxie.

III

En fait, la conception willanique de l'eczéma a été menée par les dermatologistes modernes et par les contemporains au delà des limites tracées par la nosologie générale, et les affections cutanées les plus diverses ont été dénommées eczémas par la seule raison qu'elles présentaient, dans leur complexus, un ou plusieurs des phénomènes objectifs *dits* eczématiques. Cette confusion ayant, à l'époque immédiatement contemporaine, dépassé la mesure, une revision entière de la classe des eczémas était devenue nécessaire. C'est pour en rendre l'exécution plus facile, que nous avons, en 1892, proposé de disjoindre schématiquement, pour l'analyse, les éléments nosologiques et les phénomènes objectifs, et de désigner, abréviativement et synthétiquement, l'ensemble des derniers par le terme d'*eczématisation* (1).

Considéré dans son ensemble, le complexus normal de l'eczématisation peut être comparé au complexus moins surchargé, mais plus incomplètement différencié et déterminé dans ses éléments et dans sa pathogénie, que Brocq avait, antérieurement, désigné par le terme de *lichénification*, et que nous avons appelé : *lichénisation* (2). Il reste distinct, par sa complexité et même

(1) « Nous proposons et nous appliquons le terme d'eczématisation, pour désigner, au titre général, une *lésion* cutanée extrêmement fréquente, mais d'une banalité non moins extrême, et qui est, aujourd'hui, tout à fait insuffisante à caractériser une *maladie*. Ses conditions pathogéniques sont très variées et, une fois produite, la lésion cutanée peut prendre les aspects et les caractères les plus divers en raison de son conflit avec la condition extrinsèque et le parasitisme secondaire ou primaire. C'est une lésion-symptôme, dont la valeur séméiologique et les conditions étiogéniques sont entièrement à reprendre en sous-œuvre — ERNEST BESNIER, Première note et observation pour servir d'introduction à l'histoire des prurigos diathésiques. *Bull. de la Soc. franç. de dermat. et de syphil.*, 1892, 3e année, p. 267-275, et Discuss., p. 275-280.

(2) Voir L. BROCQ, *Ibid.*, p. 276-279, et La question des eczémas. *Ann. de dermat. et de*

par sa particularisation, des processus élémentaires simples, tels que l'érythème, l'œdème, etc.; et il diffère fondamentalement des processus *parasitaires*, c'est-à-dire de ceux que détermine, au sens exact, un *parasite véritable*, élément *extrinsèque*, condition pathogène première, unique, spécifique, *sine qua non*.

Bien loin, en effet, de reconnaître une condition pathogénique unique, et absolue, l'eczématisation peut *naître* d'une série très étendue de conditions internes ou externes, toxiques, toxiniques, traumatiques, etc., dont l'effet *premier* est toujours d'actionner le réseau nerveux sensible et vaso-moteur, trophique, de l'épidermoderme (¹), lequel, en première instance, réagit *constamment* d'une manière identique, *simple*, dans des proportions et selon une durée variable avec les conditions individuelles, met en état de succulence anormale le réseau des cellules épineuses, altère la cohésion et la résistance physiologiques des lames cornées, minore la défense proprement dite du tégument externe, et *prépare* la mise en activité éventuelle des *microcoques résidents* de la peau normale (²).

Abstraction schématiquement faite des particularités propres au mode d'action spécial qui les a provoqués, si les éléments premiers de la réaction d'eczématisation, *amicrobiens*, — ectasie veineuse, exode lymphoséreuse inondant le réseau, spongiose profonde diffuse, altérations vésiculeuses initiales, phénomènes de kératolyse, etc., — *entrent secondairement* en conflit avec l'élément micrococcique, ce sera *dans les conditions communes aux altérations de tout ordre qui atteignent le tégument, et dont l'infection autochtone est la* RÈGLE NORMALE.

Si le sujet chez qui ces premiers phénomènes ont été provoqués est dans la *condition physiologique*, la réaction produite ne dépasse pas l'action en durée, en étendue, en énergie, et elle cesse promptement, d'une manière spontanée, ou sous l'action de soins appropriés, par l'éviction pure et simple des éléments épidermiques altérés, et des éléments microbiens mis en activité. Et si des phénomènes analogues se superposent à des lésions préexistantes, quelles qu'elles soient, psoriasis, pruriginoses diathésiques ou accidentelles, etc., et que le sujet ne soit pas en même temps un « eczémateux », ils cessent également avec promptitude sous l'action des agents appropriés, alors que la pruriginose, si elle est diathésique, ou la lésion préalable, si elle est un psoriasis, persiste et subsiste.

Mais, chez d'autres sujets qui *n'ont pas* le même état physiologique de l'épidermoderme, sous l'action d'une irritation semblable à celles qui avaient produit les phénomènes qui viennent d'être indiqués, ou même sans que les conditions extrinsèques soient déterminées, on voit apparaître et évoluer des troubles réactionnels qui, *à l'origine*, ne diffèrent pas des premiers. Mais,

syphil., fév. 1900, 4ᵉ série, t. I; La question des lichens des anciens auteurs et la théorie de la lichénification, p. 145-160; Les prurigos diathésiques et la théorie de l'eczématisation, p. 160-170. On trouvera dans ces publications l'indication totale des travaux de Brocq sur la lichénisation.

(¹) Voir trad. franç. de Kaposi, 1ʳᵉ édit., 1881, note 1. Voir plus loin, p. 24 et fig. 1.

(²) Voir plus loin, p. 100-115, le *Parasitisme de l'eczéma*.

cette fois, ils ne cessent pas nécessairement avec la cessation de l'action extérieure, ils continuent à se développer, s'étalent, se multiplient, quelquefois en des régions éloignées des foyers primaires, ou apparaissent tout à fait symétriquement en des points différents à la manière des éruptions exanthématiques, ou occupent toute une région à la manière d'un érysipèle, en même temps que la prolifération microbienne *secondaire* y est exaltée au maximum. L'état morbide est *installé*; les foyers primaires sont le siège de réactions irritatives renouvelées et subintrantes; ils subissent des *trêves* et des *exacerbations*, parfois deviennent permanents, chroniques; dans tous ces cas, apparaît nettement l'influence pathogène active du *milieu intérieur*, et l'eczématisation représente, *cette fois*, la *lésion* d'une *maladie* constituée, la maladie-eczéma.

IV

I. En résumé, la conception nosologique de l'eczéma, créée au commencement du XIXe siècle par Willan, et les conceptions développées jusqu'à sa terminaison, doivent être reconstituées sur des bases nouvelles, et établies non d'après un caractère unique, mais d'après l'ensemble des phénomènes cliniques, histologiques et bactériologiques, tâche ardue qui ne saurait être l'œuvre d'un seul, ni d'un jour.

C'est par mesure d'ordre immédiat que nous avons proposé de placer, à côté du mot eczéma, le mot eczématisation, pour désigner deux choses distinctes, et que l'on ne doit pas continuer à confondre sous un même terme. D'une part, une entité morbide, une maladie, et, de l'autre, un syndrome objectif.

II. L'épidermodermite qui répond au terme d'eczématisation peut naître plus ou moins facilement chez tous les sujets, sous l'action d'irritations extrinsèques déterminées bien que très variées; mais elle ne devient *autonome*, et elle ne représente l'élément d'une *maladie* comportant la désignation d'eczéma, que chez des sujets prédisposés, mis en état d'imminence ou d'opportunité morbide par des conditions intercurrentes. Ses causes occasionnelles et ses interférences sont très nombreuses, qu'elles émanent du dehors ou du dedans, mais elle-même n'est le résultat exclusif d'aucune d'elles, et elle ne comporte aucune dénomination exclusive radicale basée sur la condition étiologique.

Amicrobienne à son origine première, même quand elle est secondaire à des épidermodermites microbiennes, l'eczématisation, *une fois produite*, subit l'adultération microbienne, s'associe en complexus variés avec les lésions préexistantes ou dérivées; et de là naissent des *épidermodermites mixtes*, des *polydermites*, confondues jusqu'à présent avec elle.

III. C'est de l'ensemble de ces conditions, et non d'une seule, que dérivent, chez les sujets prédisposés, les circonstances en raison desquelles la réaction irritative initiale et les infections secondaires, au lieu de rester limitées, éphémères, facilement réductibles, évoluent avec ampleur, s'étendent, se multiplient plus ou moins à distance du foyer ou des foyers d'origine, et peuvent subir, dans leur mode évolutif, diverses modifications liées au siège anatomique, à la condition préalable du territoire envahi, — déclivité, état variqueux, contact intertrigineux, souillure par les liquides normaux ou pathologiques autour des orifices naturels, etc., — à la série composite de toutes les conditions morbides, sans exception, que peut présenter le sujet eczémateux.

IV. Chez les sujets prédisposés, la maladie eczéma ne naît jamais spontanément, selon la signification littérale du mot; mais elle peut paraître et réapparaître sans avoir été provoquée *au lieu où elle évolue* par des conditions locales extrinsèques *appréciables*. Et d'autre part elle peut évoluer sous l'action, obscure dans son mécanisme, — toxique directe, ou indirecte par voie réflexe — de troubles digestifs, de l'ingestion de diverses substances toxiques, telles que les mercuriaux, les bromures et les iodures, etc.; des dysémies, toxinémies ou toxémies, glycémies, uricémies, urémies, et autres adultérations sanguines à peine entrevues, soit immédiatement, soit indirectement, et secondairement à diverses affections cutanées préalables.

V. Mais aussitôt que, pour des raisons vitales individuelles, l'état biochimique de l'individu sera restitué à la normale, et les phénomènes de l'eczématisation proprement dite terminés, les conditions culturales du champ eczématique cesseront d'être appropriées aux proliférations micrococciques adventices; l'épidermoderme retrouvera ses aptitudes trophiques de défense normale, et il exécutera l'éviction totale des eschares épidermiques d'eczématisation, avec les éléments microbiens inclus ([1]).

CHAPITRE II

PHÉNOMÈNES OBJECTIFS DE L'ECZÉMATISATION
LÉSIONS HISTOLOGIQUES
CARACTÈRES DERMATOGRAPHIQUES GÉNÉRAUX

I. PRÉAMBULE. — II. TERRITOIRE ANATOMIQUE DE L'ECZÉMATISATION. — III. LÉSIONS DE LA ZONE SUPERFICIELLE DU DERME, CORPS PAPILLAIRE, COUCHE DE REMANIEMENT. SYMPTÔMES OBJECTIFS CORRESPONDANTS. — IV. PORTION MALPIGHIENNE DE L'ÉPIDERMODERME. LÉSIONS ET SYMPTÔMES-LÉSIONS. — V. PORTION SUS-MALPIGHIENNE OU ZONE SUPÉRIEURE DE L'ÉPIDERMODERME, COUCHE DE TRANSITION, COUCHE GRANULEUSE ET STRATIFICATION CLAIRE; LAMES FEUILLETÉE ET DESQUAMANTE. LÉSIONS ET SYMPTÔMES-LÉSIONS. — VI. PHÉNOMÈNES PARA-ECZÉMATIQUES (ACCESSOIRES, SECONDAIRES, CONSÉCUTIFS). — VII. TABLEAU DES TYPES DERMATOGRAPHIQUES DÉNOMMÉS ET DES FORMES OBJECTIVES.

([1]) Voir plus loin. *Du parasitisme de l'eczéma*, p. 100-115.

I

PRÉAMBULE

Les caractères dermatographiques de l'eczématisation représentent, à découvert, une grande partie des lésions cardinales que révèle l'examen histologique avec une polymorphie si extraordinaire que la description didactique la plus indéfiniment étendue ne parviendrait pas à les dépeindre dans leur entier. Ils comprennent la séquelle entière des phénomènes phlegmasiques communs propres au système tégumentaire — rougeur, tuméfaction, papulation, vésiculation, exsudation, suintement, concrétions — et un ensemble complexe et composite de phénomènes d'exfoliation épidermique, de dyskératose, de dystéatidrosie, d'altérations secondaires du derme et des appareils différenciés, avec une profusion dont nulle autre maladie que l'eczéma ne présente d'exemple. Ce n'est pas tout; les aspects sous lesquels la peau eczématisée peut se présenter à l'observation varient encore selon les proportions relatives, les associations, ou les combinaisons des éléments dermatographiques, leur disposition vague ou figurée, leur caractère fruste ou typique, leur nombre, quelques-uns manquant momentanément ou complètement, quelques autres, au contraire, prédominant.

Enfin, les localisations anatomotopographiques réalisées, — régions glabres ou régions pilaires, côtés de flexion ou d'extension, plis, orifices, segments des membres, extrémité céphalique, col, thorax, régions mammaires, interscapulaires, organes génito-urinaires, etc., — modifient, souvent d'une manière profonde, et multiplient les formes et les variétés cliniques.

Il est donc nécessaire pour l'observateur qui veut être en mesure de relever, de classer, et d'apprécier les éléments du tableau incessamment mobile que présente un cas donné d'eczéma à ses diverses périodes, de prendre notion de l'ensemble de ces éléments, et des rapports qu'ils affectent avec les lésions anatomiques. C'est pour donner satisfaction à ces exigences inhérentes à la question de l'eczéma que le schème objectif de l'eczématisation, comprenant les caractères anatomiques, et dermatographiques, va être exposé autant que possible parallèlement, et par étages différenciés de l'épidermoderme, de manière que l'observateur informé puisse, par l'analyse clinique intégrale des caractères objectifs relevés dans un cas particulier d'eczéma, arriver à la conception simultanée des phénomènes éruptifs, et des lésions, auxquels ils correspondent régulièrement.

Cette documentation permettra, d'autre part, de ne pas encombrer la clinique eczématologique de *formes* objectives, et de reporter les *particularités* dermatographiques à la description des *localisations régionales*.

II

TERRITOIRE ANATOMIQUE DE L'ECZÉMATISATION

Le territoire anatomique propre de l'eczématisation, représenté dans la Figure ci-dessous, due à Darier, est l'étage supérieur de la peau, dans lequel la face profonde de l'épiderme, et la zone superficielle du derme — les cônes interpapillaires et le corps papillaire — se pénètrent intimement par engrenage réciproque, et réalisent, anatomiquement et biologiquement, un appareil neurologiquement autonome, que nous avons désigné sous le nom d'*épidermoderme*, et qui s'étend, des réseaux vasculaires superficiels du derme à la lame cornée disjointe de l'épiderme, lame desquamante.

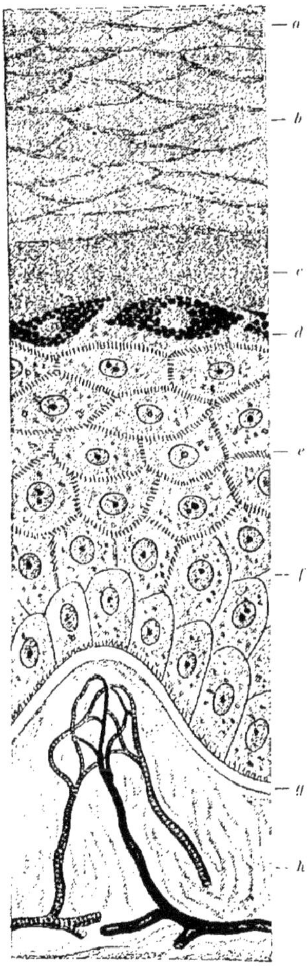

Fig. 1. — Épidermoderme.

De haut en bas, l'épidermoderme comprend :

a. La *lame cornée disjointe*;

b. La *couche pavimenteuse*;

c. La *couche claire*;

d. La *zone granuleuse*;

e. La partie supérieure du corps muqueux de Malpighi composée des cellules à filaments, ou cellules épineuses, *couche filamenteuse*;

f. L'étage inférieur du corps de Malpighi, couche des cellules basales, génératrice, *couche germinative*;

g. La *lame vitrée inter-épidermodermique*;

h. Le *corps papillaire*, zone des saillies papillaires, et sa base immédiate — zone de remaniement de Renaut, laquelle est anatomiquement et biologiquement différenciée du derme proprement dit, ou chorion, parce qu'elle reste transformable, et parcourue par de nombreux éléments migrateurs. Le réseau nerveux du corps papillaire et celui du corps muqueux y prennent origine [1]; et le réseau vasculaire sanguin — réseau superficiel plan

[1] Voir Darier, Histologie de la peau. *La Pratique dermatologique*, 1900, t. I. — Voir Ranvier, *Traité technique d'histologie pratique*, 1889, 2e édit., et *Comptes rendus de l'Acad. des sciences*, 1887-1899.

des bouquets papillaires, et réseau planiforme anastomotique sous-papillaire — communique avec le réseau planiforme profond des vaisseaux afférents par le réseau anastomotique intra-dermique à vaisseaux grêles ([1]).

Au-dessous du réseau vasculaire sanguin superficiel se développe le vaste système des *canaux lymphatiques* sans valvules, à parois endothéliales simples, aboutissant au *réseau capillaire lymphatique* de la partie superficielle de la zone tendiniforme au derme ([2]).

Dans l'épidermoderme ainsi constitué, l'*évolution formative* est permanente, normale, aussi longtemps que ne sont pas détruites les cellules génératrices perpendiculaires à la vitrée ; or, comme celles-ci sont habituellement conservées dans le processus eczématique simple, la restitution à l'intégrité se fait régulièrement complète après son extinction.

Sa portion épidermique reçoit, peut-être, des centres médullaires une action directe, mais elle est certainement subordonnée, dans sa vie normale ou pathologique, aux altérations fonctionnelles ou matérielles de la partie dermique vasculaire et innervée, à la tension existant dans les réseaux superficiel et moyen, et aux exodes leucocytaires, etc. Et, en fait, bien que les deux éléments puissent être actionnés isolément, et directement, la subordination de la portion épidermique à la partie dermique est absolue, et inévitable ; elle existe alors même que le maximum de l'évolution anomale est dans la portion épidermique. L'épidermoderme subit les invasions microbiennes du dehors toutes les fois où ses conditions mécaniques ou biochimiques le permettent ; il est le champ normal de la lutte pour la *défense de la peau*, et l'eczématisation représente un des phénomènes les plus achevés de cette lutte ([3]).

III

PORTION DERMO-ÉPIDERMIQUE DE L'ÉPIDERMODERME. LÉSIONS ET LÉSIONS-SYMPTÔMES

I. — Phénomènes vasculaires. — II. — Altérations de couleur, de surface et de niveau. — Hyperthermie locale.

I. — PHÉNOMÈNES VASCULAIRES

Le premier phénomène de l'eczématisation est représenté par la *congestion ectasique* des réseaux vasculaires sanguins de la zone papillaire de l'épider-

([1]) J. RENAUT, Art. DERMATOSES du *Dict. encycl. des sciences méd.*, 1885, 1re série, t. XXVIII, p. 157. *Traité d'histologie pratique*, in-8°, Paris, 1897, p. 266, 271.

([2]) Dans quelques régions, au mamelon par exemple, les canaux lymphatiques acquièrent un volume et un développement qui constituent le derme en une lame lymphatique spongieuse, dont l'importance pathogène se révèle dans toutes les affections de cette région, et y détermine, dans les phénomènes de l'eczématisation, une intensité et une ténacité toutes particulières.

([3]) Voir R. SABOURAUD, La défense de la peau contre les microbes. *Ann. de dermat. et de syphil.*, 1899, 3e série, t. X, p. 729-750.

moderme, proportionnelle à l'activité de l'action irritante, et au degré d'excitabilité propre de l'appareil vasomoteur. Il est suivi de la série phlegmasique banale, *œdème diffus*; *manchons péri-vasculaires de cellules rondes*; *nodules embryonnaires*; prolifération *modérée* des cellules fixes; quelquefois *infiltration hématique*. Toutes ces lésions *dermiques* demeurent peu intenses; l'œdème séreux ne s'accentue que dans les variétés suraiguës, mixtes, dites érysipéloïdes; l'hyperplasie proprement dite n'intervient que dans les formes décidément chroniques, et encore sans particularité exclusive au processus eczématique, et dans des conditions à spécifier.

Quant aux anomalies qui sont rencontrées, aux époques ultérieures, dans la couche tendiniforme du derme et dans l'hypoderme, elles ne font pas partie du plan évolutif propre de l'eczématisation; elles sont secondaires à des infections accessoires, ou consécutives; elles ne se réalisent que dans les cas où le processus eczématique s'installant, et se prolongeant, la défense de la peau, au niveau des surfaces eczématisées, s'abaisse au minimum [1].

II. — LÉSIONS-SYMPTÔMES. — ALTÉRATIONS DE COULEUR DE SURFACE ET DE NIVEAU. HYPERTHERMIE LOCALE

I. L'hyperémie ectasique du derme supérieur s'accuse à la surface de la peau par une *coloration* d'abord érythémateuse, disparaissant sous la pression du doigt qui laisse, au point où elle a été exercée, une surface déprimée superficiellement et finement plissée; aux degrés ultérieurs, la teinte peut ne disparaître que plus ou moins incomplètement, quand se sont produites des infiltrations hémaphéiques ou hématiques.

Au début, la teinte rouge est généralement intense, rouge feu, rouge sombre dans les formes profondes, intensives, compliquées de toxinidermies diverses; on la retrouve aux périodes d'ébauches de néokératinisation, sous la forme de rougeur luisante vernissée; et, pour les intermédiaires, la nuance varie en toutes proportions. Elle se présente au maximum en raison de l'amincissement de la couche cornée, au début, ou aux phases de réparation, ou aux stades d'exfoliation; tantôt en rapport avec la congestion passive dans les régions où la circulation locale est déficiente, état déclive, peau variqueuse, etc.; tantôt en raison des phénomènes de congestion active provoquée par des traumatisations diverses, applications irritantes, enveloppement imperméable immédiat mal appliqué, etc.; tantôt enfin avec diverses surinfections locales ou générales, simples ou mixtes, pansements sordides, symbioses microbiennes, etc., — eczéma aigu généralisé ou localisé, érysipéloïde, exanthématoïde, etc. Il

(1) Les altérations profondes des appareils différenciés que l'on observe dans les formes chroniques prolongées dérivent de conditions multiples mal étudiées, parmi lesquelles toutes les infections secondaires, les actions biochimiques des toxines microbiennes ou des autotoxémies sur la cellule vivante, seule condition dans laquelle on puisse parler correctement de chimiotaxie, et les lésions mécaniques de la canalisation intra-épidermique oubliées par les auteurs.

s'agit, dans tous les cas, non de formes ou de variétés spéciales d'eczéma, mais d'un *aspect objectif* que l'on peut relever dans toutes les formes et dans toutes les variétés. Cet état n'est monopolisé par aucune *espèce* d'eczéma localisé ni disséminé, et les faits étiquetés par les auteurs *eczéma rubrum*, soit localisé, soit généralisé, appartiennent à tant de circonstances variées qu'il est tout à fait impossible d'appliquer exactement ce terme à une espèce exclusive de la maladie eczéma.

Quelque *étendue* qu'elle puisse avoir, l'*eczématisation rouge* n'est jamais littéralement universelle; même dans ses variétés exanthématoïdes dites généralisées, il subsiste toujours des *points de réserve* qui la séparent des érythrodermies typiques, même dans les cas où l'érythrodermatite est secondaire à un eczéma.

La *disposition* de la rougeur présente les plus grandes variétés : en nappes, en placards semés de papules ou de vésicules, ou en halo plus ou moins étalé autour des éléments ou des groupes d'éléments figurés, débordant souvent de beaucoup les agglomérats croûteux, formant parfois un réseau à mailles imprimé sur une surface desquamante.

Isolée ou *associée* en toutes proportions avec les autres éléments, croûtes, squames, vésicules, la rougeur présente des *contours* typiquement diffus; régulièrement la surface érythémateuse est dépourvue de toute forme — *amorphe*; quelquefois, *atypiquement cerclée*; elle n'est *jamais* découpée linéairement ni rectangulairement, ce qui a lieu seulement quand l'eczématisation a été provoquée par des applications extérieures, dont elle a pris la forme. Exceptionnellement, la rougeur initiale manque, ou demeure inaperçue.

II. En même temps qu'elle se traduit par de la rougeur, la congestion vasculaire est suivie d'exsudation intra-dermique et inter-épineuse, *élevant le niveau* de la surface dans les points où évolue le processus eczématique; le pli cutané y est plus épais que celui fait sur un point homologue sain. Cette tuméfaction est *plane*, sans surélévation périphérique, sans marge, ourlet, ni bourrelet.

La *tension de la peau* au niveau des surfaces eczématisées varie avec l'intensité de l'œdème épidermodermique, lequel est quelquefois considérable, et de la tuméfaction des cônes interpapillaires; elle est surtout marquée, aux *premières périodes*, dans les *formes aiguës*, au *moment des paroxysmes*, ou sous l'action d'une médication inopportune. Elle fait partie intégrante de quelques formes dites *érysipéloïdes*; elle se réalise particulièrement partout où la peau a été vivement traumatisée, et, spécialement, dans *certaines régions* où la lame connective est lâche et l'œdème facile — régions palpébrales, dos des mains et des pieds, régions malléolaires, génitales, etc., etc. C'est seulement dans ces diverses conditions, locales ou généralisées, que l'on voit une *œdématie aiguë* proprement dite, dépassant la limite des foyers eczématiques, et déformant un membre ou une région.

La surface du champ d'eczématisation, à la période *initiale*, est *lisse*, très légèrement *surélevée*, mate ou vernissée, subissant, de la pression, une dépression légère, plus accentuée dans tous les points où l'œdème épidermique est normalement facile — paupières, prépuce, etc. Dans quelques variétés à évolution rapide, exanthématoïdes, la rougeur préeczématique, prévésiculeuse, revêt des formes granuleuses, *papuloïdes*, *urticariennes* ou *œdémateuses diffuses*, propres aux neurotoxidermies.

III. Aux périodes terminales, dans les ébauches de reconstitution, après l'éviction des eschares épidermiques, et aussi longtemps que le processus n'est pas éteint, la finesse du revêtement corné laisse apercevoir l'ectasie permanente du réseau vasculaire superficiel, correspondant à la période de *vernissé rouge*, souvent l'une des plus laborieuses du processus eczématique.

Il n'est pas très rare, d'autre part, chez quelques eczémateux permanents, de voir subsister sur différents points du corps, particulièrement aux membres supérieurs ou inférieurs, aux mains, aux poignets, dans les gouttières sous-malléolaires interne ou externe, des plaques érythémateuses diffuses, légèrement surélevées qui subissent, éventuellement, des paroxysmes eczématiques proprement dits, sous l'action des provocations du dehors ou du dedans.

Aux *limites* des surfaces ou des zones rouges, *les bords* ne sont jamais plus élevés que le plateau eczématisé; ils restent *inférieurs* au niveau du plateau. On fera le rappel de ce caractère dermatographique quand la vésiculation, régulièrement contemporaine de la rougeur, est retardante, surtout dans les cas où le diagnostic peut rester momentanément indécis entre l'eczématisation et diverses épidermodermites congestives, particulièrement celle du début de l'érysipèle. Rapidement, la différenciation se caractérise et s'affirme par l'absence du bourrelet propre à la dermite streptococcique de Fehleisen. Cependant, en fait, la confusion est assez souvent réalisée momentanément entre les eczémas récidivants de la face, et quelques variétés de lymphodermites érythémateuses, ou d'érysipèles, dégradés à la suite de paroxysmes antérieurs vaccinatoires plus ou moins nombreux, et devenus moins nets dans leurs caractères typiques.

IV. La rougeur eczématique est généralement *précédée* d'un sentiment de tension et de chaleur locale qui avertit souvent les malades de l'apparition du processus; mais, perçue ou non par le patient, l'hyperthermie *existe* à la surface des régions eczématisées aux phases de début, d'augment et d'état ainsi qu'aux périodes des paroxysmes. Elle est aisément constatable par l'application de la main à la surface du champ d'eczématisation, et elle peut être mesurée par le thermomètre; mais la réalité est que cette recherche est généralement négligée, et que de nouvelles études seraient nécessaires si l'on voulait en donner une formule précisée [1].

[1] « Bien que la température de la peau constatée au thermomètre ne soit pas d'une exactitude rigoureuse à cause de l'imperfection des instruments, néanmoins, la comparaison entre les parties saines et la région malade, avec le même thermomètre, montre

II. — Lésions eczématiques primaires et secondaires Lésions-symptômes.

I

1. LÉSIONS PRIMAIRES : ŒDÈME PAPILLAIRE INTRA-DERMIQUE OU SOUS-ÉPIDERMIQUE. ŒDÈME INTRA-ÉPIDERMIQUE DIFFUS (SPONGIOSE). ŒDÈME INTRA-ÉPIDERMIQUE COLLECTÉ (VÉSICULATION). — II. LÉSIONS SECONDAIRES : DÉGÉNÉRATIVES ET IRRITATIVES (PARAKÉRATOSE, ACANTHOSE. SUCCESSION DES VÉSICULES. VÉSICULATION RÉMITTENTE, PAROXYSTIQUE (SUFFUSION RYTHMÉE DE SABOURAUD). VARIANTES DANS LES PHÉNOMÈNES SECONDAIRES. ÉLÉVATION, EXPULSION (ÉVICTION) DE LA VÉSICULE ECZÉMATIQUE ET DES ÎLOTS DE SPONGIOSE (SPONGIOSE VÉSICULAIRE OU VÉSICULES SPONGOÏDES). LÉSIONS ENDOCELLULAIRES (CAVITAIRES).

I. — ŒDÈME PAPILLAIRE INTRA-DERMIQUE OU SOUS-ÉPIDERMIQUE

Hiérarchiquement et chronologiquement, dans tous les points du derme où le *réseau sanguin superficiel* de la couche de remaniement a subi la *réaction*

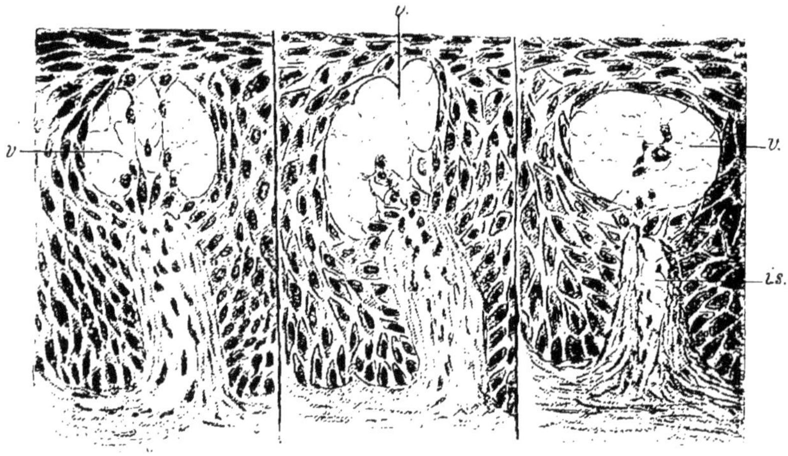

FIG. 2. (¹). — Eczéma vésiculeux pur; naissance et formation de la vésicule eczématique. — Coupes verticales successives d'une vésicule eczématique à son premier début, faites par biopsie sur un placard d'eczéma aigu vésiculeux du bras, datant de vingt-quatre heures, chez une femme présentant depuis trois mois un eczéma des membres inférieurs. Picrocarmin, hématoxiline.

vasomotrice ectasique qui suit l'*action irritative*, il se produit une *exsudation*, une *infiltration séreuse*, dont le siège primitif absolu, le corps papillaire, est nettement indiqué au point (*i. s.*) de la troisième papille à droite, dans la figure ci-dessus :

souvent une différence de 1 degré centigrade et plus. » (HILLAIRET et GAUCHER, *Traité cité*, p. 341.) — « La température des régions atteintes par l'eczéma s'élève en proportion de la rougeur et peut dépasser de 1 degré la chaleur des points symétriques du côté sain. » (LELOIR et VIDAL, *Traité cité*, p. 235.)

(¹) Cette figure, ainsi que les figures 5-10 et 14, 15, est une réduction des grandes aquarelles exécutées par Sabouraud sur biopsies, et présentées par lui au IVe Congrès international de dermatologie, 2-9 août 1900.

II. — ŒDÈME INTRA-ÉPIDERMIQUE DIFFUS. — SPONGIOSE

De ce point primitif, *dermique*, l'œdème séreux, progressant, décolle les cellules basales de l'épiderme, et les cellules épineuses du réseau situées immédiatement au-dessus, distend, puis rompt leurs filaments unitifs, et, sous des formes variées qui vont être précisées, constitue un *état cavernuleux* de l'épiderme décrit par Unna sous la dénomination d'*état spongoïde*, que, pour unifier avec les mots de parakératose et d'acanthose, nous avons remplacée par le terme de *spongiose* (2). La spongiose résulte d'un afflux séreux moins brutal, plus lent, que celui qui fait la vésicule, mais sous une autre forme, c'est toujours le même phénomène, ainsi que cela sera mis en évidence par les figures suivantes.

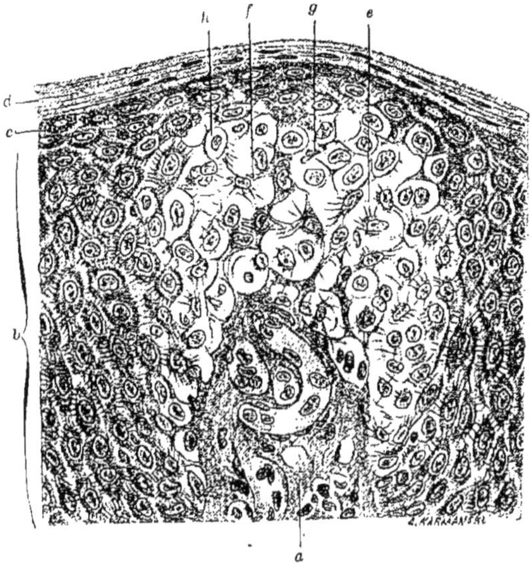

FIG. 3 (1). Spongiose (*Vésiculation interstitielle, état spongoïde*). Placards d'eczéma chronique du bras en état de poussée vésiculeuse secondaire; petit foyer de vésiculation limité au sommet d'une papille. Enfant de deux ans. Alcool, paraffine, hématoxyline et éosine. (Grossissement : 400/1.)

a, sommet d'une papille contenant des vaisseaux capillaires dilatés. — *b*, corps muqueux. — *c*, stratum granulosum; cette couche est dépourvue d'éléidine dans la région correspondant aux processus de vésiculation (*parakératose*). — *d*, couche cornée; les cellules de cette couche ont conservé un noyau colorable dans la région où l'éléidine fait défaut (*parakératose*). — *e*, espaces intercellulaires dilatés remplis de sérosité claire. — *f*, cellules malpighiennes écartées les unes des autres, dont les filaments d'union sont distendus et en grande partie rompus — *g*, leucocytes migrateurs, répandus en petit nombre dans le foyer de vésiculation. — *h*, cellule en altération cavitaire; on en trouve toujours quelques-unes dans les foyers de vésiculation interstitielle.

L'état spongoïde, dit Unna, « atteint une surface très variable du corps muqueux. Au début, on ne le trouve que par points de la largeur d'une papille par exemple, et directement sous la couche intermédiaire (couche de passage entre l'épiderme malpighien et l'épiderme corné), que la kératinisation soit normale ou parakératosique. Un point spongoïde peut conserver cette dimension, se kératiniser et arriver ainsi dans le squame où il se présente sous forme d'une croûtelle en miniature, ronde, un peu aplatie, généralement fibrineuse, saillante, qui finalement est éliminée. Ou bien l'état spongoïde envahit exclusivement les étages sous-jacents du corps muqueux. Les espaces inter-cellulaires se dilatent alors, confluent en lacunes inter-cellulaires plus grandes, tandis que les cellules, précédemment turgescentes, sont comprimées en travées plus ou moins minces.

(1) DARIER, *Pratique dermatologique*, T. I, p. 92, Fig. 9.

(2) σπόγγος, σπογγοειδής. Le qualificatif de *spongoïde* a été, antérieurement, usité en anatomie descriptive pour désigner l'état vésiculaire des poumons et, en anatomie pathologique, pour spécifier l'état du tissu osseux dans le rachitisme, *état spongoïde, couche spongoïde*.

III. — ŒDÈME INTRA-ÉPIDERMIQUE COLLECTÉ (VÉSICULATION)

C'est, en effet, par un processus identique que se forment, *dans la profondeur* de l'épiderme, *immédiatement* au-dessus de la couche basale, des *lacs séreux*, des collections limitées de sérosité, qui constituent la *vésicule* eczématique primitive dans l'eczématisation *vraie*, aux périodes initiales, aux stades de paroxysme et de rechute, à la période d'état, et jusque dans les phases de réparation non définitive. Ce que l'on appelle synthétiquement la *vésiculation* représente une phénoménalité très complexe, que nous allons décrire, d'*infiltration séreuse* émanée du réseau superficiel *du derme*, d'*œdème de l'épiderme* avec dissociation, dislocation et écartement des éléments cellulaires, *état caverneux*, rupture des filaments unitifs, formation, aux points de disjonction, de *lacs séreux* ayant pour *parois* les cellules disloquées, refoulées et aplaties, pour *plancher* les éléments cellulaires non altérés, rapidement *séparés* par une zone de kératinisation hâtive anormale, et pour *plafond* une portion plus ou moins épaisse de la lame cornée soulevée et faisant hernie à la surface — *vésicule clinique*.

En d'autres termes, la vésiculation eczématique proprement dite est *intercellulaire*; les cavités vésiculaires sont constituées par les espaces inter-épineux du réseau dilatés, rendus effectifs et distendus, par la sérosité qui afflue du réseau sanguin superficiel du derme, réseau de l'épidermoderme, actionné par les irritants eczématigènes. Les vésicules apparaissent d'abord *au sommet des papilles*, — Fig. 2 (p. 29) et Pl. I, Fig. 1, — pour s'étendre plus ou moins rapidement en surface et en profondeur. Leurs *parois* sont formées par les cellules épineuses, préalablement altérées ou non, mais subissant *mécaniquement* le refoulement, la compression, les déformations diverses, la rupture des filaments unitifs, etc.; leur *base* repose sur les couches sous-jacentes du corps muqueux qui présentent, à ce niveau, la néokératinisation séparative; leur *coupole* est constituée soit par la couche cornée, soit par la néokératose inférieure d'une vésicule *préalablement* développée au-dessus d'elle.

Lorsque les lacunes de cet épiderme, ainsi transformé en une sorte d'éponge, se sont remplies en partie, et surtout dans la région supérieure, de masses coagulées, tout le territoire spongoïde se trouve soulevé par les couches d'épiderme néoformées au-dessous de lui, il se dessèche et devient une croûte fibrineuse. Ces grandes croûtes, qui ne s'exfolient que lentement en totalité, s'imbibent encore de temps en temps, même quand elles sont kératinisées, de lymphe, comme le ferait une éponge; elles se gonflent d'abord et forment ces masses épaisses et friables, ces croûtes d'un jaune de miel et alvéolaires, que l'on considère souvent à tort comme « impétigo ». La preuve que ces croûtes ont gonflé secondairement est fournie par les cavités très larges, presque cubiques, séparées par de minces travées cornées verticales, remplies de liquide coagulé, cavités qui ne peuvent pas avoir été produites sous cette forme dans la couche épineuse. » (P. G. UNNA, *Die Histopathologie der Hautkrankheiten*, 1 vol. in-8°, 1225 pages avec planches chrom. Berlin, 1894, et J. DARIER, Anal. crit. in *Ann. de dermat. et de syphil.*, 3e s., 1895-1896. — P. G. UNNA, *Histologischer Atlas zur Pathol. d. Haut.*, Heft II, Tafel VII, etc. Hamburg und Leipzig, 1898. — LEREDDE, Note pour servir à l'étude de la question de l'eczéma parasitaire. *Ann. de dermat. et de syphil.*, 3e série, 1899.)

[E. BESNIER.]

Lorsque la vésicule observée ne présente, au-dessus de sa voûte, que les éléments de la couche cornée, elle est certainement de premier développement et de premier rang; quand une ou plusieurs productions vésiculeuses se reforment au-dessous de la barrière néokératosée, ce qui est commun, et ont subi successivement le processus éliminateur, on en retrouve les traces manifestes à l'examen histologique, dans les stratifications de la squame ou de la croûte, tombées ou avulsées [1].

La Figure 4, ci-dessous, due à Darier, représente, mis en évidence avec la

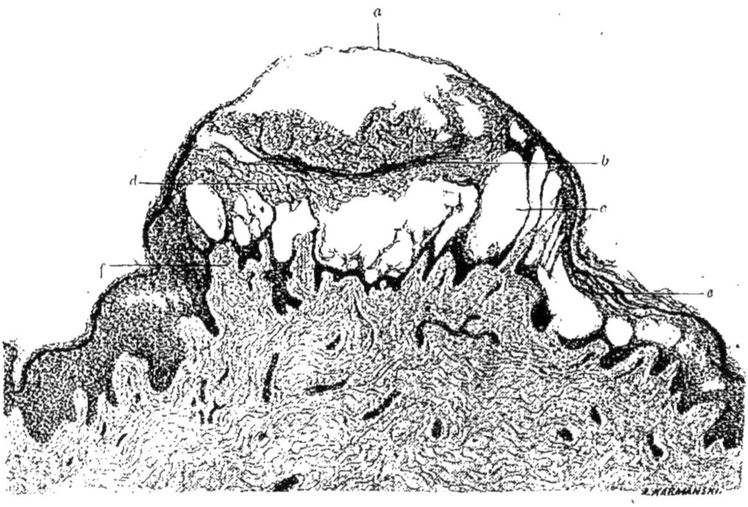

FIG. 4 [2] — Vésiculation. — (Eczéma aigu. Vésicule récente, non rompue). Peau de la jambe ; alcool ; picrocarminate, glycérine. (Grossissement : 45/1.)

a, plafond de la vésicule. — *b*, cloison fibrino-cellulaire divisant la vésicule en deux étages, correspondant vraisemblablement à deux poussées successives ; vésiculation par œdème interstitiel ; la cavité vésiculaire contient un liquide purement séreux ou sérofibrineux ; elle est cloisonnée par des travées de cellules malpighiennes tassées et étirées. — *d*, région où l'on remarque de l'œdème parenchymateux ou intracellulaire. — *c*, région où se fait une kératinisation hâtive et irrégulière. — *f*, corps papillaire œdémateux, infiltré d'un nombre modéré de cellules rondes.

plus grande netteté, les caractères de la vésicule eczématique, et de la *spongio-vésiculation* ; elle donne une idée rigoureusement exacte de la *vésiculation eczématique en général* :

(1) Tous ces faits d'observation ont été formulés, et représentés par Unna, à qui sont dues les premières notions vraiment précises sur l'histologie de l'eczéma, et à qui on ne saurait trop hautement rendre justice. Les Planches I et II, qui vont suivre (p. 34 et 44), reproduisent les principales chromographies eczématologiques de son *Atlas d'histologie cutanée*. Nous avons dressé, pour chacune d'elles, une légende détaillée, placée en regard, qui permettra au lecteur de prendre la notion de l'ensemble, et à laquelle il devra se reporter, quand nous traiterons du *parasitisme de l'eczéma* (p. 100-115).

(2) DARIER, *Pratique dermatologique*, t. I. p. 93, Fig. 10.

IV. — LÉSIONS DÉGÉNÉRATIVES ET IRRITATIVES SECONDAIRES. PARAKÉRATOSE. ACANTHOSE.

Cette notion générale formulée, il reste à préciser les détails : la vésicule eczématique ne constitue pas une simple hernie liquide uniloculaire, on l'a déjà vu ; longtemps elle présente des tractus produits par la distension des filaments d'union intercellulaires qui cloisonnent sa cavité, tels qu'on les voit dans les trois vésicules de la Figure 2 (p. 29), et dans la Figure 4, ci-dessus (p. 32), où ils sont en toute évidence dans la vésicule de renouvellement, *vésicule inférieure*, en voie de formation. C'est progressivement que la vésicule arrive à se constituer à l'*état parfait*, comme on le voit dans la figure 5, ci-dessous, qui la représente à son *âge adulte*.

A cette période évolutive de la vésicule eczématique, la suffusion séreuse

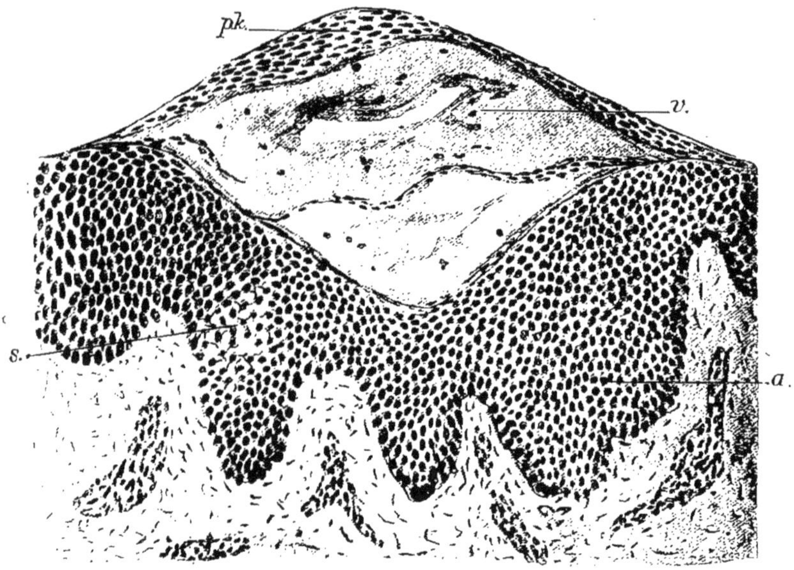

FIG. 5. — Vésicule primaire eczématique parfaite, provenant d'une biopsie faite par Sabouraud sur la malade qui a fourni la pièce de la Figure 2. — Coupe verticale passant par le centre de la vésicule. Picrocarmin, hématoxyline.

qui l'a créée s'est complétée ; son *contenu est clair*, parsemé de *rares noyaux* ; souvent elle est traversée en écharpe par une stratification de cellules cornées ; sa forme *n'est pas* globuleuse, mais *acuminée* au sommet et à la base, et disposée en *angle aigu* à ses deux extrémités comme la Figure 5 le montre si nettement.

Autour de cette même vésicule représentée et choisie pour cet objet, on prendra première notion *a*. des phénomènes de spongiose *ambiante* ; *b*. de la *parakératose* ; *c*. de l'*acanthose*.

PLANCHE I

Planches VII et VIII de l'*Atlas histopathologique* de Unna [1].

FIG. 1 (22 de Unna). — **Vésicule primaire.** — Eczéma chronique, avant-bras. — Coloration : Orcéine neutre, bleu m. — Points à relever : Prolifération épithéliale caractéristique. — Structure de la vésicule. — Déformations des papilles.

a. Prolifération épithéliale. — Richesse en mitoses presque jusqu'aux abords de la couche cornée, à laquelle est dû le remplacement rapide des pertes épithéliales dans l'eczéma, et qui prend origine, non pas seulement dans l'afflux séreux, mais dans les conditions originelles propres de l'eczéma, tout œdème épithélial ne présentant pas ces mitoses. L'hypertrophie du corps épineux est constituée par la multiplication mitosique des cellules, par leur tuméfaction parenchymateuse et l'élargissement des espaces plasmatiques; elle est au minimum dans la zone sus-papillaire.

b. Structure de la vésicule primaire. — La vésicule se trouve à un stade avancé, puisqu'elle est soutenue par une couche épithéliale épaissie; elle est primitive, car il n'y a pas à sa surface de croûte (ce qui existerait s'il y avait eu, à cette place, antérieurement, une autre vésicule), mais une mince lamelle cornée. — Contenu de la vésicule composé de sérum presque pur, au moins dans sa partie inférieure; dans la partie supérieure, on trouve quelques noyaux leucocytaires à côté de morocoques.

c. Déformation des papilles. — Papilles allongées, plus étroites, massuées par une infiltration modérée. Espaces lymphatiques et vaisseaux sanguins dilatés. Œdème modéré du tissu conjonctif. Cellules fusiformes modérément agrandies et multipliées; peu de diapédèse.

FIG. 2 (33 de Unna). — **Vésicules primaire et secondaire.** — Cette figure représente clairement le procédé de vésiculation dans l'eczéma « *chronique* » par excès de l'œdème interstitiel de la couche épineuse, l'accroissement se faisant, par refoulement, dans toutes les directions.

Tuméfaction papuleuse considérable d'une zone épidermique dont le centre montre une vésicule. Corps papillaire déformé, allongé, légèrement œdémateux. Dans la couche épineuse, tuméfaction parenchymateuse, œdème intracellulaire et un grand nombre de mitoses. Aux deux côtés de la vésicule, mais en particulier à gauche, se fait le passage graduel des cellules épineuses aplaties aux cellules cornées plates pourvues encore de noyaux, mode anormalement simple de kératinisation — *parakératose*. La formation de kérato-hyaline et d'éléidine cesse et, tandis que le pourtour de la cellule se kératinise comme d'habitude, le contenu cellulaire, et, avant tout, le noyau, se conservent bien et le contenu de la cellule épineuse se dessèche simplement au lieu de subir les changements nécrobiotiques de la kératinisation normale. La vésiculation se décompose dans cette efflorescence en deux parties : la supérieure — *vésicule primitive* — contient, en dehors d'un sérum coagulé et clair, quelques amas drusiques ou *mûriformes* (du mot allemand *Drüse*, glande; *Druse*, groupe arrondi de cristaux) de morocoques, et est déjà presque complètement encapsulée à sa profondeur par une lamelle cornée; seulement, à droite, son plancher est rompu par un afflux de leucocytes projetés de bas en haut, sa division inférieure n'est pas limitée partout par la couche épineuse comme dans la figure 22, mais seulement à la partie moyenne, tandis qu'à droite et à gauche elle passe peu à peu par l'intermédiaire de petites vésicules élémentaires dans la couche épineuse œdématiée. Cette figure est par là très propre à représenter la façon dont la vésicule eczémateuse naît d'une couche épineuse déjà altérée. Les espaces lymphatiques de l'épithélium, partout élargis avec modération et régularité, se boursouflent fortement en quelques places disposées à la superficie; les cellules épineuses sont comprimées; elles ne perdent pas leur cohésion et prennent dans leur ensemble une structure spongieuse. La couche épineuse, ainsi devenue spongoïde, évoluera maintenant, sans dégénérescence épithéliale plus étendue et sans colliquation directement en vésicule eczématique, par simple dilatation des cavités de la couche épineuse spongoïde. En conséquence la vésicule de l'eczéma chronique se développe uniquement entre les cellules et non aux dépens du protoplasme épithélial.

FIG. 3 (21 de Unna). — **Vésicule primaire et vésicule secondaire.** — Coupe prise sur une troisième papule eczématique sur le même avant-bras que les deux précédentes.

Formation d'une vésicule par le refoulement que produit l'exsudation. Tandis que la vésicule supérieure primitive contient un caillot de sérum pur, cette nouvelle vésiculation est caractérisée pour Unna par une attraction de leucocytes à côté de celle du sérum. La couche épineuse œdématiée et hypertrophique, contenant de nombreuses mitoses et à la partie inférieure de la vésicule, a subi la transformation spongoïde; la couche cornée qui la recouvre est parakératosique. Les amas morococciques dans le sérum coagulé de la vésicule supérieure montrent, à côté d'amas mûriformes très grands, plus anciens, beaucoup de cocci en diplocoques isolés, ce qui indique la croissance de ces organismes, et s'accorde bien avec la nouvelle poussée de vésicules. Le plus souvent, l'afflux leucocytaire manque....

FIG. 4 (27 de Unna). — **Croûte eczématique.** — Eczéma chronique de la région dorsale, croûte récente, centrée par un follicule pilaire. Mitoses abondantes dans la couche épineuse.

Fentes lymphatiques fortement élargies, et, près de la croûte, transformation spongoïde. La croûte se compose de sérum coagulé et d'une couche cornée assez considérable; elle contient par points isolés des leucocytes, des amas de morocoques nombreux, dispersés et, en particulier, vers le milieu, au voisinage du follicule pilaire. Ces organismes descendent ainsi le long du poil, dans l'infundibulum, point de départ de cette vésicule. En plusieurs endroits, la croûte montre de petits espaces clairs, arrondis ou ovales, correspondant aux follets inclus, coupés transversalement.

[1] *Histologischer Atlas zur Pathologie der Haut*, Heft 2 (Tafel 7-11), Hamburg und Leipzig, Verl. von Leopold Voss, 1898.

(Pl. VII et VIII de l'Atlas histopathologique de Unna)

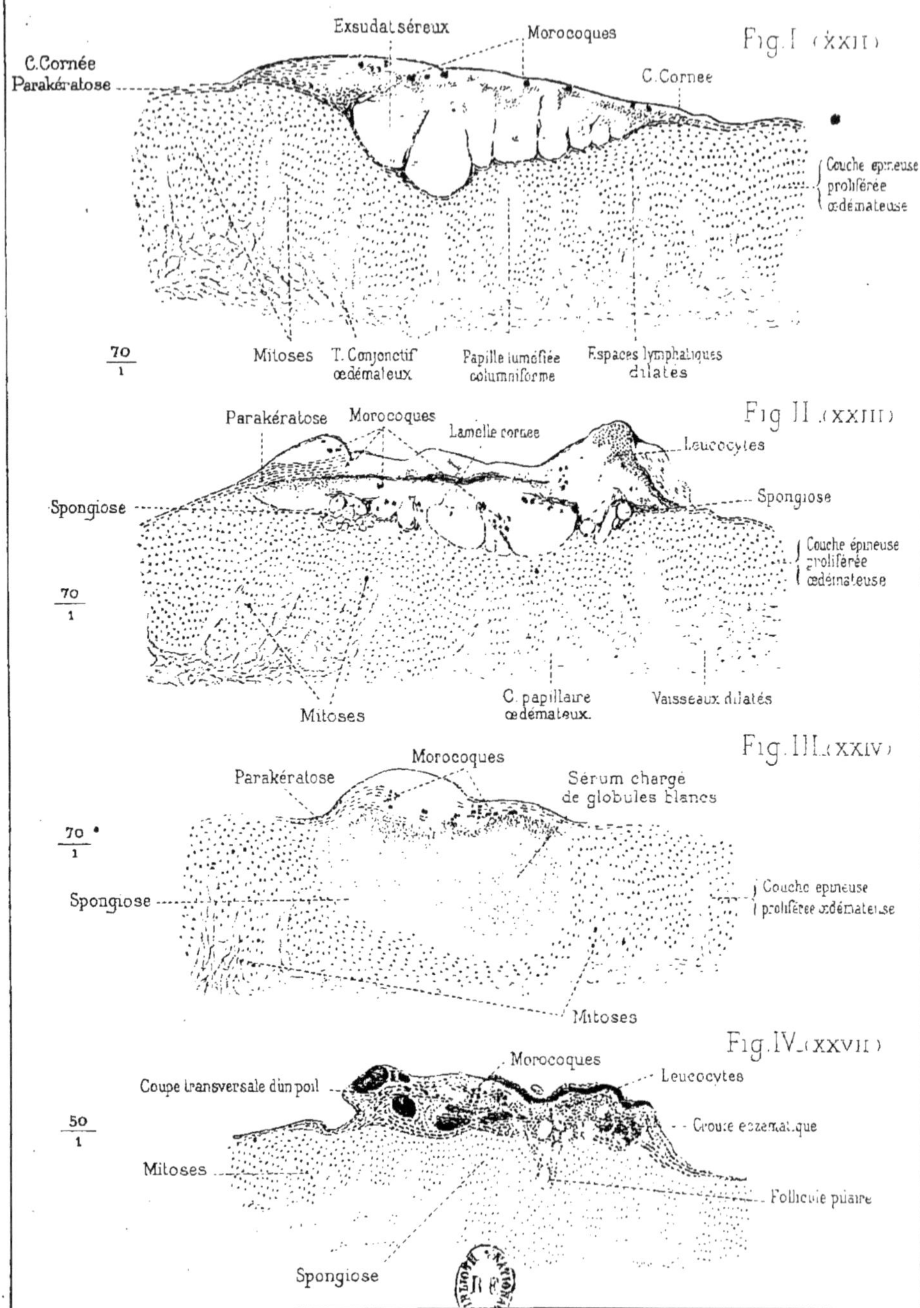

a. *Spongiose périphérique.* — Au-dessous et alentour de la vésicule, la spongiose se poursuit *diffuse* Figure 5 (p. 33), (s), séparant chaque cellule de sa voisine par un espace rempli de sérum, mais ayant toujours tendance à prendre une forme globuleuse sous l'action de la résistance opposée par les filaments d'union intercellulaires, et les cellules épidermiques entre lesquelles continue à augmenter l'inondation séreuse.

b. *Parakératose.* — La voûte cornée de la vésicule présente un épaississement anormal avec conservation des noyaux dans les cellules (*pk.*) Figure 5 (p. 33), qui, à l'état normal, en sont dépourvues, noyaux en bâtonnet, ou en accent circonflexe [1].

c. *Mitoses* (*karyomitose*) *acanthose.* — Consécutivement à l'œdème dermique et interépineux, en même temps par infiltration séreuse et par prolifération *mitosique*, les cônes épithéliaux *interpapillaires* se tuméfient et se déforment — ACANTHOSE, Figure 5 (p. 33), (*a*), — allongeant mécaniquement, massuant, etc., les papilles, lesquelles n'ont encore proliféré, elles-mêmes, typiquement, que d'une manière restreinte et régulièrement modérée [2].

L'augmentation de volume et de masse des cellules épidermiques du réseau qui constitue l'acanthose (*a*), Figure 5 (p. 33), — multiplication cellulaire exagérée, — et qui, comme la parakératose est consécutive à la spongiose, est plus

(1) Parakératose, Class. de Auspitz, désigne, parmi les épidermidoses, la seconde partie des kératonoses, — anomalies de kératinisation et de sécrétion, — laquelle comprend le psoriasis, — parakératose diffuse, — le lichen ruber et le lichen plan — parakératoses folliculaires. Pour Unna, parakératose veut dire « catarrhe sec ».

Pour la plupart des auteurs la parakératose eczématique indiquerait une lésion *antérieure* à la spongiose et à la vésiculation. Pour Darier elle résulte du trouble que la spongiose apporte à l'évolution épidermique; elle n'est pas spéciale à l'eczématisation, on l'observe dans le psoriasis, autour des plaies, etc. Pour Sabouraud, il n'est pas prouvé que ce phénomène ne puisse se produire au-dessus d'une vésicule *en formation*, troublant le processus de kératinisation normale.

(2) Μίτος, fil de tisserand, filaments nucléaires; mitoses et karyomitose, καρύον, noyau; karyokinèse, καρύον et κίνησις, mouvement. Ces différents termes servent à désigner le mode de segmentation cellulaire par division indirecte, actuellement considéré comme le plus habituel, selon lequel se développent les éléments normaux et pathologiques, opposé au mode que l'on croyait primitivement être le seul, c'est-à-dire la division directe par étranglement nucléaire et cellulaire.

Le mot *acanthose*, créé par Auspitz (*Traité cité*, p. 114, 115, 116) pour servir à dénommer les anomalies de la couche épineuse de l'épiderme, a été appliqué par Unna à la prolifération de cette couche provenant de la *formation énergique des mitoses*, laquelle, pour lui, distingue nettement l'eczéma vrai de l'impétigo vulgaire ainsi que des eczématoïdes diffus, humides, vésiculeux ou bulleux d'origine chimique ou mécanique. Par le terme d'*hyperacanthose*, Auspitz désigne l'hyperplasie, l'hyperprolifération *irritative* (Virchow) du corps muqueux, sans dégénérescence des cellules, soit dans les espaces interpapillaires seuls, soit dans la zone sus-papillaire; l'accroissement corrélatif des papilles allongées est lié à l'hyperplasie épidermique, en dehors de laquelle il n'existe pas. Disposée en îlots, l'hyperacanthose donne lieu aux papules (*eczéma papuleux, lichénoïde*) au sens ancien qui ne correspond pas aux termes modernes de lichénifié ou de lichénisé. Avec la parakératose, elle constitue la lésion élémentaire de plusieurs anthèmes et synanthèmes de l' « eczéma séborrhéique ». Étendue à une certaine surface et associée à l'hyperplasie papillaire, avec ou sans lésions pigmentaires, elle fait partie intégrante des *lichénifications* primitives ou secondaires de Brocq (*eczéma lichénifié, lichénisé*). — Voir Pl. I, Fig. 1, 2, 3, et la légende, p. 34.

tardive que la dyskératose; l'hyperprolifération est de nature irritative; elle ne manque guère dans l'eczématisation chronique, mais ne lui est pas exclusive: on l'observe, par exemple, dans les lichénisations de cause mécanique, — grattage, — dans les épidermodermites « séborrhéiques », etc.

V. — SUCCESSION DES VÉSICULES. VÉSICULATION RÉMITTENTE PAROXYSTIQUE (SUFFUSION RYTHMÉE DE SABOURAUD). — VARIANTES DANS LES PHÉNOMÈNES SECONDAIRES.

Le phénomène caractéristique représenté par la Figure 6, ci-dessous, est la genèse d'une *seconde vésicule*, *v'* sous la première *v* ([1]), montrant anatomiquement ce que la clinique démontre dans le processus d'eczématisation, c'est-à-dire, un caractère interrompu, *paroxysmes et accalmies*. La suffusion

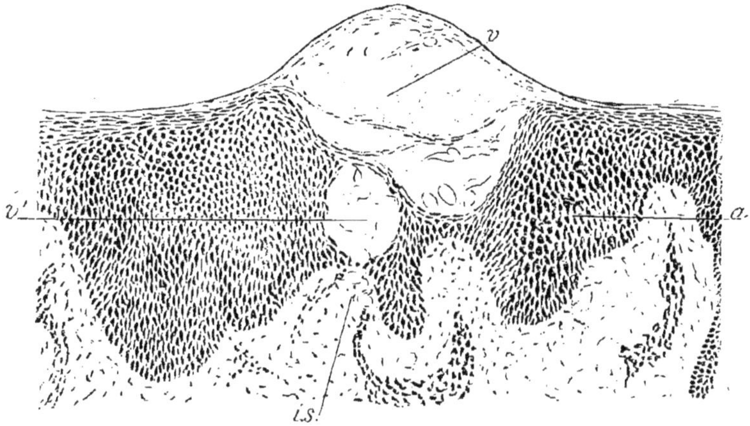

Fig. 6. — Fragment d'une coupe verticale épidermique consécutive à la précédente (Fig. 5) et dépendant de la même pièce biopsique. Picrocarmin, hématoxiline alunée.

séreuse, qui a créé la *première* vésicule *v*, s'est interrompue, puis renouvelée, en créant la seconde vésicule.

La seconde vésicule, *jeune*, présente sa cavité encore bridée par des tractus — filaments d'union distendus — déjà représentés dans les Figures 2 et 4 (p. 29, 32).

On remarquera en *i. s.*, dans le *corps papillaire* sous-jacent à la vésicule *v'*, une *suffusion séreuse* disposée en *petits globes*, qui indiquent de la façon la plus nette le processus de formation vésiculaire.

Accessoirement, on notera les *variantes* relatives à la *parakératose* du toit

([1]) Ce phénomène a été décrit et figuré pour la première fois par Unna de la manière la plus remarquable (*Atlas d'histologie*, *cité*, et plus haut dans cet article, Pl. I, Fig. 1 et 2) et par son élève Menahem Hodara (*Beitrag für prakt. Dermat.*, Bd. XXVII, n° 10, nov. 1899); puis par Sabouraud (La défense de la peau. *Ann. de dermat. et de syphil.*, 1899, *lieu cité* plus haut).

de la vésicule primaire qui est beaucoup moins accusée que sur la vésicule de la Figure 5 (p. 33). La *forme* de la vésicule est moins régulière, soulevée dans son plancher par la seconde vésicule. L'*acanthose*, au contraire (*a.*), avec ses groupes de cellules épidermiques irrégulièrement tassées, est plus marquée.

VI. — ÉLÉVATION, EXPULSION (ÉVICTION) DE LA VÉSICULE ECZÉMATIQUE ET DES ILOTS DE SPONGIOSE (SPONGIOSE VÉSICULAIRE OU VÉSICULES SPONGOÏDES)

a. Quand la vésicule eczématique a achevé son élévation intra-épidermique, affleurant la surface, dont elle va se détacher par exfoliation si elle n'a pas été, comme cela est commun, rompue son contenu étant encore liquide, elle se déforme, perd son acumination. Si elle n'a pas été rompue rapidement, soit par pression excentrique du liquide, soit traumatiquement, son contenu, renfermant quelques leucocytes polynucléaires à noyaux tréflés, se coagule, et va

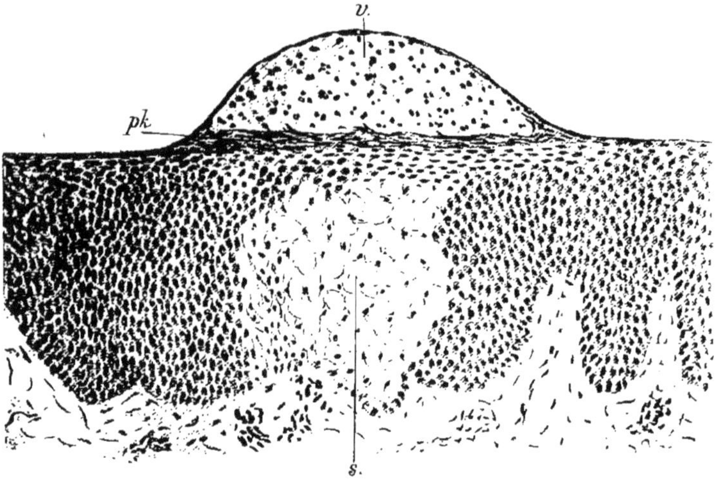

FIG. 7. — Fragment d'une coupe épidermique verticale passant par le centre d'un élément croûteux acuminé. Eczéma récidivant des membres. Eczéma en petits placards nummulaires. Coloration bleu de méthylène.

subir la dessiccation croûteuse qui constitue ces éléments cliniques si importants — croûtelles miliaires entourées d'une fine collerette de déhiscence — qui seront décrits tout à l'heure avec soin.

b. *Au-dessous* de cette vésicule, entre elle et l'épiderme sous-jacent, il s'est constitué (*pk.*) un lit épais d'épiderme corné en parakératose, qui se détachera avec la vésicule morte, quand celle-ci s'exfoliera. Et, au-dessous de ces éléments dont l'évolution est close, on voit développé un volumineux *îlot de spongiose* (*s.*), qui va subir les mêmes phases d'ascension épidermique que la vésicule eczématique, de dessiccation croûteuse, et d'élimination terminale.

[E. BESNIER.]

c. L'assimilation entre les vésicules eczématiques et les îlots de spongiose est complète : arrivé à la surface, l'îlot de spongiose, comme la vésicule, peut faire une saillie acuminée, avoir ses extrémités latérales à angles aigus, son toit parakératosé, sans avoir rien perdu de sa structure spongoïde, et présenter, au-dessous de son plancher, la prolifération acanthosique qui, renouvelant l'épiderme sous-jacent en totalité, l'expulsera finalement de la surface.

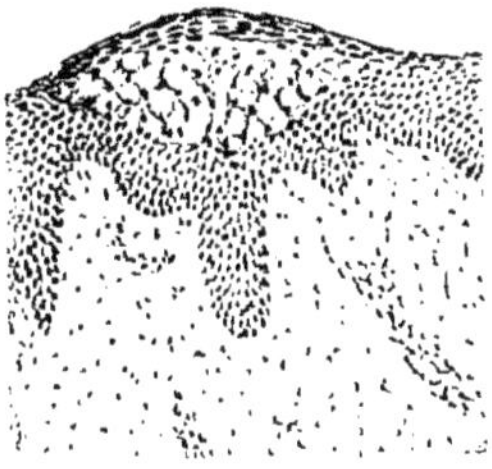

FIG. 8. — Coupe verticale épidermique montrant l'évolution d'un îlot de spongiose. Placard d'eczéma vésiculeux aigu du bras chez une femme présentant depuis trois mois un eczéma presque généralisé des membres inférieurs.

On peut donc, avec Sabouraud, considérer un îlot de spongiose eczématique comme une vésicule eczématique incomplète, dont l'évolution, depuis la papille jusqu'à la surface, est semblable à celle de la vésicule parfaite.

d. Dans la Figure 9, ci-dessous, on voit les blocs de spongiose (*s. s. s.*) entourés et sous-tendus par des lits de cellules cornées parakératosées (*pk.*) faisant une saillie énorme au-dessus de l'épiderme rénové. On constate, au-dessous de ces blocs croûteux, le développement anormal des papilles (*p'*) et des bourgeons interpapillaires (*b*), produit par le développement acanthosique de l'épiderme (*a. a.*).

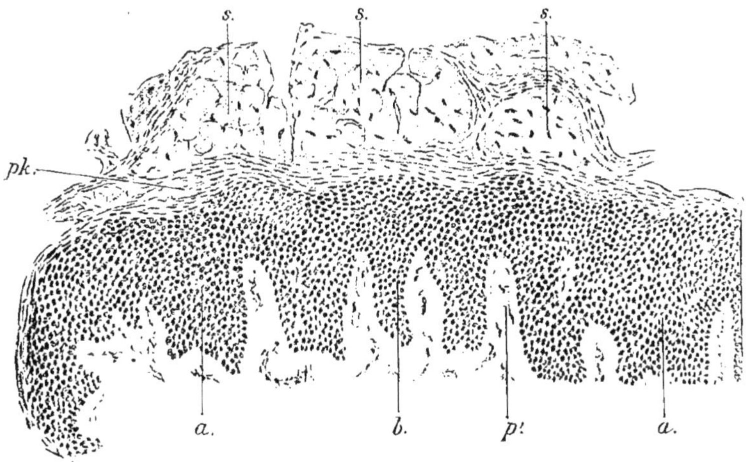

FIG. 9. — Expulsion sous forme de croûtes de plusieurs îlots de spongiose conglomérés. Eczéma récidivant des avant-bras chez un cuisinier. Picrocarmin, hématoxiline de Mayer.

e. Ces différences de morphologie élémentaire n'ont aucune signification spécifique : elles peuvent être rencontrées dans des formes différentes, et certainement dans une même forme, dans la même pièce biopsique, où elles peuvent alterner et se succéder comme le montre la Figure 10 ci-dessous

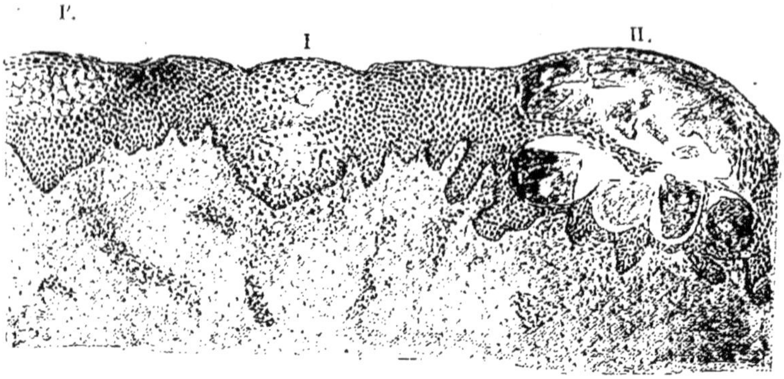

Fig. 10. — *Vésiculation eczématique aux différents stades.*

I, *Spongiose aiguë* avec dilacération épidermique. — I', spongiose plus ancienne *en voie d'éviction*. — II, *Vésicule eczématique* énorme, ayant, au-dessous d'elle, *quatre vésicules secondaires*. (Coupe verticale passant par le milieu de trois lésions eczématiques distinctes — même malade que pour les Figures 5, 6 et 7.)

VII. — LÉSIONS ENDOCELLULAIRES.

Les altérations endocellulaires, altérations cavitaires, parenchymateuses, des cellules du réseau de Malpighi, — Voir plus haut, *h*, Figure 5 (p. 30), — qui interviennent régulièrement dans le processus de diverses épidermodermites, dans les érythèmes, la variole, la varicelle, la vaccine, le zona, l'érysipèle, etc., etc.. ne prennent part que plus ou moins accessoirement au complexus propre de l'eczématisation. De nouvelles recherches sont nécessaires pour mettre la question au point [1].

(1) Sur l'ensemble de la question des altérations endocellulaires dans ses rapports avec la vésiculation de l'eczéma, Voir : F. Hebra, *Traité cité*, p. 13. — H. Auspitz, *Traité cité*. — Charpy (de Lyon), *Ann. de dermat. et de syphil.*, 1re série, 1870-1871, t. III, De la dartre, p. 99-145. — Cornil et Ranvier, *Journal d'anat. et de physiol. de Robin*. 1866; *Histo-pathologie*, 1878; et *Manuel d'anat. pathol.*, 2e édit., 1884, p. 67. — Vulpian, *Bull. de l'Acad. de méd.* Paris, 1871, t. XXXVI, p. 912, 923, 925. — Malassez, *Arch. de physiol. norm. et pathol.*, 2e série, 1874, t. I, p. 468. — Renaut (de Lyon), *Histo-pathologie de Cornil et Ranvier*, 1878; et art. Dermatoses du *Dict. encycl. des sciences méd.*, 1re série, 1885, t. XXVIII, p. 215 et suiv. — Kaposi, *Path.* et *Traité des mal. de la peau*. Trad. franç. de E. Besnier et A. Doyon, 1re édit., 1881, t. I, p. 85-86. — Gaucher, Anat. pathol. de l'eczéma. *Ann. de dermat. et de syphil.*, avril 1881; et Hillairet et Gaucher, *Traité théor. et prat. des mal. de la peau*. 1881, in-8°; Leçons sur l'eczéma. *Journal de méd. interne*, 1898, p. 274, 286-287. — H. Leloir, Recherches cliniques et anatomo-pathologiques de la forme des vésicules et des pustules de la peau, etc. *Arch. de physiol.*, 1881; Des lésions élémentaires de la peau. *Journal des connais. méd.*, nov. 1887; Éléments d'histologie cutanée appliqués à l'étude des lésions élémentaires de la peau. *Bull. méd. du Nord*, 1886. — Leloir et Vidal, *Traité descriptif des mal. de la peau*. Paris, 1890-1891, p. 237-248, 256-262, 269-275, et Pl. X, XI, XII. — Darier, *La Pratique dermatologique*, t. I, p. 90 et suiv. — Sabouraud, Mémoires cités. *Ann. de dermat. et de syphil.*, janvier, mars, avril et juin 1900.

III. — Lésions-symptômes.

Vésiculation clinique. — Flux eczématique. Concrétions.

VÉSICULATION CLINIQUE

I. Prévésiculation. — Pendant que les phénomènes qui viennent d'être décrits évoluent, dans le *corps papillaire*, et dans le *réseau épidermique*, la surface eczématisée, rouge et plus ou moins tuméfiée, d'abord lisse et nivelée, devient irrégulièrement ou régulièrement ponctuée de *saillies* d'ordres divers. Les unes sont, d'emblée vésiculeuses, — vésicules eczématiques simples, — les autres sont avésiculeuses, rouge foncé, tantôt prévésiculeuses, correspondant aux *sommets* papillaires au-dessus desquels apparaissent les *premières* proliférations eczématiques. Tantôt elles représentent les éléments de processus préeczématiques — le plus ordinairement l'une ou l'autre des pruriginoses, particulièrement le prurigo de Hebra et les prurigos diathésiques, le « lichen simple » aigu ou chronique, etc.

Très communément l'eczéma vulgaire *débute* par un pointillé folliculaire fin, avec saillie légère, et rougeur, sans vésiculation clinique immédiate, bien isolé d'abord, puis cohérent par rougeur intercalaire, et devenant rapidement, par grattage, une surface ponctuée de perforations suintantes.

Communément ces élevures initiales ponctuées affectent une disposition *vague*; elles sont isolées ou coalescentes, disséminées ou réunies en *groupes*, ou en *placards*, en *halo* mal limité et inégal autour des groupes cohérents, indiquant le processus d'extension périphérique. Souvent elles occupent d'une manière régulière le pore folliculaire, dans les phases initiales, disséminées ou formant des groupes, des placards tels qu'on les observe sur les membres en particulier, très fréquemment sur le dos des mains et des doigts, immobiles, ou à progression excentrique, *eczéma des follicules* de Malcolm Morris [1]. Le granité poro-folliculaire s'efface plus ou moins promptement par extension inter-orificielle, mais, dans quelques formes mixtes, *eczéma secondaire aux prurigos* par exemple, il reste typiquement accentué; on peut l'observer sur tous les points du corps, mais particulièrement sur toutes les surfaces saillantes, celles que traumatisent régulièrement les contacts ordinaires, et typiquement sur les surfaces d'extension dans les prurigos eczématisés, *eczémas prurigineux* des auteurs.

II. Vésiculation clinique. — A. — Quand l'inondation lympho-séreuse du réseau de Malpighi a acquis un degré suffisant, la lame cornée, au niveau des sommets papillaires, cède à la pression du liquide exsudé, formant de minus-

[1] La dénomination d'*eczéma des follicules* comprend des lésions cutanées différentes, la plupart mycodermiques ou mixtes, à disjoindre, et à classer à nouveau. — Voir : Malcolm Morris, *Diseases of the skin*. Londres, 1894 et publications antérieures. — Jadassohn, Ueber Eczema folliculare, et A. Neisser, Ein Fall von sogenannte Eczema folliculare. IV. *Deutsch. Dermat.* Congresse, etc.

cules *hernies* kystiques qui sont les *vésicules*. Généralement *très petites*, souvent imperceptibles ou imperçues (éphémères), miliaires, égales, *acuminées* à leur début, juxtaposées en *semis* (1), elles peuvent, exceptionnellement, être plus volumineuses, inégales, lenticulaires ou aplaties (2), varicelloïdes (3), associées en amas cloisonnés (4). Leur petit volume, leurs anomalies de niveau, la présence à côté d'elles, ou au-dessus d'elles, des reliquats de l'éviction des éléments semblables dont l'évolution est close, des squames et des croûtes, rendent parfois leur constatation laborieuse, et les font méconnaître par les observateurs inattentifs ou inexpérimentés. Il faut souvent un examen minutieux sous des incidences de lumière variées, avec l'aide de la loupe, ou de la pression d'une lame de verre. A l'ordinaire, elles émergent directement du plan légèrement surélevé du champ d'eczématisation; d'autres fois, elles couronnent des *saillies papuliformes*, acanthosiques. Communément disposées en *semis*, nombreuses, serrées, formant des traînées diffuses, de *grandes nappes*, des *îlots isolés*; plus rarement disséminées et solitaires, ou occupant régulièrement et symétriquement de grandes surfaces simplement et également juxtaposées, elles constituent typiquement dans l'*eczéma vulgaire*, *vrai*, des placards irréguliers, *amorphes*, entourés de vésicules disséminées *en archipel;* et, dans les variétés mixtes infectées, composites, etc., dans les formes neurotiquement spécialisées (?), elles sont disposées en figures nummulaires.

B. — Dans tous les cas *typiques*, dans l'eczéma proprement dit, l'accroissement en surface se fait par production et juxtaposition d'éléments nouveaux, et non par extension excentrique, comme cela est, au contraire, la règle dans le psoriasis, et dans une série de polydermites parasitaires jusqu'à présent rangées dans l'eczéma.

Tantôt la paroi cornée de la vésicule eczématique, amincie par distension, est d'une extrême fragilité; elle se rompt rapidement soit sous la pression du liquide exsudé, soit sous les traumatismes les plus légers, le passage du doigt à la surface, le contact des linges de corps, le grattage, etc.

Tantôt, au contraire, dans les régions où la couche cornée est normalement épaisse, ou est anormalement épaissie, — parakératose, hyperkératose, — les vésicules restent plus ou moins longtemps ou définitivement *enchâssées*, selon le type des vésicules *dites dysidrosiques*.

C. — Dans quelques formes aiguës, les vésicules moins nombreuses sont moins fragiles, et dans beaucoup de formes chroniques, dans les périodes dites sèches, fissuraires, etc., elles ne se rompent pas et ne donnent issue apparente à aucun liquide si elles ne sont pas traumatisées; leur contenu est

(1) Voir Planche IV, p. 228.

(2) Voir Planches VII et IX, p. 266 et 298.

(3) Cf. Kaposi, Variété varicelliforme d' « eczéma aigu » infantile de la face. *Traité cité*. Trad. franç., t. I, p. 661.

(4) Leloir et Vidal (*Traité cité*) font remarquer que le *cloisonnement* de ces soulèvements bulleux distingue l'eczématisation érysipéloïde de l'érysipèle vrai. Voir Musée de l'hôpital Saint-Louis, pièce 409, déposée par Lailler, et étiquetée — *Eczéma aigu vésiculeux et bulleux*. — Dos de la main.

résorbé, ou se concrète avec les portions cellulaires éliminées et la voûte vésiculeuse, pour former une croûtelle *miliaire*, généralement brune, entourée d'une fine collerette desquamative. Ce type vésiculaire se retrouve dans un grand nombre de cas d'eczéma chronique en toutes régions particulièrement aux extrémités des membres supérieurs, où l'on voit ses éléments agglomérés en placards trichophytoïdes ou disséminés sur le plan d'une eczématisation palmaire multiforme, au milieu des fissures ou des points hyperkératosés. Leur présence est de *première importance* à rechercher et à apprendre à reconnaître, soit au point de vue diagnostique, soit parce qu'elles indiquent la *permanence* des troubles eczématiques essentiels de la fonction épidermique.

D. — La vésicule eczématique présente donc, en clinique, de *grandes variétés*, non seulement suivant les différentes formes, mais encore aux phases diverses et aux divers âges d'un même foyer, dans la coupe duquel s'étagent les séries vésiculaires correspondant aux paroxysmules typiques de l'évolution eczématique. Avant même que la première vésicule née sur un territoire vierge n'ait terminé son cycle, et n'ait été séparée complètement des rangées épithéliales sous-jacentes par l'ébauche de kératinisation de défense qui prépare son éviction, une seconde se réalise dans le sous-sol épithélial. De là, un état souvent fruste, latent, du processus vésiculeux quand les vésicules sont peu nombreuses, discrètes, et quand le placard eczématisé est complexe, comprenant à sa surface les éléments en éviction, l'exfoliation, les croûtes, les fissures, l'hyperkératose. Dans ces derniers cas, les vésicules sous-squameuses, ou sous-croûteuses, procèdent plus lentement, et, quand elles sont observées, elles sont déjà à la période d'élimination, et représentées par une croûte ponctuée, noirâtre, entourée de sa collerette desquamative de déhiscence.

En fait, à des degrés et à des états très divers, les vésicules font partie intégrante de l'eczématisation objective aiguë ou chronique; manifestes, frustes, ou dissimulées, elles sont retrouvées par un examen suffisamment attentif, non seulement dans les coupes histologiques, mais, cliniquement, à toutes les périodes, même pendant la durée des phases de réparation; leur production incessante, paroxystique, rémittente, subintrante, spécifie l'eczéma vrai.

FLUX ECZÉMATIQUE. — CONCRÉTIONS

I. Flux eczématique. — Dans l'eczématisation primaire, aiguë, initiale, typique, quand les vésicules de premier rang se sont rompues, ou ont été déchirées, le champ d'évolution est bientôt couvert, criblé, de *perforations ponctuées*, *absolument caractéristiques* — état ponctué de Devergie, *eczéma ponctué*[1] —,

[1] Il y a lieu d'insister avec Devergie — voir plus haut, Aperçu rétrospectif, — sur l'importance de *l'état ponctué*, des *perforations* miliaires, véritables embouchures de *drainage*, qui sont tout à fait *caractéristiques* de l'eczéma vrai.

Lorsque l'exsudation émane, diffuse, d'une surface non perforée, comme elle émanerait

criblé d'érosions miliaires disposées souvent en séries fissuraires, qui *drainent* à la surface la sérosité qui inonde l'épidermoderme — *eczemfluidum* (Hebra). Sérosité d'un *jaune citrin*, claire, *transparente*, très pauvre en globules blancs, *albumineuse*, *alcaline*, quelquefois *sanguinolente*, perlant comme la sueur à toutes les déhiscences de la lame cornée, ou à toutes ses pertes de substance; assez abondante, dans certains cas, aux périodes de début, d'état et de reprise, pour constituer un véritable *flux* qui inonde les pièces de pansement et les *déborde*, rendant la situation du patient des plus pénibles si la surface eczématisée est de quelque étendue, ou si les îlots sont nombreux et disséminés.

C'est à ce moment que l'eczématisation *bat son plein*, que la tension épidermodermique est à son apogée, et que l'hyperémie de la zone superficielle du derme, accusée objectivement par la rougeur intense de la surface, a atteint son maximum.

Dans leur quantité et dans leur durée, le *flux séreux* épidermodermique et le *suintement* au dehors, sont essentiellement irréguliers et variables, procédant, comme tous les phénomènes du processus eczématique, par *paroxysmes*, par *poussées*, oscillant, d'un jour à l'autre, sous les influences les plus diverses du dehors et du dedans, particulièrement sous l'action du grattage, le patient n'éprouvant de soulagement au prurit terrible, que quand la nappe eczématique suinte abondamment.

Ces reproductions incessantes prolongent indéfiniment parfois la période d'état, reculant sans cesse le moment d'une guérison qui semblait moins éloignée. On voit alors la desquamation lamellaire périphérique, qui indiquait une ébauche de restauration à la normale, cesser, la rougeur reparaître, les ponctuations vésiculaires devenir à nouveau manifestes, et le suintement prédominer une fois de plus. La direction thérapeutique de ces phases diverses alternantes réclame du médecin traitant la surveillance effective, et la plus grande attention.

II. Concrétions. — Plus ou moins rapidement, et avec une variabilité très grande dérivant du type microbien en évolution, du taux albumino-fibrineux du sérum exsudé, selon l'intensité et le degré des migrations cellulaires et de l'exode épithéliale, selon aussi que le champ d'eczématisation est laissé libre, ou qu'il est couvert, qu'il est, ou non, soumis à des pansements secs, humides ou gras, colorants, etc., — application de poudres, de pommades ou d'huiles; enveloppements imperméables ou moites; agents réducteurs tinctoriaux; bains, etc., —sa surface rouge suintante se recouvre plus ou moins de *croûtes*. Ce terme qui représentait simplement autrefois, et qui repré-

à la surface d'un papier à filtrer, et lorsque, en se concrétant, elle forme des croûtes jaunes *papyracées*, Sabouraud — voir plus loin art. Impétigo — déclare qu'elle *n'est pas* proprement eczématique, mais *sus-eczématique* et due au *streptocoque*, dont la lésion est une phlycténule *superficielle sous-cornée*, uniloculaire, ou pluriloculaire, très différente de la lésion eczématique vraie ou primaire, laquelle naît, au contraire, dans la *profondeur* de l'épiderme.

PLANCHE II

Planches VIII et IX de l'*Atlas histopathologique* de Unna.

FIG. 5 (32 de Unna). — **Croûte eczématique et sa flore.** — Réparation épidermique avancée, non terminée. La croûte repose principalement et directement sur la couche épineuse, sans interposition de couche cornée, ni granuleuse. Ses micro-organismes remplissent ses déchirures ou descendent profondément dans le follicule pilaire. Chacune des trois espèces représente une culture à peu près pure d'un parasite différent.

Le follicule pilaire, dans la partie gauche de la coupe, est entièrement et uniquement rempli de *petits bacilles*, « que Sabouraud a regardés récemment comme les bacilles de la séborrhée et qui sont peut-être identiques à mes bacilles de l'acné ». L'extrémité droite de la coupe montre dans la couche cornée une culture pure de *bacilles-bouteille*, pendant que la partie moyenne et gauche de la croûte présente seulement des amas *morococciques* en série linéaire. Les trois figures suivantes donnent, par un grossissement de 550 ou de 800, une représentation plus exacte de ces trois micro-organismes de la croûte de la présente figure.

FIG. 6 (32 de Unna). — Point B de la figure 5. — **Bacilles-bouteille.** — Hors la différence accessoire des bacilles, Unna fait remarquer leur propriété de se massuer à une extrémité, ce qui leur donne la forme d'une bouteille. Analogie d'aspect avec les microphytes qui se multiplient par bourgeonnement.

FIG. 7 (34 de Unna). — Points B, *bs*, PB et M de la figure 5. — *a*, à gauche, cinq bacilles-bouteilles, au grossissement de 800/1. — *b*, à droite, correspondant au point PB de la figure 5, *petits bacilles*, dont l'identité avec les petits bacilles de l'acné et le bacille de la séborrhée grasse de Sabouraud est possible.

FIG. 8 (35 de Unna). — Point M de la figure 5. — A un grossissement de 550, on voit le groupement des morocoques en amas volumineux, anguleux, mûriformes. Par un grossissement de 800, on distingue la forme aplatie, non semblable à celle des gonocoques et la différence de taille des cocci rassemblés en masses serrées qui caractérise cette espèce de coccus.

FIG. 9 (36 de Unna). — Coupe perpendiculaire d'une papule d'**eczéma psoriasiforme (séborrhéique).** — Le sujet sur qui a été prélevée cette préparation était atteint d'eczéma séborrhéique généralisé, presque universellement sec. Fragment durci dans l'alcool.

Infiltration cellulaire modérée du derme suivant les vaisseaux. Cônes épidermiques irrégulièrement très volumineux. Sur cette figure synoptique, on voit très bien comment se comporte différemment la couche cornée sur des points très rapprochés les uns des autres. En commençant à droite on a une couche cornée assez épaisse au-dessus d'une couche granuleuse très développée qui manque brusquement sur la 5e papille. Ici la couche épineuse passe directement dans la couche cornée parakératosique, de laquelle se soulève une couche supérieure qui abrite une culture de cocci. Ensuite il y a sur quatre papilles une couche cornée parakératosique au-dessus d'une couche granuleuse de nouvelle formation; puis une partie sans kérato-hyaline et, de nouveau, un petit fragment de couche cornée normale avec couche granuleuse prononcée. Ici apparaît au-dessus des quatre papilles une parakératose vraie de la couche cornée et le contenu de cocci de cette dernière, au-dessus encore une fois un petit fragment de couche cornée normale et finalement un autre de couche cornée parakératosique. Il faut remarquer que les morocoques dans la couche cornée se colorent très nettement et prennent une teinte foncée avec l'hématéine concentrée.

FIG. 10 (40 de Unna). — **Eczéma séborrhéique sec**, catarrhe gras, type pétaloïde. — Coupe provenant de la région sternale. — Coloration : mélange de bleu de m., polychrome et d'éther gl.

Deux fois la coupe, aux extrémités droite et gauche, atteint les bords de la papule que recouvre une squame, tandis que le milieu correspond au centre affaissé. Progression excentrique. Le bord hyperémique s'avance en décrivant les deux tiers d'un cercle et s'élève à pic au-dessus des parties voisines saines, tandis que le centre et la partie opposée ouverts s'affaissent et prennent une coloration jaune caractéristique. La prolifération épithéliale existe dans toute la papule, mais la parakératose de la couche cornée correspond seulement à la zone marginale. En cet endroit se trouvent les trois espèces de micro-organismes, caractéristiques des affections séborrhéiques. A l'intérieur de la couche cornée parakératosique, épaisse, divisée en deux lames, existent à l'extrémité droite de la coupe, les amas de morocoques. A l'extrémité gauche de la coupe, correspondant à la squame, on aperçoit un follicule de lanugo qui contient dans la profondeur les petits bacilles, mais dans l'infundibulum du follicule à côté de ces derniers, les bacilles-bouteille. Cette forme d'eczéma ne montre pas d'état spongoïde; de même la vésiculation lui manque. Elle représente dans sa forme pure le catarrhe gras et sec de la peau.

(Pl. VIII et IX de l'Atlas histopathologique de Unna)

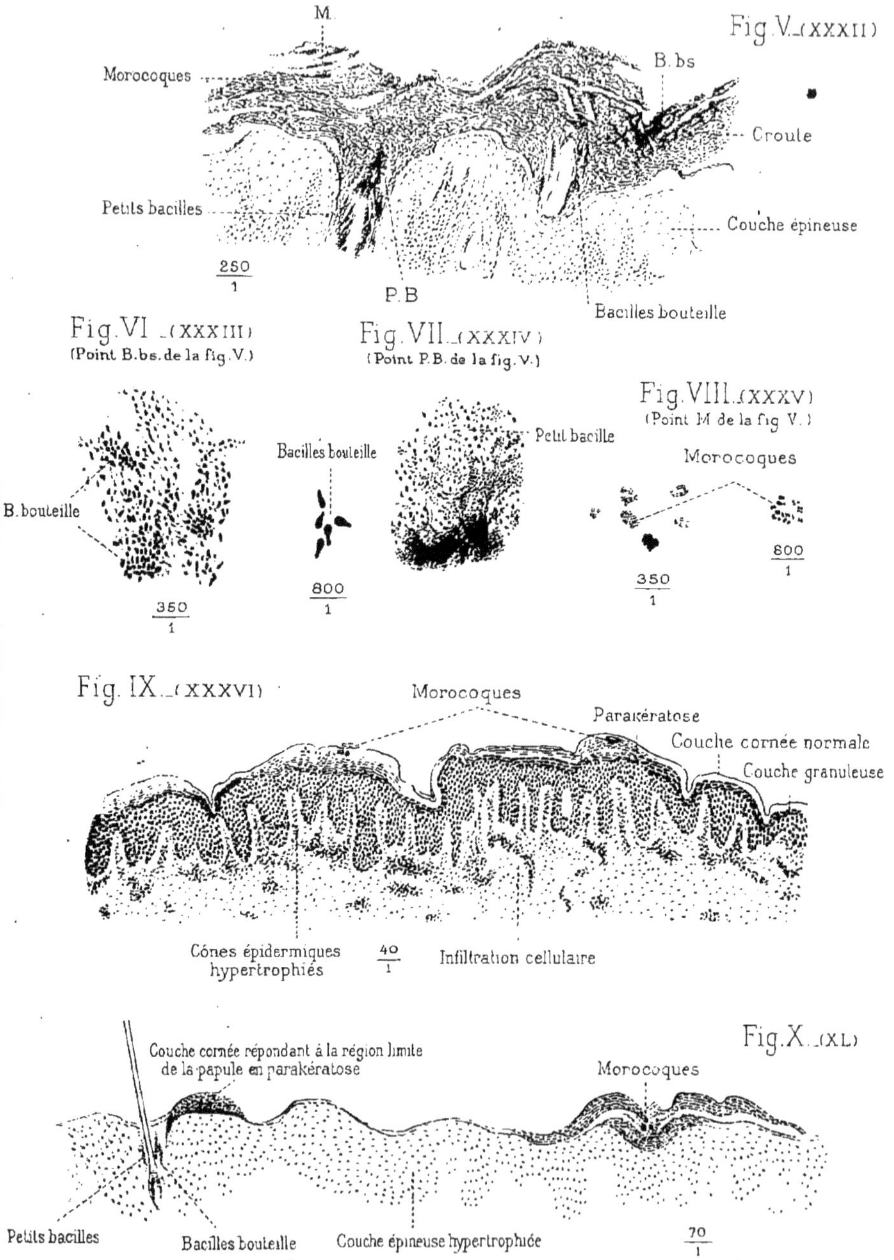

sente encore, dans l'idée médicale, des *coagulats* de sérosité concrescible, s'applique, en réalité, à des *séquestres composites*, témoins de l'éviction de défense. Ils comprennent les éléments anatomiques et microbiens éliminés, conglomérats *mixtes*, très importants à analyser, réunissant, outre les corps étrangers du dehors, les produits de la coagulation et de la dessiccation du sérum exsudé, ainsi que les débris de la couche spongoïde eczématique, nettement quelquefois de la matière grasse, *croûtes grasses*, « *eczéma séborrhéique* », etc., avec les éléments bactériens, pouvant infecter les régions voisines, etc. (1).

On n'oubliera donc pas que, dans les conglomérats, outre les corps étrangers du dehors et les coagulations proprement dites du liquide exsudé, il existe, pour une part importante, même dans les croûtes lamelleuses, des fragments de la couche épithéliale en état vésiculaire ou spongoïde. Et, pratiquement, la composition élémentaire de ces concrétions, leur épaisseur, leur stratification et leur feuilletage, leur adhérence et leur enchassement, leurs teintes variées : grise, sordide, verdâtre, verte, jaune, jaunâtre doré, melliforme; leurs failles et leurs anfractuosités, leur état gras ou pulvérulent, toutes ces conditions si variées doivent être relevées et interprétées, dans chaque cas particulier, selon le thème des conditions générales complexes qui viennent d'être indiquées.

L'aspect général des concrétions suffira souvent à circonscrire le thème de différenciation; mais il ne devra jamais servir *seul* à préciser le type *dermatologique* des affections de rang et de nom différents, l'impétiginisation objective n'étant pas monopolisée par les types purs, mais entrant communément dans le complexus objectif de la maladie eczéma (2).

La disposition du surtout croûteux des surfaces eczématisées est réglée par l'état topographique de la spongiose, dont elle indique les maxima, les minima, et les points non atteints. Dans les formes nummularisées, les concrétions recouvrent toute la surface, ou seulement une partie, la circonférence, par « exemple » dans les eczémas du type séborrhéique observés à l'aisselle (3), ou dans les autres points d'élection. Elles sont, dans ce dernier cas, adhérentes par leur base aux incisures périphériques qui représentent les foyers de vésiculation ou de fissuration de ces formes.

Dans les crustations fragmentaires isolées, on peut relever une série illimitée de variétés qui défient toute description d'ensemble; souvent, en examinant la région avec attention, en tous points, mais surtout à la face, autour du col, on constate une série d'excoriations, plus ou moins irrégulières et inégales, de

(1) Voir Pl. I, Fig. 4 et Pl. II, Fig. 1.

(2) Voir Pl. III (p. 148), le type de l'eczéma dit *impétigineux*. Cette planche, reproduction de la pièce n° 430 du musée de l'hôpital Saint-Louis exécutée par Baretta, a été étiquetée par Guibout : *eczéma impétigineux*. On peut observer ce type sur l'eczéma vrai, dans des conditions qui devront être déterminées à nouveau. Selon les cas, les dénominations correctes seront eczéma impétiginiforme ou impétiginoïde, ou eczéma impétiginisé si l'impétiginisation seconde est positive, comme cela est commun dans ce qu'on appelle l'*eczéma infantile*.

(3) Voir Fig. 44, p. 285.

quelques millimètres de diamètre, souvent ovalaires, vernissées de jaune, entourées d'une collerette épidermique fine, etc., etc. Très fréquemment il faut un examen attentif à la loupe, pour reconnaître un nombre plus ou moins grand de croûtelles ponctuées, généralement brun foncé, enchassées ou légèrement saillantes, et entourées de la collerette de déhiscence régulière, vestiges de la rupture circonférentielle de la couche cornée sous la pression du liquide intra-vésiculaire.

Souvent, en quelques points, où sur de grandes surfaces, régions fessières, dos des mains, face, la papulo-vésiculation si commune se couronne de croûtelles localisées, sans envahissement inter-élémentaire, non pas, comme on pourrait le croire, constituant un type exclusif, mais coïncidant souvent avec des réalisations communes d'eczéma vulgaire polymorphe sur d'autres points du corps *chez le même sujet*, et au *même moment*, lesquelles sont, ou non, selon les régions, entourées d'un limbe de papules isolées.

Quand les croûtes sont tombées ou ont été détachées, et aussi longtemps que subsiste le molimen eczématique, la surface d'eczématisation reste d'un rouge vif, finement tomenteuse, humide, saignante au grattage ou à l'avulsion de fragments de croûtes ou de pièces de pansement, ou de vêtements, restés adhérents. Quelquefois le champ d'eczématisation commence déjà à se recouvrir, par places, d'un vernis épithélial, lame cornée papyracée, rudimentaire, akératinisée, ébauche de restauration à la normale. La lame cornée, reformée à la surface de la couche de transition encore en état pathologique, reste rudimentaire, extrêmement mince et fragile, translucide. Alors même qu'il est étendu à toute la surface épithéliale, le *vernissé rouge* implique la permanence de l'acanthose, et la non-réparation de la couche épithéliale de transition, zone granuleuse ; il indique l'éventualité de la rechute, et réclame de la circonspection dans la direction thérapeutique. Plusieurs fois, avant de faire place à une couche cornée normale, la lame vernissée transparente se perfore ou se *craquelle* et *s'exfolie*, reproduisant les phénomènes de l'acte précédent ; ce mode de réparation interrompu, intermittent ou rémittent, est propre à l'eczéma vrai, dont il constitue un élément cardinal.

IV

PORTION SUS-MALPIGHIENNE DE L'ÉPIDERMODERME. — COUCHE GRANULEUSE ET STRATIFICATION CLAIRE; LAMES FEUILLETÉE ET DESQUAMANTE LÉSIONS. — LÉSIONS-SYMPTOMES.

I. — **Lésions. — Dyskératinisation, dyskératose, stéatokératose, etc.**

Constantes dans l'eczématisation de toutes formes et à tous les degrés, les lésions de la zone sus-malpighienne de l'épidermoderme correspondent aux lésions-symptômes que résument les termes d'exfoliation et de desquamation, lesquels ont une importance et une signification plus étendues que ne l'indique la tradition classique. Leur réunion constitue un ensemble de troubles de la kératinisation, ou fonction cornée, auxquels conviennent les mots de dyskératose, stéatokératose, dyskératinisation, mais que Auspitz a réunis sous la dénomination générale de *parakératoses*, et dont l'étude réelle, dans l'eczéma, est due à Unna.

Voici d'abord le sommaire de ces lésions et de ces dystrophies : Infiltration de la *zone granuleuse*; altération, puis suppression de sa fonction de dégénérescence et de kératinisation; *dyskératinisation*, disparition de la kératohyaline et de l'éléidine; état globuleux des cellules cornées, souvent *nucléées*, quelquefois de consistance *grasse*, disposées en lits séparés les uns des autres par des cellules cornées tantôt normales, tantôt sèches et aplaties, nucléées [1]; *perte de cohésion* et *exfoliation dans les points qui correspondent, topographiquement, aux altérations des couches sous-jacentes* [2].

La parakératose secondaire à la spongiose — *parakératose humide* — est une lésion dégénérative constante du processus eczématique primaire; on la retrouve dans les *eczématisations secondaires*, des prurigos, du « lichen simple » de la gale, des ichtyoses, des placards prémycosiques, etc.

La *parakératose sèche* débute avec l'altération de la couche granuleuse, continue pendant sa disparition, et persiste, en même temps que la lichénisation post-eczématique, pendant sa période de restitution, aussi longtemps que cette zone n'a pas repris sa structure normale et l'intégralité de sa fonction [3].

La parakératose est *grasse* ou *graisseuse* — stéatokératose — dans un grand nombre de circonstances, soit par action des éléments adipeux répandus dans le tissu spongoïde à la rupture des canalisations intra-épidermiques, soit idiopathiquement quand prédomine l'endostéatisation sériée de la lame feuilletée, formant une croûte grasse, cireuse, que l'on peut observer dans toute la série eczématique, avec une fréquence plus grande dans les lésions « séborrhéïques », mais que l'on trouve aussi dans l'eczéma commun le plus

(1) UNNA, Ueber d. Wesen d. norm. u. pathol. Verhorn. *Third internat. Congress of Dermat.*, 1896; *Official Transact.*, p. 95-118. — Cf. DARIER, *La Pratique dermatologique*, t. I, p. 100-108.

(2) *Parakératose*, dit textuellement Unna, signifie la modification de la kératinisation sous l'influence de laquelle les cellules des couches transitoires ne forment pas de produits de dégénérescence, comme la kératohyaline et l'éléidine, dans l'intérieur de la cellule, tandis que la périphérie devient bien kératinisée. La parakératose indique un excès d'humidité des couches transitoires, et représente souvent le signe unique de l'exsudation séreuse, *catarrhe sec*, mais accompagne constamment aussi les plus hauts degrés d'exsudation, *catarrhe humide*. Ceux-ci montrent un œdème parenchymateux et intercellulaire des cellules épineuses, lesquelles ne subissent pas de dégénération quelconque, mais peuvent se prêter à la kératinisation. Dans tous les cas où l'eczématisation est entière, à la période d'état ou d'augment, la parakératose est *humide*. — *Parakératose humide*, par œdème intercellulaire, *catarrhe proprement dit*.

(3) Sur les rapports de la parakératose dans l'eczéma et dans le psoriasis. Voir W. S. MUNRO, Note sur l'histologie de la lésion élémentaire du psoriasis (travail du Laboratoire de Sabouraud). *Ann. de dermat. et de syphil.*, 3e série, 1898. — DARIER, Parakératose sèche du psoriasis, *lieu cité*, et R. SABOURAUD, La défense de la peau contre les microbes, *même Recueil*, 3e série, 1899.

authentique. Formée par la couche cornée ainsi altérée, cette croûte grasse, cireuse, ne donne cependant pas, en présence de l'acide osmique, la réaction noire classique de la graisse; mais sa nature graisseuse n'en est pas moins certaine sous la réserve de la détermination de l'*espèce* de graisse dont il s'agit, graisse épidermique, qui n'a pas été déterminée chimiquement [1].

Enfin, dans les formes chroniques, prolongées, dans les régions où la couche cornée est normalement en hyperfonction, — régions palmaire et plantaire, — *hyperkératose*, coïncidente ou consécutive, donnant lieu à des variétés très rebelles et très particularisées — *eczémas cornés*.

C'est dans la couche cornée des placards d'eczéma chronique que Unna a trouvé les *cocci* auxquels il donna d'abord le nom de *morocoques* [2] en raison de leur disposition mûriforme; il ne les considère plus, aujourd'hui, comme une espèce botanique particulière, mais seulement comme un élément histo-bactériologique constant dans l'eczéma [3].

II. — Lésions-symptômes.

Les phénomènes cliniques dyskératosiques de l'eczématisation — *fissures, craquelures, incisures, rhagades, dystéatidrosie, exfoliation, desquamation* — constituent une série symptomatique très complexe et souvent ambiguë, car elle ne lui est pas exclusive. Ils correspondent directement aux altérations de la *zone de transition de l'épidermoderme* [4]; ils affirment leur permanence partout où ils existent, et ils appartiennent à toutes les phases du processus depuis le début jusqu'au déclin et à la séquelle.

I. Fissures. — Au fond des plis normaux de la peau ou sur de larges surfaces, particulièrement aux membres inférieurs, ou dans les régions hyperkératosiques de la paume des mains et de la plante des pieds, on voit se produire des *fractures linéaires de la lame cornée*, de la lame de transition et, dans les cas intenses, de la couche épithéliale entière, mettant alors à nu les sommets papillaires. Fussent-elles représentées par une seule rhagade, telle qu'on l'observe, par exemple, si souvent au pli de séparation du pavillon de l'oreille et de la région mastoïdienne avec suintement et croûtes alignées sur les lèvres, les fissures peuvent constituer à elles seules, temporairement ou à titre permanent, la lésion-symptôme pathognomonique d'une eczématisation ou d'une impetiginisation, devenir le point de départ de propagations immédiates ou médiates, et comporter une valeur diagnostique absolue.

[1] Darier (*La Pratique dermatologique*, t. I, p. 104-105) rappelle que, seuls, l'acide oléique et l'oléine noircissent *franchement* par l'osmium et que, dans les conditions dont il s'agit ici, ces graisses sont, probablement, remplacées par d'autres composés, tels que la palmitine, la stéarine et leurs acides, qui ne réduisent le réactif que d'une manière imparfaite.

[2] Voir Pl. II, Fig. 5.

[3] Voir Pl. II, Fig. 9 et 10, et plus loin, *Parasitologie de l'eczéma*, p. 100 à 115.

[4] Voir Fig. 1, p. 24.

a. Au degré le plus léger, déhiscences *superficielles*, et partielles, au fond des *plis normaux* de la peau marqués à la paume des mains en manière de craquelé japonais, si commun chez les sujets que l'abus des lavages, l'immersion dans les eaux chaudes, lixiviantes, etc., mettent dans un état local d'astéatidrose permanente — *eczéma craquelé.* Sur les membres, ce sont des craquelures linéaires, séparant des îlots intercalaires et formant un réseau à mailles qui laisse transparaître la rougeur de la couche superficielle du derme [1].

b. A un degré plus accentué, et sous une forme tout à fait différente, le plus ordinairement aux membres, aux jambes en particulier, surtout sur la peau sénile, se forment des *failles linéaires en séries sinueuses*, parfois assez régulièrement *parallèles*, à bords squameux décollés, très bien décrites par Devergie [2] sous le nom d'*eczéma fendillé*, variété rebelle et récidivante dans laquelle les paroxysmes eczématiques s'accusent par un suintement profus.

c. Autour des *orifices naturels*, le fond des *plis radiés* devient le siège de fines *incisures* qui les dessinent sur le fond squameux suintant, ou croûteux, de la surface eczématisée.

d. En diverses régions, particulièrement du dos des mains, parmi les nombreuses variétés de polydermite eczémateuse ou eczématisée en îlots nummulaires ou nummularisés, on trouve de petits placards d'un rouge un peu pâle, assez bien limités, ronds ou ovales, sur la surface desquels se voient, à la loupe, des sortes de *cannelures* concentriques — *eczéma cannelé* [3] de Brocq.

e. Les plus ordinaires, les plus communes, les fissures profondes, sont de véritables *rhagades* — ῥαγας, ruptures — incisant profondément l'épiderme et atteignant les papilles et le derme papillaire, fissures béantes, à bords tuméfiés et élevés, à fond rouge saignant [4], souvent diphtéroïde, donnant issue à un flux abondant de liquide citrin qui se concrète alentour. Régulièrement, elles se produisent au niveau et dans la direction d'un *pli normal* de la peau, aussi bien sur les surfaces libres, dans les régions où la couche cornée est très épaisse, faces palmaire et plantaire, que dans le fond des grands plis où la peau est fine et halitueuse : aisselles, ombilic, régions sous-mammaires, plis sous-abdominaux des enfants et des obèses, gouttières inguino-scrotales, plis ano-fessier, périnéal, antibrachiaux et poplités, rétro-auriculaires, sous-malléolaires, commissure des lèvres. Elles sont *douloureuses* dans tous les

[1] Fig. 38, p. 275, et pièce 459 du Musée de l'hôpital Saint-Louis, reproduite en couleur dans la planche VI, Fig. 1, du *Traité cité* de Hillairet et Gaucher.

[2] *Traité cité*, p. 238.

[3] L. BROCQ, *Traitement des maladies de la peau avec un abrégé de la symptomatologie du diagnostic et de l'étiologie des dermatoses*, 2e édit., in-8°. O. Doin, Paris, 1897, p. 151. Voir plus loin, Fig. 27, p. 259 et 32, p. 270.

[4] Voir plus loin, Pl. VI, et Fig. 25, p. 257, et Fig. 30, p. 260. La pièce du Musée de l'hôpital Saint-Louis, n° 966, moulée par Baretta, déposée par Fournier, donne la reproduction *ad naturam* des rhagades typiques de la paume de la main, dans l'eczéma.

mouvements, forcent les patients à *immobiliser* les jointures qu'elles avoisinent et provoquent la *contracture* des muscles.

II. EXFOLIATION. — DESQUAMATION. — RÉPARATION. — L'exfoliation, la desquamation comprennent, soit seulement la lame disjointe, soit une plus grande partie ou la totalité de la couche cornée, pouvant même entraîner des débris du corps muqueux en état spongoïde, et des éléments microbiens.

a. Dans l'eczématisation commune, vulgaire, l'exfoliation épidermique est *fragmentaire*, à éléments de petite dimension; elle suit la disposition topographique des lésions épithéliales sous-jacentes, lesquelles forment, le plus ordinairement, un champ interrompu et disposé en îlots plus ou moins confluents. C'est aux points qui correspondent à ces altérations *sous-jacentes* que se produisent les déhiscences de la lame feuilletée, les îlots d'exfoliation, les squames *furfuracées*, *pityriasiques*, *irrégulières*, *discoïdes*, *en réseau*, etc., se séparant au niveau des craquelures de la lame, et se décollant *de la circonférence* au *centre* par lequel elles restent plus ou moins adhérentes. Autour des vésicules éteintes conservant encore, ou non, une croûtelle adhérente, elles forment une *collerette circulaire* minuscule, représentant en miniature la « collerette de Biett »; très importantes à relever au point de vue du diagnostic dans un grand nombre de cas d'eczématisation fruste ou déclinante.

Ces troubles de la fonction cornée, il est essentiel de le noter expressément, peuvent exister à l'état isolé — *eczématisation mono-symptomatique*, *eczéma sec* — tantôt à l'état initial, tantôt en permanence ou en reliquat soumis aux oscillations paroxystiques à la manière de tous les éléments de l'eczématisation non complètement réduite, et pouvant être associés à chacun d'eux, les fissures en particulier.

b. Dans les formes aiguës, généralisées, presque immédiatement après les manifestations hyperémiques, la couche cornée subit des *craquelures en réseau* ou en *groupes ponctués*, et s'exfolie très superficiellement à la manière de ce qui se produit dans les pseudo-exanthèmes. A cette période, le processus peut encore n'évoluer sur le mode eczématique entier que sur des points limités, et rester *abortif* sur de grandes surfaces, si l'on n'intervient pas à contretemps, par l'emploi du bain par exemple, etc.

c. Dans un certain nombre de cas, les *squames* sont *grasses*, prenant, de ce fait, une valeur séminologique particulière; le plus ordinairement elles sont *sèches*, anidrosiques [1], et se reproduisent, le flux eczématique terminé, aussi longtemps que les canaux sudorifères et stéatifères n'ont pas repris leur continuité, et que la stéatisation épithéliale autonome n'est pas restituée à la normale.

Dans un grand nombre de circonstances, la desquamation eczématique est, sur des régions spéciales qu'elle occupe entièrement ou sur des surfaces irrégulières ou figurées, de toutes dimensions et de toutes formes, à très petits

[1] P. Aubert, de Lyon. — Des modifications subies par la sécrétion de la sueur dans les maladies de la peau. *Ann. de dermat. et de syphil.*, 1877-1878, 1re série, t. IX, p. 558-573.

éléments, comparés aux lamelles du son, et désignés sous le nom de *pellicules* en langue vulgaire et de *squames pityriasiques* en langue médicale, existant comme *pré-eczématiques*, eczématiques et *post-eczématiques* et pour lesquelles, dans le langage extra-médical, on emploie surtout le terme de *dartres*.

Sur les *régions pilaires* en particulier, cuir chevelu, sourcils, régions du visage velues, l'eczématisation *primaire* ou *imminente ou en reliquat* peut être indiquée seulement par une desquamation pityriasique tantôt vague, diffuse, tantôt localisée, figurée, en disques, débordant en festons les bordures pilaires en lamelles sèches, avec dilatation des orifices folliculaires, amincissement de la couche cornée, rougeur, saignement ou suintement au grattage, etc. — *eczéma pityriasique ou pityriasis eczématique.*

d. Fréquemment, on observe des *formes eczématiques* squameuses plus ou moins nettement *figurées*, *nummulaires*, dans lesquelles la desquamation *argentée*, *lamelleuse*, avec amincissement de la lame cornée persistante, simule extraordinairement le psoriasis — *eczéma psoriasiforme.* Dans quelques variétés frustes, la parakératose dessine des *aires arrondies* ou *ovalaires* laissant apercevoir, au centre exfolié, la rougeur du réseau papillaire superficiel, et bordées par une collerette plus ou moins nettement décollée, quelquefois adhérente, coupée régulièrement, ou déchiquetée, ou festonnée, *trichophytoïde*, ou rappelant exactement les aires desquamatives de l'eczéma figuré de la langue, généralement dénommé « glossite exfoliatrice marginée » — eczéma trichophytoïde, exfoliant, en aires, particulier aux régions palmaires et plantaires, où son interprétation est très souvent fort ambiguë (1).

e. Quelquefois, les phénomènes eczématiques propres ayant cessé, persiste une exfoliation sensible de la lame disjointe, avec sécheresse locale, état ichtyosioïde, cela dans les cas où une portion de l'épiderme a subi, pendant un temps prolongé, les troubles indirects dus aux altérations des glomérules et des follicules, à la dislocation des canaux intra-épidermiques, et aux perturbations de la fonction kératosique de surface. Cette *anidrose* et cette *astéatidrose temporaires post-eczématiques* peuvent être remplacées, sur l'ancien champ d'eczématisation, par une *hyperstéatidrose* localisée, une « séborrhée », particulièrement au cuir chevelu.

f. Lorsque le processus eczématique, soit spontanément, soit actionné par la médication, entre dans le déclin, la rougeur diminue; l'exsudation cesse, et avec elle les concrétions, signe caractéristique de régression, la tension de l'épidermoderme diminuant, la lame pelliculaire se plisse et s'exfolie en même temps qu'elle augmente d'épaisseur et ne laisse plus transsuder l'exsudat; elle couvre la totalité du plan eczématique dont la surface devient, pour un temps, imperméable du dedans en dehors, et on ne constate ni élimination sudorale, ni stéatidrose. C'est la période *transitoire* de sécheresse, d'ébauches imparfaites de kératinisation, avec *exfoliation desquamative* opacifiant en

(1) Voir Fig. 42, p. 281.

réseau la surface *vernissée rouge*, *exfoliation* et *desquamation de retour*, avec squames fines, larges, qui permettent de « mesurer pour ainsi dire les progrès d'un eczéma vers la guérison par l'étendue plus ou moins grande de ces lamelles [1] »; période souvent très prolongée avant le retour à la normale, et phase pendant laquelle la médication doit être le plus surveillée.

g. Quand la période d'acanthose est terminée, et la couche granuleuse reconstituée dans les conditions normales, le processus kératosique physiologique se rétablit. La lame desquamante ne subit plus que l'exfoliation insensible; la *canalisation intra-épidermique reconstituée* permet le retour normal de la stéatification cellulaire, de l'écoulement de la sueur, et de la stéatidrosie. Les organes différenciés, atteints seulement dans des cas exceptionnels et compliqués au point d'altérer leur fonction d'une manière définitive, reprennent leur vie normale; les phanères se reproduisent dans de bonnes conditions, et l'alopécie, par exemple, n'est que temporaire en dehors des cas qui seront précisés à l'occasion de l'eczéma des régions pilaires. La peau retrouve son état d'*humidité* et de souplesse antérieur, et ne conserve aucune trace pathologique quand l'eczématisation a été simple, normale, et n'a pas été modifiée dans son type par des traumatismes, des infections secondaires à foyer dermique, etc. La rougeur persiste quelquefois plus ou moins longtemps jusqu'à ce que le réseau sanguin superficiel ait repris l'état normal, mais il ne faut pas confondre avec les reliquats, ou les séquelles, une eczématisation persistant à l'état érythémateux. Les *pigmentations* elles-mêmes, qui se produisent ou se prolongent chez quelques sujets hyperpigmentosiques, ne sont définitives que dans les régions déclives et variqueuses, régulièrement soumises à des altérations hémaphéiques.

V

PHÉNOMÈNES PARA-ECZÉMATIQUES (SECONDAIRES, ACCESSOIRES, CONSÉCUTIFS)

HYPERKÉRATOSE. — LICHÉNISATION. — DYSTÉATIDROSE. — HYPERDERMIE. — PACHYDERMIE. PAPILLOMATOSE. — NÉOPLASIES.
FOLLICULITES. — INFECTIONS SPÉCIFIQUES. — ADÉNOPATHIES.

Dans le plan commun de la *maladie* eczéma, les symptômes de la période d'état de l'eczématisation ne cessent pas complètement et rapidement pour faire place à une restauration rapide: l'exsudation, les concrétions, les fissures, l'exode épithéliale, la dyskératinisation reparaissent plusieurs fois sous forme de paroxysmes ou de rechutes, imprimant aux symptômes objectifs de l'eczématisation un caractère de chronicité, ou mieux de *récurrence tenace* qui différencie typiquement son processus de celui des épidermites et des

[1] DEVERGIE, *Traité cité*, p. 237.

épidermodermites dues à des microcytes classés, ou des eczématisations exclusivement mécaniques, chimiques, thermiques, etc.

Pour la majorité des cas, cependant, quand, enfin, le processus eczématique est clos, la couche papillaire du derme, dont la prolifération a été nulle ou modérée dans les cas simples, revient à la normale; la surface de la peau reprend, peu à peu, son aspect physiologique et ses fonctions normales, sans cicatrices, ni macules permanentes.

Mais il est des cas dans lesquels se mêlent aux phénomènes de l'eczématisation — et souvent leur survivent — diverses manifestations secondaires ou consécutives — *para-eczématiques* — dont les éléments anatomiques ont été indiqués : *hyperkératose*, *lichénisation*, *hyperdermie* et *pachydermie*, *sclérose*, *papillomatose*, *pyodermites*, *proliférations néoplasiques*.

I. Hyperkératose. — L'*hyperkératose* est une complication et une suite fréquente de l'eczématisation prolongée, et incomplètement traitée; quelquefois elle fait *partie intégrante* du processus, dans toutes les régions où la couche cornée est normalement épaisse, et où les pressions et les irritations de causes diverses sont physiologiques ou professionnelles, régions palmaire et plantaire, rétrocalcanéenne, sacrococcygienne (¹). Lorsque l'eczématisation est complètement terminée, ou lorsque l'hyperkératose coïncide encore avec des phénomènes post-eczématiques, fissures, hyperdermie papillaire, il est souvent fort difficile de différencier l'hyperkératose eczématique, ou post-eczématique, de celle qui appartient à diverses autres affections lentes ou chroniques des mêmes régions, telles que les *syphiliodermies*, par exemple.

II. Lichénisation. — Dans les formes eczématiques, *très prurigineuses* chez des sujets particulièrement en état de neurasthénie cutanée, ou sous l'action des infections secondaires, au fur et à mesure que les phénomènes de catarrhe humide ou sec déclinent, on voit la lésion épidermodermique se transformer. Les plis normaux de la peau s'exagèrent, et forment un quadrillage à mailles plus ou moins régulières; le niveau du champ d'eczématisation s'élève, en même temps que l'infiltration de la zone papillaire du derme s'accroît, augmentant l'épaisseur des téguments, et diminuant leur souplesse. Cette altération secondaire de la peau, qui n'a rien d'exclusif à l'eczéma, et qui s'observe dans les cas divers de prurigo, de lichen, de psoriasis, etc., auxquels elle fait subir une transformation identique, a été signalée et décrite avec la plus grande sagacité clinique, et le plus grand talent, par Brocq sous le nom de *lichénification* (²). Chez les sujets prédisposés,

(¹) Voir aux *Eczémas régionaux*, eczémas palmaires et plantaires, p. 260 et 280.

(²) L'état de « lichen », l'état lichénoïde était objectivement connu, mais l'idée nosologique, si nettement formulée par Brocq, n'avait pas été conçue. Devergie, l'auteur qui a le plus insisté sur les eczémas composés, n'en a approché que de loin. Après avoir admis quatre espèces d'eczéma composé : *impétigineux*, *lichénoïde*, *herpétiforme*, *psoriasiforme*, il renvoie la description de l'eczéma lichénoïde à l'article Lichen (*Traité cité*, p. 401) : « *Lichen eczémateux* (*eczéma lichénoïde*).

Personnellement, nous avons proposé simplement le mot de *lichénisation*, au lieu de

la lichénisation de la peau eczématisée peut se produire partout; mais on l'observe particulièrement aux poignets, au coude et aux genoux, à la nuque, au front, aux sourcils, au-dessus du pli interfessier, au scrotum, aux grandes lèvres, à la face externe des membres inférieurs. Pour l'observateur qui n'a pas suivi l'évolution depuis son début, les placards limités ou diffus qu'elle produit simulent le « lichen » ou le psoriasis. Lorsque l'eczématisation est, elle-même, secondaire à une altération cutanée préalable telle que la lésion élémentaire du prurigo, les deux processus associés constituent des altérations mixtes alternantes, auxquelles est due, en partie, la polymorphie si remarquable que l'on observe dans le cours des prurigos diathésiques (¹).

III. Hyperdermie. — Quand l'eczématisation, installée sur une même région pendant des mois, subit des paroxysmes réitérés, la prolifération de la couche de remaniement s'accentue, et un *épaississement* permanent occupe le champ d'eczématisation même dans les intervalles des paroxysmes. La peau a perdu sa souplesse normale ; l'astéatose et l'anidrose persistant, elle reste sèche, rugueuse, irritable, fragile; les exacerbations s'y manifestent autant par les fissures et les rhagades que par les éruptions vésiculaires souvent enchâssées, et reconnaissables seulement aux ponctuations croûteuses entourées d'une fine collerette exfoliative. Cependant, il est rare que, même dans l'eczéma chronique ancien, lichénisé, il y ait une infiltration proprement dite profonde de la totalité de la peau, comparable à celle que l'on observe au niveau des néoplasies dermiques proprement dites, syphilitiques, myco-fongoïdes, etc. Le caractère distinctif essentiel, pour ce dernier cas par exemple, est que l'infiltration ne dépasse pas l'atmosphère du placard eczématisé, tandis qu'elle est générale, ou très étendue, dans la peau mycosique, etc.

IV. Pachydermie. — Chez quelques sujets, adultes, ou enfants, en raison de conditions mal déterminées, et surtout dans les eczématisations qui sont secondaires à une neurodermie du type de celles qui appartiennent aux prurigos, aux prurigos infantiles en particulier, on voit le derme papillaire, œdémateux et proliférant, constituer des *nappes élevées* disposées en îlots *néoplasiformes*, à la face, au tronc, à l'abdomen, aux membres, au dos des mains et des pieds, au dos des doigts, laissant en réserve les plis et les sillons intermédiaires normaux — *eczéma élevé, hypertrophique.*

Aux membres inférieurs, même dans les régions climatériques non soumises aux processus éléphantiasiques endémiques, la *pachydermie* s'installe quelquefois comme suite directe des processus eczématiques, particulièrement

lichénification, — *Bull. de la Soc. franç. de dermat.*, etc., 5ᵉ année, 1892, p. 280, et *Ann. de dermat. et de syphil.*, etc., 1892, p, 647, — pour abréviation et euphonie, et nous disons : *eczéma lichénisé, lichénisation post-eczématique.* — Voir en outre, Fig. 23, p. 255, et Sabouraud, Article *Impétigo.* — Brocq, Lichénification, *La Pratique dermatologique*, t. I, 1900, p. 161, 163 et fig. 22.

(¹) Voir E. Besnier, Sur la question du prurigo. *Third international Congress of Dermat.*, London, 1896, p. 24, et *Ann. de dermat.*, 1896, p. 981-1002. On trouve dans cette dernière publication le résumé et les conclusions, omis dans le compte rendu officiel.

aux membres inférieurs, dans les conditions sordides, où les symbioses infectieuses sont si fréquentes, particulièrement quand le système veineux est altéré profondément. Dans les pays où l'éléphantiasis est endémique, l'eczématisation peut être pré-éléphantiasique, dans tous les points où elle est installée.

V. Papillomatose. — Avec ou sans association des altérations variqueuses, lymphangitiques, éléphantiasiques, sous l'action de symbioses diverses staphylococciques, streptococciques, « séborrhéiques », etc., des points eczématisés, ou des surfaces plus ou moins grandes, peuvent devenir *végétants*, papillomateux, constituant parfois des îlots disséminés, du type des verrues dites séborrhéiques.

VI. Sclérose, etc. — On trouve encore l'eczématisation dans les altérations préalables à diverses lésions trophiques de la peau, aux membres inférieurs, *glossy skin*, *sclérose atrophique annulaire des régions sus-malléolaires*, *pigmentoses indélébiles*, etc.; mais, en réalité, ces lésions appartiennent surtout aux *polydermites variqueuses profondes des membres inférieurs*, dont l'eczématisation n'a été que l'agent provocateur ou qu'un élément.

VII. Néoplasies. — On peut enfin, comme aux périodes avancées d'un psoriasis ancien, voir un *processus épithéliomateux* évoluer sur champ préalablement eczématisé; de même que les *surfaces prémycosiques eczématisées* servent fréquemment de base aux formations de tumeurs mycofongoïdes.

VIII. Folliculites. — Les *péri-angiofolliculites*, les *abcès glomérulaires*, quelquefois phlegmoneux, la *furonculose*, l'*ecthyma* rebelle, évoluent dans l'atmosphère eczématique *surinfectée*, autour des foyers actuels ou anciens, ou à distance, provoqués souvent par des fautes thérapeutiques; très exceptionnellement *épidermatites végétantes* (1).

Les folliculites s'observent dans toutes les régions pilaires; quelquefois elles se localisent, elles se cantonnent, surtout dans la série « séborrhéique », avec dépilation, etc. (2).

IX. Infections spécifiques. — Les *infections spécifiques* des foyers eczématiques sont une exception si on laisse à part les inoculations *vaccinales* (3). Même dans le milieu nosocomial, dans les grands services spéciaux de nos hôpitaux, où les *tuberculeux*, externes ou internes, et les *syphilitiques* à toutes les périodes, ne sont pas isolés des eczémateux, et où les uns et les autres ont un même personnel d'infirmiers panseurs, les cas d'infection réelle sont *exceptionnels*.

(1) Huber, Perifolliculitis suppurativa und frambœsiaform Vegetationen im Anschlusse am Eczem. *Arch. für Dermat. und Syphil.*, 1899, t. XLIX, p. 57.

(2) Hallopeau, *Bull. de la Soc. franç. de dermat.*, 11 avril 1890, 12 avril 1892, 26 avril 1897, 8 décembre 1897, etc.

(3) Voir plus loin, *Eczéma infantile*, p. 134-142.

Tout ce qui a été dit sur la transmission de la tuberculose par champ eczématique est à reviser à l'aide d'observations nouvelles. Même altérée par le processus eczématique, la *peau* offre une *défense* extrêmement active contre l'élément tuberculeux [1].

X. ADÉNOPATHIES. — Dans toutes ses localisations, l'eczématisation *infectée* peut devenir le point de départ *d'infections ganglionnaires diverses*, dans le réseau correspondant à la région atteinte. Communément, l'infection est modérée; les adénopathies sont légères, indolentes, inaperçues, chez les sujets ayant le système ganglionnaire à l'état normal au moment où se produit la lésion de la peau. Les phénomènes adénopathiques ne sont vraiment accentués que pendant la période de réaction générale, et dans les formes aiguës dans lesquelles l'infection *secondaire* est plus intense; ils ne sont très développés que dans les cas où le champ d'eczématisation est décidément adultéré, *impétiginisé*, ou laissé en état de septicité sordide — concrétions croûteuses épaisses, avec pyogénèses accessoires profondes, pansements sales, etc.; et, même dans ces conditions, les phlegmons périadéniques sont rares au cours d'une eczématisation quelconque. Également nulles, ou rares, les *lymphites* et *lymphodermites* secondaires à l'eczématisation pure.

Les *enfants* de tout âge, mais particulièrement les sujets de la première enfance, présentent une réceptivité ganglionnaire *particulière*, qui réclame une attention et une surveillance spéciales. La fréquence, le degré et l'intensité de ces phénomènes adénopathiques dépendent, avant tout, du soin avec lequel les surfaces érodées seront protégées et asepsiées.

Quelquefois, l'eczématisation éteinte depuis plus ou moins longtemps, un groupe ganglionnaire infecté au cours de cette eczématisation reste en état pathologique et est reconnu *ultérieurement* tuberculeux; les faits de cet ordre réclament, pour être jugés, une analyse intégrale, tenant compte des cas dans lesquels l'eczématisation était elle-même secondaire à une tuberculose *locale* préalable.

[1] Voir CH. AUDRY, Sur une tuberculose généralisée secondaire à un éléphantiasis eczémateux. IIIe Congrès internat. de dermat., Londres, 1896.

CHAPITRE III

CARACTÈRES CLINIQUES DE L'ECZÉMA PROPREMENT DIT, VULGAIRE, COMMUN

I. FOYERS ECZÉMATIQUES PRIMAIRES ET SECONDAIRES. LOCALISATION. DISSÉMINATION ET GÉNÉRALISATION. SYMÉTRIE ET ASYMÉTRIE. TOPOLOGIE. — II. ÉVOLUTION TYPIQUE. DÉBUT. AUGMENT. SUCCESSION. COEXISTENCE. RÉMITTENCE. PAROXYSMES. RECHUTES. RÉACTION D'INFECTION. — III. MODES PARTICULIERS D'ACUITÉ ET DE CHRONICITÉ. ECZÉMAS AIGUS, PYRÉTOIDES, ÉRYSIPÉLOÏDES, ETC. CHRONICITÉ PARA-ECZÉMATIQUE. — IV. INTERFÉRENCES ET INTERCURRENCES. ALTERNANCES ET SUPPLÉANCES MORBIDES. — V. PHÉNOMÈNES DOULOUREUX. PRURIT. TYPES DERMATOGRAPHIQUES DÉNOMMÉS ET FORMES OBJECTIVES.

I

FOYER ECZÉMATIQUE PRIMAIRE ET FOYERS SECONDAIRES LOCALISATION, DISSÉMINATION ET GÉNÉRALISATION SYMÉTRIE ET ASYMÉTRIE — TOPOLOGIE

I. Foyers primaires et secondaires. — Régulièrement, alors même qu'il occupera plus tard diverses régions de la surface tégumentaire, l'eczéma commun a un début *localisé*, foyer vaccinal, primaire, localisation maîtresse, élément initial, dont l'importance pratique est considérable.

Les foyers primaires de l'eczéma peuvent avoir leur siège sur toute l'étendue du tégument ; occuper un pli, un sommet articulaire ; on les rencontre particulièrement au dos des mains, dans les plis rétro-auriculaires ou dans le conduit auditif externe, au pourtour des orifices naturels, aux mamelons, à l'ombilic, dans toute l'atmosphère génitale des deux sexes, à la face antérieure et inférieure des jambes, etc. Le plus souvent uniques, ces foyers peuvent exister en des points symétriques, les deux mains, les deux mamelons, etc., mais d'ordinaire *inégaux en intensité.*

Lorsque l'eczéma évolue depuis longtemps au moment où l'on prend pour la première fois contact avec le malade, il est presque toujours aisé de reconnaître le foyer primaire, à son étendue, à l'épaisseur de sa base dermique, à sa résistance plus grande aux agents thérapeutiques; et, plus ou moins longtemps aussi après la guérison, on en retrouvera la trace soit par la persistance de phénomènes parakératosiques, soit par des pigmentations, soit par l'épaisseur plus grande du pli cutané fait à son niveau. Toutes ces particularités doivent être relevées dans une analyse clinique normale.

La relation qui s'établit entre les foyers eczématiques primaires et les foyers secondaires a été interprétée de plusieurs manières.

Par le fait de l'apparition d'un eczéma aigu, dit Kaposi [1], la peau devient le siège d'une altération morbide, d'où il résulte que la moindre irritation, comme celle qui peut être produite par le frottement du linge, le plus léger grattage, la chaleur d'un bain, suffisent pour déterminer un eczéma, lequel peut même survenir plus tard par suite d'une altération réflexe des vaisseaux. La face se signale d'une façon particulière sous ce rapport (les oreilles, les paupières); elle est immédiatement et par voie réflexe atteinte d'eczéma, s'il existe déjà une éruption d'eczéma aigu sur un point éloigné du corps, au scrotum, par exemple.

Ainsi que nous l'avons fait remarquer [2], cette interprétation ne résiste pas à l'examen; rien n'établit que *par le fait* de l'apparition d'un eczéma « aigu », c'est-à-dire d'un eczéma en premier développement sur un point du tégument, la peau *devienne* en puissance d'eczéma sur un autre point. Cette apparition de second rang peut reconnaître la même origine que la première, ou avoir sa source dans une série de conditions *à déterminer*, sans nécessiter le mode du transfert réflexe lequel, d'ailleurs, ne serait applicable qu'aux points homologues.

Le vraisemblable est que les éléments micrococciques et toxiniens, provenant des foyers d'eczématisation infectés, se disséminent dans leur atmosphère immédiate et à distance, provoquant l'irritation eczématique, soit par action chimique, soit par inoculation et production primaire d'épidermites microbiennes *pré-eczématiques* dans les points faibles de la résistance cutanée, c'est-à-dire aux ostia folliculaires [3]. Pratiquement le fait à retenir est que aussi longtemps qu'il existe ou qu'il subsiste, en un point quelconque de la surface cutanée, un foyer eczématique, l'apparition ou la réapparition de foyers à distance demeurent imminentes, à bref ou à long délai [4].

II. Localisation. Dissémination et généralisation. Symétrie et asymétrie. Topologie. — L'eczématisation typique peut occuper tous les points de la surface cutanée, isolément ou simultanément, être *localisée*, *régionale* ou *généralisée*.

A. Les localisations régionales sont très particularisées et très importantes à connaître, car, indépendamment des conditions anatomo-topographiques, un grand nombre de ces localisations constituent des *unités cliniques* entièrement individualisées, ayant des conditions pathogéniques et étiologiques et des indications spéciales, souvent aussi des *dominantes dermatographiques* qui, sous peine de confusion et de complexité descriptive illimitée, ne peuvent

(1) Traduction française de E. Besnier et A. Doyon. Paris, 2e édit., 1891, t. I, p. 655-656.

(2) Traduction française de Kaposi. Paris, 2e édit., p. 656, note 1.

(3) Ernest Besnier, Traitement de l'eczéma. *Traité de thérapeutique appliquée*, publié sous la direction d'Albert Robin, Paris, 1897, p. 125.

(4) Voir plus loin, *Parasitisme de l'eczéma*, p. 100-113.

trouver place que dans la description qui sera faite plus loin des *eczémas régionaux* [1].

Les localisations *limitées* sont très communes, soit *primaires*, soit comme *reliquats*, dans les *plis cutanés*, les *surfaces de contact*, le *pourtour des orifices* naturels — plis sus-auriculaire ou rétro-auriculaire — où ils doivent être soigneusement recherchés; plis sous-pénien, anal, sommet du pli interfessier, cuir chevelu, conduit auditif externe; plis de flexion des articulations en général, plis poplités surtout (espaces interdigitaux, plis axillaires, inguinaux, sous-mammaires); le dos des mains et les poignets, la face, les surfaces génito-urinaires, les régions présternale et interscapulaire, etc. Il n'est aucun point de la surface du corps qui ne puisse être atteint secondairement ou primitivement, isolément ou en même temps qu'un ou plusieurs autres.

B. Il est tout à fait exceptionnel qu'un placard d'eczéma vulgaire reste *isolé* et *solitaire*, à moins qu'il ne soit aprurigineux et oblitéré par un pansement occlusif permanent. S'il est laissé sans pansement et s'il est prurigineux avec prurit à distance, ce qui est la règle, on trouvera sur le corps — que l'on doit toujours examiner en entier sans s'en rapporter aux dires du patient [2] — soit des îlots disséminés avec début de parakératose, soit des lésions de grattage. Toutes ces choses doivent rester dans l'esprit du médecin qui veut traiter réellement un cas d'eczéma.

Quand l'eczéma est *disséminé*, la disposition des champs d'eczématisation dispersés sur le tégument peut être *symétrique*, *asymétrique*, ou *régionale* symétriquement ou asymétriquement. Il est ordinaire que les placards occupent, à la fois, les deux avant-bras, ou les deux jambes, ou les deux aisselles, etc., mais sans égalité régulière d'étendue ni d'intensité sur les régions homologues, chaque territoire eczématisé conservant toujours son indépendance évolutive en dehors des formes suraiguës atypiques. Mais il est très ordinaire, également, de trouver les mêmes régions occupées isolément, une seule aisselle, un seul jarret.

Quand la symétrie existe, elle est *primitive* ou *secondaire*, ce qui est le plus habituel; l'eczématisation débute en un point isolé; secondairement, elle s'étend et se multiplie et, successivement, les points homologues finissent par être atteints, constituant une symétrie qui n'a plus aucune signification spéciale; il en est de même pour les affections les plus extrinsèques, la gale au premier rang, et il n'y a pas lieu de s'égarer en considérations superflues sur une question très complexe, dont les éléments d'interprétation font complètement défaut. Il faut se borner à noter que les déterminations symétriques affectent trois localisations principales : *a*, les régions des plis; *b*, les surfaces de flexion du corps avec ou sans les plis; *c*, les régions saillantes, sur-

(1) Voir plus loin Sixième partie, *Eczémas régionaux*, p. 223-302.

(2) Le prurit inconscient n'est pas une rareté; il n'y a pas seulement le grattage avec les ongles, mais encore la friction des extrémités inférieures l'une contre l'autre, etc., etc., phénomènes surtout nocturnes et contre lesquels la seule préservation réside dans l'enveloppement.

faces frontale et malaire de la face, sommets des articulations, côté de l'extension des membres en avant et latéralement. Quelquefois, surtout dans les formes disséminées d'emblée, aiguës ou subaiguës, ces localisations sont d'une régularité parfaite ; ultérieurement, il peut se faire quelques infractions, mais on peut toujours reconstituer le type topologique.

C. Grande variété de faits particuliers pour les *formes régionales* : les deux mains à la fois ou une seule, la totalité du col ou une partie, ou des latéralités symétriques; tout le thorax en avant ou en arrière, ou des déterminations tout à fait irrégulières. Typiquement, dans toutes les formes évolutives, l'eczéma fait élection aux plis articulaires, antibranchiaux, radio-carpiens, rétro-auriculaires, sous-mammaires, poplités ; mais, à l'opposite, il peut exister au sommet du coude, des genoux ; déborder ou non les régions pilaires, et, en réalité, réaliser toutes les suppositions et toutes les combinaisons imaginables. Une étude faite à nouveau, à l'aide d'un grand nombre de schèmes, sera nécessaire pour la mise au point de cette question.

L'eczéma vulgaire *généralisé*, ou, plus exactement, occupant une partie de la surface du corps plus étendue que celle qui n'a pas été envahie, ne persiste en cet état que par la *subintrance* des paroxysmes eczématiques et la marche extensive ou serpigineuse; il constitue, à proprement parler, une forme intermédiaire à l'eczéma vulgaire et à l'eczéma aigu, tel qu'on l'observe *intercurrent* chez les sujets atteints ordinairement d'une forme commune ambulatoire. L'eczéma *généralisé d'emblée* ou apparaissant en peu de temps sur la presque totalité du corps, même en foyers peu étendus et non cohérents, comporte des formes graves à *début insidieux*. Quand il a été *précédé* d'un prurit intense généralisé et alors même que l'état général paraît bon, que la réaction est peu marquée, le pronostic doit être *réservé* et une enquête immédiate doit être faite sur l'état de la fonction rénale (1).

Quelque étendue qu'elle puisse avoir, ce qu'on appelle l'eczématisation *généralisée* laisse toujours des *points de réserve*, caractère important qui différencie l'eczéma, comme le psoriasis, des *grandes érythrodermies* partiellement eczématisées; cela est vrai surtout pour l'eczéma vulgaire qui est actuellement en scène, car la règle comporte quelques exceptions momentanées dans les eczémas aigus exanthématoïdes (2).

D. Uniques ou multiples, les foyers d'eczématisation dans l'eczéma vulgaire, pur, vrai, primitif, de dimension variable, d'une impression digitale à la surface d'une région entière, forment tantôt un champ *uniforme*, tantôt un *aggloméral* de placards. A leur *périphérie*, selon la phase ou selon la période, rougeur érythémateuse, foyers ponctués initiaux, desquamation en collerette libre du côté de l'élément. A la période d'état, éléments disposés en *archipel*, de toutes formes et de toutes dimensions.

La *forme* des champs eczématiques purs est toujours *irrégulière*, *sans* bords

(1) Sur tous ces points, voir plus loin *Eczémas aigus*, p. 65 et suiv.
(2) Voir plus loin, p. 65 et suiv.

figurés ni élevés; jamais les bords de l'élément ni des placards composites ne sont *linéaires*. Toutes les fois où les limites en sont nettes, alignées, rectangulaires, cette disposition est *artificielle*, due à l'application *mal réglée* d'emplâtres, de cataplasmes, etc. Toutes les fois où un champ eczématique est figuré, en disque, *nummulaire* ([1]), il est *atypique*; sa constatation implique l'obligation de rechercher cliniquement la *cause* de l'*anomalie* pour en déterminer la nature :

a. Localisation fixée par l'état de résistance minorée d'une zone neurotrophique, ([2]), soit par trauma, irritations locales diverses, etc.;

b. Infection (impétiginisation) du foyer eczématique par un élément microbien à progression excentrique, à déterminer dans sa nature ou dans sa modalité virulente, les micrococques résidents, staphylocoques et streptocoques, ne déterminant pas *nécessairement* la figuration du champ eczématique sur lequel ils prolifèrent en toutes proportions ;

c. Eczématisation secondaire de foyers micrococciques *figurés* (impétigos, mycoses de Unna); microsporulaires (trichophytoses, pityriasis rosé de Gibert, érythrasma, etc.); ou de toute autre nature (psoriasis, syphilodermes, etc.).

La première condition — figuration primitive du foyer eczématique par condition locale neurotrophique ou vaso-motrice — est à discuter; les autres forment la règle, et ces notions sont capitales en eczématologie et en pratique eczématologique. Le fait à retenir est que la *figuration* d'une surface

([1]) La première indication de l'état *nummulaire* de l'eczéma, et de son importance clinique, appartient à Devergie (*Traité cité*, p. 238).

L'eczéma nummulaire, dit Devergie, n'a été décrit nulle part.... Ce qu'il a de remarquable, c'est moins sa disposition *nummulaire* que sa ténacité, *et c'est la difficulté qu'on éprouve à le guérir, qui nous a engagé à en faire une espèce particulière.*

L'eczéma nummulaire a pour cachet spécial de se développer surtout à la surface des membres, et notamment à la surface des membres supérieurs, comme aussi à la surface du tronc; il s'y montre par petites plaques qui prennent, tout de suite, l'étendue qu'elles devront avoir; elles sont arrondies, de la largeur d'une pièce de cinq francs ou un peu plus, elles n'ont aucun bourrelet, ce qui les distingue de l'herpès; leur circonférence est amincie et se perd avec le reste de la peau comme dans l'eczéma ordinaire; elles sont, d'ailleurs, avec rougeur, état ponctué de la peau, démangeaison, sécrétion de sérosité. *Elles exigent, en général, plusieurs mois pour leur guérison* et ne cèdent, le plus souvent, qu'à un ensemble de moyens plus ou moins énergiques.

([2]) Le terme de *nummularisation* a été proposé par Brocq pour désigner, non pas seulement l'état nummulaire, mais le phénomène de sa détermination. Il distingue les formes eczématiques objectives figurées en deux catégories distinctes : les eczémas nummulaires *vrais*, purs, nummulaires d'emblée, et les eczémas nummulaires *faux*, ou dermatoses primitives de nature diverse qui se sont accidentellement eczématisées.

Les *faux* eczémas nummulaires comprennent deux sections :

A. *Par infection secondaire d'un eczéma primitif amorphe par un microbe quelconque.* — Il est possible qu'une autre dermatose circonscrite venant se surajouter à un eczéma amorphe le nummularise.

B. *Par développement secondaire d'une eczématisation vraie sur une autre dermatose primitive* : 1° inoculation microbienne première, eczématisée; 2° séborrhéide pityriasique première, eczématisée; 3° séborrhéide psoriasiforme première, eczématisée; 4° pityriasis rosé de Gibert, eczématisé; 5° trichophyties, érythrasma, etc., premiers, eczématisés; 6° lichen simplex chronique (névrodermite chronique circonscrite ou prurit circonscrit avec lichénification), eczématisé; 7° syphilides tertiaires premières, eczématisées.

L. Brocq, De l'influence des associations pathologiques sur la nummularisation de l'eczéma, *Ann. de dermat. et de syph.*, 4e série, t. I, 1900, pp. 1041-1054.

[E. BESNIER.]

eczématisée constitue une *anomalie*, un *fait atypique*, et rend nécessaire une enquête particulière. Le probable est que les « eczémas » figurés constituent le plus ordinairement des *affections distinctes*, et accessoirement des dermopathies figurées, eczématisées.

II

ÉVOLUTION TYPIQUE — DÉBUT — AUGMENT — SUCCESSION, COEXISTENCE, RÉMITTENCE — PAROXYSMES — RECHUTES — RÉACTION D'INFECTION

I. ÉVOLUTION TYPIQUE. — Quand l'eczématisation représente l'élément objectif de la *maladie* eczéma, elle revêt une allure spéciale et un mode évolutif particulier non prévus par la division traditionnelle abrupte des maladies en *aiguës* et en *chroniques*. Dans les conditions typiques, l'*eczéma commun*, vulgaire, après une *phase initiale* d'ordinaire modérément active, atteint rapidement, en une ou deux semaines par exemple, sa *période locale d'état* et la maladie s'installe *lente*, *torpide*, parfois interminable, *chronique*, avec *alternances* et succession d'*accalmies* et d'*exacerbations*, de paroxysmes et de rechutes subintrantes. Le processus est régulièrement *composite*, *mixte*, *acyclique*, comprenant, dans son schème entier, les divers modes aigu, subaigu, lent, « chronique », *simultanés, successifs*, lesquels *coïncident* souvent pendant un temps long ou même illimité. Ils *coexistent* non seulement sur différents points de la peau chez un même sujet, mais encore *sur un même champ d'eczématisation*, où l'on peut relever en un point les phénomènes de la régression et de la réparation, en un autre ceux du stade d'état, et, dans un troisième ou alentour, les éléments initiaux en phase aiguë ou subaiguë. Et, dans leur ensemble, cette *instabilité* et cette *marche récurrente* font partie intégrante de la maladie eczéma; elles se rattachent à la complexité et à la multiplicité des *conditions internes* et *externes* qui la gouvernent; elles la différencient nettement des épidermodermites multiples et banales, des *pseudo-eczémas* qui évoluent avec réaction locale rapide, sans extension ni réaction, et qui déclinent régulièrement aussitôt soumis aux conditions externes appropriées.

II. Dans le *schème* clinique de l'eczéma, les stades évolutifs du processus précédemment décrits : *a*. rougeur et vésiculation; *b*. rupture des vésicules, suintement, croûtes; c. éviction du séquestre épithélial et des éléments micrococciques; cessation du flux, état vernissé rouge, exfoliation, desquamation, réparation, se succèdent avec régularité; mais, dans la *réalité* clinique, la plus grande *irrégularité* préside à l'évolution sériée de ces phénomènes, qui n'ont pas de simultanéité évolutive réglée ni dans les différentes localisations, ni même sur chacune d'elles en particulier, et dont la durée réciproque se soustrait à toute règle fixe.

Tantôt, l'altération reste localisée au point d'origine; tantôt, et plus ordinairement, elle se multiplie, symétriquement ou non, sur des points plus ou moins éloignés; et, à chaque eczématisation nouvelle, se reproduit la mélopée des manifestations objectives et subjectives : rougeur, tuméfaction, vésiculation, suintement, croûtes, etc. ; réaction fébrile passagère et troubles digestifs légers, oligurie, attachés aux périodes de début, de paroxysme ou de rechute, mais toujours plus ou moins éphémères.

III. Dans l'eczéma commun, la *réaction générale d'infection*, réaction fébrile banale : hyperthermie, courbature, état gastrique, polyurie primaire ou oligurie, etc., qui, dans les cas où les surfaces envahies ont quelque étendue, prélude au processus d'eczématisation ou aux paroxysmes, est souvent fruste, latente, inaperçue. Elle est proportionnelle à l'étendue superficielle du champ d'eczématisation, à l'aptitude fébrile propre du sujet, et assez souvent précoce pour faire admettre l'existence d'une *infection primaire*.

Ignorance absolue sur la nature de cette autotoxémie eczématique, ou eczématigène; mais bénignité positive, accusée par la chute rapide et brusque de la courbe inaugurale, et extrême rareté des cas dans lesquels l'infection eczématique a pu être considérée comme grave ou funeste. Même dans les cas où elle débute bruyamment, ainsi qu'on peut l'observer chez les hypernerveux ou dans l'enfance, dans les cas où elle est vraiment intense, elle n'en demeure pas moins éphémère, et elle cesse brusquement, soit d'une manière spontanée, soit sous l'action du repos au lit, des applications aseptiques, de la diète lactée ou hydrique, etc., et le patient reprend rapidement l'*état ambulatoire*.

IV. La forme et le degré de la *réaction initiale*, et des *réactions secondaires*, sont surtout réglés par la condition individuelle ou éventuelle, et leur rapport avec l'évolution ultérieure n'est jamais absolu. On peut voir débuter sur le mode aigu une eczématisation qui sera ultérieurement laborieuse, longue ou torpide, ou au contraire apparaître insidieusement un processus d'eczéma qui sera grave et interminable. A la période de début, le *pronostic* de gravité, de généralisation, de durée, etc., doit toujours être *réservé*. Et, quelle que soit la période à laquelle se trouve une localisation eczématique aussi torpide qu'on pourra la supposer depuis un temps indéfini, tant que le foyer n'est pas éteint complètement, qu'il reste, même très peu accentué, quelque reliquat d'infiltration, un peu de desquamation anidrosique, on peut toujours, à l'occasion d'une série de conditions intérieures ou extérieures, voir *se reproduire* la série entière des phénomènes antérieurs. En réalité, les retours du processus eczématique sont, dans la grande majorité des cas, des *rechutes*, et non des récidives.

III

MODES PARTICULIERS D'ACUITÉ ET DE CHRONICITÉ
ECZÉMAS AIGUS — PYRÉTOIDES, ÉRYSIPÉLOÏDES, — ÉRYTHRODERMIQUES
(NOSOLOGIE. — PATHOGÉNIE. — ÉTIOLOGIE ET SOMMAIRE CLINIQUE)
CHRONICITÉ PARA-ECZÉMATIQUE

I. — MODES PARTICULIERS D'ACUITÉ ET DE CHRONICITÉ

Sur l'ensemble des observations précédentes est basée la tradition classique de la marche de l'eczéma, et surtout celle de sa *chronicité*, ce qui n'a pas empêché les auteurs de diviser conventionnellement la maladie en *aiguë* et en *chronique*, alors qu'aucune de ces qualifications ne s'applique, d'une manière nosologiquement correcte, à la majorité des cas.

Les cas auxquels les auteurs ont généralement appliqué la dénomination d'*eczéma aigu* comprennent deux catégories distinctes.

La première réunit toutes les épidermodermites microbiennes généralement du type de l'impétigo de Bockhart, aiguës ou subaiguës, *éphémères*, *abortives*, lesquelles, si le sujet n'est pas un eczémateux en puissance, même après un début très actif et une application irritante intense, *tournent court*, et ne survivent pas à la cessation de l'action provocatrice, « eczémas » *solaire*, *chimiques* et professionnels de tout ordre; *toxidermies vésiculeuses eczématoïdes*, etc. Leur *superficialité*, le faible degré des lésions acanthosiques qui leur appartiennent, leur *marche uniforme*, la rapidité avec laquelle décroissent le prurit et tous les phénomènes douloureux souvent très intenses au début, leur prompte terminaison, la connaissance de leur cause éventuelle, etc., les séparent *nosologiquement* des affections à eczématisation vraie. Il n'y aurait véritablement, après peu de jours d'enquête et d'observation, jamais de difficulté réelle de différenciation rapide, si ces épidermodermites accidentelles ne devenaient pas quelquefois l'*occasion* du développement, sur place d'abord, et à distance ensuite, d'une germination eczématique autonome, évoluant pour le présent, et même pour l'avenir chez les sujets prédisposés, sur le mode de l'eczéma typique.

La deuxième comprend :

a. Les *premières phases* des eczémas présentant, manifestes, des *lésions sanguines* autogènes, pré-eczématiques, ou des *réactions aiguës* d'infection dues aux toxinoses secondaires ou préalables(1), phases généralement éphémères, ne dépassant pas un septenaire, bien que l'eczématisation poursuive son cours; et la répétition des mêmes phénomènes sous des conditions pathogéniques analogues, au moment des *paroxysmes*, des *rechutes*, des *récidives*.

(1) Voir plus loin, p. 100-115, *Le parasitisme de l'eczéma*.

b. Des *épidermodermites à marche véritablement aiguë* survenant au cours d'un eczéma commun de toute forme sous des influences dyscrasiques internes, glycémie, urémie, etc., ou accidentellement sous l'action d'applications irritantes, bains, pommades, lotions, enveloppement imperméable, etc. ;

c. Des *formes pyrétoïdes d'emblée, érysipéloïdes, érythématoïdes, exanthématoïdes, scarlatinoïdes*, etc.

II. ECZÉMAS AIGUS, PYRÉTOÏDES, ÉRYSIPÉLOÏDES, ÉRYTHRODERMIQUES, ETC. NOSOLOGIE. PATHOGÉNIE ET ÉTIOLOGIE. SOMMAIRE CLINIQUE.

I. NOSOLOGIE, PATHOGÉNIE ET ÉTIOLOGIE. — Nosologiquement, c'est à ces dernières formes que s'adaptent avec régularité les dénominations d'eczémas aigus, d'eczémas rouges exanthématiques, d'eczémas pyrétoïdes, proposées par nous ; eczémas *généralisés* rouges des auteurs, eczémas *régionaux*, érysipéloïdes.

Les malades sur qui on les observe sont des « eczémateux » ; on retrouve chez eux toutes les conditions pathogéniques de la maladie eczéma (1) : mêmes tares diathésiques, mêmes séries familiales, mêmes alternances, successions, et coïncidences morbides, mêmes insuffisances, rénales, intestinales, etc. Mêmes conditions déterminantes ou plutôt conditions ordinaires communes provocatrices des exacerbations, des paroxysmes, et des rechutes de l'eczéma vulgaire.

Quelquefois l'infection pyrétogène émane directement d'un foyer en activité au cours d'un eczéma commun localisé ou disséminé; plus souvent elle prend insidieusement origine, comme l'érysipèle, dans un ancien foyer eczématique en reliquat, fruste, souvent inconnu ou oublié par le patient lui-même : *intertrigos fissuraires, fissures rétro-auriculaires, blépharo-conjonctivites eczématiques, eczémas pilaires narinaires, eczémas pityriasiques du cuir chevelu et des conduits auditifs externes, placards eczématiques pityrodes ou psoriasiformes ambigus des sommets du coude et du genou, placards lichénisés* des mêmes régions ; *reliquats des creux poplités ou des espaces interdigitaux, du pli scroto-pénien*, etc.

II. L'analogie de *mode pathogénique* entre l'eczéma pyrétoïde et l'érysipèle est absolue, et, selon toute probabilité, l'*infection sanguine* produite appartient aux microcoques de la série streptococcique.

Quelques exemples sommaires pris dans nos plus récentes observations suffiront pour donner notion des aspects cliniques du début. Voici un enfant de six ans qui a, depuis ses premières années, de l'eczéma disséminé, avec des trèves dans lesquelles il subsiste quelques foyers torpides en reliquat, particulièrement dans l'un des creux poplités, où il en existe en permanence. Sans cause connue et sans aucune circonstance particulière appréciable, l'enfant est pris brusquement de fièvre intense avec éruption rouge généralisée, considérée par le médecin traitant comme un début de fièvre éruptive. Examen fait au troisième jour, le foyer poplité

(1) Voir plus loin, p. 79-133.

est trouvé rouge suintant, et des foyers eczématiques sont en formation dans les grands plis où la rougeur se concentre, montrant déjà la desquamation *contemporaine de l'éruption*, que nous avons montrée appartenir aux *pseudo-pyrexies* éruptives.

Autre cas : Un homme d'âge moyen a eu, depuis plusieurs années, une série de crises d'*eczéma érysipéloïde récidivant de la face*; quelques mois après la dernière eczématisation faciale survient un *eczéma vulgaire des jambes*, au cours duquel, début subit de fièvre intense, et développement d'un eczéma aigu généralisé à forme érythrodermique.

Autre type : Un homme de cinquante ans n'ayant jamais eu que des localisations eczématiques douteuses, mais permanentes, aux sommets des coudes et dans les creux poplités, à la suite de surmenage, est pris brusquement de fièvre et d'un « érythème scarlatinoïde » avec localisations pharyngées; mais *dès les premiers jours, avant que l'érythème ne soit au déclin*, les foyers eczématiques sont positifs dans les aines, dans les régions poplitées, aux régions mammaires, etc. Ce sujet a un fils qui est traité pour un eczéma scrotal et périnéal, absolument rebelle, etc., etc.

Malgré l'analogie qui est manifeste, ces infections brusques, ces éruptions *généralisées* rouges, ces formations aiguës de champs d'eczématisation disséminés, ne peuvent être confondues avec les paroxysmes communs de l'eczéma vulgaire, dans lesquels l'infection sanguine pyrétogène est nulle ou peu accentuée, et éphémère. Les faits nouveaux nous manquent pour spécifier le *mode infectieux*, et en déterminer sûrement l'élément que nous croyons être une toxine streptococcique. Nous ne pouvons retenir que l'utilité, au point de vue *prophylactique*, de ne pas négliger l'*extinction absolue de tous les foyers eczématiques en reliquat, si frustes et si torpides qu'ils paraissent être*; des fissures vulgaires des « eczémateux », dans toutes les formes que nous avons indiquées tout à l'heure. Utilité également de la notion du mode infectieux initial, pour les indications du *traitement local du foyer d'origine*, et du traitement général, conformes à celles de toutes les infections sanguines.

III. Dans les conditions qui préparent ou qui provoquent l'infection pyrétoïde, on trouve toutes les causes banales des processus du même ordre : refroidissement, surmenage, écarts de régime, commotions physiques ou morales violentes, irritations cutanées diverses; toxémies alimentaires chez les intolérants, toxémies médicamenteuses également chez les sujets à intolérances spéciales, exactement comme pour les érythèmes scarlatiniformes récidivants, et pour les exacerbations eczématiques communes.

IV. Mais, dans la série complète des affections pseudo-exanthématiques qui ont été, et sont encore décrites comme *eczema rubrum universel aigu* (1), il en est un certain nombre pour lesquelles la question s'obscurcit; la pathogénie est

(1) BAZIN, Leçons théoriques et cliniques sur les affections cutanées de nature arthritique et dartreuse, 2e édit., 1868, p. 344, a décrit, un peu confusément, ces formes sous le nom d'*eczema rubrum généralisé*, et il les a rangées dans les *herpétides pseudo-exanthématiques vésiculeuses*. Dans les études ultérieures, il y aura lieu de confronter le *psoriasis arthritique scarlatiniforme* de Bazin, qui en a donné une description magistrale, avec l'« *eczéma* » *psoriasiforme* de Unna, à l'état aigu.

moins nette; les antécédents des sujets ne sont pas connus, ou n'indiquent pas la prédisposition eczématique. Le foyer primitif supposé, dans la plupart des faits ordinaires, n'est pas reconnu, ou n'a pas été recherché; enfin, la majorité des phénomènes de tout ordre observés dans le cycle entier de la maladie arrivée à son terme se rapporte nettement aux érythèmes multiformes pour lesquels nous avons produit, en 1876, la dénomination d'*érythèmes scarlatiniformes récidivants* (1). Il devient alors tout à fait ambigu de savoir s'il s'agit d'un *eczéma pyrétoïde*, ou seulement des *eczématisations secondaires* que nous avons signalées *au cours des pseudo-exanthèmes* (2), comme étant de nature à faire prendre pour un eczéma rouge généralisé aigu, un érythème scarlatiniforme partiellement et secondairement eczématisé (3).

Il n'y a pas lieu, les faits étant signalés nettement, d'insister davantage dans l'état actuel de nos connaissances; la conclusion ferme à formuler réclame un supplément d'enquête réunissant tous les éléments d'interprétation devenue nécessaires : histopathologie, lésions sanguines, hématochimie, et conditions bactériennes dont le rôle probable, dans la série streptococcique, reste entièrement à déterminer.

III. — SOMMAIRE CLINIQUE GÉNÉRAL DES ECZÉMAS AIGUS, PYRÉTOÏDES ÉRYSIPÉLOÏDES, ETC. (1)

L'éruption apparaît sans cause connue, ou sous l'action de la série entière des conditions provocatrices habituelles aux processus dyscrasiques aigus, ou infectieux.

Début brusque, ou rapide. Simultanément, évolution parallèle et coordonnée des *éléments éruptifs* et de la *réaction générale*, dont la disjonction ne s'opère pas rapidement comme dans l'eczéma commun : frissons erratiques, malaises divers, hyperthermie, fièvre, subdélire, état saburral, etc. *Troubles dysesthésiques*, chaleur, cuisson, prurit.

(1) Ernest Besnier, *Bullet. et mém. de la Société méd. des hôp. de Paris*, 2e série, t. XIII, 1876, p. 30 et suivantes.

(2) Traduction française de Kaposi, citée, 2e édit., Paris, 1891, t. I. Appendice sur les *érythèmes pseudo-pyrétiques* ou *pyrétoïdes*, p. 336, 354.

(3) En fait, la constatation de phénomènes cliniques ou histologiques plus ou moins nets d'eczématisation, vésiculation, suintement, fissures, croûtes, au cours d'un érythème, dont l'état scarlatiniforme et la desquamation scarlatinoïde sont les phénomènes objectifs principaux, ne suffit pas pour établir que la maladie protopathique est un eczéma. Dans une observation très importante pour la question ici soulevée — J. Pini et B. Bosellini, Ueber das Eczema rubrum universale, *Monatshefte für prakt. Dermat.*, t. XXVII, 1898, p. 77 — les auteurs considèrent qu'il s'agissait d'un cas typique d'*eczéma rouge généralisé* en tenant compte à titre pathognomonique des lésions d'eczématisation constatées. Mais, après avoir étudié mûrement ce fait, et sans aucune idée préconçue, nous le considérons comme un type d'*érythrodermie scarlatiniforme*, avec eczématisation *secondaire*, en nous basant, entre autres éléments de jugement, sur l'ensemble total des phénomènes cliniques, et sur la constatation d'un mode desquamatif étranger à l'eczéma, l'exfoliation en doigt de gant, observée aux extrémités chez le malade de leur observation, avec restitution à l'intégrité, sans aucun reliquat eczématique.

(4) Voir pour complément les *Eczémas régionaux*, p. 223 et suivantes.

Rougeur diffuse, *œdématie* localisée aux régions où tous les processus irritatifs la produisent, *pâlissant rapidement* sur la majorité de sa surface, quand elle a été universelle, avec *desquamation contemporaine*, telle que nous l'avons signalée dans les pseudo-exanthèmes scarlatinoïdes, et laissant des *îlots* au niveau desquels les lésions anatomiques propres de l'eczématisation vont se concentrer : tuméfaction, vésiculation immédiate suraiguë, très éphémère, souvent à vésicules larges, cloisonnées; suintement commun à pertuis, ou, plus fréquemment, en nappe, comme dans la dermite à streptocoques de Sabouraud, point à vérifier.

C'est *au centre* des grandes nappes, dont les espaces intercalaires se décongestionnent, que se concentre le processus complet, exsudation, suintement abondant, croûtes, éventuellement fissures; en même temps que, sur d'autres points, il se produit seulement une desquamation en réseau, superficielle, renouvelante, etc. ; et des *foyers aberrants* disséminés dans l'atmosphère qui environne les champs principaux, les uns vésiculeux, les autres simplement érythémateux, desquamatifs.

La segmentation opérée, et terminée au cours des premiers septenaires, on reconnaît nettement les *foyers* dont les déterminations électives occupent la face antérieure des cuisses, la région ano-génito-crurale qui forme un vaste intertrigo lie de vin desquamant et suintant, bordé d'une zone exfoliante, les plis axillaires et poplités, la région cervicale, la région lombaire. S'il y avait des localisations eczématiques vulgaires *préalables*, après avoir disparu, d'abord, pendant le processus de généralisation, elles sont remises en évidence avec leurs caractères antérieurs.

Particulièrement quand *la face* est atteinte, seule ou en même temps que d'autres points, on voit survenir, dès le début, des *localisations congestives nasales et pharyngées* — rougeur vive, œdème de la luette, phénomènes dyspnéiques — généralement éphémères et bénignes, que le médecin doit, cependant, ne pas ignorer, qu'il doit toujours *rechercher* et *surveiller*.

Dans les formes de quelque intensité, la situation du patient est des plus pénibles pendant toute la période d'augment et d'état, en raison du suintement, de l'adhérence des surfaces malades à tout ce qui prend contact, en raison du prurit inextinguible, et des dysesthésies variées que nous avons décrites, de la fièvre à paroxysme vespéral et nocturne, etc.

Le *déclin*, commencé après un ou plusieurs septenaires, continue généralement d'une manière régulière jusqu'à conclusion pour faire place, dans les formes intervenues au cours d'une eczématisation vulgaire, au retour du processus rémittent et paroxystique de l'eczématisation dans tous ses types, indiquée par des exacerbations ou des rechutes dont le nombre et le degré sont réglés surtout par les actes thérapeutiques internes ou externes. Ici, comme en maint autre cas d'eczéma, la peau est dans un état d'*intolérance irritable*, et la plus grande mesure est nécessaire dans l'intervention thérapeutique.

Du second au sixième, septième ou huitième septenaire, la *délitescence* est définitive, les *éliminations compensatrices* sont établies ou rétablies, et la restitution de la peau à l'état normal — sécrétion, souplesse, couleur — est en voie de réalisation, sauf pour les cas sévères, particulièrement ceux où il existait un ou plusieurs foyers eczématiques plus ou moins anciens qui ont repris leur état antérieur; sauf aussi les cas dans lesquels il survient, secondairement, une série inextinguible de *folliculites*, particulièrement quand il a subsisté des paroxysmes prurigineux, quelquefois extrêmement pénibles et rebelles.

Aux *organes génitaux*, l'eczéma aigu provoque une œdématie plus ou moins intense; avec vésicules larges, aplaties, formant des taches macérées, dans les formes très œdémateuses, suintement, etc. (1).

Dans les *formes érysipéloïdes*, à la face en particulier et au cuir chevelu, lieux d'élection, l'eczéma aigu débute à la manière de l'infection érysipélateuse, ou d'une infection aiguë quelconque de même localisation, avec œdème rapide des régions sourcilières et palpébrales et défiguration; et cela au point de rendre l'ambiguïté ou la confusion fréquentes, au moins temporairement, avec diverses infections et avec l'érysipèle en particulier (2).

C'est également, toujours, à titre secondaire que nous avons observé l'eczématisation aiguë évoluant aux *extrémités des membres*, à la suite d'applications trop actives, faites à propos de la gale, après l'enveloppement imperméable, excessif, ou chez des sujets en état d'intolérance cutanée, etc. Dans toutes ces circonstances, l'eczéma localisé aux mains prend la forme inflammatoire avec œdème dorsal, parfois assez accentué pour être pseudo-phlegmoneux; vésiculation, suintement, etc. On se gardera de confondre ces cas avec les formes suraiguës, et également irritées par des interventions intempestives, de l'affection irritable connue sous le nom de *cheiro-pompholyx* (3).

Les *récidives* d'eczéma aigu sont séparées des crises antérieures par un intervalle complet de restitution à la normale, à l'exception de quelques foyers isolés, plus ou moins torpides ou latents. Un peu artificiellement, mais réellement en fait, ces cas se distinguent des formes d'eczéma chronique disséminé ou généralisé dans lesquelles les rechutes et les paroxysmes avec leur cortège adéquat de phénomènes généraux se reproduisent incessamment sur le mode subintrant; ces derniers, malgré leurs phases d'acuité, appartiennent réellement à l'eczéma chronique proprement dit. Dans toutes les formes et variétés d'eczéma aigu, on peut observer des *cas abortifs*, soit spontanément si une médication intempestive n'intervient pas, soit sous l'action d'une médication appropriée et opportune.

(1) Voir plus loin, *Eczémas des organes génitaux*, p. 297, et pl. IX, p. 298.
(2) Voir aux *Eczémas régionaux, eczémas érysipéloïdes de la face*, p. 225 et suiv.
(3) Voir article *Dyshidrose*, par Thibierge, *Pratique dermatologique*, t. I, p. 911, et pl. XXIII.

III. — CHRONICITÉ ECZÉMATIQUE ET PARA-ECZÉMATIQUE

Il est exceptionnel que l'eczématisation, locale ou générale, s'installe à l'état *vraiment chronique*, à la manière du psoriasis par exemple, qui, dans son type pur, représente le modèle achevé de la maladie cutanée chronique.

Régulièrement, les lésions de la maladie eczéma sont *à temps*, et non perpétuelles ou fatalement repullulantes; on les mène très souvent à conclusion, à conclusion ferme, chez les sujets qui reçoivent les soins appropriés, et qui se soumettent aux conditions de traitement, de prophylaxie et d'hygiène, générales ou locales, qui sont indiquées.

Très exceptionnellement, on pourra observer un cas d'eczéma vrai, dans lequel les paroxysmes d'eczématisation se renouvellent avec assez de fréquence pour former une chaîne presque ininterrompue pendant un temps illimité, ou encore des localisations isolées, discrètes, ambiguës, frustes, foyers pouvant, éventuellement, devenir le point de départ de récidives sous la provocation d'actions excitantes du dehors ou du dedans. Une étude nouvelle de ces localisations permanentes est nécessaire pour déterminer si elles ne représentent pas des lésions différentes appartenant à la série « séborrhéique » par exemple, si commune au cuir chevelu, etc.

Le plus ordinairement, les eczématisations qui persistent, ou qui se reproduisent sur le type des reproductions du psoriasis, sont *deutéropathiques*, et leur persistance, leur durée, leur chronicité n'appartiennent pas à l'eczéma, mais se rattachent à diverses *prurigineoses*, *prurigos diathésiques* de l'enfance et de l'âge plus avancé, pruriginoses *chroniques*, *uro-hématiques*, *diabétiques*, *séniles*, etc.

Dans les cas intenses de cet ordre, l'état général est médiocre ou mauvais, les exacerbations prurigineuses sont considérables; le malade est alité ou interné, et en situation difficile et pénible, en raison des phénomènes qui dérivent de l'infection eczématique étendue auxquels il est soumis, de l'abondance des déperditions séreuses, etc. Cependant, il faut ajouter de suite que, dans les cas où le patient est soumis à une médication générale et locale appropriée, et basée non seulement sur l'examen des conditions locales, mais encore sur l'étude approfondie de l'état général, il est *rare* que l'eczéma vrai se présente dans des conditions qui répondent complètement aux types décrits par plusieurs auteurs sous la dénomination d'*eczéma chronique* (1).

Des réserves du même ordre s'imposent à l'égard de diverses érythrodermies

(1) Tels, par exemple, les cas résumés par Kaposi dans les lignes suivantes : « Le degré le plus élevé de la maladie appartient à l'eczéma chronique généralisé, dans lequel, depuis le crâne jusqu'aux orteils, la peau est rouge, épaissie, squameuse et fendillée sur un point, suintante ou couverte de croûtes sur un autre, tableau kaléidoscopique composé de toutes les formes localisées que nous avons décrites. Les cheveux tombent, les ongles sont dégénérés, les paupières renversées (ectropion), les malades ont des frissons, se grattent sans cesse et ont une existence insupportable; à un tel degré, cependant, le mal est guérissable, si l'on peut en faire disparaître la cause. » (Trad. franç., 2e édit., 1891, t. I, p. 672.)

ou érythrodermatites chroniques du type du *pityriasis rubra* ancien, ou des *herpétides* cachectiques de Bazin, dont le classement est à reprendre en sous-œuvre, à l'aide de faits nouveaux plus précis.

Les unes se développent au cours d'une des formes positives de la maladie eczéma ; les autres sont secondaires à un état pathologique différent (psoriasis, lichen, etc.) ; mais elles présentent dans leur cours des manifestations eczématiques, ou bien elles ne diffèrent pas, dans leur période d'état, si l'on ne peut en rétablir sûrement l'anamnèse, de celles qui sont secondaires à l'eczéma vrai. Elles ont été, dans ces divers cas, souvent dénommées *eczema rubrum exfoliant*, quand elles sont arrivées à la période exfoliante, commune à ces diverses érythrodermatites.

Dans la série eczématique positive, ces érythrodermies, que nous avons appelées *para-eczématiques*, sont, en réalité, très rares. Elles se développent insidieusement dans des cas d'une gravité particulière, avec lésions unguéales secondairement micrococciques ; le début en est marqué par l'envahissement érythrodermique des espaces libres qui séparent les éléments éruptifs primitifs, réalisant une érythrodermatite exfoliante, et leur analogie est étroite avec ce que Unna a décrit sous les noms de *pityriasis rubra séborrhéique*, et de *forme maligne exfoliative de l'eczéma séborrhéique* (1).

Ces érythrodermatites chroniques para-eczématiques, dues à une infection inconnue, surviennent à des sujets à santé déchéante, souvent, mais non toujours âgés, arrivés à une période avancée d'une eczématisation plus ordinairement secondaire et atypique que primitive et commune ; elles persistent le plus ordinairement, mais non toujours. L'issue funeste, quand elle se produit, est due à des lésions viscérales (2).

IV

INTERFÉRENCES ET INTERCURRENCES ALTERNANCES ET SUPPLÉANCES MORBIDES

I. Tout à fait indépendamment des accalmies et des rémittences communes de son processus typique, l'eczéma peut subir des *arrêts* imprévus, et souvent rapides, sous l'action de diverses circonstances pathologiques. En général, toute maladie grave intercurrente (pneumonie, fièvre typhoïde, etc.) *inhibe* momentanément la prolifération eczématique, ainsi qu'on l'observe, pour d'autres états morbides variés (le favus, la gale, le psoriasis, etc.). Mais, aussitôt

(1) (2) Voir plus loin *Eczéma séborrhéique*, p. 113-133, et l'article *Érythrodermies*. — Cf. BAZIN, *Leçons théoriques et cliniques sur les affections cutanées de nature arthritique et dartreuse*, recueillies et publiées par le Dr Jules Besnier. Paris, 2e édit., p. 437-442. — ERNEST BESNIER et A. DOYON, Trad. franç. de Kaposi. Paris, 1891, 2e édit., t. I, p. 617-623. — BROCQ, La question des eczémas. *Loc. cit.*, p. 187.

la maladie intercurrente jugée, il est ordinaire de voir réapparaître l'eczéma comme on voit florir, à nouveau, le psoriasis, la gale ou le favus. Il serait prématuré, dans l'état si profondément imparfait de nos connaissances d'hématochimie, de rechercher quel est, dans ces cas, l'agent vaccinal inhibitoire qui modère si étrangement un processus jusque-là très rebelle, et de se demander si on ne pourrait pas en déduire des conclusions pour la thérapeutique *vaccinale* de l'eczématisation; ce sera l'œuvre de nos successeurs.

II. En dépit des contestations systématiques, l'observation clinique montre, d'une manière certaine, que, dans des conditions précises que nous allons spécifier, il peut s'établir, entre les paroxysmes eczématiques et divers troubles organiques ou fonctionnels, des *alternances*, des *suppléances*, ou que le flux eczématique peut être *émonctorial*.

Le mode précis de la production des alternances et des suppléances, en fait, obscur, correspond aux phénomènes physio-pathologiques représentés par les termes de *dérivation* et de *révulsion*, selon qu'il y a, ou non, entre les points atteints, un rapport anatomo-topographique direct. Dans les deux cas, la suspension d'un processus morbide peut résulter *indirectement* du développement d'un second, et l'abaissement du taux de l'eczématisation dériver, par inhibition, du fait de la maladie intercurrente, comme cela arriverait pour un état pathologique de la peau quelconque. Mais, quand le fait se *reproduit* souvent et régulièrement, quand s'installe le *balancement* entre les deux phénomènes particuliers, il est impossible à l'observateur de ne pas le constater et de ne pas en tenir compte *chez les sujets qui les présentent*, car, encore une fois, ces phénomènes ne sont ni nécessaires, ni constants chez tous les sujets, et la dualité des deux altérations, viscérale et cutanée, n'implique en aucune façon l'invariabilité de leur rapport. On rencontre, tous les jours, des prurigineux (prurigos diathésiques) qui, ayant des bronchites et des paroxysmes eczématiques, ne sont pas soumis au phénomène de l'alternance.

Enfin, en ce qui concerne l'*action émonctoriale* du flux eczématique, comme d'un flux quelconque, dans certaines circonstances déterminées, il n'y a vraiment pas lieu à en recommencer la démonstration. Le seul énoncé des faits suffit; les voici, en peu de mots :

a. Il n'est pas rare de voir s'effectuer, entre un eczéma permanent, même très localisé et peu intense, un rapport évolutif d'alternance ou de succession avec des états pathologiques très divers. Tel eczémateux voit ses localisations cutanées s'atténuer, ou même s'effacer, quand il subit un paroxysme de l'asthme qui lui est personnel, ou des névralgies diverses, des troubles dyspeptiques ou intestinaux, voire même vésicaux. Et, inversement, la cessation prompte, spontanée ou facilitée par la médication mise en usage, des phénomènes de l'eczématisation *coïncide* souvent avec l'apparition ou la réapparition des troubles pulmonaires, névralgiques, dyspeptiques, etc.

Les rapports de pré-existence ou de succession sont très fréquents. Voici un exemple : Un sujet à hérédité eczématique qui, après avoir eu de l'eczéma dès l'enfance, et après avoir été atteint vers la soixantaine d'un eczéma aigu généralisé extrêmement rebelle, prolongé pendant des années, éprouve enfin une atténuation; dès lors *apparaissent* les phénomènes de la forme de diabète dite arthritique, et la mort survient par angine de poitrine. Ces cas ne sont pas rares et ils témoignent de la réalité d'une *fatalité morbide* individuelle, dans les séries de laquelle l'eczéma intervient très communément.

b. Chez certains sujets prédisposés il se produit une action réciproque entre l'eczématisation localisée et les troubles pathologiques des organes sous-jacents à la surface tégumentaire eczématisée, entre un eczéma suintant du cuir chevelu par exemple et l'état organique ou fonctionnel de l'encéphale (sujets à *hérédité mentale, enfants* contaminés de *tuberculose*, etc.). De même, entre les organes intrathoraciques et les localisations homologues des *parois* du thorax, chez les enfants ou chez les vieillards particulièrement.

c. Chez tous les malades en état d'*auto-intoxication* ou d'*auto-infection* pulmonaire, hépatique, rénale, intestinale, le champ cutané en état d'eczématisation fluente peut servir de *voie émonctoriale supplémentaire.* Chez les sujets névrodyniques (névralgiques récidivants); chez les arthropathiques des grandes ou des petites jointures (rhumatisme, goutte, nodosités infectieuses de sources diverses, intestinale, ménopausique, etc.), il en est de même.

Tous ces faits, exceptionnels, si l'on veut, eu égard au grand nombre de cas où rien de semblable ne se produit, n'en sont pas moins réels dans les conditions que nous avons spécifiées; toutes les contestations faites sur ces points *à titre général* sont *vaines*, et le médecin dûment avisé devra se les rappeler, en temps utile, au moment de faire une prescription relative à un cas d'eczéma suintant dans les cas qui répondent aux particularités que nous avons indiquées (1).

V

PHÉNOMÈNES DOULOUREUX — PRURIT — NEURASTHÉNIE DES ECZÉMATEUX

I. La variété illimitée, l'intensité souvent extrême des *phénomènes douloureux* auxquels beaucoup d'eczémateux sont en proie ne sont, en aucune manière, représentées par le *seul* terme de *prurit.* Chez quelques sujets prédisposés, ces phénomènes se relient à un état d'asthénie nerveuse, et acquièrent une importance particulière et une physionomie spéciale, particulièrement extrêmes dans quelques formes cliniques. Dans la plupart des *pruriginoses eczématisées*, ils recoivent des patients un luxe de qualifications figurées qui comprend les termes de formication, rongement, cuisson, brûlure,

(1) Cf. Brocq, La question des eczémas. *Loc. cit.*, 1900, p. 283, et travaux antérieurs; Accidents cérébraux graves consécutifs à la disparition rapide d'un eczéma. *British Journal of Dermatol.*, Febr. 1889, et Soc. de méd. prat., oct. 1889. — E. Gaucher, Pathogénie et métastases de l'eczéma, particulièrement chez les enfants. 1er Congrès internat. de dermat. et de syphil., Paris, 1889. — Alex. Renault, Eczéma généralisé consécutif à la résection de varices du membre inférieur. *Bull. de la Soc. franç. de dermat.*, 1898, et *Ann. de dermat. et de syphil.*, 1898, p. 459, etc., etc.

urtication, chaleur ardente, élancements, picotements, piqûres, poids, tension, constriction, etc., et ils s'associent souvent à des névralgies vagues, à des otopathies, des hémi-hyperesthésies, des mélalgies nocturnes; dans tous les cas ils indiquent un trouble circulatoire du réseau papillaire superficiel, et ils sont les premiers indices de la réaction de son appareil vasculaire, traduit par l'œdème supra-dermique et les émigrations leucocytaires.

II. Les phénomènes douloureux occupent *une place considérable* dans l'évolution, le cours, la durée, l'intensité, les complications et les reliquats de l'eczématisation, qu'ils précèdent régulièrement, qu'ils accompagnent à peu près toujours, et qu'ils suivent souvent. F. Hebra attachait à leur existence une importance telle que, dans son système, les eczémas constituent le groupe des *dermatoses prurigineuses*, — pruriginose Dermatosen; — et cela, non pas seulement à cause des souffrances souvent terribles éprouvées par les eczémateux, mais surtout parce que le *traumatisme* des contacts extérieurs, et du grattage, a un rôle de premier rang dans la genèse, et dans la multiplication des foyers eczématiques.

III. Rarement le prurit est *limité* au champ d'eczématisation ou à son atmosphère immédiate, non seulement dans les pruriginoses eczématisées partiellement, mais encore dans les cas d'eczéma proprement dit primitif et primaire. Alors même qu'il existe un seul foyer, il est très fréquent de voir le prurit, d'abord localisé, être suivi de la production de centres hyperesthésiques soit dans le côté du corps où il a son siège, soit à distance, préludant, ou non, à la formation de foyers nouveaux, dont le grattage *détermine* le développement. Et inversement, on peut voir un prurit généralisé, sans lésions appréciables, *précéder* pendant un temps plus ou moins long, *quelquefois très long*, la première manifestation d'un eczéma localisé ou généralisé, qui sera rebelle, grave, et de longue durée, *prurit pré-eczématique* — *prurit indicateur* de troubles urinaires latents, uricémie, albuminurie, glycosurie, hypophosphatie, etc., etc.

IV. Tous les phénomènes douloureux de l'eczéma sont *paroxystiques*, *intermittents* ou *rémittents*, *exacerbants*; atténués pendant la *période de suintement*, mais reparaissant souvent plus intenses après sa cessation, à la phase du *vernissé rouge*, ou pendant les périodes pityriasiques qui précèdent la restitution de l'épidermoderme à la normale, et, dans les deux cas, constituant un écueil considérable pour la conclusion définitive. Ils font partie essentielle des paroxysmes congestifs de l'évolution du nycthémère, et signalent l'apparition des *rechutes* et des *récidives*. La *nuit* est funeste aux eczémateux; l'action inconnue de la période nocturne se manifeste souvent à heure fixe, aussi bien pour l'eczématisation banale que pour la gale ou la phthiriase, et pour toutes les pruriginoses. La nuit durant, la chaleur du lit, le frottement des draps, le décubitus, les actes digestifs latents, exagèrent, ou multiplient réellement les sensations morbides, et provoquent une agitation des plus pénibles. Les malades expriment en termes variés leurs souffrances indescriptibles; ils sont « dans une fournaise », « couchés sur des orties », etc., etc.; ils cherchent le frais, se lèvent et se recouchent jusqu'à ce que, épuisés de fatigue, ils s'endorment vers le matin, pour retrouver le prurit au réveil et dans la journée, mais ordinairement supportable. Chez quelques sujets, les phénomènes douloureux se produisent dès le coucher; chez d'autres, ils n'existent qu'après un premier sommeil d'une ou de deux heures. Le patient se réveille en proie à un malaise extrême, avec sensations variées de brûlures, d'élancements, de picotements; impossibilité de rester au lit ou de rester couvert; et, comme chez ceux qui n'ont pas eu de sommeil immédiat, c'est seulement après plusieurs heures de lutte et d'agitation que la crise cesse, et qu'il revient un peu de calme et de sommeil.

V. Dans la journée, il y a plus ou moins de moments de relâche; mais les phénomènes douloureux reparaissent sous l'action des causes les plus diverses, de la chaleur, des repas les plus simples, et, à plus forte raison, sous l'influence des boissons excitantes, de certains aliments, des émotions morales, etc.

Tous les points de la surface cutanée où évolue le processus eczématique sont soumis aux phénomènes dysesthésiques, mais il en est quelques-uns où ils acquièrent leur maximum d'intensité : aux *paupières*, à la *région vulvaire*, au *périnée*, au *scrotum*, à l'*anus*, le prurit est inexorable, et provoque souvent un éréthisme nerveux extrême.

VI. Tous les eczémas ne sont pas également marqués par les phénomènes douloureux; et chaque cas particulier présente des variations selon la phase, le régime, les médications, etc.; ceux qui sont hyperprurigineux, ceux que l'on a dénommés « eczémas prurigineux », sont *régulièrement des prurigos eczématisés*. Et, à égalité de forme dermatographique, d'âge, de siège, de période, etc., les divers sujets présentent entre eux les plus extrêmes inégalités; tolérés par les uns, les phénomènes douloureux prennent chez les autres, particulièrement chez les hypernerveux, les hystériques, les neurasthéniques, assez d'importance pour provoquer des perturbations complexes variées de la sensibilité générale. Enfin, chaque individu apporte au martyrologe de l'eczéma ses prédispositions personnelles de sensibilité aux actions saisonnières et aux réactions anémométriques, thermométriques, barométriques et magnéto-électriques. On compte parmi les eczémateux beaucoup de neurasthéniques préalables; mais on en rencontre un assez grand nombre chez qui l'eczéma *inaugure* la neurasthénie, pour que l'on puisse, à l'aide d'une étude compétente, décrire dans cette maladie envahissante une variété nouvelle, la neurasthénie des eczémateux.

VI

TABLEAU DES TYPES DERMATOGRAPHIQUES DÉNOMMÉS ET DES FORMES OBJECTIVES

I. Chacun des éléments dermatographiques de l'eczématisation peut, à certaines périodes, ou dans certaines variétés de la maladie eczéma, prédominer au point d'imprimer à la phénoménalité objective un caractère assez particularisé pour avoir provoqué l'application de qualificatifs extrêmement nombreux et variés selon la *couleur*, le *niveau*, l'*état lisse* ou *papuleux*, la *vésiculation*, les *fissures*, l'*exsudation*, la *délimitation et la disposition des éléments éruptifs*, leurs *localisations*, les *variétés de la parakératose*, l'*état* « *séborrhéique* », etc., etc.

Ces qualifications doivent être connues; elles sont souvent utiles pour spécifier abréviativement une forme dermatographique, une variété, une phase, etc.; mais il n'est pas besoin de dire que *ces particularités nombreuses ne correspondent pas en réalité à un nombre exact d'espèces eczématiques ou de formes cliniques proprement dites*. *L'importance qu'elles comportent est inégale, toujours relative*, et, pour plusieurs d'entre elles, leur signification clinique, pour être complétée et précisée, réclame des études *bactériologiques* spécifiées.

Cependant, il est utile de réunir l'énoncé des principaux types observés et dénommés, pour servir à faire le rappel des particularités dermatographiques qu'il est nécessaire de relever dans les analyses cliniques.

Eczéma *érythémateux*, *rouge* (*rubrum*), *érysipéloïde*, *livide*, *hémorragique*, *maculeux*, *pigmenté*, *rouge vernissé simple* ou en *réseau*, *variqueux*, etc.

Eczéma *plan*, *surélevé*, *œdémateux*, *lisse*, *papuleux*, *lichénoïde*, *papillomateux*, *éléphantiasique*, *hypertrophique*.

Eczéma *ansérin*, *péripilaire*, *péri-angiofolliculaire*, *spargosiforme*, *folliculaire* (*eczéma des follicules*), *vague* ou en *îlots figurés*, *pilaire*, *sycosiforme*.

Eczéma *vésiculeux*, *papulo-vésiculeux*, *phlycténoïde*, *bulleux*, *vague ou figuré*.

Eczéma *suintant*, *profus*, *ichoreux*, *madidans*, *croûteux*, *impétigineux*.

Eczéma *criblé*, *ponctué*, *fendillé*, *craquelé*, *cannelé*, *concentrique*, *en réseau à mailles*, ou en *armure*, *fissuré* (*rimosum*), *rhagadique*.

Eczéma *discoïde*, *en aires*, *en collerette* (*humide ou sec*, *vésiculeux ou papuleux*, etc.), *marginé*, *circiné*, *nummulaire*, *trichophytoïde*, etc., etc.

Eczéma *impétigo*, *impétigineux*, *impétiginoïde*, *impétiginisé*.

Eczéma *exfoliant*, *squameux*, *furfuracé*, *pityrode* avec *squamules sèches* ou *grasses*, *centrées* ou non *par les poils*, *lamelleux*, *psoriasiforme*, etc.

Eczéma *lichénisé*, *kératosé*, *corné*, etc.

Eczéma *séborrhéique*. — Anthèmes primaires, *taches jaunes*, *hyperémiques*, *squameuses*. — Synanthèmes des *types circonscrit*, *pétaloïde*, *nummulaire*, *annulaire*, *concret*, etc.

II. Les *formes objectives* d'eczéma constituées parles caractères eczématiques indiqués plus haut dans tous leurs détails, existent rarement simples, *pures*; elles sont régulièrement *mixtes*, *complexes*, réalisant des variétés en nombre illimité [1]. Leur constitution particulière dérive de conditions multiples intrinsèques et extrinsèques, et, parmi ces dernières, des infections secondaires con-

[1] Pour servir de repère dans les observations cliniques *nouvelles*, destinées à être rapprochées des études bactériologiques et pathogéniques, Brocq — La question des eczémas, *lieu cité*, p. 187, 191 — propose de prendre les quatre *grandes formes objectives* suivantes : « 1° *eczéma vulgaire amorphe*; 2° *eczéma érysipélatoïde*; 3° *eczéma papulo-vésiculeux*; 4° *eczéma nummulaire*; et accessoirement : a. *eczéma impétigineux vrai* (lisez *eczéma impétiginoïde*); b. *eczéma cannelé*; c. *eczema rubrum vrai*; d. *eczéma kératodermique* ».

stantes (1). Aucune d'elles ne peut servir à constituer une *forme clinique* proprement dite, avant que n'ait été établie la part qui revient dans le complexus objectif à chacun de ses éléments constitutifs.

En fait, la conception clinique indécise et mobile actuellement en reconstitution, qui correspond au terme ancien d'eczéma, n'est pas encore rectifiée assez complètement pour que l'on puisse baser sur elle des *divisions normales*, et *décrire didactiquement*, dans son ensemble, une série coordonnée de formes cliniques individualisées, comme on le pourrait faire, par exemple, pour les pleurésies ou pour les myélites. Ce sera l'œuvre des années qui suivent, quand la maladie eczéma, définitivement circonscrite, aura une histopathologie, une bactériologie, et une symptomatologie rendues concordantes par la simultanéité indispensable, et par la confrontation ferme de ses éléments constitutifs. Une forme clinique *normale* ne peut être établie que d'après la *concordance* de ces éléments.

Dans l'état actuel, la bactériologie naissante a besoin d'être perfectionnée, ses méthodes et ses procédés ne donnent pas encore les éléments indispensables à l'institution d'espèces et de formes nouvelles, que l'on ne saurait introduire dans la nomenclature dermatologique prématurément, et en s'exposant à des remaniements incessants. Il faut, enfin, se rendre compte des nécessités de l'enseignement par la parole ou par le livre, de la vulgarisation, et conserver dans le langage dermatologique une mesure qui le rende accessible aux médecins de pratique générale.

C'est ce que nous nous sommes attaché à faire dans les parties de cet article qui précèdent, et dans celles qui suivront, où nous avons réuni tout ce qu'il est nécessaire de savoir pour que le lecteur ait notion précise de l'état de la question de l'eczéma (2), et pour lui fournir tous les éléments d'une analyse

(1) Voir plus loin le *Parasitisme de l'eczéma*, p. 100-113.

(2) Après une longue et très remarquable étude de tous les éléments de cette question, L. Brocq — La question des eczémas — *lieu cité,* conclut « qu'il n'y a pas, à proprement parler, possibilité d'établir des formes morbides pures indiscutables fondées, à la fois, sur une pathogénie pure, et sur une forme éruptive pure pathognomonique de la condition pathogénique ». Il déclare, cependant, qu'il ne faut pas être trop absolu et il propose divers degrés de classification, dont nous réunissons ci-dessous quelques éléments.

I. Il y a des formes objectives pures d'eczéma, mais elles sont relativement assez rares. On peut les considérer comme des prototypes, comme constituant en quelque sorte les lésions élémentaires dont le groupement et les combinaisons diverses donnent les innombrables variétés objectives des eczémas. Les formes objectives pures ne semblent pas dépendre d'une cause pathogénique une et pure, toujours la même : il en résulte une difficulté presque insurmontable d'arriver à préciser des types morbides bien définis dans les eczémas. On peut cependant en concevoir une série qui soit assez satisfaisante pour l'esprit, en prenant pour base, soit leur dominante étiologique, soit leur forme objective, et en combinant ces deux éléments (voir nos deux tableaux). Ce sont là nos *eczémas purs*. La combinaison de ces formes pures, leur mélange à doses variables, au point de vue objectif et pathogénique, constituent nos *eczémas composés* dans lesquels rentrent tous les faits mixtes et de passage. A côté de cet ensemble, qui répond à l'eczéma vrai, il convient de ranger toute une série de faits, dans lesquels des éruptions eczémateuses compliquent d'autres dermatoses ou sont compliquées par elles : ce sont nos *eczémas compliqués*.

II. Classification des eczémas, basée sur la forme objective, par Brocq.

1° Première grande forme objective. — *Eczéma vrai forme vulgaire* ou *eczéma amorphe.*

A. *Forme à vésicules petites ou moyennes, variété vulgaire typique* (pouvant avoir ou non l'aspect impétigineux, suivant le tempérament des sujets ou peut-être suivant des infections microbiennes).

a. *Variété traumatique. — Eczéma vrai vulgaire traumatique.* — Localisation aux régions découvertes

intégrale et différentielle applicable à chaque cas particulier, et suffisante pour fournir une base ferme aux indications de la prophylaxie et du traitement.

du corps ou en des régions soumises à des traumatismes divers (corps irritants mécaniques, chimiques, sécrétions de l'organisme). Aspect inflammatoire érythémateux, rappelant par certains points celui des dermites traumatiques.

b. *Variété alimentaire.* — *Eczéma vrai vulgaire d'origine alimentaire.* — Localisation à la face, aux pommettes, au front, aux lèvres, etc. Combinaison ordinaire avec l'eczéma nummulaire et l'eczéma papulo-vésiculeux.

c. *Variété arthritique.* — *Eczéma vrai vulgaire des arthritiques.* — Localisation habituelle vers les surfaces d'extension : combinaison habituelle avec les formes érysipélatoïdes et papulo-vésiculeuses disséminées. — Complication fréquente de lichénification. — Relations étroites avec les prurigos diathésiques.

d. *Variété nerveuse.* — *Eczéma vulgaire nerveux vrai.* — Caractérisé par sa limitation au territoire d'un nerf.

B. *Forme à grosses vésicules.*

a. *Variété traumatique.* — *Eczéma vésiculeux traumatique.* — S'observe surtout chez des neuro-arthritiques et se confond presque toujours avec la sous-variété suivante, dont on ne peut guère la distinguer au point de vue objectif, car cette deuxième sous-variété reconnaît presque toujours elle-même pour point de départ une irritation cutanée quelque minime qu'elle soit.

Pour arriver à distinguer quelle est dans ces cas la dominante étiologique qui doit fixer le titre de la sous-variété, il faut peser les circonstances qui ont présidé à l'évolution de l'éruption, et souvent on restera dans l'incertitude (une goutte d'arnica, un peu de teinture de chlorhydrate de paraphénylène diamine, une parcelle de salol ou d'iodoforme, etc., déterminant l'explosion d'un eczéma vésiculeux formidable). Si tout se calme assez rapidement dès que le contact irritant n'existe plus, c'est bien un eczéma vésiculeux traumatique, ou mieux, une simple dermite vésiculeuse traumatique. — Si le mal persiste avec des poussées successives malgré la suppression du corps irritant, on est au contraire dans le plan de l'eczéma arthritique ou neuro-arthritique. En réalité, si l'on envisage les faits à ce point de vue, il n'y a pas à proprement parler d'eczéma vésiculeux traumatique vrai, il y a une dermite vésiculeuse traumatique vraie ; dès qu'il y a vraiment constitution de l'eczéma, c'est le neuro-arthritisme qui est la dominante étiologique.

b. *Variété arthritique.* — *Eczéma vésiculeux arthritique* ou *goutteux.*

C. *Forme craquelée* ou *fendillée.* — Cette variété objective est presque toujours symptomatique d'états morbides d'origine interne : elle nous semble se relier surtout à l'arthritisme; cependant nous ne pouvons être très affirmatifs sur ce point.

D. *Forme sèche.* — Elle est, elle aussi, presque toujours symptomatique d'états morbides d'origine interne : cependant on l'observe assez souvent sur les membres sous l'influence du froid. On doit lui rattacher la variété objective dite *eczéma cannelé*, que l'on observe surtout aux extrémités et chez les neuro-arthritiques.

(Il est bien évident que nous n'avons en vue ici que les formes sèches pures et non les plaques d'eczéma sec qui accompagnent pour ainsi dire toujours l'eczéma dit vulgaire typique dont nous avons parlé plus haut.)

2° Deuxième grande forme objective. — *Eczéma érysipélatoïde.*

a. *Variété traumatique.* — *Eczéma érysipélatoïde traumatique.* — L'eczéma érysipélatoïde peut être provoqué par un contact irritant, par l'action de l'air ou du soleil, et à ce titre il pourrait dans une certaine mesure être parfois regardé comme rentrant dans les eczémas traumatiques. Mais les quelques considérations que nous avons exposées plus haut à propos de l'eczéma dit vésiculeux sont surtout vraies pour cette forme objective. La dominante étiologique dans l'eczéma dit érysipélatoïde est presque toujours l'arthritisme, la goutte ou le neuro-arthritisme. Les poussées de cette dermatose tiennent fort souvent lieu chez certains sujets d'attaque de goutte.

b. *Variété arthritique ou neuro-arthritique.* — *Eczéma érysipélatoïde des arthritiques nerveux* (voir ce qui précède).

3° Troisième grande forme objective. — *Eczéma papulo-vésiculeux disséminé.*

a. *Variété traumatique.* — *Eczéma papulo-vésiculeux traumatique.* — Caractérisé par ses localisations en des régions traumatisées, par la régularité de la disposition des lésions élémentaires, par leur aspect inflammatoire et par leur grand nombre relatif sur des téguments enflammés.

b. *Variété alimentaire ou toxique.* — *Eczéma papulo-vésiculeux d'origine alimentaire ou toxique.* — Presque toujours combiné à d'autres formes éruptives d'eczéma, à l'eczéma vulgaire en placards, à l'eczéma nummulaire, parfois greffé d'un élément urticarien plus ou moins développé, parfois véritablement compliqué d'urticaire.

c. *Variété neuro-arthritique.* — *Eczéma papulo-vésiculeux neuro-arthritique.* — Presque toujours égale-

TROISIÈME PARTIE

PATHOGÉNIE ET ÉTIOLOGIE DE L'ECZÉMA

I. *Conditions individuelles.*
II. *Causes externes. — Du parasitisme dans l'eczéma.*

CHAPITRE PREMIER

CONDITIONS INDIVIDUELLES

I. PRÉDISPOSITION. HÉRÉDITÉ. DIATHÈSE. — II. CONDITIONS PHYSIOLOGIQUES DE L'ÉVOLUTION ORGANIQUE. — III. CONDITION NERVEUSE. — IV. TROUBLES ORGANIQUES FONCTIONNELS ET MATÉRIELS. — V. ANOMALIES CUTANÉES. PRÉDISPOSITIONS LOCALES ET RÉGIONALES. AFFECTIONS CUTANÉES PRÉEXISTANTES.

Si l'eczéma était parasitaire au sens exact du mot, c'est-à-dire s'il naissait de la présence réelle d'un élément microbien extrinsèque à la manière du favus ou des trichophytoses, l'exposé de ses conditions pathogéniques serait aussi simple que celui des trichophytoses ou du favus, et il comprendrait au premier chef l'indication de l'origine du parasite, de ses modes de transmission

ment combiné avec de l'eczéma en placards et constituant par suite les formes composées, souvent compliqué de lichénification et ayant des liens étroits avec les prurigos diathésiques.

4° QUATRIÈME GRANDE FORME OBJECTIVE. — *Eczéma nummulaire.*

a. *Variété traumatique. — Eczéma nummulaire traumatique.* — Caractérisé par ses localisations en des régions traumatisées, par l'épaississement des téguments au niveau des placards, par de fréquentes complications de pyodermites, par un état inflammatoire des plus marqués de la peau, par la coexistence assez fréquente d'eczéma papulo-vésiculeux. (Voir plus haut l'explication pathogénique probable de cette variété par la théorie des *loci minoris resistentiæ* des téguments propres à chaque individu. L'importance du traumatisme en tant que dominante étiologique peut donc à la rigueur être discutée dans ces cas. L'hypothèse possible d'un microbe pathogène doit aussi être prise ici en sérieuse considération. Cette forme coexiste souvent avec une séborrhéide pityriasique.)

b. *Variété alimentaire* ou *toxique. — Eczéma nummulaire d'origine alimentaire ou toxique.* — Mal caractérisé, car les eczémas d'origine alimentaire sont parfois disposés en placards, mais presque toujours combinés à de l'eczéma amorphe ou papulo-vésiculeux. Cependant, certains faits que nous avons observés, et l'étude comparative des éruptions érythémato-pigmentées fixes de l'antipyrine nous portent à penser que son existence est réelle. Il coïncide d'ordinaire avec de la constipation.

c. *Variété neuro-arthritique. — Eczéma nummulaire neuro-arthritique?* — Il en est de même pour l'eczéma nummulaire neuro-arthritique. Il coïncide fréquemment avec de l'alopécie séborrhéique et du pityriasis du cuir chevelu; pour certains auteurs, il devrait alors être rangé dans les eczémas séborrhéiques de nature microbienne.

d. *Variété réflexe. — Eczéma nummulaire par lésions d'organes ou par voie réflexe.*

[*E. BESNIER.*]

et d'implantation, et à titre accessoire celle des conditions qui en favorisent l'introduction et la prolifération.

Mais puisque les éléments micrococciques qui interviennent secondairement dans son processus complexe et compliqué ne sont ni extrinsèques, ni spécifiques [1], puisque le *primum movens* de tout le système eczématogénique est un état pathologique, anormal, du « milieu intérieur » et une condition vitale, trophique, anormale, de l'épidermoderme qui accroît son irritabilité, minore sa résistance propre aux excitations du dehors ou du dedans, et affaiblit son taux de défense, il est nécessaire d'avoir notion des conditions individuelles très diverses et très multipliées qui peuvent créer l'eczéma. Non seulement ces conditions sont nombreuses et variées, mais elles se présentent communément mixtes et compliquées, le plus souvent réunies ou combinées en séries chez un même sujet. L'exemple suivant, pris sur nature, donnera une idée approximative de cette extraordinaire complexité pathogénique et étiologique dont l'interprétation exacte réclame, pour chaque cas particulier, enquête et discussion. Voici un enfant atteint d'eczéma au huitième mois après sa naissance ; son père est eczémateux ; peu avant le début de l'eczéma qu'il présente, il a été vacciné et a eu une crise de dentition ; il est suralimenté et a déjà eu de l'entérite infantile ; sa nourrice boit du vin et de la bière en quantité non réglée ; on donne des bains quotidiens à une température trop élevée, et les langes sont recouverts, sur le train postéro-inférieur, d'un feutre absorbant, etc.

Il est difficile, en un semblable concours de conditions pathogéniques, de faire la part exacte de chacune d'elles, mais il est nécessaire de savoir les rechercher toutes, et c'est de leur étude attentive que dérivera l'indication thérapeutique générale et locale, efficace.

Il faut donc passer en revue, dans l'exposé qui va suivre et qui sera fait aussi sobre que possible, la série des conditions eczématigènes, et la considérer non comme une formule fermée applicable *ne varietur* à chaque cas observé en particulier, mais comme un programme général d'examen pathogénique et d'analyse clinique.

I

PRÉDISPOSITION, HÉRÉDITÉ, DIATHÈSE

I. Prédisposition. — Les différents individus ne sont pas égaux devant l'eczéma. Les uns, même exposés à toutes les conditions eczématigènes, demeurent régulièrement indemnes. S'ils sont soumis à l'action des irritants extérieurs, physiques ou chimiques, ou aux inoculations micrococciques banales, ils ne présentent, aux points d'application, que des épidermodermites,

[1] Voir plus loin, *Du parasitisme dans l'eczéma*, p. 100-115.

superficielles, multiformes [1] et éphémères; et si une eczématisation proprement dite se constitue à leur suite, elle ne persiste pas après la suppression de la cause, et cède facilement aux soins appropriés.

Ces sujets, chez qui les irritants de la peau déterminent seulement les épidermodermites qui viennent d'être spécifiées, sont, au point de vue tégumentaire, dans l'état physiologique; leur peau, selon l'expression vulgaire, est « bonne »; elle est en état régulier de résistance et de défense; ses conditions biochimiques sont normales; sa nutrition est correcte [2].

Mais il est d'*autres* sujets chez qui, non seulement des conditions irritantes extérieures intensives, mais les irritations les plus simples de tout ordre, réalisent rapidement soit d'emblée, soit à la suite des épidermodermites banales sus-indiquées, un processus d'eczématisation qui s'installe, et évolue sur le mode paroxystique typique.

Ces sujets de la seconde catégorie sont les *prédisposés*, et c'est chez eux seulement que sont effectives, ou peuvent l'être, les innombrables conditions pathogènes que la tradition médicale a accumulées dans le stock étiogénique de l'eczéma vrai. C'est chez eux également que pourront être pathogénétiques les phases physiologiques du développement, telles que la dentition, la puberté, la menstruation, la lactation, la gestation, la ménopause. C'est chez eux enfin que l'on devra tenir compte de cette étiologie composite au point de vue de la prophylaxie et du traitement.

II. PRÉDISPOSITION ET HÉRÉDITÉ. — A. La prédisposition à l'eczéma comporte quelques distinctions. Quand elle est *directement* héréditaire, c'est-à-dire quand les ascendants des sujets eczémateux sont, eux-mêmes, eczémateux, elle implique la transmission, des générateurs aux produits, d'une *modalité plasmique constitutionnelle*, dont on peut prendre notion relative, en se reportant aux tares ou aux malformations dérivées des infections ou des intoxications

[1] Cf. BOCKHART, *Monatshefte für prakt. Dermat.*, 1887. — P. G. UNNA, *Die Histopathologie d. Hautkrankheiten*, in-8°. Berlin, 1894. — R. SABOURAUD, Étude clinique et bactériologique de l'impétigo. *Ann. de dermat. et de syphil.*, Paris, 4e série, t. I, janvier, mars et avril 1900; et, plus loin, art. *Impetigo et Folliculites*.

[2] Régulièrement, l'immunité pour l'eczéma est permanente; mais elle peut être interrompue ou périmée.

Voici, par exemple, une laveuse de linge, un cimentier, un ouvrier d'imprimerie, un chirurgien, un chimiste, etc., qui, pendant des années, ont fait contact manuel avec les irritants professionnels, sans présenter aucune eczématisation des mains, ni des avant-bras. Cependant, d'une manière progressive, l'astéatidrose de ces régions, provoquée et entretenue par la fréquence des lixiviations, s'accentue, devient permanente pendant la saison froide; la lame desquamante se craquèle, les lames sous-jacentes se fissurent au fond des plis, des épidermodermites micrococciques se développent et, enfin, un processus eczématique positif apparaît.

Si la suppression de l'irritant peut être exécutée ou, au moins, si les précautions spéciales nécessaires pour asepsier, protéger et lubrifier la peau sont prises, tout peut en rester là. Mais, dans le cas contraire, des dystrophies unguéales se produisent; l'eczéma s'installe avec ses paroxysmes typiques; chose tout à fait remarquable, une infection eczématigène se produit, et la perte de l'immunité se généralise. On voit alors, aux foyers eczématiques directs et primaires s'associer, dans leur voisinage, et à distance, des eczématisations sur des points restés tout à fait en dehors des irritations professionnelles.

[E. BESNIER.]

existant en acte chez les parents au moment de la fécondation et de la conception, telles, par exemple, que la syphilis ou l'intoxication alcoolique, etc. Dans ces cas, la prédisposition est *majeure*; souvent, elle se manifeste dès la première enfance, et, toutes les fois où des conditions pathogènes internes ou externes toucheront les prédisposés de cette catégorie, il y aura imminence d'eczéma.

B. Dans un deuxième ordre de faits, les parents des eczémateux n'ont pas été, eux-mêmes, atteints d'eczéma; mais ils ont présenté diverses affections de la peau *chroniques* telles que prurigos, urticaires, psoriasis, etc. Or, bien que, dans ces cas, la particularisation soit modifiée, l'action de transmission est sensiblement identique. Très souvent, dans l'ascendance ou dans la collatéralité des parents psoriasiques, par exemple, dont les enfants sont eczémateux, on retrouve l'eczéma; ou même, des enfants d'un sujet atteint de psoriasis, les uns seront eczémateux, les autres psoriasiques, etc. Chacun peut, aisément, contrôler ces propositions par l'étude suffisamment étendue des séries morbides poursuivie dans les groupes familiaux des sujets eczémateux; et cette étude, avec les enseignements qui en dérivent, a le plus grand intérêt au point de vue de la pratique dermatologique.

III. Hérédité et diathèse. — A. Dans un troisième ordre de faits, plus indirect et plus obscur, mais d'une importance scientifique et pratique considérable, les ascendants, les parents, ou les collatéraux, des eczémateux n'ont pas été atteints d'affections de la peau spécifiées, mais on relève, dans leur *bilan pathologique*, diverses défectuosités organiques ou fonctionnelles transmissibles par hérédité, et dont les unités composantes, et les formes morbides dérivées, ont, avec l'eczéma vrai, des rapports de coexistence, de succession, d'alternance, de collatéralité si précis, qu'on ne saurait absolument pas les considérer comme purement fortuits, ou comme liés à la fréquence commune de l'eczéma d'une part, et des anomalies incriminées, d'autre part. La prédisposition, dans ces derniers cas, dérive, à titre général, de troubles universels de *l'orientation organique plasmique*, héréditairement transmis, à la particularisation et à l'intensité desquels elle reste soumise, et demeure proportionnelle.

B. Ces tares organiques et fonctionnelles, dont la prédisposition à l'eczéma n'est qu'une *modalité éventuelle*, sont des plus nombreuses et des plus variées; toutes, elles dérivent d'un état inné, ou acquis, d'*insuffisance organique et fonctionnelle, de vulnérabilité et d'hyperexcitabilité des surfaces tégumentaires, des muqueuses, des appareils sécrétoires et excrétoires, des endothéliums vasculaires, des séreuses articulaires. Toutes, elles minorent la résistance normale et la défense contre les causes morbides; elles facilitent la production d'auto-intoxications* diverses, qui *président directement, ou indirectement par voie neurotrophique*, à la constitution des états pathologiques les plus variés à l'état d'unités ou de complexus — *pharyngites chroniques récidivantes, adénoïdiennes*; *irritabilité* et *insuffisance gastrique, hépatique, intestinale, rénale*;

lithiases biliaire et *urinaire*, *ataxie urinaire*, *diabètes divers*, *cardiopathies. artériopathies*, *phlébectasies*; *bronchites rebelles*, *emphysème*, *asthme*, *migraines*, *neurasthénie*; *myopathies* et *arthropathies rhumatismales* ou *goutteuses* : *obésité*; *cancers ultimes divers*, etc.

C. Dans toutes ces directions, les prédisposés à l'eczéma témoignent, selon des modes divers, d'une orientation anormale de leur vie organique, de leur nutrition interstitielle, d'une *intolérance tégumentaire spéciale*, et d'une *aptitude morbide* à éventualités multiples, dont les circonstances individuelles déterminent la particularisation. Ils ont, latent ou démasqué, un *état personnel* que l'on peut abstractivement représenter par le terme de *diathèse*, à la condition, pour nous expresse, de ne pas donner à ce mot une signification *scientifique* ferme, ni une acception concrète et fermée.

Il est vrai que, dans les cas de cet ordre, *l'insuffisance émonctoriale*, et *l'autotoxémie*, *l'auto-intoxication*, semblent bien manifestes; mais les notions scientifiques que l'on peut réunir au sujet de ces *phénomènes biochimiques*, et de ces *insuffisances fonctionnelles*, restent rudimentaires malgré les travaux de pathologistes et de dermatologistes éminents; et, parmi les auto-intoxications précisées, glycémie, urémie, cholémie, uricémie, etc.; aucune ne produit régulièrement, ni sûrement, l'eczéma, même avec le concours des conditions eczématigènes communes [1].

Assurément, *chez certains sujets*, rien n'est plus manifeste que l'action eczématigène de la glycémie, de la dyscrasie « goutteuse », des insuffisances rénales, des auto-intoxications intestinales, des intoxications alimentaires, etc., mais, *chez beaucoup d'autres*, ces conditions existent sans jamais provoquer le processus eczématique. Sur ces points, comme sur tous les autres, chaque eczémateux présente à résoudre un problème toujours *complexe* et *particularisé*; et *l'interprétation scientifique* est *à réserver*, alors même que l'indication thérapeutique déduite est positive et efficace [2].

D. La majorité de ces conditions inconnues, qui prennent part à la naissance, à l'évolution, à la localisation et à la particularisation des eczémas dits *diathésiques*, est synthétisée par ce qu'on appelle aujourd'hui *l'arthritisme*, terme conventionnel, que l'on ne limite plus à la désignation des dérivés directs de la goutte ou du rhumatisme — lesquels n'ont plus d'ailleurs la signifi-

(1) I. Sur l'ensemble de la question, il est nécessaire de lire en entier le mémoire de Sabouraud (Essai critique sur l'étiologie de l'eczéma. *Annales de dermatol. et de syphil.*, avril 1899, p. 305-311).

II. Dans un travail postérieur (*Même recueil*, 4e série, t. I, juillet 1900, p. 801-811) P. Tommasoli, après avoir exposé les bases de la théorie alloxurique, conclut que « c'est parmi les corps alloxuriques, et probablement avant tout dans l'acide urique, que doit être cherchée la condition pathogénique *sine qua non* sans laquelle l'eczéma ne saurait se développer ». Mais il a eu soin, aux premières lignes de son mémoire, d'écrire que le *document décisif, le fait incontestable, qui doit imposer son opinion aux autres, fait encore défaut.*

(2) Cf. Colombini, Premières recherches sur la toxicité urinaire dans quelques dermatoses *Inst. derm. sif. d. R. Univers. di Siena*, 1898. — Leslie Roberts, A contribution to the study of Eczema, *The British Journal of Dermatology*, Jan. and Feb. 1899, p. 7-18 and 66-74. Métabolisme des cellules épithéliales (anabolisme et catabolisme).

cation antique — mais qui comprend la série illimitée des dysthrepsies et des dyscrasies que Bouchard appelle les « maladies de la nutrition ». Il n'y a donc à entendre par ce terme, provisoire, que la formule globale de la plupart des prédispositions morbides individuelles; et, par la qualification banale d' « arthritique » donnée aujourd'hui à un eczémateux, qu'il est dans un état général de prédisposition morbide, tel que nous l'avons spécifié plus haut. Et, en pratique eczématologique, cela voudra dire que, si l'on a reconnu chez un eczémateux, ou dans sa série héréditaire, l'une ou l'autre des tares que nous avons indiquées sommairement, celui-ci, sans préjudice de la médication locale, est justiciable de l'une ou de l'autre des mesures prophylactiques, ou des médications internes spécifiées par celle des tares qui le concernent: obésité, diabètes, varices, etc.

E. Cela est conforme à l'état actuel de la science, et suffisant pour les besoins de la pratique eczématologique; mais il n'est pas nécessaire d'étendre plus loin la licence terminologique, et de transporter la qualification d' « arthritique » aux déterminations eczématiques elles-mêmes, ni de dire, avec Bazin, eczéma arthritique, et arthritide, comme on dirait syphilide, tuberculide, etc., pour les lésions *spécifiques* de la syphilis, de la tuberculose, etc. Ce transfert, justifiable pour les déterminations spécifiques d'une *maladie*, n'est plus légitime à l'égard des manifestations de tout ordre que l'on *suppose* dérivées de troubles de la vie organique, dont la nature n'est pas scientifiquement précisée, ou qui n'ont, en eux-mêmes, aucune spécificité proprement dite.

Quelque admirable que soit la description clinique, donnée par Bazin, des formes dermatographiques, ou des variétés évolutives qu'il avait, dans sa quadrilogie, assignées à la diathèse « arthritique », lorsque l'on met à l'étude les données qu'il a produites, en faisant porter l'enquête sur une échelle suffisamment large, les exceptions et les contradictions se présentent si nombreuses, que l'on arrive à cette conclusion qu'aucune des formes objectives spécifiées n'est exclusive aux « arthritiques », et que, toutes, elles peuvent être observées dans des conditions individuelles différentes.

F. Chez les sujets « arthritiques », on peut observer toutes les formes cliniques de l'eczéma vrai, isolées ou réunies; et l'on peut, d'autre part, relever des formes eczématiques dites « arthritiques » chez des sujets qu'il n'y a aucune raison valable de déclarer « arthritiques »; partant, on ne saurait, sur la seule constatation des caractères eczématographiques, baser la certitude de l'origine « arthritique » d'un cas donné d'eczéma. Cela ne veut pas dire qu'un dermatologiste ne puisse, dans un plus ou moins grand nombre de cas, reconnaître, dans les caractères cliniques, des prédominances objectives ou subjectives dont la constatation implique la probabilité de la qualité « arthritique » des sujets. Mais cela montre surabondamment qu'il n'existe pas de caractères objectifs, ni subjectifs, assez précis, assez constants, pour servir à constituer et à décrire, didactiquement, des *formes cliniques* d'eczéma « *arthritique* », dans les conditions de clarté et de simplicité qui sont indispensables à la vulgarisation.

G. Si l'on ajoute à cela que, dans tous les cas d'eczéma, l'*infection secon-*

daire prend à la figuration, à la symptomatologie, à la durée, à l'extension du processus eczématique, une part considérable, *quoique non encore entièrement précisée*, on se rendra compte de la nécessité d'ajourner la solution de cette question. Si le sujet eczémateux en observation est réellement un « arthritique », le médecin traitant a, à sa disposition, pour l'établir, d'autres éléments de jugement que les caractères eczématiques proprement dits (¹).

H. Il est aujourd'hui superflu de démontrer l'impossibilité de particulariser

(¹) I. *Caractères de l'eczéma arthritique* de Bazin : asymétrie initiale, localisations sur les parties découvertes du corps; circonscription des éléments; formes orbiculaires; variétés centrifuges; identité de la localisation dans les récidives; prurit modéré, parfois remplacé par les sensations de brûlure et de cuisson; chronicité avec exacerbations éphémères; peu d'intensité relative de la vésiculation; fréquence avec laquelle se présentent les formes érythémateuses, squameuses, lichénoïdes, « pseudo-pityriasis et pseudo-lichen » rareté de la généralisation, etc., etc.

II. *Eczémas par auto-intoxication et eczémas arthritiques et neuro-arthritiques constituant ce que l'on désigne vulgairement en France sous le nom d'eczémas arthritiques.* — L. Brocq, La question des eczémas, *lieu cité*, p. 305-306.

« Pathogénie presque toujours multiple. Au début, un traumatisme quelconque a provoqué l'apparition de la dermatose; parfois ce traumatisme n'a été que le grattage, et par ce point cette classe se relie étroitement aux prurigos diathésiques de toute nature et compris dans leur sens le plus large : prurigo diathésique à forme objective eczémato-lichénienne, ou névrodermite à forme objective eczémato-lichénienne; prurigo diathésique à forme objective de lichen simplex chronique ou névrodermite circonscrite, ou prurit circonscrit avec lichénification; prurigo diathésique à forme objective de lichénification diffuse, ou névrodermite diffuse, ou prurit diffus avec lichénification superficielle. *Ces eczémas arthritiques peuvent revêtir toutes les formes objectives possibles.*

« Une des plus caractéristiques est *l'eczéma sec*, symétrique, des extrémités, des mains et des poignets en particulier, régions où il revêt si souvent la forme *cannelée*. Cette forme se relie à ces desquamations sans rougeur de la paume des mains si spéciales de l'arthritisme que l'on observe à certaines saisons chez quelques sujets.

« Parfois aussi, ils prennent l'aspect si connu que l'on a décrit sous le nom d'eczéma *craquelé* ou *fendillé*.

« Une troisième forme assez caractéristique est *l'eczéma vésiculeux géant, presque bulleux*, avec suintement des plus abondants, rougeur et tuméfaction considérable des téguments. Parfois cette forme éruptive s'accompagne de fièvre; elle peut, chez certains sujets, remplacer des accès de goutte et récidiver comme le font ces accès après des intervalles de calme plus ou moins relatif. Elle se relie aux eczémas dits érysipélatoïdes sur la classification desquels nous nous sommes déjà expliqué. Les eczémas érysipélatoïdes récidivants des arthritiques nerveux ne sont pas, en effet, toujours des formes pures : ce sont souvent des formes compliquées, et les poussées érysipélatoïdes peuvent se faire sur des dermatoses préexistantes qu'Unna a rattachées à son eczéma séborrhéique. Néanmoins, il peut y avoir, chez certains sujets, des poussées érysipélatoïdes surtout caractérisées par de la rougeur et de la tuméfaction œdémateuse des téguments avec petites ou moyennes vésicules sans eczéma dit séborrhéique antérieur bien notable. Ces formes s'observent assez fréquemment aux régions découvertes, aux paupières, aux joues, aux mains, et de là elles peuvent gagner avec plus ou moins de rapidité les parties voisines.

« Les formes morbides que nous venons de décrire dans les eczémas d'origine alimentaire s'observent aussi assez fréquemment chez les arthritiques et surtout chez les goutteux. Ce sont des dermatoses caractérisées par des plaques assez diffuses d'eczéma sec ou vésiculeux à petites vésicules, présentant parfois des poussées papulo-vésiculeuses disséminées. Elles sont prurigineuses par accès surtout vespéraux. Elles n'ont par elles-mêmes rien de pathognomonique : elles indiquent simplement que les conditions pathogéniques dominantes sont des troubles d'origine interne agissant sur l'ensemble de l'économie.

« Il en est à peu près de même d'une autre forme dont nous ne devrions pas nous occuper ici, car elle est presque toujours compliquée au point de vue objectif, nous voulons parler d'une ou de plusieurs plaques circonscrites, prurigineuses par crises, assez nettement limitées, souvent sèches et caractérisées par du prurit et de la lichénification plus ou moins accentuée, mais s'eczématisant par poussées. En réalité, ce ne sont là que des névrodermites, ou mieux, des prurits circonscrits qui parfois s'eczématisent; ce sont donc, comme nous venons de le dire, des formes compliquées et non des formes pures d'eczéma; mais elles constituent le prototype de l'éruption arthritique ou mieux neuro-arthritique. »

[*E. Besnier.*]

dans leurs conditions prédisposantes ou pathogènes, et de spécifier dans leurs symptômes objectifs ou subjectifs les formes eczématiques que Bazin avait rapportées à l'*herpétisme*, ou diathèse dartreuse, et classées dans les « herpétides ». Cette conception, tout artificielle, destinée à compléter une quadrilogie systématique, ne supporte pas l'examen.

I. Des considérations du même ordre que celles qui viennent d'être développées à propos des « arthritides » et des « herpétides », s'appliquent aux « *scrofulides* » de Bazin, d'une part, et à la « *scrofule* » moderne tout entière. Mais il ne s'agit plus ici de Bazin. Nous voulons seulement déclarer que rien ne justifie *aujourd'hui* les qualifications de « scrofuleux » données ou conservées à certains eczémas par plusieurs contemporains. Ce que l'on appelait, ci-devant, la scrofule, alors que n'était pas encore établie l'individualité de la tuberculose maladie virulente, ne subsiste, ni comme diathèse, ni comme maladie, ni comme combinaison d'une diathèse positive avec la tuberculose proprement dite et vraie, réalisée. Abstraction faite des confusions constantes, autrefois inévitables, établies avec les manifestations de la tuberculose, et dégagée de ces compromissions, la « scrofule » n'apparaît plus dans ses contours exacts que comme un complexus de phénomènes et d'altérations dissemblables, dont le classement normal peut être, aujourd'hui, rétabli, et au premier plan desquelles on trouve les phénomènes de dysthrepsie et de dysémie [1], particulièrement communs chez les enfants mal nourris, suralimentés, en état de malassimilation, et chez les jeunes sujets à évolution non terminée, placés dans de mauvaises conditions d'hygiène [2].

A plus forte raison, doit disparaître de la terminologie eczématologique le terme hybride d'eczéma « tuberculeux » ; il ne saurait pas plus exister d'eczéma tuberculeux qu'il ne peut y avoir d'eczéma syphilitique, de psoriasis tuberculeux, ou syphilitique. Les lésions de la tuberculose, ou de la syphilis, peuvent être, bien que très rarement, eczématoïdes, elles ne sont jamais eczémateuses ; quelques-unes peuvent être accessoirement surinfectées, impétiginisées, ecthymatisées, eczématisées, mais elles ne sont jamais de l'impétigo, de l'ecthyma, ni de l'eczéma.

II

CONDITIONS PHYSIOLOGIQUES DE L'ÉVOLUTION ORGANIQUE

a. L'eczéma présente son *maximum de fréquence* dans la première enfance, dans la *première année* de la vie, et cela en raison de conditions multiples assez particularisées pour devoir être exposées à part [3].

(1) La plupart de ces anomalies font partie du groupe illimité des aberrations de la vie organique synthétisées par Bouchard sous le nom de maladies de la nutrition. (Voir BOUCHARD, *Traité de pathologie générale*, Paris, 1900, t. III, 1re partie, p. 375-375.)

(2) Cette question reviendra un peu plus loin, à l'occasion de l'eczéma infantile, p. 134 et suiv.

(3) Voir Chapitre VI, *Eczémas de l'enfance*, p. 134-142.

b. L'*âge avancé* offre aussi des conditions spéciales [1].

c. Les phénomènes de l'*évolution dentaire* jouent un rôle certain dans l'étiologie, ou dans la provocation des paroxysmes eczématiques, rôle que l'on a autrefois exagéré, mais que l'on a eu tort de nier absolument [2].

d. Chez les femmes, et par des mécanismes variés, tous les actes normaux ou pathologiques de la vie sexuelle, menstruation inaugurale, menstruations normales et anormales, ménopause, lésions utérines et affections utéro-vaginales, grossesse, lactation et ablactation, peuvent intervenir, à titre indirect ou direct, soit comme élément de prédisposition, soit comme élément réflexe provocateur. Dans le premier cas, en raison des altérations humorales, à déterminer, qui produisent les prurigos de la grossesse, de la lactation, les herpès menstruels, etc., et, dans le second, en raison d'une hyperexcitabilité nerveuse des individus en particulier. Tout cela, même sans analyse intégrale, à utiliser soit dans la pratique générale de la thérapeutique eczématique, soit dans la thérapeutique particulière des eczémas régionaux.

[1] *Eczémas des vieillards.* — Le complexus sénile — dysépidermotrophie, dystéatidrosie, dysthrepsie (désassimilation et malassimilation), artériosclérose, phlébectasies, insuffisances gastro-hépatique, intestinale, cardiaque, rénale, vésicale, etc., altérations urinaires diverses, etc. — réalise une série de conditions favorables à la genèse de l'eczéma, qui en déterminent la fréquence et contribuent à le particulariser. Aussi, à l'âge avancé, non moins qu'aux autres âges, l'analyse clinique de chaque cas particulier doit-elle être entière pour la bonne direction de la thérapeutique interne, et pour faciliter au maximum réalisable l'action des applications externes, en même temps que pour assurer une prophylaxie efficace à l'égard des rechutes et des récidives.

Dans la vieillesse, on peut observer à peu près toutes les formes eczématiques des autres âges, et même des variétés présentant des phénomènes d'acuité assez accentués; mais le mode sénile le plus ordinaire est lent, sans tendance à la résolution, ni activité dans la réparation. Le prurit y acquiert communément une grande intensité, en raison même de l'état anatomo-physiologique de la peau sénile prédisposée à toutes les pruriginoses, et vivement actionnée par toutes les conditions pathogéniques des prurigos.

Les formes localisées ou primitivement locales sont prédominantes — face, paupières, régions auriculaires surtout chez les femmes; membres supérieurs, dos des mains, là où la sénilisation de la peau débute et atteint son plus haut degré d'évidence : membres inférieurs, atmosphère cutanée ano-cruro-inguinale, uro-génitale. Comme chez l'adulte, cependant, on observe la dissémination des foyers sur différents points de la surface tégumentaire; exceptionnellement l'eczématisation aiguë généralisée secondaire, et plus souvent qu'à l'âge adulte, bien qu'en réalité très rarement, les généralisations cachectiques dans lesquelles le processus eczématique prend ou conserve une part, mais ne saurait plus être considéré comme représentant la maladie proprement dite, l'essence de l'érythrodermatite.

La plupart des formes eczématiques des autres âges évoluent également chez le vieillard : formes frustes ou surintenses telles que celles que l'on qualifie d'eczéma rubrum; eczéma squameux des oreilles et du cuir chevelu; eczéma érythémateux du visage avec lichénisation profonde, exagération des plis frontaux, etc.; eczéma en nappes des surfaces en état de prurigo; eczéma suintant dans toutes les régions de contact ou dans celles qui sont souillées par les urines uratiques, glycosiques, etc.; eczéma du gland et du prépuce, du scrotum; plis anal et inguino cruraux.

Leur coexistence fréquente avec des états pathologiques viscéraux rend toujours délicate la thérapeutique de l'eczéma des vieillards; les prescriptions doivent tenir compte du degré de la vitalité individuelle.

[2] Voir chap. VI, *Eczémas de l'enfance*, 134-142.

III

CONDITION NERVEUSE. ECZÉMA DES HYPERNERVEUX

I. — Condition nerveuse dans l'eczéma. — A. L'appareil nerveux de l'épidermoderme, actionné *physiologiquement* par le système nerveux central et intermédiaire en état d'intégrité, dans un degré que règlent son idiosyncrasie plasmique, et sa prédisposition héréditaire ou acquise, et par les excitations normales du dehors ou du dedans, peut être actionné *pathologiquement* par les altérations propres de ce système, et par des excitations anormales du dedans ou du dehors; dans les deux conditions, il est le récepteur des actions exercées et le foyer des *réactions pathologiques vitales premières*.

L'action nerveuse pathologique peut émaner des centres ou des cordons de transmission, et manifester son origine par ses *localisations* — *systématisation*, *métamérie*, etc.; — elle peut être transmise de foyers irritatifs viscéraux ou tégumentaires par *voie réflexe*. Ce dernier mode d'action pathogène exercée sur le système épidermodermique est vraisemblablement très fréquent; il régit beaucoup des phénomènes pathologiques attribués trop généralement aux auto-infections, aux toxémies, — toxinidermies, toxidermies. Leur origine probable, dans beaucoup de cas, est plus complexe. Par des voies diverses et par des modes variés, la *neurotoxie* et la *neurataxie* sont les agents principaux des troubles vasomoteurs, des altérations *qualitatives* ou *quantitatives* de la *sécrétion* et de l'*excrétion* des appareils cutanés glandulaires, et de la fonction de dégénérescence de la peau, constituant les lésions primitives, préalables, premières, *sine quibus non*, de l'eczématisation, et préparant le terrain pour les infections microbiennes éventuelles.

B. Directe ou réflexe, la condition nerveuse peut actionner, *à elle seule*, l'appareil vasculo-nerveux de l'épidermoderme et produire *directement la réaction de début* du processus eczématique; mais cela beaucoup moins certainement, et avec moins de fréquence, que ne semblent le supposer quelques eczématologistes contemporains. Son rôle réel, très important quoique limité, consiste à placer en état d'hyperexcitabilité et de réceptivité, en état d'infériorité de résistance, l'appareil épidermodermique entier, et chacun de ses éléments en particulier; *à provoquer, dans le même système, des conditions favorables à la culture des éléments micrococciques, résidents ou adventices, de la surface cutanée*, et à produire ou à provoquer les *paroxysmes*, les *exacerbations*, et les rechutes.

L'action nerveuse intervient encore certainement en produisant des systématisations métamériques ou des localisations sur le territoire nerveux de distribution d'un cordon intermédiaire [1]. Quant aux lésions nerveuses péri-

[1] Brissaud, *Leçons sur les maladies nerveuses*, recueillies et publiées par Henry Meige. Paris, 1899, 1 vol. in-8°, p. 141-145. — Cf. Grasset, La distribution segmentaire des sym-

phériques, dites névrites périphériques, aucune ne réalise le processus eczématique premier; aucune de celles qui ont été incriminées n'est antérieure au processus, ni exclusive, ni constante, ni toujours pathologique, ni pathogène au sens ferme — peau sénile, par exemple. Toutes, permanentes ou temporaires, se rencontrent en dehors de la réaction d'eczéma ; et plusieurs qui lui ont été attribuées appartiennent à des états pathologiques qui n'ont eu de l'eczéma que la dénomination non justifiée.

C. Si l'on peut admettre pour certains cas — névrites intermédiaires ou périphériques — que les lésions du premier rang de l'eczématisation puissent dériver directement d'altérations nerveuses autochtones, ces cas ne constituent que des exceptions, propres surtout aux faits dans lesquels l'eczématisation est secondaire à une affection préexistante, un prurigo par exemple, et dont l'étude est à reprendre avec des éléments histopathologiques plus précis. Il n'y a pas lieu d'insister sur ce sujet, ni de discuter ici le *malentendu* élevé dans la pathologie cutanée au sujet des « *dermatoneuroses* » ; il suffit d'avoir rappelé que l'action neuromotrice préside, et prélude, à tous les phénomènes dont la succession et la répétition marquent le début, l'augment, les poussées subintrantes, les rechutes et les récidives de l'eczéma (¹).

D. Ce dont il y a à tenir compte en pratique eczématologique, c'est d'envisager, dans l'analyse clinique des cas particuliers l'état nerveux du sujet, les conditions nerveuses centrales, intermédiaires ou réflexes, le type de la localisation — métamérie — pour le classement normal de l'observation, l'interprétation de ses particularités cliniques, la fixation du pronostic, le jugement du mode des réactions thérapeutiques et l'établissement des indications curatives. Non que cette analyse soit ordinairement simple et toujours

ptômes en sémiologie médullaire. *Leçons cliniques*, recueillies et rédigées par le Dr Gibert, in-8°, 77 pages. Montpellier, 1899. — VAN GEHULTEN et NÉLIS, La localisation médullaire est une localisation segmentaire. *Journal de neurologie*, août 1899. — GEORGES CONSTENSOUX, La métamérie du système nerveux, et les localisations métamériques, *Thèse de Paris*, juin 1900.

(¹) Cf. FERDINAND HEBRA, *Traité des maladies de la peau*. Trad. franç. de A. Doyon. Paris, 1872, t. I, p. 553; *action des maladies mentales*, p. 558-559, prurit, symétrie, innervation défectueuse. — DUNCAN-BULKLEY, The relations of the Nervous System to Diseases of the Skin. *Arch. of Electr. and Neurol.* New-York, Nov. 1874 and May 1875, et Œuvres ultérieures, la plus récente étant : Neurotic Eczema, present. to the Sect. on Cutan. Med., etc., at the forty-eight Annual Meeting of the Amer. Med. Assoc. at Philadelphia. *Journal of the Amer. Med. Assoc.*, 16 April 1898 : « Various forms or phases of nerve disturbance are seen in connection with neurotic eczema, and they may be considered under the following heads : I. Neurasthenia, or nerve exhaustion. — II. Nervous and mental shock. — III. Reflex phenomena : *a.* Of internal origin ; *b.* Peripheral. — IV. Neuroses : *a.* Structural; *b.* Functional. — RADOUAN, *Études théoriques et pratiques sur l'eczéma*. Thèse de Paris, 1875, p. 41. — H. LELOIR et P. MERKLEN, Syncope loc. des extrém.; Eczéma de la paume des mains et des doigts. *Ann. de dermat. et de syphil.*, 1882, 2e série, t. III, p. 351-354. — H. LELOIR, Série de travaux sur les dermatoneuroses et les trophonévroses, de 1879 à 1891. (Voir l'indication bibliographique complète dans le *Traité descriptif des maladies de la peau* de H. Leloir et E. Vidal, t. I, art. DERMATONEUROSES, p. 175-197.) — SCHWIMMER, *Die neuropatischen Dermatosen*, Wien, 1883. — LEREDDE, Le rôle du système nerveux dans les dermatoses; Étude critique. *Arch. gén. de méd.*, avril 1899. — L. BROCQ, La question des Eczémas, *lieu cité*, p. 205 et suiv.

réalisable; l'étiogénie eczématologique est toujours complexe et très souvent ambiguë; et il est difficile, quand on fait la part de la prédisposition, des troubles organiques ou fonctionnels coexistants, etc., de fixer, en termes précis, la part qui revient aux actions nerveuses transmises. A titre général, on peut regarder comme acquis que l'ataxie neuro-vasculaire des neurasthéniques de tout ordre peut imprimer à l'évolution de l'état d'eczéma des caractères particuliers, exagérer les phénomènes dysesthésiques propres de l'eczématisation et, par l'excès d'irritabilité neurovasculaire, rendre le champ eczématique intolérant de tous les agents médicamenteux qui dépassent la note aseptique et anodine. Dans cette série, on se rappellera que les jeunes filles et les femmes, en particulier non exclusivement, sont exposées à voir se développer, à l'occasion d'un choc sensoriel ou moral, des rechutes ou des récidives d'eczéma; mais on n'oubliera pas, dans l'interprétation et dans la direction de ces malades, de rechercher les *autres troubles* de l'économie que l'on trouvera régulièrement en même temps, troubles digestifs, menstruels, urinaires, etc. Et, tout en tenant compte opportun des conditions nerveuses, on ne devra pas perdre de vue que, même particularisée dans quelques symptômes, l'affection proprement dite est un eczéma à qualifier comme à l'ordinaire par la nature supposée ou connue de son irritant immédiat, par son mode d'évolution, sa forme, son siège, mais non du fait exclusif des conditions nerveuses.

II. Eczémas des hypernerveux. — L'eczéma, chez les nerveux ou en territoire de localisation nerveuse, ne peut être régulièrement qualifié de « nerveux », car il n'est jamais le résultat *exclusif* des influences nerveuses, toutes ces influences, sans exception, étant réalisées chez un nombre illimité de sujets, qui n'ont jamais eu et n'auront jamais d'eczématisation, et pouvant être incriminées, aux mêmes titres, *pour les dermatoses les plus différentes*. On prendra, de ces questions, notion claire si l'on analyse avec le soin suffisant l'état intégral des sujets atteints d'eczéma chez lesquels il peut être noté une influence nerveuse, de quelque ordre qu'elle soit. Il sera aisé, dans la plupart des cas, de trouver plus ou moins nombreux, dans leur réunion, les éléments des complexus étiogéniques qui encombrent l'analyse clinique dans toutes les observations d'eczéma — prédisposition héréditaire ou acquise, surmenage général ou local, mauvaise hygiène de la peau, mauvaise hygiène alimentaire, dyspepsies gastro-intestinales, intoxications diverses, autonomes ou extrinsèques, abus du thé, du café, de l'alcool, des bromures, du tabac, etc. [1].

En résumé, tout état morbide du système nerveux central, intermédiaire ou périphérique, toute transmission neurotique faite par voie réflexe qui, localement ou en des points disséminés, actionne l'élément vasomoteur du derme superficiel, le place en état d'imminence irritable à l'égard de l'action éventuelle des agents eczématigènes, et, en leur présence, favorise la réaction vasculo-nerveuse, — premier acte de l'eczématisation — laquelle

[1] Cf. Brocq, La question des eczémas, *lieu cité*, p. 202-203.

va être rapidement suivie par le processus de dystrophie active provoqué dans l'appareil neurocellulaire qui constitue le corps épidermique.

Dans toute cette évolution, le système épidermodermique conserve entière son autonomie préformée, reçoit *directement* l'action d'un irritant nécessaire, et régit les réactions vasculaires, puis cellulaires, dont l'ensemble constitue l'eczématisation ; et c'est le degré seul de sa résistance ou de son excitabilité, que peuvent modifier les actions nerveuses centrales, intermédiaires, réflexes ou périphériques [1].

[1] La qualification de nerveux, ou de neurotique, ne serait entièrement applicable qu'aux rares localisations d'un eczéma développé asymétriquement sur un territoire nerveux déterminé.

Mais il est constant que, chez certains sujets *en état nerveux pathologique*, l'eczéma peut présenter dans ses causes, ses symptômes, sa prophylaxie, son traitement, ses rechutes et ses récidives, des particularités qu'il y a intérêt à relever en pratique.

Brocq emploie dans ses cliniques le terme d' « eczéma nerveux », parce qu'il juge que cette dénomination abréviative permet de schématiser cliniquement l'ensemble des observations d'un même type ; mais il prend soin de faire remarquer que le terme, en lui-même, est impropre ; il veut seulement spécifier, en l'employant, que l'eczéma s'est développé sur terrain névropathique et que l'élément vasomoteur y joue un rôle des plus importants. Il n'entend nullement dire que l'eczéma « nerveux » a pour facteur un trouble ou une lésion quelconque du système nerveux ; il entend simplement indiquer que, dans quelques faits d'eczéma, il semble que le système nerveux joue un certain rôle dans leur *pathogénie* et que, parfois même, ce rôle soit assez important pour que l'influence du système nerveux paraisse, au premier abord, devenir prépondérante, et constituer la dominante étiologique.

I. *Dans une première catégorie* Brocq range des faits relativement assez fréquents dans la pratique urbaine, rares dans la clientèle nosocomiale, dans lesquels surviennent brusquement, avec une soudaineté et une rapidité d'allures tout à fait remarquables, des poussées vésiculeuses et érythémateuses, presque toujours d'un caractère nettement congestif, en certaines régions du corps et surtout à la face, au front, aux joues vers les pommettes, aux paupières, aux lèvres, plus rarement au cou, à la poitrine, aux mains, vers les poignets et aux membres. Ces poussées constituent de véritables crises, sortes d'orages, qui se dissipent assez rapidement pour revenir après des périodes variables de calme, ou qui persistent pendant un temps plus ou moins long par poussées successives subintrantes. Presque toujours elles s'accompagnent de crises pénibles du prurit. Elles se développent chez des jeunes filles, des jeunes femmes, parfois aussi chez des hommes : ceux qui en sont atteints présentent comme constitution ce que l'on a décrit sous le nom d'état arthritique nerveux. Presque tous sont des névropathes, souvent des neurasthéniques, assez souvent des intoxiqués par le café ou le thé. Les poussées surviennent à propos de causes occasionnelles légères, telles qu'une contrariété, une émotion, les règles chez la femme, une exposition au vent ou au soleil, une infraction à l'hygiène alimentaire, un trouble gastro-intestinal, etc. Les lésions eczémateuses de ces sujets sont presque toujours de véritables *noli me tangere* : elles ne supportent pour ainsi dire aucune médication locale active. Presque toujours le séjour à la campagne et surtout une cure d'air et de calme à de hautes altitudes suffisent pour améliorer et même pour faire disparaître l'éruption.

II. *Dans un second groupe* Brocq range des éruptions circonscrites dans lesquelles il semble que des phénomènes d'ordre réflexe jouent un rôle appréciable.

Presque toujours, dans cette catégorie comme dans la précédente, il s'agit d'individus névropathes ou tout au moins assez facilement émotifs.

Les manifestations cutanées siègent surtout vers les poignets, la face dorsale des mains, parfois leur face palmaire, les doigts. Elles affectent presque toujours la forme de plaques nummulaires à bords assez nettement arrêtés, parfois aussi précis que dans les affections cutanées dont le parasitisme est surabondamment démontré. Les démangeaisons sont très variables, parfois vives, parfois presque nulles. Le type objectif, en dehors de la limitation en plaques nummulaires, est la forme vésiculeuse à moyennes vésicules sur fond rouge plus ou moins infiltré. Parfois l'éruption est presque sèche : elle peut affecter l'aspect cannelé.

La marche de ce type est essentiellement chronique ; l'éruption est rebelle aux médications locales. Elle est presque toujours symétrique.

Son caractère majeur est de *paraître* dépendre de l'état morbide d'un organe interne quelconque. C'est ainsi qu'on peut voir un eczéma de cette espèce, rebelle jusqu'alors, guérir après cicatrisation

IV

TROUBLES ORGANIQUES FONCTIONNELS ET MATÉRIELS

Les troubles matériels ou fonctionnels de l'*appareil gastro-hépatique*, du *tube digestif*, à tous les âges, bien que plus particulièrement dans la première enfance, l'helmintiase, etc., peuvent mettre en acte la prédisposition individuelle à l'eczéma. Latentes ou dénoncées, les *dyspepsies* sont d'une extrême fréquence chez les eczémateux — insuffisance gastrique, hépatique, intestinale. Établi d'après les méthodes nouvelles de recherche, l'état du chimisme gastrique, fermentation butyrique, etc., doit prendre place à côté du chimisme urinaire dans l'étude normale d'un cas particulier d'eczéma.

Il est de notoriété vulgaire que, chez quelques sujets intolérants spécialement, l'ingestion de certains aliments, poissons, gibiers, fromages fermentés, etc., provoque les exacerbations d'un eczéma existant ou en facilite les rechutes. Qu'elles soient autogènes, alimentaires, médicamenteuses ou toxiques — iodures, bromures, chloral, etc., etc., les *toxémies* ou les *autotoxémies* dérivées des voies digestives peuvent provoquer le processus d'eczéma comme elles provoquent les érythèmes infectieux ou toxidermiques, les paroxysmes des prurigos diathésiques, les urticaires, etc. (1).

L'*insuffisance* ou l'*ataxie urinaire*, bien que pouvant exister et existant souvent à tous les degrés sans qu'il se produise d'eczématisation, peuvent cependant, chez les prédisposés, prendre part au *complexus étiologique* de l'eczéma à titre provocateur ou adjuvant — hypourie et polyurie, hyperacidité et hypoacidité, hyperchlorurie et phosphaturie, hyperazoturie et hypoazoturie, glycosurie, hypophosphatie, etc. Les altérations hématiques qui leur correspondent anomalisent la circulation sanguine et lymphatique de l'épidermoderme, altèrent son mode trophique, et abaissent son degré de résistance. Le plus ordinairement, l'action est indirecte en ce sens qu'elle provoque surtout les prurits et les *pruriginoses* qui, à tous les âges, préludent si communément au développement des altérations eczématiques.

Aucune de ces perturbations du *chimisme urinaire* ne provoque directement ni inévitablement l'eczématisation ni la maladie eczéma; mais toutes peuvent

d'une ulcération du col de l'utérus, après amélioration de gastro-entérites ou d'entérites muco-membraneuses, etc., après applications de révulsifs sur la colonne vertébrale, après traitement général des troubles du système nerveux par l'hydrothérapie ou l'électricité. Il semble donc que la persistance de ces lésions soit attribuable à des sortes de phénomènes réflexes.

III. *Dans un troisième groupe de faits* Brocq range ces cas assez rares dans lesquels l'éruption eczématique se développe sur le territoire d'un nerf périphérique. Ici l'influence au moins accessoire du système nerveux est évidente, ce qui ne signifie pas toutefois que l'éruption reconnaisse pour cause unique un trouble quelconque du système nerveux soit central, soit périphérique.

(1) Cf. A. Robin et Leredde, Rapports entre les dermatoses et les affections de l'estomac. *Bull. de l'Acad. de méd.*, 19 juillet 1899. — Leredde, Pathologie générale des dermatoses toxiques. *Presse méd.*, sept. 1899, n° 74, p. 157-160. — L. Brocq, La question des eczémas, *lieu cité*, p. 205 et suiv.

participer assez activement au complexus étiologique pour que leur suppression ou leur atténuation soient toujours utiles, et souvent indispensables. L'état du *chimisme urinaire* doit faire, à présent, partie de l'analyse clinique nécessaire pour interpréter, à son titre réel, l'état d'un eczémateux; et toute médication logique formulée à propos d'un cas d'eczéma doit comprendre cette notion précisée pour servir de base aux indications de la médication générale et il en sera tenu plus loin compte à propos de la prophylaxie et du traitement [1].

V

ANOMALIES CUTANÉES. — PRÉDISPOSITIONS LOCALES ET RÉGIONALES AFFECTIONS CUTANÉES PRÉ-EXISTANTES

Par des modes divers, les *anomalies matérielles* ou *fonctionnelles de la peau*, à titre local ou général, la constituent en état de moindre résistance à la totalité, ou à quelques-unes, des conditions eczématigènes; leur constatation a une grande importance, car elle rend manifeste, et patente, la prédisposition directe de la peau à subir l'action des diverses causes d'eczématisation; et elle sert à particulariser au point de vue du diagnostic, du pronostic, et du traitement, les manifestations eczématiques propres aux sujets qui offrent ces anomalies.

I. Au premier rang, la dysépidermotrophie et la dystéatidrosie qui constituent les *ichtyoses*, la *kératose pilaire*, ou, simplement, la *xérodermie*, — peau sèche, astéatidrose, — qui en représente le degré le plus général ou le plus faible; localisée aux extrémités des membres supérieurs, spontanée, artificielle, sénile, etc., elle constitue une des conditions acquises d'eczématisation les plus ordinaires. Les hypersécrétions, *hyperidrose*, *séborrhée*, normales ou chimiquement altérées, l'*hyperstéatose* épidermique de régression, particulièrement dans les cas où une hygiène et une prophylaxie appropriées n'interviennent pas, sont au nombre des conditions qui, en favorisant le développement de certains éléments microbiens, ou en irritant chimiquement l'épidermoderme, provoquent ou particularisent quelques formes eczéma-

(1) Cf. TILBURY FOX, *Skin Diseases*, 1873, third edit., p. 175. — THIBIERGE, Des relations des dermatoses avec les affections des reins et l'albuminurie. *Ann. de dermat. et de syphil.*, 1885, 2e série, t. VI, p. 424 et 511. — AUGAGNEUR et JEAN LÉPINE, *Province médicale*, 1899, p. 243, et Sur la perméabilité rénale dans les affections cutanées. *Gaz. hebd. de méd. et de chir.*, 25 juin 1899. — Voir aussi, même année, LEREDDE, GAUCHER et BERNARD, *Bull. de la Soc. méd. des hôp.* et de la *Soc. de dermat.* — L. DUNCAN BULKLEY, Imperfect or deficient urinary excretion as observed in connection with certain diseases of the skin. A study based on two thousand urinary analyses. *Transact. of the Amer. Dermat. Assoc.*, fév. 1899-1900. — A. JOULIE, Rôle pathogénique des modifications de l'acidité urinaire. Urologie pratique et thérapeutique. *Bull. gén. de thérapeutique*, etc., nos de mars à mai 1900. — P. TOMMASOLI, De l'origine alloxurique de l'eczéma; et COLOMBINI, Premières recherches sur la toxicité urinaire, etc., *lieu cité* plus haut, p. 85.

tiques, et, au premier rang, celles de la série « séborrhéique » de Unna. Mais aucune de ces conditions ne suffit, à elle seule, pour servir à qualifier la nature proprement dite d'aucune eczématisation; et c'est à titre provisoire seulement que l'on peut conserver le radical d'eczéma à un certain nombre des types de la maladie de Unna (¹).

II. L'état de *dysémie* d'un territoire cutané représente une condition favorable au développement du processus d'eczématisation, à sa prolongation, à ses rechutes. Physiologiquement, les membres inférieurs sont en état de dysémie relative, et la réduction de toutes les altérations de la peau, y compris l'eczéma, y est plus longue à obtenir que sur les autres points du corps. Quand cette dysémie se traduit par des *varices*, ou par des *varicosités en réseau* de la base de l'épidermoderme, la condition prédisposante et efficiente locale atteint son maximum, et l'on voit se former, sous l'action des traumatismes de tout ordre, des foyers d'eczématisation en arrière ou autour des malléoles, sur la face externe des jambes. Si une médication appropriée n'est pas instituée, ces foyers représentent la première phase des dermites variqueuses profondes, dont l'ulcère variqueux est l'aboutissant commun (²). Au même titre interviennent, pour la région anale, les varices rectales ou hémorroïdes.

III. Au niveau des *plis cutanés* de tout ordre, le processus eczématique trouve des conditions favorables à la production, au maintien, à l'exagération des altérations. La zone cornée y est au minimum; les sécrétions normales ou pathologiques y sont abondantes, et y trouvent des conditions de décomposition particulière; la vie microbienne y est florissante; les fissurations, communes. Chez les *obèses*, les surfaces de contact sont considérablement augmentées; la réaction érythémateuse très facile, et, en l'absence de soins spéciaux, l'état intertrigineux y est presque constant; dans tous les cas, à elle seule, la localisation rend nécessaire l'adjonction à la prescription thérapeutique, des indications spéciales de prophylaxie et de médication locale qui sont indispensables.

Dans quelques formes, les plis sont *typiquement* eczématisés, et exclusivement, avec une entière symétrie; dans les formes communes, un ou plusieurs plis seulement sont atteints avec ou sans symétrie, et, dans tous les cas, l'eczématisation y est particulièrement irritable, intense, rebelle.

IV. Une prédisposition locale aux déterminations eczématiques, à leur exacerbation, et une condition importante à préciser au point de vue du traitement, résident dans les régions qui confinent immédiatement aux *orifices naturels*, en raison surtout de l'altération en quantité, ou en qualité, des sécrétions ou des excrétions provenant des surfaces ou des cavités qu'ils terminent. Pour les paupières, conjonctivites diverses, flux lacrymal; pour l'oreille, otites moyennes avec perforation du tympan et écoulements, otites externes.

(¹) Voir plus loin. *Eczéma séborrhéique*, p. 115-150.
(²) Voir plus loin, aux *Eczémas régionaux*, eczémas des jambes, p. 274.

Pour les régions mammaires, galactorrhée, lactation (*eczema lactantium*). Pour le nez, coryzas de toutes variétés; pour la cavité buccale, irritations salivaires, action de quelques dentifrices, etc. Pour l'orifice uréthral, rétrécissement de l'ouverture préputiale, incontinence d'urine, urines hyperuriques, glycosiques, etc. Pour l'orifice anal, action des fèces, varices rectales, etc.; périmètre des orifices de trajets fistuleux, etc. Tous ces points seront rappelés à l'occasion du traitement des eczémas régionaux.

V. Les *affections de la peau réalisées*, de tout ordre, celles qui sont prurigineuses particulièrement, bien que non exclusivement, peuvent devenir le *point de départ* et l'*occasion* du développement d'eczématisations plus ou moins importantes, qui prédominent souvent à titre temporaire dans le tableau clinique, mais qui, dans le complexus syndromatique, doivent toujours, par l'analyse clinique et par l'anamnèse, être placées à leur rang hiérarchique normal, condition indispensable pour établir leur pronostic propre, leur prophylaxie, et leur thérapeutique locale ou générale.

CHAPITRE II

CAUSES EXTERNES

I. INFECTIONS VENIMEUSES LOCALES. ECZÉMATISATION ACARIENNE. — II. AGENTS CHIMIQUES. — III. CONDITIONS COSMIQUES. — IV. TRAUMATISME ET PRURIT. ECZÉMAS « TRAUMATIQUES ».

Quelque importance qu'acquièrent, dans certaines conditions individuelles, les causes externes relativement à l'apparition, à l'accroissement, à la prolongation et aux récidives des manifestations eczématiques; quelque considérable que puisse être leur suppression au point de vue de la prophylaxie et de la thérapeutique générale de l'eczéma, ces causes n'occupent en réalité que le second rang dans la genèse véritable de la maladie eczéma. En voici le sommaire général très succinct, le rappel de ces conditions étiologiques devant être fait en plusieurs points à l'occasion des médications et de la prophylaxie.

I

INFECTIONS VENIMEUSES LOCALES. — ECZÉMATISATION ACARIENNE

Les *infections venimeuses locales* de la peau, dans les diverses *phtiriases*, à des degrés différents, non seulement par le prurit provoqué, et par les inoculations microbiennes, mais encore par action spécifique, favorisent ou provoquent, partout où elles sont produites, le développement du processus d'eczématisation, avec une extrême inégalité, cependant, selon les idiosyncrasies individuelles.

Le prototype de l'*infection venimeuse eczématigène* est l'*infection acarienne*, puisque, régulièrement, l'épiderme sous-acarien, périvésiculaire, s'eczématise ; non pas toujours toutefois, car on peut voir un sillon acarien typique poursuivre son trait sinueux dans un épidermoderme libre de toute réaction irritative. Toutes les fois où la vie acarienne se prolonge, à côté de l'eczématisation se produisent les pyo-épidermodermites; et ce qu'on appelle communément l'eczéma acarien est le plus ordinairement une eczématisation infectée, une polydermite.

Le point pratique est que la destruction de la *vie acarienne*, même par des applications irritantes pour la peau éczématisée, éteint aussi le processus d'eczématisation communément; les exceptions, et les cas où l'épidermodermite catarrhale s'exagère, ou s'étend, sous leur action appartiennent à des sujets en état de prédisposition notoire, ou à intolérance spécifiée.

II

AGENTS CHIMIQUES

Les *irritations* de tout ordre venues *du dehors*, déterminent chez tous les sujets sans exception des altérations bien connues, et sont classées dans les *éruptions artificielles* [1] souvent confondues avec l'éczématisation et qui, chez les sujets normaux, ceux dont la peau est *bonne*, sont proportionnelles à l'intensité et au mode, ou à la répétition, de l'action irritante, et cèdent régulièrement à la suppression de la cause, et à l'emploi des médications anodines et protectrices appliquées, alors même qu'il a été produit un processus réel d'eczématisation.

Mais, chez les sujets dont la peau est *mauvaise*, ou chez qui elle l'est devenue en raison de la longue durée ainsi que de la répétition des actions irritantes; chez les sujets qui ont, innée, de source interne ou par condition plasmique originelle, souvent héréditaire, la peau en état inférieur de résistance, ou encore chez les sujets qui présentent les anomalies ou les altérations préalables de la peau que nous avons indiquées tout à l'heure, ces irritations provoquent *régulièrement* un processus eczématique réel.

Il faut ajouter que chez tous les sujets, sans exception, quand un point quelconque du tégument a été traumatisé par contusion, plaie, déchirure, ou bien est innervé pathologiquement par névralgie ou névrite, la résistance *locale* est affaiblie, et, que cette condition explique la fréquence des épidermodermites, de tout ordre, y compris l'eczématisation, sous l'action des pan-

[1] Voir plus loin, l'article *Éruptions artificielles*, par THIBIERGE.

sements irritants, populaires ou chirurgicaux : liniments et onguents, agents dits antiseptiques, phénol, iodol, iodoforme, salol avant tous les autres, mercuriaux, préparations salicylées, teinture populaire d'arnica employée pure, etc., les emplâtres irritants ou septiques; le ciment et le plâtre chez les maçons et les plâtriers, les sels de soude et de potasse chez les épiciers et les droguistes; le savon et les lixiviants chimiques chez les laveuses; les eaux de vaisselle et la chaleur des fourneaux chez les cuisinières, cuisiniers, garçons d'office; enfin les divers agents spéciaux chez les imprimeurs, lithographes, graveurs, mécaniciens, chauffeurs, broyeurs de substances chimiques et pharmaceutiques, raffineurs de sucre, varouleurs de lin, chapeliers, mégissiers, teinturiers, fleuristes, coloristes, plumassiers, etc. Chez les femmes particulièrement, les cosmétiques de mauvaise qualité, les « eaux » de toute sorte, les teintures pour la chevelure, les « épilatoires », les lixiviants, les poudres colorées et parfumées, etc. Dans tous ces cas, nulle action spécifique propre à quelques agents particuliers en ce qui concerne l'eczématisation. Toxines microbiennes, venins animaux, excitants divers, tous, proportionnellement à leur degré de virulence actuelle ou à leur activité propre, semblent avoir une action analogue, dont la mesure est réglée à la fois par l'intensité du pouvoir irritant, la durée de son application et l'irritabilité générale ou locale propre à l'individu.

III

CONDITIONS COSMIQUES

L'action des conditions cosmiques sur la production des altérations eczématiques, ou sur l'évolution des lésions réalisées est manifeste dans un certain nombre de cas, et chez quelques sujets en particulier. Elle peut être *directe*, c'est-à-dire analogue à celle des irritants physiques ou chimiques : action du *soleil*, *eczéma solaire* de Willan-Bateman; de la *lumière électrique* : rayons X, épilation, radiographie, radioscopie et radiothérapie.

L'action des conditions cosmiques peut aussi être *indirecte*, en impressionnant les sujets « barométriques », ou plus souvent, en déterminant des *troubles préalables* dont l'eczématisation n'est que le résultat second, ainsi que cela se produit, par exemple, pour les paroxysmes *saisonniers* des prurigos. Ce sont, en effet, les changements de saison que l'on trouve particulièrement incriminés, ainsi que les températures extrêmes, dans la production des exacerbations des pruriginoses, et corrélativement des eczémas.

Les *températures* froides en diminuant la stéatidrose, particulièrement sur les membres, ou sur les surfaces découvertes, chez les sujets du type ichtyosique ou chez les xérodermiques [1], déterminent, sous l'action des irritants,

[1] ξηρός, sec. La xérodermie simple ou pilaire, la xérodermie hivernale, les xérodermies professionnelles des mains sont extrêmement communes en dehors de l'ichtyose proprement dite, qui en représente la plus haute expression.

du dedans ou du dehors, les variétés sèches, fissurées, fendillées, de l'eczématisation, ou en provoquent régulièrement le retour. Et, inversement, chez les eczémateux de cet ordre comme chez les psoriasiques, les saisons tempérées ou même chaudes améliorent ou mettent en accalmie les lésions cutanées. L'action peut se constater éclatante chez les sujets de cet ordre, originaires des pays chauds, qui arrivent pendant l'hiver dans les climats tempérés ou froids, et à qui il suffit de retourner au pays d'origine pour voir disparaître les eczématisations acquises.

L'action *hygrométrique* est variable selon qu'elle est temporaire ou permanente, et selon les autres composants locaux de l'état atmosphérique. L'air marin est généralement considéré comme nuisible; mais la règle, si elle existe, comporte de *nombreuses exceptions*; et les observations qui ne tiennent pas compte de toutes les conditions du séjour près de la mer, et de l'alimentation qui y est usuelle, sont non avenues. Les climats et les vents *secs* ne sont ordinairement pas favorables aux eczémateux.

IV

TRAUMATISME ET PRURIT. — ECZÉMAS « TRAUMATIQUES »

La part du *traumatisme*, et particulièrement du grattage, dans la localisation, le développement, l'augment et les complications de l'eczéma est manifeste et considérable. Mais, dans tous les cas, l'action mécanique, si énergique qu'elle soit, *à elle seule*, ne produit pas le processus d'eczématisation; bien des fois nous avons établi publiquement que le prurit le plus excessif de certaines phtiriases, pédiculose pubienne, phtiriase commune dite des vêtements, prurit sénile pur, quoique provoquant les grattages les plus énergiques, peut être indéfiniment prolongé sans produire d'eczématisation.

La genèse des lésions eczématiques, dans les cas où elles dérivent, pour une part, du grattage provoqué par le prurit, est toujours extrêmement complexe, et il faudrait, pour en développer la série composante, reprendre l'histoire entière des pruriginoses [1]. Un point cependant doit être précisé : la part étiogénique des traumas de tout ordre est considérable dans la *provocation* de *l'eczématisation*, et dans ses *localisations*; mais, en ce qui concerne la pathogenèse proprement dite de la *maladie eczéma*, elle reste seconde, et ne saurait être rangée parmi les conditions proprement dites de sa *production*. On peut donc exprimer un fait réel en qualifiant certaines eczématisations, celles des prurigos, par exemple, de *traumatiques*; mais il ne serait pas nosologiquement exact d'admettre des *espèces* traumatiques de la *maladie eczéma* [2]. Pratique-

[1] Voir ERNEST BESNIER, Sur la question du prurigo. 3e Congrès international de dermatologie tenu à Londres du 4 au 8 août 1895. *Transact.*, p. 24-46.

[2] Dans son remarquable essai de classification des eczémas vrais, Brocq (chap. Ier, *Formes pures*, p. 300-305. La question des eczémas, *lieu cité*) a traité la question à un

ment, il suffit de savoir que tous les traumatismes sans exception, et le grattage en particulier, peuvent provoquer, accroître, disséminer les lésions eczématiques, et déterminer dans les régions voisines du champ d'eczématisation diverses complications. Il en sera tenu compte au point de vue de la prophylaxie et de la thérapeutique toutes les fois qu'il y aura lieu.

autre point de vue. Il décrit quatre formes d'eczéma vrai sous le titre d'*eczémas traumatiques*, c'est-à-dire d'eczémas « dans lesquels le traumatisme joue, momentanément du moins, le rôle prépondérant, et constitue la *dominante étiologique* ».

Voici le sommaire de ces formes :

Première forme. — « Limitation plus ou moins précise aux régions traumatisées ; fort souvent établissement, apparition graduelle de l'eczéma vrai, à la suite de dermites vésiculeuses typiques ; symétrie frappante ou asymétrie absolue, suivant les conditions dans lesquelles s'exerce le traumatisme. Éruption vésiculeuse moyenne, avec rougeur, croûtelles, desquamation ; plus rarement vésicules très volumineuses, ce qui se voit chez les goutteux avérés ; fréquentes complications de pyodermites, prurit variable suivant les autres conditions pathogéniques concomitantes. Ces éruptions ne guérissent pas très vite après la suppression de la cause vulnérante, ce qui les différencie des simples dermites traumatiques. Elles guérissent plus ou moins rapidement suivant le degré de la prédisposition individuelle à l'eczéma, et suivant l'adjonction d'un ou de plusieurs facteurs pathogéniques.

« Cette première forme d'eczéma traumatique répond à notre première grande forme objective d'eczéma amorphe. »

Seconde forme. — « L'eczéma traumatique peut aussi, chez les arthritiques nerveux à réactions cutanées extrêmement vives, revêtir la forme érysipélatoïde ; mais alors le traumatisme n'est vraiment qu'une dominante étiologique bien passagère ; c'est l'étincelle qui met le feu aux poudres : en réalité, c'est le neuro-arthritisme qui est la condition pathogénique prépondérante. »

Troisième forme. — « Très fréquente aux consultations de l'hôpital. Plaques nummulaires, arrondies ou circinées, à bords nettement arrêtés, isolées ou confluentes par places, recouvertes de vésicules moyennes assez volumineuses, d'ordinaire prurigineuses, plus ou moins lichénifiées, et par suite reposant sur un derme assez épaissi ; elles s'observent surtout aux doigts, aux mains vers leur face dorsale, aux poignets, aux avant-bras, parfois aux membres inférieurs. Elles sont assez souvent symétriques, mais leur symétrie est presque toujours un peu imparfaite.... Chez la plupart des malades qui présentent cette variété objective, on trouve, quand on veut chercher, d'autres conditions pathogènes de l'eczéma des plus puissantes qui peuvent dans une certaine mesure donner l'explication de la forme spéciale que revêt l'éruption. Ils sont, comme nous venons de le dire, fort souvent atteints de séborrhéides ou parakératoses pityriasiques, et leurs plaques de séborrhéides des mains s'eczématisent sous l'influence du traumatisme. Ce sont, en outre, presque toujours des intoxiqués par l'alcool, par le café, par le thé, par une nourriture défectueuse ; des surmenés, des débilités, des neuro-arthritiques ; assez fréquemment ils ont des lésions vésicales, gastro-intestinales, utérines. Or, ces conditions pathogènes sont précisément celles qui dans certains cas, rares il est vrai, semblent provoquer et surtout entretenir certains eczémas nummulaires.

« Il semble donc que, dans cette troisième variété d'eczémas traumatiques, le traumatisme ne soit plus une dominante étiologique tout à fait prépondérante, et qu'il ait besoin, pour déterminer l'apparition de ces éruptions spéciales, de l'appoint d'une ou de plusieurs autres causes pathogéniques qu'il convient de déterminer à propos de chaque sujet. »

Quatrième forme. — « Cette forme répond à notre forme objective dite eczéma papulo-vésiculeux disséminé ; mais elle s'observe assez rarement à l'état pur. Elle se produit parfois lorsqu'une substance très irritante pour le sujet est mise en contact assez court ou assez superficiel avec les téguments. Mais presque toujours, dans ces cas, il coexiste une intoxication d'origine interne, ou une auto-intoxication, où un choc nerveux qui se surajoutent à l'action traumatique directe ; de telle sorte que dans la plupart de ces faits, sauf quelques rares exceptions, nous le reconnaissons, l'apparition de la poussée papulo-vésiculeuse disséminée se fait soit en quelque sorte spontanément sous la seule influence des causes internes que nous venons d'énumérer, soit sous l'influence du grattage conséquence d'un prurit, lequel est lui-même provoqué par ces mêmes causes internes. En somme, il s'agit presque toujours, dans cette forme morbide objective, de formes composées étiologiques et non de formes relativement pures. »

[*E. BESNIER.*]

CHAPITRE III

PARASITISME DE L'ECZÉMA

I. AMICROBISME INITIAL ET MICROBISME SECONDAIRE. — II. ECZÉMAS INFECTÉS ET INFECTIONS DIVERSES ECZÉMATISÉES. — III. ÉPIDERMODERMITES A STAPHYLOCOQUES ET A STREPTOCOQUES PRIMITIVES ET SECONDAIRES.

La question du parasitisme de l'eczéma est très complexe; elle comporte, d'emblée, trois termes essentiels : *a*. l'*origine* parasitaire proprement dite; — *b*. l'infection microbienne du champ d'eczématisation, *consécutive* à son développement; — *c*. l'eczématisation *secondaire* d'épidermodermites microbiennes diverses.

Sur le premier point, l'*origine* parasitaire de l'eczéma vésiculeux vulgaire typique, de la lésion propre de la maladie eczéma, l'observation clinique pure, et son interprétation logique, avaient suffi pour conclure à la *négative*, en établissant la part dominante des *conditions individuelles* dans son développement, et dans ses vicissitudes.

Sur le second terme, dès les premières notions acquises sur les infections secondaires des lésions non microbiennes de la peau, des plaies et des brûlures en particulier, il avait été facile de pressentir que l'eczématisation était au premier rang des conditions pathologiques qui « *améliorent* » la *qualité culturale* du tégument externe, et favorisent la mise en activité vitale des microcoques qui résident sur la peau normale à l'état latent [1].

Sur le troisième point, nous avions directement préparé la voie en isolant schématiquement le phénomène de l'eczématisation, et en établissant la fréquence avec laquelle, chez les sujets prédisposés, les traumatismes de tout ordre, les irritants de toute nature, — y compris les éléments toxiniens, — pouvaient entrer en *action eczématisante*, et créer des complexus inextricables composant la série des eczématisations secondaires, et des affections compliquées d'eczéma, ou eczématisées. Inutile de dire que, sur ce dernier point

[1] « Les notions anciennes — écrivions-nous, il y a quelques années, Traitement de l'eczéma, *Traité de thérapeutique appliquée*, de Robin, 1897, p. 68, 69 — sont manifestement insuffisantes pour éclairer la physiopathogénie de la plupart des eczématisations, et un rôle, à déterminer, ne saurait être refusé aux microorganismes qui entrent en activité sur la peau, quand son revêtement corné a été entamé, et quand l'épidermoderme est devenu en état pathologique. L'observation des résultats favorables obtenus par les médications antiparasitaires appliquées au traitement des plaies en général, et aux brûlures en particulier, est des plus suggestives : dans les brûlures, par exemple, pas d'intervention bactérienne préalable à la lésion de l'épidermoderme; mais aussitôt cette lésion produite, germination et multiplication rapides d'éléments microbiens que la médication antiparasitaire, le pansement aseptique strict, annihilent rapidement. »

entièrement nouveau, et dans l'état rudimentaire de la bactériologie, il ne peut être donné que des ébauches; et que des observations nouvelles et complètes, recueillies en grand nombre, sont nécessaires pour constituer des *formes cliniques nouvelles*, et *renouveler la nomenclature* [1].

I

AMICROBISME INITIAL ET MICROBISME SECONDAIRE

La *supposition* de l'origine parasitaire de l'eczéma en général appartient à Unna qui l'a formulée au Congrès de Birmingham en 1890 et qui, en 1892, a précisé le siège de l'élément micrococcique qu'il considérait comme pathogène et qu'il croyait pouvoir spécifier sous le nom de *morocoque*, comme distinct du staphylocoque doré. Cependant, malgré les années écoulées, l'œuvre du Maître de Hambourg reste inachevée; sa base clinique est incomplète, les recherches bactériologiques sont encore en cours; la démonstration de l'inoculabilité, *non* des épidermites microbiennes eczématoïdes, mais de l'eczéma vrai n'a pas été donnée; et la *preuve* du microbisme des éléments eczématiques *initiaux* fait défaut.

Mais si la conception de Unna conserve des lacunes, elle n'en est pas moins très remarquable; et elle a ouvert, pour l'eczématologie une ère nouvelle. La question du parasitisme dans l'eczéma, aujourd'hui clairement posée, a été développée de la manière la plus brillante au Congrès international de dermatologie tenu à Paris en 1900; et la voie est, à présent, largement ouverte.

Nous allons, le plus succinctement possible, mettre sous les yeux du lecteur les pièces mêmes du procès en commençant par donner le résumé authentique de l'état actuel du théorème de Unna.

I. — 1892-1900 — P.-G. UNNA

En 1892, Unna a décrit des cocci en *pelotons muriformes* : morocoques (voir plus haut, Pl. II, fig. 7), existant au niveau de la couche cornée dans les coupes de l'*eczéma* CHRONIQUE, en des points permettant d'expliquer facilement, pour lui, les détails de la pathogenèse de ces placards, étant supposée admise la théorie de la miotaxie, dont il se sert pour l'explication générale du fait de l'exsudation provoquée par un élément toxinien situé dans l'épiderme [2].

(1) Voir E. KROMAYER, Kritische Bemerkungen über der parasitaren Ursprung der Hautzems, *Arch. für Dermat. u. Syph.*, t. LIII, Heft 1, 1900, p. 85-95.

(2) La théorie du chimiotactisme a été étendue par Unna (Chemotaxis u. Entzündung, *Berliner klin. Wochenschrift.*, 1893, n° 20), des leucocytes aux exsudations en général, en montrant que dans des vésicules inoculables d'origine différente la relation des organismes aux exsudations leucocytaires, fibrineuses, leucoséreuses, et purement séreuses, est identique.

I. Les cocci sont : *a*, placés exactement au-dessus des points parakératosiques [1] (*Atlas*, Fig. 28 et 36 [2] et Pl. II, de ce volume, Fig. 9).

b. Disposés en pelotons sous la coupole de la vésicule de l'eczéma *chronique* au-dessus de la goutte séreuse, attirée chimiotactiquement, et produisant la vésicule (*Atlas*, Fig. 22, 23, 25, 26 et Pl. I, de ce volume, Fig. 1 et 2 et Pl. II, Fig. 1).

c. Situés dans le fond d'une vésicule ancienne de l'eczéma chronique, là où au-dessous d'elle a lieu une nouvelle éruption vésiculeuse par l'attraction du sérum (*Atlas*, Fig. 23 et plus haut Pl. I, Fig. 2).

d. Se propageant dans les failles des croûtes eczémateuses, là où, au-dessous d'elles, se forment de nouvelles vésicules (*Atlas*, Fig. 29).

e. Occupant les follicules dans la plaque eczémateuse folliculaire (*Atlas*, Fig. 27 et plus haut, Pl. I, Fig. 4).

II. Unna regarde comme *preuve histologique négative* de la valeur étiologique de ces morocoques pour l'eczéma leur absence dans les affections de la peau semblables, produites par le staphylocoque doré de la suppuration, comme dans l'impétigo de *Bockhart* et le furoncle. Dans le même sens, il appelle l'attention sur ce fait, que la présence des morocoques dans l'épiderme est accompagnée de la production de « mitoses épithéliales et d'acanthose », sans hypertrophie remarquable des cellules conjonctives, tandis que la présence du coccus semblable de l'impétigo vulgaire (*Atlas*, cahier 3) la présente (Plasmazellen), sans que le pouvoir mitotique des cellules épineuses de l'épiderme soit excité.

Pour Unna, les morocoques fixés à la superficie de la peau à cause de leur aérophilie (oxygénophilie) attirent, par leur toxine, un liquide séro-fibrineux, cause de l'inflammation *chronique* du derme, du ramollissement et de la desquamation de l'épiderme, en même temps que de l'acanthose.

III. En principe, Unna sépare les vésicules, contenant les « morocoques » au centre, se développant rapidement dans la peau saine (vésicules primaires ou vaccinales) et les vésicules vulgaires, se formant moins rapidement dans un épiderme déjà altéré (vésicules secondaires), où les morocoques sont situés au-dessus.

IV. En 1892, Unna ne considérait pas comme établie la preuve culturale et expérimentale du rôle eczématogène des pelotons muriformes, bien qu'il ait réussi à reproduire sur l'homme avec les cultures pures d'un coccus trouvé dans l'eczéma une affection vésiculeuse, impétiginoïde, identique sous le rapport clinique, histologique et bactériologique avec la forme aiguë de l'eczéma vésiculeux, qu'il avait décrite comme satellite autour des plaques d'eczéma chronique et en voie d'extension rapide. Mais il lui restait à démontrer la production de ce qu'il appelle « l'*eczéma* CHRONIQUE » par la culture des amas muriformes de cocci dans les croûtes eczémateuses. Cette preuve, Unna croit l'avoir donnée par une série d'études nouvelles (1900), dans laquelle il a isolé 23 différentes espèces de cocci, dont 11 donnaient sur la peau une réaction inflammatoire (vrais parasites de la peau), tandis que 12 ne donnaient pas de réaction quelconque (saprophytes de la peau). Parmi les cocci parasitaires 2 espèces seulement produisaient sur la peau des animaux et de l'homme, cliniquement et histologiquement, de vrais eczémas ;

[1] Pour Unna, la parakératose est le symptôme le plus constant de tout eczéma *chronique* vrai.

[2] *Histopath. de la peau*, citée plus haut; et *Atlas histologique supplémentaire cité*, 2e cahier

5 espèces produisaient des affections eczématoïdes, et 4 des affections très différentes de l'eczéma.

Au IVe Congrès international de dermatologie, Paris 1900, Unna montra des coupes d'eczéma artificiel, produit par l'inoculation des 2 espèces eczématogènes sur la peau du chien, du cobaye et du lapin, avec les 6 signes qu'il considère comme pathognomoniques de l'eczéma chronique de l'homme : parakératose, vésicules séreuses, état spongoïde de l'épiderme, acanthose, inflammation superficielle du derme, amas de cocci muriformes dans les croûtes. Il a réussi à reproduire sur l'homme, par ces 2 espèces de cocci, des eczémas papulo-vésiculeux, prurigineux, qui contenaient de prime abord les cocci inoculés de la plaque mère en culture pure. Dans son système nouveau, Unna dénomme les 2 espèces de cocci : *Diclimactericus eczematis albus flavens* et *Monoclimactericus eczematis virescens*. Il croit qu'un troisième organisme, le *Triclimactericus eczematis tenuis*, le même qu'il avait trouvé en 1892 dans l'eczéma, a une relation étiologique avec certains eczémas secs, puisqu'il le trouve presque constamment dans ces cas ; mais la preuve expérimentale reste à faire (1).

V. Après ces nouvelles études, l'eczéma vrai a toujours pour Unna une origine parasitaire, *mais il n'est pas une entité étiologique*. D'après lui, il y a des organismes différents, possédant le pouvoir eczématogène et produisant différentes formes d'eczéma, dont il croit avoir démontré avec certitude 2 espèces dans les croûtes artificielles sous la forme d'amas muriformes ; le mot morocoque ne désigne donc autre chose qu'un élément *histobactériologique constant de l'eczéma* ; il ne représente pas une espèce botanique.

II. — JUILLET 1900. — L. TÖRÖK ET ROTH (2).

I. L'eczéma vésiculeux n'a pas une origine parasitaire. Les microorganismes pyogènes n'arrivent que secondairement dans la peau eczémateuse, et occasionnent la transformation purulente des vésicules et les complications impétigineuses. L'état humide (das Nässen) n'a pas non plus une origine parasitaire.

II. Relativement au rôle des microorganismes pyogènes dans l'état humide, on peut tout au plus admettre qu'ils peuvent avoir une influence, simultanément avec d'autres causes nocives (chimiques), en ce sens qu'ils accentuent l'altération des parois des vaisseaux du derme, et contribuent ainsi à augmenter la quantité de l'exsudat. Même en admettant cette opinion, l'influence des microorganismes pyogènes pourrait tout au plus se rapporter à la marche de l'eczéma humide, et à

(1) Pour l'ensemble complet de la *nouvelle* bactériologie eczématique de Unna, voir sa plus récente publication : Essai d'une classification *botanique* des cocci trouvés dans l'eczéma, accompagné de remarques sur une classification scientifique des cocci en général, *Journal des maladies cutanées et syphilitiques*, 5e série, t. II, juillet 1900, p. 579-437.

(2) L. Török et A. Roth. Bacteriologische Untersüchungen über das Vesikulöse und nässende Ekzem, *Pester medizinish-chirurgische Presse*, 1900. Juli 8, n° 27. Jahrgang XXXVI. Voir L. Török, Ueber d. Bedeut. d. ekzemat. Hautlesionen, u. über d. allgemeinen Reactionen d. Haut. *Pester med. chir. Presse*, 1896, p. 946. — Quelques remarques sur la signification des lésions eczémateuses et sur les réactions générales de la peau. *Ann. de dermat. et de syphil.*, déc. 1896, 3e série, t. VII, p. 1308-1414. — L'eczéma est-il une maladie parasitaire ? *Ann. de dermat. et de syphil.*, 1898, 3e série, t. IX, p. 1073, 1082 ; et L'origine parasitaire des eczémas, *même Recueil*, 1899, 3e série, t. X, p. 57.

elle seulement, en concurrence avec d'autres causes nocives, et avec la réserve absolue que l'état humide peut persister sans la présence de staphylocoques pyogènes et de streptocoques, voire même en l'absence de microorganismes en général.

III. — AVRIL 1900. — SCHOLTZ ET RAAB [1].

« Il faut reconnaître à *l'infection staphylococcique une importance spéciale*; car en raison de la *constance* des résultats de nos recherches on doit y voir UN FACTEUR CONSTANT DANS L'ÉTIOLOGIE DE L'ECZÉMA *sans lequel aucun eczéma à marche typique ne peut se produire.*

« D'autre part, *l'infection staphylococcique, il faut le remarquer, est une cause* SECONDAIRE; *la cause primaire, qui décide de toute la marche de l'affection, est constituée par le genre de lésion de la peau*; c'est seulement sur ce terrain que l'invasion et l'infection staphylococciques peuvent se produire.

« On peut dire que les dermatites artificielles, et les autres lésions que nous avons étudiées, se transforment en eczéma par l'influence des staphylocoques, qui s'établissent et se multiplient rapidement sur ce bon terrain nutritif, et qui augmentent et entretiennent ainsi les lésions inflammatoires. Cette infection staphylococcique rend plus compréhensibles la chronicité de l'eczéma et le grand nombre des exacerbations.

« La *médication antiparasitaire* a moins d'importance dans l'eczéma que dans la gonorrhée, par exemple, car dans l'eczéma *l'altération épithéliale, qui rend seule possible l'infection staphylococcique, occupe le premier plan* et il ne s'agit pas d'un microbe spécifique, mais du staphylocoque répandu partout. »

Dans leur très important mémoire, dont nous venons de donner seulement un fragment, Scholtz et Raab ont établi particulièrement l'importance du rôle joué par les éléments microbiens dans l'évolution de l'eczéma, secondairement à la lésion primitive; mais ils ont certainement dépassé la réalité en laissant supposer que cette lésion primitive peut être banale, puisque ainsi que l'ont fait observer Brocq et Veillon, toutes les lésions cutanées sur lesquelles pullulent des staphylocoques et des streptocoques ne prennent pas l'aspect clinique de l'eczéma, et surtout, ajouterons-nous, ne constituent pas un eczéma véritable.

Dans la discussion soutenue au Congrès, Neisser a remis la question au point, en déclarant que la stérilité de la lésion primitive de l'eczéma lui paraissait démontrée; et que les infections secondaires constantes jouent un rôle nécessaire dans la constitution du syndrome eczéma; mais sans admettre, lui-même, avec Scholtz et Raab, le rôle prépondérant du staphylocoque doré, réserve dont Brocq a relevé l'importance.

[1] Recherches sur la nature parasitaire de l'eczéma et de l'impetigo contagiosa, travail de la clinique dermatologique du professeur Neisser à Breslau. *Ann. de derm. et de syphil.*, 4e série, t. I, avril 1900, p. 409-426.

IV. — MAI 1900. — CHARLES KREIBICH (¹).

L'eczéma idiopathique papulo-vésiculeux tel qu'il a été défini par Hebra, ainsi que les poussées aiguës dans les eczémas chroniques, apparaissent indépendamment de toute intervention microbienne. *Lors de leur formation, les vésicules eczémateuses sont amicrobiennes.* Lorsqu'elles sont anciennes, elles peuvent renfermer divers microorganismes, staphylocoque blanc, staphylocoque doré, streptocoque. Les microbes, et leurs toxines, peuvent être, dans l'eczéma, la cause de la diapédèse leucocytaire. De ces microorganismes dépendent les complications pustuleuses et lymphangitiques des eczémas. Ils pullulent en grande abondance sur les surfaces eczémateuses suintantes. Kreibich n'a pas réussi « à provoquer un eczéma aigu en inoculant, soit la sérosité des surfaces eczémateuses suintantes, soit les cultures pures des microbes rencontrés dans les vésicules suppurées. *La théorie suivant laquelle l'eczéma aigu serait une maladie parasitaire est donc fausse.* »

V. — AOUT 1900. — JADASSOHN ET FRÉDERIC (²).

1° Dans le grand groupe des eczémas banaux il y a des efflorescences dans lesquelles, à l'aide de nos méthodes actuelles, on ne peut découvrir de microorganismes ou, du moins, pas d'une manière telle qu'on puisse leur attribuer un rôle pathogénique quelconque. Dans ces formes, nous devons admettre comme facteurs étiologiques les prédispositions locale et générale, — qui sont très peu éclairées par la science, et reposent quelquefois sur des états morbides bien connus, — et les irritations mécaniques et chimiques.

2° Dans ces processus, ainsi que dans beaucoup d'autres maladies de la peau, nous pouvons, le plus souvent, constater l'invasion des microorganismes banaux qui se trouvent sur le tégument de l'homme et dans les milieux environnants (staphylocoques et streptocoques). Les conséquences de cette invasion dépendent : du degré de virulence des microbes, de la prédisposition locale et générale du sujet malade, et de la nature du processus originel. Il en résulte des altérations qui constituent une longue série de réactions très différentes de la peau, depuis l'irritation minime jusqu'à l'impétiginisation forte, depuis la lésion la plus passagère jusqu'à l'eczéma grave et chronique (infections banales secondaires de la peau se greffant sur l'eczéma vrai, sur les dermatites artificielles, parasitaires, etc.).

3° Ces infections banales peuvent se produire d'emblée sans préexistence d'un processus morbide reconnaissable. Leur développement et leur degré dépendent également beaucoup de la nature du terrain (infections banales primaires de la peau).

(¹) Recherches bactériologiques sur la nature parasitaire des eczémas, travail de la clinique dermatosyphiligraphique du professeur Kaposi, à Vienne (ce mémoire fait partie d'un travail plus étendu sur les *Suppurations de la peau*, qui sera publié ultérieurement). *Ann. de dermat. et de syphil.*, 4ᵉ série, t. I, n° 5, mai 1900, p. 569-582.

(²) IVᵉ Congrès international de dermatologie et de syphiligraphie. Paris 1900.

VI. — AOUT ET SEPTEMBRE 1900. — JAMES GALLOWAY AND J. W. H. EYRE (1). JAMES GALLOWAY (2).

1° Les cocci qui donnent des cultures blanches existent dans les lésions récentes et non modifiées de l'eczéma papulo-vésiculeux; mais ces cocci, quoique présentant quelques légers caractères spéciaux dans les différentes races, ne sont pas suffisamment différenciés pour permettre de les séparer du staphylococcus pyogenes albus.

Dans les périodes avancées de l'eczéma, d'autres organismes se montrent, de sorte que le coccus à cultures blanches peut être étouffé par eux. Le plus important de ces organismes est sans doute le staphylococcus pyogenes aureus.

L'infectivité locale et la chronicité de l'eczéma sont probablement dues principalement à la présence des microorganismes.

2° D'autres facteurs cependant interviennent probablement dans la production de toute attaque d'eczéma et parmi eux deux semblent surtout importants.

D'abord la prédisposition de la peau, qui est habituellement associée à l'état séborrhéique, au développement facile des nombreuses variétés de parasites végétaux. C'est probablement la plus active de toutes les conditions de susceptibilité ou de diminution de résistance, dans la production de l'eczéma.

En second lieu, la clinique semble montrer que certaines conditions de métabolisme imparfait prédisposent au développement de l'eczéma ou, en quelque manière, à sa réapparition, et de ces conditions les plus communes sont celles qui sont liées à des défectuosités dans la digestion et dans l'assimilation des aliments.

VII. — JUIN ET AOUT 1900. — L. BROCQ ET A. VEILLON (3).

I. *Recherches.* — 1° Les vésicules de l'eczéma, jeunes, non ouvertes, ne contiennent aucun microbe décelable par l'examen microscopique ou par la culture sur les milieux les plus divers.

2° Les vésicules vieilles, ouvertes, les surfaces suintantes ou croûteuses, sont envahies par une riche flore microbienne. Le staphylocoque doré est de beaucoup le plus abondant et le plus constant; mais on y trouve aussi, quoique en plus petite quantité, un streptocoque et un staphylocoque blanc.

3° Ces microbes nous paraissent être des espèces banales, et dans aucun cas nous n'avons cru pouvoir en différencier une pour en faire une variété spécifique, pour l'élever, par exemple, au rang qu'occupe le morocoque dans la théorie de Unna.

(1) A study of certain staphylococci producing white cultures found in eczema : being a contribution to the discussion on the parasitic origin of eczema, at the fourth international Congress of Dermatology, Paris 1900.

(2) Résumé du Rapport sur l'origine parasitaire des eczémas au IVe Congrès international de dermatologie, Paris 1900. *The British Journ. of Dermat.*, n° 145, vol. XII, n° 9, septembre 1900, p. 307-319.

(3) A. VEILLON, Recherches bactériologiques sur l'eczéma, travail du laboratoire de Brocq à l'hôpital Pascal, *Ann. de dermat. et de syphil.*, 4e série, t. I, n° 6, juin 1900, p. 683, 695. — L. BROCQ et A. VEILLON, Résumé du Rapport sur l'origine parasitaire des eczémas, IVe Congrès international de médecine, Paris, 2-9 août 1900. Résumé des Rapports, Masson et Cie, Paris 1900. Voir aussi *Annales de dermatologie et de syphil.*, août et sept. 1900.

4° Ces microbes se trouvent à l'état isolé sur la peau saine des eczémateux et de l'homme bien portant.

5° Ils forment des cultures abondantes sur la peau malade dans les affections les plus diverses : plaies, brûlures, herpès, syphilides, maladie de Duhring, etc.

6° Mais ils semblent, surtout le staphylocoque doré, pulluler avec une réelle prédilection sur les surfaces eczémateuses.

7° Si, après avoir désinfecté une plaque d'eczéma, on la recouvre avec une colle à l'oxyde de zinc stérilisée, on constate, un, deux ou trois jours après, que l'eczéma a continué à évoluer, et que la sérosité et les vésicules sont amicrobiennes.

8° Sur la peau saine d'un individu eczémateux, nous n'avons jamais pu reproduire d'eczéma par le contact prolongé d'une culture de staphylocoques provenant d'une plaque d'eczéma.

9° L'inoculation de ces cultures de staphylocoques sur une plaque d'eczéma en voie de guérison, et soigneusement désinfectée, donne de toutes petites pustulettes miliaires, et non des vésicules typiques d'eczéma.

II. *Conclusions.* — *a.* Dans l'état actuel de nos connaissances, l'existence d'un microbe spécifique pathogène de l'eczéma reste encore à démontrer, bien qu'il soit à la rigueur possible que ce microbe existe, sans être encore décelable par les procédés actuels d'investigation et de culture.

b. Les lésions primitives, pures (vésicules fermées), de l'eczéma vrai, vésiculeux, ne contiennent aucun microbe décelable par les procédés actuellement connus en bactériologie.

c. Les microbes divers (et en particulier le staphylocoque), qui pullulent en abondance sur les surfaces suintantes ou croûteuses de l'eczéma, constituent des infections secondaires, dont on commence à soupçonner l'action directe sur l'eczéma pur, sans l'avoir encore élucidée. Ce qui est certain, c'est que ces microbes sont la cause de la plupart des complications, et des éruptions dites pyodermites, qui viennent si fréquemment troubler l'évolution typique de l'eczéma pur.

En résumé, la lésion élémentaire typique primitive de l'eczéma vrai, vésiculeux, est amicrobienne : la surface de l'eczéma est très promptement envahie par des microbes d'infection secondaire capables de créer sur elle leurs lésions propres, lesquelles sont bien de nature microbienne : ils viennent ainsi obscurcir le tableau symptomatique d'une affection dont ils ne sont nullement la cause première

VIII. — AOUT 1900. — MORGAN-DOCKRELL (1).

1° Le morocoque n'est qu'un staphylocoque; 2° le staphylocoque n'est trouvé dans les tissus profonds que lorsqu'il y a une fissure; 3° on ne trouve jamais un staphylocoque dans une vésicule *fraîche* ni un morocoque en dehors d'un amas coagulé; 4° lorsqu'il se trouve dans une croûte, c'est le résultat d'une contamination par l'air, et quand on le trouve dans les régions profondes, cela provient généralement d'une auto-inoculation réalisée sur une surface où se trouve une fissure; 5° la théorie que l'eczéma serait produit par le staphylocoque pyogène doré n'a aucune valeur, car dans les cultures faites directement les cocci sont mixtes.

(1) Congrès de dermatologie de 1900.

IX. — AOUT 1900 — R. SABOURAUD (1).

I. La vésicule eczématique vraie est amicrobienne.

II. Les deux infections secondaires de l'eczéma, les plus fréquentes, les plus typiques, ayant chacune des caractères symptomatiques et anatomiques propres, sont celle du staphylocoque doré, et celle du streptocoque.

III. Le *staphylocoque*, infectant la vésicule eczématique, la transforme en pustule. Après avoir pullulé dans cette vésicule qu'il n'a pas faite, le staphylocoque peut créer ensuite de toutes pièces, au voisinage, de nombreuses pustules miliaires, staphylococciques d'emblée, qui n'ont pas toutes, ni forcément besoin d'une vésicule eczématique préformée pour se produire.

IV. Le *streptocoque*, hôte très fréquent de l'eczéma, crée entre les vésicules eczématiques des phlycténules superficielles sous-cornées, extensives, coalescentes, donnant lieu, par la destruction de leur couche cornée, à une érosion diffuse de l'épiderme et à un exsudat *en nappe*, lequel se concrète en croûtes jaunâtres, minces, papyracées. Tant qu'un placard eczématique n'est pas infecté par le streptocoque, ses vésicules ouvertes forment de petits puits, distants les uns des autres, exsudant chacun une gouttelette séreuse isolée. Mais lorsque l'infection streptococcique est survenue, le sérum exsudé suinte uniformément de toute la surface épidermique érodée, comme au travers d'un papier filtre. Ainsi, sur un placard eczématique l'exsudation *diffuse* n'est pas proprement eczématique mais sus-eczématique, et due à l'infection de sa surface par le streptocoque.

V. Dans un placard eczématique infecté, on trouve histologiquement le mélange des lésions propres de l'eczéma, de la miliaire pustuleuse à staphylocoques, de l'épidermite à streptocoques.

VI. Beaucoup de staphylocoques différents et *non classés*, à l'étude aujourd'hui, peuvent se superposer aux lésions ouvertes de l'eczéma, et pourraient avoir, comme les précédents, une importance dans sa physionomie objective.

VII. Il existe très certainement, en dehors de l'eczéma, des *épidermites microbiennes eczématoïdes* souvent confondues avec l'eczéma. Le type en est l'*eczéma séborrhéique de Unna*.

X. — 1897-1900 — LEREDDE (2).

Après Kreibich, Brocq et Veillon, etc., Leredde admet que l' « eczéma aigu », à sa naissance, et dans son phénomène fondamental, la vésicule, n'est pas une affection parasitaire; il pense qu'il s'agit d'une maladie toxique liée à des altérations du milieu sanguin. Avec Unna, il considère comme à peu près démontré que les *lésions* majeures de l'eczéma *chronique* sont d'origine parasitaire artificielle; et il s'est appuyé également sur leur étude pour défendre la nature parasitaire de l'eczéma.

Pour Leredde, l'eczéma *aigu* doit être déclassé. Dans certains cas où il est sur-

(1) Étude clinique et bactériologique de l'impétigo, trois mémoires, janvier, mars et avril 1900, pp. 62-90, 320-374, 428-508, et Congrès de 1900.

(2) Leredde, Étiologie et pathogénie de l'eczéma, *Presse médicale*, n° 87, mai 1897, p. 201. — L'eczéma, maladie parasitaire, *L'Œuvre médico-chirurgicale*, n° 7, mars 1899, et tirage à part. — L'origine parasitaire de l'eczéma, *Ann. de dermat. et de syphil.*, 1899, 3e série, t. X, p. 30, 36. — Le rôle du système nerveux dans les dermatoses, *Arch. gén. de méd.*, 1899.

tout caractérisé par la rougeur et la desquamation, qui du reste aboutissent parfois au suintement séreux, il s'agit de lésions qu'on peut comparer à celles d'un érythème scarlatiniforme localisé. Dans d'autres cas, les lésions sont identiques à celles du prurigo, ou en sont voisines; on rencontre alors les mêmes causes toxiques initiales (fermentations gastro-intestinales), les mêmes lésions sanguines, les mêmes lésions histologiques fondamentales. Ces rapports de l' « eczéma aigu » et du prurigo ont été entrevus par de nombreux auteurs, et Leredde a essayé, dans son travail sur l'eczéma maladie parasitaire, de les rendre encore plus sensibles.

Si l'on appelle eczéma aigu, dit Leredde, des lésions de l'ordre des prurigos, sans parler même des formes érythémateuses, comment appellera-t-on les lésions parasitaires que *tout le monde*, avant le Congrès de 1900, appelait eczéma? Que fera-t-on de l'eczéma qui s'observe chez les malades atteints de prurigo type Hebra, de prurigo diathésique, et dont l'origine parasitaire paraît si probable et expliquera bien le mécanisme? Mais si nous dénommons eczéma les lésions parasitaires surtout chroniques, nous laissons le champ libre aux études ultérieures; nous dénommons et classons les lésions qui relèvent aujourd'hui de notre analyse, nous réservons la classification et le dénombrement des lésions toxiques beaucoup plus complexes, dont nous ignorons, dans leur détail, les causes immédiates.

XI. — JUILLET 1900. — GASTOU [1].

Bactériologiquement on constate, dans les différentes affections dénommées eczémas, une multiplicité de formes et d'associations bactériologiques correspondant à une multiplicité de formes anatomiques et cliniques de l'eczéma, sans qu'on puisse noter, d'une façon absolue, la relation de l'espèce microbienne et de la variété éruptive.

Il est fréquent de noter à l'origine d'un eczéma une affection pyoïde, une infection microbienne ou bactérienne locale, qui a précédé la manifestation eczémateuse; de même, l'éclosion d'un eczéma séborrhéique du tronc, de la face ou du cou, voire même généralisé, a souvent été précédée, en particulier chez les enfants, d'un impetigo contagiosa, de gourmes du cuir chevelu. La constatation de parasites, des mêmes espèces microbiennes, dans ces eczémas, et dans les lésions pustuleuses qui les ont précédés, est importante à signaler. Des nouveau-nés, présentant des éruptions dites eczémas où l'examen bactériologique décelait des variétés microbiennes spéciales, étaient allaités par des mères dont le lait contenait les mêmes variétés et, en cherchant au delà, on constatait chez ces femmes des infections antérieures en rapport avec les variétés microbiennes encore en action. Dans tous ces cas, la même espèce microbienne pouvait exister dans des éruptions d'un aspect clinique tout à fait différent.

En suivant l'évolution de quelques prurigos infantiles, Gastou a noté chez la mère et l'enfant la même *formule hématologique*, et dans certains cas la mère avait eu, soit antérieurement, soit pendant la grossesse, une infection microbienne. Les enfants de ces femmes étaient alors, ajoute l'auteur, prédisposés soit à des

[1] Les infections microbiennes et les réactions fonctionnelles des téguments dans l'étiologie de l'eczéma, *Société française de dermatologie*, juillet 1900.

prurigos, soit à des eczématisations ou à des lichénifications, et, dans ces éruptions il a pu constater la présence d'espèces microbiennes multiples : staphylocoques, streptocoques, bacilles variés ; entre autres, le bacille du pus bleu.

II

ECZÉMAS INFECTÉS ET INFECTIONS CUTANÉES ECZÉMATISÉES POLYDERMITES STAPHYLOCOCCIQUES ET STREPTOCOCCIQUES

I. De l'enquête internationale, dont le sommaire textuel vient d'être donné, il résulte que, à la fin de l'année 1900, la majorité des dermatologistes et des bactériologistes déclare le phénomène de l'eczématisation *primitivement* amicrobien, mais reconnaît également que l'infection micrococcique des champs eczématisés est normale, régulière, et que par conséquent *tout eczéma*, bien que né pur et amicrobien, devient rapidement une *lésion mixte*, ce que nous avons appelé une *polydermite*. Dans tous les cas, la surface eczématique infectée reçoit, de l'infection, une action plus ou moins considérable qui se traduit par des modifications de forme, d'évolution, de durée, d'extension, etc. ; mais la persistance de cette infection *n'est pas nécessaire* au développement du processus eczématique, qui peut continuer à progresser à l'état amicrobien après la suppression de l'infection (¹).

Ce fait constaté, il n'en est pas moins manifeste que l'élément infectieux développé sur champ eczématique, avec une grande variété individuelle, constitue une complication aggravante, une condition surajoutée d'intensité, une cause d'extension sur place ou à distance, de prolongation de durée ; et qu'il y a un intérêt majeur à asepsier les surfaces d'eczématisation infectées, et à protéger les parties saines contre l'action irritante, et souvent pré-eczématique, des contaminations micrococciques. Mais il ne faut pas omettre d'ajouter que, quels que soient les éléments micrococciques prédominants, qu'ils aient infecté un champ eczématique amicrobien, ou qu'ils aient *préludé* à une eczématisation secondaire, ils restent *subordonnés* dans leur évolution, et dans leur durée, aux conditions du milieu intérieur, et aux actions thérapeutiques locales.

II. En ce qui concerne la morphologie, il n'est pas douteux qu'elle subisse, de l'action bactérienne, des modifications nombreuses et variées ; mais il faut encore un peu de temps avant de pouvoir déterminer avec précision le *rapport* à instituer entre des formes cliniques bien établies, et les germinations micro-

(¹) VEILLON, Mémoire cité, p. 689, a mis ce fait capital en évidence dans la remarquable expérience suivante : une surface eczématique, infectée à l'état commun, est *désinfectée*, puis occluse avec une colle stérilisée. Trois jours après, la colle enlevée, « on trouve la surface eczémateuse moyennement enflammée, mais encore en activité ; *elle est suintante, et on voit des vésicules toutes récentes. Le liquide qui suinte sert à ensemencer des tubes de gélose et du bouillon en pipette.* TOUS LES ENSEMENCEMENTS SONT RESTÉS STÉRILES. »

biennes adéquates. Pour la *clinique*, il est urgent de produire des observations précises comprenant, pour chacune d'elles, une étude bactériologique sévèrement conduite, et pour la *bactériologie*, il y a un progrès non moins urgent à

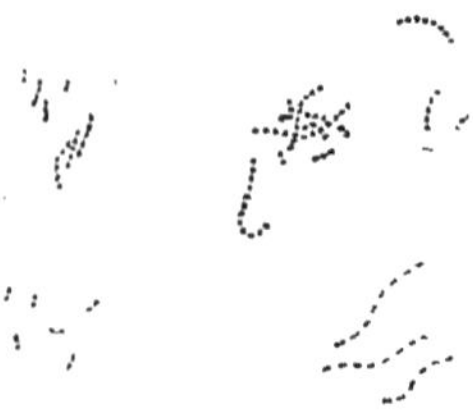

FIG. 11 (1).

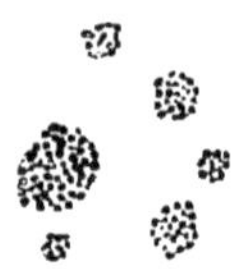

FIG. 12 (2).

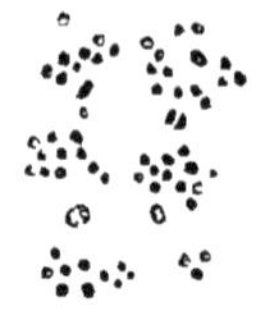

FIG. 13 (3).

FIG. 11. — *Streptocoques.* — Ocul. 3. — Object. à immersion homogène 1/16, Leitz.
a, formes en sablier. — *b*, en chaînes normales (cultures). — *c*, dans la lésion de l'ecthyma. — *d*, en points doubles dans l'impétigo, la dermite à streptocoques, etc.

FIG. 12. — *Staphylocoques.* — Ocul. 3. — Object. à immersion homogène 1/12, Leitz. — Amas muriformes du staphylocoque doré dans la pustule *sus-eczématique.*

FIG. 13. — *Staphylocoques.* — Ocul. compensateur 6. — Object. à immersion homogène 1/5 de Zeiss. — Éléments séparés d'un peloton staphylococcique.

réaliser dans les méthodes d'examen, et dans la détermination précise des *espèces* botaniques à incriminer dans les différents cas. Dans l'état présent, on peut s'étonner de voir *le* streptocoque et *le* staphylocoque être producteurs d'un aussi grand nombre de dermopathies *distinctes*; et il semble impossible qu'ils n'aient pas des espèces et des variétés à individualiser.

III. Ces réserves nécessaires posées, le lecteur peut se reporter aux indi-

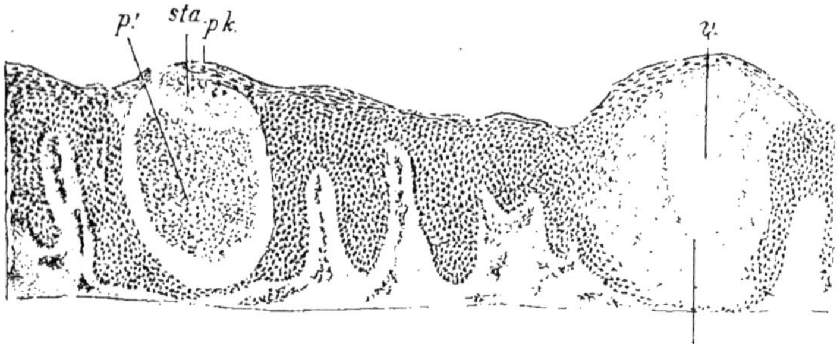

FIG. 14. — Eczéma des avant-bras chez un cuisinier. Coupe verticale, passant par une pustule staphylococcique, et par une vésicule eczématique amicrobienne située à côté. Coloration bleu polychrome. La pustule *p* a tous les caractères de la pustule staphylococcique (4) : elle est remplie d'un essaim de leucocytes. Elle présente sous sa coupole parakératosique en *sta*, les petits amas muriformes communs à toutes les pustules staphylococciques, en leur siège normal et ordinaire. La coupole cornée de la pustule montre l'effraction qui a donné passage au microbe. La vésicule eczématique *v* montre un centre séreux proprement vésiculaire, autour duquel quelques noyaux leucocytaires et en *sp*, une couronne continue de spongiose.

(1), (2), (3), Préparations de Sabouraud.

(4) D'après Sabouraud, Unna a décrit comme *eczéma chronique la miliaire pustuleuse staphylococcique* des avant-bras qui n'est pas un eczéma, et dont on trouvera dans ce volume la description à l'article *Folliculites*. C'est cette miliaire pustuleuse qui montre

cations préliminaires données plus haut [1] pour avoir une *prénotion* des types d'eczématisation infectée déjà étudiés ; les figures qui sont reproduites ci-dessous préciseront quelques-uns de leurs caractères.

La figure 14, ci-contre page 111, reproduit une coupe qui provient d'un sujet ayant une lésion eczématique croûteuse amicrobienne — cas représenté ci-dessus figure 9, page 58. On voit, en *p*, une *pustule staphylococcique*, évoluant, *secondairement*, au lieu et à la place d'une *vésicule* eczématique préalable, *à côté* d'une vésicule ayant tous les caractères — spongiose périphérique — de la vésicule eczématique vraie.

Dans la figure 15, ci-dessous, est représentée *l'infection streptococcique secondaire* d'un champ d'eczématisation vraie ; la *lésion* streptococcique — Sabouraud — est une *phlycténule* sous-cornée, spongoïde ou uniloculaire (*str.*), contenant extrêmement peu d'éléments microbiens. *La culture est nécessaire pour y démontrer la présence de l'élément pathogène, le streptocoque.* Quand l'infection

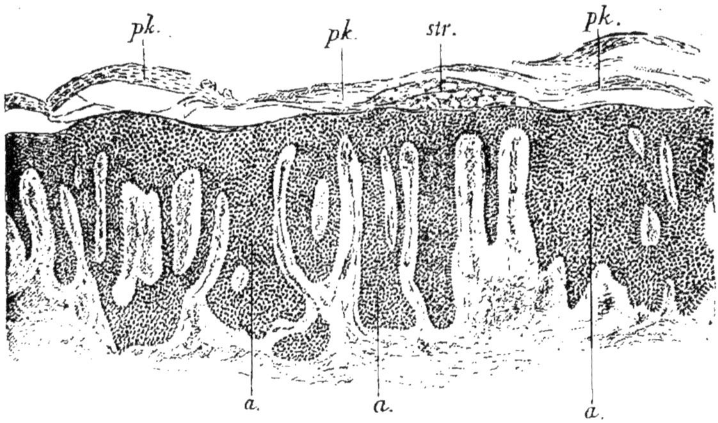

FIG. 15. — Épidermite chronique à streptocoques datant de sept mois. Coupe verticale. Picrocarmin. Hématoxyline.

streptococcique est chronique, permanente, elle s'accompagne d'une *acanthose* sous-jacente énorme (*a.*), et, en surface, d'une *parakératose* proportionnelle (*pk.*) ; on trouve en (*str.*) le rudiment de la phlyctène caractéristique de l'infection streptococcique.

Ces infections communes sur les champs d'eczématisation ne se produisent pas exclusivement à leur surface ; et elles peuvent s'observer en dehors d'eux ; « néanmoins, c'est l'ensemble de ces deux infections réunies, superposées aux lésions eczématiques *primitives*, qui donne à l'eczéma chronique sa physionomie objective ».

IV. Voilà le lecteur informé, sans commentaire, de l'état actuel de la

les caractères de la pustule *morococcique* de Unna, « laquelle n'est qu'une pustule intraépidermique due au staphylocoque doré ».

[1] Voir plus haut p. 104 et suiv.

question du parasitisme dans l'eczéma. Les années qui vont suivre produiront les recherches et les études, qu'il est nécessaire d'entreprendre pour mettre les choses au point. Quoi qu'il puisse intervenir, le rôle des *conditions individuelles* dans la genèse de l'eczéma reste, et restera, ce que la clinique a établi qu'il était, c'est-à-dire *prédominant*. Même infecté, streptococcisé ou staphylococcisé, l'eczéma *vrai* restera un eczéma, c'est-à-dire une *maladie soumise* à l'action pathogénétique qui lui est propre. Mais ce qui est également vrai, c'est que la *prophylaxie* et la thérapeutique de l'eczéma bénéficieront largement de la notion, aujourd'hui précisée, du rôle des infections microbiennes de l'épidermoderme dans l'évolution, la généralisation, la durée, etc., et dans la morphologie des lésions eczématiques, ainsi que nous l'avons déjà indiqué, et que nous le rappellerons encore en lieu opportun.

QUATRIÈME PARTIE

I. ***Sur les affections cutanées réunies par Unna sous la dénomination d' « Eczéma séborrhéique », et sur leurs rapports avec l'eczématisation et l'Eczéma.*** — II. ***Sommaire pathogénique et clinique de l'Eczéma infantile.*** — III. ***Diagnostic et pronostic de l'Eczéma.***

CHAPITRE PREMIER

SUR LES AFFECTIONS CUTANÉES RÉUNIES PAR UNNA SOUS LA DÉNOMINATION D' « ECZÉMA SÉBORRHÉIQUE » ET SUR LEURS RAPPORTS AVEC L'ECZÉMATISATION ET L'ECZÉMA

I. PRÉAMBULE. — II. CARACTÈRES CLINIQUES, DERMATOGRAPHIQUES ET ÉVOLUTIFS DE L' « ECZÉMA SÉBORRHÉIQUE » DE UNNA. — III. RÉSUMÉ ET PARALLÈLE DES CONDITIONS INDIVIDUELLES, GÉNÉRALES ET LOCALES, COMMUNES AUX « SÉBORRHÉIQUES » ET AUX ECZÉMATEUX. — IV. APERÇU PHYSIO-PATHOLOGIQUE SUR LES DYSTÉATOSES ET LES DYSTÉATIDROSES CUTANÉES ET SUR L'IMPROPRIÉTÉ DU QUALIFICATIF « SÉBORRHÉIQUE » ET DU TERME DE « SÉBORRHÉIDES » APPLIQUÉS EN GÉNÉRAL. — V. SUR LE CLASSEMENT DES « ECZÉMAS SÉBORRHÉIQUES » DE UNNA.

[E. BESNIER.]

I

PRÉAMBULE

Depuis l'année 1887 (¹), la littérature dermatologique déborde d'un mot nouveau, l'*eczéma séborrhéique* créé par Unna, de Hambourg, et que, dans tous les pays, les praticiens emploient, aujourd'hui, avec une profusion extraordinaire, en dépit de très vives oppositions.

De toutes les affections, très diverses, dont se compose le groupe des « eczémas séborrhéiques » de Unna (²), aucune n'est nouvelle; toutes avaient été antérieurement décrites, et classées dans les eczémas, les pityriasis, les séborrhées, les psoriasis, les lichens, les acnés, etc. Bien plus, les rapports

(¹) Seborrhœal eczema, by Dr P. G. Unna, Abstr. of paper read in the Dermatol. Section of the ninth internat. med. Congress. at Washington, *in Journ. of Cutan. and gen. ur. Dis.*, vol. V, n° 12, 1887 (avec une chromographie). — *Monatshefte f. prakt. Dermat.*, 1887, n° 15. — Was wissen wir von der Seborrhœa? — Trad. française par Doyon, *Ann. de dermat.*, 2e série, t. VIII, p. 705, 715, 1887. — Das seborroische Eczem, *in Monatshefte*, etc., 1887, n° 18, traduction française par Doyon, *in Ann. de dermat.*, 2e série, t. IX, p. 98, 111, 1888. — Das Seborroische Ekzem, Sammlung Klinischer Vorträge, n° 79, 1893; Analyse très détaillée par A. Doyon, *in Annales de dermatol. et de syphil.*, mars 1894, p. 573 et suiv.; et l'Eczéma séborrhéique, traduction française par Menahem Hodara, *Journal des maladies cutanées et syphilitiques*, mars et avril 1894. — Sur l'histologie de l'eczéma séborrhéique, *Comptes rendus* du Ier Congrès internat. de dermat. et de syphil., Paris, 1889, p. 749, 752, et la série des *Monatshefte*, jusqu'à 1901.— Cf. H. G. Brooke : 1° On a form of so called Seborrhœa, *Medical chronicle*, Feb. 1888, p. 485; 2° The relations on the seborrh. processes to some other affections of the skin, in the *British Journal of Dermatology*, Vol. I, n° 8, June 1889, p. 247, 263 (avec une chromographie). — Elliot, *New York Med. Journ.*, 1891, p. 174; et A Contribution to the histology of one phase of eczema seborrhoïcum, *Journ. of. cut. and. gen.*, etc., vol. XI, 1893, p. 205. — Neisser, Die Pathologie des Eczemas, *Verhandlungen der Deutschen dermatologischen Gesellschaft*, 1892, p. 116. — A. Doyon, *Ann. de dermat. et de syphil.*, 3e série, t. V, 1894, p. 260, 273. — Ch. Audry, Des formes aiguës de la maladie de Unna (eczéma séborrhéique), *Le Midi médical, Journ. de méd. et de pharm.*, de Toulouse, 2e année, n° 10, mars 1893, p. 109, 114. — Sur la dermatose de Unna, *Ann. de dermat. et de syphil.*, 3e année, t. V, 1894, p. 76. — Le soi-disant eczéma séborrhéique, *Ann. de dermat. et de syphil.*, février, mars 1899, p. 114, 127 et 209, 225. — Philippson, de Hambourg, Eczema seborrhoïcum, *Ann. de dermat. et de syphil.*, 1893, p. 686, 708. — L. Brocq, Les eczémas séborrhéiques et les séborrhéites, *La Presse médicale*, mars 1897, p. 101, 102; et La question des eczémas, *Ann. de dermat. et de syphil.*, janvier, février, mars 1900, p. 25, 61. — L. Török, Die Seborrhæa corporis (Duhring), und ihr verhältniss zur Psoriasis vulg. u. z. Ekzem., *Arch. f. dermat. u. syphil.*, 1899, t. XLVII, p. 69, 203. — William Anderson, On Seborrhœa and its results, *The british Journ. of dermat.*, août 1900, p. 276, 286; Discussion, p. 286, 291. — J. Schutz, Klin. ü. Acne, u. d. Seborr. Zustand, *Arch. f. Dermat. u. S.*, 1900, T. LI, p. 323 et suiv. — L. Perrin, L'Eczéma séb. de Unna, *Gaz. d. Hôpitaux*, n° 130, 1900, p. 1403 et suiv.

(²) Au dernier recensement fait par nous — *Traité de thérap. appl.*, de A. Robin, p. 80, 81, — la conception de Unna réunissait : 1° des éruptions miliaires aiguës, — premiers stades des eczémas séborrhéiques, — les eczémas herpétiformes disséminés, les eczémas intertrigos, kératoïdes et fendillés, les eczémas professionnels, diverses formes graves généralisées; 2° une série nombreuse d'affections prélevées sur les genres dermatologiques les plus divers, — toutes les séborrhées, à l'exception du vernis caséeux et du flux huileux, les pityriasis, une partie du psoriasis, plusieurs variétés d'acné.

qu'elles affectent entre elles, et en vertu desquelles Unna les a réunies, avaient été clairement relevés par Rayer (1) d'abord, puis définis par Erasmus Wilson (2), par Bazin (3), etc., et, depuis une quarantaine d'années, sous l'action des éléments nouveaux d'étude fournis par l'histologie cutanée et par les progrès de l'analyse clinique, — Pohl Pincus, van Harlingen, Duncan-Bulkley, Piffard, etc., etc., — le pityriasis d'abord, puis diverses lésions eczématoïdes, avaient été différenciés des séborrhées tout en restant, par tradition, décrits avec les séborrhées (4). C'est ainsi qu'on trouve, dans la première édition du Traité de Duhring, au chapitre des séborrhées de la tête et du corps, la description des formes essentielles de ce que Unna décrira plus tard sous le nom d'eczéma séborrhéique (5).

A l'hôpital Saint-Louis, ces formes dermatologiques étaient étudiées avec soin depuis beaucoup d'années ; et nous-même, dans les notes de la première édition française de Kaposi, avions donné de la variété élémentaire typique, dans son lieu d'élection, une description qui n'était pas parvenue à la connaissance de Unna quand il a écrit sur l'eczéma séborrhéique, ainsi qu'il l'a déclaré dans ses *Lettres* de Paris en 1888, et que voici reproduite :

En dehors du pityriasis versicolore que la sudation, le séjour au lit, la présence de la flanelle longtemps portée, favorisent certainement, on rencontre très fréquemment, sur les régions antérieure et postérieure du tronc, une *affection eczématiforme particulière*, que l'on confond avec diverses altérations différentes. Généralement disposée sous forme de disques plus ou moins arrondis ou semi-lunaires, elle s'observe surtout chez les sujets (les hommes notamment) qui portent sur la peau une chemise de laine ou de flanelle. Cliniquement, c'est un *eczéma érythémateux*, eczéma souvent fruste, avec saillie acnéiforme des follicules pilo-sébacés et *bordure finement incisée* occupée par une croûtelle légère. Aux

(1) *Traité cité*, 2e édit., t. II, p. 160, 188, Pityriasis du cuir chevelu ; voir plus loin, *Eczémas régionaux*.

(2) *Œuvres citées*, et Aperçu historique, p. 11, 12.

(3) *Œuvres citées*.

(4) Pincus, Das Zweite Stad. d. Alopecia pityrodes, Virchow, *Arch.*, Bd 41, 1867, p. 322. — Piffard, *Diseases of the Skin*, New-York, 1876, p. 192 : « Upon microscopic examination, the scales of pityriasis will be found to be constituted chiefly of horny cells, with a varying sometimes very slight, amount of entangled sebum », p. 195, not., cit. van Harlingen.— Malassez, Note sur l'anatomie pathologique de l'alopécie pityriasique, *Arch. de physiol. norm. et path.*, 2e série, t. I, 1874, p. 465, 478. — Van Harlingen, *Arch. of dermat.* (*Transact. of the Amer. Dermat. Assoc.*), vol. IV, New-York, 1879, p. 58, 97, 102.

V.-H. « Would regard pityriasis simplex as a separate affection of the scalp, distinct from seborrhœa, p. 59. The cells are those of the horny layer thrown off in eczema squamosum and psoriasis, yet evidently belong to the same stratum, p. 101. Certain forms of disease heretofore commonly classed as seborrhœa sicca, should properly be removed from the category of diseases of the sebaceous glands, since the pathological product in theses cases is not sebum, but epithelium from the horny layer of the skin. Any sebum wich may be present is a mere accompaniment of the epithelial product. For these cases, the designation pityriasis, or pityriasis simplex, would seem appropriate. »

(5) L. A. Duhring, *Traité prat. des mal. de la peau*, 2e édit., trad. franç., par T. Barthélemy et A. Colson, Paris, 1883, 1888 ; *Séborrhée du corps*, p. 109, 110. — Barthélemy a écrit en note : « Quand la séborrhée donne lieu à la desquamation fine, pityriasique, ce qui est très commun, la peau est le siège d'un processus pathologique analogue à celui qui est connu, pour les muqueuses, sous le nom de catarrhe ».

alentours, quelques groupes d'eczéma papuleux léger, avec croûtelle au sommet, sans forme précise; quelques-uns cependant, examinés à la loupe, *se montrent entourés individuellement de la petite fissure fine périphérique, que nous considérons comme pathognomonique.* — CETTE AFFECTION EST PARASITAIRE, avec parasites de l'ordre de ceux qui viennent d'être déterminés dans la note ci-dessus. Sa guérison s'obtient aisément avec le savon noir et avec tous les agents d'élimination épithéliale (1).

Longtemps avant la première publication de Unna, Vidal, et nous-même, enseignions, à l'hôpital Saint-Louis, que diverses variétés de séborrhée et d'hyperidrose du cuir chevelu se rencontraient régulièrement chez les sujets qui étaient atteints de l'espèce d'eczéma que nous venons de décrire. Dès 1878, nous avions déposé, dans le Musée de l'hôpital Saint-Louis, les pièces établissant l'échelle complète de ces formes cliniques, depuis l'incisure annulaire ou semi-lunaire simple et discrète — Pièce 864 — ayant la netteté d'une figure schématique — les anneaux confluents perdant leurs bords de contact et formant les contours multicerclés festonnés, avec l'atmosphère d'éléments folliculaires isolés — croissant excentriquement pour devenir rapidement annulaires et se déformant par rencontre avec les éléments voisins, — Pièces 504, 875, — jusqu'aux grands placards discoïdes des membres, — Pièce 876.

Cela établi, il n'en reste pas moins acquis que la vue d'ensemble de tous ces faits, que leur synthèse hardie est l'œuvre de Unna, œuvre considérable, qui a révolutionné la dermatologie entière, provoqué des travaux remarquables, et que l'on reconnaîtra, en toute justice, avoir été salutaire et féconde.

Laissant ici, dans un article consacré à l'eczéma, tout ce qui a trait aux acnés, aux pityriasis, au psoriasis, au pityriasis rubra-pilaire, etc., etc., annexés par Unna et dont les éléments appartiennent aux articles consacrés à ces affections, nous circonscrirons notre étude aux *rapports* qui relient les lésions et les affections élémentaires de l'eczéma séborrhéique de Unna à l'eczématisation, et aux eczémas vrais. Ces rapports sont de la plus grande importance, nous allons le montrer, pour la conception nette des affections « séborrhéiques » d'une part, et de l'autre pour la prophylaxie et la thérapeutique des eczémas.

Dans la synthèse dermatologique de Unna, la partie majeure, celle dont l'utilité pratique est indiscutable, celle qui mettra le plus rapidement le lecteur au cœur de la question, comprend l'exposition des caractères cliniques, dermatographiques et évolutifs de l' « eczéma séborrhéique ». La voici, dégagée, autant que possible, des complexités du texte original, dans lequel l'auteur n'a manifesté aucune préoccupation de dogmatisme classique, *interprétée, discutée* avec sobriété et *résumée par nous très sommairement*, en majeure partie dans les termes où nous l'avons produite antérieurement (2).

(1) ERN. BESNIER, trad. franç. de Kaposi, 1re édit., Paris, t. II, 1880, p. 449, note 1. Voir, plus loin, Planche VIII.

(2) Traité de thérapeutique appliquée de A. Robin, *lieu cité*, p. 86, 94.

II

CARACTÈRES CLINIQUES, DERMATOGRAPHIQUES ET ÉVOLUTIFS DE « L'ECZÉMA SÉBORRHÉIQUE » DE UNNA

I. Les efflorescences « séborrhéiques » se présentent sous des types variés, types élémentaires, et dénommés par Unna *Anthèmes* et *Synanthèmes*.

I. — ANTHÈMES. — *a.* TACHES JAUNES; *b.* TACHES HYPERÉMIQUES; *c.* TACHES SQUAMEUSES

a. *Taches jaunes.* — Fréquemment, sur divers points, une tache jaune, grasse ou non, maculeuse et pigmentaire, se fait remarquer. Ses *lieux d'élection* sont le tour de la bouche et du nez; les régions sternale et interscapulaire, les plis antibrachiaux, les régions ano-génito-inguinales. Les observations de Unna sont ici incontestables; à la condition de *chercher* et de *savoir voir*, on constate très fréquemment une *xanthochromie*, localisée ou diffuse, occupant quelquefois de grandes surfaces, chez des sujets atteints d'eczéma commun, ou d'acné vulgaire.

b. *Taches hyperémiques.* — L'hyperémie, s'ajoutant à la xanthochromie, forme des taches de nuance jaune rougeâtre, avec ou sans télangiectasies; leur *lieu d'élection* est le visage, où elles forment une lésion *mixte*, qui est en réalité un eczéma avec acné ou une acné eczématisée. Pour Unna, cette localisation *dérive* du « catarrhe séborrhéique » du cuir chevelu; elle peut guérir, par la seule guérison de l'eczéma du cuir chevelu, sans intervention directe. Cette proposition, inutile de le dire, ne saurait être prise à la lettre, mais elle reprend sa valeur en ce qui concerne la nécessité de guérir la lésion du cuir chevelu dans le traitement de ces altérations mixtes de la face. Nous avons trop souvent vérifié la valeur du précepte, pour ne pas en témoigner ici; la mise au net et l'entretien en état d'intégrité du cuir chevelu s'*imposent* dans le traitement de la plupart des acnés de la face.

c. *Taches squameuses.* — Les taches squameuses constituent l' « eczéma séborrhéique » à la période confirmée; elles forment l'*anthème primaire*, essentiel, typique, — pityriasis du cuir chevelu, pityriasis blanc de la barbe, — bords tranchés, plaques visibles surtout à l'éclairage oblique, rencontrées à la face, au col, aux épaules, aux bras, à la région supérieure, sèches, à peines connues des malades, *préludes et points de départ* de la plupart des formes intenses ou graves.

II. — SYNANTHÈMES COMPRENANT CINQ TYPES — CIRCONSCRIT, PÉTALOÏDE NUMMULAIRE, ANNULAIRE, CONCRET

a. *Type circonscrit.* — La première des formes cliniques composées, le premier type clinique de Unna, réalisant des taches circonscrites élégantes, avait été décrit par nous parmi les *eczémas à parasites*, avant que Unna ait créé l'eczéma séborrhéique [1].

[1] Voir plus haut, p. 115.

b. *Type pétaloïde.* — Cette forme correspond à plusieurs dermatoses déjà bien décrites sous des noms différents en France et en Angleterre. Dans la description de Unna, ce sont des efflorescences maculeuses, des papules plates lenticulaires, jaune rouge, recouvertes de squames sèches ou grasses, avec tendance prononcée au développement excentrique, formant des segments de cercle, avec ponctuations béantes des orifices sébacés, etc. Ce qui particularise ce synanthème, c'est que, tandis que dans le type précédent il y avait une simple parakératose avec stéatorrhée, l'état spongoïde de l'épiderme restant limité à l'incisure périphérique, il y a, avec la parakératose, acanthose, coloration jaune spécifique et évolution plus avancée en taches guttiformes, nummulaires, recouvertes de croûtes grasses ou humides.

c. *Type nummulaire.* — Ce synanthème se développe sur tous les points du corps; sa marche est aiguë, lente ou chronique. Ses efflorescences sont psoriasiformes, squames et croûtes grasses. On en observe de typiques au pourtour du front, de la nuque, au rebord axillaire, à l'anus, groupées, alignées en séries, — couronnes séborrhéiques; — à leur niveau, les croûtes avulsées, on constate un *pointillé rouge sécrétant* (1).

Dans les formes plus avancées, dépouillées, humides, suintantes, l'aspect se confond avec celui des eczémas de toute nature en période suintante. La distinction peut, quelquefois, s'établir sur cette différence que l'eczéma séborrhéique suintant n'est *presque* jamais humide dans toute son étendue, et présente, en quelques points, des efflorescences sèches, typiques ou mixtes, ainsi qu'on le voit particulièrement au col, aux oreilles, au creux des aisselles, dans la région inguinale, etc. Dans ce type, la différence est plus accentuée que celle qui sépare entre eux les précédents; la parakératose est intense, la stéatidrose considérable, l'épidermodermite plus élevée.

d. *Type annulaire.* — Dans ce type, le développement dépasse le précédent, mais la *sécheresse* est plus grande, et les caractères psoriasiformes plus accentués; les formes composées sont nombreuses.

e. *Type concret.* — Synanthème caractérisé par des croûtes grasses sur surface cornée humide; forme sébacée et alopécique, absolument *chronique*, souvent sénile.

De la succession, de la réunion, de la combinaison de ces types divers dérivent des formes cliniques intéressantes à déterminer en elles-mêmes, et parce qu'elles peuvent servir à guider dans le diagnostic des formes diverses comprises dans le système de Unna, et aussi parce que leur *coexistence* avec des formes communes, au moment où on les observe, ou leur constatation dans les *périodes antécédentes*, peut servir d'indication. Mais quand on observe des formes à évolution eczématique commune, alors même que des phénomènes typiques de séborrhée, ou des lésions

(1) *N. B.* — Nous avertissons le lecteur que là *commence la difficulté*, la *faille* qui provoquera la dislocation du système entier de l'*eczéma* séborrhéique de Unna, avec le *fait nouveau* de l'apparition sur le champ « séborrhéique » et desquamatif d'un phénomène appartenant à un *autre processus*, c'est-à-dire à l'*eczématisation*. Dans la première série, il ne s'agissait que de types desquamatifs et stéatosiques plus ou moins analogues à certaines formes des affections antérieurement décrites sous les noms de séborrhée, pityriasis, psoriasis, acnés; mais voilà qu'il intervient de la *vésiculation*, du *suintement*, c'est-à-dire des caractères qui ne font pas partie intégrante ni nécessaire des anthèmes « séborrhéiques » lesquels peuvent poursuivre et poursuivent souvent d'une manière typique leur cycle entier sans les présenter.

typiques, auraient été antérieurement constatés, il n'est en aucune manière démontré que les altérations aiguës généralisées qui se sont développées *ultérieurement* sur le mode commun sont du même type que les anthèmes « séborrhéiques » simples. La rapidité de leur efflorescence, l'étendue dans laquelle elles se diffusent, impliquent une action angio-nerveuse, et nous ne comprenons pas encore par quelle voie le parasitisme externe auquel sont attribués les éléments primaires pourrait produire tout cela.

III. — NOSOLOGIE ET CLINIQUE

I. La *prédisposition* à l'eczéma séborrhéique est individuelle, héréditaire; le père du sujet est le plus souvent atteint d'alopécie pityroïde; la mère a de l'acné rosacée; lui-même a un « passé séborrhéique »; il a eu « des croûtes de lait »; des eczémas; il a une chevelure luxuriante avec pellicules constantes et abondantes, qui a mué à toutes les maladies de l'enfance. Blépharites et conjonctivites, hyperidrose des plis, avec intertrigo facile, etc. *Premières manifestations positives, de vingt à trente ans*: aggravation des phénomènes précédents; alopécie active, prurit à la région antérieure, avec formation de petites croûtes laissant la peau humide ou saignante au grattage, puis croûtes épaisses, isolées, grasses, laissant des érosions humides après leur enlèvement. Envahissement de la région fronto-temporale ou de la nuque par des plaques nummulaires rouges, squameuses ou croûteuses, — couronne séborrhéique, — envahissement humide ou croûteux de la totalité du vertex, ou érosions humides rétro-auriculaires; apparition sur le visage, à intervalles divers, de plaques squameuses, pityriasiques, chez la femme sur le col, dans la barbe et sur les épaules chez l'homme, à l'aisselle dans les deux sexes. C'est consécutivement, et par progression *de haut en bas*, que les lésions évoluent et se multiplient sur les épaules, les bras, respectant de grandes étendues du tégument des bras, pour se développer sur *le dos des mains* et *des doigts*, spécialement dans les espaces interdigitaux du pouce et de l'index, lieux d'élection.

II. Presque toujours, c'est le *cuir chevelu* qui est le siège principal, le *point de départ*, la réserve bactérienne, le conservatoire d'éléments qui, toutes les fois où ils trouveront, sur place ou ailleurs, des *conditions germinatives intensives*, produiront un « catarrhe épidermodermique » plus ou moins accentué. Moins souvent, mais quelquefois, c'est de la *réserve ciliaire, rétro-auriculaire, axillaire, anale, inguinale* ou *ombilicale* que procèdent les *foyers secondaires*. Chez les sujets stéatosiques et hyperidrosiques, les altérations descendent en avant du sternum jusqu'à la ceinture, et en arrière dans la gouttière inter-scapulaire. Tout ce qui augmente la stéatidrose et la stéatorrhée, non seulement accroît la rapidité de la propagation de l' « eczéma séborrhéique », mais augmente tous ses symptômes.

Dans l'eczéma séborrhéique, comme dans tous les autres, tout ce qui congestionne la peau, activement ou passivement, surtout à la face, au cuir chevelu et aux extrémités, chaque excitation circulatoire du tissu « chaque amélioration accidentelle du terrain de nutrition » — sous-entendu pour la prolifération bactérienne — peut causer une aggravation de l'eczéma réalisé, produire de nouvelles éruptions, « soit par une irritation hyperémiante, par une altération de sécrétion avec humidification et hyperstéatisation de la couche cornée, et faire d'un seul coup, d'une affection de la peau circonscrite, une affection universelle ».

L'auteur ne paraît pas prévoir ici une objection, cependant fondamentale, à la doctrine des bactéries eczématogènes; c'est la rapidité même de ces poussées congestives inexplicables dans la théorie de l'origine extrinsèque pure, à moins de démontrer directement la présence des parasites eczématogènes, et, expérimentalement, la proportionnalité et la suracuité de leur pouvoir infectieux.

III. Le *prurit* et les *sensations d'hyperesthésie* ne font pas partie du plan *ordinaire* de l'eczéma séborrhéique, sauf dans les centres hyperidrosiques des régions pilaires ou des grands plis, et au moment des paroxysmes, en quelques points tels que le col, la partie inférieure du tronc, les organes génitaux.

La *polymorphie*, qui fait partie essentielle de l'eczématisation, se rencontre au plus haut degré dans l' « eczéma séborrhéique », depuis l'efflorescence pityriasique sèche, la dartre vulgaire farineuse, jusqu'aux nappes succulentes, grasses, humides, croûteuses, qui appartiennent à tous les eczémas. L'unité des formes élémentaires se reconnaît à la *succession* de leurs phases évolutives, avec tous les intermédiaires, depuis la plaque squamulaire fruste jusqu'aux formes pityriasiques, psoriasiques, croûteuses, grasses, humides, suintantes.

La *marche serpigineuse*, le processus *excentrique trichophytoïde*, forment des caractères typiques; les disques et les gouttes se libèrent au centre pour former des anneaux complets ou brisés, et des figures circinées ou polycycliques dont le lieu d'élection est le tronc.

IV. De l'association des éléments hyperstéatidrose et parasitisme, et, ajouterons-nous, de l'individualité du sujet, et des conditions particulières de localisation anatomo-topographique propres, peut dériver la série des modifications imprimées à l'eczéma dans le type « séborrhéique ». Prurit plus faible; croûtes graisseuses; configuration des surfaces en bords arrondis, polycycliques; marche centrifuge ou serpigineuse; exfoliation facile en larges squames lamelleuses, graisseuses, psoriasiformes, — eczéma psoriasiforme, etc., — en squames fines pityriasiques (eczéma pityriasiforme), tolérance pour les topiques, etc.

V. A la période d'eczématisation confirmée, l'eczéma séborrhéique se confond dans son aspect général avec l'eczéma vulgaire. Il se particularise surtout en ce qu'il n'est presque jamais humide dans toute son étendue et présente, par suite, constamment, dans d'autres régions, des efflorescences, ou même, sur une seule et même efflorescence, des squames typiques sèches ou grasses et les autres symptômes du « catarrhe séborrhéique ». Presque régulièrement on peut observer cette coexistence des formes nummulaires et humides, au cou, aux oreilles, au creux des aisselles, dans la région inguinale et sur le scrotum chez les adultes. Il se particularise également, ajoutons-nous, par ses *localisations régionales* (¹). Début par le cuir chevelu, par les régions mastoïdiennes avec fissures streptococciques des plis rétro-auriculaires, par le pourtour des narines, quelquefois des lèvres; extension à la partie supérieure du thorax, aux aisselles, aux espaces interscapulaires, à l'ombilic, aux plis inguino-cruraux.

VI. Les *ongles* sont atteints, régulièrement dans les formes graves : soulèvement gryphotique au lit; déformation du plateau, etc. (²).

(¹) Voir plus loin, *Eczémas régionaux*, p. 223 et suiv.
(²) Voir plus loin, *Eczéma des ongles*, p. 266 et suiv.

VII. Parmi les conséquences plus graves du « catarrhe séborrhéique », Unna signale des *formes érythrodermiques cachectisantes*. Quand, dit-il, la parakératose prédomine, quand l'épiderme se détache incessamment en lamelles de plus en plus grandes, il se forme peu à peu un état que l'on peut désigner sous le nom de pityriasis rubra séborrhéique ou de status exfoliativus malignus de l'eczéma séborrhéique [1]. Cette affection est due à la présence simultanée des quatre processus fondamentaux : parakératose, séborrhée, hyperémie cutanée, et prolifération épithéliale; seulement cette dernière n'entraîne pas ici la tuméfaction papuleuse de l'épiderme, mais une très abondante desquamation. L'énorme perte quotidienne de cellules épidermiques, la déperdition constante de chaleur par l'hyperémie continue et le prurit intercurrent avec insomnie consécutive, déterminent la diminution graduelle des forces, et amènent dans l'espace de deux à quatre ans le marasme et la mort.

VIII. En ce qui concerne la *thérapeutique*, il y a plusieurs parts à faire : la première est seule spéciale et s'applique aux « formes primaires légères comme celles des synanthèmes squameux ou croûteux avec des caractères typiques séborrhéiques ». Le savon, le soufre, la résorcine, l'acide pyrogallique, l'acide chrysophanique, sous forme de pommades, constituent les agents principaux de cette médication. La seconde concerne les eczémas étendus, suintants, compliqués, irrités, infectés; la médication se confond alors avec celle de l'eczéma en général, pour revenir, de nouveau, dans le cadre premier, quand les phénomènes inflammatoires, aigus, secondaires, accidentels, etc., ont cessé.

La troisième, la plus importante, que nous préciserons tout à l'heure, réside dans la notion éclatante du rôle primordial et majeur que jouent l'individualité et la prédisposition dans le développement et dans les vicissitudes de toutes les lésions et affections sus-indiquées. De là l'intérêt capital, dans la prophylaxie et dans la thérapeutique des eczémas secondaires, à déduire de la constatation et de la recherche, qui doit toujours être faite, surtout chez les prédisposés à l'eczéma, des efflorescences « séborrhéiques » élémentaires, préeczématiques, phénomènes *indicateurs*, *prédisposants locaux*, et *provocateurs immédiats d'eczématisation*.

[1] Nous avons observé plusieurs exemples très nets de ces *érythrodermies post-séborrhéiques* ou *para-séborrhéiques*; voici, d'après nos observations, le sommaire clinique des cas de cet ordre :

Sur le type chronique prolongé, évolution de haut en bas d'abord avec accalmies ou rémittences; érythrodermie, occupant la face, avec rougeur fauve, desquamation incessante, rétraction de la peau, ectropion, apparence sclérodermique, exagération des plis radiés et stricture des lèvres. Sur le tronc et les membres, rougeur fauve disparaissant incomplètement sous la pression du doigt; desquamation incessante, colliquative. Conservation de points de réserve ordinaire sinon constante; altération pulvérulente et quelquefois ramollissement gras et chute des ongles. Cryesthésie. Prurit variable, quelquefois assez intense pour rendre le sommeil impossible, et contribuer à aggraver l'état général. Sous l'action du grattage, surtout aux extrémités, à la face, ou dans les points de contact des surfaces cutanées, paroxysmes d'eczématisation suintante.

III

RÉSUMÉ ET PARALLÈLE DES CONDITIONS INDIVIDUELLES GÉNÉRALES ET LOCALES COMMUNES AUX « SÉBORRHÉIQUES » ET AUX ECZÉMATEUX

I. Avant de discuter en termes brefs, mais précis, comme nous allons le faire un peu plus loin (1), la physio-pathologie et la microbiologie de l' « eczéma séborrhéique de Unna », il est utile, au point de vue, qui nous intéresse au premier chef, de la pratique eczémato-thérapique, de revenir en quelques mots sur les *conditions individuelles* générales ou locales qui appartiennent aux sujets chez qui on rencontre les éléments primaires de l'eczéma séborrhéique de Unna, et qui présentent ultérieurement ou non, soit seulement au niveau du champ « séborrhéique », soit secondairement sur d'autres points du corps, des eczématisations véritables. Cela, sans aucune préoccupation de doctrine ; et pour faire comprendre pourquoi ont été associés des états pathologiques que l'on se préoccupe trop exclusivement, aujourd'hui, de disjoindre.

Dans aucune de ses formes, même de celles qui ne sont ni ne seront jamais eczématiques, ou qui ne s'impétiginiseront jamais, l' « eczéma séborrhéique » de Unna — constatation de première importance en pratique — ne fait exception aux lois générales de l'eczématisation ni de la maladie eczéma (2).

La prédisposition et l'hérédité gouvernent les « séborrhéides », et l'eczéma « séborrhéique » de la même manière que les eczémas *vrais* ; et, chez les sujets qui en sont atteints, l'observation la plus élémentaire des *séries familiales*, ainsi que des *coïncidences pathologiques* des *maladies de la nutrition*, permet aisément d'en faire la constatation chez les « séborrhéiques » et chez les eczémateux de tout ordre. Dans la majorité des cas, les sujets « séborrhéiques » — alopécie « arthritique » typique — répondent à l'une des

(1) Voir p. 126 et suiv.

(2) Cf. Georg. Bonne (de Klein-Flottbeck), Ueber das Ekzema seborrhoïcum Unna, des Familienkrankheit. Ein klinisch statisticher Beiträg aus der hausartzseichen Praxis, etc. — Et du même auteur, Das Ekzem seborrhoïcum Unna d. Constit. b. d. Sogenannten Scrophulose, des adenoïden Habitus oder der lymphatischen Constitution in seinen Kunamen, mit Asthma Gicht, und Carcinom. Ein Beiträg zur Lehre von den Constitutionen, mit besonderer Berücksichtigung der Therapie. — Dans ces publications, l'auteur s'attache à établir l'existence d'une « constitution eczématique » ; il la base sur une statistique de soixante familles dans lesquelles l'un ou l'autre des conjoints, ou tous les deux, étaient atteints d'eczéma séborrhéique ; et qui comprend les enfants, et, quelquefois, les ascendants. Il est tenu note des états diathésiques, et de l'état constitutionnel propre à chacun d'eux. — La transmission familiale de l'eczéma se fait des parents, ou de la nourrice, à l'enfant « par infection ». — L'eczéma séborrhéique affecte des rapports typiques, sinon anatomiques du moins cliniques, avec les catarrhes de toutes les muqueuses. — Les granulations adénoïdes ordinaires chez les enfants atteints d'eczéma séborrhéique sont aux membranes muqueuses eczématisées ce que les adénopathies sont à la peau eczémateuse. — Les rapports sont certains avec l'asthme (asthme réflexe), la diathèse goutteuse, diathèse acide, etc.

formes de maladie de la nutrition qui affleurent le « rhumatisme » ou la « goutte » et qui sont représentées très généralement dans ce pays par le terme d'*arthritisme* (¹).

Dans la série entière, formes primitives et formes eczématisées, comme dans la série eczématique proprement dite, on retrouve l'hérédité, la prédisposition, la diathèse, la multiplicité des causes secondes, des agents provocateurs des lésions, ou provocateurs des paroxysmes; l'action toute-puissante de la *prophylaxie*, etc. Quelques exemples pour préciser.

A. Voici, d'abord, un sujet qui présente une stéatose finement exfoliante, ou encore qui a, sur la même surface, de la stéatorrhée stagnante simple, mixte ou en îlots, c'est-à-dire qui a, sur diverses régions, un terrain de culture favorable aux microcoques stéaticoles. Dans tous ces points, représentant des champs favorables pour l'eczématisation, on pourra relever que les *phénomènes stéatosiques* par eux-mêmes — pityriasis du cuir chevelu, anthèmes simples, ou synanthèmes — s'accroissent, ou subissent une exacerbation — aussi bien dans les régions glabres que dans les régions velues ou dans les plis — de circonstances toujours identiques, et qui sont exactement les mêmes que celles dont la répétition ou l'intensité provoqueront, sur ces champs parakératosiques, l'eczématisation secondaire qui se produit chez les prédisposés : manque de soins locaux ou applications irritantes mal appropriées, écarts de régime, suralimentation animale ou graisseuse, troubles gastro-intestinaux; chez les femmes, troubles utéro-ovariens, surmenage, quelquefois commotions morales, accès de neurasthénie, dernières circonstances dont l'action nocive est manifeste chez un grand nombre d'hyperstéatosiques qui sont, en même temps, des hypernerveux. De quelle manière ces conditions pathogéniques variées produisent-elles des modifications biochimiques irritantes pour le réseau vasomoteur superficiel du derme, ou favorables aux germinations parasitaires? On l'ignore. Mais ce fait d'observation demeure, que le terrain de culture *vivant* subit des vicissitudes auxquelles sont soumises, à la fois, la vie trophique de l'épidermoderme, et la vie microbienne dans toutes les formes sans exception.

B. Voici maintenant un enfant du premier âge, au cuir chevelu hyperstéatidrosique ; si sa tête est convenablement nettoyée, si on ne le laisse pas macérer dans la sueur qui imprègne son oreiller pendant le sommeil dans la saison chaude ; si, *chose rare*, on nettoie correctement, jusqu'à leur fond, les plis rétro-auriculaires si admirablement préparés — irritations sudorales intertrigineuses — pour les cultures microbiennes, il y a bien peu de probabilités qu'il y naisse une véritable eczématisation, surtout si l'enfant n'est pas suralimenté, particulièrement s'il n'est pas gorgé de lait trop gras.

Mêmes constatations dans toutes les régions à eczéma séborrhéique chez les adultes des deux sexes. Chez les plus certainement prédisposés, une prophylaxie générale et locale, réglée pour chaque cas particulier, met facilement opposition aux premières manifestations stéato-eczématiques, et, dans les cas où des proliférations infectieuses ont déjà amené des manifestations positives, une hygiène générale et locale, jointe à la médication indiquée par l'état individuel, amène la guérison sûrement, et protège le sujet pour l'avenir, à la condition qu'il continue

(¹) Voir plus haut, p. 62 et suiv.

à se soumettre aux soins indispensables. Combien de fois n'avons-nous pas vu l' « eczéma séborrhéique » du cuir chevelu, des oreilles, du front et du col, si commun chez nos religieuses, qui serrent étroitement sur le crâne, avec des cordons, des coiffes portées jour et nuit, produisant la macération sudorale, comprimant et atrophiant les pavillons auriculaires, guérir rapidement, et être délivrées des paroxysmes ultérieurs, quand les prescriptions appropriées pour la coiffure et pour l'hygiène locale ont été exécutées. Dans beaucoup de pays, et dans plusieurs régions de la France, méridionales ou non, un système de coiffures populaires analogue produit les mêmes résultats (¹).

C. Voilà, d'autre part, un sujet polysarcique, hypéridrosique et hyperstéatosique, qui présente incessamment au devant du sternum ou entre les épaules des types variés d'eczéma des follicules, ou de l'épidermodermite circinée de la région sternale. Qu'il savonne chaque jour proprement la région avec un savon d'ichthyol, ou autre; qu'il la poudre ensuite avec une poudre inerte; qu'il interpose entre la peau et la flanelle traditionnellement sale, et le gilet ou la chemise inévitablement salis, un linge propre quelconque, renouvelé tous les jours. Aussi longtemps qu'il exécutera ces pratiques, il restera délivré de toute atteinte nouvelle, si son hygiène générale est correcte.

Mêmes constatations, enfin, chez tous les obèses, les diabétiques des deux sexes, les hyperidrosiques, qui, par le nettoyage convenable des plis ano-génitaux, axillaires, sous-mammaires, sous-abdominaux et du cul-de-sac ombilical, et par l'interposition de corps isolants inertes *propres* entre les surfaces de contact convenablement poudrées, ne laisseront pas s'établir la macération intertrigineuse, ni le contact des irritants urinaires et autres. Et le succès sera plus assuré encore, ou quelquefois il sera seulement réalisé, si la médication interne appropriée supprime l'obésité, la glycosurie, l'hyperurie, le putridité des évacuations intestinales, etc.

Dans tous les cas que nous venons d'énumérer les réactions sont identiques, que les formes pseudo-eczématiques de Unna existent pures, que l'eczématisation leur soit secondaire, ou que l'on ait affaire à l'eczéma pur, ou, enfin, que l'on ait affaire aux impétiginisations ou aux eczématisations, aux psoriasis ou aux acnés, à toutes les affections de cet ordre en un mot, qu'elles évoluent sur terrain séborrhéique ou non.

II. En fait, les « séborrhéides » et les eczémas du type « séborrhéique » subissent dans leur développement et dans leurs vicissitudes, dans leur évolution, l'action des causes internes, et sont particulièrement *provoqués* par l'inexécution des conditions d'hygiène tégumentaire locale, que d'*autres* sujets méconnaissent sans en éprouver aucun accident cutané. Il y a donc intérêt pratique majeur à relever, chez les sujets eczémateux, les conditions de la série « séborrhéique ». Chez ceux qui les présentent, tout ce qui irrite le réseau vasculaire surperficiel du derme activement ou passivement augmente la succulence du terrain de nutrition des stéaticoles, et peut provoquer, *chez*

(¹) Quelques coiffures populaires de la région toulousaine, dit Audry, — dernier *Mémoire* cité plus haut, — qui collent les oreilles sur le crâne déformé, et maintiennent en macération tout le cuir chevelu des femmes du peuple, provoquent assurément l'apparition et le développement de poussées nombreuses.

les prédisposés, la première manifestation du processus eczématique secondaire ou primitif, ainsi que, chez un grand nombre de ces mêmes sujets, les conditions internes ou externes provoquent les pharyngites, les bronchites, les dysgastries, etc.

III. Pas plus pour les « séborrhéides » que pour l'eczéma « séborrhéique » ou non, il n'est *nécessaire* (¹) pour le développement des lésions qu'il y ait eu *contact* avec des sujets atteints de l'une ou de l'autre forme. L'élément important est la *disposition « séborrhéique »*, dont la transmission du générateur aux produits est parmi les plus évidentes. Elle s'affirme, chez les descendants des « séborrhéiques », dès l'enfance, par l'hypertrichose initiale, la fréquence des dystéatidroses du cuir chevelu, précédant de longtemps la *séborrhée grasse* proprement dite, laquelle commence à la puberté. Elle est si commune que la majorité des pédiatres, sans se préoccuper de la doctrine, appellent, aujourd'hui, « séborrhéiques » les eczémas infantiles émanés du cuir chevelu, des plis rétro-auriculaires, etc., et qui, débordant le cuir chevelu, évoluent de haut en bas, comme cela est représenté, par exemple, dans la figure 18, p. 230.

IV. En résumé, quoi qu'il puisse résulter des oppositions soulevées par la doctrine de Unna, et quelque légitimes que puissent être quelques-unes des contestations dont il va être, tout à l'heure, question, elle n'en a pas moins apporté à la pratique eczématologique une contribution considérable, aussi bien pour l'observation générale que pour la thérapeutique et pour la prophylaxie. Il ne saurait être méconnu que, dans une majorité considérable de cas, un rapport à déterminer dans sa nature et dans sa mesure, mais réel, s'établit entre les *lésions cutanées* « séborrhéiques » et l'*eczématisation*, entre les troubles des *fonctions stéatosique*, *sébacée* et *sudorale*, et le développement, ou la séquelle, des eczémas les plus positifs. S'il en était autrement, on peut être assuré que le terme d' « eczéma séborrhéique » n'aurait pas aussi aisément envahi la pathologie cutanée, et nous ne l'aurions pas, nous-même, conservé provisoirement sous les réserves que nous avons, il y a déjà longtemps, précisées (²).

(¹) Quelques auteurs semblent admettre aphoristiquement la transmission par *contagion* d'un sujet malade à un sujet sain des « séborrhéides » ou de « l'eczéma séborrhéique ». Nous n'avons jamais fait de constatations qui nous aient permis d'admettre la contagiosité *proprement dite* de l'eczéma séborrhéique, pas plus que celle d'aucun eczéma vrai, — réserves faites pour l'*impétiginisation* qui n'entre pas dans notre plan, et qui est aussi commune dans la série séborrhéique *infantile* que l'est l'eczématisation chez l'adulte. Si le sujet est « séborrhéique », toute irritation locale, telle que celle que peut provoquer le flux eczématique, est capable de déterminer une eczématisation qui, chez lui, aura le type « séborrhéique ». Nous ne parlons pas de la transmission par *inoculation*, laquelle n'est établie par aucune expérience scientifiquement poursuivie, et qui, si elle provoque des eczématoïdes artificiels, n'a *jamais* produit la *maladie* séborrhée, ni la *maladie* eczéma.
Les faits observés si judicieusement par L. PERRIN (IIIᵉ Congrès internat. de dermat. et de syph., Londres, 1896; *Transact.*, p. 724-728) ne sont pas à contester dans leur constatation clinique absolument précise. Leur interprétation seule peut être à discuter. — Sur cette question, les documents complémentaires devront être cherchés aux mots *Séborrhée* et *Séborrhéides*.

(²) Cf. Trad. franç. de Kaposi, 2ᵉ édit., Paris, 1891, *Eczéma séborrhéique*, p. 677, 688; et Traitement de l'eczéma, dans le *Traité de thérapeutique appliquée* de Robin, Paris, 1897, p. 80, 94, avec une chromographie.

IV

APERÇU PHYSIO-PATHOLOGIQUE SUR LES DYSTÉATOSES ET DYSTÉATIDROSES CUTANÉES ET SUR L'IMPROPRIÉTÉ DU QUALIFICATIF « SÉBORRHÉIQUE » ET DU TERME DE « SÉBORRHÉIDES » APPLIQUÉS EN GÉNÉRAL

Si l'on veut essayer d'acquérir quelque notion sur les faits complexes que résume conventionnellement le terme de « séborrhée » dans leurs rapports avec l'eczématisation et l'eczéma, il faut cesser d'oublier que le sébum, le flux qui peut être dénommé exactement la séborrhée, le flux sébacé, ne représentent qu'un des éléments de la fonction stéatosique normale ou pathologique de la peau; que la graisse des exsudats dits séborrhéiques n'est qu'accessoirement du sébum; et que les exfoliations pityriasiques ne sont pas sébacées, mais composées de cellules épithéliales non différenciées, stéatosiques ou non (1).

I. A l'état pathologique, dans les altérations dites « séborrhéiques », et dans l'eczéma, la stéatisation de l'épiderme, et des produits d'éviction, exsudats, desquamation, croûtes, dérive de l'hyperfonction des follicules sébacés et des glomérules sudoripares, de la régression irritative des cellules, et des infiltrations d'origine mécanique (2).

II. Ces phénomènes d'hyperfonction normale ou pathologiques peuvent se produire sur la totalité du tégument, en *nature* et en *proportions* variées selon la région, *non* exclusivement là où existent les follicules sébacés et les glomérules sudoripares, mais cependant avec maximum dans les régions où existe physiologiquement, elle-même, l'hyperfonction relative, c'est-à-dire à l'extrémité céphalique, et dans les régions thoraciques antérieure et postérieure, ainsi que l'indiquent les schémas ci-contre dressés par Arnozan, où l'on voit que les régions teintées comme *maxima de stéatodermie* occupent le cuir chevelu et la

(1) Unna, bien qu'il ait établi que la graisse tégumentaire ne provenait pas seulement des follicules sébacés, mais encore, et surtout, des glomérules sudoripares, a cependant conservé le mot de séborrhée pour désigner l'ensemble de la fonction stéatosique. Nous avons traité la question dans son entier dans la traduction française de Kaposi, 2e édit., Paris, 1891, t. I, p. 153, 154, note 1; et *Appendice des traducteurs*, p. 677 et suiv.

Cf. Ch. Robin, Sébacées (glandes et matières). *Dict. encyclop. des sc. méd.*, 3e série, t. VIII, 1880, p. 377, 405; et Sudoripares (follicules et appareil), même *Dictionnaire*, 3e série, t. XII, p. 688, 703, Paris, 1883. — François Franck, Art. *Sueur* (physiologie), même *Dictionnaire*, 3e série, t. XIII, p. 51, 172, Paris, 1884.

(2) A la période de dislocation du réseau de Malpighi, il se produit mécaniquement, en tous les points où la parakératose est consommée, une solution de continuité de la portion intra-épidermique des canaux vecteurs glomérulaires et folliculaires, avec diffusion, dans les couches en état de spongiose, des éléments graisseux qui, normalement, devaient être versés à la surface par ces canalisations. L'état préalable individuel d'hyperidrose ou d'hyperséborrhée accroît naturellement la quantité de graisse diffusée que l'on peut rencontrer dans les croûtes et dans les squames.

face; la nuque, — *non* la partie antérieure du col, — le dos, la surface présternale, les épaules, le pubis, par ordre d'intensité décroissante [1].

III. Dans les régions où *il n'y a pas* de follicules *sébacés*, les faces palmaires et plantaires des extrémités, la série « séborrhéique » existe également,

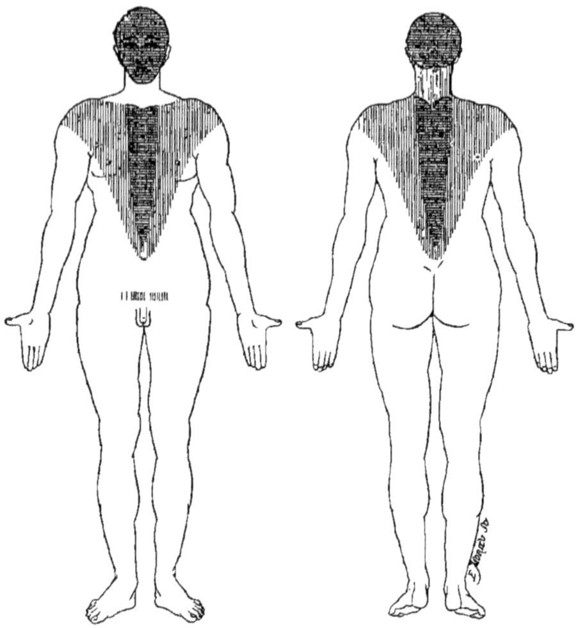

Fig. 16.

démontrée, par les eczématisations qui se développent sur ces surfaces *aséborrhéiques* en même temps que sur les points du tégument où existent les follicules sébacés et les « séborrhéides » pré-eczématiques, toutes les fois où, sous l'influence d'excitations alimentaires, d'écarts de régime, de surmenage, d'hypernervosité, on voit se produire des paroxysmes eczématiques. C'est ici

(1) X. Arnozan (De la répartition des sécrétions grasses normales à la surface de la peau. *Ann. de dermat. et de syph.*, 3e série, t. III, janvier 1892, p. 1, 9) s'est attaché à réaliser un moyen de constater l'état gras de la peau, plus simple que l'application des papiers réactifs employés par Aubert, de Lyon, *Lyon médical*, 1874. Il a eu recours au *procédé du camphre* indiqué par Malaguti, *Dict. encycl. des sc. méd.*, article *Camphre*, dans les termes suivants :

Lorsque de petits fragments de camphre sont jetés dans l'eau, ils subissent des mouvements vibratoires rapides qu'arrête immédiatement la pointe d'une aiguille qu'on plonge dans l'eau après l'avoir frottée contre les cheveux. Ce qui veut dire que les corps gras arrêtent comme par enchantement les évolutions du camphre. Si une parcelle de camphre ne tournoie pas dans l'eau distillée, on peut affirmer que l'eau contient des corps gras, ou que les parois du récipient sont enduits de graisse.

Le lecteur qui voudra compléter ces notions premières devra se reporter pour les détails au remarquable article d'Arnozan, et à la thèse de son élève Gréciet. — G. P. Gréciet, Contribution à l'étude de la sécrétion sébacée. *Thèse de Bordeaux*, 1893, n° 51, — et, pour complément ultérieur, à l'article *Séborrhée* de cet ouvrage.

[E. BESNIER.]

l'appareil *sudoral* qui est seul en cause, et l'on voit clairement que le terme d'*hyperstéatidrosie* est en réalité le seul qu'il serait correct d'employer pour représenter l'*ensemble* des conditions résumées par Unna sous le terme de *séborrhée.*

IV. Sur les éléments graisseux en eux-mêmes, sur leur nature exacte, sur les réactions colorantes qui pourraient les différencier les uns des autres, ainsi que sur leur mode d'action pathogénique dans la genèse ou l'évolution des lésions dites séborrhéiques, on ignore presque tout; et l'on sait, d'autre part, que leur présence n'est pas absolument constante dans toutes les lésions dites séborrhéiques, ou, au contraire, qu'on peut rencontrer la parakératose grasse dans l'eczéma vulgaire, et dans d'autres affections distinctes des séborrhéides, et de l'eczéma, dans la papule du prurigo typique, par exemple (1).

V. En ce qui concerne — *a*, les troubles de la stéatisation épithéliale vague de la peau; *b*, la constance de la stéatisation pathologique au niveau des éléments d'eczéma séborrhéique (2); *c*, la qualité de cause ou d'effet de l'hyperséborrhée dans l' « eczéma séborrhéique »; *d*, les caractères cliniques de l'élément graisseux des exsudats proprement dits dans les différentes formes et variétés de l'eczématisation en général — la question n'est pas même régulièrement posée, et les faits valables manquent pour une discussion actuelle. En fait, et pratiquement, il n'y a entre la séborrhée grasse et l'eczéma séborrhéique localisé, régional, ou disséminé, aucun rapport absolu; les deux affections peuvent exister et existent normalement tout à fait distinctes, superposées ou juxtaposées (3).

VI. En fait, la sécrétion et l'excrétion sébacées, l'hyperstéatose et l'hyperidrose qui existent si communément dans l'anamnèse des lésions de Unna, et de l'eczéma en général, établissent surabondamment la réalité d'un rapport existant. Et quand on a vu tant de fois cette hyperfonction produite, soit par *con-*

(1) Voir DARIER, *Pratique dermatologique*, t. I, p. 105, Fig. 15.

(2) Voir GRÉCIET, *Thèse citée* plus haut p. 127.

(3) Pour Hallopeau, une excrétion de matières grasses anormales, soit par leur quantité, soit par leurs qualités, offrant un terrain favorable au développement de divers microbes dont plusieurs sont pathogènes et constituant, d'autre part, des toxines susceptibles d'exercer par elles-mêmes une action nocive, telle est la cause prochaine des dermatoses séborrhéiques. Ces dermatoses sont de formes très diverses; ces différences sont dues, en partie, à la multiplicité des altérations que peuvent subir les graisses excrétées et aux variétés de composition chimique que présentent ces produits dans les diverses régions; ainsi se trouvent constitués des milieux différents où sont susceptibles de se développer des micro-organismes multiples. Ajoutons que, chez le même sujet, les téguments des diverses parties du corps réagissent suivant des modes divers : c'est ainsi que les séborrhées du cuir chevelu de la région présternale, de la région interscapulaire, du pubis, des cuisses, diffèrent notablement dans leurs caractères cliniques.

On ne peut avec Unna et Sabouraud rapporter cette hypersécrétion graisseuse aux fins bacilles qu'ils y ont rencontrés. D'une part, en effet, on n'a pas constaté jusqu'ici que ces parasites donnent lieu à la production de graisse dans les milieux où ils sont cultivés; d'autre part, on ne concevrait pas comment ces mêmes microbes iraient se multiplier, en donnant lieu à des toxines identiques, dans des milieux aussi différents que la sueur et le sébum dont les glandes génératrices jouent concurremment un rôle dans la production des séborrhéides.

La cause des troubles dans l'excrétion graisseuse est constitutionnelle : on en a pour témoin la reproduction indéfinie des mêmes séborrhéides chez le même sujet.

L'abus si fréquent des aliments gras et féculents peut exercer une influence prépondérante sur leur genèse.

dition nerveuse, soit par *surmenage physique*, coïncider avec la production de paroxysmes eczématiques aigus, *localisés* aux régions où elle se produit, avant toutes les autres à la *région axillaire, centre normal de l'hyperthermie de surface*, et de *l'hyperstéatidrose*, et régler les vicissitudes de ces eczématisations, il n'y a plus à discuter.

Mais, la constatation de fait dépassée, tout redevient obscur et discutable. L'action pathogène réside-t-elle dans la surabondance de la séborrhée, de la stéatodermie, ou de la stéatidrose? Dans l'altération chimique des éléments normaux ou anormaux réalisée d'emblée, ou produite par altération secondaire? Ou bien n'en dérive-t-elle qu'à titre indirect, par suite des germinations micrococciques stéaticoles dans un milieu devenu favorable à leur culture, selon la supposition formulée par Brooke (de Manchester)[1]? Ou encore, la prédisposition ne partirait-elle pas de plus haut, et ne dériverait-elle pas à titre égal, neurotiquement, ou par autotoxémie diathésique, de la même condition inconnue qui exagère les flux sudoral et sébacé?

VII. Sur le rôle de la stéatodermie aux *différents âges*, il s'est élevé un malentendu. De ce que la *fonction sébacée* très active dans le premier âge subit un ralentissement *physiologique* dans la seconde enfance jusqu'à son réveil avec l'éveil de la vie sexuelle ([2]), on a supposé que les affections en rapport avec la dystéatidrose ne pouvaient pas évoluer chez les enfants de tout âge, et cela, à tort, car dans les cliniques ou policliniques infantiles on rencontre toutes les variétés d'eczématisation, voire les plus « séborrhéiques ». Même en ne prolongeant pas cette discussion, et en laissant de côté, pour abréger, beaucoup d'autres choses telles que les hyperséborrhées, les anidroses et les astéatoses plus ou moins prolongées sur les territoires ci-devant eczématisés, il vient d'en être assez dit pour faire entrevoir la complexité du sujet, et pour montrer l'impossibilité actuelle de donner une conclusion scientifique aux questions soulevées.

Il est seulement acquis que les troubles de la fonction de lubrifaction de la peau, — *stéatosie* et *idrosie*, — de ce que nous avons appelé la *stéatidrose*, prennent une part dans le processus de plusieurs altérations cutanées, et non d'une seule, particulièrement dans le processus — antérieurement ou secondairement — des lésions dénommées séborrhéiques par Unna, lesquelles peuvent constituer une provocation locale à l'eczéma par des mécanismes divers, être pré-eczématiques, s'eczématiser, constituant des formes secondaires spéciales, auxquelles seules sera applicable la dénomination d'eczéma séborrhéique. Mais il reste sous-entendu que le qualificatif de séborrhéique n'est pas pris au sens absolu de flux *sébacé* et que les affections désignées récem-

([1]) H. G. Brooke, The relations of the seborrhœic process to some other affections of the skin. *The British Journ. of Dermat.*, juin 1889.

([2]) « Le fonctionnement des glandes sébacées est extrêmement actif chez le fœtus dès le cinquième ou sixième mois, et coïncide avec une poussée pilaire active....

« Dès la première enfance, l'appareil génital, les mamelles et le système sébacé subissent parallèlement une véritable léthargie, qui cesse aux approches de la puberté.... » (L. Jacquet, Congrès de 1900 : Nature et traitement de la pelade. *Ann. de dermat. et de syphil.*, sept., 1900.)

ment, pour les séparer de l'eczéma, sous le nom de *séborrhéides*, ne sont ni exclusivement ni nécessairement des *sébacéodermies*.

Il serait plus exact de dire stéatosides et stéatidrosides, et de désigner la classe entière sous les noms de stéatodermies et de stéatidrodermies[1].

V

SUR LE CLASSEMENT DES « ECZÉMAS SÉBORRHÉIQUES » DE UNNA

I

Quels que soient les rapports de clinique et de pathogenèse qui relient les « eczémas séborrhéiques » aux eczémas vrais, leur caractéristique histopathologique, rapportée à l'étalon de l'eczématisation, ne permet pas de les classer dans le même genre dermatologique, et de leur assigner le terme d'eczéma comme *radical* dénominatif. Dans l'eczématisation vraie, les lésions procèdent typiquement de l'épiderme *basal* vers la surface; l'altération primaire, la spongiose, est *initialement profonde*, suspapillaire et juxtapapillaire, s'élevant et s'exfoliant *ultérieurement*[2]. Dans la série séborrhéique le processus semble débuter *à la surface* comme dans les affections parasitaires locales; l'agent

(1) Voir : I. Les notes de la 2e édit. de la *Trad. franç.* de Kaposi, par E. Besnier et A. Doyon, *loc. sup. cit.* — Menahem Hodara, *Journal des maladies cutanées*, mars et avril 1894. — J. Darier, Sur l'histologie pathologique des maladies de la peau de Unna. *Ann. de dermat.*, 1896. — G. Thibierge, article *Eczéma*, Maladies cutanées, t. III, du *Traité de médecine*, 2e édit., Paris, 1899; Hallopeau et Leredde, *Traité pratique de dermatologie*, Paris, 1900. — J. Schutz, Klinisches über Acne, und seborrhoischen Zustand. *Arch. für Dermat. Syph.*, t. LI, p. 323, 1900. — A. Jarisch, d. Hautkrankheiten I Hafte. *Art. Ekzem*, p. 260 et suiv.

II. A. Neisser, — Die Pathologie des Eczems, *Verhandlungen der Deutschen dermatologischen Gesellschaft*, 1892, p. 116; et analyse par A. Doyon, *Ann. de dermat. et de syphil.*, 3e série, t. V, 1894, p. 260, 273 — montre combien la question de la séborrhée dans l'eczéma « séborrhéique », surtout après les recherches de Lederman, est discutable. Il ne conteste pas le type spécial de la lésion cutanée — formes sèches — décrite par Unna sous le nom d'eczéma séborrhéique, mais il déclare que, pour lui, cette affection n'a rien de commun avec l'eczéma, et constitue une dermatomycose spéciale dont les parasites sont inconnus. L'eczématisation, quand elle coïncide avec cette mycose, est le résultat, non de celle-ci, mais de causes diverses eczématigènes.

III. Ch. Audry, — Sur la dermatose de Unna, *Ann. de dermat. et de syphil.*, 1894, p. 761 — propose, pour l'« eczéma séborrhéique », la dénomination de dermatose de Unna.

Dans un second travail, Le soi-disant eczéma séborrhéique, — *Ann. de dermat. et de syphil.*, février et mars 1899, — Ch. Audry poursuit la démonstration de ses idées, dont voici quelques expressions : « La maladie n'est pas un eczéma. Si l'on doit conserver le terme d'eczématisation ce n'est pas au profit d'une affection tégumentaire quelconque, ce n'est pas en faveur d'une altération où l'eczématisation fait défaut dans plus de la moitié des cas. Néanmoins, on peut conserver cette notion de l'eczématisation, parce qu'elle est une complication extraordinairement fréquente de la maladie : il est rare qu'à une période quelconque le sujet porteur ne présente pas des lésions suintantes ou croûteuses qui prennent pour lui une importance prédominante.

« La séborrhée n'est pas une condition nécessaire de la maladie.

« Nous avons cependant conservé l'appellation vicieuse d'eczéma séborrhéique pour plusieurs raisons : 1° elle est universellement répandue; 2° elle est, à cause de cela, suffisamment claire; 3° nous n'en avons pas de meilleure à proposer, et nous attendons que les recherches expérimentales de l'avenir nous permettent de définir la maladie par le nom de son agent encore inconnu. J'emploie aussi comme synonyme, également provisoire, le terme de séborrhéide eczématisante. »

(2) Voir plus haut, p. 29 et suiv.; et Figures 2, 3, 4, 5, 6, 7, 8, 9, 10; et Pl. I et II.

pathogène inconnu y a des effets très spéciaux : *a*, *action dégénérative* troublant l'évolution épidermique, et provoquant une parakératose particulière, la *parakératose grasse*; *b*, *action proliférative* provoquant une acanthose constante (1). La *spongiose eczématique vraie* n'appartient pas à ce processus qui peut évoluer indéfiniment sans elle ; et si l'eczématisation y intervient à titre de complication, elle y présentera sa caractéristique invariable, la spongiose *initiale* profonde, quelle que soit la cause qui l'aura provoquée (2).

II

Les champs stéatosiques de l'épidermoderme, les lésions primaires de l' « eczéma séborrhéique » de Unna, servent d'habitat et de terrain de culture à des éléments microbiens que Unna a décrits, et figurés avec une précision absolue; *a*, le *morocoque*, agent causal ; *b*, le *bacille-bouteille* — spore de Malassez — agent d'avant-garde, ouvrant la voie en produisant la déhiscence pityriasique ; *c*, un *fin bacille*, sur le rôle duquel il ne se prononçait pas. Le morocoque, élément *aérobie*, demeure *à la superficie*, dans les squames ; sa toxine seule se diffuse dans la couche épineuse.

Voici maintenant, avec un peu plus de précision dans les détails, les résultats de l'*examen* direct fait par Sabouraud, des produits du raclage des anthèmes « séborrhéiques » de Unna n'ayant pas subi de processus d'eczématisation ni d'impétiginisation. Ocul. 3. Obj. 1/2. *a*. *Un coccus* du type staphylococcique en grains isolés ou en très petits groupes : *a*, en grains isolés ou par deux et trois unités dans le pityriasis sec du cuir chevelu ; *b*, en amas mûriformes plus gros dans les plaques nummulaires grasses de *tous sièges* ; la *culture* sur gélose peptone simple donne exclusivement (abstraction faite des microbes accidentels d'ailleurs rares) le *coccus* révélé déjà par l'examen microscopique — strie blanche, plate, sèche, fine, bordée d'une série de cultures en gouttelettes à peine perceptibles. *b*. Le bacille de Malassez, bacille-bouteille, toujours abondant quel que soit le siège de l'éruption (sa *culture*, très difficile, ne s'obtient jamais que sur des milieux spéciaux). *c*. Un fin bacille, colorable par le Gram, et qui n'existerait que dans les cas de séborrhée grasse dont il est, pour Sabouraud, l'organisme spécifique (culture comme pour le bacille de Malassez).

Le « *morocoque* » est un coccus du type staphylococcique ; il se présente bien en amas *mûriformes*. Le *bacille-bouteille* est resté tel que Malassez l'a décrit il y a bien longtemps — 1876 — dans la pelade et dans le pityriasis du cuir chevelu ; il est le commensal *obligé* du coccus de Unna ; mais on ne sait rien de plus, et Sabouraud *suppose* que ce coccus pourrait n'être qu'une forme

(1) DARIER, *Pratique dermatologique*, t. I, p. 104, 105, 111.

(2) D'après les plus récentes recherches — SABOURAUD, Congrès de Paris, 1900 — l'épidermite séborrhéique, comme les autres épidermites microbiennes, présente des îlots de spongiose, d'emblée *sous-cornés*, bien distincts des îlots *profonds* de la spongiose eczématique. Voir plus haut, pour comparer, les Figures 2 (*i.s.*), p. 29 et 15 (*str.*), p. 112.

d'involution du morocoque de Unna. Quant au *petit bacille* de Unna, il est (pour Sabouraud) l' « *agent* » de la « séborrhée grasse [1] ».

En résumé, deux simples constatations : d'une part, une série d'affections cutanées, figurées ou diffuses, présentant constamment ces deux éléments : dyskératose et dystéatose et, de l'autre, trois bactéries incomplètement déterminées, proliférant en symbiose. Au delà, rien [2].

En termes clairs, chez des sujets présentant des conditions individuelles que nous avons précisées, on peut observer des *éruptions spéciales* — « eczémas séborrhéiques » de Unna, — au niveau desquelles on relève *une flore microbienne particulière*; mais on ne sait, au juste, parmi les éléments de cette flore, auquel attribuer la qualité pathogène ; on sait certainement qu'aucun d'eux ne produit l'eczématisation proprement dite ; et, dans tous ces actes pathologiques, avec ou sans bactéries, c'est l'individualité du sujet qui représente la *condition pathogène dominante*, la condition *sine qua non*.

III

Cependant, sans aucune démonstration absolue, la majorité des dermatologistes admet que la *nature* de l' « eczéma séborrhéique » est parasitaire en raison de ses analogies avec les mycodermies vraies — début apparent par un point infundibulaire à la manière du pityriasis d'Eichstedt, ou par une tache orbiculaire, au niveau desquels on rencontre le coccus de Unna, et son commensal; marche serpigineuse ou excentrique ; formes figurées ; guérison souvent obtenue à l'aide des agents de réduction ; suppositions de contagiosité. Mais la démonstration de la présence *primaire* de l'élément microbien, et de la réalité de son action *causale*, reste à donner ; et il demeure toujours impossible de faire le classement nosologique normal des eczémas séborrhéiques de Unna. On ignore enfin quelle est la condition pathogénique de l'eczématisation si fréquente des efflorescences « séborrhéiques ».

Quoi qu'il en puisse être, en attendant les résultats d'études nouvelles, urgentes, sur tous ces points, il faut, cependant, chercher une transaction, et proposer une nomenclature temporaire, conforme aux besoins de l'enseignement et de la pratique. La solution la plus simple eût été de conserver provisoirement aux types de Unna le nom d'eczémas séborrhéiques, avec les réserves spécifiées; cela eût suffi pour indiquer, *sans phrases*, qu'il *ne s'agissait pas* d'eczémas ordinaires.

Notre proposition transactionnelle ne paraît pas être agréée par la majorité; on a jugé impossible de ne pas opérer immédiatement la disjonction au fond ;

(1) Pour la figuration des éléments microbiens de Unna, voir plus haut, Pl. I et II; et les légendes annexées, p. 34 et 44 et SABOURAUD, Art. *Dermatophytes*, *Pratique dermatologique*, t. I, p. 703, 841, texte et figures.

(2) Nous ne contestons en aucune manière l'intérêt ni la valeur des recherches de Elliot et Merril (The relations of the seborrhoeic process to some other affections of the skin, *New-York, med. Journal*, 26 octobre 1895), mais nous ne les considérons comme démonstratives ni bactériologiquement, ni expérimentalement.

et l'on paraît disposé seulement à conserver comme « commode », en clinique, de continuer à appeler encore « eczémas séborrhéiques » les cas où les lésions « séborrhéiques » ont été suivies d'eczématisation positive. Nous nous inclinons, en faisant seulement remarquer qu'il faudra également, dans ce cas, une convention tacite pour ne pas donner au mot « séborrhéique » la signification qu'il ne comporte pas (1).

(1) Parmi les classifications nouvelles qui ont été proposées, aucune n'est supérieure à celle que L. Brocq a formulée dans le magnifique travail que nous avons si souvent cité : La question des eczémas, *Ann. de Dermat. et de Syph.*, janvier, février, mars 1900, 1re partie, La conception de l'eczéma séborrhéique, p. 25-61, et qui doit être lu en entier. Voici seulement l'abrégé des conclusions de Brocq :

Nous sommes de plus en plus convaincu qu'il y a des différences considérables entre les diverses dermatoses rangées dans l'eczéma séborrhéique ; et nous les divisons en deux groupes principaux.

1° Le premier renferme le type morbide auquel Duhring a donné le nom de séborrhée du corps, affection dont l'école française moderne a toujours affirmé la spécificité clinique et la nature microbienne probable ; l'autre renferme cette série de faits intermédiaires aux eczémas et aux psoriasis vrais, plus voisins des psoriasis que des eczémas, qui va des simples taches pityriasiques aux psoriasis les plus typiques.

Nous fondant sur les caractères généraux, l'évolution, les réactions thérapeutiques, nous croyons à la nature parasitaire des dermatoses de notre premier groupe ; leurs deux autres caractères majeurs sont leur aspect élégant par petits points périfolliculaires, ou par circinations complètes ou incomplètes, et leur localisation à la partie antérieure de la poitrine, à l'espace interscapulaire, souvent au cuir chevelu. *Provisoirement* donc, et *en attendant que les résultats des études microbiologiques en cours aient permis de leur attribuer un nom définitif*, nous proposons de les appeler par un de leurs anciens noms déjà si nombreux ; on pourrait peut-être aussi, en s'appuyant sur les caractères majeurs précédents, les dénommer *dermatoses figurées médio-thoraciques* ou *séborrhéides figurées*. Elles peuvent d'ailleurs exister à l'état pur ou s'eczématiser.

Les dermatoses de notre second groupe n'ont plus ni ce caractère élégant d'aspect, ni les réactions thérapeutiques, ni les localisations de celles du premier ; ce sont des plaques à bords plus ou moins arrêtés, pityriasiques, squameuses, pouvant siéger en un point quelconque du corps, se compliquant assez fréquemment d'eczématisation, du moins au niveau des plis ; et se rapprochant singulièrement, comme aspect et comme réactions thérapeutiques, du psoriasis. On pourrait leur donner le nom générique *provisoire* de *parakératoses*, et en distinguer les sous-variétés suivantes :

a. *Parakératose pityriasique blanche, ou pityriasiforme blanche*, ou *séborrhéide pityriasique blanche*, dans laquelle rentrent les plaques pityriasiques du cuir chevelu, et les dartres volantes de la face.

b. *Parakératose pityriasique rouge, ou érythrodermique en placards*, ou *séborrhéide pityriasique rouge*, dans laquelle rentrent la parakeratosis variegata de Unna, et nos érythrodermies pityriasiques en plaques disséminées.

c. *Parakératoses psoriasiformes* ou *séborrhéides psoriasiformes*, lesquelles conduisent au psoriasis vrai.

Chacune de ces formes peut d'ailleurs s'eczématiser, se lichénifier ou rester à l'état pur.

En résumé, nous pensons avec Unna qu'il existe entre les eczémas vrais et les psoriasis vrais un groupe considérable de dermatoses, plus proches des psoriasis que des eczémas, et dignes d'être décrites à part ; ces dermatoses sont très probablement d'origine microbienne, peut-être auto-inoculables, et même contagieuses ; des associations microbiennes diverses expliquent peut-être leurs aspects divers. Mais nous différons d'avec lui sur les points suivants :

Nous ne pouvons appeler ces dermatoses des eczémas, parce que nous attachons au mot eczéma un sens restreint ; mais nous convenons qu'au fond il n'y a guère là qu'une querelle de mots à laquelle nous attribuons peut-être une trop grande importance, à cause du désir que nous avons de préciser d'une manière rigoureuse le sens des termes que nous employons. Nous croyons qu'il faut résolument faire de l'eczéma séborrhéique circiné et figuré du dos, du devant de la poitrine et du cuir chevelu une dermatose tout à fait spéciale, et mettre tout à fait à part la séborrhée grasse proprement dite et les taches jaunes. Nous sommes convaincu que la séborrhée ne joue qu'un rôle accessoire dans ces affections ; aussi, après avoir adopté en 1897 le mot de séborrhéide créé par Audry pour les désigner, nous le discutions en 1899.

Nous scindons à l'heure actuelle le type morbide de Unna en deux groupes distincts : *a.* L'un, notre dermatose figurée ou séborrhéide circinée médio-thoracique, qui correspond au typus circumcisus et au typus petaloides d'Unna, à la circinaria de Payne, à la séborrhée du corps de Duhring, au lichen annulatus serpiginosus de Wilson, à l'eczéma flanellaire ou acnéique des Français, etc. *b.* L'autre, composé de nos parakératoses ou séborrhéides pityriasiques, érythrodermiques, psoriasiformes, qui correspond aux types pityriasiques, nummulaires d'Unna, c'est-à-dire à ce vaste groupe d'affections qui vont par une gamme insensible des dartres volantes de la face aux psoriasis typiques.

CHAPITRE II

SOMMAIRE PATHOGÉNIQUE ET CLINIQUE DE L'ECZÉMA INFANTILE (¹)

I

SOMMAIRE PATHOGÉNIQUE

I. FRÉQUENCE. — PRÉDISPOSITION. — HÉRÉDITÉ ET DIATHÈSE. — II. MALALIMENTATION. — SURALIMENTATION. — MALNUTRITION. — TROUBLES DIGESTIFS. — SEVRAGE. — III. DENTITION. — VACCINATION. — CAUSES DIVERSES.

I. FRÉQUENCE. — PRÉDISPOSITION. — HÉRÉDITÉ ET DIATHÈSE. — A. Dans les premières années de la vie, les deux premières particulièrement, les affections auxquelles a été, jusqu'à présent, appliquée la dénomination commune d' « eczéma » semblent être plus *fréquentes* qu'aux autres âges sans qu'il soit possible, ne serait-ce qu'en raison de la banalité du terme eczéma, d'appuyer cette proposition sur aucun chiffre précis. C'est seulement pour provoquer le contrôle ou la controverse que nous supposerons avec Comby qu'il y a cinq eczémateux, ou dix avec Marfan, sur cent enfants pris en bloc.

Or, cette proportion étant de beaucoup inférieure à celle des enfants qui sont soumis à toutes les conditions eczématogéniques que nous allons présenter comme positives, il appert manifeste de cette seule comparaison que, dans la genèse de l'eczéma infantile comme dans la production de tous les eczémas vrais, la *condition plasmique héréditaire* prime les autres conditions pathogéniques. La réalité de cette *prédisposition* innée se vérifiera surabondamment dans la vie ultérieure de ces enfants, qui constitueront, aux autres âges, le groupe des eczémateux vrais.

B. L'*hérédité* de l'eczéma, chez les sujets de la première enfance, se montre en pleine évidence, telle que nous l'avons représentée en général (²), dérivant tantôt directement de l'eczéma des générateurs, tantôt de l'une ou de l'autre des maladies de la nutrition composant les états diathésiques, dont aucun, ainsi que nous l'avons établi plus haut, ne comporte les qualifications anciennes de *scrofule* ni de *lymphatisme* (³). Les enfants à prédisposition tuberculeuse, les enfants mal soignés, mal alimentés, en état de malassimilation,

(¹) Pour le *pronostic* de l'eczéma infantile, les règles très importantes de la *médication générale* et *locale*, et, les particularités *régionales*, voir les *chapitres* du *pronostic*, p. 155 et suiv., du *traitement général et local*, p. 159 et suiv., et des *Eczémas régionaux*, p. 225 et suiv.

(²) Voir plus haut, *Hérédité et diathèse dans l'eczéma*, p. 79-86.

(³) Voir plus haut, p. 82 et suiv.

mal oxygénés, *anémiés*, sont dans une condition particulièrement propre à favoriser toutes les inoculations et infections bacillaires ou micrococciques, et au premier rang, les infections *buccales*, *pharyngées*, et *nasales*, avec *adénoïdisme* (1), *adénopathies cervicales* et *sous-maxillaires* avec *tuméfaction pâle* des régions inférieures de la face. C'est cet ensemble de lésions et de manifestations secondes qui donne aux enfants qui les présentent le type dit « lymphatique », « strumeux », « ou scrofuleux (2) ».

II. Malalimentation. — Suralimentation. — Malnutrition. — Troubles digestifs. — Sevrage. — A. L'agent provocateur le plus ordinaire de l'eczéma infantile, le facteur majeur, prend *origine* dans les troubles complexes de la *fonction d'alimentation* et *d'assimilation*, — *suralimentation*, *malnutrition*, *assimilation défectueuse*, *vicieuse*, excessive ou insuffisante, avec ou sans *troubles digestifs* classés. La nature des diverses *autotoxémies* produites reste obscure, mais leur action sur les déterminations eczématiques, ou sur les paroxysmes, est affirmée par l'observation clinique de la manière la plus éclatante; et on la retrouve, absolument monotone et isochrone, dans la série pathologique entière des affections cutanées propres à cet âge : *prurigos*, *urticaires*, *érythèmes*, etc. Chacune des conditions eczématiques sus-indiquées, que résume le mot de *malalimentation*, peut acquérir, selon les cas, une action prépondérante; mais il est bien rare que cette condition, quelle qu'elle soit, puisse être considérée comme absolue, et exclusive. Il est cependant très probable que la plus importante est la *suralimentation* lactée (3), qu'elle ait lieu au sein de la mère ou de la nourrice, ou dans l'allaitement mixte, ou artificiel, peut-être plus particulièrement dans l'allaitement au sein, en raison de la facilité d'assimilation pour le lait maternel qui peut être pris par le nourrisson en plus grande abondance que le lait de provenance animale, sans provoquer de troubles digestifs.

Le rôle de l'*alimentation artificielle*, partielle ou totale, ne peut pas davantage être apprécié au général, mais seulement au prorata des conditions particulières, et seulement *selon la manière dont il est exécuté*. Si l'on veut établir un parallèle *au point de vue de l'eczéma*, entre l'allaitement artificiel et l'alimentation au sein de la mère ou de la nourrice, on devra rappeler que, théoriquement la meilleure, l'alimentation au sein offre des garanties seulement

(1) Voir Paul Gallois, *La scrofule et les infections adénoïdiennes*, in-16, Paris, 1900.

(2) Jadassohn, Erkrankungen d. Haut., *Berliner klin. Wochenschr.*, 1899, p. 987, 1012, a placé la question sur son véritable terrain en formulant les propositions suivantes :

Les enfants à prédisposition tuberculeuse ont une disposition particulière à l'eczéma. Parmi eux il en est qui ont de la tuberculose de la muqueuse nasale, reconnue soit directement, soit par la réaction de tuberculine, et qui ont de l'eczéma des fosses narines et de la lèvre supérieure. Mais les enfants mal nourris, et mal soignés, des classes pauvres, sont prédisposés en même temps à l'eczéma et à la tuberculose, ce qui établit une relation importante entre les deux maladies, l'une pouvant provoquer l'autre, et l'autre servir d'inoculation à la première, soit directement, soit indirectement, poux de tête, etc. Mais on ne connaît pas d'eczéma tuberculeux au sens vrai du mot, ni d'eczéma des scrofuleux que l'on puisse, avec Bœck, ranger dans la tuberculose à côté du « lichen des scrofuleux ».

(3) Voir A.-B. Marfan, *Des gastro-entérites des nourrissons*. Étiologie, Pathogénie, Prophylaxie. Paris, Masson, 1900; chap. II, Suralimentation par le lait, p. 61-76.

relatives; ses défectuosités sont nombreuses, ses accidents multiples, avec une grande variabilité selon l'impressionnabilité propre de chaque nourrisson : mauvais règlement des prises de lait, accidents mammaires, âge et composition du lait; altération par les conditions permanentes ou éventuelles de la mère ou de la nourrice, commotions nerveuses, menstruation, habitudes alimentaires, écarts de régime, alcoolisme absolu ou relatif, état de santé, etc. Et l'on n'oubliera pas que dans les crèches bien tenues, ou dans les classes aisées, ou à la campagne, l'allaitement artificiel, correct comme qualité du lait et comme règle des prises, ne provoque pas l'irritation eczématique; c'est à ses défectuosités que se rapportent les conditions eczématigènes, qui peuvent quelquefois lui être imputées [1].

B. L'action exercée par le *sevrage* sur l'eczéma des nourrissons *varie* selon l'*idiosyncrasie* de chacun d'eux, et *selon que l'alimentation de transition est bien ou mal réglée*. Très communément, les enfants eczémateux n'ont rien à gagner à la prolongation de la nourriture lactée au delà des limites moyennes; et, pour quelques-uns, plus ou moins intolérants du lait, le sevrage *bien exécuté* est rapidement suivi de la guérison. De la fin de la première année à la fin de la troisième, on rencontre fréquemment des enfants eczémateux déclarés sevrés, mais chez qui la *somme de lait* conservée dans le régime perpétue la *suralimentation*; là encore la guérison est attachée à la suppression graduée du lait, et à l'institution d'un régime absolument *réglé* [2].

C. Ce qui doit être répété à satiété, c'est que, dans les questions d'alimentation infantile, aucune règle générale absolue ne peut être posée; que, chez les enfants à prédisposition héréditaire, il est d'une importance majeure de surveiller minutieusement le régime, qualité et quantité du lait; époque de la *transition* (dixième mois en moyenne); ne faire les modifications que progressivement; régler l'alimentation en ne faisant intervenir qu'à dose très modérée le régime animal; se rappeler que l'intolérance pour les œufs n'est pas rare; enfin ne pas oublier absolument, comme on le fait souvent, que l'élément végétal est aussi indispensable après le sevrage qu'à tout autre âge.

III. Dentition, vaccination, causes diverses. — A. Bien que très exagérée anciennement, l'action exercée dans la provocation de l'eczéma infantile, et de ses paroxysmes, par la *dentition chez les sujets prédisposés*, est aussi manifeste qu'elle le peut être pour les urticaires infantiles variées, les prurigos

[1] Voir Pierre Budin, *Le nourrisson. Alimentation et hygiène. Enfants débiles. Enfants nés à terme.* Paris, 1900. — I. Faits relatifs à la cessation de l'eczéma par régularisation des conditions de tout ordre propres à la *mère* ou à la *nourrice* (p. 172). — II. Réfutation de l'opinion qui attribue l'eczéma infantile à l'allaitement mixte ou artificiel. *Jamais nos enfants soumis à l'allaitement mixte ou à l'allaitement artificiel ne présentent d'eczéma; mais, ils sont tous* TRÈS PROPREMENT TENUS *par leur mère, et comme nous évitons chez eux avec grand soin la* SURALIMENTATION, *ils n'ont que très rarement des troubles digestifs*, p. 290. — III. « Les enfants non surmenés, non gavés, soit au sein, soit au biberon, *n'ont jamais* ni eczéma, ni gros ventre; ce sont choses inconnues à notre dispensaire. Dr Dufour, de Fécamp, p. 307. »

[2] Voir Marfan, *lieu cité* plus haut. L'alimentation prématurée, ou mal dirigée, cause de gastro-entérite chez le nourrisson, p. 76-79.

diathésiques, diverses autres épidermodermites; mais il n'y a pas à aller plus loin, cette constatation étant suffisante pour préciser les indications pratiques dans les cas particuliers. Rien n'autorise à former un *type eczématique* défini sous le nom d'*eczéma de dentition*, le phénomène de la dentition pouvant être aussi douloureux et irritable que l'on veuille le supposer *sans* produire aucune altération tégumentaire, s'il n'existe pas, *en même temps*, d'autres conditions eczématigènes, au premier rang desquelles la prédisposition individuelle.

B. Éventuellement, chez des sujets du même ordre, la *vaccination* peut provoquer la première apparition d'un eczéma; chez les enfants eczémateux, elle peut déterminer une exacerbation ou une rechute; et, si toutes les conditions de protection ne sont pas réalisées, être suivie d'une « éruption de vaccine » supplémentaire ou d'inoculations de voisinage, ou à distance. A tous ces titres la vaccination *précoce* est une mesure de prudence; et il y a des règles précises à suivre à l'égard de la vaccination à opérer chez les enfants atteints d'eczéma (1).

C. *a*. Chez l'enfant comme aux autres âges, les *troubles trophiques* vagues de la peau, ou les *anomalies fonctionnelles* préalables des *appareils différenciés* — *xérodermie* ou *stéatodermie*, *astéatidrose* et *hyperstéatidrose* — interviennent *à titre partiel* dans le *complexus pathogénique*; mais toutes les altérations matérielles et fonctionnelles sus-indiquées peuvent exister *très accentuées*, *même chez les enfants mal alimentés*, sans être nécessairement accompagnées d'eczéma à aucun moment de l'existence des jeunes sujets. Dans la série infantile aussi bien que dans la série adulte, ces troubles favorisent certainement, chez les prédisposés, la détermination et la localisation des lésions eczématiques, et ils doivent être notés cliniquement, et utilisés au point de vue des *indications de la prophylaxie* et de *la thérapeutique*.

b. Viennent, *ensuite*, provoquant le *début* des *réactions* d'eczéma, les localisant, ou réglant leur dispositif général, les *irritations directes* de la peau provenant du contact des *sécrétions altérées* de la conjonctive, de la muqueuse nasale, du conduit auditif externe, des évacuations de l'intestin ou de la vessie; les *traumas* de toute espèce, les *effractions microbiennes* des couches superficielles, particulièrement au niveau des points faibles infundibulaires, la mauvaise hygiène de la peau, le manque de soins, la *balnéation systématique*,

(1) *Conclusions pratiques* : *a*, chez les enfants *prédisposés* à l'eczéma, il sera sage d'avoir recours à la vaccination précoce, les premières semaines de la vie étant toujours régulièrement indemnes. Cette vaccination n'a aucun inconvénient; la pratique actuelle des médecins accoucheurs des hôpitaux de Paris le démontre. — Voir Saint-Yves Ménard, Contre-indications momentanées de la vaccination. Société de Médecine et de Chirurgie pratiques, 1899. *Bulletin médical*, 4 février 1899; et *Journal des maladies cutanées et syphilitiques*, mars 1899, p. 159, 162.

b. Chez les enfants *atteints* d'eczéma, la vaccination est, en général, à ajourner, sauf le cas d'urgence absolue en raison d'une période épidémique, ou de la présence en foyer variolique immédiat.

c. Si la vaccination est pratiquée, elle ne doit être faite que par une seule piqûre, sur un point de peau saine; après avoir déposé sur cette piqûre une très fine gouttelette de vaccin, un instant après la peau est lavée à l'eau boriquée, puis essuyée avec du coton hydrophile et une couche de collodion élastique, renouvelée au besoin tous les jours suivants, est appliquée (Saint-Yves Ménard).

d. Toutes les précautions, d'autre part, seront prises, à la fois pour protéger les surfaces eczématisées, et oblitérer par un pansement approprié le champ vaccinal pendant toute la période d'activité du processus.

l'emploi des « antiseptiques », etc., etc. Aucune de ces conditions n'est intrinsèquement eczématigène, chacune d'elles peut contribuer à l'installation du processus eczématique, en opérer le maintien, ou en renouveler les paroxysmes chez les sujets prédisposés.

c. Chez les héréditaires, les diathésiques familiaux; chez les suralimentés et les mal alimentés, l'eczéma peut être *primaire* et *autonome*, naissant directement des conditions provocatrices, générales et communes, de l'eczématisation infantile. Mais si l'on analyse avec le soin suffisant le complexus cutané *le plus ordinaire* que l'on désigne généralement aujourd'hui chez les enfants sous la dénomination unique et commune d'eczéma, on reconnaîtra que l'affection cutanée proprement eczématique est, très généralement, *secondaire*, soit à une *prurigose autotoxique*, soit à une *impétiginisation commune*, à la *dystéatidrosie infantile* du *cuir chevelu*, à une *épidermodermite staphylococcique* émanée des fosses narines, à une *strepto-épidermite bucco-labiale*, *inguinale*, *rétro-auriculaire*, *intertrigineuse*, etc. On ne s'étonnera donc pas de retrouver dans l'eczéma infantile le plus haut degré de complexité et de protéisme dermatographiques que l'on puisse observer, réalisé par la réunion des *lésions préalables* avec les altérations *secondaires*, par leurs mutations et leurs transmutations, par le mélange et l'intrication de plusieurs modes simultanés de réaction épidermodermique, évoluant sur un champ cutané particulièrement irritable et exsudatif.

II

SOMMAIRE CLINIQUE DE L'ECZÉMA INFANTILE

I. TABLEAU CLINIQUE GÉNÉRAL DE L'ECZÉMA INFANTILE.
II. FORMES DERMATOGRAPHIQUES TYPIQUES ET ATYPIQUES. — III. COMPLICATIONS.

I. — Tableau clinique général de l'eczéma infantile.

A. Le tableau *général* des *caractères cliniques* de l'eczéma infantile — phénomènes objectifs et subjectifs, évolutifs, etc. — est extrêmement varié, et presque toujours *composite* dans les proportions les plus étendues. Aussi, dans la pratique, l'*interprétation exacte* et la hiérarchisation de ses symptômes de tout ordre sont aussi ardues et laborieuses qu'on puisse l'imaginer; les altérations que l'on appelle eczématiques sont presque toujours *mixtes*, *prurigineuses* (secondaires aux prurigos), *impétigineuses*, *folliculitiques*, etc.

B. Communément, mais avec de nombreuses exceptions, l'*acuité initiale* ou *paroxystique* est plus accentuée que chez l'adulte; la *généralisation* est plus fréquente, plus rapidement effectuée par dissémination des foyers, et réunion des placards initiaux. L'*irritabilité* est plus prononcée, la résolution spontanée plus rare; la tendance à la chronicité plus marquée. Les rechutes et les *récidives* sont continuelles. Les éléments dermatographiques, par leur réunion composite, leur nombre, les déformations et les localisations multiples chez un même enfant, donnent une extrême fréquence aux *cas ambigus*, et, en fait, rendent irréalisable toute tentative de systématisation dermatographique absolue (1).

C. A tous les âges, la *dysesthésie* — sensations douloureuses ou pénibles variées ; *prurit* — occupe une part considérable dans la phénoménalité subjective, et dans la pathogenèse de l'eczéma ; mais cette part prédomine aux âges extrêmes ; chez les jeunes enfants eczémateux, le prurit est universel, avec maximum à la tête :

.... *perpetuo caput affricant pulvinaribus lecti vel aliis obviis* (2).

Dans les espèces eczématiques liées aux pruriginoses infantiles, les plus communes, *neurotoxiques*, autotoxiques, le prurit domine la scène, et *précède* les manifestations cutanées quelquefois longtemps *avant* que les premières lésions — papules urticariennes, papules de prurigo — apparaissent. L'eczématisation suit, alors, à échéance plus ou moins rapide, selon que l'on a, ou non, pris notion de la gravité du prurit prémonitoire, protégé la peau contre le traumatisme du grattage et des contacts, et combattu le plus tôt possible celles des conditions pathogéniques relevées par l'analyse attentive des cas en observation. Les sensations pénibles variées, le prurit, subissent des *exacerbations* diurnes et nocturnes, *nocturnes* particulièrement ; *insomnie* cruelle, agitation incessante, *grattage* et traumatisations multiples, exagération des lésions, et déchéance de l'état général, *troubles digestifs*, *accidents nerveux*, crises de dentition, etc. Tous ces phénomènes subissent des paroxysmes à la moindre erreur de régime ou de thérapeutique, exactement comme cela a lieu dans la pruriginose autotoxique infantile en général, dont l'eczématisation n'est communément que l'élément deutéropathique, condition dont la pratique médicale ordinaire ne prend pas notion suffisante (3).

(1) « At the same moment, and on the same child may be seen erythma, leichen, strophulus, ekzema, impetigo, pityriasis and psoriasis.... In certain parts of the body erythema is apt to prevail; *but* a broken or craked state of the skin, with however small a degree of ichorous oozing, must determine the case to be ekzema. On the back, leichen is apte to predominate : on the head, in the bends of the joints, and on the pudendum, ekzema : on the cheeks and ears, ekzema impetiginodes ; all on the same skin and in gross defiance of the orders, genera and species of the Plenckio-Willanean methode of classification. » — ERASMUS WILSON, Essay on the ekzema infantile read at the ann. meet. of the Brit. med. Association, July 1856, *Brit. med. Journal.*

Quatorze ans après cette publication, en 1870, reproduisant, dans ses *Lectures on Ekzema and ekzematous affections*, p. 249, son travail de 1856, Erasmus Wilson ajoute, en note, ce qui suit :

It may be unnecessary to mention that, at present, these presumed separate affections are regarded as forms of ekzema under the names of : erythematosum, papulosum, vesiculosum, ichorosum, pustulosum, and squamosum.

(2) G. VAN SWIETEN, *Comment., in* H. BOHERR, *Aphor.*

(3) Les résultats rapidement favorables de la mise au point du régime des enfants, de la rectification apportée aux troubles intestinaux, à l'insuffisance hépatique et rénale, indiquent bien nettement, au taux de la doctrine régnante, que ce prurit est d'origine *toxi-alimentaire*, mais avec cette réserve toujours faite que la prédisposition individuelle est une condition préalable ; qu'il faut toujours supposer une véritable neurasthénie épidermodermique préexistante ; et que l'on ignore complètement s'il s'agit de phénomènes réflexes, ou d'irritation neurovasculaire due à la présence réelle d'un élément toxique.

D. Il est extrêmement remarquable de voir quelle *force de résistance* beaucoup de ces enfants opposent à ces troubles digestifs, à ce complexus cruel de souffrances et d'insomnie, parfois pendant des semaines et des mois, alors que s'épuisent les forces de ceux qui les entourent (¹). Et l'on peut dire que, en réalité, dans l'eczéma infantile, les troubles de la santé ne sont régulièrement ni aussi profonds, ni aussi graves pour l'existence, que l'on est, au premier abord, porté à le supposer. Quand les troubles digestifs peuvent être modérés; quand l'infection intestinale est combattue avec succès; quand l'alimentation est réglée avec opportunité, la situation reste passable, tolérable, surtout chez les enfants élevés à la campagne, même au bord de la mer dans la saison favorable, et quand une aération et une oxygénation suffisantes sont réalisées. C'est surtout dans les conditions contraires que l'on voit l'état général, en particulier chez les plus jeunes enfants, s'altérer profondément. L'anémie infantile s'établit rapide; l'amaigrissement progresse, et devient excessif, si les pauvres petits patients sont mal alimentés, placés dans de *mauvaises conditions d'oxygénation*, et si ils ont des troubles digestifs intenses et prolongés. C'est dans ces cas, aussitôt que l'atteinte portée à la vitalité des enfants est extrême, que l'on voit les altérations cutanées subir un *affaissement rapide* de mauvais présage.

Même action, souvent plus grave et plus rapide, dans les cas où, avec ou sans troubles digestifs, se développent des *phlegmasies bronchiques* ou *broncho-pulmonaires*, et généralement toutes les fois où une affection intercurrente de quelque gravité vient à se produire. Ces faits ne se confondent pas avec ceux, en plus grand nombre, dans lesquels les petits malades diathésiques confirmés présentent, simultanées ou alternantes, des crises d'*asthme*, — *bronchite* et *emphysème pulmonaire*. Ces enfants sont eczémateux à titre secondaire; leur maladie proprement dite est un prurigo diathésique, dont les exacerbations très souvent saisonnières déterminent et gouvernent les paroxysmes eczématiques.

II. — Formes dermatographiques, typiques et atypiques.

A. La *forme dermatographique* et *évolutive* commune de l'eczéma infantile est conforme au plan général de la *maladie* eczéma : Placards *amorphes*, à bords plats, à extension périphérique; *éléments isolés* dans l'atmosphère de chacun d'eux. Type *suintant*, rouge, croûteux, dans toutes ses variétés, et type « *sec* », se succédant, coïncidant, alternant à des époques différentes, sur une même

(¹) Après avoir décrit magistralement les nuits atroces des enfants atteints d'eczéma très prurigineux, — complexus prurigineux et eczématique, — Erasmus Wilson signale cette résistance extraordinaire à la douleur et à l'insomnie, comparée à l'accablement de la mère, de la nourrice ou de la personne chargée de veiller l'enfant.

This constant suffering naturally wears away the child's powers, and, added to the malassimilation, brings about that state of atrophy wich I have previously described. But it is nevertheless remarkable how little the strength and spirits of the child are affected by these desperate paroxysms of suffering. In the morning, after a night of distress, the little thing is fresh and lively, eager for its food, and ready for the battle of the day; while the nurse, or mother, is languid, and powerless from watching and anxiety. *Lieu cité*, p. 256.

région, ou sur des points distincts au même moment. *Torpidité* habituelle interrompue par les *exacerbations*; résistance souvent prolongée à toutes les médications locales. Préalablement à l'eczématisation, ou dans son cours, grande fréquence de l'*impétiginisation* staphylococcique et streptococcique, réalisant des *formes mixtes compliquées*, ou *dénaturées*, qui expliquent l'extrême polymorphie, la variété dermatographique illimitée de l'eczéma infantile, que viennent encore multiplier les lésions de grattage, les médications locales appliquées. Enfin, comme dans l'eczéma de l'adulte, fréquentes complications de *folliculites furonculeuses*, d'*idradénites*, etc.; et, plus fréquemment que chez l'adulte, *infections ganglionnaires microbiennes*, staphylococciques particulièrement. *Localisations* les plus communes à la *face* ou au *cuir chevelu* à titre *initial*, plus ou moins *symétriques*, quelquefois tout à fait symétriques; occupant tantôt *toute une région* : *cuir chevelu* ordinairement en partie; *visage*, moitié inférieure ou supérieure, ou régions; plis rétro-auriculaires, pourtour des yeux, du nez, de la bouche, ou à l'inverse, occupant toute la face *à l'exception* des points qui viennent d'être indiqués, porrigo *larvalis* de Willan-Bateman, et selon la comparaison qui appartient à Unna, recouvrant la face comme d'un masque dont le milieu aurait été coupé. Maintien dans ces régions, ou extension progressive de haut en bas, au col, au-devant et en haut des régions présternales et sous-claviculaires — localisation commune —; en épaulette sur le moignon des épaules, sur les bras et les avant-bras, avec détermination très ordinaire en avant des poignets. Enfin, région ombilicale, plis inguino-cruraux, sous-pénien, ou périnéo-vulvaire; d'autres fois, au contraire, réserve absolue et sans exception de tous les plis, et développement sur toutes les parties des membres en contact avec les vêtements, etc.

Si l'on ajoute que la *nummularisation* est plus rare chez l'enfant que chez l'adulte; qu'il est peu ordinaire de rencontrer un cas d'eczéma conservant pendant toute sa durée son type primitif; et que des modifications incessantes se produisent, soit spontanément, soit sous l'action des modes de traitement usités, ou des vicissitudes de la condition nerveuse, des troubles digestifs, etc., on aura une idée approximative du tableau mobile d'un cas d'eczéma infantile observé pendant toute sa durée.

Enfin, *généralisation*, *formes aiguës véritables*, *érythrodermiques*, et *érythrodermies cachectiques* rares, en dehors d'un concours exceptionnel de circonstances malheureuses, et de l'action d'irritations diverses, accidentelles ou thérapeutiques [1].

B. Les *formes dermatographiques typiques* peuvent, dans un certain nombre de cas, être rapprochées directement des *complexus pathogéniques et étiogéniques*, et il a été déjà essayé de les qualifier sur cette base :

Les eczémas ci-devant « lymphatiques », « strumeux », « scrofuleux », « tuberculeux », souvent *secondaires* aux infections micrococciques de l'épidermoderme, les eczémas peu florides, peu suintants, secs, appartiendraient

[1] Voir, pour complément, la série des *localisations régionales*, p. 223 et suiv.; et, pour les *régions faciales*, Pl. IV, p. 228, et Fig. 17, 18, 19, p. 228-229.

aux prédisposés en état de malnutrition, de malassimilation, aux enfants anémiques, débiles, mal soignés, *mal alimentés*, entéritiques, etc.

Les eczématisations florides, hyperémiques, rouges, profuses, appartiendraient aux *suralimentés*; de même les formes « de dentition », « nerveuses », hyperprurigineuses, « séborrhéiques ». Cette division paraît réelle à Marfan, tandis que Comby n'a pas relevé de différences remarquables dans les formes eczématiques observées chez les mal alimentés entéritiques et les suralimentés. Question, comme les précédentes, à documenter à nouveau ([1]).

([1]) I. Voir Comby, Des dangers de la suralimentation chez les enfants, *Progrès médical*, 1893; la Gourme chez les enfants, *Médecine moderne*, 1895; et les thèses de ses élèves : Bellot, Étude clinique sur les dangers de la suralimentation chez les enfants, Thèse de Paris 1893; René Millon, Des manifestations cutanées dues aux vices de la nutrition, Thèse de Paris 1893.

II. Marfan (Les eczémas des nourrissons; leurs rapports avec les vices de l'alimentation et les troubles digestifs, *Semaine médicale*, mars 1894, p. 138 à 140) distingue deux types principaux, *eczéma séborrhéique* et *eczéma sec à placards disséminés*, chacun correspondant à un mode particulier de malassimilation. De ces deux types procèdent, par superposition, ou par transition (*faits de transition*), les *variétés* qui en dérivent :

I. Dans l'*eczéma séborrhéique*, l'affection débute presque toujours par le cuir chevelu. Elle succède aux croûtes graisseuses, aux squames plus ou moins épaisses, jaunâtres ou noirâtres, onctueuses et grasses, Ces croûtes graisseuses sont assez fréquentes chez les nourrissons : « croûtes de lait », « chapeau », « crasse de tête », « touzet »; mais bien souvent elles ne sont pas suivies d'eczéma. L'eczéma qui leur succède dans certains cas se manifeste par l'apparition de phénomènes inflammatoires sur la peau sous-jacente : au-dessous et autour des croûtes graisseuses, on voit survenir de la rougeur, de la tension de la peau, un prurit plus ou moins marqué et, plus tard, un suintement particulier. Puis, la lésion, née au cuir chevelu, devient envahissante, et l'envahissement obéit à certaines règles. D'abord elle gagne la totalité du *cuir chevelu*; la peau est rouge et suintante; le liquide exsudé se concrète en croûtes jaunâtres ou grisâtres, graisseuses, qui agglutinent les cheveux et qui répandent parfois l'odeur de la graisse un peu gâtée. Puis l'eczéma gagne les *tempes*, le *front*, les *sourcils*, les *joues*, et l'*oreille* surtout dans la région rétro-auriculaire, qui est rouge, luisante et humide. Il descend parfois sur le *cou* où il peut déterminer des fissures assez profondes. Mais, un des caractères les plus remarquables de cette variété d'eczéma, c'est qu'il respecte habituellement le milieu de la face, c'est-à-dire le pourtour des yeux, du nez et de la bouche. Les régions qui avoisinent le nez et la bouche sont presque toujours indemnes; on n'y constate ordinairement aucune altération, si ce n'est celles qui peuvent résulter d'un grattage immodéré. Le pourtour des yeux est plus souvent pris; si l'affection s'arrête ordinairement aux sourcils, il est des cas encore assez fréquents où les paupières sont rouges et tapissées de squames graisseuses et où leur bord libre, épaissi et recouvert de croûtelles, perd ses cils. Mais, dans les cas typiques, l'eczéma séborrhéique entoure la face, comme un masque dont on aurait coupé le milieu, suivant l'expression de Unna. L'eczéma peut envahir encore les *épaules* et les *bras*, où elle forme des placards recouverts de squames sèches et graisseuses; exceptionnellement, elle envahit d'autres régions du tégument.

Je dois signaler ici un aspect objectif un peu spécial que l'on observe surtout chez les enfants dont la tête est tenue très proprement : sur le cuir chevelu, on ne trouve que de la séborrhée sans dermite eczémateuse, et celle-ci ne s'observe que sur le front, les tempes, les joues et les oreilles.

Voici encore quelques caractères qui appartiennent à cette variété d'eczéma. Ses limites sont en certains points très nettes et marquées d'un liséré rouge; mais celui-ci fait défaut en d'autres points. Il est très rare de pouvoir observer dans le cours de cet eczéma l'élément vésiculeux, que l'on considère comme une des caractéristiques de cette dermatose. L'aspect de la lésion varie suivant qu'il y a eu prédominance des squames, des croûtes ou du suintement; mais il semble inutile de distinguer une forme squameuse, une forme croûteuse et une forme suintante, car souvent les trois aspects sont associés; chez un même sujet, par exemple, on trouve sur le cuir chevelu des squames et des croûtes, tandis que dans la région rétro-auriculaire on observe la forme suintante. Dans cette variété d'eczéma, le prurit est en général assez modéré; parfois, cependant, il devient assez intense pour provoquer un grattage qui écorche et ensanglante la surface eczémateuse et qui peut l'infecter secondairement, comme je le dirai plus loin.

Enfin, les enfants qui sont porteurs de cette variété d'eczéma sont généralement gros, gras, presque

CHAPITRE III

DIFFÉRENCIATION GÉNÉRALE ET PRONOSTIC DE L'ECZÉMA

I

DIFFÉRENCIATION GÉNÉRALE

ECZÉMA PRIMAIRE ET ECZÉMATISATION SECONDAIRE. — SOMMAIRE CLINIQUE DE L'ECZÉMATISATION. — ÉRYTHRODERMIES, ÉRYSIPÈLES, MILIAIRE. — HERPÈS, ZONA, DYSIDROSE, ÉRUPTIONS ARTIFICIELLES. — IMPÉTIGINISATION. — LICHEN ET « LICHENS ». — PRURIGOS. — PSORIASIS. — PITYRIASIS. — LÉSIONS DIVERSES ECZÉMATISÉES. — SOMMAIRE D'ANALYSE INTÉGRALE.

I. ECZÉMA PRIMAIRE ET ECZÉMATISATION SECONDAIRE. — La confusion séculaire faite entre les états morbides de la peau dont l'eczématisation amicrobienne est la lésion *primaire*, *propre*, *essentielle*, et les affections cutanées,

obèses et présentent très souvent de l'intertrigo des plis cutanés, particulièrement dans la région du pli génito-crural.

II. Dans l'*eczéma sec à placards disséminés*, le *cuir chevelu est respecté*, et l'on observe de petits placards rouges, secs, squameux, fissurés, pouvant siéger un peu partout, particulièrement sur les joues, sur le front, aux oreilles, au cou, aux poignets.

Dans quelques cas exceptionnels, je l'ai vu coexister avec un certain degré de séborrhée du cuir chevelu; mais, de ce qu'un eczéma coexiste avec de la séborrhée du cuir chevelu, ce n'est pas une raison pour en faire un eczéma séborrhéique. Dans cette variété, l'eczéma se développe sous forme de placards le plus souvent assez petits, à contours ronds, ovales ou irréguliers; à leur niveau la peau est rouge, elle porte quelquefois la trace d'éléments vésiculeux récents, elle est légèrement infiltrée, assez sèche, recouverte de petites squames, de petites croûtes qui n'ont pas l'aspect graisseux; elle est souvent parcourue de fissures ou semée de petites érosions. L'éruption reste souvent assez discrète; elle peut former des placards isolés dans toutes les régions du corps; le plus ordinairement, on l'observe sur les joues et sur le front où elle affecte quelquefois, mais non toujours, une disposition symétrique; on peut la voir aussi derrière l'oreille, au milieu de la face, dans les sillons du nez, autour des lèvres, au niveau du menton, sur le cou, aux poignets et aux mains, sur l'abdomen, particulièrement au niveau de la cicatrice ombilicale, dans le dos ou sur les membres inférieurs. L'éruption est sèche en général; elle peut cependant devenir suintante en certains points, en particulier derrière l'oreille; mais, même dans la région rétro-auriculaire, il est plus ordinaire de voir la peau rouge, sèche et fissurée profondément au niveau du sillon. Le prurit est généralement très vif, et les lésions consécutives au grattage s'observent fréquemment.

Cette forme s'observe surtout chez des enfants soumis à un allaitement artificiel défectueux, atteints de dyspepsie gastro-intestinale chronique, qui ont un gros ventre et qui sont parfois des cachectiques ou des rachitiques; elle doit être regardée comme le résultat d'une auto-intoxication d'origine intestinale, agissant peut-être sur les ramifications nerveuses de la peau et des vaisseaux cutanés.

J'ai été conduit à cette manière de voir, exposée en partie dans la thèse de Bellot, — Étude clinique sur les dangers de la suralimentation chez les enfants, *Thèse de Paris*, 1895, — par ce que j'ai observé à la crèche de l'hôpital des Enfants-Malades. Dans ce service, il n'entre guère que des nourrissons antérieurement soumis à l'allaitement artificiel; presque tous sont atteints de dyspepsie chronique; or, presque jamais il ne nous a été donné d'y voir un eczéma séborrhéique typique : nous observions seulement la deuxième variété d'eczéma. Au contraire, à la consultation externe, où l'on nous amène les enfants nourris au sein, on voit surtout l'eczéma séborrhéique.

III. L. JACQUET et REGNARD. Eczéma des nourrissons. Périodes menstruelles et allaitement. Nourrices alcoolisées. Lait vieux, lait jeune et dermatoses. Obésité et eczéma. *La Médecine moderne*, p. 163, 164. Paris, 1899.

très nombreuses, dans lesquelles elle intervient *secondaire*, *éventuelle*, *accessoire*, a jusqu'à présent obscurci, et obscurcit encore dans l'esprit d'un trop grand nombre de médecins, la conception nosologiquement nette de toute une série de types morbides que l'on peut, aujourd'hui, plus clairement spécifier. Jointe à la connaissance des lichénisations secondaires si heureusement conçues et formulées par Brocq, la notion de l'eczématisation secondaire permet aujourd'hui d'avancer considérablement l'œuvre de l'épuration des groupes confus des eczémas, des lichens, des prurigos, etc., etc.

L'eczématisation ne fait pas plus un eczéma que la lichénification ne fait un lichen; de la manière la plus simple, une analyse nosologique normale d'un cas particulier permet de déterminer si ses lésions et ses symptômes sont primaires, protopathiques; si ses lésions appartiennent à une maladie individualisée par ses conditions pathogéniques, son type évolutif, ses réactions thérapeutiques, etc.

Le diagnostic de la *maladie eczéma* ne peut être basé que sur la résultante de l'analyse intégrale du fait observé, comprenant l'étude anamnestique et l'étude actuelle, la constatation de l'eczématisation vraie, et les caractères typiques d'évolution, lesquels, dans ce diagnostic final, priment l'objectivité.

Enfin, la notion définitivement précisée des processus *initialement microbiens*, dont l'ensemble constitue l'impétiginisation, achève de fournir à la différenciation de l'eczéma un secours considérable, particulièrement dû aux remarquables travaux de Sabouraud.

II. Sommaire clinique de l'eczématisation. — Considérée en elle-même, l'eczématisation est nettement spécifiée par des *lésions* que nous avons soigneusement précisées, et qui s'inscrivent à la surface tégumentaire en *lésions-symptômes*, *parallèles* et *synchrones*. La démonstration positive peut être aisément faite à l'aide de la biopsie superficielle, de l'étude histobactériologique des escarres d'éviction, de l'étude bactériologique des éléments vésiculeux précisée par Brocq et Veillon, et par l'observation clinique appuyée sur la connaissance *suffisante* des caractères objectifs relevés avec la précision *indispensable*.

Aucune formule abrégée, aucune notion superficielle et banale ne suffisent à établir un diagnostic assuré; il faut, nous le répétons encore, posséder la connaissance ferme des processus eczématologiques élémentaires, être familiarisé avec l'anatomie et la physiologie pathologiques qui leur appartiennent, pour interpréter à leur valeur exacte, et précise, les phénomènes objectifs dont nous rappelons ici le sommaire :

a. *Rougeur inflammatoire* superficielle; *tuméfaction*, *légère* dans les endroits où l'hypoderme n'est pas exceptionnellement œdématisable, *diffuse*, *amorphe*, sans élévation des limites, *ni bords proprement dits*; *ne* s'accroissant *pas* par processus excentrique à la manière du psoriasis ou des épidermomycoses, mais par *agglomération d'éléments nouveaux* développés *autour* des champs éruptifs primaires, en *poussées successives*, saccadées, *inégales* en durée et en intensité. Surface *lisse* ou *granitée*, ponctuée; *épaississement* du *pli cutané* fait entre les doigts, et *dépression légère* persistant après la *pression du doigt*. Tous ces phénomènes correspondant à la période d'ectasie du réseau capillaire sanguin superficiel de la zone de remaniement du derme, et des sommets papillaires, et au processus d'inondation séreuse du réseau de Malpighi — *spongiose diffuse, prévésiculation.*

b. Vésiculation willanique : vésicules *petites* dans leur état typique, *acuminées transparentes, nombreuses et serrées*, en *semis*, *fragiles* se rompant spontanément ou au grattage — *Vésiculation humide.*

Très souvent, vésicules spongoïdes, *enchâssées*, à *évolution lente*, vivaces, sans rupture, ou sans évacuation entière, devenant par coagulation, dans le processus d'éviction, de *très petites croûtelles, miliaires, généralement brunes, cerclées par leur collerette de déhiscence*, reconnaissable encore après que la petite escarre miliaire qui constitue la croûtelle est tombée, ou a été avulsée mécaniquement — *vésiculation sèche* — de première *valeur diagnostique*, car on la retrouve, quand on sait la rechercher, dans des placards frustes généralement méconnus ([1]).

c. Dans l'état de vésiculation humide active, surface du champ d'eczématisation parsemée, *criblée*, de *perforations ponctuées*, en coup d'épingle, véritables *puits épidermiques, embouchures de drainage, absolument caractéristiques, exclusives*, dont la valeur diagnostique a été mise en saillie par Devergie ([2]).

d. Flux et *suintement*, par ces orifices et par ces puits, qui *drainent* à la surface, où il vient *perler* comme la sueur, un *liquide séreux clair, transparent*, citrin, *coagulable*, soit dans la cavité vésiculaire, soit à la surface libre, *empesant le linge* à la manière du sperme; production et projection à tous les degrés d'intensité, quelquefois *profuse* comme la sudation excessive, par *paroxysmes, rémittente, saccadée*, comme le processus vésiculaire lui-même ([3]), réapparaissant par les traumatismes, par le grattage, quand il semble tari.

e. Fissures de déhiscence, au fond des *plis*, ou par fusion en *series linéaires* des puits épidermiques ou perforations ponctuées.

f. Vernissé rouge de retour, représentant les premières ébauches de réparation épidermique, — luisant de la peau, de Hardy, — *lisse*, tendu ou *finement plissé*, avec *craquelures* en *réseau*, ou en *séries linéaires* disposées en armure, droites ou sinueuses.

g. Exfoliation fragmentaire, décroissant jusqu'à la réparation entière, pityriasique, pouvant subsister en *nappes* ou en *foyers* aussi longtemps que la restauration de l'épiderme est incomplète — eczématisation *fruste, monosymptomatique, reliquats.*

III. Érythrodermies. — Érysipèles. — Miliaires. — A. Dans une première

([1]) Voir p. 41 et suiv.
([2]) Voir *Aperçu rétrospectif*, p. 8 et note 1.
([3]) Voir plus haut, p. 31 et suiv.

série d'affections cutanées qui peuvent momentanément, ou monosymptômatiquement, affleurer l'eczématisation, se placent quelques *érythrodermies* qui ont été, plus haut, confrontées avec les eczémas exanthématoïdes([1]), les *lymphodermies* et les *érysipèles*, qui ont été également mis en parallèle avec les eczémas érysipéloïdes([2]); les *miliaires* qui, développées sur champ érythémateux, pourraient être un moment méconnues, si les conditions dans lesquelles elles se produisent — pyrexies, hyperidrose, etc., — la rapidité de leur déclin, leur dessiccation spontanée, leur exfoliation caractéristique, etc., ne permettaient pas de rectifier, sans délai, l'impression première([3]).

B. Les cas typiques des diverses espèces d'*herpès* se distinguent aisément des cas typiques d'eczéma vulgaire, par les caractères de *localisation*, le *mode du groupement vésiculaire*, les phénomènes dermitiques plus accentués, le type évolutif avec réaction de début plus ou moins marquée, etc., etc. Mais il faut compter avec les *faits atypiques*, avec les cas où le champ de l'herpès est eczématisé ou impétiginisé *secondairement*, ceux dans lesquels il a été irrité par le contact des liquides émonctoriaux, les applications médicamenteuses, es contacts intertrigineux, etc. L'analyse clinique est, ordinairement, suffisante pour rectifier le diagnostic qui aurait été, un moment, ambigu.

Bien que, dans certains cas d'eczéma à placards disséminés, on puisse un moment penser aux formes rares d'herpès généralisé ou à quelques *éruptions herpétiformes*, il n'existe en réalité pas d'*eczéma herpétoïde*; c'est à ces espèces ermatologiques, herpès généralisé, ou éruptions herpétiformes, que se rapportent le plus vraisemblablement les deux observations rapportées par Levain([4]) et décrites par lui comme appartenant à une variété intermédiaire à l'herpès et à l'eczéma ([5]).

C. Il n'est pas très rare de rencontrer des cas de *zona*, de zona anogénital chez la femme, de zona fronto-oculaire, ou même de zona du tronc ou des membres, infectés secondairement, impétiginisés, croûteux, représentant plus ou moins l'aspect attribué à l'eczéma ancien style; cela surtout quand il n'y a pas eu de pansement protecteur, ou bien quand il y a eu un pansement sale, ou bien encore quand des applications irritantes ont été faites. Plusieurs de ces cas sont confondus, dans la pratique générale, avec l'érysipèle ou avec l'eczéma érysipéloïde. Inutile d'ajouter que la simple constatation de la localisation, des phénomènes douloureux préalables et concomitants, et l'analyse clinique un peu attentive, suffisent pour cette différenciation, qui n'aurait pas à être signalée, si les erreurs d'interprétation que nous avons indiquées ne se reproduisaient pas trop souvent.

IV. Dysidrose. — Éruptions artificielles. — A. L'épidermodermite à vési-

([1]) ([2]) Voir plus haut, les *eczémas aigus*, p. 64 et suiv., et plus loin, aux eczémas régionaux, p. 225 et suiv., les eczémas érysipéloïdes de la face, des extrémités, des organes génitaux.

([3]) Voir article *Miliaire*, *Pratique dermatologique*, t. III; et Ern. Besnier, article *Miliaire* du *Dict. encyclop. des Sc. méd.*

([4]) *Thèse citée*, Paris, 1830.

([5]) Voir plus loin, l'article *Herpès*, par Du Castel.

cules enchâssées que Tilbury Fox [1] a, avec raison, distraite de l'eczéma sous le nom de *dysidrose*, le cheiropompholix de Hutchinson, le pompholix de Robinson, représente, dans l'état typique, une forme bien individualisée, très fréquente, l'été, chez les *hyperidrosiques*, particulièrement, non exclusivement, localisée aux *faces latérales des doigts*, et qu'il n'y a aucune difficulté à différencier de l'eczéma vulgaire.

Dans son degré le plus léger, la dysidrose a, pour éléments, de petites vésicules discrètes, profondément enchâssées, parfois un peu douloureuses, irritables, si le patient les « tracasse », entourées d'une zone érythémateuse étroite, laissant écouler, si on les ponctionne à l'aiguille, un liquide neutre, acide, ou faiblement alcalin, selon les périodes de l'évolution. En fait, sur l'anatomie de la vésicule dysidrosique vraie, sur la bactériologie primaire ou secondaire, au taux de ce qu'il est aujourd'hui nécessaire de déterminer, *tout* est à refaire *à nouveau*.

A un degré plus élevé, les vésicules coalescent, se groupent, gagnent la paume de la main ou la plante du pied, forment de véritables lacs ou phlyctènes, mais conservent les mêmes caractères, la même terminaison, c'est-à-dire qu'elles s'affaissent ou se rompent, que le liquide qui s'en écoule n'a rien du liquide de l'eczéma, et que la desquamation finale est absolument celle des phlyctènes ou des bulles. Cela n'est donc pas de l'eczéma, et cela ne devient jamais de l'eczéma *si* le malade est mis au repos, si on lui donne des bains simples, et si on se borne à laisser les mains dans l'inaction, poudrées d'amidon ou, dans les cas très intenses, pansées comme les brûlures avec le liniment oléocalcaire. Si la dysidrose évolue chez des sujets à prédisposition eczématique, il peut y avoir une affection composite, — *eczéma dysidrosique*; c'est là une question de diagnostic différentiel qui peut être parfois obscure et discutable, mais qui n'ôte rien à la précision des faits sus-indiqués.

B. Cela dit, il faut ajouter de suite que, dans la pratique, de nombreuses ambiguïtés s'élèvent, et permettent de comprendre pourquoi quelques auteurs trouvent plus simple de ne considérer la dysidrose, même typique, que comme une variété d'eczéma. La dysidrose peut tout d'abord, dans quelques cas, dépasser les limites des surfaces d'élection, et se *généraliser*, présentant sur les différents points du corps autres que les faces latérales des doigts, ou les régions palmaires ou plantaires, ses caractères typiques, *s'infectant* rapidement en ces régions diverses, et *s'eczématisant* selon les conditions individuelles, ou *s'impétiginisant* suivant les prédominances micrococciques. Cependant, même dans ces cas, une analyse attentive permet ordinairement de rétablir le point, ce qui n'est indifférent, ni pour le *pronostic*, ni pour le traitement.

C. Les *éruptions artificielles*, nombreuses et variées, qui étaient autrefois confondues avec les éruptions eczématiques vraies, et qui sont, encore aujourd'hui, par quelques dermatologistes, confondues systématiquement, ne présentent

[1] *Skin Diseases*. London, 1873, p. 476, 480.

pas les caractères vrais de l'eczématisation que nous avons décrits, et que nous venons de rappeler ci-dessus en résumé. Lorsqu'elles ont dépassé les délais très courts de leur évolution normale, il y a seulement lieu de faire une *réserve* à l'égard du développement d'une eczématisation *seconde*, s'il s'agit d'individus prédisposés à l'eczéma. Mais l'ambiguïté fût-elle réelle, elle ne l'est jamais qu'à temps, et, dans aucun cas, la difficulté diagnostique temporaire de deux états morbides différents ne saurait légitimer leur confusion systématique (1)

V. Impétiginisation. — A côté de l'eczématisation, se place l'*impétiginisation*, tantôt primaire, tantôt secondaire, formant des complexus entièrement inextricables avant les progrès de l'anatomie pathologique — biopsie — et de la bactériologie (2), et qui ne peuvent pas encore être déterminés exactement par des caractères *cliniques* assurés, dans leur hiérarchie propre, pour chaque cas particulier. L'exemple principal de ces complexus est fourni par l' « *eczéma* » *infantile*, dans lequel il est souvent impossible de discerner lequel est primaire, de l'eczéma ou de l'impétigo, et s'il s'agit d'un impétigo eczématisé ou d'un eczéma impétiginisé. Mais, en principe, on ne saurait plus admettre dans la maladie eczéma, ordinairement amicrobienne ou sans microbe initial connu, les épidermodermites dont l'origine microbienne et la transmissibilité contagieuse sont certaines.

Par leur origine, comme par leur mode évolutif, l'*eczéma* et l'*impétigo* diffèrent fondamentalement : les impétigos sont aigus et temporaires, l'eczéma est lent, paroxystique, « chronique »; et quand un champ d'eczématisation vraie est impétiginisé, il ne demeure longtemps dans cet état que si sa surface n'est pas désinfectée, protégée contre les réinfections, et si un traitement approprié n'intervient pas.

La signification *comparée* à donner exactement aux mots impétigo et impétiginisation est précisée plus loin dans l'article *Impétigo* (3). Nous retiendrons seulement ici, jusqu'à démonstration contraire, que l'eczéma simple peut être impétiginoïde sans être impétiginisé, et que l'impétigo ne monopolise pas les exsudats ni les concrétions *melliformes*. Le placard croûteux figuré dans la Planche III, ci-contre (4), représente un exemple de l'eczéma impétiginoïde classique (5).

(1) Voir plus bas, les *Éruptions artificielles*, par Thibierge.

(2) La formule de l'impétigo que nous avons donnée en 1891 (Ern. Besnier, Trad. franç. de Kaposi, 2e édit. citée, t. I, p. 674, note 1), comprenant le rôle des agents microbiens pyogènes, et la contagiosité, n'est pas loin de la réalité.

(3) Voir plus loin, l'article *Impétigo*, par Sabouraud.

(4) Pièce n° 439, du Musée de l'hôpital Saint-Louis, déposée par Guibout, en 1877, et étiquetée par lui *eczéma impétigineux*. Voir p. 45, note 1.

(5) Sur la question bactériologique de l'impétigo ou des impétigos, Cf. Balzer et Griffon, Le streptocoque, agent pathogène constant de l'impétigo et de l'ecthyma, *Comptes rendus de la Société de Biologie*, 1897; et travaux ultérieurs, *même Recueil*. — Sabouraud, Pathog. et trait. de l'impétigo, *Arch. de méd. infant.*, 1898, p. 22, 25. — A. Boularan, Étude histor. et crit. de l'impétigo au point de vue bactériologique, *Thèse de*

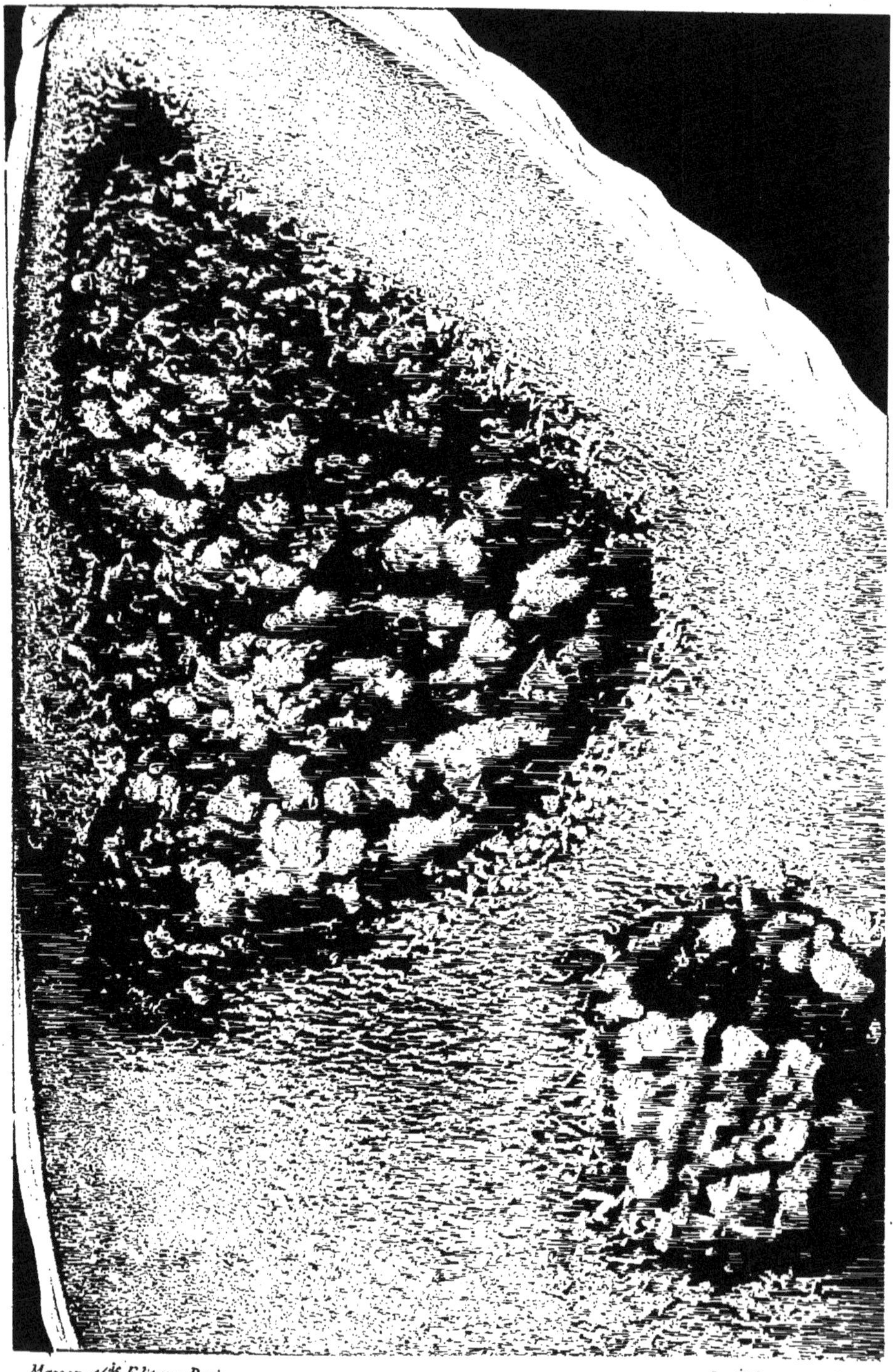

Masson et Cie Editeurs, Paris. Impies Lemercier, Paris.

Eczéma impétigo de la Cuisse.

VI. Lichen. « Lichens ». — Il n'y a, à aucun titre, de confrontation diagnostique à faire entre l'eczéma et le Lichen, pris au sens que nous lui avons assigné, d'affection papuleuse sèche, anatomiquement et nosologiquement individualisée, et dont le type est le lichen de Wilson [1].

Si, à la suite des traumas du grattage, après des applications externes non tolérées par des sujets prédisposés, il survient des foyers d'eczématisation, il est rare qu'ils ne laissent pas intacts assez d'éléments typiques pour le diagnostic extemporané; et, dans le cas contraire, l'analyse clinique, même rapide, sera suffisante pour rétablir la série hiérarchique.

Il en va de même pour les lésions de la peau à étiologie multiple, désignées autrefois par les termes d'*état lichénoïde*, et qui peuvent suivre l'eczématisation, coïncider avec elle, ou lui survivre, mais dont l'observation directe, et l'anamnèse, permettent de reconstituer le signalement, en tenant compte de la multiplicité des conditions qui peuvent la produire.

Ces lésions, individualisées par Brocq par le mot de *lichénification*, lichénification secondaire, sont toujours deutéropathiques — prurit, grattage, traumas divers, irritations chimiques communes, ou toxiniennes micrococciques, etc. [2].

Quant aux affections désignées par les termes de *lichen simple aigu*, de *lichen simple chronique*, de *lichen polymorphe ferox*, elles correspondent à des variétés de prurigo localisé ou généralisé, nettement détachées du groupe eczéma; les deux dernières seules, par leur chronicité et par la fréquence avec laquelle elles subissent un processus d'eczématisation secondaire, pouvant être confondues avec l'eczéma. L'une, le lichen polymorphe ferox, est le prurigo de Hebra, trop connu pour qu'il y ait lieu d'en rappeler les caractères typiques tracés par Hebra en termes ineffaçables; l'autre, le « lichen circonscrit chronique », se présente régulièrement sous la forme de *placards* circonscrits, très prurigineux, immobilisés sur place pendant des années, peu nombreux, ordinairement, non toujours, asymétriques, solitaires, évoluant sur base dermique plus ou moins profondément indurée, pigmentés à la périphérie, et sériés de zones papuleuses, isolées ou confluentes, sur base lichénisée, et présentant les stigmates du grattage, à la manière de tous les prurigos. La facilité avec laquelle ces placards s'eczématisent temporairement les avait fait, et les fait encore, à tort, considérer aujourd'hui, par quelques dermatologistes,

Paris, n° 104, 1898, où on trouvera l'indication bibliographique des travaux *antérieurs* de Ch. Leroux, etc. — Marié Davy, Contr. à l'étude bactér. de l'impétigo chez les enfants. *Arch. de méd. des enfants*, mai 1899, p. 257. — Scholtz et Raab, Rech. sur la nature parasitaire de l'eczéma et de l'impetigo contagiosa, *Ann. de dermat. et de syph.*, 1900, p. 409, 426. — Sabouraud, Étude clinique et bactériologique de l'impétigo. *Ann. de dermat. et de syphil.*, janvier, mars et avril 1900.

(1) Ern. Besnier, *Comptes rendus du Congrès international de dermat. et de syphil.*, Paris, 1889, p. 34, 35.

(2) Voir plus haut, p. 53; et *Pratique dermatologique*, t. I, aux *Lésions élémentaires*, *Lichénification*, par Brocq.

comme des cas d'eczéma. On les retrouve dans la description des « eczémas » secs, « *papuleux* », « *prurigineux* », « *nerveux* », etc. (¹).

VII. Prurigos. — Les papules du *prurigo simple aigu* — strophulus — la séropapule de Tommasoli et, avec moins d'accentuation, les papules du prurigo de Hebra et des prurigos diathésiques sous des formes et à des degrés divers, sont, comme les vésicules typiques d'eczéma, constituées par des îlots de spongiose dont l'état kystique seul varie. Dans le prurigo de Hebra et dans les prurigos diathésiques, au moment des paroxysmes, le type vésiculeux complet se réalise et l'eczématisation secondaire est produite, entrant momentanément dans le complexus clinique, qui n'en reste pas moins, considéré dans son ensemble, une maladie individualisée, un prurigo et non un eczéma, comme l'avait, avec un véritable génie, nosologiquement conçu l'illustre Hebra. Dans tous ces cas, la spongiose, et la vésiculation initiale, sont également *amicrobiennes.*

En voilà plus qu'il n'est nécessaire pour fixer le point sur la base établie par Hebra, et pour ramener à leur classement nosologique réel toutes les affections individualisées, au cours desquelles l'eczématisation intervient, et ne pas en faire des « eczémas », alors même que, comme dans le prurigo de Hebra, l'eczématisation en constitue un élément considérable. Il n'y a pas lieu d'insister; le lecteur trouvera réunis tous les éléments de la question aux lieux indiqués antérieurement et ci-dessous (²).

VIII. Psoriasis. — Malgré leurs très nombreux points de contact, la maladie eczéma, et le psoriasis, constituent deux individualités nosologiques parfaitement distinctes, et des plus nettement différenciées par leurs caractères objectifs dans la très grande majorité des cas.

Les difficultés ordinaires proviennent de causes faciles à spécifier : (*a*), *conditions régionales* : le cuir chevelu, les faces palmaire et plantaire des extrémités, le gland, les régions unguéales, en raison de leurs conditions anatomi-

(¹) Cf. P. Tommasoli, S. dermat. prurig. multiform., etc., *Giornale italiano d. malatt. v. e. d. pelle*, 1893. — L. Török, Quelques remarques sur la sign. des lésions eczémat. et sur les réactions générales de la peau, *Ann. de dermat. et de syphil.*, 1896, 3e série, t. VII; et L. Brocq, La question des eczémas, *lieu cité*, et publications antérieures. — *Pratique dermatologique*, article *Impétigo*, par Sabouraud; et Mémoires antérieurs cités, etc.

Il existe encore une série d'affections qui, dans la nomenclature d'hier, représentaient sans démonstration des « eczémas » localisés aux infundibula « eczémas papuleux » — « lichens pilaires »; « eczémas des follicules » de Malcolm Morris, « eczema flavum » de Unna, « séborrhéides pilaires »; etc., qui peuvent s'eczématiser secondairement, mais dont le classement est à reconstituer. Voir *Pratique dermatologique*, t. II, l'article *Folliculites*, par Sabouraud, t. III, l'article *Lichen*, par Brocq; et t. IV, les mots *Séborrhée* et *Séborrhéides*.

(²) Vidal, Neisser, Tommasoli, Hallopeau, Brocq, Jacquet, et Touton, *in* Brocq, La question des eczémas, *lieu cité*, 4e partie; La question des lichens des anciens auteurs et la théorie de la lichénification, p. 143, 160. — Darier, *Bulletins de la Soc. franç. de dermat.*, 1893, p. 449; et 1894, p. 54; et *Pratique dermatologique*, t. I, p. 105, 106. — Ern. Besnier, *Sur la question du prurigo*, IIIe Congrès intern. de dermat., Londres 1896; et plus haut, *Nosologie générale de l'eczéma*, p. 17 et suiv.

ques, présentent des formes ambiguës, dont l'indication sera donnée à l'occasion du sommaire clinique des eczémas régionaux.

(*b*). La *localisation*, ci-devant typique absolue, du psoriasis aux coudes et aux genoux n'a plus qu'une valeur relative; elle peut manquer dans le psoriasis le plus certain, et être relevée dans l'eczéma le plus positif; elle est commune dans l'eczéma « séborrhéique ». Si l'eczéma affecte, de son côté, typiquement, les plis de flexion; la même localisation, bien qu'atypique, n'est pas rare dans le psoriasis, et il existe des variétés où le type est entièrement inversé, les coudes et les genoux étant intacts, tandis que tous les plis sont occupés.

(*c*). Dans les formes monosymptomatiques, aux périodes terminales, et dans les reliquats, l'*eczématisation squameuse* des types eczématiques *mixtes* figurés, *secondaires* aux stéatodermies mycosiques par exemple, peut simuler le psoriasis, et atteindre l'ambiguïté maxima si la localisation est analogue à celle des psoriasis. L'analyse clinique est presque toujours suffisante pour rectifier le point; et, avant peu, une analyse histo-bactériologique nouvelle rendra, peut-être, la distinction moins laborieuse [1].

(*d*). Le psoriasis et l'eczéma peuvent se succéder, et alterner sur un même point — psoriasis eczématisé, et eczéma psoriasisé; — une plaque psoriasique soumise à une cause d'eczématisation, et préalablement typique, le redeviendra l'eczématisation terminée, au point que deux observateurs différents, examinant la même surface à deux périodes différentes, s'accuseront réciproquement d'erreur. Il suffit d'être informé.

(*e*). La plupart des difficultés de diagnostic *supposées* entre le psoriasis et l'eczéma ont trait à des affections qui ont été à tort considérées comme eczématiques, ou dénommées psoriasis en raison de leur forme et de leur desquamativité; qui ne sont ni des « eczémas » figurés, ni des « psoriasis », mais des dyskératoses stéatosiques parasitées ou parasitaires, lesquelles subissent avec la plus grande fréquence le processus d'eczématisation, ainsi que nous l'avons indiqué plus haut [2]. Ces cas avaient vivement éveillé l'attention de Bazin [3]. L'analyse clinique, basée sur une connaissance suffisante des éléments actuels de la question, sans préjudice de l'utilisation des anciens signes cliniques traditionnels, dûment interprétés, suffira dans la grande majorité des cas [4].

[1] Voir W. J. Munro (de Sydney), Note sur l'histologie du psoriasis. *Ann. de dermat. et de syphil.*, 3e série, t. IX, 1899; p. 961, 967. — et *Pratique dermatologique*, t. III, article *Psoriasis*.

[2] Voir plus haut, *Parasitisme de l'eczéma*, p. 100-113; et *Eczémas séborrhéiques* de Unna, p. 113-133.

[3] Cf. Bazin, *Leç. théor. et clin. sur les affec. cut. de nat. arthr. et dartr.*, 1868, p. 271 et suiv. — Mathieu, *Psoriasis atypique, ses rapports avec l'eczéma, Thèse de Paris*, 1891. — Em. Bonnet, *Contr. à l'étude des psor. anom.*, *Thèse de Paris*, 1900.

[4] En ce qui concerne les « eczémas » figurés qui n'ont aucune attache avec le psoriasis, et qui sont à la période squameuse, l'élément essentiel du diagnostic objectif a résidé longtemps dans le *signe du saignement*, de Hebra et de Devergie, et mieux dans l'examen, plus attentif que l'on ne le fait d'ordinaire, de la plaque squameuse après décapage. Si l'élément dermatographique est de nature franchement psoriasique, après avoir enlevé le surtout squameux et mis à découvert la cuticule parakératosique (L. Duncan-Bulkley,

IX. PITYRIASIS. — Les conditions de différenciation relevées pour le psoriasis sont, proportions gardées, du même ordre entre les diverses affections dont le caractère objectif principal est la desquamation en pellicules analogues au son, qui portent le nom commun de PITYRIASIS, et les eczématisations qu'elles précèdent ou qu'elles suivent souvent, et avec lesquelles elles coïncident, conservant, entre ces différentes périodes, tous les états intermédiaires : dartres farineuses de la face; « pityriasis » du cuir chevelu; « séborrhéides » squameuses des régions pilaires. Ces questions, qui ont été posées plus haut [1], reviendront encore plus loin [2]; leur importance est temporaire, et cessera quand le groupe des « pityriasis » aura subi une épuration analogue à celle qui est en cours pour l'eczéma et pour le psoriasis [3].

Dans la série des épidermodermites figurées, mycosoïdes ou mycosiques, qui peuvent s'eczématiser éventuellement, se trouve le PITYRIASIS ROSÉ DE GIBERT soumis à des irritations thérapeutiques, et chez les prédisposés. Ces conditions se présentent assez fréquemment pour qu'il y ait lieu de les indiquer, et de rappeler ses caractères principaux : disposition en *médaillons squameux*, à développement excentrique rapide, ayant au centre du cadre une surface rosée finement plissée dans la direction des plis normaux de la peau de la région; médaillon majeur et premier — signe de Brocq; type descendant; non-existence dans l'anamnèse d'éruptions semblables chez le sujet. Quand les caractères objectifs ont été *déformés* par l'eczématisation, il est rare que cette déformation soit universelle; et l'on arrive aisément, par le traitement anodin et la suppression des irritants, à faire la vérification diagnostique par restitution des caractères torpides normaux.

X. LÉSIONS DIVERSES ECZÉMATISÉES. — Toutes les lésions de la peau qui

Note on a hiterto undescribed point in the diagnosis of Psoriasis, *Arch. of Dermat.*, 1879, p. 129) qui sépare, seule, de l'extérieur, les sommets papillaires et les cônes interpapillaires, on gratte légèrement, il se fait immédiatement un suintement sanguin que les malades, d'ailleurs, mettent en évidence par le grattage quand le psoriasis est individuellement prurigineux, ou est le siège de démangeaisons provoquées très fréquemment par les agents médicamenteux mis en usage. Et si l'on examine attentivement, et de près, ou à la loupe, la surface décapée, on verra non, comme dans l'eczéma, une cuticule lisse, craquelée ou non, mais une surface spongieuse, finement pointillée de saillies rouges, la plupart excoriées par le grattage, et saignantes. Cette surface est granitée, luisante, succulente, laissant voir l'empreinte des squames concentriques enlevées par le grattage. Cet examen un peu délicat, fait à la loupe, aussitôt après avoir enlevé avec précaution et d'un seul coup le surtout squameux de l'élément éruptif, complète le signe du saignement, dont la valeur, quel que soit le *genre* auquel le psoriasis actuel soit renvoyé, sera toujours, au moins, indicatrice d'une variété, si l'on reconnaît nettement l'issue du sang par points isolés, en arrosoir, venant de l'excoriation des sommets papillaires en état d'ectasie hyperémique. Cliniquement, le grattage de la croûte ou des squames d'un eczéma cutané ne donne pas un suintement sanguinolent, mais séreux; mais ce ne peut être un moyen de différenciation extemporané, car la surface eczémateuse traumatisée donne un suintement mixte sanguinolent et séreux, qui ne peut être apprécié qu'ultérieurement.

[1] Voir *Pratique dermatologique*, t. III, article *Pityriasis*.

[2] Voir plus haut, *Parasitisme de l'eczéma, Eczémas séborrhéiques* de Unna, p. 100-133.

[3] Voir plus loin aux *Eczémas régionaux*, p. 223 et suiv.

évoluent à sa surface — ÉPITHÉLIOMES, TUBERCULOMES, SYPHILOMES — peuvent présenter des épidermodermites secondaires, occupant leur territoire et leur atmosphère, et qui ont été, jusqu'à présent, rapportées à l'eczéma; et nos anciens ne trouvaient rien de choquant à parler d'*eczéma « syphilitique »*. Il est commun de voir chez les *séborrhéiques* les syphilides secondaires du cuir chevelu, de la face, etc., présenter un ou plusieurs des caractères de l'eczéma de Unna, etc.; la différenciation présente peu ou pas de difficulté quand les régions, en état sordide, ont été soumises aux soins convenables.

La difficulté est particulièrement grande dans certaines eczématisations secondaires figurées évoluant dans les *régions palmaires* ou *plantaires*, et ces dernières étant souvent compliquées d'impétiginisation, la solution ne peut dériver que d'une analyse clinique intégrale (¹).

Les syphilides tertiaires *psoriasiformes* — tuberculo-squameuses superficielles — peuvent, chez les sujets prédisposés, sous l'action des conditions générales pathogéniques ou étiologiques, s'eczématiser, et constituer des placards d'*eczéma nummulaire* assez caractérisés pour induire momentanément en erreur le dermatologiste le plus consommé, qui les prend pour des placards d'eczéma nummulaire lichénifiés. On peut les observer dans les régions les plus diverses; et la supposition de l'origine secondaire à une syphilide doit entrer *régulièrement* dans la discussion diagnostique des lésions nummulaires *supposées* ezématiques en général (²).

XI. SOMMAIRE D'ANALYSE CLINIQUE INTÉGRALE. — La détermination clinique d'un cas particulier d'eczéma n'est pas terminée quand le diagnostic du *genre* a été posé d'après les phénomènes objectifs; elle réclame, pour être achevée, l'analyse clinique intégrale du fait — *anamnèse* et *état actuel* — conditions indispensables pour fixer le pronostic, et les indications de la prophylaxie et du traitement. Cette analyse a pour objet la fixation de l'*espèce*, et de la *na-*

(¹) Voir *Eczémas palmaires* et *plantaires*, 260 et suiv.

(²) La réserve ici faite est relative à la question de savoir si les lésions secondaires à diverses affections, lésions *dénommées* jusqu'ici *eczématiques*, sont *réellement* eczématiques, ou représentent des épidermodermites micrococciques, dérivées des infections secondaires aux affections les plus diverses, syphilomes, tuberculomes, épithéliomes, etc. La part qui doit être attribuée, dans l'évolution de ces altérations cutanées, aux infections secondaires, est à déterminer; mais quelles qu'elles soient, elles réclament souvent, pour être réduites, la suppression des conditions tégumentaires spécifiques qui leur fournissent un terrain de culture favorable. Cela est mis en toute évidence dans les cas où l'état de ce terrain peut être modifié spécifiquement par voie interne, ainsi que cela a lieu pour les syphilodermes :

Dans une observation intitulée : *Syphilide tertiaire, eczéma nummulaire* de l'avant-bras, L. BROCQ (De l'influence des associations pathologiques sur la nummularisation de l'eczéma, *Ann. de dermat. et de syphil.*, 4ᵉ série, t. I, nov. 1900), trouvant invraisemblablement longue à venir la guérison d'une malade qu'il soignait assidûment depuis quatre mois, par les moyens les mieux appropriés, pour une dermatose vésiculeuse suintante prurigineuse sur fond rouge infiltré, et pour laquelle il avait porté le diagnostic d'*eczéma* nummulaire de l'avant-bras, soumit à un examen approfondi la malade, et constata, chez elle, des *syphilides tertiaires* en *reliquat* et *en acte*. Traitement antisyphilitique institué; pansement avec l'emplâtre rouge de Vidal; amélioration presque immédiate, et guérison.

ture, basées sur l'étude des conditions pathogéniques et étiologiques, du *type évolutif* et de la *phase d'évolution*, de l'état *hiérarchique* — primitif ou secondaire — de la *localisation*, de la *forme dermatographique*, de l'*état simple* ou *composé*, *compliqué*, des *lésions secondaires*, etc.

A. Dans un grand nombre de cas, rien n'est plus difficile que de déterminer l'espèce ou la nature, la *condition pathogénique* et *étiologique maîtresse du cas particulier* que l'on observe, laquelle ne peut être déduite que de l'examen total de l'état individuel du sujet atteint. Quelques *présomptions* fondées que puisse éveiller, dans l'esprit d'un médecin particulièrement expérimenté, l'*aspect objectif* dominant de l'éruption, il n'est jamais légitime de produire à l'eczéma un qualificatif de *nature* basé sur cette condition unique. Et, d'autre part, l'état rudimentaire des connaissances *réelles*, *scientifiques*, sur les états diathésiques dénommés, doit rendre chacun circonspect dans la qualification ferme d'un cas d'eczéma. Cependant, beaucoup de médecins n'hésitent pas, sur quelques données plus ou moins vagues, à dériver de cette qualification, et à baser sur elle une médication générale que la suite montrera inutile, ou contre-indiquée. Nous prenons la liberté de conseiller aux praticiens de prendre quelque méfiance à l'égard des mélopées traditionnelles avec lesquelles a été bercée la jeunesse des générations médicales arrivées aujourd'hui à maturité, et, surtout, de ne pas exagérer la valeur des *mots diathésiques*, et des *caractéristiques dermatographiques*, attribuée à certains eczémas.

Voilà un homme de trente ans qui a de l'alopécie prématurée, des « douleurs » et un eczéma du type « arthritique » vulgaire le plus pur ; on peut déclarer comme probable que le médecin appelé à lui donner des soins dira que le malade a un eczéma *arthritique*, et conseillera la médication alcaline. Or, une enquête ultérieure montre que les « douleurs » sont en rapport avec une altération du chimisme urinaire dont l'hypophosphatie est le caractère dominant, et un régime et un traitement appropriés améliorent rapidement l'état général et local.

Ce que l'on appelle l'*arthritisme* n'a pas une formule biochimique unique, ni constante, et, partant, n'a aucune valeur pour spécifier et qualifier une espèce d'eczéma. Il n'y a pas à insister. Le plus sûr en pratique eczématologique est d'être sobre en qualificatifs *improvisés*, et donnés *au jugé* ; de chercher les éléments de particularisation, non pas seulement dans les caractères objectifs, mais dans l'observation entière, et directe, *du malade particulier en cause*, sans idée préconçue ni inculquée, et exclusivement dans le but de donner une base *individuelle* aux indications à poser pour le pronostic et pour le traitement ou la prophylaxie *du cas dont il s'agit* — *hérédité*; antécédents *familiaux; état antérieur* et *actuel*; fonctions *urinaire*, *hépatique*, *gastro-intestinale*, *nerveuse*; *conditions diététiques*, *professionnelles*; *surmenage*, etc.

B. Pour être complète, et pour former la base d'un diagnostic total, l'*analyse clinique* doit encore préciser le type évolutif — *aigu*, *subaigu*, *lent*, *rémittent*, *chronique*; la *phase actuelle* de l'évolution — *début*, *augment état*, *déclin*, *paroxysme*, *rechute*, *récidive ;* le *rang hiérarchique* de l'eczématisation — eczéma *primitif*, *vrai*, *protopathique*, *secondaire* aux infections microbiennes, aux dermopathies classées : prurigo, lichen, ichtyoses, psoriasis, mycoses diverses, anthèmes séborrhéiques, etc., etc.

On tiendra le compte nécessaire de la *localisation anatomotopographique* qui spécifie plusieurs espèces et variétés d'eczéma([1]) ; et on notera l'*état solitaire*, ou au contraire la *dissémination* ou la *généralisation* des foyers eczématiques. On précisera, comme de première importance, la *forme* dermatographique, *état amorphe* ou *figuré* — nummularisation, circination, marginalisation, la *disposition métamérique*, etc.

Il sera toujours nécessaire de préciser si l'eczéma est *simple*, *composé*, *compliqué*, *associé*, *adultéré*, *surinfecté*, *impétiginisé*, par le streptocoque ou par le staphylocoque, s'il existe des pyoépidermodermites, *ecthyma*, *furoncle*, *idradénites* et *péri-idradénites*, etc. On relèvera avec soin les *lésions secondaires* du champ d'eczématisation, en acte ou en reliquat, *lichénification*, *lichénisation*, *papillomatose*, *hyperdermie* et *pachydermie*, *œdème*, *sclérose*, *pigmentation*, etc.

II

PRONOSTIC GÉNÉRAL DE L'ECZÉMA

I

Lorsque le molimen eczématique a cessé, le territoire anatomique de l'eczématisation — corps épidermique et zone de remaniement du derme — *se restitue complètement normal, sans cicatrices ni reliquats*. Les lésions de la zone papillaire étant relativement légères, et purement inflammatoires, le rétablissement du trophisme régulier se fait avec rapidité, sur un territoire cellulaire toujours en évolution formative; et la reconstitution du corps épidermique suit, immédiate. Les exceptions — altérations des appareils différenciés de la peau, alopécie, indurations profondes — dérivent de conditions surajoutées — infections secondaires, applications irritantes à contresens et à contretemps, etc. ; les macules pigmentaires, qui sont si communes dans la séquelle psoriasique, ne surviennent, dans les périodes para-eczématiques, que chez des sujets dont la peau présente des troubles de la fonction pigmentaire à l'occasion de toutes les irritations quelles qu'elles soient. La persistance d'un état anormal de la lame desquamante, même léger, indique que les phénomènes irritatifs du derme et de l'épiderme n'ont pas cessé complètement.

Limitée à l'épidermoderme, l'action toxinienne des éléments micrococciques intervenant dans le processus d'eczématisation reste bénigne, peu irritante pour les *voies lymphatiques* et — non comprise l'infection impétigineuse, l'impétiginisation positive — ne se traduit pas par des *adénopathies* aiguës ni accen-

([1]) Voir plus loin, les *Eczémas régionaux*, p. 225 et suiv.

tuées. Cette bénignité du processus eczématique proprement dit sépare nettement de l'eczématisation commune, l'impétiginisation, et les prurigos eczématisés, dans lesquels l'infection ganglionnaire est permanente, et souvent considérable.

II

Il est rare que l'eczéma compromette directement l'existence (1). Chez l'*adulte*, la gravité est particulièrement attachée aux *eczémas généralisés intenses*, aux *eczémas pyrétoïdes*, aux *dermatites secondaires* à des applications irritantes, inopportunes, ou mal exécutées.

Chez les *vieillards*, la coïncidence d'*organopathies séniles* aggrave le pronostic dans tous les cas où les phénomènes eczématiques sont intenses, *étendus à de grandes surfaces*, *secondaires* à des *prurigineuses irrémissibles*, au prurit inexorable, etc. Et chez l'adulte comme chez le vieillard, le pronostic doit être réservé toutes les fois où il existe de l'*oligurie persistante*, de l'*hypoazoturie*, une *cachexie glycosurique*, etc. L'attention, enfin, doit rester éveillée à l'égard de tous les sujets que les lésions eczématiques, la réaction générale, les troubles digestifs, etc., constituent à l'état de *malades* proprement dits, *alités*, *fébricitants*; et le pronostic ne peut ici être déduit, avec quelque précision, que de l'analyse intégrale comprenant l'examen complet des organes et des fonctions.

La *variété* des cas d'eczéma que le médecin a à traiter est si étendue que nulle formule pronostique apprise ne peut remplacer chez l'observateur la connaissance personnelle de la maladie eczéma, son étude faite avec attention sur le terrain hospitalier, non pas uniquement dans les amphithéâtres des cliniques, mais au lit des malades, observés pendant le cours et les vicissitudes de l'évolution entière. Ce sont les éléments, seulement, de cette observation, dont le lecteur trouvera la matière dans les descriptions que nous avons données ci-dessus, et dans les *sommaires cliniques* des *eczémas régionaux* qui constituent la dernière partie du présent article.

Dans les *deux premières années de la vie*, d'une manière générale, dans la grande majorité des cas d'eczéma, on retrouve une bénignité relative conforme au plan général de la maladie, et la gravité pour l'existence est encore peu ordinaire. Toutefois, les conditions sont devenues *différentes*, et la *préoccupation* du médecin *doit* être éveillée, d'une manière toute spéciale, *au moindre indice de généralisation*, ou d'extension *brusque*. Avec la rapidité la plus imprévue, on peut voir éclater inopinément, même chez des enfants semblant n'avoir qu'un « eczéma intertrigo » banal, des *accidents infectieux* variés avec *hidradénites ulcéreuses malignes*, localisations pulmonaires, collapsus,

(1) HARDY — *Traité cité*, p. 752, 753 — et GAUCHER — Note sur l'anat. path. de l'eczéma. *Ann. de Dermat. et de Syph.*, 2e série, t. II, 1881, p. 264 — ont rapporté, chacun, un cas de terminaison funeste.

mort rapide (1); ou encore *dermo-hypodermites phlegmoneuses* ou *gangreneuses*, *phlegmons péri-adéniens*, *accès éclamptiques*, etc. De même doivent éveiller immédiatement l'attention toutes les coïncidences pathologiques, bronchites, bronchio-pneumonies, entérites, et particulièrement les *néphrites* (2).

Dans la *seconde* enfance, les conditions sont changées; les cas vraiment graves deviennent très exceptionnels — nous n'en avons jamais rencontré de mortels.

III

Dans toutes les formes, l'*étendue superficielle* occupée par l'eczéma, quand elle est considérable, représente un facteur de gravité, surtout si elle coexiste avec un *état général antérieur mauvais*, et si on constate des *altérations viscérales* importantes — *bronchites chroniques*, *asthme intense*, *emphysème*, *lésions cardiorénales*, etc.; sont particulièrement *à surveiller* les cas dans lesquels existent à tous les âges, intenses et de longue durée, les *crises nocturnes* avec *prurit atroce*, *insomnie* et *état nerveux*, particulièrement dans toutes les eczématisations secondaires aux *prurigineuses infantiles ou séniles*.

En dehors de la gravité pour la vie, le pronostic de l'eczéma est surtout enfin assombri par le *caractère rebelle*, la *longueur* de l'*évolution*, les *paroxysmes*, les *rechutes* et les *récidives* toujours imminentes; par l'obligation très pénible à quelques malades de se soumettre en permanence à un *régime* et à un *genre de vie réglés* et *restreints*; par les troubles apportés à la *vie sociale* et à *l'exercice des professions* et des *métiers*, dans les localisations régionales exposées, etc.

Le pronostic de *durée* doit toujours être réservé, exprimé avec prudence, et prononcé seulement après avoir observé l'évolution, la tolérance individuelle, la manière dont est exécutée la médication générale et locale, etc.

(1) Voir Kaposi, *Trad. franç. citée*, 2e édit. Paris, 1891, t. I, p. 658.

(2) I. Voir Kaposi (*même ouvrage*, t. I, p. 661-662).

II. La complication de *néphrite* est signalée par la plupart des auteurs qui ont traité de l'eczéma infantile, mais plus ou moins vaguement, et elle est, en fait, assez rare.

Marfan, *lieu cité*, p. 159, en rapporte sommairement les deux exemples suivants, dont l'origine reste obscure, et qui, pour lui, sont peut-être attribuables « aux infections secondaires » de la surface eczémateuse.

Dans l'un de ces cas, il s'agissait d'un nourrisson de quatre mois, dyspeptique, atteint d'eczéma sec à petits placards disséminés, qui, après avoir eu de l'albuminurie, mourut brusquement dans le coma; dans le second, un enfant de six mois, atteint d'eczéma séborrhéique, eut à la fois une bronchite intense et de l'albuminurie avec bouffissure des téguments; mais en quelques jours cet état se termina par la guérison.

III. Léon Perrin — Maladies de la peau et du cuir chevelu observées au Dispensaire des enfants malades, pendant l'année 1893-1895, *Marseille médical* — signale, dans les eczémas « séborrhéiques », des cas dans lesquels les infections secondaires, impétiginisation, pyodermites, adénites, donnent lieu à des septicémies graves, quelquefois suraiguës, amenant la mort rapide des enfants en deux ou trois jours; parmi les complications viscérales qu'il a le plus souvent observées, il signale les *broncho-pneumonies et les néphrites*.

La *maladie* eczéma proprement dite est toujours d'une durée longue et indéterminée, et c'est à elle que s'applique tout ce qui a trait à la « *chronicité* » ou mieux, comme nous l'avons dit, à la longue durée, à la persistance de la maladie *en puissance*, à l'imminence incessante des *rechutes* et des *récidives*. L'eczéma se distingue ici nettement du psoriasis qui représente, au contraire, le type de la dermatose *vraiment* chronique. La *conclusion* d'un paroxysme est plus complète dans l'eczéma, les *trêves* sont beaucoup plus longues; et il est infiniment plus facile de supprimer ou au moins d'ajourner, par une direction médicale appropriée, les rechutes et les récidives dans l'eczéma que dans le psoriasis. Ce serait une pure exagération de déclarer l'eczéma une maladie incurable au sens exact du mot. Beaucoup de sujets n'ont de récidives qu'à de très longs intervalles — enfance — âge adulte, âge de retour, et vieillesse. Quelques-uns n'ont de manifestation importante qu'à ces époques de la vie; et la maladie eczéma, soumise dès l'enfance aux conditions de *prophylaxie* nécessaires, peut certainement guérir au sens exact du mot, de même, nous croyons l'avoir démontré, que le « prurigo » de Hebra.

Dans les eczématisations secondaires survenues chez des sujets qui n'étaient pas préalablement « eczémateux », la durée est beaucoup moindre que celle des paroxysmes de la maladie eczéma proprement dite. Voilà un enfant atteint de prurigo de Hebra, un adulte atteint d'un prurigo diathésique, qui présentent une eczématisation même très étendue; il ne faudra qu'un temps relativement court pour éteindre le processus eczématique, et restituer l'état cutané à la situation antérieure, *si* la peau est convenablement protégée contre les traumas pendant la période du paroxysme prurigineux, et s'il est pourvu, à titre local et général, aux indications combinées fournies par la *maladie* prurigo, et la *lésion* eczématique intercurrente; il en est de même pour les diverses eczématisations *secondaires* à toute une autre série d'affections préalables.

CINQUIÈME PARTIE

PROPHYLAXIE ET TRAITEMENT DES ECZÉMAS (1)

I. *Indications générales et médications internes.*
II. *Indications générales et médications externes.*

CHAPITRE PREMIER

TRAITEMENT INTERNE DE L'ECZÉMA

I. INDICATIONS GÉNÉRALES DÉRIVÉES DE L'ÉTAT INDIVIDUEL DE L'ECZÉMATEUX. — II. RÉGIME ET HYGIÈNE DES ECZÉMATEUX. — III. MÉDICATIONS INTERNES COMMUNES. — IV. MÉDICATION ANTIPRURIGINEUSE ET ANALGÉSIANTE INTERNE. — V. MÉDICATIONS INTERNES SPÉCIALES. — EAUX MINÉRALES.

I

INDICATIONS GÉNÉRALES DÉRIVÉES DE L'ÉTAT INDIVIDUEL DE L'ECZÉMATEUX

I

Malgré les éliminations déjà exécutées dans les éléments de la conception clinique de l'eczéma, le nombre et la variété des états pathologiques qui restent, *et qui resteront encore plus ou moins longtemps confondus sous le même vocable*, ne permettent pas de donner aux indications générales du traitement interne une formule absolue.

C'est ainsi que, dans le traitement abstractif d'un cas étiqueté « eczéma », une

(1) Dans une étude étendue. — ERNEST BESNIER, Traitement de l'eczéma. *Traité de thérapeutique appliquée de Alb. Robin*, Rueff et Cie, éditeurs, *Maladies de la peau*, p. 64 à 247, Paris, 1897 — nous avons exposé dans son entier la question du traitement et de la prophylaxie de l'eczématisation et de la maladie eczéma en général, et dans les diverses régions en particulier. Tout en faisant, pour la *Pratique dermatologique*, les additions et la mise au point nécessaires, nous reprendrons, dans notre précédent travail, un grand nombre de choses et de mots sans en dénaturer la rédaction par aucun artifice. Les autorisations nécessaires nous ont été, à cet égard, données avec la plus grande libéralité par l'éminent directeur de la publication de la *Thérapeutique appliquée*, M. Alb. Robin, et par l'éditeur M. Rueff; nous les prions, l'un et l'autre, de recevoir ici l'expression de notre vive reconnaissance.

médication interne peut être absolument inutile, utile, ou indispensable. D'autre part, de ces médications internes, *aucune* n'est spécifique; plusieurs d'entre elles, complètement distinctes ou dissemblables, peuvent être utilisées avec succès à des titres différents; et, dans beaucoup de circonstances, il est extrêmement difficile de déterminer dans quelle mesure cette médication a influencé la marche et la terminaison du processus eczématique. Faute de prendre notion de ces faits d'observation, beaucoup de médecins rattachent, chaque jour, à une médication interne ou externe, des guérisons ou des exacerbations, liées en réalité à l'évolution spontanée de la maladie, ou à des circonstances de l'état individuel, dont ils ne se sont pas préoccupés.

En voilà assez pour faire comprendre les divergences profondes qui séparent les différents observateurs, et des écoles entières, sur la valeur absolue ou relative des médications internes dans le traitement des eczémas, et pour mener à cette conclusion, que nous avons sans relâche formulée dans notre enseignement au lit du malade, que les eczémateux ne doivent jamais être traités empiriquement, ni systématiquement et aveuglément, par une méthode unique quelle qu'elle soit, et quel que soit celui qui l'a promulguée. Le médecin doit faire, ici, appel à une indépendance salutaire, examiner complètement le cas qu'il s'agit de traiter, et déduire de cette enquête les indications que réclame l'*état particulier du patient en cause*, en dehors de toute doctrine, et de toute idée préconçue.

II

Quel que puisse être l'élément qui a provoqué l'eczématisation de la peau, qu'il soit mécanique ou chimique, absolument extérieur et extrinsèque, parasitaire, etc., il a toujours pour champ d'action, pour terrain de culture, le tissu vivant, réagissant à sa manière propre. Troubles nutritifs produits par l'application des irritants chimiques, mécaniques, etc.; évolutions bactériennes, altérations bio-chimiques liées à la pénétration des toxines et à leur diffusion, tout cela est plus ou moins subordonné à la condition anatomo-topographique, à la tension névrodermique, à l'état chimique inconnu qui fait la qualité de culture du terrain, à l'irritation sanguine, lymphatique et intercellulaire, ou vague, — qualité ou quantité, — c'est-à-dire à l'état actuel de l'individu, à son idiosyncrasie pour tout résumer en un mot.

En fait, la médication interne dans le traitement de l'eczéma a une importance variable; mais elle est presque toujours utile même quand elle n'est pas nécessaire; souvent elle est indispensable; quelquefois elle prend momentanément le premier rang, et prime la médication locale. Jamais elle ne doit être absolue, immuable, systématique, banale, routinière; elle doit toujours être particularisée selon l'eczéma et selon l'eczémateux; elle a son temps, son heure, son moment.

III

A ces conditions, et dans cette mesure, la médication interne, la diététique, sont applicables aux cas d'eczéma de tout ordre sur indication particularisée, et à un moment déterminé. Rarement la médication proprement dite est indiquée d'une manière précise *dès le début* si ce n'est, par exemple, dans les eczémas pseudo-exanthématiques, généralisés d'emblée, suraigus, avec tension artérielle élevée, phénomènes réactionnels intenses, prurit intolérable, accidents nerveux, etc. Pour la majorité des cas, l'intervention interne ne s'impose qu'à la période d'état, quand l'eczématisation est établie à son taux positif. Dans la série ordinaire, la médication interne ne prend rang que si le malade n'a pas bénéficié, au degré normal, des médications locales appropriées, de la diététique et du régime, ou alors que, en raison de conditions pathologiques individuelles, l'eczéma a pris les allures d'une maladie installée, plus ou moins décidément chronique, rebelle à l'action des agents thérapeutiques externes, alternante, paroxystique, récidivante, etc., etc.

C'est dans ces circonstances qu'il y a lieu d'établir, pour en faire la base d'une thérapeutique rationnelle et efficace, le bilan pathologique de l'eczémateux, — état actuel des organes et des fonctions, émonctions intestinale et rénale, fonction hépatique, etc. L'eczémateux à traiter est-il un anémique, un congestif, un rhumatisant ou un goutteux, un asthmatique, un bronchitique, un rénal ou un cardiaque, un hypoazoturique ou un hyperazoturique, son urine est-elle hyper-acide ou hypo-acide, ou présente-t-il une des variétés d'ataxie urinaire réunies sous le nom de diabètes? Est-ce un vieillard en décadence, ou un nouveau-né en dentition? Une femme dysménorrhéique ou en ménopause, ou ayant une gynécopathie en acte, ou en état de grossesse ou de lactation? Enfin, quelles sont les conditions d'hérédité, d'âge, de constitution, de diathèse, d'état cérébral, de névropathie, neurasthénie, hystérie, etc., et autres? Toutes ces propositions trouveront leur complément, ou leur développement, leur application pratique, à propos des médications en particulier.

IV

En résumé, s'il n'est aucun eczéma qui réclame absolument une médication interne, il est beaucoup d'eczémateux à qui la thérapeutique interne est du plus grand secours, et il y a, dans la plupart des eczémas, un certain nombre de symptômes contre lesquels peut intervenir, avec le plus grand bien, une médication interne. L'art difficile de traiter l'eczéma réside tout entier dans l'association mesurée et coordonnée de la médication interne et du traitement externe. Il serait oiseux d'insister [1].

[1] Ern. Besnier, Traitement de l'eczéma, *Traité de thérapeutique appliquée*, de A. Robin. *Lieu cité*, p. 94.

II

RÉGIME ET HYGIÈNE DES ECZÉMATEUX

I

Avec la notion, aujourd'hui acquise scientifiquement, des affections cutanées, nombreuses et variées, que peuvent provoquer divers *agents alimentaires*, et étant rappelées les *intolérances* particulières à certains sujets, il est superflu de s'étendre longuement sur la nécessité d'un *régime* réglé chez les eczémateux proprement dits. On n'oubliera pas que l'*aptitude* à subir l'action, manifestée sur la peau, de ces aliments ou de ces boissons, varie dans de grandes proportions chez les différents individus selon le *pays* et la *race*, le *climat* et la *saison*, le *séjour à la campagne* ou à la *ville*, le coefficient individuel d'*oxygénation*, le travail *intellectuel* ou *matériel*, la vie *active* ou *sédentaire*, l'*aération* ou la *réclusion*, l'*hérédité*, l'intégrité ou l'insuffisance des *émonctoires* hépatique et rénal, l'état des *fermentations du tube digestif*, l'*hypo-acidité* ou l'*hyper-acidité urinaire*, l'hypophosphatie, etc., etc.

Si l'on ajoute à cela la notion des *intolérances personnelles* dont il faut toujours s'enquérir, on aura entrevu l'état d'âme réel dans lequel doit être le médecin appelé à préciser le régime applicable — non pas aux eczémateux en abstraction; ce n'est pas cela dont il s'agit — mais à l'eczémateux en particulier dont il faut régler l'hygiène alimentaire, d'après le programme dont un sommaire vient d'être formulé. Dans cet ordre d'idées, on devra renoncer à l'usage trop répandu d'interdire *ne varietur* à tous les eczémateux indistinctement une liste d'aliments et de boissons, faite d'avance.

Assurément, la prescription sommaire et stéréotypée est plus aisée et plus courte dans l'exécution, mais elle n'est jamais légitime. Toujours l'ordonnance sur le régime doit être réglée *au particulier*, après enquête faite sur l'idiosyncrasie alimentaire du sujet, dont l'auto-observation doit être consultée, provoquée et dirigée par le médecin traitant qui devra avertir l'intéressé que le règlement de l'hygiène d'un eczémateux n'est pas une banalité; qu'il ne peut être sérieusement institué, dans l'eczéma comme dans les autres maladies, qu'après *enquête individuelle*, et que, pour l'eczéma comme pour les autres maladies, il réclame la surveillance et l'information suffisantes du médecin traitant.

II

Voici le programme de cette information, tel que nous l'avons formulé en dernier lieu (1) :

La majorité des eczémateux mange trop ou trop bien, hors de proportion

(1) *Traité de thérapeutique appliquée* de A. Robin, *lieu cité*, Paris, 1897.

avec la combustion qu'ils exécutent, et il suffit presque toujours chez eux, pour obtenir une modification favorable, de diminuer de moitié la diète carnée, de ne donner régulièrement de la viande qu'à un repas seulement, de restreindre le total des aliments ingérés chaque jour, d'augmenter la dépense physique, de favoriser toutes les évacuations, et de diminuer le poids du corps dans des proportions à déterminer pour chaque sujet en particulier.

Sur la qualité des aliments et des boissons, la prescription se particularise définitivement par la constatation, faite ou à faire, des effets produits chez chaque sujet individuellement, par les aliments généralement reconnus comme capables de produire à la longue, d'activer, ou de reproduire à brève échéance le processus eczématique. C'est par ces effets mêmes que l'on pourra, avec précision, réclamer des intéressés la diminution ou la suppression des gros poissons de mer, des coquillages et des crustacés, de la viande de porc, du veau, des salaisons, des conserves, des gibiers, des fromages fermentés et salés, des végétaux chargés d'acide oxalique, asperges, tomates, épinards, oseille, etc., de toutes les crudités, salades assaisonnées, cresson, raifort, radis, concombres, truffes, conserves au vinaigre, fraises, framboises, groseilles, oranges, etc., des boissons alcooliques et de toutes les liqueurs, des bières fortes ou alcoolisées, du champagne, du thé, du café, etc.

D'une manière générale les aliments, quels qu'ils soient, dans la préparation desquels entrent largement les acides, les épices, le sel, le sucre, etc., deviennent nuisibles du fait de cette préparation même, et, pour quelques-uns, c'est surtout dans le mode de préparation que réside la nocivité. Sur tous ces points, que le médecin ne doit pas négliger d'aborder, beaucoup d'eczémateux ont déjà leur expérience personnellement faite ; et quand il n'en est pas ainsi, dûment avertis, ils sont en mesure de rectifier le point.

Tous les eczémateux auront avantage à s'alimenter avec les viandes de boucherie, le veau excepté ; la volaille commune — mais non l'oie, le dindon, le canard ; — les œufs frais ; les légumes verts frais cuits, à l'exception de l'oseille, des choux, des épinards, du cresson ; les fruits cuits, les laitages de toute espèce, les féculents en petite quantité ; les fromages blancs non salés. Pour tous, la boisson de choix est l'eau pure, les eaux anodines d'*Alet*, d'*Evian*, etc., etc. ; pour quelques-uns une infusion amère à volonté, de *houblon* par exemple. Pour un grand nombre, le *lait écrémé*, coupé d'eau pure ou d'eau alcaline légère, ou pur, constitue une boisson thérapeutique de premier ordre. Dans toutes les périodes paroxystiques intenses, dans les cas d'eczéma exanthématique, fébriles, etc., pendant quelques jours, le *régime lacté* intégral sera d'un effet remarquable. Le cidre convient à quelques-uns, non à tous ; le vin ne convient à aucun.

Chez les *nouveau-nés*, les enfants allaités, la plus grande attention sera apportée à la régularité des tétées, à l'état des garde-robes, à l'alimentation des nourrices. Une bonne part des dermopathies infantiles n'a pas d'autre source que les altérations du lait par mauvais régime des aliments et des boissons des nourrices, ou par troubles sécrétoires réitérés, liés aux perturba-

[E. BESNIER.]

tions nerveuses de tout ordre, auxquelles elles peuvent être soumises. Surveillance plus étroite encore quand l'enfant est élevé sans nourrice; stérilisation absolue et vraie du lait *aussitôt après la traite*; réglementation attentive des heures où l'on donne le lait, et de la quantité régulièrement trop grande donnée à la fois.

A l'époque du sevrage surviennent fréquemment des accidents cutanés résultant de la mauvaise réglementation du régime, abandonné à l'incompétence ou à la routine. Si le médecin est consulté sur la direction de ce régime, il agira sagement en étant un peu moins optimiste qu'il ne l'est le plus ordinairement; en traitant sérieusement les moindres désordres digestifs, et en parlant aux mères avec la précision et la sévérité que ces choses comportent [1].

III

L'*hygiène générale* des eczémateux est très communément défectueuse; elle doit être examinée par le médecin traitant, à qui il appartient d'en régler les bases selon les cas particuliers, d'après la *condition sociale*, la *profession*, en raison du *sexe* et de l'*âge*, etc. Il ne suffit pas de donner banalement de bons avis au patient; il faut les formuler réalisables pour celui à qui on les donne.

Beaucoup de sujets atteints d'eczéma rebelle, « chronique », récidivant, présentent des lacunes dans la direction hygiénique de leur existence matérielle et morale. La vie recluse, sédentaire, le surmenage inévitable à l'époque actuelle, les excitations nerveuses de tout ordre, etc., etc., préparent l'imminence morbide, et multiplient l'action des causes pathologiques. Pour beaucoup, l'aération, l'exercice modéré, le séjour prolongé à la campagne, le calme de l'esprit, contribuent à accélérer et à consolider la guérison. Le bord de la mer, l'air marin, ne conviennent pas toujours; cependant, même dans les cas où l'eczéma occupe les parties découvertes, l'interdiction n'est pas absolue, à la condition de conserver le régime, et de choisir les régions abritées. Il n'est pas rare de voir, surtout chez les enfants, des eczématisations rebelles s'atténuer rapidement par le séjour en pleine campagne et même au bord de la mer, sous l'action de l'amélioration générale de la santé Cela, particulièrement, quand l'alimentation bien dirigée devient réparatrice, et que la direction totale de ces enfants est réglée et correcte.

(1) Voy. plus haut, *Eczéma infantile*, p. 134-142.

III

MÉDICATIONS INTERNES COMMUNES. — ÉVACUANTS ASEPSIE INTESTINALE. — CONTROSTIMULANTS DIÈTE HYDRIQUE ET LACTÉE. — DIURÉTIQUES. — ANTIPYRÉTIQUES ET VASOMOTEURS. — TONIQUES. — SPÉCIFIQUES

Les médications communes, dans l'eczéma, répondent à des indications d'*opportunité* et d'*éventualité*, quelquefois très importantes à remplir; mais, envisagées dans leur valeur effective à l'égard de la maladie-eczéma considérée dans son ensemble, elles restent *subordonnées*. Jamais elles ne doivent être prescrites systématiquement ni à titre banal; et la durée ainsi que la mesure de leur emploi demeurent réglées par les conditions particulières du sujet en traitement.

A. Évacuants. — Asepsie intestinale. — Comme les voies rénales, la *voie intestinale* peut très souvent être utilisée à titre émonctorial, dérivatif ou révulsif chez les congestifs, les obèses, hémorroïdaires, hypo-uriques, etc., et chez tous les eczémateux au moment des paroxysmes. Le foie et l'intestin offrent des voies de choix pour l'élimination des éléments eczématigènes et, d'autre part, l'évacuation régulière et parachevée des intestins, agent par excellence d'*asepsie intestinale*, ne peut qu'être utile à tous les eczémateux. *Asepsie intestinale* préparée par le choix judicieux des *aliments* et des *boissons*; assurée par la provocation régulière des *évacuations dans les délais réglementaires*, le *massage abdominal*, et au besoin par les *irrigations du gros intestin* exécutées correctement. Cette asepsie, nécessaire à tous les eczémateux, doit être *rigoureusement* poursuivie dans les cas aigus, graves, rebelles, dans les paroxysmes. Mais, ici encore, toutes les prescriptions doivent être faites au particulier, sur indication précise, et jamais à titre banal.

Dans les divers *purgatifs* à employer, peu de spécificité : cependant le *calomel, à petites doses* réitérées, est indiqué dans les cas d'insuffisance ou de septicité hépatiques supposées. L'*huile de ricin*, les *sels neutres*, les préparations de *séné*, les *thés purgatifs*, et la série nombreuse des purgatifs à la mode, peuvent être utilisés selon les convenances individuelles, quand il ne s'agit que d'évacuer, et d'augmenter les éliminations intestinales.

B. Controstimulants. — Nous avons trouvé bien rarement, dans ce pays, l'indication de la *médication émétique*; c'est particulièrement à titre documentaire que nous avons précisé entièrement, méthode et posologie, l'usage du *vin d'antimoine*, d'après la pratique des médecins anglais, et particulièrement, en dernier lieu, d'après la méthode de Malcolm Morris [1].

C. Diurétiques. — L'indication de la *médication diurétique* peut être souvent

[1] Voir Ernest Besnier, *Traité de thérapeutique appliquée*, de Robin. Traitement de l'eczéma. *Lieu cité*, p. 104, 105.

rencontrée et utilement appliquée, si elle est basée sur l'étude analytique de la fonction urinaire chez le sujet en traitement, conformément aux règles de thérapeutique générale applicables à cette médication dont il n'y a pas lieu de détailler ici la matière médicale ni la posologie.

D. Diète hydrique et diète lactée. — La *diète hydrique* momentanée et la *diète lactée* temporaire trouvent des indications précises dans les *paroxysmes* accompagnés de réaction, quels que soient le siège et la nature de l'eczéma. Chez les *cardiaques*, l'eczéma des membres inférieurs, l'*eczéma fendillé* est souvent amélioré avec rapidité par le rétablissement de la compensation circulatoire. L'usage du lait *aux repas* chez certains sujets trouve des indications utiles dans un assez bon nombre de cas; mais il est tout à fait abusif de soumettre *systématiquement* un eczémateux à ces pratiques, à titre général, et sans motif particulier. Elles conviennent à quelques-uns et à quelques périodes, et non à tous ni à toutes, et celui qui y aura recours sans raison individuelle positive éprouvera de fréquentes désillusions.

Les règles, aujourd'hui bien formulées, de *l'alimentation lactée* doivent être appliquées avec la rigueur la plus absolue chez les *enfants* appartenant à une famille dans laquelle existent les indices de prédisposition sus-indiqués, et chez ceux qui en ont déjà témoigné directement; qualité du lait, quantité à chaque prise, époque où l'alimentation lactée doit être modifiée et devenir mixte; diminution graduelle du lait jusqu'à la fin de la deuxième année, répression surveillée de la *suralimentation*, et, quelquefois même avant l'échéance de ce terme, suppression absolue du lait, qui, *pour certains sujets*, devient tout à fait toxique.

Dans la diète hydrique, et dans la médication diurétique, sont comprises les *tisanes* si en honneur dans l'eczématothérapie il n'y a pas plus de vingt-cinq ans; c'est à ce titre qu'il y a encore lieu de les prescrire quelquefois, alors même qu'on négligerait de tenir compte de la part que prend leur prescription à la suggestion thérapeutique indispensable à beaucoup de malades.

E. Antipyrétiques et vasomoteurs. — A titre commun, et non comme anti-eczématiques, peuvent être utilisés dans le traitement des eczémateux les préparations *antipyrétiques* et *vasomotrices*, les *sels de quinine* par voie digestive ou hypodermique, l'*antipyrine*, le *colchique*, la *digitale*, l'*ergotine*, la *strychnine*, la *belladone*, etc. C'est sur indications particulières, théoriquement ou empiriquement, que leur emploi se réalise pour prévenir, enrayer ou modérer *certains paroxysmes eczématiques assimilables à des accès de goutte* ou *de rhumatisme*, pour parer à des phénomènes défectueux de circulation périphérique locale, etc. Cela particulièrement chez des sujets paludéens, rhumatisants, goutteux, cardiaques, asthéniques. Les « rhumatisants » et les goutteux bénéficieront particulièrement des sels de *quinine* et des préparations de *colchique* — à doses moyennes et pendant peu de jours, s'il s'agit de combattre des paroxysmes réalisés; à petites doses prolongées, ou réitérées, s'il y a lieu de maintenir une amélioration acquise, ou d'agir lentement dans l'intervalle des paroxysmes.

F. Modérateurs du flux eczématique. — Dans quelques cas où le *suintement eczématique est profus*, il peut être modéré par la *belladone* donnée progressivement, et avec la surveillance toujours nécessaire pour ce médicament. On aura recours soit aux *teintures de belladone* : 2 à 10 gouttes par vingt-quatre heures; à l'*extrait aqueux* — 1 à 5 centigrammes; en ayant toujours soin de ne faire ces prescriptions qu'à titre *temporaire*, à courte échéance, graduées et réglées selon l'âge du sujet et ses conditions particulières, *et seulement dans les cas dont on a la surveillance effective*. En cas de contre-indication, ou dans les formes prolongées, recours aux succédanés, *tanin*, *agaric*, *phosphate de chaux*.

G. Toniques. — Une catégorie d'eczémateux, à tous les âges, semble être mise en état d'*infériorité de résistance* aux conditions eczématigènes par des *dysémies* variées, anémies diverses, et au premier rang la dysémie des *chlorotiques*; les *dysthrepsies*; le *paludisme* (1), etc. Dans ces cas la *médication ferrugineuse* peut prendre part à l'ensemble des moyens diététiques, hygiéniques, etc., appropriés à chaque sujet en particulier; elle peut être associée ou combinée à la médication arsenicale, soit dans les cures hydrominérales, soit dans les conditions communes — *Arséniate de fer*, *cacodylate de fer*.

Chez les *enfants*, *huile de foie de morue* dans les formes torpides lentes, diffuses, rebelles, récidivantes, secondaires souvent à divers autres états dermato-pathologiques tels que le prurigo de Hebra. Pendant la saison chaude, l'indication se poursuit par l'emploi mesuré de l'*iode*, à l'aide de faibles doses de *sirop iodo-tannique* par exemple; plus rarement, de *sirop d'iodure de fer*.

IV

MÉDICATION ANTIPRURIGINEUSE ET ANALGÉSIANTE INTERNE

Ainsi que nous l'avons exposé déjà (2), il n'existe pas plus d'antiprurigineux absolu pour la peau, qu'il n'existe d'antispasmodique absolu pour la vessie; et, par surcroît, parmi les agents médicamenteux les plus utiles, il n'en est guère que l'on puisse employer longtemps sans dommage pour l'état général, pour les voies digestives, ou pour la peau eczématisée.

(1) Dans les régions palustres, et hors des pays à malaria dans les intoxications dépendant de foyers telluriques locaux, les préparations de quinine peuvent acquérir une importance exceptionnelle, et prendre un rôle actif dans la thérapeutique de certains eczémas. Voir Brocq, Note pour servir à l'histoire des éruptions d'origine palustre (éruption eczématiforme circonscrite, persistante du nez, de nature palustre). *Ann. de dermat. et de syph.*, 3e série, 1896, p. 1-8.

(2) *Traité de thérapeutique appliquée*, de Robin. *Volume cité*, 1897, p. 108-112.

En fait, l'agent interne antiprurigineux, analgésiant ou hypnotique, aussi bien que l'analgésiant externe, ne représente, dans la médication antiprurigineuse de l'eczéma, que l'*adjuvant*; le *principal* reposant, surtout, à la fois sur un bon traitement local de l'eczématisation, et sur la mise au point de l'état général du malade, de son hygiène, de son alimentation, du fonctionnement des reins, du tube digestif et du foie.

Comme dans toutes les affections à prurit, mais plus particulièrement que dans aucune autre, l'indication des antiprurigineux dans l'eczéma reste *subordonnée, éventuelle, temporaire*; elle s'impose seulement quand le prurit est intense, et qu'il subsiste — ce qui en réalité, n'est pas la règle — *malgré* l'exécution des soins locaux appropriés, des pansements propres, de l'occlusion, etc., malgré l'observation du régime convenable, et la mise en œuvre des moyens de traitement applicables à l'état général de chaque malade.

En effet, si les moyens d'action interne sur le prurit sont restreints dans le sens de sa répression, les médicaments ou les aliments qui peuvent l'exciter, le provoquer chez les sujets qui en sont atteints sont innombrables : le vin, l'alcool, le thé, le café, toutes les épices et les salaisons, le porc, le veau, les poissons et crustacés de toute espèce, le sucre, les féculents, les fraises, les oranges, les asperges, l'oseille, les tomates, etc., avec des variations infinies dans les cas particuliers. De là l'obligation de régler la diète des malades de la façon la plus attentive, et *au prorata de leurs conditions idiosyncrasiques*; pour les cas sévères, nous commençons toujours le traitement par la *diète lactée absolue*, revenant ensuite en général *rapidement* à l'alimentation graduellement, et guidé par les résultats observés.

Même règle pour les médicaments; nous supprimons systématiquement tout ce qui a été usité déjà chez le malade, et nous ne recommençons une médication qu'avec la plus grande surveillance; il est peu de médicaments internes qui n'exagèrent pas le prurit chez un prurigineux, c'est-à-dire très souvent chez un hypernerveux, pour lequel les intolérances médicamenteuses sont ordinaires. En même temps, le malade sera soumis à une enquête *intégrale*, organes et fonctions, conditions professionnelles, état moral, et l'on y trouvera souvent des indications de prophylaxie et de thérapeutique imprévues. *Toutes ces conditions remplies*, et le sujet placé en état d'*immunité causale*, le médecin sera mieux armé contre le prurit des eczémateux que s'il cherchait ses moyens d'action principaux dans l'emploi des analgésiants locaux ou généraux, et des hypnotiques.

Chez les *nouveau-nés* et les *enfants du premier âge*, d'une manière encore plus marquée que chez l'adulte, la base de la médication antiprurigineuse analgésiante et hypnotique de l'eczéma réside dans la mise au point normal de l'*alimentation*, dans la rectification des *troubles digestifs*, et dans l'application stricte des *pansements appropriés* — cataplasmes de fécule tièdes, enveloppements moites aseptiques, etc., — réglés comme il sera indiqué au chapitre du traitement externe.

a. Parmi les antispasmodiques inoffensifs pour la peau, la primauté appartient à l'asa fœtida, au musc et à la valériane dosés selon l'âge et les conditions individuelles.

b. L'*opium*, qui est souvent, à lui seul, une cause active de prurit, est le plus généralement contre-indiqué dans l'eczéma ; exceptionnellement, il peut être utilisé, dans quelques cas, contre l'insomnie, prurigineuse ou non, des eczémateux, pour un temps limité, ou tout à fait au début.

c. Le *sulfonal* et le *trional*, dans les mêmes conditions, sont des agents sûrs, et de secours efficace; ils sont assez généralement bien tolérés par la peau eczémateuse.

d. Chez l'adulte, le *chloral* et les *bromures*, seuls ou associés (bromidia), peuvent servir à remplir l'indication mixte analgésiante ou hypnotique, sous les différentes formes, par les voies, dans les conditions et aux doses connues, s'ils sont tolérés par la peau eczématisée.

Chez les nouveau-nés et chez les enfants, lorsque, *ce qui est vraiment rare*, le prurit cruel et l'insomnie n'ont pas cédé à la mise au point de l'hygiène et de l'alimentation, à la rectification digestive, et à l'action des applications locales appropriées, le bromure de potassium, anesthésiant, somnifère et diurétique, convient presque exclusivement. On le donne, le soir, pendant quatre à cinq jours; puis — *règle absolue* — on le suspend pendant un temps égal pour le reprendre, s'il y a lieu; chez les nouveau-nés, il est donné en lavement; à partir de six mois, et très souvent plus tôt, il est facilement pris dans de l'eau sucrée, avec le lait. Les doses initiales — doses d'essai [1] seront toujours très faibles, et si il y a lieu de les élever [2] ce ne sera *que progressivement*, et avec la plus stricte *surveillance* de l'enfant en traitement.

V

MÉDICATIONS INTERNES SPÉCIALES

Aucune substance médicamenteuse introduite par voie digestive ou hypodermique n'a de pouvoir inhibitoire sur le processus eczématique; c'est toujours l'*eczémateux* auquel il faut revenir selon la somme des indications dérivées de l'enquête faite sur son état individuel. Cependant, quelques-unes de ces indications demandent à être précisées.

(1) Les doses initiales — *doses d'essai* — auxquelles le bromure de potassium peut être employé chez les *nouveau-nés* et chez les *enfants* ont été ainsi réglées par Marfan (*Traité des maladies de l'enfance*, 1897, p. 96) : De 0 à 3 mois, 0gr,05, 0gr,10; de 3 à 6 mois, 0gr,20; de 6 mois à 2 ans, 0gr,30 à 0gr,40; elles suffisent le plus ordinairement, quand *toutes* les autres conditions du traitement de l'eczéma infantile sont bien réglées.

(2) Les doses ci-dessous, indiquées par J. Simon, ne doivent être, dans le traitement des enfants eczémateux, considérées que comme des *maxima*, qu'il y a lieu d'atteindre *seulement* quand les doses fixées par Marfan ont été certainement insuffisantes, toujours *progressivement*, et avec la *surveillance stricte :* De 0 à 3 mois, 0gr,10, 0gr,15, 0gr,20; de 3 à 6 mois, 0gr,30 à 0gr,40; de 6 mois à 12 mois, 0gr,40 à 0gr,60; de 1 à 2 ans, 0gr,50 à 1 gramme.

A. Médication arsenicale. — L'action de la médication arsenicale dans l'eczéma *vrai* a été très exagérée, et l'abus le plus excessif en est encore fait; cette action n'est ni spécifique, ni universelle, ni constante, ni uniformément favorable.

a. A titre d'ensemble, on peut dire qu'elle est à utiliser surtout dans les cas torpides, chroniques, les formes rebelles aux applications kératoplastiques, les variétés sèches, psoriasiformes, lichénisées.

b. Les *contre-indications* sont nombreuses : L'excitation générale ou locale de l'arsenic ne convient, d'ordinaire, ni aux formes aiguës, ni aux périodes d'éréthisme vasculaire et épithélial, ni aux variétés actives, envahissantes, exsudatives, florides, surtout si elles sont récentes ou étendues à de grandes surfaces; et il faut tenir compte des *troubles digestifs*, de l'*arythmie*, des *palpitations*, des *hyperkératoses* et des *dyschromies*, qui peuvent en dériver chez les sujets prédisposés. *Contre-indication* absolue dans l'enfance [1].

c. La fixation des doses d'arsenic à employer — ac. arsénieux, arséniate de soude, arsénite de potasse [2] — est à régler pour chaque malade en particulier, conformément aux règles générales de la médication arsenicale, selon son âge, l'état de ses voies digestives et de sa circulation, selon l'action constatée sur l'eczématisation, et d'après la tolérance individuelle.

Pour l'adulte, *par la voie digestive* [3], une dose d'activité moyenne sur la lésion eczémateuse peut être évaluée de 3 à 5 milligrammes par vingt-quatre heures; si l'on juge nécessaire d'atteindre 1 centigramme par jour [4], la médication réclame, alors, une surveillance réelle et effective.

Quand la médication arsenicale doit être prolongée, il est sage d'en abaisser les doses de temps à autre, et quand la médication doit être abandonnée, ce ne doit jamais être brusquement, la suppression immédiate de l'arsenic pouvant être suivie d'asthénie grave.

B. Médication sulfureuse. — La *médication sulfureuse interne*, en dehors

[1] Cette *contre-indication* s'étend à toutes les maladies de l'enfance, et elle ne cesse que pour les enfants âgés de plus de cinq ans; et, même à cet âge, si l'on croyait devoir recourir à la médication arsenicale, — pour une maladie quelconque, — cette médication devrait être réglée avec une précision absolue, et étroitement surveillée. — Voir A.-B. Marfan, *Traité des maladies de l'enfance*, de Grancher, Comby et Marfan. Paris, 1897, *Table de posologie infantile*, p. 94.

[2] L'étude de la *médication cacodylique* dans l'eczéma n'est pas assez avancée pour qu'aucune conclusion puisse être formulée.

[3] La voie *hypodermique* et la voie *rectale* peuvent être utilisées, soit en raison de l'intolérance gastrique, soit pour chercher un moyen d'action *autre*, ou intensif. — Voir Ern. Besnier, Trait. de l'eczéma, Traité de thérapeutique de Robin, *lieu cité*, p. 117. — J. Renaut, Les inject. rect. de liqueur de Fowler diluée et de cacodylate de sodium. *Bullet. de l'Acad. de méd.*, 1899, p. 545-564. — Danlos, Des doses utiles et des doses maxima dans la médication arsenicale, etc. *Journal de Médec. et de Chir. prat.*, t. LXXII, février 1901, p. 86-91.

[4] Nous rappelons qu'il s'agit ici du traitement de la *maladie-eczéma*, à laquelle *ne sont pas* applicables les dosages élevés qui ont été employés dans d'autres dermopathies. Voir Danlos, *lieu cité*, note 3.

des eaux minérales naturelles et de l'ichtyol préconisé surtout par Unna, est, en réalité, peu usitée.

On peut donner utilement de petites doses de *soufre* à l'intérieur chez quelques eczémateux, avec le plus d'avantage, sous forme d'eau sulfureuse naturelle, mélangée au lait une ou deux fois par jour; l'*eau sulfureuse de Labassère*, par exemple, à la dose de 20 à 100 grammes.

C. Médication alcaline. — Théoriquement, la *médication alcaline* a, dans l'eczéma, des indications fréquentes comme correspondant à la « *diathèse acide* », aux *éléments goutteux*, aux *lithiases urinaire et biliaire*, etc.; en un mot, à tout ce que renferme l'« arthritisme » contemporain.

En fait, la médication alcaline n'a aucune spécificité dans la cure de l'eczéma réalisé, et elle doit, comme toutes les autres, être prescrite non à titre banal, mais sur indication particularisée. Il sera nécessaire, en outre, de tenir compte des *contre-indications* récemment signalées (1).

Quant à la médication alcaline en elle-même, elle est trop bien connue des médecins pour qu'il y ait lieu d'en exposer ici le détail, les formules et la posologie.

D. Eaux minérales. — La médication par les *eaux minérales*, exécutée aux sources, vise l'état diathésique du sujet. Bien qu'elle ne soit utilisable que pour une catégorie restreinte de malades, elle n'en a pas moins une importance pratique considérable au point de vue réel, au point de vue de la suggestion thérapeutique, et en raison des conditions spéciales de tout ordre que réalise la cure exécutée aux stations hydrominérales (2).

(1) Cf. Joulie, *Acad. des Sc.*, 20 décembre 1897, *Moniteur scient. Quesneville*, mars 1898, et *Bulletin général de thérapeutique*, mars et avril 1900. Sur l'ensemble de la question, voir Cautru, *Congrès de médecine de* 1900 et *Journal du Praticien*, même année; et Du rôle de l'acidité urinaire en pathologie; traitement de l'hypo-acidité par l'acide phosphorique, *Société de Thérapeutique*, 9 mai 1900.

(2) A. *Eaux arsenicales.* — Le type en France est l'eau de *la Bourboule* (mélange des sources Perrière, Sedaiges et Choussy, similaires). Quand l'eau de ces sources n'est pas tolérée, on emploie la source Clémence, arséniée faible et magnésienne.

B. *Eaux alcalines.* — Dans la série alcaline, la station spécialisée au traitement des eczémateux est la station de *Royat* (Puy-de-Dôme), dont sont surtout tributaires les eczémas chroniques de nature « arthritique », ou développés chez les « arthritiques », particulièrement chez ceux qui sont débiles ou affaiblis. Les glycosuriques eczémateux peuvent y utiliser, à la fois, la médication interne, et le bain, avec grand avantage; en particulier les femmes glycosuriques atteintes d'eczéma vulvaire, et beaucoup d'autres qui ont du prurit vulvaire, avec ou sans lésions, surtout en rapport avec la ménopause, et diverses altérations de l'urine autres que la glycosurie. Sont indiqués pour les eaux bicarbonatées chlorurées sodiques de *Saint-Nectaire* (Puy-de-Dôme), et non pour Royat, les sujets qui présentent la note tuberculeuse.

C. *Eaux sulfureuses simples et mixtes.* — Un grand nombre d'eaux minérales sulfureuses naturelles — sulfureuses, sulfurées, simples, mixtes, s.-chlorurées sodiques, calciques, bicarbonatées, iodurées et bromurées sodiques, etc. — peuvent être utilisées soit à distance, soit à la source si les malades y trouvent une direction et une surveillance médicales. La plupart reçoivent des eczémateux; quelques-unes en nombre considérable. A aucune ne doivent être soumis les eczémateux *congestifs hypernerveux, cardiaques*, ni ceux chez qui l'eczématisation est de première manifestation, aiguë, floride, intense, géné-

CHAPITRE II

INDICATIONS GÉNÉRALES ET CONTRE-INDICATIONS RELATIVES AU TRAITEMENT EXTERNE DE L'ECZÉMA

RECHERCHE DES CONDITIONS ÉTIOLOGIQUES INDIVIDUELLES, EXTRINSÈQUES ET LOCALES. — FOYERS INITIAUX ET RELIQUATS. — TOLÉRANCE INDIVIDUELLE. — ASEPSIE PRÉALABLE. — AGE. — ANTIPRURIGINEUX EXTERNES. — CONTRE-INDICATIONS A UNE MÉDICATION EXTERNE.

A. CONDITIONS EXTRINSÈQUES. — En présence d'une eczématisation quelle qu'elle soit, l'indication première de la médication *externe* est de rechercher,

ralisée irritable; mais à toutes, sous la réserve de quelques particularités théoriques ou empiriquement précisées, peuvent être envoyés les jeunes sujets, les anémiques, les « lymphatiques », les eczémateux à nutrition torpide.

Les *tuberculeux* atteints d'eczéma, et qui sont en mesure de bénéficier, pour les lésions viscérales ou ganglionnaires, des eaux de *Barèges*, *Cauterets*, *Eaux-Bonnes*, *Amélie-les-Bains*, *Allevard*, etc., peuvent également y utiliser leur cure pour le traitement des altérations eczémateuses, à la condition que la médication soit dirigée et surveillée. A cette condition, la série entière des stations sulfureuses peut être mise à contribution, — *Saint-Sauveur*, les *Eaux-Chaudes*, le *Vernet*, la *Preste*, *Olette*, *Moligt*, *Enghien*, *Pierrefonds*, *Saint-Honoré*, *Ax*, *Aix*, *Bagnères-de-Bigorre*, etc.; *Luchon*, *Saint-Gervais*, *Uriage*, *Challes*, etc.

Luchon réclame particulièrement les eczémateux à qui la médication sulfureuse générale pourra être utile, et qui par l'état subaigu ou chronique de l'eczématisation sont en mesure de bénéficier en même temps de l'usage externe des eaux.

Saint-Gervais a été surtout recommandé par Hardy dans les formes chroniques, chez les eczémateux gastralgiques nerveux, en raison de leur faible sulfuration, de leur température modérée, de leurs propriétés diurétiques, diaphorétiques, etc. Elles sont recommandables, ajouterons-nous, surtout parce que l'observation montre qu'en effet elles sont bien tolérées par les eczémateux irritables. *Moligt*, *Saint-Sauveur*, *Enghien*, etc., peuvent fournir des adaptations analogues.

Uriage ne réclame pas les eczémateux névrosiques ou gastralgiques, pas plus que ceux qui ont une diathèse congestive manifeste; contenant, à un degré modéré, les principes actifs des sources sulfureuses et salines, les eaux de cette station conviennent aux eczémateux précoces, aux héréditaires lymphatiques. Indépendamment de l'action locale, l'eau chlorurée sodique et sulfureuse d'Uriage remplit, à l'usage interne, un rôle important comme modificateur général, tonique, et reconstituant, et comme agent spécifié selon qu'elle est administrée à dose altérante, laxative ou purgative. Chez les eczémateux à alternances morbides, emphysémateux, bronchitiques, ou atteints d'insuffisance hépatique ou rénale, ses propriétés diurétiques et laxatives peuvent être employées utilement, avec prudence et surveillance.

Les eaux de *Challes*, bicarbonatées, iodurées, bromurées, sodiques et hypersulfureuses représentent, à l'usage interne, un moyen d'action multiple, applicable à l'état diathésique des « lymphatiques », des « scrofulo-tuberculeux », — l'action altérante et modificatrice, dérivative, étant mesurée par le médecin. Malgré sa forte minéralisation, l'eau de Challes est généralement tolérée à l'usage interne à des doses qui sembleraient, si l'on n'en avait l'expérience, excessives, puisque de 200 grammes, doses de début, on a pu l'élever jusqu'à 600 et 800 grammes par vingt-quatre heures.

pour les supprimer ou pour en atténuer l'action : *a.* les *conditions extrinsèques*; *b.* les *conditions locales individuelles*, qui ont pu la provoquer ou la maintenir, et de *protéger aseptiquement* les surfaces malades [1].

B. Foyers initiaux et reliquats. — Il y a lieu d'apporter un soin particulier au traitement et à l'occlusion des *foyers initiaux* d'eczématisation, et aux *reliquats*; règle absolue, même pour ces derniers, que les malades et les médecins, avec une unanimité fâcheuse, considèrent comme négligeables. Initial ou terminal, un foyer eczématique peut toujours devenir le point de départ d'une *généralisation*, et il doit être traité, et rigoureusement *oblitéré* quel que soit son siège, cuir chevelu, conduits auriculaires, plicatures du pavillon, ombilic, vulve, anus, scrotum et périnée, sommets articulaires, foyers variqueux des membres inférieurs, etc., etc.

C. Tolérance individuelle. — La *tolérance individuelle* des différents sujets pour un même agent médicamenteux, et quelquefois d'un même sujet,

(1) *a. Conditions extrinsèques.* — Applications irritantes, onguents populaires, eaux « vulnéraires »; teinture d'arnica; « antiseptiques », iodoforme, salol, acide phénique, biiodure de mercure, acide salicylique, etc., etc.; les « révulsifs », et même, pour quelques sujets à peau intolérante, les simples agglutinatifs, les cataplasmes de farine de lin, les imperméables de toute sorte dépassant le pansement, etc., etc.; l'action solaire pour le visage, la nuque, le dos des mains; conditions de métier, le ciment et le plâtre chez les maçons et les plâtriers, les sels de soude et de potasse chez les épiciers et les droguistes; le savon et les lixiviants chimiques chez les laveuses; les eaux de vaisselle et la chaleur des fourneaux chez les cuisinières, cuisiniers, garçons d'office : enfin les divers agents spéciaux chez les imprimeurs, lithographes, graveurs, mécaniciens, chauffeurs, broyeurs de substances chimiques et pharmaceutiques, raffineurs de sucre, varouleurs de lin, chapeliers, mégissiers, teinturiers; fleuristes, coloristes, plumassiers, etc. Chez les femmes particulièrement, les cosmétiques de mauvaise qualité, les « eaux » de toute sorte, les teintures pour la chevelure, les « épilatoires », les lixiviants, les poudres colorées et parfumées, etc.

Pour les cas ambigus, recherche des parasites animés, traumatisants, venimeux, provocateurs de prurit et de grattage, eczématigènes actifs chez les enfants et les vieillards, poux de tête, de corps ou de vêtements (phtirius, acares, dermanysses, aoûtats, etc.). Dans ces cas divers, le moyen le plus rapide et le plus assuré de guérir l'eczématisation est la destruction des parasites. Si les lésions produites sont intenses et étendues, ou s'il s'agit d'eczémateux préalables, ou encore chez les enfants du premier âge à tous les degrés, il faut n'avoir recours qu'à des parasiticides anodins et *ajourner* l'emploi des agents énergiques.

Les microphytes *classés* — favus, microspores et trichophytes tinéogènes, microsporon furfur, microsporon d'Eichstedt, microsporon minutissimum — ont dans la genèse de l'eczématisation un rôle relativement effacé; mais ils constituent, accessoirement, des agents irritants, et mettent en état de prédisposition accentuée les parties où ils subsistent.

b. Action irritante des sécrétions sudorales et sébacées — régions pilaires, grands plis; — des vêtements de laine; de l'urine hyperurique, ammoniacale, sucrée, etc., sur le prépuce, la verge, le scrotum, la vulve et les parties attenantes chez les incontinents, les vésicaux, les urinaires de tout ordre, etc.; et, pour les eczémas orbiculaires, palpébraux, sous-nasaux, péri-buccaux, auriculaires, de la région anale, etc., l'action des sécrétions et des excrétions normales ou altérées.

c. Hyperidrose, stéatorrhée, xérodermies ichtyosiques et anidrosiques, etc.; prurigos de tout ordre, érythèmes ortiés, etc. — E. Besnier, Traitement de l'eczéma, *Traité de thérapeutique appliquée*, de Alb. Robin, *lieu cité*, p. 123, 124.

à des jours différents pour ce même agent, implique la plus grande prudence dans les premières applications, surtout si le médecin traitant n'a pas, de cet agent, une expérience personnelle. Il est de sagesse élémentaire de n'avoir recours d'abord qu'aux pansements aseptiques, anodins, protecteurs, la suppression des causes locales ayant souvent par elle-même, d'autre part, une importance majeure, et suffisant parfois à produire la défervescence eczématique ; il est de devoir scientifique strict d'évaluer le résultat premier obtenu, *avant* d'introduire une autre action médicamenteuse.

D. Asepsie et occlusion ; repos fonctionnel, etc. — Parmi les premières et les plus importantes, les plus générales, des indications du traitement externe de l'eczéma, se rangent les mesures relatives à l'*asepsie* des surfaces malades, puis à leur *occlusion*.

La restitution *à l'état simple* des eczématisations compliquées, infectées secondairement, *impétiginisation*, *folliculites*, etc., s'obtient à l'aide des pulvérisations, des lotions, des pansements moites, etc. [1]. Dans tous les cas, on fera enlever, pour les détruire, tous les linges, emplâtres, etc., *quels qu'ils soient*, qui ont, antérieurement, pris contact avec les surfaces malades, et qui, sous *aucun prétexte*, ne doivent être réappliqués. Le corps entier du malade et les surfaces eczématisées subiront un nettoyage aseptique complet, soit dans un bain, soit à l'aide de lotions localisées, simples ou savonneuses, et tout sera organisé pour que, à partir de ce moment, les applications soient aseptisées. Pendant ces opérations préliminaires, on prendra les mesures nécessaires pour soustraire aux surfaces eczématisées l'accès des microbes pyogènes, auxquels sont dues les complications les plus multipliées.

Pour des raisons analogues, c'est-à-dire pour éviter la contamination par les corps mobiles de l'atmosphère, non moins que pour soustraire les surfaces eczématisées à l'action irritante intrinsèque de l'air, les *pansements* doivent être *occlusifs*, et l'exposition des régions malades sera rendue aussi courte que possible pendant leur exécution. A toutes les périodes, mais de rigueur durant la période irritative, les surfaces et les régions eczématisées seront soumises au *repos fonctionnel*, à l'abri des traumatismes, dans la *position convenable* ; soustraites le plus complètement possible à la *déclivité*, et à toute attitude défavorable au fonctionnement des *circulations locales* ; pour les eczémas des membres, l'*immobilisation et l'élévation* constituent une condition absolue de rapidité dans la guérison.

E. Conditions relatives au premier age. — Les indications locales du traitement de l'eczéma se particularisent selon les *conditions d'âge* du sujet, mais doivent être surtout nettement précisées pendant la durée du *premier âge*. Contrairement à une pratique banale très souvent nuisible, par exemple, les bains de tout ordre ne doivent être donnés à cette époque de la vie aux

(1) Voir plus loin, p. 179 et suiv.

enfants atteints d'eczéma, qu'avec parcimonie, sur *indication précisée*, et dans les conditions d'*occlusion des surfaces* nécessaires pour éviter la propagation et les infections secondaires.

Les procédés du traitement de l'eczéma infantile sont les mêmes que ceux des autres âges, mais leur application réclame toutes les *atténuations*, les soins, la mesure et les précautions minutieuses qui conviennent à toutes les maladies de la première enfance. Les soins de propreté aseptique devront être réglés avec grande attention; les lavages, faits à l'aide du coton hydrophile, avec de l'eau bouillie employée tiède, simple, ou additionnée des divers agents qui seront indiqués plus loin, en débutant par les petites doses; puis la peau sera poudrée avec soin. Une fois aseptisées, les surfaces eczématisées sont pansées avec des compresses moites, du linge fin, des emplâtres, etc., protégées contre le grattage et les inoculations secondaires.

F. Antiprurigineux externes. — En raison de leur *toxicité*, de leurs propriétés irritantes, etc., les agents d'anesthésie ou d'analgésie cutanée *ne sont pas* applicables au traitement du prurit dans l'eczéma vrai [1]; sur la peau eczématisée et *ouverte* même sur de petites surfaces, on ne saurait, *sans danger*, avoir recours à leur emploi à *dose active*; et, *chez les enfants*, la *contre-indication est rigoureusement absolue*. C'est dans l'emploi judicieux et coordonné des médications externes, dont la série va être exposée au cours des chapitres suivants, que réside réellement l'action antiprurigineuse locale.

Lorsque le prurit n'est pas exclusivement limité aux surfaces eczématisées, surtout s'il s'agit de sujets hypernerveux, les *douches tièdes*, tempérées, brisées, *sur tout le corps* avec réserve des points malades, telles que L. Jacquet les a appliquées au traitement du prurit en général, rendent de réels services en combattant les sensations douloureuses de la peau, l'insomnie des eczémateux. L'*effluvation électrique*, surtout chez les hypernerveux, peut être utilisée à titre réel ou suggestif; mais les *conditions d'application* de cette médication spéciale sont, souvent, peu réalisables dans la pratique.

Mais ce qu'il faut exprimer énergiquement, c'est que, en dehors de certaines conditions primaires ou concomitantes, telles que le prurit sénile inextinguible, par exemple, l'eczémateux dont la médication diathésique, la diététique et l'hygiène générales sont correctement réglées, et dont l'eczéma reste prurigineux, n'a ordinairement pas été traité localement, de la façon qui

[1] La *cocaïne* ne serait utilisable dans le traitement du prurit eczématique qu'à titre *exceptionnel*, pour un temps *restreint*, à des *doses* très soigneusement *mesurées*, et sur des surfaces tout à fait *limitées*, l'anus par exemple, sur indication *précisée*, dans un cas *réellement*(?) rebelle à une médication normale interne et externe. — L'*orthoforme*, employé en pommade ou en applications moites (Voir Brocq, *Bull. de la Soc. franç. de dermat.*, avril 1899, p. 144-147), après une amélioration passagère d'un ou deux jours, provoque un *paroxysme* eczématique, et expose le malade à des *accidents d'intoxication*.

convient à son cas particulier; ou, si la médication est conforme, son application a été probablement défectueuse.

G. CONTRE-INDICATIONS A UNE MÉDICATION EXTERNE ACTIVE. — Dans la presque totalité des cas d'eczéma, la *guérison*, aussi *rapide* qu'on la suppose, peut être effectuée, ou s'effectuer, *sans aucun inconvénient actuel ni ultérieur*; et le médecin est autorisé, à titre général, à rassurer, sur ce point, la conscience traditionnellement timorée de beaucoup d'eczémateux.

Ce n'est pas une raison pour ne pas tenir compte, *chez quelques sujets*, des phénomènes d'*alternance*, de *suppléance*, de *révulsion* et de *dérivation* que nous avons exposés et appréciés plus haut (¹) selon des règles dont voici l'indication sommaire, telle que nous l'avons antérieurement formulée (²).

a. Chez les enfants du *premier âge* atteints d'eczéma de la face, du cuir chevelu, du tronc et des membres, si la vitalité est douteuse, si l'on constate quelque état pathologique du cerveau, de l'appareil pulmonaire, du tube digestif, surtout dans la série athrepsique, la médication initiale doit être anodine et simplement aseptique; les parents doivent être informés de la nécessité de soumettre ces enfants à la *surveillance médicale*, et de procéder avec prudence.

b. Chez l'adulte, plus encore chez le *vieillard*, ainsi que chez *tous les débiles*, si l'eczéma est ancien, à rechutes ou à répétition, il faudra déterminer le taux réel de la santé ordinaire, s'enquérir si, *dans le passé*, l'eczéma étant éteint, il n'est pas survenu d'autre état pathologique, à son tour évanoui au moment du molimen eczématique récurrent.

c. Cette enquête sera plus particulièrement en situation chez les *névropathes*, les sujets à *antécédents cérébraux*, les *mélancoliques alternants*, les *dyspeptiques* et les *gastralgiques neurasthénisés*, *hémorroïdaires*, *goutteux*; les *asthmatiques*, les *catarrheux bronchitiques* avec ou sans dilatation, les bronchitiques à tous les degrés, les *cardiaques en déchéance*, les *pleuro-tuberculeux* ou les tuberculeux à *foyers torpides* ou éteints, etc. Dans tous ces cas, la médication anti-eczémateuse *rapide* est contre-indiquée; elle sera exécutée provisoirement à l'aide de pansements simples aseptiques anodins, et accompagnée d'éliminations substitutives opérées par la peau, le rein, ou le tube digestif, conformément aux errements des anciens dermatologistes.

d. Chez les malades atteints d'*insuffisance hépatique* ou *rénale*, on se souviendra que le suintement vésicatorial d'un eczéma peut ne pas être inutile à titre d'émonctoire, ou par toute autre raison humorale à déterminer. Chez les très nombreux individus en état d'*ataxie urinaire* — *hyperurie*, *hyperazoturie*, *hypoazoturie*, *hyperphosphaturie*, *hypophosphatie*, *oligurie* et *polyurie*, etc., — le traitement local de l'eczéma devra être accompagné des soins nécessaires à la *correction* du trouble fonctionnel, lesquels serviront indirectement

(¹) Voir plus haut, p. 71-73.
(²) *Traité de thérapeutique appliquée*, de Robin. *Lieu cité*, p. 131, 132.

à la guérison *inoffensive* de l'eczématisation. Chez les vieillards, chez les femmes *après la ménopause*, même réserve thérapeutique en général, et surtout quand l'hérédité indique les *cancers viscéraux* comme maladie ultime *familiale*, etc., etc.

CHAPITRE III

PANSEMENTS SECS ET PANSEMENTS HUMIDES. — BALNÉATION. PRATIQUE HYDROMINÉRALE EXTERNE. TECHNIQUES D'APPLICATION. — INDICATIONS ET CONTRE-INDICATIONS

I. POUDRES ET PANSEMENTS SECS. — II. LOTIONS. — III. PULVÉRISATIONS. — IV. DOUCHES. — V. BAINS SIMPLES ET MÉDICAMENTEUX. — VI. PRATIQUE HYDROMINÉRALE EXTERNE. — VII. CATAPLASMES. — VIII. OCCLUSION IMPERMÉABLE. — IX. ENVELOPPEMENTS MOITES, SIMPLES ET MÉDICAMENTEUX.

I. POUDRES ET PANSEMENTS SECS (1). — A. Les poudres qui peuvent être utilisées dans le traitement de l'eczéma à ses diverses périodes sont nombreuses; à titre général elles doivent être inertes, et actives seulement physiquement ou physiologiquement, produisant, selon le thème de Unna (2), un mouvement de décongestion vasculaire et d'amélioration des fonctions respiratoires de la peau, en même temps qu'elles la protègent contre les causes irritantes du dehors.

On peut les employer isolées, ou *mélangées* en différentes proportions, selon les besoins réels, ou pour l'action suggestive.

a. Pour les *grandes surfaces*, les poudres de choix sont la poudre d'amidon, ou la poudre de *talc*, cette dernière, théoriquement supérieure; mais l'une ou l'autre convenant plus particulièrement à certains cas, et pour les mêmes occurrences, à certains malades; l'essai aura vite fixé ce point; il peut y avoir lieu de les mélanger aux poudres d'*acide borique*, de *boricine*, de *bicarbonate de soude*, etc., 1 à 3 pour 100. Les poudres d'*oxyde de zinc*, de *carbonate*, de *sous-nitrate*, de *salicylate*, et de *sous-gallate de bismuth*, sont réservées, sur indication, pour les *petites surfaces*.

b. Pour les *très petites surfaces* — gland, plis rétro-auriculaires, commissures des lèvres ou des paupières — dans quelques cas tout à fait au début, on peut utiliser, *en très petite quantité*, le *calomel* impalpable dont l'action abortive

(1) E. BESNIER, *Traité de thérapeutique appliquée*, de Robin. *Lieu cité*, p. 133 et suiv.
(2) L. LEISTIKOW, Trad. franç. de Darier. Paris, 1900, p. 14-16.

est *quelquefois* assez nette; *surveillance nécessaire*; *contre-indication* chez les intolérants du mercure.

c. Sur les grandes surfaces et avec les poudres inertes, le poudrage se fait à main large; il doit constituer un pansement *réel*, réitéré à courts intervalles; les surfaces poudrées protégées et pansées avec des mousselines ou des ouates neutres, ou du lint aseptique, poudrés; dans ce mode de pansement, la plupart des résultats défavorables sont dus à une faute de technique. L'application se fait à l'aide de coton hydrophile simple faisant office de houppe, devant n'être jamais ramené dans la boîte à poudre; on en prélève une certaine quantité pour chaque pansement; en un mot, *propreté aseptique* exacte. Il est tout exceptionnel que l'on soit obligé de mettre le patient *directement* entre des draps poudrés; d'ailleurs peu de malades y consentent, et nous les avons vus toujours préférer, avec raison, les enveloppements multiples, qui empêchent les contacts à nu des différentes parties eczématisées les unes contre les autres, ou le contact des surfaces saines avec celles qui ne le sont pas.

d. Dans les *grands plis*, dans toutes les surfaces de rapport, les parties malades sont en outre séparées les unes des autres par des bandelettes de *coton hydrophile* simple aseptique, soigneusement poudrées; leur renouvellement doit se faire toutes les fois où elles sont souillées, et où reparaissent les sensations de chaleur et de prurit; et leur emploi, continué *après* la guérison, constitue, en outre, un excellent moyen de *prévenir* les récidives.

e. Les poudrages et les pansements secs, surtout dans les périodes exsudatives *profuses*, et dans les régions en état d'eczématisation active, réclament les plus grands soins de détail : si les surfaces poudrées se couvrent de conglomérats croûteux, et si le pansement s'altère, faire les changements généraux ou partiels indispensables, ôter les mousselines, déblayer les agglomérats croûteux, et refaire tout le pansement au moins matin et soir. Partout, et particulièrement pour les régions intertrigineuses, le pansement sec doit être *précédé* de lotions détersives appropriées (1). Chez les sujets atteints d'eczéma récidivant, l'usage régulier des poudres après les lotions est une mesure indispensable de prophylaxie.

f. Dans les *plis de contact*, à l'anus, à la vulve, au prépuce, à l'ombilic, etc., après lavage aseptique au coton hydrophile, pansements secs avec séparation ouatée des surfaces; amélioration généralement rapide, et action antiprurigineuse locale; le sous-nitrate de bismuth bien lavé (2) et impalpable convient particulièrement.

B. Les *indications* du pansement par les poudres se présentent dans les conditions qui suivent :

(1) Voir plus bas, p. 179.

(2) Jusqu'à ce que la question de la *toxicité* du sous-nitrate de bismuth appliqué sur la peau dénudée soit résolue, il sera prudent de n'employer cette poudre que sur des surfaces *limitées*, et avec quelque surveillance. — Voir GAUCHER et G. BALLI, Intoxication par le sous-nitrate de bismuth employé dans le pansement des plaies; *Bulletins de la Soc. méd. des Hôp. de Paris*, 3e série, t. XII, 1895, pp. 775-788, et 793-795.

a. Dans les *cas ambigus*, à diagnostic immédiat difficile, qu'il y ait de la *rougeur* ou du *suintement*, le pansement avec les poudres inertes satisfait à une indication de *protection immédiate*.

b. Dans les eczématisations *suintantes*, ou *étendues*, ou *généralisées*, poudrage à l'amidon en abondance, draps de lits, mousselines aseptiques enveloppantes, et linge de corps.

c. Quand, à la suite d'applications qui n'ont pas réussi, il existe des placards suintants entourés de vastes nappes de dermite érythémateuse en voie d'eczématisation provoquée, le meilleur moyen de remettre les choses au point, après avoir fait la toilette aseptique des surfaces malades et de leur atmosphère, est de les soumettre, pour un temps limité, au poudrage méthodique, lequel sert au moins à juger la situation réelle, dans le cas où le pansement précédent, quel qu'il soit, n'est pas favorable.

d. Quand une affection viscérale intercurrente ne permet pas d'avoir recours à des moyens actifs de traitement, tels que les enveloppements humides, par exemple, le poudrage constitue la ressource provisoire, applicable également dans les cas où les pommades, non tolérées, ont déterminé une vive irritation, souvent étendue au loin des foyers traités.

II. Lotions. — Les *lotions* des surfaces eczématisées, faites aseptiquement au coton hydrophile avec des eaux stérilisées simples ou médicamenteuses, font partie intégrante du traitement aseptique, et sont à employer régulièrement dans tous les pansements d'eczémas. Elles sont exécutées avec des bourdonnets, ou des pinceaux de coton stérilisé hydrophile, montés sur bâtonnets, étanchés, changés pour chaque région, jamais plongés une seconde fois dans le liquide employé, et jetés aussitôt après avoir servi. Dans tous les cas d'eczéma suintant, sordide, etc., elles *précèdent* régulièrement toutes les applications quelconques.

a. Sur les surfaces en état irritatif, l'eau tiède simple, l'eau de pluie bouillie, les eaux douces de Plombières, de Schlangenbad, de Néris sont les mieux tolérées.

b. Pour les formes *prurigineuses*, lotions faiblement astringentes ou aromatiques, avec les *infusions de sureau*, de *camomille*, de *mélilot*, ou les *décoctions de racine d'aunée*, de *feuilles d'eucalyptus*, de *noyer*, etc.; les eaux faiblement alcalinisées contenant pour 1000 grammes, — 1 à 5 grammes de *salicylate* ou de *bicarbonate de soude*, 1 à 2 grammes de *biborate de soude*, 2 à 4 grammes de *boro-borate de soude* (boricine, mélange à parties égales d'acide borique et de biborate de soude). Les solutions de boricine, de bicarbonate de soude et de salicylate de soude, généralement très bien tolérées, conviennent à toutes les eczématisations *compliquées de pyogénèse*.

c. Pour les formes *localisées suintantes* prolongées, infectées, quand l'asepsie a été établie, lotions plus actives, graduées *selon les cas*, la *tolérance individuelle*, et l'étendue des surfaces : solutions de *tanin* de 1 à 5 pour 1000;

de *sous-acétate de plomb*; 5 à 25 grammes d'*eau blanche du Codex* ou d'*eau végéto-minérale du Formulaire des hôpitaux de Paris*, pour 1000; de *résorcine*, 1 à 5 grammes pour 1000; l'eau *coaltarée*, de 5 à 10 pour 1000.

d. Dans les *localisations sordides*, sur des surfaces *limitées*, lotions avec eau bouillie additionnée d'acide *phénique*, de *phénosalyl*, de thymol, etc., 1 à 2 pour 1000.

e. Soit comme antiprurigineuses ou antibactéridiennes, soit empiriquement, les *lotions mercurielles* (*localisées*, exécutées sous la surveillance du médecin) avec des solutions *faibles* de *sublimé* sans alcool [1] peuvent être utilisées avec précision, *au moment* du pansement proprement dit des eczémas *localisés*, quand on vient d'enlever les applications, et *avant* de les renouveler.

Sur les surfaces eczématiques, où l'état de l'épiderme rend toujours l'absorption facile, nous n'employons que les solutions à 1 pour 10 000, les boulettes de coton hydrophile, seulement moites *et non* coulantes ; la lotion est faite par tamponnement plutôt que par friction, et la boulette de coton, qui a servi, toujours jetée après avoir touché la peau, et jamais plongée à nouveau dans le liquide devant encore servir.

III. Pulvérisations. — Les *pulvérisations*, très utiles dans le traitement de la plupart des eczématisations *localisées*, peuvent être exécutées par tous les procédés, mais, le plus régulièrement, avec les appareils où la douche aqueuse est pulvérisée par la vapeur. Durée de cinq minutes à une demi-heure; *température tiède*; force variable selon l'état de la surface eczématisée, et selon la région occupée. Le pulvérisateur à lampe, de dimension grande ou moyenne, convient le plus ordinairement [2]. Les surfaces sur lesquelles doit être appliquée la pulvérisation sont présentées successivement au pinceau de vapeur, au point où la main a reconnu une température *tiède*; ou bien le pulvérisateur est déplacé de façon à agir successivement sur toute la surface. Dans les régions pilaires, quand les croûtes adhérentes sont intriquées dans les poils, on détache successivement les exsudats à l'aide d'un pinceau de coton hydrophile, au fur et à mesure qu'ils sont ramollis par la vapeur; on peut, ainsi, sans couper les poils, procéder activement au traitement spécial de l'eczéma de ces régions.

Les pulvérisations s'exécutent sur des surfaces *limitées*, à l'aide des liquides qui ont été indiqués pour les lotions et sur les mêmes indications, particulièrement dans les *régions velues*, au cuir chevelu, à l'*anus* et à la *vulve*, quand le prurit est vif, et partout où il faut établir l'*asepsie* prompte et radicale.

(1) Les solutions de sublimé sans alcool ont été recommandées pour les applications eczématothérapiques par Devergie, *Traité*, 1857, p. 88, 89.

(2) On rappellera aux intéressés que les solutions médicamenteuses se mettent exclusivement dans le récipient destiné à cet usage, lequel, dans tous les cas, doit être garni de liquide; la bouilloire placée sur la lampe sera chargée d'eau venant de bouillir, et conservera toujours un espace libre au-dessus du liquide, de façon à éviter, si la lampe n'était pas bien réglée, la projection de gouttes brûlantes.

Elles sont simples ou médicamenteuses, et alors convenablement dosées et *surveillées*.

IV. Douches. — Les *douches de vapeur tiède*, les douches *tempérées* (1) peuvent être utilisées sur indications précisées :

a. Sur de grandes surfaces, ou pour la totalité du corps, on peut utiliser, dans les établissements spéciaux, les *douches de vapeur simple* à température — à distance — *tiède*, et les bains de *vapeur tiède* — eczémas secs, avec anidrose, xérodermie, état ichtyosique.

b. Dans l'eczéma commun, suintant, les *douches ordinaires*, *brisées* ou *en arrosoir*, à quelque température que ce soit, ne trouvent pas d'application; mais il n'en est plus de même dans quelques eczématisations mixtes, ou secondaires aux prurits éruptifs, ou aux prurigos; dans celles qui sont sèches, hyperprurigineuses, avec insomnie prolongée, grattage continu, surtout quand la généralisation des lésions ne se prête ni à l'occlusion, ni aux pansements complets, ou enfin quand il s'agit de sujets hypernerveux. Dans la plupart des cas de cet ordre, on retire, quelquefois, un réel bénéfice de l'emploi des *douches tempérées en arrosoir*, données doucement *sur tout le corps*, pendant deux à trois minutes, à la température de 35 à 37 degrés centigrades — réglée d'après les impressions perçues par le malade qui ne doit avoir que la sensation de l'eau tiède, et non de l'eau chaude ni froide — selon le procédé hydrothérapique si utilement adapté par L. Jacquet au traitement des prurits, éruptifs ou non.

V. Balnéation. — Les *bains* n'occupent dans le traitement réel de l'eczéma ni la place, ni le rang, que les malades se représentent, et que la généralité des médecins leur accorde. A aucune période ils ne doivent être prescrits à titre banal, ni sans indication précisée; dans un grand nombre de cas, ils sont superflus si le malade est d'ailleurs correctement traité, et très souvent ils sont nuisibles à des titres divers. Voici les indications que nous avons formulées après de longues années d'enquête sur la matière (2).

a. La *prescription* d'un bain destiné au traitement de l'eczéma comprend l'indication de ses conditions nécessaires : — baignoire rigoureusement propre, eau non souillée, linges de vêtement immédiat et de pansement désinfectés; *avant* la mise au bain, *asepsie* et *oblitération* des *foyers pyogènes*. Chez les enfants du premier âge, le bain banal, laissé à la discrétion d'un entourage dépourvu des notions de l'asepsie obligatoire, représente une des *causes de la multiplication des foyers eczématiques* impétiginisés et de la propagation des folliculites; souvent il suffit de le supprimer pour obtenir une amélioration rapide. *Avant* la *sortie du bain*, tout doit être disposé pour

(1) Les *applications froides* et les *réfrigérations* ne trouvent dans l'eczéma en général que des indications exceptionnelles. Voir E. Besnier, Traitement de l'eczéma, *Traité de thérapeutique* de Robin. *Lieu cité*, p. 142, 143.

(2) *Traité de thérapeutique appliquée*, de Robin. *Lieu cité*, p. 143-154.

éviter le refroidissement du malade, et pour exécuter sans délai, à sa suite, le pansement des surfaces eczématisées. Donnés avec ces précautions, et dans une pièce à température convenable, les bains peuvent être appliqués, *sur indication motivée*, en toute saison, au traitement des eczémateux; pendant l'hiver, les mesures seront plus minutieuses en ce qui concerne la préservation contre les refroidissements, et l'examen des *contre-indications* pulmonaires ou cardiaques.

b. La *température* doit être réglée par le médecin selon la saison, l'état thermesthésique du sujet, le degré thermométrique du local où le bain est donné, et selon le but thérapeutique poursuivi; peu élevée au début, puis accrue graduellement jusqu'à fixation du point qui doit être maintenu un temps déterminé, il y a généralement lieu de la ramener au point initial avant la sortie de la baignoire, début 32° C. à 33° C.; moyenne 35 degrés; décours 32 degrés, 30 degrés. Pour *régler* la moyenne on tient compte des impressions du malade, non pas immédiates; mais de celles qui subsistent, la première minute écoulée.

c. *Durée*. — Très variable, selon les indications à remplir. La *première* balnéation faite pour un malade en état d'*eczématisation sordide* doit être courte : dix à quinze minutes suffisent pour l'imprégnation des exsudats, et le nettoyage général au savon des surfaces saines. Le bain d'un quart d'heure représente la *moyenne* applicable à la majorité des cas où l'immersion n'est qu'une *lotion détersive généralisée*; une demi-heure suffit pour obtenir un *effet sédatif*; les bains de trois quarts d'heure, d'une heure, ou davantage, visent une action éloignée *hyposthénisante*, ou hyperidrosiante, ou un effet local de macération superficielle et de décongestion profonde; rarement le maintien d'une nappe eczématisée dans l'eau altère le processus kératoplastique, auquel l'immersion prolongée est régulièrement favorable.

Aux périodes de réparation, et dans les formes sèches, le bain peut être donné régulièrement long, dépassant une heure, — *bain long*, — de une heure et demie, deux heures, trois heures ou davantage, — *bain prolongé*, — *à essayer* par exemple dans les eczématisations généralisées intenses, et dans les grandes érythrodermies exfoliantes secondaires à l'eczéma [1].

d. *Bain simple*. — L'eau simple filtrée suffit dans la majorité des cas; les eaux pures de *Schlangenbad*, de *Plombières*, de *Néris*, d'*Évian*, etc., conviennent à merveille à tous les malades.

e. *Bains émollients*. — Le son ou l'amidon, que l'on ajoute traditionnellement, et qui doivent toujours avoir été préalablement soumis à l'ébullition aqueuse, ont, quelquefois, des inconvénients consécutifs, la peau restant asséchée ou tendue.

Les bains avec, par décoctions, des espèces émollientes, de la graine de lin, etc., les bains gélatineux, réclament, pour être bien préparés, des soins

[1] Voir Ern. Besnier, Traitement de l'eczéma, *Traité de thérapeutique appliquée*, de A. Robin. *Lieu cité*, p. 143, 155.

particuliers; ils ne sont pas toujours exempts d'inconvénients semblables aux précédents.

BAIN AVEC LE SON

Son	2 kilogrammes.
Eau bouillante.	Q. s.

Ébullition pendant quinze minutes. Mélanger à l'eau du bain après avoir passé.

BAIN AVEC L'AMIDON

Amidon en poudre	500 à 1000 grammes.
Eau tiède.	Q. s.

Faites à la main un lait d'amidon. Mêlez à l'eau du bain après avoir fait une seconde dilution dans l'eau qui vient de bouillir.

BAIN ÉMOLLIENT

Espèces émollientes (1).	500 à 1000 grammes.
Graines de lin	250 —
Eau.	5000 —

Faites bouillir. Passez à travers un linge en exprimant fortement, puis mélangez à l'eau du bain.

BAIN GÉLATINEUX

Colle de Flandre concassée.	100 à 500 grammes.

Faites dissoudre à chaud après l'avoir hydratée, et ajoutez à l'eau du bain.

BAIN GLYCÉRINÉ

Glycérine neutre	200 à 500 grammes.

f. Bains alcalins. — Il y aura souvent avantage à alcaliniser *faiblement* l'eau du bain avec le *carbonate*, le *bicarbonate* ou les *biborate* et *boro-borate de soude*. Pour obtenir l'alcalinisation constatée au papier de tournesol d'un bain de 200 litres, il faut 40 grammes de carbonate de soude ; 80 grammes de bicarbonate ; 100 grammes de biborate et 200 grammes de boro-borate de soude, chiffres calculés à notre demande par F. Vigier, pour l'eau de la Vanne, la plus abondante dans Paris.

Lorsque l'on donne un bain alcalin à un eczémateux, il faut préciser la substance que l'on veut employer, et le dosage exact mesuré pour chaque cas ; la dose de 250 grammes de carbonate de soude, par exemple, indiquée par le Codex, et donnée dans les établissements de bains, est beaucoup trop élevée pour être utilisée dans l'eczéma vrai ; et dans les cas où la couche cornée est altérée il n'y a pas lieu d'atteindre l'alcalinisation constatable au papier de tournesol. En ajoutant à un bain de 200 litres 200 grammes de glycérine et 25 à 50 grammes de bicarbonate ou de biborate ou 50 à 100 grammes de boro-borate de soude, on réalise un bain parfaitement bon pour la peau eczématisée; et si l'épiderme est ouvert sur un grand nombre de points, on abaisse encore les doses.

g. Bains astringents. — Dans la pratique hospitalière, dans les maisons de

(1) Feuilles de mauve, guimauve, bouillon blanc, seneçon commun, pariétaire, āā parties égales.

santé dermatologiques, c'est-à-dire dans des conditions *exceptionnelles* de direction médicale, et d'application surveillée et compétente, on pourrait, peut-être, utiliser, dans quelques cas, les bains astringents au *sulfate d'alumine et de potasse, au tanin*, etc., toujours en commençant par des doses certainement inoffensives, graduellement élevées selon la tolérance et les résultats obtenus, et avec les mêmes *réserves* que ci-dessus [1].

VI. Pratique hydrominérale externe. — Dans le traitement *hydrominéral* de l'eczéma vulgaire, la cure minérale interne *prime* les pratiques balnéaires, les lotions, les pulvérisations, les douches. Les cas où il en est autrement sont *constitués* par les polydermites mixtes, ou appartiennent aux stades avancés des eczémas torpides. A la vérité, quelques tentatives nouvelles, et plus hardies que dans le passé, sont en cours d'observation dans quelques stations minérales, notamment à la Bourboule, mais la question ne peut être jugée au général, avant que des observations nouvelles, *précises*, aient été recueillies et publiées [2].

[1] Voir, pour ces applications exceptionnelles et leur pratique, E. Besnier, *Traité de thérapeutique appliquée*, de Robin. *Lieu cité*, p. 149, 150.

[2] Un grand nombre de staiions hydrominérales peuvent réclamer le traitement externe de l'eczéma.

a. *Royat* (Puy-de-Dôme). — On y utilise fréquemment les bains à faible température chez les eczémateux diathésiques, à eczématisation prurigineuse, sèche, fendillée, ou très médiocrement suintante; l'*eczéma vulvo-anal*, surtout chez les *glycosuriques*, etc. Pour les formes irritables, les bains sont mitigés, ou additionnés d'amidon, de gélatine, etc.

b. *La Bourboule* (Puy-de-Dôme). — L'application externe de l'eau arsenicale de La Bourboule doit être laissée à la direction personnelle des habiles médecins de la station.

Les *douches pulvérisées* sont utilisées à la source, sur des surfaces limitées, particulièrement dans les *régions pilaires*.

c. *Saint-Gervais* (Haute-Savoie). — Source Gontard, saline, et source du Torrent, sulfurée calcique — bains, et douches pulvérisées. Selon le mode d'emploi, la forme et la durée de la médication, l'action topique est sédative ou excitante substitutive tout entière dans la main du médecin traitant. Indication dans les formes rebelles, subaiguës, indéfiniment traversées par des exacerbations avec suintement; dans les formes localisées, torpides, dans les variétés intertrigineuses, rebelles, ano-vulvaires en particulier.

d. *Bagnères-de-Luchon* (Haute-Garonne). — Sulfurées sodiques. Eczéma subaigu ou chronique, particulièrement dans les formes humides, « séborrhéiques ». Les bains se donnent généralement avec l'eau des sources Ferras et Blanche, blanchissantes, onctueuses au toucher; *bains sédatifs*. Douches pulvérisées, très employées — source de la Reine, 55° C.; 5 centigrammes de monosulfure de sodium — eczématisations localisées aux mains, aux pieds, au scrotum, à la vulve, au cuir chevelu, etc.; température variable de 30 à 42° C.

e. *Uriage* (Isère). — Sulfurées sodiques chlorurées, largement utilisées dans le traitement direct et local de l'eczématisation, à titre résolutif, antiprurigineux, tonique et astringent.

Lotions fréquentes ou pansements moites localisés; bains généraux, mitigés pour les malades dont la peau est très irritable; durée de trente à quarante minutes; température de 34 à 35° C.

Douches, en arrosoir, en général tièdes, 35° C.; durée deux à trois minutes; action antiprurigineuse. Pulvérisations dans les eczématisations *localisées*, — cuir chevelu, visage, paupières, narines, mains et pieds; action astringente et résolutive; durée trente à quarante-cinq minutes, suivant l'intensité et la profondeur des lésions cutanées.

f. *Challes* (Savoie). — Eaux bromo-iodurées, applicables aux eczématisations localisées

VII. Cataplasmes. — Les *cataplasmes*, exécutés *proprement* et appliqués *aseptiquement* sur des surfaces correctement *préparées*, constituent un excellent mode de balnéation locale prolongée, et ceux-là seuls qui ne savent pas les manier méritent les reproches justement appliqués autrefois à ce mode de pansement de l'eczéma. Voici les indications et la technique formulés dans notre précédente étude sur le traitement de l'eczéma (¹).

a. Toutes les fois où l'eczéma est *limité*, et que les surfaces eczématisées soit par des applications antérieures inopportunes, soit par les infections secondaires, etc., sont vivement irritées, très prurigineuses, douloureuses, etc., le cataplasme *tiède* constitue le meilleur pansement pour une période provisoire, éventuellement jusqu'à guérison. C'est le *protecteur* par excellence, le bain local permanent, que rien ne peut remplacer au moment déterminé et à la période précise que nous avons indiqués. Il doit être aussi souple, aussi léger, aussi peu épais que possible; on l'applique tiède; *renouvelé* toutes les deux, trois, quatre, cinq ou six heures, suivant l'état d'irritation des tissus, leur degré de sensibilité, la quantité de l'exsudation, et la sensation de soulagement, ou le retour des démangeaisons, de la douleur, etc.

b. *Les dimensions du cataplasme doivent être rigoureusement déterminées par celles de la surface eczématisée, sous peine de voir les liquides exsudés, étalés à la surface saine ambiante, devenir une cause d'irritation eczématisante*, et *d'auto-inoculations*. Si la surface à panser est considérable, il est préférable de la recouvrir à l'aide de *plusieurs* cataplasmes juxtaposés, qui ne doivent *jamais dépasser* les limites du champ eczématique.

c. Le cataplasme qui convient à l'eczéma aigu, irritable et irrité, est le cata-

ou généralisées, étendues, plutôt humides que sèches. Pansements moites purs ou mitigés en proportions réglées par l'état de l'eczématisation et par la tolérance du malade; même mesure pour les bains — en moyenne à 35° C. et courts, quinze à vingt-cinq minutes. Douches pulvérisées visant l'action sédative et résolutive, une ou deux fois par vingt-quatre heures; durée proportionnée à l'étendue et à la profondeur de la lésion — de quinze à soixante minutes. Avec le plus grand sens pratique, on poursuit à Challes la guérison des *placards initiaux*, ou des *reliquats*.

k. *Saint-Christau* (Basses-Pyrénées). — Ferro-cuivreuses — eczémas rebelles; applications moites souvent renouvelées; bains tempérés de quinze à trente minutes, douches pulvérisées très fines; douches locales en arrosoir. Formes chroniques, localisées aux paupières, aux narines, aux oreilles, au périnée, à l'anus. Douches localisées en arrosoir, tièdes, sans force, prolongées, — formes sèches prurigineuses, locales ou générales.

l. *Loëche-les-Bains* (Valais). — Hyperthermales, sulfatées calciques faibles; agent curatif principal, le *bain prolongé*; application aux formes d'eczéma anciennes, rebelles, interminables. Mode curatif faiblement *substitutif*, ou, au contraire, avec thermalité et durée du bain appropriées, *action contre-irritante* ou révulsive, pour rétablir à la peau des eczématisations disparues, et à la délitescence desquelles on serait autorisé à rapporter des perturbations viscérales du type alternant ou successif.

m. *Schlangenbad* (Nassau). — *Plombières* (Vosges). — *Néris* (Allier). — *Évian* (Haute-Savoie), etc., etc. — Série applicable au traitement des eczématisations irritables, auxquelles sont indispensables les eaux *douces à la peau*, et dans lesquelles de bonnes installations balnéaires, la présence de médecins compétents, permettent d'appliquer une médication antispasmodique, générale et locale, à des malades délivrés de leurs occupations et de leur vie habituelle.

(¹) *Traité de thérapeutique appliquée*, de Robin. *Lieu cité*, p. 154-157.

plasme de fécule de pommes de terre, *bouilli*, pâteux, ni trop liquide, ni trop compact, fait avec des *mousselines aseptisées*, *préalablement bouillies*, et taillées d'avance de la dimension nécessaire à la fabrication du cataplasme *mesuré exactement* sur la forme et sur la dimension du placard eczémateux [1].

d. Avant l'application du cataplasme, on a pris soin de nettoyer aseptiquement la peau *alentour* de la surface eczématisée, et de déblayer le champ d'eczématisation, comme nous l'avons indiqué à propos des lotions et des pansements secs [2]. Souvent il sera bon de faire, alentour, une onction légère de *pâte de zinc*, ou de poudrer avec l'*amidon* ou le *sous-nitrate de bismuth* impalpable, protecteur excellent, quelquefois même d'établir alentour une zone protégée par une couche de *colle à l'oxyde de zinc* [3].

e. Une fois placé, le cataplasme doit être recouvert d'une feuille imperméable, gutta-percha laminée fine, exactement de sa dimension, *et n'empiétant pas sur la peau saine* [4]. Par-dessus l'imperméable, coton hydrophile ou une plaquette sèche de *lint* aseptique neutre ; le tout est maintenu avec des bandes de gaze recouvertes elles-mêmes, si le malade n'est pas alité, de *bandes de crêpe*, de ceintures s'il s'agit du corps, ou de compresses en appareil de Scultet si l'eczéma a son siège aux membres inférieurs, etc.

VIII. Occlusion imperméable. — Le maintien des surfaces eczématisées dans un état d'*humidité* provenant des exhalations et excrétions normales et pathologiques par leur *occlusion imperméable*, a été institué en méthode générale de traitement simple et économique par Colson, de Beauvais, en 1855. Plus tard, la médication a été constituée et régularisée par les médecins de l'hôpital Saint-Louis ; exécutée alors avec des *toiles fines* de caoutchouc, et avec tous les tissus imperméables, employés en médecine et en chirurgie [5].

Les indications de la méthode subsistent ; mais, dans un grand nombre de cas, l'occlusion imperméable immédiate peut être avantageusement remplacée par un des éléments de la série des pansements moites, imperméables ou non, qui est exposée immédiatement après celle-ci.

(1) Pour les cas où la fabrication du cataplasme est difficile à remplir pour une raison quelconque, on peut faire des pansements très simplifiés, et très satisfaisants, à l'aide de mousselines aseptiques imprégnées, d'avance, d'amidon et de gomme adragante, ou d'amidon seulement, dans lesquelles on taille des pièces de la dimension des placards eczémateux, et que l'on humidifie rapidement avec de l'eau tiède ayant bouilli, légèrement glycérinée. On trouve aujourd'hui, dans le commerce de la pharmacie, soit ces mousselines amidonnées qui conviennent aux grandes surfaces, soit des cataplasmes extemporanés, ces derniers surtout utiles et pratiques pour les surfaces limitées.

(2) Voir p. 177, 179.

(3) Voir p. 199.

(4) Le surtout imperméable sera quelquefois supprimé avec avantage, quand les pansements peuvent être renouvelés assez souvent, comme le réclame L. Jacquet dans la pratique du traitement de l'eczéma chez les enfants.

(5) Pour l'historique complet de la méthode, voir Ernest Besnier, Sur l'emploi des tissus imperméables ; et notamment de la toile de caoutchouc dans le traitement des affections de la peau. *Bull. de thérap.*, 30 janvier 1875, et Traitement de l'eczéma, dans le *Traité de thérapeutique appliquée*, de Robin. *Lieu cité*, p. 162-169.

a. La *toile caoutchoutée* est l'agent le plus convenable pour l'enveloppement imperméable, sauf pour certaines régions dans lesquelles le *caoutchouc élastique* convient plus particulièrement, par exemple au cuir chevelu. Les toiles doivent être souples, et assez fines.

b. Le *procédé* d'application est simple : on taille dans la toile caoutchoutée des pièces de la *forme* et de la *dimension* des surfaces eczématisées, et on les applique (le côté caoutchouté bien entendu), sans aucun intermédiaire. Par-dessus, compresse de *lint* ou de mousseline; dans quelques régions, une couche mince de coton hydrophile; le tout maintenu *sans compression* à l'aide de bandes, de compresses, etc.; quand le suintement cesse, on peut se borner à fixer les morceaux de toile fine de caoutchouc au linge de corps, ou à des pièces de maillot, par quelques points de fil.

Nous rejetons les enveloppements faits avec des toiles de caoutchouc disposées en jambières, cuissards, genouillères, ceintures, gilets de corps, etc., non seulement parce que le lavage aseptique en est difficile, mais encore parce que tous ces appareils, en dehors de la surveillance médicale, peuvent donner lieu aux plus graves accidents. Celui qui, chez un enfant du premier âge enveloppé, sans les précautions convenables, pour un eczéma disséminé, dans un « complet » de caoutchouc a vu survenir une eczématisation rouge confluente généralisée, sait à quoi s'en tenir à cet égard.

Avant chaque pansement, les surfaces malades et la peau saine alentour sont nettoyées aseptiquement; et, le pansement terminé, la toile de caoutchouc qui a été enlevée est étalée sur une table couverte de linge propre, et bien lavée à l'eau froide dans sa surface caoutchoutée avec du coton hydrophile.

c. Il est nécessaire de *renouveler* les pansements plus ou moins souvent, selon le cas, la période de la maladie, et selon les individus. Le précepte donné par Tenneson de se guider, pour les renouvellements, sur le retour du prurit, est excellent, mais il n'est pas absolu, et il s'applique incomplètement aux sujets intolérants, aux enfants, et pendant la nuit. Durant les *premières périodes*, les renouvellements doivent être assez rapprochés; mais, le plus habituellement, il s'établit une *tolérance* assez rapide, et nos résultats ont toujours été excellents, *à l'hôpital*, sous la surveillance éclairée et effective des religieuses et des infirmiers ou des infirmières, avec trois ou quatre renouvellements, en moyenne, par vingt-quatre heures.

d. Pour les formes aiguës, l'indication commence dès le début, aussitôt que l'on a réduit les irritations dermiques de voisinage, les infections secondaires, et avulsé les conglomérats croûteux, etc., à l'aide des poudres, puis des lotions, des cataplasmes ou des enveloppements moites. L'indication existe encore quand le suintement n'est pas excessif, ou quand on n'a pas lieu de le redouter, ou quand on le considère comme approprié à la théorie de la dérivation à l'égard d'un autre élément morbide coexistant.

IX. Pansements moites. — Les *enveloppements humides* ou *pansements moites simples* ou *médicamenteux*, plus ou moins employés de tout temps, mais que nous avons personnellement, à l'hôpital Saint-Louis, constitués en méthode *réglée*, ont acquis toute l'importance qu'ils comportent aujourd'hui, seulement depuis que les principes de l'*asepsie* chirurgicale ont été appliqués en dermatologie.

A. Voici la *pratique* de ces pansements, telle que nous l'avons résumée dans notre dernière publication sur le traitement de l'eczéma [1].

a. On taille dans du *lint* aseptique neutre, ou dans des mousselines aseptiques, ou dans des tarlatanes désempesées et aseptisées par l'eau bouillante, des pièces *de la forme et de la dimension exactes des surfaces malades*; s'il s'agit de *lint*, une ou deux épaisseurs suffisent; trois à six si l'on emploie les mousselines ou les tarlatanes, et on dispose les pièces ainsi préparées sur une table propre, ou garnie de linge *aseptique*; là, on les imbibe sur place, avec du coton hydrophile mouillé de l'un des liquides employés pour les lotions [2].

b. Pour les cas où ces liquides ne sont pas tolérés, dans quelques formes phlycténoïdes, bulleuses, analogues aux vésications ou à la brûlure, le pansement classique des brûlures à l'aide du *liniment oléo-calcaire du Codex, stérilisé*, peut être appliqué provisoirement avec avantage, ainsi qu'à tous les cas d'eczéma étendus, hyperesthésiques, irritables, compliqués de dermite périphérique, ou aux cas d'eczéma localisé du même type. Les *surfaces malades* sont enveloppées de gaze souple, imprégnée du liniment, puis d'une couche de la même mousseline imprégnée d'eau bouillie, recouverte de baudruche fine de caoutchouc [3]; puis d'une couche d'ouate aseptique et d'une bande de gaze : c'est un pansement *temporaire* de protection ou d'attente. Le renouvellement se fait de deux à six fois par vingt-quatre heures.

c. Une fois imbibés d'eau bouillie, des solutions médicamenteuses, du liniment oléo-calcaire, etc., les lots de compresses de mousseline, ou les pièces de *lint* aseptique, sont *étanchés* par pression à plat à l'aide de linges aseptiques, puis appliqués sur les surfaces malades, exactement comme s'il s'agissait d'un cataplasme. Par-dessus, on place, *taillés exactement de la dimension des compresses, et ne les dépassant jamais*, des morceaux d'imperméable fin, puis une couche de coton hydrophile, ou une plaquette de *lint* sèche, et le tout est maintenu soigneusement et aseptiquement comme nous l'avons indiqué pour le cataplasme. Mêmes soins dans le détail des pansements, mêmes précautions de tenir l'atmosphère cutanée des surfaces malades protégée contre tout con-

[1] *Traité de thérapeutique appliquée*, de Robin, *Lieu cité*, p. 157-162.

[2] Voir plus haut, p. 179.

[3] Tous les tissus imperméables employés en chirurgie peuvent servir à ces pansements; *leur application doit être limitée exactement en forme et en dimension à la dimension et à la forme des surfaces malades, que le pansement humide ne doit jamais dépasser.* L'habitude déplorable et invétérée d'envelopper de vastes pièces d'imperméable de grandes surfaces, tout un membre par exemple, est la cause absolue de tout ce qui est reproché aux imperméables, et qui est imputable seulement à leur mauvaise application.

tact avec le liquide pathologique, et incessamment surveillée. Le précepte sur lequel nous insistons de tenir en réserve, hors de l'enveloppement moite, les parties du tégument restées intactes est facile à mettre en pratique quand il n'existe qu'un grand placard eczémateux, ou qu'il y a plusieurs foyers bien limités; mais il ne peut être réalisé facilement quand de nombreux éléments eczématiques, de petite dimension, couvrent un membre ou une portion de membre. Force est alors de comprendre dans l'enveloppement humide plus ou moins de tégument sain; on atténuera l'inconvénient qui en résulte en renouvelant souvent les pièces de pansement, en nettoyant à chaque pansement les points non eczématisés, et en les protégeant au besoin avec les poudres et les pommades anodines, les gélatines, etc., comme nous l'avons indiqué pour les cataplasmes.

Sur les parties couvertes des membres, l'enveloppement moite peut être exécuté de nuit, à l'aide de compresses de mousseline; de jour et comme pansement ambulatoire à l'aide de compresses de *lint* aseptique neutre, exactement limitées avec soin aux surfaces malades, bien étanchées, recouvertes de baudruche caoutchoutée, puis d'une plaquette de *lint sèche*. On peut alterner leur emploi entre le jour et la nuit avec les autres pansements appropriés.

B. En moyenne, le pansement se fait toutes les quatre, six ou huit heures, selon l'état des surfaces, le retour du prurit, et l'altération *corrélative* des liquides employés. Dans ce dernier cas, on abandonne les infusions ou décoctions, et l'on se sert exclusivement d'eau *bouillie* ou de solutions *boriquées faibles*, ou bicarbonatées, boro-boratées, salicylées — *bicarbonate*, *salicylate* et *boro-borate de soude*, 1 à 3 pour 1000 — avec ou sans addition de 5 à 25 grammes de glycérine, etc. Dans les renouvellements de pansement, si le *lint* ou la gaze *moites* ont séché et pris adhérence, on a soin de les humecter suffisamment avec du coton hydrophile et de l'eau bouillie avant de les détacher.

C. Dans la *très grande* majorité des cas d'*eczéma vrai*, l'occlusion moite *simple*, aseptique, suffit, *à elle seule*, à mener l'eczématisation à la guérison dans un espace de temps relativement court.

Cependant, quand le champ eczématique reste en état de kératolyse, sans progrès kératoplastique, il y a lieu d'associer l'enveloppement aseptique moite à d'autres médications dans la *gamme ascendante régulière*. Et non pas seulement pour activer le progrès curatif, mais parce que pour beaucoup de malades, en dehors des hôpitaux ou des maisons de santé, il est nécessaire d'avoir recours à des médications plus simples, et *ambulatoires*.

D. En résumé, la méthode des pansements moites, soit pour les *malades* de l'*hôpital*, soit pour les malades *alités*, ou *retenus*, qui peuvent réaliser ces pansements aseptiquement, et *dans des conditions d'exécution stricte*, est une des plus importantes dans le traitement des eczémas vrais, généralisés ou localisés. Dans les cas d'eczéma aigu vrai, local ou général; elle est supérieure à toute autre, et souvent la seule tolérée; ses résultats favorables sont attachés à des *conditions* de *technique*, et de surveillance médicale, dont il ne faut pas oublier l'absolue nécessité [1].

E. Les *lotions* hydrargyriques, pratiquées *au moment* des divers pansements selon la technique et dans les conditions que nous avons indiquées, suffisent à peu près constamment. Si l'indication d'un *pansement* moite hydrargyrique se présente pour quelques *polydermites mixtes*, nous considérons qu'elle doit être exécutée à l'aide de solutions *très faibles* — 1 pour 10 000 [2], — *toujours* à titre temporaire, *et non en permanence*, sur des surfaces *limitées*, et seulement chez des sujets dont on a la surveillance et la direction effectives.

F. Dans les périodes, ou dans les formes *subaiguës*, quand le *catarrhe* prédomine ou persiste, peut naître l'indication des astringents substitutifs, à doses faibles : décoctions de *feuilles de noyer*, solutions de *tanin*, de 1 à 5 pour 1000 ; de *résorcine*, 1 à 5 pour 1000, graduées et surveillées dans l'application ; les *pansements moites* résorcinés faibles sont généralement bien tolérés, particulièrement antiprurigineux, et applicables aux eczématisations secondaires, irritées, infectées.

Pour les eczématisations *limitées* à la jambe par exemple, à une région de la face, etc., les solutions astringentes substitutives employées en pansements moites trouvent une application temporaire dans quelques formes rebelles, même si elles restent irritatives. Leur application peut être tentée quand l'eczématisation, en certaines régions, reste douloureuse, abondamment exsudative, telle qu'on l'observe à la suite d'applications prématurées ou trop fortes, de *goudron*, d'*huile de cade*, de pommades diverses, etc. L'*eau blanche du Codex*, *diluée*, peut être utilisée dans ces cas, sur les surfaces peu étendues, en applications moites *étanches* — 5 à 25 pour 1000 d'eau bouillie ; mais la réalité ne justifie pas toujours la confiance traditionnelle et populaire.

Dans les formes surinfectées, *impétiginisées*, *sur des surfaces peu étendues*, on réussit quelquefois, si le moment est choisi avec opportunité, avec les astringents substitutifs du type de ceux qui sont usités en ophtalmologie —

(1) GAUCHER a insisté sur le *maintien jusqu'à guérison* de l'enveloppement moite, même pour les formes chroniques. — Cf. P. BANTEIGNIE, Traitement de l'eczéma par les enveloppements humides permanents. *Thèse de Paris*, 1899.

(2) DEVERGIE, *Traité cité*, p. 88-89, qui faisait des pansements moites avec des solutions de 1 pour 5000 à 1 pour 1500, recommandait de laver complètement, chaque jour, les compresses pour qu'il n'y ait pas, l'eau s'évaporant, accumulation de sublimé.

AUDRY (Mém. cité, *Ann. de Dermat.*, 1899, p. 224) — exceptionnellement, quand un placard d'eczéma séborrhéique présente une infection intense (violente) ou des phénomènes irritatifs très accentués et persistants, avant les préparations soufrées — emploie l'enveloppement humide : coton hydrophile imprégné de solution de bichlorure Hg à 1 pour 1000, ou 1 pour 1500. Si les accidents sont simplement irritatifs, et dans tous les cas s'il s'agit d'enfants, les pansements moites se font seulement avec de l'eau boriquée ou de l'eau bouillie.

Dans presque tous les cas dont il vient d'être question, les pansements moites *aseptiques* associés aux *pulvérisations* (voir p. 180 et suiv.) atteignent le but poursuivi ; et quand il y a lieu de recourir aux solutions de sublimé, nous considérons le dosage à 1 pour 10 000 comme *suffisant*.

sulfates de zinc et de cuivre, isolés ou réunis. Le sulfate de zinc, à la dose de 0gr,10 à 1 pour 500, le sulfate de cuivre à la dose de 0gr,05 à 0gr,40 pour 500 [1], plus, ou moins, et progressivement, selon l'étendue des surfaces, et selon la tolérance. Dans les cas de tuméfaction œdémateuse *localisée*, avec prurit intense et sécrétion abondante, ou de paroxysmes récidivant avec persistance, notamment si l'exacerbation est secondaire à l'application de topiques gras, Kaposi met en usage des compresses imprégnées d'eau commune additionnée, en proportions variables et graduées de *solution — alunée et saturnine — de Burow* [2].

CHAPITRE IV

TOPIQUES. — PHARMACOLOGIE. — TECHNIQUES D'APPLICATION

I. EXCIPIENTS ANCIENS ET NOUVEAUX. — II. INDICATIONS GÉNÉRALES DES TOPIQUES GRAS. — III. POMMADES. POMMADES SUR LINT ET SUR MOUSSELINE. — IV. PATES. — V. POMMADES SOLIDES ET BATONNETS MÉDICAMENTEUX. — VI. SAVONS. — VII. EMPLATRES. — VIII. GÉLATINES OU COLLES. — IX. POMMADES SICCATIVES, GÉLANTHES, POMMADES-VERNIS SOLUBLES ET VERNIS. LINIMENTS SICCATIFS.

I. Excipients anciens et nouveaux. — Tous les excipients *anciens*, préparés conformément aux principes de l'*asepsie pharmaceutique*, et *non altérés*, peuvent être, aujourd'hui, utilisés, avec un avantage particulier pour quelques-uns. Plusieurs de ces excipients, comme les nouveaux, contiennent une quantité *d'eau souvent considérable*, et participent de leurs avantages, qui sont d'abaisser la température locale, et d'être mieux tolérés.

Les excipients *nouveaux*, généralement moins altérables, ayant une action

(1) Eau d'Alibour *étendue*; voir plus loin, article *Impétigo*, par Sabouraud. Cf. Darier, *trad. citée*, de Leistikow, note 1 de la page 258.

« Voici, dit Darier, une formule de l'eau d'Alibour modifiée (par addition de 400 grammes d'eau, la formule primitive étant trop forte) :

Eau distillée	600 grammes.
Camphre (à saturation)	Q. s.
Sulfate de zinc	7 grammes.
Sulfate de cuivre	2 —
Safran	40 centigrammes.

On l'emploie diluée au 1/10e, au 1/5e, au 1/3 ou même pure, de préférence en « lotions permanentes », ou pour arroser des cataplasmes. Je puis affirmer (Darier) qu'on en obtient des résultats surprenants. »

(2) Voir pour la pharmacologie de la solution de Burow, et le dosage des dilutions, E. B., *Traité de thérapeutique appliquée*, de Robin. *Lieu cité*, p. 162.

[E. BESNIER.]

kératoplastique plus accentuée, se prêtent à des perfectionnements variés de préparation et à des mélanges particularisés. Sans légitimer toute la vogue qu'ils ont acquise, ils ont véritablement enrichi l'eczématothérapie [1].

[1] I. *Excipients anciens.* — *Axonge fraîche stérilisée, simple* ou *benzoïnée.* — *Pommade de concombres* (axonge, graisse de veau et suc de concombres). — *Cérats blanc* ou *jaune*, avec ou sans eau distillée de roses, de laurier-cerise, de fleurs d'oranger, etc. — *Cold-cream* ou cérat au blanc de baleine des pharmacopées anglaise, américaine ou belge; la plupart des huiles employées dans la pharmacie — *huile d'olives, d'amandes douces, de ricin, de morue, huile de dauphin, la glycérine*, etc., — peuvent former, *stérilisées*, d'excellents excipients pour plusieurs préparations eczématothérapiques.

II. *Excipients nouveaux.* — 1° *Vaselines.* — *a.* Vaseline jaune ou blanche, *très variables selon la provenance*, SOUVENT MAL TOLÉRÉES par la peau et, dans la majorité des cas, de beaucoup inférieures au *cérat frais stérilisé*, au *cold-cream frais stérilisé*, à *l'axonge fraîche stérilisée.* Elles ne peuvent recevoir et incorporer qu'une faible quantité d'eau.

b. *Vasogènes.* — Vaselines *liquides oxygénées*; bases assez bien tolérées par la peau, à utiliser dans le cas où, pour une pommade, on recherche le maximum de pénétration des substances médicamenteuses dissoutes. Pouvoir *émulsionnant* très marqué.

2° *Lainines* (lanoline, adeps lanæ, œsype). — Bases extraites du suint des bêtes à laine, onctueuses, visqueuses, faiblement odorantes, *remarquables et très importantes par la quantité d'eau considérable — poids égal — qui peut y être incorporée* par malaxation, et qui en fait, comme le remarque Darier, des topiques-*crèmes* qui produisent un *abaissement de la température locale*, et, chose plus importante encore, sont tolérés dans les cas où les pommades ordinaires ne le sont pas, et constituent une ressource nouvelle. Ces préparations semblent mériter la qualification de *kératoplastiques*. Il est exact, dit encore Darier (traduction citée, p. 38), que l'activité pour l'eau des graisses de résine, mêlées à la vaseline ou à l'axonge dans la proportion de 1 : 2, se trouve accrue par ce mélange. Je me suis assuré, ajoute-t-il, que la formule suivante : lanoline anhydre 5, vaseline 10, eau de chaux 50, exécutée par un pharmacien soigneux et moyennant une trituration suffisamment prolongée — 3 heures sont nécessaires — donne un produit parfaitement homogène, qui se conserve intact pendant plus de trois mois et est généralement bien toléré *si, ajouterons-nous,* les composants sont de bonne qualité, *non falsifiés*, aseptiques.

a. *Lanoline* ou lainine proprement dite. — En grande partie composée d'acide oléique; préparée, après saponification des acides gras, par le procédé centrifuge. La lainine commerciale est hydratée à 25 pour 100.

b. *Graisse de laine* (*Adeps lanæ, Adeps*, graisse). — Lainine préparée par un procédé différent; onctuosité, faculté adhésive plus accentuées; se prête facilement à la préparation des cérats et des cold-creams; on peut l'associer en toutes proportions aux autres graisses.

Voici un exemple de cérat à l'adeps lanæ :

℞ Adeps lanæ	ãã 10 grammes.
Huile d'amandes	
Eau de fleurs d'oranger	20 —

M. s. a. UNNA.

c. *Œsype.* — Suint naturel non purifié, dont on peut faire disparaître l'odeur avec huile parfumée, 1 pour 30; il sert à préparer des pâtes *très adhérentes* et peu altérables.

3° *Lainines composées.* — En nombre illimité on peut préparer des bases de lainine hydratée généralement bien tolérées, acceptant toutes les associations médicamenteuses, et convenant à la préparation des pommades destinées au traitement de l'eczéma; leur *faculté de pénétration* semble très marquée. La première en date, celle qui a servi et servira de type, est la « *résorbine* allemande ». C'est une *émulsion* composée d'huile

Les topiques gras ont une *action kératoplastique* très favorable; ils sont utilisables dans le traitement de toutes les formes « eczématiques » *vraies ou non*; leur matière médicale est devenue luxuriante, *hors de proportion avec les besoins réels de la pratique eczématologique.*

Leur qualité première, leur qualité indispensable est d'être purs, *non falsifiés, non rancis;* ceux qui permettent l'incorporation d'une plus ou moins grande quantité d'eau simple ou médicamenteuse ont des indications particulières. Dans un assez grand nombre de cas à toutes les périodes, et dans un grand nombre de cas aux phases de réparation, un corps gras neutre, aseptique, *non médicamenteux*, appliqué *proprement* sur des surfaces *aseptisées*, est suffisant, à lui seul, pour que la guérison se produise *sans aucune autre intervention.*

Dans la composition des topiques destinés à la plus irritable des dermatites, la nature et la qualité des bases ont une importance de premier ordre. *Même après avoir fait une prescription judicieuse et correcte, le médecin peut voir ses efforts échouer complètement si la préparation pharmaceutique est défectueuse, si l'excipient est septique, ou de mauvaise qualité, ou falsifié.* A la vérité, chez quelques sujets, intolérants des corps gras, *toutes* les pommades, même les plus anodines, sont irritantes: mais cela est l'exception, et il faudra

d'amandes douces très pure, de cire, de gélatine et de savon, et d'une petite quantité de lainine selon une formule tenue secrète.

F. Vigier a produit sous le nom d'*aleptine* (de ἀλειπτός, propre à enduire, à graisser), un excipient analogue, que nous avons très largement expérimenté.

℞ Lainine anhydre	2000	grammes.
Huile d'amandes douces benzoïnée	6000	—
Blanc de baleine	1500	—
Cire blanche	1100	—
Eau distillée stérilisée	5000	—
Baume du Pérou	100	—
Gélatine blanche	200	—

M. s. a. F. VIGIER.

Cavaillès prépare également un succédané qui paraît avoir les propriétés de la résorbine, qu'il appelle *adiptine*, et dont voici la formule :

℞ Cire blanche	25	grammes.
Paraffine	25	—
Huile de vaseline	400	—
Lanoline anhydre	250	—
Eau de rose	50	—
Eau de laurier-cerise	50	—

M. s. a.

4° *Oléates.* — Véritables savons à l'acide oléique, introduits par John Marshall en 1872, ayant pour base l'agent médicamenteux à la dose de 5 à 20 pour 100, — zinc, plomb, mercure, bismuth, etc.; — masse amorphe, ne renfermant pas d'acide oléique libre; cosmétiques d'un emploi relativement agréable. L'avantage des oléates n'a pas paru aussi accentué dans ce pays qu'au pays d'origine.

5° *Myronine* (EGGERT, Ueber Myronin. *Dermat. Zeitschr.*, 1895, p. 143). — Succédané de la vaseline, de la lanoline; préparé avec l'huile d'une espèce de dauphin (Entwallöl); teinte jaunâtre; faculté adhésive accentuée. — Voir ERN. BESNIER, Traitement de l'eczéma. *Traité de thérap. appl. de A. Robin*, p. 171, 174.

toujours faire le possible pour assurer la bonne qualité des topiques. Cette règle est générale.

II. Indications générales des topiques gras. — L'*indication générale* des topiques gras se présente *au début* d'un grand nombre de formes simples, élémentaires, initiales, non exsudatives, légères, superficielles, à la guérison desquelles ils suffisent s'ils sont appliqués à temps, et correctement; et elle reparaît plus générale encore, et plus impérieuse, à la période *terminale* de la plupart des espèces et des variétés d'eczéma; pour quelques-unes, enfin, du type « séborrhéique », qui n'ont pas eu la période d'irritation commune, ni accidentelle, ou qui, l'ayant dépassée, sont revenues au type élémentaire, elle est majeure.

C'est encore l'heure des topiques gras, lorsque l'eczématisation, ayant dépassé la phase exsudative aiguë, ne semble pas devoir guérir rapidement par les pansements anodins moites, ni par l'occlusion imperméable, et, quand les phénomènes irritatifs ayant cédé, les applications humides médicamenteuses ne donnent pas le résultat cherché, — dans tous les cas où la situation devient *stationnaire*. Mais, sur ce point comme sur d'autres, le thème classique ancien est relatif; et ce ne serait pas être au point, de croire qu'il est, dans tous les cas, uniformément nécessaire d'attendre, pour agir par les topiques, que les surfaces eczématisées supportent d'une manière *immédiatement* permanente, et exclusive, la médication nouvelle. Ce serait dans beaucoup de cas perdre du temps : tous les agents de la première série qui ne suffisent pas manifestement pour amener la guérison dans les délais rapides ne doivent être considérés que comme *temporaires*; et, *le plus tôt possible*, les tentatives nécessaires pour brusquer la conclusion doivent être faites. On y arrive en combinant les divers pansements, par exemple les occlusions médiates ou immédiates la nuit, les pommades ou les emplâtres le jour, etc.

Ce mode de traitement réclame la *présence réelle* du médecin aussi exactement que pour toutes les maladies à évolution et à thérapeutique variables; le malade ou les personnes qui appliquent le traitement sont incompétents pour faire les modifications que peuvent, chaque jour, nécessiter les résultats produits, revenir en arrière ou progresser dans une mesure, et sous des formes, qui ne peuvent être déterminées par avance.

En toute circonstance, la première application des topiques doit être faite à main économe, en petite quantité, à dose faible, et d'abord sur une surface limitée. Bonne pour tout le monde, cette recommandation s'impose surtout à ceux qui n'ont pas une grande habitude du traitement de l'eczéma; et elle doit être appuyée par cette autre, de prendre quelque garde de ne pas appliquer sur de vastes surfaces, au premier eczémateux venu, les topiques *infaillibles* dont les formules *abondent* dans la littérature médicale.

III. Pommades. — Pommades sur lint et sur mousseline. — Techniques d'application. — Dans le traitement de l'eczéma, l'application aseptique des *pommades* se fait avec des bourdonnets de ouate aseptique montés sur bâtonnets, et jetés après l'application, ne devant jamais être reportés sur la pommade quand ils ont pris contact avec la peau.

a. La pommade appliquée, plusieurs *modes de pansement* peuvent suivre : le plus ordinaire est le poudrage avec une poudre inerte comme le talc, etc.; on recouvre d'une mousseline, d'un peu de coton hydrophile, ou simplement d'une plaquette de lint sèche, et on maintient avec une bande de gaze. Si l'eczéma est humide, on recouvre d'une couche de mousseline ou d'une lame de lint aseptique neutres moites d'eau bouillie, puis d'une baudruche caoutchoutée fine, ne dépassant pas la compresse, d'un peu de ouate hydrophile, ou de lint sec, et d'une bande.

Aux pansements suivants, si les poudres ont fait masse avec les exudats, on déblaie avec un pinceau d'ouate imbibée d'huile stérilisée. De l'eau bouillie tiède, une pulvérisation d'eau bouillie, boriquée, ou faiblement additionnée de thymol, de phénosalyl, 1 pour 1000, etc., permettent aisément de détacher sans effraction épidermique les pièces de pansement qui auraient pris adhérence.

b. Le *renouvellement* des applications est plus ou moins fréquent selon l'état des surfaces malades et les sensations éprouvées par les patients; en moyenne, il est bon de le faire soir et matin, ou plus souvent, au début, comme vérification de l'action produite; mais aussi, parfois beaucoup plus rarement, et quelques formes se trouvent à merveille des pansements rares, et de l'occlusion ouatée. A chaque renouvellement du pansement, — et cela est, pour nous, *de règle*, qu'il s'agisse de pommades, de pâtes, ou d'emplâtres, etc., — les surfaces malades doivent être nettoyées avec un peu d'huile, ou de pommade simple aseptique, à l'aide du coton hydrophile, ou détergées avec eau savonneuse, et essuyées avec des bourdonnets d'ouate hydrophile moites — *étanchés* — d'une solution aseptique, etc.

Pommades sur lint, pommades-mousseline. — A toutes les époques, on a employé les pommades étalées sur des compresses destinées à être appliquées sur les champs eczématiques. Depuis que le médecin a, à sa disposition, de la gaze aseptique, du *lint* aseptique neutre; qu'il sait asepsier un champ eczématique, et manier aseptiquement les topiques gras, selon les règles établies par nous, on peut, dans quelques cas, exécuter un pansement très correct des placards eczématiques, selon notre pratique personnelle, avec des plaquettes de *lint aseptique neutre*, ou *de gaze aseptique neutre*, enduites, AU MOMENT DU PANSEMENT, des pommades appropriées aux cas particuliers, *rigoureusement taillées de la forme et de la dimension des surfaces malades.* Toutes les pommades peuvent servir à préparer des *mousselines-emplâtres* en épaississant la masse, soit avec de la cire, soit avec de l'amidon. Les *pâtes* peuvent servir à ces pansements, soit qu'on applique la pâte sur le *lint* — côté non duveteux — soit qu'on applique le lint sur la pâte étalée à la surface de la peau. Le procédé est utile encore en *limitant* exactement l'action du médicament à la surface malade, et en permettant de prescrire, *en termes précis*, les pansements qui doivent être exécutés. Dans les formes très adhésives, on placera, à la surface extérieure du *lint*, une second plaquette de *lint* moite d'eau tiède bouillie, et, par-dessus, une troisième plaquette de baudruche caoutchoutée fine; *toutes de la même forme et de la même dimension*, et le tout maintenu par une bande de gaze, recouverte elle-même, dans les traitements ambulatoires, aux membres supérieur et inférieur, par des bandes de crêpe [1]. Dans les renouvellements, s'il y a adhérence entre la gaze ou le *lint* et la surface malade, on les humectera convenablement d'eau bouillie avant de les détacher.

IV. Pates. — Les *pâtes, pommades épaisses*, servent d'excipients pour un grand nombre de substances médicamenteuses; leur emploi est dû surtout à Lassar et à Unna. Leur qualité essentielle, très accentuée, est de *modérer les propriétés irritantes des agents médicamenteux* — qualité très précieuse en eczématothérapie — et de former, à la surface de la peau, un enduit *adhérent* et *protecteur* qui facilite les *traitements ambulatoires*, et permet le maintien réel de l'agent médicamenteux, en toutes proportions, au contact des surfaces malades. Dans un très grand nombre de cas, elles remplacent avantageusement les pommades. Elles s'appliquent sur les surfaces glabres plus simplement, mais on les emploie très aisément sur les surfaces à poils courts; dans les deux cas, leur enlèvement à l'aide de bâtonnets garnis de coton aseptique et d'un corps gras ou d'une huile, neutres et aseptiques, s'exécute avec facilité.

Les vaselines, les graisses, les huiles, la glycérine, tous les excipients nouveaux, simples ou composés, peuvent servir de base à leur exécution [2].

(1) La pharmacie allemande fabrique, sous le nom de *mousselines-pommades*, de fines mousselines enduites, sur une ou sur deux de leurs faces, de diverses pommades, préparations dont l'utilité est manifeste pour les services hospitaliers, les dispensaires, les maisons dermatothérapiques, etc. Mais, pour la pratique dermatologique générale, la préparation extemporanée est évidemment préférable. Il faut ajouter selon la remarque de Leistikow, *lieu cité*, p. 48, que le point faible des mousselines-pommades, est qu'il faut compter avec la composition de l'excipient qui doit être choisi d'une façon conforme à ce que réclame chaque agent médicamenteux en particulier.

(2) On exécute à l'aide d'amidon et de vaseline incorporés à chaud des pâtes de la consistance du glycérolé d'amidon et *beaucoup moins irritantes*, en variant la quantité d'amidon incorporée, on obtient une pâte de la consistance cherchée.

PATE A L'HUILE ET A LA GLYCÉRINE

℞ Kaolin pur ou Bol blanc.	āā 30 grammes.
Huile de lin ou glycérine.	
Oxyde blanc de zinc	10 —
F. s. a.	Unna.

Les pâtes au kaolin portent le nom de *pâtes bolaires*.

PATE A LA VASELINE

℞ Amidon	āā 24 grammes.
Oxyde blanc de zinc.	
Acide salicylique	2 —
Vaseline.	50 —
F. s. a.	Lassar.

Nous nous servons depuis longtemps comme pâte essentielle, simple ou associée à

Dans la *technique* de l'emploi des pâtes, doit *dominer* la préoccupation de leur application aseptique. La partie à utiliser doit être d'abord prélevée sur la masse avec une spatule propre; si elle est trop compacte pour être étalée avec le doigt propre, ou avec la spatule, rien n'est plus simple que de la ramollir au bain-marie.

V. Pommades solides. — Crayons ou batonnets médicamenteux. — Il y a plus de vingt ans que nous avons, à l'hôpital Saint-Louis, institué l'emploi des *pommades solides*, particulièrement pour les maladies du cuir chevelu. Ces pommades rendues consistantes par l'addition de cire, tout à fait analogues aux bâtons de « cosmétiques » des parfumeurs, et qui se ramollissent à la température de la peau, sont à utiliser très pratiquement dans les formes *sèches* et dans les périodes de *réparation* [1].

des agents médicamenteux de tout ordre, de la préparation élémentaire suivante fort simple :

℞ Vaseline	} ãã 50 grammes.
Oxyde blanc de zinc	

En se servant des bases huileuses, on peut abaisser encore la proportion de l'élément gras, comme dans le type suivant que nous plaçons à côté du précédent :

℞ Huile d'amandes stérilisée	10 grammes.
Oxyde blanc de zinc	20 —

M. s. a.

Les applications de la pâte de zinc simple ou additionnée sont très nombreuses : soit employée alternativement avec d'autres applications diverses, soit superposée, comme surtout général, à toutes les autres préparations appliquées directement sur les éléments eczématiques, par exemple sur les surfaces traitées par le goudron dans le bain, selon la pratique de Lassar, après la sortie du bain, ou encore après une friction d'huile de cade, lavée ou non, etc., etc.

Dans la préparation des pâtes, comme dans celle de tous les topiques gras, il est essentiel de tenir compte — ce que ne font, en général, ni médecins, ni pharmaciens — de la température atmosphérique *du moment*; faute de ce soin les préparations sont trop dures en hiver, et souvent hors d'emploi en été. Unna, à qui rien de ce qui touche ces questions n'échappe, formule des prescriptions en conséquence, comme dans l'exemple suivant :

POMMADINE DE UNNA

℞ Beurre de cacao	20 grammes.
Huile d'amandes :	
En été	40 —
En hiver	60 —
Essence de roses	II gouttes.

[1] Leur emploi a été généralisé par Unna avec cette formule :

℞ Cire jaune	} ãã 45 grammes.
Lanoline	
Huile d'olive	35 —
Principe actif	Q. v.

M. s. a.

En 1895, J. Montiès, — *Journal des Maladies cutanées et syphilitiques*, février 1895, p. 121, Sur la préparation des crayons médicamenteux fondants employés en dermatologie, — a

VI. SAVONS. — Les *savons* sont utilisés dans le traitement de l'eczéma, soit comme *détersifs* dans la préparation *aseptique* des champs d'eczématisation, savons simples, — *uberfettete* (1) — savons gras, surgras, *savons doux*, contenant environ 4 pour 100 d'huile libre, non saponifiée; soit additionnés de substances *médicamenteuses*, goudron, ichtyol, etc., et à titre de topique actif (2).

Le savonnage, les frictions savonneuses, doivent toujours être faits *aseptiquement*, à l'aide de coton hydrophile en boulettes libres ou montées; les boulettes, imbibées d'eau bouillie, sont passées sur le savon, puis appliquées sur la peau selon la règle que nous rappelons sans cesse de *ne jamais reporter sur le savon la boulette de coton qui a servi à frictionner la peau, et qui doit* toujours être immédiatement jetée. Avec les mêmes soins d'asepsie d'autres boulettes imprégnées d'eau bouillie servent à enlever le savon; les boulettes qui ont touché la peau doivent être jetées, *et non*, selon la pratique trop commune, plongées à nouveau dans l'eau qui doit encore servir.

VII. EMPLATRES. — Les *emplâtres*, simples et médicamenteux, souvent, avec avantage, *perforés*, peuvent être produits maintenant *aseptiques* (3) et assez perfectionnés pour faciliter considérablement les traitements ambulatoires, et simplifier le mode de contention des topiques (4).

a. Il est indispensable ici, de rappeler le précepte, que nous formulons sans relâche, de *limiter* exclusivement les emplâtres en *forme et en dimension* à la *forme* et à la *dimension* des surfaces malades; d'en *surveiller* l'emploi, de ne jamais réappliquer un emplâtre déjà appliqué, etc.

préparé, pour AUDRY, à la clinique dermatologique de Toulouse, des crayons médicamenteux selon la formule ci-dessous :

℞ Beurre de cacao	75
Paraffine	15
Huile d'olive	10
Principe actif	Q. v.

M. s. a.

(1) UNNA, Ueber mediz. Seifer, *Wolkmann's Sammlung Klin. Vorträge*, n° 252, 1885.

(2) Voir plus loin, p. 205 et suiv.

(3) A notre demande, Cavaillès a institué les emplâtres *stérilisés*, à l'autoclave à 120°, etc., et qui sont exécutés selon la formule suivante :

Vaseline	40
Poudre inerte	40
Solution de caoutchouc	100

Mélanger la poudre et la vaseline à chaud, puis à la solution de caoutchouc; filtrer à la mousseline; évaporer et étaler sur étoffe aseptique; diviser en bandes; passer à l'étuve; mettre en flacons et stériliser à l'autoclave.

(4) Pour tout ce qui concerne la *pharmacologie complète des emplâtres applicables au traitement de l'eczéma*, voir ERNEST BESNIER, PORTES, VIGIER, CAVAILLÈS, DEBUCHY, Traitement de l'eczéma, *Traité de thérapeutique appliquée*, de A. ROBIN, *lieu cité*, p. 178, 181. Cf. le très important *Traité de thérapeutique des maladies de la peau*, par L. LEISTIKOW, trad. franç. de Darier. Paris, J. Rueff, éditeur. Paris, 1900.

Tous les pharmaciens français peuvent, à présent, se procurer de bons emplâtres, frais, récents, aseptiques, aux sources qu'ils connaissent; ceux qui voudront les préparer eux-mêmes trouveront dans les publications que nous venons d'indiquer les documents nécessaires.

Quand la région à couvrir est étendue, nous appliquons les emplâtres en bandelettes juxtaposées, non imbriquées, de façon à pouvoir, dans les pansements rares, réparer partiellement les points qu'il est nécessaire de garnir à nouveau. L'emplâtre, quand on l'enlève, doit être soulevé doucement, et, s'il est trouvé trop adhérent, on applique pendant un moment, à sa surface, une compresse moite d'eau *chaude*; l'avulsion se fait alors sans difficulté. Si l'état de la peau réclame l'emploi d'emplâtres peu ou non adhésifs, on les maintient avec une bande de gaze, ou par un revêtement de colle de gélatine, ou avec des manches, des jambières, etc., de maillot fin. Inutile d'ajouter que les soins à donner aux surfaces eczématisées *avant* l'application des emplâtres sont les mêmes que pour tous les autres pansements.

VIII. Hydrates glycérinés de gélatine ou colles. — Les *hydrates glycérinés de gélatine*, ou *colles*, associés à l'oxyde de zinc, dérivés de la pratique de Pick et de Unna, sont utilisables dans quelques formes d'eczéma non humides, soit comme excipients de substances actives, soit pour couvrir et maintenir les applications médicamenteuses les plus diverses, soit comme pansement simplifié de placards disséminés sur un grand nombre de points. Ou encore, pour protéger la peau saine autour des surfaces eczématisées suintantes, ou autour des orifices naturels, en des points où d'autres pansements sont inexécutables; ou enfin, à titre prophylactique, pour préserver des surfaces prurigineuses de l'eczématisation traumatique due aux grattages ou aux contacts irritants de toute nature. Ce sont de véritables *emplâtres solubles*, moins irritants que les sparadraps, que l'on étend en couches plus ou moins épaisses selon le besoin. Pour être appliquées les colles sont tiédies, au moment du pansement, dans le bain-marie, et l'on a soin, avant de faire les badigeonnages, de s'assurer que la préparation est tiède, *et non brûlante*. On peut aussi appliquer les colles à l'aide de gélatines sur mousselines, immergées un instant dans l'eau chaude, puis posées *tiédies* sur la peau où elles prennent adhérence [1].

[1] a) ℞ Gélatine et glycérine . . . . âà 10 grammes.
Oxyde blanc de zinc . . . . 30 —
Eau . . . . 50 —
M. s. a. Unna et Menahem Hodara.

b) ℞ Grénétine. . . . . 20 grammes.
Eau. . . . . 45 —
Oxyde blanc de zinc. . . . . 15 —
Glycérine. . . . . 25 —
M. s. a. Cavaillès (Formule moyenne de Unna).

c) ℞ Gélatine . . . . 15 grammes.
Grénétine. . . . . 10 —
Gomme arabique. 0gr,50
Glycérine. . . . . } âà 30 grammes.
Eau bouillie . . . . }
Oxyde blanc de zinc. . . . . 10 —
Phénosalyl. 0gr,20
M. s. a. Tenneson et Milliet.

Cavaillès prépare les colles en *plaques molles*, dont on soumet au bain-marie la

Quand on a étalé la couche à l'épaisseur voulue, on peut faire adhérer à sa surface, avant sa dessiccation, par battage, un léger duvet d'ouate hydrophile, suffisant pour que le linge de corps puisse bientôt être replacé sans crainte d'adhérence, et sans qu'on soit obligé de laisser plus longtemps la peau à découvert. Les colles sont solubles, et s'enlèvent aisément par lavage à l'eau, ou dans un bain, quelquefois par lambeaux, à sec.

IX. POMMADES SICCATIVES, GÉLANTHES, POMMADES VERNIS SOLUBLES, VERNIS ALBUMINEUX, VERNIS INSOLUBLES. LINIMENTS SICCATIFS. — *a*. Dans nos précédentes publications, nous avons indiqué que l'on pouvait utiliser, surtout pour les parties découvertes, des pommades siccatives solubles dans l'eau, et des vernis insolubles, les uns et les autres servant d'excipients à toutes les substances médicamenteuses usitées dans le traitement de l'eczéma, particulièrement pour les éléments isolés débutant, au déclin, ou à l'état de ce que nous appelons les *reliquats*. La série entière de ces préparations émane des travaux de Unna et de ses élèves; quelques-unes bien exécutées, et bien appliquées, sont réellement utiles, actives, et suffisamment siccatives. Leur solubilité dans l'eau permet aisément d'avulser un pansement pour asepsier la surface, et renouveler l'application (1).

b. Les *vernis* ou pommades siccatives s'appliquent à froid par friction douce avec les doigts *en état aseptique*, *trempés d'eau*, pour que la dessiccation ne commence pas avant l'application complète; ils forment un enduit élastique fin, soluble, particulièrement adapté au traitement des lésions ayant leur siège sur les parties découvertes, même si elles sont garnies de poils lanugineux ou de poils coupés très courts; ils sont transparents ou opaques selon les additions médicamenteuses faites (2). Ils ser-

quantité exacte nécessaire pour le pansement actuel; ce mode est préférable au plus usité, dans lequel la colle est contenue dans des récipients que l'on doit chauffer en entier à chaque application; après très peu de temps la répétition de cette opération amène l'épaississement de la colle. Les raisons d'asepsie, seules, suffiraient d'ailleurs pour rendre le mode nouveau préférable.

(1) Dans une communication faite à la Société française de dermatologie en octobre 1898, — *Ann. de dermat. et de syph.*, 1898, p. 1314, — Darier a communiqué les résultats de ses études pratiques sur ces produits.

(2) Le vernis à la caséine de Unna est une pommade-vernis qui contient émulsionnée une grande quantité de graisse, et à laquelle on peut mélanger les diverses espèces de goudron ou de baumes, etc., jusqu'à 20 pour 100, « *eczémas* » *circonscrits* de la face et des mains.

POMMADE A LA CASÉINE

℞ Caséine		14 grammes.
Alcalis		0gr,45
Glycérine		7 grammes.
Vaseline liquide		21 —
Phénol et oxyde de zinc	àà	0gr,50
Eau	Q. s. p. f.	100 grammes.

M. s. a. — UNNA.

Il faut avoir soin de ne pas incorporer à la pommade à la caséine de sels de chaux ni

vent d'*excipients* pour de nombreuses préparations dermatothérapiques (1).

c. Le *gélanthe*, — gomme adragante, gélatine, eau glycérinée, eau de roses ou thymol — peut se conserver indéfiniment s'il est mis à l'abri de la dessiccation; inerte par lui-même, il sert d'excipient à tous les agents utilisés dans le traitement de l'eczéma. D'après Leistikow (2) on peut mêler au gélanthe jusqu'à 10 pour 100 de graisse; 20 pour 100 de glycérine, 50 pour 100 d'ichtyol (3), etc.

d. Dans les localisations très limitées, reliquats, placards ambigus rebelles qui s'eczématisent à répétition, surtout s'ils sont anciens et avec épaississement dermique, etc., on peut, accessoirement, au même titre que pour le psoriasis, employer les *vernis insolubles*, traumaticines, pellicules, etc. Ces siccatifs permettent de bien limiter l'action à la surface malade, de ne pas altérer les vêtements, d'éviter tout pansement, et, généralement, de n'avoir aucun accident local, quand on opère correctement. Nous employons de préférence pour exécuter les vernis médicamenteux destinés au psoriasis, ou à d'autres affections, le *collodion à l'acétone*, introduit à l'hôpital Saint-Louis, il y a quinze ans, par Lailler sous le nom de « pellicule » et dont il a été fait, depuis, de nombreuses applications, par nous, d'abord, et par d'autres, en France et à l'étranger. Les collodions acétoniques médicamenteux que nous avons mis à l'étude, à cette époque, tenaient en solution ou en suspension la plupart des substances applicables au traitement du psoriasis, et en particulier le pyrogallol, la chrysarobine, le goudron, l'huile de cade, l'huile de bouleau (4). Ces siccatifs s'appliquent au pinceau monté de ouate, après aseptisation de la surface à couvrir; la peau saine alentour doit toujours être réservée, préservée, protégée, surveillée.

une proportion notable d'acides, qui précipitent la caséine. — UNNA, Ueber Kaseinsalben, *Monatshefte f. prakt. Dermat.*, 1895, t. XX, p. 301.

℞ Gomme adragante pure	} āā	2 grammes.
Gélatine extra		
Glycérine		5 —
Eau distillée		100 —
M. s. a.		UNNA.

℞ Gomme adragante	} āā	4 grammes.
Grénétine		
Glycérine		10 —
Eau stérilisée		100 —
M. s. a.		CAVAILLÈS.

(1) Cf. DARIER, Trad. de Lestikow, note 1, p. 25.

(2) *Lieu cité*, p. 28.

(3) Cavaillès a donné la formule suivante d'un gélanthe qui est d'un maniement facile, et pratique.

Gomme adragante	5	Eau	100
Grénétine	5	Eau	100

Porter à l'autoclave les deux préparations séparément, puis les mélanger. Filtrer sur mousseline et ajouter glycérine, 10 grammes; acide thymique, 0gr,20; et eau de roses, 5 grammes.

(4) Voir Ern. Besnier, Traitement du psoriasis, *Traité de thérapeutique appl. de Robin*, p. 317-319.

CHAPITRE V

MÉDICATIONS PAR LES TOPIQUES ET MÉDICATIONS DIVERSES

I. MÉDICATION ANODINE, RÉSOLUTIVE, KÉRATOPLASTIQUE. — II. MÉDICATION RÉDUCTRICE. — III. MÉDICATIONS SUBSTITUTIVES, CATHÉRÉTIQUE, CAUSTIQUE. — IV. SCARIFICATION. — V. ÉLECTROTHÉRAPIE.

I

MÉDICATION ANODINE, RÉSOLUTIVE, KÉRATOPLASTIQUE

a. Dans la période de *rougeur pré-exsudative*, ou dans les eczématisations à toutes les périodes, les graisses *simples*, non irritantes, suffisent souvent, à elles seules, pour atteindre la guérison. L'indication des topiques gras simples ou anodins existe encore quand l'action des pansements secs ou humides se ralentit, et que la phase irritative est au *déclin* assuré; elle reparaît si, au cours des médications de force, ou spontanément, il survient une irritation paroxystique, ou, au contraire, s'il ne reste plus qu'à favoriser la réfection de l'*épiderme de remplacement*, retardée par la persistance de l'astéatose et de l'anidrose secondaires.

Aux premières périodes conviennent les *excipients anciens* préparés aseptiquement à la moderne, et les vaselines de *bonne qualité*; les lainines paraissant devoir être adaptées surtout aux phases de réparation; les glycérolés, utilisables particulièrement aux périodes *sèches*, squameuses.

b. Les *pommades* les plus usitées en première action sont les pommades à l'*oxyde de zinc*, au *sous-nitrate* ou au *carbonate de bismuth*, les premières, dosées de 1 à 10 pour 30 grammes d'excipient, les secondes de 1 à 5. Le *glycérolé d'amidon* à l'oxyde de zinc, de 1 à 3 pour 30.

Aux mêmes périodes, pour les localisations *multiples*, *généralisées*, amorphes, diffuses, conviennent les *pâtes d'amidon*, d'*oxyde de zinc*, d'*amidon et d'oxyde de zinc*. Dans les eczématisations survivant à l'*acare*, ou dans les polydermites consécutives aux *phtiriases*, on peut, si le prurit persiste, ajouter *aux pâtes, sans qu'elles deviennent irritantes*, de 1 à 2 pour 100 d'*acide salicylique* dans le premier cas, et d'*acide phénique* dans le second. Nous avons longtemps montré combien était remarquable l'action antiprurigineuse locale des doses d'acide phénique que nous venons d'indiquer, lesquelles auraient été, le plus souvent, non tolérées, *si elles avaient été incorporées aux pommades* au lieu des pâtes (1).

c. Dans les formes sèches, prurigineuses, secondaires aux prurigos diathésiques de petite ou de grande surface, les *colles* à l'*oxyde de zinc* (2) sont très utiles dans toutes les régions où il faut des pansements adhésifs, comme à la partie interne et supérieure des cuisses.

d. Aux mêmes indications se rattachent les *vernis solubles* à l'oxyde de zinc.

e. Quand les lésions sont sur des parties découvertes, ou sur le corps dans des points limités, et que le malade doit vaquer à ses occupations, ou travailler, malgré l'existence de placards d'eczéma aux mains, par exemple, les *emplâtres* sont de la plus grande utilité pratique. Les emplâtres à l'oxyde de zinc ou au sous-nitrate de bismuth sont les plus usités et le plus souvent indiqués (3).

(1) PATE D'AMIDON

℞ Amidon	āā 25 grammes.
Vaseline, aleptine, etc.	
M. s. a.	

PATE D'AMIDON ET DE ZINC

℞ Amidon	āā 25 grammes.
Oxyde blanc de zinc	
Vasceline	50 —
M. s. a.	LASSAR.

PATE DE ZINC

℞ Oxyde blanc de zinc	āā 25 grammes.
Vaseline, aleptine, etc	
M. s. a.	

PATES DE ZINC A L'HUILE

℞ Oxyde blanc de zinc	60 grammes.
Huile d'olives stérilisée	40 —
M. s. a.	LASSAR.

℞ Oxyde blanc de zinc	50 grammes.
Huile d'olives	50 —
M. s. a.	DREWS.

℞ Oxyde blanc de zinc	20 grammes.
Huile d'amandes stérilisée	10 —
M. s. a.	E. BESNIER et F. VIGIER.

Voir plus haut, la pharmacologie, les indications et la technique d'emploi des pâtes, p. 196, 197.

(2) Pour les formules et pour la technique, voir plus haut, p. 199, et Cf. LEISTIKOW, traduction française de Darier, *citée*.

(3) EMPLATRES A L'OXYDE DE ZINC

a. ℞ Emplâtre simple	452 grammes.
Cire jaune	212 —
Lanoline caoutchoutée	1800 —
Oxyde de zinc	276 —
M. s. a.	PORTES (Hôpital Saint-Louis.)

La lanoline caoutchoutée contient 150 grammes de caoutchouc pour 1800 grammes de

f. Mêmes indications résolutives et kératoplastiques, avec accentuation plus marquée, pour les emplâtres à l'*huile de morue* (1); leur action est remarquable dans toutes les eczématisations et eczémato-lichénisations secondaires des prurigos diathésiques. On les applique seulement quand les surfaces malades ont été détergées et désinfectées, selon la technique indiquée plus haut (2).

Pour les cas où, sur des surfaces *limitées*, en raison de la persistance de l'infiltration épidermodermique, il y a lieu de hâter la solution, on peut utiliser les emplâtres saturnés, l'emplâtre simple du *Codex*, l'emplâtre blanc.

II

MÉDICATION RÉDUCTRICE, INTENSIVE

Depuis quelques années, la matière médicale s'est enrichie d'une série d'agents « *réducteurs* »; et l'eczématothérapie est encombrée de formules

lanoline; elle s'obtient en distillant sur la lanoline une solution chloroformique de caoutchouc.

b. ℞ Vaseline . . . . }
Cire blanche . . . . } āā 100 grammes.
Solution de caoutchouc. . . . . }
Oxyde blanc de zinc. . . . . 30 —
M. a. s. CAVAILLÈS.

On aura soin de bien évaporer la solution de caoutchouc.

EMPLATRE AU SOUS-NITRATE DE BISMUTH

Gomme Damar triée	50 grammes.
Lainine anhydre	60 —
Cire jaune	30 —
Sous-nitrate de bismuth	20 —
Poudre d'iris	20 —
Solution éthérée de caoutchouc à 1 pour 10.	200 —
M. s. a.	F. VIGIER.

EMPLATRE BLANC

Emplâtre simple	20 grammes.
Cire jaune	10 —
Huile blanche	20 —
M. s. a.	Hôpital Saint-Louis.

(1) L'emplâtre à l'huile de morue de l'hôpital Saint-Louis est sans odeur désagréable Son adhérence est modérée, ce qui est une qualité pour les conditions dans lesquelles il est appliqué.

Ces emplâtres *ne doivent pas* être caoutchoutés pour éviter les eczématisations médicamenteuses; on les maintient avec des bandes ou à l'aide de manches, de jambières, de ceintures, ou de gilets de maillot, etc., ou avec les colles solubles.

EMPLATRE A L'HUILE DE MORUE

℞ Emplâtre simple	3000 grammes.
Cire jaune	1250 —
Huile de foie de morue	1750 —
M. s. a.	PORTES (Hôpital Saint-Louis).

(2) Voir plus haut, p. 198, VII, *a*.

réductrices nouvelles. Quelques-uns de ces agents, et quelques-unes de ces formules, à la suite de ce que l'on possédait déjà, trouvent quelquefois indication positive, et peuvent être utilisés avec avantage dans l'eczéma vrai, — localisations régionales limitées, n'ayant pas cédé aux médications communes, rebelles, avec lésions dermiques; formes secondaires; variétés torpides, sèches, psoriasiformes, nummularisées; reliquats, etc. Mais la majorité des affections cutanées qui bénéficient directement de la médication réductrice est composée d'épidermodermites auxquelles ne s'applique pas légitimement la dénomination d'eczéma, et au premier rang desquelles se placent les dermatoses dites « *eczémas* séborrhéiques ».

Toutes les fois où il sera question d'eczéma *vrai*, ou de polydermites eczématisées *en état d'activité*, les *essais* d'une médication intensive seront faits *à doses modérées*, *sur des surfaces restreintes*, et avec *surveillance*; maintes fois, ils seront suivis, à brève échéance, d'une *exacerbation* en présence de laquelle il faudra *suspendre* l'action, et revenir aux médications précédentes de la série anodine.

Les principaux agents réducteurs sont le *savon de potasse*, la *résorcine* et l'*acide salicylique*; le *naphtol* β; le *soufre* et ses dérivés, le *tuménol*(1), le *goudron* et ses dérivés, les *mercuriaux*, le *chlorure de calcium*(2), le *pyrogallol*, l'*aristol*, la *chrysarobine*, l'*anthrarobine*, etc., etc.; le plus souvent, on les réunit en *combinaisons*, dont l'action curative est réellement plus accentuée parfois que celle des préparations qui les contiennent isolément même à des doses plus élevées.

A. Savon mou de potasse. Résorcine. Acide salicylique. — Dans les *hyperkératoses* para-eczématiques, dans les *hyperdermies* existant dans les foyers en *reliquat*, le *savon mou de potasse*, la *résorcine*, l'*acide salicylique*, associés ou non au soufre et aux goudrons, servent d'agents de *décapage* et de résolution, *localisés* en pommades sur lint ou sur mousseline, ou par les emplâtres, pâtes, etc.

POMMADE DE LAILLER

♃ Savon noir	àà parties égales.
Goudron.	
Huile de cade.	
Soufre précipité.	

PATE DE RÉSORCINE ET D'ACIDE SALICYLIQUE

♃ Pâte de zinc	20	grammes.
Résorcine ou Acide salicylique. . . . 1 à	2	—

POMMADE VERNIS A LA RÉSORCINE DE DARIER

♃ Résorcine.	2	grammes.
Oxyde de zinc..	10	—
Vernis à la caséine.	100	—

(1), Le *tuménol*, introduit en dermothérapie par Neisser, — voir Leistikow, *lieu cité*, p. 133 — est un réducteur *doux*, non irritant, kératoplastique, siccatif et antiprurigineux comme l'ichtyol, mais *plus sédatif*.

(2) « Le *chlorure de calcium* — Leistikow, p. 103 — n'est pas employé pur à cause de

Dans quelques variétés hyperkératosiques, pour des lésions para-eczémateuses *localisées*, et quand on peut surveiller directemnet l'action :

EMPLATRE DE SAVON SALICYLÉ DE PICK

℞ Emplâtre de savon.	50 grammes.
Acide salicylique.	5 —

B. SOUFRE, ICHTYOL, THIOL, etc. — Dans des cas divers d'eczématisation sèche, infiltrée, stéatidrosique, le *soufre* est utilisable chez les *sujets qui n'ont pas d'intolérance*, aux périodes d'*état prolongé* et de *déclin* sur des surfaces localisées ou limitées ; dans toutes les variétés de l' « *eczéma séborrhéique* » *pré-eczématique*, surtout celles dont les bords sont nettement accusés, même avec tendance au suintement.

Les premières applications doivent être faibles et surveillées ;

℞ Soufre précipité récemment préparé. . 1 à	3 grammes.
Vaseline ou glycérolé d'amidon, ou axonge, ou pâte de zinc, etc	30 —
M. s. a.	

précédées de *lotions savonneuses*, et suivies, quand la localisation anatomo-topographique s'y prête, de pansements moites ou secs, tels que nous les avons indiqués; on les renouvelle, deux ou trois fois en vingt-quatre heures; si elles sont irritantes, on revient momentanément aux applications anodines, ou on a recours aux *pâtes* :

PATE DE ZINC SOUFRÉE DE UNNA

℞ Oxyde blanc de zinc.	6 grammes.
Soufre précipité.	4 —
Terre siliceuse.	2 —
Axonge benzoïnée	28 —
M. s. a.	

Si le prurit est très vif, la tension et l'infiltration dermique érysipélatoïdes, indication des *pommades* et surtout des *pâtes à l'ichtyol*, ou à son succédané, le *thiol*, à odeur bitumineuse très faible, et qui peut être employé chez les sujets à qui l'odeur de l'ichtyol est insupportable :

a.	℞ Ichtyol. . . . . 1 à	3 grammes.
	Vaseline	30 —
	M. s. a.	
b.	℞ Ichtyol. . . . . 1 à	3 grammes.
	Huile d'olives stérilisée	} ãã 15
	Axonge stérilisée.	}
	M. s. a.	

son énorme *avidité pour l'eau*; mais en solution à 5 ou 10 pour 100. » C'est un agent réducteur *violent*. Voir plus loin, p. 211; et, sur les médicaments réducteurs en général, Leistikow, *lieu cité*, p. 96, 97, etc.

c. ℞ Oxyde blanc de zinc . . . . } ââ 10 grammes.
Amidon. . . . . }
Vaseline . . . . 20 —
Ichtyol . . . . 1 à 4 —
M. s. a.

Pour les surfaces glabres, les *emplâtres* et les pommades-vernis *à l'ichtyol* facilitent les applications.

℞ Gomme Damar.	50	grammes.
Lainine anhydre	50	—
Cire jaune	30	—
Ichtyol.	20	—
Poudre d'iris.	30	—
Solution de caoutchouc à 1 pour 100. . . .	200	— (1).
M. s. a.		F. Vigier.

Mélanger à chaud l'ichtyol avec la lainine, et procéder comme pour l'emplâtre au bismuth (2).

POMMADE-VERNIS AU SOUFRE

℞ Soufre précipité..	5	grammes.
Oxyde de zinc	10	—
Eau..	10	—
Vernis à la caséine.	100	—
		Darier.

POMMADE-VERNIS A L'ICHTYOL

℞ Glycérolé d'amidon à la glycérine neutre. .	80	grammes.
Kaolin et carbonate de magnésie. . . . ââ	10	—
Ichtyol. . . . . 5 à 10 ou	20	—
		Darier.

On poudre, par dessus, avec de la poudre de talc.

C. Goudron, huiles de cade, de bouleau, etc. — Dans les eczématisations chroniques, les formes ou les périodes sèches torpides; dans les variétés communes non irritables, séborrhéiques, dans les eczémas lichénisés, pityrodes, etc., l'indication de l'*essai* du *goudron* se présente nettement ; elle se présente encore plus tôt dans les formes à type catarrhal accentué, *chez les malades hospitalisés*, ou traités dans les établissements privés; mais il faut alors de la direction, de la surveillance, et un peu d'art dermatothérapique. Le goudron, en effet, est selon l'état *fluxionnaire* ou *passif* de la congestion du réseau vasculaire et superficiel du derme, tantôt un *hyperémiant*, tantôt un *décongestionnant*. C'est le médicament par excellence des formes *torpides*, des eczémas à prédominance *parakératosique*. Dès que les préparations de

(1) En variant ou en supprimant au besoin le caoutchouc, on peut faire varier le degré d'adhérence de ces emplâtres selon le cas particulier.

(2) Voir E. Besnier, Traitement de l'eczéma. *Traité de thérapeutique de Robin, lieu cité*, Pharmacologie des emplâtres, d'après la pratique de Portes, Vigier, Cavaillès, Debuchy, etc., p. 178-181.

goudron sont *tolérées*, elles représentent un des principaux *antiprurigineux externes*.

a. La meilleure préparation est le *goudron du cade*, ou genévrier oxycèdre — *huile de cade* [1], — ou l'*huile de bouleau blanc* : à l'aide de bourdonnets ou de pinceaux de ouate neutre, on fait, sur la surface eczématisée, un badigeonnage léger avec de l'huile de cade, d'abord étendue de 80 à 20 pour 100 d'huile stérilisée simple, ou avec un glycérolé à l'huile de cade à faible dose :

℞ Huile de cade	1 à 5 grammes.
Extrait sirupeux de bois de Panama	Q. s. p. é.
Glycérolé d'amidon	30 grammes.
M. s. a.	

Cette première application faite, si l'irritation immédiate est très vive, on lave, séance tenante, avec un pinceau d'ouate imprégné d'eau bouillie, et on panse avec les compresses moites, ou avec une pommade ou une pâte anodines. Si la tolérance s'établit d'emblée, ou rapidement, et qu'il s'agisse d'une surface *limitée*, nous faisons avec un bourdonnet d'ouate un badigeonnage d'huile de cade pure, essuyé immédiatement pour les premières applications, et non étanché dans les suivantes, aussitôt que la tolérance est positive. *Réglées et surveillées*, ces applications *partielles* et *mesurées* servent de *pierre de touche* et de *point de repère* ; si les premières n'améliorent pas l'état eczématique, c'est que leur heure n'est pas venue, ou qu'il faut ou les employer à faible dose, à intervalles, à titre partiel, ou revenir, pour un temps, à l'étape précédente.

Si les glycérolés faibles sont insuffisants, on élève *progressivement* les doses jusqu'à la formule du glycérolé cadique *fort*.

℞ Huile de cade	5 à 50 grammes.
Extrait sirupeux de bois de Panama	Q. s. p. é.
Glycérolé d'amidon	45 —
M. s. a.	VIDAL et LÉPINOIS.

b. Les *pommades à l'huile de cade* ou à l'*huile de bouleau*, dosées à volonté selon le degré d'intensité que l'on recherche dans l'action réductrice, se préparent aisément en ajoutant la quantité de savon mou de potasse suffisante pour émulsionner l'huile. Le plus ordinairement les goudrons sont *associés* à d'autres substances, le soufre, le mercure, etc., dans des pommades *mixtes*.

Dans quelques cas où l'action simultanée du goudron et du soufre semble à la fois indiquée, la pommade de Wilkinson s'applique aux eczématisations en *reliquat*, *limitées*, *profondes*.

℞ Soufre sublimé	ãã 7gr,50
Huile de bouleau	
Craie	5
Savon vert	ãã 15 grammes.
Axonge	
M. s. a.	

[1] L'huile de cade est souvent falsifiée par d'autres goudrons, livrés sous le nom d'huile de cade ; on doit se mettre en garde contre ces fraudes, et réclamer des huiles de cade de bonne qualité, et non brûlées.

Dans les « *eczémas squameux* » Kaposi recommande une pommade *mixte* contenant de l'*épicarine* (produit de condensation de l'acide créosotique et du naphtol β.) [1].

Épicarine	15 grammes.
Fleur de soufre	5 —
Onguent à l'oxyde de zinc de Wilson	100 —
Huile de néroli	1 goutte.

On emploie aussi, quelquefois, les badigeonnages avec des *solutions alcooliques de goudron* de 1 à 5 pour 100, dans quelques eczématoïdes ambigus, rebelles, — formes papuleuses disséminées [2].

c. Pour les variétés *psoriasiformes localisées*, profondes, anciennes, *emplâtres à l'huile de cade*, *vernis de caséine au goudron*, *collodions acétoniques* à l'*huile de cade* ou de *bouleau*, etc.

L'emplâtre de l'hôpital Saint-Louis, dont l'adhérence est *modérée*, convient particulièrement, et est généralement bien toléré :

℞ Emplâtre simple		100 grammes.
Cire jaune		50 —
Huile de cade	10 à	30 —

M. s. a.

VERNIS A LA CASÉINE AU GOUDRON

Goudron de houille	10 grammes.
Vernis à la caséine	100 —

DARIER.

COLLODION A L'HUILE DE CADE OU DE BOULEAU

Huile de cade vraie et pure, ou huile de bouleau	5 à	30 grammes.
Collodion acétonique		100 —

F. VIGIER.

d. Les *savons de goudron* peuvent être utilisés, aux mêmes titres, avec les mêmes recommandations ; Veiel les emploie dans les eczémas squameux des vieillards; deux fois par jour, on applique, à l'aide d'un pinceau, la mousse de ce savon. Mrazec [3] recommande particulièrement le *sapolan*, ou *saponal* — 2 1/2 parties d'un produit extrait du naphte, 1 1/2 partie de lanoline, et 3 à 4 pour 100 de savon; ce mélange, d'un brun foncé uniforme, ayant la consistance ordinaire de pommade, peut être facilement étendu sur la peau ; il serait particulièrement antiprurigineux, et applicable, avec avantage, à l'eczéma à toutes périodes (?).

D. MERCURIAUX. — Les sels *mercuriels*, très utiles dans plusieurs formes localisées d'eczéma, ne légitiment cependant point, par le résultat de leur emploi, l'*abus* qui en est fait dans la pratique de beaucoup de médecins. La

(1) KAPOSI, Epicarin, eine neues Heilmittel, *Wiener mediz. Wochensch.*, 1900, n° 6, p. 257.
(2) JARISCH, Die Hautkrankheiten. Wien, 1900.
(3) *Wiener dermatologische Gesellschaft*, 9 mai 1900.

médication par les préparations mercurielles réclame toujours le rappel de l'existence des *intolérants du mercure;* elle demande de la surveillance, de la mesure dans les dosages, qui doivent être *progressifs*, soit comme composition soit comme durée d'application. Les *résultats* sont *variables*, même quand les conditions de la lésion, de la maladie et du malade, semblent identiques; tantôt remarquables, tantôt nuls ou mauvais, avec cette réserve que les insuccès seront d'autant moins nombreux que la direction sera plus attentive, soigneuse, et graduée.

a. Indications : eczématisations chroniques, rebelles, « séborrhéiques » LIMITÉES et localisées, variétés infectées, impétiginisées, — régions pilaires, pourtour des orifices naturels, niveau des plis, — quelquefois avant la période d'état ou de déclin, mais surtout quand elle est établie.

b. Chez les *jeunes enfants*, où l'irritabilité de la peau est très accentuée, les doses de mercure doivent toujours être faibles, et les applications LOCALISÉES, et intermittentes; *badigeonnages* au pinceau de ouate *étanché* avec le liniment oléo-calcaire stérilisé, additionné de 5 à 10 pour 100 de *liqueur de van Swieten* sans alcool, *suivis* d'un pansement avec une pommade anodine telle que la pâte de zinc à base d'axonge stérilisée, ou d'aleptine.

c. Chez l'*adulte*, dans les variétés ambiguës, figurées, sèches, psoriasiformes, pityrodes, etc., *localisées* et *limitées*, le *calomel*, l'*oxyde mercurique précipité* (oxyde jaune), le *sulfure rouge* (cinabre) sont les plus employés; dosage modéré; surveillance nécessaire.

a. ♃ Excipient		20 grammes.
Calomel	0gr,10 à	1 gramme.
M. s. a.		

b. ♃ Excipient		20 grammes.
Oxyde jaune	0gr,10 à	1 gramme.
M. s. a.		

d. Enfin le mercure entre comme composant dans un grand nombre de préparations *mixtes* employées sur les surfaces eczématiques limitées.

a. ♃ Excipient		20 grammes.
Tanin	0gr,20 à	1 gramme.
Calomel	0gr,10 à	1 —
M. s. a.		

b. ♃ Excipient		20 grammes.
Huile de cade	1 à	5 —
Oxyde jaune	0gr,10 à	1 gramme.
M. s. a.		VIDAL.

Dans les conditions ci-dessus indiquées, on peut utiliser l'*emplâtre blanc* de Quinquaud très atténué :

♃ Calomel	1 gramme.
Emplâtre	20 grammes.
M. s. a.	

L'emplâtre le plus usité à l'hôpital Saint-Louis est l'*emplâtre* (mixte) *rouge*, de Vidal, préparé sur toile fine; il s'applique au traitement résolutif de placards *limités* ; il est généralement bien toléré.

℞ Minium	5 grammes.	
Cinabre	3 —	
Emplâtre diachylon	52 —	
M. s. a.	VIDAL.	

Aux surfaces découvertes peuvent être appliqués les taffetas-colles, au minium et au cinabre.

Colle de poisson	50 grammes.
Gomme arabique	5 —
Eau	500 —
Minium	5 —
Cinabre	5 —
	DEBUCHY.

E. PYROGALLOL, CHRYSAROBINE, ARISTOL, ETC., et PRÉPARATIONS COMPOSITES. — *a*. Dans les variétés *psoriasiformes* d'emblée ou secondairement, le traitement *se confond* plus ou moins avec celui du *psoriasis vrai*, et comprend, en outre des éléments sus-indiqués, les *agents de réduction* proprement dits — *pyrogallol*, *chrysarobine* et leurs succédanés *associés* entre eux en proportions variées(1). La série s'applique aux formes parakératosiques diverses, *localisées*, ou *régionales*; mais elle réclame la mesure, la direction et la surveillance nécessaires pour toutes les *médications de force*(2).

b. Après l'exécution de ces diverses applications, faite selon la technique indiquée plus haut (3), on débarrasse la surface eczématisée du surplus, et on nettoie exactement la *peau saine ambiante*; ensuite, selon le cas et la région, la surface est poudrée avec du talc, ou enveloppée d'une mousseline, ou d'une

(1) Voir E. BESNIER, *Traité de thérap. de Robin, lieu cité*, p. 327 et suiv. — Cf. MENAHEM HODARA, De la chrysarobine dans certaines affections sèches de la peau, *Journal des maladies cutanées et syph.*, 1899, p. 618.

(2) Parmi les composants des pommades réductrices *de force*, Leistikow place le *chlorure de calcium*, comme dans la formule suivante que nous transcrivons *sous toutes réserves* :

Adeps lanæ		10 grammes.
Vaseline		20 —
Solution de chlorure de calcium		40 —
Acide pyrogallique	3 à	4 —
Coaltar	5 à	15 —
		LEISTIKOW, *lieu cité*, p. 290.

La solution de chlorure de calcium est à 5 ou à 10 pour 100 (Leistikow, p. 103).

La pommade ci-dessus, *à action violente*, est *exclusivement* réservée « pour le traitement hospitalier », et l'auteur conseille « des badigeonnages à la colle de zinc ichtyolée pour calmer l'irritation que cause souvent très vite cette pommade (p. 291) ». Elle est employée par lui contre les formes intenses et rebelles de l' « eczéma prurigineux » de la face.

(3) Voir p. 191-201.

plaquette de *lint*, moites, de baudruche de caoutchouc et d'une bande, ou simplement recouverte de *lint*, de mousseline, ou d'un duvet de coton hydrophile simple.

c. Comme dans tous les cas d'eczématisation traités par des agents énergiques, non seulement on a recours momentanément aux pommades anodines s'il survient quelque irritation, mais il y a lieu de mettre, *d'abord*, cette pratique en usage systématiquement, en limitant la durée de chaque application au temps nécessaire pour ne pas atteindre le degré de *réaction* irritative. La durée du temps pendant lequel on doit laisser le contact varie d'une demi-heure à plusieurs heures; puis la pommade est enlevée par lavage, et on applique une pâte anodine, de la poudre, ou un des modes de pansement ouaté sec ou moite, dont nous avons donné plusieurs fois l'indication.

d. Dans les formes localisées, très peu étendues, sur les parties découvertes, quand l'emploi des pommades présente une difficulté quelconque, on peut recourir aux *emplâtres* réducteurs.

♃ Styrax liquide	20	grammes.
Cire jaune	120	—
Lanoline caoutchoutée.	250	—
Pyrogallol, chrysarobine ou aristol, etc., de 10 à	40	—

M. s. a. PORTES (hôpital Saint-Louis).

III

MÉDICATIONS SUBSTITUTIVES, CATHÉRÉTIQUES, CAUSTIQUES

I. ACIDE PICRIQUE. — II. BLEU DE MÉTHYLÈNE. — III. NITRATE D'ARGENT. PROTARGOL.

Les médications dont il va être question représentent des moyens d'action très énergiques qui, employés dans la mesure et avec les précautions convenables, suivant une technique réglée, et sur indications nettement précisées, rendent de réels services. A la vérité, quelques-unes des épidermodermites auxquelles elles s'appliquent le plus utilement devront être éliminées de la classe des eczémas; mais le moment n'est pas encore venu de réaliser leur déclassement.

Pour être favorable et demeurer exempte d'accidents, l'application de ces méthodes réclame la compétence personnelle, ou l'exécution stricte des formules données par ceux qui en ont fait largement l'expérience.

I. — Acide picrique.

L'emploi de l'acide picrique dans la thérapeutique de l'eczéma est récent; appliqué judicieusement selon la technique convenable, il ne donne lieu à des accidents d'intoxication que chez de très rares sujets à intolérance spéciale [1]. Les premiers essais paraissent avoir été faits par Cerasi [2], puis par Mac Lennan [3], Gaucher [4], Leredde [5], R. Aubert [6], Brousse [7], A. Debacq [8], Brocq [9], etc.

I. Cerasi avait appliqué l'acide picrique au traitement de l'*eczéma impétigineux*; Mac Lennan aux eczémas aigus, aux eczémas de la face et du cuir chevelu *chez les enfants*; Leredde, après l'avoir largement employé, y a renoncé à peu près complètement, et ne l'applique plus qu'à quelques « *dermatites artificielles avec eczématisation* ».

II. Gaucher, depuis sa communication à la Société des hôpitaux (1897), continue à y avoir recours, mais il déclare que, dans la plupart des cas, ce traitement n'est pas supérieur aux enveloppements humides permanents qu'il emploie depuis plus de dix ans, et dont il se sert presque exclusivement aujourd'hui.

Voici la technique très précise et réglée qu'il emploie; et les cas dans lesquels la médication picrique lui paraît indiquée.

Pratique de Gaucher. Après avoir nettoyé la peau, et l'avoir débarrassée des croûtes ou des squames par des applications humides, *badigeonner* la région malade avec un pinceau d'ouate hydrophile imbibé de solution aqueuse saturée d'acide picrique; appliquer plusieurs couches successives, *laisser sécher*, et recouvrir d'une couche d'ouate hydrophile fixée avec une bande.

Laisser le pansement quarante-huit heures. Au bout de ce temps, enlever la couche d'ouate; faire une pulvérisation d'eau bouillie. Appliquer, de nouveau, la solution picriquée de la même façon que la première fois et renouveler le pansement toutes les quarante-huit heures. Le pansement avec des *compresses imbibées* de solution picrique expose à des *complications de dermite intense*. Pour Gaucher, les *indications* se limitent aux *poussées aiguës suintantes*, qui sont régulièrement mises rapidement en défervescence; aux *eczémas limités* quoique assez étendus,

(1) L'intolérance *vraie*, c'est-à-dire aux doses les plus minimes, de l'acide picrique appliqué au traitement de l'eczéma est très rare, plus rare que celle des mercuriaux par exemple; mais elle existe, et il faut en avoir notion pour régler avec prudence les *premières* applications. Voir le cas d'hématodermite éosinophilique, publié par Ch. Achard et A. Clerc, Intoxication par l'acide picrique, Éruption cutanée avec éosinophilie, *Gazette hebd. de méd. et de chir.*, octobre 1900, p. 961.

(2) *Gazette méd. di Roma*, avril 1889.

(3) P. Thiéry, Des applications de l'acide picrique à la thérapeutique des brûlures, *Gaz. des hôp.*, 18 janvier 1896, n° 8. — Des applications diverses du pansement picriqué à la thérapeutique chirurgicale, *Gaz. des hôp.*, 27 février 1896, n° 25. — Mac Lennan, Picric or carbazotic acid as therapeutic agent especially in the treatment of certain inflammatory skin affections, *Brit. med. Journ.*, 26 décembre 1896, anal., in *Semaine méd.*, 1897.

(4) Gaucher, Traitement de l'eczéma par l'acide picrique, *Bull. de la Soc. méd. des hôp.*, 21 mai 1897, p. 736, 737; et *Communication personnelle*, p. 215.

(5) *Soc. franç. de dermat. et de syph.*, juin 1897.

(6) Traitement de l'eczéma par l'acide picrique, *Thèse de Paris*, novembre 1897.

(7) Note sur le traitement de l'eczéma par l'acide picrique, *Nouveau Montpellier médical*, t. VI, 1897.

(8) De l'emploi de l'acide picrique en thérapeutique, *Thèse de Paris*, 1898.

(9) *Communication personnelle*, voir p. 214.

par exemple les mains, la totalité des avant-bras, la cuisse, les deux jambes, le col, les épaules.

III. A la clinique dermatologique de Montpellier, Brousse a traité l'eczéma par l'acide picrique, et il se loue des résultats : soulagement immédiat des sensations douloureuses, innocuité, etc. Le traitement lui paraît indiqué : 1° dans les *eczémas aigus modérément étendus*; 2° dans les *poussées aiguës des eczémas chroniques*, particulièrement s'il y a tendance à l'exulcération épidermique et au suintement; 3° dans les « *eczémas séborrhéiques* » (*impétigineux*) de l'enfance; il est contre-indiqué *dans les eczémas chroniques* et généralement dans ceux qui s'accompagnent d'un épaississement de l'épiderme (*eczémas lichénoïdes*); néanmoins, même dans ces cas, il calme les *démangeaisons*. La technique de Brousse est celle de Thiéry; il applique le pansement picriqué *sec*, en se gardant de le recouvrir d'imperméable, et il insiste sur la nécessité de l'asepsie préalable du champ d'eczématisation.

IV. Dans son service de l'hôpital Pascal, et dans sa pratique, Brocq a fait de l'*acide picrique* et du *bleu de méthylène* appliqués au traitement de l'eczéma une *étude comparée*, dont voici les résultats, en termes concis.

A. Acide picrique. — *Technique d'application. — Indications, conclusions pratiques.* — 1° *Mode d'emploi.* — Trois principaux : *a.* Applications complètes; badigeonnage de la surface malade, enveloppement de cette surface avec tarlatane aseptique imbibée de la solution saturée, exprimée, recouverte d'ouate, et d'un imperméable. *Résultats presque constamment mauvais. Poussées inflammatoires*, ainsi que l'ont relaté la plupart des expérimentateurs.

b. Applications comprenant — un badigeon avec la solution saturée — un enveloppement de tarlatane aseptique en douze ou quinze épaisseurs, imbibée de cette solution, exprimée, et recouverte d'une couche d'ouate hydrophile.

c. Simple badigeon des points malades, suivi d'un pansement ordinaire.

2° *Résultats.* — *a.* Dans l'*eczéma aigu vésiculeux*, périodes vraiment aiguës et inflammatoires, l'acide picrique est peu ou point utile, il est inerte ou provoque parfois des poussées inflammatoires. Il a paru calmer les démangeaisons dans quelques cas; mais presque toujours ce calme a été passager, et le prurit a reparu au bout de deux ou trois jours, lorsque la peau s'irritait sous l'influence de l'action prolongée du médicament.

Le même agent a semblé rendre de réels services *dès que la poussée inflammatoire tend à diminuer*. Il *sèche* alors la peau avec beaucoup de rapidité et exerce une *action épidermisante* vraiment remarquable. Il calme également bien dans ces cas les démangeaisons.

Il a paru à Brocq que le meilleur mode d'emploi était de faire un badigeon quotidien plus ou moins fort *suivant le degré de tolérance de la peau*, en se servant de la solution concentrée; on laisse sécher, puis on fait un pansement avec l'onguent de zinc et de la poudre inerte, ou bien avec un onguent de zinc que l'on recouvre de 12 à 15 doubles de tarlatane aseptique, imbibée d'eau bouillie, exprimée, et recouverte d'ouate.

Ainsi utilisé, l'acide picrique remplace parfois fort avantageusement le nitrate d'argent ou les préparations de goudron ou d'ichtyol pour *activer la fin des poussées aiguës d'eczéma.* Parfois cependant, même dans ces cas, il provoque une légère *réaction inflammatoire.* Si cette action est trop marquée, on cesse le médicament, sinon il faut se contenter de faire un badigeonnage tous les 2 ou 3 jours.

b. Dans l'*eczéma chronique rebelle*, dans les *eczémas nummulaires*, l'acide picrique, employé surtout en badigeonnages répétés comme il vient d'être dit, a paru sécher les placards *quand ils sont le siège d'une poussée vésiculaire suintante*, mais il le fait surtout lorsqu'il *n'y a pas* de réaction inflammatoire franche, ou lorsque cette réaction est *vers son déclin. Il est bien moins efficace que le nitrate d'argent, ou que le bleu de méthylène, dans l'eczéma chronique non enflammé.*

c. Dans l' « *eczéma séborrhéique* » suintant rebelle des plis, l'acide picrique employé en badigeons a parfois donné quelques résultats; il a de la tendance à le sécher et à l'épidermiser : mais son action est ici *bien inférieure à celle du bleu de méthylène.* D'ailleurs, on doit tenir largement compte, dans l'appréciation de son mode d'action, des *susceptibilités individuelles.* On ne sait, *a priori*, pas pourquoi il réussit bien dans un cas, peu ou point dans un autre.

d. D'une manière générale Brocq le considère comme indiqué :

Dans les *eczémas aigus, sans trop grande réaction inflammatoire, prurigineux, et dont le suintement semble s'éterniser*; il calme alors les démangeaisons, sèche les téguments, les épidermise, et active la guérison.

Voilà le lecteur *documenté;* il sait que l'unanimité n'est pas entière sur la valeur de la médication picrique dans le traitement de l'eczéma; il n'oubliera pas dans quelles *limites de surface*, et à quelles conditions il peut l'employer sans inconvénients pour le patient; et il n'acceptera la responsabilité du traitement, que s'il est appelé à le diriger lui-même[1].

II. — **Bleu de méthylène.**

L'application du bleu de méthylène au traitement de l'eczématisation est récente; mais Brocq l'employait depuis longtemps dans diverses dermatoses parmi lesquelles les folliculites à répétition de la lèvre supérieure[2]. Voici

[1] Pour les *petites* eczématisations des surfaces *découvertes*, on pourra, peut-être, utiliser des *emplâtres* ou des *taffetas* à l'acide picrique d'après les types *pharmacologiques* ci-dessous, proposés par Debuchy; mais l'*application* et l'étude *clinique n'en ont pas* été faites, *et il reste à établir* la proportion d'acide picrique qui conviendrait.

EMPLATRE A L'ACIDE PICRIQUE

Emplâtre simple	100 grammes.
Cire jaune	10 —
Gomme Damar	15 —
Alcool méthylique	15 —
Acide picrique	2 —

TAFFETAS-COLLE A L'ACIDE PICRIQUE

1° Colle de poisson	50 grammes.
Gomme arabique	5 —
Eau	500 —
2° Alcool méthylique	15 —
Acide picrique	1 —

[2] Voir Festchrift gewidmet, H. Hofrath, Dr J. Neumann, etc. Le bleu de méthylène

le sommaire de la technique, des indications et des résultats du pansement au bleu de méthylène résumés par Brocq d'après ses études personnelles sur les nouveaux traitements de l'eczéma.

1° *Technique. — Indications. — Résultats.* — L'action du bleu de méthylène dans l'eczéma est à peu près analogue à celle de l'acide picrique, mais beaucoup plus puissante *en bien, comme en mal.*

Après avoir utilisé d'abord des solutions aqueuses, fortes à 1/25, 1/50, 1/100, Brocq n'a pas tardé à les reconnaître *peu maniables, souvent irritantes, parfois toxiques et dangereuses*; *accidents généraux fréquents*; urines bleues, refroidissements, etc., si elles sont employées sur de vastes surfaces cutanées. Graduellement il n'a plus utilisé que des solutions faibles à 1/500, 1/250, et il a obtenu avec elles, sans accidents généraux, des résultats *vraiment excellents dans certains cas* :

a. Dans les *eczémas chroniques qui offrent des poussées aiguës, vers la fin de ces poussées pour en activer la disparition*;

b. Dans quelques formes suintantes rebelles d' « *eczéma séborrhéique* » qu'il parvient parfois à sécher.

On peut l'employer en applications complètes, mais il a paru préférable à Brocq de l'utiliser en badigeons simples, plus ou moins forts et répétés suivant les indications et la tolérance des téguments, pratiqués avec les solutions au 1000°, au 500° et au 250°, suivis d'un pansement ordinaire.

Il paraît inutile d'employer avec le bleu de méthylène le pansement complet (badigeon du point malade, puis enveloppement de ces régions avec de la tarlatane aseptique pliée en 12 ou 15 épaisseurs imprégnée de bleu). On *irrite* ainsi fort souvent les téguments et on *arrive très vite à l'intoxication.* Il est bien préférable de ne faire *que* des badigeonnages. Quand l'eczéma *est* suintant, après le badigeon on *laisse sécher*, puis on applique une pommade couvrante, de la tarlatane pliée en 12 ou 15 épaisseurs, imbibée d'eau bouillie et de l'ouate hydrophile. Quand l'eczéma *n'est pas* suintant, on peut faire le même pansement ou tout autre analogue (ce qui paraît toujours préférable); on peut, aussi, laisser la partie malade à l'air sans pansement. Avec les solutions faibles à 1/1000, 1/500 et même à 1/250, on n'observe, d'ordinaire, aucune réaction inflammatoire, *au moins pendant les premiers jours*, et on peut faire un badigeon tous les jours jusqu'à complète modification de la région eczématisée. Parfois cependant il semble se produire une légère irritation; *dans ce cas* on ne fait de badigeons *que* tous les 2 jours, ou même on les *suspend* momentanément.

Dans quelques cas, les *démangeaisons* sont calmées par une ou deux applications de bleu de méthylène; *dans d'autres cas* elles semblent légèrement *augmentées*; *parfois* elles sont *exaspérées*, mais ce dernier résultat s'observe surtout *quand on prolonge trop l'application du médicament.*

2° *Résumé.* — A. Dans l'*eczéma aigu*, suintant à la période inflammatoire *vive*, à l'*état d'augment*, le bleu *ne produit pas* de bons effets dans la majorité des cas : il a paru exercer plutôt une action irritante et provoquer même des poussées. Quand la période de *suintement se prolonge*, un ou deux badigeonnages de bleu de méthylène, dont on doit proportionner la force à la tolérance des tissus, sèchent d'*ordinaire* les surfaces suintantes. Il est bon, dans ce cas, de *ne pas* en prolonger

dans les eczémas par L. Brocq. Documents recueillis dans son service de l'hôpital Broca-Pascal, par Lenglet, assistant du service, Leipzig und Wien, 1900, p. 29, 58.

trop longtemps l'emploi, car il pourrait irriter les téguments, ou tout au moins rester *inerte* au bout d'un certain temps.

B. Dans les *eczémas chroniques*, dans les eczémas *nummulaires rebelles* des membres, le bleu exerce une *action siccative* remarquable. Il calme *assez souvent* le prurit, *tarit* le suintement, *modifie* les surfaces eczémateuses, *comme le fait le nitrate d'argent*. Ces deux agents semblent être, dans ces cas, de valeur *presque égale*. Ils se complètent l'un l'autre. Lorsque l'*un* des deux ne réussit pas sur un sujet, l'*autre* donne souvent des résultats.

C. Dans les « *eczémas séborrhéiques* » *suintants des plis*, du sillon rétro-auriculaire, du cou, des aisselles, des aines, du pli interfessier, le bleu de méthylène est réellement *utile*. Brocq a vu tarir, en 24 ou 48 heures, après un ou deux badigeons, des eczémas séborrhéiques suintants rétro-auriculaires *qui ne supportaient ni l'oxyde de zinc, ni le soufre, ni le goudron*. Il lui paraît, dans ces cas, *supérieur* à l'acide picrique et au nitrate d'argent. Son action se rapproche de celle du Baume du Commandeur, encore plus efficace et *ne provoquant* pour ainsi dire pas comme ce dernier de *douleur vive*, lorsqu'on n'applique que des solutions faibles. Parfois cependant le malade éprouve, au bout de quelques minutes, une sensation de cuisson.

D. Il ne faudrait pas croire, cependant, ajoute Brocq, qu'il suffise, pour guérir un eczéma, de le badigeonner avec du bleu de méthylène. *Ce serait une détestable méthode, car dans la plupart des cas où il l'a utilisé, il a été obligé, après un temps plus ou moins variable suivant les sujets, d'en suspendre ou d'en interrompre totalement l'emploi, soit parce qu'il semblait être devenu inerte, soit parce qu'il provoquait de l'irritation tégumentaire ou des poussées.*

C'est donc un topique d'*ordre substitutif*, que l'on doit ranger *à côté* du nitrate d'argent dont, avec l'acide picrique il paraît à Brocq constituer un excellent *succédané* supérieur à ces deux autres agents dans les « *eczémas séborrhéiques* » *suintants*; surtout dans ceux qui sont compliqués *de folliculites*, car il *agit admirablement bien contre cette complication si ennuyeuse et si rebelle.*

En résumé, le *bleu de méthylène* et l'*acide picrique* sont à utiliser, dans une mesure et dans des conditions bien déterminées, pour le traitement de *localisations* eczématiques, pré-eczématiques, ou pseudo-eczématiques. La diversité des conditions individuelles de *tolérance* générale ou locale à l'égard des agents médicamenteux, et la variété des dermopathies réunies sous la dénomination d' « eczéma » expliquent pourquoi l'action de ces réducteurs, ou de ces substitutifs, quelquefois « *merveilleuse* », est souvent inégale ou défavorable, et réclame toujours le *tour de main*, la réserve, et la direction *vraie* du traitement *par le médecin.*

III. — **Nitrate d'argent.**

I. L'application du *nitrate d'argent* à la thérapeutique de l'eczéma n'est pas une nouveauté : Alibert l'employait largement à l'hôpital Saint-Louis au commencement de ce siècle [1], faisant remarquer seulement que « l'emploi

[1] J.-L. ALIBERT, Description des maladies de la peau, observées à l'hôpital Saint-

de ce moyen exige, d'ailleurs, de la part du praticien de la prudence et beaucoup de circonspection », remarque qu'il n'est peut-être pas inutile de reproduire aujourd'hui.

Mais, ainsi que cela a lieu souvent pour les médications de force, qui demandent une technique réglée et des indications fermes et précises, la cautérisation argentique n'est jamais entrée dans la pratique commune. Elle était, en fait, peu utilisée quand nous avons essayé de remettre la question au point à l'hôpital Saint-Louis, il y a vingt-cinq ans, en montrant que *certains* eczémas, encore exsudatifs, mais *localisés*, *immobilisés*, pouvaient être facilement menés à conclusion à l'aide du nitrate d'argent, lequel était, en outre, le moyen le plus certain, le meilleur et le plus rapide de terminer les *séries fissuraires*.

II. Quand les surfaces à traiter sont *très peu étendues*, particulièrement pour les *fissures plicaturaires*, nous avons ajouté à l'imprégnation argentique l'application du crayon de zinc métallique, dont Corradi avait montré la grande utilité pour la réduction rapide des condylomes plats.

III. La *technique* de ces applications est très simple, soit par les *badigeonnages* avec les solutions faibles qui conviennent à la grande majorité des cas, soit en employant le crayon *blanc mitigé*. Les badigeonnages se font au pinceau de coton hydrophile, avec une solution aqueuse de nitrate d'argent cristallisé de 1/50 à 1/10. Si l'on juge le procédé de Corradi utile, le bâtonnet de zinc est passé horizontalement à la surface qui vient d'être badigeonnée, — immédiatement après, — et l'on est assuré que l'imprégnation a été totale quand le champ eczématique a pris une teinte noire *uniforme*. Dans les *fissures*, et au *fond des plis*, badigeonnés ou touchés avec le nitrate, c'est l'extrémité effilée du bâton de zinc, préalablement décapée au papier de verre fin, qui est passée doucement. Le crayon de zinc qui vient de servir est essuyé avec du coton hydrophile, puis décapé; il est, ensuite, aseptisé au stérilisateur ou par l'eau bouillante, et la désinfection du crayon de nitrate d'argent qui a servi est exécutée rigoureusement; dans la pratique civile, les crayons doivent appartenir au malade, et servir à lui seul.

IV. De règle absolue, *avant* de faire l'application du nitrate d'argent, la *toilette aseptique* de la *région* et du champ d'eczématisation doit être faite

Louis, etc. Paris 1806, in-folio, Art. 4. — Des traitements employés pour la guérison de la scrofule, DCCLXXXVI, p. 231, 232; et Monographie des dermatoses, 2e édition. Paris, 1835, in-4, p. 369, 370. — Curation des maladies dartreuses.

Cf. L. E. Guilleminеau, De l'emploi du nitrate d'argent fondu dans le traitement externe de quelques maladies. *Thèse de Paris*, 1826, n° 57.

Le successeur d'Alibert à l'hôpital Saint-Louis, C.-M. Gibert, Traité des maladies de la peau et de la syphilis, 3e édit., Paris, 1860, préface, p. 6, n'avait pas paru frappé de la valeur des résultats du traitement employé par son ancien, et, faisant un parallèle historique entre Alibert et Biett, il écrivait : « Le premier (Alibert) peu varié dans ses médications, négligeant même, parfois, tout remède intérieur, s'est tenu presque constamment circonscrit dans les limites des préparations sulfureuses, auxquelles il avait joint, plus tard, la *cautérisation avec le nitrate d'argent appliquée par lui comme une sorte de panacée à toutes les maladies dartreusse* ».

soigneusement ; savonnage à la *périphérie* ; à la surface, nettoyage au coton hydrophile imprégné d'eau bouillie tiède, les boulettes de coton qui ont touché cette surface toujours jetées, et jamais replongées dans l'eau de lotion.

Après, pansement strict : alentour, poudre inerte, ou couche légère de pâte de zinc, ou emplâtre anodin s'il s'agit de parties découvertes ; sur les membres, plaquette de *lint* aseptique *neutre*, moite d'eau bouillie, taillée exactement de la dimension de la surface cautérisée, et recouverte, ou non, selon les cas, d'une plaquette de baudruche de caoutchouc exactement de la forme et de la dimension de la plaquette de *lint* ; couche légère d'ouate hydrophile, bande de gaze, et le tout maintenu par une bande de crêpe ; pansements toutes les vingt-quatre heures.

V. Nous avons peu à ajouter aux *indications* que nous avons antérieurement [1] formulées, après en avoir bien longtemps démontré la pratique à l'hôpital Saint-Louis, et que voici :

Quand les séries médicatrices communes échouent et qu'il s'agit d'eczémas localisés ou limités, ou cantonnés, — ombilic, conduit auditif externe [2], faces latérales des doigts, régions pré-tibiales, etc., — secs ou humides ; les uns persistant à l'état exulcéreux sans tendance à la cicatrisation, ou reparaissant à la moindre reprise fonctionnelle, au plus léger traumatisme, — eczémas récidivants — ; les autres s'exfoliant indéfiniment, ou conservant une base dermique infiltrée ; dans ce dernier cas, après décapage par le savon mou de potasse ; dans tous ces cas, on modifie favorablement le champ d'eczématisation par le *nitrate d'argent* [3].

[1] *Traité de thérapeutique* de Robin, *lieu cité*, p. 197, 198.

[2] Voir plus loin, *Eczéma des oreilles*, p. 239, note 1.

[3] I. A l'hôpital Saint-Louis, Balzer considère l'application du nitrate d'argent en solution au 1/10e ou au 1/20e comme constituant un des meilleurs traitements de l'*eczéma chronique suintant*, souvent sur des surfaces considérables sans inconvénient. Il s'assure d'abord de la susceptibilité du malade, au point de vue de la douleur, par un premier badigeonnage peu étendu ; mais il lui arrive fréquemment de badigeonner d'emblée toute l'étendue du membre supérieur, ou inférieur. Il considère l'application du crayon de zinc comme inutile dans les eczémas suintants qui ne s'accompagnent pas d'une infiltration épaisse, et dure de la peau, derniers cas dans lesquels il apprécie surtout son utilité ; pour les autres il considère l'application argentique isolée comme suffisante. Voici sa technique habituelle : Premier jour pansement humide occlusif pour nettoyer les surfaces. Second jour, badigeonnage à la solution de nitrate d'argent suivie, ou non, de l'application du crayon de zinc ; laisser sécher, puis pansement humide simple, ou à l'eau blanche. A mesure que l'amélioration se prononce, pansement avec la pommade de Hebra, et, en terminant, pansement à la pâte de zinc. Dans l'intervalle, nouveaux badigeonnages de nitrate d'argent tous les trois ou quatre jours, mais seulement sur les points qui résistent. Balzer se sert peu du crayon de nitrate d'argent mitigé. Pour l'eczéma fissuraire, il emploie presque toujours, pour les fissures, la solution à 1/10e ou à 1/5e, suivie de l'application du crayon de zinc. Pour certains eczémas chroniques suintants, indurés ou non, constitutionnels, le nitrate d'argent ne suffit pas ; il faut en venir, nécessairement, aux agents réducteurs.

II. Leredde (Traitement externe de l'eczéma. — *Soc. de dermat. et de syph.*, juin, 1897, et Le traitement de l'eczéma. *Presse médicale*, mars 1899 —) applique le nitrate d'argent au traitement de l'eczéma tantôt combiné avec l'occlusion caoutchoutée — eczémas subaigus

IV

SCARIFICATION. — IGNIPUNCTURE. — ÉLECTROTHÉRAPIE.

I. — Scarification.

Dans les eczématisations anciennes, avec hyperdermie, lésions para-eczématiques, rebelles, ayant résisté à la série des médications de force, *localisées*, — lèvre supérieure, partie rouge des lèvres; foyers de *reliquat* si fréquents dans la région olécranienne, etc., — nous avons eu souvent recours, avec des résultats heureux, à la dilacération pratiquée à l'aide du scarificateur à lame fine, menée selon les règles nécessaires, et particulièrement selon celles que nous avons établies : *Ne pas* dépasser la face profonde du derme; faire les scarifications *perpendiculairement* à la surface traitée, et non obliquement, sous peine de laisser des cicatrices; asepsie des surfaces; asepsie de l'opérateur et des instruments; occlusion aseptique (¹). Renouvellement des scarifications toutes les semaines environ, jusqu'à résultat suffisant. Nous n'avons jamais pratiqué, ni conseillé de pratiquer la scarification du scrotum ni de l'anus, malgré l'intensité du prurit, ou le caractère rebelle de la localisation que l'on peut toujours atténuer sans recourir à une méthode sanglante, laquelle, dans ces deux régions, peut n'être pas sans revers (²).

Après Vidal, après nous-même et après Brocq, L. Jacquet (³) a repris l'étude de la scarification appropriée au traitement de l'eczéma, l'a étendue et systématisée; il pense qu'elle est applicable aux eczémas localisés, aigus ou chroniques, les eczémas de la face dans l'enfance, par exemple.

et même aigus, déclarant qu'on n'obtient de succès positifs qu'en traitant simultanément l'eczéma par la voie interne « si cet eczéma n'est pas exclusivement d'origine externe ». Tantôt il a recours aux badigeonnages suivis de l'application du crayon de zinc, selon notre procédé dans les eczémas de cause externe, et les dermatites eczématiformes, accompagnées de lésions épidermiques importantes sans suppuration, lorsque la période aiguë est terminée, c'est-à-dire *lorsque l'œdème est en voie de diminution franche.*

III. D'après Rille, — Ueber die Behandlung d. Ekzems im Kindesalter, Sonderabd. a. d. *Jahrbuch f. Kinderheilkunde*, 1900. — C. Boeck, dans l'eczéma infantile, fait des *pansements moites* avec la solution de nitrate d'argent à 1 pour 400, compresses appliquées deux fois par jour; et, à la suite, la pommade au diachylon. — Lorsque les badigeonnages ne sont pas exécutables, Rille les remplace par une *pommade argentique* à 2 ou 3 pour 100. Enfin, il se loue, en dernier lieu, de l'usage d'une pommade au *protargol*, de 5 à 10 pour 100, « qui a l'avantage de ne pas noircir ».

IV. Cf. F. Jugeat, De l'emploi du nitrate d'argent dans le traitement de l'eczéma suintant, *Thèse de Paris*, juin 1899.

(¹) Voir Ern. Besnier, *Dilacération, scarification linéaire*, trad. franç. de Kaposi, t. II, 2e édit. Paris, 1891, p. 463 et suiv.

(²) Voir plus loin Eczémas du scrotum et de l'anus, p. 296 et suiv.

(³) L. Jacquet, *Bull. de la Soc. de thérap.*, 1897.

Voici le mode opératoire de Jacquet :

« 1° Décapage soigneux et amollissement des surfaces par l'application permanente et prolongée de cataplasmes de fécule de pommes de terre, moelleux, refroidis, et préparés à chaud *sans addition antiseptique quelconque* ;

2° Mise à nu des surfaces eczématisées, au moment immédiat de la séance seulement ;

3° Scarifications superficielles, *sans quadrillages*, faites avec une lame très fine, et toujours bien aiguisée ;

4° Lotions des surfaces cruentées à l'eau bouillie tiède et application de quelques doubles de tarlatane imbibée d'eau bouillie en attendant celle, aussi prompte que possible, des cataplasmes, qui devra suivre jusqu'à la séance prochaine.

Il y a consécutivement, pendant un jour ou deux, quelque cuisson et quelque rougeur ; puis accalmie et amélioration du syndrome eczématique. La scarification ne doit être réitérée que les premières traces *disparues* : soit, pour la face par exemple, de une à deux fois par semaine ».

II. — Ignipuncture.

Dans quelques cas rares d'eczématisation *localisée*, ayant laissé en reliquat une lichénisation profonde, — hyperdermie (eczéma proliférant), l'*ignipuncture* peut être utilisée (1).

L'instrument de choix est le *galvano-cautère* (2) ou le micro-cautère de Unna que son petit volume, sa limite thermique, rendent mieux approprié que le thermo-cautère commun. Suivant les cas, nous avons appliqué la *galvano-puncture* proprement dite *superficielle en tatouage*, ou la *scarification galvanique* également *superficielle*. Préparation *aseptique* des surfaces et *pansements aseptiques* anodins, cataplasmes, lint moite, adhésif boriqué simple, etc. Renouvellement après cicatrisation sur les points où l'action a été insuffisante.

III. — Électrothérapie.

I. Le traitement électrique de l'eczématisation en est aux rudiments ; et, pour être jugée réellement, la méthode devra être soumise à une enquête nouvelle. La *base clinique* — diagnostic positif ; classement nosologique vrai ; *non-intervention simultanée des autres moyens de traitement ;* durée de la médication ; indication des résultats définitifs et ultérieurs, etc. — manque presque entière.

D'autre part, les difficultés de l'emploi de l'électrothérapie dans la pratique civile, — difficultés de tout ordre même pour les hôpitaux, dans la nécessité d'un appareillage spécial, et de la présence réelle d'un personnel dirigeant

(1) Chalot, *Paris médical*, nov. 1881.

(2) Voir, pour l'*instrumentation*, Ern. Besnier, *Annales de dermat. et de syph.*, 1883, p. 406, 407.

et appliquant — limiteront longtemps encore les réalisations pratiques (¹).

Ces réserves posées, on peut espérer un secours, à déterminer sur indications fermes, contre le *prurit* et, contre le processus d'eczématisation, une *action neurotrophique* locale ou générale; tous les essais publics ou privés sont à encourager (²).

(¹) Voir MONELL, Static, electr. in cut. affect. *Med. Record*, 1893. — DOUMER et LOUART, Trait. de l'eczéma par l'effluvation, *Arch. d'électr. méd.*, Bordeaux, 1894. — LARAT et GAUTIER, Trait. de l'eczéma par l'électr. *Revue internat. d'électr.*, 1896-1897. — ERN. BESNIER et OUDIN, Traité de thérapeutique appliquée de Robin. *Lieu cité*, p. 197-200. — STRAUSS, Versammlung deutscher Naturforscher Aerzte, *Sect. de dermat. et de syph.* Dusseldorf, sept. 1898. — E. VOLLMER, Eczembehandlung und der faradische Strom. *Therap. Monatshefte*, 1899, t. XIII, p. 549. — OUDIN, *Bull. off. de la Soc. franç. d'électrothérapie*, juin 1900. Et, pour complément, voir J. LARAT, *Traité cité* plus bas, et plus loin, art. ÉLECTRICITÉ, par Brocq et Bisserié.

(²) I. BROCQ et BISSERIÉ (voir plus loin art. *Électricité*) écrivent, en ce qui concerne l'eczéma, qu'il ne faut pas trop compter en pratique sur les résultats :

« Dans les cas que nous venons de relater, les malades étaient pansés comme nous avons l'habitude de le faire quand il s'agit d'eczéma, et nous n'avons pas trouvé en somme que l'emploi de l'électricité statique ait beaucoup abrégé la durée moyenne de ces éruptions. Parfois elle a calmé le prurit et permis ainsi aux malades de se moins gratter et de guérir plus vite, et c'est surtout en cela que consiste, d'après nous, le grand avantage de cette méthode appliquée aux eczémas simples.

« Nous devons reconnaître cependant que l'électricité statique est parfois réellement efficace dans certains eczémas très prurigineux à poussées brusques et rapides qui s'observent chez certains arthritiques, nerveux, surmenés et neurasthéniques.... »

« ... Toute cette question est à reprendre.... »

II. Dans son récent Traité d'électricité médicale, J. Larat (Paris, 1900, p. 772-777) place *au-dessus* de tous les autres modes d'application de l'électricité, dans le traitement de l'eczéma, le bain *hydro*-électrique, à courants sinusoïdaux.

« L'action du courant est surtout promptement efficace dans les formes « impétigineuses » et dans les formes « aiguës » plus ou moins généralisées....

« ... Le patient est plongé dans l'eau d'une baignoire de telle façon que le courant sinusoïdal le parcoure de la tête aux pieds. L'un des pôles est placé, en conséquence, à la tête de la baignoire, l'autre aux pieds. L'intensité du courant est de 25 à 40 milli-ampères, son voltage de 30 à 40 volts. La durée de l'application varie entre 25 et 40 minutes; pour régler l'intensité, on se guide sur les sensations du malade pendant et surtout après le bain qui, pendant le cours de son application, ne doit déterminer d'autre phénomène qu'une légère et non désagréable tétanisation généralisée à tout le système musculaire et un picotement assez intense au niveau des régions eczémateuses si ces plaques sont immergées. Quand la séance est terminée on constate parfois un peu de lassitude générale, qui ne doit pas aller jusqu'à la dépression même momentanée des forces du malade. Si cette fatigue exagérée se produit, c'est que l'application a été trop intense et trop prolongée et il faut diminuer l'un et l'autre facteur. Du reste, en commençant systématiquement, comme j'ai coutume de le faire, par des séances légères et courtes (10 à 12 minutes) dont la durée est progressivement accrue, on se met à l'abri de toute espèce de fatigue apparente. La température de l'eau est celle d'un bain ordinaire, 34° C. environ.

« Il arrive bien souvent que l'effet de ces bains est immédiat et se traduit par une atténuation considérable de la démangeaison : c'est là le premier résultat. Pour le reste, c'est-à-dire pour que les plaques eczémateuses pâlissent et s'effacent, il faut savoir attendre. On constate, comme dans tous les traitements contre l'eczéma, qu'il se produit des accalmies qui font croire à la guérison imminente, accalmies qui, sous l'influence d'un écart de régime ou même sans aucun motif apparent, font place à de légères récidives. Mais, règle générale, ces récidives vont en diminuant d'intensité et au bout de un, deux, trois mois de traitement, le malade est guéri. »

III. Sur la *photothérapie*, voir ED. MACKEY, Two cases of chron. eczema, treat. by Rontgen rays. *The British Journal of dermat.*, April 1899, p. 160-161. — V. ZARUBIN, D. neuest. That. sach. betreff. d. Frage ü. d. Einfl. — X. Strahl. a. d. gesunde u. Kranke Haut, *Monatshefte f. prakt. Dermat.*, t. XXVIII, 1899, p. 389. — GASSMANN et SCHENKEL, *Ann. de Dermat. et de Syph.*, 3ᵉ série, t. X, 1899, p. 1132. — ALBERS SCHÖNBERG, *même recueil*, p. 791. — WINTERNITZ, *Semaine médicale*, août 1900, etc.

SIXIÈME PARTIE

SOMMAIRES CLINIQUES ET THÉRAPEUTIQUES DES ECZÉMAS RÉGIONAUX

I. ***Eczémas de la tête et du col.*** — II. ***Eczémas des membres.*** — III. ***Eczémas des régions du tronc et de l'abdomen.*** — IV. ***Eczémas des organes génitaux.***

CHAPITRE PREMIER

ECZÉMAS DE LA TÊTE ET DU COL

La localisation de l'eczéma aux diverses régions de la tête est une des plus importantes en pratique dermatologique. Elle est une des plus difficiles à décrire didactiquement en raison du nombre considérable d'espèces, de formes et de variétés dermatographiques et dermatologiques qu'elle comprend, encore aujourd'hui, sous une dénomination radicale unique, et par le fait de leur évolution sur une surface peu étendue, où sont étroitement rapprochés des territoires anatomo-topographiques différenciés. Individuellement, les plus grandes différences s'établissent entre les cas divers, selon qu'il s'agit d'un enfant, d'un adulte, d'un vieillard, d'une femme ou d'un homme, et selon que la maladie est générale ou locale et qu'elle demeure, ou non, limitée au cuir chevelu, à la face, à la barbe, aux oreilles, aux orifices, et à toutes les subdivisions de ces régions. Enfin, l'infection banale et commune, constante, de l'épidermoderme eczématisé par les éléments micrococciques, résidents ou extrinsèques, réalise des polydermites mixtes, dont l'analyse intégrale et la différenciation nosologique sont souvent des plus ardues. Sur tous ces points, l'enseignement du livre reste insuffisant et ne peut suppléer à l'étude sur nature qui doit être faite dans les services hospitaliers et dans les policliniques ; il peut servir de guide dans cette étude sur nature, ou de mémento pour le praticien, mais il ne saurait remplacer l'observation personnelle et directe.

I. ECZÉMAS GÉNÉRALISÉS OU DISSÉMINÉS DE LA FACE. — II. ECZÉMAS AIGUS, ÉRYSIPÉLOÏDES. — III. ECZÉMAS DE LA FACE DANS LA PREMIÈRE ENFANCE. — IV. ECZÉMAS LOCALISÉS DE LA FACE : PAUPIÈRES, NARINES, LÈVRES, OREILLES.

[*E. BESNIER.*]

ECZÉMAS DU COL. — V. ECZÉMAS DES RÉGIONS PILAIRES DE LA TÊTE : CUIR CHEVELU. BARBE ET MENTON. SOURCILS. BORDS CILIAIRES. LÈVRE SUPÉRIEURE CHEZ L'HOMME.

I

I. ECZÉMAS GÉNÉRALISÉS OU DISSÉMINÉS DE LA FACE
II. ECZÉMAS AIGUS ÉRYSIPÉLOIDES
III. ECZÉMAS DE LA FACE DANS LA PREMIÈRE ENFANCE

I. Eczémas généralisés ou disséminés de la face. Eczémas aigus érysipéloïdes. — L'eczéma développé à la face peut y être exclusivement localisé, ou faire partie d'une éruption disséminée ou généralisée à toute la surface du corps; dans les deux cas, il peut en occuper la totalité, ou seulement une partie plus ou moins étendue, rester limité à une région différenciée, ou à plusieurs en même temps; être symétrique ou asymétrique, réalisant ainsi des combinaisons qui défient toute systématisation.

L'activité neurovasculaire et l'irritabilité fonctionnelle des régions du visage; le rapport avec les cavités oculaire, nasale, buccale, auriculaire; l'action de toutes les causes qui agissent sur les surfaces découvertes, etc., expliquent la fréquence avec laquelle on observe l'eczéma dans cette région.

Les eczémas de la face se présentent avec tous les degrés d'intensité propres à l'eczéma commun, depuis les formes monosymptomatiques, frustes, abortives, légères, jusqu'aux plus intenses et aux plus caractérisées; ils revêtent tous les aspects connus et évoluent selon tous les types : aigus, subaigus, suraigus, lents, chroniques; avec les éruptions rythmées, les paroxysmes et les accalmies, le prurit excessif et tous les éléments fondamentaux de la maladie.

Les formes rebelles, récidivantes, de longue durée, permanentes, « chroniques », sont communes au visage, à toutes les époques de la vie; presque toujours, dans ces cas, déformées, atypiques, mixtes, secondaires le plus souvent aux pruriginoses. Dans un grand nombre de celles qui sont encore, par beaucoup d'auteurs, dénommées eczémas, l'eczématisation proprement dite ne constitue qu'un élément accessoire, temporaire, éventuel, ou même manque tout à fait. Les « eczémas » frontaux lichénisés des adultes ou des vieillards, ne représentent, communément, que les localisations d'un prurigo diathésique, tantôt à l'état simple avec exagération des plis cutanés, tantôt avec suintement, fissures, croûtes parfois gommées adhérentes, selon le type de la dermite à streptocoques de Sabouraud. Mais il faut encore un peu de temps avant de pouvoir, au milieu des nombreuses polydermites de la face, déterminer avec certitude celles qui appartiennent à l'eczéma vrai, commun; celles plus nombreuses qui appartiennent à la maladie prurigo et qui, chez l'enfant, chez l'adulte ou chez le vieillard, forment la majorité; celles enfin, beaucoup plus rares, dont l'élément pathogénétique propre sera un microcoque.

La différenciation des eczémas vrais de la face et des localisations faciales d'affections différentes est habituellement facile; cependant, au centre de la face et même sur toute l'extrémité céphalique, le lupus érythémateux, le psoriasis, les « séborrhéides » se larvent parfois, cliniquement, sous des aspects assez semblables pour rendre le diagnostic momentanément ambigu.

II. Eczémas aigus érysipéloïdes. — L'eczéma aigu de la face peut faire partie d'un eczéma exanthématoïde généralisé (1), ou être développé exclusivement à la tête, à la face en particulier; on l'observe également localisé aux membres, aux organes génitaux; mais son *lieu d'élection* est la face. Ses conditions pathogéniques sont celles de l'eczéma en général, en y ajoutant une modalité particulière de prédisposition, une irritabilité spéciale, et une intolérance particulière à l'égard de certains irritants (2). Son agent pathogène immédiat est peut-être *un* streptocoque, lequel, aussi bien que celui de l'érysipèle, n'entre en *fonction infectante* que chez les individus prédisposés, ou placés généralement, ou localement, dans des conditions de résistance minorée.

A. L'eczéma érysipéloïde du visage se rencontre avec *plus de fréquence* chez la *femme* que chez l'homme; il présente plusieurs *modalités éventuelles* dans la *marche*, l'*évolution*, l'*intensité*; quelquefois *suraigu*, *cyclique*, nettement *exanthématoïde*, il est d'autres fois subaigu, lent, prolongé. Comme l'érysipèle, il est essentiellement récidivant, et, souvent, comme dans l'érysipèle, on peut reconnaître son *foyer d'émanation* : — conjonctive, cavité buccale, langue, conduit auditif externe, plis rétro-auriculaires; otite externe et péri-otite à streptocoques; fissure rétro-auriculaire; langue scrotale en état irritable; fissures commissurales de la bouche, des angles palpébraux externes, à fond pseudo-membraneux, diphtéroïde, etc., etc.

B. Dans la forme *subaiguë*, à origine bucco-labiale, le *faciès* est *caractéristique* : lèvres supérieure et inférieure épaissies, saillantes, rouges, fissurées dans toute la partie orbiculaire; fissures angulaires avec conglomérats impétigineux melliformes (3); ouvertures narinaires élargies; toute la partie de la face correspondant aux maxillaires supérieur et inférieur est élargie, et présente une teinte violâtre qui va en pâlissant vers la périphérie, mais dessine cependant une ligne de démarcation à la partie moyenne des régions malaires.

C. Dans les formes *suraiguës*, la confusion avec l'*érysipèle* est faite communément; on pourra l'éviter si l'on se rappelle que, contrairement à ce qui arrive

(1) Voir plus haut, *Eczémas aigus*, p. 64 et suiv.

(2) Voir plus loin, *Éruptions artificielles*, par Thibierge.

(3) Voir Sabouraud, Dermite à streptocoques, mémoires sur l'impétigo *cités* plus haut, et plus loin, article *Impétigo*.

dans l'eczéma aigu généralisé de la face, l'érysipèle, dès ses premières manifestations, se caractérise par le type de sa réaction thermique et circulatoire; par sa marche latéralisée à partir du point d'où il émane, et suivant une extension successive et serpigineuse, tandis que l'eczéma a une dissémination simultanée immédiate. L'érysipèle se distingue, encore, par son affaissement rapidement produit dans l'ordre d'apparition et par son extinction parallèle à la cessation de la réaction fébrile, tandis que l'eczéma érysipéloïde survit à la réaction générale. Si l'on ajoute que l'eczématisation érysipéloïde évolue sans bourrelet périphérique de progression, que l'éruption est vésiculeuse ou à bulles cloisonnées, on aura réuni les bases essentielles de la différenciation clinique.

D. Comme l'érysipèle de la face, l'eczéma érysipéloïde est récidivant, mais il ne s'accompagne pas, comme l'érysipèle, des adénopathies préalables et consécutives, caractéristiques; et il n'est pas suivi régulièrement, comme l'érysipèle, d'alopécie, même dans les cas où le cuir chevelu a été envahi, soit à titre isolé, soit en même temps que la face. Dès le début, pointillé de la vésiculation, comme dans tout eczéma, reconnaissable facilement à l'œil et au doigt exercés; puis vient rapidement le flux eczématique sur toute la surface, y compris les pavillons auriculaires et le conduit auditif externe; sur le cuir chevelu; dans une étendue variable, suintement et croûtes.

Évolution, marche, durée, réactions d'infection, du type des *pseudo-exanthèmes*, mais sans leur régularité, et avec des exceptions fréquentes réalisées par les formes frustes, subaiguës, prolongées, incomplètes [1].

E. L'eczéma érysipéloïde est irritable au plus haut degré, et supporte mal les tentatives inopportunes, et prématurées, de réduction. Les poudres inertes, les pansements moites aseptiques, cataplasmes de fécule, applications ichtyolées faibles, à 1 pour 100; infusions de camomille, de sureau, etc.; les topiques gras anodins ou très légèrement ichtyolés, crèmes de lainine, aleptine, etc., représentent les éléments principaux de la médication externe. En même temps, remplir les indications générales des eczémas aigus à l'aide des médications communes, selon l'état du sujet observé quotidiennement. Extinction des foyers initiaux, et suppression de toutes les causes d'irritation provenant de la langue, de la bouche.

Dans les observations *ultérieures*, destinées à fixer le classement définitif de ces formes éruptives, le concours d'une observation clinique *plus précise*, de recherches histologiques (biopsies), bactériologiques et hématologiques sera indispensable.

III. Eczémas de la face dans la première enfance. — A. Tous les points de la face peuvent, dans la *première enfance*, être le siège du processus eczématique, isolément, simultanément ou successivement; l'eczéma peut y exister seul ou en même temps qu'il est disséminé sur d'autres points du

(1) Voir plus haut *Eczémas aigus, pyréloïdes*, p. 64 et suiv.

corps; il peut y prendre origine, ou être une émanation médiate ou immédiate d'autres foyers primitifs et préalables.

Mais, à cette période de la vie, les *localisations* aux diverses sections de la face sont assez souvent *particularisées*, occupant certains points symétriquement ou asymétriquement, au moins dans leurs premières périodes. A une époque ultérieure, souvent prochaine, les infections micrococciques, les applications irritantes, les pansements généralisés à la face entière au lieu d'être localisés aux points malades, etc., altèrent les figurations premières, et constituent les types déformés et composites, *communs* (¹).

B. Au point de vue pratique, trois *types principaux*. *a*. Dans le premier, les altérations *débutent* par la face, et, en une opposition absolument tranchée avec le type suivant, *laissent entièrement, ou à peu près, intacts les points d'élection du second type*, même jusqu'à conclusion; quelquefois, couvrant en *îlots* discrets ou confluents et étendus, localisés ou disséminés, généralement *symétriques*, la face, comme d'un masque (²) dont on aurait découpé les parties centrales, selon la remarque de Unna. La planche IV, ci-contre, reproduit un exemple parfait de ce premier type; on y voit, extraordinairement *indemnes*, la *région frontale supérieure*, les *surfaces palpébrales* et les *bords ciliaires*, le *nez* et les *orifices narinaires*, les *plis rétronarinaires*, la

(¹) Unna a essayé de préciser les *localisations* de l'eczéma facial de la première enfance, surtout dans le but de les rattacher à des *conditions pathogéniques* constituant des *espèces étiologiques*. Nous avons montré plus haut qu'il n'était pas possible d'établir, sur les bases actuelles, des *formes étiologiques* d'eczéma infantile correspondant à des localisations exclusives. — Voir plus haut : *formes diathésiques*, p. 82 et suiv. et *eczéma infantile*, p. 159 et suiv.; mais si l'interprétation des faits est discutable, les descriptions de Unna sont pratiquement utiles, et méritent d'être reproduites. Unna distingue trois types d'eczéma facial infantile : a) *Eczéma de dentition*; b) *eczéma tuberculeux*; c) *eczéma séborrhéique*.

a. *Eczéma de dentition*. — Le voisinage des yeux, du nez et de la bouche est indemne, de telle sorte que l'eczéma entoure la face *comme un masque dont on aurait coupé le milieu*; on a affaire soit à un eczéma de dentition, soit à un eczéma séborrhéique. Le premier survient sur la peau complètement saine, en général, au milieu des joues, puis sur le front d'une manière tout à fait symétrique et presque toujours en même temps sur la face radiale du dos des mains et du poignet. Il est *extrêmement prurigineux*; cet eczéma est entièrement sous la dépendance d'irritations réflexes et spécialement de la marche de la *dentition*; il disparait parfois après la sortie de quelques dents aussi rapidement qu'il est venu, pour revenir quelques jours plus tard.

b. *Eczéma tuberculeux* — La localisation aux orifices muqueux de l'œil, du nez, de la bouche et des oreilles; la présence d'une kératite phlycténulaire avec rhinite « scrofuleuse »; de l'otorrhée; de grosses vésicules eczémateuses avec œdème et engorgement ganglionnaire considérable et étendu; l'absence presque constante de prurit, caractérisent l'eczéma « tuberculeux ».

c. *Eczéma séborrhéique*. — Ici, il existait régulièrement une « séborrhée » du cuir chevelu, à marche progressive, qui s'était manifestée peu de semaines après la naissance, que souvent même on n'avait pas remarquée. Cette séborrhée ne gagne souvent après avoir pris un caractère humide, que les oreilles, le front et les joues, et, sans toucher le voisinage des yeux, atteint les cils et s'étend ensuite vers les épaules, la partie supérieure des bras, en foyers graisseux, en général secs. Cet eczéma conserve partout, même sur les points humides, son caractère graisseux, il est notablement moins prurigineux que l'eczéma de dentition, mais cependant plus que la forme tuberculeuse, et il offre plus de tendance à la généralisation que les deux autres variétés, car habituellement il envahit les organes génitaux et, de là, les membres inférieurs et le dos.

(²) Voir Willan-Bateman, *Delineations of cutaneous diseases*, in-4°. London, 1817, Pl. XXXVII. — Porrigo larvalis, correspondant à peu près à la Planche V de l'Atlas d'Alibert *Tinea mucosa* (croûte de lait), dans laquelle le début par le cuir chevelu, et la *progression descendante* sont typiques.

région mentonnière, les *oreilles*, bien que le prurit ait été vif, les grattages et les frottements énergiques (¹).

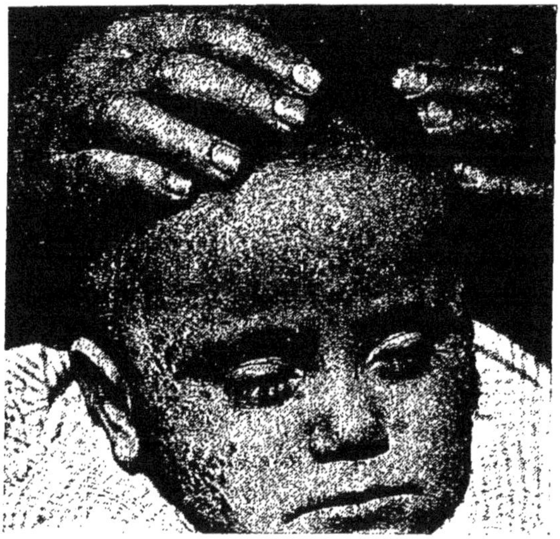

FIG. 17.

La figure 17, ci-contre, offre un autre type de localisations groupées en îlots plus rudimentaires et plus petits, montrant encore l'intégrité du centre de la face, et de tous les orifices, bien que le prurit ait été vif, et que les éléments éruptifs aient été excoriés par le grattage (²).

Dans la figure 18, ci-dessous, avec l'intégrité des oreilles, du nez, des paupières, du

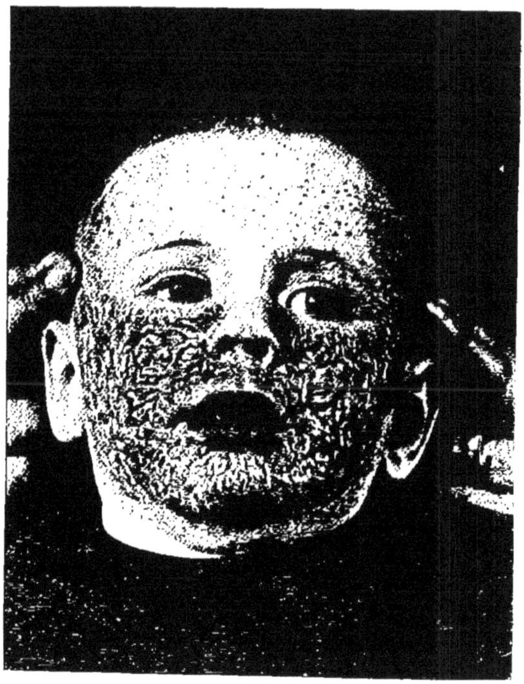

FIG. 18.

(¹) L'enfant dont la face est représentée dans la Planche IV, observé par Jacquet à sa policlinique de l'hôpital des Enfants-Malades, avait un *eczéma aigu*, à début rapide, survenu au cours d'une série de dermites infantiles occupant d'autres régions du corps. Les *points rouges en semis* qui *criblent* les îlots atteints, correspondent à des vésicules ouvertes, *perforations ponctuées* de Devergie — voir p. 7, 8, 42, 145 —; dans les jours suivants, ils ont été occupés par des ponctuations *diphtéroïdes*, dont on voit les ébauches au niveau de la glabelle, — *infection streptococcique*.

(²) La figure 17, qui provient de la collection de Brocq, fournit un exemple modèle d'une variété de *prurigo infantile eczématisé*; de l'eczéma de la première enfance *dit* neuropathique. Les pla-

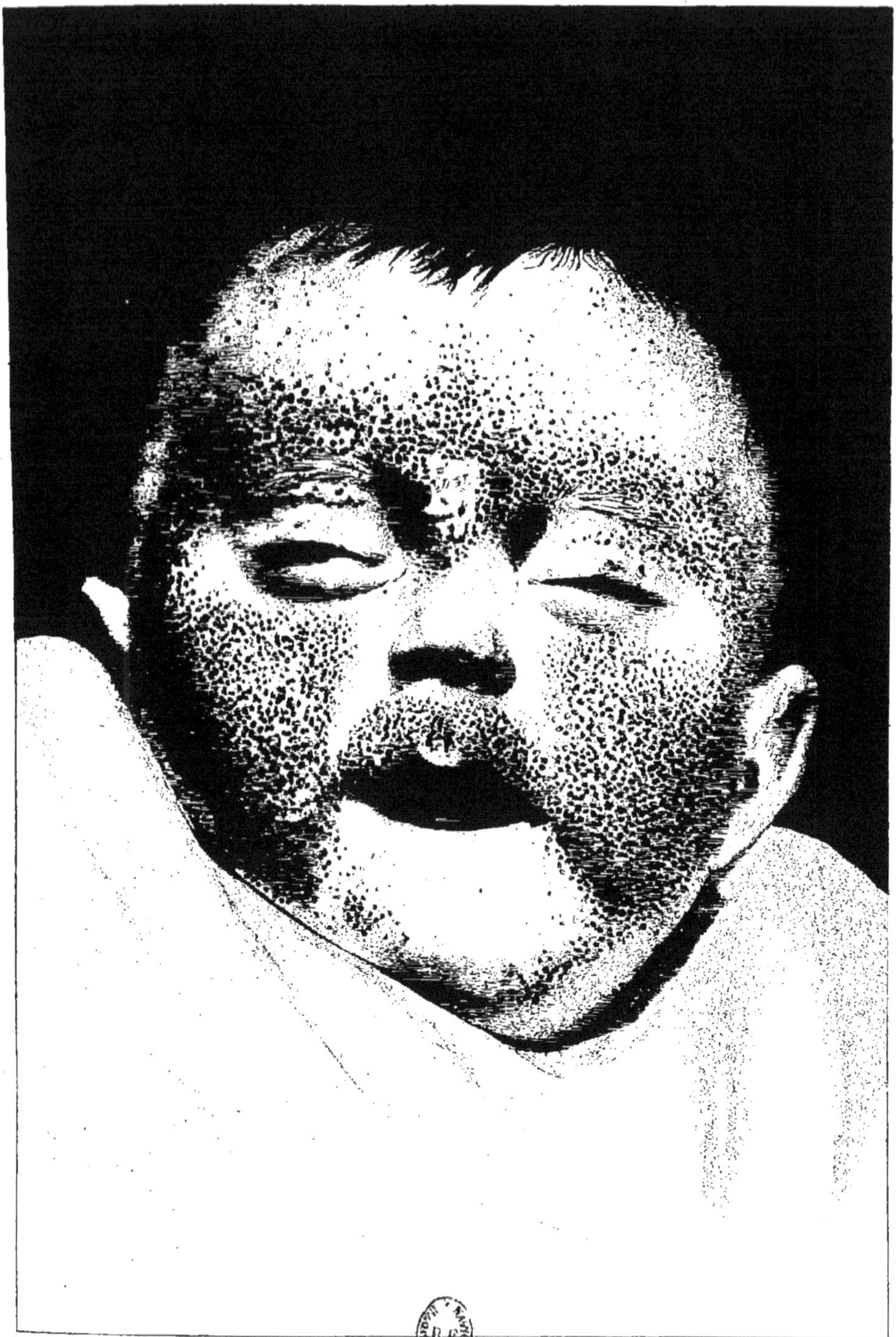

Masson et Cie, Editeurs, Paris. Imp^ies Lemercier, Paris.

Eczéma infantile.

front, variété du même type, on voit l'eczéma occuper les deux tiers inférieurs du visage, comme si on l'avait dessiné au pinceau ([1]).

Ce qui, malgré le nombre illimité des variétés morphologiques, réunit tous ces faits dans une même catégorie, c'est leur début immédiat et direct par les parties vagues de la face; *en dehors* de toute lésion préexistante du cuir chevelu, des cavités de rapport, et des orifices, lesquels, dans les types primaires ou purs, sont remarquablement intacts. Alors même que les conditions secondes diverses ont déformé les localisations premières par propagation, l'analyse clinique permet toujours de reconstituer la série réelle.

b. Dans le *second type*, les lésions observées sur la face, simples ou mixtes, sont *dérivées* d'altérations *préalables* des *oreilles*, des *cavités oculaires*, *nasales*, des *lèvres*, de la *bouche*; elles occupent alors *primitivement* les parties contiguës aux foyers d'origine : le *front*, les *régions temporo-jugales*, *palpébrales*, *sous-nasales*, *péri-buccales*, *sous-auriculaires*, constituant, dans la progression de la maladie, des stations, des étapes, d'où la polydermite s'étend au *col*, aux *épaules*, à la *région thoracique*, aux *membres*, aux régions de l'*abdomen*.

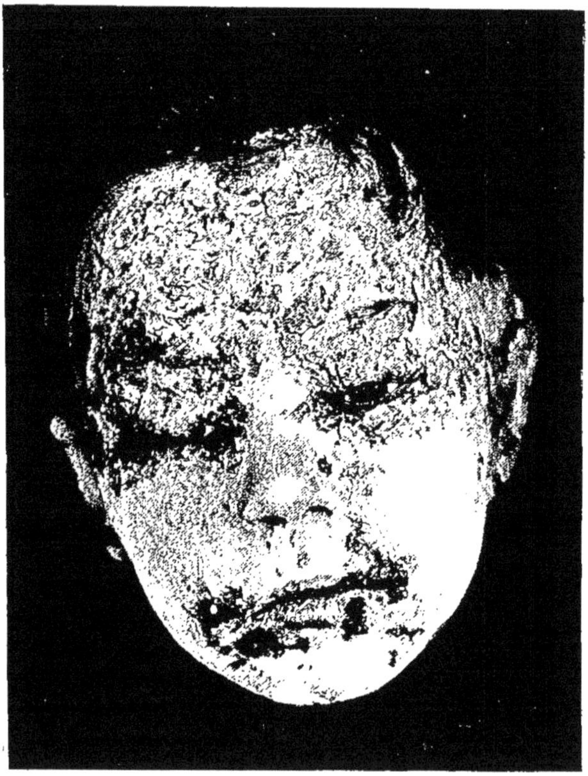

Fig. 19.

c. Dans le troisième type, fig. 19, ci-contre, les lésions faciales forment la *continuation* d'altérations, développées de haut en bas, du *cuir chevelu*, des *ré-*

ques des tempes, des parties saillantes des joues, du milieu du front sont constituées par le groupement, en îlots, de papulo-vésicules saillantes, pour la plupart excoriées.

([1]) Photographie d'un enfant traité à la policlinique de Jacquet à l'hôpital des Enfants-Malades.

gions mastoïdiennes et *auriculaires*, et, avec des variantes qui ne permettent aucune description plus précise, envahissent une plus ou moins grande partie de la face, pour s'étendre ensuite, comme Unna l'a bien décrit, atteignant d'abord les régions deltoïdiennes du bras. La figure 19, p. 229, en donne une représentation saisissante ([1]).

C. Alors même que les types qui viennent d'être esquissés seraient observés à l'état pur, aucun d'eux ne peut être rapporté à une condition pathogénique unique servant à le qualifier, tant est complexe, et composite, la pathogénie des eczémas infantiles ([2]). Leur constatation peut seulement servir, en présence d'un cas donné, pour *diriger* les impressions du médecin vers les conditions pathogéniques et étiologiques, générales ou locales, dont il s'agit d'abord de constater la réalité et la nature exacte *chez l'enfant en observation*, pour être en mesure de les écarter ou de les réprimer. Ces indications sont les *premières* et les plus urgentes à remplir; et souvent, peu après leur exécution, *avant toute médication locale active*, on voit les eczématisations et les impétiginisations s'améliorer rapidement; de même que l'on voit échouer la plupart des médications locales, si les indications précitées ne sont pas remplies. Ces indications ont pour base la mise au point de l'*alimentation* et des fonctions de *digestion* et d'assimilation; elles exigent, pour être remplies avec succès, la notion nette des conditions totales de la *nutrition* dans le premier âge, dont nous avons donné, plus haut, le résumé, sans omettre de régler tout ce qui est nécessaire en ce qui concerne la condition *nerveuse infantile*, les causes excitantes réflexes, la *dentition*, etc., et tout ce qui constitue l'*hygiène propre à cet âge*, l'aération, la température souvent trop élevée dans les chambres d'enfant, etc. ([3]).

D. En même temps que les indications générales reçoivent un commencement d'exécution, on traite activement les états *primaires*, les *foyers initiaux*, otorrhées, dermite fissuraire diphtéroïde à streptocoques des plis rétro-auriculaires, conjonctivites, rhinites, etc., et, immédiatement, on *protège* les surfaces de rapport par des pansements anodins occlusifs.

Les surfaces eczématisées sont *asepsiées* le plus rapidement possible par la série des *poudrages*, des *lotions*, *pulvérisations*, des *cataplasmes*, des *pansements moites*, etc., maintenus avec des masques de gaze attachés aux capelines; la direction du médecin est ici nécessaire pour les mères ou les nourrices. Puis, selon les cas, onctions avec les *pommades anodines*, l'*aleptine*, la *crème de lainne*, etc.

Quand les foyers primitifs sont éteints, ou définitivement oblitérés, et que la période irritative des eczématisations, ou des impétiginisations, est dépassée,

([1]) La figure 19 reproduit la planche XXI (*Eczéma seborrhoïcum*), de l'ouvrage de VAN HAREN NOMAN, intitulé *Casuistique et diagnostic photographique des maladies de la peau*, 8e livraison, Harlem et Paris, 1898. Le traitement, suivi assez rapidement de succès, consista dans l'application de compresses et de lavages, avec une solution d'ichtyol à 5 pour 100.

([2]) et ([3]) Voir plus haut, *Eczéma infantile*, p. 134 et suiv.

ce qui arrive rapidement si tout a été réglé ponctuellement au point de vue général, il peut y avoir lieu de recourir, si la résolution se fait attendre, à l'emploi des médications locales plus actives ; mais nous affirmons depuis longtemps ce que Darier a écrit récemment : que, *chez les nouveau-nés, la polypharmacie est plus nuisible qu'utile* [1].

II

ECZÉMAS LOCALISÉS DE LA FACE : PAUPIÈRES, NARINES, LÈVRES, OREILLES. — ECZÉMAS DU COL

I. Eczémas des paupières [2]. — A. L'eczéma des paupières, isolé, ou faisant partie d'un eczéma disséminé de la face, est toujours particulièrement pénible en raison même de la localisation, de l'irritabilité du tissu complexe palpébro-conjonctival, et de la mobilité fonctionnelle. Le *prurit* y est *extraordinairement excessif*, irrésistible, impérieux, provoquant l'insomnie, amenant le *grattage* sous toutes les formes et à tous les degrés, et nécessitant l'emploi de moyens coercitifs, et de surveillance, dans les cas sévères ; *vésiculation* fruste ou éphémère ; concrétions *croûteuses* rares ; *fissures* commissurales ordinaires ; larmoiement régulier. Dans les formes *aiguës*, et dans les périodes de début ou d'augment, la *rougeur* et l'*œdématie* font partie du tableau clinique, ainsi que l'hypersécrétion des glandes de Meibomius, et l'agglutination des cils.

B. Tantôt l'eczéma des paupières émane de la conjonctive ou des points lacrymaux, tantôt, et plus rarement, il procède de la peau à la conjonctive ; dans le premier cas, il peut s'étendre sur la face *fort loin du lieu d'origine*, et *y rester absolument rebelle si l'on ne supprime pas le foyer initial* ; dans les deux cas, l'examen *des surfaces oculaires*, des *conduits lacrymaux*, des *cavités nasales*, s'impose [3].

C. Le traitement des eczémas palpébraux est délicat : *a*. Pour les *formes*

[1] Voir plus haut la technique des *poudres, lotions, pulvérisations*, des *cataplasmes*, des *pansements moites*, etc., p. 177-191 ; des pommades, des pâtes, des emplâtres, etc., p. 191-201.

Dans une note de la Traduction citée de Leistikow, p. 297, Darier a résumé en quelques mots, avec le sens le plus pratique, l'esprit de la médication qui convient à l'eczéma de la face dans la première enfance.

L'eczéma de la face chez les enfants en bas âge est bien souvent une pierre d'achoppement pour le dermatologiste. J'estime qu'en tout cas, et en première ligne, il faut veiller à l'hygiène, corriger les fautes commises dans les soins locaux et généraux, régler surtout l'alimentation en veillant à la qualité, à la quantité, aux intervalles entre les repas, et à la régularité des selles. Si l'enfant est nerveux ou tourmenté par la dentition, on tentera de le calmer par des bains généraux, par le séjour au grand air, plutôt que par les médicaments.

Localement, les cataplasmes de fécule ou les pansements à la boricine au début, puis les crèmes, glycérolés ou pâtes faiblement ichtyolées, ou les poudres inertes doivent suffire. Chez les nouveau-nés la polypharmacie est plus nuisible qu'utile.

[2] Pour les *eczémas ciliaires*, voir p. 249.

[3] Dans l'eczéma *conjonctivo-palpébral*, l'*état urinaire* est particulièrement à fixer — hypophosphatie, *glycosurie*, altération probable du liquide lacrymal.

érysipéloïdes à paroxysmes récidivants, dans la phase d'acuité, diète lactée temporaire, tisanes diurétiques avec lactose, laxatifs, révulsifs aux extrémités inférieures ; médication générale réglée d'après la tare urinaire.

Précautions *positives* contre le *traumatisme* du *grattage*, qui suffit, à lui seul, à produire les paroxysmes et à retarder indéfiniment la guérison.

Les *applications locales* de *début* doivent toujours être *anodines* : cataplasmes de fécule tièdes, compresses d'eau bouillie; pulvérisations tièdes d'eau bouillie, ou d'eau additionnée de faibles quantités de *résorcine*, 0gr,10 pour 100 : pommades rarement tolérées.

Les formes intenses sont surtout du ressort de l'ophtalmologiste (1).

(1) Voici la pratique de Trousseau : Si l'eczéma est *aigu* ou *irritable*, tous les efforts doivent tendre à le transformer en une variété maniable, à réaction moyenne.

1° Lorsque la peau des paupières est lisse, rouge, tendue, elle ne supporte pas le contact des antiseptiques violents, elle réagit même en présence de la simple eau boriquée ; alors simples *lavages tièdes* avec eau bouillie et applications de *cataplasmes de fécule.*

Quand l'irritabilité diminue, on supprime les cataplasmes, et on fait mettre matin et soir pendant 20 minutes des compresses tièdes trempées dans :

Eau.	500 grammes
Acide borique.	15 —

Parfois la solution suivante sera mieux supportée :

Eau.	500 grammes
Bicarbonate de soude.	10 —

Les liquides précités peuvent toujours être utilisés pour les *lavages conjonctivaux* même si la peau les refuse.

2° Toucher quotidiennement les ulcérations avec un petit tampon de coton hydrophile roulé autour d'une baguette de verre et trempé dans :

Eau.	10 grammes
Nitrate d'argent	0,20

Essai de poudrage des surfaces suintantes avec la poudre de talc, le salicylate de bismuth, ou le bicarbonate de soude incorporé à la craie préparée, d'après cette formule :

Craie préparée.	500 grammes
Bicarbonate de soude	50 —

Pour que les poudres ne pénètrent pas dans les culs-de-sac conjonctivaux, on les répand sur les paupières au moment du coucher, après avoir placé au niveau des cils, à l'union des deux bords palpébraux, une petite bande de coton hydrophile. En recommandant au patient de ne pas ouvrir les yeux avant le matin, le poudrage est réellement efficace. Au réveil, la toilette des paupières doit être faite à l'eau bouillie.

3° La photophobie cède vite à l'amélioration du catarrhe conjonctival obtenue par les lavages intrapalpébraux mentionnés plus haut.

Pour combattre les démangeaisons, avant tout supprimer le grattage, dût-on faire attacher les mains du malade; puis, attouchements au nitrate d'argent, lotions d'eau bicarbonatée à 2 pour 100, d'eau faiblement alcoolisée, etc., et poudrage nocturne. — Trousseau, Traitement de l'eczéma des paupières, *Journal des praticiens*, 1898, p. 19 et suivantes.

Cf. Panas, Traité des maladies des yeux, 1894, t. II, p. 97, et article Traitement de l'eczéma de E. Besnier; Traité de thérap. appl. de A. Robin, p. 147. — Galezowski, De l'eczéma des paupières et de son traitement, *Bullet. de la Soc. franç. de Dermat.*, 1895, et *Ann. de Dermat. et de syph.*, 3e série, t. VI.

b. Chez les *enfants du premier âge*, l'eczéma des paupières représente, presque toujours, une affection *complexe* et *compliquée* ; la surveillance effective de la *conjonctive* et de la *cornée* s'impose absolue, et l'affection entière est plutôt du ressort de l'*ophtalmologiste* que de celui du dermatologiste ou du médecin de pratique générale [1].

c. Dans les formes *conjonctivo-palpébrales*, à la période irritative intense, cataplasmes de fécule tièdes la nuit, et compresses d'eau boricinée faible le jour. Aussitôt un peu de déclin de l'irritation conjonctivale, et quel que soit l'état de la peau, irrigations conjonctivales hydrargyriques tièdes aux doses *faibles* ci-dessous indiquées, et applications, pendant un quart d'heure, matin et soir, de compresses tièdes imbibées des mêmes solutions, et étanchées.

Eau bouillie	500 grammes
Sublimé sans alcool	5 centigrammes

ou

Eau bouillie	500 grammes
Cyanure de mercure	5 centigrammes

Cette dernière solution est généralement mieux supportée.

d. A la période de *déclin stationnaire, mais non avant, pommades* : d'abord *corps gras simples*; pour essai, aleptine, axonge stérilisée, puis pommades faibles à l'*oxyde blanc de zinc*, 0,25 pour 10, puis à l'*oxyde jaune*, 0,05 à 0,10 pour 10.

Dans les formes d'eczéma palpébral, et juxta-palpébral, passées à l'*état torpide, squameuses, interminables*, bien qu'elles *tolèrent généralement*, non toujours, les *pommades*, le tour de main de l'oculiste est souvent nécessaire, pour arriver à conclusion, en même temps que toutes les indications *générales* sont remplies à l'aide des médications appropriées [2].

[1] Voir ANTONELLI, Traitement de l'eczéma des paupières chez les enfants, *La médecine infantile*, mars 1898.

[2] Il y a lieu dans ces cas, d'avoir encore recours aux *compresses cyanurées*, pendant une demi-heure le matin, et la nuit, à l'application d'une des pommades ci-dessous :

Vaseline	10 grammes
Oxyde jaune d'hydrargyre 10 à	20 centigrammes

Vaseline	10 grammes
Résorcine 5 à	10 centigrammes

Vaseline	10 grammes
Acide phénique 5 à	10 centigrammes

(les formes à démangeaisons)

Vaseline	ãā 5 grammes
Lanoline	
Huile de cade	10 à 20 centigrammes

On recherchera avec soin quelle est la pommade la mieux tolérée et celle qui modifie le mieux la surface malade (la première est la moins irritante). Dès qu'on verra un résultat naître sous l'influence de l'une d'elles, on devra s'y tenir et en poursuivre l'emploi.

En cas de poussée aiguë dans le cours du traitement, on se comportera suivant l'intensité de la poussée d'après les indications formulées ci-dessus.

Quand on aura obtenu la guérison d'un eczéma palpébral, il faudra surveiller avec soin

II. Eczéma intranarinaire simple, Eczéma vestibulaire. — La surface des fosses *narines*, entièrement cutanée, peut présenter un processus eczématique typique, tout à fait en dehors de la porofolliculite staphylococcique qui prélude régulièrement à l'affection mixte que nous décrirons plus loin sous le nom provisoire d'eczéma narinaire et sous-nasal. Il occupe tout ou partie de la région lobulaire, les cavités lobulaires, particulièrement chez les sujets atteints de déviation de la cloison cartilagineuse. C'est un eczéma *irritable*, à paroxysmes, s'accompagnant d'un peu d'induration, d'épaississement et de rougeur de la peau sur le lobule et sur les ailes, comme dans l'herpès narinaire; *fissures angulaires* au sommet antérieur de la fossette lobulaire.

De même que dans l'eczéma de la partie rouge des lèvres, la coïncidence d'un état neurotique du sujet est ordinaire; véritable état mental parfois; les sensations éprouvées par les malades leur faisant croire à quelque chose de grave; ils se supposent généralement atteints de « cancer », exactement comme les sujets atteints de glossodynie, et sont, comme eux, quelquefois, des *obsédés*.

Traitement approprié de l'*état général*. Examen attentif des cavités nasales et narinaires; onctions avec pommades ou pâtes anodines *salicylées*, ou *calométiques* faibles; pansements avec *tampons de ouate hydrophile*, graissés de pommade ou imprégnés des solutions graduées ; cautérisations, au *nitrate d'argent*, des fissures, et badigeonnages des fossettes lobulaires [1]. Lotions, et applications de topiques faites à l'aide de petits bâtonnets aseptiques, garnis de coton stérilisé.

III. Eczémas des lèvres — orbiculaire — hypertrophiant — de la demi-muqueuse [2]. — A. Eczéma orbiculaire [3]. — *a*. Souvent isolé, l'*eczéma orbiculaire* des lèvres constitue une des manifestations les plus tenaces de l'eczéma commun, surtout chez les *femmes* de tout âge et chez les *enfants*; *suintant* ou *sec*, *fissuré*, *fendillé*, dessinant en fines rhagades les *plis orbiculaires*, se localisant aux *commissures où il s'éternise*, — *fissures angulaires diphtéroïdes* —; et où il peut simuler des plaques syphilitiques commissurales; très pénible en raison de la défiguration, et des douleurs, ou de la gène fonctionnelle, que renouvelle incessamment l'écartement des fissures dans tous les mouvements de la bouche.

Dans les variétés commissurales *progressant de haut en bas*, on n'omettra pas de rechercher les *origines* buccales, soit par altération salivaire, soit par

l'apparition de la moindre récidive, et reprendre immédiatement le traitement antiseptique pur (cyanure), qui ne tardera pas à enrayer la maladie.

Les voies lacrymales doivent être surveillées attentivement, et, au besoin, maintenues perméables au moyen du cathétérisme à toutes les périodes, et dans toutes les formes d'eczéma des paupières. — Trousseau, *lieu cité* plus haut.

(1) Voir, plus haut, Technique des applications argentiques, p. 217 et suiv.

(2) L'*eczéma pilaire de la lèvre supérieure* est décrit un peu plus loin, p. 250.

(3) C'est *par suite d'une erreur de composition*, que la figure de gauche de la Planche V, p. 236, porte, pour lettre, Eczéma *orbiculaire* des lèvres; il faut lire Eczéma *de la partie rouge* des lèvres ou *de la semi-muqueuse*.

usage de dentifrices irritants pour la peau — particulièrement de ceux qui contiennent du salol, substance au plus haut degré eczématigène, etc., etc. — s'écoulant par les commissures pendant la toilette des dents.

Dans les cas où il y a de la salivation s'écoulant de la bouche pendant le sommeil, on peut voir l'eczéma occuper seulement une moitié de la zone orbiculaire, du côté sur lequel le sujet dort habituellement.

L'*eczéma orbiculaire*, très fréquent, s'observe à tous les degrés : suraigu, aigu, subaigu, lent, persistant indéfiniment à l'état squameux, fruste, et subissant, comme tous les eczémas, des *paroxysmes* actionnés par toutes les conditions pathogènes *internes* ou *externes* ; il est *très irritable* aux médications externes, et il peut être vivement exacerbé, un jour, par les applications qui précédemment réussissaient.

En une nuit, on voit apparaître autour de la bouche, particulièrement autour de la lèvre inférieure, des papulo-vésicules isolées ou en petits agglomérats amorphes, rouges, et légèrement surélevés. Les lèvres elles-mêmes, dans leur partie rouge, augmentent de couleur et de volume, sont déjà craquelées, et le malade éprouve sans cesse le besoin de les humecter avec la langue. En quarante-huit heures, les placards périphériques ont conflué et l'eczéma orbiculaire est constitué. C'est d'ordinaire plus ou moins longtemps après le début, ou la rechute, ou la récidive du processus ci-dessus indiqué que le malade se soumet à l'examen.

Rarement, les eczémas orbiculaires des lèvres sont la seule manifestation eczématique rencontrée sur le patient ; l'angle oculo-palpébral externe, les plis rétro-auriculaires, le pli sous-pénien, l'atmosphère vulvo-anale, sont les points où il est le plus probable d'en retrouver à divers états ; etc., etc. ; ils sont très communs dans la série « séborrhéique » (1).

b. Les indications générales saisies et fixées, l'état de la cavité buccale et du tube digestif établi, et les *causes provocatrices spéciales combattues et éloignées*, les eczémas orbiculaires peuvent être rapidement améliorés, même quand les fissures plicaturaires sont nombreuses et profondes. Pulvérisations, tièdes d'*eau bouillie* simple, ou faiblement *boriquée* ou *boricinée*, de cinq à dix minutes de durée, réglées selon l'état d'irritation ; compresses de *lint* aseptique neutre moites d'*eau résorcinée* faible — 0,10 à 0,20 pour 100, maintenues avec une bandelette de caoutchouc élastique de la forme et de la dimension de la surface eczématisée, — six à huit centimètres de longueur, trois à cinq de largeur ; si les cordons d'attache sont convenablement (modérément) tendus, le caoutchouc s'applique très exactement sur les parties

(1) « Chez la femme et chez la jeune fille, a écrit L. Perrin, *lieu cité*, une forme fréquemment observée est constituée par quelques plaques furfuracées, dartreuses avec ou sans lésions acnéiques, et acné rosée eczématique. Quelquefois ces éruptions érythémato-squameuses forment des placards étendus, péri-buccaux, occupant les joues jusqu'au menton, et dans un certain nombre de cas nous avons constaté chez ces malades de la glossite exfoliatrice marginée, l'eczéma en aires de la langue de E. Besnier (cas d'une fillette de dix ans dont le père était atteint de séborrhée du cuir chevelu avec alopécie, et d'eczéma présternal et interscapulaire). »

malades, et maintient exactement le pansement. Au bout de très peu de jours, la bandelette de caoutchouc sera appliquée immédiatement sur la surface malade, et suffira à elle seule, pour tout traitement local, plusieurs fois lavée et essuyée, comme dans tous les cas où l'occlusion est directe (1).

Pour les formes particulièrement rebelles, solutions faibles de *sulfate de zinc et de cuivre* (eau d'Alibour *très diluée*) (2); pommades, simples ou mixtes, à l'*acide salicylique*, au *soufre* et à l'*huile de cade*, au *calomel*, à l'*oxyde jaune* (3), mesurées et graduées selon la tolérance, et avec la direction suivie à laquelle seule s'attache le succès.

B. Eczéma hypertrophiant des lèvres supérieure ou inférieure. — Le plus habituellement secondaire à l'eczéma chronique ou réitéré des fosses narines, lié au coryza permanent ou habituel des jeunes sujets; son caractère prédominant est l'œdème proliférant qu'il détermine, et qui déforme typiquement la lèvre supérieure, à la face buccale de laquelle on trouve régulièrement des rhagades linéaires, ou leurs cicatrices; mêmes caractères à la lèvre inférieure.

L'usage de la bandelette de caoutchouc élastique laminé est ici à double action, à la fois par la compression qu'elle produit, et par son action occlusive directe; en la faisant porter aux enfants directe ou médiate, même après guérison de l'eczématisation, on arrive à restaurer les lèvres à l'état normal.

C. Eczéma de la partie rouge ou de la semi-muqueuse des lèvres. — Cette localisation, peu connue, sur laquelle nous avons rappelé l'attention à une époque où elle était oubliée (4), est difficile à déterminer dans sa nature exacte, au point de vue de ce que réclame l'état *actuel* de l'eczématologie; et il sera nécessaire de la soumettre à une étude nouvelle avant d'en faire le classement normal. Dans ses formes les plus importantes, elle coexiste avec la séborrhée du cuir chevelu, plus particulièrement avec les névro-séborrhées de la face, huileuses, concrètes, érythémateuses, et avec un état spécial du système nerveux, réalisant une des formes les plus curieuses du type fréquent des dermatomanies. Bateman l'a décrite en quelques mots parmi les variétés les plus localisées du « psoriasis » sous le nom de « *psoriasis labialis* ».

a. Fréquente dans les variétés légères, assez rare dans ses degrés intenses, où elle est très pénible, elle a été, dans sa forme la plus difficile, décrite par Rayer, qui l'a caractérisée en observateur consommé, d'abord sous le nom de *psoriasis des lèvres* (5), et, plus tard, 1835, sous le nom de *pityriasis des lèvres* (6). Sous le rapport dermatographique, il y a peu à changer à la description de Rayer que voici :

(1) Cet appareil peut servir à maintenir tous les pansements de la région.

(2), (3) Voir plus haut, p. 191, note 1, et p. 210.

(4) Voir Ern. Besnier, sur les « séborrhées » de la face. Trad. franç. de Kaposi, citée, 2e édit., note 2, p. 192, 193, et *même lieu*, note 1, p. 664-666, 1891.

(5) Rayer, 1re édit., t. II, p. 49, obs. CXLIX. Paris, 1827.

(6) Rayer, 2e édit., t. II, p. 166, 187, obs. CXXIV, 1835.

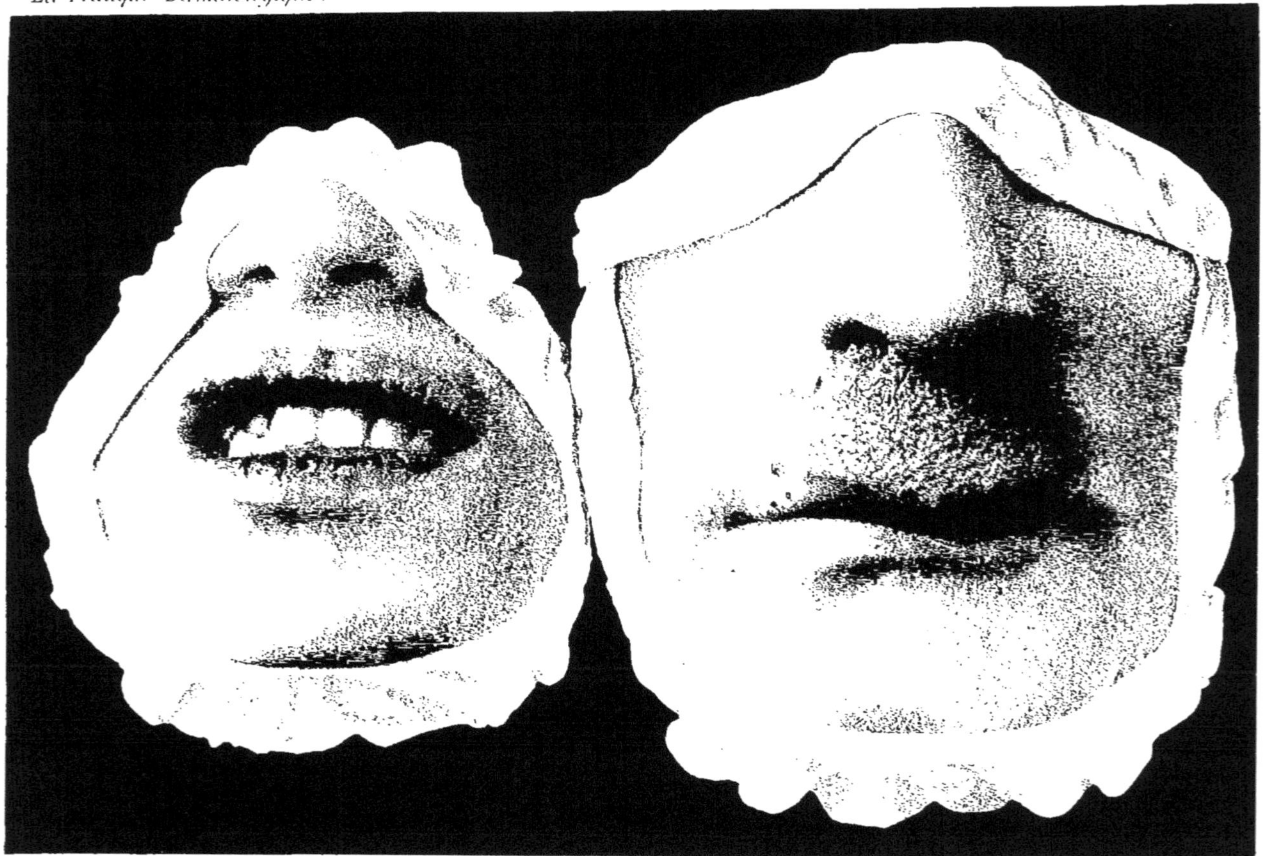

Masson et Cie. Editeurs, Paris. *Impie. Lemercier, Paris.*

Eczéma orbiculaire des lèvres. *Eczéma de la région sous nasale.*

Début par de petites taches rouges auxquelles succèdent une rougeur générale et une desquamation continuelle de l'épithélium des lèvres, et quelquefois de l'épiderme de la peau environnante. Cette desquamation a lieu en petites lamelles minces à peu près comme l'épiderme sain et desséché, ou dont la face interne aurait été légèrement imbibée de sérosité. Les malades éprouvent dans les lèvres un sentiment de chaleur et de tension. L'épithélium jaunit, s'épaissit, se gerce et se détache en lamelles assez longues. Souvent il arrive que pendant quelque temps, celles-ci restent adhérentes par leur centre; lorsque leur circonférence est libre et desséchée, un nouvel épiderme se forme au-dessous de celui qui est sur le point de se détacher. Bientôt il jaunit, se gerce, se rompt, et tombe à son tour pour être remplacé par un autre, qui subit la même altération. Cette altération, toujours longue et rebelle, présente des paroxysmes dans lesquels on remarque du gonflement et une rougeur assez vive des lèvres. Cette éruption est bien distincte d'une autre inflammation passagère des lèvres, également accompagnée de gerçures et d'une desquamation de l'épithélium, et qui est produite par le froid, ou qui souvent se montre à la suite de quelques maladies aiguës; la durée de cette dernière affection est tout à fait passagère, tandis que celle du pityriasis est longue et indéterminée. Les causes du pityriasis des lèvres sont souvent obscures; je l'ai observé chez deux malades grands parleurs, et qui avaient l'habitude de se mordre les lèvres.

Cette affection est bien distincte de la *perlèche* ou du *bridou*, épidermo-dermite commissurale streptococcique de la bouche des enfants, ou du « *male che corre* » décrit en Italie (1).

b. L'eczéma de la semi-muqueuse s'observe *sur les deux lèvres*, mais avec prédominance à la lèvre inférieure, tantôt occupant toute l'étendue de la surface rouge, tantôt plus particulièrement limité à la ligne intermédiaire entre la muqueuse buccale, et la partie rouge des lèvres; assez souvent, enfin, s'étendant ou débordant alentour et vers les commissures. Dans la variété qui occupe la ligne de jonction de la muqueuse et de la peau, les paroxysmes s'accusent par une *fissuration* en lignes verticales parallèles, extrêmement douloureuses, souvent saignantes, et régulièrement bordées de croûtelles melliformes plates. La figure 1 de la Planche V, ci-contre (2), en représente un exemple typique.

c. Le *traitement* de toutes ces localisations est laborieux, à titre local, et à titre général.

Localement, dans les périodes irritables, dans les paroxysmes, *pansements moites* avec des plaquettes de lint imprégnées des solutions résorcinées ou

(1) Voir J. Lemaistre, *De la perlèche ou du streptococcus plicatilis*, in-8°. Limoges, 1886. — O. Moretti, Affect.. spéc. de la lèvre infér., etc. *Rivista clin. di Bologna*, 1886. Cf. Fl. Jaja, *Giorn. ital. d. Malatt. ven. e d. pelle*, 1887. — I. A. Fordyce, A peculiar aff. of the muc. membr. of the lips, etc. *Journal of cut. and g. u. Diseases*, nov. 1896. — H. Stelwagon, Two cases of persist. exfol. of the lips, *même recueil*, 1900, p. 268.

(2) La figure 1 de la planche V (p. 236), représente un moulage de Baretta déposé dans le Musée de l'hôpital Saint-Louis en 1895 par A. Fournier, et étiquetée *Eczéma de la semi-muqueuse labiale*. C'est par une *erreur* de composition, que notre Planche porte pour intitulé : « Eczéma orbiculaire des lèvres ».

ichtyolées *faibles*, maintenues par des plaquettes de caoutchouc élastique (1).

Dans les variétés communes (celles qui coexistent avec la neuro-stéatodermie de la face), on obtient quelques succès par les astringents légers, *ratania* et *borax*; les substitutifs, le *savon mou de potasse*, l'*huile de cade* ou de *bouleau*; mais la nervosité de beaucoup des sujets atteints d'eczéma exfoliant des lèvres rend ces moyens aléatoires. Quelques malades s'en tiennent à l'un des *palliatifs* que nous leur avons indiqués et qui consiste, une ou deux fois par vingt-quatre heures, à appliquer à la surface rouge des lèvres une couche de *traumaticine*, ou de *vernis à l'acétone*, ou de baudruche gommée au baume du Commandeur, etc., transparents ou colorés; arrivant ainsi, non seulement à dissimuler, mais, par l'occlusion permanente, à améliorer l'état pathologique. Chez les sujets qui s'y prêtent, les *scarifications linéaires* réitérées un nombre de fois suffisant amènent des résultats positifs. L'*électrothérapie*, générale et localisée, trouvera certainement à intervenir utilement dans les variétés stéato-neurotiques.

IV. Eczémas des oreilles. — L'*eczéma des oreilles* est très fréquent dans ses trois localisations principales : — *a. plis rétro-auriculaires*; — *b. lobule et pavillon*; — *c. conduit auditif externe*.

a. L'eczéma rouge et fissuré, à fond saignant ou diphtéroïde — *streptococcique* (2) — ou croûteux des *plis rétro-auriculaires* représente, *dans les formes les plus diverses*, le *foyer primitif* ou le *reliquat* d'eczémas périphériques; il doit être *recherché* et poursuivi avec le plus grand soin. Asepsie immédiate par les lotions, les pulvérisations; poudres inertes et cataplasmes au premier début; très rapidement, pommades d'abord anodines, badigeonnages au nitrate d'argent, ou cautérisation du *fond* des fissures au nitrate d'argent blanc mitigé, à pointe fine, suivie de l'attouchement avec la pointe du crayon de zinc métallique (3).

Dans tous les pansements, de règle absolue, les surfaces de contact, jusqu'au fond du pli rétro-auriculaire, seront séparées soit par du coton hydrophile, soit par des compresses de gaze aseptique, ou boriquée, découpées de façon à s'adapter exactement à ses contours.

b. L'eczéma du *pavillon*, de la *conque*, et des *plis*, est très fréquent dans les formes communes, soit partiel, soit étendu au pavillon entier, soit limité au lobule — rougeur, tuméfaction, suintement, croûtes, etc.; — variété spéciale, débutant par les canaux de perforation des boucles d'oreille. L'eczéma des pavillons, *très irritable*, rebelle, très ordinaire à l'état *chronique* — parcheminé, lichénisé, sec, exfoliant, fissuraire — réclame la série graduée entière des médications locales, et, au premier rang, les pansements moites bien exécutés, les *douches tièdes pulvérisées*, anodines, puis résorcinées, coaltarées, etc.

(1) Pour la technique, voir plus haut, p. 186 et suiv. et p. 235.

(2) Voir plus haut, *Eczémas infectés*, p. 110-113.

(3) Voir plus haut, p. 217 et suiv.

Dans les eczématisations produites par la perforation du lobule, non aseptiquement exécutée, les *boucles* doivent être *enlevées*, et *remplacées*, jusqu'à guérison, par des *fils de soie aseptique* noués à 1 centimètre au-dessous du lobule, pour éviter l'oblitération des canaux de perforation.

c. L'eczéma des *conduits auditifs* est des plus fréquents. Malgré sa diversité de nature et de causes il revêt, en raison de la particularisation des canaux auriculaires, une grande uniformité de symptômes subjectifs et de phénomènes objectifs. Il constitue les foyers primitifs et les reliquats les plus ordinaires à rechercher, et à éteindre, chez les eczémateux de tout ordre.

L'eczéma du conduit auditif est commun dans la *série « séborrhéique »*, depuis le catarrhe sec fruste, jusqu'aux eczématisations actives; il a, pour séquelle fréquente, les *glomérulites furonculeuses* et il est essentiellement récidivant. Chez les sujets prédisposés il naît, ou s'exaspère, sous l'action des troubles digestifs ou des aliments eczématigènes; sous l'influence du froid, et sous l'action des irritations locales de tout ordre — *négligence des soins de l'oreille*; *grattage* avec les cure-oreille improvisés; etc., etc.

Aussitôt le diagnostic établi, le *traitement* général et l'hygiène locale propres à l'état particulier du sujet institués, la médication locale peut être appliquée dans les meilleures conditions. Mise immédiate en état aseptique de la surface et de la cavité du conduit auditif à l'aide de pinceaux de ouate stérilisée hydrophile moites, *non coulants*, de solutions résorcinées *faibles*, ou graissés *légèrement* de vaseline boriquée. Applications des *pommades* par les mêmes procédés aseptiques, pommades anodines d'abord à l'*oxyde de zinc* ou au *sous-nitrate de bismuth*; huile stérilisée, faiblement additionnée d'*huile de cade* ou de *bouleau blanc*, à 1 pour 20, etc.; maintien d'un duvet d'ouate stérilisée dans la conque. Puis, s'il y a lieu, pommades faibles à l'*ichtyol*, au *calomel*, à l'*oxyde jaune*, avec la direction et la surveillance nécessaires. Dans les cas rebelles, il y a lieu de recourir aux *médications substitutives* parmi lesquelles les applications de *nitrate d'argent* sont au premier rang [1].

[1] I. M. Lermoyez et M. Boulay — *Thérapeutique des Maladies de l'oreille*, Paris, 1901, p. 257, 258 — emploient le nitrate d'argent quand les pommades modificatrices restent sans effet; quand l'eczéma aigu *tend* à passer à l'état chronique, et, particulièrement, quand le conduit se remplit incessamment de squames humides et épaisses; voici leur technique :

« Le nitrate s'emploie de deux façons : I. Le conduit préalablement nettoyé soigneusement avec un porte-ouate, *on y introduit une mèche de coton imbibée d'une solution de nitrate d'argent au 1/40e*, et on laisse les choses en place pendant quarante-huit heures. Pour éviter que la solution se répande dans la conque, et sur les parties voisines qu'elle noircirait, on bouche le méat avec un tampon de coton sec enduit de vaseline. Au bout de deux jours : *a*. ou bien le suintement aura cessé; la peau du conduit sera d'un rose vif, et à peine recouverte de quelques squames sèches, et l'application d'une pommade anodine suffira à achever la guérison; *b*. ou bien le conduit sera encore humide; il faudra, alors, introduire une nouvelle mèche imbibée de la solution de nitrate, et recommencer jusqu'à siccité complète. — II. Si l'on n'arrive pas à obtenir la siccité par ce moyen, on *verse dans l'oreille*, après avoir fait incliner la tête du côté opposé, *une solution de nitrate d'argent à 1/10e*, et on l'y laisse séjourner trois minutes; au bout de ce temps, on fait écouler le liquide de l'oreille et on le remplace par de l'eau salée, afin de neutraliser ce qui reste de solution argentique dans le conduit. Cette eau salée étant à son tour chassée de l'oreille après un séjour de quelques instants, on sèche le conduit avec le plus grand soin, car on vient d'enfreindre la règle formulée au début de ce chapitre, qui interdit l'emploi des pansements

En réalité, l'eczéma permanent des conduits auditifs réclame, dans son traitement externe, la connaissance suffisante des techniques et des médications réglées par la thérapeutique otologique; mais d'autre part il exige, pour être traité efficacement, dans un grand nombre de cas, l'enquête *médicale* sur l'état général dont il n'est souvent qu'une expression, et particulièrement l'enquête sur l'état urinaire, hypophosphatie, glycosurie [1], etc., etc. [2].

humides. Pour finir, on introduit dans l'oreille une mèche enduite de pommade inerte, ce qui est toujours le dernier terme du traitement. Il est bon de continuer l'usage de la pommade pendant quelques jours après la cessation complète de tout phénomène inflammatoire. — III. Dernière et importante recommandation : Que le malade n'introduise pas d'eau dans son oreille; qu'il ne la lave pas pendant les trois ou quatre semaines qui suivent sa guérison; le nettoyage à sec doit être substitué à l'introduction d'éponges ou de linges humides. »

II. Hermet — Trait. de l'Ecz. par E. B. Traité de thérap. de Robin, *lieu cité*, p. 215, — conseille la pratique suivante :

« Après avoir nettoyé et lavé le conduit auditif avec un pinceau stérilisé, imprégné de liqueur de van Swieten pure, on y introduit une mèche de coton imbibée d'une solution de nitrate d'argent à 10 pour 100, dont le volume est proportionné au diamètre du conduit, et qu'on laisse en place pendant vingt-quatre heures. Lorsque, le lendemain, on enlève la mèche on ne constate plus trace de vésicules ni de dermatite et tous les symptômes subjectifs ont disparu. Le conduit présente une coloration noire uniforme. Au bout de deux ou trois jours, desquamation gris foncé. La douleur éprouvée est peu considérable. Si une poussée nouvelle d'eczéma se produit, on a de nouveau recours à l'application du nitrate d'argent, qui donne les mêmes résultats. »

(1) Voir M. Lannois, Les affections de l'oreille chez les diabétiques. *Lyon médical*, t. XC, III, 1900, p. 253-259, où on trouvera la bibliographie antérieure.

(2) M. Lermoyez — Traitement de l'eczéma de l'oreille, *Presse médicale*, janvier 1900, nº 1, p. 5-7, — tout en donnant les détails les plus minutieux sur la série des médications locales à mettre en pratique dans l'eczématothérapie auriculaire, n'en a pas moins formulé à son sujet des propositions *médicales* de première importance pratique.

« L'eczéma de l'oreille est une affection des plus fréquentes, qui désespère le malade par sa ténacité et décourage le médecin en raison des exacerbations que produit la moindre faute de thérapeutique. Impossible, malheureusement, d'indiquer une ligne de conduite simple et constante; il faut *respecter les caprices de chaque peau*. De là résulte, dans les Traités classiques, confusion et même contradictions qui ne sont pourtant qu'apparentes.... »

« Le *traitement général* est nécessaire, mais insuffisant. Les médecins ont le tort de s'y borner; les auristes ont le tort de le négliger. — *Régime. Boissons interdites :* café et thé, alcool, liqueurs, vin pur. *Aliments défendus :* charcuterie, sauf le maigre de jambon; gibier, si faisandé; poissons de mer transportés; aliments épicés; fromages faits. — *Hygiène.* Aller régulièrement et suffisamment à la garde-robe. Ne pas prendre de bains chauds. — *Médication médicale.* Elle vise naturellement le terrain. On prescrira autant que possible (?) : aux *arthritiques* : les alcalins, une saison à Vichy, Royat ou une saison sulfureuse, Luchon; aux *goutteux* : la lithine, ou une saison à Contrexéville, Vittel, Evian; aux *scrofuleux* : l'iode, l'huile de foie de morue, ou une saison aux eaux salines, Salies, Kreuznach, ou chlorurées arsenicales, la Bourboule; aux *névropathes* : les bromures, la valériane, ou une saison à Néris, Divonne, Bigorre. — *Médication spécifique* (?). — Il n'y a pas de médicament spécifique de l'eczéma, pas même l'*arsenic*, qui prétend à ce titre. Cependant, faut-il, oui ou non, le prescrire? a. *Non*, tant qu'il y a encore la moindre trace d'un état inflammatoire; b. *Oui*, dans les eczémas très nettement chroniques, pityriasiques ou lichénisés.

« Au point de vue de la prophylaxie, rechercher la cause de l'eczéma de l'oreille et la supprimer. Cela est facile dans les cas rares où elle est *locale*, comme dans les circonstances suivantes : 1° *Pansements d'oreilles insuffisants chez les otorrhéiques. a.* Instituer des pansements propres et rationnels; *b.* rapprocher les pansements, s'ils sont trop espacés. — 2° *Emploi de substances mal tolérées par le conduit des otorrhéiques.* Iodoforme, salol, airol, traumatol; à supprimer. — 3° *Cas de phtiriase; cas de séborrhée du cuir chevelu.*

« *Mais, en dehors de ces cas rares, c'est surtout en traitant l'état général qu'on fera la meilleure prophylaxie de l'eczéma de l'oreille.* »

V. Eczémas du col. — Indépendamment des localisations de l'eczéma commun généralisé qui donnent lieu aux indications ordinaires, on observe, dans la région du col, des variétés *localisées*, particulièrement *irritables*, *rebelles* et tenaces, plus fréquentes chez la femme, et chez l'enfant. Ordinairement symétrique, en collier, l'eczéma localisé du col se *lichénise* communément, et forme, parfois à son début ou à sa terminaison, des plaques prurigineuses, sèches, fendillées, lichénoïdes. Plusieurs des « *eczémas* » de cette région représentent simplement des eczématisations *secondaires* aux prurigos, et particulièrement aux prurigos localisés en plaques, ou pseudo-lichens.

Dans les premières périodes, la moindre erreur d'application peut provoquer une exacerbation intense ; et la circonspection s'impose : poudres inertes, mousselines aseptiques, pansements moites. Ultérieurement, pommades anodines, puis actives, mais avec retour *préparé* aux applications calmantes à la moindre exacerbation. Dans les formes lichénisées en plaques, *emplâtres d'oxyde de zinc*, d'*huile de foie de morue*, d'*huile de cade*, exactement de la forme et de la dimension des surfaces malades; pulvérisations résorcinées ; pansements de protection contre le frottement des vêtements.

III

ECZÉMAS DES RÉGIONS PILAIRES DE LA TÊTE. — CUIR CHEVELU BARBE ET MENTON. — SOURCILS. — BORDS CILIAIRES

I. Eczémas du cuir chevelu. — La prédisposition individuelle à l'eczéma et les conditions eczématigènes communes règlent le développement et les vicissitudes des eczémas au cuir chevelu comme dans les autres régions ; mais les dystéatidroses et les dyskératoses pityrodes, avec les germinations parasitaires qui les accompagnent, représentent l'état *préalable*, sans lequel ils ne se produiraient ordinairement pas.

De ces notions dérive, d'abord, une conclusion de première importance pratique : c'est que, chez les sujets prédisposés, l'*hygiène du cuir chevelu* devra être l'objet de soins particuliers, et que, dans un grand nombre de cas, il sera possible de prévenir le développement des eczémas de la région, à la fois par ces soins, et par l'attention apportée, d'autre part, à prévenir, ou à supprimer, toutes les *conditions internes* reconnues pathogènes au point de vue eczématique. Mieux vaudra pour les malades, et pour les médecins, être pénétrés de ces notions de *prophylaxie*, que d'être pourvus des innombrables formules publiées sur le traitement des polydermites du cuir chevelu des deux sexes, et de tous les âges.

Il ne saurait être trop répété que beaucoup des eczémas du cuir chevelu sont *précédés*, *préparés* dans leur localisation par une série d'états pathologiques plus ou moins *latents*, tels que l'osmidrose et l'hyperstéatose infantiles,

les parakératoses pityrodes vulgaires les plus communes, les plus banales, les plus torpides en apparence; les plaques « séborrhéiques » figurées de tout ordre, etc., qui, toutes, subissent l'action *exacerbante* des conditions internes, et procèdent par *paroxysmes* comme l'eczéma le plus net, et comme en témoignera ostensiblement l'eczématisation secondaire, une fois réalisée. Il n'est pas une de ces altérations que les irritations externes les plus diverses ne puissent *eczématiser* avec une facilité réglée par la condition individuelle accidentelle ou habituelle.

En effet, ces *affections pré-eczématiques* du cuir chevelu confinent, de si près, aux eczémas proprement dits de la même région, que, en dépit des protestations élevées, il est impossible de dire toujours exactement où l'une a fini, et où l'autre commence. Et quand le cycle de l'eczéma aigu est au déclin, il est difficile d'en fixer cliniquement le terme précis; peu à peu, on voit reparaître la dyskératose, l'hyperstéatose, l'exfoliation pityriasique, etc., lesquelles, si elles ne sont pas rectifiées par un traitement local et général approprié demeureront, chez les prédisposés, le point de départ des rechutes et des récidives d'eczématisation.

Il est donc indispensable, en présence d'un cas d'eczéma du cuir chevelu accusé par les phénomènes objectifs et subjectifs ordinaires du processus eczématique, de se rappeler que l'eczématisation proprement dite ne représente, ordinairement, dans ces cas, qu'un élément du complexus entier, lequel comporte l'existence des lésions pré-eczématiques, et des infections secondaires simples ou multiples.

A. Au cuir chevelu comme dans toutes les régions pilaires, l'eczématisation secondaire peut être accusée seulement par une desquamation vague, diffuse, quelquefois localisée en îlots ou figurée, en petites lamelles sèches, ou, au contraire, graisseuses, traversées par le poil ou l'engainant à sa base, et recouvrant une surface hyperémique, grasse, mais *suintante au grattage*, lisse, avec ou sans dilatation des orifices folliculaires — *ecz. pityrode*, ou *pityriasis eczématique*. Quand le processus eczématique, additionné des infections adventices, est décidément établi, les altérations peuvent s'étendre au canal folliculaire, ou au glomérule; la série est alors modifiée, et les complications de folliculite canaliculaire ou profonde, et d'idradénite, prennent le premier plan — *ecz. sycosiforme*; *ecz. pilaire profond*, *furonculeux*, etc. (1).

Fréquemment, les altérations *débordent* le cuir chevelu; elles progressent de haut en bas, du centre à la périphérie, envahissant régulièrement le front, les paupières et le reste de la face (2), la région de la nuque en arrière, et les régions auriculaires.

B. *Période aiguë et suraiguë.* — Dans les eczématisations aiguës, ou suraiguës, du cuir chevelu, quand sa surface est d'un rouge intense, œdématiée, lisse brillante, spongieuse, suintant un liquide visqueux à coagulation

(1) Voir, plus haut, *Eczéma séborrhéique*, p. 113 et suiv.; et plus bas les articles *Impétigo* et *Folliculites*; et dans les tomes III et IV, les mots *Pityriasis*, *Séborrhée*, *Séborrhéides*.
(2) Voir plus haut Figure 19, p. 229.

rapide qui agglutine les cheveux, et va se concréter en croûtes variées selon la dominante micrococcique de la polydermite, ou a déjà constitué des concrétions sordides, la première indication à remplir est la *désinfection locale*.

La douche tiède en arrosoir, ou la pulvérisation tiède avec les solutions dont nous avons donné les formules [1], de *salicylate*, de *bicarbonate*, de *biborate* ou de *boroborate de soude* (*boricine*) conviennent absolument, après avoir, s'il y a lieu, badigeonné, imprégné les cheveux et les agrégats croûteux avec de l'*huile* additionnée de 1 pour 100 de *baume du Pérou*, d'*acide phénique*, d'*acide salicylique*, de *naphtol*, etc.; puis l'action à intervenir varie selon qu'il s'agit d'un homme ou d'un enfant, ou d'une femme à chevelure longue.

a. S'il s'agit d'un *homme* ou d'un *enfant*, aussitôt la chevelure imprégnée, et les croûtes ramollies, les cheveux sont *coupés* ras, aux ciseaux. Cela fait, la surface entière est pansée avec un cataplasme de fécule, très humide, tiède, suivant les règles indiquées plus haut [2], et, aussitôt qu'elle est détergée et désinfectée, on substitue les pansements moites avec les mousselines aseptiques ou aseptisées, imprégnées des infusions ou solutions employées pour les lotions et indiquées ci-dessus [3], recouvertes de baudruche de caoutchouc aseptique, et maintenues par une capeline. Très rapidement, on peut simplifier les applications, en faisant l'occlusion imperméable simple à l'aide d'un bonnet de caoutchouc élastique, adapté à la dimension de la tête, enfoncé jusqu'au sommet, puis les bords relevés pour n'être pas en contact avec la peau saine du front — les oreilles sont séparées de la région mastoïdienne par des bandelettes d'ouate aseptique; le bonnet est lavé à eau froide coulante, toutes les quatre heures environ [4].

Soir et matin, un savonnage léger; pulvérisation tiède; nettoyage *complet* au coton hydrophile, sous la douche pulvérisée. Dans les formes simples, etc., *sans folliculites*, si ces pansements sont exécutés correctement, et *aseptiquement*, l'eczématisation s'atténue rapidement, et il suffit de peu de jours pour arriver à la cessation des phases aiguës. Mais s'il existe une impétiginisation *folliculaire*, la médication adéquate devient celle des polydermites à prédominance impétigineuse, des *impétigos* du cuir chevelu [5].

b. Pour les *très jeunes enfants*, le traitement sus-indiqué comporte des atténuations de mise en pratique : le bonnet de caoutchouc élastique sera remplacé par des « béguins » en toile fine de caoutchouc, ou en gaze sur laquelle sont fixées par quelques points de fil les plaquettes de toile fine ou de baudruche de caoutchouc, changées toutes les trois heures environ, bien

(1) Voir plus haut, p. 179 et suiv.; et E. Besnier, Traitement de l'eczéma. *Traité de thérapeutique appliquée de A. Robin, lieu cité*, p. 130.
(2) Voir p. 185, 186.
(3) Voir p. 179 et suiv.
(4) Voir plus haut, *Occlusion imperméable*, p. 186 et suiv.
(5) Voir plus loin Sabouraud, art. *Impétigo*, et *Folliculites*.

nettoyées, et réemployées seulement quand elles auront été séchées et désinfectées, ou bien on les appliquera sur des compresses moites d'eau bouillie simple, ou additionnée. A chaque changement, la tête sera essuyée au coton hydrophile moite d'eau boriquée tiède, ou d'eau coaltarée, ou savonneuse faible.

c. Chez les *femmes* et chez les *jeunes filles*, à moins que l'eczématisation ne soit très ancienne, rebelle, ou que la chevelure soit dans un état de dégradation rendant le sacrifice indispensable, les cheveux seront conservés; mais la difficulté du traitement en est notablement accrue. La douche en arrosoir, en pluie fine, la douche de vapeur pulvérisée tiède simple ou additionnée, les lotions huileuses simples ou additionnées, qui viennent d'être indiquées, doivent être employées jusqu'à désinfection et déblaiement complets.

Matin et soir, la pulvérisation et le nettoyage terminés, les cheveux sont ramenés sur le haut de la tête, et l'on applique un bonnet de caoutchouc, à partie supérieure évasée, dont l'occlusion marginale est assurée à l'aide d'un ruban de laine, et on isole les oreilles comme il a été indiqué. Toutes les cinq ou six heures, lavage aseptique du bonnet.

C. *Période d'état et de déclin*. — *a*. Dans l'*enfance*, aussitôt que l'irritation décline, tout en continuant les lotions soir et matin, et, la nuit, l'occlusion moite ou imperméable, on panse, le jour, avec des plaquettes de *lint* aseptique neutre imprégnées de *liniment oléo-calcaire* stérilisé, ou enduites de *vaseline simple*. Ce traitement de transition, *exécuté aseptiquement*, suffit souvent à la guérison; il n'y a lieu d'agir plus activement que si l'amélioration ne progresse pas manifestement, et chez les enfants qui ne présentent pas les contre-indications que nous avons formulées [1].

Dans les formes communes, Lassar, après avoir fait laver deux fois par jour le cuir chevelu avec de l'infusion de camomille tiède et du savon, pratique à la suite des lavages une onction avec la vaseline salicylée et benzoïnée.

℞ Acide salicylique	1	gramme.
Teinture de benjoin	2	—
Vaseline jaune	50	—

M. s. a.

Quelques enfants supportent cette application, mais il est prudent de commencer la première à doses restreintes :

℞ Acide salicylique	0gr,25
Teinture de benjoin	V gouttes.
Vaseline stérilisée	50 grammes.

M. s. a.

Onction à exécuter avec des pinceaux de ouate renouvelés chaque fois, en

[1] Voir plus haut, p. 71, IV; p. 174, E; p. 176, G.

ne reportant jamais sur la pommade le pinceau qui a servi, comme le feront inévitablement les mères, si elles ne sont pas informées par le médecin.

Dans la même série se place l'indication des pâtes d'oxyde de zinc, simples ou faiblement salicylées, etc. [1]; *pansement* avec capelines de mousseline aseptique simple, vaselinée, moite ou sèche [2].

b. Chez l'homme et chez le jeune sujet, le bonnet de caoutchouc ou les enveloppements moites continuent à être appliqués la nuit; le matin et le soir, *douches pulvérisées*, nettoyage au *savon d'ichtyol*, ou à l'*eau coaltarée*, ou avec les solutions boriquées, boricinées, phénosalylées, etc.; pendant le jour, si le malade est hospitalisé ou retenu, essai des onctions avec l'*huile de cade* mitigée, ou avec les *glycérolés cadiques* [3]; si la sensation de chaleur et d'irritation persiste au delà d'une demi-heure à une heure, lavage de la tête à la douche pulvérisée, et pansement moite simple, ou applications anodines provisoires.

C. *Période de déclin confirmée*. — *a*. La période aiguë décidément finie, et quand il reste seulement de la rougeur légère, des squames, de la dyskératose, un peu de prurit, la série progressive des médications intensives commence. Le plus habituellement, nous débutons par la pommade suivante, avec laquelle il est fait tous les soirs une onction sobre sur le cuir chevelu :

℞ Résorcine. . . . . Acide salicylique.	⎫ ââ 0gr,10 à 0gr,30. ⎭
Huile de cade, ou huile de bouleau, ou baume du Pérou. . . . . 1 à	4 grammes.
Soufre précipité récemment préparé . . . . . 1 à	2 —
Vaseline, ou lainine hydratée, ou axonge benzoïnée ou stérilisée, ou alcptine, etc.	30 —

M. s. a.

Le matin, la tête est lavée aseptiquement à l'eau chaude avec un *savon d'ichtyol* ou de *goudron*.

b. Dans toutes les variétés rebelles, sèches, psoriasiformes, l'*acide pyrogallique*, seul ou uni à l'*ichtyol* et à l'*acide salicylique*, constitue l'agent thérapeutique essentiel, l'*acide chrysophanique* étant laissé de côté en raison de la coloration qu'il donne aux cheveux, et du voisinage des paupières particulièrement irritables par la chrysarobine.

[1] Voir plus haut, Pâtes de zinc, p. 196 et suiv.

[2] Pour les enfants du second âge, DARIER — Trad. franç. de Leistikow citée, p. 280, — recommande de traiter l'eczéma suintant et croûteux du cuir chevelu par les compresses humides imbibées de solutions aqueuses de *boricine* (à 2 pour 100) ou d'*ichtyol* (à 1 pour 100), puis par un *glycérolé à l'ichtyol*, ou un *glycérolé cadique* :

℞ Glycérolé d'amidon neutre		30 grammes.
Ichtyol ou huile de cade . . . . 1 à		2 —
Kaolin . . . . Carbonate de magnésie	⎫ ââ 3 ⎭	—

Terminer par l'application d'une pâte.

[3] Voir plus haut, p. 208.

a. ℞ Acide pyrogallique . . . . 1 à 2 grammes.
Vaseline, ou axonge, ou lainine hydratée. . . . 30 . —
M. s. a.

b. ℞ Acide pyrogallique. . . . . 1 à 2 grammes.
Ichtyol.. } ää 0gr,15 à 1 gramme.
Acide salicylique . . . . }
Axonge ou lainine hydratée. . . . . 30 grammes.
M. s. a.

Ces pommades, convenablement appliquées, toujours dosées pour chaque cas, sont généralement bien supportées, au moins pendant quelques heures; si une irritation se prolonge : lavage, douches pulvérisées, pansements moites, pommades anodines, temporairement.

c. Chez la femme ou chez la jeune fille, quand la chevelure est conservée, les frictions se font avec de très petites quantités de pommade, dans les raies; lavages à l'aide de douches pulvérisées tièdes; à défaut, avec des boulettes de coton hydrophile imprégnées d'*eau coaltarée* ou additionnée d'*extrait fluide de panama*, de décoction chaude et savonneuse de bois de Panama, ou de *solutions saponinées*, etc., ou avec les divers savons simples ou médicamenteux, le *savon d'ichtyol* en particulier selon la technique aseptique.

D. *Période consécutive.* — L'eczéma du cuir chevelu doit être poursuivi dans son traitement jusqu'à l'*extinction* des derniers *reliquats*. Après la guérison des phénomènes d'eczématisation presque toujours *secondaires*, persistent, ou réapparaissent, les *altérations pré-eczématiques*. Il en doit être fait une observation attentive et un traitement approprié [1]; le malade sera averti des soins particuliers que son cuir chevelu réclame; et, sauf les cas où l'eczéma du cuir chevelu ne serait que partie intégrante d'un eczéma généralisé, ces soins suffiront ordinairement à empêcher les *rechutes* et les *récidives*, lesquelles restent, au contraire, très probables dans les circonstances opposées.

II. Eczémas localisés de la barbe et du menton. — A. Quand un eczéma simple ou compliqué, aigu ou chronique occupe la région velue de la face chez l'homme *en même temps* que le reste du visage, il ne présente dans sa nature, sa durée ni dans sa marche aucune particularité importante. Les soins réclamés par la localisation pilaire consistent uniquement dans l'obligation de couper la barbe aux ciseaux, et de la maintenir ainsi jusqu'à guérison; on peut alors appliquer les cataplasmes pendant toute la période aiguë, les pansements moites de tous les types, et, ensuite, la série graduée des pommades curatives appropriées, particulièrement celles qui ne sont pas tinctoriales, en raison de leur application sur les parties découvertes.

Quant à la plupart des affections *exclusivement* localisées à la barbe et au menton, « eczémas de la barbe, eczémas pilaires du visage », elles correspondent à plusieurs espèces de *polydermites pilaires* distinctes, qui réclament une

[1] Voir plus haut, « *Eczéma séborrhéique* », p. 113 et suiv.

étude *nouvelle*. Les unes, secondaires à des parakératoses grasses de la série « séborrhéique » de Unna, occupent, ou non, en même temps les sourcils et les cils. Ce sont des affections généralement rebelles, de durée indéterminée, le plus ordinairement sèches et parakératosiques, avec hyperdermite, rougeur permanente, folliculites à répétition, angiofolliculites pilaires para-eczématiques — *séborrhéides pustuleuses et végétantes pyofolliculaires* de Hallopeau (¹) — suivies d'alopécie partielle, temporaire ou définitive, cicatricielle.

B. Quelle qu'en soit la nature réelle, à déterminer à nouveau, les polydermites pilaires dont il s'agit peuvent être traitées avec succès dans les formes légères et moyennes; mais il existe des formes graves, absolument rebelles.

Voici les indications principales à remplir :

a. Les poils doivent être tenus tout à fait ras, aux ciseaux, aussi longtemps qu'il y a de l'irritation, manifestée soit par la rougeur de la peau, soit par l'état vitreux des gaines, etc.; pendant la nuit, applications de *cataplasmes de fécule* tièdes, de compresses de mousseline ou de lint imprégnées de *solutions résorcinées* à doses croissantes 1 à 5 pour 1000; le matin, et une autre fois dans la journée, *pulvérisation* de dix à vingt minutes avec eau tiède *résorcinée* ou *coaltarée* aux mêmes doses, suivie d'une lotion rapide à l'aide de coton aseptique imprégné, légèrement, d'*alcool résorciné* ou *boriqué*.

℞ Résorcine ou acide borique.	1	gramme.
Alcool à 90°.	100	—
Dissolvez.		

Puis, onction avec une très petite quantité de pommade faible à l'*oxyde de zinc*; on essuie et on poudre légèrement. Ces moyens de traitement mis en action seulement le soir, le matin, et pendant la nuit, permettent au patient de ne pas changer son existence ordinaire (²).

b. La période irritative dépassée, pommades substitutives, résolutives, réductrices, parties égales de vaseline, et d'*emplâtre de protoxyde de plomb* (pommade de Hebra); *glycérolé cadique*, pommades *au calomel, au cinabre;* exceptionnellement *nitrate d'argent*. Dans les cas rebelles, à récidives incessantes, l'*épilation méthodique*, réitérée à plusieurs reprises, est le seul moyen absolu. *Scarifications linéaires* après épilation. Les folliculites intercurrentes rebelles sont aisément réprimées par *l'électro-caustique*, qui peut aussi, *en applications très superficielles*, devenir un modificateur local favorable. C'est de l'ensemble, judicieusement réglé. et de la succession des divers moyens sus-indiqués, limités dans l'exposition ci-dessus, à ceux dont l'action *réelle* nous a été démontrée dans une longue pratique, que dériveront les résultats heureux. Ajoutons que, chez de tels malades, nous n'avons jamais dédaigné d'avoir recours à tous

(¹) Voy. Hallopeau et Leredde, *Traité pratique de dermatologie*, Paris, 1900, p. 830-831, et publications antérieures avec Le Damany et Laffitte, *Société franç. de dermatol.*, 1894 et années suivantes.

(²) L'obligation de *simplifier* la thérapeutique dermatologique, et de prescrire, toutes les fois où cela est possible, des traitements *ambulatoires*, s'impose dans la pratique urbaine.

les agents de la *médication interne*, ni de faire l'enquête complète sur leur *état organique* et *fonctionnel*, pour le rectifier s'il y a lieu.

C. Dans la *région pilaire du menton*, au *pli sous-mentonnier*, le plus habituellement, la polydermite eczématique occupe le *pli sous-labial* qui se *fissure*, et la saillie de la houppe; quelquefois, exceptionnellement, d'une manière symétrique la lèvre supérieure, les parties juxta-commissurales et le menton, comme dans le cas représenté ci-contre, Fig. 20 [1].

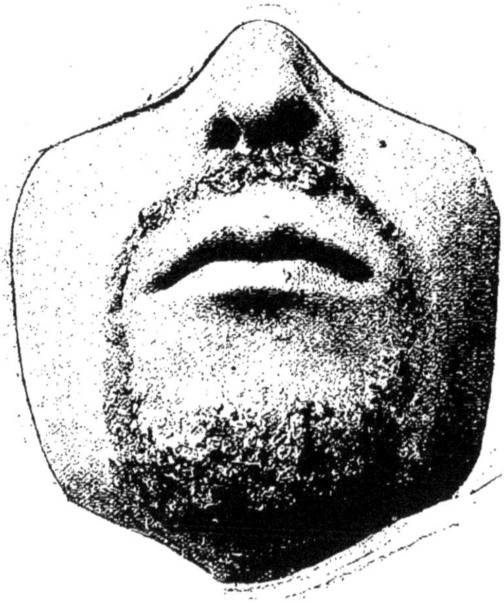

Fig. 20.

Toutes les indications générales et locales du traitement sont de même ordre que celles que nous venons de formuler ci-dessus; elles doivent être exécutées d'une manière rigoureuse et précise, car la plupart des polydermites mentonnières sont extrêmement *rebelles*.

III. Eczémas sourciliers et ciliaires. — A. Quand l'*eczéma sourcilier* fait partie intégrante d'un eczéma facial généralisé vulgaire, son traitement se confond avec celui de l'affection dans son ensemble. Mais s'il est localisé, limité aux sourcils, il constitue une des variétés les plus nettes de l' « eczéma » pilaire « séborrhéique », dans lequel la permanence de la qualité eczématique propre est discutable, mais que nous indiquons sommairement à cause de sa fréquence et de son grand intérêt pratique, et parce qu'il est régulièrement pré-eczématique ou para-eczématique.

Primitive ou secondaire, isolée, ou coexistant avec la xérodermie pilaire, avec la stéatorrhée dépilante du cuir chevelu, ou la stéatorrhée névrotique de la face, la polydermite « eczématique », la *stéatodermite* des sourcils est une affection essentiellement chronique, dépilante, et qui devient régulièrement

[1] La figure 20 reproduit la pièce n° 946 du musée de l'hôpital Saint-Louis, déposée par A. Fournier, en 1885, et étiquetée *Eczéma pilaire*, région de la barbe.

une obsession (dermatomanie). La peau est rouge, squameuse; les malades n'osent plus toucher aux sourcils, et les surfaces se recouvrent de croûtes grasses et de squames.

Après avoir rempli les indications *thérapeutiques* générales relatives à la *condition individuelle* des sujets, et à la *condition nerveuse* qui est régulièrement chez eux très accentuée, la médication locale, très efficace, peut être conduite simplement.

Les exsudats sont ramollis avec de l'huile additionnée de *baume du Pérou*; la région est détergée à l'aide de coton hydrophile et d'eau tiède additionnée de quelques gouttes de *coaltar saponiné*, ou avec du savon d'ichtyol. On fait ensuite une application légère, toujours avec une boulette de coton hydrophile, d'une goutte d'*huile de cade*, d'*huile de bouleau blanc*, ou d'*un peu* des *pommades soufrées*, *salicylées*, *résorcinées*, que nous avons indiquées pour le cuir chevelu. Si la médication est menée exactement et résolument, et après la phase mélancolique causée par la chute des poils caducs provoquée par les premières applications, le calme se rétablit, et la guérison s'obtient, ou un état normal satisfaisant, à l'aide de la *continuation* méthodique des soins locaux.

B. Bien que la *nature* eczématique absolue de plusieurs des altérations désignées sous les noms d'*eczéma de la base des cils*, *de blépharite ciliaire eczémateuse*, *de marginalite eczémateuse* soit discutable, elles sont en telle connexion, ou en de tels rapports, avec l'eczéma, qu'il serait aussi abusif, *actuellement*, de les éliminer, qu'il peut être utile d'en conserver l'indication sommaire *au titre pratique* qui est la dominante de cet ouvrage. Assurément, le staphylocoque résident *permanent* des bords ciliaires joue un rôle dans le complexus blépharitique au cours du processus eczématique, mais l'eczématisation préalable lui fournit le meilleur terrain de culture qu'il puisse avoir. Inutile d'ajouter que ce staphylocoque résident est le même que le staphylocoque permanent des fosses narines et de la lèvre supérieure, et le même que celui des polydermites « eczémateuses » de la lèvre supérieure et des narines.

Très fréquentes, isolées, ou en coexistence avec d'autres eczémas, et particulièrement *l'eczéma pilaire de la lèvre supérieure*, les localisations ciliaires doivent être poursuivies avec soin, car elles forment des *foyers* insidieux de multiplication eczématique sur place, ou à distance, et amènent l'alopécie ciliaire si elles restent sans traitement.

Indépendamment de l'hygiène oculaire, du traitement général approprié, les soins locaux les plus minutieux sont indispensables; le matin, les bords ciliaires sont essuyés avec du coton hydrophile sec, puis lavés avec un peu d'eau bouillie tiède à laquelle on ajoute quelques *gouttes* de *glycérine boratée* :

℞ Glycérine	50	grammes.
Borate de soude	2	—
Dissolvez.		

Les croûtes ayant été soigneusement enlevées, les bords ciliaires sont lavés avec des boulettes de coton aseptiques *moites* de solution à 1 pour 10000 de *sublimé* ou de *cyanure de mercure* :

℞ Eau bouillie	100 grammes.
Cyanure de mercure, ou sublimé.	1 centigramme.

Dissolvez.

Les érosions et les ulcérations sont touchées très légèrement avec la solution de 0 gr. 10 pour 10 de *nitrate d'argent*; les cils sont enlevés à la pince au niveau des points malades.

Si la lésion a quelque acuité, cataplasmes de fécule, la nuit, et, le jour, à deux reprises, compresses moites de l'une des solutions hydrargyriques ci-dessus, laissées en place pendant dix à vingt minutes.

Aussitôt une amélioration marquée obtenue, lotions avec eau additionnée de quelques gouttes de glycérine boratée, matin et soir; le matin, un peu de pommade d'*oxyde de zinc* faible; le soir, pommade à l'*oxyde jaune*.

℞ Oxyde jaune de mercure. . . . . 5 à	10 centigrammes.
Vaseline.	10 grammes.

M. s. a.

IV. Eczéma sous-narinaire, eczéma de la moustache. Porofolliculite staphylococcique sous-narinaire. — L'épidermodermite porofolliculaire, que nous avons décrite bien longtemps avant la notion des causes micrococciques, sous le nom d'*eczéma récidivant de la lèvre supérieure*, constitue une *individualité clinique* complexe, à laquelle on pourra donner le classement que l'on trouvera conforme aux notions régnantes, mais qui, au point de vue pratique, reste fixée par ses caractères dermatographiques, par l'individualité pathologique des sujets qu'elle atteint, par son origine, son évolution et son traitement.

A. Antérieurement dénommée, mais très incomplètement décrite, sous les noms de *sycosis* et d'*impétigo sycosiforme*, elle est surtout spécialisée par son *origine infectieuse* — lésions micrococciques des fosses narines et des fosses nasales, fréquemment à l'occasion des coryzas provoqués par le refroidissement des extrémités, — *par son siège dans la première partie du canal pilaire* — angio-folliculite staphylococcique, ne dépassant pas l'abouchement du follicule sébacé, et sans péri-folliculite profonde, — et par ses récidives incessantes. Il est tout à fait scientifique de reconnaître que le staphylocoque des lésions narinaire et labiale est identique; mais quel que soit le rôle du microcoque nasal, sa présence n'est nocive pour la lèvre *que* chez certains sujets *prédisposés*. Ceci ne doit pas être oublié dans le concept *nosologique* de cette épidermodermite porofolliculaire à staphylocoque [1].

B. On observe fréquemment la porofolliculite narinaire et sous-narinaire chez les sujets atteints *dès leur enfance*, de blépharites ciliaires, suivies de l'alopécie ciliaire qui les fait aisément reconnaître, et qui *affirme* le rôle de

[1] Cf. L. Perrin et Aslanian. Bactériologie de la lèvre supérieure et des cavités narinaires à l'état physiologique et dans l'eczéma pilaire. *Marseille médical.*

la prédisposition individuelle et du terrain, dans son *aptitude* aux germinations micrococciques; car un grand nombre de sujets cultivent tous les micro-coques qui existent sur leurs paupières et dans leur nez, sans que jamais leurs follicules pilaires ou labiaux s'infectent.

C. Souvent la maladie est *saisonnière*, débutant ou récidivant, ou s'exacerbant durant l'hiver, à l'occasion des *exacerbations des rhinites* permanentes, à moins que les précautions nécessaires contre *le froid* ne soient prises exactement, et que la *désinfection méthodique* des narines et des fosses nasales ne soit poursuivie. Tous ces sujets ont de l'algidité saisonnière des extrémités inférieures, laquelle doit être traitée par les moyens appropriés, avec chaussures et jambières organisées *de manière à lutter contre le refroidissement depuis l'extrémité des pieds jusqu'aux genoux inclus*. La maladie ne s'observe entière que sur les lèvres garnies de poils, et ne se confond pas avec les *eczémato-impétiginisations infantiles* de la lèvre supérieure, ni avec les *léprides*, ou les *tuberculides* de la même région, *également émanées des fosses nasales et narinaires*, selon la règle.

Tout à fait au début, on constate, aux infundibula pilaires, de très petites vésico-pustules centrées par le poil; puis la lésion envahit l'épidermoderme inter-pilaire, s'étale à la région sous-narinaire, et *fissure* le pli de la sous-cloison; de là elle s'étend à droite et à gauche, plus ou moins loin dans la région de la moustache, débordant rarement vers la barbe et le menton. Non traitée, non désinfectée, ou soumise à des applications inopportunes, la région se couvre de croûtes sordides intriquées dans les poils, et prend mauvais aspect.

D. La *médication* doit être très attentivement poursuivie : immédiatement les fosses nasales et narinaires seront désinfectées, et asepsiées; les croûtes avulsées sous une pulvérisation d'*eau tiède résorcinée* de 0,50 à 1 pour 100, de dix minutes de durée. Si les lésions sont très accentuées, les poils seront coupés aux ciseaux, les pulvérisations réitérées deux fois par vingt-quatre heures. La nuit, cataplasmes de fécule tiède; *vaseline boriquée à l'oxyde de zinc* le jour; cataplasme, si le malade est hospitalisé ou garde la chambre. Au bout de deux à quatre jours, souvent plus tôt, *épilation* des fosses *narines* et de la partie malade de la lèvre, en empiétant de 2 millimètres dans les poils sains, après quoi on fait la rasure des parties restées saines. Le lendemain de l'épilation, un peu de rougeur et quelques vésico-pustules miliaires d'épilation, — *impétigo porofolliculaire*, voir Pl. V, Fig. 2 (1), — cataplasmes, et pulvérisations résorcinées ou sublimées faibles, encore quarante-huit heures.

(1) La figure 2 de la planche V, p. 236, a été étiquetée par erreur « *Eczéma de la région sous-nasale* ». Son titre réel est le suivant : *Impétigo porofolliculaire* ou *Miliaire pustuleuse d'épilation;* moulage sur nature par BARETTA, vingt-quatre heures après une épilation faite pour un eczéma chronique récidivant de la lèvre supérieure. Cette *miliaire d'épilation* est éphémère, et cède rapidement.

Cette figure représente exactement le moulage 815 déposé par nous dans le Musée de l'Hôpital Saint-Louis en 1882 avec l'étiquette : *Eczéma récidivant de la région sous-nasale; état de la plaque après épilation.*

[E. BESNIER.]

Dès ce moment, on peut commencer les pulvérisations coaltarées, supprimer les cataplasmes, et les remplacer par une bandelette de *lint* aseptique neutre imprégnée de la solution résorcinée, recouverte de baudruche de caoutchouc, et maintenue toute la nuit, et le jour quand cela est possible, par la bandelette de caoutchouc élastique. Après un nouveau délai de 48 heures, appliquer directement la bandelette de caoutchouc sur la lèvre en exerçant, par l'attache des cordons, une tension légère de la plaquette qui agit comme application imperméable, et comme moyen de compression. En une semaine, on rend à son travail l'ouvrier atteint des variétés les plus intenses; il continue le traitement, en revenant se faire épiler les fosses *narines* et la partie malade de la lèvre jusqu'à guérison complète, en tenant les *narines* propres, et en portant la bandelette de caoutchouc pendant la nuit.

Dans les cas où l'eczéma porofolliculaire, longtemps non traité, ou mal traité, est arrivé à un degré de chronicité accentué, traitement régulier des rhinites : *tenir les narines en permanence débarrassées de la totalité de leurs poils par des épilations réitérées, et les maintenir en état absolu normal par la toilette aseptique faite matin et soir* : lavage exact au coton hydrophile avec eau *coaltarée*, suivi d'une lotion rapide avec une boulette de coton moite d'*alcool boriqué* à 1 pour 100. S'il reste des foyers de porofolliculite pilaire, pansements alternatifs des narines avec bourdonnets de coton aseptique garnis de pommade de Hebra, — vaseline et *emplâtre diachylon*, parties égales, — de pommades *au calomel*, ou à l'*oxyde jaune*. La prophylaxie réelle des eczématisations récidivantes de la lèvre supérieure, sans préjudice du traitement général du sujet, réside, entière, dans le maintien en état d'intégrité absolue des fosses *narines* et des fosses nasales.

Pendant de longues années, nous avons montré publiquement à l'hôpital Saint-Louis la technique, et les résultats, de cette médication. Exécutée comme nous l'avons indiqué, elle amène une amélioration rapide. Conciliable avec la continuation de la vie extérieure du sujet, elle laisse les surfaces libres pendant le jour; n'entraîne pas de polypharmacie, d'applications locales complexes, et est définitivement curative par l'épilation, continuée pendant le temps nécessaire, *dans les cas rebelles*. On a parlé, et on va parler dans la note ci-dessous, de cas ayant résisté à l'épilation : nous déclarons, dans une pratique longue et étendue, nosocomiale et civile, n'avoir pas rencontré un seul de ces exemples quand les prescriptions étaient exécutées méthodiquement (¹).

(¹) Voici la pratique de Unna, et de Menahem Hodara :

I. *Pratique de* Unna. — Sykosis subn. u. Ausschnupf. *Monatshefte für prakt. Dermat.*, 898, Bd. XXVI, et *Journal des maladies cutanées et syph.*, juillet 1899, p. 432. — Lavages complets des fosses nasales avec décoction chaude d'écorce de quinquina, ou une solution faible d'ichtyol, en nettoyant soigneusement les cavités nasales avec du coton, évitant le mouchage et tout frottement du nez. Dans les cas légers application d'emplâtres mousseline à l'oxyde de zinc, à l'oxyde de zinc et à l'ichtyol, ichtyol et chrysarobine dans les cas plus intenses, et dans les cas rebelles les mêmes médicaments en pâtes couvertes d'imperméables. Dans certains cas Unna ajoute à la pâte de zinc, de soufre et d'ichtyol 1/100ᵉ de cinabre « qui a un avantage cosmétique ».

II. *Pratique de* Menahem Hodara. — Sur l'emploi de l pâte de zinc soufrée avec sucre dans la pra-

CHAPITRE II

ECZÉMAS DES MEMBRES

I. Eczémas des membres supérieurs. — I. ECZÉMAS DES BRAS ET DES AVANT-BRAS. II. ECZÉMAS DES MAINS. — III. ECZÉMAS DES ONGLES ET DYSTROPHIES UNGUÉALES DES ECZÉMATEUX.

II. Eczémas des membres inférieurs. — I. ECZÉMAS DE LA PARTIE SUPÉRIEURE ET INTERNE DES CUISSES ET DES RÉGIONS POPLITÉES. — II. ECZÉMAS DES JAMBES. — III. ECZÉMAS DES PIEDS.

I

ECZÉMAS DES MEMBRES SUPÉRIEURS

1. ECZÉMAS DES BRAS ET DES AVANT-BRAS. — A. Les localisations brachiales et antibrachiales de l'eczéma sont des plus fréquentes, particulièrement à la face antéro-interne, aux plis antibrachiaux, aux deux faces du poignet. On y observe l'eczématisation partielle, disséminée, ou généralisée, souvent développée symétriquement aux deux membres supérieurs, quelquefois limitée à l'un d'eux.

Toutes les espèces, formes et variétés peuvent s'y rencontrer, quelquefois réunies, et l'on peut y voir, comme sur la reproduction photographique

tique dermatologique, et sur le traitement du sycosis sous-nasal. *Journal des maladies cutanées et syph.*, 1899, p. 430-432.

Là où il s'agit d'obtenir, au plus tôt, une action *très rapidement desséchante*, épidermisante et curative, — dermatoses suintantes, vésiculeuses, impétigos, ecthyma, eczémas impétigineux, dermatites artificielles suintantes vésiculeuses, pustuleuses, intertrigos, etc., — Menahem Hodara applique la pâte suivante :

Vaseline, lanoline, sucre, oxyde blanc de zinc.	ââ 20
Glycérine, soufre	ââ 10

Dans le sycosis sous-nasal, on applique cette pâte en une couche épaisse *jour* et *nuit* de manière que la partie affectée soit toujours couverte, et la nuit seulement, quand le malade est près de la guérison — nettoyage, le matin, avec *huile d'olive*. En même temps, badigeonnages quotidiens de « la muqueuse nasale » avec solution de nitrate d'argent de 1 à 4/100° ; « et on fait bien de la continuer longtemps après la guérison pour empêcher les récidives ». « Par ce traitement, dit Menahem Hodara, j'ai eu à soigner dans l'intervalle de deux ans et demi, huit cas chroniques rebelles « traités auparavant par l'épilation sans succès », et j'ai pu les guérir rapidement *sans que j'aie eu besoin de l'épilation.* » De ces huit cas, les quatre premiers ont été soignés et « guéris » au cours des deux années précédentes, 1896, 1897, par la pâte de zinc soufrée de Unna — « *Zinci oxydati*, parties 6; *sulfuris præcipitati*, 4; *terræ silicæ*, 2; *adipis benzoati*, 28 —, et les quatre derniers, pendant l'année 1898, par la pâte de zinc soufrée avec sucre ».

Cf. BROCQ, Traitement du sycosis de la lèvre supérieure. *Presse médicale*, septembre 1898, p. 94.

[E. BESNIER.]

ci-dessous, figure 21, l'eczéma amorphe, nummulaire, etc., coexister à tous les degrés d'évolution. Les formes érythémato-squameuses, fendillées, craquelées, y sont souvent constatées.

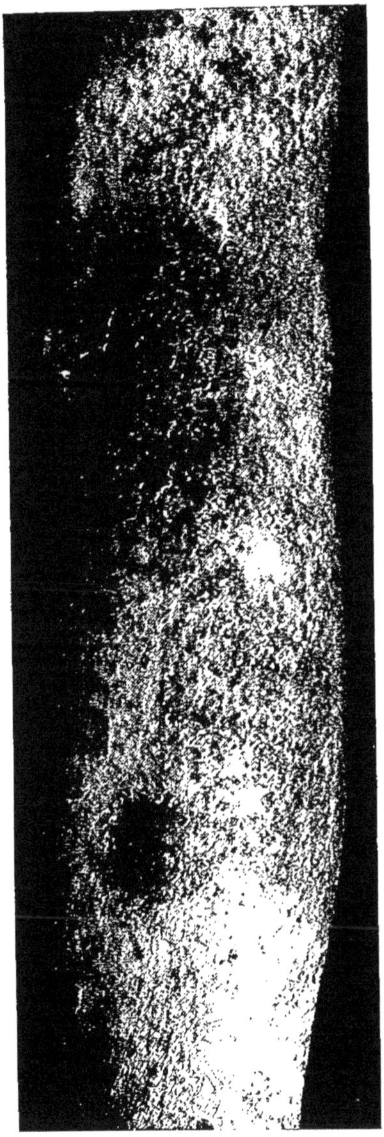

Fig. 21. — Eczéma vésiculeux aigu du bras et de l'avant-bras, développé autour de placards d'eczéma nummulaire anciens, qui sont figurés en noir sur la photographie. Les petits traits blanchâtres sont, par places, les vésicules intactes, par places, des squames. Les points noirâtres sont des vésicules excoriées, ou des plaques d'eczéma suintant.

a. Aux plis *antibrachiaux*, l'eczéma *naît*, se *cantonne*, reste en *reliquats*, et *récidive* avec une extrême facilité. A l'extrémité inférieure des avant-bras, les deux régions correspondant à l'articulation radiocarpienne, découvertes comme les mains, et exposées à toutes les conditions irritantes du dehors, sont très souvent atteintes, et forment le trait d'union avec les eczémas du dos de la main et des doigts. La figure 22, p. 255, montre clairement cette continuité, et cette association régionales.

b. Dans toute la région des bras et des avant-bras, le *prurit* est vif, l'eczématisation *irritable*, l'*œdématie* hypodermique fréquente, la *rougeur* intense, la *vésiculation* aiguë. C'est à la portion inférieure et radiale de l'avant-bras, et à la partie correspondante du poignet et du dos de la main, que l'on rencontre, au maximum, la *lichénisation para-eczématique*, lichénification de Brocq, dont la figure 23, p. 255, donne nettement les caractères principaux : *exagération des sillons cutanés*, *quadrillage*, *épaississement dermique*. Aussi longtemps que cet état se prolonge, que le prurit persiste, l'eczématisation renouvelée est imminente; et le traitement doit en être activement poursuivi.

B. Tous les éléments du *traitement externe* de l'eczéma sont applicables au bras, aux avant-bras ; les pansements y sont faciles à maintenir à l'aide de *manches de maillot*, ou de bandes *de crêpe* permettant le *traitement ambula-*

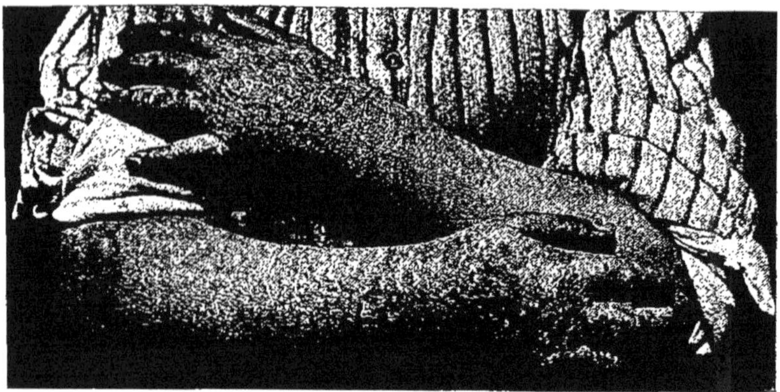

Fig. 22. — Eczéma aigu vésiculeux de l'avant-bras et de la main. Vésicules presque confluentes. L'œdématie commence à l'avant-bras, pour atteindre son maximum sur le dos des mains. La rougeur était très vive, et la sensation de brûlure prédominait.

toire, même avec les *pansements moites*. Aux *avant-poignets*, l'eczématisation, très fréquente à l'état subaigu, à l'état de *foyer ou de reliquat*, est souvent

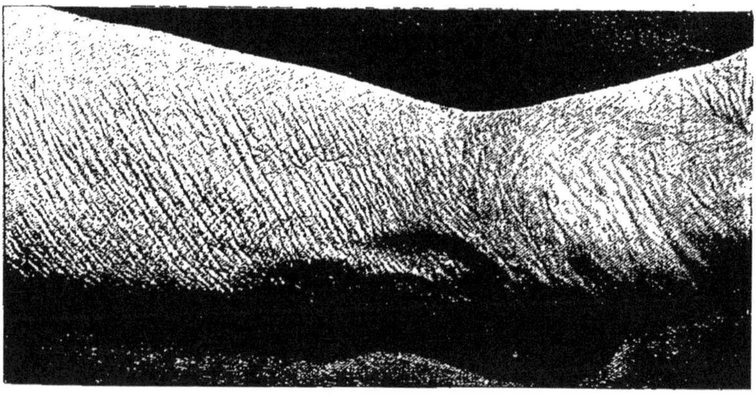

Fig. 23. — Lichénisation para-eczématique de la face antérieure de l'avant-bras et de la partie correspondante de la main. — Eczéma chronique (1).

permanente ; elle est réductible par la série réglée des médications décrites plus haut, mais à la condition, généralement inexécutée, de protéger la région contre les frottements des manchettes et des poignets des vêtements, dans les deux sexes, par des pansements appropriés.

(1) Voir Brocq, *Pratique dermatologique*, t. I, p. 16, fig. 22.

[E. BESNIER.]

II. Eczémas des mains. — Les *mains*, découvertes, et exposées à une série illimitée de conditions irritantes de tout ordre, présentent une surface épidermodermique particulièrement irritable dans son appareil névro-vasculaire.

L'*eczéma*, les *eczématisations* de tout ordre, s'y présentent avec une luxuriance extraordinaire, aux *faces dorsale* et *palmaire*, dans les *espaces interdigitaux*, aux *faces latérales* et dans la *région unguéale* et *péri-unguéale*. On y rencontre, isolées, associées, confondues, des *polydermites ambiguës*, diffuses ou figurées, plus ou moins difficiles à analyser et à classer, — eczématisations infectées ou épidermodermites artificielles, microbiennes ou non, *eczématisées*[1].

Malgré l'absence de follicules *sébacés* aux faces palmaires, la *série* « séborrhéique » — *lisez* dystéatidrosique — s'y montre avec la plus grande netteté; les rapports d'anamnèse directe ou familiale avec les « séborrhéides » de tout ordre y sont communs, et à la main, aussi bien qu'à l'aisselle, on observe les paroxysmes eczématiques liés aux hyperfonctions de cause physique ou diététique.

A. Dans les *eczémas communs* de la main, diffus, en nappes, ou en îlots irréguliers, même sur les faces dorsales, la *vésiculation*, telle qu'on la constate sur la photographie que reproduit la figure 24 (p. 257), ne reste pas longtemps appréciable; spontanément éphémères, les vésicules disparaissent rapidement des surfaces suintantes sur lesquelles restent surtout évidentes les croûtes et les *fissures*. Dans quelques cas elles sont particulièrement intenses, profondes, douloureuses, saignantes, constituant, surtout dans les formes

[1] Sous le nom d'Acrodermatites continues, Hallopeau (*Bulletin de la Société française de dermatologie*, avril 1897 et publications ultérieures; voir Hallopeau et Leredde, *Traité pratique de dermatologie*, Paris 1900, pour la description complète de la maladie, sa discussion et la bibliographie antérieure (p. 838-846) a séparé de l'eczéma, en 1897, des formes lentes, chroniques, progressives, *à début partiel* et à localisation pouvant rester isolée pendant des années. La *forme vésiculeuse*, eczématoïde, est constituée « par des vésicules reposant sur une surface rouge »; ces vésicules sont *isolées* et persistent un certain temps après leur apparition. Chacun des doigts intéressés ne l'est, *d'abord*, que partiellement; l'éruption peut se propager de proche en proche, à la paume de la main qu'elle n'envahit, de même, que dans une partie de son étendue. L'*ongle* souffre dans sa nutrition; il perd son poli et se creuse verticalement de plis et de sillons profonds; on peut y voir également des aplatissements transversaux et aussi de nombreuses dépressions punctiformes mesurant quelques millimètres de diamètre.

« Cette acrodermatite vésiculeuse, dit Hallopeau, a été confondue jusqu'ici avec l'eczéma; elle s'en distingue par sa circonscription habituelle à une partie très limitée, une phalange d'un doigt; ce n'est point ainsi que se comporte l'eczéma qui a tendance, au contraire, à se développer simultanément dans les parties symétriques du corps; d'autre part, les vésicules de l'acrodermatite sont isolées et non agminées comme celles de l'eczéma; les contours de l'éruption y sont nets, comme géométriques; enfin, les sensations de prurit y font défaut; alors qu'elles sont prédominantes dans l'eczéma; nos malades n'accusent que de la cuisson. La résistance opiniâtre à tous les agents médicamentaux que l'on voit généralement réussir dans l'eczéma constitue encore une différence importante entre les deux maladies. Enfin, nous observons souvent l'eczéma *manuale*, particulièrement l'eczéma professionnel, et aussi celui qui se produit chez les arthritiques, sous l'influence du froid; il ne présente aucun des caractères essentiels de l'acrodermatite; il est bilatéral, il ne reste pas limité à une portion d'un doigt, il se diffuse dans les parties qui l'avoisinent; il s'accompagne de prurit, et il guérit facilement par les moyens vulgaires. Par ces différentes raisons, nous nous croyons fondé (Hallopeau) à considérer cette acrodermatite vésiculeuse comme une espèce morbide distincte de l'eczéma. »

Les travaux remarquables de Hallopeau, de Audry, de Dubreuilh, de Frèche, etc., sur les acrodermatites, réclament encore complément et discussion, mais ils éclairent déjà très heureusement l'histoire des « eczémas » des extrémités.

chroniques, des *variétés fissuraires*, telles qu'on en voit un exemple remar-

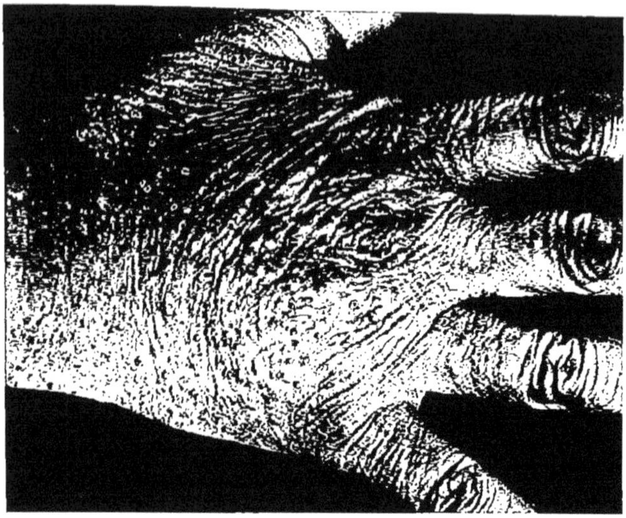

Fig. 24. — Eczéma vésiculeux du dos de la main.

quable dans la figure 25, ci-dessous, où l'on remarquera que les *fissures* existent *au même degré qu'à la main* dans les placards isolés du poignet et de l'avant-bras. Des variétés analogues s'observent dans le psoriasis.

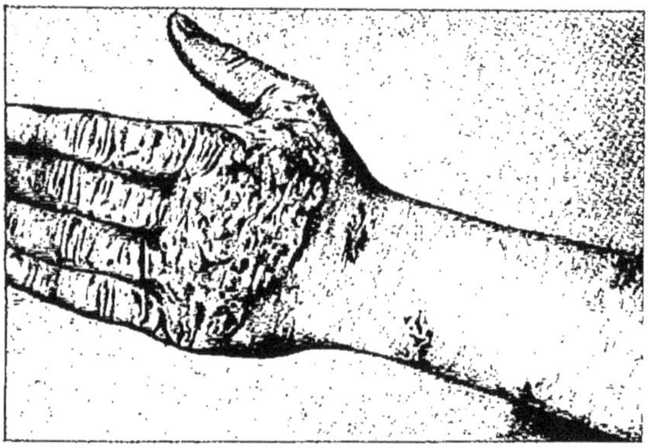

Fig. 25. — Eczéma chronique fissuraire du dos de la main et de l'avant-bras (1).

La Planche VI (p. 260), en donne une figuration précise.

B. Aux mains et à la partie attenante des avant-bras, les variétés *nummularisées* (2) sont communes sur les types les plus divers, *serpigineux*, *à progression excentrique*, *syphiloïdes*, *trichophytoïdes*, etc.

(1) Cette figure appartient à L. A. Duhring, qui nous a gracieusement autorisé à la reproduire; elle en représente une réduction. — L. A. Duhring, Cutaneous medicine, Philadelphia, 1898, article *Eczéma*, cas du Dr H. G. Piffard. La figure est intitulée « Eczema, variety rubrum, with fissures ».

(2) Voir plus haut, *Eczémas nummulaires, nummularisation*, p. 61-62.

La figure 26, ci-dessous, donne la représentation très nette d'une forme syphiloïde.

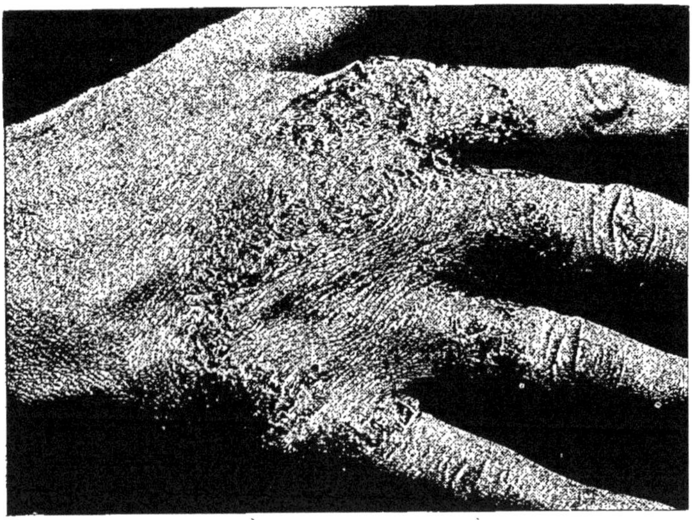

FIG. 26. — Eczéma serpigineux circiné, rappelant par son aspect une syphilide tertiaire excentrique. Le centre, par lequel l'affection a débuté, est presque restauré à la normale. Les vésicules sont ouvertes; la plupart volumineuses. Pas de trichophyton à l'examen microscopique, ni à la culture. Le traitement a nécessité les badigeonnages alternatifs, tous les deux jours, de nitrate d'argent et de bleu de méthylène (¹).

Les variétés de ces espèces ou de ces formes sont nombreuses. La figure 27, en représente un exemple à petits éléments. Leur détermination exacte réclame des études nouvelles, cliniques, histologiques et bactériologiques, nécessaires pour fixer les rapports qui existent entre elles, et l'eczématisation, ou l'eczéma.

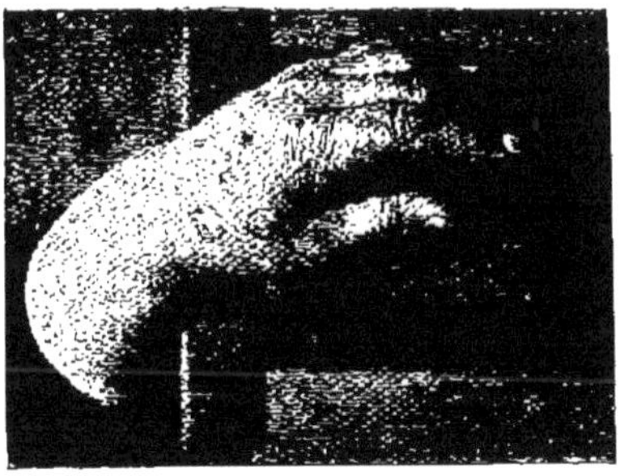

FIG. 27. — Eczéma nummulaire du dos de la main (²).

Sur le dos de la main et des doigts, comme sur les autres points de la surface des membres, on rencontre nettement accusée la variété morphologique que Brocq a décrite sous le nom d'*eczéma cannelé*, et dont la figure 28 (p. 259), donne un des exemples les plus précis (³).

On y rencontre enfin, dans ses formes les plus ambiguës, la variété qui

(¹) BROCQ, Clinique de l'hôpital Pascal-Broca.
(²) BROCQ, Clinique de l'hôpital Pascal-Broca.
(³) Comparez la Figure 32, p. 270.

simule, même pour un observateur exercé, la trichophytose circinée — *eczéma trichophytoïde* à grands ou à petits éléments : Placards ronds ou ovales,

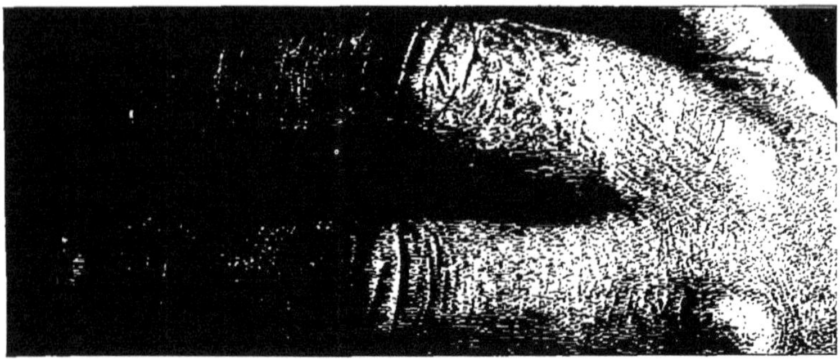

FIG. 28. — Eczéma cannelé de Brocq.

trichophytoïdes, à vésicules initiales dysidrosoïdes, assez volumineuses, persistantes; puis suintants et croûteux; progressivement *régression au centre — eczéma trichophytoïde*; périphérie à croûtes impétiginoïdes ou impétigineuses, avec fond rouge diffus; peu de surélévation au-dessus de la peau saine. Sauf le cas de coïncidence avec d'autres trichophyties cutanées, le diagnostic clinique des eczémas trichophytoïdes de la main est d'autant plus difficile que, *même trichophytiques*, les disques développés à la main *s'eczématisent secondairement*; leur caractéristique élémentaire est à créer, et le diagnostic *négatif* réclame l'examen expérimental[1]. Dans les cas où cet examen est positif, et si l'eczématisation coïncidente n'est pas suraiguë, le traitement se confond avec celui de la trichophytie cutanée.

C. Une série d'autres variétés *discoïdes* est fréquente sur la *main dorsale*, sur *les doigts*, faces postérieures et latérales, parmi lesquelles celles qui sont secondaires aux *prurigos*. Ilots discoïdes, réguliers ou irréguliers, saillants, secs, fissurés profondément; *eczématisations rebelles*, habituellement *peu suintantes*, coïncidant avec des eczématisations et des *lichénisations disséminées*, de la face, du front qui est ridé et rayé de plis verticaux ayant leur maximum à la région sourcilière et au menton; le grattage, opéré par le malade souvent avec le dos des mains, est incessant. Si l'on examine les placards avec l'attention nécessaire, même aux points les plus nettement lichénisés, on trouve de *nombreuses vésicules* très petites, les unes ouvertes, et les autres en reliquat, reconnaissables à leur fine collerette périphérique de déhiscence.

[1] Voici les éléments de cet examen, réglés par Sabouraud :
1° Racler les croûtes, et essuyer avec de l'ouate hydrophile;
2° Prendre le sérum (exsudé aussitôt après) avec une anse de platine, et ensemencer sur gélose nutritive usuelle. S'il y a du trichophyton, il est visible après quatre jours;
3° L'examen microscopique du sérum exsudé peut être négatif à un examen superficiel, même dans une trichophytie.

D. Les localisations *interdigitales* sont moins fréquentes qu'aux extrémités inférieures, surtout à un degré intense; mais elles sont *communes* à l'état plus ou moins fruste, chez un grand nombre d'eczémateux *vrais*; elles augmentent pendant la saison chaude, subissent l'action de toutes les causes *irritantes* atteignant les mains, ou des conditions eczématigènes *internes* de tout ordre; elles résistent aux médications externes, ou plutôt *se reproduisent* indéfiniment.

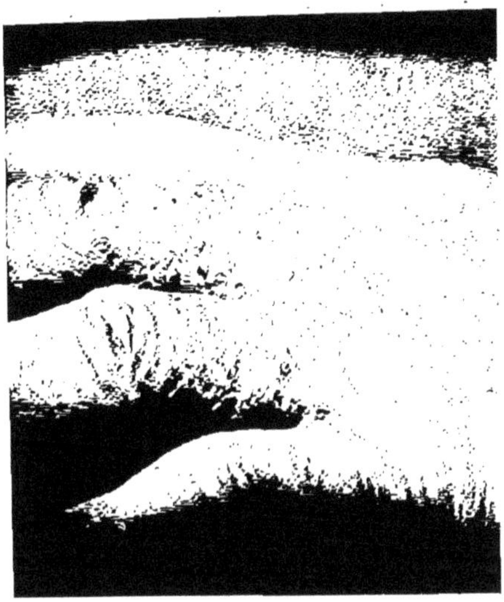

FIG. 29. — Eczéma interdigital à grosses vésicules.

Sur les faces latérales des doigts les vésicules sont souvent *enchâssées*, volumineuses, dysidrosoïdes, comme on les voit sur la figure 28, ci-contre.

E. Aux *faces palmaires* de la main; — Figure 30 ci-dessous([1]), et Planche VI, ci-contre, — la fissuration pré-eczématique, eczématique et para-eczématique, et la lichénisation anidrosique, ont leur maximum de fréquence. Les perturbations fonctionnelles de l'*appareil stéatidrosique* y jouent un rôle considérable dans la formation, l'évolution, la terminaison des localisations eczématiques, et dans la constitution de leurs caractères dermatographiques — *hyperkératose* normale, exagérée par toutes les irritations professionnelles ou accidentelles; *astéatose* et *anidrose* provoquées par les lixiviations réitérées, et par la série entière des irritations spéciales à la région.

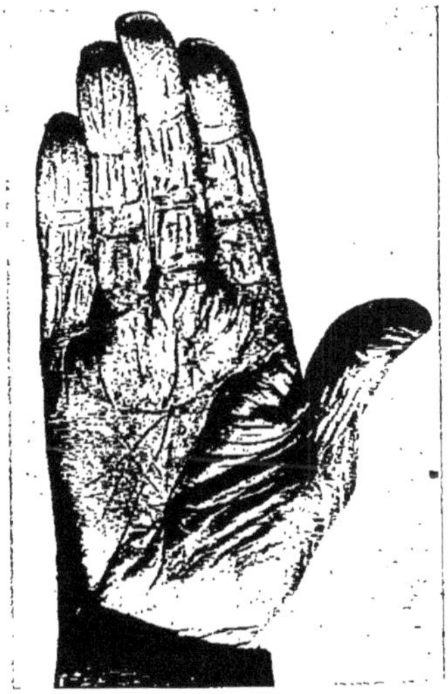

FIG. 30. — Variété fissuraire de l'eczéma de la paume des mains et de la surface de flexion des doigts.

Les phénomènes *subjectifs*, irritation, *prurit*, sensations d'*hyperthermie*, y sont très prononcés chez quelques sujets, et amènent une *gêne* ou une *impotence fonctionnelles* dans les formes intenses fissuraires, avec *contracture* et *flexion*.

([1]) Cette figure est une réduction de la planche de Duhring, *lieu cité*, p. 416, intitulée :

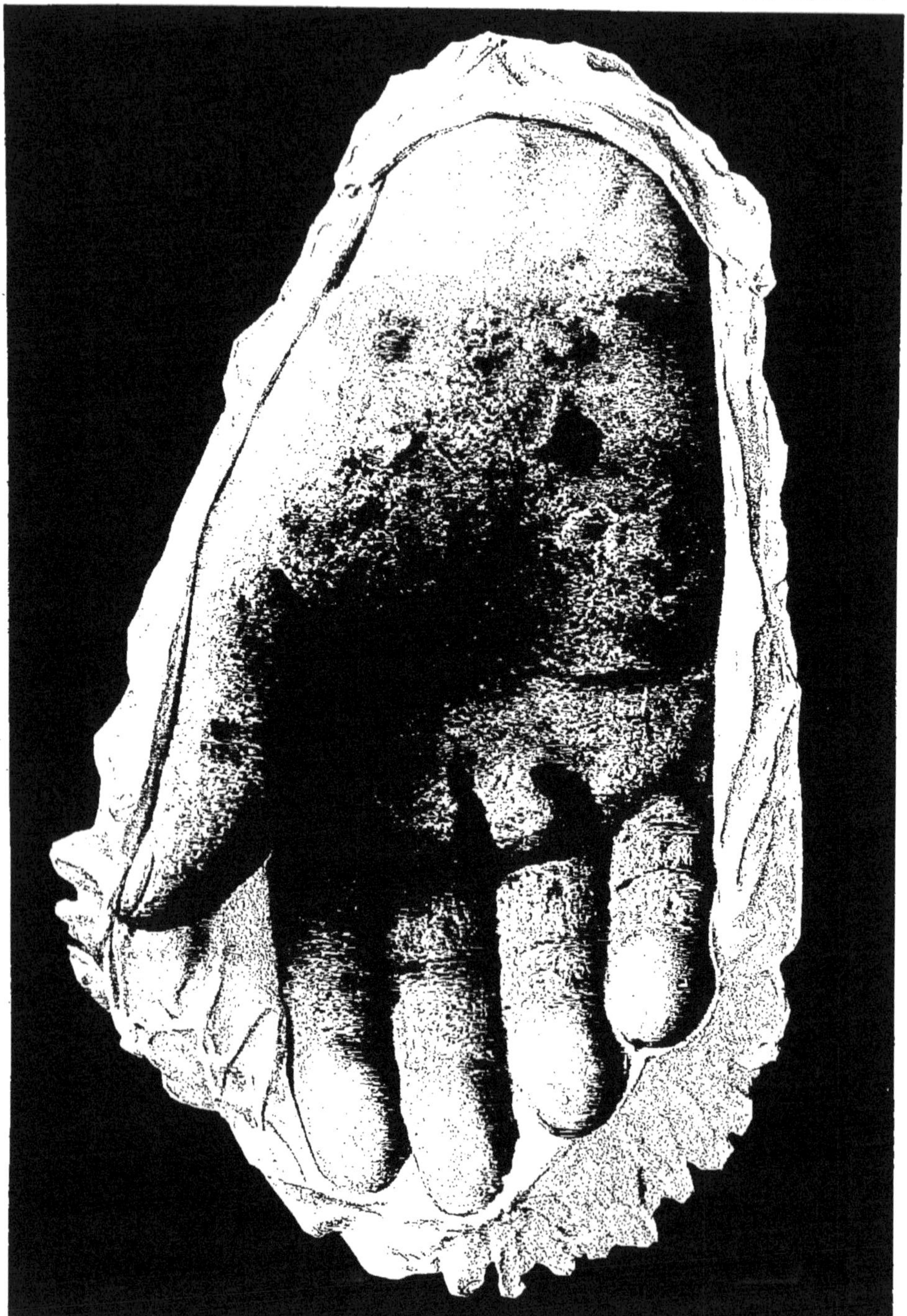

Masson et Cie, Editeurs, Paris. Imp^{ies} Lemercier, Paris.

Eczéma palmaire.

Les *vésicules*, du type dysidrosique, ne s'y constatent souvent que par la collerette épithéliale typique; mais on rencontre aux faces palmaires des mains, diverses éruptions vésiculeuses et bulleuses qui sont généralement considérées à titre banal, en raison de leur séquelle dyskératosique, comme eczématiques. Parmi elles, l'*herpès*, particulièrement l'*herpès menstruel récidivant*, ou l'*herpès névralgique récidivant* chez l'homme; diverses éruptions bulleuses et pustuleuses, artificielles ou indéterminées dans leur nature exacte, telles que celles qui ont été signalées par Kaposi (1); et la série des éruptions artificielles proprement dites (2).

Aux périodes où l'exfoliation et la dyskératose prédominent, et où l'on ne peut plus retrouver même la *vésiculation sèche* (3), l'ambiguïté diagnostique est extrême si la maladie est localisée *exclusivement* aux faces palmaires, toutes les affections de la région, en raison de sa particularisation anatomique, pouvant y exister *larvées* — le *psoriasis* et les *syphilides tertiaires*, les *trichophytoses*, le *lichen*, les *dyskératoses stéatidrosiques*, *ichtyosiques*, *arsenicales*, et toute une série de lésions artificielles. Pour les syphilides tertiaires, et les trichophytoses, l'*unilatéralité* est habituelle; tandis que, dans l'eczéma, la lésion existe régulièrement aux deux mains.

A la main palmaire, se rencontrent, au plus haut degré, les *eczémas hyperkératosiques*, souvent coexistant à la plante des pieds, *symétriques*, et montrant réunis tous les caractères complexes de cette forme régionale dont la planche VI, ci-contre, donne un exemple typique: *vésiculation sèche*, *exfoliation eczématique*, *fissures*, *excoriation*, *rhagades* larges et profondes, etc. (4).

F. Le *traitement* effectif des eczémas des mains, et de la partie attenante du poignet, est souvent très laborieux; il implique la connaissance réelle des principes généraux du traitement de l'eczéma, et le rappel des indications de la médication générale et des médications externes que nous avons indiquées dans les chapitres qui précèdent (5). Hygiène et médication générales; repos fonctionnel, suppression des conditions irritantes extrinsèques; série graduée des médications locales; et, en un mot, thérapeutique *opportuniste*.

a. Dans les phases vésiculeuses, aiguës, suintantes, dans la période de

« Eczema fissum, or fissured variety, of the palmar surface of the hands, and fingers ». Femme d'âge moyen, présentant ces altérations aux deux mains, depuis un grand nombre d'années, spécialement en hiver. Démangeaisons, douleurs, cuissons; fissures saignantes et croûtes. Forme d'eczéma commune à la paume des mains, à la surface de flexion des doigts.

(1) Trad. franç. de E. Besnier et A. Doyon, 2e édition, p. 670, 671.

(2) Voir plus loin, *Éruptions artificielles*, par Thibierge.

(3) Voir p. 41 et suiv.

(4) La Planche VI reproduit le moulage de Baretta, musée de l'hôpital Saint-Louis n° 966, déposé par A. Fournier. La pièce comprend, en outre, la reproduction des lésions semblables de la plante du pied. Le malade était âgé de soixante-huit ans. *Les ongles étaient intacts.*

(5) Voir plus haut, p. 159-171 et 171-222.

Pl. VI. [*E. BESNIER.*]

rougeur vive, *traitement* des eczémas aigus, repos, *poudres inertes*, puis *enveloppements moites*, et la série des *topiques* et des *emplâtres* appliqués pendant le jour, les cataplasmes ou les enveloppements moites restant employés pendant la nuit; *bains de mains*, tièdes, courts.

Dans un grand nombre de cas, ces moyens correctement appliqués mènent à la guérison. Les échecs apparaissent surtout dans la série des eczémas *nummularisés*, particulièrement sur les *doigts*; c'est alors que les médications d'exception interviennent avec succès; *nitrate d'argent*; applications *picriques*, *bleu de méthylène*, etc., topiques *réducteurs* en séries graduées (1). Puis, la guérison en grande partie obtenue, protection par les onctions avec les *colles*, les *gélanthes*.

Aux périodes d'*anidrose* et d'*astéatose*, dans la *main sèche*, surtout pendant les périodes hivernales, dans la *main craquelée*, usage, pendant la nuit, de *gants* en *toile fine* de *caoutchouc*, et, pendant le jour, gants et doigtiers doublés de la même toile, les pansements étant faits selon la technique indiquée (2).

b. Dans les *formes irritatives* primitives, ou secondaires aux applications irritantes, *aiguës*, *érysipéloïdes*; quand l'eczéma envahit les deux mains, *repos absolu*; poudres inertes, cataplasmes de fécule tièdes; *élévation des mains sur des coussins* de balle d'avoine; rapidement, enveloppements moites d'eau bouillie, de solutions *boricinées*, ou *résorcinées* faibles — chaque doigt enveloppé en particulier, avec surtout de baudruche de caoutchouc; gants en toile fine de caoutchouc ou en caoutchouc laminé non vulcanisé, très fin (3). Aussitôt la période diffuse passée et les foyers *localisés*, médication anodine, suivie, s'il y a lieu, des applications actives (4), exécutées de manière à permettre au malade de reprendre le plus tôt possible ses occupations, ainsi que cela va être indiqué dans un instant à propos des eczématisations professionnelles.

G. Quand le médecin est appelé à traiter les eczémas des mains, invétérés, « *chroniques* », rebelles, quelle qu'en soit la nature ou la forme, suppression de toutes les médications précédemment employées; *revision* des *conditions individuelles* internes et extrinsèques propres au cas particulier; et mise au point de l'hygiène fonctionnelle locale. Applications anodines réglées pour le jour, et pour la nuit, de manière à permettre la continuation de la vie ordinaire. La nuit, *cataplasmes de fécule*, ou *enveloppements moites*, ou *occlusion imperméable*, exécutés selon les indications qui ont été données plus haut; le jour, selon les cas, *enveloppements caoutchoutés localisés*, *pâtes anodines*, *emplâtres*; *colles* et *gélanthes*; et retour aux médications de réduction et de force — *résorcine* et *acide salicylique*; *savon mou de potasse*; *soufre* et *dérivés*; *goudrons*; *mercure*; *pyrogallol*; *aristol*; *chrysarobine*; *acide picrique*,

(1) Voir plus haut, p. 202, 222.
(2) (3) Voir plus haut, p. 186, 187.
(4) Voir p. 212-222.

bleu de méthylène, *nitrate d'argent*, etc. (1) — quand elles sont devenues nécessaires et sur indication précisée.

Dans les eczémas chroniques *psoriasiformes* de la paume des mains, le traitement se confond exactement avec celui du psoriasis de la région; *huile de cade*, *pommades* et *emplâtres pyrogalliques*, *chrysophaniques*, si nécessaire, avec applications intercurrentes de pommades anodines, si les réactions irritatives sont trop vives.

Dans les formes kératosiques — *eczéma corné* — médication analogue à celles qui sont employées dans les eczémas cornés *plantaires*, où la kératodermie se présente au maximum (2).

H. *Eczémas professionnels des mains.* — Chez tous les sujets, les irritants accidentels, ou professionnels, déterminent aux mains, des épidermodermites banales, qui, alors même qu'elles sont infectées secondairement, cessent ordinairement avec la cessation de la cause, et à l'aide des moyens appropriés. Mais ces « *éruptions artificielles* » deviennent régulièrement le point de départ d'eczémas *vrais*, chez les sujets prédisposés ou chez les autres par la répétition incessante, et prolongée, des excitations épidermodermiques, et par l'absence de protection régionale.

a. Tel est le cas pour les *chirurgiens* et les *accoucheurs*, que l'emploi excessif des *antiseptiques*, la *déstéatisation* de la peau des mains par les *lavages* répétés, mettent, plus ou moins selon leur condition plasmique tégumentaire, en état d'imminence eczématique. Il est assurément bon de chercher dans la thérapeutique les moyens de *réparer* les altérations produites; mais il est infiniment préférable de les *prévenir*, et de *prémunir* les intéressés (3).

Ce que nous conseillons particulièrement, c'est de réduire à l'indispensable *vrai* l'usage des *antiseptiques*, et de chercher surtout à réaliser la propreté réalisable, l'*asepsie* des mains; de faire suivre chaque lavage d'une onction, avec une graisse aseptique quelconque simple, ou résorcinée à 1 pour 100, afin de rendre à l'épidermoderme, ce que les savonnages réitérés lui enlèvent; et de ne jamais laisser la main en état de *xérodermie* (4); la main bien onctionnée est, ensuite, essuyée avec une compresse de gaze aseptique; cela, non pas seulement *avant* les opérations ou les examens, mais encore *après*, sans exception.

b. Une fois produit, l'eczéma manuel des chirurgiens et des accoucheurs, l'eczéma *vrai*, est généralement rebelle, en raison même de la répétition des causes déterminantes, exactement comme pour toutes les eczématisations

(1) Voir plus haut, p. 172-222; et Cf. *Traité de thérapeutique* de Leistikow, traduction de Darier, Paris, 1900, p. 297, 305, où le lecteur trouvera une luxuriance extraordinaire de médicaments et de médications, applicables à toutes les espèces, formes et variétés d' « eczéma » des mains et des doigts.

(2) Voir plus bas, p. 280.

(3) Voir Lassar, Das Eczem der Chirurgen. *Dermatol. Zeitschr.*, 1894, t. I, p. 24, Anal. par Doyon, in *Ann. de dermat. et de syphil.*, 5e série, t. VI, 1885, p. 133.

(4) ξηρός, sec; peau sèche, anidrosique et astéatosique, astéatidrosique.

professionnelles sans exception. Sa médication est celle de tous les eczémas, c'est-à-dire qu'elle est variable selon les conditions individuelles ; série anodine *d'abord*, médications de force, *seulement* par nécessité.

A ce dernier titre, Lassar recommande d'étendre le soir, sur la peau atteinte d'eczéma chirurgical, une couche d'*huile de cade*; au bout d'une demi-heure, on l'enlève avec du savon et de l'eau tiède, puis on applique, pendant la nuit, une couche épaisse de *pâte de zinc salicylée* à 2 pour 100, qu'on poudre à l'oxyde de zinc, et qu'on couvre d'un léger bandage ouaté.

c. Avec des variantes appropriées à la variété des conditions professionnelles particularisées, les mêmes remarques et les mêmes indications s'appliquent à la nombreuse série des polydermites observées aux mains de tous ceux qui *manient* des substances irritantes, et des très nombreux ouvriers et ouvrières dont nous avons donné plus haut la nomenclature [1]. Pour les uns et pour les autres, une *prophylaxie* bien dirigée diminuerait considérablement les causes d'irritation, et atténuerait celles qui sont inévitables, ne fût-ce qu'en soumettant régulièrement les mains à des *onctions grasses*, dans tous les cas ou l'*astéatose* et la *xérodermie* se produisent [2].

[1] Voir plus haut, p. 96, 97 et p. 175, note 1.

[2] « Il n'est pas nécessaire, dit Unna, — Handekzem und Waschen der Hände. *Monatshefte für prakt. Dermat.*, 1898, t. XXVI, p. 547), — de cesser le travail ; ce qu'il importe c'est de supprimer le lavage des mains le matin et dans la journée ; on peut alors permettre aux ouvriers de continuer à travailler. Ce n'est pas le lavage des mains d'une manière générale qu'il faut proscrire, c'est de ne pas les exposer immédiatement après à l'air et aux autres causes nocives. Tout lavage entraîne le dégraissage de la couche cornée. L'air la dessèche, il se produit alors de fines fissures et de larges rhagades qui, non seulement augmentent les douleurs et l'hyperémie, mais laissent pénétrer la poussière et d'autres matières nocives provenant du travail.

Unna ne permet les lavages que le soir immédiatement avant le traitement pour la nuit, qui consiste surtout en applications de corps gras avec enveloppement imperméable ; la pommade de Hebra, la pâte de soufre et de zinc, les pommades de chrysarobine, de goudron ou de préférence de pyroloxine, ou encore les emplâtres d'ichthyol et de zinc, ceux de savon salicylé, en ayant soin de recouvrir avec de la gutta-percha, de la toile imperméable, etc., pour empêcher la dessiccation de la couche cornée.

Avant le traitement du soir, on nettoiera les mains avec de l'eau chaude et du savon. Le matin, tout lavage est inutile ; il suffit d'essuyer les mains, car la graisse qui restera constitue une enveloppe protectrice de la couche cornée. Le meilleur traitement pendant le travail de jour consiste dans l'emploi fréquent de corps gras. Avant les repas on recommandera de faire une simple friction avec de l'huile et d'essuyer ainsi avec un linge sec. Si dans certains cas un lavage au savon est nécessaire, il faut auparavant huiler les mains et les essuyer. Mais pour les mains atteintes d'eczéma, il y a lieu de défendre absolument les lavages pendant le jour, on se bornera à les nettoyer à fond avant le traitement pour la nuit. Cette pratique donne les meilleurs résultats malgré la continuation du travail.

On fera une exception pour les blanchisseuses, chez ces malades Unna remarque que c'est moins le contact de l'eau chaude et du savon que le dessèchement consécutif de la couche cornée exposée à l'air et à la poussière qui constitue la cause nocive essentielle. Dans ces cas il y aurait avantage, avant le travail, de frictionner les parties eczémateuses avec un bâton cosmétique ou avec l'adepsnæ.

En résumé, pas de lavage des mains sans avoir la précaution d'appliquer immédiatement après un pansement gras imperméable et remplacer le lavage du matin par un nettoyage à fond le soir.

Les lésions une fois produites, si elles ont quelque acuité, il est logique, en commençant à les traiter, d'interrompre complètement le travail professionnel jusqu'à réparation suffisante. On devra, en même temps, éclairer les intéressés sur la cause directe des accidents qu'ils ont subis, et sur les moyens d'en éviter le retour dans les conditions spécifiées par Unna. De nombreuses tentatives, cependant ont été faites pour permettre aux ouvriers d'être *traités* sans interrompre le travail, mais une difficulté réelle réside dans la *nécessité* de l'intervention *réitérée* d'un médecin particulièrement compétent (¹).

(¹) LEISTIKOW — Thérapeutique des maladies de la peau, traduction annotée de Darier, Paris, 1900, *Eczéma des mains et des doigts*, p. 297, 305 — a fait de cette question une étude approfondie :

Si, dit-il, l'emploi des mousselines-pommades, des pâtes, du nitrate d'argent, etc., moyens relativement peu énergiques, ne donne pas les résultats voulus, on s'adressera à des agents plus actifs. « On incorporera aux pâtes des réducteurs plus forts, en additionnant par exemple la pâte de zinc soufrée de 5 ou 10 pour 100 de coaltar, ou de 3 pour 100 d'acide chrysophanique; on peut aussi ajouter à la pâte de zinc ordinaire de Unna 20 pour 100 de résorcine ou même davantage. Blaschko préconise la formule suivante :

Amidon.	ãã 5 grammes.
Huile de bouleau.	
Pommade à l'oxyde de zinc.	20 —

ou encore celle-ci :

Pâte à l'oxyde de zinc salicylée	40 grammes.
Baume du Pérou.	10 —

« Ces pâtes renfermant des réducteurs forts sont surtout indiquées dans les eczémas des mains ou des doigts consécutifs aux dermites artificielles (eczémas professionnels). La pâte de Blaschko et d'Unna au goudron et au zinc convient pour les *électriciens* et les *maçons*; la pâte de zinc salicylée au baume du Pérou convient aux *ébénistes*; celle à la résorcine ou à l'acide chrysophanique aux *épiciers* et aux *blanchisseuses*, etc. En raison de l'action très desséchante de ces pâtes ou de l'irritation souvent intense que produisent les corps réducteurs, il sera bon de prescrire de temps en temps pour la nuit un enveloppement de mousseline-pommade ou tout au moins une pommade douce (pommade boriquée, pommade de Hebra, cérat).

« Les solutions alcooliques de corps réducteurs sont surtout indiquées quand l'irritation professionnelle dure toute la journée et qu'il est possible au malade de porter des gants, ou de protéger ses mains à l'aide de gutta-percha laminée. C'est ainsi que pour les maçons des badigeonnages à la teinture de goudron exerceront une action préservatrice contre les effets nuisibles de la chaux, du ciment, etc. D'ailleurs les solutions alcooliques de goudron (Veiel), d'acide pyrogallique, d'acide pyrogallique et de goudron, de résorcine, de résorcine et d'acide salicylique permettent concurremment l'emploi des mousselines-pommades ou de la colle de zinc, dont l'importance est si grande dans le traitement des eczémas des mains et des doigts. On pourra faire matin et soir un badigeonnage d'une des solutions alcooliques mentionnées, et recouvrir le jour d'une couche de colle de zinc à l'ichtyol, la nuit d'une mousseline-pommade au zinc et à l'ichtyol.

Récemment j'ai fait (Leistikow) une étude approfondie de l'emploi des réducteurs sous forme de gélanthe et d'onguent de caséine : j'ai observé que ces préparations, lorsque la couche cornée est délicate et vulnérable, sont commodes, peu apparentes, agréables et très efficaces. Pour le jour on prescrira du gélanthe avec 2 pour 100 d'acide salicylique et 5 ou 10 pour 100 de soufre, ou avec 2 pour 100 d'acide salicylique et 5 pour 100 de résorcine, pour la nuit on ordonnera un vernis de caséine avec 10 ou 20 pour 100 de goudron, ou 5 pour 100 d'acide pyrogallique et 10 pour 10) de goudron.

« On obtient des résultats remarquables, quand les lésions sont circonscrites, avec les mousselines-emplâtres et particulièrement celles à l'acide chrysophanique ou au savon salicylé, appliquées pendant peu de temps et remplacées immédiatement après par une mousseline-emplâtre à action douce, par exemple au zinc, aux oxydes de zinc et de mercure ou à l'iodure de plomb; *la guérison est souvent rapide, sans que le malade ait été entravé même un seul jour dans l'exercice de sa profession.* »

[E. BESNIER.]

III. Eczémas localisés des régions unguéales. — Eczéma péri-unguéal et unguéal. — Eczéma unguéal. — Dystrophies unguéales des eczémateux. — Il a bien été décrit des *lésions anatomiques* de l'épidermoderme unguéal et de l'ongle rapportées à l'eczéma (¹); mais si l'on relève avec le soin suffisant pendant un grand nombre d'années, et sur un chiffre considérable d'eczémateux, les lésions unguéales que l'on peut rapporter directement au *processus eczématique vrai*, on reconnaît qu'il est difficile à un seul observateur d'en réunir des exemples assez nombreux pour en faire la base d'une description didactique ferme. D'autre part, l'ongle eczématisé est plus ou moins rapidement occupé par une ou par plusieurs *germinations micrococciques*; et il serait tout à fait prématuré de tenter une systématisation de faits d'une extrême complexité. Enfin, dans le *tissu unguéal*, les altérations les plus diverses, infections micrococciques, envahissement sporulaire, dystrophies proprement dites, processus eczématique, psoriasique, etc., revêtent des caractères communs, ou analogues, qui réclament une analyse nouvelle pour être différenciés positivement.

Il suffira, pour le moment, d'avoir pris notion de l'état général de la question, et de donner, comme nous allons le faire à présent, un sommaire clinique, utilisable en pratique eczématothérapique.

A. *Eczéma du péri-ongle et de l'ongle.* — Indépendamment des cas où l'eczéma des mains atteint la région de l'ongle en même temps que d'autres parties de la main et des doigts, il existe une variété *localisée* d'eczéma vrai occupant exclusivement la région unguéale. On l'y peut observer, comme toutes les autres variétés, à l'état subaigu, aigu, ou indéfiniment prolongé, « chronique »; quelquefois localisée à une main; d'autres fois étendue à l'une et à l'autre, occupant tous les doigts ou limitée à une ou à plusieurs extrémités digitales; symétriquement ou asymétriquement, et coïncidant, ou non, avec des lésions du même ordre existant aux pieds, ou sur d'autres points du corps.

La Planche VII ci-contre, donne l'exemple le plus typique que l'on puisse voir de l'*eczéma aigu de l'épidermoderme péri-unguéal et sous-unguéal, secondairement infecté, et des lésions unguéales secondaires* (²).

Sur les aires eczématiques péri-unguéales rouges, criblées de perforations miliaires visibles à la loupe, se détachent des vésicules volumineuses, dont on voit un groupe typique sur la phalangine de l'annulaire; en dehors des champs eczématiques suintants, particulièrement sur le médius, *vésiculation sèche*(³), visible à l'œil nu et à la loupe.

(¹) Voir Leloir (*Traité cité*, p. 246-247) et Suchard (Des modifications des cellules et du lit de l'ongle dans quelques cas pathologiques. *Arch. de physiol.*, 1882, n° 7).

(²) Pièce de Baretta, déposée par nous dans le musée de l'hôpital Saint-Louis en 1885, n° 1088, étiquetée : *Eczéma aigu des doigts et des ongles*. Cf. Pièce 361, déposée par Vidal, en 1875 et étiquetée : *Eczéma des doigts et des ongles*.

(³) Voir plus haut, p. 41 et suiv.

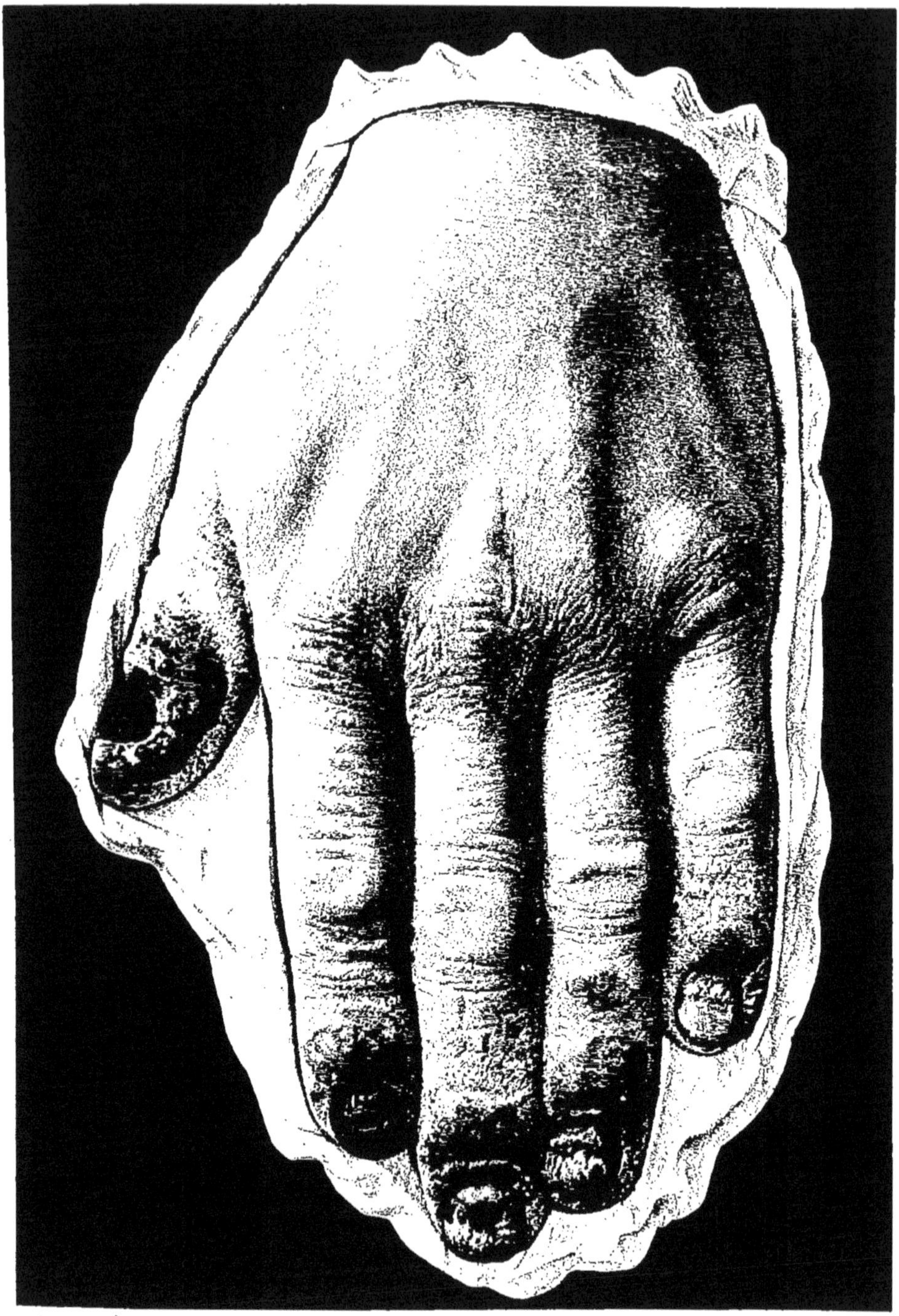

Masson et Cie, Éditeurs, Paris. Imp^{ies} Lemercier, Paris.

Eczéma aigu des doigts et des ongles.

Les *lésions unguéales* elles-mêmes, prédominantes aux lunules, sont typiques à l'ongle de l'auriculaire entouré dans sa portion externe de fissures radiées; les deux tiers supérieurs n'ont pas subi d'altérations; à l'index, au médius et à l'annulaire, existe le maximum de lésions : *dissociation*, *ramollissement*, *état spongieux*, *teintes variées*, la coloration *brune* dominant. L'examen de la Planche VII et des Figures 30 et 31, ci-dessous, et p. 268, précise ces divers points.

Ces altérations, peuvent se rencontrer sur une partie seulement des doigts (Fig. 31) ou sur un seul, avec lésions unguéales, à la période d'état, semblables à celles qui sont représentées dans la Planche VII.

Dans tous les cas de cet ordre, la guérison peut être entière, sans laisser aucun vestige, si la durée totale du processus n'est pas trop prolongée, et si la thérapeutique a été opportune, réservée pendant la période aiguë, et soigneusement mesurée quand il s'agit de l'enfance.

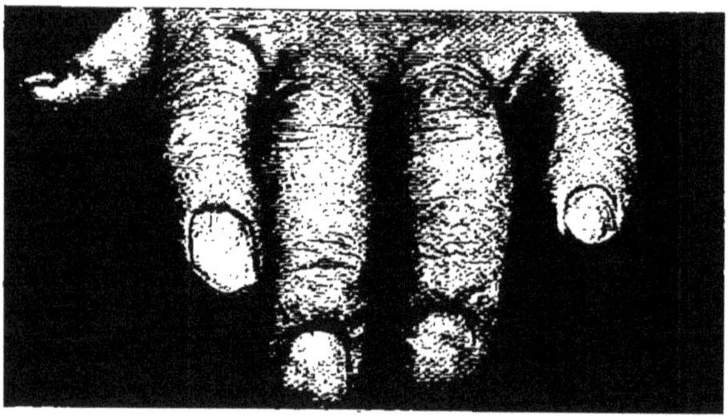

Fig. 31. — Eczéma unguéal et péri-unguéal [1].

Dans tous les cas où l'épidermo-derme péri-unguéal et sous-unguéal est intéressé positivement, eczématisé à titre isolé, la médication doit être très attentivement dirigée, pour assurer la *réparation sans lésions unguéales paraeczématiques*. Médication *première* asepsiante et *anodine* : *pulvérisations tièdes*, boricinées, résorcinées ou coaltarées faibles; la nuit, cataplasmes aseptiques boriqués ou boricinés; le jour, pansements moites stérilisés, simples d'abord, puis saturnés, ou avec les solutions *diluées* d'eau d'Alibour [2] convenablement *graduées*, alternant bientôt avec l'*occlusion imperméable* faite comme il a été indiqué plus haut [3]. La période irritative passée, *médications de réduction* graduées et surveillées; d'abord badigeonnages à l'huile de cade mitigée selon la technique indiquée plus haut [4]; puis, pendant le jour, pommades et pâtes, gélanthes, emplâtres successivement gradués. Enfin, si nécessaire, la série des médications rappelées tout à l'heure pour l'eczéma rebelle des doigts.

B. *Eczéma unguéal*. — Chez des sujets ayant eu des séries eczématiques

[1] Brocq, Clinique de l'hôpital Pascal-Broca, *Sujet atteint d'eczéma kératosique palmaire et plantaire.*

[2] [3] Voir plus haut. p. 101, note 1. — Voir plus haut, p. 186, 187.

[4] Voir plus haut, p. 207-209.

antérieurement, ou en ayant actuellement sur des points éloignés du corps; ou sur les mains en dehors de l'atmosphère unguéale immédiate, ou placés dans la *série diathésique* à laquelle l'eczéma est particulièrement affilié; quelquefois préludant à des eczématisations communes ultérieures; sous l'action d'irritations extrinsèques, ou en dehors de toute action de cet ordre, on peut

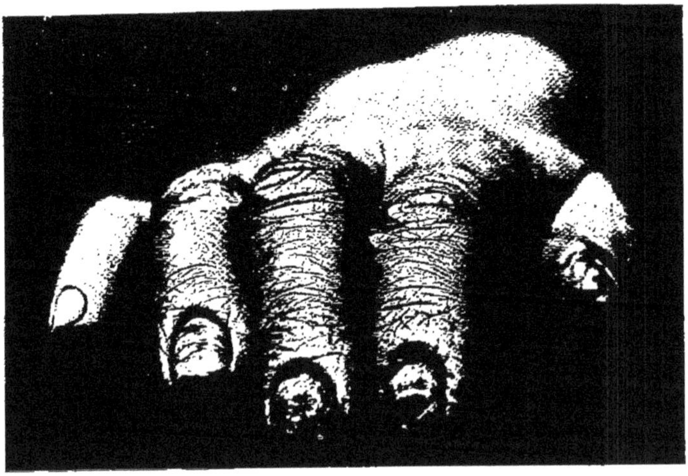

Fig. 52. — Eczéma unguéal et sous unguéal.

observer des *lésions* unguéales diverses, dont quelques-unes sont presque aussi prononcées que celles qui sont représentées dans la planche VII (p. 266), ou dans la figure 52, ci-dessus :

Sur les doigts à lésion unguéale, l'extrémité digitale est presque toujours *massuée*, même quand il n'y a aucune lésion *eczématique* commune apparente dans l'atmosphère unguéale, comme dans la pièce 1009 du musée de l'Hôpital Saint-Louis, où le médius seul étant atteint permet la comparaison avec les doigts restés sains. Les types cliniques sont très variés, depuis les altérations représentées dans la Planche VII et dans les Figures 51 et 52, jusqu'aux simples lésions dystrophiques communes à divers états pathologiques : déformations diverses, dépoli, rugosités, ponctuations en coup de poinçon, effritement gras, effritement fibrillaire en moelle de jonc, décollement, atrophie, chute complète, etc. Quelquefois localisation à la lunule, ou, au contraire, lésions prédominantes dans le sillon et au bord libre[1].

Ces altérations, pour la plupart, peuvent être observées chez les sujets de la série psoriasique; les unes et les autres sont secondairement *parasitées*, l'état irritatif ou la neuro-dystrophie *précédant* l'envahissement et la prolifé-

[1] Voir la pièce 909 déposée par nous dans le Musée de l'hôpital Saint-Louis; et comparer avec les pièces 624, 24, 1009, 1088 du même Musée.

ration micrococciques. Leur maximum de fréquence s'observe aux mains, mais on les rencontre également aux *pieds*, quelquefois symétriquement, et, chose tout à fait remarquable, chez des sujets qui n'ont subi d'irritations professionnelles qu'aux extrémités *supérieures*. Quelques-unes sont *indolentes* et indolores; d'autres sont le siège de *paroxysmes annoncés* par la sensibilité des régions unguéales et quelquefois par des phénomènes douloureux; leur étude est à reprendre par la base, avec des observations cliniques et bactériologiques *nouvelles*.

En dehors des périodes irritables, les *agents de réduction* peuvent être tentés; l'huile de cade et l'alcoolé de goudron semblent être généralement actifs. Les emplâtres à l'huile de cade sous forme de pansement de nuit sont un moyen très pratique; le jour, doigtiers de caoutchouc non vulcanisé. Série des médications *internes* appropriées aux indications *particulières* dérivées de l'analyse intégrale *des cas en observation*, et applications *motivées* de tous les moyens externes applicables aux onychopathies en général.

C. *Dystrophies unguéales des eczémateux.* — Chez des sujets qui ont, qui ont eu, ou qui auront de l'eczéma, surtout aux mains, mais aussi dans les autres régions, sans qu'il y ait jamais eu de processus unguéal simultané comme dans les cas précédents, il est très ordinaire de trouver des altérations d'ordres divers qui ne sont pas exclusives à la maladie eczéma proprement dite. Le plus souvent ce sont des saillies linéaires ou des enfoncements sulciformes, réguliers ou ondulés, des ponctuations discrètes ou très multipliées, comme on les ferait dans la cire avec un poinçon, etc. Bazin, ayant cru remarquer que les lésions étaient transversales dans le psoriasis, et verticales dans l'eczéma, attachait à cette direction une valeur diagnostique positive; mais les unes et les autres s'observent dans chacune des deux maladies, ainsi que les cannelures, les poinçonnements irréguliers ou alignés systématiquement, etc.

La raison réelle de ces altérations unguéales *autonomes* reste obscure, et la question n'est guère éclairée si l'on suppose, avec Kaposi, qu'elles se développent « par voie sympathique ». Ce qu'il faudrait savoir, c'est si elles ont leur source dans un processus eczémateux local, latent, ou bien si elles indiquent seulement un trouble général de la nutrition, ou encore si elles sont en rapport avec des lésions centrales du même ordre que celles qui peuvent gouverner quelques eczémas, etc., etc; mais nous n'avons aucune réponse à donner à ces questions [1].

Leur importance, au point de vue qui nous occupe, est de permettre d'affirmer, d'emblée chez les sujets qui les présentent, la nature chronique, invétérée, d'un eczéma localisé des extrémités et d'apparence aiguë, ou subaiguë, comme on le remarquera souvent chez les sujets atteints d'eczéma profes-

(1) Voir Edg. Hirtz et L. Jacquet, Hystérotoxie, onychomycose trichophytique, *Bullet. de la Soc. méd. des hôp.*, juillet 1898, p. 566, 568.

sionnel. Chez de tels sujets, la maladie est à peu près incurable s'ils continuent à avoir les mains soumises aux causes irritantes qui sont nocives pour eux à un degré plus élevé que pour la généralité ([1]).

II

ECZÉMAS DES MEMBRES INFÉRIEURS

I. ECZÉMAS DES RÉGIONS FÉMORALES ET POPLITÉES. — II. ECZÉMAS DES JAMBES. III. ECZÉMAS DES PIEDS.

I. Eczémas des régions fémorale et poplitée. — A. On observe à la partie antérieure de la *cuisse* et à sa partie postérieure toutes les formes d'eczéma vulgaire, et les variétés composites impétiginisées, comme celle qui est représentée dans la Planche III (p. 148) ; tous les types, sans en excepter aucun.

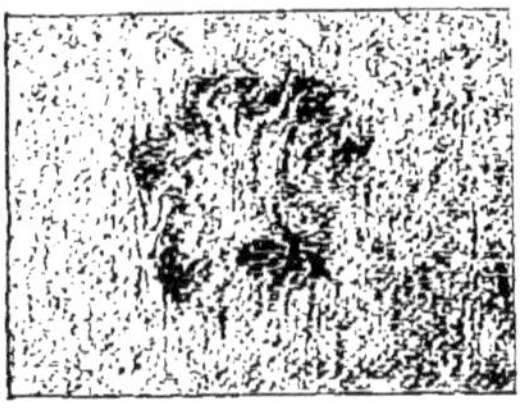

Fig. 55. — Eczéma cannelé.

La figure 55 ci-contre, représentant un placard d'*eczéma cannelé* de Brocq a été relevée sur la partie moyenne de la cuisse.

Les régions trochantériennes sont fréquemment le siège d'*eczématisations secondaires* aux prurigos, et aux pseudo-lichens circonscrits; eczémas en placards.

A la partie *supérieure et interne des cuisses*, particulièrement chez la femme, l'eczéma péri-vulvaire et inguino-crural s'étale très fréquemment jusqu'au tiers moyen de la cuisse ; surtout chez les obèses, en raison des contacts réciproques des surfaces, et des irritations provenant des souillures par l'urine ou par les liquides émanés du vagin; il s'y établit à l'état permanent « *chronique* ». Ces eczémas sont extrêmement prurigineux, et se lichénifient régulièrement dans les conditions si parfaitement représentées dans la figure 54, ci-contre, page 271, qui est une photographie sans retouche ; on y relève nettement l'*exagération des plis ou sillons*, dirigés surtout verticalement, mais faisant néanmoins *quadrillage*. Les *ponctuations granitées* qui, sur la figure, ressemblent à des vésicules d'eczéma, ne sont que des *excoriations de grattage*; les grandes et les petites lèvres sont tuméfiées, infiltrées, lichénisées. Guérison, dans le service de Brocq, en un

([1]) Cf. Deligny, L'eczéma des ongles. *Union médicale*, 1887, p. 817, et F. de la Harpe, *Revue méd. de la Suisse romande*, 1889, n° 2. — J. Sabrazès, Eczéma primitif des ongles. *Annales de la polyclinique de Bordeaux*, 1889, p. 185, 188. — A. H. Levrier, Contribution à l'étude de l'eczéma. *Thèse de Bordeaux*, n° 57, 1890, avec une planche photographique. — Ern. Besnier, Trad. franç. de Kaposi, note 1, p. 669-671 ; t. I, 2e édit., 1891, et Traitement de l'eczéma. Traité de thérapeutique de Robin, *lieu cité*, p. 226-228. — Julius Heller, Die Krankheiten der Nägel. Berlin, 1900, avec planches et figures dans le texte.

mois, par les *cataplasmes de fécule*, les *colles à l'oxyde de zinc*, et l'*électricité statique*.

Toutes les conditions de pathogénie et de *traitement* des eczémas en général sont applicables à la région de la cuisse. Les *pansements* y sont difficiles à maintenir pour les traitements *ambulatoires*; on y parvient toutefois, à l'aide de caleçons, de *maillots* ajustés, recouvrant le pansement, et servant de protecteurs contre les souillures extérieures, particulièrement chez la femme où elles jouent le rôle particulier que nous indiquerons tout à l'heure à propos de l'eczéma des plis cruraux et des parties attenantes de la cuisse ([2]). Les *emplâtres* appliqués selon la technique que nous avons indiquée; les *colles* à l'*oxyde de zinc*, sont, ici, en pleine opportunité, chez la femme en particulier. Dans les formes *hyperprurigineuses*, l'électricité statique intervient utilement, sans préjudice de la continuation de tous les autres moyens de traitement, général ou local.

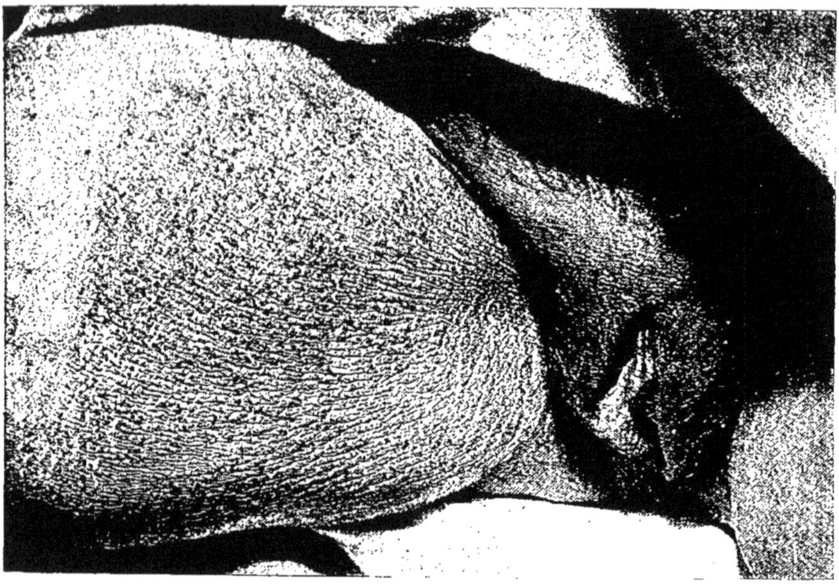

FIG. 54. — Eczéma prurigineux de la vulve et de la face interne et supérieure de la cuisse. Lichénification para-eczématique ([1]).

B. Les *creux poplités*, au même titre que les plis antibrachiaux, forment des *lieux d'élection* pour les eczématisations de tout ordre; chez les sujets qui

([1]) Cette reproduction photographique habilement exécutée par le Dr Soltas, (comme la plupart de celles que nous avons réunies pour cet article), a été prise à l'hôpital Pascal-Broca, dans la division de Brocq.

([2]) Voir plus loin, p. 292, et Traité de thérapeutique appliquée de A. Robin. *Lieu cité* p. 245.

présentent un eczéma vrai, disséminé, on est à peu près assuré de les trouver atteints.

a. L'eczématisation y présente les caractères particuliers aux régions à *intertrigo*; suintement abondant, *fissures profondes*, *très douloureuses*, amenant, dans les cas intenses, la flexion de la jambe sur la cuisse et produisant des attitudes particulières selon que les altérations existent d'un seul côté, ou sur les deux dépressions poplitées; mais l'*unilatéralité*, dans les conditions où la représente la figure 35 ci-contre, est très ordinaire. Très *prurigineuse*, et très *rebelle*, l'eczématisation des creux poplités est des plus communes dans les formes « *chroniques* », constituant les *foyers de permanence*, et les *reliquats* les plus ordinaires. Cela à tous les âges, en commençant par la seconde enfance; rien n'est aussi fréquent que de rencontrer des *eczémas poplités* durant depuis plusieurs années, à un degré d'intensité variable, et présentant, comme tous les cas d'eczéma vrai, une série plus ou moins chargée de *paroxysmes*, d'*accalmies* et de *rechutes*.

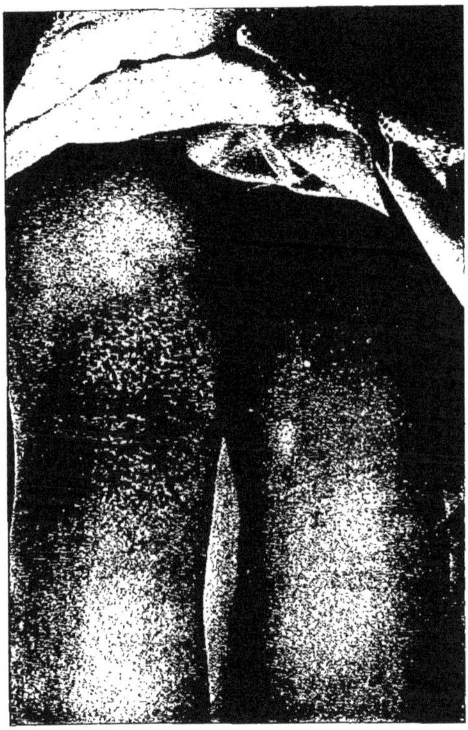

Fig. 35. — Eczéma unilatéral du creux poplité. Excoriations de grattage; fissures, lichénisation, prurit constant [1].

b. Dans les formes d'eczématisation *secondaire* aux paroxysmes des *prurigos diathésiques*, en raison du type prurigineux et des traumatismes du grattage, etc., les lichénisations se développent *à la partie inférieure de la cuisse* exactement comme nous l'avons montré tout à l'heure (Fig. 34) à sa partie supérieure et interne; la figure 36, ci-contre, p. 273, en fournit un exemple qui vaut une description.

[1] La figure 34 est la réduction d'une planche du *Traité cité*, de Duhring; elle porte pour subscription : « Eczema, chronic, papular variety. The disease consists of chronic, pinhead-sized, excoriated, discrete and confluent papules, occupying the popliteal space, occurring in a middle aged seamstress. The skin is red, scaly in places, considerably thickened, thrown into ridges, and the seat of constant itching. Duration six months. (The Author's case.) »

c. Abandonné à lui-même ou soumis à des irritations intempestives, l'*eczéma des creux poplités* devient le siège de *douleurs vives* produites par les *fissures*, les excoriations, l'accumulation et la dessiccation des croûtes, et amène le malade à tenir la jambe en flexion forcée, au point de simuler des *rétractions*, confusion d'autant plus facile que le creux poplité, dans les cas de flexion prolongée de la jambe, devient régulièrement le siège d'un intertrigo plus ou moins accentué.

d. La série entière des agents *thérapeutiques* et des médications, indiquée

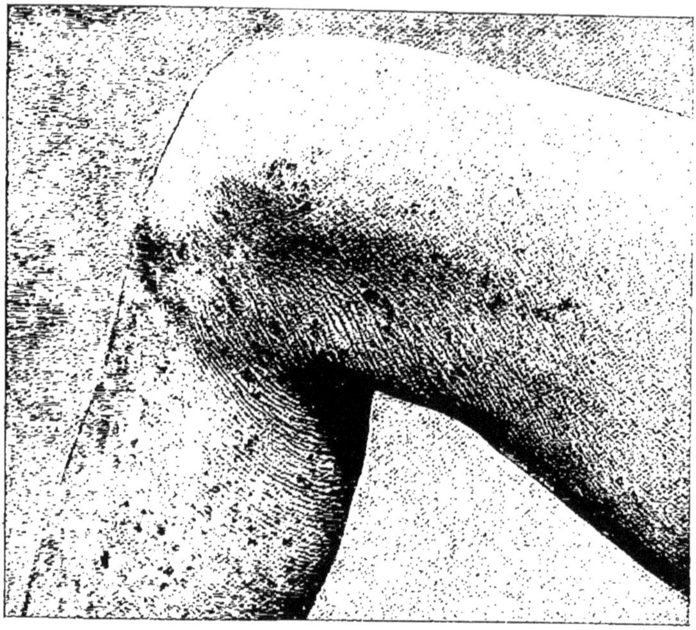

FIG. 36. — Eczématisation et lichénisation associées, secondaires à un prurigo diathésique. Épaississement, exagération des plis, quadrillage losangique. Excoriations de grattage.

déjà maintes fois dans les pages précédentes, est applicable dans l'ordre précisé, avec les détails de *technique* fournis. Dans les cas sordides, pulvérisations, cataplasmes, etc.; aussitôt la période irritative calmée, les surfaces ayant été correctement *asepsiées*, pommades ou pâtes sur mousseline ou lint, ou plus simplement, pour le traitement ambulatoire, *toile* fine de *caoutchouc* appliquée selon les règles données [1]. Tous les pansements s'y maintiennent très aisément à l'aide de genouillères de maillot, de toile lacée, ou en tissu élastique *fenêtré*. Quand on dirige le traitement, ou quand les sujets sont capables de saisir les indications données, on peut avoir recours aux pommades siccatives, aux colles, aux emplâtres qui doivent y être appliqués en bandelettes séparées l'une de l'autre par un petit intervalle, *non superposées*,

[1] Voir *Occlusion imperméable*, p. 186, 187.

et placées *verticalement*, c'est-à-dire parallèlement à l'axe du membre, pour s'accommoder aux *mouvements* de flexion et d'extension. Enfin, l'usage des *agents réducteurs* et des *médications spéciales diverses* peut aussi s'y appliquer avec la surveillance et la direction nécessaires.

II. Eczéma des jambes. — A. L'histoire de l'*eczéma des jambes* est presque tout entière liée à celle des *varices* profondes ou superficielles, cutanées, des membres inférieurs; et son développement doit être *prévu* chez tous les sujets atteints de ces altérations du système veineux.

Lorsque l'on examine, à ce point de vue, les jambes des sujets variqueux, bien avant qu'ils accusent aucun symptôme, et surtout avant qu'ils demandent conseil au médecin, qui, d'ailleurs, leur répondra souvent que « *ce n'est rien* », on constate dans les régions prétibiales, périmalléolaires, de petites *plaques squameuses isolées*, dont le malade ne se préoccupe qu'en raison du prurit. Le moindre traumatisme local, surtout s'il est suivi des applications intempestives qui sont régulièrement conseillées au patient par chacun, donne lieu à une *dermite aiguë en foyer*, autour de laquelle s'étale rapidement une eczématisation diffuse. A cette époque, si le malade était mis au repos absolu, la jambe élevée, et soustraite, pendant une ou deux semaines, aux effets de la déclivité, tout pourrait encore rentrer dans l'ordre assez complètement. Mais ce n'est pas ainsi que les choses vont d'ordinaire; tous les amis proposent les applications les plus variées, les emplâtres les plus inopportuns, et il s'établit une *vaste eczématisation sous-tendue par une dermite profonde ulcérative au centre*. La première phase de l'*ulcère variqueux* est constituée. A partir de ce moment, la guérison devient plus laborieuse; le *foyer* eczématique est établi, et, quelle qu'en soit la raison, on *voit souvent se développer des eczématisations à distance, au moment où il se produit, sous des influences diverses, une exacerbation de l'eczéma primaire*.

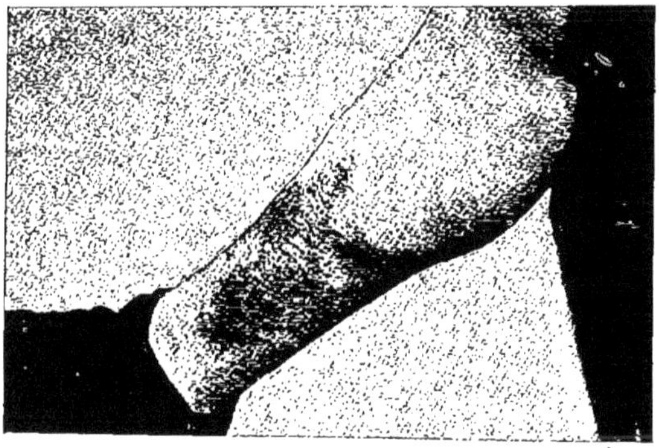

Fig. 37. — Eczéma péri-pilaire de la jambe, en placards.

B. Toutes les formes eczématiques se retrouvent à la surface des jambes, sans en excepter les *variétés papuleuses, lichénoïdes, lichénisées*, ainsi que les variétés *folliculaires*, péri-pilaires, disséminées, ou en groupes, dont un exemple précis est donné par la figure 37 ci-dessus; on y observe les formes les plus nettes des eczémas *nummularisés*, et des *synanthèmes circinés* de Unna, etc., etc.

C. Dans les *troubles* de la *circulation centrale* avec œdématie accentuée, qu'il y ait eu ou non des applications irritantes, il n'est pas rare d'observer aux jambes les diverses variétés d'*eczéma craquelé* ou *fendillé* (Fig. 58, ci-dessous), particulièrement chez les *vieillards* même avec un faible degré d'infiltration diurne des jambes, surtout dans les prurigineuses de cet âge. Pour ces variétés encore plus que dans les autres, le repos et l'élévation des membres inférieurs s'imposent ; et chez les *cardiaques*, où l'*eczéma fendillé* suit rapidement, en mieux, ou en aggravation, les oscillations de l'état asystolique, l'indication de la médication cardiaque adéquate est urgente.

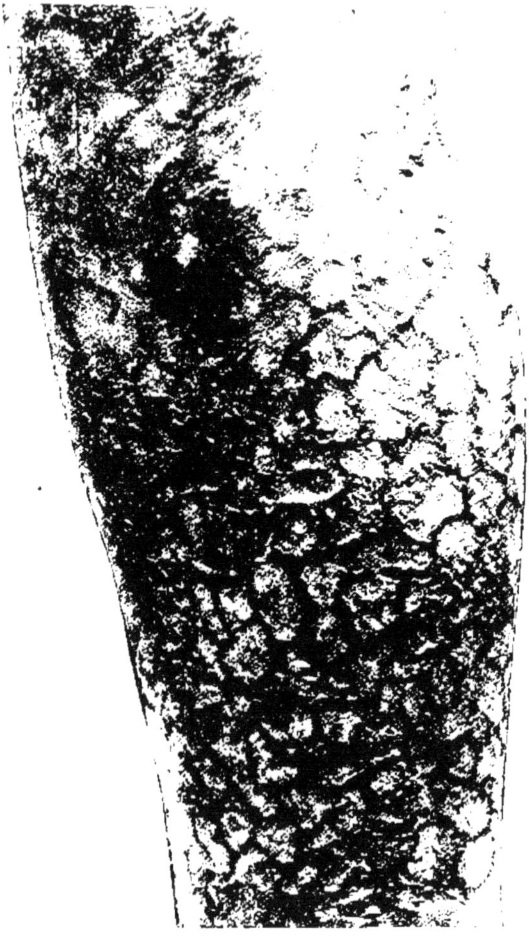

Fig. 58. — Eczéma craquelé de la jambe (¹).

D. En dehors de toute lésion cardiaque on observe, dans l'âge avancé, des eczémas de la jambe auxquels conviendrait la dénomination d'*eczéma sénile*, ou d'*eczéma de misère*, et dont Duhring a donné un type vraiment caractérisé dans la figure 59 (p. 276). C'est une variété *localisée* à la partie inférieure de la jambe, et à la partie attenante du pied ; véritable polydermite où l'on retrouve toutes les altérations eczématiques de la série permanente : dermite profonde, lésions variqueuses, exulcérations, fissures, etc.

E. Dans d'autres cas, le dos du pied est en réserve, comme dans la

(¹) Cette figure reproduit la pièce nº 459 du musée de l'hôpital Saint-Louis, déposée en 1877, par A. Fournier, et étiquetée *Eczéma craquelé, jambe*.

[E. BESNIER.]

figure 40 (p. 277), et l'eczématisation, contournant les malléoles, gagne les bords et la région plantaire.

On peut enfin, à la jambe comme dans le membre inférieur entier, relever quelquefois des eczématisations localisées au niveau des *foyers lymphangitiques* ou *phlébitiques*.

F. Chez les *enfants*, et chez les *adultes*, les parties des jambes où confluent les lésions des prurigos, deviennent dans les paroxysmes, le siège d'*épidermodermites mixtes, eczémato-impétigineuses* qui établissent un lien étroit entre les divers éléments pathologiques qui constituent les *polydermites secondaires des pruriginoses.*

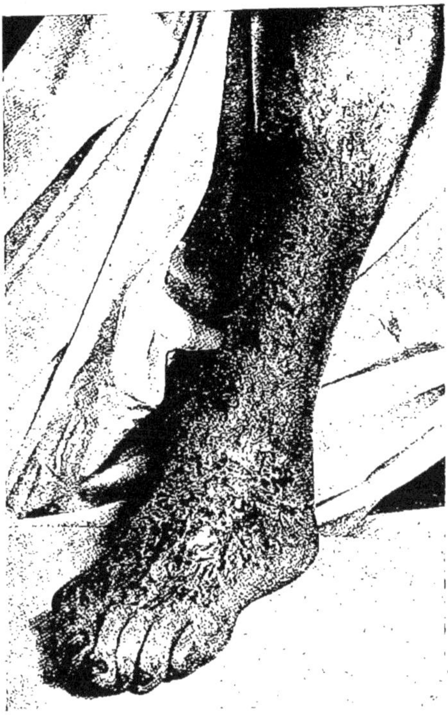

FIG. 39. — Eczéma chronique localisé à la partie inférieure de la jambe et au dos du pied, chez une vieille femme (¹).

G. Dans leur médication, toutes ces formes et ces variétés réclament, indépendamment de leurs indications générales ou locales réglées par la période, et les conditions individuelles, l'application des principes généraux du traitement des lésions des *parties déclives.*

a. Tout ce qui pourra contribuer à l'amélioration de l'état du système veineux; tout ce qui concourra au même but dans l'hygiène du membre : suppression de toute constriction au niveau des creux poplités; chez les femmes, jarretelles au lieu de jarretières; précautions contre la station debout prolongée, etc., tout cela, dont le médecin doit avoir notion et prendre cure, doit être indiqué au patient. La série des accidents, dont quelques-uns d'une grande gravité, que peuvent entraîner à leur suite les eczématisations du membre inférieur, légitime ces préoccupations, et rend exigibles les avis de prophylaxie nécessaires.

(¹) Réduction d'une planche du *Traité cité* de Duhring, p. 415, intitulée *Eczéma chronique, excorié, fissuré, érythémateux.* « The disease, occurring in an old woman, is confined to the leg and the back of the foot. Considerable thickening and condensation of the skin exists. It is a common variety, met with especially in the elderly of the poorer classes, and generally pursues a chronic course. » (The AUTHOR's case.)

b. Pendant les *paroxysmes* ramenés par la fatigue, les traumatismes, le manque de soins ou l'application de pansements inopportuns, le traitement local varie selon que l'eczématisation est suraiguë, rouge, suintante, croûteuse, — cataplasmes de fécule, applications moites, pulvérisations tièdes; repos absolu et *élévation du membre*; lotions *résorcinées* ou *coaltarées* faibles

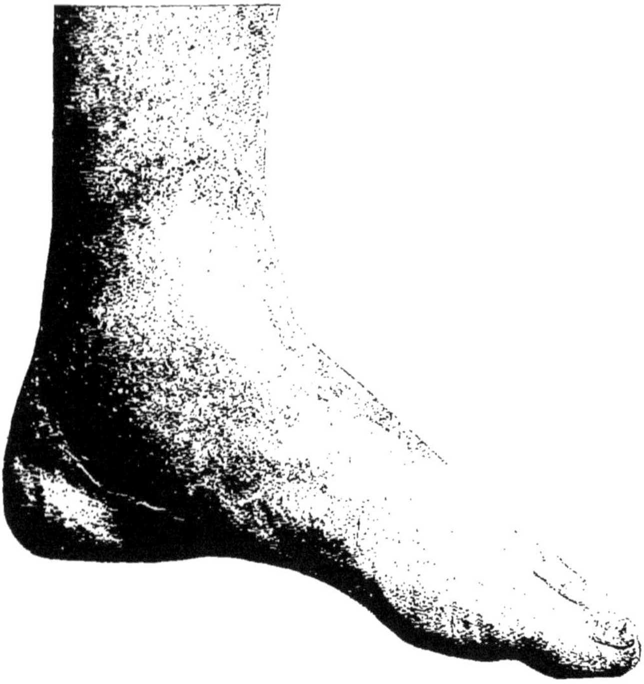

FIG. 40. — Eczéma suintant de la jambe et du pied, chez un vieillard atteint, depuis longtemps, de varices des membres inférieurs.

dans les intervalles des pansements. Dans la phase subaiguë, toile fine de caoutchouc limitée à la surface malade, ou mieux *lint*, ou mousseline, moites des solutions faibles ci-dessus indiquées, ou d'eau bouillie simple, que l'on recouvre ou non de baudruche de caoutchouc, en se reportant aux préceptes que nous avons donnés à propos des pansements moites [1]; et, s'il y a lieu, médications spéciales, *nitrate d'argent*, *protargol*, etc. [2].

A la période de *dermite et de parakératose chroniques*, *emplâtres de zinc*, à l'*huile de morue*, ou au *diachylon*, etc., appliqués en bandelettes *verticales*, entourant la surface malade sans être complètement juxtaposées; couche légère d'ouate hydrophile, ou compresse de *lint* par-dessus les bandelettes; le tout recouvert par un bas élastique ou un bas lacé ou une bande de crêpe. Les

[1] Voir p. 187 et suiv.
[2] Voir p. 212 et suiv.

pommades et les emplâtres au *dermatol*, à l'*airol* à 5 et à 10 pour 100, semblent bien applicables à la localisation particulière des membres inférieurs. Les applications de pommades réductrices, ou autres applications actives, huile de cade, etc., ne doivent être conseillées que sous réserve de surveillance.

d. Les lésions consécutives de *sclérose* ou de *pachydermie* cutanée réclament des soins spéciaux appropriés, médicaux ou chirurgicaux [1].

III. Eczéma des pieds. — Très fréquent, faces dorsale et plantaire; il débute souvent par les espaces interdigitaux chez les sujets hyperidrosiques, particulièrement chez ceux qui ne prennent pas les soins indispensables, ou chez ceux qui portent, pendant la saison chaude, des chaussures trop serrées, ou imperméables. Tous les individus qui sont dans ces conditions, alors même qu'elles ont produit des kératoses variées, alors même qu'il y a de l'hyperidrose habituelle, ne présentent pas d'eczéma véritable interdigital et sous-digito-plantaire; et, d'autre part, on peut rencontrer des sujets atteints d'eczémas variés de cette région qui n'ont pas de chaussures étroites ou mal faites, et qui ne sont pas hyperidrosiques. Mais c'est là l'*exception*; on le constatera aisément si l'on veut bien ne pas s'en tenir à la parole du patient, et faire une vérification en règle.

A. L'eczéma interdigital coïncide fréquemment avec des eczématisations disséminées d'autres régions du corps, en particulier des jambes et des régions périmalléolaires, les conditions de déclivité, de fatigue fonctionnelle et de gêne circulatoire étant identiques. La *localisation interdigitale* déborde, en haut, sur les faces dorsales des doigts et sur l'avant-pied, et en bas, sur la *face plantaire*, dont elle occupe toutes les dépressions formées par l'empreinte des doigts appliqués contre elle par la chaussure. A la bordure des placards polygonaux, l'épiderme corné hyperplasié forme des saillies kératosiques; tous ces phénomènes plus accentués chez les sujets qui ont le pied plat et la disposition kératosique générale. Dans toute leur étendue les surfaces de contact sont régulièrement épaissies, blanches, macérées, avec fissures rhagadiques, souvent douloureuses et saignantes. Toutes ces formes, entretenues par une défectuosité trophique individuelle, qui s'accuse, en même temps, par le développement des kératoses plantaires, calcanéennes, dorso-digitales, et quelquefois interdigitales, sont extrêmement rebelles [2].

[1] Cf. Ed. Jeanselme, Des dermites et de l'éléphantiasis consécutifs aux ulcérations et à l'eczéma des membres variqueux. *Thèse de Paris*, 1888. — Menahem Hodara (de Constantinople), Contribution à l'histologie de l'eczéma de la jambe et des dermites variqueuses eczématiformes. *Journal des maladies cutanées et syphilitiques*, 4e série, t. XI, nos 5 et 6, mai et juin 1899.

[2] Bien que décrites insuffisamment au milieu de la diversité illimitée des formes eczématiques, ces variétés d'eczéma interdigital des pieds n'étaient pas inconnues. Elles ont récemment attiré l'attention de W. Dubreuilh (De l'eczéma hyperkératosique interdigital. *Annales de dermat. et de syph.*, 3e série, t. X, 1899, p. 1033-1041).

« Je qualifie, dit Dubreuilh, cette lésion d'eczéma hyperkératosique parce que l'hyperkératose en est le caractère le plus frappant et parce que, lorsque les altérations s'étendent sur les parties voisines,

Dans quelques cas, les plus sévères, la maladie existe en même temps aux extrémités supérieures, aux mains, généralement avec prédominance aux pieds si le sujet n'exerce pas de profession manuelle; l'inverse se rapporte au cas contraire. Il n'est pas rare, dans ces cas, de rencontrer en même temps des altérations unguéales gryphotiques, ou en moelle de jonc ou exfoliantes, dont l'étude a besoin d'être reprise à nouveau. Ces formes sont des plus rebelles.

B. Chez tous les sujets qui ont été une fois atteints, la *prophylaxie* est toute puissante, si elle est comprise et exécutée sévèrement par les intéressés : lavage au savon chaque jour, et à l'eau chaude, des espaces interdigitaux (l'eau *faiblement* coaltarée convient particulièrement); après quoi, onction très légère avec la *pâte de zinc salicylée*, laquelle est elle-même *essuyée*; les espaces interdigitaux sont poudrés à l'amidon ou au talc, ou au sous-nitrate de bismuth. Enfin, de petits morceaux de *lint* aseptique, ou de coton hydrophile, sont interposés entre chaque doigt, et placés dans les plis sous-phalangiens, plantaires. — Précautions indiquées pour les chaussures, etc.

Les règles du *traitement* sont très précises. Dans les *paroxysmes*, repos, les jambes élevées, et série anodine du traitement externe; écartement absolu par du lint, du coton hydrophile simple, de toutes les surfaces de contact intertrigineux, interdigital et sous-digitoplantaire.

Aussitôt la marche reprise, le malade ne doit porter que des *chaussures légères* et découvertes, convenablement *larges*; il fera avec soin la toilette quotidienne des pieds à l'eau tiède et au savon d'ichtyol; et, à la suite, si le suintement intertrigineux subsiste, il fera une onction légère avec les *pâtes de zinc ichtyolées* ou *salicylées faibles*, etc. Cela suffit habituellement, pour réduire les eczématisations rebelles, si le traitement est appliqué ponctuellement.

Dans les *formes chroniques* rebelles : agents de résolution, de réduction et

elles y revêtent souvent l'aspect de l'eczéma; ajoutons que dans plusieurs cas il y avait en même temps des poussées irrégulières et intermittentes d'eczéma des jambes.

Siège constant et presque exclusif, les espaces interdigitaux des orteils, le dernier souvent seul et toujours le plus fortement atteint; le premier espace est généralement indemne. C'est au fond du pli que les altérations sont le plus accusées et elles s'étendent plus ou moins loin d'arrière en avant sur les faces contiguës des deux orteils voisins, en s'atténuant peu à peu; quelquefois un peu dans les plis de flexion plantaire des orteils. Dans une seule observation, il y avait à la main un foyer très limité mais caractéristique.

Quand on écarte les orteils, on voit les surfaces en contact tapissées d'un enduit blanc éclatant presque bleuté, formé par une couche cornée épaisse, parfois d'un millimètre, opaque, souple et résistante, se détachant par lambeaux parfois de plus d'un centimètre, tout en restant partiellement très adhérents; les efforts pour les arracher déterminent de la douleur et produisent des fissures. Au-dessous d'eux, peau rouge foncé; épiderme mince et transparent, épais, blanc et opaque avant même que la lame précédente ait fini de se détacher.

Dans aucun cas, dit Dubreuilh, nous n'avons noté d'hyperidrose, et l'on retrouve le même aspect dans les espaces interdigitaux des mains où l'humidité et la macération sont fort médiocres.

Marche éminemment chronique; durée de plusieurs années, malgré tous les traitements.

Aucune cause locale. Une de mes malades, dit Dubreuilh, portait des chaussures manifestement trop serrées, mais les autres n'étaient pas dans le même cas, et l'on ne saurait invoquer cette cause pour les mains.

Aucun topique réellement efficace. Cependant avec les applications d'ichtyol en solution alcoolique, généralement amélioration très sensible; dans un autre cas, la malade s'est surtout bien trouvée de lotions persistantes d'eau blanche. Succès au moins momentané avec la chrysarobine en pommade, et le nitrate d'argent en badigeonnages. L'arsenic à l'intérieur ne paraît pas avoir eu la moindre influence.

[E. BESNIER.]

de substitution — particulièrement, *applications saturnées*, nitrate d'argent, protargol, agents de réduction sous forme d'*emplâtres* (¹), avec la surveillance nécessaire, l'écartement des surfaces de contact, etc. ; et nécessité permanente de l'emploi des agents de *prophylaxie*, moyens indiqués ci-dessus comme applicables à toutes les périodes, et à tous les cas.

C. La *région plantaire*, partiellement ou en totalité, est le lieu d'élection d'eczématisations mixtes, dans lesquelles l'hyperkératose joue un rôle considérable, et est un obstacle presque absolu au succès des médications diverses — eczémas calleux, cornés, kératodermiques, ou kératodermies eczématisées des faces plantaires, dont la figure 41, ci-dessous, reproduite d'après un cas

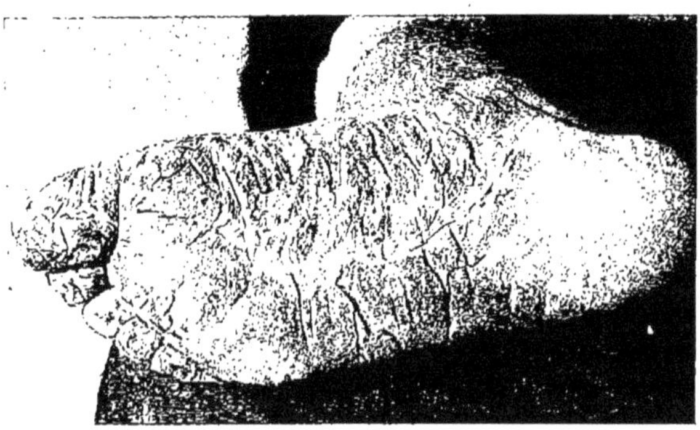

FIG. 41. — Eczéma chronique de la plante du pied (²).

de Duhring, représente une variété remarquable. Le plus souvent les altérations sont symétriques et bilatérales. Dans les cas où elles sont unilatérales, chez des sujets qui ne présentent pas d'eczéma en d'autres points du corps, il faut, le plus ordinairement les considérer comme des pseudo-eczématisations, ou des eczématisations secondaires à des altérations distinctes, trichophytose, psoriasis, syphilis tertiaire, etc.

La figure 42, ci-contre (p. 281), représente un cas de trichophytose plantaire eczématoïde des plus remarquables.

Les syphilodermies kératosiques, et les kératoses parasyphilitiques eczématoïdes ou eczématisées sont beaucoup plus fréquentes ; leur détermination absolue est souvent des plus laborieuses ; et le traitement mercuriel d'épreuve ou la biopsie, nécessaires.

Dans les formes chroniques hyperkératosiques, ramollissement des couches cornées par les bains de pieds boratés prolongés, les applications moites

(¹) Voir plus haut, p. 212 et suiv.

(²) Réduction d'une planche de Duhring, *lieu cité*, p. 360, ayant pour titre : « Eczema chronic, squamous, fissured variety of the sole of the foot. The subject is an elderly man, both soles being similarly affected. Disease confined to this region : it has existed many years, and is considerably better in summer than in winter. (Dr HENRY G. PIFFARD'S case.) »

boratées, le savon mou de potasse salicylé appliqué sur des bandelettes de flanelle; rugination successive, à la curette, des couches cornées ramollies; ultérieurement, *pommade de Lailler* — savon noir, goudron, huile de cade et

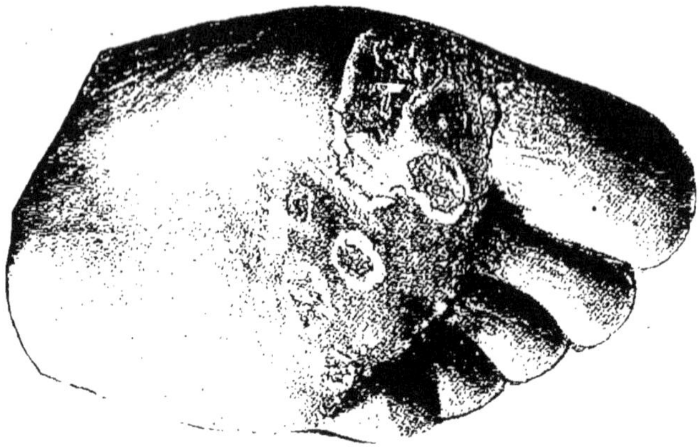

FIG. 42. — Trichophytose plantaire eczématoïde et syphiloïde [1].

soufre précipité à parties égales — et enfin *pommades* ou *emplâtres à l'huile de cade, pyrogalliques, chrysophaniques*, avec la surveillance nécessaire à l'emploi de ces moyens [2].

CHAPITRE III

ECZÉMAS DU TRONC, DE L'ABDOMEN ET DES ORGANES GÉNITO-URINAIRES

I. Eczémas du tronc et de l'abdomen. — I. ECZÉMAS DES RÉGIONS THORACIQUES VAGUES, STERNALE, INTERSCAPULAIRE, LATÉRALES ET AXILLAIRES. — II. ECZÉMAS DES MAMELLES, DU MAMELON, DE L'ARÉOLE ET DES PLIS SOUS-MAMMAIRES. — III. ECZÉMA DE L'OMBILIC. — IV. ECZÉMAS DES PLIS SOUS-ABDOMINAUX, INGUINAUX ET GÉNITO-CRURAUX. — V. ECZÉMAS DE LA RÉGION PILAIRE PUBIENNE. — VI. ECZÉMAS DE LA RÉGION VULVO-CRURO-ANALE.

II. Eczémas des régions génito-urinaires chez l'homme. — I. ECZÉMA SCROTO-PÉNIEN TOTAL. — II. ECZÉMAS DU SCROTUM. — III. ECZÉMAS DU FOURREAU, DU PRÉPUCE ET DU GLAND.

(1) La figure 42 reproduit un moulage de Baretta, déposé par nous dans le musée de l'hôpital Saint-Louis, en 1892, sous le n° 1657. Observation publiée par Djelaleddin Mouktar dans le *Bulletin de la Soc. franç. de dermat. et de syph.*, 1892, p. 157.

(2) Cf. LEISTIKOW, Thérapeutique des maladies de la peau. Trad. franç. de Darier. Paris, 1900, p. 297-304.

I

ECZÉMAS DU TRONC ET DE L'ABDOMEN

I. Eczémas des régions thoraciques vagues, sternale, interscapulaire. — Régions axillaires. — L'*eczéma vulgaire* peut s'observer dans ces régions en simultanéité avec des localisations disséminées ou généralisées; il n'y offre alors d'autre particularité que de se présenter surtout en *nappes amorphes* suintantes, croûteuses, ou sèches.

A. Chez les *enfants*, où on l'observe le plus souvent, il occupe particulièrement les parties antérieures et supérieures, sternale, sous-claviculaires, celles que le sujet peut le plus facilement atteindre et traumatiser avec ses ongles.

A la période aiguë de l'eczéma *infantile* du tronc, les éléments les plus simples de la médication externe de cette phase sont indiqués; poudres inertes, cataplasmes *localisés*, applications *localisées* de plaquettes de *lint* moites des solutions les plus anodines; applications imperméables directes; *pansement strict* enveloppant, avec bandage de corps de gaze aseptique, applications à exécuter avec la plus grande précision [1]. Les *lotions* selon les principes formulés y doivent être exécutées sobrement avec l'eau tiède ayant bouilli, ou avec les infusions légères de sureau ou de camomille, et toujours pratiquées rigoureusement selon les règles de la *technique aseptique* [2].

D'une manière générale, en dehors de la première mise au net des surfaces *en état sordide*, les bains *généraux* ne conviennent pas, et, dans la période infectée de la plupart des *eczémas infantiles*, dans tous les cas d'*impétiginisation*, ils doivent être absolument proscrits. On ne doit plonger le corps entier d'un enfant dans un bain que lorsque aucune des surfaces immergées ne peut devenir le point de départ d'infections à distance, soit par le bain, soit par les linges dans lesquels on enveloppe l'enfant au sortir du bain. En un mot, l'art de traiter l'eczéma infantile réside beaucoup plus dans la *perfection de la technique* aseptique, dans l'occlusion constante, et bien exécutée, des champs eczématiques, dans la protection des parties non encore atteintes, dans l'emploi simultané des moyens généraux appropriés, que dans la polypharmacie des topiques.

Lorsque, convenablement préparée, et rapidement venue si la technique a été appliquée avec correction, c'est-à-dire *si le médecin qui en a la pratique, règle lui-même, dirige, et surveille les applications*, l'heure des topiques est

(1) Voir p. 187 et suiv.
(2) Voir p. 170 et suiv.

arrivée, les pommades seront appliquées *sobrement* sur gaze ou sur lint, précédées des lotions appropriées, *limitées* exactement à la *forme* et à la *surface* des champs d'eczématisation. Les pansements sont *renouvelés* deux ou trois fois dans les vingt-quatre heures, toujours avec l'enveloppement aseptique général du tronc comme procédé de rigueur, les parties non malades, ou à peine atteintes, protégées, si il y a lieu, par des couches très fines de *pâte anodine*. C'est alors que, l'amélioration étant très accentuée, les *emplâtres* anodins, peuvent être utilisés, mais sans se départir de tous les autres soins : sans oublier le précepte de la *limitation* des agents médicamenteux *aux surfaces malades*, de l'enveloppement *général* du tronc, etc., etc.

Dans ces localisations de l'eczéma infantile, comme dans toutes les autres, la médication externe, subordonnée dans ses résultats à l'application des règles de l'hygiène spéciale à l'âge des sujets, doit être, avant tout, *aseptique* et *protectrice*.

B. Chez l'adulte, les eczématisations *vraies* du tronc sont, chez l'homme ou chez la femme, plus rares dans les régions sous-claviculaires, sternale, et intermammaire, et, en particulier, elles y forment moins souvent des localisations proprement dites, en dehors des eczématisations des plis sous-mammaires chez la femme; elles y sont régulièrement *secondaires* à des lésions préexistantes, au premier rang desquelles les formes discoïdes et circinées que, après d'autres auteurs, et avant Unna, nous avions décrites d'une manière spéciale (1).

La Planche VIII, p. 284 (2) reproduit une variété commune de l' « eczéma séborrhéique » de Unna, forme circinée. La région pré-sternale est son lieu d'élection; mais on la retrouve, avec tous ses caractères, sur d'autres points du corps, comme nous l'avons fait représenter par le moulage sur nature dans la pièce 876 du Musée de l'hôpital Saint-Louis; et l'on n'est pas autorisé à en faire une variété à dénommer d'après sa localisation la plus ordinaire. La région interscapulaire, la région dorsale tout entière, la présentent fréquemment identique, telle que nous la reproduisons dans la figure 43 (p. 284).

(1) Voir plus haut, *Eczéma séborrhéique* de Unna, p. 115 et suiv.

(2) Cette planche reproduit une pièce déposée par nous en 1883 dans le musée de l'hôpital Saint-Louis, n° 875. Le sujet sur lequel a été pris le moulage, était un homme de trente ans, maigre et délicat, né d'une mère morte tuberculeuse. Père vivant, atteint de sciatique rebelle. Lui-même a des bronchites réitérées et il est *hyperidrosique*; il porte un gilet de flanelle; il a fréquemment des douleurs lombaires et il a eu une arthrite blennorragique il y a cinq ans. Depuis longtemps, il a de l'*alopécie pityrode du cuir chevelu*. La *synonymie* de cette dermopathie est extrêmement luxuriante; en voici un aperçu : Eczéma sec, circonscrit, circiné, etc., des auteurs; lichen annulaire serpigineux de Wilson. Eczéma ou pityriasis acnéique de Bazin et de Lailler, circinaria de Payne; pityriasis circiné de plusieurs auteurs, eczéma parasitaire, etc., de E. Besnier; séborrhéide circinée ou dermatose figurée médiothoracique de Brocq, séborrhéide circinée de Hallopeau, etc., etc.

[E. BESNIER.]

Mais on rencontre aussi sur le tronc toutes les « *séborrhéides* » sans exception, y compris les variétés ambiguës *péripilaires*, simulant le pityriasis rubra-pilaire, le psoriasis, etc., sans oublier les médaillons eczématisés du pityriasis rosé de Gibert. En fait, les eczématisations *vraies*, secondaires à cette nombreuse série de dermopathies encore mal déterminées, sont relativement

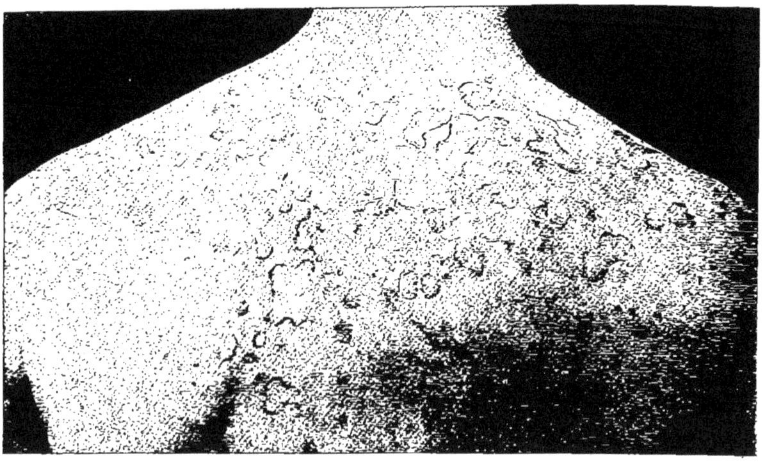

Fig. 43. — « Eczéma séborrhéique » de Unna, forme circinée, région dorsale.

rares, et, parmi ces diverses dermopathies ambiguës, celles qui appartiennent réellement à la série « séborrhéique » peuvent toujours être aisément réduites par des moyens variés ([1]).

([1]) Voici la médication que nous avons indiquée dans l'article *Traitement de l'eczéma* du *Traité de thérapeutique appliquée* de Alb. Robin, *lieu cité*, p. 232, 233.

Eczémas hyperstéatidrosiques de la région sternale et de la rainure interscapulaire ou hyperstéatidroses eczématiques à parasites stéaticoles des régions pré thoracique et dorsale, lieux d'élection. — Eczémas flanellaires, etc. — « Ces formes fréquentes, décrites plus haut (Eczémas séborrhéiques), provoquées, chez les *prédisposés*, par l'altération des acides gras de la sueur entretenues et aggravées par le contact des linges imprégnés des produits de la sécrétion cutanée, linges de flanelle particulièrement, sont très faciles à guérir.

Leur prophylaxie réside entière dans les soins de toilette élémentaires — eau chaude, savon à volonté, interposition de linges *propres* entre les flanelles et la peau, poudrage avec les poudres inertes; cela suffit souvent même pour le traitement proprement dit; les parasites stéaticoles *ne cultivent pas* dans ces conditions de propreté locale.

S'il y a ténacité plus grande : mêmes soins, lavage au *savon d'ichtyol* ou de *goudron* à l'eau chaude.

Enfin, en cas de résistance à ces derniers moyens, usage, le soir, de la pommade suivante :

℞ Résorcine	} ãã $0^{gr},25$ à 1 gramme.
Acide salicylique	
Huile de cade	1 à 5 —
Savon	Q. s. p. é.
Soufre précipité frais	1 à 5 —
Axonge benzoïnée.	50 —

M. s. a.

Savonnage à eau chaude le matin, suivi de poudrage, et toujours avec interposition, entre la flanelle et la peau, d'un linge fin, lavé tous les jours à l'eau bouillante, ou renouvelé.

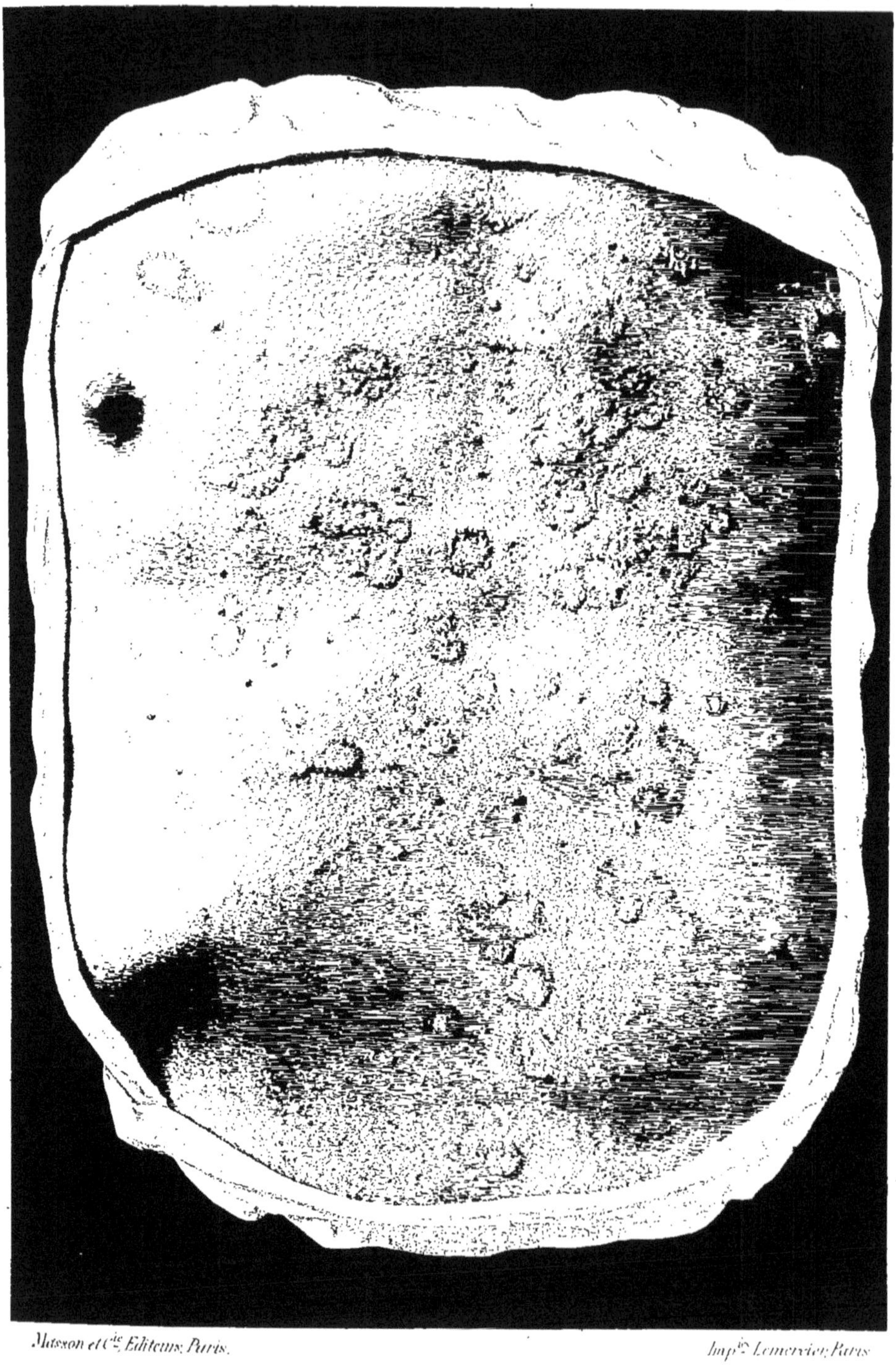

Masson et Cie Éditeurs, Paris. Imp^{ie} Lemercier, Paris.

« Eczéma séborrhéique » de Unna.

(forme circinée)

C. Dans les régions axillaires ainsi qu'au sternum et dans l'espace interscapulaire, mais beaucoup plus souvent, les lésions hyperstéatidrosiques discoïdes ou circinées représentent l'élément *initial* d'une eczématisation vulgaire.

Commune surtout chez la femme, l'eczématisation axillaire est le plus habituellement hyperstéatidrosique; elle est l'origine fréquente de péri-adénites et d'adénites sudoripares.

On rencontre à l'aisselle toutes les formes et toutes les variétés d'eczéma avec les particularités propres aux régions pilaires. La série séborrhéique y est très largement représentée, et ses éléments y subissent une eczématisation facilitée dans son développement et dans sa ténacité par l'hyperstéatidrosie régionale. Très communément elle est figurée, comme on le voit dans la figure 44 ci-contre, où, à un examen attentif, on reconnaîtra toutes les lésions eczématiques, vésicules, squames, croûtes, fissures et quadrillage de lichénisation, particulièrement dans la partie inférieure.

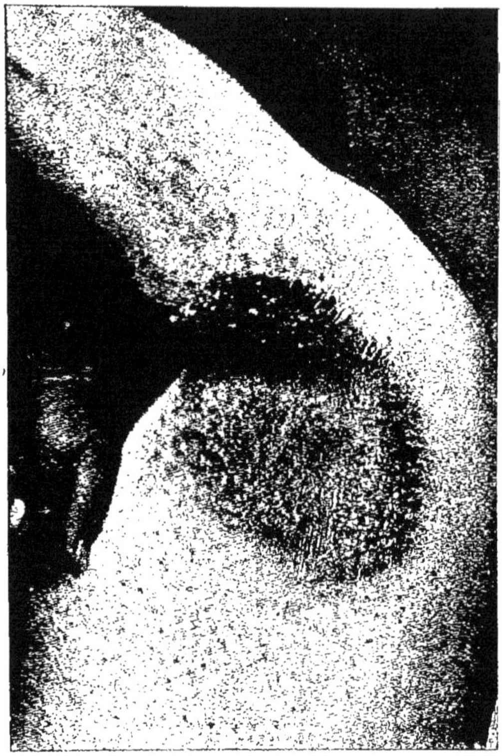

Fig. 44. — Eczéma hyperstéatidrosique figuré de l'aisselle [1].

La fréquence des formes eczématiques secondaires dans la zone axillaire indique la part qui revient à l'*hygiène locale* et à la *prophylaxie* quand apparaissent les altérations pré-eczématiques, qui doivent être combattues avec soin.

L'eczématisation vraie intervenue réclame l'emploi des moyens ordinaires :

[1] La figure 43 est une réduction d'une planche de Duhring, *lieu cité*, p. 325. Voici sa lettre : « Eczema subacute, erythemato-vesicular, crusted and scaly, seborrhœic variety, of the axilla. It occurs in a middle-aged man, and is confined to this region on both sides and to the scrotum. The patch is circumscribed, with a tendency to spread on the border and to heal in the centre. Duration twelve years, with many exacerbations. Decided improvement occurred under the use of weak resorcin and boric acid lotions with mild ointments. (Dr Henry W. Stelwagon's case.) »

[E. BESNIER.]

cataplasmes, lotions, pulvérisations, etc. [1]; rétablie à l'état subaigu, elle guérit relativement avec rapidité — quand les conditions causales ont été supprimées — par les pommades de *soufre*, de *résorcine* et d'*huile de cade* :

℞ Soufre précipité frais	1 à 2 grammes.
Huile de cade	1 à 3 —
Savon	Q. s. p. é.
Résorcine	0gr,30 à 0gr,60
Axonge stérilisée benzoïnée	30 grammes.

M. s. a.

Pour les formes récidivantes chez la femme, et à titre prophylactique :

Trois fois par vingt-quatre heures, après lavage au savon blanc, savon doux, savon d'ichtyol, de toute la région, application légère de *pommade à l'oxyde de zinc*, essuyée, et suivie de poudrage fait avec une boulette de coton hydrophile renouvelée chaque fois.

Supprimer les plis de vêtements, des manches de chemise ou de flanelle, les doublures en caoutchouc imprégnées de sueur altérée; sur ces points d'hygiène locale, les avis doivent être donnés avec la précision nécessaire, après avoir examiné les conditions individuelles.

II. Eczémas des mamelles, du mamelon, de l'aréole et des plis sous-mammaires. — A. Dans les régions mammaires, chez l'homme et chez la femme, on peut observer l'extension au sein, d'eczémas de voisinage, ou le développement primaire de formes communes. Dans tous les cas, on retrouve, tout à fait au début, les caractères de l'eczéma vulgaire — vésiculation éphémère, rougeur et œdématie, suintement, croûtes variées dans les proportions réglées par les prédominances germinatives *des* staphylocoques ou *des* streptocoques; fissures et gerçures variées sous les mêmes influences, et au total, *polydermite eczémato-impétigineuse.*

Prurit vif et pénible; adhérence aux linges de corps ou aux pièces de pansement empesés par le fluide eczémato-impétigineux; lésions variées par décollement des linges, avulsion maladroite des croûtes, grattage nocturne, etc.

Peu ou pas de tendance à la guérison; et, au déclin, toutes les phases décrites de vernissé rouge, d'exfoliation lamellaire de plus en plus ténue, le tout avec les alternatives obligées, les paroxysmes et les améliorations, les rechutes.

(1) Barthélemy — A propos d'un cas d'« eczéma séborrhéique » psoriasiforme en large placard hémisphérique unicerclé, *Bull. de la Soc. franç. de dermat.*, décembre 1895, p. 441, 444, — recommande, dans les formes d'« eczéma séborrhéique », en *état aigu*, la médication suivante :

Le soir, onction avec l'huile ci-dessous :

Huile végétale fraîche	70 grammes.
Eau de chaux	30 —
Résorcine	1 à 3 —
Héliotrope ou vanille	Q. s.

Recouvrir d'une flanelle ou de ouate. Le matin, savonner, essuyer, lotionner ensuite avec eau chaude ayant bouilli; sécher et poudrer.

B. A la région mammaire, comme sur les autres points du thorax chez l'homme, et à la mamelle chez la femme, on observe les formes *figurées*, *psoriasiformes* de la série « *séborrhéique* ». Leur marche, leur figuration, leurs réactions thérapeutiques les différencient, d'ordinaire, aisément, de l'eczémati-

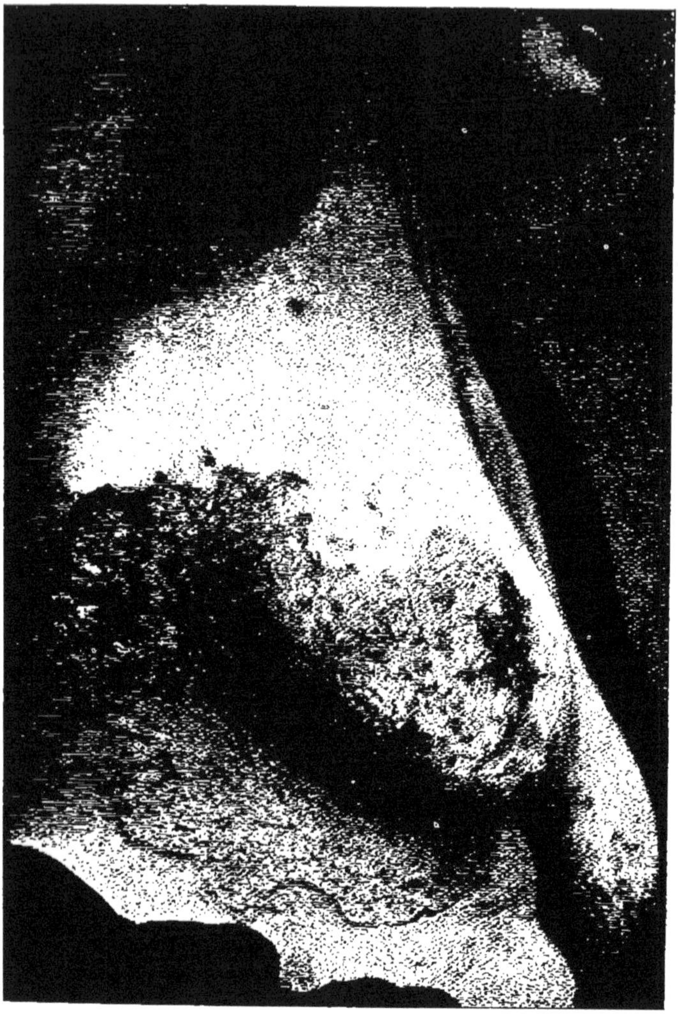

FIG. 15. — Eczéma « séborrhéique » psoriasiforme de la mamelle, et des parties avoisinantes. Début mammaire (¹).

(¹) Photographie recueillie sur une malade âgée de trente-six ans, observée par Brocq, à l'hôpital Broca, en janvier 1900. Traitement local : badigeonnages successifs avec des solutions de protargol, de bleu de méthylène et de nitrate d'argent.

[E. BESNIER]

sation vulgaire amorphe. Chez la femme, elles se développent avec une ampleur particulière, débutant par un point isolé de la mamelle, puis s'étalent alentour en quelques semaines, produisant le champ éruptif à bords festonnés que l'on voit nettement indiqué dans la figure 45 (p. 287).

C. L'eczéma des *mamelons* et de l'*aréole* est commun pendant *la grossesse*, et surtout pendant l'*allaitement*, eczéma rond, orbiculaire, avec les *bords* généralement surélevés comme on le peut voir dans la figure 46 ci-contre.

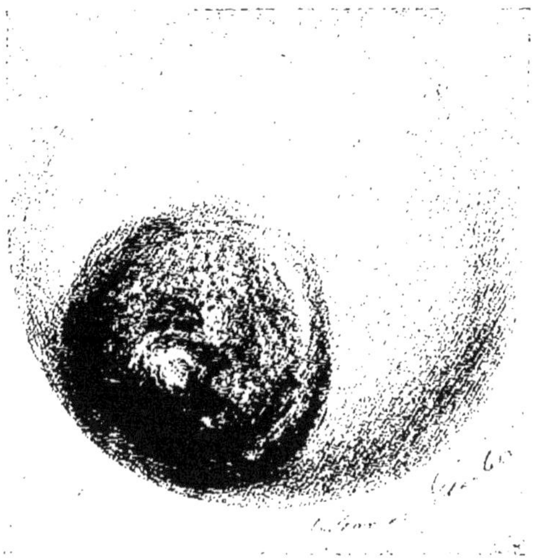

Fig. 46. — Eczéma du mamelon; forme typique (¹).

Régulièrement cantonnée, *limitée* à l'aréole et au mamelon, cette localisation eczématique, malgré sa non-extension à la partie vague du sein, s'accompagne généralement de tuméfaction et de déformation globuleuse. Très souvent, à la période d'état le mamelon est effacé; la régression de ces caractères indique la période de guérison; reformation du mamelon, et abaissement du bourrelet périphérique.

La figure 47, ci-dessous, représente l'aspect typique de l'eczéma commun du mamelon pendant la grossesse.

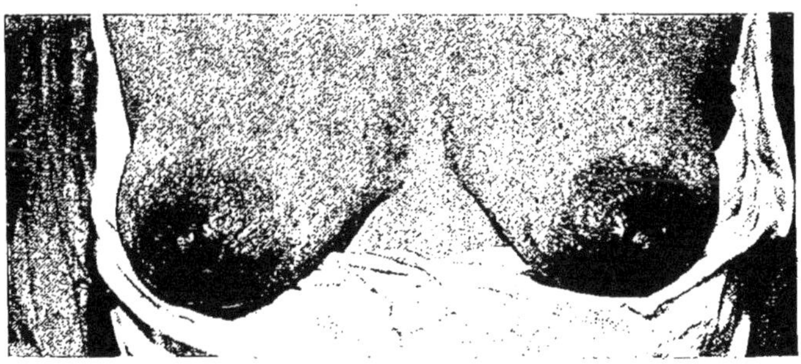

Fig. 47. — Eczéma symétrique des mamelons et de l'aréole chez une femme enceinte.

D. L'eczéma de l'aréole et du mamelon, non pas seulement à cause de la grossesse et de l'allaitement, mais en raison des conditions particulières de la

(¹) Musée de l'hôpital Saint-Louis. Dessin de la collection de Devergie, n° 160.

région, une fois installé, persiste avec la plus extrême opiniâtreté. La stéatidrose du mamelon, la *subdermite* de la région, *commune* chez les femmes hyperstéatidrosiques qui ne prennent pas de soins de toilette suffisants ni réguliers, prédisposent localement aux eczématisations et aux impétiginisations qui atteignent l'aréole à la première irritation septique. *Si l'on veut bien, pendant la grossesse, donner les conseils de toilette locale aseptique nécessaires, et si ces conseils sont suivis, on peut être à peu près assuré qu'il n'y aura ni gerçures ni eczématisation, et il n'y en aura pas pendant l'allaitement, si l'on exige le lavage local après chaque tétée, et le lavage aseptique préalable de la bouche de l'enfant à la moindre irritation.* Une fois réalisé, et à l'état aigu, souvent aggravé par des applications inopportunes, cet eczéma doit être traité conformément aux règles générales du *traitement de l'eczéma aigu* avec pansements ouatés et élévation du sein à l'aide de bandages appropriés.

Mise au point exact des conditions générales du *traitement interne* de l'eczéma selon l'état du sujet; *toilettes aseptiques* réitérées du mamelon et de l'aréole avec bourdonnets de coton hydrophile, et eau bouillie simple, ou boriquée, boricinée ou bicarbonatée; *pulvérisations* avec les mêmes liquides; *cataplasmes* de fécule aseptiques, souvent renouvelés; plaquettes de *lint* neutre moites d'eau bouillie simple, de la forme et de la dimension du champ eczématique, recouvertes de baudruche caoutchoutée fine, de *lint* sec, et *occlusion ouatée*; dans la série suivante, pommades ou mousselines-pommades, ou pâtes *anodines* à l'oxyde de zinc. Appliquée systématiquement avec une asepsie *vraie*, cette médication suffit le plus ordinairement pour amener une guérison prompte.

E. En *dehors de la grossesse et de l'allaitement* l'eczéma du *mamelon* reste très fréquent; on l'observe *souvent* chez les *jeunes filles pubères*, soit comme localisation isolée, soit comme partie intégrante d'un eczéma généralisé; sa constatation doit *toujours*, même à l'état isolé, être relevée avec soin, car les eczémas mamelonniens *préludent souvent* aux eczémas généralisés, et font partie intégrante du *prologue* des *eczémas graves*. Ils doivent être traités avec le plus grand soin; ils semblent céder rapidement aux premières applications de la médication anodine, des cataplasmes, etc., à la protection locale, et au régime interne approprié; mais ils récidivent avec la plus extrême facilité, si les soins ne sont pas continués bien au delà du temps, en apparence nécessaire. Souvent ils subissent l'action des phases menstruelles chez les *jeunes filles à mamelles irritables*, chez qui, à chaque époque, le sein se tuméfie en entier ou en îlots bosselés, devient dur, douloureux, avec saillie des veines cutanées, etc.; ces relations manifestes entre cet eczéma régional et les actes de l'ovulation sont d'un vif intérêt au point de vue de la physiologie pathologique de l'eczéma.

F. Dans les périodes péri-ménopausiques, les *galactorrhées* et les suintements divers des conduits galactophores, *en dehors de la lactation*, donnent lieu à des eczématisations diverses réclamant un examen *attentif* de la *cause*, parce qu'elles *préludent* souvent à des déterminations du type épithéliomateux, soit à la *surface* — *maladie de Paget* [1], — soit dans la *profondeur*. Le médecin avisé trouvera dans l'examen attentif de chaque cas particulier des indications d'hygiène locale, prophylaxie essentielle pour les déterminations plus graves, superficielles ou profondes, que nous venons d'indiquer : toilette régulière, quotidienne, à l'eau bouillie, avec un peu de *savon doux*, onction très légère avec de l'aleptine, poudrage, et protection contre les vêtements par un sachet de gaze, garni de coton hydrophile, toujours séparé du mamelon par une plaquette de gaze aseptique renouvelée tous les jours.

F. Dans *la gale*, l'envahissement régulier du mamelon est une des causes les plus fréquentes d'*eczéma aréolaire*, et d'*extension* alentour; dans la majorité des cas, la gale éteinte, l'eczéma cède régulièrement aux moyens *les plus simples*, et guérit rapidement, s'il n'est pas traité d'une manière inopportune par des topiques inutiles. Mais, dans quelques-uns de ces cas, et chez quelques femmes prédisposées, l'eczéma continue à évoluer, et constitue une des variétés *les plus extraordinairement rebelles* que l'on puisse observer, réclamant les séries successives et graduées de la médication commune de l'eczéma. Aux périodes avancées de ces formes rebelles, la pommade et les emplâtres *pyrogalliques*, les applications de *protargol*, de *nitrate d'argent* [2], etc., réussissent quelquefois assez rapidement.

G. La région des *plis sous-mammaires* — foyer hyperidrosique et hyperstéatosique — réclame, *à l'état normal*, chez les femmes obèses en particulier, les mêmes soins de toilette spéciaux que tous les grands plis : lavage savonneux chaque jour, et poudrage avec de la poudre de *talc* ou de *sous-nitrate de bismuth*; quelquefois même, pour maintenir la peau en état normal pendant la saison chaude, il est nécessaire de faire une onction avec un peu de *pâte de zinc* ou de *bismuth*, et de maintenir les surfaces de rapport séparées par un peu de *lint* ou de coton aseptique.

Une fois l'*eczématisation produite*, ces moyens forment encore la base essentielle de la médication locale, les ablutions savonneuses et l'interposition d'un isolant neutre restent indispensables, quelle que soit la médication mise en œuvre. Si, *ce qui est très rare*, la restitution à l'état normal se faisait attendre malgré la mise en action de la série graduée des médications com-

[1] Dans les cas prolongés, torpides, d'*eczéma du mamelon*, en dehors de la série des conditions locales et générales connues, surtout à la ménopause et à sa suite, on n'oubliera pas de songer à la *précarcinose eczématoïde* — *épithéliome* superficiel en nappe — qui, à une période peu avancée, présente de réelles analogies avec l'eczéma de l'aréole et du mamelon ; et dans tous les cas chroniques elle doit faire partie de la discussion diagnostique. Si le cas est positivement ambigu, une *biopsie* permettra toujours de reconnaître la dyskératose épithéliale caractéristique. « Au niveau de l'une quelconque des rangées du corps muqueux, quelques cellules se gonflent, s'entourent d'une membrane qui subit une kératinisation hâtive et anormale, pendant que le noyau, moins colorable, devient souvent bosselé ou se fragmente en noyaux multiples. Au niveau des couches cornée, lamelleuse et desquamante, les cellules qui ont subi cette altération sont nettement reconnaissables à leur forme globuleuse ou cystoïde. (Voir DARIER, *La Pratique dermatologique*, t. I, p. 107.)

[2] Voir p. 212 et suiv.

munes, emploi limité, et surveillé, des pommades à l'*oxyde jaune* simples ou additionnées d'*huile de cade*, des pommades *pyrogalliques*, *chrysophaniques faibles*, du *protargol* et du *nitrate d'argent*, etc. (1), en pratiquant toujours, avec le plus grand soin, les lavages, l'isolement des surfaces de contact, les pansements anodins alternants, etc.

III. ECZÉMAS DE L'OMBILIC. — Avec une fréquence égale, la *cavité ombilicale*, et son territoire cutané attenant, sont le siège de l'eczéma, du psoriasis et de toutes les dermopathies ambiguës et mixtes, que les uns appellent psoriasis, les autres eczéma séborrhéique.

A. Unique ou isolée, plus souvent associée aux eczémas disséminés les plus divers auxquels elle prélude, qu'elle accompagne, ou auxquels elle survit, l'eczématisation de la cavité ombilicale emprunte à sa *localisation*, et à quelques conformations individuelles, un état particulier, *une résistance spéciale*. Presque normalement, la région est en imminence eczématique; le lavage n'en est presque jamais exécuté, la sudation y est abondante; et si les parois sont accolées, comme chez les obèses, on trouve réunies toutes les conditions favorables. Occupant le cul-de-sac et le canal, l'eczématisation fait rapidement efflorescence alentour, en une aréole plus ou moins régulière. Les périodes d'irritation aiguës et de suintement coagulable dépassées, la peau est rouge, infiltrée, squameuse, grasse, du type séborrhéique le plus net, et l'altération se confond étroitement dans son aspect avec le psoriasis de la même région.

B. A cette localisation sont applicables toutes les *séries curatives* de l'eczéma en général, et de l'eczéma séborrhéique en particulier; mais, dans toutes les formes sans exception, on accélérera singulièrement la guérison si l'on veut bien, au lieu de faire une prescription banale, apprendre au patient à faire le nettoyage complet, et à fond, de l'infundibulum avec des pinceaux de coton hydrophile, à faire les applications médicamenteuses à la suite de ce nettoyage, auquel l'*eau savonneuse* et l'*eau coaltarée* conviennent à merveille. Si l'on ajoute l'écartement des surfaces malades, en maintenant exactement la cavité ombilicale oblitérée avec du coton hydrophile, on sera étonné de la rapidité avec laquelle on réalisera souvent la guérison d'une altération qui semblait absolument rebelle. La *préservation* contre les *récidives* sera assurée si le malade consent à faire régulièrement la toilette de la région ombilicale, et à y maintenir un petit bourdonnet de coton aseptique.

IV. ECZÉMA DES PLIS SOUS-ABDOMINAUX, INGUINAUX, ET GÉNITO-CRURAUX. — A. Chez tous les *obèses*, chez un grand nombre de femmes à paroi abdominale déchéante, le *contact intertrigineux* des surfaces cutanées, l'*hyperidrose* permanente avec altération du liquide sudoral, l'absence de soins de toilette minutieux, etc., devient, dans les *plis sous-abdominaux*, *inguinaux et génito-*

(1) Voir p. 204 et suiv.

cruraux, le point de départ d'eczématisations localisées ou envahissantes, ou, dans les cas d'eczéma généralisé, constitue des foyers maxima. Les rigoristes ne manqueront pas de dire que les *intertrigos* des plis *ne sont pas* de l'eczéma; cela est vrai pour plusieurs, mais non pour tous; l'eczéma qui s'étale trop souvent, *secondairement*, en placards trop certains, émané d'une dermite intertrigineuse simple, établit qu'il n'y a pas lieu, ici, d'être intransigeant, la prophylaxie et le traitement local étant les mêmes dans les deux cas.

Toilette aseptique des plis avec coton hydrophile moite d'eau bouillie, passé légèrement sur un *savon doux* ou sur un *savon d'ichtyol*; enlèvement du savon avec une autre boulette de coton moite; essuyer avec le coton; onctionner le fond des plis avec un peu de *pâte de zinc* et de bismuth, *poudrer* au *talc* ou au *bismuth*, et *interposer*, selon l'épaisseur et la profondeur des plis, du coton hydrophile simple ou du lint aseptique neutre. Pansement à renouveler régulièrement matin et soir, et dans la journée s'il y a lieu.

B. Des plis *inguino-cruraux* ou *vulvo-cruraux*, chez la femme, l'eczématisation *s'étend* à la *partie supérieure des cuisses*, et y réclame là une protection encore plus efficace contre tout contact des liquides urinaires et vaginaux, et des souillures sanguines durant la période menstruelle.

a. Les eczémas *discoïdes*, ou *diffus*, de la portion supéro-interne des cuisses sont fréquents, chez la femme; ils sont généralement *urinaires* dans tous les cas où la conformation, chez les obèses, par exemple, et le manque de soins chez tous les sujets, mettent incessamment l'urine en contact avec la peau. Les formes *lichénisées*, — *pseudo-lichens*, — y sont très communes.

b. La *protection* contre l'urination, et contre les contacts des surfaces, est le premier remède à établir, souvent suffisant à lui seul; on la réalise par les emplâtres isolants simples, ou les applications de *colles à l'oxyde de zinc*, et, en cas d'insuffisance ou d'intolérance, par le port d'un demi-caleçon de maillot garni *en dehors* de toile fine de caoutchouc, entretenu en état de propreté absolue; le caoutchouc est ici en dehors du caleçon, et le côté caoutchouc de la toile, *extérieur*.

C. *Chez l'homme*, l'eczéma de la partie supéro-interne des cuisses a pour *localisations électives* les *plis scroto-cruraux*, particulièrement à *gauche*, là où le contact entre la peau du scrotum et celle de la cuisse est constant. Sous cette influence, surtout chez les hyperidrosiques, et en particulier chez ceux qui ne prennent pas les soins de toilette indispensables, chez ceux qui portent du linge de laine ou des caleçons de tricot, rien n'est aussi ordinaire qu'une plaque érythémateuse intertrigineuse, au niveau de laquelle les *microspores d'Eischtedt* et de *Burchhardt*, les *trichophytes* et tous les *eczématicoles*, trouvent un terrain favorable de culture. Dans la plupart de ces cas, l'eczématisation est associée à ces états locaux divers, et elle s'y *marginalise* sous l'action d'éléments parasitaires encore mal déterminés. Mais il n'existe pas plus dans la région scroto-crurale qu'ailleurs d'espèce d'*eczéma vrai* méritant le nom d' « *eczéma marginé* »; ce que l'on appelle de ce nom correspond à *une série* de lésions dans lesquelles la progression excentrique, la libération du centre, la marginalisation, de même que toutes les nummularisations, sont supposées dues aux germinations parasitaires.

D. La *prophylaxie* est ici, comme dans toutes les eczématisations de cet ordre, toute-puissante : suppression de tout contact et de tout voisinage de vêtements autres que des linges *propres*; port habituel d'un suspensoir *tenu propre*; lotions savonneuses biquotidiennes; onctions légères avec *pâte de bismuth*, poudrage avec le talc. Dans les formes aiguës, marginées, à évolution excentrique, en état d'eczématisation positive, si la peau est intolérante, applications moites d'eau *boricinée* ou *résorcinée* faibles, ou d'eau bouillie simple; pommades anodines. Cette période au déclin, ou dépassée, si le médecin peut les exécuter et les surveiller *lui-même*, applications *iodées superficielles* — alcoolat de lavande et teinture d'iode fraîche à parties égales — suivies de poudrages au talc, d'applications de pâte de zinc, avec séparation des surfaces de contact; ou, dans les variétés anciennes, à caractère séborrhéique prononcé, *pommades mercurielles* :

℞ Oxyde jaune de mercure	0gr.20 à	1 gramme.
Huile de cade pure	1 .	5 grammes.
Vaseline		20 —
M. s. a.		VIDAL.

Mais, dans tous les cas, début par les doses faibles; pansement alternant avec les pâtes anodines; surveillance *effective*; dans les mêmes conditions, sur les mêmes bases, *pommade pyrogallique*, etc.

V. ECZÉMAS DE LA RÉGION PILAIRE PRÉ-PUBIENNE. — L'eczéma de la *région pilaire pré-pubienne* s'observe surtout chez la femme soit comme localisation d'un eczéma disséminé, soit comme extension de l'eczéma vulvaire; il est *prurigineux* au plus haut degré, et présente très fréquemment des complications de *folliculite pilaire*, et d'*idradénite*.

a. Les *pulvérisations* agissent très favorablement, et sont d'un grand secours, en permettant de ne faire, dans aucun cas, la section des poils de la région. Aussitôt qu'elles sont tolérées, les *pommades*, et les pâtes, constituent l'application essentielle, aidée toujours par l'action des pulvérisations, des nettoyages savonneux, et des poudres inertes.

b. L'hygiène locale, la *propreté urinaire*, seront des éléments de prophylaxie presque toujours assurés. On n'oubliera dans aucun cas de pruriginose localisée à cette région la recherche de la *phtiriase pubienne*.

VI. ECZÉMAS DE LA RÉGION VULVO-CRURO-ANALE. — A. Ainsi que nous l'avons précisé avec soin (1), l'*eczéma de la vulve* et de la *région vulvo-cruro-anale* chez la femme est, le plus souvent, un *eczéma urinaire*, par altération du liquide urinaire et au premier rang par la *glycosurie*, soit par toutes les

(1) ERN. BESNIER, Traitement de l'eczéma. *Traité de thérapeutique appliquée de Robin, lieu cité*, p. 235 et suiv.

autres altérations urinaires chimiques ou microbiennes, soit par infériorité constitutionnelle de la résistance normale de la peau. Avec une fréquence moindre, les *écoulements vaginaux* de tout ordre peuvent provoquer également l'eczématisation.

a. Le *prurit* y est intense et exaspéré par le contact des liquides *urinaires, vaginaux*, ou *utérins*; les *glomérulites simples* ou *phlegmoneuses*, les *périfolliculites pilaires ou sébacées secondaires* y sont très communes; *l'œdématie* et *l'épaississement* y sont ordinaires, et les *lichénisations* consécutives, régulières.

La figure 48, ci-dessous, donne une notion très exacte de l'aspect général et des particularités de l'eczéma vulvo-crural constitué.

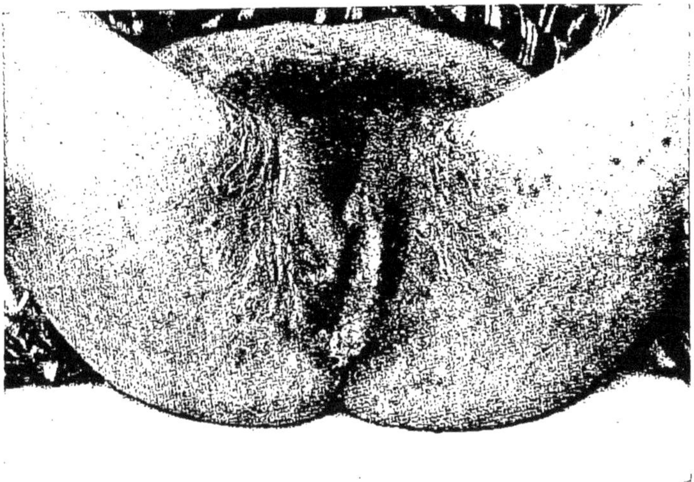

FIG. 48. — Eczéma typique, vésiculeux, suintant, avec œdème, lichénisation; infiltration du derme; amorphisme typique, et foyers périphériques (¹).

A l'état sordide et à un examen superficiel, l'ensemble des lésions peut simuler une éruption confluente de plaques muqueuses, et cela d'autant mieux que, dans les mêmes conditions, les deux processus peuvent être réunis — plaques muqueuses avec eczématisation secondaire — mais l'ambiguïté, si elle existe réellement, cesse rapidement après un examen plus attentif, et après que les surfaces ont été détergées.

b. Le plus ordinairement, des soins appropriés, la *toilette locale* faite *après chaque urination*, les lotions coaltarées *faibles*, l'usage de la pommade à l'oxyde

(¹) Réduction d'une planche du Traité de Duhring, p. 409, dont voici la subscription : *Eczéma, variété érythémato-papuleuse, vulve et cuisses.* « The subject is a middle-aged woman. The lesions resembled syphilitic mucous macules and papules, and this is the interesting feature of the case. In certain parts there was considerable thickening of the skin. Duration three years. (Dr ROBERT W. TAYLOR's case.) »

de zinc, et la *séparation des lèvres* par des plaquettes de coton hydrophile simple, ou de *lint* aseptique neutre, ainsi que la suppression du contact de linges souillés d'urine, amènent rapidement la guérison si l'on a soin, d'autre part, de rechercher les altérations de l'urine et d'y apporter le remède adéquat

c. Dans les formes intenses, étendues, *prurigineuses* : cataplasmes de fécule, pansements moites *résorcinés*, pulvérisations avec les solutions de *bicarbonate de soude*; lotions aseptiques simples, ou coaltarées *faibles*, *après chaque urination*, et, enfin, onction avec un peu de *pâte de zinc boro-boratée*. Immédiatement après, *toutes* les surfaces malades de contact, faces interne et externe des grandes lèvres, fente vulvaire, etc., sont garnies de carrés fins de ouate hydrophile, ou de lint aseptique neutre, le tout maintenu par un bandage en T à trois branches. Quand la *leucorrhée* coïncide avec une eczématisation vulvaire, le traitement de la forme particulière de métrite ou de vaginite dont la malade est atteinte est *le premier élément de guérison;* les soins locaux sont les mêmes que pour l'eczématisation urinaire.

d. Dans les cas, plus rares qu'il n'a été dit, où aucune affection utérine, vaginale, urinaire, etc., ne peut être décelée à un examen attentif, et où l'eczématisation est exclusivement *limitée* à la vulve, les pulvérisations, les applications moites de toute la série progressive, les pommades réductrices, trouvent leur application. Tous les moyens locaux et généraux applicables au *prurit vulvaire*, — lequel peut d'ailleurs exister avec lichénisation ou lichénification, sans eczématisation proprement dite, — peuvent être employés : applications calmantes diverses, lotions chaudes réitérées, etc., pour le soulagement immédiat; mais nous réitérons avec force le conseil de faire, avant tout, le diagnostic *exact* de l'état utéro-vaginal et du chimisme urinaire, et de chercher surtout à combattre la *cause*.

e. Les *pulvérisations* avec l'eau de Saint-Christau ; les *douches généralisées tempérées*, brisées, employées sur tout le corps, pendant une ou deux minutes, une ou deux fois par jour, selon la pratique de L. Jacquet; l'effluvation électrique, seront applicables aux cas rebelles.

B. Dans certaines formes chroniques, il y a lieu de se rappeler que l'on peut observer, aux grandes lèvres, avec un début eczématoïde insidieux, l'*épithéliomatose superficielle* de Paget [1].

C. Les *eczémas de l'anus* et de *l'aréole anale* sont au nombre des plus fréquents de ceux que l'on peut observer tout à fait localisés et isolés; et ils sont des plus *rebelles* et des plus *récidivants*.

a. L'*eczéma proprement dit de l'anus*, qui a débuté *directement* dans la région, et qui n'est pas simplement *propagé* du scrotum ou de la vulve, ou *provoqué* par des applications chirurgicales : iodoforme, salol, etc., est régulièrement en rapport avec les maladies générales propres aux eczémateux, et avec les *varices du rectum*, la *constipation*, et la *contracture des sphincters*, la *septicité fécale*, etc.

(1) Voir Ern. Besnier, Trad. franç. de Kaposi, 2e édit. citée, t. II, p. 658 et suiv., etc., et plus haut, *Eczémas du mamelon*, p. 290, note I.

Il peut être limité à l'*aréole marginale*, ou envahir le *rectum sphinctérien*, le *périnée* en avant, l'espace *interfessier*, en arrière, s'élevant quelquefois jusqu'au sommet, et y déterminant une *rhagade typique*. A peine marqué dans quelques cas, et hors de proportion avec l'intensité du prurit, il revêt, dans d'autres, tous les caractères de l'eczématisation aiguë. Toute la région ano-génitale est *rouge*, *tuméfiée*, *suintante*, *ponctuée*, couverte de *croûtes*, fissurée, douloureuse. Prurit *paroxystique*, souvent périodique, *féroce*, provoquant le grattage réflexe, même pendant le sommeil, et provoqué par le moindre attouchement de la région. Prurit diurne dans la station assise, forçant les sujets les plus réservés au grattage en public. Érections douloureuses, défécation pénible en raison de la contracture du sphincter; fissures rayonnées. Plusieurs variétés sont essentiellement *chroniques*, interminables, ayant, sans cesse, des paroxysmes et des rechutes; et s'accompagnent, au plus haut degré, de *lichénisation*, *d'épaississement hypertrophique des plis radiés*, de desquamation foliacée, etc., etc. Chez quelques sujets à prédisposition hypochondriaque l'eczéma de l'anus, avec toutes ses douleurs et ses misères, l'insomnie nocturne, le *prurit* inextinguible, provoque un état mental pénible.

b. L'eczématisation peut y être *de tous les types*, y compris celui de la séborrhée eczématique figurée; mais une réelle banalité morphologique, dérivée de l'unité de localisation et de conditions fonctionnelles, des applications intempestives qui ont été régulièrement conseillées, y est ordinaire.

c. Chez tous les malades atteints d'*eczéma proprement dit de l'anus*, une enquête complète est nécessaire, *antécédents héréditaires*, *coefficient de nervosité*, *états diathésiques*, *chimisme urinaire* et *gastrique*, *alimentation habituelle*, *état local*, *physique* et *fonctionnel*, etc.

Dans tous les cas, l'*évacuation* régulière et l'antisepsie des voies digestives doivent être réglées avec soin; les antiseptiques intestinaux de choix sont exclusivement les *anodins*, le *sous-nitrate de bismuth* mélangé au *charbon de Belloc* et à la *magnésie décarbonatée*, la *craie préparée* et *lavée* en proportions variables. *Avant* les garde-robes, les surfaces malades seront protégées contre le contact des matières à l'aide d'un mélange à parties égales de lanoline et de vaseline *résorcinées* à 1 pour 100; et *après* la garde-robe, le malade prendra, pour le rendre de suite, un lavement d'eau tiède. La toilette locale sera faite avec du coton hydrophile, et de l'eau faiblement *coaltarée*.

d. Ces mesures, que nous prescrivons au premier rang dans tous les cas d'eczéma anal, suffisent quelquefois, jointes à la suppression des aliments irritants, poivrés, épicés, etc., pour produire une amélioration immédiate. Si elles sont insuffisantes et si l'eczématisation est aiguë, on commencera par l'application des cataplasmes de fécule tièdes pendant la nuit; pansements moites ou pommades anodines pendant le jour; bains de siège, pulvérisations tièdes.

Aussitôt la période d'état établie, tout en continuant les cataplasmes la nuit, ou les pansements moites, ou les pommades anodines, on appliquera pendant le jour l'occlusion imperméable directe. A l'aide d'un bandage en T, ou en bande simple bifurquée seulement au point de rencontre des bourses, on applique sur la région périnéo-anale une plaquette longue de toile fine de caoutchouc, laquelle doit être retirée toutes les quatre à cinq heures, pour être lavée à l'eau froide sans savon [1]; avec ce pansement, le malade peut vaquer à ses occupations. Dans les pansements par les pommades, on interpose entre les surfaces de contact du pli ano-fessier une plaquette de coton hydrophile maintenue par un bandage en T.

e. De même que pour l'eczéma vulvaire, dans les cas *véritablement* rebelles d'eczéma anal, on met en usage les lotions, les pulvérisations diverses, les douches généralisées tièdes [2] et l'effluvation électrique [3]. Quand l'insuccès est absolu — ce qui est rare — il y a lieu de recourir aux agents de réduction proprement dits, par exemple, à la *pommade chrysophanique* faible, de 1 à 3 pour 100, dont le succès est quelquefois manifeste, mais qui réclame une surveillance médicale réelle; ainsi qu'au *protargol*, au *nitrate d'argent*, etc. [4]. Les *scarifications linéaires* ont été employées, et il ne serait pas impossible, à titre exceptionnel, qu'il y ait réellement lieu d'y avoir recours; mais nous n'avons jamais rencontré personnellement cette obligation.

En fait, la médication qui est la plus réellement efficace est celle qui, en tenant compte des indications données plus haut, se base sur la détermination exacte de la *cause* directe ou éloignée de l'eczématisation anale.

II

ECZÉMAS DES RÉGIONS GÉNITO-URINAIRES CHEZ L'HOMME

Dans toute la série génito-urinaire, l'eczéma, tout en dérivant des mêmes conditions pathogéniques générales ou dermatiques que dans les autres régions, subit dans sa *production*, dans son *évolution* et dans sa *thérapeutique*, aussi bien que dans sa *prophylaxie*, une action prédominante des troubles physiques et physiologiques des fonctions spécialisées dans ces organes, et particulièrement dans la fonction et le chimisme urinaires. Faute de tenir compte de ces notions, beaucoup de cas d'eczéma de ces régions ne sont pas rapportés à leur véritable cause qui demeure latente, et, par cela, résistent indéfiniment à tous les moyens de traitement mis en action.

I. Eczéma scroto-pénien total. — A. A la surface des organes génito-urinaires de l'homme, l'eczéma peut envahir la *totalité* — pénis, scrotum — ou se cantonner primitivement dans une *subdivision*. Autonome, ou faisant partie d'un eczéma généralisé ou disséminé, il est tantôt du *type vulgaire*, et

[1] Voir plus haut, p. 186, 187.
[2] Voir plus haut, p. 181.
[3] Voir plus haut, p. 221, 222.
[4] Voir plus haut, *Médications spéciales*, p. 204-219.

il en présente les caractères ; tantôt il est du type des eczémas aigus ou subaigus, *érysipéloïdes*.

La Planche IX [1], ci-contre, représente un exemple typique de la forme érysipéloïde de l'eczéma aigu scroto-pénien total : fond rouge, diffus ; œdème du fourreau et du prépuce en état de phimosis ; vésiculation atypique, phlycténulaire, disséminée ou conglomérée en amas irréguliers ; sur le scrotum, fissures plicaturaires, érosion intertrigineuse suintante, sordide, interscroto-pénienne ; maximum des concrétions et des altérations autour du point de contact du sommet du pénis avec le scrotum, là où se répand le suintement prépuntio-glandaire et urinaire, point ordinaire de début, et d'irritation renouvelée si les pansements convenables ne sont pas exécutés strictement.

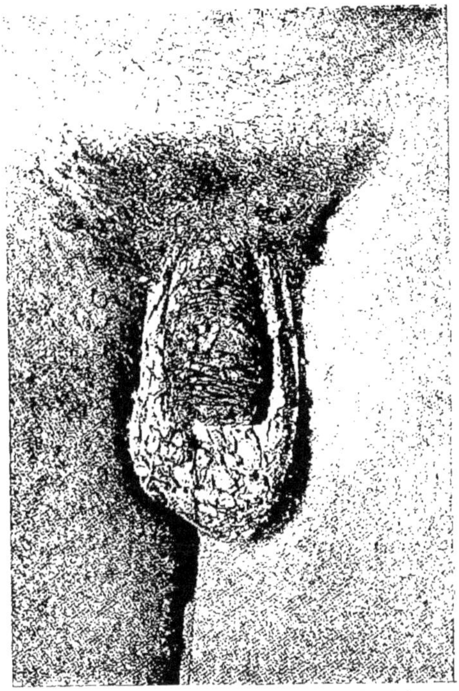

Fig. 49. — Eczéma ancien du scrotum et du pénis ; période exfoliative [2].

Dans les *formes vulgaires*, la séquelle eczématique entière se retrouve avec des caractères de *chronicité* particuliers dus, à la fois, aux conditions fonctionnelles régionales, à la difficulté d'application des pansements stricts, et à la série des médications inopportunes.

La *phase desquamative* y prend parfois des proportions excessives, telles que les montre si parfaitement la Figure 49 ci-dessus.

B. Chez les *glycosuriques* particulièrement, les hyperuriques *azoturiques*, le *lieu d'élection* est la surface de contact entre le sommet du pénis et le scrotum, avec rhagade douloureuse au sommet du pli scroto-pénien ; eczéma

(1) Cette pièce, moulée par Baretta, et déposée par nous dans le musée de l'hôpital Saint-Louis sous le n° 1088, année 1885, a été prise sur le malade dont la main est représentée Planche VII, *Eczéma aigu du péri-ongle et des ongles*. Voir plus haut, p. 266.

(2) Réduction d'une planche du Traité de Duhring, p. 408, dont voici la lettre : *Variété squameuse de l'eczéma chronique du scrotum et du pénis*. « The subject is a young man, and the disease of one year's duration. There is a history of moisture or discharge and exacerbations, with crusting in the beginning. Of late, the disease has been squamous, in the form of adherent plate-like scales. (Dr H. G. Piffard's case.) »

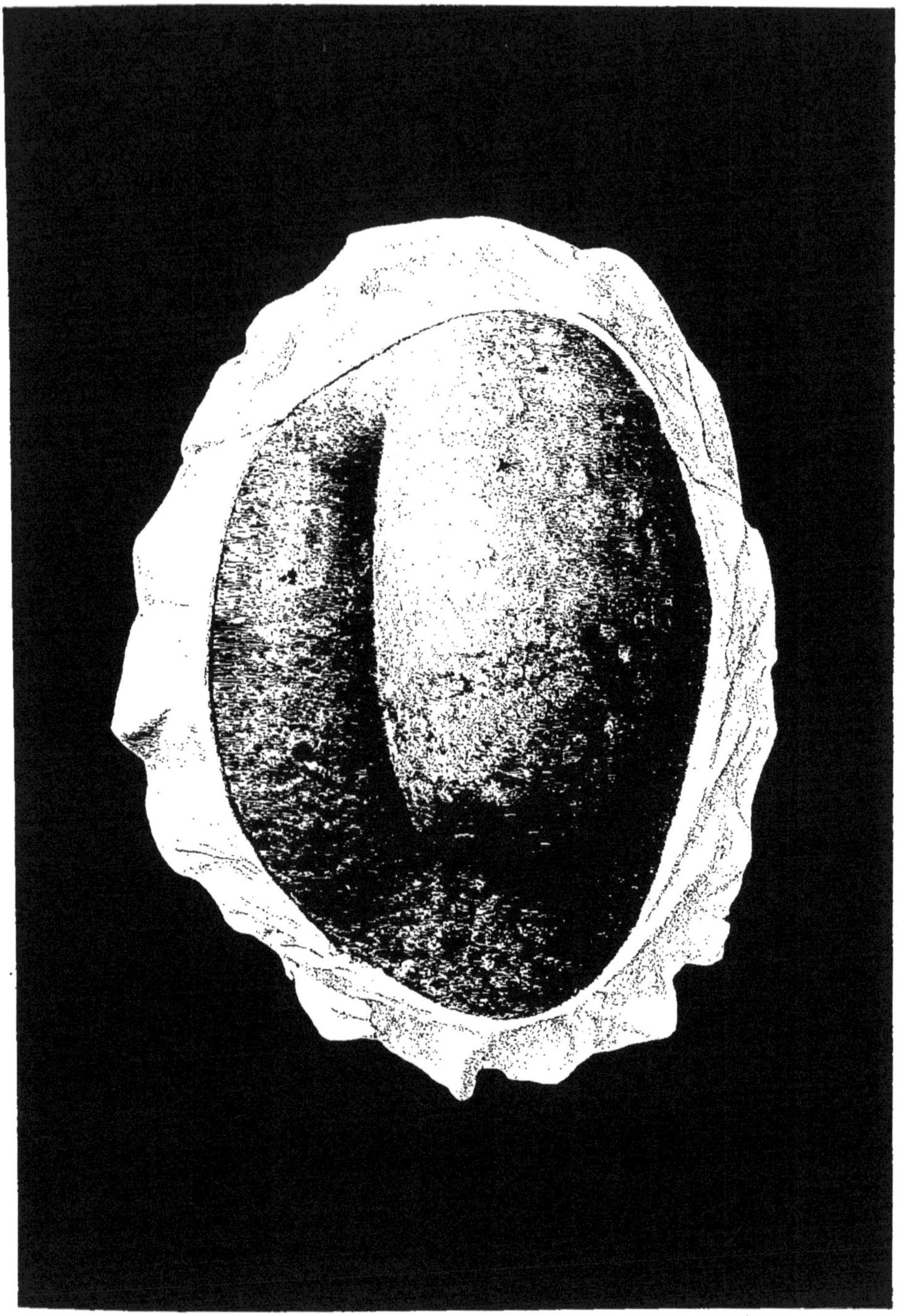

Masson et Cie, Éditeurs, Paris. Imp^{ie} Lemercier, Paris.

Eczéma aigu de la verge et du scrotum.

lisation *chronique* par excellence, surface suintante, rouge, œdémateuse. Ces variétés sont rebelles, et deviennent, chez quelques malades, l'objet d'une *obsession mentale*.

II. ECZÉMAS DU SCROTUM. — L'eczéma du scrotum peut être *isolé*, limité au scrotum, ou s'étendre aux régions voisines de la cuisse, du périnée, de l'anus et du pli interfessier, remontant jusqu'au sommet de ce pli, où il se termine généralement par une rhagade douloureuse. Il peut, aussi, faire partie d'un eczéma *disséminé* ou *généralisé*.

a. Toutes les phases du processus eczématique s'y *succèdent*, *alternent*, prolongeant indéfiniment une des localisations les plus pénibles, de celles dans lesquelles les phénomènes douloureux acquièrent un très haut degré d'intensité. Suintement et croûtes, état rouge lisse vernissé, sec ou humide, lichénisation, excoriations, exfoliation desquamative parfois profuse(1) ; lichénisation ultime, épaississement, exagération des plis, fissures. Chez beaucoup de sujets enfin, séries de folliculites repullulantes, etc.

b. Évolution variant selon le type initial individuel, et beaucoup aussi selon le traitement général et local. Quelquefois suraiguë, elle est plus ordinairement aiguë ou subaiguë avec paroxysmes de cause interne ou externe — écarts de régime, dépression nerveuse, grattage, applications inopportunes, souillure par le suintement pénien, etc.

c. Médication *générale* réglée suivant l'état individuel, et selon la réaction ; médications locales de la *série anodine* : cataplasmes, enveloppements moites ; repos horizontal en position *dorsale*, *élévation* du scrotum sur un support maintenu par les cuisses ou par un bandage ; protection absolue contre tout *contact urinaire*, précautions appropriées au moment de l'*urination* ; soins consécutifs et instructions prophylactiques, etc.

d. Dans un grand nombre de cas, surtout chez les « prostatiques », et chez les sujets atteints de *rétrécissement de l'urèthre*, très communément latent, mais encore chez beaucoup de *pseudo-urinaires* dont la fonction est déficiente, chez les enfants en état de *phimosis* accentué, chez ceux qui ne prennent pas le soin de libérer entièrement le canal à chaque urination, l'eczéma du scrotum est *urinaire*. Anomale ou non, l'urine suinte après chaque urination, irrite le prépuce et le fourreau le long du raphé, d'où elle gagne le pli scroto-pénien, et forme une première localisation intertrigineuse aux points de contact(2). De ce foyer eczématogène, l'altération s'étale au scrotum, et, ultérieurement, au périnée, à l'espace inguino-crural, puis à de grandes distances, surtout chez les vieillards en état de prurigo sénile.

(1) Voir Pl. IX et Fig. 49, p. 298.

(2) L'enquête doit être faite complète par l'examen du canal de l'urèthre et de son fonctionnement ; beaucoup de sujets ignorent l'état réel, ou ne sont pas en état de s'en rendre compte. Il faut apprendre à ces malades à constater le suintement à l'aide des pansements au coton sec ; leur donner les détails nécessaires pour qu'ils évacuent les *dernières* gouttes d'urine à chaque urination, et qu'ils *étanchent le canal pénien et glandaire*, une fois l'urination terminée.

e. Quelques pruriginoses scrotales à origine latente, varicocèle, hémorroïdes rectales, préludent aux eczématisations, chez les hypernerveux ; le *prurit* eczématique du scrotum, toujours cruel, prend, chez ces sujets, des proportions dramatiques ; il est souvent nocturne, quelquefois avec paroxysmes régulièrement *périodiques*.

f. On n'oubliera pas la recherche des autres *causes locales*, *phtiriase*, habitudes de toilette, état du suspensoir et des appareils contentifs des hernies de la région, *contact des vêtements de laine*, linge de corps souillé, etc., etc.

Le médecin qui saura rechercher avec sagacité les *conditions pathogéniques* et *étiologiques* des eczémas du scrotum est celui qui sera le plus utile à ses malades ; et quand il aura fait dans tous les cas l'étude analytique totale de l'appareil génito-urinaire et l'examen complet du patient, il reconnaîtra que les eczémas du scrotum et du pénis *sans cause* sont aussi rares que les prurits dits *essentiels* de tout ordre.

g. Dans les périodes suraiguës, le *traitement local* comprend les *pulvérisations tièdes simples*, *boricinées*, *faiblement résorcinées*, *bicarbonatées* ; les *cataplasmes tièdes* la nuit ; le jour, les enveloppements moites maintenus par un bandage triangulaire à sommet antérieur, un bandage en T à trois branches, ou des suspensoirs de gaze aseptique. Aussitôt que les phénomènes les plus aigus sont passés, les enveloppements moites sont appliqués la nuit. Le jour, le malade porte un suspensoir garni, à l'intérieur, de toile fine de caoutchouc renouvelée plusieurs fois dans les vingt-quatre heures. Dans ces cas, la condition absolue du succès réside dans l'exécution stricte des règles que nous avons tracées plus haut pour l'emploi des enveloppements imperméables [1]. Quand les applications sont faites de façon correcte, les démangeaisons cessent aussitôt que l'appareil est en place, et ne se reproduisent qu'au bout de plusieurs heures ; les malades peuvent vaquer à leurs occupations.

Dans les cas très rares où les pansements moites et l'occlusion imperméable bien exécutés, joints à une médication générale appropriée, aux *pulvérisations plus efficaces que les bains de siège*, pulvérisations d'abord anodines, puis faites avec les éléments progressifs de cette médication [2], demeurent insuffisants, l'indication est de recourir aux médications de réduction, au premier rang desquelles se place, pour le scrotum, la médication par les préparations d'*huile de cade*, en série progressive, dans les conditions que nous avons indiquées [3].

Après l'une et l'autre de ces diverses applications, on a l'habitude de poudrer à l'amidon ou aux poudres de talc, de bismuth, etc. ; nous préférons, le plus souvent, recouvrir les surfaces après l'application des pommades, ou des pâtes, etc., de compresses de mousseline ou de *lint* aseptiques neutres, moites d'eau bouillie faiblement résorcinée, bien étanchées, recouvertes de baudruche caoutchoutée, ou simplement de ouate hydrophile aseptique,

(1) Voir p. 186, 187.
(2) Voir p. 180.
(3) Voir p. 207-209.

et maintenues par un suspensoir léger garni du même coton aseptique.

Dans les cas *absolument* rebelles, avec prurit irréductible, *douches tempérées généralisées*, brisées; *effluvation électrique*; enfin *scarifications linéaires*, ces dernières à titre *tout à fait exceptionnel* (¹).

III. Eczémas du fourreau, du prépuce, du gland. — Dans les régions balano-préputiales, un certain nombre des lésions traditionnellement dénommées « eczémas, » surtout en raison de leur durée ou de leur rapport de coïncidence avec des eczématisations d'autres régions, ne comportent pas cette dénomination. On fait souvent, sans préméditation, par exemple, la confusion que Hardy faisait systématiquement entre l'*herpès préputio-glandaire*, déformé par la localisation, et l'eczéma proprement dit. D'autre part, plusieurs variétés dites eczématiques ne sont que des *balanites* ou des *balano-posthites* banales, de cause locale, qu'il serait plus correct de dénommer et de qualifier selon leur cause et leur nature. Mais, en pratique, il faut savoir borner quelquefois l'exigence de la science proprement dite, pour ne pas compliquer, au delà de la mesure, la nomenclature, et parce que, *chez les « eczémateux »*, toutes les conditions irritatives locales provoquent *secondairement* le processus eczématique.

a. L'eczématisation du *prépuce* et du *fourreau* peut être partie intégrante d'un eczéma étendu ayant atteint ces régions; le plus ordinairement, elle est d'*origine urinaire*.

Fréquente chez les enfants à prépuce long et étroit, surtout quand la lésion est assez accentuée pour déterminer de l'*incontinence urinaire*; à cet âge, la difficulté des soins locaux rend les *récidives incessantes* et peut nécessiter la rectification chirurgicale; à l'autre extrémité de la vie, l'insuffisance du sphincter vésical et l'atonie générale déterminent des altérations identiques toutes les fois où le prépuce recouvre le gland. Ce que l'on peut faire de plus actif pour prévenir ces eczématisations absolument liées à la cause, c'est de protéger le prépuce par des lotions réitérées, l'usage de la *poudre de bismuth*, et la séparation du prépuce et du gland à l'aide de coton hydrophile simple renouvelé toutes les fois qu'il a été souillé.

b. Dans une autre variété, l'eczématisation dérive surtout d'*altérations diverses de l'urine*, parmi lesquelles la *glycosurie* occupe le premier rang, mais l'*hyperurie* des sujets à nutrition générale anormale peut la produire également. La caractéristique de ces formes réside dans la localisation prédominante à l'*orifice préputial* : eczéma orbiculaire avec fissures, et rapidement *sclérose* et *rétrécissement de l'orifice* — phimosis eczémateux des glycosuriques et, quelquefois, des hyperuriques.

c. L'eczéma du *gland* est nettement particularisé, et il peut être la seule manifestation eczématique à un moment donné; il peut occuper *toute sa surface*, s'y disposer en *groupes herpétoïdes* ou former des disques nettement dessinés,

(¹) Voir, plus haut, p. 220; et L. Brocq, Traitement des dermatoses par la petite chirurgie et par les agents physiques recueillies par Déhu. Paris, 1898, p. 91.

psoriasiformes ou *syphiloïdes* ou autres, très ambigus dans les formes torpides chroniques. Il est suintant ou sec, selon les périodes, et principalement selon que le gland est ou non couvert par le prépuce; la distinction avec l'*herpès* se fait surtout par l'écartement des vésicules dans l'herpès; et, même dans les formes eczématoïdes à petites vésicules, la rapidité de l'évolution et de la terminaison établissent surabondamment qu'il ne s'agissait pas d'un eczéma, même envisagé dans ses variétés les plus brèves. La période d'acuité et de suintement terminée, bains locaux tièdes *coaltarés* faibles; badigeonnages avec l'*huile de bouleau* pure ou mitigée, l'*huile de cade* pure ou les *glycérolés cadiques*; pommades plus difficiles à appliquer; pour les cas rebelles, pansements locaux permanents, emplâtres fins préparés spécialement pour ces localisations, *e. rouge*, *e.* à l'*huile de cade*, etc.

d. Dans les *formes communes*, urinaires, de types variés, — balanites et balanoposthites eczémateuses aiguës et chroniques, — médication générale basée sur l'ensemble des conditions individuelles; bains locaux réglés selon la période; préservation du contact de l'urine, poudrages légers avec le *sous-nitrate de bismuth*, le dermatol; interposition entre le prépuce et le gland d'un duvet de coton hydrophile. Guérison rapide, dans ces dernières formes, si l'on a donné au patient des conseils suffisamment précis, et si le malade les exécute avec intelligence.

e. Dans la posthite orificielle eczématique des glycosuriques, sans médication autre que la rectification de l'état urinaire, les injections intra-préputiales, les lotions alcalines faites après chaque urination, on arrive promptement à réduire l'eczéma ligneux. Aussitôt que, l'anneau étant dilaté, le prépuce peut être abaissé, bains locaux alcalinisés; poudre de bismuth, et enveloppement du gland avec un peu de coton hydrophile simple, sec, sur lequel le prépuce est ramené; lavages après chaque urination, et reconstitution du pansement toutes les fois où il a été souillé.

ECZÉMA MARGINÉ.

Par **Marcel SÉE**.

ECZÉMA MARGINÉ

Description. — Sous le nom d'*eczéma marginé* (1), Hebra a décrit une dermatose que caractérisent surtout sa *forme* circinée et son extension centrifuge, d'une part, son *siège* initial dans les plis cutanés, d'autre part : bien plus

(1) Le terme d'*eczéma marginé*, dans les anciens traités français, s'applique à toutes les éruptions eczémateuses figurées à centre sain, et désigne le plus souvent l'eczéma séborrhéique présternal et interscapulaire (eczéma flanellaire), ou parfois le pityriasis rosé de Gibert. — Il s'agit ici de la dermatose spéciale décrite par Hebra, sous le nom d'*eczéma circonscrit* ou *marginé* (*umschriebener Eczem, eczema marginatum*) et qu'il définit ainsi : « Je donne ce nom à une forme particulière d'eczéma qui se distingue et diffère de toutes les autres par sa constante localisation à la face interne des cuisses, au mont de Vénus

fréquente chez l'homme, elle débute à peu près constamment sur la surface de la cuisse que touche le scrotum, surtout à gauche; plus rarement sous le sein, dans l'aisselle; partout, en un mot, où apparaît aussi l'intertrigo, dont les *causes occasionnelles* sont très analogues : infection et macération épidermique, celle-ci résultant soit d'applications thérapeutiques (compresses de Priessnitz), soit de la sueur. D'où l'influence de la malpropreté, de la chaleur (climats, saisons), des vêtements en contact avec la peau (gilets et ceintures de laine, bandages et suspensoirs infectés), de l'obésité et de l'hyperidrose, enfin de certaines professions (cordonniers, cavaliers).

Au début, c'est une plaque arrondie, du diamètre d'un franc, rouge, un peu élevée, très démangeante, où le grattage ne tarde pas à déterminer des excoriations punctiformes. Tandis qu'elle s'étend en tache d'huile, son centre s'affaisse et pâlit; bientôt il y restera à peine quelques traces de grattage; néanmoins sa surface tranchera sur la peau saine par une forte pigmentation. La périphérie forme un cercle de papules et de vésicules, où des excoriations et des croûtelles brunes ou noires trahissent le prurit; lequel cercle atteint et dépasse rapidement le diamètre d'une pièce de cinq francs, de la paume de la main : plus il grandit, plus les lésions s'y cantonnent à une bordure large de quelques millimètres. Presque toujours il existe des points d'attaque secondaires, même dans la région pigmentée centrale; des cercles nouveaux se constituent autour du premier, se coupant, se fondant avec lui en une ligne serpigineuse polycyclique qui continue à avancer sur les bourses, les aines et les cuisses [1]; d'autres apparaissent symétriquement du côté opposé. Quand l'affection est de date ancienne, des éruptions identiques éclosent d'abord au voisinage de la première, sur le ventre et les reins, puis un peu partout, sur le dos, les seins, la nuque, voire les extrémités. Chaque placard finit d'ailleurs par guérir, laissant quelque temps une légère pigmentation qui disparaît enfin sans qu'il reste aucune trace. Mais l'éruption est d'une ténacité extrême, dure

et à la peau du siège, par son extension périphérique et sa régression simultanée au centre, par la netteté tranchée de sa circonférence sous forme d'une bordure élevée où les manifestations eczématiques sont le plus marquées, enfin parce qu'on l'observe presque exclusivement chez les hommes et notamment chez les cordonniers. » (HEBRA, *Hautkrankheiten*, t. III, du *Handb. der spec. Path. u. Therap.*, de Virchow, p. 361, 1860. Trad. franç. de DOYON, t. I, p. 253, 1872.) C'est en réalité une lésion parasitaire, *eczéma* ou mieux *intertrigo parasitaire marginé* de BESNIER et DOYON (KAPOSI, *Pathol. et Trait. des malad. de la peau*, 2e édit. franç., t. I, p. 675, et t. II, p. 851; notes des traducteurs, 1891), *érythème trichophytique crural* de DUHRING (*Traité prat. des malad. de la peau*, trad. franç. de BARTHÉLEMY et COLSON, p. 710, 1883). La description qui suit est calquée sur celle de Hebra.

[1] Lorsque deux cercles se coupent, les parties situées dans l'aire commune s'effacent par une sorte d'interférence, suivant la règle habituelle aux éruptions circinées et dont l'explication apparaît d'elle-même. Quand les lésions des deux côtés arrivent à se joindre elles se fondent ainsi en un cercle festonné unique, entourant les parties génitales indemnes, et que l'on voit en entier lorsque le malade est dans la position du spéculum : partie de l'ombilic, chaque moitié de ce cercle embrasse les régions hypogastrique et inguinale pour revenir en avant, descendre sur les deux tiers de la face antérieure de la cuisse et tourner vers la face interne; puis elle remonte en arrière sur la fesse et vient enfin rejoindre l'autre moitié au niveau du sacrum (HEBRA).

des années (quinze, vingt et plus), résiste aux moyens thérapeutiques et récidive fréquemment *in situ* [1].

Nature de l'affection. — Dans la description ci-dessus, quelques détails objectifs, et non des plus constants, rappellent seuls l'eczéma vrai; en revanche, on retrouve toutes les allures des lésions parasitaires. Il s'agit en effet d'une *mycose* cutanée, que la plupart des auteurs rattachent à l'*herpès tonsurant*. Köbner et Pick ont trouvé, dans l'épiderme des cercles, des champignons semblables à ceux de cette affection ; leurs recherches ont été confirmées par Kaposi : Hebra, tout en admettant ces faits, considère comme des différences fondamentales avec l'herpès tonsurant : 1° le prurit intense; 2° l'intégrité des poils; 3° la résistance au traitement et les récidives opiniâtres; 4° la contagiosité faible ou nulle : jamais on ne saisirait la transmission, même entre conjoints, jamais on n'assisterait à des épidémies familiales ou scolaires. Aussi Pick, Kaposi invoquent-ils une combinaison d'herpès tonsurant et d'eczéma. Or : 1° le prurit n'est pas constant; 2° nous savons aujourd'hui que certaines trichophyties respectent le poil; 3° la résistance et les récidives proviennent uniquement du siège; 4° la non-contagiosité est plus que contestable (notons, au point de vue des épidémies scolaires, qu'il ne s'agit pas d'une affection de l'enfance). En somme, suivant la remarque de E. Besnier, on n'observe pas l'eczéma marginé, en l'absence de certaines causes d'infection (flanelles, suspensoirs sales, éponges, etc.) dont la persistance seule explique les récidives.

En réalité, ce n'est pas une maladie univoque, mais une forme topographique que peuvent réaliser des agents pathogènes divers : *trichophyton tonsurans*, *microsporon furfur*, *microsporon minutissimum*, et peut-être d'autres dermatophytes non classés; où l'on a même fait rentrer certains cas d'eczéma séborrhéique à bordure ou de pityriasis rosé [2]. Ainsi s'expliquent les dissemblances notables qui existent d'un cas à l'autre.

(1) Les caractères ci-dessus décrits souffrent de grandes *variétés*, tenant comme nous le verrons à des diversités étiologiques, peut-être aussi à d'autres conditions parmi lesquelles nous citerons les lésions surajoutées, infections de grattage, lichénification, plus rarement eczéma vrai, qui viennent modifier l'aspect clinique. C'est ainsi que l'éruption, souvent torpide pendant des années, évolue d'autres fois en quelques jours sous forme de cercles inflammatoires. Duhring note sa bénignité aux États-Unis.

(2) Il est donc certain que l'*eczéma marginé* représente un *caput mortuum* dans lequel on a pu déterminer dès à présent : 1° des *trichophyties* de diverses espèces; 2° des *pityriasis versicolores*; 3° des *érythrasmas*; 4° certaines épidermites microbiennes du genre intertrigo banal (eczéma séborrhéique, etc.). Balzer (*Contrib. à l'étude de l'érythème trichophytique*. Arch. de physiol., janvier 1883, 3e série, t. I, p. 171) considérait déjà que le microscope seul pouvait établir le diagnostic. La coexistence de plusieurs parasites serait possible, et il a trouvé le *m. furfur* associé au *m. minutissimum*. Il fait remarquer que le *trichophyton* présente ici des caractères un peu spéciaux, son abondance et son volume, la netteté de ses formes de végétations (mycéliums à très longs filaments articulés, spores libres ou plus souvent adhérentes en chaînes à l'extrémité de ramifications) et surtout l'absence d'envahissement des poils. Depuis les travaux de Sabouraud, nous savons que ces caractères (y compris le respect des poils) appartiennent à certaines espèces, multiples d'ailleurs (d'où les variétés cliniques), du *trichophyton tonsurans* (à grosse spore) d'ori-

Traitement. — Lorsque l'eczéma marginé n'est pas ancien et compliqué de lésions accessoires, on obtient aisément sa guérison, quoi qu'on en ait dit, par les *moyens de traitement de la trichophytie des parties glabres* (iode, soufre, huile de cade, chrysarobine, etc.), en pratiquant par exemple, à quelques jours d'intervalle, des frictions rudes avec la teinture d'iode mitigée de deux à quatre fois son volume d'alcool [1]. Mais il est nécessaire, sous peine de récidives, de mettre en œuvre une *hygiène prophylactique* rigoureuse : désinfection des linges, destruction des vieux bandages, des éponges; propreté méticuleuse, poudres desséchantes.

S'il existe de la dermite aiguë, on la calmera d'abord par un traitement banal (lotions alcalines faibles, écartement des surfaces, etc.). Si l'affection est chronique, le derme épaissi, on appliquera des emplâtres fins, de zinc d'abord, puis de Vigo, à l'huile de cade et autres.

gine animale (voir *Les trichophyties humaines.* Thèse de Paris, 1894, p. 200); de ces espèces, les unes sont inconnues encore, quant à leur animal d'origine, les autres sont connues, l'une vient notamment du chien. Enfin, si pour les auteurs l'eczéma marginé est presque toujours une *trichophytie eczématoïde marginée*, SABOURAUD (communication orale) croit qu'il s'agit dans le plus grand nombre des cas d'*érythrasma*, dont le parasite est facile à méconnaître.

L'*histologie* proprement dite a été étudiée par SPIEGLER (*Histol. Stud. ueber das Eczem. marg.*, *Arch. für Dermat. u. Syph.*, t. XXXVIII, 1897, p. 219). Les élevures papuleuses sont dues à des nodules de prolifération épithéliale, situés immédiatement au-dessous de la couche cornée, et dont les cellules, non kératinisées, finissent par se fondre en une masse unique ou *syncytium*; en même temps se produit sous le nodule une nouvelle couche cornée qui l'éliminera. D'autres nodules ne contiènnent qu'un exsudat coagulé, cloisonné par des colonnes épithéliales verticales. Dans et sous les nodules les plus âgés existe une infiltration cellulaire diapédétique (probablement secondaire). Les champignons (trichophyton) n'existent que dans les nodules : jamais ils n'envahissent le corps de Malpighi, ni à plus forte raison le derme. Les figures décrites par Spiegler représentent en somme les lésions bien connues sous le nom d'acanthose et d'état spongoïde, celui-ci aboutissant à la vésiculation.

[1] GOL (*Therap. des Ecz. marg.*, Wiener med. Pr., 1896, p. 642) vante les effets de la cocaïne (5 à 10 pour 100).

EFFLORESCENCE. — Étym. : de *efflorescere* (*ex*, hors, *florescere*, fleurir).

Ce mot est employé, à titre très général, pour désigner les éruptions cutanées.

ÉLASTOCLASE. — Étym. : ἐλαστής, radical du mot *élastique*, κλάζω : je casse.

Voir ci-dessous : *Élastorrhexis*.

ÉLASTORRHEXIS. — Étym. : ἐλαστής, qui pousse, radical du mot *élastique*, et ῥῆξις, fragmentation.

Altération du tissu élastique qui s'observe dans le pseudo-xanthome élastique et dans quelques autres affections.

Voir l'article : *Xanthome*.

[E. SÉE]

ÉLECTRICITÉ.

Par **L. BROCQ** et **F. BISSERIÉ**.

ÉLECTRICITÉ

GÉNÉRALITÉS

Il y a déjà longtemps que l'électricité, sous la forme de courants galvaniques, est utilisée dans la thérapeutique des affections cutanées; dans ces dernières années, grâce au perfectionnement de l'outillage, grâce aussi aux nouvelles méthodes d'application, cet agent tend de plus en plus à prendre une place importante dans le traitement des dermatoses.

Aussi nous a-t-il semblé utile de consacrer à son étude, dans cet ouvrage, un chapitre spécial auquel les praticiens puissent se reporter.

Nous éviterons ainsi beaucoup de répétitions et de redites, car, sans cet article d'ensemble, chaque auteur, traitant d'une maladie dans laquelle l'électricité trouve son emploi, serait obligé d'exposer à fond cette méthode.

Historique. — Depuis fort longtemps les courants continus sont employés sous la forme d'électrolyse dans le traitement d'un certain nombre d'affections cutanées, en particulier dans l'hypertrichose (1) et les nævi vasculaires (2).

Larat et Gautier (3) les premiers ont utilisé l'électricité sous forme de bains hydro-électriques à courants alternatifs dans le traitement de certaines affections cutanées prurigineuses.

En 1893, Leloir et Doumer (4), de Lille, d'une part, Monell (5), de New-York, d'autre part, firent connaître les heureux résultats qu'ils avaient obtenus avec l'électricité statique dans le traitement de l'eczéma; leur méthode consistait à appliquer aux malades soit le bain statique simple, soit le bain avec effluve dirigé sur le point où siègent les lésions.

A partir de cette époque, on voit paraître en France et à l'étranger de nombreuses publications sur les heureux effets de l'électricité statique dans certaines affections prurigineuses de la peau.

Pour de plus amples détails, on consultera avec avantage les travaux de

(1) Chas. E. Michel, Trichiasis and districhiasis with an improved method for their radical treatment. *Saint-Louis clinical Record*, oct. 1875, vol. II, n° 7. — Léon Lefort, *Manuel de méd. opérat.*, 1877, vol. II. — Hardaway, The treatment of hirsuties : American dermatological association, 28 août 1878.

(2) Voir la bibliographie de cette question dans la thèse de Cros, *Traitement des angiomes par l'électrolyse bipolaire*. Thèse de Paris, 1898.

(3) Larat et Gautier, Traitement de l'eczéma par l'électricité. *Revue internationale d'électrothérapie*, 1896-1897, VII, 185-189.

(4) Leloir et Doumer, Traitement du prurit par la franklinisation et l'effluvation. *Comptes rendus de l'Acad. des sciences*, 12 juin 1893.

(5) Monell, Static electricity in cutaneous affections. *Medical Record*. New-York, 1893, XLIV, 649-651.

Chatzky [1], de Glavtche et Nikouline [2], d'Abramystcheff [3], de Doumer [4], etc.

L'introduction dans la pratique électrothérapique des courants de haute fréquence et haute intensité, étudiés d'une manière complète par le professeur d'Arsonval, est encore venue enrichir la thérapeutique des affections cutanées.

En 1894, Oudin [5] fait connaître dans un mémoire les résultats qu'il a obtenus par l'emploi de la haute fréquence dans le traitement de quelques dermatoses, telles que l'eczéma, le psoriasis, le lupus, la leucoplasie buccale, etc.

Apostoli, Berlioz, Barthélemy, Caillol de Poncy, Bordier, Bergonié, Moutier, ont publié, dans le cours de ces dernières années, sur les effets thérapeutiques de ces courants, une série d'articles qui tendent à prouver qu'ils sont appelés à rendre de grands services.

Les rayons X, d'abord exclusivement utilisés en chirurgie, ont été mi bientôt à contribution pour le traitement des affections cutanées.

Frappés des accidents, tels qu'érythème, chute des poils et même sphacèles plus ou moins étendus, produits par ces rayons, certains médecins ont cherché à utiliser, en la modérant, leur puissante action sur les tissus pour le traitement de certaines dermatoses. Jusqu'à présent, les résultats obtenus ne sont pas concluants; cependant ils sont assez intéressants pour être signalés.

Enfin, dernièrement, on a cherché à tuiliser, sous forme de bains locaux ou généraux, les rayons lumineux provenant de l'arc voltaïque. Des travaux assez importants et sur lesquels nous reviendrons dans le cours de cet article ont été déjà publiés sur ce point particulier par Finsen, Larsen, Stephen Mackenzie, Forchhammer, Petersen, Guimbail [6], etc.

Division du sujet. — En résumé, les diverses modalités de l'énergie électrique sont employées dans la thérapeutique des affections cutanées soit en applications générales, soit en applications locales; c'est ainsi que l'on utilise journellement :

1° Les *courants galvaniques*, surtout sous la forme d'électrolyse simple ou médicamenteuse, mais aussi parfois sous la forme de *bains hydro-électriques*;

2° Les *courants faradiques* et les courants *sinusoïdaux*, employés principalement comme modificateurs généraux de la nutrition sous forme de *bains hydro-électriques*;

(1) Chatzky, Guérison d'un psoriasis vulgaire par l'électricité statique. *Archives d'électricité médicale*, janvier 1897.

(2) Glavtche et Nikouline, Traitement du psoriasis par la franklinisation. *Revue méd.* Moscou, 1897.

(3) Abramystcheff, Action du courant statique dans l'urticaire. Soc. Russe de syphil. et de dermat., 1896. Voir *Presse médicale*. Paris, 1896, CCXXII, n° 44.

(4) Doumer et Leloir, Traitement du prurit par franklinisation et effluvation. *Loc cit.*, 1893. — Doumer et Louart, Traitement de l'eczéma par l'effluvation. *Archives d'électricité médicale*. Bordeaux, 1894, II, 141-149. — Doumer, De l'action de la franklinisation sur l'impétigo. *Revue d'hygiène thérapeutique*. Paris, 1897, 199-214.

(5) Oudin, De l'action des courants de haute fréquence et haute tension sur quelques dermatoses. Communication à l'Académie des sciences de Paris, juin 1897.

(6) Voir en outre pour plus de renseignements sur tous ces points l'ouvrage récent de J. Larat, *Traité pratique d'électricité médicale*. Paris, 1900, p. 739 et suivantes.

3° La *franklinisation* employée sous forme de *bain statique* pour modifier la nutrition générale; sous forme d'*effluvation* pour agir localement sur les tissus grâce à la quantité considérable d'ozone à l'état naissant qui se produit au niveau du balai;

4° Les *courants de haute fréquence et de haute intensité* employés soit comme applications générales (autoconduction, lit condensateur), méthode de d'Arsonval [1], soit en applications locales par la méthode d'Oudin [2];

5° *Les rayons X*;

6° Enfin la *lumière de l'arc voltaïque* en applications générales ou locales.

Nous allons successivement passer en revue ces diverses méthodes thérapeutiques [3].

I

GALVANISATION

Le courant galvanique est fort utilisé en dermatologie.

Il l'est indirectement dans la cautérisation ignée où l'on s'en sert pour faire rougir l'anse de platine destinée à agir sur les tissus. C'est le galvanocautère pour l'étude succincte duquel nous renvoyons à notre article sur la cautérisation ignée.

Il l'est directement, c'est-à-dire par ses propriétés électriques essentielles, quand on agit par le courant électrique lui-même sur les tissus morbides en mettant par exemple un pôle de la pile sur la colonne vertébrale, l'autre pôle sur les tissus morbides, comme dans la sclérodermie, ou bien quand on agit par les propriétés électrolytiques de la pile comme dans la destruction des poils, le traitement des nævi vasculaires, etc., ou bien quand on donne des bains hydro-électriques à courant galvanique [4].

Ce sont ces dernières applications du courant galvanique que nous allons étudier.

APPAREILS

L'outillage nécessaire pour les applications des courants galvaniques comporte :

(1) D'Arsonval, Production des courants de haute fréquence et de haute intensité, leurs effets physiologiques. Soc. de biol., 4 fév. 1893.

(2) Oudin, Action thérapeutique locale des courants de haute fréquence. *Comptes rendus de l'Acad. des sciences*, juin 1897. — Du même, Sur le résonnateur et l'effluve de résonance. *Comptes rendus de l'Acad. des sciences*, 1898.

(3) Voir en outre, pour de plus amples détails, notre ouvrage sur le traitement des dermatoses par la petite chirurgie et les agents physiques : *Leçons de L. Brocq*, recueillies par Déhu et revues par l'auteur. G. Carré et C. Naud, éditeurs. Paris, 1898.

(4) Pour ne pas nous exposer à des redites, nous traiterons, d'une manière générale, des bains hydro-électriques dans la deuxième partie, à propos de la faradisation et des courants sinusoïdaux.

1° Un appareil générateur du courant;

2° Des fils conducteurs;

3° Des électrodes de forme, de dimension et de nature variables et en rapport avec le but que l'on cherche à obtenir;

4° Des appareils destinés à mesurer et à graduer l'intensité du courant, ampèremètres, rhéostats, inverseur.

1° *Appareils générateurs.* — Les courants galvaniques s'obtiennent soit à l'aide de piles, soit à l'aide d'accumulateurs, soit encore à l'aide d'une dynamo génératrice à courants continus.

Dans les grandes villes on peut encore utiliser les courants des stations centrales d'éclairage dont on abaisse la force à l'aide de rhéostats et de réducteurs de potentiel.

Nous nous bornerons dans cet article à décrire les appareils constitués par les piles; ces piles peuvent être quelconques : les plus généralement utilisées sont les piles au bisulfate de mercure et les piles au chlorure de zinc.

Généralement la batterie médicale se compose d'un certain nombre d'éléments (de 24 à 60) associés en tension, c'est-à-dire réunis de façon que le pôle négatif du premier élément vienne en contact avec le pôle positif du deuxième élément, le pôle négatif du deuxième avec le pôle positif du troisième, et ainsi de suite : on a ainsi aux extrémités de la batterie d'un côté le pôle positif, de l'autre le pôle négatif qui viennent aboutir aux bornes extrêmes du collecteur ou de préférence du rhéostat; à ces bornes s'attachent les conducteurs destinés à amener le courant au patient.

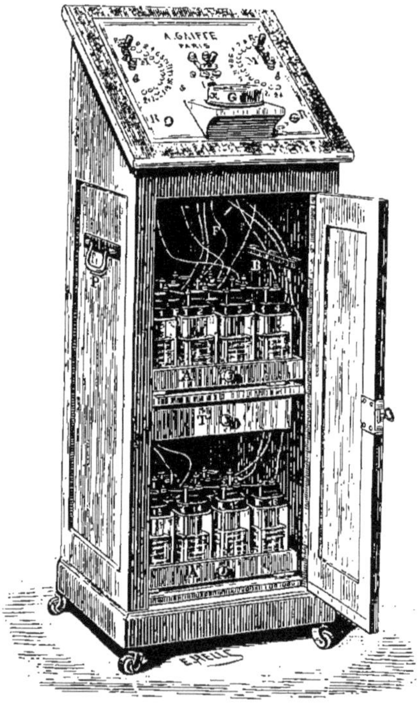

Fig. 50. — Petit meuble de cabinet pour les courants continus.

MM' manettes du collecteur. — RR', points d'attache des rhéophores. — G, galvanomètre apériodique. — I, inverseur du courant.

Pour graduer l'intensité du courant, les constructeurs adaptent d'ordinaire à la batterie un collecteur composé d'une petite manette tournant autour d'un pivot et pouvant entrer en contact avec des bornes disposées circulairement et graduées de 0 au nombre d'éléments que contient la batterie.

Certains collecteurs au lieu d'être circulaires sont rectilignes et le contact glisse le long d'une règle devant les bornes d'attache des divers éléments, bornes qui sont disposées suivant une ligne droite parallèle à cette règle.

Ces collecteurs permettent d'introduire dans le circuit un à un le nombre d'éléments nécessaires aux diverses applications. Ce procédé a l'inconvénient de faire varier brusquement la force électromotrice de 1 volt à 1 volt 5, force moyenne des éléments utilisés en médecine, et par conséquent de déterminer, chaque fois qu'on introduit dans le circuit un nouvel élément, un choc voltaïque toujours désagréable pour le patient, et parfois même assez douloureux, lorsqu'on opère sur la face par exemple. Pour cette raison il est à notre avis préférable de substituer au collecteur un rhéostat ou un réducteur de potentiel qui permette une graduation plus rigoureuse du courant et évite l'inconvénient dont nous venons de parler du choc voltaïque. Le rhéostat n'est en somme qu'un conducteur dont la résistance peut être modifiée d'une façon graduelle et insensible.

Il est indispensable que le médecin puisse connaître à tout instant l'intensité du courant qu'il emploie; à cet effet les batteries médicales doivent être munies d'un galvanomètre apériodique, c'est-à-dire d'un galvanomètre dont l'aiguille se fixe immédiatement et sans oscillations sur le chiffre correspondant à l'intensité du courant; ces galvanomètres sont gradués en milliampères ou millièmes d'ampère.

Les différents constructeurs fabriquent actuellement des galvanomètres apériodiques qui réunissent les qualités voulues.

Le zéro est ordinairement placé au centre du cadran, ce qui permet à l'aiguille de se déplacer de gauche à droite ou de droite à gauche suivant le sens du courant; le déplacement de l'aiguille indique ainsi, en même temps que l'intensité utilisée, le sens du courant, et par conséquent la position respective de chacun des pôles de la batterie.

Ces galvanomètres sont généralement pourvus de shunts, qui, en augmentant d'une valeur connue leur résistance intérieure, permettent de mesurer des intensités plus considérables.

Par exemple un galvanomètre qui mesure 15 milliampères peut être shunté de façon à décupler sa résistance intérieure, ce qui lui permet alors de mesurer jusqu'à 150 milliampères, intensité qui n'est jamais atteinte dans les applications médicales.

Les batteries sont aussi munies d'un renverseur de courant, appareil destiné à changer le sens du courant.

Le renverseur de courant, ou commutateur, se place sur le circuit qui réunit la batterie au corps du malade. Lorsque la manette qui le commande occupe la situation normale, il joue simplement le rôle de conducteur; si au contraire on tourne la manette du côté opposé, les pôles sont renversés : celui qui était positif devient négatif, celui qui était négatif devient positif.

Cet accessoire permet de changer le sens du courant sans toucher aux rhéophores ni aux électrodes.

2° *Conducteurs.* — Les conducteurs n'offrent rien de bien particulier; ce sont des fils recouverts d'une enveloppe de caoutchouc, qui est elle-même recouverte d'une gaine de soie; ils sont ordinairement très fins, ce qui n'offre aucun inconvénient vu leur peu de longueur et la résistance considérable du corps humain. Quand on doit les relier à des aiguilles il est préférable d'employer des fils très fins recouverts de soie qui n'alourdissent pas la main et qui soient extrêmement flexibles. On en relie un au pôle positif, l'autre au pôle négatif.

3° *Électrodes.* — Les électrodes ordinaires sont constituées soit par de fines éponges, soit par des cylindres métalliques recouverts de peau de chamois que

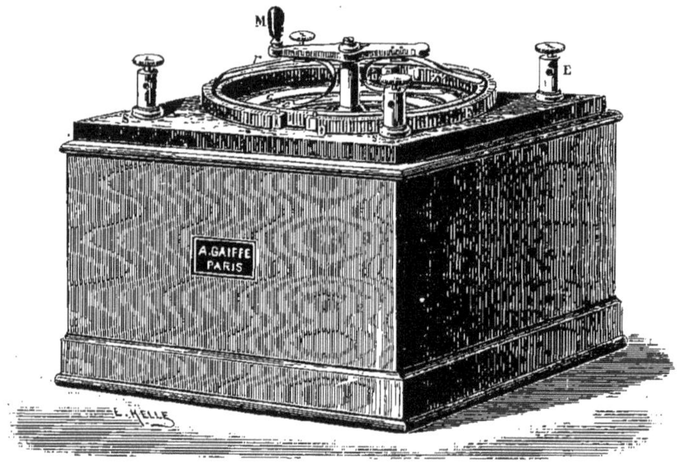

FIG. 51. — Réducteur du potentiel.

M, manette. — EE', entrée du courant. — SS', sortie du courant — cc', courant. — rr', résistance.

le malade peut tenir à la main, soit par des plaques métalliques de formes et de dimensions variables également recouvertes de peau de chamois et que l'on peut fixer en un point quelconque du corps.

On les imbibe d'ordinaire d'eau salée pour faciliter le passage du courant. Elles sont reliées par les fils aux pôles de la batterie.

4° *Appareils destinés à mesurer et à graduer l'intensité du courant.* — Nous venons d'en parler en décrivant les appareils générateurs du courant.

A. — Courants galvaniques proprement dits.

Les courants galvaniques proprement dits ont été jusqu'ici assez peu employés en dermatothérapie; cependant on a essayé de traiter par cette méthode quelques affections que l'on croit être d'origine nerveuse.

Parmi elles nous signalerons le vitiligo, les sclérodermies (sclérodermies généralisées, sclérodactylie, sclérodermie en plaques).

C'est un traitement qui a été employé par Gamberini, Armaingaud, Erb, etc.

L. Brocq a traité avec quelques résultats un cas de sclérodermie généralisée par des courants continus appliqués le long de la colonne vertébrale. On pourrait, comme l'a fait Armaingaud, appliquer le pôle positif sur la colonne vertébrale, et le pôle négatif sur les régions les plus atteintes, ou bien comme Erb agir successivement, d'abord sur la moelle épinière, puis périphériquement sur les régions intéressées.

B. — **Électrolyse.**

Les propriétés électrolytiques du courant galvanique sont très fréquemment utilisées en dermatologie [1].

Lorsque l'on fait passer un courant galvanique à travers un milieu de composition chimique complexe, on voit les éléments constitutifs de ce milieu se dissocier, et, si on examine au bout d'un certain temps ce qui s'est passé, on constate que l'oxygène et les acides se sont transportés au pôle positif, tandis que l'hydrogène et les bases se sont accumulés au pôle négatif. On conçoit donc facilement que les corps à l'état naissant qui se forment ainsi soient capables d'exercer une action énergique sur les éléments vivants qui se trouvent à leur contact, et dont la composition est des plus complexes. Aux modifications dues à l'action propre du courant galvanique viennent s'ajouter des effets dus à l'action caustique et chimique des nouveaux produits mis en liberté; et, comme ces produits diffèrent totalement aux deux pôles comme constitution chimique, on comprend que l'action thérapeutique développée à ces deux pôles doive être essentiellement différente.

Au pôle positif les acides déterminent la coagulation des liquides albumineux, il en résulte un effet hémostatique, et la production d'une eschare sèche, rétractée, adhérente.

Au pôle négatif, au contraire, la formation des bases caustiques (potasse et soude) détermine des effets destructeurs plus accusés; l'eschare est volumineuse, molle et diffluente.

Au point de vue thérapeutique les propriétés spéciales à chaque pôle en particulier présentent une importance capitale sur laquelle nous ne saurions trop insister. Toutes les fois que l'on veut obtenir de l'électrolyse un effet destructeur, comme dans l'hypertrichose par exemple, c'est le pôle négatif que l'on doit choisir comme pôle actif; si au contraire on recherche plus particulièrement les effets coagulants, comme dans les tumeurs érectiles, c'est au pôle positif auquel il faut donner la préférence.

Cette action électrolytique du courant galvanique donne d'excellents

[1] Ceux qui voudront se mettre au courant de cette question et en avoir une bibliographie assez complète devront se reporter au savant article d'Olivier Gros : De l'électrolyse bipolaire appliquée au traitement des angiomes et des nævi materni. *Annales d'électrobiologie, d'électrothérapie et d'électrodiagnostic.* 15 janv. 1899, 2e année, n° 1, p. 54.

résultats dans certaines lésions de la peau telles que l'hypertrichose, les nævi, les tumeurs vasculaires, les télangiectasies, les chéloïdes, les sclérodermies en plaques ou en bandes; on peut dire que dans ces affections elle constitue la méthode de choix.

INSTRUMENTS

L'*appareil générateur* est ordinairement une batterie composée de 25 à 60 couples.

L'*électrode active* est constituée par une ou plusieurs aiguilles reliées au pôle avec lequel on veut agir et que l'on implante dans les tissus que l'on veut modifier.

Ces aiguilles sont éminemment variables suivant les opérateurs, suivant la méthode que l'on emploie, et suivant les maladies que l'on traite.

Pour la destruction des poils par l'électrolyse on peut se servir de très fines aiguilles d'or et de platine : nous avons recommandé des aiguilles en platine iridié de la plus extrême finesse que nous recourbons à 6 millimètres de leur partie terminale de façon à leur donner en ce point un angle d'environ 135 degrés [1]. Debédat préconise dans la même affection de très fines aiguilles en acier, recourbées à angle droit à environ 5 millimètres de la pointe.

Pour les chéloïdes et les sclérodermies en plaques, nous employons une aiguille analogue à celle que nous avons fait construire pour l'hypertrichose, mais elle est un peu moins fine pour être plus résistante, et pour pouvoir pénétrer dans les tissus sans se fausser; elle est droite, et nous lui mettons, à une distance de sa pointe qui dépend de la profondeur à laquelle nous voulons agir, un arrêt en cire à cacheter qui nous indique de combien l'aiguille a pénétré dans les tissus.

La pose de cet arrêt est tout ce qu'il y a de plus simple : il suffit de chauffer le bout d'un bâton de cire à cacheter, puis de le mettre en contact avec la partie de l'aiguille sur laquelle on veut poser l'arrêt; on imprime alors à l'aiguille un mouvement de rotation grâce auquel un petit fragment de cire s'enroule autour de la tige de l'aiguille : quand elle a refroidi, la cire adhère parfaitement.

Nous avions primitivement fait construire des aiguilles portant à une certaine distance de leur pointe un arrêt fixe, formé par une sorte de bague métallique qui faisait corps avec la tige de l'aiguille; mais cette disposition offre plusieurs inconvénients : les aiguilles ainsi construites sont un peu plus difficiles à fabriquer et plus coûteuses; en outre, l'épaisseur des tissus sur lesquels on doit agir varie beaucoup suivant les cas. On serait donc obligé, si on adoptait ces instruments, d'avoir tout un jeu d'aiguilles portant des arrêts à des hauteurs diverses à partir de 3 millimètres jusqu'à 15 millimètres et même davantage; c'est vraiment assez peu pratique.

[1] Voir pour plus de détails la destruction des poils par l'électrolyse, article *Poils*.

La tige de nos aiguilles a de 20 à 22 millimètres de long : elle est montée sur un cylindre d'environ 15 millimètres de hauteur et de 3 à 4 millimètres de diamètre dont l'axe perforé à l'extrémité opposée à celle où est fixée l'aiguille reçoit à frottements une borne légèrement conique fixée sur l'extrémité du fil conducteur. Cette base sert en même temps de manche pour tenir et manier l'aiguille; elle est dans ce but taillée à facettes de manière à offrir une prise facile et à ne pas glisser entre les doigts de l'opérateur.

On a essayé pour certaines affections telles que l'hypertrichose, les nævi vasculaires, de construire des aiguilles isolées, c'est-à-dire recouvertes d'une substance isolante sur la partie de leur longueur qui correspond, lorsqu'elles sont en place, aux téguments ou tout au moins à leurs couches superficielles, tandis que leur partie terminale de longueur variable reste libre et est destinée à agir sur ce que l'on veut détruire. On s'est ainsi proposé de limiter l'action électrolytique du courant exactement aux parties que l'on veut modifier, et de protéger les parties saines des téguments afin de ne pas avoir de cicatrices consécutives et d'obtenir un minimum de destruction utile et un minimum de douleur. L'idée mère de ce perfectionnement était excellente, malheureusement son application n'a pas été suivie d'un très bon résultat.

Comme substance isolante on a employé tout d'abord un vernis appliqué sur le métal, mais l'adhérence n'était pas suffisante, et, le plus souvent, après la deuxième ou la troisième piqûre, le vernis se fendillait et s'écaillait. Ce procédé n'était donc pas pratique. Chardin a fabriqué des aiguilles dont la tige présentait, à 2 millimètres au-dessus de la pointe et sur une longueur de 4 millimètres, une petite dépression circulaire creusée à la lime; un fil de soie d'une extrême finesse était enroulé autour de la partie ainsi évidée et comblait exactement la dépression.

Nous avons expérimenté ces aiguilles pendant quelque temps dans l'hypertrichose, elles ne nous ont pas donné les résultats que nous avions espérés; leur fragilité extrême jointe à d'autres inconvénients nous a obligés à renoncer à leur emploi.

Au niveau du fil de soie, l'aiguille présente une surface assez inégale et raboteuse qui l'empêche de glisser et qui rend son introduction et son extraction assez malaisées. La difficulté est encore augmentée par ce fait que, la partie terminale étant peu étendue, il faut une très grande précision pour la placer exactement au niveau de la région sur laquelle on veut agir. Enfin, quand nous les avons employées dans l'hypertrichose, soit que les aiguilles ainsi construites fussent plus difficiles à aseptiser, soit que les destructions intra-dermiques qu'elles produisaient fussent dans la suite plus facilement infectées, soit pour tout autre motif, il nous est arrivé plusieurs fois d'observer, après leur emploi, de petits abcès sous-cutanés, qui ne se produisent pour ainsi dire jamais quand on se sert d'aiguilles nues. Pour toutes ces raisons, nous avons renoncé à l'emploi des aiguilles isolées.

Quand on veut faire de l'électrolyse chimique, on prend des aiguilles assez volumineuses fabriquées avec le métal dont on veut utiliser les propriétés.

C'est ainsi qu'on emploie suivant les cas des aiguilles d'argent, de cuivre, de fer, etc.

Porte-aiguilles. — Les médecins qui utilisent l'électrolyse dans le traitement de l'hypertrichose se servent presque tous de manches porte-aiguilles : à notre avis ces appareils offrent plus d'inconvénients que d'avantages. Trop longs et trop lourds, ils ont pour conséquence immédiate de diminuer la précision des mouvements et d'alourdir la main de l'opérateur. On peut, il est vrai, pour obvier à ces inconvénients, utiliser des manches porte-aiguilles très courts et très légers. Nous ne voyons pas trop alors quel avantage ils présentent sur notre modèle d'aiguille dont ils ne sauraient avoir d'ailleurs l'extrême simplicité. Avec notre aiguille, il nous semble que nos mouvements sont précis et nos sensations tactiles de la plus grande délicatesse.

On a fabriqué des porte-aiguilles à verrou permettant à l'opérateur d'ouvrir et de fermer le circuit avec une seule main ; ces appareils présentent tous les inconvénients dont nous venons de parler ; de plus le fait même d'établir et d'interrompre le courant avec la main qui opère nous semble mauvais, car ces manœuvres impriment à l'aiguille des secousses, et la brusque ouverture ou fermeture du circuit détermine des sensations assez désagréables et même douloureuses pour l'opéré.

Quand on veut agir avec plusieurs aiguilles à la fois, on se sert d'un fil conducteur dont l'extrémité opposée à celle qui est fixée à la pile est divisée en plusieurs chefs d'une extrême minceur que l'on adapte à chaque aiguille préalablement mise en place.

Électrode indifférente. — L'électrode indifférente, quand elle existe (car, ainsi que nous allons le voir, il est une méthode, dite bipolaire, dans laquelle les deux électrodes sont actives), est constituée d'une manière assez variable suivant les indications particulières.

Quand il n'y a pas d'inconvénients à faire traverser le corps par le courant électrique, comme dans le traitement de l'hypertrichose où l'on n'emploie que des intensités infinitésimales, on peut faire tenir l'électrode indifférente par le malade à la main, et alors on emploie un cylindre de métal ou de charbon recouvert de peau de chamois, ou bien une large plaque métallique recouverte de peau de chamois sur laquelle l'opéré place la main, ou que l'on fixe autour du bras, ou encore une pédale métallique sur laquelle on pose le pied nu.

Quand il faut au contraire circonscrire l'action de l'électricité, c'est-à-dire ne la faire passer que dans une région limitée du corps, comme dans le traitement des nævi de la face, on emploie des plaques de formes diverses, presque toujours annulaires ou en fer à cheval, embrassant en quelque sorte dans leur concavité la région sur laquelle on veut faire agir l'électricité.

Ces plaques ou ces cylindres sont reliés par une borne à un fil qui s'adapte à l'un des pôles de la pile.

MODES D'APPLICATION DE L'ÉLECTROLYSE [1]

On peut employer l'électrolyse de quatre manières différentes qui constituent quatre grandes méthodes :

1° *Méthode unipolaire;*

2° *Méthode bipolaire;*

3° *Méthode électro-chimique;*

4° *Méthode cataphorétique.*

Nous allons les étudier successivement.

1° MÉTHODE UNIPOLAIRE

Cette méthode consiste à faire agir un seul pôle directement sur les tissus morbides. C'est la méthode de choix pour le traitement de l'hypertrichose; le principe de la destruction des poils par l'électrolyse consiste en effet à introduire le long du poil, dans le follicule pileux jusqu'au bulbe, une fine aiguille en platine iridié, que l'on relie au pôle négatif de la pile et par laquelle on fait passer un courant variant de 1 à 5 milliampères, pendant le temps strictement nécessaire pour la destruction de la papille pileuse [2]. On ne peut employer ici la méthode bipolaire; on ne doit bien évidemment n'agir qu'avec le pôle destructeur par excellence qui est le pôle négatif, puisqu'il faut simplement obtenir une action destructive. Le pôle positif est relié à une électrode à large surface que l'on nomme, par suite du peu de densité du courant à son niveau, électrode indifférente; le malade la tient à la main, ou bien on la fixe en un point quelconque du corps.

Nous utilisons cette même méthode en nous servant également du pôle négatif dans les chéloïdes et les sclérodermies : mais dans ces affections elle nous paraît bien moins indiquée que dans l'hypertrichose, et il est possible que des recherches ultérieures prouvent que ces dermatoses sont beaucoup plus justiciables de la méthode bipolaire.

Dans les nævi vasculaires, nombre d'auteurs emploient la méthode unipolaire en utilisant surtout le pôle positif; quand il s'agit de simples télangiectasies ou de nævi stellaires, on peut employer avec grand avantage le pôle négatif.

En somme, comme nous l'avons dit plus haut, toutes les fois que l'on veut détruire, on doit employer la méthode unipolaire en utilisant le pôle négatif; quand on veut avoir de simples effets coagulants, on doit se servir du pôle positif.

[1] Voir, en dehors des ouvrages classiques, JOHN. T. BOWEN, The present position of electrolysis in the treatment of cutaneous affections. *The Boston medical and surgical Journal*, 28 juillet 1892.

[2] Pour tous les détails du procédé opératoire et pour la bibliographie complète de cette question, voir L. BROCQ : 110 cas d'hypertrichose traités par l'électrolyse. *Ann. de dermat. et de syphil.*, 1897, p. 829, 1010, 1077, et la *Pratique dermatologique*, article *Poils*.

Mode opératoire. — Il faut tout d'abord que la région à opérer soit solidement fixée et maintenue. Quand il s'agit d'opération d'hypertrichose ou de nævi de la face, le sujet doit être commodément assis dans un fauteuil, la tête bien appuyée, en pleine lumière. Quand on opère sur un membre supérieur, il faut l'installer commodément sur une table; pour le membre inférieur on couche le malade sur un lit d'opération à une hauteur telle que la région malade soit tout à fait à la portée de la main.

Il y a plusieurs manières de faire passer l'électricité.

On peut fixer l'électrode indifférente sur les téguments de l'opéré (voir plus haut); puis, lorsqu'on a introduit l'aiguille dans les tissus à modifier, on manœuvre soi-même ou l'on fait manœuvrer par un aide le collecteur ou de préférence le rhéostat de la batterie jusqu'à ce que l'aiguille du galvanomètre marque l'intensité de courant que l'on juge nécessaire. On la surveille constamment, car elle peut varier pendant l'opération, bien que le collecteur ne bouge pas, et on agit d'après les oscillations de l'aiguille; puis, dès que l'on juge que le courant a suffisamment agi, on ramène le collecteur au zéro. Cette manœuvre du collecteur doit être faite par une personne attentive, sans brusquerie, sans secousses, afin d'éviter le plus possible des sensations désagréables à l'opéré. Et cependant il arrive assez fréquemment que, malgré toutes ces précautions, le malade éprouve des secousses chaque fois que le collecteur passant d'une borne à l'autre augmente la force du courant. C'est pour cela que nous préférons au collecteur le rhéostat qui permet d'augmenter ou de diminuer l'intensité du courant sans la moindre secousse. En outre, quand il s'agit de certaines opérations minutieuses comme la destruction des poils par l'électrolyse par exemple, on est forcé de recourir à un aide pour régler le collecteur, car on n'a pas trop de ses deux mains pour manœuvrer l'aiguille seule à la face, ou le chloréthyle et l'aiguille aux membres, et l'on ne peut d'ailleurs ni faire les grands mouvements nécessaires à la manœuvre du collecteur sans imprimer à l'aiguille des oscillations déplorables au point de vue de la bonne réussite de l'opération, ni surveiller à la fois le galvanomètre et les phénomènes de destruction des téguments qui se passent autour de l'aiguille.

Par contre, ce procédé est le procédé de choix pour le traitement des tumeurs érectiles; il faut alors en effet fixer dans le voisinage du mal des plaques métalliques recouvertes de peau de chamois de formes variées, soit annulaires entourant la tumeur, soit en croissant, aussi larges que possible, pour répartir le courant sur une grande surface et éviter ainsi les effets localisés, douloureux, caustiques, du pôle négatif; pour mieux protéger la peau si l'application du courant doit être de quelque durée, il est même utile d'interposer entre les téguments et la plaque une couche d'amadou mouillé. Puis on introduit l'aiguille ou les aiguilles dans la tumeur vasculaire et l'on fait passer des courants dont l'intensité moyenne est de 20 à 25 milliampères, mais qui peuvent varier suivant les auteurs de 10 à 60 milliampères. On comprend que, dans ce cas, il soit nécessaire de n'arriver que très graduellement à ces intensités. L'usage du rhéostat est donc indispensable.

Il l'est surtout quand on opère à la partie supérieure du visage, notamment au-dessus d'une ligne fictive qui joindrait les narines au conduit auditif. Cette région constitue en effet une zone dangereuse : en ce point, même sans dépasser l'intensité moyenne de 15 milliampères, le courant provoque des sensations pénibles, telles que irradiations douloureuses, phosphènes, vertiges, éblouissements, syncopes même. C'est d'ailleurs en grande partie pour ces motifs que l'on établit le circuit électrique le plus court possible ainsi que nous venons de l'indiquer.

Quand on n'emploie que des courants de très faible intensité comme dans l'hypertrichose, et même dans les sclérodermies, les chéloïdes, toutes les fois en un mot qu'on utilise le pôle négatif, on peut tourner la petite difficulté de l'ouverture et de la fermeture du courant de la manière suivante :

On place sur les genoux du malade une épaisse serviette ; sur cette serviette on pose un cylindre métallique recouvert de peau de chamois et imbibé d'eau que l'on relie au pôle positif. On pousse la manette du rhéostat de façon à obtenir approximativement l'intensité que l'on juge convenable d'employer. Puis on place son aiguille ; et, quand elle a la situation voulue, on dit à l'opéré de saisir le cylindre. Il peut le faire tout d'un coup, brusquement ; mais alors le courant passe tout de suite avec toute son intensité ; le malade éprouve dans ce cas une douleur plus ou moins vive suivant la force du courant utilisé et parfois même une secousse assez violente. Cependant beaucoup de sujets aiment mieux agir ainsi, surtout pour la destruction des poils par l'électrolyse.

Il est préférable de ne leur faire prendre le cylindre que progressivement. Pour cela ils posent d'abord le bout d'un doigt sur ce cylindre, puis ils ajoutent successivement les autres doigts, et quand il les ont placés tous les cinq, ils le saisissent d'abord doucement, puis assez vigoureusement avec toute la main. Pour les personnes pusillanimes on peut remplacer le cylindre par une simple plaque métallique recouverte de peau de chamois, sur laquelle elles posent successivement une région de plus en plus grande des doigts et de la main. Les sujets qui veulent s'opérer eux-mêmes, comme cela arrive assez fréquemment pour l'hypertrichose par exemple, se servent d'une pédale sur laquelle ils posent progressivement leur pied nu. Grâce à cette manœuvre si simple et avec laquelle les malades se familiarisent très vite, le courant passe progressivement, sans secousses, et l'on évite d'employer un aide ou des appareils un peu encombrants.

Lorsque l'on juge que le courant a suffisamment agi, on dit au malade de lâcher le pôle positif : il laisse aussitôt retomber le cylindre sur la serviette qui recouvre ses genoux, et il se garde bien de laisser reposer la main sur cette serviette, car autrement le courant continuerait à passer, quoique fort atténué. On peut ensuite retirer l'aiguille sans provoquer de sensation douloureuse.

Intensité du courant à employer et temps pendant lequel on doit le laisser passer. — L'intensité du courant que l'on doit employer varie suivant les effets que l'on veut obtenir, suivant la maladie que l'on traite, suivant le pôle que l'on emploie. Le temps pendant lequel on le fait passer dépend de son intensité : il est évident, en effet, que, plus il est intense, moins on a besoin de le laisser passer de temps.

Quand on se *sert du pôle positif*, comme dans le traitement des tumeurs érectiles, par exemple, on emploie des courants de 20 à 30 milliampères que l'on fait passer progressivement et lentement en commençant par le zéro. Le temps pendant lequel on doit les laisser passer varie suivant le volume de la tumeur : pour les nævi de moyen et de petit volume, deux ou trois minutes suffisent; pour les gros angiomes, il est peut-être nécessaire de les laisser passer cinq à dix minutes; il faut aussi tenir compte de l'intensité du courant : on obtiendra, en effet, le même résultat en employant un courant de 10 milliampères pendant dix minutes, ou un courant de 30 milliampères pendant trois minutes. Le premier sera supporté assez facilement, le second sera beaucoup plus douloureux. On se guide sur l'aspect de la zone blanchâtre qui se forme autour des aiguilles pour savoir si le courant a suffisamment agi. On manœuvre le rhéostat en sens inverse pour revenir lentement et sans secousses au zéro.

Certains opérateurs vont jusqu'à employer des courants de 50 à 60 milliampères : nous croyons qu'avec des courants aussi intenses les effets destructeurs l'emportent sur les effets coagulants; le caillot est plus mou, plus diffluent. Avec des courants de 5, 10, 15 milliampères, certains médecins disent avoir obtenu de bons résultats. Nous les avons assez longtemps employés : nous croyons qu'ils ne donnent, le plus souvent, que des résultats lents et imparfaits.

Quand on se sert du pôle négatif, il ne faut pas, au contraire, employer en dermatologie des courants ayant plus de 10 milliampères, sinon on s'expose à détruire trop vite et trop complètement les tissus et à avoir des cicatrices vicieuses.

C'est ainsi que, pour la destruction des poils par l'électrolyse, on utilise d'ordinaire, pour les simples duvets, des courants de 1 à 2 milliampères que l'on laisse passer pendant quatre à cinq secondes jusqu'à ce qu'il y ait un vestige de destruction des tissus visible autour de l'aiguille; pour les poils de dimension moyenne, des courants de 2 à 3 milliampères que l'on laisse passer pendant cinq à dix secondes jusqu'à ce qu'il y ait autour de l'aiguille une petite zone de destruction d'un blanc brunâtre; pour les poils volumineux, des courants de 4 à 5 milliampères d'intensité, jusqu'à ce qu'il y ait autour du poil une zone de destruction bien nette. D'ailleurs, ces intensités et la durée du passage du courant varient suivant les personnes et les résistances de leurs téguments, suivant les localisations diverses et la finesse de la peau des diverses régions.

Le principe capital auquel on doit toujours se conformer pour éviter la formation de cicatrices vicieuses est que, dans une même séance, on ne doit jamais agir sur deux points assez voisins l'un de l'autre pour que leurs cercles de destruction deviennent tangents.

Pour les chéloïdes et les sclérodermies en plaques, on ne connaît pas encore avec exactitude quelle est l'intensité que l'on doit employer. Il nous semble, pour le moment, que l'électricité n'agit pas dans ces cas par sa puissance destructive; aussi ne croyons-nous pas, d'une part, qu'il soit nécessaire d'employer de fortes doses d'électricité négative, et, d'autre part, nous nous demandons s'il ne serait pas préférable d'utiliser dans ces affections le pôle positif, ou mieux la méthode bipolaire.

Pansements consécutifs. — La plupart des opérateurs qui emploient l'électrolyse font un lavage antiseptique soigné de la région sur laquelle ils doivent agir. Certes, cette pratique ne peut être qu'utile; mais, sauf lorsqu'il s'agit de tumeurs érectiles dans lesquelles il est nécessaire de faire pénétrer les aiguilles dans l'intérieur de dilatations vasculaires, nous croyons que ces précautions ne sont pas indispensables. On peut se contenter, dans l'immense majorité des cas, de lotionner simplement la région à l'alcool camphré. Pour la destruction des poils par l'électrolyse, nous ne pratiquons même aucune espèce de lavage.

Après l'opération il est bon, lorsqu'il s'agit d'hypertrichose, de chéloïde ou de sclérodermie, de lotionner soigneusement et avec quelque insistance les régions touchées avec de l'ouate hydrophile imbibée d'alcool camphré. Le malade répète ces applications deux ou trois fois par jour jusqu'à ce que la cicatrisation soit complète. Il nous a semblé qu'en agissant ainsi elle se faisait plus vite et avec moins de marques consécutives.

Quand il s'agit de petits nævi stellaires ou de minuscules nævi plans, on peut se contenter de ces quelques soins; mais lorsque l'on traite des tumeurs érectiles volumineuses, il est préférable de faire un lavage soigneux au sublimé et de recouvrir la région d'un pansement aseptique quelconque fixé au moyen de stérésol ou de simple collodion.

Sous le nom de *scarification électrolytique* [1], E. Vasticar a fait connaître tout récemment un procédé nouveau de traitement des varicosités vasculaires. « C'est une combinaison de la scarification sanglante et de l'électrolyse.... Comme dans la méthode sanglante, il incise les tissus. Ce temps de l'opération permet de soumettre les éléments de la tranche de section à l'action directe du courant électrique. Aucun des vaisseaux de la couche superficielle n'échappe à cette action dont le terme final est l'endartérite oblitérante.... L'instrument destiné à opérer la section des tissus est un scarificateur de Vidal, à extrémité lancéolaire, à lame mince et tranchante sur ses deux bords; son manche est recouvert d'une gaine isolante, et l'autre extrémité présente une armature destinée à recevoir le fil conducteur du courant.

« Le malade est mis en communication avec le pôle positif de la pile par une électrode recouverte de peau de chamois qu'il tient à la main. L'opérateur... saisit comme une plume à écrire le scarificateur qu'il a eu soin de relier au pôle négatif. La force du courant utilisé doit être de 3 à 5 milliampères. La

(1) E. Vasticar, *La scarification électrolytique.* Procédé nouveau de traitement des télangiectasies de la peau et de la couperose en particulier. Société médicale des praticiens, 19 mai 1899.

lame tranchante du scarificateur sera présentée perpendiculairement aux tissus et conduite de façon à entamer la peau dans une profondeur variable selon l'épaisseur des téguments et la disposition du réseau vasculaire hypertrophié qu'il s'agit de sectionner, etc.... » L'opérateur couvrira ainsi le champ opératoire d'une série d'incisions parallèles, d'autant plus rapprochées qu'elles sont plus superficielles, sinueuses plutôt que rectilignes.

2° MÉTHODE BIPOLAIRE

La méthode bipolaire était autrefois fort utilisée; après avoir été délaissée pendant un certain temps par la plupart des opérateurs, elle semble à l'heure actuelle revenir en honneur.

Elle consiste essentiellement à faire agir sur les tissus morbides en même temps des aiguilles reliées au pôle positif et des aiguilles reliées au pôle négatif, en ayant bien soin qu'elles ne se touchent pas, et qu'elles ne soient pas assez près les unes des autres pour former de larges eschares.

On l'emploie surtout pour le traitement des nævi, mais nous croyons qu'elle peut aussi être utilisée dans d'autres affections, par exemple dans les chéloïdes et les sclérodermies.

Quand on se sert de cette méthode, il y a un inconvénient considérable qui frappe tout d'abord : si l'on veut que le pôle positif agisse avec efficacité, on est obligé d'utiliser un courant électrique d'une intensité relativement assez grande; or ce courant va produire, au niveau de l'aiguille négative par laquelle il passera avec la même intensité, des destructions tégumentaires considérables qui donneront des cicatrices vicieuses.

Pour y remédier, et pour ne pas produire d'eschares cutanées trop volumineuses, on peut, à la rigueur, quand il s'agit de véritables tumeurs érectiles (voir plus haut), isoler les aiguilles, surtout les négatives, dans la partie qui doit correspondre aux téguments lorsqu'elles sont en place. Quand il s'agit de nævi plans ou de chéloïdes ou de sclérodermies, il n'est guère pratique d'isoler les aiguilles, car leur extrémité n'agit plus alors comme dans les tumeurs érectiles sur la masse sanguine contenue dans les cavités plus ou moins considérables qu'il s'agit d'oblitérer, mais sur les tissus cutanés eux-mêmes. Or, on ne peut pas laisser l'aiguille négative détruire complètement les téguments avec les courants de 10, 15, 25, 30 milliampères dont on se sert, en les laissant passer pendant des laps de temps qui varient de une à dix minutes.

Voici la ligne de conduite à laquelle L. Brocq s'est arrêté dans ces cas :

On commence par enfoncer l'aiguille positive en un point du tissu à modifier, en le choisissant le plus central possible, et en se conformant au précepte général qui indique que l'on doit tout d'abord agir sur la périphérie des lésions; puis on introduit l'aiguille négative à une distance du point d'implantation de la positive qui varie suivant les cas, suivant les sujets, suivant les régions, de 3 millimètres à 15 et même 20 millimètres, et, dès que la destruction des tissus est bien apparente autour de cette aiguille négative, on la retire et on l'enfonce à côté de la première eschare, à une distance suffisante pour que les cercles de destruction ne soient pas tangents. On fait donc tout autour de l'aiguille positive, tant que celle-ci n'a pas agi suffisamment sur les tissus, une série de piqûres négatives. Puis on retire l'aiguille positive; on l'enfonce au centre d'une nouvelle zone d'action et ainsi de suite. On peut agir de la sorte avec des courants qui varient, suivant les régions, de 3 à 10 milliampères d'intensité sans provoquer trop de douleur, et on évite les grandes destructions que produit l'aiguille négative quand on la laisse trop longtemps au même point.

La méthode bipolaire semble être la méthode de choix dans le traitement des angiomes. Mais nous ne pouvons véritablement pas comprendre comment certains auteurs peuvent l'employer en se servant de courants allant jusqu'à 60 milliampères d'intensité qu'ils font passer pendant cinq à dix minutes en moyenne, déclarant qu'une durée de passage de une à deux minutes est insuffisante. S'ils appliquent ce procédé opératoire à la grande majorité des nævi de la face que l'on observe dans la pratique, le résultat doit être bien simple : ils doivent détruire totalement les téguments et obtenir d'affreuses cicatrices.

Les grands avantages de la méthode bipolaire sont, comme l'ont dit Cros et Bergonié, de limiter exactement l'action électrolytique à l'espace interpolaire, de supprimer les accidents possibles et les phénomènes douloureux causés par les courants divisés; enfin elle semble être beaucoup plus efficace et par suite elle demande des séances opératoires beaucoup moins fréquentes.

5° ÉLECTROLYSE MÉDICAMENTEUSE — ÉLECTROLYSE CHIMIQUE — ÉLECTROLYSE INTERSTITIELLE

Cette méthode thérapeutique fort ingénieuse, appelée peut-être à un grand avenir quand elle sera mieux connue et mieux appliquée, a été surtout étudiée par Foveau de Courmelles [1] et G. Gautier [2]. Nous renvoyons pour plus de détails à leurs travaux.

Elle comprend deux séries d'opérations assez distinctes et que l'on emploie d'ailleurs séparément.

Dans une première série, on utilise les propriétés physico-chimiques des électrodes métalliques solubles : Gautier s'est surtout servi d'assez volumineuses aiguilles de cuivre que l'on enfonce dans les téguments à modifier et que l'on relie au pôle positif; on fait passer un courant de 10 à 15 milliampères pendant cinq à quinze minutes; il est ensuite presque toujours nécessaire de renverser le courant pour pouvoir détacher facilement l'aiguille. Quand on la retire, on voit que les tissus périphériques sont imprégnés et comme tatoués d'oxychlorure de cuivre.

(1) Elle a été étudiée et décrite par Foveau de Courmelles (*Leçons de* 1892-1893 à l'École pratique) qui en revendique la paternité et qui lui a donné le nom d'électrolyse médicamenteuse ou de biélectrolyse.

(2) Communication à la Société d'électrothérapie, 1891 et 12 juillet 1892. — FOVEAU DE COURMELLES, Communication à l'Institut et à l'Académie de médecine, 24 et 25 nov. 1890.

Cette méthode a été étendue depuis les premières publications de Gautier, et quelques électriciens ont employé comme aiguilles positives oxydables des aiguilles d'argent.

Dans une deuxième série d'opérations, Gautier a eu en vue de décomposer dans les tissus autour du pôle positif de la pile une solution médicamenteuse pour obtenir l'effet thérapeutique extrêmement puissant des corps à l'état naissant. La solution de choix à laquelle il s'est arrêté est la solution aqueuse d'iodure de potassium au 1/20e ou au 1/30e. Il injecte dans les tissus qu'il veut modifier, toutes les minutes, pendant l'opération, quelques gouttes de la solution iodurée. Il implante deux aiguilles en platine dans la néoplasie, et il les relie aux deux pôles de la pile. Le courant qu'il fait passer est relativement intense; il était de 50 milliampères dans un cas d'actinomycose [1].

4° LA CATAPHORÈSE [2]

Sous le nom de cataphorèse on désigne pratiquement [3] l'introduction, grâce au courant électrique, de médicaments dans le corps humain à travers la peau ou les muqueuses.

C'est B. W. Richardson [4] qui eut le premier l'idée d'employer cette méthode pour obtenir l'anesthésie cutanée. Wagner et Adamkiewicz, puis Peterson, de New-York, l'introduisirent définitivement dans la pratique médicale.

Le mode opératoire est le suivant : on verse la solution médicamenteuse dont on veut se servir sur l'électrode positive que l'on applique sur le point malade; on peut donner à cette électrode la forme et les dimensions que l'on veut, et en Amérique on prépare des disques cataphorétiques imprégnés de divers médicaments destinés à être introduits dans l'économie par l'intermédiaire du courant électrique : les principaux renferment du menthol, du bichlorure de mercure, de la cocaïne, de l'aconit, de l'iodure de potassium, de la lithine, etc.... La force du courant peut varier de 1 à 20 milliampères et la durée de son application de cinq à quinze minutes.

INDICATIONS GÉNÉRALES DE L'ÉLECTROLYSE. — Nous n'avons pas dans cet article à exposer les détails du traitement de chaque dermatose par l'électrolyse : on trouvera la technique opératoire propre à chaque affection étudiée à propos de son traitement [5]. Nous devons simplement signaler quelles sont les affections dans lesquelles on a pu utiliser tel ou tel procédé.

1° *Indications de l'électrolyse unipolaire.* — *a. L'électrolyse unipolaire négative* est la méthode de choix pour la destruction des poils par l'électrolyse [6]. C'est

[1] *Bull. de la Soc. franç. de dermat. et de syphil.*, séance du 11 juin 1891, p. 282.

[2] W. ERB, Action mécanique ou cataphorique du courant. *Traité d'électrothérapie*, traduit par Rueff, p. 61. Paris, Delahaye, 1884.

[3] M. G. ADAM, La cataphorèse. *Pacific medical Journal*, août 1898.

[4] B. W. RICHARDSON, *Medical Times and Gazette*, 12 et 25 fév. 1859.

[5] Voir les articles POILS, NÆVUS, CHÉLOÏDE, etc.

[6] Voir, pour la bibliographie complète de ce sujet, L. BROCQ, 110 cas d'hypertrichose traités par l'électrolyse. *Ann. de dermat. et de syphil.*, 1897, p. 1083 et la *Pratique Dermatologique*, article POILS.

encore à l'heure actuelle le seul procédé connu qui détruise d'une manière complète et définitive le bulbe pileux.

Pratiquée avec soin, elle ne donne dans la majorité des cas que peu ou point de cicatrices; cependant, quelques peaux particulièrement délicates conservent toujours quelques marques; parfois encore les poils à détruire sont tellement volumineux qu'il faut, pour arriver à un résultat, prolonger l'action du courant, et qu'il reste alors des points blanchâtres cicatriciels un peu déprimés, surtout visibles lorsque l'on tend les téguments.

Le véritable écueil de ce procédé, qui est d'ailleurs assez douloureux en certaines régions (lèvres, cou, narines, paupières), c'est son extrême longueur quand on a des moustaches ou des barbes entières à enlever.

L'électrolyse unipolaire négative est également employée avec un certain succès dans les *sclérodermies* circonscrites dans lesquelles nous l'avons vue [1] produire presque toujours rapidement l'arrêt de la marche extensive du mal, mais bien lentement sa disparition; — dans les *chéloïdes* [2], où elle ne donne en somme que des résultats assez incertains, qui consistent surtout en un effet suspensif ou d'arrêt sur la marche en avant de la néoplasie; — dans les petits *nævi aranei* ou *stellaires* [3] qu'elle fait presque toujours disparaître en une ou plusieurs séances quand ils sont minuscules et qu'elle est pratiquée avec soin; — dans les *dilatations vasculaires* ou *télangiectasies*; — dans les *angiokératomes*; — dans les *nævi pigmentaires* et surtout dans les *nævi pileux* ou *hypertrophiques* [4] dont on peut obtenir également la disparition, pourvu que l'on s'attache avant tout à détruire les poils qu'ils présentent; — dans les *acnés hypertrophiques* ou *rhinophymas* au début, où elle peut donner des résultats remarquables, mais à la condition d'être maniée avec beaucoup d'habileté et de prudence; — dans les *syringo-cystadénomes*, où elle agit surtout par ses effets destructifs; — dans les *verrues* où Debédat a vanté ses effets curatifs; — dans la *kératose pilaire*, où nous l'avons employée avec succès pour détruire les grains rouges saillants de la partie postérieure des bras et du front; — dans le *lupus vulgaire* enfin, où elle n'a donné jusqu'ici que des résultats fort imparfaits.

b. L'électrolyse unipolaire positive a été jusqu'ici surtout employée dans les *nævi vasculaires* [5], en particulier dans les nævi vasculaires volumineux ayant

(1) L. Brocq, Traitement de la sclérodermie en bandes par l'électrolyse. Soc. de dermatologie, 11 déc. 1890.

(2) Hardaway, *Philadelphia med. Times*, 29 mai 1886. — L. Brocq, *Journal de méd. de Paris*, 1887, p. 826-852.

(3) L. Brocq, Nævus vasculaire plan traité par l'électrolyse négative. Soc. de dermat. et de syphil., juillet 1897.

(4) G. H. Fox, The removal by electrolysis of an extensive hairy nævus of the face. *Journal of cut. and gen.-urin. diseases*, mai 1893, p. 165.

(5) Voir, pour toute la bibliographie de cette question, la thèse d'Olivier Cros, *De l'électrolyse bipolaire appliquée au traitement des angiomes et des nævi materni*. Paris, 1898. — Les travaux récents les plus importants sont ceux de White Cooper et d'Althaus (1867), de Drouin (1878), de Delore (*La thérapeutique contemporaine médicale et chirurgicale*, 31 oct. 1884), de Hardaway (*Saint-Louis Courier of medicine*, mars 1886), de A. Mayor (*Revue méd. de la Suisse rom.*, 15 juillet 1886), de Boudet de Paris (*Revue de méd.*, 1882,

de la tendance à devenir des tumeurs érectiles ; elle a donné dans cette affection d'excellents résultats qui semblent être supérieurs à ceux de l'électrolyse unipolaire négative.

2° *Indications de l'électrolyse bipolaire.* — L'électrolyse bipolaire a été surtout recommandée par les auteurs dans les *nævi vasculaires* (¹). Nous la croyons supérieure dans ses effets à l'électrolyse unipolaire dans les *nævi vasculaires plans* ou *légèrement turgescents*, dans les *nævi profonds*. On peut aussi l'employer avec succès dans les *nævi stellaires* en enfonçant l'aiguille positive dans la partie la plus saillante, en l'y maintenant, et en tatouant toute la périphérie d'une série de piqûres négatives en tâchant d'embrocher avec l'aiguille négative les télangiectasies périphériques.

Nous l'avons également essayée dans les *télangiectasies*, dans les *chéloïdes*, les *sclérodermies en plaques*, mais nos recherches dans ce sens sont trop récentes pour que nous puissions émettre des conclusions fermes.

3° *Indications de l'électrolyse interstitielle.* — Cette méthode est encore, comme nous l'avons dit, fort peu connue dans ses applications.

Gautier a guéri un cas d'*actinomycose de la face* par la décomposition électrolytique au sein même de la tumeur d'une solution d'iodure de potassium au 1/10e (²).

Il a publié des cas de guérison de *sycosis rebelles* de la face guéris par l'électrolyse cuprique. Il a également amélioré des cas de *lupus vulgaire* et de *chéloïde* par cette méthode. Les essais qu'il a faits avec elle dans notre service pour obtenir la guérison rapide de la *pelade* ont échoué. D'autres auteurs, parmi lesquels nous devons citer Delineau, auraient guéri des *cancroïdes* par ce procédé.

II

FARADISATION ET COURANTS SINUSOIDAUX

Ces modalités de l'énergie électrique n'ont guère été utilisées jusqu'ici en dermatologie que sous la forme de *bains hydro-électriques* (³).

Comme nous l'avons dit en commençant l'étude de la galvanisation, nous allons donner ici une idée générale de l'application à la dermatologie de cette méthode thérapeutique.

p. 357, et Congrès de chirurgie, 1888, 3e session), de Redard (Congrès de Washington 1887, *Gazette médicale*, 25 janvier 1890, et *Presse méd.*, 1896), de Lewis W. Marshall (*The Lancet* (12 janvier 1889, p. 73), de Voltolini, Siméon Snell, H. Pitoy, J. Duncan, Bories, Malécot, Lafaye, Larat, Morton Prince, Heins, Bayet, W. Allen, Barbier, Bergonié, etc., etc.

(¹) Voir les travaux de Bergonié et de Cros (thèse de Cros, Paris, 1898, *loc. cit.*), ceux d'Apostoli et de Laquerrière.

(²) Darier et G. Gautier, Un cas d'actinomycose de la face. Soc. franç. de dermat. et de syphil., 11 juin 1891.

(³) Voir cependant les travaux de Bordier et ceux de E. Vollmer, Ekzembehandlung und der faradische Strom. (*Therapeut. Monatshefte*, 1899, t. XIII, p. 549). Ces auteurs auraient traité avec succès plusieurs cas d'eczéma humide par le courant faradique.

Bains hydro-électriques [1]. — Le bain hydro-électrique consiste essentiellement à placer un malade dans un bain et à faire passer dans ce bain un courant électrique quelconque (courant continu, courant faradique, courant sinusoïdal).

Le bain hydro-électrique peut être monopolaire ou bipolaire.

Il est *monopolaire* lorsqu'il n'y a qu'une seule électrode qui plonge dans

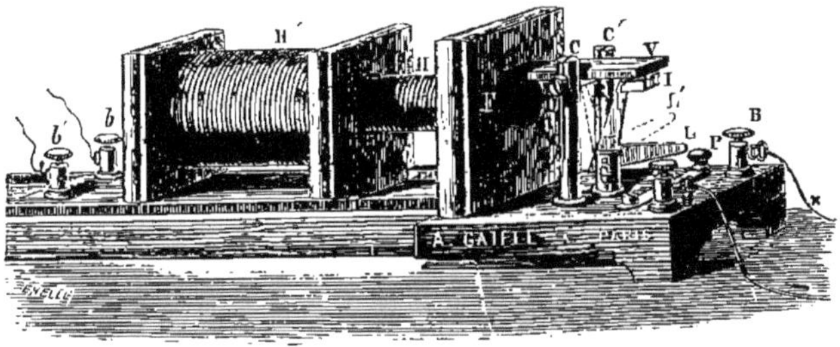

Fig. 52. — Appareil à courants faradiques. — Appareil à chariot.

BB', bornes qui amènent le courant au fil inducteur. — H, fil inducteur. — H', fil induit. — F, noyau de fer doux. — CC', montants qui soutiennent le trembleur. — V, trembleur. — L, buttoir (l'appareil étant au repos). — L', buttoir (l'appareil étant en marche). — P, clef d'interruption (genre clef de Morse). — *bb'*, bornes de sortie du courant induit.

l'eau : dans ce cas la deuxième électrode est appliquée en un point quelconque de la partie du corps du malade qui est situé hors de l'eau.

Il est *bipolaire* si les deux électrodes baignent dans l'eau.

La modalité de l'énergie électrique employée est variable; on peut en effet utiliser :

1° Soit le courant galvanique (*bain hydro-électrique à courant galvanique*);

2° Soit le courant faradique (*bain hydro-électrique à courant faradique*);

3° Soit le courant alternatif sinusoïdal (*bain à courant alternatif*).

Appareils. — Un certain nombre d'appareils sont nécessaires pour appliquer le bain hydro-électrique; nous allons en donner une description rapide.

Baignoire. — La baignoire peut être en bois, en porcelaine ou en fonte émaillée: elle doit être complètement isolée du sol, ce que l'on obtient en la faisant reposer sur des supports en verre très épais.

Appareils générateurs du courant. — Ces appareils diffèrent suivant la nature du courant qu'ils doivent fournir.

a. Pour le bain hydro-électrique à courant galvanique, l'appareil générateur est une batterie de piles (30 à 60 éléments associés en tension) de façon à disposer d'un courant de 45 à 90 volts et de 200 à 300 milliampères maximum effectifs, c'est-à-dire en dehors de toutes les résistances du circuit. La batterie doit être munie d'un réducteur de potentiel et d'un milliampèremètre apériodique.

b. Pour le bain hydro-électrique à courant faradique on utilise une puissante

[1] Gautier et Larat. *Note sur la médication hydro-électrique*. Acad. de méd., déc. 1893, et *Revue internat. d'électrothérapie*, 1896, 4e année. — Larat et Gautier, Les courants alternatifs sinusoïdaux en thérapeutique. *Revue internat. d'électrothérapie*, 1895.

bobine d'induction à gros fil, munie d'un interrupteur à vitesse variable; on emploie le courant primaire.

c. Pour le bain hydro-électrique à courant sinusoïdal, l'appareil générateur est assez compliqué; il consiste en un ensemble d'organes construits sur les données de d'Arsonval et essentiellement composé : d'une dynamo à courants alternatifs inclinés à 180 degrés et animée par un moteur électrique.

Le courant qui fait mouvoir le moteur arrive, après avoir traversé un rhéostat destiné à le régler, dans l'inducteur de la dynamo et y crée un champ magnétique.

La rotation de l'anneau dans ce champ magnétique détermine la production de courants induits que l'on récolte aux balais. Un voltmètre, un tachymètre, un ampèremètre et un rhéostat de vitesse permettent à chaque instant de contrôler et de régler la tension et l'intensité du courant, le nombre des alternances.

Tel est, en quelques mots, l'ensemble des appareils destinés à produire le courant et à le doser : ce courant est amené à la baignoire par des fils entièrement recouverts de caoutchouc et terminés par des plaques en charbon.

Comme nous l'avons indiqué plus haut, dans le cas de bain bipolaire, le malade se trouve dans l'eau du bain et les deux plaques plongent dans le liquide sans toucher aux parois de la baignoire. Dans le cas de bain monopolaire, une seule plaque est plongée dans l'eau, l'autre est tenue par le patient hors de l'eau à la main, ou bien elle est fixée en un point de son corps situé hors de l'eau.

Mode d'application. — Le bain hydro-électrique ne doit être donné que trois heures au moins après le dernier repas; sa température doit être de 30 à 38 degrés, sa durée de 20 à 30 minutes. Après le bain, le malade se repose pendant environ une demi-heure. On donne un bain tous les deux jours.

a. *Bain à courant galvanique.* — L'intensité du courant varie de 100 à 150 milliampères, et peut être portée jusqu'à 200 et même 300 milliampères. La direction du courant importe peu; pour en augmenter l'action on peut faire un certain nombre d'interruptions ou de renversements de courant.

Le bain hydro-électrique à courant galvanique est peu usité en dermatologie. Il a été employé dans le traitement de l'eczéma, du psoriasis, de l'urticaire; mais il nous semble qu'il n'a pas une grande efficacité dans ces affections.

b. *Bain à courant faradique.* — On se sert presque toujours d'un courant de force moyenne avec des interruptions qui varient entre 800 et 1200 par minute. L'énergie du courant est augmentée ou diminuée d'une façon progressive. Le bain faradique exerce sur l'économie une action énergique; il augmente les combustions respiratoires dans de notables proportions.

Il a été employé dans les mêmes affections que le courant galvanique.

c. *Bain à courant sinusoïdal.* — On règle les alternances à 2 ou 3000 par minute; la tension varie entre 15 et 40 volts et l'intensité entre 50 et 100 milliampères. Elle doit croître et décroître progressivement.

Le bain sinusoïdal est de tous les bains hydro-électriques celui qui est le plus employé : il possède une action puissante sur la fonction trophique nerveuse; sous son influence, dit d'Arsonval, on voit la capacité respiratoire du sang augmenter dans la proportion de 25 pour 100 et cela en l'absence de toute contraction musculaire et même de toute sensation. Les fonctions organiques prennent un haut degré d'activité; l'appétit est augmenté, les

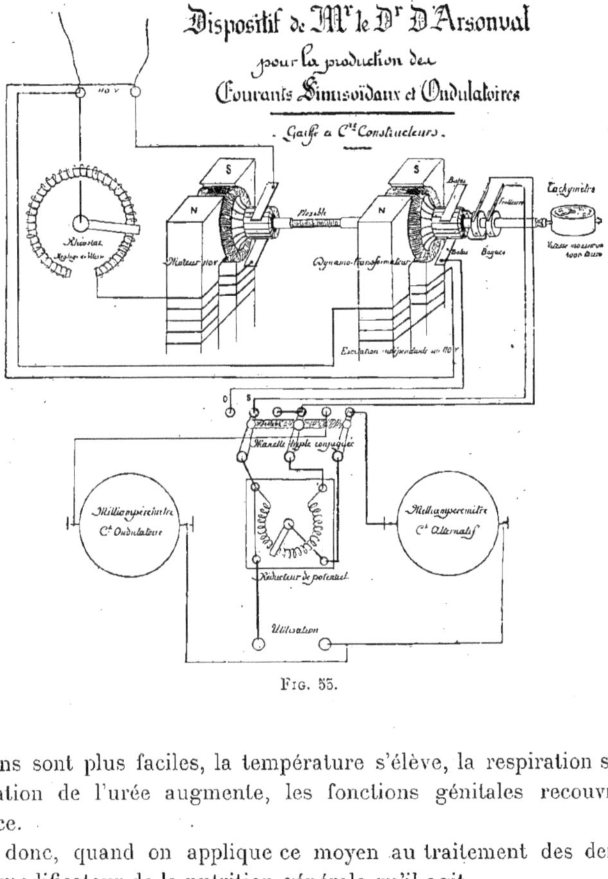

Fig. 55.

digestions sont plus faciles, la température s'élève, la respiration s'accélère, l'élimination de l'urée augmente, les fonctions génitales recouvrent leur puissance.

C'est donc, quand on applique ce moyen au traitement des dermatoses, comme modificateur de la nutrition générale qu'il agit.

Indications thérapeutiques. — Plusieurs de nos malades que l'on devait ranger au point de vue constitutionnel parmi ceux que l'on dénomme des arthritiques nerveux, et qui étaient atteints d'*eczémas prurigineux des plus rebelles* récidivant sans cesse sous la forme de petites poussées, ont été fort nettement soulagés d'abord, puis améliorés par ce procédé thérapeutique. Mais nous devons ajouter qu'il nous a paru assez infidèle, de telle sorte que nous ne le prescrivons qu'en dernière analyse, alors que tout le reste a échoué.

Gautier et Larat ont eu de meilleurs résultats que nous : « L'action du courant, écrivent-ils, est bien dans l'*eczéma* une action sur la nutrition en général, et point une action locale. Les eczémas de la face guérissent aussi bien que ceux des parties qui sont plongées dans l'eau, et par conséquent qui sont directement parcourues par le courant. La diminution du prurit est le plus souvent immédiate. Des malades ne dormant pas depuis des semaines peuvent parfois passer une bonne nuit dès le premier bain. Puis les plaques pâlissent et disparaissent. Nous avons pu suivre plusieurs de nos malades qui sont restés complètement guéris depuis un, deux, trois ans. Quelques-uns ont eu une nouvelle poussée que nous avons pu enrayer en quatre ou cinq séances. »

Les mêmes auteurs ont aussi obtenu d'excellents effets avec le courant sinusoïdal dans l'*urticaire chronique*. « Quoique les résultats thérapeutiques soient dans cette affection si rebelle moins prompts, moins éclatants que dans l'eczéma, ils n'en sont pas moins fort intéressants. »

Guimbail déclare que les bains alternatifs sinusoïdaux lui ont donné des succès éclatants dans les *urticaires*, les *prurits*, les *eczémas*, les *ulcères de jambe*, le *psoriasis*, l'*herpès*, l'*acné*, les *syphilides rebelles*, etc. Il les a également employés, mais avec un succès fort douteux, dans les *sclérodermies* et le *vitiligo*.

Grâce aux modifications puissantes que le bain hydro-électrique exerce sur les fonctions de l'organisme, on comprend qu'il puisse agir heureusement sur certaines grandes dermatoses constitutionnelles, en particulier sur celles qui ont pour substratum les viciations de l'économie qui se rapportent à ce que l'on a appelé le ralentissement de la nutrition. C'est dans cette catégorie de faits qu'il faut chercher les principales indications de cet agent en dermatothérapie. Mais nous ne saurions trop répéter en terminant que les quelques résultats, que nous avons personnellement observés, nous commandent encore de garder une prudente réserve dans l'appréciation de l'efficacité réelle de cette méthode.

III

ÉLECTRICITÉ STATIQUE — FRANKLINISATION

Les médecins ont de tout temps cherché à utiliser l'électricité statique en thérapeutique. Mais ce n'est guère que depuis que l'on est arrivé à construire des appareils fonctionnant régulièrement que cet agent thérapeutique a pris une place prépondérante en dermatothérapie.

Mode d'action sur l'organisme. — Bien qu'il soit, à l'heure actuelle, impossible de déterminer d'une façon précise comment l'électricité statique agit sur l'organisme, des faits incontestables démontrent d'une manière irréfutable la réalité de cette action sur la nutrition générale.

Sous son influence, le pouls s'accélère, la tension sanguine est accrue, la température s'élève, la transpiration augmente, la diurèse est plus marquée, la proportion d'urée éliminée est plus considérable, les combustions respiratoires sont plus actives.

Au point de vue du système nerveux, le bain statique est un tonique sédatif; il provoque un sentiment de calme et de bien-être, il augmente l'appétit, ramène le sommeil, rend les digestions plus faciles; en un mot, c'est un puissant régulateur des fonctions de la nutrition [1].

Aux effets généraux viennent encore s'ajouter des effets locaux, variables suivant le procédé employé, effluvation, douche, étincelle, friction.

APPAREILS

Les principes sur lesquels repose la construction des machines statiques sont connus; il n'est donc pas nécessaire de les rappeler ici. L'important, si l'on veut obtenir des résultats sérieux au point de vue thérapeutique, est d'avoir une bonne machine, c'est-à-dire une machine d'un fort débit et marchant régulièrement. Cependant la susceptibilité individuelle des malades étant très variable, il est *a priori* illogique de soumettre indistinctement tous les patients à une même dose d'électricité. C'est pour atteindre ce but que Bisserié fait construire actuellement une machine électrique dont le débit pourra être modifié à volonté.

Trois machines sont surtout utilisées actuellement : 1° la machine de Whimshurst; 2° la machine de Carré; 3° la machine à cylindres de Bonetti.

Machine de Whimshurst. — Description de l'appareil. — Elle se compose de deux plateaux en ébonite ou en verre verni à la gomme laque sur lesquels sont collés des secteurs d'étain disposés dans le sens des rayons. Les deux plateaux tournent en sens contraire avec la même vitesse. A chaque plateau correspond un conducteur diamétral terminé par des balais qui frottent contre les feuilles d'étain. Ils sont inclinés l'un à droite, l'autre à gauche, de façon à faire un certain angle avec le diamètre horizontal des plateaux. Des peignes embrassent les deux plateaux et sont reliés aux pôles de la machine.

A l'aide d'une manivelle on met la machine en mouvement, et la machine s'amorce d'elle-même.

Bonetti a modifié le type primitif (le précédent) en supprimant les secteurs métalliques. Ainsi établie, la machine a un débit trois ou quatre fois plus considérable; elle n'intervertit pas sa polarité pendant la marche; mais elle a besoin d'être amorcée, ce qui est quelquefois un peu long.

Avantages et inconvénients. — La machine de Whimshurst, qu'il s'agisse du type primitif ou des types modifiés par les nombreux constructeurs qui la

(1) Voir pour plus de détails les ouvrages suivants : ARTHUIS, *Électricité statique, manuel pratique des applications médicales.* — VIGOUROUX, *Gazette médicale*, 1879. — BARDET, *Traité d'électricité médicale*, 1884. — CHARCOT, *Emploi de l'électricité statique en médecine*, 1881. — STEPANOW, Action physiologique et thérapeutique de l'électricité statique sur l'organisme humain. *Vratch*, 1884. — DAMIAN, *Étude sur l'action physiologique de l'électricité statique.* Thèse de Lyon, 1890. — DU MÊME, *Action physiologique de l'électricité statique sur la composition de l'urine*, 1892.

fabriquent, est certainement celle qui, pour le moment, jouit de la plus grande vogue : elle est peu encombrante, demande une force motrice peu considérable (4 kilogrammètres en moyenne) pour être actionnée.

Malheureusement, malgré les dénégations des constructeurs, elle est très sensible à l'humidité; elle s'amorce avec assez de difficulté, intervertit ses pôles pendant la marche, se désamorce facilement, et possède un débit très faible, à moins d'employer une machine munie de grands plateaux au nombre de quatre ou six; or dans ce cas elle devient aussi encombrante que la machine de Carré.

Machine de Carré. — La machine de Carré, dont nous nous servons avec succès dans notre service de l'hôpital Broca-Pascal, se compose de quatre plateaux, deux plateaux de verre et deux plateaux d'ébonite. Les plateaux de verre ont un diamètre de 46 centimètres, les plateaux d'ébonite en mesurent 60. Les plateaux de verre passent avec frottement entre deux coussins recouverts d'or mussif. L'axe qui porte ces plateaux est mis en mouvement par une poulie qui, par l'intermédiaire d'une courroie, transmet le mouvement à l'axe qui porte les plateaux d'ébonite. Par suite de la différence de diamètre des deux poulies, les plateaux d'ébonite tournent plus vite que les plateaux de verre. Aux extrémités du diamètre vertical des grands plateaux et devant la face de ces plateaux, qui est opposée à celle qui se déplace devant les plateaux en verre, correspondent deux peignes métalliques rattachés à deux conducteurs de surfaces inégales ; l'un, le supérieur, de surface très grande, est isolé du sol par des colonnes de verre, l'autre, l'inférieur, de surface bien plus petite, est relié à la terre par une chaîne.

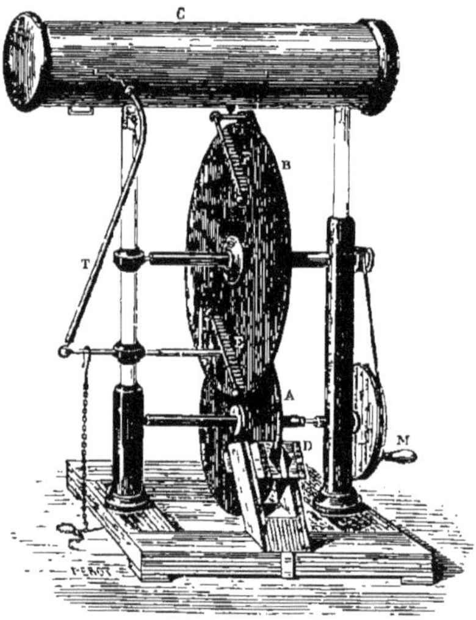

Fig. 54. — Machine statique de Carré.

D, frotteurs, — A, plateau de verre. — B, plateau d'ébonite. — C, collecteur. — E F, peignes. — T, pôle réuni à la terre par une chaine. — M, manivelle pour entrainer la machine.

En frottant entre les coussins, les plateaux de verre s'électrisent positivement. Ils agissent par influence à travers les plateaux supérieurs sur les peignes inférieurs, attirent l'électricité négative qui, s'écoulant par les pointes, charge la face voisine des grands plateaux en même temps que l'électricité positive est refoulée dans le conducteur inférieur et dans le sol par l'intermédiaire de la chaîne de terre.

L'électricité négative dont se sont chargés les grands plateaux arrive devant les peignes supérieurs. Un nouveau phénomène d'influence se produit : l'électricité négative attire l'électricité positive du conducteur supérieur qui, s'écoulant par les pointes, neutralise les parties des plateaux qui passent devant les peignes ; en même temps l'électricité négative est repoussée dans le conducteur. On obtient ainsi les deux électricités sur les conducteurs qui constituent les deux pôles. On a augmenté le débit de la machine en plaçant devant les peignes supérieurs et de l'autre côté des grands plateaux une lame d'ébonite en communication avec le gros conducteur.

Avantages et inconvénients. — La machine de Carré est le véritable appareil médical d'électricité statique. Elle a un débit considérable. Elle s'amorce rapidement et n'est pas sensible à l'humidité. Elle est un peu encombrante, mais c'est là un défaut assez peu important en comparaison de ses nombreuses qualités. Dans la machine Carré qui fonctionne à l'hôpital Broca, les axes de rotation des plateaux sont montés sur des caisses à billes, ce qui permet une vitesse de rotation très grande et, par conséquent, un débit considérable et nécessite une moindre force motrice pour l'entraînement (5 à 6 kilogr.).

Machine à cylindres de Bonetti. — Elle n'est qu'une modification de la machine de Whimshurst. Elle se compose d'un axe vertical sur lequel sont montés deux cylindres d'ébonite de 50 centimètres de diamètre et de 50 centimètres de hauteur. Les deux cylindres sont concentriques et tournent en sens inverse avec la même vitesse. Des balais frottent sur la surface externe du cylindre externe et sur la surface interne du cylindre interne.

Des armatures reliées à deux cylindres métalliques isolés et placés des deux côtés de la machine engainent les deux cylindres d'ébonite et recueillent l'électricité.

L'amorçage se fait comme pour la machine de Whimshurst sans secteurs métalliques, en touchant légèrement avec le doigt le cylindre extérieur d'ébonite.

Avantages et inconvénients. — Cette machine, d'invention récente, est encore peu usitée ; son volume est considérable, son prix fort élevé : mais son débit est de beaucoup supérieur à celui de toutes les autres machines connues.

ACCESSOIRES DES MACHINES STATIQUES. — *Moteur.* — Pour produire de l'électricité, les machines statiques doivent être mises en mouvement d'une manière quelconque : ce qui est préférable, c'est de les actionner avec un moteur ; la rotation est ainsi plus rapide et plus régulière ; le débit est donc plus considérable et plus continu ; mais, à défaut de moteur mécanique, un aide quelconque suffit.

Tabouret isolant. — Le malade est placé sur un tabouret formé d'une planche à angles arrondis portée sur des pieds isolants en ébonite ou en verre verni à la gomme laque.

Conducteurs. — La machine est mise en communication avec le tabouret au moyen d'un conducteur métallique relié d'un côté à l'un des pôles de la machine et de l'autre au tabouret.

Excitateurs. — Les excitateurs sont de différentes sortes : les uns en métal, les autres en bois, d'autres enfin sont constitués par des brosses en chiendent.

C'est ainsi que l'on doit avoir :

a. *Des excitateurs métalliques*, à pointe unique ou à pointes multiples pour le souffle et la douche; à boules de différents diamètres pour la friction et pour les étincelles;

b. *Des excitateurs en bois*, à pointe unique ou à pointes multiples pour l'aigrette, à boule pour la friction et les étincelles; ils sont utilisés quand on

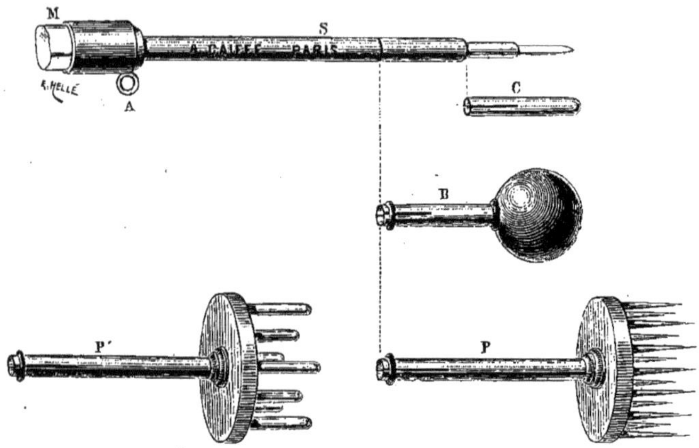

FIG. 55. — Électrodes pour les applications de la franklinisation.

M, manche de verre. — S, armature métallique à pointe unique sur laquelle se vissent les autres électrodes. — C, pointe mousse unique. — B, sphère métallique. — P, pointes métalliques multiples. — P', pointes multiples mousses en bois.

veut obtenir des effets moins énergiques que ceux que produisent les excitateurs métalliques.

Les brosses de chiendent sont utilisées lorsque l'on veut obtenir une effluve très fournie : nous nous en servons surtout à notre hôpital pour le traitement des eczémas et des prurits par l'effluvation.

MÉTHODES D'ÉLECTRISATION STATIQUE. — Quelle que soit la machine dont on dispose, les méthodes d'application de l'électricité statique se réduisent à six principales : 1° le bain; 2° le souffle; 3° l'effluve ou l'aigrette; 4° la douche; 5° la friction; 6° l'étincelle.

1° *Bain statique*. — Le malade est placé sur le tabouret que l'on a relié à l'un des pôles de la machine, l'autre pôle est en communication avec le sol.

La machine est mise en mouvement, et un courant continu d'électricité s'établit de la machine au tabouret, du tabouret au malade, et du malade à l'air extérieur ou en sens inverse, suivant que le malade est relié au pôle positif ou au pôle négatif de la machine. Le bain peut donc être positif ou négatif.

Le bain électrique doit avoir une durée de dix à trente minutes; on commence par ne le donner que pendant quelques minutes pour tâter la susceptibilité du malade. Pour obtenir de bons résultats, l'expérience nous a démontré que la durée du bain statique, après accoutumance, bien entendu, ne doit pas être inférieure à vingt-cinq minutes; c'est grâce à cette façon de procéder que nous avons obtenu un certain nombre de succès chez des malades qui n'avaient retiré aucun bénéfice d'un traitement électrique antérieur dans lequel la durée du bain avait été de dix minutes à peine. Nous ne reviendrons pas sur son action générale dont nous avons déjà parlé.

2° *Souffle électrique.* — Le malade étant sur le tabouret, le médecin approche de la partie sur laquelle il veut agir un excitateur armé d'une ou de plusieurs pointes. Le malade éprouve une sensation de courant d'air tiède ou frais. Le souffle électrique a des propriétés calmantes très remarquables, c'est à lui que nous avons recours dans le traitement des prurits.

3° *Effluve ou aigrette.* — On la produit à l'aide d'une pointe mousse en bois; elle détermine une sensation de piqûre ordinairement très bien supportée.

4° *Douche électrique.* — Le malade étant sur le tabouret, on place au-dessus de sa tête, à une distance variable, un disque muni de pointes très nombreuses.

5° *Friction électrique.* — Elle se fait à l'aide d'un excitateur à boule que l'on promène sur le malade à travers les vêtements. Elle détermine une sensation de brûlure très vive.

6° *Étincelle électrique.* — Les étincelles s'obtiennent à l'aide d'un excitateur métallique armé d'une boule : elles produisent sur la peau une action révulsive énergique et déterminent des contractions musculaires.

INDICATIONS DE L'ÉLECTRICITÉ STATIQUE. — PRURITS DITS ESSENTIELS. — NÉVRODERMIES. — Leloir et Doumer (de Lille) [1] ont, depuis plusieurs années, fait connaître les excellents résultats que leur a donnés l'effluve électrique dans les prurits vulvaire, anal, des extrémités. Ils ont vu beaucoup de malades guérir après un nombre variable de séances, ou tout au moins s'amender notablement. Cependant dans quelques cas le prurit a résisté. Les résultats ont été moins bons dans les prurits généralisés que dans les prurits localisés.

Nous avons essayé, dans ces derniers temps, l'électricité statique sous la forme de bains statiques et d'effluves, dans les névrodermies. Bisserié a traité nos malades par l'effluve pratiquée avec des pointes métalliques multiples, tenues à une distance de 20 à 25 centimètres de la région sur laquelle on veut agir, pas plus près, car on arrive alors à avoir l'aigrette qui exerce une autre action sur les tissus, et qui donne des sensations de cuisson et même de brûlure. Avec l'effluve pratiquée comme nous venons de le dire, et *avec une machine qui ne soit pas trop puissante*, les malades n'éprouvent qu'une sensation de vent frais et pas la moindre douleur. Au moment même de l'application, la peau pâlit, et le sujet ressent dans la majorité des cas une impression locale et générale plutôt agréable. Chaque séance dure en

(1) LELOIR et DOUMER, Traitement du prurit par l'effluvation. *Comptes rendus de l'Acad. des sciences*, juin 1893. *Loc. cit.* — MONELL, Static electricity in cutaneous affections. *Med. Record*. New-York, 1893. *Loc. cit.*

moyenne de vingt à trente minutes; il est bon, néanmoins, pour habituer les malades et tâter leur tolérance, de ne faire les deux ou trois premières fois que des séances douces et relativement courtes, de dix à quinze minutes de durée. Il y a en effet des sujets qui ne tolèrent qu'assez difficilement même le simple bain statique, et nous en avons vu qui ne voulaient pas continuer le traitement parce qu'ils avaient ressenti des céphalées violentes, des éblouissements, des vertiges, etc.... Il est possible qu'il n'y ait fort souvent dans ces constatations que de simples coïncidences; il faut toutefois être mis en garde contre ces extraordinaires susceptibilités individuelles.

Cette méthode possède une réelle efficacité dans les prurits circonscrits, en particulier dans les prurits de l'anus et de la vulve, qui sont si fréquents chez les arthritiques nerveux; mais on doit, si on veut en obtenir de bons effets, avoir de la persévérance.

Dans les cas un peu rebelles, douze à quinze séances consécutives et quotidiennes sont nécessaires pour arriver à l'amélioration, et pour que le malade puisse un peu reposer la nuit. Il faut environ de trente à trente-cinq séances pour faire disparaître complètement le prurit. Après la quinzième séance, on peut n'appliquer le traitement que trois fois par semaine.

Certains cas résistent totalement à ce procédé. Quelques malades ne sont soulagés qu'au moment même de l'application électrique et pendant deux ou trois heures après; chez d'autres le prurit reparaît dès qu'on a cessé la médication.

Dans les prurits généralisés, les résultats que nous avons obtenus sont peut-être un peu moins satisfaisants que dans les prurits circonscrits.

Cependant, à notre avis, la plupart des insuccès tiennent ou bien à ce que le débit de la machine était trop faible, ou bien à ce que l'on a agi sur des sujets trop impressionnables avec des machines trop puissantes, ou bien à ce qu'on n'a pas persisté assez longtemps. Il est des cas en effet où de quarante à soixante séances sont nécessaires pour obtenir la guérison.

Presque toujours il survient de la dixième à la quinzième séance une petite détente presque insignifiante dans l'intensité des démangeaisons nocturnes, détente qui permet au malade de dormir pendant quelques instants.

En somme, sans faire de l'électricité statique, employée sous la forme de bains statiques et d'effluves, une médication héroïque du prurit, nous affirmons qu'elle constitue une ressource des plus précieuses dans ces cas, qu'elle améliore presque toujours les malades, qu'assez souvent même elle les guérit. Elle mérite donc d'attirer sérieusement l'attention des praticiens.

Névrodermites. — L'action de l'effluve électrique sur les névrodermites est éminemment variable. Assez souvent elle calme le prurit; par suite, les malades se grattent moins, et il en résulte un affaissement graduel des lésions cutanées. Mais ces effets sont presque toujours bien difficiles à apprécier à leur juste valeur, car bien peu de malades consentent à ne faire aucun pansement local et à se contenter de l'effluve seule. Nous en avons observé cependant quelques-uns qui ont employé l'effluvation sans aucun pansement externe, et qui ont vu leurs démangeaisons s'atténuer et disparaître complètement sous l'influence du seul traitement électrique. En pratique, il serait peu rationnel d'agir ainsi, et l'on doit, même lorsque l'on a recours à l'électricité statique, panser soigneusement les régions malades d'après les principes que l'on trouvera exposés aux chapitres qui traitent de ces affections.

L'effluvation statique ne réussit pas toujours dans les névrodermites. Même dans les névrodermites circonscrites, il n'est pas rare de voir le prurit résister pendant fort longtemps, quelquefois même toujours. Ce sont là des faits que le médecin doit connaître pour soutenir le courage du malade et l'engager à continuer l'électricité pendant assez longtemps pour pouvoir être définitivement fixé sur son efficacité dans le cas donné.

Si l'amélioration est nulle après quinze à vingt séances dans les névrodermites circonscrites, après trente à quarante séances dans les névrodermites généralisées diffuses, il faut renoncer à cette méthode de traitement.

Quand les névrodermites se compliquent d'eczématisation, il est bon d'agir sur elles avec le balai au lieu d'employer les pointes métalliques.

Urticaire. — Abramystcheff [1] a utilisé l'électricité statique dans l'urticaire. Bisserié emploie dans cette affection le même procédé que dans les prurits. Cette méthode a donné d'excellents résultats au bout de quelques séances seulement.

Il est à notre avis nécessaire d'établir ici des distinctions : certaines urticaires chroniques d'origine nerveuse sont susceptibles d'être heureusement modifiées par l'électricité statique.

Les autres variétés d'urticaire doivent être traitées suivant leur étiologie d'après les principes déjà connus : l'urticaire gastro-intestinale par le régime, l'urticaire palustre par la quinine, etc.

Cependant il est fort possible que l'électricité modifie dans une certaine mesure toutes les urticaires quelle que soit leur étiologie, car dans toute urticaire, quelle qu'en soit la cause, il existe toujours un élément vaso-moteur.

Prurigo. — Nous ne pouvons donner de renseignements précis sur le traitement du prurigo de Hébra par l'électricité statique; ce point réclame de nouvelles recherches; chez un de nos malades atteint de prurigo diathésique, il n'a pas fallu moins de soixante-quatre séances pour modifier l'éruption. C'est là pour l'électricité un succès pénible et discutable.

Dermatite herpétiforme. — Dans cette affection, l'électricité ne semble pas, jusqu'ici du moins, modifier beaucoup le processus morbide. Nous avons pu calmer un peu le prurit et faire dormir un peu mieux les malades; mais ce sont là des résultats bien modestes, qui n'ont été obtenus qu'après de nombreuses séances, et qui par suite sont discutables, car on pourrait les mettre sur le compte de l'évolution de la maladie.

Eczémas [2]. — Pour les dermatoses auxquelles on donne le nom d'eczéma

[1] Abramystcheff, Action du courant statique dans l'urticaire. Soc. russe de syphil. et de dermat., 1896.

[2] Monell, *loc. cit. Med. Record,* 1893. — Doumer et Louart, *loc. cit.*

vulgaire, Doumer et Leloir en France, Monell à New-York, et après eux nombre d'auteurs ont publié des succès obtenus par la franklinisation.

Bisserié agit sur les surfaces eczémateuses par l'effluve légère pratiquée au moyen d'un balai en chiendent; il la maintient à 5 ou 6 centimètres des téguments, plus ou moins loin, suivant la puissance de la machine, et cela pendant vingt à trente minutes.

La sensation éprouvée par le patient est une cuisson assez vive, accompagnée de rubéfaction très marquée de la peau avec dessèchement; cette sensation persiste ainsi que la rubéfaction pendant plusieurs heures. Souvent les vésicules d'eczéma se dessèchent dès la première séance. Bisserié a fait disparaître des éruptions eczémateuses en quelques séances : il faut, suivant les cas, de vingt à trente séances pour obtenir ces effets. Des résultats analogues ont été déjà publiés par les auteurs que nous avons cités plus haut.

Nous estimons toutefois qu'il ne faut pas trop en pratique compter sur de pareils succès. Dans les cas que nous venons de relater, les malades étaient pansés comme nous avons l'habitude de le faire quand il s'agit d'eczéma, et nous n'avons pas trouvé en somme que l'emploi de l'électricité statique ait beaucoup abrégé la durée moyenne de ces éruptions. Parfois elle a calmé le prurit et permis ainsi aux malades de se moins gratter et de guérir plus vite, et c'est surtout en cela que consiste, d'après nous, le grand avantage de cette méthode appliquée aux eczémas simples.

Nous devons reconnaître cependant que l'électricité statique est parfois réellement efficace dans certains eczémas très prurigineux à poussées brusques et rapides qui s'observent chez certains arthritiques, nerveux, surmenés et neurasthéniques.

C'est surtout sur les régions découvertes, sur la figure en particulier, parfois aux mains que se manifestent ces poussées; elles peuvent même envahir tout le corps. Certains de ces malades rebelles à toutes les médications connues ont été améliorés par le séjour à la campagne dans le calme et le repos absolu avec un régime des plus sévères. Plusieurs d'entre eux qui ne pouvaient aller à la campagne, ou bien que la campagne n'avait pas modifiés, ont été guéris par l'électricité statique, et nous avons vu, de la façon la plus nette, sous son influence, le prurit diminuer, les poussées devenir moins fréquentes, et même cesser de se produire.

Nous nous bornerons à faire remarquer qu'il s'agit dans ces cas de poussées éruptives qui semblent être sous la dépendance d'un état général neuro-arthritique justiciable du grand air et de l'hygiène; par suite, il était *a priori* possible de prévoir qu'un moyen thérapeutique qui augmente l'élimination de l'urée et qui modifie le système nerveux, pourrait exercer sur elles d'heureux effets. Ajoutons que ces succès ne sont pas constants même dans ces cas.

Au premier abord, il paraît douteux que l'effluvation puisse modifier les *séborrhéides vraies*. Cependant, comme ce sont là des éruptions le plus souvent fort complexes, il est possible que l'électricité statique agisse sur elles lorsqu'elles se compliquent de prurit intense et de lichénifications. Toute cette question est à reprendre.

Psoriasis(¹). — Dans les psoriasis, Bisserié a échoué dans les essais qu'il a faits à Broca-Pascal, en voulant traiter localement les plaques psoriasiques par l'effluve avec les pointes métalliques et les étincelles.

Chéloïde. — L. Derville (²) a proposé de traiter les chéloïdes par les étincelles électriques obtenues avec la machine statique. Il a fait connaître un cas qui aurait été heureusement modifié par ce procédé. Les séances duraient de cinq à dix minutes : elles produisaient parfois des phlyctènes au niveau des régions touchées; on les répétait tous les huit ou quinze jours.

Sclérodermie. — Boisseau du Rocher a appliqué ce procédé aux sclérodermies circonscrites : notre expérience personnelle à ce sujet est nulle; jusqu'à ce jour, nous avons toujours traité cette affection par l'électrolyse.

Vitiligo. — Le traitement du vitiligo par la friction électrique est encore à l'étude : nous ne pouvons nous prononcer sur l'efficacité de ce traitement.

Résumé. — En résumé on peut dire que l'électricité statique, sous la forme de bain avec ou sans effluvation suivant les cas, est indiquée dans les dermatoses prurigineuses qui sont en relation avant tout avec de l'excitabilité nerveuse, en second lieu avec l'arthritisme.

Ce procédé semble agir en calmant le système nerveux; Monell (³) a pu par ce moyen guérir les douleurs persistantes du zona, des hyperesthésies cutanées, etc.

C'est en même temps un tonique et un régulateur des échanges nutritifs. C'est donc aux profondes modifications qu'il imprime aux phénomènes intimes de la nutrition cellulaire que sont dus ses effets thérapeutiques.

Cependant la quantité assez considérable d'ozone à l'état naissant qui se dégage avec l'effluve semble avoir une action locale très manifeste dans certains cas.

Chez un certain nombre de malades le bain seul suffit pour calmer le prurit, chez d'autres on doit recourir à l'effluvation.

Chaque individualité apporte vis-à-vis de l'électricité, comme vis-à-vis de toute autre médication, sa susceptibilité particulière; il serait donc illogique de vouloir soumettre tous les malades à une même formule thérapeutique, à une même méthode d'application, à une même dose du médicament.

Certains sujets ne supportent que le bain et encore n'est-ce que peu à peu qu'on les amène à tolérer les séances de vingt-cinq et trente minutes; chez ceux qui ont une impressionnabilité très grande, l'effluvation n'est jamais tolérée, et nous avons vu parfois tout le bénéfice acquis par plusieurs bains

(¹) Glavtche et Nikouline, Traitement du psoriasis par la franklinisation. Société de dermat. et de syphil. de Moscou, mars 1897.

(²) L. Derville, Traitement des chéloïdes par l'étincelle statique. *Arch. d'électr. méd. de Bordeaux*, 1899.

(³) Monell, *loc. cit. Medical Record.* New-York, nov. 1895.

consécutifs compromis et même détruit par une séance intempestive d'effluvation; il importe donc d'agir avec prudence et de tâter la tolérance du malade vis-à-vis de l'électricité.

IV

COURANTS DE HAUTE FRÉQUENCE ET DE HAUTE INTENSITÉ

Les courants de haute fréquence et de haute intensité ont été introduits dans la thérapeutique par d'Arsonval ([1]). Mais c'est à Oudin ([2]) que revient l'honneur de les avoir employés le premier dans les affections cutanées, et nous ne pouvons mieux faire que de citer en partie et de résumer les travaux de cet auteur.

Nous lui empruntons presque *in extenso* la description si claire qu'il donne de cette méthode. « L'appareil nécessaire pour la production de ces courants est une bobine de Ruhmkorff, actionnée par une batterie d'accumulateurs. Le courant de cette bobine, absolument insupportable, dangereux même si on l'employait directement, doit être modifié par une série d'organes de transformation qui élèvent sa tension et le nombre de ses alternances dans une proportion énorme, au point d'en rendre l'étincelle non seulement supportable, mais même presque indolore. Pour cela, les deux fils de la bobine vont se rendre à deux bouteilles de Leyde, assez rapprochées l'une de l'autre pour que l'étincelle de la bobine qui sert à les charger puisse éclater entre leurs deux boules. Par le fait même de cette disposition, l'étincelle prend ce que l'on appelle la *forme oscillante*, c'est-à-dire que chaque étincelle, unique en apparence pour notre œil ou pour notre oreille, est en réalité la résultante d'une série de vibrations ou d'oscillations extrêmement rapprochées qu'on a comparées aux vibrations d'un ressort qui se détend et qui se chiffrent, pour chaque étincelle, par dizaines de mille. Si donc la bobine donne de 50 à 60 étincelles par seconde, on a en réalité, par seconde, plusieurs centaines de mille oscillations électriques. D'Arsonval a prouvé que nos extrémités nerveuses ne sont plus impressionnées par des vibrations aussi fréquentes.

« D'autre part, pour modifier la tension des courants de haute fréquence, il n'est besoin que de quelques tours de gros fil sans résistance; et en interposant entre les feuilles d'étain qui garnissent les bouteilles de Leyde à l'extérieur une spirale composée de 12 ou 15 tours de gros fil, dans cette

([1]) D'Arsonval, Production des courants de haute fréquence et grande intensité, leurs effets physiologiques. Soc. de biol., fév. 1893; Action des courants alternatifs à grande fréquence. *Arch. de physiol.*, 1893; Action physiologique et thérapeutique des courants de haute fréquence. *Comptes rendus de l'Acad. des sciences*, juillet 1896.

([2]) Oudin, De l'action des courants de haute fréquence sur quelques dermatoses. Soc. de dermat., août 1896; Action thérapeutique locale des courants de haute fréquence. *Comptes rendus de l'Acad. des sciences*, juin 1897; Action des courants de haute fréquence dans les maladies de la peau et des muqueuses. *Arch. d'électr. méd.*, 1898; Sur le résonnateur et sur l'effluve de résonance. *Comptes rendus de l'Acad. des sciences*, 1898.

spirale va prendre naissance un courant de la fréquence que nous venons de dire, et d'une tension très élevée comparable à celle de la machine statique.

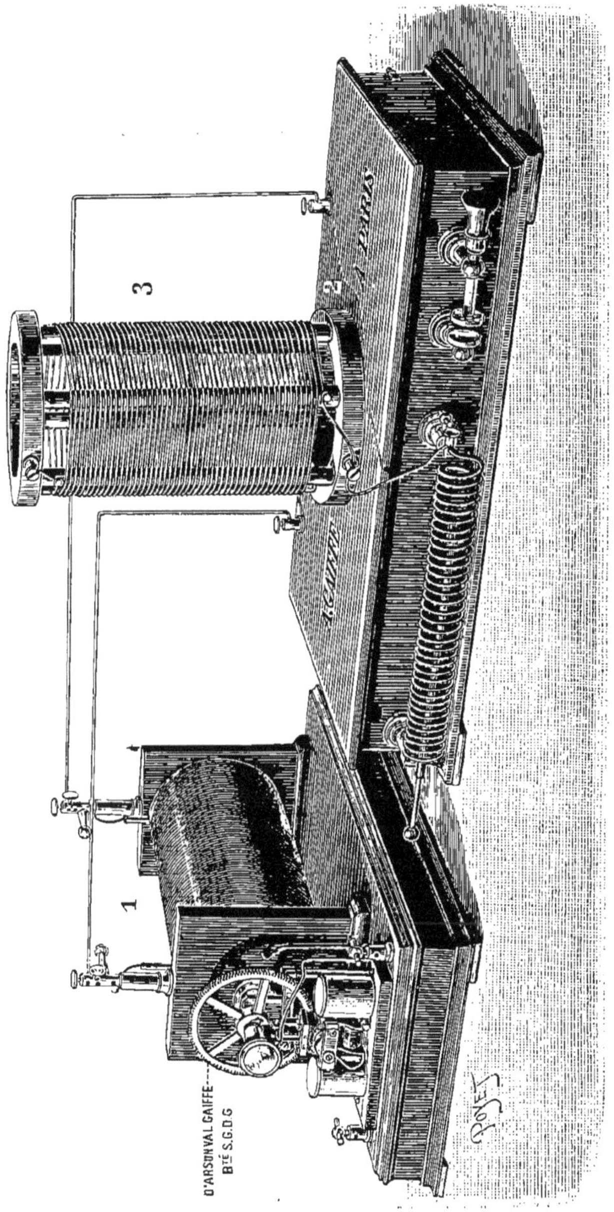

Fig. 56. — Dispositif pour les applications locales de la haute fréquence.
1, bobine. — 2, conducteur de haute fréquence. — 3, résonnateur de Oudin.

Si, à l'une des extrémités de cette spirale, on attache un conducteur isolé, terminé par une quelconque des électrodes usitées en électrothérapie, on peut avec le doigt tirer de cette électrode (comme d'une machine à plateau de verre) des étincelles qui seront rendues beaucoup plus puissantes, si, de l'autre main, on prend un second conducteur relié à l'autre extrémité de la spirale. Alors, ces étincelles brillantes sont tout à fait comparables à celles de la machine statique munie de ses condensateurs. »

Appareils. — L'outillage nécessaire pour l'application de ces courants a été construit d'après ces données; il comprend donc essentiellement :

1° Une source de courant alternatif de haute tension, bobine d'induction ou transformateur ;

2° Un transformateur statique chargé par la source et qui se décharge à la fois par un micromètre à étincelles et un solénoïde de petit volume ;

3° Un solénoïde dans lequel on peut placer le sujet.

Mode d'action. — Les courants de haute fréquence peuvent agir sur un sujet de quatre manières différentes :

1° *Par auto-conduction* : le sujet est placé dans le solénoïde sans aucune communication quelconque avec le circuit ; les courants qui se développent chez lui naissent donc par induction électro-magnétique ;

2° *Par dérivation*, comme les courants ordinaires : le sujet est relié par dérivation en deux points du solénoïde ;

3° *Par applications locales monopolaires ;*

4° *Par condensation* : le sujet est placé étendu sur un plateau de verre ou d'ébonite ; son corps est relié à l'une des extrémités du solénoïde, et la face opposée du plateau est reliée à l'autre extrémité du solénoïde.

Au point de vue physiologique. — Les résultats sont sensiblement les mêmes,

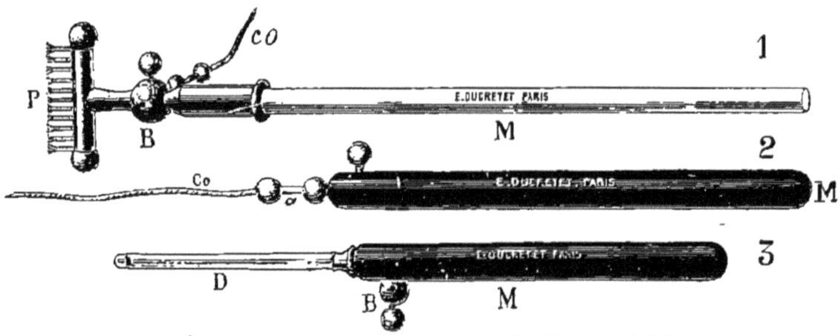

Fig. 57. — Électrodes pour les applications locales de la haute fréquence

1, électrode à balai métallique pour le traitement des prurits. — M, manche en verre. — B, manchon relié au résonnateur par le cordon CO. — P, faisceau de fils métalliques constituant la partie active de l'électrode.

2, électrode condensatrice à manchon de verre. — M, manche en ébonite. — B, armature métallique reliée au résonnateur. — D, manchon de verre engainant l'électrode.

que le sujet soit mis en dérivation ou qu'il soit soumis à l'auto-conduction. Il ne se produit pas le moindre phénomène d'excitation tant au point de vue de la contractilité musculaire qu'au point de vue de la sensibilité. Les tissus traversés par ces courants deviennent rapidement moins sensibles aux excitants ordinaires : les points par où pénètre le courant présentent une analgésie

[L. BROCQ et F. BISSERIÉ.]

des plus remarquables et qui persiste, suivant les cas et suivant les sujets, de une à vingt minutes.

En soumettant un individu à l'action de ces courants (auto-conduction ou dérivation), mais surtout à l'immersion dans le grand solénoïde pendant quinze à vingt minutes tous les jours, on constate une augmentation dans l'intensité des combustions respiratoires et dans les phénomènes intimes de la nutrition : réveil de l'appétit, retour du sommeil, rénovation des forces, sédation du système nerveux; la pression artérielle baisse, la diurèse est plus abondante, le chiffre de l'acide urique contenu dans les urines diminue, en même temps que le taux de l'urée augmente.

« La peau réagit sous l'action des étincelles d'une façon toute spéciale. Si on ne prend qu'un conducteur, on constate une révulsion plus ou moins vive, suivant qu'on laisse plus ou moins longtemps l'électrode en contact avec la peau. Cette révulsion, caractérisée par une légère rougeur, se diffuse assez vite et s'étend à une surface sensiblement plus grande que celle qui a été touchée par l'étincelle. Elle persiste, suivant les sujets, pendant vingt-cinq à trente minutes après l'électrisation, parfois pendant une demi-journée....

« Si on fait tenir à la main par un sujet un des conducteurs et qu'avec l'autre on excite des étincelles, dans ce cas ces étincelles sont beaucoup plus brillantes et plus chaudes. Elles provoquent ainsi une réaction beaucoup plus vive. Si on n'en fait éclater qu'une, on voit un instant après, sur une circonférence de 1 centimètre 1/2 ou 2 centimètres, autour du point touché, la peau s'amincir, devenir d'un blanc mat crayeux, en même temps que les papilles du derme s'érigent comme par une forte chair de poule. Cet état persiste pendant une ou deux minutes, suivant les sujets; puis l'érection papillaire disparaît peu à peu, et à cette anémie spasmodique de la peau succède une teinte érythémateuse assez forte, persistant quelquefois plusieurs heures.

« Si comme excitateur, au lieu d'une sphère ou d'une pointe, on emploie un pinceau ou une brosse de fils métalliques qu'on promène sur la peau, de l'extrémité de chaque fil part une étincelle diffusant pour ainsi dire l'action sur une plus large surface.

« On peut augmenter encore bien davantage la tension du courant en entrant plus ou moins loin dans le solénoïde, comme le fait d'Arsonval, une bobine de fil fin isolé dans l'huile, ou plus simplement, comme je l'ai indiqué, en interposant entre la première spirale et le conducteur une seconde spirale semblable à la première (résonnateur de Oudin). On peut alors, avec le doigt, tirer de l'électrode des étincelles minces, sinueuses, atteignant 6 à 8 centimètres de longueur, tout à fait comparables à celles de la machine statique sans condensateurs. Si l'on éloigne un peu plus la main de l'excitateur, éclate d'une façon continue entre les deux une effluve, une aigrette très nourrie, violette, apparente surtout dans l'obscurité, produisant sur la peau un picotement, une cuisson légère. Quand cette étincelle ou cette aigrette de très haute tension, éparpillée pour ainsi dire par un pinceau métallique, a criblé pendant quelque temps une surface cutanée, elle y provoque de la rougeur, de la sudation, une élévation de température, en même temps qu'apparaît l'analgésie qu'a signalée d'Arsonval, et dont j'ai étudié quelques effets thérapeutiques.

« L'étincelle de haute fréquence arrache, en outre, au métal constituant l'électrode des parcelles de substance qu'elle entraîne sous forme d'oxyde ou de fragments métalliques portés à une haute température, et qu'elle fait pénétrer assez profondément sous la peau, les incrustant pour ainsi dire dans les couches profondes de l'épiderme et même jusque dans le derme où le microscope permet de les retrouver. »

INDICATIONS THÉRAPEUTIQUES (1). — *Prurits.* — Oudin (2) a traité avec succès, par l'effluve de haute fréquence, des malades atteints de démangeaisons des plus vives; les résultats qu'il a obtenus ont été des plus satisfaisants.

D'après Oudin, le prurit et l'inflammation disparaissent dès la première séance sous l'influence de l'effluve de haute fréquence : il soumet les régions malades à son action pendant trois ou quatre minutes, puis il promène sur les mêmes points, pendant le même laps de temps, le pinceau métallique relié à la spirale de haute tension; il a fait connaître des cas d'eczémas guéris par ce procédé en quatre ou cinq séances.

Bisserié a employé la méthode préconisée par Oudin dans le traitement de certains prurits rebelles et anciens, prurits *sine materia* (névrodermies), prurits avec lichénification (névrodermites); les résultats qu'il a obtenus sont vraiment remarquables; chez le plus grand nombre de malades soumis à ce traitement, nous avons vu calmer les prurits les plus intenses en quelques séances; parfois même il semble que l'on arrive ainsi à les guérir.

Dans certains cas de prurit avec lichénification des tissus, ce procédé appliqué d'une certaine manière fait disparaître les démangeaisons et détermine ainsi, avec une rapidité relative, le retour des téguments à l'état normal.

Psoriasis. — Oudin traite le psoriasis par la même méthode; les séances sont au nombre de trois par semaine, leur durée est de deux à trois minutes pour chaque plaque. « L'appareil est réglé de façon à produire l'action la plus révulsive possible; on voit se produire rapidement l'anémie spasmodique; la plaque prend tout d'abord une teinte grisâtre à laquelle succède rapidement une vive rougeur. Le prurit, quand il existe, disparaît très vite. Les plaques récentes guérissent parfois en une ou deux séances.

« Les plaques anciennes étendues demandent de deux à trois mois de traitement. Au bout d'un laps de temps variant de dix à trente jours, on voit la desquamation diminuer, puis cesser complètement. La peau redevient plus souple, de consistance normale, mais garde une coloration grise qui ne dis-

(1) OUDIN, Emploi thérapeutique des courants de haute fréquence. *Comptes rendus de l'Acad. des sciences*, juin 1897.

(2) OUDIN, Action des courants de haute fréquence sur quelques dermatoses. *Bull. de la Soc. franç. de dermat. et de syphil.* Paris, 1894. — Voir également V. LEGROS, *Traitement des prurits par l'électricité statique et les courants de haute fréquence.* Thèse de doct. de Paris, 1899.

paraît que beaucoup plus tard. La guérison est rapide au cuir chevelu, difficile au contraire aux jambes [1]. »

Lupus vulgaire. — Oudin a obtenu de très bons résultats par ce procédé dans le traitement du lupus vulgaire. Foveau de Courmelles a, lui aussi, appliqué avec succès l'effluve unipolaire de haute fréquence au traitement de cette affection. Bisserié a traité par ce procédé un certain nombre de malades atteints de lupus vulgaire; dans quelques rares cas, il a obtenu des résultats à peu près insignifiants ; la plupart du temps les modifications ont été absolument nulles.

Oudin [2] a également employé cette méthode avec succès dans l'acné, la séborrhée, le sycosis, le zona, la pelade. Strauss [3] est beaucoup moins enthousiaste qu'Oudin ; il a observé quelques bons résultats dans l'eczéma et surtout, comme nous, dans le prurit, dans le psoriasis, l'acné et même le lupus, etc.; mais il a eu de nombreux insuccès et il ne pense pas que cette méthode thérapeutique ait une bien grande valeur.

Contentons-nous d'enregistrer, pour le moment, les documents qui précèdent. Nous faisons simplement remarquer que tous ces résultats réclament des expériences de contrôle pratiquées sur une vaste échelle pour être définitivement admis.

Lupus érythémateux. — Par contre, nous croyons pouvoir accorder une mention spéciale aux bons effets possibles de l'effluve de haute fréquence sur le lupus érythémateux. Les recherches d'Oudin avaient porté sur le lupus vulgaire; nous avons songé à appliquer cette méthode au traitement du lupus érythémateux. Nous [4] avons utilisé dans cette affection l'action locale directe des courants de haute fréquence en applications unipolaires à l'aide du résonnateur de Oudin.

Le malade est assis sur un tabouret non isolé; l'opérateur promène sur les plaques une électrode formée d'une armature métallique engainée dans un manchon de verre et reliée au résonnateur; l'autre électrode est constituée par une chaîne métallique qui va du condensateur à la terre. Entre l'armature métallique et la partie traitée, on voit éclater une pluie de fines étincelles qui traversent les parois du manchon de verre.

Le malade n'accuse qu'une sensation de chaleur fort supportable. Au bout d'une à deux minutes d'application du courant, le manchon de verre qui

(1) OUDIN, *loc. cit.*

(2) OUDIN, De l'action des courants de haute fréquence sur quelques dermatoses. Acad. des sciences, 14 juin 1897. *Loc. cit.* — OUDIN et BARTHÉLEMY, Traitement des affections de la peau et des muqueuses par les courants de haute fréquence. Congrès de Moscou, août 1897.

(3) STRAUSS, Traitement des maladies de la peau par les courants alternatifs de haute tension. Réunion des naturalistes et des médecins allemands de 1898.

(4) F. BISSERIÉ, Traitement du lupus érythémateux par les courants de haute fréquence. *Journal de méd. et de chir. prat.*, mars 1898. — L. BROCQ et BISSERIÉ, Société de Dermatologie et de Syphiligraphie, décembre 1900. — Voir aussi LUDOVIC CALMELS, *Des divers traitements du lupus érythémateux et en particulier du traitement par les courants de haute fréquence.* Thèse de doct. de Paris, 1898.

engaine l'électrode atteint une température qui en rend le contact des plus douloureux, d'où la nécessité de changer de temps en temps le manchon si on veut éviter de brûler les téguments.

Il y a d'abord pâleur accentuée du point traité, puis rubéfaction intense et étendue avec sensation de cuisson parfois assez prolongée. On peut aller jusqu'à la brûlure plus ou moins profonde.

La durée de l'application varie suivant les cas, suivant la tolérance des téguments et suivant l'effet que l'on veut obtenir. Elle n'excède jamais d'ordinaire deux minutes pour chaque point traité. Les applications sont de deux par semaine au début, puis d'une par semaine. On obtient ainsi des résultats appréciables dans la plupart des cas : nous avons eu quelques guérisons après quatorze à dix-huit applications : par contre, nous avons eu des cas rebelles à cette médication.

Cette méthode ne constitue donc pas un traitement héroïque du lupus érythémateux; mais elle pourra rendre des services dans quelques cas. Elle n'est pas très douloureuse; elle a le grand avantage de ne pas défigurer les malades et de leur permettre de ne pas interrompre leur travail, leurs sorties et leurs relations mondaines.

Verrues. — Bisserié a également traité avec grand succès, d'après nos conseils, les verrues planes juvéniles de la face par le procédé que nous venons d'exposer. Nous les avons vues disparaître en quelques séances. Mais on sait combien il faut être réservé dans l'appréciation de l'efficacité d'une méthode thérapeutique dans cette affection. Il peut s'agir de simples coïncidences; aussi faut-il attendre pour poser des conclusions fermes d'avoir de fort nombreuses observations.

Résumé. — Il est impossible dans l'état actuel de la science de formuler d'une façon précise les indications des courants de haute fréquence en dermatologie.

Il semble toutefois qu'ils puissent agir d'une part d'une manière générale en activant les échanges nutritifs, d'autre part sur l'excitabilité nerveuse en la calmant.

Il est donc possible qu'ils aient de bons effets dans les prurits et dans les dermatoses qui se développent chez les arthritiques.

Ils possèdent une action locale des plus puissantes qui sera peut-être utilisée pour le traitement local des acnés, des folliculites, des pelades, des séborrhéides, des psoriasis, du lupus érythémateux, des verrues, etc., et qui l'est déjà avec grand avantage pour le traitement des prurits rebelles.

Tous ces sujets sont actuellement à l'étude; quoi qu'il en soit, c'est un procédé qui mérite d'être utilisé, mais que l'on ne peut encore dans l'état actuel de la science recommander d'une manière ferme aux praticiens.

[*L. BROCQ et F. BISSERIÉ.*]

V

RAYONS X

C'est à Rœntgen [1] que l'on doit la découverte des rayons X. Nous n'avons pas ici à exposer ses travaux personnels et les recherches antérieures qui lui ont permis d'arriver à ces résultats.

D'autres auteurs [2] ont traité ces questions dans des ouvrages où ils ont

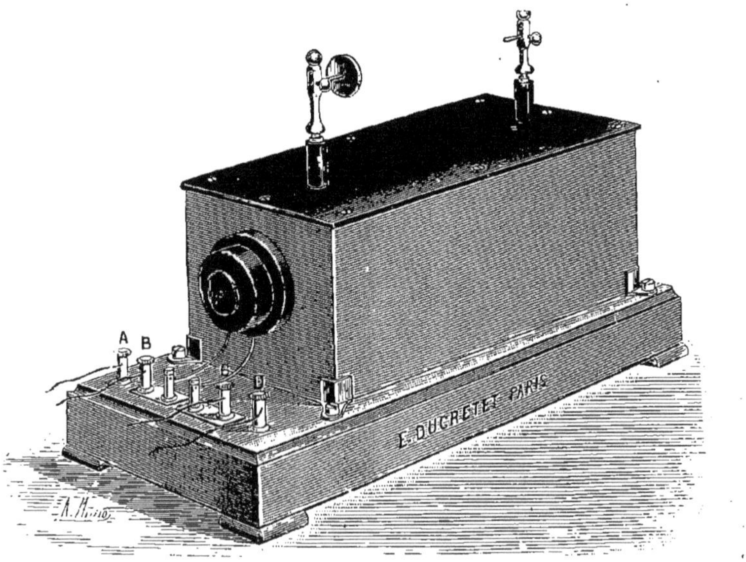

Fig. 58. — Bobine de 25 centimètres d'étincelle. — Radiographie. — Haute fréquence. AB, bornes d'arrivée du courant.

discuté avec plus de compétence que nous ne saurions le faire la théorie des phénomènes qui président à la genèse des radiations utilisées en radiographie.

Nous nous bornerons à dire en quelques mots en quoi consiste ce nouvel agent thérapeutique sans entrer dans des détails qui seraient déplacés dans un ouvrage de cette nature.

Ce sont surtout les applications thérapeutiques des rayons X que nous avons à étudier dans cet article; cependant, avant d'exposer la manière d'utiliser ces

(1) W. Roentgen. Expériences sur un nouveau genre de rayons. *Revue gén. des sciences*, 30 janvier 1896, t. VII, p. 65; Nouvelles recherches sur les propriétés et l'origine des rayons X. *Revue gén. des sciences*, 30 mai 1896, t. VII, p. 499.

(2) Ch.-Ed. Guillaume, *Les rayons X et la photographie à travers les corps opaques*. Paris, Gauthier-Villars et fils, 1897. — Foveau de Courmelles, *Traité de radiographie médicale et scientifique*. Paris, Doin, 1897. — A. Hébert, *La technique des rayons X*. Paris, Carré et Naud, 1897.

rayons, il nous faut indiquer la façon de les produire et décrire succinctement l'outillage nécessaire.

Appareils. — Pour se servir des rayons X, un ensemble d'appareils est nécessaire :

1° Un générateur d'électricité;

2° Un transformateur;

3° Un récepteur (ampoule à vide).

Générateur d'électricité. — La source d'électricité peut être constituée par des piles, par des accumulateurs ou par un secteur servant à l'éclairage des villes.

Le générateur le plus ordinairement utilisé est constitué par des accumulateurs au nombre de huit à dix de façon à disposer d'une force électromotrice de 16 à 20 volts.

Transformateur. — Le transformateur le plus généralement en usage est la bobine de Ruhmkorff. Cette bobine doit être munie d'un interrupteur extra-rapide et donner une étincelle de 15 centimètres de longueur au minimum. Les bobines ordinairement employées pour la radiographie donnent des étincelles de 25 à 30 centimètres de longueur.

Récepteur. — Le récepteur est constitué par l'ampoule à vide, tube de verre dans lequel le vide a été poussé très loin. La qualité du verre, la disposition des électrodes et leur nature ont une importance très grande au point de vue de la qualité des rayons [1]. Il existe une grande variété d'ampoules : ampoule filiforme, ampoule en poire, ampoule focus, ampoule bianodique, ampoule Colardeau, ampoule régénérable de Chabaud, etc. Les plus utilisées sont les ampoules bianodiques, le tube de Colardeau et l'ampoule régénérable de Chabaud.

A ces trois appareils, source d'électricité, transformateur, ampoule, il convient d'adjoindre un rhéostat destiné à régler l'intensité du courant envoyé dans le transformateur et un ampèremètre permettant de connaître à tout instant l'intensité de ce courant.

Pour produire les rayons X avec le matériel que nous venons de décrire on groupe les divers appareils de la manière suivante :

A l'un des pôles de la batterie d'accumulateurs (pôle positif) on attache un fil sur le trajet duquel on intercale un plomb fusible, un coupe-circuit, le rhéostat et l'ampèremètre; ce fil est relié par son autre extrémité à l'une des bornes de la bobine; un autre fil se rend directement de l'autre pôle de la batterie d'accumulateurs à l'autre borne de la bobine.

En tournant convenablement la manette du coupe-circuit on envoie le courant de faible voltage et grande quantité dans le circuit inducteur de la bobine ou transformateur qui va le transformer en courant de faible quantité et de haute tension, courant que l'on recueillera aux bornes du circuit induit.

Aux bornes du circuit induit on attache des fils que l'on relie par leurs

[1] A. Londe, *Traité pratique de radiographie et de radioscopie.* Paris, Gauthier-Villars, 1898.

extrémités libres aux deux pôles du récepteur ou ampoule à vide en ayant bien soin d'attacher le fil correspondant au pôle positif à l'anode et le fil correspondant au pôle négatif à la cathode de l'ampoule.

On envoie alors le courant dans l'inducteur en le réglant convenablement à l'aide du rhéostat; l'ampoule s'éclaire, et les rayons X se produisent.

Au lieu d'actionner l'ampoule avec une bobine de Ruhmkorff on peut

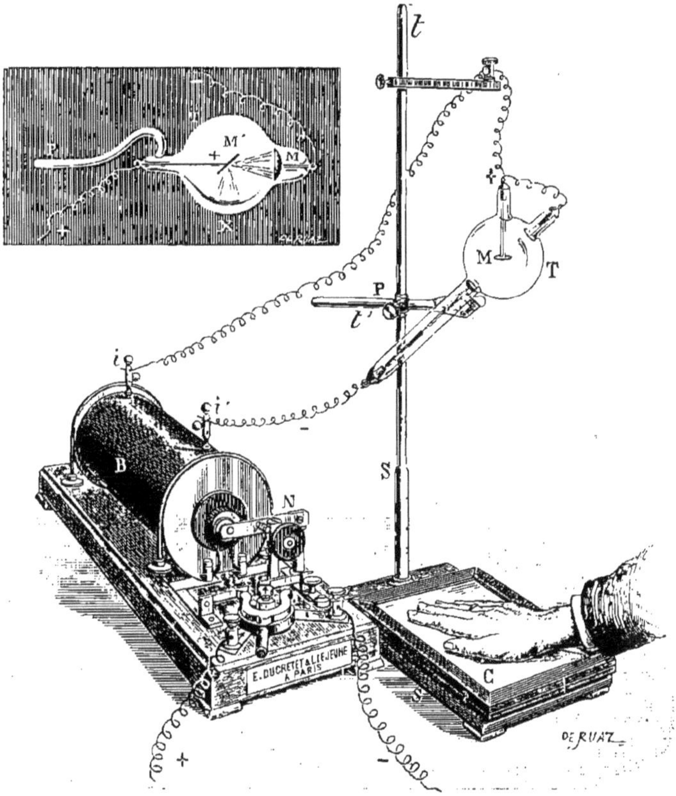

Fig. 59. — Dispositif pour la radiographie.

T, tube à vide. — M M', miroirs. — X. point d'émergence des rayons X. — B, bobine. — N, trembleur. — i i', bornes auxquelles on relie le tube à vide. — T, tube à vide. — M, miroir. — S, support. — P. pince pour tenir l'ampoule. — C, châssis contenant la plaque photographique.

employer le transformateur de Rochefort et Wydts qui présente sur la bobine quelques avantages des plus appréciables. Avec ce transformateur il suffit d'une batterie de trois accumulateurs, c'est-à-dire d'une force électromotrice de 6 volts pour obtenir une étincelle de 20 à 25 centimètres : le courant qui passe dans l'inducteur est de 3 à 4 ampères, ce qui représente une énergie de 20 watts environ ; une bobine de même longueur d'étincelle nécessite de 14 à 16 volts et consomme 120 watts environ.

L'étincelle donnée par ce transformateur est très nourrie et l'ampoule s'éclaire admirablement [1].

Un autre dispositif [2] consiste à employer une machine statique pour éclairer l'ampoule, ce qui simplifie beaucoup le matériel. Les machines de Ramsdem, de Carré, de Wimshurst éclairent parfaitement l'ampoule.

Voici le dispositif ordinairement employé pour obtenir les rayons X à l'aide des machines électro-statiques : l'ampoule est reliée par deux tiges métalliques aux deux pôles de la machine en ayant soin de disposer l'ampoule de façon que le cathode corresponde au pôle négatif du générateur électrique et l'anode au pôle positif; on actionne alors la machine soit à la main, soit de préférence à l'aide d'un moteur et l'ampoule s'éclaire aussitôt.

Van Heurek recommande de disposer entre l'ampoule et la machine un excitateur à étincelles de façon à ne pas avoir un courant continu, mais bien une succession de décharges analogues à celles que produit l'interrupteur de Foucault. Le seul reproche que l'on adresse à ce procédé est de donner une somme de rayons X inférieure à celle que produit une bobine.

Cette dernière objection n'est pas complètement justifiée : il est évident que la somme des rayons X obtenue avec les petites machines statiques n'est pas énorme, mais il est facile d'éviter cet inconvénient; c'est ce qu'a fait Bisserié; il a pu en effet obtenir un bon éclairage de l'ampoule en utilisant une machine Carré de grand modèle à double jeu de plateaux; cet éclairage de l'ampoule est rendu absolument fixe par la suppression de l'excitateur à étincelle.

Utilisation et inconvénients des rayons X. — Tels sont les divers procédés actuellement employés pour la production des rayons X. Primitivement ces rayons étaient utilisés en médecine et en chirurgie pour aider au diagnostic; leur usage, alors surtout que l'imperfection des ampoules nécessitait les longues poses d'une heure et une heure et demie pour obtenir une photographie, déterminait souvent des accidents [3].

Radcliffe Crocker [4], Freund [5], Rendu et du Castel [6], Launois, Apostoli, Kaposi, Forster, Marcus, Dunn, Feilchenfeld, Conrad, Paul Fuchs, Ledermann, Balzer et Mousseaux [7], Paul Richer et Londe [8], etc., ont décrit des éry-

[1] A. Londe, *Traité pratique de radiographie et de radioscopie*. Paris, Gauthier-Villars, 1898.

[2] Leduc, Emploi des machines électro-statiques pour la radiographie et la radioscopie. Soc. franç. d'électrothérapie. Paris, juin 1897. — Destot, Machine statique et rayons X. *Province médicale*. Lyon, 1897. — Ball, Emploi des machines statiques pour la production des rayons X. *Anjou médical*. Angers, oct. 1897. — Brandt, Emploi de la machine statique dans la production des rayons X. *La Radiographie*. Paris, août, 1897. — Monell, A study of maximum X rays effects in the static machin. *Medical Review*. New-York, 1897.

[3] Apostoli et Planet, Note à propos des accidents consécutifs aux expériences de radiographie. Soc. franç. d'électrothérapie. Paris, juillet 1897. — Schmidt, Dermatitis nach Rœntgen durchleichtung, janvier 1897. — Gilchrist, Additional cases of dermatitis due to the X rays. *Johns Hopkins Hosp. Bull.*, 1897.

[4] Radcliffe Crocker, *British med. Journal*, 1897.

[5] Freund, Soc. roy. des méd. de Vienne, 1897.

[6] Rendu et Du Castel, Soc. méd. des hôp. de Paris, janvier 1897.

[7] Balzer et Mousseaux, Soc. franç. de dermatol., janv. 1899.

[8] Paul Richer et Londe, Acad. des sciences, mai 1897.

thèmes, des phlyctènes, des escarres plus ou moins profondes, des alopécies, de la chute des ongles, des dermatites eczématiformes avec tuméfaction des téguments à allures lentes, des conjonctivites (1), etc.

La pathogénie de ces accidents a été diversement interprétée par les auteurs : Lannelongue, Kaposi, Thomson les ont rapprochés de ceux qui sont dus à « l'action de la lumière solaire ou du moins des rayons ultra-violets de celle-ci ; elle en diffère cependant sous divers rapports d'après Destot. Oudin, Barthélemy, Darier tendent plutôt à admettre aujourd'hui que les altérations cutanées ne sont pas primitives et qu'elles sont dues à une action locale sur les cellules du derme et de l'épiderme, mais qu'il s'agirait là de troubles d'ordre trophonévrotique. Dans la production de ces troubles trophiques, les rayons électriques émanés de l'ampoule auraient même une action plus grande que celle des rayons X d'après Destot) (2), Balzer et Mousseaux (3).

Applications thérapeutiques des rayons X. — Ces accidents que nous venons d'énumérer ont donné à certains médecins l'idée d'utiliser, en la réglant, l'action modificatrice si puissante de ces rayons sur la surface cutanée, dans un but thérapeutique.

Les rayons X ont donc été utilisés pour le traitement de quelques dermatoses rebelles (4) ; on n'est encore qu'au début de ces essais : voici les quelques résultats qui nous paraissent dès maintenant pouvoir être signalés.

Acné et couperose. — Larat et Gautier ont heureusement traité l'acné et la couperose par la radiothérapie ; voici quelle est leur technique :

« On utilise une ampoule de moyenne grandeur, entièrement enveloppée de molleton noir ; les cils, les sourcils et les cheveux du patient sont protégés par une lame de plomb ; le malade est placé à une distance de l'ampoule de 30 centimètres. La séance a une durée de cinq à six minutes ; elle est quotidienne.

« C'est après la sixième séance que l'effet commence à se produire ; la peau pèle légèrement, l'acné pâlit, les vaisseaux sont moins apparents. On voit se former plus tard entre les boutons et les plaques de couperose des traînées blanches, enfin les tissus se décolorent (5). »

Lupus vulgaire. — On a traité le lupus vulgaire par la radiothérapie. Albert Schönberg (6) a publié deux cas de guérison de lupus rebelle traités par ce procédé.

(1) Barthélemy, Oudin, Darier, Accidents cutanés et viscéraux consécutifs à l'emploi des rayons X. *Mém. de la Soc. de dermatol.*, 1897, etc.

(2) Destot, Assoc. franç. pour l'avanc. des sciences, août 1897.

(3) Voir en outre pour plus de détails sur tous ces points et sur le mode d'action des étincelles directes, des décharges silencieuses, etc., la très intéressante communication de Schiff et Freund au congrès de dermatologie de Paris, août 1900.

(4) Edouard Schiff et L. Freund, *Arch. für Dermat. und Syphil.*, Soc. franç. de dermat. et de syphil., 1899, et congrès de dermatologie. Paris, août 1900.

(5) Larat et Gautier, Traitement de l'acné et de la couperose par les rayons X. *Revue internat. d'électrothérapie*, 1897. — Voir aussi Sorel, Sur l'action physiologique et pathologique des rayons X. *Comptes rendus de l'Acad. des sciences.* Paris, 1897.

(6) Albert Schönberg, Traitement du lupus vulgaire par les rayons X. *Arch. d'électr. méd.*, 15 janvier 1898.

Toute la partie du visage qui n'est pas atteinte est recouverte d'un masque d'étain; une calotte du même métal recouvre la tête; on place le tube à 25 centimètres du lupus; la durée de l'exposition est de vingt à trente minutes. Après quelques jours de ce traitement (dix-sept jours dans un cas), le lupus subit une réaction inflammatoire des plus nettes; il s'ulcère; puis peu à peu la guérison survient.

Schiff, Lang (de Vienne), Barthélemy et Oudin, Himmel (1), Hall-Edwards (2), Thurnwald, A. Kinfers, ont également obtenu des succès relatifs, avec ce procédé, dans le traitement du lupus vulgaire; Foveau de Courmelles (3) et Bisserié n'ont eu au contraire aucun résultat.

Schiff (4) et Freund (5), Hall-Edwards ont obtenu de réelles améliorations par cet agent thérapeutique dans le lupus érythémateux.

Hypertrichose. — Il était tout naturel de songer à traiter l'hypertrichose par les rayons X, puisqu'ils déterminent fort souvent la chute des poils. Malheureusement on ne connaît pas encore suffisamment les moyens de graduer leur action pour être sûr d'obtenir l'alopécie sans déterminer d'autres accidents cutanés assez graves.

Neville Wood (6) a fait connaître tout récemment des résultats favorables. Il procède par séances de dix minutes en mettant une distance d'environ 7 pouces entre l'anticathode et la peau. Il pense qu'il faut une quarantaine de séances pour obtenir une alopécie complète (7).

Il semble bien que l'alopécie ainsi produite n'est pas définitive et que les poils repoussent au bout d'un laps de temps plus ou moins long. Il n'en est pas moins vrai qu'il y a lieu d'espérer que lorsqu'on saura bien manier cet agent nouveau et en régulariser les effets, on aura peut-être là un moyen précieux d'épilation qui pourra restreindre singulièrement les indications de l'électrolyse.

On a encore appliqué la radiothérapie au traitement de quelques autres affections; c'est ainsi que R. Sorel et A. Soret ont publié un cas d'éléphantiasis avec troubles nerveux qui aurait guéri après application des rayons X (8).

Schiff et Freund (9) ont traité par ce procédé des sycosis de la face; Gautier (10) l'a employé avec succès pour un ulcère variqueux.

(1) J. Himmel, Die gustige Wirkung der Röntgenstrahlen auf den Lupus und deren Nebenwirkung auf die Haut und ihre Anhangsgebilde. *Arch. für Dermat. und Syphil.*, 1899, t. L, p. 323.

(2) Hall-Edwards, On the physiological and therapeutic effects of the Röntgen rays in the treatment of lupus. *The Edinburgh med. Journal*, février 1900, p. 139.

(3) Foveau de Courmelles, *Journal des praticiens*, 27 août 1898.

(4) Schiff, Soc. des méd. de Vienne, nov. 1898.

(5) E. Schiff et L. Freund, Congrès de Dermatologie. Paris, 1900.

(6) Neville Wood, *Lancet*, 7 janvier 1900.

(7) Voir en outre L. Freund, Action des rayons X sur un nævus pigmentaire pileux : reproduit dans la *Presse médicale*, 29 mai 1897. — Schiff et Freund, Soc. Française de dermat. et de syphil., 10 avril 1899, p. 134 des Bulletins. — L. Brocq, *cod. loc.*, p. 135.

(8) R. Sorel et A. Soret, *La Normandie médicale*, mars 1898, p. 97.

(9) Schiff et Freund, *Annales d'électrobiologie* du 15 juillet 1898, et Société franç. de dermatol. et de syphil. du 10 avril 1899.

(10) Gautier, *Revue internationale d'électrothérapie*, 1899, p. 200

Stenbeck a publié deux cas de cancroïde de la face, guéris par les rayons de Rœntgen.

En résumé, les applications des rayons X au traitement des dermatoses sont encore peu nombreuses, mais les quelques résultats que l'on a déjà obtenus semblent indiquer que ce nouvel agent thérapeutique pourra peut-être rendre des services sérieux lorsque la technique opératoire en aura été déterminée d'une manière rigoureuse.

VI

PHOTOTHÉRAPIE — BAINS DE LUMIÈRE ÉLECTRIQUE

De tout temps les bains de soleil ont été utilisés en thérapeutique. Duclaux[1], Geissler, Buchner, Klebs-Lœffler, Marshall Ward, ont publié des travaux intéressants sur cette question.

Guimbail[2] a fait paraître une série d'articles sur ce sujet; il y passe en revue d'une façon complète les effets physiologiques de la lumière sur les végétaux, les bactéries, les animaux.

La lumière de l'arc voltaïque étant, comme le dit Margaret Cleaves, ce qui se rapproche le plus de la lumière solaire, il était rationnel d'essayer de remplacer par des bains de lumière électrique les bains de soleil difficilement applicables dans certains pays.

Cette méthode thérapeutique a été utilisée de deux façons, soit en applications générales, soit en applications locales.

Nous serons brefs à propos des applications générales, c'est-à-dire de celles qui ont pour but d'obtenir une modification de la nutrition générale ou d'un état morbide réagissant sur la santé générale.

Nous ne ferons donc que citer sans nous y arrêter les résultats obtenus par Margaret A. Cleaves dans le traitement de la phtisie aiguë avec le bain d'arc électrique, et les applications de la lumière rouge au traitement de la variole; ces applications semblent avoir donné de bons résultats entre les mains de Finsen, Lindholm, Svendsen, Feilberg, Benckert, etc., pour ne citer que les principaux. De leurs expériences, il ressort qu'en plaçant les malades atteints de variole confluente dans des chambres où ne pénètrent que les rayons rouges, la marche de la maladie est puissamment modifiée, la suppuration et ses suites sont enrayées.

(1) DUCLAUX, Influence de la lumière du soleil sur la vitalité du micrococcus. *Acad. des sciences*, août 1885, t. CI.

(2) GUIMBAIL, *Les bains de lumière voltaïque* (thérapeutique nouvelle par les agents physiques et naturels), 1899. — Voir aussi les travaux de : KOZLOWSKY, Effets curatifs de la lumière voltaïque. *Vratch.* Saint-Pétersbourg, août 1897. — TSCHERNING, La photothérapie. *Revue internat. d'électrothérapie*, 1897. — GORBATCHEW, Sur l'action analgésique de la lumière électrique. Soc. thérap. de Moscou, mars 1897. — GEISSLER, Zur Frage über die Wirkung des lichtes auf Bakterien. *Centralblatt Bakteriologie*, 1891, Bd CLXLII. — BUCHNER, Ueber den Einfluss des Lichtes auf Bakterien und über Selbstvereinigung der Flüsse. *Arch. für Hygiene*, 1895, Bd. XVII.

Nous insisterons davantage sur la méthode utilisée par Finsen dans le traitement du lupus par les rayons chimiques concentrés, méthode qu'il a longuement exposée dans divers articles (1).

Nous résumerons brièvement ces travaux. C'est aux rayons chimiques seuls que Finsen demande une action thérapeutique; par un procédé simple et ingénieux, il supprime les radiations caloriques du spectre, les ultra-rouges, les rouges et les jaunes, et recueille les radiations chimiques qu'il concentre au moyen de miroirs et de lentilles pour en augmenter l'action.

Il arrive à cette exclusion en faisant passer les rayons lumineux à travers une couche d'eau colorée par le bleu de méthylène ou le sulfate de cuivre ammoniacal; il obtient ainsi une lumière bleue ou bleu violet qui est microbicide par excellence. Il utilise uniquement l'arc voltaïque, car la lumière émanant des lampes à incandescence contient trop peu de rayons chimiques.

Pour concentrer la lumière solaire, il se sert « d'une lentille plan convexe creuse de 20 à 40 centimètres de diamètre, remplie d'une solution ammoniacale de sulfate de cuivre, et montée sur un support métallique en forme de fourche, permettant d'imprimer au verre des mouvements autour d'un axe vertical et d'un axe horizontal et de l'élever ou de l'abaisser à volonté.

« Pour concentrer les rayons lumineux électriques, il est nécessaire d'employer un appareil de construction différente, les rayons lumineux électriques étant divergents au lieu d'être parallèles comme les radiations solaires.

« Cet appareil se compose de deux cylindres s'emboîtant comme les pièces d'un télescope et contenant chacun deux lentilles plan convexe.

« Les verres 1 et 2 tournés vers le foyer lumineux sont destinés à rendre parallèles les rayons divergents de l'arc voltaïque.

« Entre les lentilles 3 et 4 qui ont pour fonction de faire converger les rayons rendus parallèles par les lentilles 1 et 2, se trouve une couche d'eau distillée (10 litres). Au bout de l'appareil est appliqué un cylindre très aplati fermé à ses deux extrémités par des verres plans et rempli d'une solution ammoniacale de sulfate de cuivre (filtre de lumière). L'eau et la solution de sulfate de cuivre sont contenues pour des raisons pratiques dans des réservoirs différents, l'eau n'ayant besoin d'être changée que très rarement, tandis que la solution de sulfate de cuivre doit être renouvelée très souvent. De plus chaque appareil est muni de plusieurs filtres-lumière de différentes forces, le degré de température supporté par chaque malade étant très variable.

« La distance entre les deux systèmes de lentilles étant indifférente au point de vue optique, les deux pièces de l'appareil peuvent être à volonté rapprochées ou éloignées l'une de l'autre, ce qui est fort commode en pratique.

« L'intensité de la lumière voltaïque employée varie de 35 à 50 ampères. »

Cette méthode thérapeutique a été employée par Finsen dans différentes dermatoses infectieuses, mais surtout contre le lupus vulgaire.

(1) FINSEN, *La photothérapie.* Georges Carré et Naud, éditeurs. Paris, 1899; Finsen's medicinske Lysinstitut de Copenhague, 1898; Les rayons chimiques concentrés appliqués à la thérapeutique du lupus vulgaire. *Semaine médicale*, décembre 1897.

Le procédé employé par Finsen pour le traitement du lupus vulgaire consiste à exposer quotidiennement pendant un laps de temps variant de quelques jours à plusieurs semaines une même région mesurant de 1 à 3 centimètres carrés à l'action des rayons lumineux pendant une ou deux heures; on procède ainsi par régions bien circonscrites jusqu'à ce que toute la partie atteinte ait subi l'action des rayons chimiques concentrés. « Le sang empêchant la pénétration de la lumière dans les tissus, il est nécessaire de rendre la région cutanée à traiter à peu près exsangue : ce résultat est obtenu au moyen d'appareils compresseurs appliqués pendant le traitement directement sur la peau. »

On constate presque toujours chez les malades ainsi traités un érythème plus ou moins accusé, en rapport avec l'intensité de la lumière et la susceptibilité individuelle.

Après guérison apparente les malades sont examinés à des intervalles de un à plusieurs mois et soumis derechef au traitement dès qu'on découvre quelques nouveaux foyers lupiques.

D'après Finsen, cette méthode donne des résultats remarquables et qui n'ont été jusqu'à ce jour réalisés par aucun traitement; de plus les effets de la lumière sur le lupus continuent à se produire même après la cessation du traitement([1]).

Les propriétés bactéricides des rayons chimiques concentrés ont été utilisées encore par Finsen et Larsen ([2]) pour le traitement de la pelade : dans ce cas on employait un appareil puissant et l'action de la lumière était prolongée pour obtenir simultanément avec l'action bactéricide un effet irritant sur le cuir chevelu. Les résultats ont été remarquables. D'après Larsen, ce traitement serait bien supérieur à tous ceux qui ont été employés jusqu'à ce jour. Dans tous les cas traités on a obtenu une repousse rapide des cheveux; le cas le plus rebelle a mis trois mois à guérir.

Parmi les autres dermatoses contre lesquelles cette méthode thérapeutique a été utilisée avec un certain succès citons le lupus érythémateux, l'épithélioma, l'acné vulgaire, l'acné rosacea, le nœvus vascularis planus, le sycosis.

Guimbail ([3]), qui a été l'un des premiers à utiliser la lumière électrique comme

([1]) Voir les travaux de STEPHEN MACKENZIE, *British Journal of Dermatology*, novembre 1899, p. 427, et ceux des élèves de FINSEN, Congrès de Dermatologie de Paris, août 1900. on y trouve résumés ainsi qu'il suit les avantages de cette méthode : 1° Effet remarquablement constant; 2° Résultat esthétique des plus satisfaisants, car le traitement est essentiellement conservatif; 3° Possibilité de traiter, sans crainte de cicatrice, les parties en apparence saines, contiguës à la périphérie; 4° Pas d'effets secondaires ou rétroactifs défavorables; 5° Traitement indolore.

([2]) FINSEN, Copenhague, 1896. — BIE et LARSEN, *Notes bactériologiques de l'Institut Finsen*. Copenhague, janvier 1899. — JERSILD, Quelques cas de pelade traités par les rayons chimiques concentrés. *Annales de Dermat.*, 1899, p. 20. — Voir également les travaux récents de LEREDDE, La cure photothérapique du lupus érythémateux. Société de thérapeutique, séance du 9 janvier 1901. — *Bulletin de thérapeutique*, 23 janvier 1901, p. 92, et surtout son si intéressant et si complet article : La Photothérapie et ses applications à la thérapeutique des affections cutanées. *Bulletin général de thérapeutique*, 30 janvier 1901, p. 129.

([3]) GUIMBAIL, *Le bain de lumière* (thérapeutique nouvelle par les agents physiques), 1899, *Loc. cit.*

agent thérapeutique, envisage la question à un point de vue tout à fait différent. Pour lui, la lumière de l'arc voltaïque doit être complètement rejetée comme trop riche en radiations chimiques.

Il utilise la lampe à incandescence qui produit la lumière et qui se rapproche le plus de la lumière solaire : « Outre qu'elle est médio-spectrale et que tous les rayons y sont contenus en proportion normale, ceux-ci doivent, avant d'arriver à nous, traverser le vide de l'ampoule. Il en est de même des radiations solaires qui, avant de parvenir aux limites de notre atmosphère, doivent traverser les espaces vides interplanétaires. » Il utilise la lumière fournie par les lampes à incandescence sans la dépouiller d'aucune de ses radiations.

L'appareil qu'il emploie se compose d'une caisse à ventilation graduable, à l'intérieur de laquelle est disposée une batterie de lampes à incandescence en groupes différents qu'on répartit au gré des besoins. Ces lampes, à voltage bien déterminé, sont reliées à la source d'énergie électrique par un circuit muni d'une résistance. L'intensité lumineuse doit être poussée jusqu'au blanc étincelant; ces lampes sont au nombre de 100 réparties en trois groupes.

Le malade est assis ou étendu et introduit dans l'appareil; il est déshabillé et recouvert d'un ample peignoir blanc en tissu de fil, la durée du bain est de dix à trente minutes.

Guimbail a guéri par cette méthode des malades atteints d'eczéma rebelle. W. Winternitz a obtenu des succès dans l'eczéma avec la lumière solaire rouge.

En résumé, la photothérapie s'applique suivant deux méthodes bien distinctes :

1° Finsen et son école utilisent l'arc voltaïque en supprimant les rayons calorifiques à l'aide d'un filtre-lumière qui ne laisse passer que les rayons chimiques, et ces rayons chimiques sont concentrés sur un seul point bien limité à l'aide de lentilles; les séances sont prolongées et elles durent en une ou deux reprises de une à deux heures par jour;

2° Guimbail emploie la lumière fournie par les lampes à incandescence, les radiations sont utilisées dans leur totalité; les applications sont générales, la durée du bain varie de dix à trente minutes.

Le seul point commun aux deux méthodes est celui qui est relatif à l'intensité de la lumière; dans les deux cas, en effet, on a recours à des intensités lumineuses très puissantes.

Les résultats obtenus jusqu'ici sont des plus intéressants; mais ces études demandent à être longuement poursuivies avant que l'on puisse émettre des conclusions fermes et recommander aux praticiens l'emploi de ces nouveaux procédés si coûteux et d'application si compliquée.

ELECTROLYSE. — Étym. : *Électro*, et λύσις, dissolution.

L'électrolyse est la décomposition par les courants électriques.

Pour ses applications dermatologiques, voir l'article : *Électricité*, t. II, p. 506, et l'article : *Poils*.

[*L. BROCQ et F. BISSERIÉ.*]

ÉLÉPHANTIASIS.

Par **DOMINICI**.

ÉLÉPHANTIASIS ET ÉTATS ÉLÉPHANTIASIQUES

CONSIDÉRATIONS GÉNÉRALES ET HISTORIQUE

Étym. : Ἐλεφαντιασις, de ἐλέφας, éléphant.

Quelle est la signification exacte du terme éléphantiasis ? En soi il désigne simplement un développement exagéré d'une partie du corps avec état plus ou moins rugueux de la peau. Est-ce là un syndrome suffisant pour catégoriser une entité morbide? Certes non, et c'est pourquoi, à une époque fort reculée, s'ébaucha une tentative de systématisation des maladies, dont le symptôme dominant était une hypertrophie régionale chronique.

Arétée et les médecins grecs ses contemporains rapportèrent à deux maladies distinctes des états morbides caractérisés par des hyperplasies locales. L'un, intéressant particulièrement les jambes, ressortissait à *la lèpre*. Il fut appelé *éléphantiasis*, ce qui fut l'origine d'une confusion prolongée. L'autre, déterminant un accroissement de volume du scrotum, correspondait sans doute à une des modalités de l'éléphantiasis tel que nous le concevons actuellement; il fut dénommé *sarcocèle*.

D'autre part, Rhazès, le médecin arabe, désigna dès le IXe siècle sous le nom d'éléphantiasis une affection qui n'était pas d'origine lépreuse; cette affection était essentiellement caractérisée par une hypertrophie des jambes auxquelles elle donnait un aspect comparable à celui des membres des pachydermes (*Dah el phil*, pied d'éléphant).

Entre l'éléphantiasis des Grecs et l'éléphantiasis des Arabes, il existait donc une certaine analogie caractérisée par un développement plus ou moins exagéré de certaines régions du corps. Mais ces deux termes n'en désignaient pas moins deux maladies distinctes. Les médecins grecs avaient décrit une des manifestations de la *lèpre*, les médecins arabes avaient entrevu, sinon nettement reconnu l'état morbide particulier que désigne actuellement le terme d'éléphantiasis.

C'est pour avoir méconnu cette distinction que l'on fit au moyen âge partager à de nombreux individus, atteints d'éléphantiasis ordinaire, le sort des lépreux avec lesquels on les confondait

Cette erreur nosographique a persisté longtemps et l'époque n'est pas éloignée où les opinions médicales concernant ce sujet ne différaient guère de celles qui régnaient au moyen âge. Dès le XVIIIe siècle, cependant, des médecins avaient cherché à différencier les états pseudo-éléphantiasiques provoqués par la lèpre, des hypersarcoses ressortissant à une étiologie différente. Tonne, Hillary, Hendy firent valoir ces distinctions. Mais en même temps que se multipliaient ces travaux, la synonymie devenait de plus en plus complexe.

Voici l'énumération de quelques-unes de ces dénominations : *elephantopus*, maladie glandulaire des Barbades, *perical ou andrum* des Japonais, fièvre érysipélateuse, pachydermie, *bucnemia indica tropica* (grosses jambes des tropiques), enflure du tissu cellulaire, etc., etc.

Nous laisserons de côté des expressions variées dont aucune n'équivaut à une définition synthétique complète de la maladie que nous avons à étudier. Nous conserverons le vieux terme d'éléphantiasis, très défectueux, il est vrai, mais très expressif et consacré par l'usage, en nous rappelant qu'il désigne la maladie décrite par Rhazès et non pas celle qu'avait reconnue Arétée.

Définition de l'éléphantiasis. — L'éléphantiasis, dit E. Besnier, « est une affection dont les conditions pathogéniques sont multiples, mais dont la condition instrumentale est une irritation localisée et une obstruction du système lymphatico-veineux d'une région du corps, et la lésion un œdème inflammatoire avec hypertrophie, à paroxysmes successifs et à marche lente et chronique ».

Les conditions pathogéniques de l'éléphantiasis sont multiples et de plus ce n'est pas une entité morbide. Est-ce une maladie? Oui, en ce sens que le terme en question désigne un syndrome anatomo-clinique défini. En tant que syndrome anatomo-clinique défini, cette maladie est caractérisée : 1° Au point de vue clinique par une *hypertrophie régionale à marche indéfiniment progressive et extensive*; 2° au point de vue anatomo-pathologique : *a*) *par un œdème à sérosité spontanément coagulable* [1] : *b*) par *un processus inflammatoire chronique simple intéressant essentiellement le tissu conjonctif et les vaisseaux sanguins et lymphatiques*; *c*) par des *transsudats séreux simples*.

Toute hypertrophie régionale chronique à marche progressive n'est donc pas l'éléphantiasis. Les affections en revêtant le masque, mais dépourvues de l'un ou de plusieurs des caractères que nous venons de signaler, seront les *Pseudo-éléphantiasis*.

Aux *Pseudo-éléphantiasis* appartiendront :

1° Les néoplasies à types de tumeurs bénignes ou malignes qui par essence ne sont pas d'origine inflammatoire;

2° Les néoplasies provoquées par des infections spécifiques déterminant non pas la réaction inflammatoire simple de l'appareil conjonctivo-vasculaire, mais des hétéroplasies de types particuliers. (Gommes et plasmômes syphilitiques, tubercules dus au bacille de Koch, lépromes ressortissant au bacille de Hansen, acnés hypertrophiques, etc., etc.);

3° Les hypertrophies provoquées par les œdèmes simples non inflammatoires. Bien plus, si ces œdèmes s'accompagnent d'une réaction inflammatoire

[1] Il s'agit là de l'exsudat phlegmasique qu'il ne faut pas confondre avec les transsudats séreux simples qui ne sont pas coagulables spontanément et qui se surajoutent à l'exsudat phlegmasique, en raison des troubles circulatoires d'origine mécanique.

transitoire, le processus morbide ne saurait encore être confondu avec l'éléphantiasis dont la chronicité est un des caractères fondamentaux.

Quelle est en résumé la définition la plus exacte que l'on puisse donner de l'éléphantiasis? C'est, à notre avis, celle de E. Besnier dont on peut présenter la variante suivante. *Hypertrophie régionale chronique à marche extensive et progressive liée* : 1° *à la réaction inflammatoire de l'appareil conjonctivo-vasculaire*; 2° *à la production d'œdèmes d'origine mécanique.* Ici la réaction inflammatoire représente le facteur actif de l'hypersarcose parce qu'elle détermine *les œdèmes à sérosité coagulable, l'hyperplasie du tissu collagène, la multiplication cellulaire.*

Les régions atteintes sont celles où existent du tissu cellulaire et des vaisseaux sanguins et lymphatiques. L'éléphantiasis des viscères existe donc *a priori.* Mais il s'agit là d'une question fort mal connue. Nous limiterons donc notre sujet à l'étude des modifications éléphantiasiques intéressant l'appareil conjonctivo-vasculaire des téguments, des muscles et du périoste inclusivement.

DIVISION DU SUJET

Le syndrome anatomo-clinique éléphantiasique peut apparaître dans deux circonstances bien différentes. Tantôt aucune maladie antérieure ne lui a servi de cause d'appel; tantôt il est comme évoqué par des antécédents morbides appropriant le terrain à son développement. Avec E. Besnier, nous dirons que, dans le premier cas, il y a *Éléphantiasis*, et dans le deuxième cas État *éléphantiasique.* Dans un premier article, nous exposerons l'histoire de ces deux modalités de la maladie éléphantiasique.

Il existe une corrélation indiscutable entre la *Filariose* et la production du syndrome Éléphantiasique. En raison de l'importance de l'éléphantiasis filarien et des discussions dont il est l'objet, nous lui consacrerons un article à part.

Dans un troisième article enfin, nous présenterons l'exposé de faits disparates groupés sous la même rubrique, je veux parler de l'*éléphantiasis* dit congénital.

I

ÉTIOLOGIE, SYMPTOMATOLOGIE, MARCHE ET PRONOSTIC DE L'ÉLÉPHANTIASIS ET DES ÉTATS ÉLÉPHANTIASIQUES

A. — ÉLÉPHANTIASIS

(*Affection primitive.*)

Étiologie, symptomatologie, marche et pronostic de l'éléphantiasis.

Étiologie. — Conditions climatériques, ethnologiques, hygiéniques; nombreux sont les facteurs étiologiques invoqués pour expliquer la prédominance de l'éléphantiasis dans certains pays.

Un premier fait est indiscutable. C'est la fréquence de cette affection dans la zone comprise entre le 30° de latitude Nord et le 35° de latitude Sud. Là, elle revêt un aspect assez particulier et tel qu'on l'a désignée sous le nom d'éléphantiasis des pays chauds. Par opposition, la maladie de Rhazès des zones tempérées a été dénommée *éléphantiasis nostras*.

La nature du climat aurait-elle une importance notable au point de vue étiologique? Les controverses portant sur l'action de la chaleur et du froid n'offrent qu'un intérêt bien médiocre en pareil cas.

Sous un même climat l'éléphantiasis peut être inconnu dans un territoire et sévir avec intensité dans une région voisine. A Ceylan, par exemple, cette affection n'existe pas en dehors des localités marécageuses, alors que dans les villages avoisinant les marais, le nombre des indigènes qu'elle rend infirmes est considérable.

Les conditions telluriques ne sont donc pas précisément à dédaigner. Aussi, en raison de la coïncidence existant entre la répartition de la malaria et celle de la maladie éléphantiasique, a-t-on cherché à rattacher à des causes identiques la genèse de ces états morbides différents. Malgré les importantes observations de E. Besnier, malgré les assertions des médecins de l'île Bourbon qui croient à l'efficacité des sels de quinine appliqués au traitement des accès d'éléphantiasis, le doute continue à planer sur cette question. Ainsi dans les pays dont il s'agit, les indigènes, relativement réfractaires à l'infection paludéenne, sont-ils particulièrement aptes à contracter l'éléphantiasis. Des émigrants s'établissent dans une région où règnent les deux infections, ils sont frappés d'emblée par la malaria, tandis que la maladie de Rhazès ne les atteint en général qu'après plusieurs années de séjour.

Bien plus, dans certaines localités où le paludisme n'existe pas, aux îles Samoa par exemple, les habitants contractent l'éléphantiasis dans la proportion de 10 pour 100.

Envisageons l'étiologie au point de vue ethnique. Individus de race noire, de races de couleur, seraient relativement moins réfractaires que les individus de race blanche. En réalité, gens de toute race paient un lourd tribut à la maladie s'ils négligent certaines règles d'hygiène dans les régions où elle sévit.

Nous ferons la même remarque en ce qui concerne le rôle de l'hérédité. Quand l'éléphantiasis fait son apparition dans une famille, « les descendants, dit Azéma, seraient plus fréquemment atteints que les individus de souche différente et de même race venant dans le même pays ».

Quand l'éléphantiasis familial existe, il frappe des gens logés dans la même habitation vivant de même façon, soumis en un mot aux mêmes conditions étiologiques.

Quels sont les véritables prédestinés? Ce sont les gens qui habitent des taudis, qui peinent, tantôt sur des routes, tantôt dans les terrains marécageux, qui sont exposés aux infections locales résultant de traumatismes répétés, maux aggravés par l'absence de soins, par le surmenage physique. Ce sont peut-être aussi ceux-là qui ingèrent des eaux malsaines! L'importance de ces facteurs divers sera bien mieux comprise quand nous aurons abordé le chapitre de la pathogénie des éléphantiasis.

Bibliographie :

ACHALME, *Le streptocoque de l'érysipèle*. Thèse de Paris, 1891. — FOLLET, *Sur la pathogénie de quelques états éléphantiasiques*. Thèse de Paris, 1895. — CORNIL, Éléphantiasis des Arabes. *Progrès médical*, septembre 1883. — VIRCHOW, art. ÉLÉPHANTIASIS de la *Pathologie des tumeurs*, t. I. — CLARAC, *Étiologie et pathogénie de l'éléphantiasis*. Thèse de Paris, 1881. — BESNIER et DOYON, *Traité de Kaposi*, t. II, p. 126. — BODDAERT, Recherches sur la localisation et le mode de développement de l'œdème lymphatique. Acad. de méd. de Belgique, 28 septembre, 1895. — SABOURAUD, Parasitologie de l'éléphantiasis nostras. *Ann. de dermat. et de syphil.*, 1892, n° 5. — RANVIER, Académie des sciences, novembre 1869. — COLIN, Recherches expérimentales sur le mode de développement, d'infiltration et d'hydropysies passives. *Bulletin de l'Académie de médecine*, 23 décembre 1879. — VAQUEZ, Thèse d'agrégation. — MEHEUN, *Récidive des phlébites*. Thèse de Paris, 1893. — KATZENELLENBOGEN, *Lipomes symétriques*. Thèse de Paris, 1895. — KIRMISSON, Pseudo-phlegmon rhumatismal. *Progrès médical*, 1896. — WELT, Éléphantiasis. Dissert. Bern, 1878. — GÜNZBURGER, Beiträge zur Kasuistik der Elephantiasis. Wurzbourg, 1897. — RENAUT, Observations pour servir à l'histoire de l'éléphantiasis et des œdèmes lymphatiques. *Arch. de phys.*, 1872; art. DERMATOSES du *Dict. Dechambre*, t. XXVIII; Thèse. — JEANSELME, *Dermites et éléphantiasis consécutifs aux ulcérations des membres variq*. Thèse de Paris, 1888. — VERNEUIL, Éléphantiasis du scrotum. *Bull. de la Soc. de chir.*, 1887, p. 313. — BOUILLAUD, Éléphantiasis des Arabes par obstacle à la circulation nerveuse. *Arch. de méd.*, p. 368. — GUILLEMAIN, *Éléphantiasis des pays chauds*. Bordeaux, 9 nov. 1898. — W. D. BULLARD, Éléphantiasis de la vulve. *Med. Record*, 28 janv. 1899, p. 128. — THORNILL, Éléphantiasis à Ceylan. *Indian Med. Gazette*, oct. 1897, p. 361; Anal. in *Revue de dermat. et de syphil.*, 1898, p. 95. — J. BRAULT, Pseudo-éléphantiasis de la verge après ablation des ganglions inguinaux. Soc. de dermat. et de syphil., 11 fév. 1897. — BOYET. Considérations sur la pathogénie de l'éléphantiasis. *Journal méd. de Bruxelles*, 13 oct. 1898. — POSPELOW, Elephantiasis Arabum. *Dermat. Centralblatt*, oct. 1899, n° 1, p. 7. — BOURCY et LAIGNET LAVASTINE, Lymphangite dermique récidivante (éléphantiasis nostras). *Bull. de la Soc. méd. des hôp.*, 1900, n° 12, p. 419. — HOEPFEL. Ein Beitrag zu Casuistik der congenit. Eleph. Tumoren. Inaug. Dissert. Erlangen, 1896. — Lire cette bibliographie dans la thèse de Follet. — H. BARTH, Rapports de l'éléphantiasis (lymph. scrotum) avec la Filariose. *Revue génér.* et *Ann. de dermat.*, 1881, p. 546-677. — CÉGAN, *Éléphantiasis exotique. Ses rapports avec la filaire du sang*. Thèse de Paris, mai 1894. — PATRICK MANSON, The Met. of Filaria sang. hom. in the Mosquito. Hong. k., 1877. In *Arch. de méd.*, nov. 1884. Trad. Chalmette. — DU MÊME, Observations on lymph. scrotum and allied diseases. *Med. Times and Gazette*, nov. 1875. — HOUILLIER, *Contribution à l'étude de la Filariose et en particulier de l'hémato-chylurie endémique des pays chauds*. Thèse de Montpellier, 1895. — VERHAEREN, *Une observation d'éléphantiasis filarien*. Thèse de Paris, 1896. — JEAN DE TARONI, *Contribution à l'étude de l'éléphantiasis du scrotum*. Thèse de Bordeaux, 1886-1887. — LUCAS, *Des manifestations pathologiques dues à la présence de la Filaria sanguinis hominis dans l'organisme humain*. Thèse de Bordeaux, 1893. — CASTERA, *Étude sur les rapports de l'éléphantiasis des Arabes sur la Filaire du sang*. — LEWIS, Art. in *Brit. med. Journal*, 1870-1873. — GAUCHER, *Leçons sur les maladies de la peau*. — TENNESON, *Traité clinique de Dermatologie*, 1893.

Symptomatologie. — Hypertrophie régionale à marche progressive liée à un processus inflammatoire indéfiniment prolongé, l'éléphantiasis se présente sous des aspects essentiellement différents. Parfois l'état phlegmasique devient d'une acuité extraordinaire, on observe alors la forme paroxystique de la maladie : *l'accès aigu d'éléphantiasis*. En général l'état phlegmasique est très atténué, le processus inflammatoire est torpide.

Dirons-nous qu'il existe deux variétés d'éléphantiasis : l'une aiguë, l'autre chronique? Ainsi présentée cette proposition est inacceptable, car elle semble impliquer l'existence de deux maladies dont l'une serait transitoire et l'autre persistante. En réalité tout éléphantiasis est par définition une affection chronique et les mêmes symptômes se retrouvent dans toutes les modalités de cette affection; mais ils existent à des degrés variables d'intensité. Celle-ci est-elle considérablement atténuée, l'état inflammatoire ne saurait être décelé au point de vue clinique : la maladie offre le *type torpide ordinaire*. Les réactions inflammatoires sont-elles modérées mais plus marquées que dans le cas précédent, et suffisamment accentuées pour être perçues cliniquement : il s'agit de la forme *subaiguë de l'Éléphantiasis*. Mais ici « subaigu » n'est pas opposé à « chronique »; ce terme désigne un degré d'intensité et non de durée.

Il est enfin des états paroxystiques de la maladie éléphantiasique où les symptômes revêtent un caractère d'acuité extraordinaire. C'est là cette « manière d'être » qui a été désignée sous le nom d'*accès aigu*. Qu'il marque l'entrée en scène d'un éléphantiasis à marche torpide, qu'il en trouble l'évolution tranquille, qu'il soit unique ou fréquemment répété, l'*accès aigu* est transitoire; mais le processus éléphantiasique dont il est une modalité temporaire continue sa marche indéfiniment prolongée.

Nous décrirons successivement l'éléphantiasis à *forme aiguë*, l'*éléphantiasis à forme torpide*, l'*éléphantiasis à forme subaiguë*.

A. **Éléphantiasis à forme aiguë**. — Spontanément ou à la suite de heurts, de traumatismes répétés, de fatigues prolongées, ou bien enfin au *cours d'un éléphantiasis à marche subaiguë* ou *torpide* surgit un syndrome inflammatoire localisé en général au scrotum et aux membres inférieurs.

C'est un gonflement douloureux de la région atteinte, devenue rouge à sa partie centrale ou périphérique. La douleur suit le trajet des gros troncs veineux ou du cordon. La palpation exagère la souffrance et révèle une augmentation de température locale, un état de tension superficielle de la peau, un empâtement profond des tissus.

Les gros troncs lymphatiques et veineux sont indurés (signe de la corde, Brassac) et leur trajet est souvent marqué par des traînées rouges, tandis que des placards de lymphangite réticulaire peuvent être situés à distance.

Les ganglions correspondants sont durs, douloureux, tuméfiés, et les adénopathies ont parfois précédé de quelques heures l'apparition de l'état inflammatoire local. Des phénomènes généraux ont apparu dès le début de la crise et rappellent en tous points ceux qui caractérisent l'érysipèle. Cet état dure quelques heures, deux ou trois jours dans les zones tempérées, un ou deux septénaires dans les pays chauds. La fièvre dont le cycle était plus ou moins irrégulier ou affectait les types tierce, double tierce, tombe brusquement en lysis en deux ou trois jours.

En même temps les phénomènes locaux s'amendent, la sensation de tension douloureuse n'est plus perçue, la rougeur s'éteint, le gonflement diminue graduellement ainsi que l'adénopathie. En général une tuméfaction localisée, destinée à s'accroître, représente le reliquat de l'accès aigu, et souvent du premier accès lui-même quand l'éléphantiasis revêt d'emblée la forme aiguë.

B. **Éléphantiasis à forme torpide.** — Parmi les symptômes de l'affection que nous allons décrire, l'*hypertrophie* et les *déformations régionales* massives sont de beaucoup les plus caractéristiques.

Mais il est d'autres traits importants du tableau clinique; à savoir : les *modifications d'aspect de la surface cutanée*, les *changements de consistance des plans superficiel et profond de la région malade*, les *adénopathies* et *finalement les troubles fonctionnels et les complications*.

a. **Hypertrophie et déformations.** — Il n'est aucune partie de la périphérie du corps qui ne puisse être atteinte d'éléphantiasis, mais nous ne saurions envisager tous les cas ; aussi nous n'insisterons que sur les transformations concernant les membres inférieurs, les organes génitaux, les membres supérieurs et la face.

1° Membres inférieurs. — Hypertrophie et déformation peuvent intéresser la totalité des membres inférieurs soit d'un côté, soit des deux côtés. Bien plus, il est des circonstances où la difformité d'origine éléphantiasique a gagné simultanément les fesses et le bas-ventre eux-mêmes.

Inversement l'hypersarcose est parfois circonscrite à une zone très peu étendue. Elle n'occupera que la face dorsale d'un pied, la partie antéro-externe d'une jambe, la face interne d'une cuisse, etc.

Unilatérale ou bilatérale l'éléphancie présente en général les sièges suivants : elle occupe la jambe, ou simultanément le pied et la jambe, ou bien la jambe et une partie de la cuisse.

La déformation est variable dans son aspect. Le pied et la jambe sont-ils confondus en un seul bloc? Tout ce qui était saillant ou rentrant au niveau des interlignes articulaires aura été nivelé. Alors le membre est transformé en une sorte de support cylindro-conique à extrémité supérieure élargie et à extrémité inférieure arrondie comme un pied d'éléphant. Seule la plante du pied ne sera que peu ou pas déformée, tandis que sa face dorsale est hypertrophiée. Celle-ci se confond sans ligne de démarcation apparente avec la jambe en haut, avec les orteils en bas, et ces derniers organes peuvent être tuméfiés et cohérents au point que seuls de légers sillons ébauchent entre eux une apparence de démarcation. C'est là l'hypertrophie concentrique, régulière et totale.

L'hypertrophie peut être régulière et interrompue par des sillons circulaires.

Ceux-ci apparaissent surtout au niveau des interlignes articulaires, du cou-de-pied, du jarret. Alors on verra d'énormes bourrelets de chair, descendant en surplomb de la jambe, venir coiffer le talon, le dos du pied éléphancié ou non, formant « cloche » ou « pantalon de zouave ».

Mais les membres hyperplasiés sont parfois segmentés par des circulaires correspondant non plus seulement aux plis articulaires, mais au tiers supérieur, au tiers inférieur, au milieu de la jambe.

Bien plus, des sillons verticaux découpent dans certains cas l'énorme masse de chairs débordantes en lobes irréguliers, séparés par des fentes dont la profondeur atteint ou dépasse 8 ou 10 centimètres et toutes ces variétés de

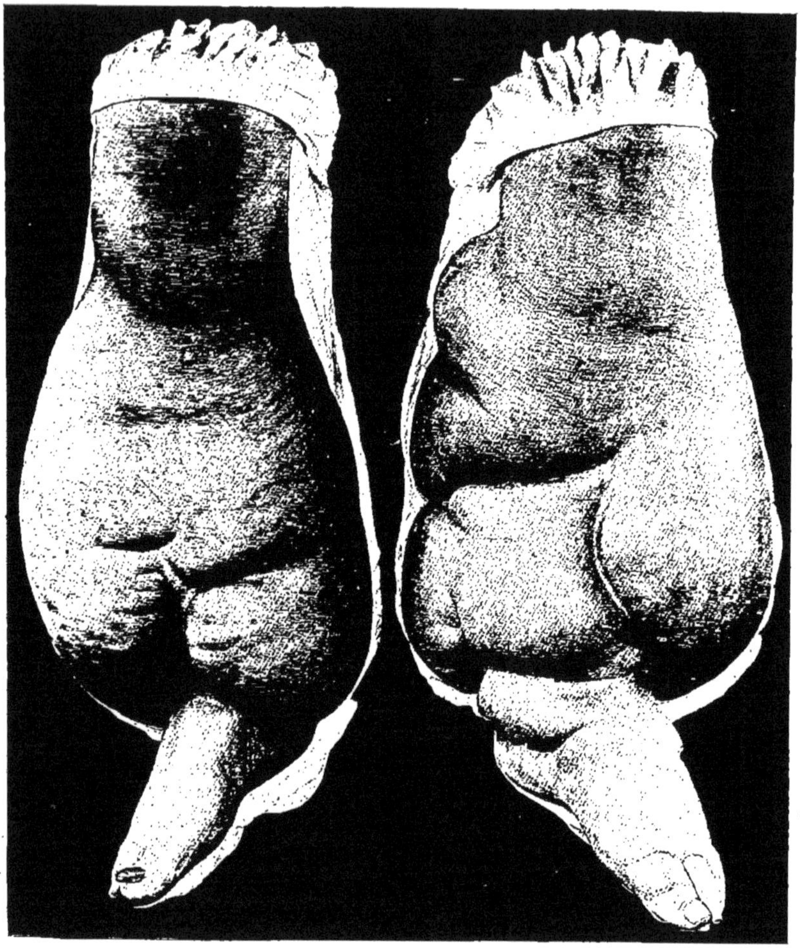

FIG. 60. — Éléphantiasis du membre inférieur. (Éléphantiasis des pays chauds.) (D'après Guibout, Musée de l'hôpital Saint-Louis, n° 292.)

déformation sont capables de se combiner entre elles. En voici un exemple. Une jambe éléphanciée sera régulièrement cylindrique dans sa moitié supérieure, étranglée en son milieu par une dépression circulaire, irrégulièrement exulcérante, mamelonnée dans sa moitié inférieure.

2° ORGANES GÉNITAUX. — *Organes génitaux de l'homme.* — *Scrotum.* — Ici tous les intermédiaires existent entre les cas où le scrotum atteint les dimensions d'une orange et ceux où il forme une énorme masse dont le poids dépasse 150 livres.

La tuméfaction débute souvent à la base du scrotum et assez fréquemment au niveau de sa partie latérale gauche. Elle s'étend peu à peu et finalement envahit la totalité de l'enveloppe externe des bourses. Celles-ci ont alors l'aspect d'un sac piriforme à surface régulièrement bosselée, à extrémité supérieure formant un pédicule attaché aux régions périnéale, pubienne, crurale, normales elles-mêmes ou hypertrophiées.

Quel est le sort de la verge en pareille occurrence? Tantôt elle est éléphanciée, tantôt elle ne l'est pas.

Dans le premier cas elle disparaît à la vue, car graduellement le fourreau, puis le prépuce se confondent avec le scrotum. Finalement les parois des bourses débordent le gland et celui-ci semble s'invaginer en arrière. Il est logé au fond d'une sorte de canal dont les parois sont formées par le fourreau et le prépuce retournés en doigt de gant et se continuant en avant avec la paroi scrotale. L'orifice antérieur de ce canal représente une sorte d'ombilic dont le bord inférieur forme gouttière et cette gouttière correspond au frein de la verge et au raphé scrotal.

Verge. — Associé ou non à l'éléphantiasis du scrotum, celui de la verge lui donnera parfois les dimensions les plus monstrueuses, celles d'un pénis d'âne ou de mulet par exemple. Cégan a vu cet organe traîner jusqu'à terre formant une sorte d'énorme trompe terminée par une verrue, verrue représentant le prépuce dont le poids atteint jusqu'à 1 kilogramme.

Nous venons de décrire l'éléphantiasis généralisé des enveloppes de la verge, mais celui-ci est total ou partiel suivant que fourreau et prépuce, ou l'une ou l'autre de ces parties sont hyperplasiées.

Organes génitaux de la femme. — Grandes lèvres correspondant au scrotum, capuchon du clitoris correspondant au prépuce, petites lèvres sont susceptibles de s'accroître simultanément ou isolément en prenant un développement variable.

Il est fréquent de trouver un éléphantiasis des grandes lèvres consécutif à des heurts répétés et caractérisé par une hypertrophie modérée. Mais cette hypertrophie chez certaines malades, devient véritablement monstrueuse. C'est, par exemple, le fait cité par Kugelman où le capuchon du clitoris avait atteint les proportions d'une tête de fœtus ; c'est encore un exemple emprunté à Lentz, où une grande lèvre descendait presque à terre.

3° Face. — Au niveau de la face c'est le gonflement régulier ou irrégulier du nez, c'est la tuméfaction des paupières saillantes, c'est l'empâtement du visage que semble recouvrir un masque superposé au menton lui-même ; c'est parfois l'hypertrophie d'une seule oreille ou de la lèvre supérieure proéminente.

4° Membre supérieur. — Les localisations de l'éléphantiasis au niveau d'une partie du membre supérieur sont relativement rares. Plus rares encore sont les hypertrophies lui donnant dans sa totalité ou sa presque totalité une ampleur extraordinaire. Cependant Brassac rapporte l'histoire d'une malade dont le membre supérieur gauche était hypertrophié au point de peser 120 livres. L'hypersarcose cessait au niveau du poignet d'où émergeait une main normale dont les doigts avaient conservé leur agilité. Parfois à l'éléphantiasis du bras se joint celui du sein; parfois la déformation mammaire se montre isolément; mais nous n'insisterons pas sur ces localisations rares comme celles qui se font au niveau de la nuque, du cou, de l'abdomen, de la langue enfin, car certaines macroglossies sont, suivant toute vraisemblance, de véritables états éléphantiasiques de cet organe.

b. **Modification de consistance des téguments.** — La peau ne se plisse pas, elle ne glisse pas sur le plan aponévrotique sous-jacent. Il existe un empâtement diffus soudant entre eux les téguments dans leurs diverses couches.

Tantôt les tissus résistent comme du carton sec ou sont d'une dureté ligneuse soit dans leur ensemble, soit au niveau de nouures irrégulièrement réparties. Tantôt les masses charnues sont simplement résistantes; elles se laissent déprimer et l'on sent une sorte d'onde les parcourir en combinant la percussion à la palpation. Il existe alors un œdème considérable sous tension, et en raison de cet état de tension on obtient difficilement le godet caractéristique de l'œdème malgré une pression énergique.

Parfois cependant les tissus malades sont spongieux et mous. Cette mollesse des téguments, nous la rencontrerons assez fréquemment au niveau des scrotums éléphanciés.

Trouvons-nous au niveau de la partie médiane de la verge, au bord interne du mollet, à la face interne de la jambe des cordons durs? Il s'agit là de veines ou de lymphatiques thrombosés et la découverte de lymphangites chroniques nous amène à l'examen des ganglions correspondants. Mous ou durs, résistant à la pression ou partiellement réductibles, douloureux ou indolores, mobiles ou adhérents aux tissus environnants, les *ganglions* participent en général au processus morbide en évolution. Il s'agit là d'adénopathies différentes de celles que provoquent les infections secondaires dues à des modifications de la surface cutanée.

c. **Altérations de la surface cutanée.** — Nous envisagerons les trois faits suivants :

La peau ne présente pas de saillie;

Elle est couverte de néoformations saillantes;

Elle est érodée, ulcérée.

La peau ne présente pas de saillies. — Tantôt elle est uniformément blanche, érythémateuse ou pigmentée. Tantôt les modifications de coloration se combinent sous forme de placards irrégulièrement distribués entre lesquels apparaissent les arborisations violacées de fines ectasies capillaires. Cette peau lisse ou craquelée est moite ou sèche, glabre ou recouverte de poils normaux ou cassants. Alors, d'après Renaut, écartés les uns des autres comme dans tout œdème chronique, les poils occupent le centre d'une minime dépression cupuliforme.

La surface cutanée est recouverte de saillies. Celles-ci sont formées par des dilatations vasculaires ou par un épaississement du derme et de l'épiderme.

Il existe des dilatations vasculaires. Passons sur les ectasies veineuses, peu intéressantes, pour dire quelques mots des ectasies lymphatiques. Arrondies et simples ou villeuses, des saillies transparentes et minimes sont formées par les capillaires lymphatiques terminaux des papilles. Des vergetures transparentes plus ou moins allongées, moniliformes, réductibles, se montrent parfois en même temps que les vésicules; ce sont des troncules lymphatiques du derme dilatés. Enfin, que des lacis épais se développent dessinant des reliefs irréguliers, enchevêtrés, flexueux, orientés parallèlement au grand axe des membres, dirigés vers les grands plis articulaires et nous aurons sous les yeux les varices des gros troncs lymphatiques. Mais fréquemment existent des saillies formées par un épaississement du derme, de l'épiderme.

C'est parfois un état ichtyosique rappelant l'ichtyose hystrix ou serpentine. Il peut être diffus ou localisé, formant des placards disposés en zones minces ou larges, quadrilatères. Souvent c'est un état papillomateux. Celui-ci est-il dû à la production de papillomes cornés, les saillies sont filiformes ou verruqueuses, ou représentées par des nodosités plus ou moins irrégulières et la peau prend un aspect rude, râpeux, raboteux, plissé, squameux, mamelonné. Ainsi se forme une sorte de cuirasse plus ou moins épaisse, inégale et dure.

Mais l'épiderme, au lieu de s'épaissir et de s'indurer, peut se ramollir et s'amincir. Alors les végétations rougeâtres, framboisées, formées du tissu de bourgeon charnu, apparaissent sur des téguments érodés.

La peau est érodée, ulcérée. A la surface de la peau tendue, entre les saillies papillomateuses, au fond des grands plis articulaires, la surface cutanée se fendille, se craquelle et s'érode, car il se produit des fissures, des rhagades, des pertes de substance plus ou moins étendues. Ainsi sont perforés les vaisseaux lymphatiques variqueux dont nous avons parlé.

Dans les deux cas apparaîtront des écoulements de sérosité. Des fissures cutanées on voit sourdre un liquide clair ou sanguinolent, alcalin, renfermant des leucocytes, des hématies. C'est la sérosité inflammatoire spontanément coagulable qui est comprise entre les faisceaux de tissu conjonctif et les vaisseaux et s'épanche au dehors. Coagulant à la surface de la peau, ce liquide s'y dessèche, formant des croûtes plus ou moins épaisses aussi bien dans les parties en creux que dans les parties en saillie. Mélangées au sébum, saupoudrées de poussière, ces croûtes contribueront à donner un aspect repoussant aux téguments déformés.

Mais les épanchements de véritable lymphe se produisent aussi.

Un des capillaires lymphatiques distendus s'est rompu. Ici ce n'est plus le liquide d'exsudat, inflammatoire qui s'écoule, c'est le contenu des vaisseaux lymphatiques, la lymphe elle-même, dirons-nous.

Colorée au début, puis lactescente, spontanément coagulable, elle renferme des corpuscules réfringents, noirâtres, des granulations protéiques, des leucocytes mononucléaires et polynucléaires, des hématies. Tantôt cette lymphorragie sera très courte, tantôt elle durera plusieurs heures, voire même plusieurs jours. On a vu s'écouler jusqu'à 125 grammes de liquide par heure et le même patient perdre plusieurs litres de lymphe en deux ou trois jours.

Le flux est-il périodique, il apparaîtra tous les huit ou quinze jours, toutes les cinq ou six semaines, provenant tantôt de varices différentes, tantôt du même point, comme s'il existait une véritable fistule lymphatique.

Prolongée, abondante, récidivante, cette saignée blanche peut constituer une véritable complication, épuisant complètement les malades.

d. **Ulcérations**. — Mais il est d'autres lésions, rares il est vrai, résultant de la production d'ulcérations térébrantes. Elles succèdent à la chute d'escliares, à des inflammations surajoutées de nature diverse. Elles peuvent être suivies de nécroses osseuses d'arthrite, d'arthrite tibio-tarsienne, par exemple. Il s'agit là de complications rentrant en arrière-plan dans l'histoire de l'éléphantiasis, affection à évolution lente, gênante, mais peu grave en général.

Subdivisions de l'éléphantiasis à forme torpide. — Si nous jetons un coup d'œil sur la symptomatologie de l'éléphantiasis à forme torpide, nous le voyons réaliser deux aspects dissemblables auxquels correspondent les termes d'éléphantiasis des pays chauds et d'éléphantiasis nostras.

L'hypersarcose s'accompagne d'un œdème considérable sans tendance marquée à la sclérose, quel que soit le siège initial, membres inférieurs ou scrotum. Une forte pression énergiquement maintenue au niveau des éminences arrondies ou polygonales, carrelant la surface cutanée, les fait disparaître. A leur place apparaît une dépression plus ou moins profonde, qui s'efface à son tour par afflux du liquide d'œdème qui, peu à peu, tend à faire boucher la peau. En un mot, les saillies ne sont pas formées par des papillomes, mais par une peau œdématiée faisant hernie entre les travées d'un réseau de sclérose peu marqué. Alors apparaissent les hypertrophies énormes et les difformités monstrueuses; l'accroissement colossal d'une région du corps découpée en lobes, recouverte de lymphangiectasies en saillie sur une peau glabre et unie, ou rugueuse et squameuse. C'est sous cet aspect que se présente fréquemment l'*éléphantiasis des pays chauds*. Est-ce une raison pour le séparer, d'une façon absolue, de l'éléphantiasis dit nostras, qui revêt plus particulièrement l'aspect que nous allons décrire?

Nous ne le croyons pas, car : 1° il existe cliniquement tous les intermédiaires entre l'éléphantiasis dit nostras et celui des pays chauds; 2° d'après Bourcy les deux variétés peuvent coexister chez un même sujet.

L'éléphantiasis dit nostras se différencierait du précédent par un moindre développement de l'œdème, par une tendance plus marquée à la sclérose. L'hypersarcose est moins accentuée, des papillomes verruqueux recouvrent fréquemment la surface cutanée, les lymphangiectasies sont moins marquées, les tissus sont indurés, comme blindés par des bandes fibreuses ou bosselées de nodosités profondes résistantes.

C. **Éléphantiasis à forme subaiguë**. — Ici l'intensité du processus inflammatoire chronique est plus marquée que dans la forme précédente, ce qui se constate cliniquement grâce à la présence de placards plus ou moins étendus.

La peau est rouge ou rosée, lisse ou croûteuse, érodée, fissurée, suintante, croûteuse; elle est douloureuse à la pression qui y inscrit facilement des godets d'œdème; elle est plus chaude que les parties avoisinantes, dont la sépare un bourrelet parfois turgide. Les placards restent dans un état presque stationnaire durant des semaines ou des mois ou s'étendent par saccades, rétrocédant en un point pour apparaître dans un territoire limitrophe, car leur zone d'expansion est limitée à une région. Ajoutons à ces signes la coexistence d'adénopathies correspondantes douloureuses, l'apparition fréquente d'accès fébriles, et ce syndrome nous fera penser à une sorte d'érysipèle spécial, à la fois superficiel et profond, qui serait cantonné pendant plusieurs mois à la même région du corps où il suivrait une marche lentement serpigineuse ou brusquement extensive.

Supposons que les accès fébriles soient incessants, les phénomènes locaux très douloureux, que des *accès aigus d'éléphantiasis*, en un mot, deviennent subintrants, et nous aurons devant les yeux une forme maligne de l'éléphantiasis.

Marche de l'éléphantiasis. — Le processus morbide commence-t-il d'emblée par un accès aigu, celui-ci s'éteint en quelques jours ou quelques semaines. Ainsi semble disparaître une affection simulant un érysipèle, un phlegmon. En réalité, il s'agissait là de la première manifestation d'une maladie destinée à persister. Elle a attaqué d'emblée le système conjonctivo-vasculaire d'un territoire organique et souvent jusque dans les plans les plus profonds, comme l'avait jadis remarqué Virchow; et alors même que tout reliquat de la première crise semble avoir disparu au point de vue clinique, le processus inflammatoire continue à couver sur place.

Il récidivera soit sous la forme de nouveaux accès aigus, soit sous une forme atténuée et, dans tous les cas, il finira par donner naissance à l'hypersarcose persistante à marche progressive.

Celle-ci évolue souvent après un premier accès sans qu'il en apparaisse de nouveaux. Inversement, dans certaines formes, le premier paroxysme une fois éteint, d'autres poussées se rallument avec ou sans localisation identique. Ce sont parfois huit ou dix violentes attaques apparaissant au cours de la première année; mais, en général, la répétition de ces poussées inflammatoires s'espace graduellement et leur intensité décroît. Finalement, la maladie entre dans la phase de torpidité et son extension ne se fait que graduellement et sans réactions phlogogènes cliniquement appréciables.

Mais, pour E. Besnier et Kaposi, il est des éléphantiasis monstrueuses qui se développent sans offrir le moindre état paroxystique. Il en est pour lesquels, d'emblée, les accès aigus se bornent à une sensation d'engourdissement local, avec léger accès fébrile, faible élévation de température régionale. Il en est parfois qui revêtent l'aspect d'un érysipèle blanc, d'un érysipèle atténué, primitif.

Enfin, le processus inflammatoire peut être caractérisé pendant une ou plusieurs années par des états paroxystiques subintrants, ce qui aggrave singulièrement le pronostic de cette affection.

Pronostic. — L'éléphantiasis n'est évidemment pas *a priori* une maladie à pronostic désespérément sombre. Les troubles fonctionnels y sont, en général, peu marqués par rapport aux déformations. C'est là, néanmoins, une affection généralement redoutable en raison de sa durée en général indéfiniment prolongée, de la gêne apportée à certaines fonctions et de l'intensité que manifeste parfois l'état infectieux primitif ou secondaire.

La diminution ou l'exagération de la sécrétion sudorale, l'atténuation tardive de la sensibilité au tact et à la douleur sont des phénomènes fréquents, mais c'est là bien peu de chose auprès de certains troubles fonctionnels.

S'agit-il des membres, l'augmentation énorme de leur poids représente un obstacle mécanique à leur jeu normal. Les ankyloses, la sclérose musculaire interstitielle, les névrites périphériques, compliquent rarement, il est vrai, la situation; il est même des individus qui sont capables de fournir un travail opiniâtre avec une jambe devenue énorme; mais, à côté de ceux-là, il en est d'autres qui sont de véritables infirmes remuant péniblement des membres alourdis par l'hypersarcose, raidis par la sclérose tégumentaire, ou endoloris au niveau des placards de l'éléphantiasis à forme subaiguë.

S'agit-il de l'éléphantiasis du scrotum et de la verge, fonction génitale, fonction urinaire, seront troublées en raison de l'hypertrophie des enveloppes de la verge ou de l'investissement du gland par les parois scrotales. Le coït est impraticable, la miction est une source de complications; en effet, les bourses, baignées par l'urine qui fermente, s'irritent, deviennent érythémateuses et se nécrosent parfois. Ces ulcérations, de même que celles qui apparaissent au niveau des membres, ouvrent la porte aux infections secondaires. On peut donc mourir, dans certains cas, de lésions surajoutées à l'éléphantiasis, fait rare; on peut même mourir de l'éléphantiasis, dans ces circonstances encore plus rares, où le syndrome, comme l'a dit Thornill, semble empreint d'emblée d'une malignité particulière.

B. — ÉTATS ÉLÉPHANTIASIQUES

(*Maladie secondaire.*)

Étiologie, symptômes et pronostic des états éléphantiasiques.

Théoriquement, le syndrome anatomo-clinique de *l'éléphantiasis* et celui de *l'état éléphantiaque* sont identiques. Dans les deux cas existent *l'hypersarcose chronique à marche progressive et extensive, les œdèmes, la réaction inflammatoire de l'appareil conjonctivo-vasculaire.* Mais la physionomie de l'état éléphantiasique sera encore plus variable que celle de l'éléphantiasis, maladie primitive. Il apparaît dans des conditions étiologiques variées, il complique la symptomatologie d'une affection préparatoire, puisqu'il est surajouté à celle-ci; enfin, le syndrome éléphantiasique peut lui-même présenter des modalités différentes.

1° **Étiologie des états éléphantiasiques.** — Les conditions *préparant* le développement de l'*état éléphantiasique* sont essentiellement les suivantes :

Ralentissement de la circulation lymphatique;

Ralentissement de la circulation veineuse;

Troubles circulatoires d'origine nerveuse ou diathésique;

Précession d'ulcérations où de néoplasies d'origines diverses.

a. Il existe un ralentissement de la circulation lymphatique. Quelle en est la cause?

Il y a ou il n'y a pas d'obstacle au passage de la lymphe.

Il y a un obstacle au passage de la lymphe. — Celui-ci siégera bien rarement au niveau du canal thoracique comprimé ou envahi par une tumeur ou comblé par thrombose. L'obstruction sera au contraire fréquemment réalisée au niveau des ganglions.

Ceux-ci seront refoulés par des néoplasmes à types de tumeurs bénignes ou malignes nés des tissus voisins, ou bien ils seront comprimés par une poche anévrysmatique issue d'un vaisseau rapproché. Parfois ils seront sclérosés, d'autres fois leurs trajets seront oblitérés par le tissu de tumeurs autochtones ou développées dans la glande par métastase. C'est enfin dans certains cas la suspension brusque du drainage lymphatique d'une région par enlèvement du groupe ganglionnaire correspondant.

Il n'existe pas d'obstacle au passage de la lymphe. — Tel est le cas de la leucophlegmasie de Virchow. Ici les vaisseaux lymphatiques sont largement béants en deçà, au delà et à l'intérieur des ganglions eux-mêmes. D'énormes lymphangiectasies et adéno-lymphacèles sont généralisées, le canal thoracique lui-même peut être dilaté.

Comment admettre un ralentissement du cours de la lymphe quand les voies lymphatiques sont ectasiées? Il existe cependant, car leurs parois altérées ont perdu la tonicité et la contractilité normales régulatrices de la circulation.

Il existe un ralentissement de la circulation veineuse. — Les conditions déterminantes sont tantôt le développement d'une phlébite aiguë suivie d'obstructions veineuses persistantes avec circulation collatérale insuffisante; la phlébo-sclérose à type de varices accompagnée ou non de névrites interstitielles, parfois une affection cardiaque avec son cortège de stases sanguines indéfiniment répétées, affections accompagnées ou non de phlébo-sclérose ou d'artério-sclérose généralisée.

Il existe des troubles circulatoires d'origine nerveuse ou diathésique. — Des œdèmes fluxionnaires fréquemment répétés se transforment en œdèmes chroniques.

Ils apparaissent chez des névropathes ou des individus atteints d'affections organiques de la moelle ou des nerfs périphériques.

Ils accompagnent des poussées rhumatismales. Dans de pareilles conditions on verrait naître des états éléphantiasiques consécutivement à la répétition incessante ou à la fixité de ces épanchements séreux.

L'état éléphantiasique est précédé par des ulcérations ou des néoplasies d'origines diverses. — L'énumération de ces lésions sera faite à propos de la description clinique des états éléphantiasiques.

2° **Symptômes.** — Dans l'immense majorité des cas, l'état éléphantiasique se surajoute à un œdème préexistant d'origine mécanique ou fluxionnaire.

L'état éléphantiasique est secondaire à un œdème mécanique d'origine lymphatique. — Son apparition est précédée par celle d'un œdème mou, de lymphangiectasies. Vésiculettes transparentes, cordons translucides, paquets variqueux lymphatiques, adéno-lymphacèles bosselées, molles, réductibles, ont annoncé la stase lymphatique. Tantôt les indices en sont insignifiants : d'après Brocq quelques vésiculettes transparentes de la grosseur d'une tête d'épingle siégeant au prépuce attirent seuls l'attention. Tantôt ils sont exubérants, des paquets variqueux, blanchâtres, énormes, noueux, déforment la face interne de la cuisse, par exemple.

Un œdème plus ou moins marqué accompagne-t-il ces lymphangiectasies : ou bien il reste circonscrit au territoire qui leur est adjacent, ou bien il envahit la totalité d'un membre en progressant de sa racine à son extrémité ou en suivant une marche inverse.

Ceci n'est pas encore l'*état éléphantiasique*. Surviennent des lymphangites, des inflammations plus ou moins diffuses rappelant l'érysipèle ordinaire, l'érysipèle blanc, la maladie éléphantiasique entre en scène. L'hypersarcose chronique à marche progressive et extensive va se développer alors avec ses œdèmes spéciaux, ses réactions inflammatoires conjonctivo-vasculaires.

Cette variété d'état éléphantiasique se caractérise en général non seulement par l'ensemble des signes indiquant l'importance de la stase lymphatique prémonitoire et concomitante, mais aussi par la prédominance de l'œdème sur les autres lésions, par les hypertrophies colossales et le peu de tendance à la sclérose (état éléphantiasique des pays chauds).

L'état éléphantiasique est secondaire à un œdème d'origine veineuse. — Œdèmes massifs, durs, de la phlegmasia alba dolens, œdèmes partiels bilatéraux permalléolaires mous d'abord, durs ensuite et à marche ascendante, des cardiaques, varicosités, lacis bleu, indices de circulation veineuse collatérale, précèdent et accompagnent cette variété d'état éléphantiasique.

Ici le processus de sclérose est précoce, le développement exagéré des régions éléphanciées est rare, la peau devient rapidement rugueuse, mamelonnée, indurée, et ces faits sont en concordance avec l'existence fréquente d'artérites, de phlébites, de névrites. Mais le cas peut être encore plus complexe si l'ulcère de jambe figure aussi au tableau. Nous allons aborder ce sujet tout de suite, car nous passons actuellement sous silence l'histoire des états éléphantiasiques surajoutés aux œdèmes fluxionnaires d'origine nerveuse ou diathésique. Cette histoire, nous en présenterons plus bas un rapide exposé à propos de la pathogénie et de l'anatomie pathologique de la maladie de Rhazes.

L'état éléphantiasique est précédé par des ulcérations ou des néoplasies localisées de natures différentes. — Les lésions sont superficielles ou profondes d'emblée.

Elles sont superficielles. A la jambe, par exemple, ULCÈRE DE JAMBE, varices, névrites, eczéma chronique, echtyma, semblent combiner leurs effets pour préparer le développement de l'état éléphantiasique. S'agit-il de l'ulcère de jambe, des poussées lymphangitiques se produisent et sont accompagnées de dermite.

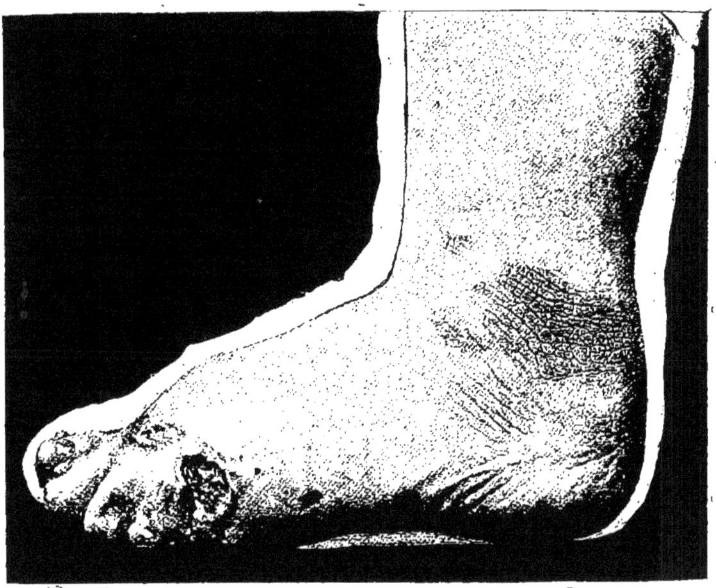

Fig. 61. — Tuberculose ulcéreuse et état éléphantiasique. (D'après Widal. Musée de l'hôpital Saint-Louis, n° 674.)

Elles rétrocèdent, laissant comme reliquat une hypertrophie tenace puis récidivant sur place. Cette hypertrophie atteint rarement des proportions considérables; elle s'accroît à l'occasion des poussées inflammatoires récidivantes et reste stationnaire pendant les phases d'accalmie. Le siège d'élection est l'extrémité inférieure de la jambe, le cou-de-pied, le dos du pied lui-même. Ici l'induration du derme est très marquée, l'œdème l'est peu, il existe des troubles de sensibilité thermique notables. Enfin c'est un ulcère chronique à bords calleux qui est le centre d'irradiation des lésions dont nous venons de parler.

Il nous est impossible de tracer le tableau polymorphe des états éléphantiasiques que peuvent provoquer d'innombrables ulcérations et néoplasies d'origines diverses. Rappelons que ces modalités de l'éléphancie emprunteront leurs caractères distinctifs à la présence et à la coexistence de la maladie primordiale à laquelle elles se juxtaposent. A la verge, par exemple, ce sera les balanites, les balano-posthites, le phimosis, les ulcérations chancrelleuses, les rétrécissements suivis de fistules urinaires, d'infiltrations urinaires. Dans d'autres cas, ce sera non plus des néoplasies ou des ulcérations d'origine banale, mais des lésions de nature spécifique, tuberculeuse, lépreuse ou syphilitique (Fig. 61).

Parfois enfin les lésions centrales sont profondes d'emblée et nous citerons : ostéomyélites, ostéoarthrites banales ou bacillaires, fractures compliquées mal consolidées.

3° Du **pronostic** et des troubles fonctionnels, nous ne dirons rien de plus que ce que nous avons exposé à propos de l'éléphantiasis, maladie primitive ; les détails ici sont afférents à l'innombrable variété des conditions occasionnelles prédisposant aux états éléphantiaques.

II

ANATOMIE PATHOLOGIQUE DE L'ÉLÉPHANTIASIS ET DE L'ÉTAT ÉLÉPHANTIASIQUE

A. — ÉLÉPHANTIASIS

a. Éléphantiasis a la phase paroxystique. — Quel est l'état des tissus au cours d'un accès aigu d'éléphantiasis? C'est celui de toute inflammation aiguë franche de l'appareil conjonctivo-vasculaire. Limitée à la peau et au chorion ou étendue simultanément aux plans profonds, y compris le périoste, la réaction est très active. Elle s'atténue à un moment donné, mais sans rétrocéder complètement. Quand la phase de torpidité est réalisée, que trouvons-nous dans la zone initialement frappée? Un processus anatomo-pathologique atténué quant à son intensité, mais identique histologiquement à celui qui caractérise l'inflammation franche prolongée.

b. Éléphantiasis a forme torpide et subaiguë. — Nous étudierons successivement les lésions macroscopiques, puis les lésions microscopiques de l'éléphantiasis à forme torpide.

1° *Lésions macroscopiques.* — Les modifications macroscopiques se présentent sous deux aspects principaux.

Dans certains cas, l'hypersarcose est surtout caractérisée par la prédominance de l'œdème et de l'hyperplasie conjonctive avec sclérose nulle ou peu marquée. Dans d'autres cas, c'est le processus de sclérose qui l'emporte. La première modalité a été appelée, par certains auteurs, hypersarcose avec prédominance d'œdème; la deuxième a été dénommée hypersarcose avec prédominance des lésions de sclérose.

Hypersarcose avec prédominance d'œdème. — Incisons la masse des tissus hypertrophiés. Ils sont fermes, mais sans dureté. L'instrument coupant divise un bloc de consistance homogène. Cette homogénéité se traduit par l'aspect de la surface de section dont tous les plans sont comme infiltrés par une gangue commune amorphe et translucide.

Les tissus, dit Renaut, présentent l'aspect que pourrait leur donner la congélation ou l'injection interstitielle de gélatine.

Des surfaces suintantes du derme épaissi (2, 3 centimètres et plus), et de l'hypoderme épais de 2, 6, 8 centimètres et plus, on peut faire sourdre par la pression une grande quantité de liquide. Il provient en partie des vaisseaux lymphatiques dilatés, vaisseaux béants sur la tranche de section. Il dérive, d'autre part, des espaces interfasciculaires du tissu conjonctif.

Il est donc formé d'un mélange de lymphe et de sérosité d'œdème.

De même que la lymphe, la sérosité de cet œdème est spontanément coagulable, à l'inverse des transsudats simples; c'est, en un mot, un exsudat inflammatoire. Cet exsudat inflammatoire persiste jusque dans les phases les plus avancées de l'éléphantiasis.

On le retrouve même quand sont développées au maximum les lésions de sclérose dont nous allons parler. Mais nous savons qu'il peut être mélangé à la sérosité des transsudats simples.

Hypersarcose avec prédominance de sclérose. — Ici les tissus sont résistants à la coupe, ils crient sous le couteau.

La peau, l'hypoderme, les muscles eux-mêmes, font corps jusqu'à l'os, car une gangue fibreuse à tractus irréguliers associe entre elles les différentes couches dont nous venons de parler.

Au-dessous de l'épiderme aminci ou hyperkératinisé, la zone papillaire est amincie et plane, ou au contraire hypertrophiée, exubérante, papillomateuse. Le derme épaissi et dur mais infiltré de suc transparent est tantôt blanchâtre, tantôt pigmenté. Il peut être creusé de cavités lymphatiques ou sanguines lui donnant un aspect aréolaire comparable à celui du bois vermoulu.

Le tissu cellulaire sous-cutané plus ou moins hyperplasié est profondément remanié. C'est à ce niveau un aspect lardacé, une induration notable, une substitution de traînées fibreuses denses au tissu musculaire et graisseux, traînées fibreuses soudant le derme à l'hypoderme, l'hypoderme à l'aponévrose.

De l'aponévrose elles irradient dans l'épaisseur des muscles qu'elles cloisonnent et se confondent finalement avec le périoste hypertrophié recouvrant des os parfois déformés.

C'est alors que le tibia, épaissi au niveau de sa diaphyse et de ses épiphyses, se recouvre de saillies acuminées ou mousses saillantes dans les tissus environnants sclérosés. Parfois cet os est soudé au péroné hyperostosé par un ligament interosseux ossifié; les os sont atteints de nécrose ou d'atrophie des surfaces articulaires et celles-ci offrent les lésions de l'arthrite sèche.

Signalons en plus les altérations des gros vaisseaux et des ganglions correspondant à la région éléphanciée.

Ainsi Günzburger a-t-il vu une artère poplitée grosse comme une iliaque externe, d'autres fois il s'agira de phlébite chronique, phlébite de la saphène interne, par exemple.

Quant aux lymphangiectasies des gros troncs lymphatiques et aux adénopathies, elles sont loin de constituer une rareté.

Les ganglions adhérents ou non au tissu ambiant sont parfois transformés en masses homogènes, sclérosées, dures, à moins qu'ils n'aient subi une transformation pseudo-kystique donnant à leur surface de section un aspect spongieux.

2° *Lésions microscopiques.* — Les lésions microscopiques fondamentales de l'éléphantiasis sont représentées par l'*œdème*, les *altérations vasculaires*, la *réaction des éléments fixes du tissu conjonctif et des phénomènes d'apport.*

L'*œdème* peut être décelé microscopiquement. Il est dû à l'épanchement de sérosité entre les vaisseaux sanguins et lymphatiques et les tissus élastique et conjonctif. L'origine de l'œdème est souvent complexe. En général, la sérosité épanchée dans les mailles du tissu cellulaire résulte du mélange de deux liquides de nature différente. L'une des deux variétés de liquides est le transsudat simple, non coagulable, dont la production est due à une rupture de l'équilibre circulatoire.

L'autre variété est représentée par l'exsudat spontanément coagulable, dont la production est liée à la réaction inflammatoire des éléments du système conjonctivo-vasculaire. Il renferme réticulum fibrineux, hématies, leucocytes polynucléaires.

C'est là une des lésions fondamentales de l'éléphantiasis, lésion toujours présente, tandis que l'œdème d'origine mécanique n'a, comme nous le verrons, qu'une valeur accessoire.

Altérations vasculaires. — Les altérations vasculaires se produisent surtout au niveau des vaisseaux de petit calibre et des capillaires.

Ce sont des endovascularites et périvascularites avec thromboses récentes ou anciennes fibrino-leucocytiques ou conjonctives. Elles intéressent par ordre de fréquence et de gravité les capillaires et les petits vaisseaux lymphatiques, les capillaires sanguins, les veinules et les artérioles. Les capillaires lymphatiques n'apparaissent plus sous l'aspect de fentes, mais comme des espaces étoilés ou arrondis. Ils sont élargis, leur lymphe présente un aspect grenu ou finement fibrillaire. Elle forme des coagulations à bords festonnés recouverts de cellules endothéliales tuméfiées, desquamées, se détachant de la paroi épaissie. Cette desquamation s'exagère parfois au point d'oblitérer les canaux lymphatiques qui se dilatent de façon à constituer de véritables kystes ou des lacs lymphatiques où plongent les glandes sudoripares.

Passons de l'étude des vaisseaux lymphatiques à celle des capillaires et des vaisseaux sanguins de petit calibre, partout nous trouverons des lésions comparables. Ce sont celles qui caractérisent les capillarites, les lymphangites, les phlébites; c'est donc la thrombose, le gonflement et la multiplication des éléments fixes des parois vasculaires, ce sont les phénomènes d'apport.

Réaction des éléments fixes du tissu conjonctif et phénomènes d'apport. — Hyperplasie des cellules conjonctives atteignant parfois des formes géantes; division de ces cellules, transformation des vésicules adipeuses en cellules dépourvues de graisse, immigration de polynucléaires, apparition de macrophages, de plasmazellen irrégulièrement disséminées ou distribuées le long des vaisseaux lymphatiques, présence d'hématies épanchées en dehors des vaisseaux sanguins, — toutes ces modifications ne sont-elles pas caractéristiques d'un processus inflammatoire en évolution? — ce sont celles de l'éléphantiasis.

Que l'on veuille bien jeter un coup d'œil sur la Figure 63 empruntée à

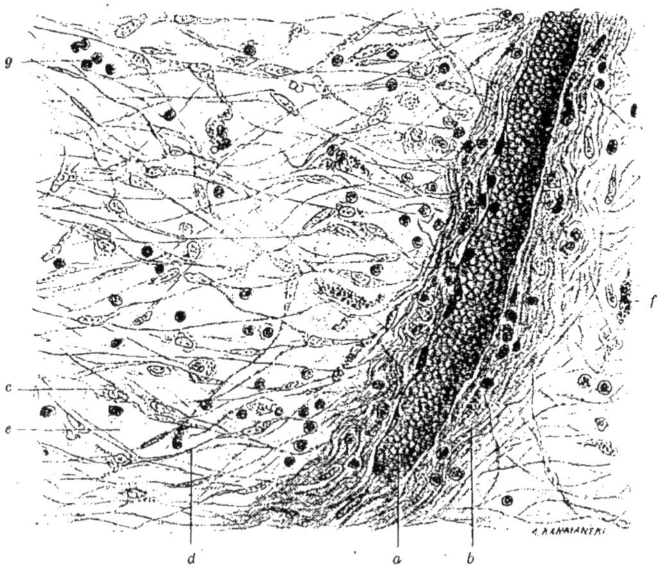

Fig. 62. — Éléphantiasis chronique de la jambe après phlegmatia. Détails de la structure de la couche sous-papillaire. (Emprunté à Darier.) — *Alcool, picrocarminate, glycérine.* (Grossissement : 500/1.)

a, veinule gorgée de sang. — *b*, paroi conjonctive de cette veinule, formée de vaisseaux onduleux, renfermant des cellules conjonctives et des leucocytes. — *c*, cellules conjonctives hypertrophiques. — *d*, prolongements anastomotiques de ces cellules. — *e*, faisceaux conjonctifs jeunes, vaguement fibrillaires. — *f*, cellule chargée de pigment ocre ; on en distingue six ou huit analogues en divers points de la figure. — *g*, leucocytes polynucléaires ; ils sont assez abondants ; on les reconnaît dans la préparation à leur forme ordinairement ronde, à la coloration vive et au contour lobulé de leur noyau.

Darier (1). Elle montre la coupe d'un vaisseau : c'est une veine. Les régions environnantes sont imbibées par le liquide d'œdème, les cellules conjonctives hypertrophiées et multipliées y surabondent. Des hématies ont émigré en dehors des vaisseaux sanguins ainsi que des leucocytes. Des macrophages sont présents et chargés de débris d'hématies.

Il s'agit là d'un *éléphantiasis à forme torpide* et néanmoins *le processus inflammatoire tout en évoluant avec lenteur n'en est pas moins typique.* Mais ce processus ne s'est pas seulement caractérisé par les modifications que nous venons de citer. Les faisceaux de tissu conjonctif, après avoir subi une

(1) La *Pratique Dermatologique*, t. I, p. 121.

sorte de fonte, reparaissent en vertu d'un véritable travail de réédification dont la Figure 63 nous montre l'ébauche. Entre les cellules fixes sont anastomosées des fibrilles grêles de tissu conjonctif, sans réseau de tissu élastique, les lésions inflammatoires en sont arrivées au stade téloformatif de Renaut. Il existe donc un travail histogénétique caractérisé par la réédification du tissu conjonctif, et l'apparition du tissu fibrillaire en est l'ébauche.

Or, la néoformation ne reproduit pas le tissu conjonctif fasciculé. Si elle aboutit au terme final, c'est pour édifier du tissu scléreux. La forme d'éléphantiasis dite « hypersarcose avec prédominance de sclérose » fait son apparition. Ce qui se forme, en fin de compte, c'est le tissu fibreux, dense, à cellules aplaties; c'est le tissu de cicatrice, au contact duquel vaisseaux, muscles, glandes, sont en voie d'atrophie.

Évolution et variétés anatomo-pathologiques de l'éléphantiasis. — L'évolution anatomo-pathologique de l'éléphantiasis peut être ainsi conçue théoriquement :

Dans une première phase se produit une inflammation diffuse aiguë de l'appareil conjonctivo-vasculaire d'une région de la périphérie du corps (accès aigu).

Dans une deuxième phase le processus inflammatoire atténué tend à persister indéfiniment. Cette phase comprend deux stades.

Dans le premier stade, les lésions qui sont en continuité d'évolution directe avec celles de l'état aigu réalisent le type d'hypersarcose inflammatoire avec prédominance d'œdème.

Dans le deuxième stade, les lésions réalisent le type d'hypersarcose inflammatoire avec prédominance de sclérose.

Un tissu cicatriciel remplacerait donc, en fin de compte, celui qui caractérise la réaction inflammatoire initiale.

Cette façon de voir est « virtuellement » exacte à un point de vue général. En ce qui concerne l'évolution de chaque cas en particulier, elle est inacceptable. Tantôt le processus inflammatoire est torpide d'emblée. Tantôt dans une région éléphanciée coexistent des lésions inflammatoires d'intensité et d'âge différents. Certains éléphantiasis seront caractérisés par l'apparition rapide d'une sclérose plus ou moins étendue. Dans d'autres cas, le tissu conjonctif remanié n'est représenté que par les cellules fixes et un tissu collagène amorphe en forme de fibrilles minces. En un mot, si nous avons affaire à un même processus histologique : la réaction inflammatoire, elle présente des modalités variées interdisant tout exposé rigoureusement systématique.

Ainsi l'œdème, les dilatations des vaisseaux lymphatiques, les phénomènes d'hypergenèse cellulaire, prennent-ils des proportions colossales? Nous aurons affaire à une forme d'éléphantiasis si fréquente dans certaines régions que le terme « d'éléphantiasis des pays chauds » sert à la désigner.

Des lésions de même ordre que les précédentes ne s'accompagnent pas de cette surabondance de l'œdème, de cette exagération des lymphangiectasies, de l'exubérance de l'hypergenèse cellulaire. Elles peuvent aboutir à une production plus ou moins rapide du tissu de sclérose.

A quelle variété d'éléphantiasis répond un tel état anatomo-pathologique? A celle que l'on appelle communément « l'éléphantiasis nostras ».

En réalité, entre l'éléphantiasis des pays chauds et l'éléphantiasis nostras existent des types intermédiaires.

Néanmoins le tableau anatomo-pathologique peut profondément différer dans les cas tranchés en raison d'une accentuation plus marquée de certaines altérations; de l'ectasie lymphatique par exemple dans la première de ces formes.

La prédominance d'une seule lésion peut servir à différencier une forme d'éléphantiasis. Citons entre autres exemples un cas décrit par Ranvier où, de toutes les réactions histologiques, la plus importante était une multiplication cellulaire intense. Dans d'autres circonstances, les dilatations des capillaires sanguins deviennent extraordinaires; ils en arrivent à former des dilatations pseudo-kystiques refoulant les parois des capillaires lymphatiques dilatés eux-mêmes : c'est là l'éléphantiasis télangiectode.

La dilatation des vaisseaux lymphatiques est-elle extrêmement marquée, nous aurons affaire à une variété d'éléphantiasis que nous pourrons appeler lymphangiectode.

Le processus inflammatoire se singularise enfin dans quelques cas par l'exagération d'une lésion ne rentrant pas dans le plan fondamental du processus anatomo-pathologique de l'éléphantiasis. C'est ainsi que le tissu adipeux prend parfois un développement considérable au contact des zones éléphanciées, comme s'hyperplasie le tissu graisseux de la région périrénale pendant le cours d'un phlegmon périnéphrétique.

B. — ÉTAT ÉLÉPHANTIAQUE

Nous n'insisterons pas sur les réactions histologiques des états éléphantiaques. Ici le syndrome anatomo-pathologique éléphantiasis s'est surajouté secondairement à des lésions préexistantes caractérisant une maladie intérieure. C'est donc l'intrication des lésions propres à l'affection primitive, à celles du syndrome en question, qui caractérise ces états morbides.

États éléphantiaques surajoutés à une stase lymphatique. — Ici prédominent les lymphangiectasies de tout ordre, sous-épidermiques ou profondes, localisées ou diffuses, à forme monokystique, polykystique, caverneuse, etc. Ces lymphangiectasies ressortissent en général à une obstruction des voies lymphatiques, exception faite en ce qui concerne la leucophlegmasie de Virchow, décrite aussi par Rindfleisch et Renaut.

Il ne s'agit pas ici de simples ectasies, car les dilatations des vaisseaux lymphatiques s'accompagnent d'état inflammatoire vrai; d'où le terme de leucophlegmasie. Autour de ces canaux dilatés, l'appareil conjonctivo-vasculaire est œdématié, enflammé, éléphancié. C'est la *pachydermie par leucophlegmasie primitive* dont Bourcy et Laignel Lavastine ont fait remarquer la similitude extraordinaire avec l'*éléphantiasis des pays chauds.*

L'état éléphantiaque est surajouté à une stase veineuse. — La phlébite, des périphlébites anciennes et récentes, la sclérose périphlébitique sont des altérations dominantes dans ces cas où l'hypersarcose atteint rarement des proportions très considérables.

L'état éléphantiaque est surajouté à des ulcérations ou à des néoplasies de natures différentes. — Ulcères des variqueux avec ses lésions eczématiques, echtymatiques (ou bien Lépromes, Syphilomes, Gommes, Tubercules, etc.), seront alliés à l'hypersarcose inflammatoire chronique qui présentera les modalités les plus variables.

III

NATURE ET CAUSES DE L'ÉLÉPHANTIASIS

Subordonnons avec de nombreux auteurs la production de la maladie éléphantiaque à celle d'un œdème local antérieur et nous aurons l'apparente explication du mécanisme pathogénétique de toutes les variétés de cette affection [1].

1° l'œdème à type de transsudat serait la manifestation primordiale de tout éléphantiasis ou état éléphantiaque ; 2° le liquide d'œdème déterminerait par action mécanique et chimique un état réactionnel du tissu conjonctif ; 3° de la combinaison à l'état chronique de cet état réactionnel du tissu conjonctif qui s'hyperplasie et de l'œdème résulterait la maladie éléphantiasique.

Nous ne saurions admettre cette théorie, car elle pèche par la base.

[1] *Éléphantiasis* (maladie primitive). — 1° Accès aigu initial, accès consécutif, sont caractérisés par une inflammation aiguë des tissus accompagnée de lymphangites, de phlébites, de capillarites, d'adénites, voire même de névrites.

Des reliquats de ces altérations anatomiques persistent dans l'intervalle des états paroxystiques.

Ce sont les lymphangites, les phlébites, les capillarites, les adénites, les névrites, lésions devenues chroniques et capables de combiner leurs effets pour donner naissance à des œdèmes d'origine complexe.

Au contact des liquides interstitiels stagnant d'une façon persistante, le tissu cellulaire réagirait.

Alors coexisteront vascularités, œdèmes et réaction du tissu conjonctif : *l'éléphantiasis serait définitivement constituée.*

2° *État éléphantiasique* (maladie secondaire). — Toutes les variétés d'états éléphantiaques s'édifieraient par un processus identique à celui que nous venons de décrire.

Mais ce processus serait commandé par des affections antérieures de nature variable, provocatrices d'œdèmes simples.

L'état éléphantiaque ressortirait donc soit à un arrêt de la circulation lymphatique, soit à un arrêt de la circulation veineuse, soit à des troubles circulatoires d'origine nerveuse, soit à la précession d'ulcérations ou de néoplasies d'origines diverses, parce que ces états morbides déterminent la production de transsudats qui irriteraient le tissu cellulaire.

En effet, l'œdème n'est pas forcément la manifestation primordiale de la maladie éléphantiaque. L'histoire de l'éléphantiasis, maladie primitive, ne nous démontre en aucune façon la précession fatale de l'œdème par rapport aux autres lésions.

De plus, rien ne prouve que le contact prolongé de transsudats et du tissu conjonctivo-vasculaire soit suffisant à créer le syndrome éléphantiaque.

A-t-on obtenu expérimentalement un tel résultat? Non, car, dans les expériences prolongées de Boddaërt, l'oblitération des voies lymphatiques ou veineuses, accompagnée de la section des nerfs, s'accompagnent simplement d'épanchements séreux interstitiels de longue durée. Il s'agit là d'œdèmes chroniques et c'est tout. Ne savons-nous pas en outre que des œdèmes simples peuvent persister pendant plusieurs mois, plusieurs années même, chez des névropathes, puis disparaître sans laisser de reliquats appréciables?

Que nous enseigne à ce sujet l'anatomie pathologique? D'après Renaut, quand un épanchement séreux dissocie les cellules conjonctives, écarte les faisceaux de tissu collagène, ces éléments irrités par un heurt prolongé prolifèrent ou s'hyperplasient peu à peu. A l'autorité si grande de Renaut, nous opposerons celle de Unna. Exception faite en faveur d'un ou deux cas douteux, il n'a jamais constaté de rapports de causalité entre l'existence de l'œdème simple et le développement de la maladie éléphantiaque. Les faisceaux de tissu collagène restent inertes, en pareil cas. Inversement, les réseaux de tissu élastique deviennent plus denses, plus serrés. Or, au point de vue histologique, c'est une réaction inverse qui se produit, au cours de l'éléphantiasis, à savoir, pour Darier : l'*hyperplasie des faisceaux conjonctifs et la disparition du réseau élastique*.

Allons-nous nier toute corrélation entre la précession de certains œdèmes chroniques et le développement de certains états éléphantiaques? Certes non, mais ce fait n'implique pas un rapport de causalité entre les deux manifestations en question. Nous voyons dans la *présence des œdèmes chroniques simples le résultat d'un trouble circulatoire appropriant le terrain au développement des infections secondaires et consécutivement de la maladie éléphantiaque*. Quant au foyer d'infection primordial ce peut être d'après Vaquez : soit les lymphatiques, soit les veines, soit le tissu cellulaire.

Il ne s'agit pas là d'une vue de l'esprit, car des résultats probants ont déjà été acquis à ce point de vue.

Démonstration de la nature infectieuse de la maladie éléphantiasique. — Sabouraud a fourni une démonstration évidente de la nature infectieuse de certains états éléphantiaques dont l'origine était jusqu'alors méconnue.

Étant donné des malades dont les membres inférieurs sont déformés par des états éléphantiaques apparus au cours d'affections antérieures diverses, eczéma, scrofule, tuberculose, il attend l'éclosion des accès aigus typiques.

Recueillant à ce moment en pipettes le sang obtenu par scarifications des téguments enflammés, il obtient par cultures en bouillon le streptocoque de

Fehleissen pur. Ainsi la nature infectieuse de ces états éléphantiasiques, leur agent pathogène, sont-ils mis en évidence.

Les caractères biologiques de ce virus expliquent du reste, à merveille, de nombreuses modalités de la maladie éléphantiasique.

Pénétrant pour la première fois dans les tissus, il suscitera l'éclosion de l'accès aigu d'éléphantiasis. Parasite tenace, il restera à demeure dans la région où il a fait son apparition. Achalme n'a-t-il pas trouvé, deux mois après la fin d'un érysipèle, des vaisseaux lymphatiques du territoire antérieurement malade oblitérés par des amas de streptocoques? Dans ces conditions il vit à l'état latent ayant une virulence extrêmement atténuée. Mais cette virulence peut subir des réveils à des degrés différents. Ainsi se manifestent des accès aigus répétés d'éléphantiasis comme se produisent les érysipèles francs à répétition. Dans certains cas, les poussées ne seront que subaiguës et parfois comparables aux érysipèles blancs. Enfin dans un terrain suffisamment adapté à la présence du virus, l'inflammation, tout en étant progressive et extensive, sera presque torpide.

Si nous poussons un peu plus loin l'étude anatomo-pathologique des états morbides provoqués par le streptocoque, nous reconnaîtrons son empreinte à certains détails. Ainsi en est-il de l'exagération des œdèmes liés aux lymphangites chroniques si développées dans l'éléphantiasis des pays chauds.

Bien plus, la maladie trahit ses origines dans ses localisations elles-mêmes. Sa prédilection pour les membres inférieurs, le nez et les régions avoisinantes, l'oreille au besoin, n'est-elle pas à rapprocher des points d'élection de l'érysipèle?

Allons-nous soutenir, en raison des faits qui viennent d'être exposés, la spécificité de la streptococie dans la genèse de l'éléphantiasis? Certes non. Des observations ont déjà paru qui semblent démontrer le contraire : ainsi Rénon a-t-il découvert à côté du streptocoque le pneumocoque en évolution, au cours d'une poussée lymphangitique survenue au niveau d'une jambe éléphanciée [1].

Bien plus, rien ne permet d'affirmer que l'infection soit l'unique facteur pathogénique de cette maladie. Du reste, parler d'infection, c'est admettre implicitement l'action morbifique de produits toxiques dérivant de l'activité propre aux ferments figurés. Des produits toxiques autres que les produits de la vie microbienne ne peuvent-ils pas en s'attaquant à l'appareil conjonctivo-vasculaire provoquer des réactions inflammatoires chroniques, extensives et progressives, à allure indéfiniment torpide ou paroxystique?

Un état anormal du système nerveux ne peut-il pas engendrer des modifications analogues des mêmes tissus?

Ces hypothèses sont acceptables et ne peuvent pas être réfutées *a priori*, mais il reste à en démontrer la réalité.

[1] RÉNON, Soc. de biol., avril 1897.

IV

DIAGNOSTIC DE L'ÉLÉPHANTIASIS ET DES ÉTATS ÉLÉPHANTIASIQUES

1° *Éléphantiasis à forme aiguë.* — Un accès aigu primitif d'éléphantiasis apparaît brusquement.

Est-il marqué d'emblée au sceau de la maladie éléphantiasique?

Certes non et bien souvent un diagnostic hésitant oscille entre l'érysipèle, le phlegmon, la lymphangite diffuse....

Cette crise paroxystique n'offre en elle-même aucun caractère pathognomonique, et cependant sa véritable nature sera soupçonnée dans les régions où l'éléphantiasis règne à l'état endémique. Là, en effet, elle est suspectée chaque fois que se développe un état phlegmasique localisé n'aboutissant pas à la suppuration.

Mais les hésitations sont permises, et, en général, l'évolution seule de la maladie justifiera ou contredira un diagnostic incertain.

(Nous n'envisageons pas ici l'accès aigu d'éléphantiasis filarien pour lequel la découverte du nématode a une valeur spécifique.)

2° *Éléphantiasis et état éléphantiasique à forme torpide ou subaiguë.* — Toute hypertrophie régionale, massive, persistante, peut simuler, au moins à première vue, la maladie éléphantiasique.

Nous envisagerons les cas suivants :

a. L'hypertrophie des tissus occupe un plan sous-aponévrotique, la peau et le tissu cellulaire sous-cutané restant indemnes.

b. Il existe soit une infiltration œdémateuse, soit une infiltration néoplasique de la peau et des plans sous-jacents.

a. *L'hypertrophie pseudo-éléphantiasique occupe un plan sous-aponévrotique.*

Déformations cylindriques ou arrondies, bosselées ou régulières, provoquées par des tumeurs bénignes ou malignes, des hypertrophies simples ou tout autre processus, différant de l'éléphantiasis vrai, ne sauraient nous induire en erreur en raison de l'intégrité du tégument externe qui glisse sur les plans sous-jacents.

Existe-t-il des adhérences, une altération secondaire de la peau, ces modifications se produiront au niveau d'*une zone limitée*, au delà de laquelle le tégument externe est normal et indépendant des tuméfactions sous-jacentes.

Des lésions osseuses chroniques peuvent cependant se compliquer d'un état éléphantiasique véritable, débutant par les couches profondes. Nous retrouverons alors un substratum à type inflammatoire, caractérisé par l'endolorissement, l'élévation de température locale, les états lymphangitiques, et les adénopathies secondaires, la soudure des plans superficiels aux plans profonds.

b. *L'hypertrophie pseudo-éléphantiasique est provoquée soit par une infiltration œdémateuse, soit par une infiltration néoplasique de la peau et des plans sous-jacents.*

α. *L'hypertrophie pseudo-éléphantiasique est causée par un œdème simple.* — Un gonflement persistant et localisé apparaît au cours des affections capables de ralentir la circulation lymphatique ou veineuse. C'est surtout le rapport existant entre l'accentuation ou la diminution de l'œdème et les variations de l'état morbide initial qui guide en pareil cas notre jugement.

Les considérations qui vont suivre s'appliquent encore au diagnostic en question.

Chez des malades entachés de diathèse rhumatismale, de diathèse névropathique, ou atteints d'affections du système nerveux, des œdèmes tenaces ont apparu brusquement ou graduellement.

Ils simulent la maladie éléphantiasique, car ils revêtent tantôt une allure paroxystique, tantôt une forme torpide. A leur phase paroxystique, ils rappellent parfois l'érysipèle blanc, l'accès aigu d'éléphantiasis. Ils s'en différencient en réalité par l'absence de lymphangites, d'adénopathies, par la localisation de la douleur, si elle existe soit au niveau des zones péri-articulaires, soit sur le trajet d'un nerf. A la phase de repos, ils rappellent en général les éléphantiasis *lævis seu glabra*, car la surface cutanée est rarement le siège de transformations autres que celles qui ressortissent à un œdème simple. Les déformations prennent parfois un développement colossal, des brides segmentent des masses de chairs débordantes. Celles-ci peuvent même être séparées des régions limitrophes par un bourrelet circulaire.

Comment différencier dans de pareilles conditions un œdème permanent de la maladie éléphantiasique proprement dite?

Dans l'histoire de ces malades nous ne retrouvons ni les conditions d'endémicité, ni les affections locales précédant et préparant l'éclosion de la maladie éléphantiasique. L'interrogatoire et l'examen direct ne nous permettent pas de constater l'existence antérieure ou la persistance de poussées inflammatoires.

Nous ne retrouvons pas davantage les lésions qui forment la séquelle de ces états phlegmasiques et qui sont : les adénopathies, les phlébites, les lymphangites, l'écoulement de sérosité spontanément coagulable, la sclérose. Aussi la peau est-elle indemne de ces placards papillomateux, de ces nouures, de ces cals, si fréquents sur les membres atteints de pachydermie éléphantiasique.

Elle n'est cependant pas toujours indemne, mais, dans ces cas, les altérations sont celles des trophonévroses : *Glossy skin*, *altérations unguéales*, *Ichtyose des paraplégiques*.

Quant à leurs localisations, les œdèmes chroniques peuvent revêtir une allure assez spéciale permettant de les distinguer de l'éléphantiasis qui se développe de préférence au niveau du scrotum et des membres inférieurs. En cas d'œdème chronique simple diathésique ou neuropathique et fluxionnaire, l'hypertrophie intéressera simultanément les membres inférieurs, et l'une ou plusieurs des régions suivantes : le cou, la zone sous-occipitale, le bras, l'avant-bras. L'éléphancie de plus est caractérisée par des lésions indéfiniment persistantes, progressives, à marche souvent interrompue par des poussées paroxystiques aggravant l'état local. Ici l'évolution subit des oscillations parfois extraordinaires. L'hypertrophie disparaît en un point pour reparaître ou se manifester ailleurs. Cette instabilité peut rester voilée pendant des mois ou des années. Aussi, d'après Athanassio, un œdème d'origine névropathique peut-il se dissiper complètement après avoir persisté pendant deux années.

La sérosité des œdèmes pseudo-éléphantiasiques est-elle spontanément coagulable, renferme-t-elle des ferments figurés pathogènes? Non *à priori*.

Quels sont en outre les résultats fournis par l'examen histologique en pareil cas? Il a été fort rarement pratiqué et ce qu'il a décelé alors, ce n'est pas un processus inflammatoire mais l'existence d'une lipomatose diffuse. « Œdème circonscrit et dépressible, œdème circonscrit non dépressible, et lipome vrai constituent les trois termes, les trois degrés d'évolution d'une seule et même tumeur. » Pour Chauffard, une modification locale caractérisée par la néoformation pure et simple du tissu adipeux alliée à un œdème plus ou moins durable, ce n'est pas là la formule histologique de l'éléphantiasis, mais une modalité réactionnelle des tissus rappelant jusqu'à un certain point le processus évolutif des tumeurs et non le processus inflammatoire.

β. *L'hypertrophie pseudo-éléphantiasique est causée par une infiltration néoplasique de la peau et des plans sous-jacents.* — Des néoplasies hypertrophiant exagérément la peau et les téguments sous-jacents peuvent créer des états pseudo-éléphantiaques, soit par extension massive d'un foyer de néoformation unique, soit par conglomération de foyers distincts.

Que les néoplasmes soient des tumeurs ou les produits de processus inflammatoires spéciaux, ils se caractérisent, en général, par des attributs particuliers.

C'est l'état violacé des sarcomes, les nouures rouges du mycosis, les dilatations molles des anévrysmes cirsoïdes, les saillies à dureté ligneuse du carcinome, la papulation du lichen.

S'agit-il d'un état pseudo-éléphantiasique créé par la syphilis, que celle-ci siège à la face, sur le tronc, les membres inférieurs, les bourses, la vulve, elle peut provoquer à elle seule des hypertrophies monstrueuses et tenaces. Mais, en pareil cas, l'aspect des régions malades, de couleur en général rouge sombre, les sommets acuminés des tubercules, le mamelonnement rosé des gommes, une configuration polycyclique des lésions, permettent-ils le doute?

Ce que nous venons de dire de la syphilis, nous le répéterons à propos de la bacillose cutanée caractérisée par les tubercules transparents jaunâtres (sucre d'orge) entremêlés de grains blancs de milium, par les gommes mollasses, par les ulcérations à fond jaunâtre, à bords violacés décollés, etc. Ainsi en est-il de la lèpre, donnant aux téguments une coloration bronzée, les marbrant de macules et de tubercules de couleur chamois et insensibles. Mais là n'est pas la question.

Ce qu'il importe de reconnaître, c'est la coexistence possible d'un état éléphantiasique ordinaire surajouté à des lésions primordiales syphilitiques, tuberculeuses ou lépreuses. En ce qui concerne la syphilis, le diagnostic est résolu par le traitement. Les lésions sont-elles purement spécifiques, elles auront parfois complètement disparu au point de vue clinique après quelques injections de sels de mercure, de calomel en particulier.

S'agit-il des pachydermies apparaissant au cours de la tuberculose et de la lèpre, les conditions sont bien différentes. La découverte du bacille tuberculeux après biopsie, la tuberculisation du cobaye par inoculation des tissus morbides, la mise en évidence dans ces tissus du bacille de Hausen, nous font connaître la présence d'un virus pathogène spécial; mais nous ne sommes pas fixés sur la nature réelle de l'hypersarcose concomitante. C'est dans ces cas qu'il sera important de faire, au moment des aggravations aiguës de l'état local, la recherche du streptocoque suivant le procédé d'ensemencement en pipette préconisé par Sabouraud. Si ce parasite est allié à ceux de Koch ou de Hausen, nul doute que les hypertrophies colossales compliquant parfois les lésions locales, dues primitivement aux bacilles en question, ne ressortissent en grande partie à l'action du streptocoque surajouté.

V

TRAITEMENT

Accès aigus. — Le repos, l'élévation de l'organe atteint, l'usage répété de compresses humides et chaudes; l'application, en un mot, du traitement palliatif ordinaire des inflammations locales, telle est la règle à suivre au cours de l'accès aigu d'éléphantiasis.

La marche de cette manifestation morbide, nous la connaissons. Elle aboutit non pas à la suppuration, mais à une rétrocession plus ou moins incomplète de l'état inflammatoire. Le praticien n'a donc pas à tenter une intervention permettant de frayer une issue à une collection purulente. Il peut céder, cependant à la tentation légitime de traiter ces lésions inflammatoires comme ces phlegmons plus ou moins diffus qui bénéficient d'une intervention chirurgicale précoce.

Le résultat de telles manœuvres a paru, jusqu'ici, être non seulement inutile, mais encore nuisible.

Il est inutile, car il ne prévient ni les récidives, ni le développement ultérieur de l'hypersarcose. Il est nuisible, car des cicatrices chéloïdiennes marquent plus tard le passage du bistouri ou du thermocautère et se surajoutent à l'hypertrophie chronique éléphantiasique [1].

Éléphantiasis à forme torpide. — La maladie éléphantiasique est définitivement constituée. Nous parlerons successivement du traitement de l'éléphantiasis des membres inférieurs et du scrotum, car ce sont là les deux principaux sièges d'élection de cette affection.

[1] Forgues et Reclus, *Traité de thérapeutique chirurgicale.*

Éléphantiasis et états éléphantiasiques des membres inférieurs. — Avant de tenter tout traitement de l'éléphantiasis, il est indispensable de soigner le tégument externe, s'il est érodé, ulcéré, surtout croûteux.

Pulvérisations, fomentations chaudes, lavages aux antiseptiques faibles, toutes les interventions locales qui, combinées au repos et à une extrême propreté, tarissent les sécrétions morbides et ferment les plaies, seront utilisées avant les procédés capables d'agir sur les lésions profondes.

Deux cas sont à envisager :

La sclérose est peu marquée.

La sclérose est accentuée.

Si la sclérose est peu marquée, le traitement de choix sera représenté par le repos et la compression méthodique avec élévation du membre. Le membre malade sera placé sur des coussins le maintenant d'une façon permanente en élévation légère. On l'entourera d'une enveloppe d'ouate hydrophile autour de laquelle sera enroulée une bande en caoutchouc. Celle-ci aura été méthodiquement appliquée de l'extrémité du membre vers sa racine et ne sera ni trop serré ni trop lâche.

« C'est là, dit E. Besnier, une question de surveillance, et la compression *optima* sera obtenue par une série de tâtonnements. Trop peu serré, le bandage est sans action; trop serré, il devient la source de vives douleurs, de lésions ulcéreuses et de gangrène. »

Quelle est la durée d'application d'un tel traitement? Elle variera de plusieurs semaines à plusieurs mois, elle pourra même dépasser une année.

Le résultat semblera parfois merveilleux : des hypertrophies énormes diminuant avec une extrême rapidité. Mais, à un moment donné, l'amélioration marche avec plus de lenteur. Le liquide d'œdème a été chassé mécaniquement, mais les lésions fixes du tissu conjonctif persistent. Celles-ci arrivent-elles à rétrocéder, cette rétrocession sera en général partielle, et un épaississement incoercible des téguments restera comme un stigmate indélébile de l'affection.

Une amélioration considérable s'est produite rendant suffisant le fonctionnement du membre. Cette amélioration est-elle durable? N'oublions pas qu'il existe un processus inflammatoire que l'on peut atténuer dans des proportions considérables, mais qui continue à couver sourdement.

Ainsi s'expliquent ces récidives décourageantes qui forcent le malade à recourir de temps en temps au traitement dans les cas les plus favorables.

Il sera donc astreint, dans l'intervalle des périodes de traitement complet, à se fatiguer le moins possible, à porter, au besoin, des appareils de contention élastique.

Les récidives seront plus fréquentes dans les cas où l'éléphantiasis est bilatéral. Elles seront encore plus à redouter quand des lésions de sclérose sont assez marquées, malgré les perfectionnements apportés au traitement de choix. Ces perfectionnements consistent dans l'emploi des bains de vapeur, du massage, des incisions profondes, de l'électrisation.

Mestre recommande de pratiquer un véritable pétrissage du membre malade dans l'intervalle des applications de la bande élastique. Le pétrissage, qui sera rigoureusement exécuté, durera un quart d'heure ; il sera suivi d'un véritable bain de vapeur local déterminant une sudation entretenue par l'enveloppement de la région malade dans des compresses chaudes. On appliquera ensuite la bande en caoutchouc.

Mestre remplace parfois cette pratique par les incisions longues et profondes des tissus éléphanciés, pratique acceptable dans les cas où la peau est rigide, à condition qu'elle ne soit pas érodée.

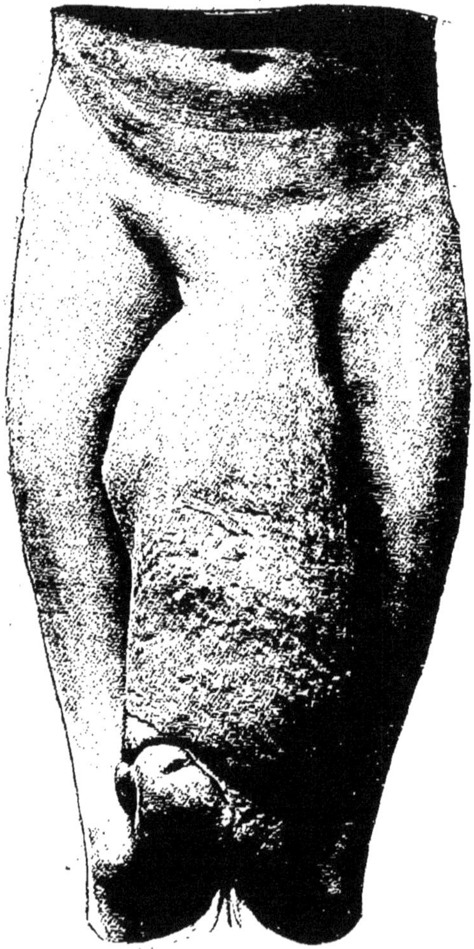

Fig. 63. — Éléphantiasis du scrotum et de la verge avant l'opération. (D'après Voillemier. Musée de l'hôpital Saint-Louis, n° 83.)

L'électrisation, dont Moncorvo et Silva de Aranyo sont les principaux promoteurs, serait le traitement spécifique de l' « induration » éléphantiasique. Ramollissement, puis résorption des tissus densifiés, tels seraient les résultats acquis dans des cas rebelles à la thérapeutique, dont nous avons tracé jusqu'ici les grandes lignes. Les courants continus détermineraient le ramollissement, les courants intermittents provoqueraient la résorption. Au moment où l'on utilise l'électricité galvanique, le pôle négatif doit être placé sur les régions malades et le pôle positif à distance, sur une zone indemne d'éléphantiasis Quant à la durée des séances d'électrisation, elle variera de cinq à trente minutes. Veut-on enfin combattre les cas les plus rebelles, on n'hésitera pas à employer l'électrolyse.

Mais il est des circonstances où le traitement médical devient illusoire. Quelle est la conduite à tenir, en pareil cas? Elle sera dictée par une considération fort simple.

Il est des individus dont un membre est monstrueusement hypertrophié sans que l'usage leur en soit interdit. Il en est d'autres qui deviennent impotents de par les troubles fonctionnels mécaniques, ou en raison de l'incessante répétition d'accès aigus ou subaigus d'éléphantiasis. Ceux-ci, torturés par la souffrance et minés par la fièvre, sont non seulement des infirmes mais encore des malades dont l'existence peut être menacée. Ce n'est donc pas l'*incurabilité* de l'éléphantiasis, c'est l'intensité des troubles fonctionnels qui commandera l'intervention libératrice. Cette intervention consistera dans l'ablation du membre malade, qui sera remplacé par un appareil prothétique; la ligature de l'artère principale du membre semble avoir donné des résultats tels que ce procédé de traitement doit être à jamais rejeté.

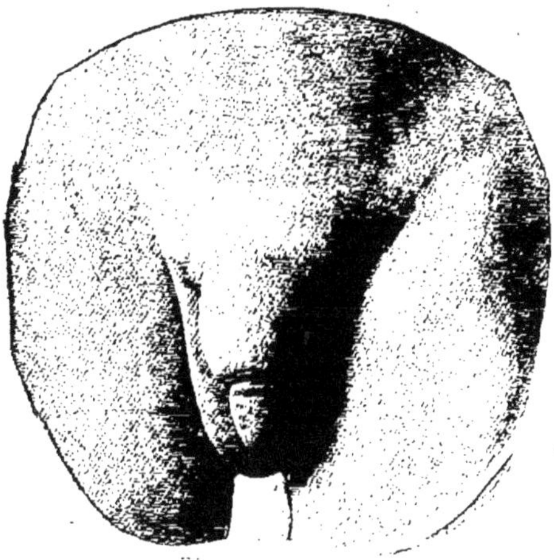

FIG. 64. — Éléphantiasis du scrotum et de la verge après opération. (D'après Voillemier. Hôpital Saint-Louis, n° 89.)

Quelles peuvent être les contre-indications à une telle opération? Ce sera la propagation de l'éléphantiasis au tronc, la bilatéralité des lésions. Mais ici ne s'agit-il pas d'une question d'appréciation personnelle des malades? Beaucoup préféreront s'exposer aux risques d'une opération grave ou se mouvoir sur deux jambes de bois au lieu de subir une existence de grabataires.

Le pronostic opératoire est en général peu sévère. « Azéma, dans la période préantiseptique, obtenait déjà 3 guérisons sur 4 amputations. Brassac cite une série de 18 amputations ou désarticulations avec 16 succès. Lherminier a désarticulé le genou de 15 éléphantiasiques, mais en a perdu 2. Tous les opérés de Brassac ont été suivis pendant plusieurs années; tous ont été exempts de récidives et ont pu subvenir à leurs besoins (1). »

Traitement de l'éléphantiasis des organes génitaux. — Le traitement

(1) FORGUES et RECLUS. *Traité de thérapeutique chirurgicale.*

de l'éléphantiasis des organes génitaux est *a priori* du ressort de la chirurgie.

« Les procédés d'intervention se réduisent à deux. Mohamed-Ali bey, qui a opéré plus de 180 éléphantiasis du scrotum, refoule les testicules et les cordons lorsqu'ils ne sont pas adhérents entre les anneaux et les y maintient : puis un couteau à deux tranchants est plongé au-dessous de la racine de la verge et on taille par transfixion deux lambeaux latéraux dans lesquels on enferme les glandes spermatiques après que la masse morbide a été incisée. Lorsque les testicules sont adhérents, on les dissèque et on les isole avec les cordons correspondants; puis on les relève dans un linge sous la région pubienne, pendant qu'on taille les deux lambeaux destinés à reconstituer les nouvelles bourses (1). » (Figures 63 et 64.)

Le pronostic est remarquable à tous les points de vue. Mohamed, sur 180 opérations, n'a eu qu'une mort. Quant à la libération des testicules et du pénis, elle paraît extraordinaire, quand on peut comparer l'état des régions génitales après l'opération à celui qu'elles présentaient alors que les organes étaient enfouis dans la masse formée par les tissus morbides.

ÉLÉPHANTIASIS FILARIEN

Filariose, éléphantiasis, ces deux termes désignent-ils deux affections régnant simultanément dans la même région, et capables d'évoluer parallèlement dans un seul organisme, tout en étant de nature différente. Existe-t-il, au contraire, une subordination de l'une à l'autre, telle que l'éléphantiasis puisse être considéré comme une des manifestations de la filariose.

La question a été longtemps débattue et l'ensemble de faits bien observés permet de rattacher en partie l'éléphantiasis des pays chauds au groupe des états morbides provoqués par le parasitisme filarien. Cette corrélation est indiquée par certaines conditions étiologiques, par *la coïncidence des manifestations connues de la filariose, de l'éléphantiasis des pays chauds.* Elle est démontrée par la *transformation du lympho-scrotum* en *état éléphantiasique* par la *présence du parasite filarien dans les tissus éléphanciés.*

Au point de vue étiologique, les faits frappants sont l'identité de répartition de la filaire et du culex Mosquito, convoyeur des embryons du ver, la coïncidence dans les mêmes conditions de l'éléphantiasis des pays chauds.

La zone de répartition est assez exactement comprise entre le 30e degré de latitude Nord et le 35e degré de latitude Sud. Rappelons à ce propos l'histoire classique de l'éléphantiasis des Barbades! Jusqu'au dernier siècle cette maladie était inconnue dans un pays où existait le culex Mosquito où la *filaria sanguinis hominis* n'avait jamais été apportée. Un jour vint où le parasite y fut amené par un individu qui en était infesté! Depuis lors d'après Roncières la filariose règne endémiquement dans cette contrée et l'éléphantiasis des pays chauds y a fait son apparition! Ce fait est peut-être exact, mais nous avons des preuves plus solides à présenter. Ce sera par exemple la

(1) Forgues et Reclus, *Traité de thérapeutique chirurgicale.*

coïncidence des manifestations ordinaires de la filariose et de l'éléphantiasis des pays chauds.

La coexistence de cet état morbide et de ceux dont l'origine filarienne est indiscutable est souvent marquée par des épisodes indiquant la subordination de toutes ces affections à une cause commune.

C'est parfois un *parallélisme* remarquable entre le développement de maladies de nature différente au premier abord. Adéno-lymphocèle, hémochylurie, lympho-scrotum d'une part, éléphantiasis d'autre part.

Ainsi les membres inférieurs sont atteints d'éléphantiasis. Simultanément se développent des bosselures inguinales débutant au milieu du triangle de Scarpa et simulant des hernies inguinales. Elles sont indolentes, partiellement réductibles, leur tension augmente quand le malade passe de la position horizontale à la situation verticale! Ce sont des adéno-lymphocèles qu'accompagnent parfois des transformations kystiques des cordons, du testicule, le *tout étant dû à des dilatations des voies lymphatiques provoquées par la présence de filaires.*

Parfois le développement de l'éléphancie est le premier symptôme en date. Les tissus hyperplasiés sont la source de lymphorragies répétées. Le flux lymphorragique se tarit brusquement un jour, et des crises d'*hématochylurie* apparaissent. Il y a dans de telles circonstances de véritables *alternances* entre des poussées symptomatiques permettant de soupçonner l'identité d'origine d'affection, totalement dissemblables à première vue : l'éléphantiasis et la filariose.

Un *lympho-scrotum pur* (1) précède-t-il l'apparition d'un éléphantiasis des membres inférieurs, l'hypersarcose de la cuisse ou de la jambe pourra apparaître au moment où cesseront de se produire un de ces flux lymphorragiques qui sont si fréquents au cours de la maladie filarienne des bourses. Mais il est des cas où le lympho-scrotum pur se transforme lui-même en état éléphantiaque. Un scrotum s'était ridé, plissé sans s'œdématier ni s'indurer; puis des vésicules et des cordons noueux et réductibles, des saillies transparentes étaient apparus à sa surface. C'étaient là des vaisseaux lymphatiques groupés en général à la face inférieure et sur le côté des bourses, y dessinant des cannelures parallèles remontant plus ou moins haut sur les faces latérales du scrotum. C'était là en un mot l'état lymphangiectasique des bourses, le lympho-scrotum pur allié ou non au chylocèle, aux varicocèles lymphatiques, aux adéno-lymphocèles, autres manifestations de la filariose.

Des lymphangites, des poussées inflammatoires du tissu cellulaire des bourses se surajoutent-elles à ce tableau, il sera rapidement transformé. L'état éléphantiasique est entré en scène avec ses accès aigus paroxystiques récidi-

(1) Le lympho-scrotum pur est non pas l'éléphantiasis des bourses, mais une affection caractérisée par la dilatation variqueuse des vaisseaux *lymphatiques du scrotum.* L'origine filarienne de cette maladie n'est plus à démontrer dans les zones comprises entre le 30° de L. N. et le 55° de L. S. Toujours chez les individus qui en sont atteints la filure ou ses embryons ont pu être découverts soit dans les lymphatiques de la région scrotale, soit dans le tissu cellulaire, soit dans les ganglions inguinaux ou le sang.

vants. Alors le scrotum s'œdématie, il rougit en certains points, brunit en d'autres places, il prend une consistance irrégulièrement mollasse et indurée, des proportions parfois énormes. En un mot, la maladie éléphantiasique s'est surajoutée à la lésion lymphangiectasique qui constitue l'état morbide primordial.

Mais il est des *éléphantiasis primitifs d'origine filarienne*, suivant toute probabilité !

Manson, chez 25 individus atteints d'éléphantiasis pur du scrotum ou des jambes, a trouvé 5 fois les nématodes soit dans les tissus hypertrophiés, soit dans les ganglions correspondant à la région malade, soit dans le sang. Il n'y avait aucune autre manifestation appréciable de filariose. Or, dans de telles conditions, les parasites ne peuvent être décelés dans leur état de latence que dans 4 pour 100 et non dans 2 pour 100 des cas, comme dans les circonstances auxquelles nous faisons allusion.

N'est-il pas on ne peut plus probable que ces éléphantiasis purs ressortissaient à la filariose ?

Nous admettons donc que la présence dans l'organisme de la filaire ou de ses embryons peut contribuer à la genèse d'éléphantiasis purs ou d'états éléphantiasiques.

Quelles sont les particularités à relever en ce qui concerne ces affections au point de vue clinique, anatomo-pathologique, pathogénique et thérapeutique?

Au point de vue *clinique*, il s'agit de l'éléphantiasis des pays chauds dont nous ne ferons pas une nouvelle description.

Les caractères particuliers ressortissent essentiellement à la *précession, la coexistence, l'alternance d'autres manifestations de la filariose.*

En ce qui concerne l'anatomie pathologique de cette variété de l'affection éléphantiasique, nous ferons remarquer que les lymphangiectasies si accentuées dans les éléphancies des pays chauds acquièrent ici le maximum de développement. Le caractère spécifique consistera dans la présence de filaires adultes, de leurs rejetons ou des débris ovulaires dans les interstices du tissu conjonctif, dans les canaux lymphatiques béants, dans les cavités des adénolymphocèles, des séreuses, dans le sang des vaisseaux périphériques, etc.

Quant à la pathogénie, elle représente un thème à hypothèses sur lesquelles nous n'insisterons pas. Opposons seulement l'une à l'autre les deux théories suivantes : L'éléphantiasis peut être provoqué directement par la filariose, l'éléphantiasis ressortit à des infections secondaires.

En tant que corps étrangers, les nématodes créent un obstacle au cours de la lymphe. La stase lymphatique peut approprier le terrain tégumentaire à des infections secondaires. Alors le développement de l'éléphantiasis serait pour ainsi dire préparé par la filariose et rentrerait dans le groupe des états éléphantiasiques ordinaires? Une telle conception est évidemment logique mais les recherches bactériologiques font défaut, et, d'autre part, rien ne permet de refuser aux nématodes un pouvoir toxique capable de provoquer des réactions inflammatoires de l'appareil conjonctivo-vasculaire. Le jour où l'on aura constaté la présence des filaires dans des régions éléphanciées, indemnes de toute infection secondaire, la question sera tranchée. Elle est, comme on voit, actuellement pendante.

Diagnostic. — Le sujet vient d'un pays infesté par la filaire. Il a souffert ou pâtit d'une des manifestations de la filariose. Il est atteint d'une de ces manifestations coexistant avec l'éléphantiasis. Tels sont les principaux signes de présomption.

Le signe de certitude sera donné par la découverte du parasite dans la lymphe du tissu éléphancié, dans les ganglions correspondants. Enfin nous n'oublierons pas la recherche des embryons pratiquée pendant la nycthémère dans les vaisseaux périphériques.

La découverte des nématodes dans le sang permettra de rapporter l'éléphancie à la filariose, toute restriction étant faite sur la façon dont on conçoit la pathogénie de l'hypersarcose se développant dans ces conditions.

Le ***traitement*** comporte les mesures prophylactiques et l'intervention directe. Au point de vue prophylactique, nous rappellerons l'importance qu'il y a d'éviter l'usage des eaux non filtrées *a priori* suspectes dans les régions où règne la maladie.

Nous nous rappellerons aussi qu'un malade en puissance de filaire améliore son état en quittant les régions où pullule le parasite. Quant au reste, nous ne saurions avancer autre chose que ce qui a été dit à propos de l'éléphantiasis en général.

ÉLÉPHANTIASIS CONGÉNITAL

L'éléphantiasis congénital est par définition celui qui est en évolution au moment de la naissance. Mais ne s'agit-il pas ici d'une simple vue de l'esprit? Connaissons-nous en un mot des observations démontrant l'existence de la maladie éléphantiasique constituée congénitalement?

Je laisse *a priori* de côté les cas où la maladie en question a été étudiée quelques semaines ou quelques mois après la naissance. Dans de pareilles circonstances un état éléphantiasique de la première enfance a pu se superposer à des déformations congénitales de nature différente. Pour être démonstrative, une observation devrait remplir les conditions suivantes :

Un état morbide identique à celui qui caractérise l'éléphantiasis au point de vue clinique, constaté au moment de l'accouchement;

Des recherches histologiques et bactériologiques, permettant de démontrer l'existence des lésions inflammatoires de la maladie éléphantiasique, et la présence de germes pathogènes;

La persistance des lésions longtemps après la naissance.

L'observation typique aux résultats indiscutables manque jusqu'ici. Néanmoins, des matériaux importants ont été apportés; c'est par exemple le cas de Neelsen. Chez un fœtus mort-né de 6 mois, monstrueusement déformé, existaient des altérations des téguments identiques, au point de vue anatomo-pathologique, à celles de la maladie éléphantiasique. Au point de vue bactériologique, une observation de Moncorvo est des plus intéressantes, car, chez un nouveau-né atteint d'éléphantiasis du pied et de la jambe droite, le streptocoque de Fehleissen a été trouvé à l'état de pureté dans les régions hypertrophiées. Si l'on groupe avec des faits de cet ordre ceux où l'éléphantiasis congénital a été reconnu avec exactitude au point de vue clinique, on en arrivera par induction à admettre l'existence de l'éléphantiasis congénital. Si l'on rapproche les résultats de ces recherches cliniques *post partum* de l'existence au cours de la gestation d'infections ayant déterminé des lymphangites des membres inférieurs ou du sein de la mère, la conception pathogénique se dégagera d'elle-même. Infection streptococcique de la mère, effraction à travers le placenta, infection secondaire du fœtus, éléphantiasis. Mais il ne s'agit là encore que d'une hypothèse, et, tout en étant des plus acceptables, elle n'est pas encore démontrée.

L'histoire de l'éléphantiasis congénital est à peine ébauchée et l'ébauche même en est informe. Bien plus, elle est surchargée de faits disparates auxquels convient non pas la dénomination d'éléphantiasis, mais celle de pseudo-éléphantiasis.

Ces pseudo-éléphantiasis peuvent être ainsi groupés :

a. Déformations dues à une sorte de gigantisme partiel, portant en général sur une moitié du corps et à la production duquel participent toutes les variétés de tissus.

b. Une ou deux variétés de tissus s'hyperplasient, c'est une néoplasie à type de tumeur qui simule l'éléphantiasis, et en particulier celles qui prennent leur origine dans le système conjonctivo-vasculaire. Lipomes, angiomes, lymphangiomes, nævi, etc.

c. Il existe des néoplasies à types de tumeur rappelant l'éléphantiasis, mais elles accompagnent des reliquats d'un processus inflammatoire éteint. Des angiomes, des lymphangiomes, sont plongés dans un tissu sclérosé, aux vaisseaux chroniquement enflammés, etc.

Supposons réalisé le cas où une inflammation de l'appareil conjonctivo-vasculaire s'est éteinte avant la fin de la vie intra-utérine. Ne peut-elle pas laisser comme stigmate des malformations dont ces angiomes, ces lymphangiomes, sont le reliquat.

Supposons que toute modification apparente de la tare vasculaire ait disparu. L'altération latente se traduira par des troubles fonctionnels. Ainsi s'établiraient ces œdèmes chroniques dont le début remonte au premier âge et qui persistent pendant toute l'existence : tels sont les cas rangés encore dans les éléphantiasis congénitaux. Bien plus, ces œdèmes pourraient exister à titre de maladie familiale, n'apparaissant qu'au moment de la puberté, époque où la tare héréditaire, congénitale, latente, se révèlerait par un trouble fonctionnel appréciable.

L'histoire de la macroglossie congénitale est des plus intéressantes en ce qui concerne ses rapports avec celle des éléphantiasis et pseudo-éléphantiasis congénitaux.

Nous trouvons là : des hypertrophies dues au gigantisme partiel, à des néoplasmes à types de tumeurs pures (angiomes, lymphangiomes), à des tumeurs associées à un processus inflammatoire éteint (lymphangiomes coexistant avec la sclérose linguale).

Viennent enfin des lésions telles que, au point de vue anatomo-pathologique, la macroglossie se confonde avec l'éléphantiasis.

Si l'on rapproche de tels faits de l'observation récente de Sabrazès, où une glossite diffuse était due au streptocoque, l'obscurité dont ils sont entourés ne commence-t-elle pas à devenir moins épaisse?

ENGELURES. — Étym. : *Engeler*, geler à fond.

Forme spéciale d'érythème des extrémités. Voir l'article : *Érythème*, t. II, p. 530.

ÉPHÉLIDES. — Étym. : Ἐφηλίς, de ἐπί, et ἥλιος, soleil.

On donne ce nom à des hyperchromies cutanées, attribuées à l'action solaire. Voir l'article : *Mélanodermie*.

ÉPHIDROSE. — Étym. : Ἐφίδρωσις, de ἐπί, sur et ἵδρως, sueur.

L'éphidrose est une sueur anormale et partielle.

Voir l'article : *Sudoripares*. (Maladies des glandes.)

ÉPIDERMOLYSE BULLEUSE HÉRÉDITAIRE. — Étym. : Ἐπιδερμίς (de ἐπί, sur et δερμα, peau), et λυσίς, dissolution.

On a donné ce nom à une prédisposition héréditaire et familiale qui consiste en la production, sous des influences banales, de soulèvements bulleux de l'épiderme, semblables à des éléments de pemphigus.

Voir l'article : *Pemphigus*.

ÉPILATION. — Étym. : Épiler, de ε pour *es*, préfixe et *pilus*, poil.

C'est l'avulsion des poils. On l'emploie dans un but thérapeutique, dans un grand nombre d'affections du cuir chevelu et de la barbe.

Voir l'article : *Poils*.

ÉPILATOIRES. — Étym. : comme pour épilation.

Les épilatoires sont des substances particulières servant à l'avulsion des poils.

Voir l'article : *Poils*.

ÉPITHÉLIOMES.
Par J. **DARIER**.

ÉPITHÉLIOMES

Étym. : de *Épithélium*, venant lui-même de Ἐπί, sur, et θηλή, mamelon.

Les épithéliomes cutanés sont des tumeurs résultant d'une prolifération des tissus épithéliaux de la peau, c'est-à-dire des éléments de l'épiderme, des glandes et des follicules pileux.

On les a désignés aussi sous les noms de *cancers épithéliaux*, *cancroïdes*, *polyadénomes*, *ulcères rongeants*, *noli me tangere*, etc.

A l'étranger, on applique banalement la dénomination de *carcinome* à des épithéliomes quelconques. Thiersch a en effet démontré que le carcinome vrai, tumeur maligne à structure alvéolaire et à contenu cellulaire épithélial, dérive primitivement d'un épithéliome. Mais il y a avantage à n'appeler carcinomes que les tumeurs qui répondent à la définition histologique que je viens de rappeler.

Quant au mot *cancer*, il n'a aucune signification anatomique précise; dans le langage courant il désigne les tumeurs malignes en général.

Si les appellations de carcinome ou de cancer évoquent l'idée de haute malignité, de prolifération active, de destruction rapide, de propension à l'envahissement des ganglions et à la généralisation, il ne doit pas en être de même du terme épithéliome.

Parmi les formes cliniques si multiples des épithéliomes, il en est bon nombre qui n'ont aucunement le caractère malin. Jamais pour ainsi dire elles ne le présentent d'emblée; les épithéliomes de mauvaise nature débutent d'ordinaire par une sorte de « bouton » insignifiant en apparence, et le danger ne s'accuse qu'après des mois et des années.

Rien n'est pratiquement plus utile à connaître pour le médecin que cette diversité dans le pronostic des épithéliomes; dûment averti, il saura, d'une part éviter de voir, dans tout épithéliome, « un cancer » avec ses funestes conséquences; d'autre part il mettra ses malades en garde contre la gravité possible d'une « verrue » ou d'un « bouton » et les en débarrassera à la période où l'intervention est à la fois facile et sûrement efficace.

Étiologie. — Malgré les progrès considérables de l'histologie et de la parasitologie, malgré les recherches approfondies auxquelles la question a donné lieu dernièrement, nous ne sommes guère plus avancés qu'il y a vingt ans au sujet de la nature et de l'origine des épithéliomes. Les espoirs qu'avait fait naître la théorie du rôle des coccidies dans l'étiologie de ces tumeurs ne se sont pas réalisés.

On en est donc réduit, en la matière, à analyser l'influence que peuvent avoir les conditions inhérentes au sujet sur le développement de ces tumeurs.

La plus apparente de ces conditions est relative à l'*âge*. C'est aux environs de la quarantaine, ou après cet âge, que se développe l'épithéliome. Lorsqu'il apparaît sur des adolescents ou des adultes jeunes, c'est qu'ils étaient atteints d'une des maladies précancéreuses ou d'une des lésions prédisposantes que j'énumérerai plus bas.

Le *sexe* masculin est sensiblement plus exposé.

Le rôle de l'*hérédité* est certain ; il n'est pas rare d'apprendre que les ascendants ou les collatéraux des épithéliomateux que l'on observe ont eux-mêmes présenté des tumeurs malignes ou ulcères rongeants de la face. Si la coexistence, dans une même famille, d'épithéliomes cutanés et de cancers viscéraux n'est pas assez commune pour avoir une valeur indiscutable, la prédisposition familiale à l'épithéliomatose multiple sénile ne saurait tout au moins être mise en doute.

L'immense majorité des épithéliomes cutanés se développent *à la face*. Les raisons qu'on peut donner de ce fait sont d'abord que, pour une bonne part, ils se rattachent à la dermatose sénile que je viens de citer, qui elle-même affecte surtout le visage ; que, d'autre part, les tumeurs épithéliales affectionnent le pourtour des orifices muqueux, tels que la bouche, les paupières, etc.

La face est constamment plus exposée que les autres parties du corps aux intempéries et aux causes d'irritation externe ; chez les hommes surtout et dans certaines professions telles que celles de cultivateur, marin, cocher, la peau y subit une sénilisation précoce. On constate que cette *sénilité* de la peau prédispose à l'épithéliomatisation sans qu'on puisse élucider si le fait doit s'expliquer : 1° par une diminution de la force de résistance de la trame conjonctive vis-à-vis d'un pouvoir proliférant exalté des tissus épithéliaux, ainsi que le voulait Thiersch ; 2° par l'irritation de certaines cellules, inclusions fœtales hétérotopiques de Cohnheim, ou cellules originairement douées d'une tendance à évoluer et proliférer pour leur compte, en dehors des lois qui régissent leurs congénères du même tissu ; 3° enfin par un germe infectieux provenant du dehors, hypothèse plus satisfaisante mais dénuée de preuve péremptoire et dont j'aurai à m'occuper plus loin.

L'irritation locale est banalement invoquée dans l'étiologie de l'épithéliome des lèvres et de la langue quand on incrimine le tabac et surtout la pipe courte, dans le cancer du scrotum des ramoneurs, des paraffineurs, et dans d'autres circonstances analogues.

A considérer le fond des choses, la pathogénie intime des *épithéliomes secondaires* à certaines dermatoses, dites MALADIES PRÉCANCÉREUSES, et à certaines *lésions locales*, n'est pas moins obscure.

Dans le *xeroderma pigmentosum* de Kaposi, maladie congénitale et familiale, l'épithéliomatisation multiple, successive ou contemporaine, est de règle constante.

Les *kératomes séniles*, acné sébacée partielle de Cazenave, constituent si souvent la base de l'*épithéliomatose disséminée de la face* que E. Besnier décrit la maladie sous cette dernière dénomination [1].

[1] E. BESNIER, *Le musée de l'hôpital Saint-Louis*, p. 85.

Dans l'épithéliomatose des marins (*Carcinom der Seemannshaut* d'Unna), il s'agit d'une affection acquise qui mérite une place intermédiaire entre les deux précédentes.

Les *leucoplasies* de la langue et de la joue, ou leucokératoses (autrefois appelées psoriasis buccal), qu'elles aient une origine syphilitique, comme il est habituel, ou qu'elles dépendent d'irritations locales, exigent une surveillance assidue, tant l'épithéliome s'y développe fréquemment.

Dans la *maladie de Paget* du mamelon, qui peut exceptionnellement se rencontrer en d'autres points du corps, la formation d'une tumeur cancéreuse est un stade, quelquefois retardé mais presque fatal, de l'évolution du mal; aussi, puisque les corpuscules pseudo-coccidiens, que j'y avais décrits avec Wickham, ne sont pas des sporozoaires parasites mais résultent d'altérations cellulaires, doit-on considérer la maladie de Paget comme précancéreuse au premier chef, ou même comme constituée d'emblée par une épithéliomatose superficielle?

En regard de ces affections qui paraissent conduire directement à l'épithéliome, par une sorte d'identité de nature originelle, plaçons celles qui accidentellement, mais avec une certaine fréquence, se compliquent de tumeurs épithéliales malignes.

Bien connue est la prédisposition des *cicatrices* à servir de base à des épithéliomes, que ces cicatrices succèdent à des brûlures, cautères, traumatismes ou lésions quelconques; leur âge avancé, les irritations et ruptures dont elles sont le siège jouent un rôle favorisant, et l'imagination peut se donner libre cours pour incriminer des inclusions épidermiques ou l'infection par des germes.

Les mêmes hypothèses trouvent leur place à propos des épithéliomes secondaires au *lupus tuberculeux* ancien, où l'on a de plus invoqué une transformation de tissus, absolument inadmissible.

Bien d'autres lésions cutanées peuvent exceptionnellement devenir l'origine d'épithéliomes, telles que les *syphilides tertiaires*, le *psoriasis* ancien, le *lupus érythémateux*, les *kystes sébacés*, etc.

Il faut peut-être ranger à part le *cancer arsenical* d'Hutchinson, qui naît avec une certaine fréquence de la kératose arsenicale.

Les tumeurs malignes parties de *nævi* ont des traits spéciaux qui leur ont valu le nom de *nævo-carcinomes*; leur étude sera mieux à sa place dans le chapitre consacré à ces malformations.

Symptômes. — Parmi les néoplasmes cutanés et particulièrement parmi les tumeurs malignes, les épithéliomes sont l'espèce la plus fréquente.

Il n'est pas rare du tout qu'ils soient *multiples* chez un même malade, ce qui peut s'expliquer par le fait que les conditions de terrain favorable se trouvent chez lui réalisées, ou qu'il existe une dermatose précancéreuse, telle que le xeroderma ou les kératomes séniles. En tout cas, cette multiplicité ne saurait prouver qu'il y a eu transport de germe et auto-inoculation, d'autant plus que fréquemment ces épithéliomes disséminés appartiennent à des formes anatomiques différentes dans le même cas.

En dehors de la face, pour laquelle les tumeurs épithéliales ont une prédilection que j'ai notée plus haut, on peut en rencontrer sur n'importe quelle portion des téguments, notamment au cuir chevelu, aux organes génitaux et aux mains; les autres régions sont frappées avec une fréquence à peu près uniforme.

L'*aspect objectif* et la *marche* des épithéliomes est si variable qu'on n'en saurait donner utilement un tableau d'ensemble. Il est préférable d'en décrire des *formes cliniques* distinctes, tout en réservant expressément la question de la différence *spécifique* de ces formes, qui est loin d'être certaine. Il existe, en effet, des formes de transition, et des cas fréquents où une tumeur ayant évolué longtemps sous l'aspect d'un épithéliome plan ou papillaire, par exemple, devient ensuite térébrante ou bourgeonnante.

Le mode de *début* le plus habituel, quand l'épithéliome se développe sur une peau saine, consiste dans l'apparition d'une petite végétation verruqueuse

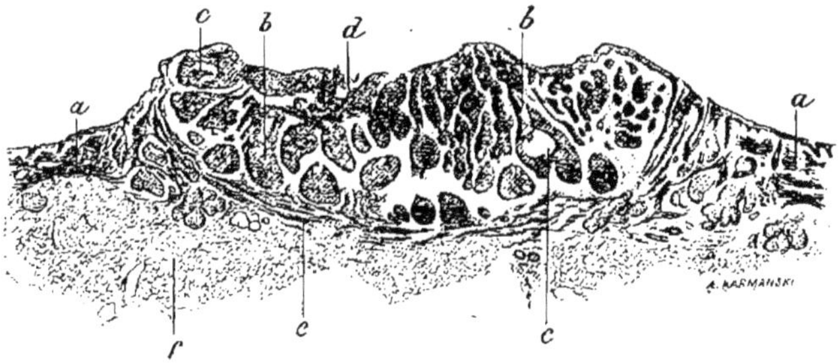

FIG. 65. — *Épithéliome au début.* (Grossissement : 10/1.)

a, peau normale de la joue; on y remarque de gros follicules pilo-sébacés et un réseau élastique très développé. — *b*, bourgeons épithéliomateux lobulés et ramifiés, partant de l'épiderme et compris dans un stroma muqueux (en partie déchiré sur la coupe). — *c*, amas colloïdes au centre de certains lobules. — *d*, ulcération et fragment de la croûte qui la recouvrait. — *e*, tractus fibreux et élastiques du derme, repoussés par la néoplasie, lui formant une paroi et opposant une barrière à son envahissement. — *f*, lobules adipeux de l'hypoderme.

ou d'une petite granulation grisâtre, nacrée et dure, surmontée d'une squame cornée. Pendant des mois et des années la lésion persiste dans cet état; le malade arrache de temps en temps la squame, qui se reproduit et devient croûte, pendant que le tubercule gagne lentement en étendue et en saillie. C'est à ce stade d'épithéliome débutant sous forme de tubercule aplati et squameux incrusté qu'appartient celui dont la figure 65 représente une coupe.

Ultérieurement l'évolution est variable et se fait dans le sens de la forme papillaire, végétante ou cornée, de la forme plane, avec pullulation centrifuge en surface et cicatrisation centrale, ou de la forme plongeante ou térébrante avec bourgeonnement en profondeur.

La plupart des auteurs se sont efforcés de distinguer dans leurs descriptions au moins les deux groupes principaux, si différents dans leur marche et dans leurs conséquences pour le malade : celui des *épithéliomes superficiels*, évoluant en surface et qui appartiennent essentiellement au domaine dermatologique (Fig. 66 et 70) ; et celui des *épithéliomes profonds*, plongeants ou térébrants, d'une gravité tout autre et qui sont plutôt de l'apanage de la chirurgie. Malheureusement, il y a fréquemment des cas mixtes, et les tumeurs superficielles, dont l'aspect est d'ailleurs trop variable pour qu'on en puisse faire une seule espèce, peuvent devenir malignes, à un certain moment.

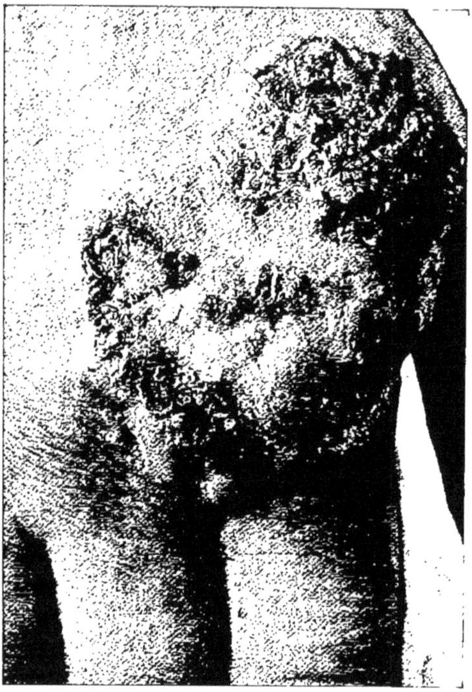

FIG. 66. — *Épithéliome superficiel* du dos de la main ; forme papillaire, en nappe ; cicatriciel à son centre, ulcéré à son bord, végétant du côté de la racine du pouce. Le bourrelet caractéristique est très accusé au-dessus de l'index et du médius. (D'après Nélaton. Musée de l'hôpital Saint-Louis, n° 1929.)

Tous les épithéliomes cutanés sont sujets à l'ulcération, d'une façon plus ou moins précoce, étendue et persistante. L'*ulcère épithéliomateux* (Fig. 67), a pour caractères généraux l'irrégularité de son contour ; la saillie de ses bords qui sont relevés en « bourrelet », signe pour ainsi dire pathognomonique quand il est net, bords de consistance ferme, évasés ou surplombants ; son fond irrégulier, tourmenté, pouvant atteindre le squelette, mais ordinairement muni de bourgeons inégaux qui saignent facilement quand on les frôle ; l'induration de sa base, car l'ulcération n'occupe d'ordinaire qu'une portion du néoplasme.

La *cicatrisation*, au moins partielle, n'est pas rare. Tantôt il ne s'agit que d'épidermisation, les portions à vif d'un épithéliome, surtout convenablement pansé, se recouvrant volontiers d'une couche épidermique lisse ; tantôt, lorsque l'ulcération a détruit presque tout le néoplasme épithélial, ou lorsque celui-ci est étouffé par la réaction conjonctive, on observe la formation d'une cicatrice fibreuse véritable.

Les *sensations* subjectives du malade sont rarement très accentuées, à moins que par son siège, aux commissures par exemple, la tumeur ne se trouve tiraillée. Souvent les malades accusent des picotements, fourmillements ou élancements spéciaux qui ne sont pas sans valeur indicatrice dans le cas de repullulation après traitement incomplet.

Rien n'est moins constant que l'état des *ganglions* dans les épithéliomes cutanés envisagés en bloc. Jamais engorgés dans l'*ulcus rodens*, tardivement affectés dans les épithéliomes papillaires et plans, ils sont envahis d'une façon précoce, ce qui aggrave singulièrement le pronostic, dans les épithéliomes lobulés plongeants et térébrants.

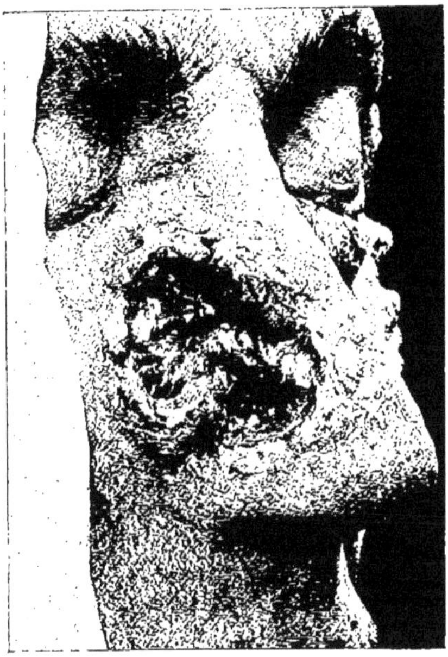

FIG. 67. — *Épithéliome térébrant* du nez; ulcère atteignant le squelette, dans un cas d'épithéliomatose multiple sénile (même malade que celui de la Planche X).

Anatomie pathologique générale. — J'aurais à discuter ici quelques questions qui sont capitales au point de vue de la connaissance exacte des tumeurs épithéliales. Je me contenterai de les formuler, n'ayant pas de solution à leur donner.

Ces questions sont relatives :

1° Au point de départ anatomique de la prolifération épithéliomateuse ;

2° Aux raisons qui déterminent les formes anatomiques si diverses que prend cette prolifération ;

3° A la cause de la malignité de certaines formes et de la bénignité de quelques autres.

Elles sont impossibles à résoudre actuellement puisqu'on ignore la nature réelle des épithéliomes, puisqu'on ne sait si l'on doit accuser le tissu épithélial qui prolifère d'une façon exagérée et atypique, le tissu dermique qui résiste mal et se laisse envahir, ou un *quid ignotum*, virus ou parasite, bactérie ou coccidie venant du dehors, cause première et nécessaire de la maladie.

La *théorie parasitaire* est séduisante. Elle explique pourquoi, en un point généralement exposé, de préférence sur une surface en état de *minoris resistentiæ*, où des fissures, rhagades, excoriations, ouvrent la porte à l'organisme pathogène, pourquoi, dis-je, en ce point se fait une prolifération pathologique comparable aux « chancres » des végétaux, lesquels sont tous parasitaires. Elle éclaire le développement indéfini, l'envahissement ganglionnaire, les métastases, et expliquerait la diversité des formes anatomo-cliniques, par l'existence de races diverses parmi les germes parasites.

Malheureusement, à part ces raisons théoriques, la doctrine de l'infectiosité n'a pour elle que des preuves pour ainsi dire extrinsèques. Les épidémies régionales de cancer, l'existence de « maisons à cancer » sont de cet ordre.

Malgré les recherches accumulées, dans ces dernières années surtout, malgré des communications retentissantes, personne ne peut se vanter à l'heure actuelle d'avoir extrait, cultivé, d'avoir *vu* seulement le parasite qui est cause de l'épithéliome.

Les inoculations expérimentales, pratiquées sur le même sujet ou à des animaux de même espèce, ont parfois donné des résultats positifs. Morau [1] a réussi l'inoculation en série, jusqu'à la dix-huitième génération, avec généralisation viscérale, d'un épithéliome de la souris blanche. Quoique plaidant en faveur du parasitisme, ces faits ne le démontrent pas directement et peuvent être interprétés comme greffes.

Les bactéries qu'on a isolées de divers cancers, naguère ou récemment, sont trop loin d'avoir fait leurs preuves pour mériter une description.

Quant à la théorie qui incrimine des psorospermies ou coccidies, ou encore des sporozoaires d'un autre groupe, elle est née de l'analogie remarquable que présentent certaines cellules, communément observables dans les épithéliomes, avec les organismes unicellulaires de cette classe; du fait aussi que des coccidies indubitables se rencontrent dans les épithéliums de certains animaux et y provoquent des troubles d'évolution. L'étude soigneuse, qui a été faite depuis lors des dégénérations qui peuvent affecter les cellules épithéliomateuses, a permis de reconnaître que les formations en question ne sont que des pseudo-coccidies.

Quelques auteurs ont signalé dans les épithéliomes des corpuscules plus petits (corpuscules de Russel, etc.), qu'ils croient étrangers à l'organisme, tandis que pour d'autres ce ne sont aussi que des produits dégénératifs.

Il faut réserver une mention spéciale aux constatations de Malassez et Albarran [2], dans un cas, malheureusement unique, d'épithéliome du maxillaire, lequel renfermait des coccidies qui ne peuvent être suspectées; au cas de tumeur épithéliale due à la bilharzia qu'ont étudié Albarran et L. Bernard [3]; aux recherches de Gilchrist, Buschke, Nevins Hyde, Stelwagon et d'autres, relatives à la présence dans certaines tumeurs et au rôle des blastomyces.

Mais ce n'est pas ici le lieu d'entrer à fond dans la discussion de la nature parasitaire du cancer [4], et, tout compte fait, dans un exposé de la structure anatomique des épithéliomes on ne peut pas aujourd'hui tenir compte de la théorie pathogénique infectieuse qui manque de base certaine.

Les autres théories qui ont été émises ont toutes le défaut de ne s'appliquer qu'au « comment » et non au « pourquoi » de la néoformation pathologique. Il en est ainsi de la conception des germes inclus de Cohnheim; de la théorie de Fabre-Domergue qui invoque la désorientation cellulaire, etc.

(1) MORAU, *Soc. de Biol.*, 2 mai, 24 oct. et 28 nov. 1891.
(2) ALBARRAN. *Soc. de Biol.*, 1889 et *Sem. méd.*, 1889, p. 117.
(3) ALBARRAN et L. BERNARD. *Arch. de méd. expérim.*, novembre 1897.
(4) FABRE-DOMERGUE. *Des cancers épithéliaux.* Paris, 1898.

On enseigne classiquement en France, avec Cornil et Ranvier, que les épithéliomes cutanés se subdivisent en deux espèces : l'épithéliome pavimenteux lobulé et l'épithéliome pavimenteux tubulé.

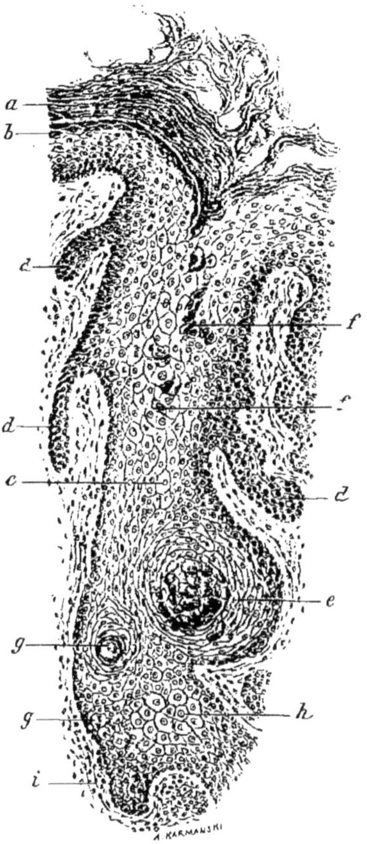

FIG. 68. — *Épithéliome lobulé corné* de la lèvre. (Grossissement : 160/1.)

a, couche cornée épaissie. — *b*, stratum granulosum (il fait défaut sur la partie droite de la figure). — *c*, boudin d'épithéliome pavimenteux lobulé. — *d*, bourgeons latéraux de ce boudin. — *e*, renflement contenant un *globe épidermique* dont les cellules centrales sont en dégénérescence colloïde ou hyaline. — *f*, cellules cornées. — *g*, cellules hyalines. — *h*, cellules à protoplasma clair. — *i*, stroma infiltré de cellules plasmatiques et de globules blancs.

L'*épithéliome lobulé* est formé de masses bourgeonnantes en lobules ou en gros boudins renflés par endroits, composés de cellules qui subissent une évolution semblable à celle de l'épiderme ; « les cellules, cylindriques et petites au bord des lobules, deviennent pavimenteuses, puis cornées ou colloïdes, à mesure qu'elles s'avancent vers le centre du lobule », où elles s'accumulent parfois en *globes épidermiques* (Fig. 68).

Dans l'*épithéliome tubulé*, « le tissu fibreux qui forme le stroma de la tumeur est sillonné par des cavités en forme de tubes remplies de cellules pavimenteuses ne montrant pas d'évolution épidermique » (Fig. 74).

Tous ceux qui ont examiné beaucoup de tumeurs épithéliales cutanées ont reconnu l'exactitude de cette classification et en même temps son insuffisance ; en dehors des cas auxquels elle s'applique parfaitement, il en est beaucoup qui ne peuvent être rangés ni dans l'un ni dans l'autre groupe sans forcer les analogies [1].

La classification d'Unna [2] comprend un plus grand nombre de types. Pour lui, la tendance évolutive des cellules néoplasiques est contingente et ne se manifeste souvent que dans une portion de la masse totale. Le seul caractère qui puisse servir à la subdivision du groupe est l'histologie topographique, qu'il appelle l' « architecture » de la tumeur.

[1] On trouvera plus bas ce qui concerne les épithéliomes adénoïdes, le carcinome diffus et les nævo-carcinomes ; voir aussi les articles ADÉNOMES et NÆVI.

[2] UNNA, *Histopathologie der Hautkrankheiten*, Berlin, 1894.

Il distingue ainsi trois formes principales : 1° les *carcinomes végétants*, comprenant la variété *villeuse* ou *papillaire*, qui est superficielle, et la variété *à gros réseaux*, dont les boyaux épithéliaux envahissent en profondeur ;

2° Les *carcinomes cylindriques*, les plus fréquents, présentent plusieurs variétés : ils sont dits *réticulés* quand les boyaux s'anastomosent entre eux ; — *acineux* lorsqu'ils offrent des renflements latéraux ou terminaux donnant, par places, un aspect adénomateux ; — et *styloïdes*, si les boyaux s'effilent en pointe (comme dans l'*ulcus rodens*), ce qui est l'effet de la résistance opposée par le stroma et l'indice de la bénignité de la tumeur ;

3° Les *carcinomes alvéolaires* sont ceux dans lesquels les éléments épithéliaux se disposent en amas isolés ou nids au sein de cavités du stroma ;

4° Les *carcinomes secondaires* de la peau résultent d'embolies cancéreuses des voies lymphatiques.

Sans nier sa valeur relative, on ne peut que regretter que cette classification ne tienne qu'imparfaitement compte des données macroscopiques et cliniques et ne soit pas en rapport avec le pronostic, ce qui serait le point capital.

On a été conduit à se demander quelle peut être la raison de la diversité si grande d'aspect des néoformations épithéliales. Appliquant à la pathologie les notions acquises sur le développement normal des productions épidermiques, on a trouvé une analogie entre les bourgeons lobulés ou tubulés partis de l'épiderme de revêtement qui, chez l'embryon, sont l'origine des cloisons interpapillaires, des follicules pilo-sébacés et des glandes sudoripares, d'une part, et les bourgeons de forme comparable qu'on observe dans les épithéliomes, d'autre part.

Allant plus loin, on a pensé que les éléments de formations épithéliales devaient conserver des tendances morphogéniques et physiologiques spéciales et les conférer à leurs descendants. D'après cela, le *point de départ* de la prolifération épithéliomateuse était soupçonné d'influer sur sa forme anatomique et sur son évolution ; on aurait pu, dès lors, distinguer les épithéliomas de la couche de revêtement et ceux des follicules pileux, des épithéliomes sébacés et des épithéliomes sudoripares. On pouvait poser comme hypothèse que les premiers seraient de la forme lobulée cornée, les seconds de la forme adénoïde, les derniers enfin des épithéliomes tubulés.

En réalité, il est presque toujours impossible de préciser, dans un cas donné, quelle a été l'origine réelle de la prolifération. Quand on le peut, on constate souvent que plusieurs des formations normales prennent part à la fois au bourgeonnement pathologique ; de plus, lorsqu'une seule d'entre elles semble en jeu, il n'y a aucune relation constante entre ce point de départ et la forme anatomique qu'affectent les masses épithéliales néoformées [1].

Relativement aux tendances évolutives et aux dégénérations diverses des cellules épithéliomateuses, on est tenté d'admettre une hypothèse analogue et

[1] J. Darier, Contribution à l'étude de l'épithéliome des glandes sudoripares. *Arch. de méd. expér.*, janvier et mars 1889.

d'en faire un caractère héréditaire de ces cellules. A côté de nombreux faits confirmatifs, il y en a de discordants.

Ces *formes dégénératives* ont fait l'objet de descriptions minutieuses depuis que la théorie parasitaire coccidienne du cancer a attiré sur elles l'attention. Ne pouvant entrer dans le détail ici, je me bornerai à en donner un aperçu succinct.

La *transformation cornée* ne mérite pas le nom de dégénérescence ; elle résulte de l'aptitude qu'ont conservée les cellules de subir l'évolution kératique comme dans l'épiderme. Elle s'observe particulièrement dans les formes papillaires cornées et lobulées et donne lieu aux *globes épidermiques*, composés de cellules concentriquement pelotonnées comme les folioles d'un bulbe de lis. Souvent l'évolution cornée comprend un stade intermédiaire d'infiltration éléidique comme dans le stratum granulosum; mais ce stade peut faire défaut. Au centre des globes il n'est pas rare de trouver une cellule sphérique hyaline.

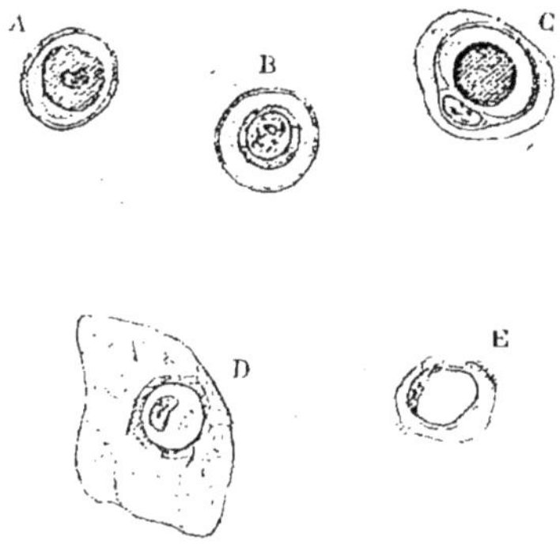

FIG. 69. — *Dégénérescences cellulaires. Pseudo coccidies.* (Grossissement : 400/1.)

A, dégénérescence hyaline (ou colloïde); protoplasme entièrement hyalin contenant un noyau atrophié et enfermé dans une membrane ou capsule. — B, capsule hyaline accolée au noyau; protoplasme clair et parcouru par de fines stries radiées. — C, dégénérescence hyaline partielle; boule hyaline dans le protoplasme; noyau repoussé latéralement; capsule hyaline formée à mi-distance de la boule et de la périphérie; le protoplasme, tant en dedans qu'en dehors de cette capsule, a une structure filamenteuse radiée. — D, dégénérescence muqueuse de la plus grande partie d'une cellule; capsule hyaline entourant l'espace périnucléaire où flotte le noyau déformé. — E, dégénérescence muqueuse partielle du protoplasme sous forme de vésicule repoussant latéralement le noyau.

La *dégénérescence hyaline* est des plus fréquentes et conduit à la formation de globes analogues. Souvent aussi des cellules en sont atteintes isolément au milieu de masses malpighiennes typiques. Tantôt le protoplasme cellulaire entier est devenu hyalin et renferme un noyau atrophié; tantôt une zone hyaline forme une sorte de capsule à la périphérie de la cellule et entoure un reste de protoplasme radié avec un noyau normal ou bosselé. Quelquefois la capsule se forme à mi-distance du noyau et de la périphérie, et la portion protoplasmique restée en dehors peut devenir muqueuse et se liquéfier. On conçoit que ces dégénérations (Fig. 69) aient pu en imposer pour des organismes étrangers et être pris pour des coccidies. Chimiquement, la substance hyaline des cellules épithéliales est mal déterminée; on l'appelle aussi *colloïde*; elle paraît intermédiaire par sa nature entre la transformation cornée et la dégénérescence muqueuse et se combine souvent avec elles.

La *dégénérescence muqueuse*, presque aussi fréquente, se traduit par un éclaircissement, puis par une liquéfaction du protoplasme cellulaire. Le noyau pâlit et disparaît. Souvent des groupes de cellules se dissolvent ainsi et laissent des cavités où flottent des cellules détachées, intactes ou hyalines. Il arrive aussi que cette dégénérescence atteigne des cellules isolées ou une portion seulement de leur protoplasme et y creuse une vacuole qui repousse le noyau (Fig. 69, E). C'est ainsi que j'interprète aujourd'hui les images que l'on observe dans la maladie de Paget. Dans les cavités unicellulaires ou pluricellulaires nées de ce processus, peuvent pénétrer des leucocytes migrateurs qui souvent se fragmentent ; l'aspect est alors celui de sporocystes parasitaires.

Les dégénérescences cornée, hyaline et muqueuse peuvent se combiner, amenant une désagrégation des masses épithéliomateuses et la production d'aspects très singuliers. Dans ces foyers de dégénérescence on peut voir quelquefois des *cellules géantes* dont l'origine épithéliale ne peut être mise en doute.

La *dégénérescence calcaire* est rare; elle ne s'observe guère que dans certains épithéliomes bénins partis de kystes sébacés (1); elle calcifie les cellules de travées épithéliomateuses tout entières sans en altérer la forme.

Si l'on considère maintenant le *stroma*, la charpente conjonctivo-vasculaire qui sépare les lobules, boyaux ou travées des diverses variétés d'épithéliomes, on observe qu'il prend, par sa masse très variable, une part tout à fait inégale à la constitution de l'ensemble de la tumeur. Parfois réduit à des tractus filiformes, il forme ailleurs des nappes étendues, pauvrement parsemées d'amas épithéliaux. Sa structure varie beaucoup, et cela dans une même tumeur. Primitivement il représente, bien entendu, la trame du derme envahi par la néoplasie épithéliale. Mais, par le fait de l'usure, d'une part, de l'inflammation et de la prolifération, d'autre part, cette trame subit des remaniements considérables. On rencontre tous les intermédiaires entre un tissu franchement embryonnaire, un tissu muqueux très délicat et un tissu fasciculé et fibreux très dense. Le réseau élastique, qui est d'une richesse si extraordinaire dans la peau de la face, est, dans les épithéliomes au début, simplement repoussé (Fig. 65, *e*); plus tard il est déchiré, fragmenté, mais persiste longtemps et signale les débris de la trame primitive. Les vaisseaux sanguins ont souvent des parois embryonnaires ou atteintes des lésions de l'artérite et de la phlébite à un degré variable, parfois jusqu'à l'oblitération.

Les cellules du stroma appartiennent aux variétés diverses que j'ai signalées dans le tissu conjonctif enflammé en général (2). Les leucocytes migrateurs sont rarement abondants, sauf sans les formes ulcérées et peuvent s'accumuler en nids ou petits abcès. Les mastzellen ne sont pas rares et pénètrent parfois entre les cellules épithéliomateuses. Il faut signaler la présence presque constante et l'abondance souvent remarquable des plasmazellen d'Unna ; elles se disposent en traînées ou amas dans les travées du stroma, et habituellement en un véritable rempart formant bordure autour et au-dessous de la tumeur.

(1) MALHERBE, *Arch. de physiol.*, 1881, et *Arch. gén. de méd.*, 1885, p. 511. — CHENANTAIS, Thèse de Paris, 1881.

(2) J. DARIER, *La Pratique dermatologique*, t. I, p. 79.

On note aussi des *dégénérescences* dans le stroma. De nombreux histologistes ont observé exceptionnellement des cellules géantes au voisinage des masses épithéliomateuses, où elles ont la même signification réactionnelle qu'autour des corps étrangers ou parasitaires (¹). Parfois il y a même de véritables formations folliculaires, tuberculoïdes, ce qui fait naître le soupçon d'une complication locale par de la tuberculose.

Dans un cas d'épithéliome papillaire du doigt, j'ai trouvé des cellules hyalines en grand nombre, analogues à celles qui sont propres au rhinosclérome et à d'autres processus infectieux chroniques.

Les tumeurs qui méritent le nom de *cylindromes* (²) et qu'on rencontre presque exclusivement à la face sont des épithéliomes alvéolaires dans lesquels les masses épithéliales sont envahies par des bourgeons conjonctifs en dégénérescence myxomateuse et hyaline.

L'*ulcération* des épithéliomes est causée par la désagrégation des cellules épithéliales dont une partie subit une fonte muqueuse, les autres flottant dans le liquide ainsi formé; il y a souvent une suppuration concomitante, due aux germes pyogènes importés. Le stroma conjonctif bourgeonne habituellement au fond de l'ulcère en se coiffant de cellules épithéliales.

La gangrène de portions plus ou moins étendues du néoplasme, sous l'influence de l'obstruction ou de l'oblitération vasculaire, joue aussi un rôle important dans la formation et l'extension des ulcères cancroïdaux.

Dans leur accroissement progressif les épithéliomes profonds envahissent l'hypoderme, désagrègent les tissus fibreux et musculaires, envahissent et ulcèrent les parois vasculaires, et, quand ils atteignent les os, ils en provoquent la nécrose, quelquefois après en avoir pénétré les espaces médullaires agrandis. Les espaces et les canaux lymphatiques sont souvent envahis d'une façon précoce, ce qui conduit à une extension plus rapide de la tumeur et à l'infiltration des ganglions par le tissu épithéliomateux.

La cause intime de la *malignité* de certains épithéliomes nous échappe, comme la cause première de la néoplasie elle-même. On peut dire seulement que les formes les plus dangereuses sont celles à bourgeons amples progressant en profondeur, à stroma peu abondant et de structure embryonnaire, à dégénérescence hyaline et muqueuse des cellules épithéliales. Un épithéliome papillaire ou plan peut, après des années d'évolution bénigne, prendre une direction térébrante et une allure rapide.

Inversement, les épithéliomes à progression superficielle, composés de tractus minces en réseau grêle, à prolongement effilés, styloïdes, sans beaucoup de dégénérescences cellulaires, surtout ceux qui sont comme enkystés ou dissociés par un stroma dense et fibreux, peuvent être considérés comme bénins.

Les choses se passent comme si une lutte s'établissait entre le tissu épithélial proliférant d'une part, et le stroma, lequel résiste à l'envahissement, soit en circonscrivant et limitant la néoplasie, soit en étouffant les bourgeons épi-

(¹) Ch. Audry, Cellules géantes et épithélioma. *Arch. provinc. de chirurgie*, 1898, p. 553.
(²) L. Malassez, Sur le cylindrome. *Arch. de physiol.*, 1883.

théliaux ainsi qu'on le voit dans l'*ulcus rodens*. L'épithéliome lobulé perlé et l'épithélium calcifié sont des formes où la *vis medicatrix* paraît l'avoir emporté; ils subsistent indéfiniment à l'état presque de corps étrangers enkystés.

Formes anatomo-cliniques des épithéliomes. — Les *formes* des épithéliomes cutanés, que je vais tenter ici de décrire très succinctement, ne constituent très probablement pas des *espèces* nosologiques légitimes et irréductibles; elles me semblent pourtant assez individualisées, tant au point de vue clinique qu'à celui de leur structure, pour mériter d'être envisagées à part.

FORME PAPILLAIRE

Dite aussi *végétante superficielle* ou *verruqueuse*, cette forme est tantôt pri-

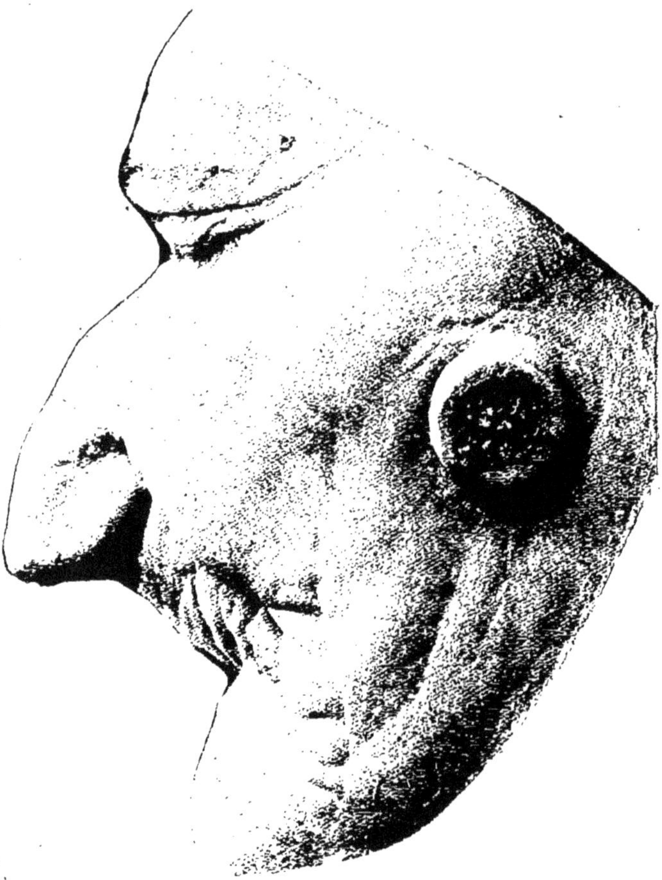

FIG. 70. — *Epithéliome papillaire* de la joue; disque faisant une saillie très accentuée, centre érosif et végétant, bourrelet des plus nets. A la tempe, près de la queue du sourcil, et sur la joue au-dessous de l'épithéliome, se voient deux petites taches de kératose sénile. Femme de quatre-vingt-deux ans. (D'après E. Besnier. Musée de l'hôpital Saint-Louis, n° 1251.)

mitive, tantôt consécutive à la kératose précancéreuse sénile; elle peut persister indéfiniment sous le même type ou aboutir à la forme cancroïdale vulgaire.

Les épithéliomes papillaires siègent dans la grande majorité des cas aux lèvres, surtout à leurs commissures, ou au gland; mais on les observe aussi aux joues, aux paupières, au menton, aux mains, et même à la langue.

Le début se fait par l'apparition de saillies verruqueuses agminées, ayant l'aspect d'un papillome (1), ou par une végétation filiforme terminée par une pointe cornée (fibrokératome d'Unna).

A la période d'état il s'agit le plus souvent d'un disque saillant, limité par

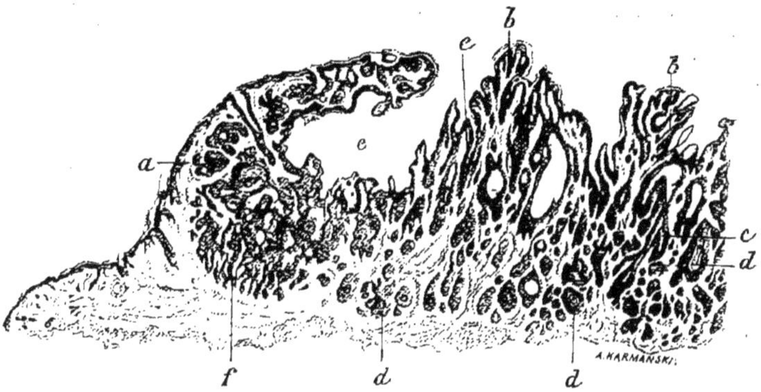

Fig. 71. — *Épithéliome papillaire.* (Grossissement : 5/1.) — Cette figure reproduit une coupe de la moitié de la tumeur représentée figure 6.

a, peau de la joue soulevée en rempart au pourtour du néoplasme. — *b*, papilles allongées et arborisées. — *c*, bourgeons épithéliomateux ramifiés: — *d*, globes épidermiques cornés. — *e*, cavité qui contenait des amas cornés. — *f*, bourgeons épithéliomateux anastomosés en réseau.

un bord relevé en ourlet, lequel circonscrit une surface hérissée de saillies villeuses et recouverte d'un enduit corné ou d'une croûte.

Il en existe deux variétés. L'une, *épithéliome papillaire nu*, est presque spéciale au gland et à la langue; sa surface est veloutée, rouge et brillante (2). L'autre, dans laquelle la production cornée qui surmonte les végétations papillaires, forme une masse cohérente considérable, est la *corne épithéliomateuse* ou *corne sénile* (3).

(1) Le groupe nosologique des *papillomes* n'est pas homogène et mérite de disparaître. Il comprend en effet des affections diverses : épithéliomes végétants superficiels (ce qui a pu faire parler de *papillomes malins*), — verrues et végétations qui sont de cause parasitaire — verrucosités entourant ou surmontant des tuberculomes et syphilides tertiaires, — placards de plan et de pemphigus végétant, — nævi verruqueux, etc. L'entité morphologique dite *papillome* paraît résulter dans tous les cas, sauf dans les nævi peut-être, d'un bourgeonnement actif de l'épiderme sous l'influence de causes irritatives diverses, concurremment avec une réaction proliférative du corps papillaire.

(2) J'ai eu l'occasion d'en décrire un exemple typique avec mon maître A. Fournier (Épithéliome papillaire bénin syphiloïde de la verge. *Bull. de la Soc. franç. de dermat. et de syphil.*, 18 mai 1893. p. 324).

(3) Voir ce mot, *La Pratique dermatologique*, t. I, p. 640.

Sous ces divers aspects la néoplasie reste superficielle, est mobile avec la peau, et ne s'accompagne d'aucune induration profonde. La marche est très lente au début, plus active aux stades avancés. Incomplètement enlevées, ces tumeurs récidivent.

Histologiquement il y a une prolifération énorme des bourgeons interpapillaires, en largeur et surtout en longueur. Les papilles sont grêles, étirées; le corps papillaire, loin d'être hypertrophié comme dans d'autres « papillomes », est envahi et détruit par le bourgeonnement épithélial. L'épithélium des bourgeons est du type malpighien, avec couche granuleuse et évolution cornée donnant lieu à des globes épidermiques. Quand le chorion se laisse envahir, le développement en profondeur se fait rapidement suivant le type lobulé et en réseau à larges travées. A ce moment, la tumeur s'ulcère et les ganglions peuvent être infiltrés.

CANCROÏDE VULGAIRE

Épithéliome pavimenteux lobulé corné.

Forme la plus commune et aussi la plus maligne, celle que connaissent surtout les chirurgiens.

Le siège d'élection du cancroïde est aux lèvres, à la langue, à la muqueuse buccale; mais on peut l'observer partout, notamment sur les cicatrices et sur le lupus tuberculeux.

Quand il se développe en peau saine, son aspect au début est celui d'un tubercule grisâtre, recouvert d'une squame ou d'une croûtelle et qui longtemps semble peu menaçant. Sous l'influence de grattages inconscients ou d'autres traumatismes, ce tubercule s'étend et gagne en profondeur. Son sommet, rougeâtre et grenu, saigne facilement et bientôt s'ulcère.

A sa période d'état, la tumeur, qui a le volume d'une demi-noisette ou d'une demi-noix, est dure, arrondie ou marronnée, enchâssée dans la peau et plus ou moins saillante. Ses bords violacés, renflés en bourrelet mamelonné, ou en rempart, sont taillés à pic du côté de l'ulcération ou surplombent légèrement. Sous la croûte centrale on découvre une surface crevassée, anfractueuse, grisâtre, qui sécrète un liquide sanieux. Par la pression entre deux doigts, on peut quelquefois en faire sortir, avec du sang, des grains ou filaments vermicellés jaunâtres, qu'on appelle « vermiottes ». A l'examen microscopique on peut d'emblée reconnaître, dans la matière qui les compose, des cellules cornées et souvent des globes épidermiques caractéristiques.

Après ablation, le tissu de la tumeur est friable, translucide, parsemé de points ou de traînées opaques et jaunâtres. Sur une section mince on y découvre la structure classique de l'*épithéliome lobulé à globes épidermiques*, avec cellules hyalines ou cornées (Fig. 68). Les gros boudins qui plongent dans la profondeur, et y forment par leurs ramifications un réseau irrégulier à larges travées, paraissent provenir de bourgeons interpapillaires ou de follicules pilo-sébacés. Les bords en sont d'ordinaire nettement limités, sauf aux stades avancés où il y a pénétration diffuse du tissu épithélial dans les espaces conjonctifs. Le stroma a une structure variable, mais il est généralement peu abondant.

Les ganglions sont envahis d'une façon précoce. Si l'art n'intervient pas, ou lorsqu'il y a récidive, la tumeur gagne en profondeur, détruisant tous les tissus; l'ulcère devient gangreneux et infect, la suppuration est profuse et la mort survient dans le marasme, hâtée par les hémorragies. La production de tumeurs secondaires dans les viscères est possible, mais elle est exceptionnelle.

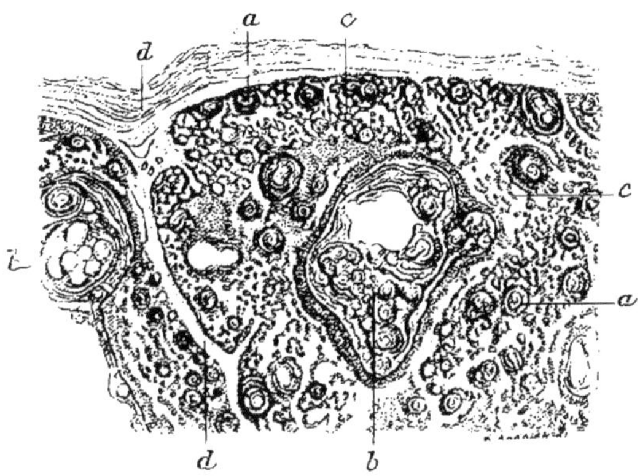

Fig. 72. — *Épithéliome perlé.* (Grossissement : 18,1.)

a, globes épidermiques. — *b*, globes conglomérés. — *c*, réseau de trabécules épithéliales dans un stroma muqueux. — *d*, tissu fibreux qui enkyste et cloisonne le néoplasme.

L'épithéliome perlé est une variété rare, qui dérive de la forme lobulée cornée par transformation de presque toutes les travées néoplasiques en globes épidermiques cornés, parfois même conglomérés. Il ne subsiste autour des globes qu'un petit nombre de trabécules épithéliales en réseau. Dans les cas les plus typiques (Fig. 72), la prolifération paraît arrêtée, le tissu fibreux enkyste et cloisonne la tumeur, qui a dès lors l'allure la plus bénigne.

ÉPITHÉLIOME PLAN CICATRICIEL

Forme très fréquente, bien connue de tous les dermatologistes; décrite sous le nom d'*épithéliome perlé* par E. Besnier, elle est souvent confondue, à tort selon moi, avec le « rodent ulcer » de Jacob.

Ce type d'épithéliome s'observe surtout à la face, aux paupières, autour du nez, à la lèvre supérieure, rarement ailleurs; assez souvent il se développe sur la kératose précancéreuse sénile.

La lésion initiale est une granulation rosée ou nacrée, miliaire, très superficielle, énucléable, pouvant rester indéfiniment torpide et solitaire. Sous l'influence de causes banales, après bien des années parfois, d'autres apparaissent, s'agglomèrent en colonie plate, se mettent à s'étendre et à s'excorier. Dès lors le mal prend l'aspect d'une ulcération très peu profonde, recouverte d'une croûte et bordée par un chapelet de granulations grisâtres inégales. Mais, à mesure que se poursuit le développement centrifuge ou serpigineux de l'affection, le centre se transforme en une cicatrice blanche ou rosée, très mince, brillante, avec arborisations vasculaires, laquelle reste bordée de petites ulcérations ou d'un ourlet caractéristique formé de granulations perlées. Il peut s'en reproduire dans l'aire de la cicatrice. La guérison spontanée a été observée.

L'évolution très lente a pu durer quinze et vingt ans dans certains cas, et la surface envahie atteindre l'étendue de la main. Il se peut que le caractère ulcéreux devienne assez prédominant pour que l'épithéliome plan ressemble au *rodent ulcer*, lequel n'en est peut-être qu'un aboutissant.

Il a de commun avec ce dernier la marche serpigineuse remarquablement lente, la tendance cicatricielle, et l'absence de métastase ganglionnaire; il en diffère par sa structure.

Histologiquement l'épithéliome plan (Fig. 65) débute par des bourgeons naissant des espaces interpapillaires, bourgeons globuleux, mais poussant bientôt latéralement des prolongements ramifiés, quelquefois réticulés. Le centre de ces bourgeons lobulés est habituellement le siège d'amas colloïdes ou d'une dégénérescence muqueuse. Les granulations perlées sont formées par une sorte de bouquet de lobules épithéliomateux, soulevant l'épiderme de revêtement. Au fond des ulcérations et dans la cicatrice, on trouve des masses épithéliales anguleuses ou disposées en réseau délicat, composées de cellules malpighiennes, à première rangée ordinairement cylindrique. Le stroma est plus ou moins riche en cellules plasmatiques; souvent il est de structure fibreuse.

ULCUS RODENS

L'ulcus rodens, *rodent ulcer* de Jacob et des auteurs anglais, est un type très spécial par son aspect clinique et sa structure.

On le rencontre exclusivement autour des paupières, à la limite antérieure du cuir chevelu, et vers le nez.

Il consiste en une ulcération persistante, à marche serpigineuse extraordinairement lente; il y a si peu de néoplasie en apparence, si peu de tumeur autour de cette ulcération et au-dessous d'elle, qu'il faut être prévenu pour diagnostiquer un épithéliome.

Du côté de la zone d'envahissement, l'ulcère est limité par un bord à pic, en falaise, ni renflé, ni décollé. Le fond est rose ou jaunâtre, non granuleux ni saignant, plus ou moins déprimé; il paraît sec et sécrète très peu de sérosité. Cet ulcère est toujours cicatrisé en partie; du côté de la cicatrice il s'élève en pente douce ou se limite par un bord arrondi.

Le début, sur lequel il est difficile d'être renseigné en raison de la très longue durée de l'affection, paraît se faire comme dans l'épithéliome plan; la perte de substance peut se cicatriser pour un temps, mais se reproduit dans la suite. L'évolution du mal est indéfinie. L'ulcère peut détruire une paupière ou une partie du dos du nez, faisant un trou béant dans une fosse nasale. Il a donc une ténacité très grande et une malignité locale évidente, mais n'a aucun pouvoir infectant; jamais il n'y a de retentissement ganglionnaire, ni de métastase.

[*J. DARIER.*]

Au point de vue *histologique* le rodent ulcer légitime est toujours un épithé-

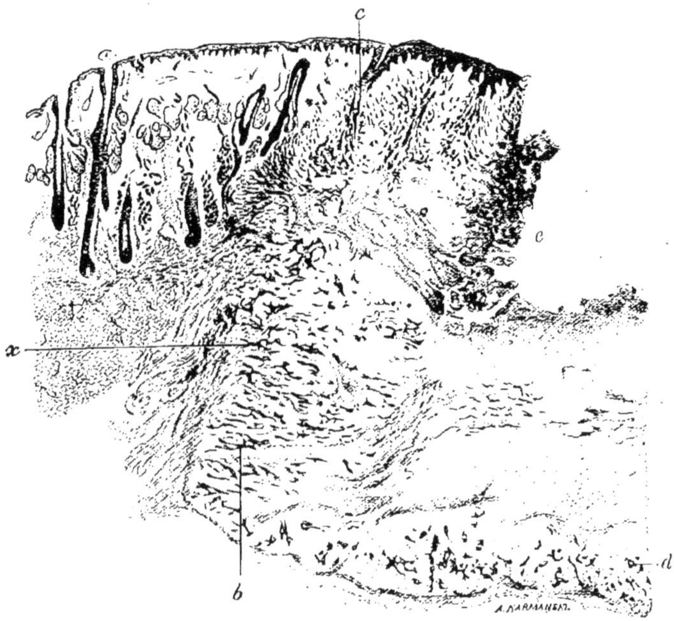

Fig. 73. — *Rodent ulcer.* (Grossissement : 10/1.)

a, cuir chevelu normal. — *b*, travées ramifiées d'épithéliome tubulé. — *c*, follicule pileux paraissant en continuité avec des travées épithéliomateuses. — *d*, travées tubulées qui subsistent au fond de l'ulcère. — *e*, ulcère profond, avec bord à pic, et parois gangreneuses dépourvues de travées épithéliales visibles. — *x*, point de la coupe reproduit Figure 74 à un plus fort grossissement.

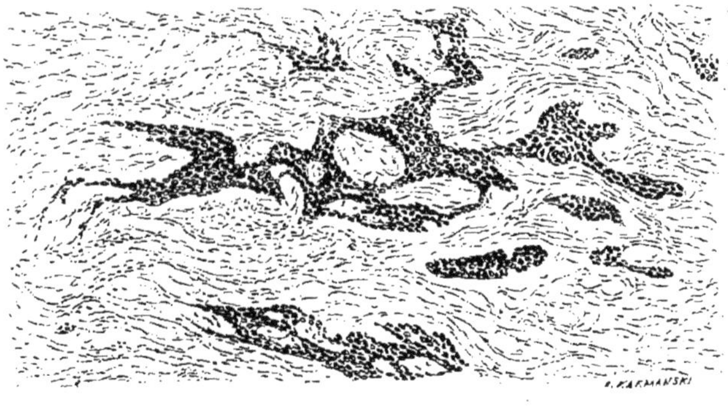

Fig. 74. — *Rodent ulcer.* (Grossissement : 100/1.) — Point *x* de la Figure 73. Travées d'épithéliome tubulé sous forme de réseau fragmenté. On remarquera la petitesse et la disposition souvent longitudinale des cellules épithéliales ; la terminaison en pointes styloïdes ou en petit renflement des extrémités libres ; l'analogie de certaines portions de travées avec des tubes sudoripares ; la constitution fibreuse du stroma et sa richesse en cellules.

liome tubulé, composé de travées épithéliales minces, ramifiées en bois de cerf, dont les extrémités se terminent en pointe (épithéliome styloïde) ou par un renflement très peu accusé. Les cellules en sont petites, fusiformes, fortement unies entre elles et disposées longitudinalement dans les travées; la dégénérescence muqueuse y est rare. La masse du tissu épithélial est remarquablement réduite par rapport à celle du stroma. Celui-ci est dense, fibreux, plus ou moins riche en cellules; on perçoit, pour ainsi dire, qu'il oppose une réaction forte à l'envahissement de l'élément épithélial, qu'il comprime et étouffe ce dernier.

C'est en raison de la forme cylindrique des traînées épithéliales qu'on a été conduit à supposer que la néoplasie prenait son point de départ dans les glandes sudoripares. Mais les épithéliomes sudoripares que j'ai observés n'étaient pas tubulés, et dans les cas d'ulcus rodens, on peut manifestement voir les bourgeons interpapillaires et les follicules prendre part à la néoformation.

ÉPITHÉLIOMES ADÉNOÏDES

Certains épithéliomes bénins, qu'on observe sur la face, sur le cuir chevelu ou sur le dos, sont encapsulés et composés de lobules ou de boyaux épithéliaux contournés qui sur la coupe présentent l'aspect d'une glande. D'autres sont formés de véritables tubes épithéliaux, assez réguliers; parfois ils sont kystiques. Ce sont les *adénomes sudoripares* de Verneuil, les *polyadénomes* de Broca; la plupart des auteurs qui les ont étudiés ont pensé qu'ils provenaient des glandes sébacées, ce qui n'est pas démontré.

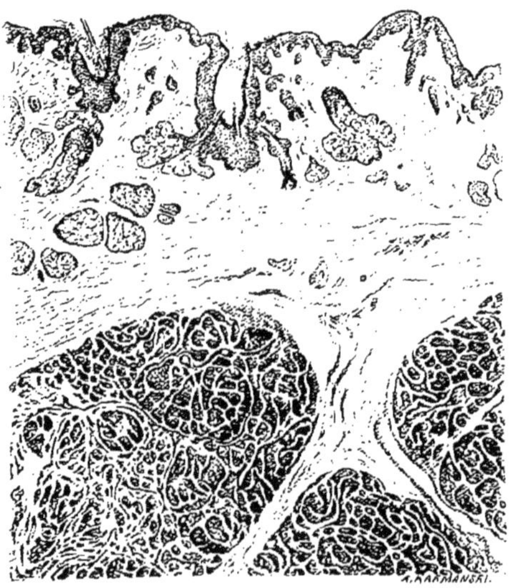

Fig. 75. — *Épithéliome adénoïde.* (Grossissement : 18/1.) — En haut, peau normale du sillon naso-génien avec larges glandes sébacées; en bas, une portion de trois lobes épithéliaux dont la structure rappelle celle d'une glande; dans les lobules qui les composent, un certain nombre de cellules sont claires et en dégénérescence muqueuse.

J'en ai fait mention dans un article précédent (1).

En réalité les épithéliomes partis soit des glandes sébacées, soit des glandes sudoripares, n'ont, du fait de cette origine, ni une structure ni une évolution spéciales et constamment identiques (2).

(1) Darier, *La Pratique dermatologique*, t. I, p. 285. Article : *Adénomes*.

(2) J. Darier, De l'épithéliome des glandes sudoripares. *Arch. de méd. expér.*, janvier-mars 1889.

[J. DARIER.]

Les ÉPITHÉLIOMES CALCIFIÉS ont presque toujours leur point de départ dans la paroi d'un kyste sébacé. Ce sont des épithéliomes adénoïdes dont toutes les travées ont subi l'infiltration calcaire et dont l'évolution est de ce fait arrêtée.

CARCINOMES DE LA PEAU

D'après la définition mise en tête de cet article, le carcinome est une tumeur épithéliale maligne de structure alvéolaire. Les éléments néoplasiques n'y sont donc pas cohérents et rassemblés au sein d'une membrane plus ou moins nette, comme dans l'épithéliome, mais infiltrés par groupes ou isolément dans la trame conjonctive.

Le carcinome s'observe à la peau dans deux conditions : 1° lorsque dans un épithéliome malin de la peau, notamment de la forme lobulée, les cellules ont

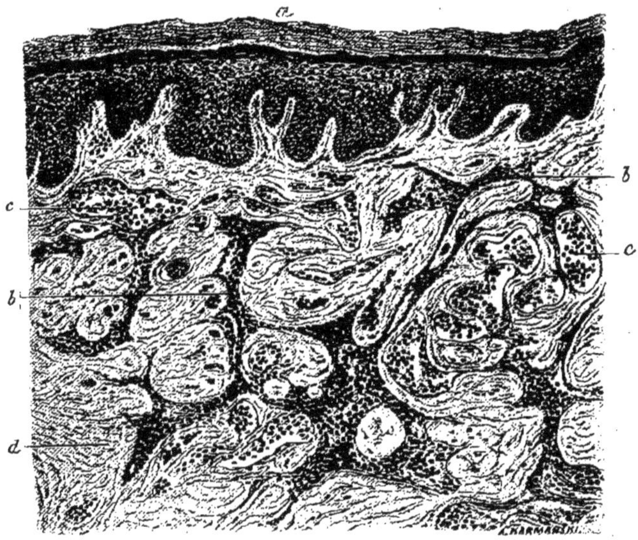

Fig. 76. — *Carcinome secondaire de la peau ; récidive de cancer du sein.* (Grossissement : 80/1.)

a, épiderme normal du thorax. — b, tractus ramifiés suivant les canaux lymphatiques. — c, alvéoles carcinomateux. — d, derme ; on n'y remarque aucun indice d'une réaction inflammatoire ou proliférative provoquée par l'invasion néoplasique.

rompu la barrière qui les sépare des espaces lymphatiques ; 2° lors de l'apparition à la peau de tumeurs secondaires à un carcinome profond [1].

La description de l'épithéliome devenu carcinomateux se confond avec celle de l'épithéliome malin, plongeant et térébrant à ses stades avancés.

Le *carcinome secondaire* doit seul m'occuper ici.

[1] Les *nævo-carcinomes*, tumeurs malignes prenant leur origine dans un nævus, ont une structure variable d'épithéliome, ou de carcinome, ou de sarcome, et souvent sont mélaniques. Voir l'article NÆVI.

On l'observe assez communément dans le cancer du sein, notamment dans la forme dite en cuirasse; plus rarement dans le cancer de l'utérus ou de l'ovaire, exceptionnellement dans d'autres cas.

Son apparence est celle d'une tumeur dure, intra-cutanée, jaunâtre ou plus souvent violacée, à accroissement rapide. Très souvent il est multiple. Sa gravité propre s'efface devant celle de la tumeur qui en est l'origine.

Par sa structure le carcinome secondaire diffère de l'épithéliome primitif de la peau tout d'abord en ceci, que l'épiderme de revêtement, les follicules et les glandes n'y sont pas en connexion avec les masses néoplasiques. Celles-ci, constituées par des cellules de type variable, rappelant celui de la tumeur originelle, ou souvent métatypiques, ont une disposition caractéristique. Elles sont au début rangées en tractus ramifiés qui suivent les branches de l'arbre lymphatique et sont comprises dans les canaux; plus tard, là où la lésion progresse, elles prolifèrent entre les mailles conjonctives, s'y creusant des cavités qu'elles remplissent, de véritables alvéoles carcinomateux. Il semble qu'il s'agisse d'un infarctus rétrograde des voies lymphatiques, tel qu'on en connaît ailleurs qu'à la peau, formé par des cellules douées d'un pouvoir prolifique considérable. Le stroma est constitué par la trame du derme qui n'offre presque aucun indice d'un travail réactionnel.

ÉPITHÉLIOMATOSE MULTIPLE SÉNILE

Ceci n'est pas une forme de l'épithéliome au même titre que celles que je viens de passer en revue. C'est un type clinique qui résulte de la plus fréquente de ces maladies que j'ai appelées « précancéreuses ».

Connue dès longtemps sous le nom de *crasse des vieillards*, d'*acné sébacée partielle*, *acné sébacée concrète*, *kératomes séniles*, etc., cette maladie n'a rien à voir avec l'acné, ni avec les affections sébacées.

On observe communément la *kératose précancéreuse* sur la face des personnes âgées; quelquefois elle s'étend aux oreilles, au cou, au dos des mains. Elle est caractérisée à ses divers degrés : 1° par des surfaces jaunâtres, sèches, granitées, mal limitées; 2° par des plaques circonscrites, de dimensions variables, recouvertes de concrétions d'un jaune brun ou verdâtre, saillantes, adhérentes, et paraissant se développer excentriquement; en enlevant la croûte on met à nu une surface rouge hérissée de saillies verruqueuses saignantes, ou (Fig. 77, 2') un petit cratère en godet, humide, cerclé par un fin ourlet; 3° au troisième degré il s'agit de cratères cancroïdaux constitués, dont la croûte est soulevée par l'exsudation provenant de l'ulcère, et bordée par un bourrelet rouge brun; 4° l'ulcère cancéreux térébrant constitue le stade ultime de la lésion.

L'histologie des premiers stades de l'affection a été faite par Dubreuilh [1] qui

[1] W. DUBREUILH, Des hyperkératoses circonscrites. *IIIe Congrès internat. de dermatol.* Londres, 1896, p. 125.

a trouvé la couche cornée épaissie, irrégulière, munie sur sa face inférieure de prolongements coniques; les couches vivantes de l'épiderme sont généralement fort minces; le corps muqueux est infiltré de cellules nombreuses; des cordons épithéliaux minces pénètrent profondément dans le derme et deviennent le point de départ de la néoformation épithéliomateuse, laquelle peut aussi provenir de bourgeons courts et gros plus superficiels.

D'après mon expérience, la forme clinique et anatomique des épithéliomes souvent multiples qui se forment aux dépens de la kératose sénile n'a rien de constant. Il arrive même que deux épithéliomes coexistants soient de type différent. Les types que j'ai observés sont : l'épithéliome papillaire, l'épithéliome lobulé à globes épidermiques à marche lente, ou à tendance térébrante et destructive, et l'épithéliome plan cicatriciel.

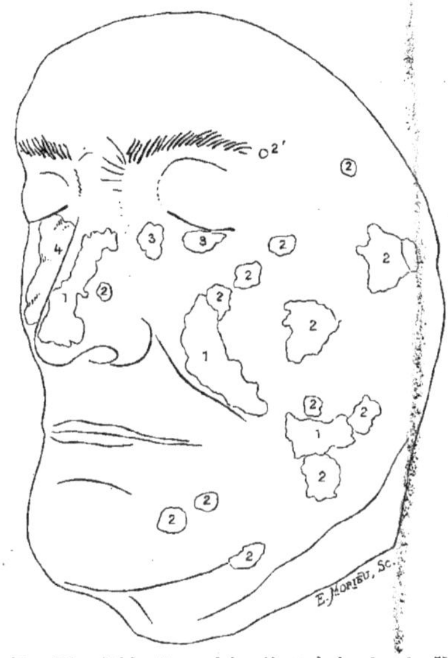

Fig. 77. — Réduction schématique de la planche X. *Épithéliomatose sébacée ou multiple sénile*. Les chiffres qu'on y voit inscrits correspondent au degré de l'affection dans les divers points. (Pièce moulée dans le service de E. Besnier.) Même malade que celui de la figure 67.

Diagnostic. — En raison de la diversité des formes cliniques de l'épithéliome cutané, il est assez difficile de faire un exposé d'ensemble de son diagnostic; les causes d'hésitation et les erreurs à éviter diffèrent pour chaque variété et même pour les stades successifs d'évolution d'une même tumeur.

Les élevures, excroissances, verrucosités, qui constituent l'étape initiale de la plupart des épithéliomes, sont délicates à distinguer des *adénomes* vrais, des petits *kystes* et surtout des *nævi* (verrues molles) pour peu que le malade en ignore l'époque d'apparition. On se méfiera de tout « bouton » verruqueux chez les personnes âgées. Dans un cas douteux, il y a plus d'inconvénient à temporiser qu'à détruire une élevure suspecte; mieux vaut encore l'exciser, ce qui permet d'en pratiquer l'analyse histologique.

En présence d'un épithéliome superficiel à tendance cicatricielle, on pourrait songer à diverses lésions tuberculeuses ou syphilitiques. Le *lupus* se compose de tubercules jaunâtres, sans épaississement corné, de consistance molle et veloutée. La *tuberculose verruqueuse* peut causer un sérieux embarras; les bords en sont généralement moins saillants que le centre, et par expression on en fait sourdre souvent quelque gouttelette de pus. Le *lupus érythémateux* de la variété crétacée est une lésion plus superficielle que l'épithéliome, sans granulations nacrées sur ses bords et d'ordinaire sans ulcérations spontanées.

Tome II, Pl. X.

Imp^ie Lemercier, Paris.

matose sébacée.

Baretta, N° 1194.— Ernest Besnier.

La *syphilide tuberculo-ulcéreuse serpigineuse* est composée de tubercules durs, mais non verruqueux ni translucides, qui présentent des ulcérations creuses, assez rapidement suivies de cicatrices; la difficulté du diagnostic peut être grande.

L'épithéliome lobulé, au début, notamment lorsqu'il siège aux lèvres, ressemble au *chancre induré*. Celui-ci a pour lui son érosion superficielle et lisse, à contours d'une régularité parfaite, et son bubon précoce. L'épithéliome ulcéré du nez, des lèvres ou de la bouche, rappelle tous les ulcères de ces régions : l'*ulcère tuberculeux*, la *syphilide gommeuse ulcérée*, l'*ulcération dentaire simple* de la langue et de la joue. Dans tous ces cas, il y a moins de tumeur que de perte de substance; l'ulcération n'est pas aussi bourgeonnante, tourmentée et saignottante, ses bords sont moins durs que dans l'épithéliome. Le *farcin*, l'*actinomycose*, le *rhinosclérome*, le *lymphosarcome* ont chacun leurs traits caractéristiques.

D'une façon générale, le « bourrelet » de l'épithéliome, gros rebord saillant et dur dans les formes profondes, simple ourlet dans les formes planes, en est le meilleur caractère. C'est, avec le bourgeonnement actif et l'ulcération rapide, le signe qui met l'esprit en éveil dans le *lupus compliqué d'épithéliome* ou dans la *kératose précancéreuse épithéliomateuse*.

Dans tous les cas douteux, et ils sont nombreux, il est une ressource de la plus haute valeur pour asseoir un diagnostic ferme; cette ressource est la *biopsie* [1] dont la nécessité s'impose ici d'une façon formelle. L'examen histologique, en donnant la certitude de l'existence ou de la non-existence de l'épithéliome, permettra sans aucun retard de recourir au traitement en temps utile et sous la forme appropriée.

Pronostic. — En principe le pronostic de tout épithéliome est mauvais, en ce sens que dans aucun cas on ne peut compter sur la guérison spontanée ou sous l'influence de médications générales.

Toutefois la gravité de la situation dépend essentiellement de la forme qui est en jeu. Il n'y a à cet égard aucune parité entre l'ulcus rodens par exemple, qui persiste 20 ou 30 ans sans menacer la vie, et l'épithéliome lobulé térébrant, qui peut tuer en quelques mois ou un an.

Dans les formes superficielles et bénignes, le danger ne résulte que de la persistance démoralisante du mal, de la mutilation progressive et de l'éventualité, qui n'est jamais absolument exclue, de voir la tumeur prendre une allure rapide, envahissante, et térébrante.

Dans les formes plongeantes, dans le cancroïde vulgaire, à moins d'une intervention hâtive, l'avenir est le plus sombre qui se puisse imaginer.

Qui n'a eu devant les yeux le tableau cruel de ces misérables, venus de nos campagnes où l'on s'inquiète tardivement, ou n'ayant pas ajouté foi aux sollicitations pressantes de leur médecin, et qui ont la figure ou la bouche dévorée

(1) Darier, *La Pratique dermatologique*, t. I, p. 472. Article : *Biopsie*.

par un cancer inopérable? D'énormes bourgeons marronnés, couleur lie de vin, parcourus par des vaisseaux télangiectasiques, entourent un ou plusieurs profonds ulcères de forme irrégulière à fond anfractueux et gangreneux, d'où s'écoule une suppuration infecte; les organes normaux sont mutilés, gonflés par l'œdème, déjetés ou détruits; des ganglions envahis, partent des tumeurs secondaires qui s'ouvrent à la peau par usure ou suppuration. Les os peuvent être mis à nu, les globes oculaires être vidés, la bouche et les fosses nasales former un seul cloaque infect....

En pareil cas, la mort est une délivrance. Elle est due d'ordinaire à la cachexie et à l'épuisement que favorisent les hémorragies, l'inanition et la suppuration persistante; quelquefois elle survient par méningite lorsque les os du crâne sont atteints profondément, ou par phlébite des sinus; exceptionnellement il y a formation de tumeurs viscérales secondaires.

Traitement. — Tout épithéliome de la peau est justiciable de l'ablation totale ou de la destruction complète.

Ce principe est absolu à l'heure actuelle et le restera sans doute jusqu'au moment, qu'on peut espérer prochain, où nous serons en possession d'un sérum capable de faire éliminer les proliférations épithéliales atypiques, ou tout au moins d'en arrêter définitivement la marche envahissante.

Aucun *traitement interne*, quel qu'il soit, ne mérite qu'on s'y attarde. Les médicaments tels que l'arsenic, le mercure (1), les sulfureux, les essences, la chélidoine, le thuya, etc., les extraits organiques, tels que la nucléine, l'ovarine, la thyroïdine, ainsi que les ferments, sont malheureusement d'une efficacité à peu près nulle. La médication iodurée, de même que les applications locales de substances iodées, a une action nuisible.

La sérothérapie n'a donné jusqu'ici que des résultats négatifs ou tout au moins très douteux. Fehleisen et quelques auteurs, avec le streptocoque de l'érysipèle ou ses toxines, Emmerich avec du sérum antistreptococcique, Richet et Héricourt avec du sérum d'animaux auxquels on avait inoculé des tumeurs cancéreuses, d'autres plus récents à l'aide de procédés analogues, n'ont obtenu que des effets inconstants, des améliorations passagères ou des aggravations.

Dans le cas de cancer manifestement inopérable, de par l'étendue et la profondeur du néoplasme et l'importance des régions envahies, ou de par l'état général du sujet, le médecin pourra être conduit, par humanité, à avoir recours à l'une ou l'autre des médications que je viens d'indiquer. Les pansements méthodiques, les irrigations détersives, l'éloignement de toute cause irritante, ralentissent la prolifération et préservent des complications.

Mais lorsque l'intervention paraît praticable, on serait coupable de perdre

(1) Dans certains cancroïdes, il m'a paru que deux ou trois injections intra-musculaires de calomel, telles qu'on les pratique dans la thérapeutique de la syphilis, étaient utiles à titre de traitement préopératoire; elles diminuent l'infiltration plasmatique autour du néoplasme et permettent de mieux préciser l'étendue et la profondeur réelle de l'épithéliome (*Annales de dermat. et de syphilogr.*, déc. 1900), p. 1225.

un temps précieux; tous les efforts doivent tendre à persuader le malade de saisir la planche de salut qui lui est offerte.

De quelle façon doit-on intervenir? On a le choix entre diverses méthodes qui ont chacune leurs indications suivant la forme clinique, l'étendue et le siège de l'épithéliome. En tout cas on doit se garder scrupuleusement de toute opération incomplète et de toute cautérisation partielle, qui auraient pour effet d'accélérer la prolifération néoplasique.

En première ligne se présente l'ABLATION CHIRURGICALE AU BISTOURI, suivie de réunion, si possible, ou d'autoplastie immédiate ou consécutive. Cela paraît être la méthode de choix, puisque le malade est ainsi débarrassé d'un seul coup, à la condition que l'exérèse soit suffisamment large et profonde. Si les ganglions sont envahis ou simplement perceptibles au toucher, il est de règle de les extirper en même temps. Les limites extrêmes de l'envahissement épithéliomateux sont très diversement éloignées suivant la forme anatomique de la tumeur; la biopsie préalable et l'examen histologique sont souvent très utiles pour donner au chirurgien des renseignements à cet égard. Les inconvénients de l'ablation sanglante sont que, même en taillant largement, on n'est pas certain d'avoir dépassé ces limites. La mutilation opératoire est souvent énorme pour une tumeur qui paraissait petite. S'il subsiste une parcelle d'épithéliome, comme il arrive trop souvent, la récidive est fatale et oblige à des opérations complémentaires dans des conditions de plus en plus fâcheuses.

Cette méthode sera donc réservée aux cancroïdes plongeants, qui mettent l'existence en jeu à brève échéance, et à ceux des épithéliomes superficiels bénins qui peuvent être enlevés sans délabrements trop grands.

En regard de la méthode chirurgicale se place le TRAITEMENT DERMATOLOGIQUE, qui comprend une foule de procédés, dont plusieurs sont très recommandables. Presque tous mettent en œuvre les *caustiques*. Parmi ces derniers il faut résolument rejeter ceux dont l'action est faible et peu pénétrante, tels que le nitrate d'argent, le phénol, la résorcine, le chlorate de potasse, l'acide salicylique, l'acide pyrogallique, l'acide lactique. La teinture de thuya, l'extrait de chélidoine, le bleu de méthylène ont, comme tant d'autres moyens, des guérisons à leur actif, mais ne méritent à aucun titre la préférence dont quelques-uns les ont honorés. On écartera de même les caustiques dont l'application est par trop douloureuse et qui attaquent les tissus sains au moins autant qu'ils détruisent le néoplasme, c'est-à-dire les acides sulfurique, nitrique, chlorhydrique, le nitrate acide de mercure, le sublimé, le chlorure de zinc, etc. Cependant l'acide chromique à 1 : 5 ou 1 : 10 qui donne très rapidement une escarre sèche, la potasse caustique ou la pâte de Vienne, qui produisent une escarre molle, peuvent être utilisés pour traiter des épithéliomes des muqueuses ou pour détruire la partie superficielle d'une tumeur dont on veut poursuivre les racines par d'autres moyens.

La *cautérisation ignée* au thermocautère, ou mieux à l'anse galvanique qui permet plus de précision, est souvent employée pour la destruction de petits

[J. DARIER.]

épithéliomes superficiels; comme avec les caustiques énergiques, on est exposé soit à détruire trop de tissus sains, soit à laisser intacts des prolongements de la tumeur.

Ce qu'il faudrait avoir, c'est un caustique électif atteignant le tissu morbide et ménageant la peau saine. C'est incontestablement l'acide arsénieux qui se rapproche le plus de cet idéal.

L'acide arsénieux est de vieille date considéré comme le meilleur des escarotiques anticancéreux. La poudre du frère Côme (acide arsénieux 1, cinabre 5, éponge calcinée 2), celle de Manec (acide arsénieux 1, cinabre 3, éponge calcinée 6), et d'autres encore, ou plus simplement l'acide arsénieux mêlé à parties égales ou doubles de gomme arabique pulvérisée, sont additionnées d'eau jusqu'à consistance de pâte et appliquées sur la tumeur préalablement avivée. La douleur est forte et il est très difficile d'apprécier combien de temps on doit laisser agir le caustique; on prolonge d'ordinaire l'application de douze heures à plusieurs jours, ou même jusqu'à la chute de l'escarre.

Le *procédé de Cerny et Trunecek* (1) est progressif et, par conséquent, moins aveugle, moins douloureux aussi, et jouit actuellement d'une faveur méritée; pour ma part je lui dois des succès remarquables. Voici comment il convient de l'appliquer : On commence par mettre à nu et cruenter superficiellement avec une curette la surface à cautériser, ou bien on en détruit l'épiderme protecteur à l'aide du galvanocautère. On badigeonne ensuite cette surface au pinceau, avec une solution arsenicale sursaturée (acide arsénieux 1, eau et alcool à 90 degrés ââ 50); on laisse sécher et l'on ne fait aucun pansement. Ces badigeonnages sont renouvelés tous les jours ou tous les deux jours. La croûte se détache facilement du cinquième au huitième jour, et l'on trouve au-dessous une surface blanche si tout le tissu épithéliomateux a été détruit, ou une surface marbrée de gris et de rouge dans le cas contraire; on fait alors une ou plusieurs séries nouvelles de cautérisations jusqu'à résultat complet.

Quand la masse néoplasique est volumineuse, il faut favoriser l'action en profondeur des caustiques en pratiquant dans la tumeur des tranchées au couteau galvanique.

La douleur est rarement très vive et dure peu. On peut la modérer encore en saupoudrant d'orthoforme la surface cautérisée. Il se produit parfois une réaction inflammatoire de voisinage assez intense; on l'atténue par des pulvérisations chaudes avec une solution de boricine. Cette réaction paraît utile; c'est grâce à elle peut-être que sont détruits les tractus et îlots épithéliomateux aberrants (2).

Comparé à l'ablation chirurgicale, le traitement par les caustiques, surtout sous la forme que je viens d'exposer, a l'avantage d'être moins effrayant par son appareil, plus sûr dans ses résultats et moins mutilant. On ne détruit ainsi que le minimum de tissus sains, ce qui est d'une haute importance aux

(1) S. Cerny et C. Trunecek (de Prague), *Semaine médicale*, 1897, p. 161, et 1899, p. 97.

(2) A. R. Robinson, Observations on the treatment of cancer. *Canadian med. Assoc.* Toronto, Aug. and Sept. 1899.

paupières et au nez par exemple. De plus la méthode est applicable dans des cas où le bistouri se récuse, dans les épithéliomes superficiels très vastes qui peuvent occuper toute la région temporale, ou une partie notable du cuir chevelu. Sauf dans la bouche, où l'on fera mieux de ne pas employer l'arsenic, l'intoxication n'est pas à craindre pour peu qu'on procède prudemment en calculant les doses mises en œuvre.

D'un usage très courant aussi et vraiment très pratique, est la *méthode mixte*. Elle consiste à enlever la masse principale de la tumeur par un raclage énergique à la curette tranchante, après anesthésie locale; puis, l'hémorragie étant arrêtée avec de l'ouate, on cautérise le fond au thermocautère, ou l'on y applique un caustique. E. Vidal bourrait la plaie de chlorate de potasse en poudre, qu'il renouvelait pendant un ou deux jours, puis pansait avec une solution du même sel. On ne compte plus les résultats rapides et brillants que l'on a obtenus par ce procédé dans les cas d'épithéliomes superficiels ; il y a cependant et des insuccès, et des destructions trop étendues. L'emploi de la curette seule n'est pas à recommander, non plus que celui du chlorate de potasse seul.

Au total, le dermatologiste avisé doit être éclectique dans le traitement des épithéliomes, et aura à choisir, parmi les procédés que j'ai énumérés, celui qui s'adapte le mieux aux conditions du cas donné. L'important est d'intervenir vite, d'épargner les tissus sains autant que possible, mais surtout d'enlever ou de détruire la tumeur d'une façon *complète*. Après cicatrisation de la plaie opératoire, il est donc indispensable d'exercer sur le malade une surveillance prolongée.

ÉPIZOAIRES. — Étym. : Ἐπί, sur et ζωάριον, diminutif de ζῶον, animal.

Ce sont des animaux vivant en parasites sur le tégument d'autres animaux, ou même sous leur épiderme.

Voir les articles : *Dermatozoaires*, t. I, p. 842; *Gale*, t. II, p. 726; *Phtiriase*.

EQUINIA. — Étym. : *equus*, cheval.

Nom proposé par Elliotson pour désigner la morve-farcin. Plus précisément Elliotson proposait le nom d'*Equinia nasalis* pour la morve, et celui d'*Equinia apostematosa* pour le farcin.

Voir l'article : *Morve*.

ERGOT DE SEIGLE. — Le seigle ergoté ou ergot de seigle est la partie végétative, le *mycélium* d'un champignon, le *claviceps purpurea*. C'est un

[J. DARIER.]

corps long de 1 à 5 centimètres, large de 2 à 5 millimètres, cylindrique ou trigone, légèrement recourbé, brun violet et parfois grisâtre à l'extérieur, blanc à l'intérieur.

La poudre en est de couleur cendrée et possède une saveur âcre et nauséeuse, désagréable.

Cette substance se rencontre fréquemment, surtout dans les années pluvieuses, sur les épis de seigle où elle occupe la place d'un plus ou moins grand nombre de grains.

Très employé en obstétrique, dans certaines affections nerveuses et susceptible de passer dans la consommation, il peut donner lieu à un ensemble d'accidents et de lésions groupés sous le nom d'*ergotisme*, et parmi lesquels figurent diverses manifestations cutanées.

Voir les articles : *Éruptions artificielles*, t. II, p. 423; *Gangrène*, t. II, p. 750.

ERGOTISME. — Voir ci-dessus l'article : *Ergot de seigle*.

ÉRUPTIONS ARTIFICIELLES. — Voir l'article ci-après.

ÉRUPTIONS ARTIFICIELLES.

Par **Georges THIBIERGE.**

ÉRUPTIONS

ÉRUPTIONS ARTIFICIELLES

Dans son sens le plus compréhensif, la dénomination d'éruptions artificielles englobe toute la longue série d'affections cutanées provoquées par les agents étrangers à l'économie, qu'ils agissent directement sur le tégument externe par contact immédiat et extérieur ou que, absorbés par les voies digestives ou respiratoires ou par l'hypoderme, ils intéressent le revêtement cutané par voie indirecte.

Ainsi compris, ce groupe représenterait à lui seul presque toute la dermatologie, puisqu'il ne laisserait hors de son domaine que les difformités cutanées et les éruptions de cause interne.

La tradition, guidée par la nécessité de constituer des groupements homogènes, en a éliminé les affections provoquées par les parasites animaux ou végétaux [1].

Mais l'exclusion n'a pas, comme le voudrait la logique, porté sur la totalité des affections parasitaires : des infections microbiennes, ou plutôt nombre de lésions cutanées dans la production et la condition desquelles les micro-organismes interviennent activement, à titre primitif ou secondaire, primordial ou accessoire, y sont demeurées par un accord commun, telles un grand nombre de dermatoses qui sont liées à l'exercice des professions obligeant à des contacts avec des matières animales et des détritus organiques divers.

Aussi, dans la réalité des choses, la dénomination d'éruptions artificielles est-elle des plus arbitraires, et le groupe qu'elle englobe des moins naturels et des plus complexes.

Sa complexité est encore accrue par l'intervention d'éléments pathogéniques secondaires, antérieurs ou contemporains ou surajoutés à la cause primitive, modifiant, compliquant ses déterminations immédiates; agents extérieurs, étrangers à l'organisme, évoluant à la surface de la peau et la pénétrant grâce à l'atteinte première de son revêtement épidermique, ou causes internes, organiques, commandant une évolution particulière et conditionnant à leur façon la réaction cutanée initiale; leur intervention vient encore multiplier et faire varier à l'infini les caractères symptomatiques et

[1] Cependant BAZIN (*Leçons théoriques et cliniques sur les affections cutanées artificielles*. Paris, 1862), place parmi les dermatoses artificielles les affections provoquées par les piqûres de quelques insectes.

cliniques des affections cutanées artificielles, de là la diversité extrême du tableau de ces affections. Affectant, grâce à l'innombrable variété des réactions histo-chimiques et bio-chimiques auxquelles elles doivent leur origine, tous les types et tous les degrés d'irritation cellulaire et représentant la mise en œuvre de tous les modes de défense de l'organisme, elles se montrent sous les aspects les plus divers et peuvent simuler dans leur forme extérieure toutes les dermatoses sans exception, depuis les plus simples, à élément dermatologique unique et uniforme, jusqu'aux plus compliquées et aux plus extraordinairement polymorphes.

A défaut de la connaissance de la cause principale, laquelle peut être ignorée ou dissimulée ou non soupçonnée, ces affinités symptomatiques et cliniques avec des dermatoses individualisées, ces identités avec des affections cutanées idiopathiques ou de cause interne exposent à des confusions multiples, souvent graves, parfois fatales. A ce titre, les éruptions artificielles méritent une attention toute particulière.

Parmi les nombreuses causes et les nombreux agents qui donnent naissance aux éruptions artificielles, il est nécessaire de faire un classement préliminaire.

En premier lieu, nous trouvons les agents atmosphériques et physiques : le froid, la chaleur, toutes les radiations lumineuses, lumière solaire, lumière électrique, rayons X (voir les articles *Brûlures*, *Érythèmes*).

La simple pression mécanique détermine des lésions cutanées qui ne sont autres que les contusions ; par sa répétition, elle peut devenir l'origine de lésions persistantes, portant principalement sur l'épiderme, et constituant les durillons et les cors (voir l'article *Cor*).

L'action répétée du vent peut même provoquer des troubles de la circulation cutanée et de la pigmentation.

De tous les agents extérieurs susceptibles de provoquer des éruptions artificielles, ceux qui interviennent le plus fréquemment et le plus efficacement sont les irritants chimiques, lesquels peuvent être des plus variés, depuis le plus banal des composés chimiques, l'eau, qui par son contact prolongé provoque la macération des couches épidermiques, jusqu'aux acides et aux alcalis purs. Il est peu de corps qui ne soient susceptibles de provoquer des dermites par leur contact passager ou prolongé avec le tégument : acides, bases, sels, composés organiques de toutes origines et de toutes séries chimiques, produits végétaux ou animaux purs, ou transformés par des fermentations et des altérations spontanées ou par des préparations industrielles, produits élaborés par des agents microbiens. Innombrable est la série des substances qui peuvent, à titre accidentel ou d'une façon courante, provoquer des lésions cutanées d'importance variable. La liste des plus importantes d'entre elles sera donnée dans les divisions ultérieures de cet article.

Les agents physiques et les corps chimiques intéressant directement et de dehors en dedans le tégument ne sont pas seuls à produire des éruptions artificielles : les substances anormalement introduites dans l'organisme peuvent encore, après absorption et par pénétration dans la peau de dedans en dehors avec le courant sanguin ou par action sur l'appareil nerveux, provoquer des affections cutanées. Ici se place une longue suite de composés chimiques des plus variables, d'origines très diverses, corps simples, sels à base et à acide minéraux, à base minérale et à acide organique, dérivés organiques provenant des animaux ou des végétaux, définis ou non chimiquement, produits à constitution complexe élaborés par des organismes vivants sous l'influence d'agents infectieux, etc. De ces agents aussi la liste est longue, interminable pour mieux dire, car chaque jour les progrès de la chimie organique précisent la nature de quelques-uns et permettent à l'industrie d'en ajouter de nouveaux.

La multiplicité et la diversité des causes des éruptions artificielles d'une part, la ressemblance objective que présentent des éruptions provoquées par des causes en apparence très diverses, d'autre part, rendent particulièrement difficile une description d'ensemble de ces éruptions et exposent à d'incessantes redites ; en outre, ces éruptions, du fait même de la limitation des réactions anatomo-cliniques dont le tégument est susceptible, revêtent forcément l'aspect de dermatoses dues à des causes différentes ; elles réalisent des types cliniques que, par la force de l'habitude, et du fait de raisonnements instinctifs vicieux, ou d'une analyse nosologique insuffisante ou fautive, on a coutume de considérer et de décrire comme des maladies alors qu'ils ne constituent que des symptômes ou des syndromes. De ce fait encore, des redites sont fatales et certaines descriptions que nous donnerons dans ce chapitre feront double emploi avec d'autres chapitres de cet ouvrage.

Pour toutes ces raisons, nous ne pouvons nous astreindre à une classification rationnelle et scientifique des éruptions artificielles ; et nous ne pouvons nous flatter d'éviter les répétitions, non plus que les omissions.

Et, puisqu'il faut, de toute nécessité, établir quelques groupes distincts, nous les baserons sur des données accessoires au point de vue scientifique et nosographique, mais du moins nettes dans la pratique ; nous les établirons non d'après les causes physiques ou chimiques, mais d'après les conditions dans lesquelles se produisent les éruptions artificielles.

Nous étudierons donc successivement :

Les éruptions professionnelles.

Les éruptions médicamenteuses comprenant :

a. Les éruptions provoquées dans un but thérapeutique.

b. Les éruptions médicamenteuses de cause externe.

c. Les éruptions médicamenteuses de cause interne.

Les éruptions d'origine alimentaire.

Les éruptions simulées.

ÉRUPTIONS PROFESSIONNELLES

Un grand nombre de professions manuelles sont l'occasion d'éruptions cutanées, en raison des contacts auxquels elles obligent les ouvriers et des émanations auxquelles elles les exposent [1].

Ces éruptions dites professionnelles forment, dans le grand groupe des éruptions artificielles, une classe à part non seulement en raison de leur cause particulière, à laquelle leur aspect clinique permet parfois de remonter à lui seul, mais encore en raison même de ces caractères cliniques, de leurs conséquences ultérieures, sans compter leur importance au point de vue de l'hygiène industrielle et même de la médecine légale.

Causes des éruptions professionnelles. — Toutes les professions qui obligent à des contacts avec une substance solide, liquide ou gazeuse quelconque, à la manipulation de produits chimiques quels qu'ils soient, peuvent être l'occasion d'éruptions.

La fréquence, l'intensité, la gravité, la persistance de ces éruptions sont fonctions de conditions multiples et afférentes, les unes à la totalité des sujets exposés à ces contacts et à ces émanations, les autres à certains d'entre eux.

Ces dernières, qui constituent les prédispositions individuelles, feront l'objet d'un paragraphe spécial, non le moins intéressant au point de vue de la pathologie générale.

Les autres, qui sont les conditions générales du développement des éruptions professionnelles, nous occuperont seules dans ce paragraphe.

Les causes déterminantes des éruptions professionnelles sont d'ordres multiples, comme pour toutes les éruptions artificielles.

Ce sont d'abord les agents physiques : le froid, la chaleur, l'électricité, voire même la simple pression sur le tégument.

Le froid et la chaleur à eux seuls ne peuvent être considérés comme des éléments principaux de ces éruptions, et on ne saurait ranger dans les dermatoses professionnelles les engelures fréquentes dans les professions exercées à l'air libre pendant l'hiver, non plus que les brûlures, les érythèmes provoqués par la chaleur chez les chaufourniers, les boulangers, les fondeurs, ou les érythèmes solaires qui sont si fréquents chez les ouvriers des champs pendant la moisson. Les érythèmes provoqués par l'électricité et par les rayons X ont été étudiés dans un chapitre précédent (voir t. I, p. 504-505).

Mais les variations thermiques, les influences électriques interviennent souvent, à titre d'éléments secondaires, adjuvants, dans les déterminations cutanées professionnelles : le froid, en supprimant ou en diminuant la sécrétion sudorale qui protège l'épiderme, le rend plus vulnérable à l'action des

[1] Voir sur les éruptions professionnelles les traités d'hygiène industrielle, notamment Poincaré, *Traité d'hygiène industrielle*, 1886, ainsi que de nombreuses publications de Blaschko, *Deutsche med. Wochenschr.*, 1889 à 1892.

liquides irritants; la chaleur en facilite la macération lorsqu'il est exposé au contact de liquides nocifs; pour certains corps, la chaleur agit par un mécanisme différent : elle provoque la sudation, et la sueur dissout ou fixe des substances pulvérulentes déposées à la surface de la peau.

Les pressions, les contacts répétés d'un corps dur sur un même point du tégument, surtout lorsque ce corps dur est entraîné dans un mouvement plus ou moins rapide, interviennent dans la production de certaines dermatoses professionnelles : la réaction épidermique, en forme d'hyperkératose, qui traduit la défense du tégument contre ces influences mécaniques, ne dépasse guère les limites de l'application des pressions et devient, par ses localisations précises, un indice révélateur de la profession.

Les traumatismes légers, excoriations, plaies contuses superficielles produites par les substances manipulées, surtout lorsqu'elles sont fermes, tranchantes, acérées ou piquantes, peuvent intervenir dans la production des dermatoses professionnelles.

Les agents physiques sont loin de jouer le principal rôle dans la production des dermatoses professionnelles. Celui-ci revient sans conteste aux propriétés chimiques des substances manipulées, aidées ou non par des agents microbiens.

Initialement, ces dermatoses consistent en une réaction chimique se passant dans les cellules épidermiques superficielles; ultérieurement, l'agent chimique ayant pénétré à travers ou entre les cellules altérées, intéresse les couches profondes de l'épiderme, peut être absorbé et agir sur les vaisseaux papillaires et dermiques, et provoquer des réactions vitales de défense, qui se traduisent par des processus anatomo-cliniques grossièrement appréciables, ou bien il continue son action destructive, uniquement chimique, élective ou non.

Les agents chimiques de nocuité variable, de réactions diverses, qui interviennent dans la production des dermatoses professionnelles sont des plus variables.

Corps simples, métaux ou métalloïdes, composés minéraux, bases, acides ou sels, composés organiques de constitution atomique variée, de séries les plus diverses, alcaloïdes, alcools, phénols, etc., substances à constitution moléculaire plus complexe encore, essences, huiles, mélanges des substances les plus hétéroclites au point de vue chimique, corps avides d'oxygène, avides d'eau, ou cédant aux tissus leur eau et leur oxygène, tels sont les principaux termes de la longue série des substances qui peuvent provoquer des éruptions.

La diversité de leur constitution chimique, de leurs réactions, la complexité des mélanges qu'elles produisent sous la forme où elles sont employées industriellement, ne permettent pas de pousser loin le parallélisme entre leurs propriétés chimiques et la réaction tégumentaire qu'elles provoquent. Aussi bien les actes intimes de la nutrition épidermique et leurs modifications sous l'influence des diverses catégories de corps sont-ils aujourd'hui encore trop peu connus pour servir de base à une classification chimique des réactions cutanées : à part leur déshydratation, leur imprégnation par les graisses, leurs réactions sous l'influence de quelques agents réducteurs, les transformations d'ordre purement chimique des cellules épidermiques sont plutôt soupçonnées que déterminées.

Aussi l'énumération que nous donnons, avec des têtes de lignes empruntées à la chimie, des substances qui provoquent des éruptions professionnelles, n'a-t-elle d'autre but que de grouper ces substances, mais on ne pourra s'attendre à voir les descriptions cliniques de ces dermatoses se superposer à la série des classes chimiques auxquelles appartiennent les substances à incriminer.

L'eau est un des plus simples parmi les corps qui interviennent dans la production des dermatoses professionnelles. Les lésions assez complexes qui se traduisent par la macération de l'épiderme sont au début de nombre de ces dermatoses; l'eau facilite la pénétration, dans les cellules épidermiques, entre celles-ci, et au-dessous d'elles, des corps qu'elle tient en dissolution et qui ne pourraient à eux seuls vaincre la résistance des parois cellulaires; elle aide ainsi à la progression des agents microbiens qui occupent la surface du tégument, et qui, ayant forcé le revêtement épidermique, deviennent l'origine de dermatoses plus complexes.

Il est relativement rare que les corps dits simples causent des dermatoses professionnelles. Parmi les métaux, on ne peut guère citer que le mercure; parmi les métalloïdes, les halogènes, surtout le chlore, l'iode et le brome, dans les industries qui les manipulent à l'état de gaz ou de vapeurs, puis l'arsenic et le soufre sont ceux qui peuvent le plus souvent être incriminés, les autres étant rarement manipulés à l'état de pureté ou étant peu nocifs pour le tégument.

Les bases alcalines ou alcalino-terreuses, non hydratées, la potasse et la chaux principalement, interviennent dans un certain nombre de dermatoses professionnelles, qu'elles soient à l'état de pureté ou mélangées à diverses autres substances, au sable ou au plâtre, comme dans les dermatoses des cimentiers, des maçons. Elles provoquent des lésions souvent profondes.

Les acides minéraux, qui sont employés dans les fabriques de produits chimiques, dans la gravure, dans la galvanoplastie, peuvent causer des escarres; dilués, ils produisent, comme les acides faibles d'origine organique, qui interviennent dans nombre d'industries, des irritations plus légères. Parmi ces derniers, il convient de signaler les acides phénique, chrysophanique, pyrogallique.

Des sels très divers peuvent intervenir dans la production des dermatoses professionnelles : ils doivent leurs propriétés nocives, tantôt à leur base, comme les sels alcalins, carbonates de soude et de potasse employés par les lessiveuses, les savonniers, comme les sels d'antimoine, de mercure, de platine, qui interviennent dans certaines industries chimiques, tantôt à leur acide, comme les sels d'arsenic, de chrome, tantôt à leur avidité pour l'eau, comme le chlorure de zinc.

Parmi les substances organiques à constitution chimique, définie et simple, il y a lieu de citer les alcaloïdes d'origine végétale et en premier lieu les sels de quinine qui provoquent fréquemment des éruptions chez les ouvriers occupés à leur fabrication, et toute la série des agents dits réducteurs, acide pyrogallique, quinone, hydroquinone, méthol, amidol, paramidophénol, qui doivent leur nom générique et leurs applications à la propriété qu'ils ont d'emprunter l'oxygène aux corps avec lesquels ils sont en contact.

La série des phénols n'est pas moins nuisible : ils provoquent des éruptions en particulier chez les pharmaciens, les droguistes, les chirurgiens et les teinturiers.

Les dérivés de la houille, en particulier les couleurs d'aniline, provoquent, chez les ouvriers employés à leur fabrication et chez les teinturiers, des éruptions fréquentes.

Les goudrons, les pétroles sont la cause de dermatoses chez les ouvriers qui les raffinent; leur mode d'action est, en grande partie, d'ordre mécanique plus encore que d'ordre chimique : leur mélange avec les produits de sécrétion des glandes cutanées donne naissance à des composés de consistance ferme qui oblitèrent les conduits excréteurs des glandes; en arrière de ce bouchon, les produits de sécrétion glandulaire s'accumulent et s'altèrent.

Des produits organiques, d'origine animale ou végétale et de composition chimique complexe, donnent naissance à un grand nombre de dermatoses professionnelles. Les uns ont leur composition normale et n'ont subi aucune altération, les autres ont éprouvé des altérations diverses, dues à des réactions, à des décompositions chimiques, à des infections microbiennes ou à des parasites végétaux.

Parmi les dermatoses liées à la manipulation de produits d'origine animale non altérés, il convient de citer celles que causent les cantharides, chez les ouvriers occupés à les recueillir ou à les préparer, celles que causent les vers à soie (mal de vers ou de bassine) chez les dévideurs de cocons et divers papillons : des acariens, vivant à l'état de parasite chez les vers à soie, sont la cause du mal de bassine, d'après les recherches récentes de Fabre, d'Avignon [1]; un autre acarien, le Sphærogyna venticulosa, parasite d'un papillon qui se trouve parfois en grandes quantités dans les grains, peut provoquer chez les grainetiers des éruptions très étendues [2].

Au nombre des produits organiques d'origine végétale non altérés se trouvent : le sucre, qui est l'occasion d'éruptions à localisations digitales et péri-unguéales chez les confiseurs et qui intervient également pour une part dans celles des raffineurs [3]; les huiles essentielles, qui déterminent des érup-

(1) Académie de médecine. Rapport de Vallin, 2 octobre 1900.

(2) PASCAL, Érythème scarlatiniforme desquamatif généralisé d'origine parasitaire. *Annales de Dermatologie*, août 1900, p. 940.

(3) Les dermatoses des raffineurs ont une origine complexe : la brûlure par projection de sucre chaud, les excoriations des membres de causes diverses, donnent lieu à l'exsudation de sérosité dont le mélange de durée fait un excellent milieu de culture pour les microbes pyogènes. Aussi se traduisent-elles sous la forme de pustules d'ecthyma se multipliant par auto-inoculation.

tions chez les ébénistes et les parfumeurs; la térébenthine, qui provoque les dermatoses des teinturiers, des ébénistes, des vernisseurs, des laqueurs; l'essence d'oranges amères, qui cause des éruptions chez les ouvriers occupés à peler les oranges ; les goudrons, l'huile de cade, le rhus toxicodendron, l'euphorbe, la rue, les renoncules, la primevère (1) ; les orties, la moutarde, le thapsia, le croton tiglium, la vanille, etc., chez les pharmaciens et les droguistes, les jardiniers.

Les produits organiques d'origine animale, altérés par décomposition chimique qui causent le plus souvent des éruptions, sont les graisses rances, qui interviennent dans les dermatoses des parfumeurs, des imprimeurs, des mécaniciens, des fileurs de laine, etc. ; les cuirs préparés, qui sont la cause des éruptions des mégissiers, des tanneurs, des criniers; les animaux macérés, telles les huîtres perlières qui sont en partie la cause des dermatoses propres aux ouvriers en nacre.

A l'action des produits de décomposition chimique s'ajoute souvent celle des parasites qui provoquent ces décompositions ou qui se développent accidentellement dans les substances organiques.

Certaines éruptions ont pour cause unique ces parasites, telles sont celles qui se développent chez les cavaliers, les vétérinaires et qui revêtent les différentes formes de pyodermites, etc. Tel est encore le charbon qui est véritablement une maladie professionnelle chez les équarrisseurs, les mégissiers, les ouvriers en corne, etc.

Parmi les produits organiques d'origine végétale, altérés par décomposition chimique, il convient de citer : le lin roui, qui provoque les éruptions des fileurs et des varouleurs de lin; les huiles rances, qui provoquent les éruptions des mécaniciens, etc.

A côté de ces substances se placent celles qui doivent leurs propriétés irritantes à des parasites végétaux développés à leur surface : telle est la canne de Provence qui peut être manipulée impunément tant qu'elle n'est pas parasitée et qui devient l'origine d'éruptions chez les ouvriers qui la manient lorsqu'elle est recouverte d'une végétation parasitaire (voir page 448).

Les diverses substances qui sont manipulées dans l'exercice d'une profession et qui, au premier abord et dans une théorie simpliste, sont seules accusées d'intervenir dans le développement des dermatoses liées à cette profession, ne sont pas les seuls éléments de leur production.

L'agent chimique, parasitaire, microbien ou autre, qui semble véritablement efficient, n'agit qu'à la faveur de causes prédisposantes locales, et les lésions qu'il produit seraient souvent bien différentes, presque toujours infiniment moins profondes, si des éléments pathogéniques ne se surajoutaient à lui et ne modifiaient secondairement les altérations initiales.

(1) S'observent également chez les sujets qui les manipulent accidentellement. J. White a donné, dans son ouvrage sur la *Dermatitis venenata* (Boston, 1887) et dans des publications ultérieures (Notes on dermatitis venenata, *Boston medical and surgical Journal*, janvier 1897), la liste des plantes qui peuvent provoquer des éruptions artificielles.

Les conditions dans lesquelles ces produits sont manipulés, à l'état solide, liquide ou gazeux, secs ou en solution plus ou moins étendue, à température plus ou moins élevée, jouent déjà un rôle de premier ordre, et souvent le fait qu'une industrie ou un atelier spécialisé d'une industrie emploie une substance à l'état pulvérulent met ses ouvriers à l'abri des éruptions, alors que celles-ci se produisent chez les ouvriers travaillant dans l'industrie ou l'atelier où elle est manipulée en solution.

Pour la même raison, les ouvriers occupés toute l'année à un même travail peuvent ne présenter d'éruptions qu'à la saison chaude, alors que s'élève la température des solutions employées.

La durée et l'intensité des contacts nocifs interviennent également dans la production des éruptions professionnelles.

Les traumatismes que les ouvriers peuvent subir pendant leur travail et du fait de leur travail ont parfois une influence considérable sur la production des dermatoses professionnelles : l'épiderme sain oppose à la pénétration des substances étrangères, même douées de propriétés chimiques actives, une résistance qui peut empêcher le développement de ces éruptions; mais, qu'intervienne un traumatisme même léger, même peu étendu, la barrière sera détruite, la substance chimique ou l'agent parasitaire arrivera au contact des cellules des couches plus profondes, pénétrera de proche en proche et provoquera une dermatose étendue et extensive.

De même l'existence d'une lésion cutanée de cause quelconque, intéressant la vitalité du surtout épidermique, peut faciliter le développement des éruptions professionnelles. Et pour la même raison un sujet qui a été atteint d'une éruption professionnelle provoquée par une substance est, dans l'avenir et surtout dans l'avenir proche, particulièrement exposé à voir se développer des éruptions sous l'influence de causes externes diverses, même beaucoup moins actives que la première et auxquelles il était précédemment insensible.

D'autres conditions locales interviennent encore dans la production et les modifications des dermatoses professionnelles, et, en premier lieu, la propreté et le soin plus ou moins grands pris par les ouvriers pendant et après le travail; ceux qui ont la précaution de procéder après la cessation du travail à des lavages suffisants, lavages à la fois destinés à déterger les téguments et à les débarrasser des substances nocives et, lorsque cela est possible, à annuler par une réaction chimique appropriée les propriétés irritantes de ces substances, parviennent souvent à éviter les éruptions ou tout au moins à les atténuer considérablement.

Les contacts accidentels avec des substances irritantes qui, sur un tégument sain, resteraient sans effets, peuvent parfois être la cause déterminante des éruptions professionnelles ou en exagérer l'intensité.

Mais de tous les agents extérieurs, ceux qui modifient le plus profondément les dermatoses, provoquées par les différentes professions, sont les parasites microbiens qui occupent constamment la surface et les couches les plus élevées de l'épiderme ou qui y sont apportés avec les agents efficients des dermatoses professionnelles. Trouvant dans les lésions engendrées aseptiquement par ces agents une voie à leur pénétration intra et sous-épidermique, trouvant dans les couches profondes de l'épiderme à l'état normal tous les éléments de leur nutrition, les rencontrant mieux appropriés encore dans les exsudats aseptiques, ils prolifèrent activement dans ces milieux favorables; telle vésicule aseptique à son début, destinée si elle était restée aseptique à se résorber rapidement, en laissant seulement après elle une desquamation passagère, devient, du fait de cette pénétration microbienne et en quelques heures, une pustule dont la guérison sera plus lente, et qui pourra devenir à son tour l'origine d'inoculations septiques multiples et répétées. Et ces transformations secondaires ne sont pas l'apanage des dermatoses provoquées par des liquides septiques, ou par des substances indifférentes aux agents microbiens, elles sont aussi le fait des dermatoses causées par les substances les plus énergiquement antiseptiques. Il serait presque exact de dire, à propos des éruptions professionnelles, ce qui peut être dit à propos d'un grand nombre de dermatoses, que la cause initiale de la lésion prépare le terrain ou ouvre la porte aux microbes et que ce sont ces derniers qui font la dermatose elle-même.

Les conditions locales que nous avons énumérées suffisent à elles seules à provoquer un certain nombre de dermatoses professionnelles; le contact de certaines substances irritantes en est la cause nécessaire et suffisante, et la preuve en est que tous les ouvriers exposés à l'action de ces causes et au contact de ces substances sont, dans un court espace de temps, atteints de ces dermatoses qui revêtent chez tous un type uniforme.

Il en est ainsi pour quelques substances employées dans l'industrie : pour les acides forts, pour les alcalis, pour les cantharides, par exemple.

Mais la série de ces agents, à effets constants et nécessaires, est courte. Bien plus nombreux sont ceux qui n'agissent pas également et indifféremment sur tous les sujets soumis à leur influence dans des conditions extérieures identiques.

Sans cesser d'être la cause nécessaire de ces éruptions et de valoir à celles-ci la qualification d'artificielles et de professionnelles, ces substances n'en sont pas la cause suffisante : elles ne rencontrent pas constamment dans les qualités chimiques du tégument les éléments d'une réaction nuisible pour l'intégrité et la vitalité de ce tégument.

Ces qualités chimiques, le tégument humain peut, dans certaines conditions, les posséder ou les acquérir. Elles représentent la prédisposition individuelle, héréditaire ou personnelle, congénitale ou acquise, permanente ou temporaire.

La prédisposition individuelle est plus ou moins facilement mise en œuvre suivant les substances qui provoquent les éruptions; elle est démontrée à la fois par l'intégrité d'un nombre d'ouvriers plus ou moins élevé suivant les industries, et par l'atteinte, dans des conditions particulières, d'autres qui avaient ou non résisté antérieurement à l'action des mêmes causes.

La prédisposition individuelle obéit, avec de nombreuses exceptions d'ailleurs, à quelques lois générales. Les sujets à peau fine, de teint blond, les femmes sont plus souvent atteints d'éruptions professionnelles que les sujets dont la peau résistante a le type masculin. Les enfants et les vieillards, toutes autres conditions égales, y sont plus exposés que les adultes. Les différentes races réagissent plus ou moins facilement à des causes extérieures identiques.

A côté de ces quelques règles très générales et très banales, d'autres conditions plus importantes régissent la disposition aux dermatoses professionnelles :

L'hérédité, d'abord, quoiqu'elle soit rarement évidente;

Ensuite une série d'états pathologiques.

Si on prend en bloc un certain nombre de sujets exécutant dans les mêmes conditions un travail identique, les uns atteints d'une dermatose liée à ce travail, et d'autres indemnes, on trouve toujours chez les premiers des tares pathologiques qui font défaut chez les deuxièmes. Dans la première catégorie, on rencontrera des débilités de tous ordres, des alcooliques surtout, des arthritiques, des lymphatiques, etc.

Mais la preuve de l'influence des états pathologiques sur la production des dermatoses professionnelles est donnée de façon bien plus évidente par l'étude attentive du passé et du présent morbides des sujets qui en sont atteints et par la mise en regard des phases de ces dermatoses.

Pareille enquête révèle constamment ce fait que la plupart des sujets atteints de dermatoses professionnelles en sont indemnes pendant un temps variable, au début de leur travail. Ceux qui les subissent dès qu'ils commencent à exercer leur profession sont ou des sujets peu soigneux de leur personne, ne prenant aucune des précautions nécessaires; ou des sujets porteurs de quelque état pathologique, trouble gastrique, insuffisance de la dépuration urinaire, altération hépatique, liée ou non à l'alcoolisme, ou des convalescents de quelque maladie grave, etc. Ceux qui, après avoir impunément rempli toutes les exigences de leur profession, ont été atteints au bout d'un temps variable d'une éruption professionnelle, ou bien ont vu survenir celle-ci après un changement dans leur travail (emploi de matières premières différentes et plus irritantes, concentration plus considérable des solutions employées, travail dans un atelier plus chaud ou moins ventilé, etc.), ou bien — et c'est là le point essentiel — après une modification dans leur santé générale : c'est dans la convalescence d'une maladie générale et au moment de la reprise du travail ou peu de jours après une affection fébrile n'ayant pas obligé à interrompre le travail, ou bien après l'apparition de troubles digestifs, à la suite d'excès alcooliques aigus ou répétés, dans le décours d'un ictère, après la constatation d'œdèmes ou de troubles urinaires symptomatiques d'une néphrite aiguë, ou encore peu après que se sont montrés les petits signes du mal de Bright chronique, c'est pendant le cours d'une grossesse ou d'un allaitement prolongé ayant entraîné une anémie prononcée, c'est après des métrorragies abondantes, c'est après la fatigue résultant de veilles prolongées ou d'un travail excessif que s'est montrée la première éruption. S'il s'agit de troubles passagers, la dermatose peut disparaître et ne plus se reproduire; s'ils se répètent périodiquement ou à intervalles irréguliers, la dermatose, malgré que le travail professionnel soit continu et uniforme, en marquera les retours et les accalmies; s'ils persistent sans amélioration et sans interruption, la dermatose s'éternisera : elle pourra guérir complètement à condition que le malade renonce à ses occupations et ne s'expose plus à des contacts nocifs; mais il se pourra aussi que l'interruption complète du travail qui en a été cependant la cause efficiente n'amène ni la guérison, ni même l'amélioration de l'éruption : les conditions défectueuses de la nutrition générale ont entraîné dans l'état des téguments des altérations persistantes, qui survivent à la cessation de l'irritation locale; la dermatose d'origine externe est prolongée, entretenue par les causes internes qui l'ont pour ainsi dire prise à leur compte.

Les troubles généraux et permanents de la nutrition qui correspondent aux tempéraments et aux diathèses interviennent également dans le développement des dermatoses professionnelles. Les sujets à extrémités algides, hyperhidrosiques, disposés aux engelures, qui rentrent dans le cadre des lymphatiques, et ceux qui présentent la modalité organique désignée sous le nom d'arthritisme y sont plus particulièrement exposés.

SYMPTOMES DES ÉRUPTIONS PROFESSIONNELLES

Les caractères objectifs des éruptions professionnelles sont des plus variables et des plus complexes, même si on envisage isolément l'éruption qui se développe dans l'exercice d'une profession déterminée. Leur variabilité et leur complexité sont en relations intimes d'une part avec les qualités différentes des agents qui les provoquent et avec la multiplicité des causes extérieures qui, dans chaque profession, concourent à les conditionner, qu'il s'agisse de composés chimiques définis, intervenant successivement et isolément ou simultanément, ou qu'il s'agisse de parasites microbiens ou microphytiques, et, d'autre part, avec la réactivité de la peau, qui varie suivant les individus et les âges, en raison des conditions multiples d'hérédité, de prédisposition générale ou locale, de troubles des divers parenchymes et émonctoires, etc.

Quelque multiples que soient ces causes de différenciation clinique des dermatoses professionnelles, quelque variables qu'en soient les effets, ces dermatoses présentent un certain nombre de caractères généraux qui, dans bien des cas, en toute ignorance de la profession et des conditions de vie du sujet, permettent déjà de leur reconnaître une cause externe et de soupçonner que cette cause externe est liée à une profession exercée habituellement ou accidentellement.

En outre, les processus anatomo-cliniques qui caractérisent les éruptions professionnelles sont en nombre limité parmi ceux déjà relativement peu nombreux qui servent à révéler et à individualiser les dermatoses. Il est nécessaire, pour éviter des répétitions incessantes, de les décrire une fois pour toutes avant d'aborder l'étude des dermatoses professionnelles les plus remarquables par leur fréquence ou par leurs caractères objectifs particuliers.

Pour ces raisons, nous devons tout d'abord tracer un tableau d'ensemble des dermatoses professionnelles.

DESCRIPTION GÉNÉRALE DES ÉRUPTIONS PROFESSIONNELLES

Les dermatoses professionnelles peuvent, lorsque l'agent qui les provoque est doué d'une action chimique énergique et élective sur le tégument, se présenter sous l'aspect des brûlures à leurs différents degrés, depuis le simple érythème jusqu'à la phlyctène et à l'escarre. En pareil cas, elles sont exclusivement localisées aux régions du tégument exposées au contact, le plus souvent par projection, de la substance nocive; celle-ci est presque toujours un acide fort, une base anhydre ou à peine hydratée; une solution concentrée d'un sel caustique. Les lésions de ce genre, précisément parce qu'elles ont une symptomatologie précise et uniforme, ont un intérêt médiocre. Elles rentrent d'ailleurs, au point de vue du traitement comme au point de vue de la morphologie, dans les brûlures, et leur étude ne saurait nous arrêter ici.

Beaucoup plus souvent les dermatoses professionnelles sont le résultat de l'action locale de substances à effets tout à la fois moins énergiques, moins brusques, moins uniformes.

Ce sont les réactions du tégument vis-à-vis des agents multiples de ces éruptions que nous devons étudier.

Le processus initialement appréciable en clinique des dermatoses professionnelles est, comme pour la plupart des éruptions artificielles, presque toujours la rougeur érythémateuse; il résulte soit d'une parésie vaso-motrice consécutive à des compressions répétées au même point, soit d'un appel fluxionnaire provoqué par un traumatisme chimique ou microbien et traduisant macroscopiquement la réaction de défense du tégument; il offre, suivant les cas, des différences considérables dans son étendue, son intensité, sa durée et ses transformations ultérieures.

Rarement l'érythème affecte la forme de taches arrondies, de dimensions lenticulaires, qui caractérise les roséoles et qui traduit plutôt des intoxications ou des toxi-infections que des contacts chimiques extérieurs; rarement aussi il se montre sous la forme de plaques étendues, continues, scarlatiniformes, qui est également plutôt l'indice d'intoxications générales.

Le plus ordinairement, la rougeur, occupant tout ou partie des téguments exposés aux contacts nocifs, est disposée en forme de plaques d'étendue variable, de forme arrondie ou irrégulière, isolées ou confluentes.

Le plus ordinairement aussi, la rougeur n'est qu'un des éléments symptomatiques de la réaction.

Au-dessous d'elle, le derme et la couche papillaire sont tuméfiés, infiltrés : les plaques rouges sont saillantes à des degrés variables : parfois dépassant à peine le niveau des parties voisines, d'autres fois, et surtout dans les dermatoses à marche aiguë, soulevées par une véritable infiltration œdémateuse, qui déforme la région malade au prorata de la laxité de ses téguments et peut s'étendre à une distance variable.

L'œdème dermique, dermo-papillaire et hypodermique, qui accompagne le début des éruptions professionnelles à marche aiguë, ne doit pas être confondu avec l'infiltration plus profonde, plus persistante, à la fois séreuse et cellulaire, qui se montre à une période avancée des dermatoses subaiguës ou chroniques et sur laquelle nous reviendrons plus loin.

Sur les placards érythémateux du début peuvent se développer des vésicules résultant de l'exsudation séreuse intra-épidermique provoquée par une action chimique énergique et par une réaction cellulaire de défense particulièrement active.

Ces vésicules sont d'aspect variable et d'avenir également variable.

Les unes, compagnes des érythèmes étendus à début et à évolution rapides, se développent dans les couches superficielles de l'épiderme en nombre si considérable qu'elles sont souvent confluentes; d'abord très petites, visibles seulement à jour frisant, elles donnent au tégument, à cette période, l'aspect de la peau d'orange; elles ne tardent pas à prendre plus de relief, forment des gouttelettes presque transparentes, arrondies ou acuminées, se réunissent souvent entre elles pour former des lacs de sérosité intra-épidermiques, et bientôt se rompent, laissant exsuder cette sérosité qui se concrète en croûtes jaunâtres ou blanches, molles et se détachant facilement; au bout de quelques jours, la formation des croûtes s'arrête, les lésions se recouvrent de squames sèches et minces, qui tombent bientôt, et le tégument ne tarde pas à reprendre son aspect normal.

Cette forme d'éruption vésiculeuse, qui se rapproche des éruptions médicamenteuses provoquées par le contact des antiseptiques pulvérulents, s'observe surtout chez les ouvriers en produits chimiques qui manipulent des poudres sèches, telles que les sels de quinine.

Il convient d'en rapprocher les éruptions pustuleuses miliaires, qui succèdent au contact de certaines substances irritantes d'origine végétale et qui se rapprochent des éruptions provoquées par les emplâtres et par l'huile de croton.

Beaucoup plus fréquent que le type vésiculeux précédent est le type vésiculeux eczématoïde.

Pouvant se développer sur le tégument sain, ou être précédé ou accompagné d'érythème, il se traduit par la production de vésicules de dimensions variables, souvent inégales, mais généralement petites, acuminées, plus résistantes que celles du type précédent. Au nombre des vésicules, certaines, au lieu de rester claires et transparentes, renferment un liquide blanc, opaque, manifestement purulent, et atteignent des dimensions plus considérables. La rupture des vésicules donne lieu à l'écoulement de sérosité filante, collante, visqueuse à la manière du sperme, qui se concrète en croûtes jaunâtres ou grisâtres d'épaisseur variable. Après la chute des croûtes, on trouve au-dessous d'elles des perforations épidermiques arrondies ou irrégulières de petites dimensions. Des squames, blanches ou grisâtres, sèches ou légèrement humides, d'épaisseur variable, se soulèvent après que la sécrétion séreuse s'est tarie et se reproduisent pendant un temps variable.

Les éléments que nous venons de décrire se groupent irrégulièrement et d'une façon variable suivant les cas : tantôt isolés les uns des autres, inégalement répartis sur des surfaces étendues, tantôt réunis en groupes arrondis, allongés ou irréguliers, ils donnent lieu à une éruption essentiellement polymorphe par suite du mélange habituel d'éléments parvenus à diverses périodes de leur évolution.

Le polymorphisme est encore accru par les lésions qui se surajoutent ou succèdent aux vésicules.

Dans l'intervalle de celles-ci, le tégument est le siège d'une rougeur d'intensité variable, tantôt pâle, tantôt vive, formant une aréole régulière autour de chacune des vésicules, de chacune des croûtes ou des perforations consécutives, ou constituant une nappe plus ou moins étendue, un placard de largeur et de forme variables. Une infiltration plus ou moins accentuée, sous forme de plaque saillante, à contours nettement limités, ou diffuse et étendue au delà des limites des lésions épidermiques, accompagne souvent la rougeur. Enfin l'épiderme lui-même peut présenter des altérations surajoutées aux vésicules et aux squames, plus ou moins directement en relations avec les vésicules elles-mêmes : épaissi, hypertrophié du fait d'irritations chimiques longtemps répétées et reproduites, de pressions habituelles dans une même région, il offre souvent, en conséquence même de cet épaississement, des sillons et des plis plus accusés qu'à l'état normal, les papilles proliférées peuvent être reconnues sans le secours de la loupe; mais surtout il se produit, soit au fond des plis normaux, soit entre eux, des fissurations de largeur, d'étendue et de profondeur variables, parfois atteignant jusqu'à la couche papillaire et au delà, saignantes, à bords éversés, constitués par une couche épidermique épaisse.

Ce n'est pas tout encore : des pustules de volume variable, arrondies, fermes, étalées, atteignant jusqu'au volume d'une grosse tête d'épingle, peuvent, pendant toute la durée de la dermatose ou par intervalles, se développer sur les parties atteintes; leur sécrétion se concrète et se dessèche en gouttes jaunâtres ou verdâtres.

Enfin les substances manipulées pendant le travail, poudres, matières colorantes, vernis desséchés, etc., mélangées à ces altérations si diverses, à leurs sécrétions, aux squames épidermiques, en varient la coloration et donnent lieu aux aspects les plus extraordinaires.

Les lésions si polymorphes dont nous venons d'indiquer les caractères généraux reproduisent, avec des variantes plus ou moins accusées, les types multiples de l'eczéma. La description complète de chacun d'eux ou même leur énumération nous entraînerait fort loin, car il nous faudrait envisager les modifications de leur aspect clinique, suivant les périodes des lésions, suivant les associations des diverses lésions à des périodes différentes, suivant leur groupement et leur configuration, suivant leurs localisations. Si multipliés que soient les types envisagés, la description serait encore forcément incomplète, tant les apparences cliniques sont diverses.

Les éruptions professionnelles à forme vésiculeuse eczématoïde subissent, par infection pyogène primitive ou secondaire, des transformations qui aboutissent à la production de pustules : pustules éphémères à type d'impétigo, donnant lieu aux croûtes jaunes caractéristiques de cette dermatose, dont l'inoculation et la réinoculation provoquent l'extension des lésions primitives, ou pustules à contenu d'emblée purulent, approchant plus ou moins du type de l'ecthyma, de dimensions variables mais généralement peu considérables. Elles ajoutent au polymorphisme de la dermatose, mais ne la caractérisent pas.

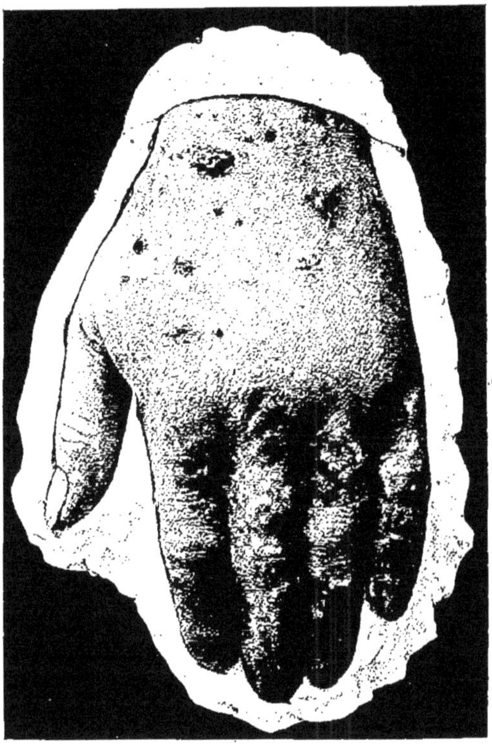

FIG. 78. — Dermite professionnelle observée chez un cimentier, caractérisée par une rougeur diffuse avec un léger degré de tuméfaction du dos de la main et des doigts, des pustules de dimensions variées, la plupart rompues et ayant donné issue à des gouttelettes de pus épais, et des excoriations eczématiformes. (D'après A. Fournier. Musée de l'hôpital Saint-Louis, n° 2015.)

En d'autres dermatoses professionnelles, l'élément primitif et principal est la pustule, pustule de localisation initiale, de forme, d'étendue, de durée variables.

Dans les dermatoses liées à la manipulation de substances organiques et surtout de substances animales renfermant des bactéries pyogènes, le type habituel est une pustule à parois épaisses et résistantes, profondément insérée dans l'épiderme, arrondie et acuminée, variant de la largeur d'une tête d'épingle à celle d'un gros pois, se rompant difficilement et donnant issue à une goutte de liquide épais, jaunâtre ou verdâtre, qui se concrète en une croûte; la cicatrisation se fait facilement sans laisser de cicatrice apparente. Ces éléments sont disséminés en nombre variable, d'autant plus nombreux qu'ils sont moins volumineux, formant parfois des placards irréguliers, surtout au niveau des grands plis.

Parfois, dans ces mêmes dermatoses provoquées par des matières animales en putréfaction ou riches en bactéries, les pustules sont plus larges, à parois moins résistantes, mais à progression excentrique habituelle, s'accompagnant en outre de destruction plus ou moins profonde du derme, laissant après elles des cicatrices plus ou moins profondes, revêtant en un mot le type de l'ecthyma.

Dans un autre type, la pustule a pour siège un follicule sébacéo-pilaire : faiblement saillante, arrondie, centrée d'un poil auquel elle forme une sorte d'aréole blanche, entourée elle-même d'une zone rouge et saillante au-dessus des parties adjacentes de la peau, elle reste isolée ou s'unit aux pustules du voisinage pour former des placards d'étendue variable, au prorata de la richesse de la région en éléments pilo-folliculaires. Ce type est encore propre aux professions qui obligent à des contacts avec des matières animales septiques.

Un type voisin, à siège également folliculaire, est représenté par des éléments qui ont été décrits sous le nom impropre d'acné : une pustule acuminée ou arrondie, généralement résistante, remplie de pus concret, est centrée non plus par un poil, mais par une tache brune ou noire, arrondie; cette tache n'est autre que l'extrémité d'un bouchon ferme et résistant, oblitérant l'orifice de la glande pilo-sébacée à la manière d'un comédon; mais au lieu d'être constitué par l'altération du produit de sécrétion de la glande sous l'influence triplement banale de ses modifications spontanées, des microbes acnéigènes ou acnéophiles et du contact de l'air, le bouchon résulte de la combinaison chimique et des transformations réciproques du produit de sécrétion de la glande et de certaines substances en contact avec la peau. Cette folliculite acnéiforme, à pseudo-comédons, est presque uniquement l'apanage des professions dans lesquelles se manient les goudrons et les pétroles ou les résidus de leur distillation connus sous le nom impropre d'huiles lourdes.

Ces lésions folliculaires deviennent parfois l'origine de néoplasies épithéliales. C'est ainsi qu'on voit se produire de véritables cancers par irritation externe dans les industries du pétrole.

Les glandes pilo-sébacées peuvent encore être intéressées dans certaines professions sous un mode qui mérite à tous égards le nom d'acné : dans l'industrie du chlore nous avons étudié et nous décrirons plus loin une éruption qui rentre, par les caractères morphologiques de ses éléments, dans le cadre de l'acné à comédons.

Les dermatites professionnelles à forme vésiculeuse et pustuleuse sont très fréquemment l'origine de lymphangites et d'adénites qui peuvent aboutir à la suppuration. Il y a lieu de remarquer que ces complications sont, au contraire, très rares dans les eczémas survenus spontanément.

Localisations des éruptions professionnelles. — Les éruptions professionnelles ayant pour la plupart leur cause dans le contact des substances liquides ou solides, nocives chimiquement et par action directe ont, en général, pour localisations premières et principales les régions qui, dans le travail, sont exposées à entrer en contact avec ces substances, c'est-à-dire les régions découvertes.

Cette règle comporte cependant des exceptions : d'abord les substances nocives peuvent — spécialement les huiles et les graisses, ou encore les corps pulvérulents — imprégner les vêtements ou y adhérer et porter leurs effets nocifs sur les régions couvertes. Il se peut même que, la sueur dissolvant les substances nocives manipulées à l'état pulvérulent, les lésions débutent dans les plis articulaires, aux points où la sécrétion sudorale est plus active.

En outre, les agents des éruptions médicamenteuses ne sont pas exclusivement des substances solides ou liquides ; ce peuvent être aussi des gaz ou tout au moins des substances volatiles qui pénètrent sous les vêtements, atteignent les régions où la peau est le plus délicate et le plus vulnérable, comme la région scrotale, et y provoquent les premières lésions.

Les mains, sauf ces exceptions, sont le plus souvent atteintes, tout à la fois parce qu'elles sont découvertes et parce que les pressions et les manipulations professionnelles les exposent à des contacts plus répétés et plus intimes avec les substances nocives.

Il est rare qu'elles soient intéressées dans toute leur étendue, même lorsque la dermatose dure depuis longtemps.

Le dos des mains présente une prédilection particulière, qui ne peut être mise uniquement sur le compte de contacts plus intimes, mais qui tient surtout à sa structure : la preuve en est donnée couramment par la cessation brusque des lésions sur les bords de la main, suivant une ligne presque régulière correspondant au changement dans la disposition des plis épidermiques, disposition absolument différente à la paume et au dos de la main.

Parfois, cependant, les lésions occupent la face palmaire et y restent exclusivement limitées : ainsi, dans les éruptions eczématiformes des blanchisseuses, on peut les voir se localiser en cette région d'une façon constante, tandis que, d'autres fois, la face dorsale est atteinte.

Les doigts sont atteints le plus souvent à leur face dorsale, puis sur leurs faces latérales, mais il n'y a pas, entre leur face palmaire et leur face dorsale, une différence de vulnérabilité et une opposition aussi nettes suivant les sujets qu'entre les deux faces de la main proprement dite.

Les espaces interdigitaux sont souvent atteints, et surtout dans les dermatoses pustuleuses.

Les ongles subissent le contre-coup des lésions des dernières phalanges : lorsque celles-ci sont atteintes, leur production est profondément troublée, tantôt active et tantôt diminuée ; aussi les poussées éruptives se marquent-elles par des cannelures transversales irrégulières ou par un piqueté de la surface de l'ongle, qui permet, en présence d'une éruption, de reconnaître que celle-ci n'est qu'un des termes d'une série parfois déjà fort longue.

Les ongles peuvent présenter d'autres altérations que celles résultant de l'irrégularité de leur production : ils peuvent être usés par des corps durs, brillants ou au contraire dépolis et inégaux ; ils peuvent être décollés et soulevés par l'accumulation de débris résistants au-dessous de leur bord libre ou de leurs bords latéraux; ils peuvent encore être épaissis à leur extrémité ou dans une étendue plus ou moins considérable par la production au-dessous d'eux d'une substance unguéale imparfaite dont l'aspect rappelle souvent, suivant une comparaison classique, la moelle de jonc.

Ces diverses altérations unguéales accompagnent surtout les éruptions eczématiformes.

Des lésions pustuleuses peuvent se développer au niveau de la sertissure unguéale, produisant des onyxis parfois fort douloureux.

Les avant-bras sont très souvent atteints en même temps que le dos des mains; parfois même c'est à leur partie inférieure, soit à la face palmaire, soit à la face dorsale, que débutent les lésions; à la face palmaire, les plis de flexion du poignet forment la limite, souvent brusque, toujours respectée, de ces lésions.

Les caractères morphologiques des éruptions varient souvent en passant de la main à l'avant-bras : celui-ci, en tous cas, est rarement le siège d'hyperkératoses, plus rarement encore de fissures; les dermatoses y sont plus souvent vésiculeuses, suintantes, parfois lichénoïdes, surtout à la face palmaire.

Les limites supérieures des éruptions professionnelles du membre supérieur sont des plus irrégulières et des plus variables; elles sont commandées par la disposition des vêtements, dont les manches peuvent être plus ou moins relevées et plus ou moins serrées pendant le travail, par les contacts plus ou moins étendus et plus ou moins énergiques avec les substances nocives, par la diffusion plus ou moins facile de celles-ci, par le transport des agents nocifs au moyen du grattage.

Le visage et le cou sont atteints principalement dans les professions où les ouvriers manient des substances volatiles, goudrons, essences, etc., ou lorsqu'ils sont exposés à la chaleur et à des projections de vapeur d'eau chargée ou non de produits nocifs ou à des projections accidentelles de liquides irritants. Ils sont encore atteints lorsque les ouvriers portent inconsidérément au visage leurs mains imprégnées de substances nocives.

Les dermatoses professionnelles atteignant le visage revêtent surtout la forme érythémato-vésiculeuse et ont généralement une marche aiguë : s'accompagnant d'œdème prononcé des paupières, elles entravent la vision et constituent rapidement une maladie véritable qui entrave tout travail. Elles peuvent cependant évoluer plus lentement et affecter le type eczémateux subaigu ou lent.

Le cou est atteint en proportion de l'étendue dans laquelle les vêtements le découvrent.

Les membres inférieurs sont atteints chez les sujets qui travaillent nu-pieds, ou nu-jambes.

Le scrotum est rarement le siège des lésions primitives, mais il est souvent atteint secondairement, surtout dans les dermatoses provoquées par des substances volatiles.

[*G. THIBIERGE.*]

Les dermatoses professionnelles sont loin de rester toujours étroitement localisées aux régions d'attaque primitive.

Diverses causes les étendent hors de ces limites.

D'abord, une fois développées en une région, elles peuvent de proche en proche s'étendre aux parties adjacentes, soit que la cause professionnelle trouvant le terrain préparé agisse plus vigoureusement sur la peau du voisinage, soit que les agents producteurs, les infections secondaires, compagnes obligées des dermatoses professionnelles, augmentent de virulence dans les premières lésions produites et soient mieux en mesure de léser les téguments voisins, soit que les soins de propreté soient rendus plus difficiles à prendre par des altérations cutanées et ne puissent plus combattre les effets des agents nocifs.

En outre, des lésions se produisent *à distance* du foyer primitif, à distance des points en contact professionnellement avec les agents producteurs de la dermatose.

De ces lésions secondaires la pathogénie est complexe et variable.

Certaines ont pour cause le contact, accidentel et en dehors de l'exercice de la profession, des substances auxquelles celle-ci doit ses effets nocifs : le transport de ces substances pendant la miction, sur la verge et le scrotum dont les téguments sont minces et particulièrement irritables, leur transport par le grattage en une région quelconque à l'occasion d'un prurit quelconque, de la présence d'un parasite, etc., leur transport accidentel pendant le sommeil chez les ouvriers qui ne prennent pas des soins de propreté suffisants, etc.

D'autres fois, les foyers secondaires ont pour cause non plus le transport de la substance nocive professionnellement employée, mais la dissémination des produits de sécrétion de la lésion première et des agents infectieux qu'ils renferment. Ils sont analogues aux foyers secondaires qui peuvent se produire par auto-inoculation dans toutes les dermatoses infectieuses ou infectées : ce mode pathogénique appartient aux dermatoses à type de pyodermites, y compris quelques-unes de celles qui rentrent dans les éruptions eczématiformes. Il est plus facilement réalisé lorsque l'éruption première est prurigineuse et lorsque quelque autre cause, externe ou interne, provoque en même temps un prurit en une autre région du corps.

Les éruptions professionnelles peuvent s'étendre, voire même se généraliser du fait de l'absorption, au niveau des lésions primitives, des substances qui les provoquent ; les substances susceptibles de déterminer des éruptions par ce mécanisme ne sont guère maniées que dans l'industrie des produits chimiques et pharmaceutiques.

Enfin, il faut noter que quelques éruptions professionnelles sont d'emblée généralisées ou étendues à de grandes surfaces : ce sont surtout celles qui résultent de l'action de gaz ou de substances volatiles ; il en est encore ainsi dans l'industrie chimique, avec certaines substances qui, une fois absorbées par la voie respiratoire ou introduites à l'état pulvérulent dans la bouche et entraînées par la salive, provoquent des éruptions, de tous points analogues aux éruptions médicamenteuses, par leur action sur les humeurs et les sécrétions cutanées, ou par l'intermédiaire du système nerveux.

Les éruptions professionnelles s'accompagnent très fréquemment de lymphangites, qu'explique suffisamment l'infection de leur surface, soit primitive, soit consécutive, par le streptocoque.

Marche et Pronostic. — La marche des éruptions professionnelles est des plus variables et se trouve commandée par une série d'éléments très variés : les propriétés mêmes des substances qui les provoquent, la durée et la continuité de leur action, les soins d'hygiène et de propreté pris par les malades, la forme anatomo-clinique de l'éruption, la réaction propre du tégument chez chaque sujet en particulier, ses prédispositions morbides, les conditions générales de sa santé et le fonctionnement de ses différents organes.

D'une façon générale, les éruptions érythémateuses sont celles dont l'évolution est le plus rapide; elles apparaissent en peu de jours ou même peu d'heures et disparaissent dans un temps très court sans laisser de traces de leur existence.

Les éruptions vésiculeuses, à petits éléments disséminés en grand nombre sur des placards érythémateux étendus, ont également une marche rapide et guérissent en quelques jours, après le temps nécessaire à la résorption des exsudats et à la réparation épidermique.

Les formes pustuleuses, tout en ayant une durée supérieure aux précédentes, guérissent cependant assez vite lorsque les parties malades sont soustraites aux irritations extérieures et lorsqu'un pansement approprié s'oppose aux auto-inoculations. Exception doit être faite pour les suppurations folliculaires, toujours rebelles aux traitements les mieux appropriés, comme d'ailleurs toutes les variétés de folliculites.

Les formes les plus tenaces sont celles qui revêtent les caractères extérieurs des eczémas, au sens habituel et français du mot : elles partagent, avec les dermatoses rangées sous ce nom, non seulement l'aspect morphologique si polymorphe, mais encore la longue durée, la résistance au traitement, la facilité de récidive.

Et, d'ailleurs, on peut dire que souvent elles ne sont que des eczémas provoqués par des causes locales, des eczémas d'origine professionnelle.

Sans reprendre ici une discussion qui a fait, au commencement de ce volume, l'objet d'une étude magistrale de Ernest Besnier, sans vouloir combattre une fois de plus la doctrine de l'École de Vienne qui, avec son illustre fondateur Hebra, range dans les eczémas les dermatoses irritatives provoquées par des agents chimiques, une explication est nécessaire à ce sujet.

Les dermatoses artificielles, professionnelles ou autres, d'origine externe, ne peuvent, même dans leurs formes manifestement vésiculeuses, eczématoïdes, être confondues purement et simplement avec les eczémas : prises en bloc, elles en diffèrent non seulement par leur cause — se servir de cet argument serait commettre une pétition de principe — mais par le développement généralement rapide de lésions vésiculeuses, à éléments moins résistants que les vésicules eczémateuses, par l'infection plus facile et plus fréquente de leur contenu, par la coexistence d'altérations épidermiques liées à l'exercice de la profession qui en accompagnent et en favorisent la production; elles en diffèrent encore par ce fait que, soustraites à l'influence des causes qui leur ont donné naissance, elles guérissent plus facilement que les eczémas.

Mais, si au lieu de considérer les éruptions professionnelles eczématoïdes en bloc, on étudie isolément un certain nombre de cas, on est frappé des ressemblances qui s'établissent souvent entre ces éruptions et les eczémas : débutant par des lésions d'origine manifestement externe et irritative, dans l'exercice de professions nocives, telle la profession de blanchisseuse, par exemple, limitées aux régions exposées à l'action des causes extérieures, débutant au niveau d'excoriations, se traduisant initialement par des plaques rouges, des vésicules isolées de dimensions variées, elles ne tardent pas à revêtir l'aspect des eczémas développés spontanément, — à forme vésiculeuse, avec sécrétion abondante ou non, ou à forme squameuse, circinés ou ovalaires, ou en groupes irréguliers, accompagnés ou non d'infiltration lichénoïde, — et la distinction clinique en est des plus embarrassantes.

S'agit-il d'eczémas provoqués par une cause locale; s'agit-il d'une éruption de cause externe modifiée par la constitution et la prédisposition du sujet, devenue de ce fait une éruption eczématiforme, ou même devenue un eczéma véritable de par la tendance du sujet à faire de l'eczéma à propos de tout comme à propos de rien?

Ces questions sont des plus épineuses, d'autant que les sujets qui présentent des éruptions de ce genre exercent précisément des professions qui sont fréquemment, mais non régulièrement et forcément nocives à la peau, des professions où les contacts irritants, pour produire l'éruption, ont besoin de rencontrer un tégument favorable, prédisposé, et que la prédisposition, la participation de l'économie à la production de la dermatose est précisément constituée par les conditions — hérédité, aptitudes morbides, état constitutionnel, lésions viscérales, troubles des fonctions organiques — qui produisent ou favorisent l'éclosion des eczémas, leur persistance et leurs récidives.

Dès lors, sur quelles bases établir une distinction? quel critérium invoquer? Ne sont-ce pas questions oiseuses, purement scholastiques? Il faut bien avouer que cette qualification est, jusqu'à un certain point, de mise.

Elle cesserait de l'être si la distinction comportait une sanction pronostique, si toute éruption professionnelle dûment qualifiée eczématoïde devait guérir complètement et définitivement, si l'éloignement de la cause professionnelle supprimait toute crainte de retour; — si, au contraire, l'éruption en apparence professionnelle méritant le nom d'eczéma était justiciable du traitement à la fois général et local qui convient aux eczémas. Or, il est loin d'en être ainsi.

Sauf quelques cas particuliers, quelques « espèces » en nombre bien limité, où on peut raisonnablement distinguer les éruptions eczématoïdes professionnelles des eczémas vrais, la confusion est de règle, ou mieux l'association des causes externes à un état protopathique susceptible de produire l'eczéma est chose courante : des uns aux autres, la pente est insensible, la progression constante, la transformation facile : une éruption professionnelle est une épine autour de laquelle, chez un sujet prédisposé — et qui peut se vanter de ne pas l'être? — se développera l'eczéma ; de même une lésion eczémateuse est une atteinte portée à la vitalité de la peau, laquelle est par là menacée de réagir aux irritations professionnelles ou autres et cette réaction pourra se faire sous la forme d'eczéma ou sous des formes anatomiques différentes.

Une dermatose professionnelle étant donnée, à type clinique quelconque, érythémato-vésiculeux diffus, par exemple, ou pustuleux, la probabilité sera grande qu'elle continue d'évoluer sous ce type et se termine par guérison complète, si le sujet qui en est atteint n'a pas eu précédemment d'eczéma, s'il n'est pas de famille eczémateuse, s'il ne présente aucune des nombreuses tares organiques qui prédisposent aux dermatoses eczémateuses. Si, au contraire, l'une ou l'autre de ces conditions est réalisée, ou, à plus forte raison, si plusieurs d'entre elles se rencontrent simultanément, il a des chances de voir, à l'occasion de cette dermatose professionnelle, se produire ou se reproduire un eczéma véritable, lequel est de pronostic ambigu quant à sa durée, quant à la possibilité de sa disparition après la cessation de l'exercice de sa profession.

Lorsque, chez un ouvrier de profession exposant à des dermatoses, apparaît une éruption à type d'eczéma, le pronostic n'est pas moins difficile à préciser; quelque complète que soit l'analogie, il peut s'agir d'un simple eczématoïde, qui guérira facilement, ne se reproduira pas ultérieurement, ou ne se reproduira qu'à l'occasion de l'exercice de la même profession ou de professions adéquatement nocives. La marche ultérieure de la maladie, mieux que les antécédents, mieux que les constats d'états pathologiques actuels, établira la nature vraie et la qualification réelle à donner à l'éruption.

ÉRUPTIONS LIÉES A L'EXERCICE DE CERTAINES PROFESSIONS

Il ne saurait être question d'étudier ici séparément toutes les éruptions qui peuvent se produire dans les diverses professions manuelles : nous nous bornerons à signaler brièvement les conditions et les caractères propres à certaines éruptions professionnelles qui présentent un intérêt particulier soit en raison de la fréquence ou de la forme spéciale de ces manifestations, soit en raison du nombre des sujets qui exercent la profession causale.

Éruptions des chirurgiens. — L'emploi des substances antiseptiques et les lavages répétés avec des savons trop souvent chargés en alcalis provoquent fréquemment des altérations cutanées chez les chirurgiens.

Un grand nombre d'entre eux, en raison de l'usage fréquent du savon, ont la peau sèche, l'épiderme complètement dépourvu de sécrétions grasses, brillant, aminci, parfois fendillé à la face palmaire. Les choses peuvent en rester là, mais cet état favorise l'action nocive des antiseptiques.

Il suffit, dans ces conditions, d'une prédisposition particulière permanente ou passagère, de l'usage d'une préparation antiseptique particulièrement irritante en raison de sa composition ou de sa concentration pour provoquer des lésions plus accusées, et quand le tégument a souffert une fois du contact d'une substance, il y reste presque toujours indéfiniment disposé, il devient même souvent susceptible à des antiseptiques qu'il supportait précédemment sans dommage. Tantôt les antiseptiques peuvent être l'occasion de ces éruptions, mais parmi eux il convient de citer spécialement l'acide phénique, qui est surtout nocif en solutions fortes ou mal préparées, mais que certains chirurgiens ne supportent à aucune dose; le sublimé, qui est plus à redouter en solutions concentrées et lorsque la solution renferme de l'alcool, mais qui peut également provoquer des éruptions en solutions très faibles (au 5000e, par exemple) préparées à l'eau distillée; le formol, l'iodoforme, qui, même à dose infinitésimale, ne peut être manipulé par quelques chirurgiens.

Les éruptions professionnelles des chirurgiens peuvent revêtir des aspects très divers. Elles peuvent se traduire, comme toutes les éruptions de cause externe, par des placards érythémateux, d'étendue variable; mais, le plus souvent, elles affectent le type eczémateux avec toutes ses variétés : rarement très aiguës, très intenses, avec développement rapide de nombreuses vésicules et suintement consécutif abondant, elles sont plus généralement subaiguës, ou tout au moins peu étendues, parce que la suppression immédiate des contacts irritants et les soins de propreté limitent les effets de l'agent causal; mais elles peuvent être l'origine d'eczémas persistants ou récidivants sous l'influence du contact accidentel et passager d'une faible quantité d'une préparation antiseptique, constituer ainsi une véritable maladie et entraver singulièrement l'exercice d'une profession, dont la première condition est l'intégrité et l'absolue propreté du tégument.

Éruptions des photographes. — Les photographes sont exposés, dans le développement des clichés, au contact de liquides renfermant deux genres de substances nocives, des alcalins (carbonate de potasse, bisulfite de soude), et des agents dits réducteurs, acide pyrogallique, etc., parmi lesquels les plus nocifs sont l'amidophénol, le paramidophénol, le métol.

Le contact de ces solutions provoque des éruptions affectant le type de l'eczéma; elles débutent par des taches érythémateuses à contours diffus, accompagnées de prurit, sur lesquelles se développent rapidement des vésicules généralement de petites dimensions, qui peuvent se dessécher et se rompre en produisant une légère desquamation, mais qui souvent aussi déterminent la formation de croûtelles peu épaisses. Le nombre et l'étendue des placards éruptifs varient suivant les cas; ils peuvent être peu nombreux, disséminés, ou couvrir de larges surfaces sans laisser entre eux d'espaces intacts. Les lésions initiales guérissent assez rapidement et sans laisser de traces; mais, lorsque l'éruption récidive, elles deviennent plus persistantes, s'accompagnent parfois d'infiltration lichénoïde du tégument, de fissures généralement peu profondes, et occupent des territoires plus étendus.

Ces éruptions débutent par les mains, mais elles tendent à se propager sur d'autres régions, à la suite sans doute de contacts accidentels avec les produits nocifs; c'est ainsi qu'on voit apparaître souvent des lésions d'apparence eczémateuse sur le visage et sur le scrotum.

Éruptions des ébénistes, des ouvriers en vernis, des peintres. — Ces diverses professions ont en commun l'emploi de vernis, qui irritent le tégument par l'alcool et les essences entrant dans leur composition. Les éruptions qui peuvent se développer à la suite du contact de ces substances revêtent généralement le caractère vésiculeux; leurs éléments sont irrégulièrement distribués; en se rompant ils donnent lieu à la production de croûtes ou sont remplacés par des surfaces suintantes que le contact des vernis irrite davantage et autour desquelles les téguments enflammés sont infiltrés de sérosité, œdématiés; les enduits formés par la dessiccation des vernis augmentent encore le polymorphisme de ces lésions dont ils permettent de reconnaître facilement la cause.

Éruptions des cuisiniers, des laveurs de vaisselle. — Ces éruptions se rapprochent de celles qui se produisent chez les blanchisseuses et chez les épiciers.

Elles consistent en lésions érythémateuses ou vésiculeuses, revêtant les différents types de l'eczéma mais affectant surtout la forme vésiculeuse disséminée et occupent la face dorsale des mains et des doigts; la rupture des vésicules donne lieu à la formation de croûtes; la peau est très souvent infiltrée, œdématiée et prend l'aspect lichénoïde.

A la face palmaire, principalement chez les laveurs de vaisselle, la peau prend très souvent un aspect particulier, elle a une coloration rouge diffuse, l'épiderme est aminci, lisse, brillant par places, mais cassant, fendillé, formant une série de plaques quadrilatères ou polygonales.

Éruptions des épiciers. — La manipulation des produits chimiques et des matières organiques qui rentrent dans le commerce de l'épicerie provoque, surtout en hiver en raison des refroidissements et des lavages suivis d'assèchements insuffisants, des éruptions qui occupent les mains, de préférence à leur face dorsale et la face dorsale des avant-bras; cette éruption, connue vulgairement sous le nom de gale des épiciers, est constituée par des saillies papuleuses, de petites dimensions, ressemblant aux papules du lichen, entremêlées de squames et de vésicules, dont la rupture donne lieu à la formation de croûtes jaunâtres; souvent il se produit des gerçures occupant principale-

[*G. THIBIERGE.*]

ment la face dorsale des doigts. La présence de ces gerçures, le gonflement diffus de la peau gênent les mouvements des doigts.

Cette éruption se développe assez rapidement et, dans l'espace de quelques jours, provoque une infiltration du tégument analogue à celle qu'on observe dans les eczémas chroniques. Elle guérit assez facilement après la suspension du travail habituel, mais reparaît dès que le sujet reprend ses occupations et finit par donner lieu à un état lichénoïde plus ou moins permanent des téguments de la main.

Éruptions des boulangers et des patissiers. — En raison de la chaleur à laquelle ils sont exposés et de la manipulation de la pâte, les boulangers et les pâtissiers présentent souvent des lésions irritatives des mains, caractérisées par des placards d'eczéma croûteux, fréquemment circinés; l'aspect des croûtes qui sont sèches, blanchâtres, rappelle parfois celui du psoriasis.

Éruptions des blanchisseuses et des laveuses. — Les femmes qui ont exercé longtemps la profession de blanchisseuse ont généralement l'épiderme brillant, lisse, comme aminci, les sillons normaux sont peu apparents ou ont disparu, la peau présente une coloration rouge uniforme.

Précédées ou non de cette altération qui tient surtout à l'action dissolvante des alcalis carbonatés et des hypochlorites, des lésions de dermite se développent fréquemment chez ces femmes comme chez celles qui lavent accidentellement du linge : occupant le dos des mains et des doigts, la partie inférieure de l'avant-bras sur toute sa circonférence, plus rarement la face palmaire de la main, ces lésions revêtent des formes très diverses se rapportant aux variétés multiples de l'eczéma : érythémato-squameuses, érythémato-vésiculeuses à vésicules de dimensions variables suivies de croûtes, avec suppuration de tout ou partie des vésicules, fissures plus ou moins profondes, parfois transformation kératosique partielle; ces lésions peuvent être diffuses ou localisées, figurées ou non. Lorsqu'elles occupent la face dorsale des dernières phalanges et qu'elles ont duré un certain temps, elles déterminent des altérations unguéales.

Ces lésions sont particulièrement rebelles, et après guérison récidivent avec une facilité désespérante dès que les malades reprennent le travail.

Éruptions des ouvriers en cannes. — Les ouvriers qui manipulent la canne de Provence (arundo donax) pour la dépouiller de son écorce sont exposés à une éruption provoquée par un champignon (spirotrichum dermatodes) qui se développe sur les cannes lorsqu'elles sont entassées dans des endroits humides.

Cette éruption consiste en un érythème avec gonflement œdémateux se développant sur les parties découvertes, sur les membres supérieurs, le scrotum et la face interne des cuisses; au bout de deux ou trois jours apparaissent sur les plaques érythémateuses des vésicules de petites dimensions plus ou moins confluentes qui se rompent et forment des croûtes, rarement les vésicules se transforment en pustules. L'éruption s'accompagne d'un prurit et d'une sensation de cuisson très intenses; son début est marqué habituellement par quelques symptômes généraux, céphalalgie, fièvre, légère courbature. Elle dure douze à quinze jours.

Éruptions des platriers et des maçons. — Les plâtriers et les maçons conservent constamment aux mains des concrétions de plâtre. Ils ont ordinairement l'épiderme épaissi, les papilles assez développées surtout au sommet des articulations des phalanges ; fréquemment, surtout en hiver, des fissures se forment, principalement au niveau des plis articulaires et des plis de la paume de la main, qui entament profondément l'épiderme et pénètrent jusqu'au derme.

Souvent à ces lésions s'en ajoutent d'autres, nettement inflammatoires, placards d'érythème, vésicules d'apparence eczémateuse aboutissant très habituellement à la suppuration ; des concrétions de plâtre se mêlent aux produits d'exsudation de ces diverses lésions et donnent à la dermatose un aspect très particulier. Il est fréquent de voir se développer des lymphangites.

Mal de vers ou de bassine. — Cette dermatose s'observe chez les ouvriers employés à dévider les cocons de vers à soie ; les cocons sont plongés dans de l'eau chaude, qui se charge de principes irritants provenant de la décomposition et de l'altération des vers ; c'est au contact prolongé de cette eau que l'éruption a été longtemps attribuée. Tout récemment Fabre l'a rapportée à une cause toute différente, à la présence dans le ver à soie ou plutôt dans certains vers à soie d'un parasite spécial (voir p. 429).

Le mal de bassine occupe les mains, surtout la main droite qui est plus souvent en contact avec les cocons ; il dépasse rarement la moitié inférieure des avant-bras. Il débute, en général, au niveau des espaces interdigitaux, par du prurit et par une légère tache rouge qui s'étend rapidement, et sur laquelle apparaissent dès le deuxième jour des vésicules de volume variable ; les vésicules peuvent se rompre et former des croûtes, mais le plus généralement se transforment en pustules assez volumineuses laissant à leur place des ulcérations accompagnées de lymphangites, d'intensité et d'étendue variables.

Éruptions des fileurs de lin. — Les fileurs et les varouleurs de lin plongent pendant leur travail les mains dans de l'eau chaude où sont immergées les mèches de lin et qui renferme toutes les impuretés de celui-ci. Ce liquide très irritant est la cause de lésions cutanées bien étudiées par Leloir [1].

Les lésions consistent en une dermite érythémateuse ou érythémato-vésiculeuse, parfois avec production de pustules, déterminant la transformation lichénoïde du tégument avec épaississement du derme, accentuation des plis et production de squames. Elles s'accompagnent d'un prurit d'intensité variable, et occupent symétriquement les mains, particulièrement la face palmaire du pouce, la face palmaire et externe de l'index, le bord externe et la face palmaire de la main et la partie inférieure des avant-bras et peuvent se développer également aux pieds, les malades ayant l'habitude de marcher

[1] Leloir, Dermite professionnelle spéciale. *Annales de Dermat.*, 1885, p. 129.

pieds nus dans les ateliers sur le sol desquels tombe le liquide nocif. Les lésions guérissent rapidement lorsque les malades quittent leur travail.

Éruptions des fileurs de laine. — Les fileurs et rattacheurs de laine sont exposés à des éruptions très différentes de celles des fileurs de lin [1]. Ces éruptions sont produites par le contact avec les téguments des huiles qui servent à graisser les métiers, huiles qui sont ordinairement des huiles minérales lourdes, très impures.

Elles sont constituées par des folliculites irrégulièrement disséminées; au début les follicules pilo-sébacés forment de petites saillies conoïdes, d'aspect papuleux, au centre desquelles apparaît une petite vésicule; celle-ci se transforme dans les cas intenses en une vésico-pustule, entourée d'une zone érythémateuse plus ou moins étendue. Les grattages provoqués par le prurit qui accompagne ces lésions, l'excoriation des papules et des vésicules provoquent la formation de croûtelles et la production de lésions d'apparence eczémateuse qui s'ajoutent aux folliculites. Ces lésions occupent les mains, les avant-bras et les membres inférieurs, en particulier la face antérieure des cuisses et la face postérieure du mollet où frotte plus spécialement le pantalon imprégné d'huile. Elles guérissent rapidement par des soins de propreté, si le travail est suspendu dès leurs premières phases.

Éruptions des ouvriers chloriers. — Les ouvriers employés à la préparation du chlore par électrolyse du chlorure de sodium sont atteints d'une éruption d'aspect très spécial, absolument propre à cette profession [2], due non pas au contact du chlore avec la peau, mais à l'absorption de vapeur de chlore ou de dérivés chlorés, éruption qui doit être rapprochée de celles produites par les iodures et les bromures.

Elle consiste en une acné comédon extraordinairement confluente, parfois même atteignant la presque totalité des glandes sébacées : au visage, au cuir chevelu, les comédons, de dimensions variables, forment un semis qui, dans les cas intenses, rappelle le tatouage produit par l'explosion d'une charge de poudre à faible distance de la peau; l'éruption est généralement très abondante aux oreilles où il se développe de véritables kystes sébacés, et au cou; elle est moins abondante sur le tronc et sur les membres, où cependant elle atteint un développement qu'on n'observe dans aucune autre forme d'acné et où les comédons s'accompagnent souvent de phénomènes inflammatoires analogues à ceux de l'acné pustuleuse vulgaire; à la verge et au scrotum, il se développe des kystes sébacés souvent assez volumineux. L'éruption est souvent précédée de rougeur diffuse et de gonflement intense des téguments de la face. Les muqueuses ne sont le siège d'aucune lésion; on voit seulement de véritables kystes sébacés se produire dans les glandes situées à l'angle interne de l'œil au-dessous de la conjonctive.

(1) Leloir, De la folliculite et périfolliculite des fileurs. *Ann. de Dermat.*, 1889, p. 672.
(2) Thibierge et Pagniez, L'acné chlorique. *Ann. de dermat.*, juillet 1900, p. 815.

TRAITEMENT DES ÉRUPTIONS PROFESSIONNELLES

Comme toutes les éruptions de cause externe, les éruptions professionnelles comportent surtout un traitement local.

A ce traitement local viennent cependant s'adjoindre les médications internes appropriées aux troubles généraux concomitants et aux lésions et perturbations viscérales qui précèdent et conditionnent les altérations cutanées. C'est ainsi que la sécrétion urinaire doit être, par les diurétiques, maintenue ou ramenée à son taux normal; — que les troubles digestifs, nerveux ou autres, fournissent des indications thérapeutiques souvent capitales; — que le régime alimentaire doit être, surtout lorsque la dermatose revêt des caractères prononcés d'acuité et d'extension, particulièrement surveillé, et qu'il faut en écarter tous les aliments susceptibles de provoquer ou d'entretenir des altérations cutanées; — que l'état constitutionnel des sujets, le taux général de leur nutrition, peut également fournir des indications utiles pour rendre à leur tégument sa résistance physiologique.

Le traitement local doit avoir pour premier objectif de supprimer la cause extérieure qui a provoqué l'éruption. Il faut d'abord supprimer tout nouveau contact de l'agent ou des agents nocifs, en suspendant l'exercice de la profession ou en protégeant le tégument par un pansement approprié ou par une étoffe imperméable (gant de caoutchouc, etc.) contre l'accès des substances manipulées par le malade.

Il faut, en outre, lorsque l'agent irritant est resté à la surface de la peau malade, en débarrasser celle-ci. Cette indication est facile à remplir lorsqu'il s'agit de substances pulvérulentes, faiblement adhérentes; mais le plus souvent les matières manipulées sont liquides, elles forment en se desséchant à la surface de la peau des enduits parfois épais, insolubles dans l'eau, qui ne pourraient être enlevés qu'avec la plus grande difficulté, au prix d'excoriations, d'irritations mécaniques de la peau ou au moyen de dissolvants qui sont eux-mêmes irritants. En pareil cas, après avoir enlevé mécaniquement les enduits qui se détachent sans efforts, on aura recours aux applications émollientes qui, tout en agissant sur les lésions inflammatoires, ramollissent les substances concrétées à la surface de la peau et en facilitent l'avulsion.

Dans quelques cas rares, on peut neutraliser, par des réactions chimiques et au moyen de substances qui ne risquent pas d'irriter à nouveau la peau, les reliquats des manipulations professionnelles; mais le plus souvent le malade se présente trop tardivement au médecin pour qu'on puisse espérer obtenir un effet quelconque de cette pratique.

Les lésions professionnelles revêtant presque constamment le caractère inflammatoire, c'est à la médication émolliente ou calmante qu'il convient le plus souvent de recourir pour les traiter.

Lorsque les lésions revêtent le type de l'érythème, avec desquamation peu prononcée, il peut suffire de quelques lavages avec des liquides aseptiques tièdes, suivis d'applications larges de poudres inertes, amidon, talc, etc.

Dans les formes particulièrement irritatives accompagnées d'une tuméfaction considérable du tégument ou de la production de vésicules et de phlyctènes, les pansements avec des compresses imbibées de liniment oléo-calcaire fraîchement préparé, pansements répétés plusieurs fois par jour, sont particulièrement utiles.

Dans toutes les formes vésiculeuses, pustuleuses, avec sécrétion de sérosité, formation de croûtes, etc., le traitement est identique à celui des formes correspondantes de l'eczéma. Nous en résumerons rapidement les premières phases, renvoyant pour plus de détails et pour le traitement des formes persistantes au chapitre de cet ouvrage qui concerne la thérapeutique de l'eczéma.

Lorsque les croûtes sont larges, épaisses, difficiles à détacher, les pulvérisations tièdes de liquides aseptiques ou légèrement antiseptiques, eau boriquée, solution faible de résorcine, etc., en facilitent l'ablation, en même temps qu'elles calment les phénomènes inflammatoires.

Dans la grande majorité des cas, c'est par les applications humides que le traitement devra être commencé : les cataplasmes de fécule de pommes de terre, appliqués froids et changés à intervalles suffisamment rapprochés pour qu'ils ne puissent devenir durs et fermenter, sont indiqués, au début du traitement, dans les dermatoses à marche aiguë, à caractère nettement inflammatoire, avec tuméfaction intense de la peau et sécrétion séreuse abondante; les pansements humides ou mieux moites, avec des compresses de tarlatane aseptique pliées en plusieurs doubles et trempées dans un liquide aseptique ou légèrement antiseptique et non irritant, recouvertes d'un tissu imperméable (toile de caoutchouc, taffetas gommé souple, gutta-percha laminée), remplissent pour le mieux le rôle d'émollients dans la plupart des éruptions professionnelles, à caractère inflammatoire et d'intensité moyenne ou modérée au début du traitement. Lorsque les lésions sont nettement infectées par des micro-organismes pyogènes, qu'il existe des éléments pustuleux de volume variable, avec réaction inflammatoire périphérique accentuée, il est indiqué de se servir, pour imbiber les compresses de tarlatane, de solutions légèrement antiseptiques, eau boriquée, solution de phéno-salyl à 1/500 ou 1/700, solution de résorcine à 1/200, etc., voire même solution de sublimé à 1/4000 ou 1/5000, mais on ne doit pas prolonger au delà de quelques jours l'emploi de ce dernier liquide. Lorsque, au contraire, l'infection de la surface est peu prononcée, que les agents en paraissent peu virulents, il est préférable de se contenter de liquides aseptiques, d'eau bouillie ou d'infusions légèrement aromatiques ou astringentes, telles que l'infusion de camomille, l'infusion de racines d'aulnée, etc.

Les enveloppements humides sont continués tant que les phénomènes inflammatoires persistent, tant que le suintement séreux se reproduit. Ils doivent cependant être suspendus lorsque se produit une macération de l'épiderme se traduisant par la coloration blanche opaque de celui-ci, par son soulèvement en masse ou sous forme de vésicules miliaires : il convient alors de recourir soit aux applications de pommades, soit, si le suintement est plus prononcé, aux poudres inertes.

Lorsque les sécrétions séreuses ont diminué ou disparu, que les phénomènes inflammatoires sont calmés, on a recours aux pommades calmantes ou anodines, dont le type est la pommade à l'oxyde de zinc. Lorsque les phénomènes inflammatoires ont été très prononcés, lorsque l'épiderme est mince, la peau fine et irritable, il est préférable de commencer par des pommades renfermant une dose faible (8 à 10 pour 100) d'oxyde de zinc, avec le cold-cream comme excipient. Si au contraire le tégument est peu irritable, on peut d'emblée employer des pommades à la vaseline et des doses plus élevées d'oxyde de zinc (25 à 30 pour 100) pour arriver rapidement à des pommades plus consistantes encore.

Dans les dermatoses professionnelles revêtant le type de l'eczéma subaigu ou à évolution lente, avec tuméfaction inflammatoire peu prononcée, à vésicules peu nombreuses, ne donnant lieu qu'à un suintement séreux peu considérable, se traduisant plutôt par de la rougeur, de la desquamation et une infiltration lichénoïde plus ou moins considérable, les pulvérisations et les pansements humides sont sans effets; parfois cependant ils sont utiles au début du traitement pour obtenir la propreté des régions malades; mais, au bout d'un temps très court, ou même d'emblée, ils doivent faire place aux applications de pommades : on emploiera d'abord les pommades à l'oxyde de zinc, auxquelles on associera soit l'acide salicylique, soit la résorcine (1 pour 100), qui suffisent dans nombre de cas à la guérison de ces dermatoses; lorsqu'il existe des fissures ou une infiltration lichénoïde accusée, on y ajoutera des badigeonnages avec une solution de nitrate d'argent (1/10 à 1/5) répétés tous les deux ou trois jours.

Très souvent ces médications sont insuffisantes à obtenir la guérison; il convient alors de recourir aux agents les plus actifs employés contre les eczémas : pommades au goudron, à l'huile de cade, à l'acide pyrogallique, etc. Il s'agit d'ailleurs, en réalité, de véritables eczémas provoqués par des causes extérieures, d'ordre professionnel, ou engendrés par les lésions cutanées que ces causes ont produites. Les indications, le mode d'emploi des préparations qui leur conviennent sont décrits au chapitre ayant pour objet le traitement des eczémas, et il n'y a pas lieu de répéter ici ce qui a été dit dans ce chapitre.

ÉRUPTIONS MÉDICAMENTEUSES

De nombreux agents thérapeutiques peuvent provoquer des éruptions cutanées, soit par leur contact direct avec le tégument, soit à la suite de leur absorption par l'une ou l'autre des voies internes.

Les éruptions de cause externe, par contact direct, peuvent elles-mêmes être l'effet attendu, voulu, favorable de la médication, constituer de véritables

[G. THIBIERGE.]

éruptions thérapeutiques, ou, au contraire, être la conséquence inattendue ou tout au moins involontaire de l'application d'un topique, représenter une complication accidentelle d'une maladie profonde ou de la dermatose contre laquelle la médication locale était employée.

Les éruptions médicamenteuses de cause interne sont toujours des complications, des effets sinon inattendus, du moins non recherchés de la médication mise en œuvre.

Certaines substances, usitées comme médicaments internes et comme topiques, peuvent, quel que soit leur mode d'emploi, provoquer des éruptions qui dans les deux cas sont identiques; elles peuvent même, après application externe et du fait même de leur absorption facile au niveau du tégument altéré, être l'origine d'une éruption généralisée analogue et par son mode de production et par ses caractères cliniques aux éruptions de cause interne.

Malgré ces intimes connexions entre certaines éruptions provoquées par des topiques et les éruptions analogues d'origine interne, il est nécessaire pour la clarté des descriptions de séparer les deux grands groupes d'éruptions.

Nous étudierons donc successivement les éruptions provoquées dans un but thérapeutique, les éruptions médicamenteuses de cause externe, les éruptions médicamenteuses de cause interne.

ÉRUPTIONS PROVOQUÉES DANS UN BUT THÉRAPEUTIQUE

Cette classe d'éruptions ne nous arrêtera pas longuement : leur intérêt est secondaire, car la question du diagnostic ne se pose même pas et le traitement est simple, il doit même être prévu et préparé avant que le topique soit employé.

Les éruptions thérapeutiques constituent les différents modes d'action de la médication révulsive. Employée dans un grand nombre d'affections des organes internes, appliquée sur des surfaces plus ou moins étendues, mais le plus souvent à peu de distance du point malade, elle peut être aussi mise en œuvre dans certaines affections cutanées : dans quelques dermatoses caractérisées par une inflammation des couches profondes du derme, on tente parfois de modifier les lésions au moyen d'une révulsion superficielle; dans le traitement de la pelade, la révulsion est de pratique courante, destinée à activer la circulation dans les vaisseaux cutanés, à provoquer une stimulation nutritive dans les follicules pileux atrophiés et atones; parfois encore, elle est pratiquée non plus *loco dolenti*, mais à distance, pour provoquer, suivant les théories anciennes, le déplacement, la métastase d'une dermatose rebelle, invétérée, que son siège ou son étendue rend plus particulièrement pénible au malade.

Les modifications que les révulsifs apportent à la circulation cutanée comportent des degrés multiples, variant suivant les agents employés et leur mode d'application.

Le plus simple est la rubéfaction, simple érythème passager, disparaissant sans laisser de traces, telle que la produisent les sinapismes, les applications d'eau chaude, le chloroforme, etc.

A un degré plus prononcé, l'érythème est suivi de desquamation provoquée par la persistance de l'action du topique : il en est ainsi après les badigeonnages de teinture d'iode ; ceux-ci, du reste, ainsi que l'a montré Unna, déterminent des lésions plus intenses qu'on ne pourrait l'imaginer et, alors même qu'ils sont suivis d'une légère desquamation, provoquent un certain degré d'infiltration cellulaire dans les couches superficielles du derme.

La vésication est constituée par des soulèvements épidermiques, au-dessous desquels s'accumule en quantité variable de la sérosité citrine : généralement étendus, ces soulèvements sont en proportion de la durée d'action des substances vésicantes. Les agents habituels de la vésication sont les cantharides (emplâtre vésicatoire, teinture de cantharides).

Quelques éruptions médicamenteuses revêtent la forme vésiculeuse, à substratum érythémateux, avec de petits éléments isolés au début, confluents à une période plus avancée, souvent alors infectés et suppurés : tel est l'effet des applications d'emplâtres de thapsia.

D'autres fois, l'effet cherché et obtenu est plus énergique encore : d'emblée ou presque d'emblée, il se produit sur une plaque érythémateuse des pustules de petites dimensions, isolées les unes des autres, de consistance généralement ferme, aseptiques à leur début, mais rapidement infectées par les agents pyogènes cuticoles ; l'huile de croton est actuellement le seul des agents topiques employés pour provoquer une pareille révulsion. La pommade stibiée qui a été longtemps prescrite comme révulsif détermine trop souvent des ulcérations profondes et persistantes pour pouvoir être utilisée comme révulsif.

Tous les agents révulsifs peuvent, lorsqu'ils sont employés sans précautions, produire des lésions graves du tégument : les sinapismes eux-mêmes, appliqués trop chauds et laissés longtemps en place, dépassent le premier degré de la révulsion et causent des désordres analogues aux deuxième et troisième degrés de la brûlure, laissant après eux des ulcérations persistantes dont les cicatrices sont saillantes et chéloïdiennes. De même, la teinture d'iode employée en badigeonnages répétés provoque, chez certains sujets à téguments irritables, une véritable vésication ; le coton iodé ou la teinture d'iode appliquée *larga manu* sur du coton et laissés en place pendant un temps trop long peuvent produire des désordres plus considérables encore, des eschares dont l'élimination laisse des ulcérations suivies de cicatrices chéloïdiennes.

Les lésions cutanées provoquées dans un but thérapeutique, si aseptiques qu'elles soient à leur origine, peuvent toujours être infectées par les microbes qui vivent à la surface de la peau : ces infections modifient l'aspect de la dermatose artificielle, en prolongent la durée, la transforment parfois en une véritable maladie plus grave que celle qu'elle était destinée à combattre.

Ainsi en est-il parfois après les vésicatoires, lorsque leur pansement n'est pas fait avec une asepsie suffisamment rigoureuse : l'infection peut se traduire par la suppuration de leur surface, par la production d'un exsudat membraniforme, par des ulcérations persistantes ou par des suppurations de voisinage, à type furonculeux, anthracoïde ou ecthymateux qui, chez les sujets affaiblis, prédisposés aux suppurations, chez les diabétiques et les albuminuriques principalement, peuvent entraîner la mort.

De ces remarques sur les éruptions thérapeutiquement provoquées, découlent au point de vue pratique les conclusions suivantes :

Les révulsifs cutanés quels qu'ils soient ne doivent être appliqués qu'avec les précautions nécessaires pour éviter des effets locaux excessifs.

Ils ne doivent être employés qu'avec réserve, et avec une attention plus grande encore, chez les sujets affaiblis, débilités, chez ceux qui sont en état de suppuration ou vivent avec des suppurants, surtout chez les albuminuriques et les diabétiques; chez ces derniers, on doit éviter toute révulsion donnant lieu à des lésions vésiculeuses ou bulleuses.

Toutes les lésions cutanées provoquées dans un but thérapeutique, au moment où elles s'accompagnent d'effractions épidermiques, doivent être précédées de la mise en état aseptique du tégument avant l'application du révulsif et pansées avec la plus grande asepsie.

ÉRUPTIONS MÉDICAMENTEUSES DE CAUSE EXTERNE

Sous bien des rapports, les éruptions médicamenteuses de cause externe se rapprochent des éruptions professionnelles. Elles méritent cependant d'être séparées de ces dernières en raison des conditions dans lesquelles elles se produisent. Elles le méritent aussi en raison de ce fait qu'elles affectent plus particulièrement certains types cliniques en rapport avec la nature des substances qui leur donnent habituellement naissance, individualisation clinique due sans doute à ce que la composition chimique des préparations médicamenteuses est plus simple que celle des produits employés dans l'industrie et leur mode d'emploi plus uniforme, et à ce que la condition de la peau soumise aux applications médicamenteuses est plus uniforme aussi que celle des téguments des ouvriers.

Étiologie. — Les éruptions médicamenteuses de cause externe peuvent se produire dans des conditions très différentes.

Tantôt elles se développent primitivement sans avoir été précédées de lésions cutanées, ou du moins de lésions inflammatoires du tégument : un traumatisme, avec ou sans plaie, nécessite l'emploi d'un pansement et l'agent actif de ce pansement provoque une éruption cutanée.

Tantôt, au contraire, une affection cutanée d'un type très variable, à marche aiguë ou lente, a réclamé une médication topique; soit que la médication ne soit pas appropriée à la dermatose, soit que le tégument ait une irritabilité particulière, il s'ensuit une éruption cutanée qui modifie, parfois atténue, le plus souvent exaspère et prolonge la dermatose primitive. Nous n'insisterons pas ici sur ces éruptions secondaires, leur description nous entraînerait à des développements excessifs et, d'ailleurs, elles constituent le plus souvent ce que l'on considère comme des poussées aiguës de l'affection cutanée qu'elles compliquent, de sorte qu'elles rentrent, à proprement parler, dans l'étude de chaque dermatose en particulier.

Que l'éruption médicamenteuse ait été ou non précédée d'une autre dermatose, elle peut relever de propriétés irritantes inhérentes à l'agent toxique employé; mais, à part celles provoquées par certaines substances manifestement nocives pour tous les sujets exposés à leur contact, les éruptions médicamenteuses de cause externe requièrent, pour se développer, un terrain favorable. Comme pour les éruptions professionnelles, les conditions propres à chaque sujet jouent ici un rôle considérable : tel topique est supporté sans dommage par un sujet tant que ses conditions de santé se maintiennent bonnes, qui provoquera une éruption grave si le sujet vient à éprouver quelque trouble viscéral, gastrique, intestinal, rénal, génital ou nerveux. Si le trouble viscéral est d'essence passagère, la tolérance du tégument peut se rétablir après sa disparition, ou, au contraire et le plus souvent, le sujet est définitivement inapte à en supporter le contact.

L'intolérance pour un médicament topique ne peut pas toujours être expliquée par un trouble viscéral : elle semble parfois native, permanente et constitue l'idiosyncrasie.

Nous avons déjà insisté sur ces conditions à propos des éruptions professionnelles; nous aurons à y revenir à l'occasion des éruptions médicamenteuses de cause interne; nous ne nous étendrons pas plus longtemps sur celle-ci.

Un grand nombre de substances employées comme topiques ou utilisées pour les pansements des plaies sont susceptibles de provoquer des éruptions.

En premier lieu, il convient de citer l'eau simple, ou additionnée de substances en apparence anodines : les pansements humides, lorsque les pièces de pansement sont trop mouillées et que le pansement reste trop longtemps recouvert d'une étoffe imperméable, provoquent des lésions de macération ; les bains répétés et prolongés sont également l'origine d'éruptions, dont le type le plus connu est constitué par la « poussée thermale », fréquente dans les stations où les bains sont donnés d'une façon continue. Le contact prolongé de l'eau, les troubles qu'il engendre dans la constitution chimique et physique des couches épidermiques, la facilité qu'il laisse aux agents microbiens cuticoles de traverser ces couches ramollies, telles sont les causes des éruptions par macération.

Les bains alcalins, plus facilement que les bains à minéralisation faible ou indifférente, provoquent ces éruptions : leur action sur l'épiderme, qu'ils privent de son enduit protecteur de graisse, dont ils tendent à désagréger les cellules, explique cette nocivité particulière, qui est surtout accusée lorsque s'élève la teneur du bain en carbonates alcalins. Les eaux alcalines naturelles, qui renferment presque toujours une proportion plus ou moins considérable d'acide carbonique libre, sont irritantes et ne doivent être prescrites qu'avec précaution dans les dermatoses de caractère inflammatoire.

Les bains sulfureux sont également irritants, non plus pour la même raison, mais parce que le soufre en suspension est un agent d'irritation pour le tégument.

De la macération produite par l'eau employée en pansements humides, il convient de rapprocher celles que provoquent les cataplasmes; mais, à l'action de l'humidité, ils joignent parfois celle plus irritante encore des substances avec lesquelles ils sont préparés, lorsque ces substances sont altérées : l'huile que renferme la graine de lin rancit avec une extrême facilité et devient ainsi très nocive, surtout pour certaines peaux; la fécule, lorsqu'elle reste pendant plusieurs heures à la température du corps, fermente et ses propriétés calmantes sont remplacées par une action irritante.

Les topiques à base de corps gras, liniments et pommades, peuvent être l'origine d'éruptions parfois intenses lorsque les corps gras qui entrent dans leur composition sont altérés et devenus rances.

La vaseline, qui doit à la stabilité de sa composition chimique, à la facilité de sa stérilisation, d'avoir remplacé presque complètement les graisses animales et végétales dans la préparation des pommades, est parfois irritante : ses impuretés et les traces parfois notables d'acide sulfurique qu'elle a conservées après sa purification peuvent en faire un topique nocif, non seulement pour certaines peaux particulièrement irritables, mais parfois même pour les peaux les moins susceptibles.

Un topique très banalement usité, la teinture d'arnica, provoque très souvent des éruptions à marche aiguë, parfois d'une grande violence, qui devraient en faire proscrire l'emploi.

Les goudrons, l'huile de cade, l'essence de térébenthine peuvent provoquer des éruptions de type érythémato-vésiculeux, très intenses et très aiguës; l'huile de cade produit, en outre, des lésions des glandes sébacées d'un type spécial.

Toute la série des antiseptiques, presque sans exception, peut produire par contact local, soit sur la peau absolument saine, soit sur la peau ayant subi un traumatisme d'intensité et d'étendue variables, des éruptions parfois violentes, quelquefois même très graves. Parmi eux, il faut citer particulièrement le sublimé, l'acide phénique, le salol, l'iodoforme et ses succédanés, le formol, l'acide picrique.

Les agents dits réducteurs, en raison de leur propriété d'absorber l'oxygène de l'air ou des tissus, provoquent parfois des éruptions : tels sont surtout les acides chrysophanique et pyrogallique. Parmi les agents réducteurs, une mention spéciale est due à une substance très fréquemment employée pour teindre les cheveux, le chlorhydrate de paraphénylène-diamine.

Symptômes. — Les éruptions médicamenteuses de cause externe se traduisent sous des aspects cliniques très divers. Elles peuvent réaliser toutes les lésions élémentaires.

Nous décrirons successivement celles qui se produisent sous l'influence des topiques le plus fréquemment employés.

Bains. — Les bains alcalins à doses trop élevées rendent l'épiderme sec, friable, facilitent sa desquamation sous la forme de fines plaques blanches laissant parfois à leur place de légères fissures de coloration rosée.

Les bains sulfureux déterminent chez les sujets à peau irritable des lésions plus considérables : rougeur diffuse avec ou sans desquamation, souvent accompagnée de prurit très accusé, vésicules disséminées laissant à leur place des croûtelles ou des squames minces, parfois poussées eczémateuses véritables.

Les éruptions connues sous le nom de « poussées thermales » qui se produisent à la suite de bains thermaux répétés, surtout prolongés, et qui sont considérées dans certaines stations comme un effet nécessaire des eaux et comme l'indice de leur action utile, consistent en poussées érythémateuses diffuses ou localisées, parfois avec production de vésicules de dimensions variables, et même de pustules. Une desquamation abondante, résultant à la fois de la production des vésicules, de la macération de l'épiderme et de sa friabilité, suit les éruptions dans les cas intenses. Les phénomènes généraux représentant le syndrome de l'embarras gastrique accompagnent souvent les « poussées thermales ». Les éruptions décrites sous ce nom paraissent être souvent des exacerbations aiguës de dermatoses soumises à un traitement trop énergique et elles sont loin d'être toujours à rechercher.

Éruptions produites par les emplatres. — Les emplâtres, malgré qu'ils soient préparés avec des substances jouissant comme les diverses résines de propriétés antiseptiques plus ou moins prononcées et qu'ils soient généralement aseptiques, provoquent fréquemment des lésions dues à la macération de l'épiderme et à la prolifération des microbes qu'il renferme ou supporte : ces lésions se développent surtout lorsque la peau a été insuffisamment nettoyée avant l'application de l'emplâtre et lorsque celui-ci est resté en place plusieurs jours de suite. Elles peuvent suivre l'emploi de tous les emplâtres, mais sont surtout fréquentes après l'application de l'emplâtre de Vigo et de l'emplâtre diachylon.

Ces éruptions débutent par des placards rouges, à la surface desquels ne tardent pas à se développer des vésicules de dimensions variables, acuminées, ou arrondies, évoluant rapidement et se transformant en pustules dont la rupture est suivie d'un suintement séro-purulent plus ou moins abondant et d'exulcérations ; lorsque les applications d'emplâtre sont continuées après l'apparition de ces lésions, la suppuration devient plus abondante, il peut se produire de véritables ulcérations de profondeur variable laissant après elles des cicatrices très apparentes.

L'*emplâtre de thapsia* mérite une mention spéciale. Non seulement il provoque localement des lésions érythémato-vésiculeuses à tendances suppuratives, qui réalisent le mode de révulsion recherché, mais encore il est l'occasion d'éruptions à distance.

C'est ainsi qu'on voit, à la suite d'applications d'un emplâtre de thapsia sur le devant du thorax, apparaître une dermite intense du visage, avec rougeur, tuméfaction rappelant de très près celle de l'érysipèle mais en différant par l'absence de bourrelet périphérique et le développement de nombreuses vésicules de petites dimensions. Cette dermite, généralement symétrique, produit un œdème considérable des paupières; elle se termine assez rapidement, et ordinairement par dessiccation des vésicules et par desquamation. Cette éruption semble être due moins au thapsia lui-même qu'à la falsification de l'emplâtre par addition de résine d'euphorbe destinée à renforcer son action.

Huile de cade. — L'huile de cade, comme les divers goudrons, peut provoquer, surtout lorsqu'elle est appliquée sur des territoires cutanés déjà enflammés et en particulier dans les diverses variétés d'eczémas, des éruptions érythémato-vésiculeuses rentrant dans la catégorie des dermites eczémateuses et représentant des poussées aiguës d'eczéma.

Il s'agit là, en somme, de lésions banales, comme peuvent en provoquer toutes les substances irritantes.

Bien plus spéciale est une altération cutanée qui s'observe particulièrement à la suite des applications d'huile de cade en nature ou en pommades et qui est connue sous le nom défectueux d'*acné cadique* ou encore d'*acné du goudron*. Cette variété de folliculites est caractérisée par la présence dans les orifices des glandes pilo-sébacées d'une concrétion brune ou noire, constituée par la dessiccation de l'huile de cade et sa combinaison avec le produit de sécrétion de la glande, et rappelant l'extrémité libre d'un comédon vulgaire. Le contenu des glandes ainsi oblitérées s'accumule en arrière de l'obstacle, les dilate, et la glande fait une saillie appréciable sous le tégument; souvent aussi ce contenu, infecté par les microbes de la surface, devient purulent; il se forme une pustule plus ou moins saillante, centrée par le bouchon pseudo-comédonien, entourée elle-même d'une aréole inflammatoire; ces éléments, qui atteignent rarement le volume d'un pois, peuvent se développer dans toutes les régions soumises aux applications d'huile de cade; ils s'observent particulièrement sur les cuisses et les jambes. L'éruption est assez rebelle; elle persiste souvent plusieurs semaines après la cessation de l'emploi des préparations cadiques.

Teinture d'arnica. — L'application de teinture d'arnica, pure ou même diluée, qui est d'un usage si banal dans le peuple, est très souvent suivie de lésions cutanées qui peuvent atteindre une grande intensité si l'usage de ce dangereux toxique n'est pas suspendu immédiatement.

Ces éruptions revêtent le type érythémato-vésiculeux, accompagné parfois d'un gonflement considérable rappelant celui de l'érysipèle; il se développe souvent d'abondantes vésicules de dimensions variables, dont la rupture est suivie de la production de croûtes jaunâtres. Ces lésions peuvent s'étendre assez loin du point d'application primitif du topique. Elles peuvent être l'origine d'eczémas persistants.

Dans quelques cas on a vu les applications de teinture d'arnica produire des plaques de gangrène de la peau.

Acide pyrogallique. — Outre la coloration noire qu'il donne aux téguments sur lesquels il est appliqué, l'acide pyrogallique peut provoquer des érythèmes intenses, avec gonflement considérable du tégument, s'étendant à distance plus ou moins grande du point d'application. On a même vu des eschares suivre son emploi.

Acide chrysophanique. — Les préparations d'acide chrysophanique en pommade ou en solution provoquent parfois des lésions très intenses du tégument : rougeur d'un brun violacé très particulier, s'étendant à distance variable, et infiltration parfois énorme du tégument faisant croire à l'existence d'un phlegmon; la rougeur persiste souvent pendant fort longtemps. Rarement il se développe des lésions vésiculeuses. Le contact de particules même très minimes d'acide chrysophanique avec le prépuce ou la conjonctive provoque des balanites et des conjonctivites très violentes avec tuméfaction énorme du tégument.

Acide picrique. — Bien que l'acide picrique ait été considéré comme d'une innocuité absolue pour le tégument, qu'il ait même été proposé pour le traitement des éruptions médicamenteuses, il provoque quelquefois à lui seul, qu'il soit employé en badigeonnages ou en pansements, des éruptions qui affectent le type d'érythème diffus ou de roséole, avec production de vésicules nombreuses et de petites dimensions.

Acide phénique. — Le contact avec la peau de l'acide phénique en solution, surtout lorsqu'il est prolongé et exagéré encore par un pansement imperméable, détermine souvent des lésions cutanées. Ces lésions sont surtout graves à la suite de pansements avec des solutions concentrées, ou avec des solutions mal préparées, renfermant en suspension des gouttelettes non dissoutes d'acide phénique; elles paraissent également plus fréquentes avec l'acide phénique impur qu'avec l'acide phénique neigeux. Elles peuvent cependant se montrer, même les plus intenses d'entre elles, après l'usage de solutions faibles, parfaitement limpides, d'acide phénique pur.

Les gazes phéniquées causent plus facilement encore des éruptions souvent très intenses, dont la cause doit être en partie rapportée aux résines employées dans leur préparation.

La forme la plus simple des éruptions phéniquées est un érythème, accompagné ou non d'un certain degré de tuméfaction du tégument, limité aux points d'application du pansement, disparaissant par la suppression de celui-ci aidée de l'emploi d'une poudre inerte.

Mais fréquemment, par suite de la prolongation de l'emploi des préparations phéniquées, cet érythème persiste, augmente d'intensité, l'œdème sous-jacent s'accentue, les surfaces rouges se recouvrent d'un nombre considérable de petites vésicules acuminées qui se rompent en donnant issue à une sérosité transparente et laissent après elles de petites croûtelles.

L'érythème peut même dépasser la zone d'application du pansement. Néanmoins, alors même que les vésicules atteignent un certain volume, il disparaît sans laisser de traces dans l'espace de 15 à 20 jours. Chez certains sujets prédisposés il peut cependant être l'origine de lésions eczémateuses persistantes.

Ces formes d'érythème sont banales et peuvent se montrer, avec des caractères à peu près identiques, à la suite de l'emploi de tous les antiseptiques.

L'acide phénique, en outre, peut provoquer des lésions qui lui sont spéciales, des gangrènes limitées : observées parfois aux organes génitaux à la suite d'injections phéniquées, elles se développent plus spécialement sur les doigts et les orteils à la suite de pansements même peu prolongés ; attribuées tout d'abord à l'usage de solutions phéniquées trop concentrées ou mal préparées, ces gangrènes s'observent également après l'emploi de solutions faibles, très faibles même et parfaitement transparentes. La possibilité de leur développement contre-indique d'une façon absolue l'emploi de pansements phéniqués sur les extrémités digitales.

Orthoforme. — Cet anesthésique local employé soit à l'état pulvérulent, soit sous forme de pommades, détermine parfois des lésions cutanées : éruptions vésiculeuses eczématiformes, érythèmes plus ou moins étendus [1].

Iodoforme. — Les éruptions provoquées par l'iodoforme en applications externes (poudre ou pommade) revêtent presque toujours la forme érythémato-vésiculeuse. Débutant au pourtour de la région en contact avec l'iodoforme, elles sont constituées d'abord par des plaques à contours diffus, mal arrêtés, d'un rouge plus ou moins intense, avec un certain degré d'œdème du tégument.

Les surfaces érythémateuses se recouvrent très rapidement de vésicules, généralement de petites dimensions, acuminées, remplies de sérosité, pressées les unes contre les autres, d'autant plus nombreuses qu'on les considère en des points plus rapprochés de la surface d'application de l'iodoforme ; les vésicules augmentent de volume pendant quelques jours, peuvent s'ouvrir les unes dans les autres pour former des soulèvements d'étendue variable, mais généralement elles restent peu volumineuses et leurs dimensions peuvent être comparées à celles des vésicules eczémateuses. En se rompant, elles donnent issue à une sérosité qui renferme quelquefois de l'iodoforme. Une légère desquamation succède aux vésicules moins volumineuses.

L'œdème qui accompagne toujours l'érythème iodoformique atteint dans certaines régions des proportions considérables, les déforme, par exemple au visage, comme ferait un érysipèle.

[1] Brocq, *Annales de dermatologie*, 1899, p. 251.

L'éruption s'étend plus ou moins loin du foyer primitif, peut arriver à recouvrir tout un membre et sur ses limites revêt souvent l'aspect de taches roséoliques; elle peut même envahir la presque totalité de la surface cutanée, lorsque les applications d'iodoforme ont été continuées après l'apparition de l'éruption. Cette généralisation n'est pas uniquement la conséquence de l'extension de l'érythème de proche en proche à partir de son point d'origine, mais elle tient aussi à l'absorption de l'iodoforme au niveau de la lésion sur laquelle il a été appliqué et au niveau des altérations cutanées qu'il a provoquées.

Les éruptions iodoformiques ont toujours une marche aiguë; dans l'espace de deux à trois semaines, quelque intensité qu'elles aient revêtue, elles s'effacent complètement. Elles peuvent cependant, chez les sujets prédisposés, devenir l'origine d'eczémas plus ou moins persistants.

Salol. — Le salol en applications externes est très fréquemment l'origine d'éruptions. Celles-ci se produisent à la suite de l'emploi du salol en poudre pour le pansement des plaies, et surtout à la suite d'applications de pommades au salol même à très faibles doses : les pommades ayant pour excipient l'axonge sont particulièrement nocives, le rancissement de cette substance donnant lieu à des acides qui décomposent le salol en acide salicylique et acide phénique, ce dernier particulièrement nocif; mais les mêmes effets peuvent se produire avec toutes les pommades renfermant du salol, quel que soit l'excipient employé.

Les dentifrices pulvérulents ou liquides renfermant du salol peuvent provoquer des lésions cutanées auxquelles nous consacrerons une description spéciale.

Les éruptions provoquées par le salol en pansements ou en pommades présentent les plus grandes analogies avec celles que cause l'action locale de l'iodoforme : ce sont des érythèmes, avec production de vésicules: cependant il nous a semblé que, dans les éruptions saloliques, les vésicules étaient souvent plus résistantes que dans les éruptions iodoformiques, qu'elles revêtaient plus souvent l'aspect des vésicules dyshidrosiques et qu'elles se réunissaient plus souvent en soulèvements bulleux méritant le nom de phlyctènes et analogues à des brûlures.

En fait, il n'est pas possible de reconnaître sûrement, à l'aspect seul d'une de ces éruptions, quel est l'agent antiseptique qui l'a provoquée.

Les éruptions causées par l'usage du salol comme dentifrice (poudre renfermant une proportion quelconque de salol, solution alcoolique de salol en proportion quelconque associée ou non à des essences végétales) ont quelques caractères particuliers : elles débutent au niveau même de la commissure labiale par une fissure linéaire à bords réguliers, à fond pâle, qui l'entame plus ou moins profondément, arrive généralement jusqu'à la surface cutanée de la lèvre, au niveau de laquelle elle se recouvre souvent d'une croûtelle jaunâtre. Les lésions peuvent se borner pendant un certain temps à cette fissure, mais à un moment donné une plaque, d'un rouge pâle, généralement squameuse, quelquefois recouverte de vésicules minces, qui se rompent pour donner lieu à un léger suintement, se développe sur la face cutanée de la lèvre; arrondie ou ovalaire, elle s'étend excentriquement à partir de la commissure labiale sur les lèvres et sur les joues, se prolonge souvent le long des lèvres; accompagnée de tuméfaction et de tension des téguments, donnant lieu à un léger degré de cuisson, elle gêne les mouvements des lèvres et est très pénible pour le malade. Ces lésions occupent en général simultanément les deux commissures. L'éruption persiste tant que continue l'usage du dentifrice qui l'a provoquée, elle s'étale et peut envahir les deux lèvres dans toute leur étendue, une partie du menton et des lèvres. Elle peut ne se montrer que longtemps après que le malade a commencé à faire usage du dentifrice nocif, débuter à l'occasion d'un trouble quelconque de sa santé générale, mais se reproduit chaque fois qu'il fait à nouveau usage de ce dentifrice. Elle devient parfois l'origine d'un eczéma très persistant des lèvres.

Cette éruption semble exclusivement liée à l'usage du salol comme dentifrice, mais une enquête approfondie est quelquefois nécessaire pour déterminer celui des produits dentifrices employés par la malade qui en a été l'occasion, la dose de salol nécessaire pour la produire étant des plus faibles. Cependant Neisser, qui l'a décrite avec précision, a incriminé les essences végétales contenues dans une spécialité dentifrice, bien que celle-ci renferme également du salol.

Mercure. — Les préparations les plus diverses à base de mercure peuvent provoquer des éruptions par leur contact avec la peau.

Les pommades mercurielles (onguent mercuriel, pommade au calomel, au précipité jaune ou rouge, etc.) ont été pendant longtemps les agents ordinaires de ces éruptions, et les produisent d'autant plus facilement qu'à l'action du mercure s'ajoute celle de l'excipient, souvent altéré et par lui-même irritant pour le tégument.

Les emplâtres à base de mercure, et en particulier l'emplâtre de Vigo, peuvent également produire des lésions cutanées, dans le développement desquelles interviennent les propriétés irritantes de la matière emplastique, aidées par la macération de l'épiderme sous l'emplâtre.

Le plus grand nombre des éruptions d'origine mercurielle ont actuellement pour cause l'emploi des composés hydrargyriques comme antiseptiques, particulièrement les deux plus employés d'entre eux, le sublimé et le biiodure de mercure : elles apparaissent à la suite de pansements plus ou moins répétés avec des solutions même étendues de ces sels, à la suite d'injections vaginales, à la suite même de simples lavages. Il convient d'ajouter, cependant, que les éruptions mercurielles consécutives à des pansements antiseptiques sont bien moins fréquentes que les éruptions provoquées par les antiseptiques pulvérulents les plus employés, le salol et l'iodoforme.

Les frictions avec des pommades mercurielles déterminent le plus ordinairement une éruption d'un type particulier, constituée par des plaques rouges, dont la topographie correspond aux points sur lesquels la pommade a été appliquée; sur ces plaques se développent rapidement des vésicules qui passent bientôt à la suppuration; ainsi se forment des pustules arrondies, saillantes, résistantes, de la largeur d'une grosse tête d'épingle, isolées les unes des autres, qui rappellent les lésions des folliculites. Cette éruption évolue en général assez rapidement, disparaît dans l'espace de quinze à vingt jours sans laisser de traces autres qu'une desquamation légère ou un certain degré de pigmentation.

Si, après le début de l'éruption, les frictions ne sont pas suspendues, ou s'il est fait des pansements avec des solutions mercurielles, l'éruption persiste et s'étend, en prenant le caractère scarlatiniforme.

Les éruptions consécutives à l'emploi de solutions de sels mercuriels en pansements ou en lavages revêtent le plus ordinairement la forme d'érythèmes étendus, du type scarlatiniforme, commun à toutes les éruptions d'origine mercurielle, de quelque cause que ce soit (voir p. 487), ou encore celle d'érythème avec formation de vésicules peu développées. Elles peuvent s'accompagner, de même que les éruptions consécutives à l'emploi interne du mercure, de phénomènes généraux parfois très graves, fièvre, albuminurie, diarrhée, etc., dont les divers degrés ont permis à Alley de décrire trois formes cliniques d'hydrargyrie : bénigne, fébrile et maligne; rarement, elles coïncident avec des lésions buccales. Quoique d'origine externe, ils sont dus en grande partie à l'absorption du mercure au niveau des solutions de continuité de l'épiderme.

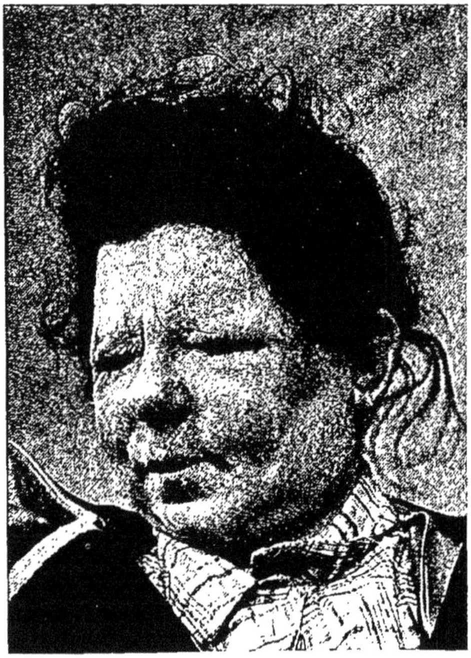

Fig. 79. — Éruption artificielle eczématoïde provoquée par l'application d'une teinture capillaire. (D'après Brocq.)

Éruptions produites par les teintures pour cheveux. — Les teintures pour cheveux communément usitées ont toutes des inconvénients plus ou moins prononcés : altération chimique du poil le rendant friable, irritation cutanée, parfois intoxication générale; avec la plupart d'entre elles, les phénomènes d'irritation du cuir chevelu sont peu intenses et méritent à peine l'attention.

Il n'en est pas de même avec les teintures ayant pour base le chlorhydrate de paraphénylène-diamine [1]; cet agent réducteur est aujourd'hui employé d'une façon courante par les parfumeurs et entre dans la composition du plus grand nombre des teintures.

Quelques heures après l'application de la teinture, il se produit des lésions cutanées d'une grande intensité. Une rougeur vive, accompagnée de gonflement œdémateux et de prurit souvent violent se développe au niveau des points d'application de la teinture et dans les parties adjacentes, s'étend très rapidement et, dans les cas intenses, envahit en peu d'heures une grande partie du visage, provoquant un œdème considérable des paupières et l'occlusion de l'œil. Souvent l'éruption s'étend sur le cou et peut même envahir la partie supérieure du thorax et la racine des membres supérieurs.

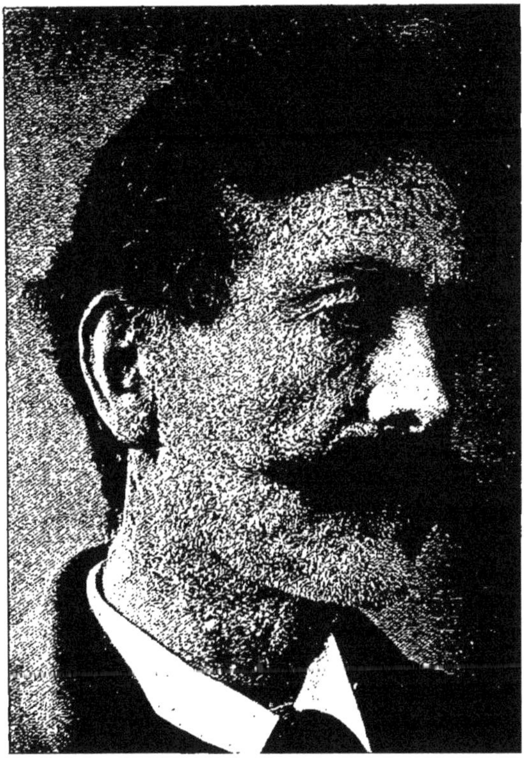

FIG. 80. — Éruption artificielle eczématoïde de la face par application d'une teinture sur les cheveux et la barbe. (D'après Brocq.)

Les lésions peuvent ne pas dépasser le stade érythémateux, mais le plus souvent il ne tarde pas à se développer des vésicules de petites dimensions, d'abondance variable, qui se rompent bientôt et donnent lieu à des croûtes jaunâtres, minces, adhérentes, ou à un suintement abondant de sérosité. L'éruption revêt alors l'aspect d'une poussée aiguë d'eczéma. Le prurit continue, ordinairement violent, à prédominance nocturne, empêchant parfois le sommeil.

Ces éruptions guérissent en général facilement et dans l'espace de quelques

(1) BROCQ, Les éruptions eczématiformes provoquées par une teinture pour cheveux à base de chlorhydrate de paraphénylène-diamine. *Bulletin médical*, 13 mars 1898, p. 237.

jours si le malade ne fait pas de nouveau usage de la teinture. Si, au contraire, il en continue les applications, des poussées subintrantes d'intensité généralement croissante se produisent. Dans quelques cas, les lésions prennent plus d'intensité encore, il se produit des phlyctènes.

Parfois cette éruption peut devenir l'origine d'un eczéma persistant.

Des lésions semblables se montrent à la suite d'applications de teinture sur les poils de barbe et simulent les diverses variétés d'eczéma suintant du visage.

Traitement. — Le traitement des éruptions médicamenteuses de cause externe est identique à celui des éruptions professionnelles de même forme clinique. Nous ne reviendrons pas sur les détails qui ont été exposés à propos de ces dernières.

Rappelons seulement qu'il est nécessaire de déterger le plus exactement possible les surfaces malades de tous les reliquats de l'agent médicamenteux irritant; la détersion devra être faite avec soin, en évitant les frictions irritantes et toutes les manœuvres qui pourraient léser l'épiderme, au moyen de liquides aseptiques et non irritants.

Après ce nettoyage préliminaire, le traitement variera suivant les cas. Dans les formes érythémato-vésiculeuses aiguës à petits éléments, il consistera de préférence dans l'emploi des poudres inertes et aseptiques, quelquefois dans les pansements au liniment oléo-calcaire fraîchement préparé; ce n'est que dans les cas où le suintement est très abondant et forme avec les poudres des croûtes épaisses qu'on aura recours, et seulement d'une façon transitoire, aux cataplasmes ou aux pansements humides.

En ce qui concerne les autres formes, nous n'avons qu'à renvoyer le lecteur aux chapitres consacrés au traitement des éruptions professionnelles et au traitement des eczémas.

ÉRUPTIONS MÉDICAMENTEUSES DE CAUSE INTERNE

Un nombre considérable de médicaments administrés à l'intérieur déterminent, avec une fréquence variable, des lésions cutanées [1]; les progrès de la thérapeutique, l'introduction dans son arsenal des produits de l'industrie chimique contemporaine ont accru encore dans des proportions énormes le nombre des substances nocives pour la peau, et chaque jour en voit éclore de nouveaux dont l'innocuité est seulement apparente et dont l'usage prolongé révèle leur action sur le tégument. Une liste complète des médicaments susceptibles de provoquer ces éruptions est presque impossible à donner et nous ne nous dissimulons nullement les lacunes de celle que nous produisons ci-après.

[1] On trouvera dans le livre de PRINCE MORROW, *Drug eruptions*, New-York, 1887, des documents très nombreux sur cette question et une bibliographie étendue.

Étiologie. — Parmi les substances qui peuvent être administrées dans un but thérapeutique, les unes ne provoquent pour ainsi dire jamais d'éruptions, d'autres en provoquent à peu près à coup sûr, chez quelque sujet qu'elles soient employées, d'autres enfin les déterminent avec une fréquence très variable, et au prorata des conditions spéciales de prédisposition des malades qui en font usage.

La prédisposition individuelle, dont nous avons déjà constaté l'existence et recherché l'explication à propos des éruptions professionnelles, reconnaît des causes diverses.

Elle peut être la conséquence d'un état constitutionnel diathésique, et incontestablement les sujets qui rentrent dans la description des arthritiques y sont particulièrement sujets: mais cette condition est loin d'être nécessaire et suffisante pour expliquer les éruptions médicamenteuses.

Il est des sujets chez lesquels on ne peut invoquer ni une cause diathésique, ni une lésion ou un trouble viscéral quelconque, qui voient se produire invariablement une éruption lorsqu'ils font usage de certains médicaments, ou d'un médicament en particulier, et cette intolérance parfois existe chez plusieurs membres d'une même famille : pour ces faits on invoque l'idiosyncrasie, expression commode, qui masque l'ignorance de la cause véritable et dispense de toute recherche et de toute explication.

En réalité, lorsqu'on étudie de près les sujets qui sont atteints d'éruptions médicamenteuses — à l'exception de celles produites par quelques substances qui ont pour effet constant et physiologique des troubles du côté de l'appareil tégumentaire, — on arrive presque toujours à découvrir quelque état pathologique de l'économie, antérieur, contemporain ou consécutif à l'absorption du médicament, portant sur un ou plusieurs des viscères qui interviennent dans son absorption, ses transformations chimiques ou son élimination, ou quelque altération humorale qui favorise des réactions chimiques ou des altérations cellulaires intervenant dans la production de l'éruption.

Les troubles de l'appareil digestif — qu'ils soient purement mécaniques, et entravent la motricité de ses divers segments, y favorisant la stase et les fermentations, et l'absorption des produits de fermentation, ou qu'ils soient d'ordre chimique, qu'ils facilitent les fermentations et produisent des réactions chimiques anormales, ou au contraire empêchent les réactions chimiques physiologiques du médicament ingéré et de ses dérivés, — jouent certainement un rôle dans le développement des éruptions médicamenteuses : Féré a insisté sur le rôle des troubles gastro-intestinaux dans la pathogénie des éruptions bromuriques et sur l'action préventive de l'antisepsie intestinale; de même, l'administration d'un purgatif, en facilitant l'absorption d'un médicament par la muqueuse intestinale dépouillée de son épiderme, est quelquefois l'occasion d'éruptions.

Toutes les affections hépatiques qui intéressent primitivement ou secondairement l'élément glandulaire du foie, par suite, et qui compromettent sa fonction antitoxique, peuvent favoriser l'action des médicaments sur la peau : c'est ainsi que les sujets atteints de cirrhose alcoolique ou cardiaque supportent souvent mal les iodures, et font facilement sous leur influence des éruptions purpuriques.

L'insuffisance rénale, accompagnée ou non d'albuminurie, est la condition d'un grand nombre de toxidermies médicamenteuses, parce qu'elle entrave l'élimination du médicament, modifie la constitution chimique du milieu sanguin et le rend plus vulnérable aux réactions chimiques engendrées par le médicament et ses dérivés.

Elle intervient sans doute pour une part, concurremment avec les troubles des fonctions hépatiques avec les modifications du plasma sanguin pendant la menstruation, la grossesse et l'allaitement, pour produire une intolérance passagère vis-à-vis d'un certain nombre de médicaments au cours de ces états physiologiques.

Les altérations cardio-vasculaires interviennent plutôt pour localiser les éruptions médicamenteuses, pour leur donner le caractère œdémateux ou hémorragique, que pour les produire.

Les troubles du système nerveux sont parfois l'occasion de certaines éruptions médicamenteuses, mais souvent ils en commandent uniquement la localisation.

Les troubles généraux de la nutrition, le diabète, les cachexies diverses, le paludisme, la chlorose, etc., ont peu d'influence sur les toxidermies médicamenteuses en général ; ils interviennent cependant pour favoriser les éruptions à caractère hémorragique.

Les maladies infectieuses, en provoquant des lésions et des troubles viscéraux divers, les intoxications par le même mécanisme, peuvent jouer le rôle de cause prédisposante aux éruptions médicamenteuses.

L'influence des diverses causes pathologiques que nous venons d'énumérer est loin de se faire sentir d'une façon constante et nécessaire, sans quoi nombre de médicaments seraient absolument contre-indiqués dans le cours de la plupart des affections viscérales.

Elle demande sans doute pour s'exercer des conditions complexes, des modifications spéciales des humeurs et des éléments figurés, surtout un état particulier du chimisme organique.

Ces causes n'en sont pas moins prédisposantes et leur influence se traduit nettement par l'apparition d'éruptions, sous l'influence des agents médicamenteux, chez des sujets qui en étaient indemnes avant le développement ou avant la manifestation clinique de ces états pathologiques.

Suivant que ces derniers sont congénitaux, héréditaires, acquis dans l'enfance ou à un âge plus ou moins avancé, la faculté de faire des toxicodermies médicamenteuses existera dès la naissance ou à dater d'une époque plus ou moins tardive de l'existence.

Suivant qu'ils seront passagers ou permanents, la disposition à l'éruption pourra être temporaire ou définitivement établie, et ainsi s'expliquent les phases d'intolérance et de tolérance pour un même médicament que l'on observe successivement chez un même sujet.

Il s'en faut cependant que la prédisposition individuelle aux éruptions médicamenteuses suive toujours les phases des états pathologiques qui en ont régi ou qui ont semblé en régir la production. Souvent, un sujet qui a été une première fois atteint d'une éruption après avoir fait usage d'un médicament donné est repris de cette éruption toutes les fois qu'il en fait usage dans l'avenir, et, même s'il pouvait précédemment le supporter à doses faibles, ces doses suffisent désormais à la provoquer, bien que l'état pathologique qui a paru en favoriser le développement ait été essentiellement passager.

A cette prédisposition permanente engendrée par un état pathologique passager, on peut admettre plusieurs explications : ou bien des causes adjuvantes, des états pathologiques de moindre importance ont pris pour une cause quelconque une valeur pathogène plus élevée, ou bien les humeurs et les éléments cellulaires qui ont subi une première atteinte et réagi chimiquement ou biologiquement pour provoquer l'éruption conservent à l'avenir une réactivité plus prononcée, que le médicament peut à lui seul, sans l'aide d'un trouble viscéral, mettre en demeure, et la peau elle-même conserve dans ses divers éléments une irritabilité excessive, plus accusée qu'avant la première éruption.

La prédisposition individuelle, congénitale ou acquise, permanente ou temporaire, aux éruptions médicamenteuses, est loin d'être générale, absolue et de comporter le développement d'éruptions sous l'influence de tous les médicaments susceptibles d'en provoquer. Elle n'existe souvent que pour un petit nombre de médicaments, parfois même pour un seul ou pour un seul groupe de médicaments de constitution ou de composition chimique identique ou très analogue.

Parfois cependant, en même temps que cesse la tolérance pour un médicament, on voit apparaître l'intolérance pour un nombre plus ou moins considérable d'autres médicaments qui précédemment étaient bien supportés.

Toutes les questions afférentes à la tolérance et à l'intolérance de la peau pour les médicaments se réduisent, certainement, à des réactions chimiques; mais celles-ci sont trop délicates pour pouvoir être déterminées, pour pouvoir même être soupçonnées et recherchées dans l'état actuel de la science.

La dose de médicament nécessaire pour produire une éruption varie suivant les sujets : elle est en raison inverse de la sensibilité de chacun à la substance pathogène. Cependant les iodures passent pour provoquer plus facilement les éruptions, comme leurs autres effets toxiques, à faible dose qu'à dose élevée.

Alors que certains médicaments provoquent des éruptions dès la première dose, d'autres n'agissent qu'à la longue, après plusieurs jours ou plusieurs semaines d'emploi : il en est ainsi le plus souvent pour l'antipyrine et les bromures : il semble que ces derniers, par leur action sur les voies digestives, sur le filtre rénal ou sur le foie, préparent les conditions nécessaires à la production des dermopathies.

Il est à peine besoin de dire que les médicaments absorbés par la voie respiratoire, par la voie hypodermique ou par la voie rectale, peuvent aussi bien provoquer des éruptions que ceux absorbés par la voie digestive.

Pathogénie. — Le mécanisme de l'action des médicaments sur la peau est complexe et variable : il ne pourrait être réduit à une formule unique et il montre une fois de plus combien sont multiples les éléments qui interviennent dans la production des dermatoses même les plus simples en apparence.

A première vue, on est tenté d'admettre que le médicament, absorbé par les voies digestives, véhiculé par le sang, parvient à la peau et agit soit sur ses vaisseaux, soit sur ses glandes par lesquelles il doit s'éliminer.

En réalité, peu de dermatoses médicamenteuses répondent à cette pathogénie : même celles qui, par leur répartition irrégulière sur les diverses régions du tégument et par leur systématisation apparente autour des glandes sébacées, paraissent le plus nettement liées à l'élimination d'un agent toxique ; les éruptions iodiques, par exemple, ne pourraient rentrer complètement dans ce schéma ; elles supposent encore des transformations chimiques réciproques de l'agent toxique et des éléments constituants du sang, peut-être des altérations vasculaires, certainement une modification de la glande interessée, modification résultant de conditions générales de la nutrition propres à chacun ou provoquée par des troubles digestifs, enfin l'intervention des agents microbiens occupant les couches épidermiques et les glandes cutanées.

Les substances médicamenteuses introduites dans le sang subissent, en effet, des transformations chimiques d'importance variable mais toujours réelles et réagissent sur les éléments chimiques et cellulaires du sang, en particulier sur ses albuminoïdes et sur les hématies. Elles provoquent la formation de composés complexes, étrangers à la composition du sang normal; dont la plupart sont certainement doués de propriétés toxiques ; ces composés sont actuellement pour la plupart inconnus ; mais leur existence peut être soupçonnée et leur rôle reconnu dans certains cas : ainsi nombre d'éruptions médicamenteuses ne se produisent qu'un certain temps après l'absorption du médicament, alors que celui-ci aurait pu et dû, depuis plusieurs heures ou plusieurs jours, les déterminer s'il y donnait lieu par lui-même et par lui seul. Cette théorie, admise par Behrend et par Grancher, a reçu un appui de l'étude des éruptions consécutives aux injections de tuberculine et de sérums thérapeutiques; on ne s'explique les éruptions tardives provoquées par ces derniers à époque fixe que par la réaction du sérum animal sur le sérum humain et la production lente d'un agent toxique qui agit sur les vaisseaux ou sur l'appareil nerveux du tégument.

Le poison qui circule avec le sang — que ce soit le médicament lui-même ou les produits de sa réaction sur le sang — peut agir sur le système nerveux central ou périphérique, impressionner les divers étages de l'appareil vasomoteur et de l'appareil trophique, provoquer des dilatations vasculaires, avec ou sans œdème, produire ainsi des dermatoses du type érythémateux ou du type érythémato-purpurique, voire même du type purpurique, suivant l'intensité de la réaction nerveuse, suivant les points d'attaque de l'appareil nerveux, suivant enfin les propriétés chimiques du sang et l'état des vaisseaux périphériques. Il peut même, sans doute, déterminer des lésions plus profondes, vésiculeuses ou bulleuses.

D'autres fois, son action porte sur la paroi des vaisseaux périphériques, dont il altère l'endothélium, dont il provoque l'inflammation, laquelle retentit sur les tissus adjacents, d'où des lésions plus profondes du type nodulaire.

Enfin il peut atteindre la peau directement, par contact avec ses éléments, qu'il irrite, dont il provoque la défense : ainsi se produisent surtout des éruptions à type vésiculeux. Il peut encore agir sur les glandes qu'il traverse et sur lesquelles il laisse des traces de son passage sous forme de folliculites acnéiformes ou anthracoïdes.

En résumé, les éruptions d'origine médicamenteuse ont une pathogénie complexe, à laquelle prennent part le sang, le système nerveux, le système artériel, les divers éléments constituants de la peau, voire même les agents pathogènes répandus à la surface de celle-ci.

Caractères cliniques. — Les éruptions médicamenteuses d'origine interne présentent des types cliniques très nombreux et très variables ; leurs variétés sont sous la dépendance à la fois de la nature du médicament, de la dose, de la durée de son emploi, de la prédisposition personnelle du sujet atteint, des lésions viscérales dont il est porteur.

De ces facteurs, le premier a une importance capitale, car il est des médicaments qui produisent des éruptions d'un type très spécialisé, ne pouvant être reproduit par aucune autre substance.

Mais le facteur prédisposition individuelle n'est guère moins important : en effet, il commande très souvent, d'une façon absolue, la forme clinique de l'éruption, et dans la série très nombreuse des médicaments à toxidermies pléomorphes, le départ entre les diverses variétés morphologiques est fourni par la tendance personnelle du sujet, qui, sous l'influence d'un même médicament, fera constamment la même éruption et non aucune autre de celles que ce médicament peut produire.

Si quelques médicaments ont une réaction cutanée propre, qui peut suffire à révéler leur intervention et à les caractériser presque comme une réaction chimique, il est d'autres dermatoses d'origine médicamenteuse qui ne sont pas spéciales à la substance provocatrice et peuvent se présenter avec des caractères identiques à la suite de l'administration d'une série nombreuse d'autres médicaments.

Mais, alors même qu'elles appartiennent à plusieurs médicaments d'ordres différents, les dermatoses médicamenteuses ont des caractères particuliers, une allure générale qui permet de reconnaître leur origine toxique, de circonscrire les recherches touchant leur étiologie et d'affirmer bientôt qu'elles sont produites par un médicament.

Ce sont surtout ces types communs à plusieurs toxidermies d'origine différente que nous décrirons tout d'abord, renvoyant à la fin du chapitre la description des dermatoses qui appartiennent plus spécialement à certains agents médicamenteux déterminés.

Le type le plus communément observé dans les éruptions médicamenteuses de cause interne, celui qui peut être produit par tous les agents thérapeutiques presque sans exception, est le *type érythémateux.*

Il revêt parfois la forme de plaques rouges, légèrement saillantes, occupant une étendue plus ou moins considérable, s'accompagnant de tuméfaction œdémateuse lorsqu'elles siègent au visage, mais disparaissant en un temps très court sans laisser de traces.

Plus souvent il affecte la forme de la roséole; constitué par des taches roses, disparaissant par la pression, de forme arrondie, de la largeur d'une lentille ou un peu plus large, disposées irrégulièrement; il peut présenter deux variétés : l'une plane, ne faisant aucune saillie, ne s'accompagnant généralement pas de prurit, l'autre légèrement saillante, œdémateuse, à bords légèrement diffus, rappelant plus ou moins les saillies de l'urticaire et s'accompagnant comme celle-ci d'un prurit de violence variable.

Ces deux variétés, plane et saillante, des roséoles médicamenteuses, occupent ordinairement la presque totalité du corps; les éléments sont souvent plus rapprochés sur l'abdomen, sur les membres inférieurs, où ils peuvent présenter une coloration plus accusée, qui s'efface incomplètement par la pression; le visage est, le plus souvent, indemne.

Les muqueuses sont ordinairement indemnes dans la roséole médicamenteuse; on la voit cependant quelquefois s'accompagner d'une injection conjonctivale parfois très prononcée, d'une angine érythémateuse; mais, contrairement à ce qu'on observe dans la rougeole, jamais les altérations des muqueuses n'atteignent un degré très accusé, jamais elles ne portent sur la muqueuse trachéo-bronchique, jamais il n'existe de signes de catarrhe intestinal.

Une légère élévation de température accompagne parfois le début de l'érythème. Le plus souvent cependant elle évolue sans fièvre.

L'éruption atteint son maximum d'intensité en deux à trois jours au plus, puis reste stationnaire un ou deux jours et décroît généralement, si on a soin de suspendre l'usage du médicament; elle ne donne ordinairement lieu à aucune desquamation et n'est suivie d'aucune autre manifestation cutanée.

La roséole médicamenteuse est, en somme, au point de vue objectif, une roséole anormale et incomplète, souvent papuleuse.

La roséole médicamenteuse peut présenter, en quelques régions du corps, un aspect un peu différent, par suite de la confluence des éléments qui se manifestent pour former des plaques étendues analogues à celles de la scarlatine.

Plus rarement que le type rubéoliforme, les érythèmes médicamenteux peuvent affecter, sur toute leur étendue, le type scarlatiniforme : débutant par des plaques rouges, piquetées de taches punctiformes plus foncées ou absolument uniformes, accompagnés de tuméfaction plus ou moins prononcée de la peau, ces érythèmes s'étendent généralement à la presque totalité du tégument, soit d'emblée ou d'une seule tenue, soit progressivement et par extension des placards initiaux ou par production de nouveaux placards en des régions plus ou moins éloignées.

Leur évolution est variable. Tantôt ils s'effacent dans l'espace de quelques jours, la rougeur disparaît sans laisser de trace ou est suivie seulement d'une desquamation très discrète. D'autres fois, les lésions dépassent en intensité celles des érythèmes vulgaires; l'épiderme peut se soulever en vésicules miliaires éphémères ou plus persistantes, mais surtout, avec ou sans productions vésiculeuses appréciables, il se détache en squames d'épaisseur et d'étendue variables; les lambeaux squameux peuvent comprendre tout l'épiderme de la paume de la main ou de la plante du pied; la totalité du corps entre en desquamation, qui parfois se prolonge pendant plusieurs semaines, peut s'accompagner de chute des poils, voire même des ongles. Ces érythèmes scarlatiniformes desquamatifs peuvent même récidiver.

Les érythèmes scarlatiniformes desquamatifs s'accompagnent souvent de phénomènes généraux, plus accusés que ceux qui s'observent dans les roséoles de même origine : la température peut atteindre 39° et 40° et rester à ce degré pendant plusieurs jours; des troubles nerveux, du délire, de l'agitation peuvent même se montrer dans les formes graves, en même temps que des troubles gastro-intestinaux; une angine érythémateuse ou pultacée peut se produire, simulant de plus près encore la scarlatine.

Par opposition à ces érythèmes généralisés, les éruptions médicamenteuses peuvent se présenter sous la forme d'érythèmes localisés, strictement limités à une région ou étendus aux deux régions symétriques : ils intéressent, dans ce dernier cas, surtout les régions plantaires et palmaires et se traduisent souvent par une desquamation à larges lambeaux. D'autres fois ils affectent une forme particulière, pigmentée et récidivante, que nous décrirons plus complètement à propos des éruptions produites par l'antipyrine.

L'*urticaire*, dont les caractères ébauchés se rencontrent dans quelques roséoles médicamenteuses à éléments saillants, se montre assez souvent sous sa forme typique de papules saillantes, arrondies ou polycycliques, à surface irrégulière, blanches à leur centre, rosées à la périphérie, évoluant rapidement avec un prurit souvent intense. Réaction banale de l'appareil vasomoteur du tégument, elle est produite par un grand nombre de médicaments divers.

Les éruptions médicamenteuses à *type purpurique* sont moins fréquentes que les précédentes; elles peuvent revêtir des formes diverses : tantôt celle du purpura rhumatoïde, à disposition symétrique, à prédominance sur les membres inférieurs, tantôt celle du purpura papuleux, tantôt celle du purpura à foyers hémorragiques multiples et étendus, irrégulièrement disséminés, susceptibles même d'aboutir à la gangrène.

Diverses éruptions, de type érythémateux ou autre, peuvent s'accompagner de lésions purpuriques qui en déforment l'aspect primitif et constituent des complications locales : c'est ainsi que toutes les éruptions médicamenteuses qui se développent sur les membres inférieurs peuvent revêtir le caractère purpurique, surtout lorsqu'elles se montrent chez des sujets atteints d'affections cardiaques ou pulmonaires, et que les dermatoses médicamenteuses des sujets atteints d'affections hépatiques peuvent, quel que soit leur siège et quel que soit leur aspect morphologique, se compliquer *in situ* d'hémorragies qui en modifient les caractères.

Le *type vésiculeux*, si fréquent dans les éruptions médicamenteuses de cause externe, s'observe rarement après l'ingestion de médicaments, même de ceux qui le produisent par leur contact direct avec la peau.

On voit cependant dans quelques éruptions scarlatiniformes des vésicules se développer sur les placards érythémateux. On observe quelquefois aussi des lésions vésiculeuses, mélangées de papules et évoluant rapidement, qui méritent le nom d'éruptions eczématiformes.

Le zona peut même être produit par l'arsenic.

Les *éruptions bulleuses* sont plus fréquentes que les éruptions vésiculeuses ; elles peuvent revêtir des aspects très variables, être constituées par des bulles pleines, isolées, reposant sur une base rouge, évoluant rapidement comme la forme bulleuse de l'érythème polymorphe, ou par des soulèvements peu prononcés, disposés en groupes, de dimensions variables, rappelant les diverses variétés de la dermatite herpétiforme ; elles peuvent se terminer rapidement par dessiccation, formation de croûtes et réparation complète sans laisser de traces, ou bien donner lieu à des ulcérations persistantes suivies de cicatrices et de déformations parfois considérables.

Des *éruptions pustuleuses*, des *gangrènes*, des *pigmentations* et des *hyperkératoses* peuvent se développer à la suite de l'usage de quelques médicaments : elles ne sauraient se prêter à une description d'ensemble ; nous les décrirons plus loin à propos des formes éruptives propres à chaque médicament en particulier.

Diagnostic des éruptions médicamenteuses en général. — Les éruptions médicamenteuses de cause interne peuvent revêtir des types cliniques si nombreux qu'elles risquent d'être confondues avec presque toutes les dermatoses. L'exposé de leur diagnostic différentiel nous entraînerait à des développements interminables. Nous nous bornerons donc à en indiquer ici les éléments généraux, et à signaler les principaux arguments qui peuvent servir à le confirmer, lorsqu'on a été amené à soupçonner l'origine médicamenteuse d'une éruption.

Les substances susceptibles de provoquer ces éruptions sont si nombreuses, d'un emploi si courant qu'on risque de les méconnaître fréquemment si on ne songe pas à leur possibilité ; elles doivent toujours entrer en ligne dans les hypothèses diagnostiques lorsqu'on se trouve en présence d'une dermatose offrant des caractères quelque peu insolites, et ne rentrant pas dans les cadres des descriptions classiques. Ainsi, une éruption généralisée à laquelle il manque quelqu'un des caractères primordiaux des fièvres éruptives devra faire soupçonner l'intervention d'un médicament. De même des dermatoses à évolution lente, anormale par la lenteur même de leur marche, par leur résistance aux traitements, doivent imposer la recherche d'une intoxication médicamenteuse causale.

Les anomalies de la forme éruptive, par rapport aux données classiques, ne donnent qu'une première présomption ; de même le polymorphisme des lésions, qui est encore chose fréquente dans les éruptions médicamenteuses.

Un commencement de preuve est fourni par l'apparition de l'éruption au cours d'un état morbide ayant nécessité l'usage de médicaments susceptibles de provoquer l'éruption ou par l'interrogatoire du malade établissant qu'il a effectivement absorbé un de ces médicaments — interrogatoire souvent laborieux, fertile en déceptions et en causes d'erreur, le malade cherchant parfois à dissimuler le traitement qu'il a suivi, ou n'attachant aucune importance à un médicament qu'il a pris par hasard ou au contraire qu'il est coutumier de prendre et qu'il considère comme inoffensif, ignorant d'autres fois la composition des remèdes qui lui ont été prescrits et jusqu'à leur nom.

Parfois l'éruption revêt des caractères spéciaux, qui dénotent à eux seuls la substance à incriminer ou localisent les soupçons sur une série peu étendue de médicaments. La démonstration est alors plus facile, l'interrogatoire peut se circonscrire plus facilement.

. Quelquefois l'éruption n'est qu'un épisode dans un empoisonnement à manifestations multiples sur divers organes et la constatation de quelque symptôme caractéristique de cet empoisonnement, d'une stomatite mercurielle, par exemple, ou encore de la mydriase atropinique, éclaire le diagnostic de la dermatose, mais il est loin d'en être toujours ainsi : même lorsqu'un médicament est susceptible d'intéresser les organes profonds en même temps que la peau, il respecte souvent les premiers quand il porte ses effets sur les téguments. C'est ainsi que la stomatite fait très souvent défaut dans les éruptions hydrargyriques ; son absence ne suffit donc pas à les éliminer.

Si l'éruption est de date récente, si surtout l'absorption du médicament remonte à peu d'heures ou de jours, on peut rechercher sa présence dans les urines, ou parfois dans la salive.

Ces divers éléments donnent presque la certitude du diagnostic.

Le développement d'une éruption identique, à la suite de l'absorption de la substance incriminée, a plus de valeur encore et entraîne la conviction. L'interrogatoire du malade permet parfois, lorsqu'on se trouve en présence de sujets intelligents et attentifs ou prévenus précédemment par un médecin, de retrouver dans les antécédents une première éruption qui éclaire la nature de celle qu'on observe. Lorsque, pour une raison sérieuse, le malade a intérêt à être fixé d'une façon absolue sur la nature de son éruption, et que les divers éléments de diagnostic n'emportent pas la certitude, il peut être utile d'administrer, sous la surveillance du médecin, une nouvelle dose du médicament incriminé : l'apparition ou la non-apparition d'une éruption semblable à la suite de cette expérience démontrera que ce médicament était ou non en cause.

CARACTÈRES PROPRES AUX PRINCIPALES ÉRUPTIONS MÉDICAMENTEUSES DE CAUSE INTERNE

Aconit. — On observe parfois après son usage à l'intérieur une éruption vésiculeuse accompagnée de fourmillements et de prurit violent. On a également signalé des éruptions bulleuses et des pustules.

Antimoine et ses composés. — On a signalé, à la suite de leur usage interne, des éruptions érythémateuses ou vésiculo-pustuleuses.

Antipyrine. — L'antipyrine peut causer des éruptions cutanées très diverses.

La plus simple et la plus fréquente est la roséole et qui est en général papuleuse, respecte ordinairement le visage et les régions palmaires et plantaires, mais peut atteindre la conjonctive et les muqueuses; elle apparaît ordinairement à la suite de l'usage prolongé du médicament, au bout de douze à quinze jours environ, disparaît dans l'espace de quelques jours; elle est rarement accompagnée de prurit intense.

L'érythème antipyrinique peut revêtir la forme de l'érythème scarlatiniforme, soit localisé, soit généralisé, mais généralement passager et sans desquamation consécutive; parfois cependant il s'accompagne de troubles généraux graves.

L'urticaire est assez fréquente, peut suivre de près la première ingestion d'une quantité même faible d'antipyrine; elle est le plus souvent généralisée et s'accompagne de prurit violent.

Dans quelques cas des vésicules et même des bulles, se développent sur des taches érythémateuses, reproduisant les diverses variétés de l'érythème polymorphe exsudatif; ces lésions peuvent occuper les différentes régions du corps, voire même intéresser les muqueuses. On a vu les bulles atteindre les dimensions d'une pièce de 50 centimes, de 1 franc, de 2 francs, même d'une pièce de 5 francs. Même dans les cas où les bulles sont le plus développées, l'éruption disparaît assez rapidement, et guérit sans complication, mais se reproduit sous le même type à toute tentative d'administration d'antipyrine.

Une forme éruptive qui paraît spéciale à l'antipyrine a été décrite par Brocq [1] sous le nom d'éruption érythémato-pigmentaire fixe : elle est caractérisée par des plaques de forme arrondie ou plus souvent allongée, de la largeur d'une amande à celle d'une pièce de 5 francs, apparaissant rapidement; leur coloration, d'abord rouge pâle, ne tarde pas à devenir plus intense, d'un brun rou-

[1] Brocq, Éruption érythémato-pigmentée fixe due à l'antipyrine. *Annales de dermatologie*, 1894, p. 308.

geâtre, parfois même noirâtre et rappelant celle de la gangrène; elle ne s'efface que lentement et laisse pendant plusieurs semaines une macule pigmentaire. A chaque ingestion nouvelle d'antipyrine, au point même où les plaques anciennes s'étaient développées, se produit de nouveau une rougeur qui à chaque récidive devient plus intense, laisse une pigmentation plus prononcée. La première éruption ne se compose ordinairement que d'une seule plaque; aux poussées ultérieures on voit fréquemment le nombre des éléments s'accroître, mais chacun d'eux laisse toujours une macule au niveau de laquelle reparaît presque immanquablement une nouvelle tache à chacune des poussées consécutives. Les taches peuvent occuper les régions les plus diverses, mais spécialement les extrémités des membres, le cou, la région génitale; parfois elles se disposent avec quelque régularité et avec une certaine symétrie, d'autres fois elles sont disséminées au hasard sur plusieurs parties du corps.

Cette forme d'érythème se rapproche singulièrement du purpura : celui-ci peut d'ailleurs être provoqué par l'antipyrine, sous la forme de taches de dimensions variables, irrégulièrement disséminées.

Des œdèmes localisés peuvent se produire à la suite de l'absorption de l'antipyrine.

ARGENT (NITRATE D'). — Le nitrate d'argent a provoqué, dans un cas de Charcot, une éruption prurigineuse à type érythémato-papuleux.

La lésion cutanée qui lui est propre et qui est connue sous le nom d'*argyrie* est une coloration d'un gris ardoisé, tirant sur le bleu, qui peut occuper presque toute l'étendue du tégument, mais est surtout marquée sur le visage et sur les membres aux régions de flexion et qui peut atteindre également les muqueuses.

ARSENIC. — L'arsenic et ses composés peuvent produire de nombreuses altérations cutanées [1].

Sans parler des ulcérations des muqueuses, qui sont presque particulières aux ouvriers manipulant des composés arsenicaux, on a signalé à la suite de l'administration de préparations arsenicales des érythèmes à forme de roséole ou en plaques, des éruptions érythémato-papuleuses [2], l'urticaire, du purpura, quelquefois des éruptions vésiculeuses ou bulleuses qui semblent faire partie du syndrome érythème polymorphe. Ces diverses éruptions ne présentent pas de caractères particuliers en rapport avec leur cause et il n'y a pas lieu d'insister sur elles.

Une mention doit être donnée au *zona*, dont le développement au cours des traitements arsenicaux prolongés a été signalé par Hutchinson; il est certain que dans les services hospitaliers les cas intérieurs de zona sont particulièrement fréquents chez les sujets soumis à la médication arsenicale. L'arsenic

(1) G. BROUARDEL, *Étude sur l'arsenicisme*. Thèse de Paris, 1897. — MENEAU, Les dermatoses arsenicales. *Ann. de dermat.*, 1897, p. 545.

(2) BALZER (*Ann. de dermat.*, 1897, p. 752) a observé des érythrodermies exfoliantes intenses dans le cours du traitement du psoriasis par le cacodylate de soude.

provoque fréquemment des névrites périphériques dont le développement peut expliquer l'apparition du zona.

A la suite du traitement arsenical il est fréquent de voir les lésions diverses des téguments laisser après elles des macules pigmentaires longtemps persistantes. L'arsenic, administré à doses thérapeutiques longtemps répétées, peut provoquer des pigmentations d'intensité variable, parfois très accusées, presque noires, en des régions non altérées du tégument. Elles peuvent revêtir la forme de taches brunes isolées en une région quelconque de la surface cutanée, ou être diffuses et généralisées, uniformes ou parsemées de taches blanches.

La lésion cutanée la plus spécialement liée à l'usage de l'arsenic est une forme de kératose, signalée pour la première fois par Ernest Besnier, qui se localise aux régions plantaires et palmaires et est caractérisée par la production de nombreuses petites saillies verruqueuses, pressées les unes contre les autres, formant comme un revêtement épais, corné, de coloration souvent jaunâtre ou foncée. Les lésions kératosiques débutent au niveau des orifices des glandes sudoripares. Cette lésion se développe à la suite de l'usage prolongé de préparations arsenicales. Elle guérit lorsque le traitement est suspendu, mais se reproduit si le malade est de nouveau soumis à la médication arsenicale [1].

Hutchinson a signalé le développement du cancer épithélial à la suite de l'emploi de l'arsenic, mais son opinion n'a guère rencontré que des oppositions.

Balsamiques. — Copahu. — Goudrons. — Les éruptions produites par les balsamiques employés à l'intérieur se réduisent presque uniquement à des érythèmes à forme de roséole, connus sous le nom de roséole balsamique ; il est tout à fait exceptionnel de voir se développer des érythèmes scarlatiniformes, des éruptions purpuriques ou bulleuses.

La nature véritable de la roséole dite balsamique est très discutable : Ernest Besnier a fait remarquer que le copahu ne la provoque que chez les sujets atteints de blennorragie, alors que ce médicament reste sans effets sur la peau quand on l'administre à des sujets atteints de catarrhe des voies respiratoires, de diphtérie, etc. De plus, il est de notion courante que la continuation du traitement par les balsamiques n'entrave pas la résolution de l'éruption et que celle-ci ne se reproduit généralement pas dans le cours du traitement d'une même blennorragie. Comme d'autre part on peut observer, au cours de blennorragies non traitées par les balsamiques, des éruptions analogues à la roséole dite balsamique, Ernest Besnier en a conclu que cette éruption était ordinairement, sinon toujours, liée à l'infection blennorragique.

La roséole dite copahique a pour caractères objectifs de débuter autour des grandes articulations, particulièrement du côté de l'extension, pour s'étendre plus ou moins sur les membres et le tronc, mais elle se généralise rarement ; elle est formée de taches arrondies un peu irrégulières, parfois légèrement ortiées, qui peuvent se réunir et former de larges plaques à contours irréguliers.

(1) Voir pour plus de détails l'article *Kératose*.

Belladone. — Les éruptions consécutives à l'emploi interne de la belladone et de l'atropine revêtent le plus ordinairement le caractère érythémateux et surtout le type scarlatiniforme généralisé à évolution rapide, non desquamatif. Dans quelques cas, on a signalé l'apparition de vésicules sur le fond érythémateux.

Benzoate de soude et acide benzoïque. — Ces substances provoquent quelquefois un érythème suivi de desquamation ou une éruption maculo-papuleuse.

Borique (Acide) et Borates. — Le borate de soude, administré à hautes doses dans le traitement de l'épilepsie, provoque diverses éruptions parmi lesquelles la plus fréquente est une éruption que Féré [1] compare à l'eczéma séborrhéique; elle est constituée au début par des cercles à bordure rouge et squameuse qui s'élargissent et finissent par se confondre et par former des placards plus ou moins étendus et souvent symétriques; elle débute sur les régions latérales du tronc et des membres supérieurs, souvent aussi à la région sous-ombilicale, et s'accompagne d'une desquamation mince et sèche du cuir chevelu; les cheveux deviennent cassants et tombent, l'alopécie peut devenir générale; les poils repoussent quand on cesse l'administration du borax.

Parfois on observe une éruption de papules rouges, presque confluentes sur le visage, le cou et la partie supérieure du tronc.

Des éruptions analogues ont été signalées à la suite de l'usage interne de l'acide borique.

Bromoforme. — Le bromoforme, même à doses modérées et après une seule de ces doses, peut provoquer des éruptions affectant le type de la roséole.

Bromures. — De tous les composés du brome, celui qui provoque le plus souvent des éruptions est le bromure de potassium, tout à la fois, parce qu'il est le plus souvent employé en thérapeutique et parce que, comme l'iodure de potassium, il possède des propriétés particulièrement nocives pour la peau; les bromures de sodium, d'ammonium, etc., ne sont que tout à fait exceptionnellement la cause d'éruptions [2].

Les éruptions bromuriques surviennent le plus ordinairement à la suite de l'usage longtemps prolongé du médicament, et surtout de l'emploi de doses élevées; aussi s'observent-elles généralement chez les épileptiques. Kaposi a vu une éruption provoquée chez un enfant par le bromure de potassium administré à sa mère qui le nourrissait.

Féré a montré le rôle des troubles intestinaux dans leur développement; ils apparaissent souvent à la suite de phénomènes d'embarras gastrique.

Les éruptions bromuriques revêtent rarement le type érythémateux ; dans

[1] Ch. Féré, Note sur l'action du borax administré par la voie gastrique sur les sécrétions cutanées. *Soc. de biol.*, 9 déc. 1893.

[2] Des éruptions roséoliques peuvent s'observer dans l'intoxication par les vapeurs de brome.

quelques cas cependant on a vu des érythèmes généralisés à forme de roséoles; quelquefois aussi, elles rappellent l'érythème noueux, sont constituées par des nodosités saillantes, rouges, légèrement violacées, occupant de préférence les membres inférieurs, donnant lieu quelquefois à des ulcérations.

Parfois encore elles revêtent la forme de l'urticaire.

Plus caractéristiques dans leur cause sont les éruptions pustuleuses.

Dans leur forme la plus simple, elles constituent l'« acné bromique », caractérisée par des saillies d'apparence papuleuse, d'un rose clair à leur début,

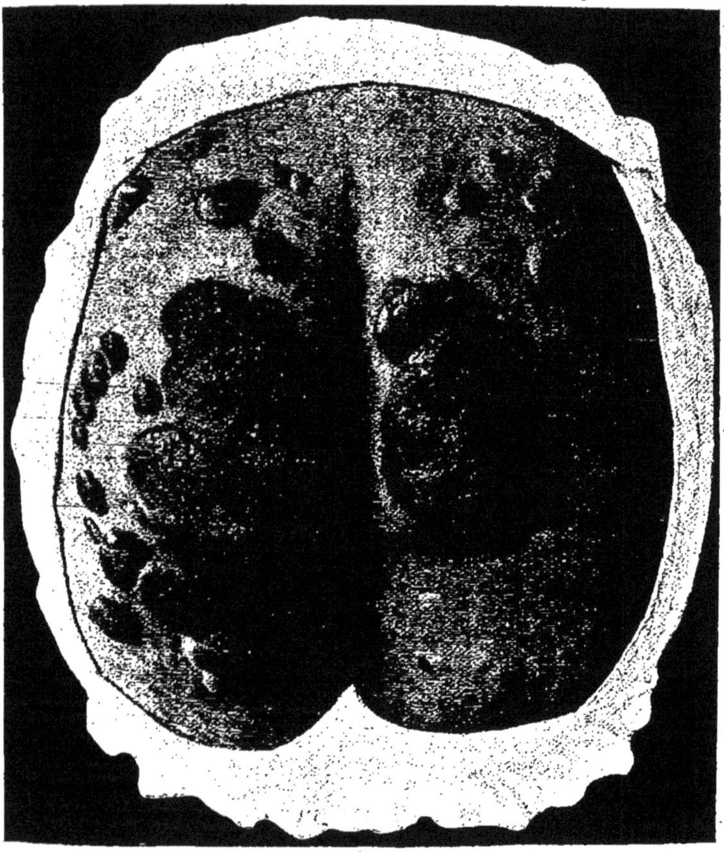

FIG. 81. — Toxicodermie bromo-potassique, végétante, rappelant des syphilides muqueuses hypertrophiques, chez une enfant de dix-sept mois, soumise à la médication bromurée dans le cours d'une coqueluche. (Observation publiée par H. FEULARD, in *Bullet. de la Soc. franç. de dermatol.*, 1891, p. 283.)

devenant plus tard foncées ou violacées, centrées ultérieurement par une pustule.

L'évolution de cette forme d'acné est particulièrement lente; elle laisse après elle des cicatrices déprimées qui restent assez longtemps violacées. Ces lésions siègent à la face, à la partie supérieure du tronc comme celles de l'acné vulgaire, mais peuvent aussi se développer sur les membres. Peu nombreuses au début de l'éruption, elles augmentent de nombre si le traitement bromuré n'est pas interrompu et peuvent arriver, par leur abondance et leur confluence, à produire des déformations considérables du visage.

Outre cette forme, relativement simple, de suppuration du tégument, le bromure de potassium provoque parfois des lésions beaucoup plus graves, des pustules analogues à celles de l'ecthyma, aboutissant à la production de larges ulcérations arrondies, à fond bourgeonnant, comme celles que l'on voit, associée à des bulles, sur la Planche XII représentant une éruption bromo-potassique de la région présternale.

D'autres lésions cutanées provoquées par les bromures, constituées à leur début par des plaques saillantes de coloration rouge souvent foncée et violacée, de consistance molle, peuvent, comme dans le cas ici représenté (fig. 81), rester à l'état d'infiltration avec aspect papillomateux de la surface sans présenter d'ulcérations; d'autres fois elles s'ulcèrent superficiellement, se recouvrent de croûtes épaisses, brunâtres, au-dessous desquelles on voit

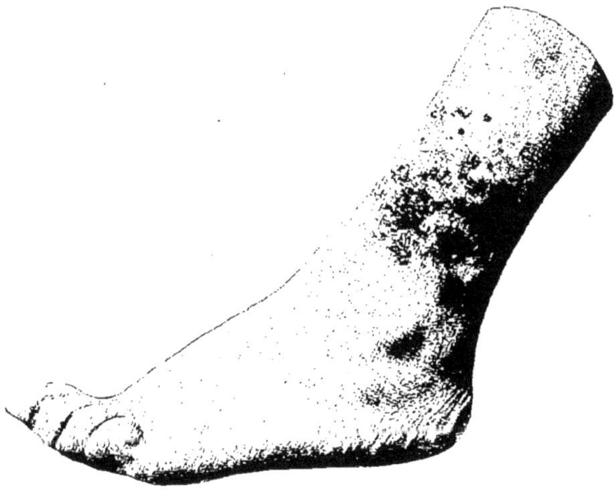

FIG. 82. — Toxicodermie bromo-potassique ; éruption croûteuse, papillomateuse et végétante. Aspect des lésions après la chute des croûtes.

sourdre spontanément et surtout par la pression des gouttelettes de pus généralement peu consistantes. La surface de ces plaques est irrégulière, mamelonnée ; les ulcérations qui leur succèdent sont recouvertes de saillies arrondies et inégales, qui leur donnent un aspect papillomateux (fig. 82) : ce caractère de la surface est directement apparent lorsque les croûtes qui la recouvrent sont peu épaisses, il suffit en tout cas de faire tomber celles-ci pour le mettre en évidence; il appartient tout spécialement aux éruptions bromuriques et possède, par suite, une réelle valeur diagnostique.

Ces plaques papillomateuses, au niveau desquelles on n'observe ordinairement pas d'infiltration profonde, évoluent lentement et laissent après elles des macules persistantes et cicatricielles lorsqu'elles ont abouti à la production d'ulcérations.

Elles occupent surtout le visage et les membres, particulièrement les membres inférieurs; mais peuvent se développer sur toutes les régions du corps. Elles sont généralement peu nombreuses; leurs dimensions varient de celles d'un pois à celles de la paume de la main.

Dans quelques cas rares, on voit se produire, à la suite de l'usage du bromure de potassium, des éruptions bulleuses, rappelant celles que provoque l'iodure de potassium.

Chloral. — L'éruption la plus spéciale au chloral est un érythème d'intensité moyenne, sous forme de taches à contours diffus, accompagné d'une sensation de chaleur assez vive, apparaissant brusquement au visage, spécialement sur les joues, pouvant s'étendre sur le cou, persistant pendant quelques heures au plus, et disparaissant sans laisser de traces. Cette éruption se développe, chez les sujets qui absorbent du chloral, lorsqu'ils viennent à prendre une boisson alcoolique et peu de temps après avoir ingéré cette boisson.

En outre, le chloral peut provoquer des éruptions à type de roséole, des érythèmes scarlatiniformes plus ou moins généralisés, de l'urticaire, du purpura, et dans quelques cas exceptionnels des éruptions vésiculeuses très étendues.

Ciguë.— Elle produit parfois des érythèmes avec tuméfaction érysipélatoïde, ou des roséoles

Cocaïne. — La cocaïne ne produit pas à proprement parler d'éruptions cutanées. Nous n'en parlons ici que pour signaler une sensation très particulière provoquée par l'usage prolongé de cette substance : les malades éprouvent la sensation de corps arrondis semblables à des grains de sable se déplaçant sous la peau; ils affirment que des parasites (vers, microbes) se déplacent incessamment sous leurs téguments, quelques-uns prétendent même les voir, se grattent avec fureur ou s'écorchent la peau pour les extirper et provoquent ainsi des lésions qui rappellent les papules du prurigo. Il s'agit là d'hallucinations et d'un véritable délire parasitophobique qui ne s'observe que dans le cocaïnisme.

Digitale. — On l'a vue produire quelquefois des éruptions érysipélatoïdes du visage, des érythèmes scarlatiniformes avec desquamation à larges lambeaux, voire chute des poils et des ongles ou des érythèmes papuleux disséminés ou disposés en cercle [1].

[1] Friedheim, *Deutsche med. Woch.*, 1895, p. 182.

Exalgine. — Cette substance peut provoquer des érythèmes généralisés en placards avec bulles [1].

Huile de foie de morue. — Elle provoque parfois des éruptions vésiculeuses ou eczématiformes.

Huile de ricin. — Elle peut déterminer du prurit et des érythèmes.

Iodures. — Si l'iode administrée en nature ne produit que rarement des éruptions, les iodures par contre en provoquent fréquemment et de formes tout à la fois très variées et très caractéristiques. Parmi les iodures, le plus nocif et de beaucoup est l'iodure de potassium; l'iodure de sodium et l'iodure d'ammonium, toutes choses égales, ont beaucoup moins d'action sur la peau. L'usage interne de l'iodoforme peut également provoquer des éruptions généralement passagères et légères. Les éruptions ioduriques sont d'ailleurs d'autant plus fréquentes et intenses que ces sels sont souvent employés dans le traitement d'affections qui favorisent le développement des toxidermies en raison des lésions vasculaires et des troubles viscéraux qui les caractérisent.

Les iodures peuvent à toute dose provoquer des éruptions, les plus graves et les plus profondes aussi bien que les plus légères : on voit des lésions bulleuses particulièrement redoutables apparaître après l'absorption de quelques centigrammes d'iodure de potassium.

Des éruptions très banales d'aspect, des érythèmes à forme de roséole, des poussées d'urticaire peuvent survenir à la suite de l'absorption de l'iodure de potassium : cependant, même dans la série des érythèmes, il y a déjà lieu de noter une éruption qui lui est bien spéciale, c'est un érythème diffus du visage, accompagné de tuméfaction œdémateuse du tégument, principalement des paupières, avec larmoiement intense et sécrétion séreuse abondante par les narines, qui suit de très près l'ingestion de l'iodure et disparaît rapidement.

Le purpura, autre forme très commune de toxidermie médicamenteuse, peut se présenter sous des aspects fort divers à la suite de l'administration de l'iodure de potassium, soit sous celui de purpura exanthématique rhumatoïde, soit sous celui de purpura hémorragique à plaques étendues et disséminées, mais il affecte parfois un aspect plus particulier, celui d'éléments papuleux, saillants, isolés, disposés avec une certaine symétrie sur les jambes.

Ces dermatoses, malgré quelques caractères particuliers empruntés à leur cause, sont bien moins spéciales que celles qui nous restent à décrire.

La plus fréquente de toutes les toxidermies iodo-potassiques est la forme de folliculite connue sous le nom d'*acné iodique :* elle s'observe de préférence chez les sujets séborrhéiques, à peau grasse, qui font de l'acné sous l'influence de troubles digestifs.

Les localisations de l'acné iodique sont d'ailleurs généralement celles de l'acné, c'est-à-dire le visage et en particulier le front, les parties supérieures

(1) Linossier, Accidents dus à l'emploi de l'exalgine. *Société de thérapeutique de Paris*, 23 mars 1898.

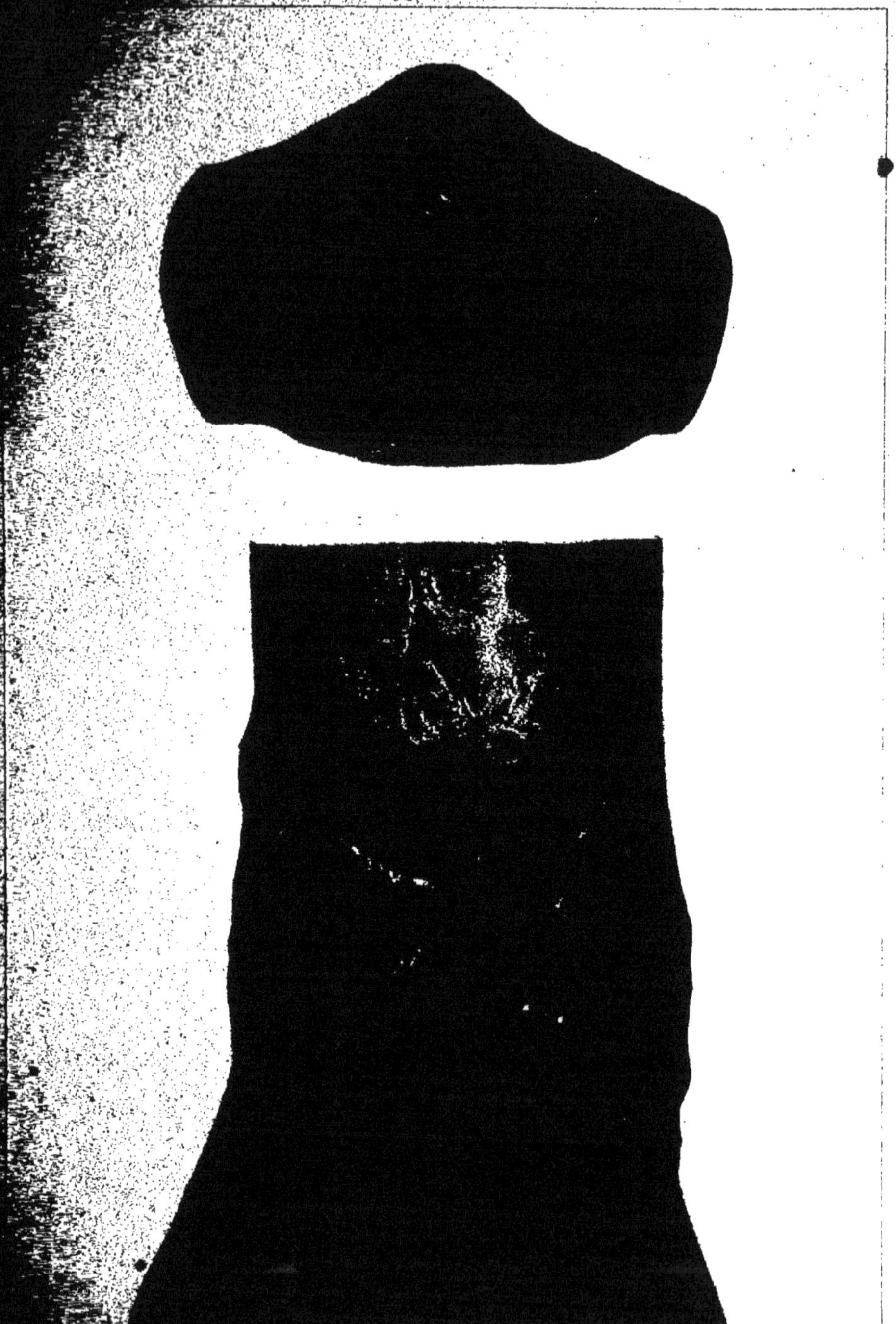

... Paris | Impies Lemercier, Paris

Iodisme cutané.

Louis — d'après le moulage Baretta, N° 1603. — A. Fournier.

du thorax en avant et en arrière, mais elle peut se développer sur la presque totalité du corps.

Dans la forme la plus fréquente, à laquelle échappent rarement les sujets soumis pendant un certain temps à la médication iodurique, l'acné se traduit par des saillies d'aspect papuleux, de coloration rouge, centrées par une pustulette blanche, de volume variable : elle ne diffère en somme guère de l'acné pustuleuse, si ce n'est par son développement plus rapide et souvent par l'intensité du processus inflammatoire, enfin par sa suppuration rapide; comme l'acné vulgaire, elle laisse après elle une cicatrice plus ou moins apparente suivant le développement acquis par la pustule. Les éléments d'acné iodique sont groupés avec une abondance variable sur les régions atteintes : si le malade n'interrompt pas l'usage de l'iodure de potassium, ils augmentent de nombre et de volume et peuvent devenir confluents par places.

Les folliculites iodo-potassiques peuvent revêtir une forme plus grave, qui est à l'anthrax ce que la précédente est au furoncle. Cette forme, décrite sous les noms de dermatite tubéreuse iodo-potassique, d'acné anthracoïde iodo-potassique, ne suppose pas nécessairement l'usage de hautes doses d'iodure de potassium; elle peut se montrer après l'administration peu prolongée d'une dose minime du médicament. Elle est caractérisée par des placards saillants, atteignant la largeur d'une pièce de 5 francs, à bords taillés à pic, quelquefois même elle forme une saillie rétrécie à la base; autour de la lésion la peau est rouge, infiltrée; le placard lui-même, de coloration rouge ou légèrement violacé, est recouvert à sa surface de croûtes jaunâtres au-dessous desquelles on trouve des perforations ou des ulcérations qui laissent sourdre par la pression un liquide purulent; parfois, surtout après l'évacuation du pus des folliculites, la surface du placard prend un aspect papillomateux.

Les éruptions iodo-potassiques peuvent revêtir la forme bulleuse : les diverses variétés de cette forme sont moins fréquentes que les folliculites, mais la plupart présentent une gravité plus considérable.

Parfois il s'agit d'éruptions érythémateuses, avec développement de vésicules ou de bulles, qui se déssèchent ou se rompent en donnant lieu à des croûtelles jaunâtres et rentrent dans le cadre de l'érythème polymorphe exsudatif, n'offrant d'autre particularité que son étiologie.

Parfois encore, mais plus rarement, l'éruption iodo-potassique reproduit tout le tableau classique de la dermatite herpétiforme de Duhring, y compris l'éosinophilie (1) qui du reste s'observe dans d'autres éruptions médicamenteuses (2).

Mais il existe une forme de toxidermie spéciale à l'iodure de potassium, connue sous le nom défectueux de pemphigus iodique, qui mérite une description particulière. La Planche XI représente un bel exemple de cette forme (3).

(1) LEREDDE, *Ann. de dermat.*, 1898.
(2) ACHARD, *Gazette hebdomadaire*, oct. 1900.
(3) L'observation de la malade dont les lésions sont figurées sur cette planche a été publiée par H. FEULARD, dans le *Bulletin de la Soc. franç. de dermatol.*, 1891, p. 259.

Occupant généralement le visage, les mains et les avant-bras et la langue, mais pouvant se développer sur toutes les régions du corps, elle débute généralement par des taches de coloration rouge plus ou moins intense, arrondies ou allongées, accompagnées d'une infiltration plus ou moins nette et parfois très prononcée de la peau; les bulles peuvent cependant se montrer d'emblée, la rougeur et l'infiltration ne se développant qu'ultérieurement. Les bulles, de dimensions variables, peuvent atteindre jusqu'au diamètre d'une pièce de 5 francs; elles sont saillantes, tendues, d'abord remplies d'un liquide séreux, mais bientôt leur contenu devient purulent, très souvent se teinte de sang, parfois se transforme en un magma demi-solide grisâtre ou brunâtre, renfermant des cellules épidermiques et des globules de sang. La rupture de ces bulles donne lieu à la formation de croûtes parfois épaisses au-dessous desquelles se voit une ulcération à surface irrégulière, souvent fongueuse, parfois recouverte de végétations mamelonnées. Ces lésions laissent après elles des cicatrices souvent profondes, irrégulières et peuvent donner lieu, comme dans un cas de Hallopeau, à des déformations de la face et du nez analogues à celles que produit le lupus. Dans un cas de Hallopeau, des bulles développées sur la cornée ont déterminé la cécité.

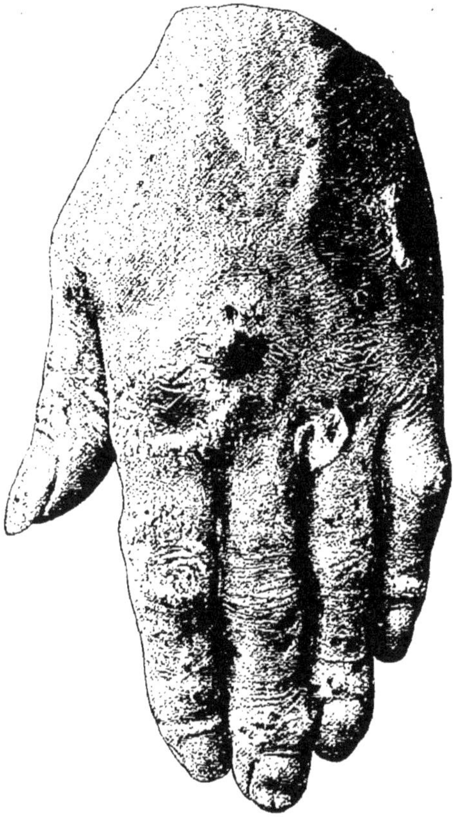

FIG. 85. — Éruption iodo-potassique à forme bulleuse, avec transformation purulente des bulles et productions papillomateuses autour des cicatrices des bulles et à la racine des ongles.

Cette forme de la toxidermie bulleuse iodo-potassique s'accompagne parfois de phénomènes généraux graves, d'albuminurie, de diarrhée, de cachexie aboutissant à la mort. Lorsqu'elle guérit, elle récidive à la moindre tentative d'ingestion d'iodure de potassium.

Elle s'observe le plus ordinairement chez des sujets déjà affaiblis par une maladie antérieure. Elle peut être provoquée par des doses minimes d'iodure

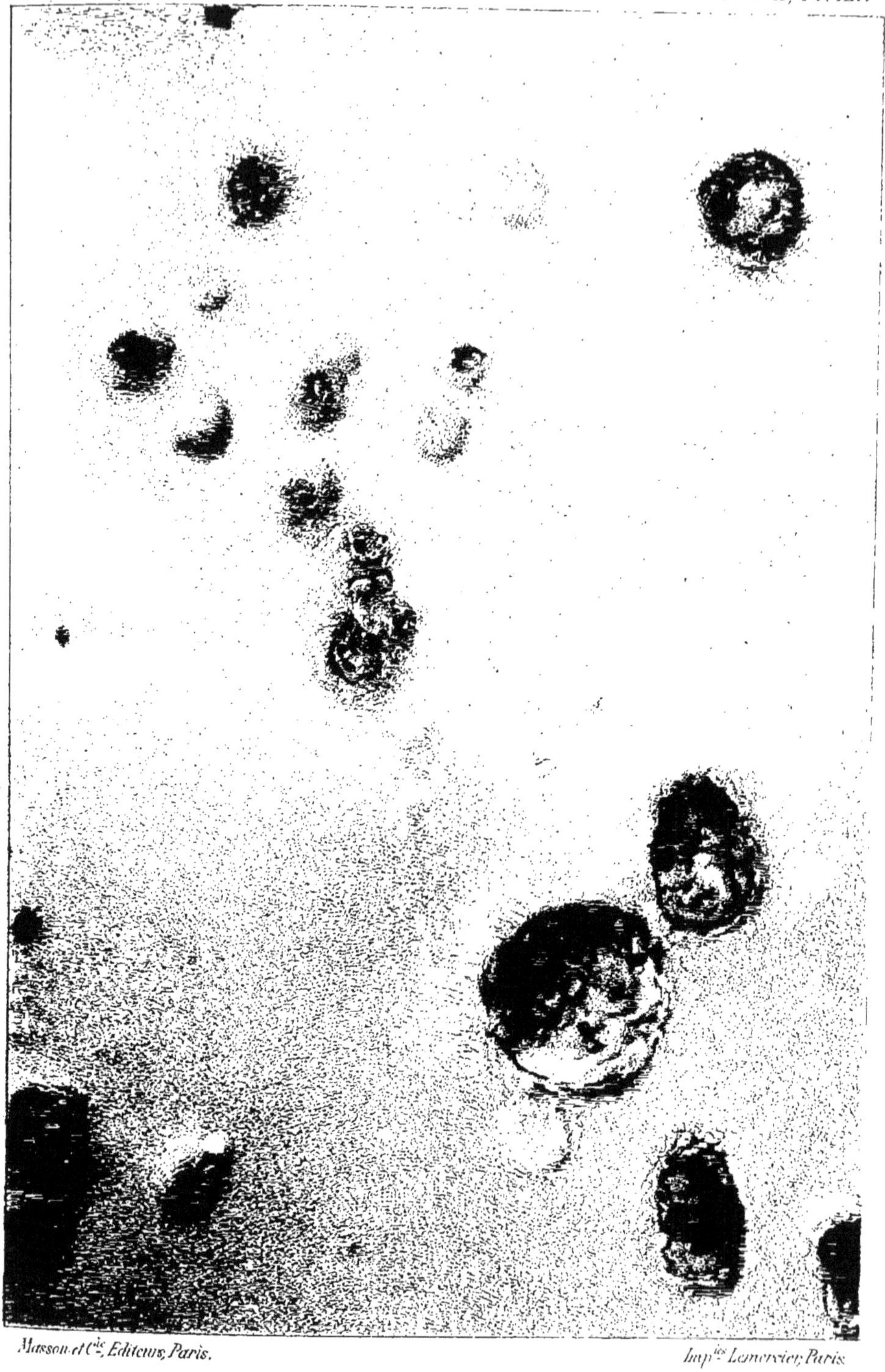

Masson et Cie, Editeurs, Paris. *Imp^ies Lemercier, Paris.*

Eruption bromo-potassique.

Musée St Louis.— d'après le moulage Baretta, N° 1108.— L. Brocq.

de potassium, alors que le même sujet avait supporté antérieurement sans inconvénient un traitement prolongé à des doses élevées.

La toxidermie iodo-potassique peut revêtir la forme de gangrène, à plaques disséminées, débutant par des éléments d'aspect pustuleux et produisant parfois des pertes de substance étendues [1].

Une autre forme de lésions tégumentaires provoquées par l'iodure de potassium est caractérisée par des nodosités [2] cutanées ou sous-cutanées, analogues à des gommes ou accompagnées de rougeur et ressemblant à l'érythème induré. Occupant généralement les cuisses, mais pouvant aussi s'observer aux jambes, aux membres inférieurs ou au tronc, elles sont dures, arrondies, adhérentes à la face profonde de la peau si elles ne sont pas développées dans la peau elle-même; celle-ci conserve sa coloration normale ou prend une teinte rosée, plus pâle que celle de l'érythème noueux vulgaire. Ces nodosités peuvent se ramollir, perforer la peau, donner lieu à des ulcérations qui deviennent parfois végétantes.

Les diverses lésions provoquées par l'iodure de potassium sont souvent prises pour des manifestations syphilitiques; cette erreur de diagnostic conduit à continuer l'usage du médicament, voire même à en forcer les doses, d'où la persistance et l'aggravation de l'éruption.

On a proposé divers médicaments pour prévenir le développement des éruptions iodo-potassiques : l'arsenic a joui d'une certaine réputation qui paraît usurpée; dans ces dernières années on a eu recours, sous l'inspiration de Féré, aux antiseptiques intestinaux, qui quelquefois retardent les éruptions, surtout celles du type acné, mais qui échouent souvent. On prévient chez un certain nombre de malades ces éruptions par une hygiène alimentaire rigoureuse, par le régime lacté partiel, par les laxatifs, par les irrigations intestinales; mais chez la plupart ces diverses méthodes ne peuvent empêcher la production de l'éruption.

Ipéca. — Dans quelques cas, l'usage interne de l'ipéca provoque des érythèmes de divers types : scarlatiniforme, érysipélatoïde, figuré.

Jusquiame. — Elle provoque parfois des érythèmes diffus, de l'urticaire accompagné de prurit violent.

Lactophénine. — On a signalé à la suite de l'injection de lactophénine des plaques érythémateuses et des injections bulleuses [3].

Mercure. — Le mercure et ses différents composés provoquent des éruptions cutanées, quel que soit leur mode d'emploi, quelle que soit la dose employée. Nous avons déjà décrit les éruptions provoquées par l'application

(1) Ch. Audry, Gangrène disséminée de la peau d'origine iodo-potassique. *Annales de dermatologie*, nov. 1897, p. 1005.

(2) Fordyce, Notes on drug Eruptions. *Journal of cutaneous and genito-urinary diseases*, 1895, p. 496.

(3) Huber, Nebenwirkungen nach Lactopheningebrauch. *Corr. bl. f. Schweizer Aerzte.*, 1897, p. 742.

sur la peau de préparations à base de mercure ou de sels mercuriels. Il nous reste à signaler ici celles que produit leur usage interne.

Le sublimé, le protoiodure, le biiodure, le salicylate de mercure, etc., peuvent, après absorption par l'intestin, par le tissu cellulaire hypodermique ou intra-musculaire, déterminer des éruptions; mais, de tous les composés mercuriels, celui qui en est le plus souvent l'occasion est le calomel.

Il suffit d'une dose unique et minime d'un de ces composés mercuriels pour produire une éruption même très grave et très étendue. Comme d'autre part, relativement au nombre considérable des cas dans lesquels les préparations mercurielles sont employées, les éruptions sont rares, il faut admettre plus peut-être que pour toute autre éruption médicamenteuse, une prédisposition individuelle.

Cette prédisposition individuelle ne se manifeste souvent qu'à l'occasion d'un seul composé mercuriel et d'un seul mode d'administration de ce composé. Mais, souvent aussi, lorsqu'une fois l'administration d'une préparation mercurielle a provoqué une éruption, celle-ci se reproduit ultérieurement à l'occasion de l'emploi, interne ou externe, de toutes les préparations mercurielles quelles qu'elles soient.

L'apparition d'une éruption traduit souvent uniquement l'intolérance de la peau pour le mercure, et très habituellement on ne voit coïncider avec elle aucun autre signe d'intoxication mercurielle, en particulier le plus banal et le plus caractéristique de ces signes, la stomatite.

Les éruptions mercurielles d'origine interne reproduisent les caractères des formes intenses d'éruptions provoquées par le contact de préparations hydrargyriques. Elles revêtent le plus souvent le type érythémateux, scarlatiniforme, et nous ne reviendrons pas ici sur la description déjà donnée de ce type [1]. Nous devons seulement signaler qu'elles peuvent se localiser en quelques régions de prédilection, le voisinage des grandes articulations, et présenter une forme bénigne, une marche rapide, être suivies d'une desquamation peu accusée, ou qu'elles peuvent, au contraire — ce qui est le cas le plus fréquent — se généraliser; dans ce dernier cas, elles acquièrent le plus souvent une grande intensité, et sont suivies d'une desquamation à caractères variables, souvent très accusée, parfois à larges lambeaux. Dans les éruptions mercurielles d'origine interne, on voit rarement se développer les vésicules qui traduisent l'action directe du mercure sur le tégument; parfois cependant, sur le fond érythémateux, se produisent des soulèvements vésiculeux qui préparent la desquamation, mais ils ont l'aspect de la miliaire sudorale et ne donnent pas lieu après leur rupture à un suintement séreux comme les vésicules de l'eczéma; parfois enfin, se fait, sous les squames, au niveau des plis articulaires en particulier, une exsudation séreuse qui s'infecte facilement, provoque la formation de croûtes d'aspect impétigineux, mais la lésion principale est toujours la desquamation.

Comme les érythèmes scarlatiniformes de cause externe, ceux qui sont

(1) Voir p. 465; voir également, p. 473, la description des érythèmes scarlatiniformes médicamenteux d'origine interne.

provoqués par l'usage interne du mercure peuvent produire la chute des phanères, comme eux aussi ils peuvent récidiver à la moindre tentative d'emploi du mercure, parfois même sans nouvelle intervention apparente du médicament.

Comme eux enfin, ils s'accompagnent, lorsqu'ils atteignent une certaine intensité, de phénomènes généraux graves, fièvre, diarrhée, albuminurie, etc., et peuvent aboutir à la mort rapide ou tardive par épuisement. Ils constituent, en somme, un accident très sérieux de l'intoxication mercurielle, accident dont la cause est souvent méconnue et qui est confondu avec les autres érythrodermies exfoliantes.

Noix vomique. — On l'a vue provoquer du prurit et des érythèmes scarlatiniformes.

Quinine. — La quinine provoque assez fréquemment des éruptions qui revêtent le plus ordinairement le type érythémateux fugace, à caractère rubéoliforme ou scarlatiniforme, ou le type urticarien, mais qui peuvent quelquefois présenter la forme érythémateuse fixe que nous avons décrite à propos des éruptions antipyriniques, parfois encore le type vésiculeux, eczématiforme, le type bulleux; elle peut encore provoquer des éruptions purpuriques, voire même des gangrènes cutanées.

Opium et morphine. — Les éruptions provoquées par l'opium, la morphine, plus rarement par la codéine[1], peuvent revêtir des formes diverses : érythèmes rubéoliformes, scarlatiniformes à évolution rapide, urticaire, éruptions papuleuses à petits élements, ou vésiculeuses suivies de suintement dans les plis articulaires.

Toutes ces éruptions ont pour caractère essentiel de s'accompagner d'un prurit intense.

Les sujets soumis depuis longtemps aux injections de morphine ont parfois un prurit violent, persistant, sans lésions cutanées appréciables[2].

Salicylique (Acide) et salicylates. — L'acide salicylique et ses sels provoquent rarement des éruptions cutanées. On a cité cependant quelques cas d'érythème, de lésions bulleuses sans caractères spéciaux, de purpura, voire même des cas de purpura avec gangrène cutanée consécutive très étendue[3].

[1] Von Essen, *Therap. Monatsschrift*, 1895.

[2] Les injections de morphine peuvent déterminer des lésions locales fort variables relevant presque toujours de l'infection et dues à l'usage de seringues malpropres ou de solutions septiques : infiltration diffuse du tégument, abcès multiples du derme ou pustules d'ecthyma généralement aplaties dont la rupture donne lieu à la formation de croûtes noirâtres, enfin cicatrices multiples accompagnées de pigmentation diffuse du tégument. Dans quelques cas (Moutard-Martin, *Bull. Soc. méd. des hôpit. de Paris*, 1897, p. 749. — Thibierge, *Bull. Soc. méd. des hôpit. de Paris*, 1899, p. 912) on a vu des taches de coloration bleu ardoisé se développer à la suite des piqûres; ces taches paraissent être le résultat de la pénétration dans la peau de particules de charbon incorporées par un mécanisme inconnu à la masse de l'injection ou introduites avec l'aiguille.

[3] Shepherd, A remarkable case of purpuric eruption ending in gangrene, apparently caused by sodium salicylate. *Journal of cut. and gen.-urin. diseases*, janvier 1896.

SANTONINE. — Dans quelques cas, elle a causé des éruptions vésiculeuses, diffuses, suivies d'une légère desquamation.

STRAMOINE. — Elle provoque des éruptions érythémateuses, scarlatiniformes, prurigineuses, parfois érysipéloïdes ou du purpura.

SULFONAL. — L'usage, même peu prolongé, du sulfonal, provoque parfois des éruptions cutanées à forme de roséole généralisée, ou scarlatiniformes; dans quelques cas il détermine du purpura [1].

THALLIUM (ACÉTATE DE). — Ce médicament, employé contre les sueurs, même à doses faibles et pendant un temps très court [2], provoque des troubles cutanés très particuliers : les poils tombent, surtout les cheveux, sans aucune altération cliniquement appréciable du tégument; l'alopécie, très rapide, peut être presque totale et persister pendant plusieurs mois.

SÉRUMS ANIMAUX, TOXINES ET ANTITOXINES MICROBIENNES. — Nous réunissons sous ce titre toutes les éruptions que provoquent les sérums et les extraits de cultures microbiennes employés dans un but thérapeutique.

Les premières en date de ces éruptions sont celles que détermine la tuberculine primitive de Koch : à la suite des injections de cette substance, on voit apparaître, généralement en même temps que les phénomènes généraux désignés sous le nom de réaction générale (élévation de température, somnolence, abattement, etc.), des éruptions du type érythémateux; ces éruptions peuvent être localisées à certaines régions, telles que les poignets, les coudes, le tronc, ou se généraliser; elles revêtent le plus ordinairement la forme roséolique, avec un certain degré d'infiltration des éléments, qui les rapproche de ceux de l'urticaire; elles peuvent également être, au moins en certaines régions, scarlatiniformes, ou revêtir nettement la forme urticarienne. Plus rarement on les voit prendre le type vésiculeux, dans lequel l'herpès labial est la forme la plus habituelle, ou le type vésiculo-pustuleux; on a signalé quelques cas dans lesquels elles se rapprochaient du lichen scrofulosorum.

La tuberculine nouvelle de Koch (T. R.) semble influencer moins fréquemment la peau que l'ancienne. Chez un malade qui avait reçu quelques jours auparavant une injection de cette substance, j'ai observé sur le dos des mains et des poignets une éruption papuleuse qui rappelait les tuberculides nécrotiques et a disparu rapidement.

De tous les sérums antitoxiques préconisés jusqu'ici, celui qui a été le plus souvent employé et dont les accidents sont le mieux connus est le sérum antidiphtérique. Dès les premiers essais, des éruptions ont été signalées à la suite de son emploi, et depuis lors elles sont d'observation courante [3].

(1) BRESSLAUER, *Wiener med. Blätter*, 1891, n° 1.

(2) JEANSELME, Sur le mécanisme de l'alopécie produite par l'acétate de thallium. *Ann. de dermatol.*, 1898, p. 999.

(3) DUBREUILH, Les exanthèmes sérothérapiques. *IIe Congrès français de médecine*. Bordeaux, 1895. *Compte rendu*, p. 808.

Ces exanthèmes ne sont pas provoqués, comme on avait pu le croire primitivement, par les antitoxines contenues dans le sérum; ils sont produits par le sérum lui-même qui sert de véhicule; c'est ainsi qu'on explique comment ils s'observent par séries à la suite d'injections de sérum provenant d'un même cheval, alors que plusieurs autres chevaux fournissent un sérum antidiphtérique, thérapeutiquement aussi actif que celui du premier, ne provoquant pas d'éruptions.

Les exanthèmes sérothérapiques s'observent d'ailleurs à la suite d'injections d'autres sérums thérapeutiques, en particulier à la suite d'injections du sérum antitétanique provenant du cheval; ils peuvent même être provoqués par des injections de sérums provenant d'animaux non immunisés artificiellement, injections faites contre des maladies vis-à-vis desquelles ces animaux ont une immunité naturelle plus ou moins réelle : c'est ainsi qu'on les a observés après des injections de sérum de chien, d'agneau, de veau à des syphilitiques, de sérum de chien à des lupiques, de sérum de veau à des tuberculeux, etc., que Sevestre, dans des expériences de contrôle, les a vus se développer à la suite d'injections à des enfants de sérum de chevaux non immunisés contre la diphtérie.

Dans ces diverses circonstances, les éruptions se produisent toujours d'une façon identique et revêtent des caractères cliniques analogues.

C'est au bout de sept à treize jours qu'elles apparaissent le plus habituellement, quoiqu'on puisse les voir se développer dès les premières heures ou les premiers jours qui suivent l'injection.

Elles revêtent des formes quelque peu variables, mais toutes dérivées du type érythémateux et, si elles débutent parfois autour du point où a été faite l'injection, elles ont toujours tendance à se généraliser.

Comme la plupart des éruptions médicamenteuses, les érythèmes sérothérapiques sont très souvent rubéoliformes, formés de taches rouges, isolées, planes ou plus souvent légèrement saillantes; ces éléments peuvent se réunir par places pour former des placards à contours irréguliers, scarlatiniformes; l'éruption peut même être scarlatiniforme dans toute son étendue; la desquamation, lorsqu'elle se produit, est toujours modérée, et l'éruption, comme dans toutes les autres formes, s'éteint en peu de jours. Dans quelques cas, les éléments érythémateux affectent une disposition figurée, se recouvrent par places de soulèvements vésiculeux et revêtent l'aspect de l'érythème polymorphe exsudatif.

Plus souvent que la forme érythémateuse, les éruptions sérothérapiques prennent la forme ortiée, avec tous les caractères ordinaires de l'urticaire commune; elles débutent alors en général au pourtour du siège de l'injection, mais s'étendent plus ou moins loin et peuvent même se généraliser, mais en affectant surtout les membres et la face. L'urticaire sert parfois de prélude aux éruptions rubéoliformes et scarlatiniformes.

Ces diverses formes éruptives, surtout la forme ortiée, s'accompagnent de prurit, parfois intense.

[G. THIBIERGE.]

Les éruptions sérothérapiques revêtent quelquefois le caractère purpurique, mais il ne s'agit que d'une congestion très prononcée au niveau de lésions érythémateuses, et non d'ecchymoses, car elles s'effacent complètement dans l'espace de quelques jours.

Les éruptions sérothérapiques, surtout lorsqu'elles sont du type roséolique ou scarlatiniforme, sont accompagnées de phénomènes généraux : fièvre d'intensité variable, vomissements, diarrhée, parfois état syncopal, douleurs dans les articulations, souvent albuminurie; quelquefois d'apparence grave, faisant redouter une terminaison fatale, ces phénomènes généraux cèdent au bout de quelques jours, laissant après eux un état d'anémie et de faiblesse parfois très prononcées.

Traitement des éruptions médicamenteuses de cause interne. — La première indication thérapeutique, en présence d'une toxidermie médicamenteuse, est de suspendre l'usage du médicament qui l'a produite et même, si le malade prend simultanément plusieurs médicaments susceptibles de provoquer des éruptions de même type, de suspendre l'usage de ces divers médicaments. Cette règle ne pourrait souffrir d'exception que si l'état du malade exigeait la continuation du traitement, et si l'apparition de l'éruption ne présageait pas la possibilité du développement d'accidents graves d'intoxication. Toutes les fois où la médication employée ne peut pas être suspendue, on doit chercher à remplacer le médicament prescrit par un succédané n'ayant pas d'influence nocive sur la peau.

L'apport toxique étant supprimé, il faut en outre faciliter l'élimination du médicament encore contenu dans l'organisme, et des substances nocives auxquelles il a pu donner naissance. Pour obtenir cette élimination, on n'a guère que deux voies, la voie intestinale et la voie rénale. Les purgatifs entraînent uniquement les quantités souvent très faibles de médicament encore contenues dans l'intestin; ils sont en réalité d'une médiocre utilité. On est donc réduit à l'usage des diurétiques, boissons abondantes, lactose, tisane de queues de cerises et autres tisanes diurétiques, et surtout lait en aussi grande quantité que possible.

Le médicament suspendu ne doit plus être repris sans nécessité absolue et, si celle-ci se présente, on doit associer au médicament les substances qui ont été avec plus ou moins de justesse proposées comme antagonistes ou les médications qui peuvent en pallier les inconvénients : par exemple les antiseptiques intestinaux s'il s'agit d'éruptions provoquées par les bromures ou les iodures, l'arsenic ou la belladone s'il s'agit des iodures.

Les laxatifs, le régime lacté ont encore pour utilité d'aider le foie à remplir son rôle physiologique vis-à-vis des substances toxiques qu'il doit fixer et transformer.

Les antiseptiques intestinaux sont souvent indiqués pour des raisons multiples : en modérant la production de composés toxiques dans l'intestin, ils suppriment une des conditions adjuvantes importantes de l'intoxication médicamenteuse et une des causes de la localisation de ses effets sur le tégument; en outre ils diminuent la quantité des poisons qui affluent vers les cellules hépatiques et facilitent l'action de celles-ci sur les agents toxiques déjà contenus dans l'organisme.

Le régime alimentaire doit être particulièrement surveillé.

Le régime lacté intégral est nécessaire dans les dermatoses étendues, principalement dans les éruptions scarlatiniformes généralisées, et toutes les fois où la sécrétion urinaire est insuffisante en quantité ou en qualité, toutes les fois où il y a une albuminurie même faible. Il doit être prolongé tant que les troubles urinaires persistent, tant que les lésions cutanées sont encore en activité.

Dans les dermatoses d'intensité modérée, à type rubéoliforme ou urticarien, le régime lacté intégral peut, au bout d'un temps court, être remplacé par une nourriture plus substantielle.

Lorsqu'on abandonne le régime lacté intégral, on ne doit lui ajouter que progressivement les végétaux, les viandes blanches; c'est seulement lorsque l'éruption a complètement disparu qu'on peut autoriser l'usage des viandes rouges. Pour peu que l'éruption ait acquis quelque intensité, le malade doit être mis en garde contre le retour trop rapide aux aliments excitants, aux assaisonnements épicés, aux poissons, à la charcuterie, au vin, aux liqueurs et au café.

Le traitement local est généralement des plus simples.

Dans les roséoles et les érythèmes scarlatiniformes à évolution rapide, il consiste uniquement dans l'emploi large de la poudre d'amidon, au besoin dans les lotions avec des solutions antiprurigineuses si l'éruption s'accompagne de prurit.

Dans les éruptions scarlatiniformes à desquamation considérable et persistante, il est nécessaire par des lavages répétés avec des liquides aseptiques ou avec des solutions antiseptiques faibles et non irritantes, acide borique par exemple, d'assurer la propreté du tégument, surtout dans les régions où les lésions peuvent devenir suintantes.

Dans les éruptions vésiculeuses et bulleuses, les soins de propreté sont plus nécessaires encore; les bulles, lorsqu'elles atteignent un certain volume, doivent être ouvertes aseptiquement, poudrées avec des poudres aseptiques et protégées par un pansement approprié. D'une façon générale, on doit s'abstenir de tout pansement humide quel qu'il soit; il n'y a guère d'exception à cette règle que lorsqu'il s'est formé des croûtes adhérentes, qui ne pourraient être enlevées qu'après avoir été ramollies par un cataplasme, ou par un pansement humide, et encore vaut-il mieux recourir dans ce but aux pulvérisations tièdes. Une fois les croûtes tombées et les surfaces détergées, on poudrera avec une poudre aseptique, à moins que l'étendue des surfaces dénudées ne nécessite un pansement humide, qui sera fait avec des compresses aseptiques imprégnées de solution boriquée faible et convenablement essorées.

[*G. THIBIERGE.*]

ÉRUPTIONS D'ORIGINE ALIMENTAIRE

Les éruptions provoquées par les aliments se placent immédiatement à côté des éruptions médicamenteuses de cause interne : comme celles-ci, elles sont dues à l'ingestion et à l'absorption de substances toxiques, et toutes les théories proposées pour expliquer les unes s'appliquent également aux autres.

Les considérations générales que nous avons développées à l'occasion de l'étiologie des éruptions médicamenteuses, s'appliquent en tous points aux éruptions provoquées par les aliments.

Certains aliments provoquent, de manière presque constante, des éruptions alors que d'autres ne les déterminent que grâce à une prédisposition personnelle conditionnée ordinairement par des troubles viscéraux, en particulier des troubles des voies digestives, des altérations rénales ou hépatiques, prédisposition qui peut être innée ou acquise. Et chez les sujets prédisposés, l'éruption revêt des aspects cliniques subordonnés tout à la fois à la nature de l'aliment nocif et à la réaction individuelle du tégument.

Étiologie. — Un grand nombre de substances alimentaires peuvent provoquer des éruptions.

D'une façon générale, celles qui les provoquent le plus ordinairement sont les substances alimentaires altérées par décomposition chimique survenue spontanément ou sous l'action de bactéries, et renfermant des composés organiques de l'ordre des toxines. Ce sont en premier lieu les poissons de mer, qui s'altèrent rapidement après la pêche, et qui sont par suite d'autant plus nocifs qu'ils sont consommés à une époque plus éloignée de leur sortie de l'eau et à une distance plus grande du lieu de pêche : les gros poissons gras sont particulièrement nocifs, ainsi que les poissons de haut goût qu'on pêche dans les mers du Sud.

A côté des poissons de mer se placent les crustacés, en particulier le homard, la langouste, les écrevisses, qui sont nocifs par eux-mêmes, et par les épices avec lesquelles on les assaisonne, et les mollusques, spécialement les moules : au sujet de ces dernières il convient de distinguer les moules fraîches et saines, qui sont sans effet sur la plupart des sujets, mais que certaines personnes ne peuvent consommer en si petite quantité que ce soit sans être prises d'éruptions violentes, et les moules altérées, par parasitisme microbien ou par maladie du foie, renfermant le produit éminemment toxique connu sous le nom de mytilotoxine, qui provoquent des troubles généraux et des éruptions indistinctement chez toutes les personnes en ayant fait usage.

Les poissons salés ou fumés, ou conservés en vases hermétiquement clos après action de la chaleur, de même que les crustacés et les mollusques conservés sont également nocifs, alors même qu'ils sont préparés d'une façon irréprochable, à plus forte raison si leur préparation a été défectueuse; comme toutes les conserves, celles que nous venons d'énumérer s'altèrent très rapidement dès qu'elles sont soumises à l'action de l'air et des microbes venus de l'extérieur, elles deviennent alors particulièrement aptes à provoquer des éruptions.

La viande de porc, la graisse de porc et d'oie, le canard, même frais, à plus forte raison conservés par un procédé quelconque (salaison, fumure, cuisson et mise à l'abri de l'air) sont la cause fréquente d'éruptions.

Les viandes avariées, en particulier la charcuterie altérée, et spécialement les saucisses crues ou à peine cuites, sont la cause d'accidents toxiques, parmi lesquels les éruptions cutanées tiennent souvent une place importante (1).

Dans cette catégorie se place aussi le gibier avancé, à poils ou à plumes.

On peut y ranger également les préparations culinaires désignées sous le nom d' « extraits de viande ».

Les fromages fermentés provoquent rarement des éruptions à marche aiguë, mais interviennent dans la production de dermatoses à évolution lente.

Parmi les aliments d'origine végétale, il convient de citer en première ligne les choux, surtout les choux fermentés qui entrent dans la préparation de la choucroute, les choux-fleurs, les concombres, les truffes, les épices et spécialement le poivre rouge, les croles du Japon, et parmi les fruits les fraises et les framboises.

Les infusions de café et de thé, les boissons gazeuses artificielles, le vin de Champagne, enfin les boissons froides et les glaces peuvent également être l'origine d'éruptions.

Symptômes. — Les éruptions d'origine alimentaire revêtent le plus souvent l'aspect de l'urticaire, avec ses diverses variétés cliniques, mais généralement sous la forme d'éléments typiques, de grande dimension, faisant une saillie blanche opaque très appréciable, entourée d'une bordure rosée, souvent figurés et accompagnés d'un prurit ordinairement très intense. Parfois l'œdème est très développé et l'éruption a tous les caractères de l'œdème aigu circonscrit de Quincke.

Le type ortié peut être provoqué par toutes les substances que nous avons énumérées comme nocives. Apparaissant généralement peu d'heures et parfois même peu de minutes après l'ingestion de l'aliment qui la provoque, l'urticaire dure un temps variable, suivant la toxicité de cet aliment, la dose ingérée, l'état des émonctoires, et les troubles digestifs qui peuvent coïncider, antérieurs ou consécutifs à l'absorption de l'aliment.

Les éruptions d'origine alimentaire peuvent encore revêtir l'aspect des différentes formes d'érythèmes : érythème rubéoliforme plus ou moins ortié, érythème scarlatiniforme généralement passager, souvent associé par places à l'érythème rubéoliforme, ou encore érythème figuré occupant le dos des mains,

(1) JUHEL RÉNOY, Symptomatologie des intoxications alimentaires d'origine carnée porcine. *Bullet. Soc. méd. des hôp. de Paris*, 2 juin 1893.

les poignets, la face, accompagné de douleurs rhumatoïdes et reproduisant tous les traits de l'érythème polymorphe exsudatif.

Parfois, sur les plaques érythémateuses on voit se développer des soulèvements bulleux, comme dans les érythèmes polymorphes de toute autre cause.

Enfin les éruptions alimentaires peuvent revêtir la forme purpurique, soit isolée, produisant des placards hémorragiques irrégulièrement disséminés, soit associée à un érythème généralisé.

Les éruptions érythémateuses, bulleuses et purpuriques peuvent être la conséquence de l'ingestion d'aliments divers, mais elles sont surtout provoquées par les aliments d'origine animale altérés, plus spécialement des conserves de mauvaise qualité et de la viande de porc avariée.

Les diverses éruptions que nous venons de décrire ne sont souvent qu'un élément symptomatique dans le complexus produit par une intoxication alimentaire; les troubles généraux, fièvre, vomissements, diarrhée, phénomènes cholériformes, troubles nerveux peuvent même les reléguer au rang de phénomènes accessoires. Cependant, dans certains cas, les troubles généraux font défaut et l'éruption cutanée est, en apparence au moins, la seule conséquence de l'intoxication.

Les aliments que nous avons énumérés plus haut ne bornent pas leur action sur la peau à la production d'éruptions aiguës, du type érythémato-ortié; ils interviennent aussi dans la production des dermatoses à évolution chronique et de leurs poussées aiguës.

Nous ne saurions nous étendre ici sur ce sujet, qui rentre plus légitimement dans l'étude des causes, principales ou adjuvantes, des grandes dermatoses et de leur marche.

Traitement. — Les règles du traitement des éruptions d'origine alimentaire sont les mêmes que celles qui doivent diriger le traitement des éruptions médicamenteuses. Il n'y a pas lieu de les retracer ici. Il nous suffira de rappeler l'importance des médications propres à débarrasser l'économie des substances nocives (évacuants, diurétiques et en particulier régime lacté), de celles qui peuvent empêcher la production dans le tube digestif lui-même de poisons ajoutant leurs effets à ceux introduits avec les aliments (antiseptiques intestinaux, absorbants). Le régime alimentaire des malades doit être particulièrement surveillé au cours et à la suite de l'éruption, et il convient d'en écarter non seulement l'aliment qui a provoqué l'éruption, et ceux contenant des agents toxiques identiques, mais encore tous ceux qui sont suceptibles d'agir sur la peau, ou de troubler les fonctions gastro-intestinales, d'où l'indication du régime lacté pendant la durée de l'éruption et dans les jours qui suivent, et la prescription d'un régime très simple, principalement végétal, pendant un temps plus ou moins long.

Quant au traitement local, il peut et doit être des plus simples, les lésions étant essentiellement transitoires et toujours spontanément curables. Lorsque les lésions sont prurigineuses ainsi qu'il est de règle, le prurit doit être calmé au moyen de lotions avec de l'eau chaude additionnée d'acides végétaux, de vinaigre, d'eau phéniquée faible, suivies d'applications larges de poudres inertes, ou mieux encore au moyen de pommades épaisses (pâtes) renfermant 1 à 2 pour 100 d'acide phénique neigeux ou de menthol.

Inutile d'ajouter que les malades doivent être prévenus de la possibilité de récidives de la dermatose s'ils continuent à faire usage de l'aliment nocif et que leur attention doit être appelée sur les différents autres aliments susceptibles de provoquer des éruptions analogues : alors même que précédemment ces divers aliments étaient bien tolérés par l'organisme, ils peuvent tous, après une première éruption provoquée par un d'entre eux, déterminer à leur tour des éruptions semblables; ce n'est donc qu'avec précaution et modération que le malade devra dans l'avenir faire usage des aliments capables de causer des lésions cutanées, et il devra écarter définitivement ceux dont il aura une fois constaté les propriétés nocives pour sa peau.

ÉRUPTIONS SIMULÉES

La production artificielle de certaines lésions cutanées est chose facile relativement; elle peut se faire parfois sans provoquer ni douleur, ni troubles fonctionnels quelconques, ni lésions persistantes et on peut s'étonner que la simulation des dermatoses ne soit pas plus souvent réalisée dans les états pathologiques et dans les milieux sociaux où la supercherie est courante ou profitable. Sans doute, la crainte de voir déjouer l'artifice, de ne pas reproduire avec assez d'exactitude un type morbide, en réduit la mise en œuvre. Il faut, en effet, pour simuler dans toute son exactitude une affection cutanée même banale, une connaissance très précise de cette affection, de ses formes extérieures et une connaissance non moins précise des effets que peuvent produire les agents physiques et les substances employées. La réussite dénote à la fois une ténacité souvent peu commune, une hardiesse et une habileté que tous ne pourraient atteindre.

Étiologie. — Les dermatoses simulées s'observent presque uniquement dans deux conditions : d'une part, chez des sujets qui espèrent se rendre intéressants par le spectacle d'une lésion cutanée repoussante ou bizarre; d'autre part, chez ceux qui cherchent à éviter quelque obligation de leur condition sociale ou quelque châtiment.

Au premier groupe ressortissent surtout des sujets nerveux, des hystériques, qui doivent à leur névrose une propension particulière à simuler les affections diverses et qui éprouvent un plaisir spécial à attirer sur eux l'attention et à tromper leurs médecins et leur entourage : à ces malades, aucune supercherie n'est étrangère, le mensonge est facile, la simulation est d'autant plus agréable qu'elle fait croire à des affections plus bizarres, plus extraordinaires et plus graves. Les effets en sont parfois rendus plus faciles à produire et plus intenses par une irritabilité et une réflectivité exagérées de la peau.

Pour d'autres sujets, la simulation d'une dermatose est un moyen d'existence : plus d'un mendiant, qui excite la compassion en exhibant aux passants une plaie repoussante, une large ulcération de la jambe, l'a produite de toutes pièces par un topique irritant. Cette industrie, cependant, est assez rarement exercée à l'époque présente.

Certains sujets, sans pratiquer la mendicité sur la voie publique, l'exercent d'une façon détournée en se faisant admettre à l'hôpital pour une affection cutanée qu'ils ont produite de toutes pièces.

Bien plus souvent, la simulation des dermatoses, comme de la plupart des états pathologiques, s'observe dans l'armée [1] et chez les prisonniers. Les soldats y trouvent un moyen d'échapper à des exercices fatigants, à des corvées diverses. Les prisonniers parviennent ainsi à se faire admettre à l'infirmerie de la prison où le régime alimentaire est meilleur, où ils ne sont plus soumis à l'isolement des prisons cellulaires, où ils ne sont plus astreints au travail comme dans les maisons centrales.

Dans ces diverses conditions, les dermatoses simulées s'observent souvent en séries résultant tantôt d'une sorte de contagion morale, tantôt d'un enseignement mutuel entre individus également intéressés à être reconnus porteurs de lésions cutanées.

Symptômes. — Les dermatoses les plus diverses peuvent être produites dans un but de simulation. Suivant les conditions dans lesquelles ils se trouvent, suivant leurs ressources, suivant leur degré d'instruction, les sujets prédisposés ou intéressés à simuler emploient des moyens variés et il en résulte des lésions d'aspect variable. Il est à remarquer seulement que ces lésions sont, au point de vue de leur aspect morphologique élémentaire, très uniformes dans un cas donné, le moyen de production étant presque toujours simple et employé suivant un mode constant. Par contre, l'étendue, les dimensions, les contours des lésions sont variables d'un élément à l'autre, d'une région à une autre.

Très généralement, la forme des éléments ou de leurs groupes est plus ou moins géométrique, ou des plus irrégulières, mais toujours formée de segments géométriques, constituant un ensemble à configuration bizarre et déjà dénonciatrice.

Les types cliniques les plus ordinairement réalisés par les simulateurs représentent plus spécialement les aspects divers et les degrés multiples de la vésication et de la brûlure, érythème, bulle, escarre, suivie d'une ulcération plus ou moins persistante. Plus rarement, ils réalisent le type érythémato-vésiculeux, plus ou moins nettement érysipélatoïde. Plus rarement encore, mais cette forme est plus caractéristique, ils cherchent et parviennent à donner à

(1) DERBLICH, *Die simulirten Krankheiten der Wehrpflichtigen*. Vienne, 1889.

leur tégument une coloration anormale, à le peindre d'une couleur tranchante et surprenante.

Les érythèmes simples sont rarement simulés : ils sont fugaces, trop bénins en apparence pour justifier les faveurs que recherchent les simulateurs ou exciter le moindre intérêt.

Pourtant, il y a quelques années un « sujet » très remarquable fréquentait les hôpitaux de Paris et s'y faisait admettre en simulant, d'une façon très étonnante, des éruptions érythémateuses. Possédant une peau « dermographique » à un haut degré, ayant fréquenté dans divers services où il avait servi comme infirmier et où il avait étudié de très près les caractères objectifs des différents exanthèmes, il s'était créé une véritable instrumentation grâce à laquelle il pouvait à volonté reproduire une éruption de rougeole, de scarlatine, voire même de variole. Il était parvenu, à trois reprises au moins, à induire en erreur l'interne de garde du service d'isolement des varioleux et à s'y faire admettre. Duguet, qui avait reconnu sa supercherie, parvint à lui faire avouer les procédés qu'il employait : une friction énergique avec une brosse de chiendent, suivie de pressions avec la même brosse, produisait l'éruption scarlatineuse et son piqueté; des pressions avec les dents d'une fourchette donnaient lieu à une éruption semblable à celle de la rougeole; les éléments de la variole, au début de la période pustuleuse, avec leur ombilication caractéristique, n'étaient autres que des saillies d'urticaire provoquées, obtenues par la pression énergique d'une clef de montre à laquelle le sujet imprimait un mouvement de rotation. J'ai assisté à plusieurs séances de simulation données par cet homme, qui était doué, dans son genre, d'un véritable talent.

Les érythèmes vésiculeux sont plus souvent réalisés dans le but de faire croire à un érysipèle. Des substances multiples pourraient, sans doute, servir à cette simulation.

Celle qui semble être le plus souvent employée est le thapsia, ou du moins l'emplâtre dit de thapsia (voir page 460). A plusieurs reprises, on a vu dans l'armée de véritables épidémies de simulation d'érysipèle par ce procédé.

Les *éruptions bulleuses* sont plutôt produites par des femmes nerveuses; elles constituent une part importante des lésions qui ont été décrites sous le nom de pemphigus hystérique.

Elles sont parfois le résultat de l'application d'une substance vésicante, telle que la cantharide : les bulles, de dimensions variées, se succèdent à intervalles irréguliers, ont encore ce caractère commun à toutes les dermatoses simulées de n'occuper que les régions accessibles aux mains de la malade ; la simulation est souvent possible à mettre en évidence par la constatation sur la surface des bulles de fragments d'élytre de cantharides, comme dans le cas classique rapporté par Bazin [1].

[1] Bazin, *Leçons théoriques et cliniques sur les affections cutanées artificielles.*

D'autres fois, et plus souvent, la bulle est le résultat d'une brûlure soit par le feu ou un corps chaud, soit par un caustique chimique. Représentant par leur forme arrondie, allongée ou irrégulière, la surface d'application de l'agent causal, de dimensions inégales, remplies de sérosité transparente au début et généralement tendues, les bulles de ce pemphigus simulé se succèdent de la façon la plus irrégulière ; survenant sans prodromes, sans troubles fonctionnels, sans aucune des autres lésions cutanées qui accompagnent la plupart des lésions bulleuses, elles sont disséminées au hasard le plus souvent, parfois symétriquement ou avec une tendance à quelque obscure ou bizarre systématisation, mais occupent toujours et exclusivement les régions, couvertes ou découvertes, accessibles aux mains des malades. Parfois on peut, en un point quelconque, découvrir la trace — par exemple une tache jaune d'acide nitrique — d'une application caustique qui n'a pas encore produit de soulèvement bulleux.

Les bulles peuvent se flétrir, leur contenu se résorber, une croûte se former; la réparation se fait sans qu'il persiste de cicatrice.

Bien plus souvent, soit que l'agent efficient de la lésion bulleuse ait porté dès l'abord ses effets sur la couche papillaire et sur le derme, tels les acides, soit que des applications répétées exagèrent les effets premiers, la rupture de la bulle laisse une ulcération généralement creusée à l'emporte-pièce, assez profonde, presque toujours de réparation lente; la perte de substance ne se répare pas sans laisser une cicatrice, d'étendue et de forme variables comme la bulle initiale, tantôt souple et mince, tantôt épaisse, fibreuse, voire chéloïdienne.

Parfois, l'application caustique provoque d'emblée, non une bulle, mais une escarre de coloration variable, blanche avec l'acide phénique, jaune avec l'acide nitrique, ou noirâtre avec la potasse.

D'étendue variable, et le plus souvent de dimensions plus considérables que les bulles, de configuration plus variable, souvent irrégulière, ce qui tient à ce qu'elle est produite par un caustique liquide et généralement appliqué sans précautions suffisantes, cette escarre tombe au bout d'un temps variable et laisse après elle une ulcération qui en reproduit la forme et les dimensions. Se réparant lentement, l'ulcération donne lieu à une cicatrice généralement profonde et dure.

Certaines dermatoses simulées reproduisent à proprement parler les caractères des ulcères; parfois elles ont pour origine une lésion cutanée banale, survenue spontanément ou accidentellement, que des soins insuffisants et des topiques irritants appliqués intentionnellement ont entretenue et modifiée dans ses caractères; tel est le cas de certains sujets porteurs d'ulcères variqueux qui savent les faire durer et en empêcher la cicatrisation dès que la guérison menace, dans le but de prolonger leur séjour à l'hopital. D'autres fois, chez des professionnels de la mendicité, ils ont été produits de toutes pièces, par une irritation savamment graduée et entretenue du tégument. Divers topiques, empruntés principalement au règne végétal, les feuilles de clématite vulgairement appelée herbe aux gueux, simplement les applications de graisses rances, sont des moyens classiques de produire ces lésions, dont précisément la longue durée et la résistance à tous les traitements sont les principaux éléments de diagnostic.

De toutes les simulations de dermatoses, celle qui semble éveiller les préférences des hystériques est la coloration anormale du tégument : la singularité du phénomène, l'étonnement qu'il provoque, la facilité de sa production et de sa reproduction, son innocuité sont sans doute les causes de ces préférences. Les malades parviennent aisément, malgré la bizarrerie du symptôme, à tromper des observateurs même prévenus : la littérature de la chromhidrose est encombrée d'observations recueillies et publiées avec la plus entière bonne foi, dans lesquelles la simulation ne peut faire de doute [1].

La série des épichromies par lesquelles peut être simulée la chromhidrose est nombreuse.

La coloration peut être noire, grise, bleue, ardoisée, jaune, rouge, verte.

Les pseudo-chromhidroses siègent, comme toutes les éruptions simulées, en des régions accessibles à la main.

Elles occupent très souvent le visage, où elles sont généralement disposées symétriquement : leur lieu d'élection est aux paupières, au voisinage du bord libre, où le pigment anormal est déposé directement par le doigt ou réparti par les cils, sur lesquels le simulateur le place. D'autres fois elles siègent sur les joues ou les oreilles. Au tronc, on les observe surtout autour des seins et de l'ombilic, au-dessus du pubis, parfois au scrotum. Elles sont rares aux membres.

Comme pour toutes les éruptions simulées, la configuration des épichromies est le plus souvent géométrique, arrondie ou ovoïde, parfois triangulaire à angles arrondis, en croissant, etc. ; ces dernières figures sont évidemment destinées, dans l'esprit des malades, à ajouter au merveilleux de leur affection.

Diagnostic. — Le diagnostic des dermatoses simulées repose sur une série de données de valeur très inégale.

La configuration des lésions, ne répondant à aucun type morbide connu, mais accusant l'application d'un topique, avec des angles rentrants ou saillants, des prolongements analogues à ceux que peut produire l'écoulement d'un liquide, peut parfois servir à reconnaître presque sans hésitation la simulation ; mais ce caractère est inconstant et un simulateur habile peut éviter de le produire ou le corriger.

[1] Il est incontestable que la chromhidrose peut se produire spontanément et en dehors de toute supercherie ; telle la coloration jaune ou rouge que prend la sueur des aisselles sous l'influence de parasites microbiens, telles des colorations variées observées en diverses régions du corps et dues à des transformations du pigment sanguin. Les faits de cette dernière catégorie sont cependant très rares et ne peuvent être admis que sous bénéfice d'une observation clinique très attentive, suffisamment prolongée pour déjouer toute possibilité de tromperie, et d'une étude chimique très précise du pigment déposé à la surface de la peau. (Voir *Sudoripares*. Maladies des glandes.)

[G. THIBIERGE.]

Parfois un examen attentif permet de constater, au niveau des lésions ou à leur voisinage, la présence d'une substance qui par son contact avec la peau peut produire les lésions mêmes que l'on constate : tels des fragments de cantharides, un débris d'emplâtre, ou encore des taches ayant la même couleur que celles produites par un agent caustique connu ; c'est là, encore plus que pour le caractère précédent, une exception rare et un élément qu'il ne faut pas attendre pour porter le diagnostic de simulation et surtout pour la soupçonner.

Les caractères morphologiques — configuration générale à part — des éruptions simulées reproduisent rarement d'une façon rigoureusement exacte ceux des dermatoses spontanées : elles sont essentiellement monomorphes, ou, lorsque leurs manifestations revêtent des aspects différents, on peut les ramener toutes à un seul et même élément dermatographique dont elles constituent seulement les transformations évolutives normales : c'est ainsi qu'on observe chez un même malade des bulles, des ulcérations et des cicatrices, mais qu'on n'y rencontrera pas des bulles et des vésicules. Ce que l'on peut simuler c'est une lésion et non une maladie : il manque presque toujours un degré de polymorphisme plus ou moins accusé ; à supposer même que celui-ci soit réalisé, la marche de la maladie dans son ensemble, les troubles fonctionnels normaux font défaut.

La simulation doit donc être soupçonnée en présence d'une dermatose dont le tableau clinique est incomplet, comme elle doit l'être en présence d'une dermatose dont le tableau clinique est trop complet, trop chargé.

Le siège des lésions en des régions anormales, en des points qui sont habituellement respectés, l'intégrité de régions qui sont normalement intéressées par la dermatose dont les caractères sont reproduits, l'intégrité de toutes les régions qui ne peuvent être atteintes par les mains du malade sont encore autant d'indices qui doivent faire penser à la possibilité de la simulation.

Ces divers indices ayant attiré l'attention sur cette cause de l'affection, l'enquête devra porter discrètement sur les antécédents du malade, la possibilité où il a pu se trouver d'observer des cas analogues, de se procurer les agents susceptibles de produire quelque altération du tégument.

Quel que soit le résultat de cette enquête, on devra, toutes les fois où la chose sera possible, appliquer sur les parties atteintes un pansement occlusif disposé de telle façon que le malade ne puisse le retirer sans qu'il reste des traces de son enlèvement : s'il s'agit d'une dermatose simulée, on ne tardera généralement pas à voir apparaître de nouveaux éléments sur les parties non couvertes tandis que demeurent intactes celles que protège le pansement.

S'il n'est pas possible de recourir au pansement occlusif, par exemple dans les pseudo-chromhidroses du visage, une surveillance intelligente, attentive et soutenue sans interruption permettra parfois de constater que, tant que dure la surveillance, la dermatose ne se reproduit pas, tandis que celle-ci reparaît dès que la surveillance fléchit.

C'est seulement lorsque l'emploi de ces divers procédés et l'enquête, menée avec le plus de discrétion possible, auront donné une conviction réelle, qu'on pourra essayer d'obtenir du sujet l'aveu de sa simulation. Et encore y a-t-il tout avantage, pour l'obtenir, à mettre sous ses yeux la preuve directe et formelle de cette simulation. Il faut bien savoir cependant que, avec des simulateurs audacieux et surtout avec les hystériques pour lesquelles le mensonge est une agréable effronterie, cette sorte de confrontation ne suffit pas. Un médecin qui n'admettrait la simulation que lorsque le simulateur avoue, risquerait fort de laisser passer nombre de dermatoses simulées : c'est à un scrupule excessif de la part de leurs auteurs, que nombre d'observations de dermatoses des hystériques doivent de n'avoir pas été rapportées, comme elles devraient l'être, à la simulation.

Sans voir partout des trompeurs et sans rapporter à la simulation toutes les dermatoses qui sortent des banales descriptions, il faut cependant la voir où elle est, et la diagnostiquer lorsque tous les indices cliniques, les preuves morales comme les preuves matérielles, sont en sa faveur.

Traitement. — Le traitement des dermatoses simulées est des plus simples : les applications topiques sont les mêmes que dans les diverses dermatoses artificielles ou spontanées, offrant les mêmes caractères anatomiques et morphologiques.

Il convient seulement d'ajouter que, tant qu'on n'a pas obtenu du sujet l'aveu de la simulation, ou qu'on a des raisons de douter qu'il consente à laisser guérir ses lésions, on devra pratiquer l'occlusion rigoureuse des régions malades : cela dans le but d'éviter l'usage des topiques irritants, qui prolongeraient la durée des lésions.

[G. THIBIERGE.]

ÉRYTHÈMES. — Voir l'article ci-après

ÉRYTHÈMES.

Par E. BODIN.

ÉRYTHÈMES

Il existe en dermatologie plusieurs chapitres qu'il est, dans l'état actuel de nos connaissances, impossible d'écrire d'une manière définitive et méthodique et parmi eux on peut placer au premier rang celui des érythèmes dont E. Besnier a écrit [1] : « Non seulement la variété des érythèmes défie toute description complète, mais il faudrait des catégories à l'infini si l'on voulait classer tous les faits en série méthodique ; les auteurs qui en ont fait l'essai ont échoué régulièrement, et n'arrivent qu'à produire des compilations indigestes et inutiles ».

Le but que je me propose en cet article est donc d'exposer ce que nous savons sur cette question sans chercher à donner d'autre division que celle qui est actuellement classique et qui, toute artificielle et insuffisante qu'elle est, a au moins l'avantage de nous permettre une certaine orientation au milieu des faits.

Tout d'abord j'indiquerai que la majorité des auteurs s'accorde pour désigner sous le nom d'*érythème* non pas une entité morbide ou une dermatose bien définie, mais un syndrome comprenant les hypérémies cutanées. Il me semble donc qu'avant de parler des formes cliniques de ce syndrome, une étude du *processus érythémateux* en général doit être placée en cet article et que, procédant comme nous le faisons chaque jour en médecine, nous devons d'abord élucider l'anatomie pathologique des érythèmes, cherchant, par la connaissance de leurs lésions, à nous élever à celle de leurs causes.

Je résumerai donc avant toute autre chose l'histopathologie générale des érythèmes, puis j'indiquerai quelles déductions pathogéniques il est possible d'en tirer et, cela fait, j'envisagerai les diverses formes cliniques que revêtent ces érythèmes.

I

ANATOMIE PATHOLOGIQUE DES ÉRYTHÈMES

D'une manière générale on peut dire que l'anatomie du processus érythémateux se résume en des phénomènes d'hypérémie et tout de suite se pose ici une question préalable. S'agit-il d'hypérémie simplement passive ou, au contraire, les phénomènes ressortissent-ils à l'inflammation [2] ?

(1) KAPOSI, *Pathologie et traitement des maladies de la peau*. Traduction et annotations par E. Besnier et A. Doyon, 2e édition, 1891, t. I, p. 364, note 1.

(2) Sur ce point les opinions sont très variables : les uns, avec Leloir et la plupart des

Il ne m'appartient pas de trancher ici une semblable question, car cela pourrait conduire à préciser les limites exactes de l'inflammation, problème dont la science n'a pas encore donné la solution définitive.

Je passerai donc immédiatement à l'exposé des faits.

En dernière analyse, le processus érythémateux se compose de dilatation vasculaire avec diapédèse et exsudation de liquide; secondairement à ces phénomènes peuvent naître d'autres lésions, en particulier des lésions épidermiques, dont je parlerai après avoir résumé ce qui a trait aux lésions essentielles des érythèmes (1).

La dilatation vasculaire porte sur les plexus sous-papillaire et papillaire et atteint aussi les vaisseaux des régions moyennes du derme; elle est plus ou moins marquée suivant les cas. C'est elle qui détermine cette rougeur qui constitue le signe clinique capital des érythèmes, rougeur dont la disposition fréquente en forme de taches arrondies ou ovalaires s'explique aisément lorsque l'on se rappelle la distribution des vaisseaux à la surface cutanée se faisant par territoires commandés chacun par une artère afférente.

Cette dilatation des canaux vasculaires s'accompagne d'issue en dehors des vaisseaux de cellules et de liquide séreux.

Le liquide exsudé forme un épanchement plus ou moins abondant entre les faisceaux du tissu conjonctif siégeant surtout dans le corps papillaire ou dans l'hypoderme, car le chorion plus dense se prête moins facilement à la distension (2).

auteurs classiques, font des érythèmes des hypérémies simples de la peau variables dans leur intensité; d'autres, suivant la tendance actuelle à élargir le cadre de l'inflammation, n'admettent comme Darier (*La pratique dermatologique*, t. I, p. 69), en dehors de l'inflammation de la peau, que quelques troubles circulatoires passifs tels que les congestions par stase, les œdèmes mécaniques, et envisagent par suite les érythèmes comme des dermites. Cette opinion est donc très voisine de celle de Kaposi (*Pathologie et traitement des maladies de la peau.* Traduction et annotation par E. Besnier et A. Doyon, 2e édition, 1891, t. I, p. 326 et 327, note 1), qui range les érythèmes parmi les dermatoses inflammatoires; d'autres encore sont éclectiques, tel Unna qui, dissociant le groupe des érythèmes, place une partie des faits parmi les hypérémies simples cutanées sous le nom d'*érythanthèmes* et réserve aux érythèmes polymorphes et noueux une place spéciale dans les inflammations neurotiques de la peau.

(1) Sur l'anatomie pathologique des érythèmes, le travail le plus complet que nous possédions est certainement l'étude de Leloir auquel je ne puis mieux faire que d'emprunter largement en ce paragraphe.

Leloir, Recherches sur l'anatomie pathologique des érythèmes et de l'érythème polymorphe en particulier. *Bull. de la Soc. anatomique*, 1885, p. 294.

Leloir et Vidal, *Traité descriptif des maladies de la peau.* Paris, 1889-1894.

(2) Je ne puis indiquer d'une façon certaine la composition de ce liquide car je n'ai pas trouvé de travaux spéciaux sur ce point particulier de la dermatologie. On peut dire seulement que le liquide transsudé en pareil cas doit se rapprocher par sa composition de celui des œdèmes cutanés; or on sait que le liquide des œdèmes n'est pas seulement du plasma ou de la lymphe. Les phénomènes osmotiques, qui se produisent dans le passage des liquides à travers les parois vasculaires, commandent en effet une certaine sélection parmi les substances constitutives de ces liquides, sélection qui variera d'ailleurs suivant diverses conditions telles que la composition du sang, la vitesse, la pression dans les vaisseaux, l'état de la membrane vasculaire qui est traversée.

Des analyses faites sur divers liquides d'œdèmes, il résulte qu'ils sont beaucoup moins

Quant à la diapédèse, ses résultats sont faciles à constater sur les coupes de lésions érythémateuses.

Les tissus périvasculaires sont envahis par des cellules migratrices formées en majorité par des leucocytes polynucléaires, leucocytes dont le nombre et la disposition varient suivant les cas.

Il est bon d'ajouter que les infiltrats cellulaires renferment aussi des hématies plus ou moins nombreuses qui sont sorties des vaisseaux au moment de la diapédèse des leucocytes et qui expliquent aisément la teinte bleuâtre et l'apparence ecchymotique que revêtent souvent les élements éruptifs.

Je ferai enfin remarquer que, d'après Leloir, ce sont ces cellules d'origine vasculaire qui constituent uniquement les infiltrats cellulaires des érythèmes et non pas des cellules embryonnaires en voie de prolifération, comme le pensent Bohn et Kobner. Cela permettrait de distinguer les lésions érythémateuses d'autres infiltrats formés de cellules jeunes proliférées et qui se rencontrent en certaines inflammations de la peau.

Voilà, en quelques lignes, ce que l'on observe dans les érythèmes, mais on conçoit facilement que ces lésions peuvent varier dans leur intensité.

Ainsi prenons le cas de la simple macule érythémateuse où la dilatation vasculaire est réduite à son plus faible degré. L'exsudat est si faible qu'il distend à peine les faisceaux de la couche papillaire; les vaisseaux des plexus papillaire et sous-dermique sont légèrement dilatés et ont laissé sortir seulement quelques leucocytes migrateurs, qui restent accolés à leurs parois.

Supposons que ce premier degré soit dépassé et que nous soyons au stade où l'érythème est formé par une tache rouge vif et légèrement saillante. Ce ne sont plus seulement quelques globules blancs que l'on trouvera autour des vaisseaux, mais bien de véritables manchons péri-vasculaires constitués par des leucocytes et par un certain nombre d'hématies. De plus, l'exsudation abondante du liquide entre les faisceaux conjonctifs a distendu ces faisceaux et déterminé la saillie légère de l'élément à la surface.

Passons maintenant à un degré plus accentué et nous allons voir la macule légèrement saillante devenir une papule. Ici les phénomènes hypérémiques s'observent dans toute l'épaisseur du derme et même il n'est pas rare de les voir gagner secondairement les parties superficielles de l'hypoderme; de plus la diapédèse s'est accentuée de telle sorte que les cellules blanches ne restent plus cantonnées au pourtour des vaisseaux, et qu'elles se répandent dans les tissus tantôt isolées, tantôt formant de ci, de là, des amas plus ou moins abondants et irrégulièrement distribués.

Certaines de ces cellules migratrices peuvent même, des parties papillaires superficielles, s'insinuer dans les espaces intercellulaires du *stratum filamen-*

riches en sels minéraux que la lymphe et qu'ils diffèrent du sérum sanguin par une plus forte proportion d'eau et par une teneur bien moindre en matériaux albuminoïdes.

Sur ce dernier point Leloir donne un renseignement au sujet des lésions érythémateuses dans lesquelles il a toujours vu l'exsudat non coagulable et ne contenant pas de fibrine; il en tire une conclusion qu'il est aisé de prévoir relativement à la nature non inflammatoire du processus.

tosum et se rencontrer, d'après Leloir, jusqu'au niveau du *stratum granulosum*. L'exsudat liquide est très marqué mais garde les caractères de l'exsudat passif ne contenant pas de fibrine, il distend le tissu conjonctif dont les éléments cellulaires n'offrent aucune tendance à la prolifération.

Pour ne rien omettre, j'ajouterai qu'à ce stade, Leloir signale entre les faisceaux conjonctifs un certain nombre d'espaces lymphatiques dilatés, tapissés par une couche de cellules endothéliales souvent hypertrophiées, mais ne proliférant pas, et que Cornil a vu, en quelques cas exceptionnels, des amas fibrineux à l'intérieur de ces lymphatiques dilatés.

Jusqu'ici tous les phénomènes se passent dans le derme, mais si les lésions s'accentuent davantage, l'hypoderme est alors nettement intéressé et l'on arrive à ce stade qui s'inscrit à la peau sous forme de nodosité érythémateuse. Ici toutefois il semble que les choses ne se bornent pas à des phénomènes d'hypérémie, car on note ce que nous n'avions pas vu dans les cas précédents, la présence de la fibrine dans le liquide exsudé et une légère tendance à la prolifération des cellules fixes du tissu conjonctif.

Toutes les lésions dont je viens de parler forment les éléments anatomiques essentiels des érythèmes, mais on conçoit sans peine que ces lésions peuvent en déterminer d'autres secondaires et accessoires et cela nous conduit à étudier les altérations épidermiques dans le processus érythémateux.

Dans les formes légères simplement maculeuses, il n'y a rien de particulier à signaler, mais dans les formes papuleuses, Leloir a souvent observé une altération des cellules malpighiennes qu'il désigne sous le nom de dilatation ou hydropisie du nucléole. En réalité, il n'y a pas là d'altération hydropique nucléolaire, car Ranvier a constaté récemment que la vésicule qui se développe dans le noyau et qui le repousse en l'aplatissant n'a rien à voir avec le nucléole et qu'elle provient probablement de l'espace périnucléaire [1].

Si les choses en restent là, la seule conséquence à noter est de la desquamation légère à la surface de l'élément éruptif; mais dans certains cas, aux lésions que nous connaissons déjà, viennent s'ajouter des éléments vésiculeux ou bulleux qui dérivent d'autres altérations épidermiques plus prononcées.

Si l'érythème s'accompagne de formation de bulles, celles-ci se produisent, d'après Leloir, par le processus habituel de la phlycténisation sur lequel je n'ai pas à insister ici, qu'il me suffise de rappeler que les liquides exsudés dans le derme traversent la vitrée et pénètrent dans l'épiderme dans lequel ils peuvent déterminer la production de phlyctènes profondes ou superficielles.

Que la pression du liquide tende à soulever l'épiderme en entier en le détachant, sur un espace plus ou moins limité de la surface papillaire, et l'on a une phlyctène profonde. C'est ce qui se passe par exemple au niveau des

(1) Il n'y a rien d'étonnant à ce que cette lésion se produise dans les érythèmes, Ranvier ayant démontré qu'elle est en relation avec l'œdème intercellulaire et qu'on peut la produire à volonté sur la peau de la grenouille en soumettant cette peau à une pression hydraulique de dedans en dehors, condition qui se trouve réalisée quand l'exsudat liquide est abondant dans les lésions érythémateuses.

régions où l'épaisseur et la résistance de l'épiderme en font une couche solide qui se laisse difficilement pénétrer par les liquides et qui se soulève en masse sous la poussée de ces liquides.

Si le liquide pénètre au contraire dans les espaces intercellulaires du corps muqueux, il chemine jusqu'au-dessous du *stratum lucidum* qui, renforcé par le *stratum corneum*, constitue une couche imperméable; au-dessous de cette couche, le liquide s'accumulera donc et les soulèvements qu'il déterminera formeront des phlyctènes superficielles. Leloir indique que les cellules du *stratum filamentosum*, sous l'influence de l'irritation causée par le liquide qui chemine entre elles, présentent certaines altérations et en particulier l'atrophie du noyau. Ces cellules perdent ainsi leur activité formative et, parvenues au niveau du *stratum granulosum*, elles ne produisent qu'une kératinisation imparfaite et se soudent mal aux cellules voisines; c'est ainsi qu'il se forme des *loci minoris resistentiæ* qui céderont à la pression du liquide exsudé et au niveau desquels naîtront les bulles.

Quant à la cavité des phlyctènes, elle est unique et remplie d'un liquide transparent, pauvre en leucocytes et ne contenant généralement que des traces de fibrine; dans quelques cas, toutefois, les leucocytes sont abondants et l'aspect du liquide est alors purulent.

Tel est le processus qui généralement préside, dans les érythèmes bulleux, à la formation des phlyctènes; Leloir, cependant, a constaté chez un malade le processus de vésiculation (altération cavitaire des cellules) et ce fait, qui indique que ce n'est pas toujours par la phlycténisation que se font les bulles dans les érythèmes, mérite d'autant plus d'être retenu que c'est surtout par ce processus de vésiculation que se forment les vésicules et les bulles dans la dermatite polymorphe douloureuse.

Aujourd'hui que les relations intimes unissant entre eux l'érythème multiforme bulleux et cette dermatose sont bien nettement établies, c'est une constatation qui acquiert une indéniable importance ([1]).

Un dernier point reste à indiquer au sujet de l'anatomie pathologique des érythèmes, il est relatif à la présence ou à l'absence au niveau des éléments éruptifs de parasites microbiens.

Sous ce rapport de nombreuses recherches ont été faites par divers auteurs et en particulier par Leloir; elles sont toutes venues démontrer que les lésions érythémateuses sont, en elles-mêmes, indemnes de bactéries.

Je sais que certains auteurs ont décrit des microbes dans des lésions érythémateuses, par exemple : Hanshalter ([2]), Simon et Legrain ([3]), Luzzato ([4]) qui ont

([1]) Il importe toutefois de faire remarquer que dans la dermatite polymorphe douloureuse, le processus de vésiculation se fait par œdème intercellulaire et non pas par vésiculation endo-cellulaire comme l'indique Leloir dans le cas d'érythème qu'il a étudié. Cette question devra du reste être reprise, car nous ne possédons que fort peu de documents histo-pathologiques sur ces érythèmes bulleux.

([2]) Hanshalter, Contribution à l'étude de l'érythème polymorphe. *Ann. de dermat.*, 1887.

([3]) Simon et Legrain, Contribution à l'étude de l'érythème infectieux. *Ann. de dermatol.*, 1888.

([4]) Luzzato, Sul. erythema acute polymorfo. *Archiv. ital. de clinic. medica*, 1889.

trouvé un microcoque dans l'érythème polymorphe et Spillmann (1), Vidal et Gibier (2) qui ont rencontré des bactéries mobiles dans des bulles. Mais, à bien examiner ces recherches, on voit qu'aucune n'est exempte de tout reproche au point de vue de la méthode d'examen, aussi est-il impossible de les faire entrer sérieusement en ligne de compte ici.

Il existe toutefois un cas dans lequel la présence de bactéries dans les lésions érythémateuses est prouvée d'une façon certaine, mais c'est le seul fait que j'aie rencontré dans ces conditions. Sabouraud et Orillard (3) ont constaté, au niveau de nodosités érythémateuses survenues chez une femme morte de streptococcie, des thromboses veineuses et des streptocoques en chaînettes bourrant le caillot des veines thrombosées.

J'ajouterai que des recherches ont aussi été faites sur le sang des malades atteints d'érythèmes et que, dans presque tous les cas, on n'a pu y déceler de germes. Leloir cependant a vu plusieurs fois le streptocoque et un microcoque ressemblant au staphylocoque. Pour ma part, sur 7 cas d'érythème polymorphe que j'ai étudiés à ce sujet et dans lesquels j'ai prélevé et cultivé, dans les conditions requises, une assez grande quantité de sang (3 à 5 centimètres cubes), j'ai obtenu 7 résultats négatifs.

II

PATHOGÉNIE DES ÉRYTHÈMES

Après l'aperçu anatomo-pathologique que je viens de donner, si l'on veut se faire une idée de la pathogénie des érythèmes, il importe, après avoir élucidé le mécanisme des lésions, de chercher quelles sont les causes qui peuvent mettre en action ce mécanisme, c'est-à-dire les conditions pathogéniques, puis de préciser quel peut être le rôle du terrain individuel dans la réaction morbide; trois points doivent donc arrêter successivement notre attention :

1° *Mode pathogénique.* — Envisagées dans leur ensemble, les lésions érythémateuses se réduisent, en somme, à des phénomènes de dilatation vasculaire avec exsudation et diapédèse. Or, quand on recherche comment peuvent se produire de semblables lésions on ne trouve que deux mécanismes ou modes pathogéniques : le premier c'est une action locale et directe d'un agent morbide sur les vaisseaux; le second consiste en troubles de l'innervation vasomotrice de ces vaisseaux.

Dans le premier cas ce seraient des agents bactériens ou des substances chimiques qui agiraient sur les parois vasculaires dans le lieu où se forment

(1) Spillmann, Contribution à l'étude du pemphigus aigu. *Ann. de Dermat.*, 1880.
(2) Gibier, *Ann. de dermatol.*, 1882, p. 102.
(3) Sabouraud et Orillard, Érythème noueux au cours d'une septicémie à streptocoques. *Médecine moderne*, 8 février 1893.

les taches érythémateuses et qui, par altération de ces parois, provoqueraient les lésions dont j'ai parlé précédemment.

Évidemment ce mode pathogénique est possible et le cas de Sabouraud et Orillard suffit pour démontrer que ce n'est pas une vaine hypothèse; mais il ne faut pas perdre de vue qu'il s'agit ici d'un fait exceptionnel, unique et que l'observation quotidienne montre que ce n'est point ainsi que les choses se passent dans la presque totalité des cas.

En effet, l'action directe d'un agent microbien ou autre sur les vaisseaux, capable de déterminer les lésions de l'érythème suppose forcément des altérations très nettes et permanentes des parois vasculaires, ce que l'on ne constate point dans les examens histo-pathologiques. En outre l'intervention locale des bactéries comporterait la présence de ces bactéries dans le foyer de l'érythème; or, j'ai indiqué que les recherches faites à ce sujet sont généralement restées négatives. Il est vrai que l'on peut soutenir la possibilité d'une action passagère de l'agent qui déterminerait un simple trouble fonctionnel en portant son influence sur les terminaisons nerveuses dans les vaisseaux, mais ceci n'est qu'un cas particulier du deuxième mode pathogénique, c'est un trouble de l'innervation vaso-motrice.

En résumé, l'intervention d'un agent microbien ou chimique, lésant les vaisseaux d'une manière durable au niveau même des foyers érythémateux quoique possible, est un cas tout à fait exceptionnel et dont nous ne possédons qu'une seule observation certaine; c'est donc par le deuxième mode pathogénique, par les troubles de l'innervation vaso-motrice que se produisent généralement les érythèmes. D'ailleurs depuis les études de Lewin et Kobner, c'est là un fait universellement reconnu par tous les auteurs classiques, mais à propos duquel il nous faut entrer dans quelques détails.

La vaso-dilatation est un phénomène commun qui, lorsqu'il est accusé et tant soit peu prolongé, peut déterminer des phénomènes exsudatifs et diapédétiques très marqués. Or, ce sont précisément là les faits que nous rencontrons dans les érythèmes; la vaso-dilatation explique donc parfaitement tout ce que l'on observe en pareil cas, mais son mécanisme intime offre une délicatesse et une complexité très grandes que nous sommes loin d'avoir élucidées complètement. Un rapide coup d'œil sur la physiologie de l'appareil vaso-moteur suffira à le montrer.

Tout d'abord je rappellerai que la vaso-dilatation peut être d'ordre passif, résultant d'une paralysie des vaso-constricteurs dont l'action constante entretient le tonus normal des vaisseaux; ou au contraire qu'elle peut être d'ordre actif par excitation des vaso-dilatateurs qui viennent agir, ainsi que cela est admis aujourd'hui, comme nerfs d'arrêt, paralysant complètement l'action tonique de leurs antagonistes, les vaso-constricteurs.

On admet généralement, en se basant sur les expériences de physiologie, que la vaso-dilatation est plus marquée quand elle provient de l'excitation des vaso-dilatateurs que quand elle est due à la paralysie des vaso-constricteurs, et l'on explique ce fait en disant que l'excitation des vaso-dilatateurs arrête toute action provenant des vaso-constricteurs, tandis que si on paralyse par section un vaso-constricteur on supprime l'action des centres situés en amont de la section sans annihiler celle des centres situés au-dessous ; mais il y a loin de ces expériences de physiologie à ce qui se passe en clinique où l'on constate la vaso-dilatation sans qu'il soit possible de dire quelle est son origine.

Un premier problème se pose donc en présence d'un phénomène de vaso-dilatation. S'agit-il d'un acte paralytique ou d'une action excitatrice des vaso-dilatateurs? Et presque aussitôt surgit une autre question non moins ardue à résoudre, que ce soit par un mode ou par l'autre que la vaso-dilatation se soit produite, quel est le point de départ de l'action vaso-motrice? L'influence primitive dont découlera la vaso-dilatation peut, en effet, se localiser sur les divers points de l'appareil nervo-vasculaire depuis son origine dans les centres nerveux jusqu'à sa terminaison dans les parois vasculaires elles-mêmes.

On sait que les principaux centres vaso-moteurs siègent dans le bulbe au voisinage de la région du calamus scriptorius et qu'il existe en outre une série d'autres centres analogues dans la moelle, mais ce n'est pas tout, car les fibres vaso-motrices issues du bulbe ou de la moelle traversent des ganglions et se mettent en rapport près de leur extrémité terminale avec des cellules ganglionnaires. Or, depuis les expériences de Roschansky, de F. Frank, et depuis celles de Gley, il est certain que ces centres ganglionnaires périphériques sont doués d'une activité propre analogue à celle des centres bulbo-médullaires et qu'ils sont, par exemple, susceptibles de transformer une action sensitive centripète en une réaction vaso-motrice.

Il s'ensuit tout naturellement que le point de départ d'une influence nervo-vasculaire peut être très variable, siégeant dans les centres bulbo-médullaires, ou, au contraire, être extra-médullaire situé en divers points de la périphérie.

2° *Condition pathogénique.* — Jusqu'ici il ne s'agit que du mécanisme des lésions érythémateuses et l'on voit que s'il subsiste à ce sujet certains points obscurs, il n'y en a pas moins une certaine unité dans ce mode pathogénique, d'ordre nervo-vasculaire et aboutissant, en dernière analyse, à la vaso-dilatation. Il n'en est plus de même si, pénétrant plus avant dans la question, on recherche quelles sont les conditions pathogéniques des érythèmes, c'est-à-dire les causes qui peuvent mettre en jeu le mécanisme nerveux qui produira la dilatation des canaux sanguins.

Toutes les influences qui peuvent agir sur les divers centres vaso-moteurs sont évidemment susceptibles de déterminer ces phénomènes de vaso-dilatation et la simple énumération de ces influences suffira pour montrer quelle peut être la diversité d'origine du symptôme érythème.

Tantôt ce sont des excitations sensitives qui agiront sur les centres vasculaires, excitations sensitives dont le point de départ est variable à l'infini et peut même être la surface interne des vaisseaux, ainsi que cela résulte des expériences de Heger et particulièrement de celles de Delezenne [1]. Tantôt ce

[1] Delezenne, *Comptes rendus de l'Acad. des sciences.* CXXIV, p. 700, mars 1897.

sont des excitations sensorielles, d'autres fois il s'agit d'influences cérébrales, le cerveau jouant ici le rôle d'une sorte de surface sensible dont partirait l'excitation pour agir sur les centres bulbo-médullaires.

Interviennent ensuite une série d'influences d'ordre chimique dont le rôle est de toute importance. En première ligne il importe de placer certains poisons qui se forment normalement dans l'organisme par l'activité nutritive des cellules, poisons qui sont d'ordinaire éliminés par les émonctoires habituels, mais qui peuvent, si l'un de ces émonctoires ne suffit plus à sa tâche, s'accumuler dans le sang et porter leur action sur les centres nervo-vasculaires.

Il va sans dire que toute déviation dans les échanges nutritifs, que tout trouble dans ces fonctions aboutissent aussi à la production de substances toxiques dont l'action vaso-motrice est certaine.

Viennent enfin, une série de substances étrangères à l'organisme alimentaires, médicamenteuses ou bactériennes, celles-ci méritant une mention toute spéciale en raison de l'importance que jouent les maladies infectieuses dans la production du symptôme érythème. J'insisterai d'autant plus volontiers sur ce point que presque toutes les recherches qui ont été faites à ce sujet, notamment par Charrin et Gley [1] et par Arloing [2], démontrent que ces toxines bactériennes (sauf les produits pyocyaniques et la malléine) sont surtout vaso-dilatatrices. Il convient aussi de faire une remarque relativement à l'action des poisons bactériens; Courmont et Doyon [3] ont, en effet, pratiqué une série d'expériences qui semblent démontrer que l'action de certaines de ces toxines, comme la toxine diphtérique, par exemple, ne se fait pas directement sur les centres nerveux, mais qu'il y aurait production dans l'économie, probablement aux dépens de ses éléments constitutifs et sous l'influence des toxines, de poisons plus ou moins actifs qui agiraient sur les centres nerveux.

Ce fait mérite d'être signalé, car il peut expliquer la lenteur avec laquelle se produisent certains troubles de la vaso-motricité, consécutifs à l'introduction dans l'organisme d'un poison bactérien.

Ce simple coup d'œil sur les influences qui peuvent agir sur les centres vaso-moteurs et devenir par suite l'origine des érythèmes indique, sans qu'il soit nécessaire d'insister, combien peut être variable l'origine de ce symptôme dermatologique et combien il est difficile, sauf en certains cas, de préciser exactement cette origine. Un exemple quelconque fixera cette notion. Prenons un érythème survenu à la suite de troubles gastro-intestinaux, quelle est sa condition pathogénique, sa cause première? S'agit-il d'une substance toxique introduite avec des aliments, ou n'est-ce pas plutôt un poison autogène dû au fonctionnement anormal des appareils, ou bien n'y aurait-il pas une action réflexe dont le point de départ serait la surface digestive irritée par des sub-

(1) Charrin et Gley, *Comptes rendus de l'Acad. des sciences*, 28 juillet 1890. — *Archives de physiologie*, 1890, p. 524. — *Ibid.*, 1891, p. 146. — *Ibid.*, juin 1893.

(2) Arloing, *Soc. des sciences médic. de Lyon*, mai 1891.

(3) Courmont et Doyon, *Archives de physiol.*, 1895, p. 252.

stances chimiques, toxiques ou non toxiques, dont l'action serait alors purement mécanique?

E. Besnier a magistralement mis en lumière ce fait de la variabilité de la condition pathogénique des érythèmes, aussi ne puis-je mieux faire que de lui emprunter les lignes suivantes qui résument parfaitement la question :

« Ainsi donc, dit-il, il faut le répéter, car cette notion est pour nous essentielle, à l'irritant lui-même, cause du trouble vasculo-nerveux dont la manifestation objective est l'érythème, nulle spécificité. Au dedans comme au dehors, il peut être purement mécanique, plus ordinairement chimique, provenant des sources les plus diverses, et étant lui-même infiniment variable; apporté par les aliments, les médicaments, élaboré au sein de l'économie par un grand nombre d'altérations simples ou spécifiques des solides ou des liquides, ou même par les micro-organismes qui y pullulent [1]. »

Un autre fait qu'il importe grandement de préciser et sur lequel s'arrête aussi E. Besnier dans son étude, c'est que l'irritant qui provoque la réaction vaso-motrice n'est « ni un élément microbien fertile, ni directement pathogène, capable de créer de toutes pièces une maladie spécifiée et de la reproduire par transplantation du sujet malade à l'individu sain » [2]. Cela résulte bien évidemment, et sans qu'il soit nécessaire de donner d'autre explication, de ce que j'ai dit sur les actions qui portent sur les centres vaso-moteurs : ce n'est pas l'agent microbien lui-même qui les influence directement, mais les toxines d'origine microbienne, ou même les substances élaborées au sein de l'organisme sous l'influence de toxines; aussi ne faut-il point se méprendre sur la valeur du terme *infectieux* appliqué à quelques érythèmes et faut-il bien savoir que ce terme est, en réalité, impropre, même quand l'érythème est de provenance bactérienne.

3° *Condition individuelle.* — Il est bien acquis aujourd'hui que le mode pathogénique des érythèmes est d'ordre nervo-vasculaire et que la condition pathogénique de ces dermatoses est très variable; mais si l'on creuse le problème plus avant, on se heurte à une notion qui est capitale. En dehors de certaines influences particulières dont l'action est spécifique et se porte, d'une manière très spéciale sur certains centres, comme quelques toxines bactériennes, il faut bien savoir qu'une action sensitive ou autre agissant sur le système nerveux central, peut localiser son effet sur divers centres. Or, pourquoi son action se fait-elle sentir sur les centres vaso-moteurs plutôt que sur d'autres? En outre, si ce sont les origines des vaso-moteurs qui sont intéressées, l'influence peut intervenir pour les vaso-constricteurs comme pour les vaso-dilatateurs, et pourquoi les uns sont-ils plutôt influencés que les autres et pourquoi aussi, dans le cas où ce sont les vaso-contracteurs qui entrent en jeu, l'action première a-t-elle été plutôt paralysante qu'excitante? C'est qu'ici intervient un facteur très important. Je veux parler de la *condition*

(1) E. BESNIER, Pathogénie des érythèmes. *Ann. de dermat.*, 1890, p. 1.
(2) E. BESNIER, *Loc. cit.*

individuelle, dont le rôle est si prépondérant dans la genèse des érythèmes que E. Besnier en dit avec juste raison :

« Ici apparaît, dans toute son évidence, le rôle de l'élément vivant, dont la réaction morbide est, dans une certaine mesure, bien entendu, plus attachée à la disposition propre, à l'individualité, à l'aptitude morbide qu'au degré de l'irritant lui-même. »

Que la condition individuelle soit innée ou qu'elle soit acquise sous l'influence de divers états morbides, c'est elle qui fait que plusieurs individus soumis à la même cause irritante, se comporteront, vis-à-vis de cette cause, de façons différentes et que chacun réagira toujours de la même façon vis-à-vis des excitations d'un certain ordre, c'est elle, en un mot, qui détermine le sens de la réaction morbide.

Cela permet d'expliquer pourquoi les érythèmes sont si fréquents chez les personnes qui en ont déjà été atteintes ; la prédisposition à réagir de la sorte persiste, en effet, chez elles et détermine le sens de la réaction après des causes d'ordre très variable.

En pathologie générale, c'est là, du reste, une notion de premier ordre qu'il importe de ne pas perdre de vue, car elle se retrouve dans tous les phénomènes morbides que le clinicien observe ; mais ici elle se manifeste plus que partout ailleurs ; on comprend donc que j'insiste tout particulièrement sur l'importance de cette condition individuelle qui domine toute la pathogénie des érythèmes et que j'aurais placée en tête de ce paragraphe s'il n'eût été plus méthodique de commencer par un aperçu de la physiologie pathologique.

En résumé, les érythèmes qui se produisent par un mécanisme d'ordre nervo-vasculaire reconnaissent comme conditions pathogéniques des causes très variables, dépourvues de toute spécificité et leur production est, d'une manière très nette, sous la dépendance de la condition individuelle qui, pour toute inconnue qu'elle nous est dans sa nature intime, n'en a pas moins ici un rôle dont l'importance est majeure.

III

DIVISION DES ÉRYTHÈMES

Divers auteurs ont tenté de classer les érythèmes suivant leurs causes ; mais ce que j'ai dit au sujet de la pathogénie de ces dermatoses suffit à montrer l'inanité d'une semblable classification à l'heure actuelle car, en outre de ce fait qu'il y a un grand nombre d'érythèmes dont l'origine nous échappe et que l'on ne sait où placer, il en est beaucoup pour lesquels la condition pathogénique, qui peut varier, est très discutable et que l'on ne peut pas non plus classer d'une manière certaine.

Force nous est donc d'adopter actuellement une classification toute artificielle, qui n'a rien de scientifique, mais qui a au moins l'avantage de per-

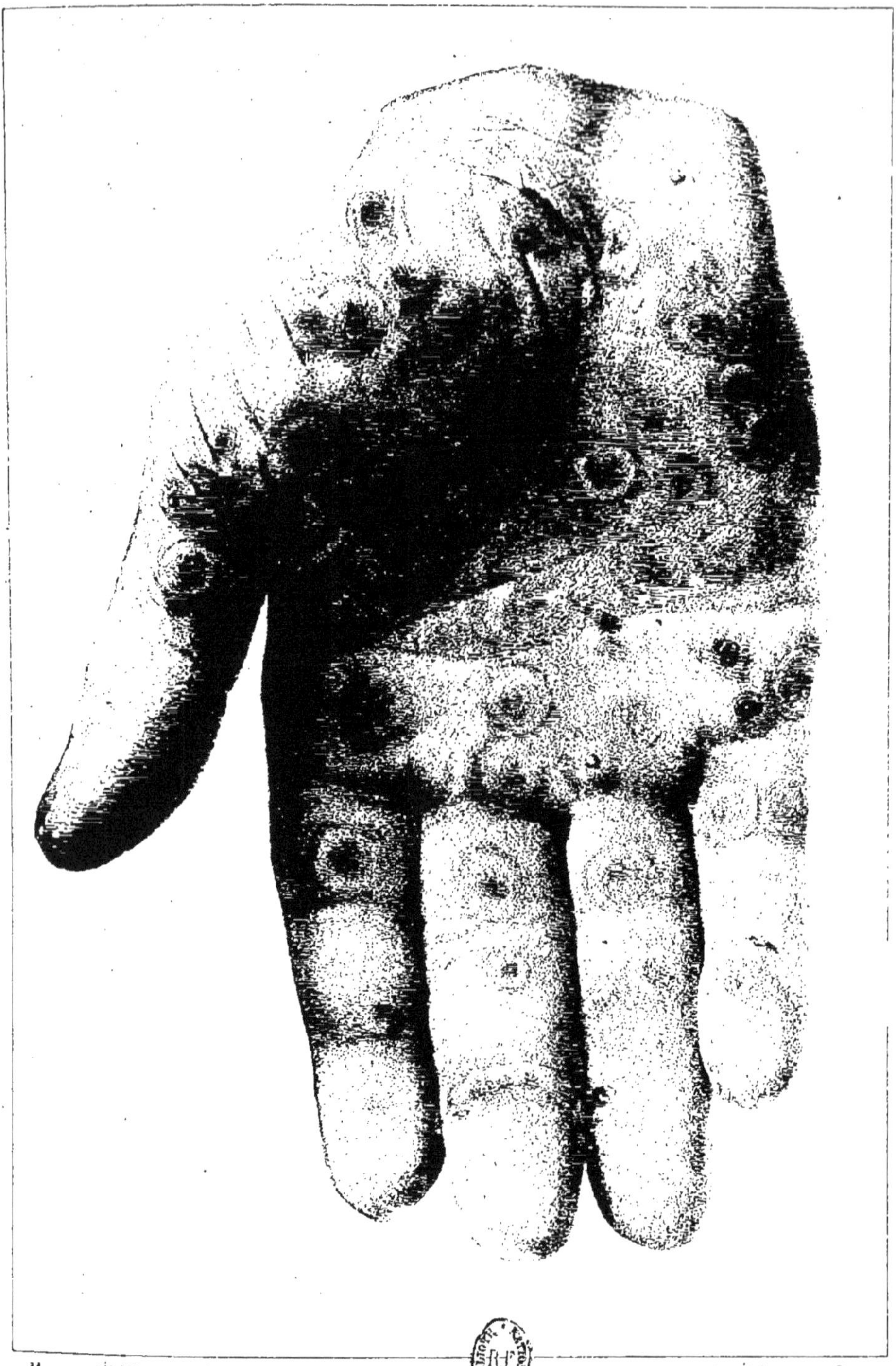

Masson et Cie Editeurs, Paris. Imp^ies Lemercier, Paris.

Erythème polymorphe. Variété Iris.

Musée St Louis. — d'après le moulage Baretta, N° 2093. — Ducastel.

mettre un certain groupement des faits, c'est la classification qui est basée sur l'aspect clinique que revêtent les érythèmes.

On doit ainsi reconnaître les formes suivantes :

1° Érythèmes polymorphes;

2° Érythèmes noueux;

3° Érythèmes rubéoliformes;

4° Érythèmes scarlatinoïdes;

5° Érythèmes scarlatiniformes.

Je donnerai ici la description de l'érythème polymorphe et de l'érythème noueux, en y rattachant l'érythème pernio ou engelures, que certains auteurs rapprochent intimement de ces types érythémateux; puis j'étudierai les érythèmes rubéoliformes et scarlatinoïdes. Quant aux érythèmes scarlatiniformes desquamatifs, je ne m'y arrêterai pas, car, en raison de leurs caractères spéciaux, ils ont été rangés en cet ouvrage avec les érythrodermies desquamatives. Je ferai aussi remarquer que bon nombre d'érythèmes de cause externe ou de cause interne, comme les érythèmes médicamenteux, ne rentreront pas dans ma description, l'histoire de ces dermatoses ayant été développée comme il convient au chapitre des éruptions artificielles.

1° ÉRYTHÈME POLYMORPHE.

Sous le nom d'érythème exsudatif multiforme, Hébra a réuni différentes variétés érythémateuses, érythémato-papuleuses, érythémato-vésiculeuses et bulleuses qui étaient, avant lui, décrites séparément et c'est à cet érythème exsudatif multiforme de Hébra que l'on a donné le nom d'érythème polymorphe.

Dans l'état actuel de la dermatologie, il est impossible de donner une définition précise de l'érythème polymorphe, car les nombreux cas qu'il englobe sont, en réalité, disparates. Ce groupe dermatologique, tel que le conçoivent aujourd'hui les classiques, appelle donc de nouvelles études et devra être complètement remanié.

L. Brocq est entré le premier dans cette voie lorsque, dans ses travaux sur les dermatites polymorphes douloureuses [1], il a montré qu'il existe, à côté de la forme chronique et typique de la maladie, une forme aiguë et que certains faits, que l'on range dans l'érythème polymorphe, appartiennent à cette forme aiguë de la dermatite polymorphe douloureuse.

En dépit de l'opinion des représentants de l'école de Vienne, qui veulent conserver intacte la conception de Hébra, bon nombre de dermatologistes français ont adopté actuellement la manière de voir de Brocq, qui est plus conforme à la réalité des faits cliniques, et c'est là un grand progrès car, il faut bien le reconnaître, l'érythème polymorphe ancien est un véritable *caput*

[1] L. Brocq, De la dermatite herpétiforme de Durhing. *Ann. de dermatol.*, 1888. — Note sur les dermatites polymorphes douloureuses. *Ann. de dermatologie*, 1899, p. 849.

mortuum englobant des faits dissemblables et dont le démembrement s'impose.

Symptômes. — *Début.* — Rien n'est plus variable que la symptomatologie de l'érythème polymorphe et le début, pas plus que la période d'état ou que la phase résolutive, n'est astreint à des règles fixes.

D'ordinaire, cependant, on observe une période pré-éruptive de durée plus ou moins longue, généralement courte et qui se caractérise par des phénomènes généraux. On y trouvera de la fièvre, mais d'intensité éminemment variable; en même temps on notera souvent des troubles gastro-intestinaux, de la courbature, des douleurs vagues, des arthralgies plus ou moins nettes et enfin des phénomènes d'angine pharyngée vulgaire, à type bénin et éphémère, sur la fréquence desquels il est bon d'attirer l'attention. Quelquefois aussi on observe un certain degré de laryngite, un peu de trachéite et même de la bronchite légère ; tout cela, bien entendu, très variable suivant les sujets et suivant les cas. Plus rarement l'éruption fait d'emblée son apparition sans qu'il y ait eu de phénomènes généraux prémonitoires.

Quoi qu'il en soit, que la dermatose commence ou non par une période pré-éruptive, l'éruption peut affecter n'importe quel point de la surface cutanée, mais, dans la grande majorité des cas, elle se localise en certaines régions, apparaissant en même temps à la face dorsale des extrémités, sur le cou, au visage, au pourtour des yeux et en bordure du cuir chevelu et revêtant d'ordinaire un caractère de symétrie très marqué.

Éruption. — Le polymorphisme que je viens de signaler dans le mode de début va se retrouver ici, mais encore plus marqué peut-être, car, non seulement l'expression clinique de l'érythème est très variable : taches, macules saillantes, véritables papules, nodosités, lésions vésiculo-bulleuses, mais encore chacune de ces lésions érythémateuses se présente elle-même avec des variations très prononcées de dimension, d'abondance, de disposition. De plus, les diverses lésions que je viens d'énumérer coïncident fréquemment, de sorte que les modalités objectives les plus différentes peuvent se trouver réunies et diversement combinées chez le même malade.

Afin de mettre un peu d'ordre dans ces faits si complexes, les auteurs classiques ont coutume de diviser la description des érythèmes polymorphes qu'ils rangent suivant deux types :

1° Le type érythémato-papuleux;

2° Le type vésiculo-bulleux.

Il y a, dans cette manière de faire, une certaine part de vérité dans ce sens que, chez le même malade, un certain type éruptif est généralement prédominant; mais que l'on sache bien que cela ne veut pas dire qu'il n'y ait qu'une seule modalité éruptive sur chaque sujet, par exemple dans tout érythème à type érythémato-papuleux, on peut voir survenir, à un moment donné, des soulèvements vésiculeux et, inversement, dans les érythèmes vésiculo-bulleux, il est habituel d'observer, entre les vésicules, des taches simplement érythémateuses ou des papules. Cette remarque préliminaire étant faite, nous

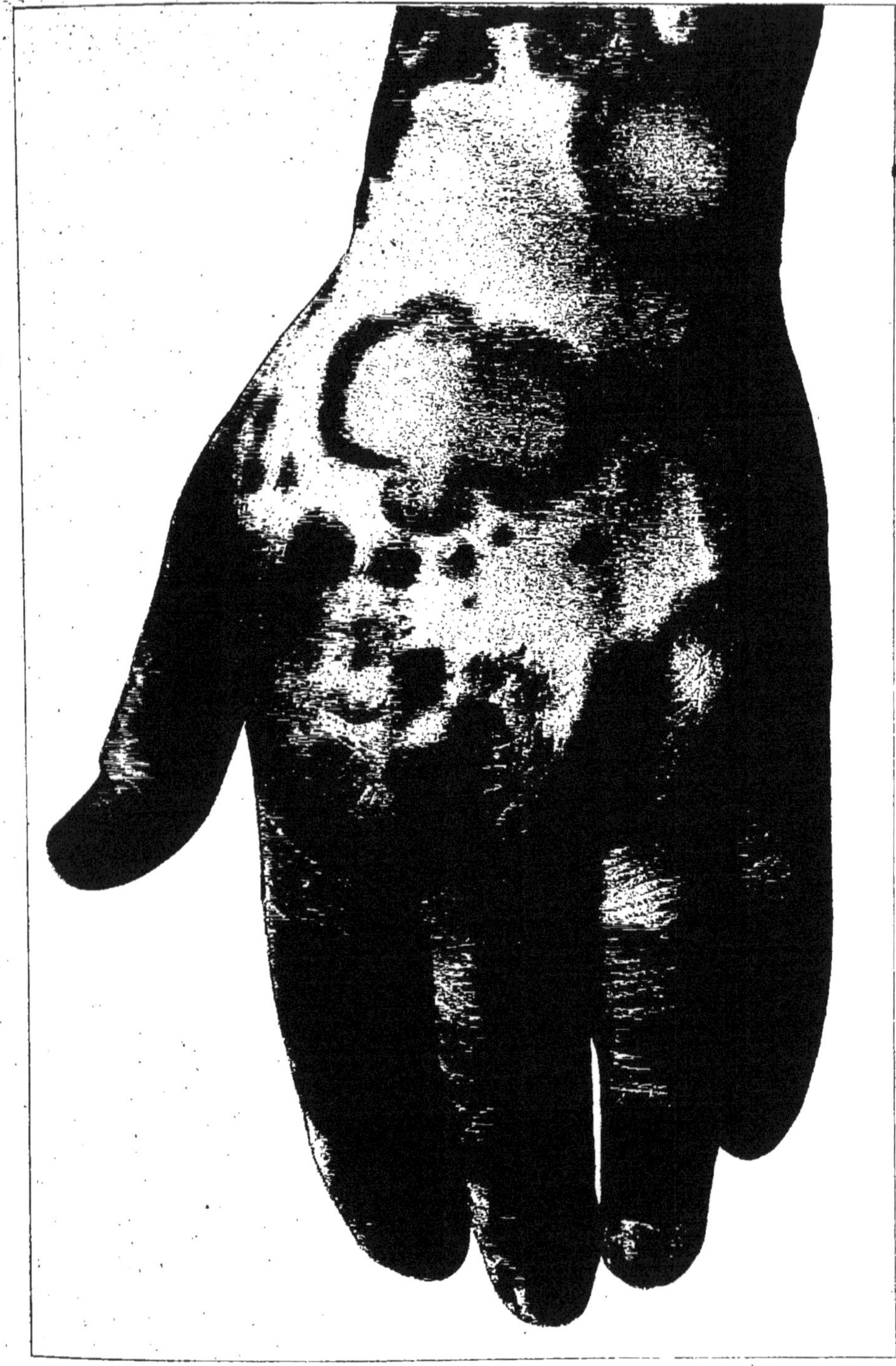

Masson et Cie, Editeurs, Paris. Imp^{ie} Lemercier, Paris.

Erythème.

Musée St Louis. — d'après le moulage Baretta, N° 1986. — Fournier.

pouvons suivre maintenant la division des classiques qui simplifiera singulièrement notre tâche.

A. Type érythémato-papuleux. — Le début de ce type se fait aux sièges d'élection par l'apparition de petites taches rouges, qui atteignent vite les dimensions d'une lentille, d'une pièce de 20 ou de 50 centimes; ce sont alors des macules d'un rouge vif, parfois un peu violacé, à rebord nettement marqué, de forme souvent arrondie ou ovalaire, sans que cela soit, toutefois, une règle fixe, au niveau desquelles la peau fait un relief facile à constater lorsque l'on passe doucement les doigts à la surface du tégument. Remarquons, en outre, que ces taches sont bien nettement érythémateuses, ainsi que l'on peut s'en convaincre en exerçant une pression à leur niveau; sous l'influence de cette pression, la tache disparaît pour reparaître aussitôt que la pression cesse.

Suivons maintenant l'évolution de ces taches; nous allons les voir prendre des aspects très divers : tantôt elles se forment en quelques heures, puis persistent plusieurs jours avec les caractères que je viens de mentionner; tantôt elles s'agrandissent, se fusionnent par leur périphérie, formant alors des festons, des rubans ou de larges plaques à contours bizarres, délimités par des portions de cercle, c'est ce qu'on appelle l'*érythème figuré*, *erythema gyratum*. (Pl. XIV.)

D'autres fois, on voit une plaque arrondie, de dimensions assez considérables, se guérir en son centre, de telle sorte que l'on trouve un cercle érythémateux, large de quelques millimètres, entourant une petite portion de peau saine, c'est l'*érythème circiné*, et si, sur cette partie centrale, apparaît une petite tache rouge, on a un aspect en cocarde qui a valu à cette variété le nom d'*érythème iris*. (Pl. XIII.) Il y a d'autres cas dans lesquels les plaques varient surtout par leur coloration, revêtant une teinte bleu violacé plus ou moins nette, *érythème livide*, ou prennent une teinte sanguine assez foncée, parce qu'il s'est fait à leur niveau une abondante extravasation d'hématies; à cette variété, on réserve le nom d'*érythème purpurique*.

Enfin, les macules érythémateuses peuvent s'accentuer dans leur relief pour devenir alors plus ou moins saillantes, formant de véritables papules infiniment variables, comme les taches, dans leurs dimensions, dans leur coloration, dans leur forme et dans leur nombre, tantôt isolées, tantôt confluentes au point de former des bosselures rouges irrégulières et mamelonnées [1].

Signalons enfin qu'il se produit fréquemment, au niveau des saillies papuleuses, quel que soit leur mode de formation, une infiltration marquée du derme, de telle sorte que la palpation y décèle de véritables nodosités; c'est

[1] E. Besnier fait remarquer que le type papuleux ne résulte pas constamment ainsi qu'on pourrait le croire au premier abord, de l'élévation des macules, mais que les papules, avec la diversité de forme et d'aspect que je viens de signaler, peuvent prendre naissance d'emblée sur la peau. — E. Besnier et A. Doyon, Traduction et annotation des *Leçons sur les maladies de la peau*, de Kaposi, 1895, p. 357, note 1.

cette forme que les dermatologistes ont décrite sous le nom d'*érythème papulo-tuberculeux*.

Pour compléter le tableau des symptômes objectifs, il importe de noter une association fréquente de l'œdème à l'éruption, mais cet œdème n'est soumis à aucune règle fixe et il n'a aucun rapport avec le degré et l'abondance de l'éruption. Tel malade présentera seulement un léger œdème localisé aux régions sur lesquelles s'est faite l'éruption, alors même que celle-ci est intense, tandis que tel autre, dont l'éruption est minime, offrira un œdème considérable et étendu. Ce phénomène n'a d'ailleurs rien qui doive surprendre, car il est sous la dépendance de troubles vasculaires du même ordre que ceux dont relèvent les lésions érythémateuses.

Évolution de l'éruption. — Quant à l'évolution des éléments éruptifs, elle diffère suivant les cas, mais on peut dire, d'une manière générale, qu'elle procède suivant le type subaigu et subintrant. Précédées d'ordinaire par une courte période de troubles généraux fort variables, les manifestations de la dermatose apparaissent d'abord aux points d'élection, mais peuvent ultérieurement se généraliser tout en restant toujours plus intenses et plus abondantes aux sièges électifs. Il est rare, d'ailleurs, que l'éruption soit complète du premier coup; elle se fait par poussées successives qui, dans leur ensemble, peuvent durer de quinze jours à cinq semaines. Lorsque la maladie décroît, c'est aussi la même marche qu'elle suit et ce n'est qu'après une série décroissante de phénomènes éruptifs que l'on arrive à la terminaison complète après laquelle on trouvera seulement, au niveau des anciens éléments cutanés, une desquamation plus ou moins marquée et de courte durée.

Symptômes concomitants. — Il ne faudrait pas croire que l'érythème polymorphe ne comporte que les manifestations dont je viens de parler; il y a, en effet, dans la plupart des cas d'autres symptômes subjectifs ou viscéraux qui méritent d'attirer l'attention du clinicien.

a. *Symptômes subjectifs.* — A toutes les périodes de l'affection on peut observer des troubles de la sensibilité et ces troubles, par leur fréquence et par leur importance, doivent être placés ici tout d'abord. Ce sont toujours des troubles hyperalgésiques, dont les localisations sont variables.

Généralement l'éruption elle-même comporte un élément hyperalgésique plus ou moins marqué et qu'il importe de retenir car, lorsqu'il est intense, il constitue des faits de passage formant une chaîne ininterrompue entre l'érythème polymorphe classique et les dermatites polymorphes douloureuses à évolution rapide. On peut dire que, dans l'érythème polymorphe, il est habituel d'observer quelques troubles de la sensibilité au niveau des lésions éruptives, celles-ci étant le siège de sensations de prurit, de brûlure, de picotements dont l'intensité est très variable. On note même, mais seulement dans les cas où il y a formation d'une petite nodosité, une sensibilité marquée à la pression.

Après les troubles de sensibilité localisés au niveau de l'éruption, ce sont ceux qui affectent les articulations qui sont les plus importants. On sait qu'ils sont assez fréquents et assez marqués dans l'érythème polymorphe pour que certains auteurs se soient appuyés sur ce fait pour considérer cet érythème comme une manifestation du rhumatisme. Des recherches récentes ont fait définitivement justice de cette opinion, en montrant que ces manifestations articulaires se rapprochent plutôt du type des pseudo-rhumatismes infectieux, et surtout en établissant que le rhumatisme ne doit plus être compris comme autrefois, mais bien comme une maladie infectieuse dont l'agent, encore inconnu, peut causer les lésions érythémateuses comme tout autre agent toxi-infectieux [1].

Ce que l'on observe surtout dans l'érythème polymorphe, ce sont des manifestations du type arthralgique atteignant ordinairement les grandes jointures, offrant une symétrie très nette, n'ayant aucun rapport avec l'éruption et ne s'accompagnant pas de fluxion ni d'épanchement articulaire. Dans la majorité des cas ces symptômes se trouvent pendant les premières périodes de l'érythème, nous les avons signalés à la phase pré-éruptive; à la phase éruptive elles sont encore fréquentes et se montrent au contraire rarement une fois que l'érythème est constitué. Ajoutons enfin qu'au cas où les phénomènes dépassent la simple arthralgie, les localisations fluxionnaires se font plutôt dans les tissus et les bourses séreuses péri-articulaires que dans l'articulation elle-même.

Après les arthralgies il convient de signaler, au cours de l'érythème polymorphe, les mélalgies ou douleurs vagues dans la continuité des membres, qui sont extrêmement fréquentes, s'associant souvent aux arthralgies; on a noté aussi des douleurs névralgiques sous-orbitaires, intercostales ou autres, mais ce sont là des faits exceptionnels.

b. *Symptômes généraux et viscéraux.* — Dans la période prémonitoire j'ai signalé la fièvre et sa variabilité; à la période d'état elle cesse ordinairement, mais ce n'est point là une règle et l'on peut, dans certains cas, la voir continuer avec des types très différents. Quant à l'état général, il se maintient satisfaisant dans la majorité des cas; signalons seulement quelques exceptions dans lesquelles on voit les forces du malade profondément atteintes au point de donner une allure véritablement typhoïde à l'affection.

Ce n'est pas tout, car dans l'érythème polymorphe le principe dont découle l'érythème ou des infections secondaires, se faisant à la faveur du trouble de l'organisme, peuvent déterminer des localisations viscérales, respiratoires, cardio-vasculaires, hépatiques, rénales et autres. Ainsi on peut observer, mais c'est un fait peu fréquent qui ne se trouve que chez les tuberculeux ou les

[1] Sous ce rapport E. Besnier est très affirmatif et résume bien nettement la question : « Le rhumatisme vrai n'a pas l'érythème multiforme au nombre de ses manifestations, mais il peut le produire comme tout autre état infectieux soit directement par « son principe propre, soit plus ordinairement, selon toute vraisemblance, à titre « secondaire, soit en provoquant une infection deutéropathique, soit en rendant le « sujet impressionnable aux actions médicamenteuses. » — E. BESNIER et A. DOYON, Traduction et annotation des *Leçons sur les maladies de la peau*, de Kaposi, 1891, t. I, p. 386.

emphysémateux, des symptômes pulmonaires revêtant le type de la broncho pneumonie ou de la pneumonie, d'autres fois il s'agit de pleurésie véritable [1].

Sur l'endocarde les localisations sont au contraire assez fréquentes et si l'on suit un certain nombre de cas d'érythème polymorphe, on pourra noter diverses manifestations telles que arythmie, tachycardie, souffles valvulaires qui sont, il est vrai, souvent transitoires, mais qui peuvent aboutir à des lésions définitives, et cela dans des cas où les déterminations éruptives semblaient les plus bénignes. Il importe de rapprocher de ces symptômes cardiaques la phlébite, dont la littérature médicale fournit quelques cas [2].

Des déterminations hépatiques et spléniques, il n'y a que peu de chose à dire, car elles ont été peu étudiées jusqu'ici ; mentionnons seulement l'hypersplénie, qui peut s'observer dans les érythèmes infectieux comme dans toute autre maladie de cet ordre.

Le rein peut être atteint en semblable circonstance, aussi n'est-ce point une rareté de constater de l'oligurie, de la polyurie, de l'albuminurie et quelquefois même de l'hématurie. Enfin chez quelques malades on a trouvé des adénopathies à type indolent et résolutif correspondant aux ganglions tributaires des régions où l'éruption s'était localisée.

B. Érythème polymorphe, type vésiculo-bulleux. — Il y a des érythèmes multiformes dans lesquels les lésions vésiculo-bulleuses sont prédominantes, aussi, et bien que ces lésions puissent se trouver accidentellement dans les autres variétés d'érythèmes polymorphes, a-t-on rangé ces formes dans un groupe spécial. E. Besnier fait à ce sujet remarquer que tous les érythèmes vésiculo-bulleux ne sont pas calqués sur le même type, et il en reconnaît trois variétés : 1° l'érythème bulleux commun, 2° l'érythème bulleux larvé, 3° l'érythème bulleux figuré ou érythème hydroa.

1° *Érythème bulleux commun.* — Il s'agit ici d'une éruption érythémato-papuleuse, seulement un élément nouveau s'y rencontre, c'est l'élément vésiculo-bulleux. On trouvera des vésicules de dimensions très diverses, depuis la petite vésicule grosse comme une tête d'épingle, jusqu'à la bulle de large diamètre, à contenu généralement limpide, mais pouvant devenir opalin par la suite sans qu'il y ait de véritable transformation purulente, ou encore pouvant prendre l'aspect hématique. (Fig. 84.) Très fragiles, ces vésicules et bulles se rompent rapidement et laissent après elles des surfaces érodées, rouges et suintantes, qui se recouvrent de croûtelles minces et de couleur jaune brunâtre et dont la guérison se fera en laissant une petite macule brunâtre, puis jaunâtre, qui finit par disparaître au bout de plusieurs mois.

Tel est l'élément vésiculo-bulleux en lui-même, examinons maintenant comment il se combine avec les lésions érythémato-papuleuses. Ici les aspects les

[1] Talamon, Des complications pleuro-pulmonaires de l'érythème noueux. *Progrès médical*, 1883.

[2] Girode, Phlébite dans l'érythème polymorphe. *Ann. de dermat.*, 1888.

plus divers s'offrent au clinicien, les vésicules ou les bulles pouvant siéger sur les lésions érythémateuses ou en dehors de ces lésions sur la peau saine. Ainsi il peut y avoir plusieurs vésicules irrégulièrement réparties à la surface d'un placard érythémateux, ou une seule lésion vésiculo-bulleuse au centre de ce placard, ou encore une série de soulèvements épidermiques en couronne tout autour de la macule érythémateuse, d'autres fois c'est en dehors des éléments éruptifs, en plein tissu sain, sans base érythémateuse, que les vésicules ou les bulles prennent naissance.

2° *Érythèmes bulleux larvés.* — Dans cette seconde variété reconnue par E. Besnier, nous trouverons les mêmes éléments vésiculo-bulleux que tout à l'heure, mais l'élément érythémateux de l'éruption n'est plus aussi évident et peut même, en certains cas, faire totalement défaut. On se trouve alors en présence d'éruptions bulleuses, souvent figurées, et qui sont tout à fait analogues à des dermatoses telles que le pemphigus, la dysidrose, l'herpès.

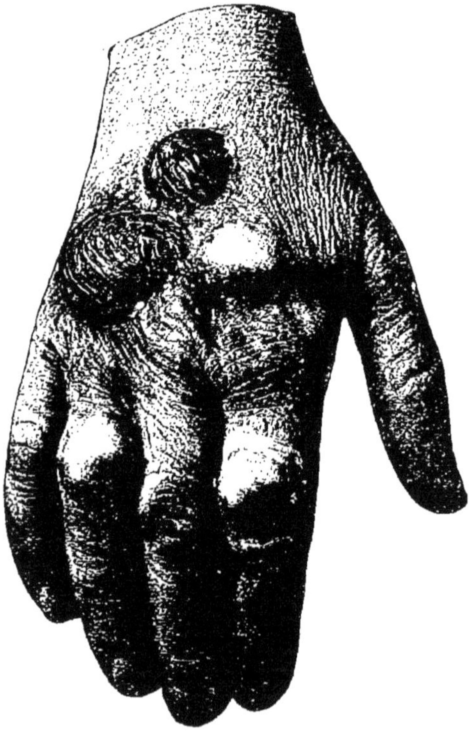

FIG. 81. — Érythème infectieux à bulles hémorragiques. Musée de l'hôpital Saint-Louis, n° 870. (D'après E. Besnier).

3° *Érythème bulleux figuré.* — (Érythème hydroa, herpès iris, hydroa vésiculeux de Bazin). Il y a ici combinaison de l'élément érythémateux et de l'élément vésiculo-bulleux, mais ce qui fait le caractère particulier de ce groupe, c'est la disposition spéciale que prend l'élément vésiculo-bulleux. Dans l'hydroa en effet, et cela est tout à fait remarquable, érythème et soulèvements vésiculo-bulleux se disposent d'une manière concentrique, de façon à simuler une véritable cocarde. Analysons de plus près l'une de ces cocardes, nous verrons qu'elle commence par une tache érythémateuse au centre de laquelle se produit un soulèvement épidermique qui peut varier; tantôt c'est une vésicule bien nette, tantôt c'est un simple soulèvement très petit; autour de cette partie centrale s'étend une zone érythémateuse plus ou moins large, puis, à la périphérie, se retrouvent des vésicules en nombre variable, formant une couronne complète ou incomplète, ou encore, au lieu de vésicules, un soulèvement épidermique annulaire disposé comme une ceinture autour de l'élément.

Voilà quelle est la lésion type de l'hydroa, mais cela ne veut pas dire qu'elle se trouve seule en pareille circonstance, car, en outre de ce fait, que j'ai déjà signalé, qu'il existe des lésions érythémato-papuleuses indemnes de soulèvements épidermiques, il n'est pas exceptionnel d'observer ici de simples bulles aberrantes situées entre les lésions typiques.

Il existe d'autres manifestations particulières à l'hydroa et qui sont non moins importantes, je veux parler des localisations muqueuses de l'affection. Ces localisations sont en effet si fréquentes, surtout dans la région bucco-pharyngée, que l'on peut les considérer comme des déterminations essentielles de la maladie. Je ne puis mieux faire que de résumer ici, en quelques lignes, la description de Quinquaud [1] qui a étudié minutieusement ces déterminations bucco-pharyngées auxquelles il reconnaît quatre phases : 1° une phase érythémateuse de courte durée (quelques heures), caractérisée par l'apparition dans la cavité buccale de plaques rouges, arrondies ou ovalaires ; 2° une phase érythémato-phlycténoïde pendant laquelle se produit un soulèvement épidermique sur ces placards ; 3° une phase d'exulcération durant laquelle l'épiderme soulevé s'étant détruit, les plaques ovalaires apparaissent avec une couleur grisâtre, opaline, qui les fait singulièrement ressembler à certaines syphilides secondaires ; 4° enfin une phase de réparation dans laquelle l'exsudat blanchâtre qui recouvrait la plaque s'étant résorbé, l'exulcération se cicatrise tout à fait.

Il faut remarquer que ces lésions peuvent aussi se rencontrer en dehors de la muqueuse bucco-pharyngée, par exemple sur la muqueuse vulvaire et sur la région ano-génitale.

Phénomènes généraux et subjectifs. — Je n'ai pas à m'étendre sur les symptômes généraux et subjectifs que l'on observe dans le type vésiculo-bulleux de l'érythème polymorphe, car ils ne diffèrent pas de ceux dont j'ai parlé à propos du type érythémato-papuleux. Une remarque doit seulement être faite à ce sujet ; elle a trait aux troubles de la sensibilité qui sont souvent ici tout particulièrement intenses, et cette particularité est une de celles qui permettent de rattacher intimement cette forme éruptive aux dermatites polymorphes. Aujourd'hui, d'ailleurs, on doit reconnaître avec Brocq que la plupart des faits qui ont été rangés dans l'hydroa de Bazin doivent en être distraits au profit des dermatites polymorphes douloureuses aiguës.

Diagnostic. — On peut dire que dans la majorité des cas la reconnaissance de l'érythème polymorphe n'est pas difficile. Cependant comme il n'y a aucun symptôme qui lui appartienne en propre et qui soit absolument pathognomonique, c'est surtout par l'ensemble du tableau clinique que l'on portera le diagnostic et, dans quelques cas, il ne faut pas se dissimuler que cette tâche

(1) QUINQUAUD, Stomatite de l'hydroa. *Ann. de dermat.*, 1882, p. 269.

est ardue et entourée de difficultés, tant les symptômes de ces érythèmes sont variables.

Quant aux dermatoses qu'il est possible de confondre avec l'érythème multiforme, ce sont celles au cours desquelles peuvent se produire des lésions érythémateuses ou papuleuses ayant quelque analogie avec les éléments éruptifs dont j'ai parlé précédemment. Ainsi, au début de la variole il peut se produire des *rash* ou des érythèmes papuleux pré-pustulaires dont la localisation se fait surtout au dos des mains, à la face, aux plis articulaires, et cela d'une manière symétrique; mais, en semblable cas, l'erreur ne peut être de longue durée, car l'apparition de l'éruption variolique vient lever tous les doutes.

Plus difficile se montre parfois le diagnostic des érythèmes papuleux et papulo-tuberculeux avec certaines nodosités d'origine syphilitique ou lépreuse. En pareille circonstance, c'est évidemment sur l'évolution et la marche des lésions, sur la coïncidence d'autres symptômes objectifs, sur les commémoratifs qu'il faudra surtout s'appuyer. Il faut savoir que ces faits sont parfois très complexes, car la syphilis comme la lèpre peuvent causer des éruptions érythémato-papuleuses ainsi que toute autre maladie infectieuse, soit par leur principe propre, soit en favorisant les infections secondaires, soit en rendant l'organisme plus sensible aux agents médicamenteux. On comprend combien il faut conduire avec soin et avec prudence l'examen des malades dans ces cas difficiles dont le clinicien doit être prévenu, car ils sont moins rares qu'on ne le suppose.

Il est d'usage aussi, dans les ouvrages classiques, de faire le diagnostic de l'érythème polymorphe avec des affections vésiculo-bulleuses telles que l'herpès, la dysidrose, le pemphigus, la dermatite herpétiforme. Je crois que, sauf en des cas tout à fait particuliers et atypiques, l'herpès, la dysidrose, le pemphigus vrai ont des allures assez spéciales pour qu'il soit aisé de ne point les confondre avec l'érythème polymorphe. Pour ce qui est de la dermatite polymorphe douloureuse, la difficulté est plus grande puisqu'il existe entre l'érythème polymorphe typique et la dermatite polymorphe douloureuse à forme rapide une série de termes de passage, formant entre les deux dermatoses une chaîne ininterrompue, et que la plupart des faits décrits dans l'hydroa de Bazin doivent rentrer dans la dermatite polymorphe. Je pense, pour ma part, que si le diagnostic des deux affections peut être porté dans les cas types, il est si ardu quand il s'agit des formes de passage, qu'il est le plus souvent impossible de le formuler d'une manière précise.

Enfin il convient de signaler, chez les enfants, certains érythèmes qui peuvent parfois simuler les lésions d'érythème multiforme, par exemple les érythèmes papuleux fessiers post-érosifs de L. Jacquet (1) et ceux qui simulent des disques vaccinaux ou des syphilides et qui ont été étudiés par E. Besnier (2). Sur

(1) L. Jacquet, Des érythèmes papuleux fessiers post-érosifs. *Revue des maladies de l'enfance*, 1886, p. 208.

(2) E. Besnier et A. Doyon, Traduct. et annot. des *Leçons sur les maladies de la peau*, de Kaposi, 1891, t. I, p. 575, note 1.

ce point, nous renvoyons à l'article de Jacquet, dans cet ouvrage [1], où l'on trouvera en détail tous les caractères de ces érythèmes.

Étiologie. — Ici, comme pour tous les autres types érythémateux, la cause première, la condition pathogénique est éminemment variable et multiple et, dans bon nombre de cas, il est impossible de préciser cette condition. Quoi qu'il en soit, il est utile, afin d'établir de l'ordre dans cette question complexe, de grouper en diverses catégories les érythèmes multiformes suivant leurs causes, aussi adopterons-nous les divisions suivantes :

1° Érythèmes polymorphes de cause extrinsèque;
2° Érythèmes polymorphes de cause intrinsèque.

1° Érythèmes polymorphes de cause extrinsèque. — Il importe de faire ici une subdivision et de séparer les érythèmes dus à des agents physiques de ceux qui sont liés à l'introduction dans l'économie de substances alimentaires ou médicamenteuses. De ceux-ci je n'ai rien à dire, car on trouvera, au chapitre qui traite des éruptions artificielles, l'énumération des substances diverses dont l'ingestion peut occasionner l'érythème polymorphe. Quant aux agents physiques, il me suffira de signaler le froid dont l'action peut être invoquée en un certain nombre de cas.

2° Érythèmes de cause intrinsèque. — A. *Érythèmes symptomatiques.* — Dans la production des érythèmes que l'on range dans cette catégorie, ce sont les maladies infectieuses qui interviennent, soit directement par action de leur agent causal, soit en favorisant les infections secondaires, opinion à laquelle se rattachent beaucoup d'auteurs, soit en rendant plus faciles les actions médicamenteuses. Sans m'arrêter ici à cette question, j'énumérerai les diverses infections au cours desquelles l'érythème polymorphe peut prendre naissance.

En première ligne, il importe de signaler le rhumatisme pris dans l'acception toute moderne du mot. Viennent ensuite la diphtérie [2], dans laquelle les érythèmes seraient dus à des infections secondaires streptococciques, le choléra, principalement à la période de réaction où les infections surajoutées sont fréquentes et faciles ; la fièvre typhoïde [3], dans laquelle les érythèmes multiformes s'observent surtout à la phase de déclin; la pneumonie, après laquelle j'ai vu deux ou trois fois des érythèmes polymorphes ; la blennorragie, à laquelle il faut, d'après certains auteurs, attribuer les érythèmes que l'on mettait autrefois sur le compte des médicaments administrés en semblable occurrence [4].

[1] L. Jacquet, *La pratique dermatologique*, t. I, p. 875.
[2] Mussy, Contribution à l'étude des érythèmes infectieux en particulier dans la diphtérie. Th. de Paris, 1892.
[3] Lovy, Exanthème rubéolique typhique. Th. de Paris, 1890. — Hutinel et Martin de Gimard, Érythème infectieux dans la fièvre typhoïde. *Méd. moderne,* 1890, p. 88, 101, 124.
[4] Andret, Des manifestations cutanées de la blennorragie. Th. de Paris, 1884. — Mesnet, Des érythèmes blennorragiques. Th. de Paris, 1884.

Signalons encore le puerpérisme (1), les endocardites infectieuses (2) et enfin des maladies infectieuses à évolution chronique, par exemple la scrofulo-tuberculose, la syphilis (3), surtout à la période secondaire, et la lèpre (4).

B. Erythèmes dits infectieux primitifs. — Cette classe étiologique renferme tous les cas d'érythème polymorphe dans lesquels l'éruption, de quelque type qu'elle soit, forme le symptôme prédominant et qui sont dus probablement à une infection, mais dont la nature nous demeure inconnue. C'est à cette catégorie qu'appartient évidemment l'érythème polymorphe que Lewin et de Molènes-Mahon ont considéré comme une véritable fièvre éruptive dont l'agent est encore à trouver.

On voit par cette énumération combien de causes différentes peuvent intervenir dans la production de l'érythème polymorphe; il importe d'ajouter maintenant que, comme pour les autres érythèmes, la condition individuelle, la prédisposition joue ici un rôle de toute importance mais sur lequel je ne reviendrai pas. Je signalerai seulement que l'âge peu avancé et que le sexe féminin doivent compter, d'une façon indubitable, au nombre des conditions prédisposantes. On a voulu aussi faire intervenir l'action des saisons et certains auteurs ont même été jusqu'à décrire de véritables épidémies d'érythème polymorphe se produisant à certaines époques; mais sous ce rapport aucune notion précise ne peut être établie et, à bien considérer ces prétendues épidémies, on voit qu'il s'agit seulement d'érythèmes consécutifs à une maladie infectieuse prédominante à certains moments.

Pronostic. — Si l'on se borne à envisager dans l'érythème polymorphe les manifestations cutanées, on peut dire que le pronostic est toujours bénin, n'acquérant une certaine gravité qu'en raison des sensations prurigineuses et douloureuses qui accompagnent certaines éruptions, principalement celles du type vésiculo-bulleux qui peuvent être fort pénibles.

On sait toutefois que l'éruption n'est ici qu'un symptôme, le pronostic dépendra donc de la maladie dont l'érythème est l'expression cutanée et dont la gravité est fort variable suivant les circonstances. Il est par suite impossible de formuler d'une manière générale le pronostic des érythèmes polymorphes; d'ordinaire, il est vrai, les choses se passent bien, mais il est des cas où les phénomènes infectieux prennent une intensité toute particulière, où des localisations viscérales entrent en jeu et acquièrent une grande gravité; certains de ces cas se terminent même par la mort. De Molènes-Mahon (5), Leloir, Vidal, l'ont

(1) F. Raymond, Th. d'agrégation, 1882.

(2) H. Barth, Un cas d'endocardite infectieuse avec éruption cutanée simulant un érythème papuleux. *France médicale*, 1884.

(3) Mauriac, *Ann. de dermatol.*, 1880, p. 419. — Testu, Des érythèmes polymorphes et des nodosités pseudo-rhumatismales survenant chez les syphilitiques. Thèse de Lille, 1888.

(4) Lutz, Études sur la lèpre au Brésil. *Anal. française*, in *Ann. de dermatol.*, 1887, p. 576.

(5) De Molènes-Mahon, Contribution à l'étude des maladies infectieuses — de l'érythème polymorphe. Th. de Paris, 1884.

observé plusieurs fois, et Lewin [1] en cite 10 cas sur 126 observations d'érythèmes multiformes.

Il importe donc de faire de prudentes réserves au point de vue du pronostic lorsque les symptômes infectieux ou les manifestations viscérales prennent dans l'érythème polymorphe un caractère d'intensité marquée.

Traitement. — De l'étude pathogénique et étiologique de l'érythème polymorphe, on peut déduire facilement qu'il n'y a pas un traitement unique de cette dermatose et, d'autre part, qu'en raison de l'ignorance où nous sommes souvent de la condition pathogénique exacte de l'affection, nous sommes réduits à mettre en œuvre contre elle une thérapeutique purement symptomatique.

Le mieux, en ce cas, est de se comporter suivant les circonstances et de traiter par les méthodes appropriées les symptômes généraux que l'on observe.

Généralement on est d'accord pour prescrire aux malades un régime sévère excluant de l'alimentation toute substance propre à troubler le fonctionnement de l'appareil digestif ou à introduire dans l'économie des principes toxiques, et ceci est parfaitement justifié. C'est aussi une règle de remédier aux troubles gastro-intestinaux et de régulariser les fonctions de l'estomac ou de l'intestin s'il y a lieu ; on emploiera donc les divers moyens usités en pareilles circonstances (antiseptiques intestinaux, laxatifs, etc...)

Dans le but de favoriser l'élimination des substances toxiques, il est bon, lorsqu'il n'y a pas de contre-indications, d'administrer un purgatif salin; sur ce point on trouvera d'accord les divers auteurs qui traitent des érythèmes polymorphes. Enfin Brocq préconise fréquemment dans ces érythèmes les médicaments vaso-moteurs, et ce que nous avons dit du mode pathogénique rend parfaitement compte de l'opportunité de cette méthode. On prescrira par exemple chaque jour 4 à 6 des pilules suivantes :

Sulfate de quinine.	} ãã 0,10 centigr.
Ergotine.	
Extrait de belladone.	0,001 milligr.

pour une pilule.

A ce propos, il n'est pas inutile d'insister sur l'utilité des sels de quinine qui trouveront leur indication dans les érythèmes multiformes non seulement comme vaso-moteurs mais comme anti-thermiques, quand il y a de la fièvre et qui formeront la base de la médication dans les cas infectieux graves où il faudra recourir aux doses élevées de ces sels.

J'ajouterai qu'en dehors des poussées d'érythème, il est bon de surveiller l'état général des malades et de les traiter comme il convient ; aux anémiques on prescrira l'huile de foie de morue, les ferrugineux, aux scrofuleux l'arsenic, aux arthritiques les sels de soude et de lithine, etc., etc. En dernier lieu, j'insisterai sur ce fait qu'il faut éviter les médications intempestives qui ne

[1] Lewin, Erythema exsudativum multiforme, in *Charité Annalen*, III, 1878.

pourraient être que nuisibles; ainsi il faut se mettre tout particulièrement en garde contre l'iodure de potassium qui a été préconisé par Villemin.

Si l'iodure de potassium peut en effet rendre quelques services dans les cas d'érythèmes à évolution lente et à tendances non exsudatives, il faut bien savoir qu'il est souvent nuisible et qu'il aggrave singulièrement la dermatose lorsque l'éruption revêt le type vésiculo-bulleux.

Traitement local. — Quant au traitement local, il se réduit à fort peu de chose. L'éruption est-elle minime et peu ou pas prurigineuse, il n'y a rien à tenter contre elle. Si le prurit est marqué, on pourra user des lotions au sublimé à 1/100 ou à l'acide phénique à 1/200 et faire appliquer une pommade de zinc mentholée ou phéniquée à 1/100 ou encore à l'acide tartrique à 1/20, ou tout simplement prescrire de la poudre d'amidon.

S'il y a des vésicules ou des bulles, pour peu que ces lésions acquièrent une certaine intensité, il faudra se comporter comme en présence des dermatites polymorphes douloureuses. On sait que dans ces cas les meilleurs topiques sont : la poudre d'amidon ou les pansements au liniment oléo-calcaire légèrement phéniqué (1/100 — 1/200), que l'on utilisera comme il a été indiqué au chapitre des dermatites polymorphes douloureuses auquel je renvoie sur ce point.

2° ÉRYTHÈME NOUEUX. (DERMATITE CONTUSIFORME.)

A l'érythème polymorphe se rattache intimement une autre forme clinique, c'est l'érythème noueux appelé encore dermatite contusiforme. On se rappelle en effet que certaines lésions érythémateuses se traduisent cliniquement par des nodosités lorsque les phénomènes d'exsudation et de diapédèse s'accentuent et s'étendent non seulement au derme mais aussi à l'hypoderme. Nous avons vu ainsi qu'il peut se former dans l'érythème polymorphe des lésions nodulaires, lesquelles ont valu à cette variété le nom d'érythème papulo-tuberculeux.

Si les lésions nodulaires passent à un degré plus avancé et s'accompagnent d'issue abondante d'hématies et si elles prédominent ou existent seules, on a l'érythème noueux. Entre l'érythème polymorphe et l'érythème noueux, il n'y a donc, en somme, que des différences de localisation et d'intensité des lésions; aussi peut-on dire que l'histoire de celui-ci est calquée sur l'histoire de celui-là.

On sait d'ailleurs que Lewin et E. Besnier font de l'érythème noueux une simple variété de l'érythème polymorphe.

Symptômes. — Comme dans l'érythème multiforme, on trouvera le plus ordinairement ici une période pré-éruptive caractérisée par des phénomènes fébriles et généraux plus ou moins accusés et pour lesquels je n'ai rien à ajouter à ce que j'ai dit au chapitre précédent : troubles vagues gastro-intestinaux, manifestations douloureuses, courbature, douleurs arthralgiques à type rhumatoïde, sont quasi de règle au début de la dermatite contusiforme.

Après une courte phase prémonitoire, apparaît l'éruption, qui présente généralement des localisations bien nettes; c'est aux pieds, aux jambes, surtout dans leur partie inférieure, qu'elle se montre d'ordinaire; on peut aussi, quoique ce fait soit plus rare, rencontrer des lésions aux cuisses, au niveau des fesses et aussi aux avant-bras : exceptionnellement on en a noté à la face, mais le tronc reste constamment indemne.

Le développement des lésions est brusque et très rapide, en quelques heures elles sont constituées et forment les nodosités caractéristiques de l'affection. Ce sont des nodules de volume variable, généralement assez considérable, variant de la grosseur d'une noisette à celle d'un œuf de pigeon et dont la forme est arrondie ou ovalaire.

Au niveau de ces lésions, la peau est rosée ou rouge plus ou moins foncé et présente une légère saillie perceptible à la vue et surtout au toucher. Que l'on vienne à palper doucement l'une de ces nodosités, on déterminera aisément sa consistance qui est résistante, dure, tout en restant néanmoins un peu dépressible si l'on appuie assez fortement. De plus la nodosité s'accompagne toujours d'un certain degré d'infiltration du tissu périphérique, de telle sorte qu'elle est encerclée par une zone œdémateuse.

Quant aux phénomènes subjectifs qui existent très souvent au niveau des nodosités, ce sont des douleurs spontanées sourdes, revêtant fréquemment le caractère des sensations de cuisson ou de brûlure assez analogues à celles que l'on note dans les engelures. Je ferai remarquer aussi que la palpation n'est pas comme dans l'érythème polymorphe indolente et qu'elle s'accompagne en général de douleur plus ou moins marquée.

Une fois constituée, chaque nodosité dure en moyenne 10 à 12 jours, puis elle entre dans la phase de régression qui s'annonce par l'affaissement de la lésion dont la consistance cesse d'être résistante pour devenir molle. En même temps la coloration de la peau sur l'élément nodulaire change et passe du rouge au violacé, puis à la teinte bleuâtre, au vert et enfin au jaune, de telle sorte que l'on retrouve ici les diverses colorations qu'il est habituel de noter dans les ecchymoses, et c'est cette particularité qui a valu à la maladie le nom de dermatite contusiforme. Quant la nodosité a disparu, il se produit, à la place qu'elle occupait, une légère desquamation et tout rentre dans l'ordre sans que l'on ait jamais à constater la fonte purulente de la lésion.

Il est évident que je viens de parler seulement de l'évolution des nodosités prises individuellement, car la poussée d'érythème noueux est, comme dans le cas de l'érythème polymorphe, constituée par une série d'éruptions successives, de façon que la durée totale de la maladie est habituellement de 3 à 6 semaines et quelquefois davantage.

Symptômes généraux. — Tous les phénomènes subjectifs et généraux et toutes les localisations viscérales qui peuvent s'observer dans l'érythème polymorphe peuvent aussi se rencontrer dans l'érythème noueux. Je n'ai donc pas à revenir sur ce point. J'indiquerai seulement que, dans l'érythème noueux, les douleurs arthralgiques sont tout particulièrement marquées et fréquentes; aussi cette forme clinique d'érythème a-t-elle été rangée par beaucoup d'auteurs au nombre des manifestations du rhumatisme, opinion dont j'ai indiqué, en un paragraphe précédent, le peu de fondement et qui doit être définitivement abandonnée.

Diagnostic. — Il est d'usage de faire le diagnostic des nodosités de l'érythème noueux avec les gommes syphilitiques ou scrofulo-tuberculeuses, mais il me semble que l'erreur est difficile à commettre en pareille circonstance car l'évolution des gommes syphilitiques ou tuberculeuses n'a rien de commun avec celle des éléments de l'érythème noueux. Les gommes évoluent lentement et sont indolentes, au début du moins, elles se ramollissent et aboutissent à l'ulcération de la peau tandis que la nodosité érythémateuse, douloureuse spontanément, parcourt son cycle évolutif en dix à douze jours et ne passe jamais à la suppuration.

La confusion serait plus facile à faire avec ces nodosités rhumatismales qui ont été décrites par Troisier, Féréol et Widal, mais ici il y a un symptôme négatif qui suffit à trancher la question; les nodosités rhumatismales ne sont pas érythémateuses.

Chez les jeunes femmes atteintes de varices aux membres inférieurs, on voit quelquefois se développer de petites nodosités plus ou moins douloureuses qui ne sont autre chose que des noyaux de phlébite des petites veinules. Ces nodosités pourraient en imposer pour de l'érythème noueux si l'on n'avait la notion de l'état variqueux et le commémoratif de l'évolution lente de ces noyaux de phlébite.

On observe aussi chez les paludéens des nodosités ayant quelque ressemblance avec celles de la dermatite contusiforme. Ces nodosités des paludéens, qui ont été étudiées par Moncorvo [1], offrent toutefois une allure qui permet de les reconnaître aisément car, en outre de ce fait qu'elles surviennent dans les cas d'impaludisme, elles sont passagères, intermittentes, évoluant comme l'urticaire à laquelle on doit d'ailleurs les rattacher d'après Biett, Cazenceuve et Leloir. De plus les localisations des nodosités paludéennes diffèrent totalement de celles de l'érythème noueux, car elles se rencontrent surtout au front, aux oreilles, sur les joues et sur les mains. Il reste enfin une variété d'érythème ayant quelque analogie avec l'érythème noueux, c'est celle que l'on désigne sous le nom d'*érythème induré des jeunes filles*. Rappelons que Bazin [2] a décrit sous ce nom un type spécial d'érythème chronique qui se rencontre exclusivement aux membres inférieurs surtout à la partie inféro-externe de la jambe et qui ne se trouve que chez les jeunes filles scrofuleuses. Cliniquement on constatera dans cette variété érythémateuse des plaques rouges, violacées, indurées,

[1] Moncorvo, Érythème noueux palustre. *Mémoire à l'Académie de médecine*, 19 janvier 1892. — Sur l'érythème noueux palustre. *Gazette hebdomadaire*, 1892, p. 281.

[2] Bazin, Leçons théoriques et pratiques sur la scrofule. Paris, 1861, 2e édition, p. 146 et Leçons théoriques et cliniques sur les affections génériques de la peau, 1862, t. I, p. 75.

nullement prurigineuses et dont la durée doit se compter par mois. Au point de vue clinique ces renseignements suffisent, je crois, pour permettre d'éviter la confusion avec l'érythème noueux (¹).

Étiologie. — L'érythème noueux n'étant en réalité qu'une variété de l'érythème multiforme, on ne s'étonnera pas de retrouver ici la même étiologie que pour cette dernière forme érythémateuse. Je pourrais énumérer les diverses conditions pathogéniques d'ordre extrinsèque ou intrinsèque, mécaniques, chimiques, de nature toxi-infectieuse qui peuvent occasionner l'érythème noueux, mais cela ne serait que reproduire ce que j'ai indiqué au chapitre précédent auquel je renvoie donc afin d'éviter les répétitions.

Pronostic. — Comme pour l'érythème polymorphe l'éruption de l'érythème noueux ne comporte pas en elle-même d'autre gravité que celle des phénomènes plus ou moins douloureux dont elle s'accompagne, mais il peut y avoir des symptômes généraux et des localisations viscérales d'un pronostic sévère immédiatement ou à une époque plus ou moins éloignée.

Traitement. — *Traitement général.* — On s'attachera surtout à traiter l'état général des malades suivant les circonstances. Aux anémiques, on donnera l'huile de foie de morue, les ferrugineux, le quinquina, aux arthritiques, les sels de soude, Vichy, Vals, etc.... En somme on s'inspirera des mêmes principes que nous avons indiqués pour l'érythème polymorphe. Notons toutefois que, d'après Brocq, l'iodure de potassium qui peut être nuisible dans ce dernier cas, paraît faciliter la disparition des nodosités d'érythème noueux; on le prescrira donc, à doses variables suivant les cas, mais assez élevées (4 à 6 gr.), si l'on veut en obtenir de bons résultats.

Traitement local. — Le seul traitement local qui ait ici quelque importance, c'est le repos dans la position horizontale. En dehors de cette prescription on pourra utiliser les divers topiques mentionnés pour l'érythème multiforme s'il y a du prurit et, si les nodosités sont trop douloureuses, on pourra faire des pansements avec de la ouate imbibée d'un liniment chloroformé ou laudanisé.

3° ENGELURES (ERYTHÈME PERNIO DE BAZIN)

On s'étonnera peut-être de nous voir placer les engelures à la suite des érythèmes multiformes, car bon nombre d'auteurs, et en particulier les chirurgiens, en font des gelures qu'ils rangent avec les lésions artificielles

(¹) Tous les auteurs n'admettent pas l'existence propre de l'érythème induré des jeunes filles. Si Hardy (Traité pratique et descriptif des maladies de la peau. Paris, 1886, p. 635), accepte les idées de Bazin à ce sujet, Leloir et Vidal (Traité descriptif des maladies de la peau. Paris, 1889-94, p. 527), par exemple pensent qu'il ne s'agit point ici d'un véritable érythème, mais seulement d'indurations cutanées symptomatiques de diverses affections.

On aurait le plus souvent affaire à des gommes scrofulo-tuberculeuses en nappe ou à des gommes syphilitiques, manifestation tardive de l'hérédo-syphilis.

cutanées produites par des agents physiques. Mais à bien envisager la symptomatologie et l'allure générale des engelures, on voit que l'élément érythémateux y est prédominant et que, prises sous ce rapport, leur véritable place se trouve avec les érythèmes ([1]).

Symptômes. — On sait que les engelures ont des localisations bien déterminées qui sont, par ordre de fréquence, les mains, surtout au niveau des parties latérales des doigts, les orteils, les pieds principalement à la région du talon, les oreilles, le nez et enfin les joues. Sur la symptomatologie des engelures ordinaires, je n'ai pas besoin d'insister car cette symptomatologie est banale et connue de tous; qu'il me suffise de rappeler que l'engelure est constituée par une lésion arrondie ou ovalaire, de dimensions variables et dont la couleur est rouge, généralement assez foncée, souvent même violacée. Au seul examen superficiel on se rend compte qu'il s'agit d'une lésion tuméfiée car la peau est, à ce niveau, tendue et luisante, mais c'est au toucher que l'on appréciera le mieux cette tuméfaction toujours marquée au niveau de l'engelure et qui peut s'étendre aussi aux parties avoisinantes lesquelles sont ainsi hypertrophiées et déformées. Notons aussi que la palpation révèle le caractère érythémateux de la lésion car, sous la pression du doigt, la coloration disparaît pour renaître dès que la pression a cessé.

Enfin ces éléments s'accompagnent constamment de sensations douloureuses, très variables, il est vrai, dans leur caractère et dans leur intensité. Ce sont des sensations de prurit, de cuisson, quelquefois des douleurs pulsatiles qui présentent toutes cette particularité de diminuer sous l'influence du froid et de subir, au contraire, une exacerbation très marquée lorsque l'engelure se trouve au voisinage d'un foyer de chaleur.

Si l'engelure est bénigne et si elle n'est pas soumise au froid, elle peut en rester simplement à cette phase érythémateuse que je viens de décrire, puis on voit diminuer la tuméfaction, pâlir la rougeur, enfin une légère desquamation se produit et tout rentre dans l'ordre. Que l'on sache bien toutefois qu'au moindre froid, il y aura récidive et que ces récidives peuvent durer tout l'hiver; il est même certains malades chez lesquels les poussées d'engelures sont si rapprochées qu'elles sont subintrantes et que l'érythème violacé avec l'induration passent chez ces individus à l'état chronique et durent toute l'année, même pendant l'été; seulement il est bon de remarquer qu'en pareille circonstance les symptômes sont toujours plus accusés au moment de la saison froide.

([1]) Sur ce point E. Besnier est très explicite et rapproche les engelures des érythèmes multiformes (E. Besnier et A. Doyon, Traduction et annotation des *Leçons sur les maladies de la peau*, par Kaposi, t. I, p. 507, note 1) : « Elles constituent en réalité, dit-il, une variété de l'érythème multiforme qu'elles simulent parfois de très près sous les formes papuleuses, érythème papuleux pernio, et quelquefois même sous la forme des disques irisés variés de l'érythème hydroa; la saison froide et l'action du froid les produisent sans contestation; mais leur élément essentiel, l'érythème, en est le phénomène principal, et il n'y a aucune raison de les distraire du groupe auquel elles appartiennent légitimement; érythèmes de froid, nous le voulons bien, mais érythèmes. »

Les engelures peuvent ne pas s'en tenir là et dépasser la phase érythémateuse qui constitue le premier degré de la froidure de Legouest et Valette, elles arrivent alors au second degré admis par ces auteurs et deviennent des *engelures ulcérées, entamées, des crevasses* (Fig. 85). Ce qui caractérise en effet cet état plus avancé des engelures, c'est que, sur les lésions dont la tuméfaction et la teinte violacée ont notablement augmenté, l'épiderme se soulève et se détruit. Les choses ne se passent pas d'ailleurs toujours de la même façon et l'on doit noter ici deux aspects différents.

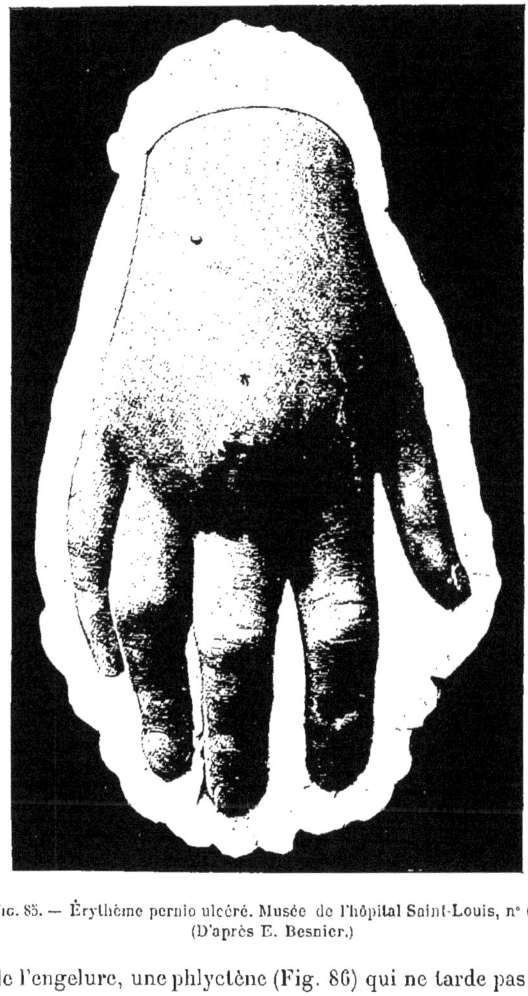

FIG. 85. — Érythème pernio ulcéré. Musée de l'hôpital Saint-Louis, n° 636. (D'après E. Besnier.)

Dans certains cas, il se produit des fissures plus ou moins profondes, de véritables crevasses, qui semblent dues à l'excessive distension de la peau et qui, siégeant surtout au niveau des plis cutanés, donnent lieu à des sensations douloureuses parfois très vives et sécrètent un liquide séro-purulent plus ou moins abondant. D'autres fois on voit se former au centre de l'engelure, une phlyctène (Fig. 86) qui ne tarde pas à se rompre pour donner une exulcération laquelle peut se guérir rapidement, ou au contraire persister et se recouvrir de croûtelles. Au-dessous de ces croûtes on trouvera un ulcère fongueux et saignant, à bords irréguliers et dont le fond peut se creuser de telle sorte qu'après la guérison, il persiste une cicatrice plus ou moins marquée et quelquefois des pertes de substance assez considérables. C'est surtout dans les cas de localisation aux oreilles que l'on note ces ulcérations qui peuvent laisser après elles des déformations et des pertes de substance du pavillon, cela se voit aussi quoique moins souvent pour les engelures du nez. Notons enfin une complication fort curieuse de ces engelures ulcérées, c'est la chute des ongles qui soulevés comme l'épiderme au niveau des phlyctènes, se détachent de leur lit et tombent; il s'agit là, bien entendu, d'un fait excessivement rare, car je n'en n'ai trouvé qu'un seul cas publié par Heurtaux dans l'article du *Dictionnaire de médecine et de chirurgie pratiques* qui concerne les engelures.

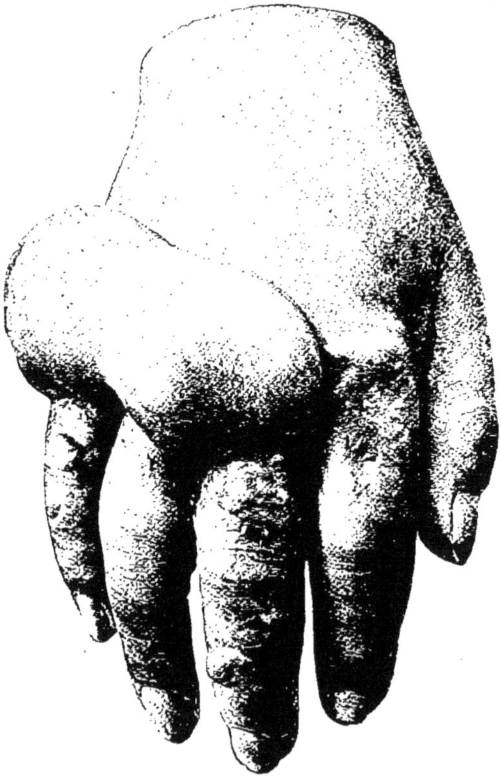

FIG. 86. — Engelures phlycténoïdes.
Musée de l'hôpital Saint-Louis, n° 800. (D'après A. Fournier.)

En somme les engelures peuvent être simplement érythémateuses ou présenter des phlyctènes et donner lieu par suite à des ulcérations véritables, mais il ne s'agit alors que de deux stades de l'engelure ordinaire; d'autres fois les engelures revêtent une allure spéciale qui constitue une variété bien distincte et très particulière de la dermatose. Dans ces cas, rares il est vrai, les engelures prennent la forme papuleuse, ce sont alors de petites papules miliaires, de couleur rouge violacé, de consistance dure, faisant au-dessus de la peau une légère saillie, papules qui peuvent rester simplement papuleuses ou en certains cas présenter une petite vésicule au niveau de leur partie centrale. C'est à Hutchinson que l'on doit la connaissance de cette variété d'engelures dont Dubreuilh et Sabrazes [1] ont rapporté récemment plusieurs observations et que certains auteurs ont hésité à reconnaître comme faisant réellement partie de l'érythème pernio.

Pour terminer cet aperçu clinique je dois signaler que si les engelures sont

[1] W. DUBREUILH et SABRAZES, De quelques formes anormales des engelures. *Soc. de dermatol.*, juin 1891.

répétées et tenaces, on note souvent après elles des phénomènes d'ordre nerveux tels que névralgie, anesthésie, ou au contraire, hyperesthésie et quelquefois des troubles trophiques dont Thédenat a donné une étude détaillée[1].

Notons aussi qu'il n'est pas exceptionnel de voir les engelures répétées précéder cette affection d'ordre nerveux connue sous le nom d'asphyxie locale des extrémités ainsi que cela ressort de diverses recherches et notamment de celles de Legroux[2] et de Bouchez[3]. En outre, il y a des cas où l'engelure peut devenir le point de départ du lupus érythémateux, et c'est pour cela que Hutchinson a donné le nom de *lupus chilblain* (lupus *engelure*) au lupus *érythémateux* qui se développe dans de semblables circonstances.

Enfin les engelures répétées des doigts prédisposent singulièrement à cette affection que l'on désigne en dermatologie sous le nom d'angiokératome, car on retrouvera dans presque toutes les observations connues de cette maladie une première phase dans laquelle il y a eu des engelures.

Diagnostic. — On peut affirmer que, généralement, le diagnostic des engelures est très facile et qu'il ne peut donner lieu à aucune hésitation, aussi ne m'y arrêterai-je point longuement. Il importe seulement de signaler la confusion possible avec le lupus érythémateux, dont le siège et l'apparence pourraient occasionner l'erreur en quelques cas. On sait que les plaques de lupus érythémateux sont arrondies ou ovalaires, de couleur rouge violacé, et qu'elles présentent généralement, en leur centre, une petite zone déprimée et blanc grisâtre avec un aspect cicatriciel qui n'existe pas dans les engelures et qui constitue certainement ici le signe diagnostique le plus important. Ajoutons que, dans la zone d'activité périphérique du lupus, on trouve, en général, de petites croûtelles d'aspect séborrhéique ou grisâtre, croûtelles adhérentes et dont la face profonde envoie de petits prolongements blanchâtres dans les orifices de la peau, lésions qui ne s'observent pas dans les engelures. Pour peu que l'on se souvienne de ces particularités, on pourra séparer les deux dermatoses, mais il faut quelquefois y prêter une grande attention, car il y a des cas, surtout quand la localisation des éléments éruptifs se fait aux oreilles ou au nez, où la solution du problème peut embarrasser le clinicien le plus expérimenté.

Étiologie. — Il est de notion courante que les engelures se produisent pendant la saison froide; le froid joue donc ici, comme facteur étiologique, un rôle de premier ordre; mais il faut aussi faire entrer en ligne de compte la prédisposition individuelle, dont l'importance est tout aussi grande que pour les autres variétés d'érythèmes. En étudiant de près l'étiologie des engelures, on arrive même à préciser, pour une certaine part bien entendu, diverses con-

(1) Thédenat, Des gelures. Th. d'agrégat. Paris, 1880.

(2) Legroux, Asphyxie locale des extrémités, ses rapports avec les engelures. *Soc. de dermatol.*, janvier 1892.

(3) Bouchez, Contribution à l'étude de l'asphyxie locale des extrémités, ses rapports avec les engelures. Th. de Paris, 1892.

ditions de cette prédisposition. Ainsi, l'âge offre, dans l'étiologie de l'érythème pernio, une valeur considérable, car c'est surtout entre cinq et quinze ans, c'est-à-dire pendant la deuxième enfance et la première jeunesse, que les engelures se produisent; elles s'y rencontrent même avec une telle fréquence que l'on peut affirmer qu'il y a bien peu de sujets à y échapper et qu'à cette période de la vie la prédisposition à cet accident est quasi physiologique. Il faut noter ensuite divers états dont le rôle est très marqué, bien qu'il soit moins évident que celui de l'âge, ce sont les états d'anémie, de faiblesse générale, l'état de lymphatisme correspondant à ce que Bazin a décrit sous le nom de scrofule bénigne, et enfin cet état particulier de parésie vasculaire des extrémités dans lequel on observe habituellement les mains rouges et souvent hyperhydrosiques.

Il faut bien savoir cependant que toutes ces conditions n'offrent pas l'importance étiologique de l'âge, qui n'est pas d'ailleurs le seul facteur à intervenir ici, car il y a des individus vigoureux présentant de nombreuses engelures, même passé quinze ans, date après laquelle elles sont rares, tandis que d'autres, notoirement anémiques ou scrofuleux, n'en ont pas après la puberté.

Donc il est très certain qu'il existe autre chose dans la prédisposition aux engelures que l'âge et que l'état d'anémie ou de faiblesse générale; nous retrouvons ici, comme pour les autres variétés d'érythème, une inconnue que nous devons constater sans que nous puissions en pénétrer la nature intime.

Pathogénie. — La pathogénie et l'anatomie pathologique des engelures sont toutes entières à reprendre; on a bien fait de nombreuses recherches relativement à l'action du froid sur les tissus, mais il s'agit alors de gelures dont l'allure n'est pas tout à fait celle des engelures, et encore faut-il ajouter que leur étude a été faite sur les animaux. Je me bornerai donc à résumer très brièvement les notions que Leloir et Vidal donnent au sujet des gelures, notions qui peuvent servir à l'histoire de l'érythème pernio.

Si l'on soumet des tissus animaux vivants à l'action du froid, on trouvera d'abord une période de spasme vasculaire de durée variable suivant l'intensité et la durée de la réfrigération, puis suivra une réaction qui différera, cela va sans dire, suivant l'intensité de la première phase. Dans une partie soumise à la réfrigération de degré moyen et que l'on réchauffe ensuite doucement et progressivement, la circulation reprend son cours normal sans accidents; mais si on réchauffe cette région trop rapidement, il peut se produire une stase hyperémique plus ou moins marquée avec exsudation, diapédèse et, dans les cas accentués, avec ruptures vasculaires. Quelquefois aussi l'hyperémie œdémateuse, au lieu de disparaître sans laisser de traces, peut devenir le point de départ d'un œdème demi-dur s'accompagnant d'un certain degré de prolifération des cellules fixes du tissu conjonctif.

Enfin, ces lésions peuvent retentir sur l'épiderme et y causer, par l'altération cavitaire des cellules ou par le processus de phlycténisation, des vésicules ou des bulles remplies de liquide limpide, louche ou hématique suivant sa composition et sa teneur en éléments cellulaires. Quant aux ulcérations que l'on observe dans les engelures à la suite de la rupture des phlyctènes, elles seraient causées et entretenues, d'après Leloir, par les bactéries banales de la suppuration qui peuvent se rencontrer à la surface de la peau.

Traitement. — Au début de ce paragraphe, il faut tout de suite indiquer que nous ne possédons pas actuellement de méthode thérapeutique interne ou externe capable de guérir sûrement les engelures. Aussi, comme cela se produit généralement en semblable circonstance, une grande quantité de substances médicamenteuses et de topiques ont-ils été vantés contre cette affection. Je crois très inutile et très fastidieux d'énumérer ici toutes les méthodes qui ont été mises en œuvre contre les engelures, et il me semble plus pratique d'indiquer seulement ce qui paraît donner les meilleurs résultats dans leur traitement.

Traitement général. — Ce que nous avons dit de l'étiologie des érythèmes en général et des engelures en particulier justifie parfaitement le traitement interne dans l'érythème pernio ; on peut d'ailleurs résumer cette thérapeutique en quelques lignes : prescrire aux malades de l'exercice, de l'aération, leur éviter, autant que possible, le froid et, pour cela, ordonner le port de vêtements chauds, tout en spécifiant que la laine est souvent irritante quand elle se trouve en contact direct avec les lésions; recommander l'usage de l'eau chaude pour les toilettes quotidiennes; enfin, s'il y a anémie, état de faiblesse, lymphatisme, avoir recours aux médications usitées en semblables circonstances : huile de foie de morue, arsenic, sirop iodo-tannique, sirop d'iodure de fer, etc.

Signalons aussi que dans les engelures tenaces du nez et des oreilles, surtout dans celles qui revêtent le type asphyxique, E. Besnier recommande l'usage du sulfate de quinine qui, prolongé pendant assez longtemps, lui a donné parfois d'excellents résultats.

Traitement local. — Quant aux topiques, qu'il faut employer dans les engelures, ils varieront suivant l'état et l'intensité des lésions.

Prenons le cas le plus simple, celui dans lequel les engelures sont restées à la phase érythémateuse; le mieux est de les traiter comme l'indique E. Besnier :

1° Faire prendre chaque jour un bain tiède avec de l'eau de feuilles de noyer;

2° Faire ensuite une friction douce avec de l'alcool camphré ;

3° Poudrer avec le mélange suivant :

Amidon.	9 grammes.
Salicylate de bismuth.	1 —

S'il y a du prurit intense et de vives cuissons, le soir, on se trouvera bien de prescrire, en outre, des applications de pommades antiprurigineuses, par exemple de la pâte de zinc phéniquée ou mentholée à 1 pour 100; ou encore de faire un pansement occlusif avec de l'emplâtre à l'oxyde de zinc ou avec de l'emplâtre rouge de Vidal.

EMPLATRE ROUGE DE VIDAL

Minium	2gr,50
Cinabre	1gr,50
Emplâtre de diachylon	26 gr.

F. s. a. un sparadrap.

EMPLATRE A L'OXYDE DE ZINC

Lanoline caoutchoutée	60 gr.
Oxyde de zinc	30 —
Glycérine	10 —

F. s. a. un sparadrap.

On a aussi vanté l'usage des collodions, qui recouvrent les engelures d'une couche protectrice et réalisent un bon pansement occlusif; on emploiera alors le collodion iodoformé, ou mieux salolé à 5 pour 100; mais c'est une pratique que l'on ne saurait recommander dans tous les cas, car ces applications sont souvent irritantes.

Lorsque les engelures deviennent vésiculeuses et que les phlyctènes qui se sont rompues ont laissé des ulcérations, le traitement différera, bien entendu, de celui dont je viens de parler.

On continuera les lotions et les bains à l'eau de feuilles de noyer ou à l'eau boriquée, ou tout simplement à l'eau bouillie, puis on fera des pansements avec des topiques calmants, parmi lesquels le liniment oléo-calcaire tient la première place, surtout si l'on a soin de l'additionner de 1 pour 100 d'acide phénique. Diverses pommades ont aussi été vantées dans ce cas; en voici deux qui peuvent rendre des services, l'une au tannin et au lycopode :

Lycopode	āā 0,50 centigr.
Tannin	
Axonge fraîche	15 grammes.

l'autre à l'oxyde de zinc et à la morphine.

Acide borique	1 gramme.
Chlorhydrate de morphine	0gr,10
Oxyde de zinc	1 gramme.
Vaseline	15 —

En terminant, je dois attirer l'attention sur ce fait, que le meilleur traitement des engelures consiste à chercher à en prévenir l'éclosion chez les personnes qui en sont habituellement affectées. Pour cela, on prescrira à ces personnes, un peu avant l'époque à laquelle se montrent d'ordinaire les engelures, le traitement général que j'ai indiqué et qui variera suivant les cas, puis on recommandera les lotions biquotidiennes à l'eau de feuilles de noyer ou d'eucalyptus, ou à l'eau légèrement phéniquée, suivies de frictions alcooliques avec de l'alcool camphré ou de l'eau de cologne.

[*E. BODIN.*]

4° ÉRYTHÈMES RUBÉOLIFORMES

Je puis être bref au sujet de ces érythèmes, car tous ceux qui rentrent dans cette classe se trouvent décrits, soit dans les traités de pathologie médicale, soit en d'autres articles de cet ouvrage.

Hardy désigne sous le nom d'*érythèmes rubéoliformes* ou de *roséoles* toute éruption de taches rosées, non saillantes ou à peine surélevées, tantôt discrètes et localisées, tantôt généralisées à toute la surface de la peau, éruption qui se termine au bout de peu de jours par résolution avec ou sans desquamation de l'épiderme.

Il suffira, après cette définition, de rappeler que Brocq distingue deux principales variétés objectives de roséoles, en faisant toutefois remarquer que les formes cliniques sont fort nombreuses, très complexes et qu'elles échappent à une description générale.

Une première catégorie de faits englobe ces roséoles dont l'éruption de la rougeole et les taches rosées lenticulaires de la fièvre typhoïde représentent des types. On voit que les éléments éruptifs y sont constitués par de petites taches rosées, s'effaçant sous la pression du doigt, à peine saillantes et dont la forme est très variable. Tantôt arrondies, elles sont dans d'autres cas irrégulières, à bords déchiquetés ou en étoiles; leurs dimensions varient entre celles d'une tête d'épingle et celles d'une lentille. L'évolution de ces roséoles est rapide et se fait en quelques jours, après quoi les taches disparaissent sans laisser de traces.

A la seconde catégorie admise par Brocq, se rattachent les roséoles dont les macules érythémateuses sont plus larges que précédemment, pouvant atteindre jusqu'à 1 centimètre et 1^cm^,5 de diamètre et dont la coloration, différente suivant les cas, peut ne pas s'effacer complètement sous la pression. Ici la durée peut être éphémère ou au contraire assez considérable et se prolonger pendant plusieurs semaines. Le meilleur type de cette variété clinique d'érythème rubéoliforme nous est fourni par la roséole syphilitique.

Étiologie et division des roséoles. — Avec Brocq et la plupart des auteurs classiques, je rangerai les roséoles en 4 classes suivant leur étiologie :

1° *Les roséoles primitives* qui comprennent :

a. La roséole simple, connue sous le nom de roséole infantile, estivale, vernale.

b. La rubéole ou rotheln des Allemands.

Pour la description de ces deux maladies qui sont encore incomplètement connues, je renvoie aux traités de pathologie médicale et infantile, où elles sont étudiées à côté des fièvres éruptives.

c. Certains auteurs placent ici la rougeole en raison de l'éruption qui constitue l'un de ses symptômes capitaux et qui est un type parfait de roséole. Mais je ferai remarquer que la rougeole, qui est une maladie spécifique, une entité morbide bien définie, n'appartient pas en réalité aux érythèmes puisqu'elle occupe une place spéciale dans le cadre nosologique.

2° *Les roséoles infectieuses secondaires*, dans lesquelles rentrent toutes les roséoles survenant, à titre de symptôme accessoire ou secondaire, dans une maladie infectieuse et dont les principales sont : la roséole syphilitique, le rash rubéoliforme prévariolique, les roséoles de la période de réaction du choléra, les roséoles du typhus, de la fièvre typhoïde, de la méningite cérébro-spinale, de la pyohémie.

Ces roséoles ne doivent pas nous arrêter ici, car elles font partie de la description des maladies qui les causent et dont elles ne représentent qu'une manifestation cutanée.

3° *Les roséoles artificielles*, qui sont dues à l'absorption de certains médicaments tels que le copahu, le santal, l'essence de térébenthine, l'iode, la quinine, et qui ont été décrites avec les éruptions artificielles.

4° *Les roséoles d'origine exclusivement nerveuse* dont le type est représenté par cette roséole qui se produit parfois sur le dos et la poitrine des personnes que l'on met à nu et qui est connue sous le nom de *roséole pudique*.

5° ÉRYTHÈMES SCARLATINOÏDES

Ce groupe d'érythèmes, dont l'importance clinique est considérable, renferme des faits dissemblables; aussi faut-il y établir dès l'abord une division sur laquelle j'insiste d'autant plus que certains auteurs, comme Hardy et ses élèves, ont donné à ce sujet des descriptions susceptibles d'établir une fâcheuse confusion.

Ainsi que cela ressort nettement des recherches de E. Besnier, il faut distinguer d'abord des *érythèmes scarlatinoïdes*, simulant de très près la scarlatine et qui sont secondaires à des maladies infectieuses, puis une deuxième classe à laquelle il faut réserver le nom d'*érythèmes desquamatifs scarlatiniformes récidivants* qui « réunit une série très importante et encore mal connue d'érythrodermies, qui sont pyrétoïdes surtout à leur début, subaiguës, et le plus souvent prolongées au delà des limites extrêmes de la période éruptive des fièvres exanthématiques (1) ».

De ces érythèmes scarlatiniformes je ne dirai rien, car leur description sera faite en cet ouvrage avec les érythrodermies; il ne me reste donc qu'à m'occuper des érythèmes scarlatinoïdes et, comme pour les érythèmes rubéoliformes, je pourrai être fort bref à leur sujet.

L'histoire des scarlatinoïdes est en effet très analogue à celle des roséoles et leur étude est plutôt du ressort de la pathologie médicale commune que de la dermatologie.

Voici ce que E. Besnier dit de ces érythèmes scarlatinoïdes au point de vue symptomatique :

« Ce terme s'applique à des érythèmes secondaires, vraiment scarlatinoïdes par la rapidité de l'invasion, la réaction fébrile, l'hyperthermie, les localisations

(1) E. BESNIER et A. DOYON, Traduction et annotation des *Leçons sur les maladies de la peau*, par Kaposi, 1891, t. I, p. 536.

muqueuses et viscérales, les accidents graves et le mode évolutif; sauf leur desquamativité souvent hâtive, l'éruption est entièrement scarlatinoïde. »

Il importe beaucoup au clinicien de retenir cette dernière particularité, car c'est elle qui permettra de trancher la question du diagnostic dans les cas où il pourrait y avoir hésitation. Que l'on se souvienne bien que la desquamation de la scarlatine est tardive, post-éruptive, ne se faisant qu'au neuvième jour environ, tandis que l'érythème scarlatinoïde desquame plus vite et souvent même à la période où l'éruption existe encore.

Quant à l'étiologie des érythèmes scarlatinoïdes, elle est assez analogue à celle des roséoles; le plus souvent en effet les scarlatinoïdes sont consécutifs à des maladies infectieuses parmi lesquelles on doit placer au premier rang la puerpéralité, la septicémie, la diphtérie, la gonohémie; d'autres fois, l'érythème prend naissance à la suite de l'ingestion de certains médicaments; sur ce dernier point, je ne puis mieux faire que de renvoyer à l'étude des éruptions artificielles.

Ce que je viens de dire doit faire penser tout de suite que le traitement des érythèmes scarlatinoïdes doit, comme celui des roséoles, se réduire à fort peu de chose; combattre la maladie causale ou supprimer les substances médicamenteuses qui entrent en jeu, puis se borner, s'il y a du prurit marqué, à des applications calmantes telles que les applications de poudre d'amidon sur les parties érythémateuses, voilà en quelques mots le rôle du médecin en présence de ces érythèmes.

ÉRYTHÈME CENTRIFUGE. — Nom usité pour désigner certaines variétés de lupus *érythémateux*.

Voir l'article : *Lupus*.

ÉRYTHRASMA.

Par **BALZER.**

ÉRYTHRASMA

Définition. — L'érythrasma est une *épidermophytie* ordinairement érythématoïde, intertrigineuse presque toujours, mais susceptible de s'étendre des plis aux surfaces libres, avec un certain degré d'épaississement de l'épiderme qui s'exfolie en squames très petites. L'agent pathogène est un parasite très ténu, le *microsporon minutissimum*.

Historique. — C'est Burchardt qui le premier, en 1859, a décrit le *microsporon minutissimum*. En 1862, Bœrensprung compléta la description de la maladie et lui donna le nom très bien choisi d'érythrasma. En 1866, Kœbner confirma par des recherches expérimentales les résultats obtenus par ces deux auteurs.

Après lui se crée, en Allemagne, une confusion qui devait durer pendant longtemps. O. Simon admet que l'érythrasma représente un état intermédiaire entre le pityriasis versicolor et l'herpès tonsurant. Kaposi écrit que l'érythrasma de Bœrensprung et l'eczéma marginé de Hébra sont identiques entre eux et avec l'herpès tonsurant. En France et en Angleterre, le silence est complet pendant cette période.

« Cette affection, dit mon savant maître E. Besnier, qui est loin d'être rare, demeurait inconnue, mal comprise, ou systématiquement méconnue. Il a fallu, en quelque sorte, que nous en fassions à nouveau la découverte clinique, pour la remettre en lumière. » C'est à son instigation que j'entrepris dans son service mes premières recherches microscopiques sur le *microsporon minutissimum*; en 1880, dans une note à la traduction du Traité de Kaposi, succincte, mais très caractéristique, E. Besnier établit définitivement l'existence indépendante de l'érythrasma et de son parasite. Ces premières observations furent aussi le point de départ du mémoire plus complet que j'ai publié en 1883.

En 1884, Bizzozero fait remarquer qu'à l'état normal des microphytes semblables au *microsporon minutissimum* peuvent se rencontrer entre les orteils et dans divers plis de la peau. Il compare, comme nous l'avions fait, l'aspect de ce microphyte à celui du lepthotrix buccalis et lui donne le nom de lepthotrix epidermidis. La même année, dans un travail en collaboration avec W. Dubreuilh, et basé sur de nouvelles observations, nous maintenions l'érythrasma comme entité morbide indépendante et méritant une place spéciale dans le groupe des affections parasitaires et des divers intertrigos.

A cette période, pendant laquelle l'étude de l'érythrasma a été faite surtout à l'aide du microscope, se rattachent encore les mémoires publiés par Rielh, Weyl, Henri Fournier, et la seconde note très complète publiée par E. Besnier dans la seconde édition française du Traité de Kaposi (1891).

Dans la période actuelle interviennent les méthodes de culture et d'expérimentation. En 1884, sur les conseils de Duclaux, nous avions pu cultiver le *microsporon minutissimum* dans le liquide de Raulin, mais nos essais d'inoculation sur l'homme échouèrent. Ces tentatives ont été reprises sur une plus grande échelle par De Michele, et surtout par Ducrey et Reale. Pour éviter les redites, nous parlerons plus loin de leurs intéressantes recherches.

Symptômes. — L'érythrasma est constitué par des placards rougeâtres qui siègent principalement au niveau des plis. On l'observe surtout dans la *région inguino-cruro-scrotale* et dans l'*aisselle*; il est souvent limité exactement au contact scroto-crural. Il est plus rare au pli du coude, dans les plis sous mammaires, ou dans les plis du ventre, chez les obèses. Ces diverses localisations se rapportent à la variété la plus fréquente, l'*érythrasma intertrigo*.

Dans une autre variété, l'érythrasma peut gagner les surfaces cutanées libres. De l'aine il peut descendre à la face interne de la cuisse jusqu'au genou, remonter sur l'abdomen ou sur la fesse. De l'aisselle, il peut descendre à la face interne du bras jusqu'au coude ou bien descendre sur le thorax et sur le flanc et le dos, remonter sur l'épaule et la base du cou. Tantôt ces propagations aux surfaces libres se font sans discontinuité, tantôt au contraire, il y a des placards d'érythrasma séparés par des intervalles de peau saine. Quelle que soit l'étendue de l'érythrasma, on retrouve toujours d'après E. Besnier le foyer originel scroto-crural.

L'érythrasma est souvent de forme régulière, ovalaire ou arrondie, quelquefois aussi il est constitué par des disques assez réguliers et peu étendus. Il peut avoir des contours tantôt diffus, tantôt un peu découpés; très souvent sa limite est très nette, marquée par une arête véritable avec léger relief de l'épiderme. Celui-ci présente souvent un aspect mat, légèrement inégal, ou finement plissé, donnant au toucher une sensation onctueuse.

La *coloration* est uniforme, mais variable suivant les cas : tantôt assez franchement érythémateuse, surtout quand il est récent, ou bien quand il y a un peu d'irritation du derme, ou encore dans l'érythrasma des plis modifié par la sueur de la région. La sueur en coulant sur le thorax et le flanc, ou bien à la face interne des membres, semble contribuer à l'extension de l'érythrasma qui se propage sur les régions qu'elle baigne. Les placards anciens et secs sont souvent d'un aspect mat et pulvérulent, avec une couleur cuivrée ou brunâtre uniforme, s'accompagnant manifestement d'une certaine pigmentation.

L'érythrasma peut être très petit, ignoré du malade, et quelquefois très étendu : ce n'est guère que dans ce dernier cas que le malade vient montrer son mal et s'en préoccupe.

La squame est peu apparente, ténue, furfuracée; elle adhère à la peau et ne s'obtient qu'au moyen d'un raclage assez énergique. La curette l'enlève plus facilement, si on humecte préalablement l'érythrasma.

Le prurit est à peu près nul et n'est guère ressenti qu'après un exercice plus ou moins violent qui a échauffé la région et provoqué la sudation. Aussi toujours la date du début de l'érythrasma reste obscure. Les individus qui en sont porteurs n'y attachent pendant longtemps aucune importance.

La *durée* de l'érythrasma est indéfinie et son développement est très lent. Il peut rester longtemps stationnaire, sans tendance à l'accroissement. Peut-être est-il parfois transporté au loin par le grattage; le plus souvent, comme nous l'avons dit, c'est l'écoulement de la sueur sur la peau qui paraît véhiculer le parasite et le propager. Dans d'autres cas, les placards, très larges, semblent s'être agrandis par progression centrifuge.

Étiologie. — La *fréquence* de l'érythrasma est assez grande et on le trouve facilement dès qu'on le recherche dans les consultations hospitalières. On observe surtout la localisation inguino-crurale, de beaucoup la plus commune; vient ensuite l'érythrasma de l'aisselle.

Chez la femme, les localisations sont les mêmes que chez l'homme, mais l'affection est plus rare. L'érythrasma est exceptionnel chez l'enfant, on a cité pourtant un cas chez un enfant de six ans.

Contrairement à ce que l'on pourrait penser, l'érythrasma peut s'observer chez des gens proprement tenus et il appartient aussi bien à la clientèle de ville qu'à celle de l'hôpital.

Il faut admettre la possibilité de la transmission directe d'une personne à une autre, mais nous sommes dans l'ignorance des conditions dans lesquelles peut s'opérer la contagion de l'érythrasma. Elles doivent être assez spéciales, si l'on tient compte des difficultés de l'inoculation expérimentale. La transmission indirecte s'opère sans doute par les linges, serviettes, éponges, vêtements.

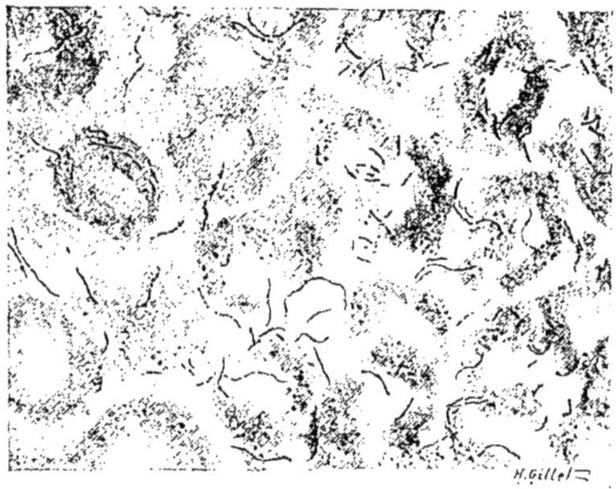

Fig. 87. — Érythrasma (microsporon minutissimum.) — Préparation extemporanée d'une squame prélevée par grattage (Obj. 1/12. Oc. 2. Leitz.) — D'après Sabouraud.

L'érythrasma, surtout la forme intertrigineuse, semble devoir être favorisé par l'obésité, mais il s'observe aussi fréquemment chez les sujets maigres. Ce qui est évident, c'est sa prédilection marquée pour les régions où la sudation se fait avec abondance et persistance.

Le microsporon minutissimum. — Pour examiner le parasite, on recueille des squames par le raclage, et après les avoir lavées un instant dans l'éther ou l'alcool, on les met dans la solution de potasse à 40 pour 100. C'est là le procédé le plus rapide, qui suffit pour les examens cliniques. Pour mieux voir les détails, on peut colorer le parasite avec les divers réactifs usités en bactériologie et qui donnent tous des résultats plus ou moins nets. J'ai recommandé autrefois le procédé suivant : coloration des squames préalablement dissociées par l'éosine à l'alcool; décoloration pendant quelques instants à l'aide d'une solution d'acide chlorhydrique au tiers, puis lavage à l'eau distillée, alcool absolu, essence de girofle et baume du Canada.

Dans les squames non dissociées, le *microsporon minutissimum* montre des groupes de spores serrées, très petites, semblables à des microcoques. Autour de ces spores serpentent de nombreux myvéliums, très minces, tantôt groupés en faisceaux serrés, tantôt formant un réseau serré, inextricable.

La grande richesse du parasite se reconnaît sur les squames isolées par la dissociation. On voit là des sporules petites, rondes, constituées par un petit noyau et une enveloppe homogène : les tubes sont très fins, mais de dimensions variables, quelquefois droits, souvent noueux, serpentins, en S ou en U, contournant les cellules cornées. Ils sont composés d'articles placés bout à bout. Quelques tubes sont pleins, d'autres contiennent des sporules; celles-ci forment aussi des chaînettes. D'après la remarque de Burchardt, qui en a fait la mensuration, les tubes ont à peu près la même largeur que les spores. Les plus volumineux ont 0,6 μ d'après Weyl et pourraient aller jusqu'à 1 μ 50, suivant Sabouraud.

Comme le microsporon furfur, le *microsporon minutissimum* ne dépasse pas la couche cornée, mais sur les coupes on peut voir les tubes de mycélium pénétrer jusqu'à la couche claire du corps muqueux. Malgré son abondance il dissocie très peu l'épiderme. Celui-ci ne se détache que par fines squames,

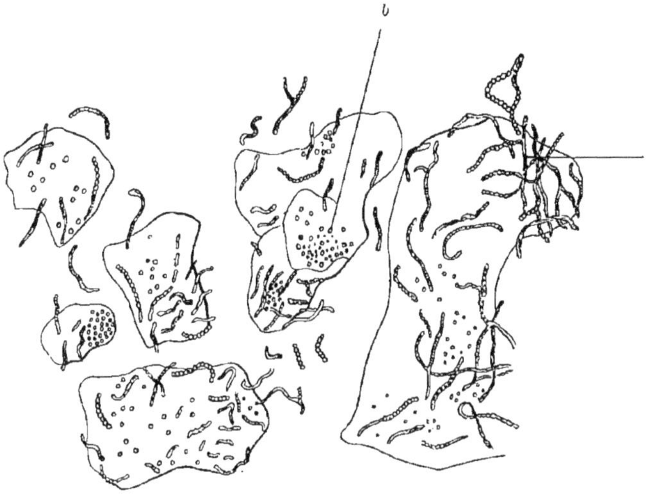

FIG. 88. — Lamelles épidermiques dissociées, couvertes d'éléments du *microsporon minutissimum*.

tandis que dans le pityriasis versicolore il est naturellement décollé par suite du volume des éléments du microsporon furfur.

Le *microsporon minutissimum* ne pénètre pas dans les poils; il s'attache quelquefois en certains points à leur surface.

De ses essais de culture De Michele a conclu à l'existence de deux parasites, d'abord le lepthotrix epidermidis décrit par Bizzozero et par Firket; mais il le considère comme un parasite banal et surajouté à l'érythrasma. Celui-ci serait produit par un autre microphyte à culture rouge ou brunâtre distinct, qui a donné à De Michele des résultats d'inoculation positive.

En cultivant le parasite de l'érythrasma sur divers milieux, Ducrey et Reale ont été frappés de son polymorphisme, de son aspect variable dans les cultures. Ils ont pu en obtenir trois variétés se distinguant entre elles moins par leurs caractères microscopiques que par leur morphologie grossière et par leur mode de développement sur les divers milieux nutritifs. Mais l'inoculation sur l'homme est difficile, et ils n'ont pu la réaliser qu'après des essais répétés pendant très longtemps.

Les difficultés que rencontre l'inoculation sur l'homme indiquent bien que l'érythrasma est une affection spéciale qui ne se développe que lorsque sont présentes les conditions de milieu exigées par son parasite. Comme nous l'avions dit avec Dubreuilh, on peut trouver à l'état normal chez un bon nombre de sujets des parasites qui ressemblent au *microsporon minutissimum*, sans qu'on puisse toutefois conclure à l'identité. Mais ce n'est que chez quelques-uns et indépendamment des conditions de propreté que l'on observe l'érythrasma. Il faut donc redire avec E. Besnier que l'érythrasma est bien une maladie spécialisée à la fois par ses caractères cliniques et par son agent pathogène qui lui appartient exclusivement.

Lors de la publication de mon premier travail j'avais cru pouvoir classer le *microsporon minutissimum* à côté du microsporon furfur, dans la classe des Schizomycètes, genre Oïdiée, d'après la classification de Marchand.

Cet essai de classification a été critiqué par Henri Fournier et par E. Besnier. Il est certain que si par certains caractères le parasite de l'érythrasma se rapproche du microsporon furfur, et des grands dermatophytes, par d'autres il se rapproche plutôt des microbes. Il vaut mieux sans doute ne pas se hâter de le classer, et attendre encore à ce propos les résultats des travaux de laboratoire. C'est aussi en formulant des réserves que Sabouraud a décrit le *microsporon minutissimum* dans le groupe des streptothricées (*La Pratique dermat.*, t. I, p. 753).

Diagnostic. — L'érythrasma se reconnaît facilement à son siège au point de contact cruro-scrotal et dans le pli axillaire, à ses placards ordinairement de date ancienne, de coloration rouge ou brunâtre, avec une surface mate, terne, peu squameuse, à ses contours peu surélevés et nettement arrêtés, à la longue durée et à la ténacité de l'affection, enfin à l'insignifiance du prurit et des symptômes subjectifs, souvent telle que l'affection peut être ignorée du malade. Toutefois l'emploi du microscope est indispensable pour la confirmation du diagnostic.

Pour le diagnostic différentiel, deux variétés de cas peuvent se présenter :

1° *L'érythrasma siège à la région inguino-cruro-scrotale.*

L'*intertrigo simple*, qui ressemble beaucoup à la variété rouge et intertrigineuse de l'érythrasma, siège cependant plus particulièrement dans les plis inguinaux ou axillaires ; il est plus rouge, plus suintant, plus prurigineux, moins nettement limité. Il ne présente pas les parasites caractéristiques de l'érythrasma.

Le *pityriasis versicolore* n'est pas très rare dans les régions affectées par l'érythrasma, et certainement c'est l'affection qui lui ressemble le plus. Il peut se reconnaître à sa squame peu adhérente, facile à détacher en large copeau par le coup d'ongle, tandis que la squame de l'érythrasma est adhérente et presque pulvérulente. En outre, on le retrouve presque toujours sur les parties découvertes, poitrine et dos. Il ne faut pas oublier toutefois la coexistence possible du pityriasis et de l'érythrasma; j'en ai signalé un cas. Le microscope montre aisément la différence qui sépare les parasites des deux affections : toutefois on peut trouver accidentellement des mycéliums extrêmement fins dans le pityriasis versicolore.

L'*érythème tricophytique* inguino-crural est plus rouge, plus épais, plus squameux, plus prurigineux et plus diffus que l'érythrasma. On y trouve habituellement des vésicules et, à l'examen microscopique, un tricophyton à mycélium et à spores volumineux.

En somme, bien que le diagnostic clinique de ces diverses affections soit possible sans le secours du microscope, celui-ci est indispensable pour établir avec certitude la variété d'épidermophytie que l'on doit traiter. Dans l'érythrasma il montrera toujours le même parasite, le *microsporon minutissimum.*

2° *L'érythrasma siège en divers points du corps* : Il rappelle alors quelquefois certaines dyschromies cutanées, notamment les pigmentations avec ou sans épaississement de l'épiderme; mais il s'agit là de lésions plus diffuses que l'érythrasma, plus multicolores, et d'ailleurs non parasitaires.

Certains placards d'*eczéma* ancien, pigmenté, rappellent aussi l'érythrasma; mais là lésion cutanée est encore ici moins nettement limitée, tantôt sèche, squameuse, tantôt suintante ou croûteuse, s'accompagnant d'épaississement de la peau et de prurit; enfin dans les squames, pas de parasites comparables au *microsporon minutissimum.*

Pronostic. — Dans ses formes peu étendues, l'érythrasma est si peu gênant qu'il peut être ignoré. Dans les cas où il s'étend aux surfaces libres, le prurit est plus marqué, et la maladie par son extension finit par préoccuper le malade. Mais le pronostic reste toujours essentiellement bénin, bien que le parasite résiste aux traitements employés, et ne cède définitivement la place qu'au bout d'un temps assez long.

Traitement. — Il faut s'adresser aux préparations capables d'imprégner l'épiderme et de provoquer son exfoliation : pommade de Wilkinson, teinture d'iode, nitrate d'argent, acide salicylique, résorcine, acides pyrogallique et chrysophanique. Ces préparations agissent en même temps comme parasiticides. On leur adjoindra toujours les savonnages qui favorisent puissamment l'élimination des squames et des parasites. Buzzi a recommandé le savon au thiol à 10 pour 100.

Le traitement, comme on le voit, ressemble à celui du pityriasis versicolore. Toujours assez long, il devra être continué après la guérison apparente, sinon, la récidive est probable. Pendant et après le traitement, il faut prescrire le renouvellement fréquent du linge de corps.

Pour éviter la récidive, E. Besnier recommande encore les savonnages, le saupoudrage avec une poudre inerte légèrement sulfurée (talc de Venise 100, soufre précipité 1 à 10), ou avec le carbonate ou le sous-nitrate de bismuth; écarter le scrotum de la cuisse à l'aide d'un suspensoir toujours très propre.

Bibliographie :

Burchardt, Ueber eine bei Chloasma vorkommende Pilzform. *Ann. d. Charité*, 1862, Bd. X. — V. Bærensprung, *Med. Zeit. des Vereins f. Heilk. f. Preussen*, 1859, n° 29. — Köbner, Gesellschaft für Vaterl. Kultur. Breslau, 1866. — Köbner, *Jahresbericht über den Fortschrift der gesamm. Med.*, herausgegeben von Virchow. Berlin, 1867, vol. II, p. 485. — E. Besnier, Note sur l'érythrasma in *Trad. franç. de Kaposi*, t. II, p. 446, 1881. — Balzer, De l'érythrasma, *Ann. de dermatol. et de syphilis*, 1883, p. 681. — Bizzozero, Sui microfiti dell' epidermide umana normale. *Gazz. degli ospitali*, avril 1884. — Weyl, Erythrasma. *Monat. für prakt. Dermat.*, 1884, n° 2-3, p. 33. — Riehl, Ueber Erythrasma. *Wiener med. Woch.*, n° 41, 1884. — Weyl und Geber, Handbuch der Hautkrankheiten, vol. II, 1884, p. 344. — Balzer et Dubreuilh, Observations et recherches sur l'érythrasma. *Ann. de dermatol. et de syphil.*, 1884, p. 597-661. — E. Besnier, De l'érythrasma. Note à la trad. de Kaposi, 2e édit., 1891, vol. II, p. 864. — Köbner, Erythrasma. *Monat. für prakt. Dermat.*, 1884, n° 12, p. 349. — Boeck, Datnorske med. Selskabs Forhandl., 1885. — Bizzozero et Firket *Manuel de microscopie clinique*, 1886. — Henri Fournier, art. Érythrasma. *Dict. encycl. des sc. méd.*, 1887, p. 623. — Payne, Notes on some rare Skin Diseases. London, 1889, — De Michele, L'eritrasma e il suo parassito. *Giorn. ital. delle sc. med.*, anno XII. — Ducrey et Reale, Contr. allo studio dell' eritrasma. *Napoli Tip. De Angelis Belisario*, 1893. — Unna, *Monat. für prakt. Dermat.*, Bd. XVIII, 1894, p. 257. — Reale, *Giorn. ital. delle mal. vener.*, 1896, n° 2, p. 146. — Nevins Hyde et Montgomery, A pract. treatise o Dis. of the Skin. Philadelphie, 1900, p. 801. — Kopp, Erythrasma in Venerische und Hautkrankheiten, 1 vol., Vienne, 1900.

ÉRYTHRODERMIES EXFOLIANTES GÉNÉRALISÉES. Voir l'article ci-après.

[*BALZER.*]

ÉRYTHRODERMIES EXFOLIANTES GÉNÉRALISÉES.

Par **L. BROCQ.**

ÉRYTHRODERMIES EXFOLIANTES GÉNÉRALISÉES

(DERMATITES EXFOLIATIVES GÉNÉRALISÉES)

On peut grouper sous le nom général d'*érythrodermies exfoliantes généralisées*, créé par E. Besnier, tout un ensemble d'affections cutanées caractérisées au point de vue objectif par le syndrome suivant :

1° *Une inflammation des téguments plus ou moins accentuée, plus ou moins profonde, s'accusant extérieurement par de la rougeur du derme plus ou moins vive ;*

2° *Une desquamation sèche de l'épiderme en lamelles ou en squames plus ou moins considérables et abondantes ;*

3° *Une généralisation totale ou presque totale du processus morbide à toute l'étendue des téguments.*

C'est à ce syndrome que E. Vidal et Leloir ont donné le nom de *dermatites exfoliantes*, et les auteurs étrangers tantôt le nom de *pityriasis rubra*, tantôt celui de *dermatite exfoliative, exfoliative dermatitis* ou *dermatitis exfoliativa*. Quelques mots d'explication sous la forme d'un historique très résumé de la question sont nécessaires pour l'intelligence de ce qui va suivre.

Historique général. — C'est surtout sous le nom de *pityriasis rubra* que les auteurs anglais, américains, allemands, et même français, ont décrit des affections de nature assez différente, ayant pour caractères communs une rougeur intense généralisée du derme et une desquamation lamelleuse plus ou moins abondante de l'épiderme. De temps en temps cependant des dermatologistes, soucieux de la précision de l'analyse clinique, ont protesté contre le sens trop général que l'on attachait à ce terme.

On peut diviser l'histoire de ces affections en trois périodes principales :

1° Une première période pendant laquelle on commence l'étude des faits ;

2° Une deuxième période pendant laquelle on crée les groupes hétérogènes dont nous venons de parler;

3° Une troisième période pendant laquelle on essaye de constituer dans cette masse informe de cas disparates des types morbides définis, tout en faisant ressortir les liens étroits qui les unissent entre eux.

1re *Période.* — Willan et Bateman sont les premiers auteurs qui aient parlé de pityriasis rubra, car nous ne pouvons mentionner comme ayant quelque valeur les observations d'éruptions rouges et desquamatives qui ont été publiées avant eux. Bien que leur description soit vague, on y retrouve cependant les traits principaux sur lesquels ont insisté les auteurs suivants ; un aspect semblable au psoriasis diffus, une desquamation lamelleuse, des phénomènes généraux, la longue durée possible de l'affection.

Biett et Alibert ont vu des cas analogues. Rayer[1] les a décrits sous le nom de pityriasis généralisé. Cette dénomination ne fut pas admise par Devergie qui lui substitua le mot créé par Willan et Bateman de pityriasis rubra[2]. Il en distingua une variété aiguë, répondant peut-être à ce que nous avons appelé la dermatite exfoliatrice généralisée, et une variété chronique répondant peut-être au pityriasis rubra chronique et grave de Hebra. Il décrivit en outre pour la première fois[3] une lésion cutanée à laquelle il donna le nom de pityriasis pilaris, que E. Besnier et son élève Richaud ont définitivement décrite sous le nom de pityriasis rubra pilaris, et qui doit être considérée comme constituant une affection *sui generis*, bien distincte de toutes celles que renferme notre groupe : or, elle n'était pour Devergie qu'un accident, qu'un épiphénomène, survenant quelquefois dans le cours d'un pityriasis rubra. Cette idée erronée a malheureusement été admise par quelques dermatologistes anglais et américains, et elle a été l'origine de confusions regrettables.

Bazin[4] a décrit un pityriasis rubra chronique qu'il a rangé dans ses herpétides; mais il a de plus remarqué que, parfois dans le cours de maladies cutanées rebelles, l'éruption s'étend à toute la surface de la peau, et, de quelque nature qu'ait été l'affection primitive (eczéma, psoriasis, pemphigus, etc...), elle prend, pourvu qu'elle soit herpétique[5], toujours à peu près le même aspect, celui d'une rougeur diffuse intense, et d'une exfoliation lamelleuse fort abondante de l'épiderme; en même temps l'état général devient grave. Bazin voulut créer un mot pour ce syndrome; il l'appela *herpétide exfoliatrice* et le rangea dans la classe des herpétides malignes et tardives. Il ne s'en tint pas là, et, ayant vu des sujets, jusque-là exempts de toute maladie de peau, présenter ces mêmes phénomènes morbides, il ajouta que dans quelques cas l'herpétide exfoliatrice pouvait se montrer d'emblée avec ses caractères particuliers. Or, ces cas ne sont autre chose que ceux que nous considérons à l'heure actuelle comme étant des dermatites exfoliatives généralisées, ou des pityriasis rubra chroniques de Hebra, c'est-à-dire des éruptions primitives. On voit donc que l'illustre dermatologiste français était arrivé à une conception analogue à celle qu'admettent à l'heure actuelle la plupart de nos contemporains.

Les auteurs suivants ont laissé de côté la notion étiologique, la question de nature et d'évolution de la maladie, et ils ne se sont plus basés que sur l'aspect extérieur de l'éruption.

2e *Période.* — Pendant ce temps, F. Hebra décrivait à Vienne un pityriasis rubra à type assez spécial et paraissant se rapprocher de la forme chronique

(1) RAYER, Traité théorique et pratique des maladies de la peau, t. II, p. 160 et suivantes
(2) DEVERGIE, Traité pratique des maladies de la peau, p. 442, 1857, 2e édit.
(3) *Ibid.*, p. 455.
(4) BAZIN, Leçons sur les affections cutanées arthritiques et dartreuses, 1868, p. 250 et suivantes, p. 437.
(5) Herpétique est pris ici dans le sens que lui a donné Bazin.

grave admise par Devergie, Neumann, Hans Hebra[1], Kaposi, n'ont fait que compléter la description de leur maître.

En Angleterre et en Amérique, les faits qu'on a publiés sous le nom de pityriasis rubra et les mémoires qu'on a décrits sur ce sujet sont des plus nombreux : on en trouvera la bibliographie exacte dans nos travaux critiques sur cette question. A partir d'Erasmus Wilson[2] un mot nouveau vint encore compliquer cette question déjà si obscure : cet auteur trouva en effet que le mot de pityriasis était fort impropre pour désigner les affections à large desquamation lamelleuse qu'il avait observées. Il commença par ajouter au mot pityriasis rubra l'épithète de foliacea, puis il lui substitua celui de *dermatitis exfoliativa.* Mais en créant ce terme nouveau, il n'eut point l'intention de créer une maladie nouvelle bien distincte d'autres éruptions auxquelles on pourrait conserver le nom de pityriasis rubra. Il ne voulut que changer l'étiquette du groupe, et lui donner une dénomination mieux appropriée à l'aspect général de l'éruption. Aussi, depuis 1870, les mots de *dermatite exfoliatrice* ou *dermatitis exfoliativa* et de *pityriasis rubra* sont-ils devenus, en Angleterre et en Amérique, des termes synonymes dont on se sert indifféremment. C'est ce que nous prouvent les travaux de J. Hawtrey-Benson et de W.-G. Smith[3], de Normann Moore[4], de Tilbury Fox[5], de G.-H. Fox[6], de J.-E. Sparks[7], de Magee Finny[8], de J.-W. Byers[9], de Liveing[10], d'Hutchinson[11], d'Allan Jamieson[12], de Stephen Mackenzie[13], de Graham[14], etc....

Dans un fort remarquable mémoire paru en 1879[15], Buchanan Baxter divise le groupe dermatite exfoliative en deux grandes classes : 1° Dermatites exfoliatives primitives; 2° dermatites exfoliatives secondaires, c'est-à-dire survenant pendant le cours d'un eczéma, d'un psoriasis, d'un lichen, ou d'un pemphigus : ce sont les herpétides malignes exfoliatrices de Bazin. Pour lui les poussées aiguës généralisées, entées sur une maladie cutanée antérieure, sont constituées par une dermatite exfoliatrice généralisée vraie, maladie essentielle, venant se surajouter à une dermatose antérieure.

Le travail de Pye Smith[16] mérite également d'être consulté, car il y a réuni

(1) Hans Hebra, *Viertelj. für Dermat. und Syph.*, 1876, p. 508.
(2) Erasmus Wilson, *Diseases of the skin. Sixth Edition*, 1867, p. 176. — Lectures on eczema, 1870, p. 356.
(3) W.-G. Smith, *Dublin med. Journal*, mai 1870.
(4) Saint-Bartholomew's, *Hosp Reports*, 1884, p. 125.
(5) Tilbury Fox, *Med Times and Gaz.*, 10 mai 1873, p. 487; et 4 nov., 1876, p. 510. — *The Lancet* 28 février 1874. — *Skin diseases*, 1874, p. 252. — *Atlas of skin diseases*, *plate* 38-39, 1877.
(6) G.-H. Fox, *Arch. of dermat.* New-York, 1875.
(7) J.-H. Sparks, *British med. Journal*, 6 nov. 1875, p. 583.
(8) Magee Finny, *The Dublin Journal of med. Sciences*, 1876, p. 252 et suiv.
(9) Byers, *Med. Times and Gazette*, 25 septembre 1880, p. 374.
(10) Liveing, *Handbook of the diag. of skin diseases*, 2e édit., 1880, p. 121.
(11) Hutchinson, *Clinical lectures on certain rare diseases of the skin*, 1878, t. I, p 240.
(12) Jamieson, *Edimb. med. Journal*, 1880, p. 879.
(13) S. Mackensie, *The Lancet*, 3 décembre 1881, p. 951.
(14) Graham, *Journal of cut. and venereal diseases*, oct. 1883, p. 390.
(15) Buchanan Baxter, *British med. Journal*, 26 juillet 1879, p. 19.
(16) Pye Smith, *Guy's hosp. Reports*, t. XXV. *Third serie*, p. 205.

40 cas publiés avant lui sous le nom de pityriasis rubra, et il y donne un excellent résumé de l'état de la question en Angleterre et en Amérique.

3e *Période*. — En 1874, notre maître regretté, E. Vidal [1], publia sous le nom de *dermatite exfoliatrice généralisée* un fait qu'il rapprocha de cas analogues dus à Wilks [2] et à E. Wilson, et qu'il déclara constituer pour lui une maladie spéciale, primitive, générale, *totius substantiæ*. Il fit faire sur ce sujet à son élève Percheron [3] une thèse dans laquelle il admettait :

1° *Une forme franchement aiguë ou pseudo-exanthématique* de l'affection comprenant les érythèmes scarlatiniformes desquamatifs récidivants ; 2° *une forme subaiguë ou chronique* qu'il subdivisait en éruptions primitives et en éruptions secondaires à une dermatose préexistante.

Déjà Derrécagaix [4] avait fait paraître un travail sur l'*érythème scarlatiniforme rhumatismal* dans lequel se trouvent deux observations remarquables, quand à propos d'un cas communiqué par Féréol à la Société médicale des hôpitaux de Paris et dans lequel il s'agissait de poussées éruptives successives, caractérisées par une rougeur intense généralisée, suivie d'une desquamation lamelleuse abondante de 8 à 15 jours de durée, E. Besnier et E. Vidal séparèrent nettement ce fait de la dermatite exfoliatrice généralisée vraie, des herpétides exfoliatrices malignes, et lui donnèrent le nom de pseudo-exanthème, d'*érythème scarlatiniforme desquamatif récidivant* [5].

En 1879, Quinquaud [6] décrivit sous le nom de *dermite aiguë grave primitive* la dermatite exfoliatrice généralisée de E. Vidal, et il en fit également un type morbide à part.

Donc, en 1881, lorsque nous entreprîmes nos recherches sur cette question, les médecins de l'hôpital Saint-Louis de Paris avaient déjà distingué quatre grands groupes d'affections dans l'ancien pityriasis rubra : 1° D'abord et avant tout le *pityriasis rubra pilaire* [7], maladie bien spéciale et dont nous ne parlerons plus désormais dans cet article ; 2° les *herpétides exfoliatrices de Bazin* consécutives à des dermatoses antérieures ; 3° les *érythèmes scarlatiniformes desquamatifs récidivants* ; 4° la *dermatite exfoliatrice généralisée vraie*. Mais toutes ces notions étaient des plus vagues et des plus discutées, même et peut-être surtout à l'hôpital Saint-Louis.

Dans notre étude sur la dermatite exfoliatrice généralisée [8] parue en 1882, nous fîmes une revue critique générale étendue et minutieuse de tous les travaux antérieurs ; nous y renvoyons le lecteur pour plus de détails ; nous crûmes pouvoir grouper les faits les plus nets de la manière suivante : 1° Herpétides

(1) E. Vidal, *Bulletin de la Soc. méd. des hôpitaux*, 1874, p. 256.
(2) Wilks, *Guy's Hospital Reports*, 1861.
(3) Percheron, Thèse de Paris, 1875. Étude sur la dermatite exfoliatrice généralisée.
(4) Derrécagaix, Thèse de Paris, 1874.
(5) *Bulletins et mémoires de la Société médicale des hôpitaux de Paris*, 1876, p. 30.
(6) Quinquaud, *Comptes rendus de la Soc. anat.*, octobre 1879.
(7) Voir ce mot pour l'historique.
(8) L. Brocq, Étude critique et clinique sur la dermatite exfoliatrice généralisée ou mieux maladie d'Erasmus Wilson. Thèse de Paris, 1882.

exfoliatrices malignes de Bazin; 2° érythèmes scarlatiniformes desquamatifs; 3° dermatite exfoliatrice généralisée; 4° pityriasis rubra universalis chronique de Hebra; 5° peut-être un pityriasis rubra bénin; 6° cas encore impossibles à classer constituant peut-être des faits de passage entre les diverses catégories précédentes. Dans notre mémoire de 1882 nous ne décrivîmes que la dermatite exfoliatrice généralisée, mais dans un deuxième mémoire que nous fîmes paraître en 1884 (1), se trouve un tableau d'ensemble de tout le groupe et une description succincte de chacun des types morbides que nous venons d'énumérer.

Revenant encore sur ce sujet au Congrès dermatologique de Paris de 1889, nous avons distingué dans le syndrome érythrodermies exfoliantes les catégories suivantes de faits :

1° Le pityriasis rubra pilaris;

2° La lymphodermie pernicieuse de Kaposi, certaines variétés eczématiformes généralisées de mycosis fongoïde;

3° Peut-être à tort, les éruptions généralisées rouges et desquamatives d'origine artificielle « médicamenteuses pour la plupart, et qui résultent soit d'applications de topiques à la surface de la peau, soit de l'ingestion de certaines substances, soit d'auto-infections, classe extrêmement importante et englobant la plupart des cas décrits sous le nom d'érythèmes scarlatiniformes desquamatifs ». Nous disons que nous les distinguions peut-être à tort, car à l'heure actuelle il est encore impossible de faire le départ entre les divers érythèmes desquamatifs scarlatiniformes en tenant compte de leur cause déterminante probable (2);

4° Les poussées aiguës et généralisées qui se produisent assez souvent dans le cours d'un eczéma, d'un psoriasis, beaucoup plus rarement d'un lichen planus, qui n'ont ni longue durée, ni généralisation absolue, ni évolution cyclique, et dans lesquelles il est presque toujours possible de retrouver en y mettant quelque soin l'élément caractéristique de la dermatose antérieure;

5° Les herpétides exfoliatrices de Bazin que nous avons schématisées plus haut.

Après avoir distingué toutes ces catégories de faits cliniques, ce qui constituait, nous le reconnaissons, un émiettement considérable, nous nous trouvions en présence des éruptions généralisées rouges et desquamatives dites essentielles que nous catégorisions définitivement de la manière suivante :

1° Érythème scarlatiniforme desquamatif ou dermatite exfoliative aiguë bénigne;

2° Dermatite exfoliative généralisée proprement dite ou subaiguë;

3° Dermatite exfoliative généralisée chronique;

4° Pityriasis rubra grave de Hebra;

(1) L. Brocq, Étude critique et clinique sur le pityriasis rubra. *Arch. gén. de méd.*, mai, juin, juillet, 1884.

(2) Voir plus loin, au chapitre Érythème desquamatif scarlatiniforme, ce que nous disons de leur pathogénie.

5° Pityriasis rubra subaigu bénin, mais cette forme n'était proposée qu'avec les plus grandes réserves (1).

Au même Congrès, Petrini de Galatz fit une communication sur l'anatomie pathologique de ces affections (2).

Malgré nos efforts, toutes les questions que nous avions soulevées dans nos travaux semblaient n'intéresser que fort médiocrement les dermatologistes, quand parurent deux importants mémoires qui ont contribué à fixer les idées.

Celui de Jadassohn (3) a fait véritablement époque, surtout en Allemagne. Il contient une critique serrée et intelligente de tous les travaux antérieurs, surtout des nôtres, et une description clinique et anatomo-pathologique de premier ordre du pityriasis rubra grave de Hebra, dont il a le premier nettement indiqué les relations étroites avec la tuberculose. Il attaque notre groupe du pityriasis rubra subaigu bénin; mais, en réalité, il n'y a là qu'une querelle de mots, car il admet que dans le type de Hebra il peut y avoir des cas graves et des cas bénins, ce qui nous donne toute satisfaction. Il croit que notre dermatite exfoliatrice généralisée existe en tant qu'entité morbide spéciale, distincte du pityriasis rubra; par contre il n'accepte pas la forme chronique que nous avons décrite de la dermatite exfoliatrice généralisée.

Le travail de Oro Mario (4) est également des plus remarquables : cet auteur admet nos principales formes morbides, et il donne une excellente étude de la dermatite exfoliatrice généralisée au point de vue anatomo-pathologique et bactériologique.

Ceux qui voudront connaître à fond cette question devront aussi parcourir la communication de Caspary au Congrès de Strasbourg (5), le rapport de Walter G. Smith à la Société dermatologique de Londres et la discussion qui en a suivi la lecture (6). Galloway y a spécialement attiré l'attention sur une série de cas encore mal connus dont nous avons, nous aussi, observé quelques exemples, et qui offrent cette intéressante particularité de se développer dès la naissance du sujet; aussi a-t-il proposé la classification suivante : I. Cas

(1) L. Brocq, Note sur les affections généralisées rouges et desquamatives. *Comptes rendus du Congrès international de dermat. et de syph. de* 1889, p. 72.

(2) Petrini (de Galatz), Du pityriasis rubra, de l'érythème scarlatiniforme desquamatif récidivant et de la dermatite exfoliative généralisée primitive. *Ibid.*, 1889, p. 44.

(3) Jadassohn, Ueber die Pityriasis rubra (Hebra) und ihre Beziehungen zur Tuberculose (nebst Bemerkungen über Pigmentverschleppung aus der Haut). *Archiv. f. dermat. und syph.*, 1891, p. 941; et 1892, p. 85, 271, 462.

(4) Oro Mario, Sulle dermatiti esfoliativi generalizzate. *Giornale italiano delle malattie veneree e della pelle*, 1892, p. 62 et 286; 1893, p. 72; et 1894, p. 14, 205, 426.

(5) Caspary, De la dermatite exfoliative généralisée; Deutsche dermatologische Gesellschaft (VIe Congrès tenu à Strasbourg du 31 mai au 2 juin 1898).

(6) Walter G. Smith, General exfoliative dermatitis (pityriasis rubra). Remarks introductory to a debate on this subject at a special meeting of the dermatological Society of London on the 9th november 1898. *The British Journal of dermatology*, décembre 1898, p. 437. — Malgré toute l'impartialité et la haute réserve auxquelles nous sommes tenus de nous conformer dans un ouvrage de cette nature, nous ne pouvons laisser passer sans protester le rapport de Walter G. Smith. Il est facile de tourner en ridicule les travaux des auteurs antérieurs; il vaut mieux les discuter sérieusement, après les avoir cités et analysés; c'est ce que l'auteur anglais a complètement négligé de faire.

[L. BROCQ.]

congénitaux; *a*. primitifs; *b*. secondaires à quelque autre maladie congénitale; II. Cas secondaires à certaines dermatoses chroniques; III. Cas primitifs.

Résumé et tableau d'ensemble du groupe des érythrodermies exfoliantes généralisées. — Si l'on a bien voulu parcourir l'exposé qui précède, on voit que le syndrome *érythrodermie exfoliante généralisée* peut être présenté par deux grands groupes de faits.

Premier groupe. — Le syndrome se manifeste pendant le cours d'une autre dermatose bien classée. Ces faits comprennent :

1° *Les poussées aiguës presque généralisées qui se produisent assez souvent dans le cours d'un psoriasis, d'un eczéma séborrhéique ou séborrhéide psoriasiforme, parfois d'un lichen ruber planus ou d'un pityriasis rubra pilaris* : ces poussées n'ont pas d'ordinaire une bien longue durée, elles ne sont pas absolument généralisées; elles sont presque toujours consécutives à une intervention médicamenteuse locale malheureuse — l'acide chrysophanique et les préparations mercurielles sont coutumières du fait — ou à l'administration à l'intérieur d'une substance nuisible.

Ce sont les *érythrodermies exfoliantes secondaires accidentelles ou épisodiques* de E. Besnier : elles peuvent être éphémères ou prolongées, et dans ce cas durer plusieurs semaines.

2° *Les érythrodermies généralisées exfoliantes que l'on observe parfois dans le cours du mycosis fongoïde* : on pourrait y rattacher aussi la lymphodermie pernicieuse de Kaposi, bien qu'en réalité elle ait sa place véritable dans notre deuxième groupe. Toutes ces formes éruptives sont décrites aux articles *Mycosis fongoïde* et *Lymphodermie pernicieuse.*

3° *Les herpétides exfoliatives de Bazin* qui surviennent chez des sujets débilités, depuis longtemps atteints de dermatoses rebelles, telles que l'eczéma, les eczémas séborrhéiques ou séborrhéides, le psoriasis, le pemphigus. Ce sont les *érythrodermies exfoliantes secondaires terminales ou cachectiques, pernicieuses, malignes* de E. Besnier, les *dermatites exfoliatives généralisées secondaires* des auteurs anglais. Leur histoire soulève les problèmes les plus ardus peut-être de toute la pathologie cutanée.

Deuxième groupe. — Le syndrome se manifeste d'emblée après une période de début plus ou moins longue, souvent extrêmement courte, chez des sujets indemnes de toute dermatose.

Ces faits nous semblent pouvoir être classifiés de la manière suivante :

1° Il y a parfois des dermatoses, et parmi elles nous citerons surtout le *pityriasis rubra pilaris*, qui, à leur début, affectent les allures d'une érythrodermie exfoliante généralisée à marche rapide : ce sont des incidents dans l'évolution d'affections connues; nous les laisserons de côté.

2° Restent alors des *érythrodermies exfoliantes généralisées qui gardent ce caractère pendant toute leur évolution*. Elles comprennent :

A. D'abord toute une grande classe de faits caractérisés par une vive inflammation cutanée, une desquamation lamelleuse des plus abondantes, une certaine réaction fébrile, du moins au début; ils constituent une chaîne ininterrompue allant des cas aigus de quelques jours de durée aux cas chroniques pouvant évoluer pendant plusieurs années : ce sont *nos dermatites exfoliatives généralisées*; on peut les subdiviser en :

a. *Érythèmes scarlatiniformes desquamatifs récidivants ou dermatites exfoliatives aiguës bénignes*;

b. *Dermatite exfoliative généralisée proprement dite* dans laquelle nous croyons qu'il faut établir au point de vue évolutif deux variétés : a. *subaiguë*; b. *chronique*.

B. Nous y rattacherons, provisoirement au moins, les faits qui ont été décrits par Savill sous le nom de *dermatite exfoliative épidémique*, et par Ritter von Rittersheim, sous celui de *dermatite exfoliative des enfants à la mamelle*.

C. Le *pityriasis rubra*, dans lequel il faut aussi très probablement établir plusieurs variétés évolutives : a. *subaigu bénin*; b. *chronique grave, type Hebra*; c. peut-être *chronique bénin*.

Peut-être faut-il y rattacher les faits congénitaux sur lesquels Galloway vient d'attirer l'attention.

Tels sont les types morbides que nous allons décrire (1).

Mais il ne faudrait pas croire que nous ayons ainsi épuisé la question des érythrodermies exfoliantes généralisées. Entre tous les types morbides que nous venons d'énumérer, il existe de nombreux faits de passage, et nous avons relevé en outre, soit dans les auteurs, soit dans notre pratique personnelle, des cas que nous ne savons encore où classer, types hybrides à propos desquels il serait encore prématuré de formuler des conclusions précises (2).

Conception générale des érythrodermies exfoliantes généralisées. — L'extrême complexité de ce groupe, tel que nous venons de l'esquisser, effraie la plupart des dermatologistes, et surtout les dermatologistes anglais. Ils nous reprochent de trop diviser et subdiviser, de composer trop de maladies différentes avec des cas qui ne constitueraient en somme qu'une seule et même affection.

Nous ferons remarquer qu'en étudiant les divers cas désignés avant nous sans distinction aucune sous le nom générique de dermatite exfoliative ou de pityriasis rubra, et en les groupant suivant leurs ressemblances en plusieurs types morbides, nous n'avons eu pour but que de préciser l'étude clinique de ces faits; nous n'avons eu nullement la prétention de déclarer que chacun de ces types cliniques constitue une affection à part, une entité morbide nettement définie.

Voici d'ailleurs les principales hypothèses qu'il est permis à l'heure actuelle de formuler sur la constitution intime de ce groupe.

Première hypothèse. — Dans toutes ces érythrodermies, il s'agit d'une sorte

(1) On remarquera que dans nos publications récentes nous avons substitué l'épithète *exfoliative* à l'épithète *exfoliatrice*. Exfoliatrice n'est pas français : nous ne savons comment ce barbarisme s'est introduit dans le langage médical.

(2) Voir pour toutes ces questions nos travaux de 1882, 1884, 1889, 1892, et quelques travaux récents difficiles à apprécier, les thèses de Derrien (1894), de Perdrial (1896).

de syndrome tenant à des prédispositions individuelles spéciales, qui se développe chez certains sujets sous des influences extrêmement variables, telles que l'application sur les téguments ou l'ingestion de certains médicaments, telles que des auto-intoxications diverses, des intoxications accidentelles par des toxines microbiennes, etc. La forme évolutive, l'aspect spécial, la durée, la terminaison de ces éruptions dépendent et de la prédisposition individuelle du sujet qui en est atteint, et aussi, dans une certaine mesure, de la cause déterminante. Mais que l'érythrodermie survienne pendant le cours d'une autre dermatose, c'est-à-dire que, suivant le langage actuellement adopté, elle soit secondaire, ou qu'elle se développe d'emblée chez un sujet sain, c'est-à-dire qu'elle soit primitive, cela n'a pas grande importance; il s'agit en effet toujours du même syndrome.

Cette hypothèse, qui est en somme extrêmement simple et claire, nous paraît des plus acceptables, et, jusqu'à plus ample informé, c'est celle que nous adoptons. Elle simplifie tout, jette une singulière clarté sur tout ce groupe; mais elle est dangereuse, car elle conduit à ne donner de tous ces faits qu'une description vague d'ensemble, et à méconnaître les diverses formes cliniques dont l'analyse minutieuse des observations démontre la réelle existence.

Deuxième hypothèse. — Les formes objectives que nous avons indiquées constituent des entités morbides distinctes. Les érythrodermies qui se développent dans le cours du psoriasis, du pemphigus, des dermatites polymorphes douloureuses, des eczémas, des lichens, ne sont, dans la majorité des cas, pas comparables aux formes primitives qu'elles simulent; elles ne sont constituées que par une simple transformation objective de la maladie première déviée de son type et arrivée à un très haut degré de gravité [1]. Elles diffèrent donc totalement, quant à leur nature, des formes primitives, car alors qu'elles ne sont que des psoriasis, des eczémas, etc., ayant des aspects spéciaux, les formes primitives sont des entités morbides bien à part et nettement définies.

Il ne faudrait pas croire que cette deuxième hypothèse, que presque personne ne semble admettre à l'heure actuelle, ne puisse pas renfermer une part de vérité. Il est à la rigueur possible qu'on démontre dans l'avenir, lorsqu'on aura étudié les faits avec plus de précision, que tel aspect des téguments, avec telle forme desquamative et telle évolution, appartient bien en propre à une toxine déterminée [2] ou à un seul et unique médicament. Dès lors on serait autorisé à constituer dans les érythrodermies exfoliantes généralisées des entités morbides bien distinctes; mais pour le moment encore on ne semble pas y être arrivé, et on doit s'en tenir provisoirement à la première hypothèse que nous avons formulée.

[1] Il est vrai que pour certains auteurs il y aurait encore une autre hypothèse possible pour expliquer ces faits. Ils résulteraient tout simplement d'un remplacement de la maladie première par une dermatite exfoliative, un pityriasis rubra, un pemphigus foliacé (Voir chapitre HERPÉTIDE MALIGNE EXFOLIATIVE).

[2] Les recherches de Jadassohn sur le pityriasis rubra gravé de Hebra sembleraient déjà confirmer cette vue de l'esprit, puisque d'après lui cette érythrodermie n'est qu'une tuberculide.

Quant au *mode pathogénique* suivant lequel se produisent ces éruptions, on ne sait absolument rien de précis. Comme nous venons de le dire, les faits cliniques démontrent qu'elles se développent dans les circonstances les plus diverses, à la suite de l'ingestion d'un médicament nuisible pour le sujet, d'une application externe irritante, d'une infection microbienne, probablement d'auto-intoxications, ce qui expliquerait les cas dans lesquels on ne relève pas de cause directe appréciable. Mais en somme, au point de vue du mécanisme même suivant lequel se fait l'éruption, on en est réduit aux mêmes hypothèses que pour la plupart des érythèmes.

Leredde et Dominici (1) ont décrit des lésions sanguines et de l'éosinophilie dans un cas d'érythème desquamatif scarlatiniforme : ce serait donc d'après eux une maladie sanguine. Mais nombre d'auteurs, surtout à propos des formes dites dermatite exfoliative généralisée, ont émis l'opinion que le système nerveux joue un rôle considérable dans leur pathogénie. Hutchinson en a fait de véritables névroses; pour Hebra, il s'agit de troubles vaso-moteurs, et Jarisch, Quinquaud, Mario Oro, etc., ont décrit dans des érythrodermies exfoliantes des lésions de la substance grise de la moelle; Pringle (2) croit à l'existence dans le système nerveux central de modifications probablement d'origine toxique, etc.... Tout n'est pas encore dit sur ce point.

Nous renvoyons au chapitre *Dermatite exfoliative généralisée* pour le traitement général des érythrodermies exfoliantes.

Nous allons maintenant passer en revue les diverses formes cliniques que nous avons distinguées.

Nous n'avons à décrire en détail ni les poussées qui compliquent certaines dermatoses connues, ni les érythrodermies du mycosis fongoïde, ni la lymphodermie pernicieuse, ni les formes aiguës généralisées de début du pityriasis rubra pilaire. Toutes ces éruptions sont étudiées avec les affections dont elles font partie intégrante. Nous allons donc seulement traiter dans cet article : 1° des herpétides exfoliatives comprises cliniquement dans le sens que Bazin a attaché à ce mot; 2° des érythrodermies exfoliantes généralisées primitives.

ÉRYTHRODERMIES EXFOLIANTES GÉNÉRALISÉES SECONDAIRES

Les herpétides exfoliatives. — (*Dermatites malignes chroniques exfoliantes* de E. Vidal et Leloir; *Érythrodermies exfoliantes secondaires terminales ou cachectiques* de E. Besnier). — La conception de l'*herpétide exfoliative* est due à Bazin. Il avait remarqué que, dans quelques cas, pendant le cours de maladies cutanées rebelles, et, le plus souvent, chez des sujets débilités, l'éruption s'étendait à toute la surface de la peau, perdait ses caractères

(1) Leredde et Dominici, Soc. française de dermat. et de syph., séance du 10 mars 1899.
(2) Pringle, Société dermat. de Londres, décembre 1898.

distinctifs premiers, se caractérisait d'une manière uniforme par une rougeur diffuse intense et par une exfoliation lamelleuse fort abondante de l'épiderme occupant toute la surface du corps. « C'est, dit-il, le dernier terme que puissent atteindre les manifestations cutanées de l'herpétis. »

Les théories diathésiques de Bazin ne sont plus admises à l'heure actuelle, mais les faits d'observation restent, et comme toujours ils ont été excellemment analysés par notre grand dermatologiste. Nous citons textuellement :

« La transition des genres primitifs à l'herpétide exfoliatrice se fait d'une manière insensible. Dans le pemphigus, elle a lieu par suite de la prolongation de la période squameuse.... Dans l'eczéma la sécrétion devient moins abondante, tandis que les squames persistent et se multiplient en prenant quelques-uns des caractères de celles du psoriasis ou du pityriasis. Dans le psoriasis, la rougeur et le soulèvement de la peau, qu'on observe ordinairement au début de l'affection, s'effacent peu à peu, et les squames deviennent plus minces en même temps que plus abondantes. Dans le pityriasis enfin, une transformation en sens inverse s'observe : les squames, de minces et légères, deviennent plus étendues et plus confluentes. Dans l'un ou l'autre cas, la desquamation épidermique est le seul phénomène objectif et organique qui persiste et c'est elle qui parvient à dominer la scène.

« Lorsque l'herpétide exfoliatrice est établie, l'éruption couvre presque toute la surface du corps. A peine si quelques régions, telles que la face, la paume des mains et la plante des pieds, sont parfois épargnées. Les squames se produisent et se succèdent incessamment; elles sont tellement abondantes qu'elles se détachent sans cesse de la surface cutanée; le matin on les trouve amoncelées pour ainsi dire sous les flancs et sous les membres des malades. Ces squames sont minces et légères, transparentes comme des pelures d'oignon; leurs dimensions sont très variables, les unes sont petites et analogues aux écailles de son, d'autres sont plus larges et plus irrégulières[1]. »

Les troubles de la sensibilité sont variables ; souvent le prurit est assez intense et continuel; parfois il est faible ou nul; il y a une sorte d'insensibilité cutanée contrastant avec l'intensité qu'avaient les démangeaisons avant que l'affection générique primitive ne passât à la forme exfoliative. L'état général peut se maintenir encore assez bon pendant un certain temps, puis les forces s'épuisent; il survient fort souvent une diarrhée incoercible; la desquamation peut être alors beaucoup moins abondante ; le malade maigrit, tombe dans le marasme et succombe soit à l'épuisement, soit à une complication.

E. Vidal et P. Raymond ont constaté dans deux cas d'herpétide maligne exfoliative une augmentation d'urée dans le sang, une diminution correspondante dans la proportion de l'urée contenue dans l'urine qui était réduite à 11 grammes dans les vingt-quatre heures, enfin la présence de l'urée en quantité dans les squames exfoliées.

Ces résultats ont été confirmés par Quinquaud qui a évalué à 9 ou

(1) Bazin, Leçons théoriques et cliniques sur les affections cutanées de nature arthritique et dartreuse, 1868, p. 438-439.

10 grammes par jour la quantité d'urée contenue dans 30 grammes de squames[1].

Nous devons ajouter que nous avons toujours vu le taux de l'urée très diminué dans les herpétides exfoliatives, et que nous avons pu observer pendant des mois des malades chez lesquels le chiffre de l'urée contenue dans les urines oscillait entre 4 grammes et 8 grammes dans les vingt-quatre heures[2].

La terminaison de l'herpétide exfoliative ne semble pas devoir toujours être fatale, du moins à la première attaque. On a vu dans quelques cas une affection cutanée passer à l'état d'herpétide exfoliative, puis reprendre ses caractères distinctifs[3], et le malade peut avoir ainsi plusieurs attaques de cette sorte de *cachexie cutanée*, de même qu'un cardiaque peut avoir plusieurs attaques d'asystolie.

L'évolution fatale et la résistance de l'affection à toute espèce de traitement justifient l'épithète de *maligne* que Bazin avait ajoutée au mot herpétide exfoliative.

Anatomie pathologique. — L'anatomie pathologique de l'herpétide maligne exfoliative a été faite par Leloir et par Oro Mario. Malheureusement les résultats obtenus par ces deux auteurs ne sont guère concordants.

Voici d'abord ce qu'en dit Leloir[4] :

Lésions de l'épiderme. — « La couche cornée profonde renferme un assez grand nombre de cellules dont les noyaux et le protoplasma se colorent nettement par le carmin, ce qui indique un état œdémateux de la couche cornée basale.

« La couche granuleuse a disparu, ou l'on n'en trouve que quelques vestiges.

« Le corps muqueux de Malpighi est hypertrophié, ou plutôt ses prolongements interpapillaires sont notablement augmentés en longueur et en largeur. Souvent même ces prolongements interpapillaires se ramifient profondément dans le derme.

« Il existe des signes évidents de prolifération karyokinétique au niveau d'un certain nombre de cellules malpighiennes. L'hypertrophie notable du corps muqueux distingue « l'herpétide exfoliative » de la dermatite exfoliative généralisée vraie, et montre bien qu'il s'agit ici d'une altération chronique de l'épiderme avec troubles de la kératinisation.

« Les lésions du derme sont particulièrement remarquables et presque

(1) QUINQUAUD, Note sur les pertes subies par l'organisme dans les affections cutanées exfoliantes; et Discussion par E. VIDAL. Congrès international de dermat. et de syph., 1889, p. 729.

(2) Voir pour cette importante question de l'insuffisance de l'excrétion urinaire les chapitres DERMATITE EXFOLIATIVE GÉNÉRALISÉE et PITYRIASIS RUBRA.

(3) Ce point demande quelques réserves, car il ne faut pas confondre l'herpétide exfoliative, forme grave de dermatose, avec les poussées aiguës généralisées de certaines affections cutanées (Voir le diagnostic).

(4) H. LELOIR, Cliniques de l'hôpital Saint-Sauveur, 1885.

pathognomoniques. Elles se résument en ceci : il y a altération destructive des faisceaux conjonctifs du derme. Cette altération se produit en particulier au niveau et autour des vaisseaux sanguins et surtout des vaisseaux ascendants

PLANCHE PROVENANT DE L'ATLAS DE H. LELOIR ET E. VIDAL
Fig. 4 de la Planche VIII.

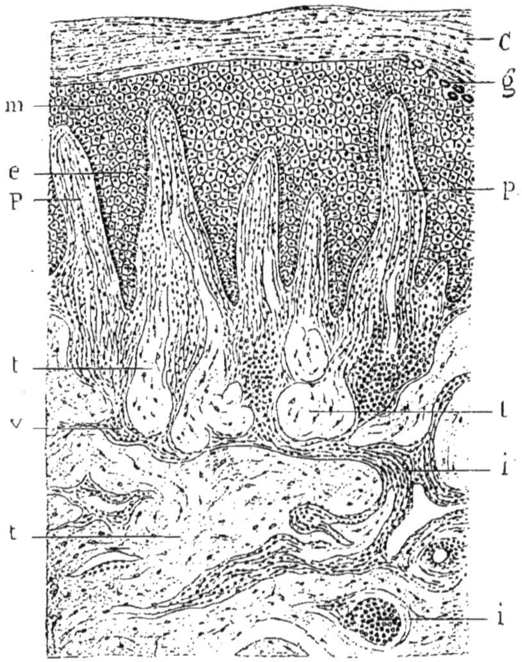

FIG. 89. — **Dermatite maligne chronique exfoliante. — Herpétide de Bazin.** — Cette préparation provient d'un morceau de peau recueilli en 1885, sur l'avant-bras d'un malade de l'hôpital Saint-Sauveur. — Durcissement dans l'alcool absolu. Coloration au picro-carmin. Grossissement de 80 diamètres. — On y remarquera : la tendance de l'épiderme corné à s'exfolier, la persistance de noyaux colorés par le carmin dans un certain nombre de cellules de la couche cornée ; la disparition du stratum lucidum et de la couche granuleuse au niveau des régions correspondant aux points où l'épiderme corné s'exfolie ; l'hypertrophie et l'allongement des prolongements interpapillaires du corps de Malpighi ; la destruction des faisceaux conjonctifs du derme (le tissu élastique étant conservé) au niveau des régions supérieures du derme et en particulier au niveau de la région papillaire ; la localisation de cette altération le long des vaisseaux ascendants et horizontaux du derme, qu'elle entoure et dessine en quelque sorte (l'on dirait qu'un principe nocif provenant des vaisseaux a amené l'altération du tissu conjonctif ambiant) ; l'infiltration de cellules rondes essentiellement limitée aux territoires conjonctifs dermiques altérés ; la dilatation des espaces lymphatiques du derme autour desquels se produit une altération du tissu conjonctif et une infiltration du tissu conjonctif et une infiltration de cellules embryonnaires analogues à celles qui existent autour des vaisseaux sanguins.

c, épiderme corné colorable en rose par le picro-carmin et dont un certain nombre de cellules possèdent encore un noyau colorable en rouge par le picro-carmin. — *g*, vestige de la couche granuleuse. — *m*, corps de Malpighi. — *e*, prolongement interpapillaire hypertrophié du corps de Malpighi. — *p*, *p*, papilles dont le tissu conjonctif est altéré et qui sont elles-mêmes infiltrées de cellules rondes. *v*, vaisseau sanguin entouré d'un tissu dermique altéré et infiltré de cellules embryonnaires. — *i*, altération dermique et infiltrat de cellules embryonnaires autour d'un gros vaisseau sanguin. — *t*, *t*, tissu conjonctif du derme non encore altéré.

et horizontaux vers les régions supérieures du derme et surtout vers la région papillaire. Elle existe aussi en certains points autour des vaisseaux lymphatiques du derme. L'infiltration des cellules embryonnaires est presque essentiellement limitée aux territoires conjonctifs dermiques altérés. Dans les cas anciens l'altération du tissu conjonctif dermique devenant plus diffuse, l'infiltration de cellules embryonnaires le devient également. Les fibres élastiques sont conservées.

« Ces lésions destructives si caractéristiques du derme distinguent absolument, au point de vue histologique, « l'herpétide exfoliative » de la dermatite exfoliatrice vraie. Elles montrent bien que « l'herpétide exfoliative de Bazin » est une affection chronique du derme avec dégénérescence destructive

PLANCHE PROVENANT DE L'ATLAS DE H. LELOIR ET E. VIDAL
Fig. 5 de la Planche VIII.

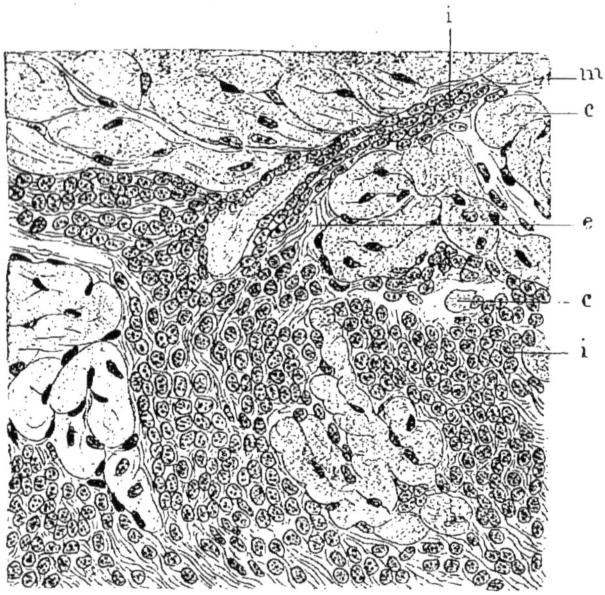

FIG. 90. — Un point de la préparation précédente examiné à un grossissement de 100 diamètres. — On y remarquera : la destruction des faisceaux conjonctifs en quelque sorte rongés par le mal envahissant; la conservation des fibres élastiques et l'infiltrat de cellules embryonnaires au niveau des territoires conjonctifs altérés; la dilatation des lymphatiques du derme, suivant lesquels et autour desquels le processus destructif du tissu semble se faire en plusieurs endroits.

i, infiltrat de cellules rondes dans un espace lymphatique. — *m*, noyau d'une cellule endothéliale tapissant les parois de l'espace lymphatique. — *c*, faisceau conjonctif. — *c'* faisceau conjonctif en partie détruit. — *i*, infiltrat de cellules rondes dans le tissu dermique altéré. — *e*, fibres élastiques.

de celui-ci, en un mot une dermatite chronique cachectique, contrairement à la dermatite exfoliatrice vraie.

« Les glandes cutanées ont en général disparu complètement.

« Les nerfs cutanés ont paru sains (1). »

Mario Oro (2) a noté dans un cas grave terminé par la mort une desquamation exagérée du *stratum corneum*, la conservation des *stratum lucidum* et

(1) E. VIDAL et H. LELOIR, *Traité descriptif des maladies de la peau*, 1890, p. 161-162.

(2) MARIO ORO, Sulle dermatiti exfoliativi generalizzate. XIVe Congresso dell' associazione medica italiana, août 1891. Tirage à part, p. 94.

granulosum, de l'atrophie du corps muqueux de Malpighi, avec un peu d'altération vacuolaire; la couche basale était à peu près normale. Dans le derme il y avait un peu d'allongement des papilles, peu ou point d'infiltration embryonnaire, mais de la prolifération du tissu conjonctif et de l'augmentation du tissu élastique; les follicules pilo-sébacés et les glandes sudoripares étaient presque normales : les parois des vaisseaux cutanés avaient subi une transformation scléreuse. En outre, il a trouvé de la névrite périphérique parenchymateuse et interstitielle, et un début d'atrophie scléreuse légère des capsules surrénales.

Étiologie. — Nature. — Pathogénie. — Ainsi que nous l'avons déjà dit, l'herpétide exfoliative se développe peu à peu après des poussées successives plus ou moins nombreuses, chez des sujets prédisposés, le plus souvent avancés en âge, d'ordinaire débilités et atteints de certaines maladies de peau, telles que l'eczéma, et surtout l'eczéma séborrhéique psoriasiforme ou séborrhéide psoriasiforme, le psoriasis, les dermatites polymorphes douloureuses chroniques, le pemphigus (¹). Mais on ignore totalement sous quelles influences morbides ces états se développent.

Et, en effet, nous n'avons à ce point de vue qu'à émettre des hypothèses.

1° Pour ceux qui soutiennent les idées de Bazin rajeunies, il s'agit d'une sorte de cachexie cutanée consécutive à une dermatose invétérée : il se passerait là pour ces maladies de la peau quelque chose de comparable à ce qui se passe pour les maladies du cœur parvenues à leur dernière période et qui aboutissent à l'asystolie. Ce n'est donc pas une affection nouvelle qui se surajoute à une dermatose ancienne, mais une transformation objective subie par la dermatose première sous l'influence de causes accidentelles encore mal connues, peut-être par modification du terrain, c'est-à-dire de l'organisme tout entier qui réagit au point de vue objectif d'une autre manière, peut-être sous l'influence de toxines diverses provenant d'insuffisance rénale, d'intoxications alimentaires ou médicamenteuses : or, dans ce dernier cas, il faut bien reconnaître que cette hypothèse n'est guère soutenable, car on est obligé d'admettre qu'une éruption d'origine toxinique ou toxique s'est surajoutée à l'éruption primitive.

2° La plupart des auteurs anglais et américains soutiennent que dans ces cas il y a complication de l'éruption première par une deuxième affection complètement distincte et indépendante, qu'ils appellent une dermatite exfoliative, et qui vient se surajouter à l'affection primitive et modifier par suite

(¹) On a donné le nom de pemphigus foliacé à ces faits; mais ils paraissent être assez complexes : en dehors des cas dans lesquels un aspect analogue à celui que Bazin décrit sous le nom d'herpétide exfoliative se développe à la suite de dermatoses qui, au début, sont nettement bulleuses pendant un laps de temps fort appréciable, et que l'on pourrait appeler *pemphigus foliacé secondaire*, il y a des faits qui forment véritablement un type primitif bien à part, dans lesquels l'état foliacé existe dès le début, et que l'on pourrait appeler *pemphigus foliacé vrai* ou *primitif* : cette dernière catégorie ne saurait être rangée dans l'herpétide exfoliative (Voir pour plus amples explications l'article PEMPHIGUS FOLIACÉ).

totalement la scène morbide. Toutes les dermatoses que nous étudions se diviseraient donc en deux groupes :

1° *Groupe des dermatites exfoliatives primitives*, dans lequel ces affections se développeraient sur un organisme sain ; 2° *groupe des dermatites exfoliatives secondaires*, dans lequel une dermatite exfoliative vraie viendrait se surajouter à une dermatose antérieure : le malade ayant ainsi simultanément deux affections cutanées.

Comme nous l'avons dit plus haut, cette conception est de la plus grande simplicité, et elle est certainement exacte dans quelques cas, ainsi que nous l'avons démontré dans nos travaux; on retrouve alors en effet chez le malade primitivement eczémateux ou psoriasique tous les symptômes, toute l'évolution de la dermatite exfoliative généralisée vraie ou de l'érythème desquamatif scarlatiniforme, et la coexistence ou pour mieux dire l'addition de la nouvelle maladie est évidente. Malheureusement il n'en est pas toujours ainsi, et le tableau clinique ne confirme pas toujours d'une manière éclatante les vues théoriques si simples et si ingénieuses que nous venons de formuler.

3° D'après quelques auteurs la maladie première se transformerait et deviendrait une dermatite exfoliative, un pityriasis rubra type Hebra, un pemphigus foliacé. Cette transformation se ferait par un mécanisme analogue à celui que nous avons esquissé dans notre première hypothèse.

Cet énoncé bien succinct suffit à faire comprendre toute l'importance des problèmes que soulèvent les éruptions autrefois étiquetées herpétides exfoliatives, et permet de se demander si vraiment on doit conserver ce groupe morbide : il est évidemment des plus discutables, même en tant que syndrome.

Diagnostic. — Il est bien difficile en présence d'une herpétide exfoliative de dire si c'est une affection primitive ou secondaire, et à quelle dermatose elle est consécutive. Dans la majorité des cas, lorsqu'on n'a pas observé le malade depuis le début de ses éruptions, il faut s'en rapporter aux commémoratifs. Parfois cependant, lorsque l'herpétide exfoliative ne fait que commencer à se développer, on peut retrouver en un point quelconque du corps des éléments qui ont encore certains des caractères de la dermatose primitive.

Voici ce que nous pouvons dire de plus précis.

L'*érythème desquamatif scarlatiniforme* diffère de l'herpétide par son début brusque et sa moindre durée.

La *dermatite exfoliative généralisée* est souvent impossible à différencier d'emblée de l'herpétide. Cependant l'état fébrile, l'absence de maladies antérieures, l'aspect plus franchement inflammatoire des téguments, les complications possibles, son évolution cyclique, sa terminaison par la guérison complète sont des points de repère pour le diagnostic.

L'évolution du *pityriasis rubra* est fort longue, très progressive au début ; les squames sont d'ordinaire assez petites; les sujets qui en sont atteints présentent presque toujours de la tuberculose.

Un point réellement délicat consiste à distinguer les herpétides exfoliatives des *poussées aiguës et presque généralisées* qui se font soit sur des *eczémas vrais*, soit sur ce que l'on appelle des *eczémas séborrhéiques* ou *séborrhéides psoriasiformes*, soit sur des *psoriasis*.

Les *poussées aiguës d'eczéma* ne sont presque jamais absolument généralisées; il reste toujours en quelque point du corps un coin de peau saine. Ces éruptions ont une marche aiguë; elles évoluent assez rapidement, peuvent s'accompagner de phénomènes généraux fébriles, mais non de cachexie.

Les *poussées aiguës d'eczémas séborrhéiques psoriasiformes* ou *séborrhéides psoriasiformes et de psoriasis*, — psoriasis scarlatiniformes généralisés des anciens auteurs, — peuvent être absolument généralisées, rebelles et de longue durée. Elles diffèrent cependant des herpétides exfoliatives types par la moins longue durée habituelle des poussées, par la moindre abondance des squames, par des phénomènes d'inflammation cutanée beaucoup plus intenses, par les bons effets assez rapides des applications émollientes, par l'absence d'état général relativement grave.

Les *poussées aiguës et presque complètement généralisées du lichen planus* n'offrent pas non plus l'abondante desquamation des herpétides; elles n'en ont pas l'absolue généralisation, leur couleur est un peu terne, terreuse par place; enfin il est presque toujours possible de retrouver en certains points du corps des papules isolées et nettes de *lichen planus*. Des caractères analogues font reconnaître le *pityriasis rubra pilaris dans ses formes généralisées*.

Cependant tous ces faits sont d'une analyse des plus difficiles : ils prêtent à l'ambiguïté, aux discussions, et aux diverses interprétations que nous avons formulées plus haut.

Traitement. — Quand on se trouve en présence d'un cas rentrant dans la catégorie précédente, il faut d'abord s'occuper de l'état général du malade. On combattra les complications gastro-intestinales et pulmonaires : on s'efforcera de modérer les bronchites qui sont chez eux si fréquentes, de supprimer la diarrhée, de réveiller l'appétit par des toniques amers, en particulier par de la strychnine, par des préparations de fer et de quinquina.

On surveillera l'alimentation : on en écartera avec soin tout mets excitant pour la peau ou indigeste.

Quand c'est possible, il faut substituer le lait aux autres boissons, et pour peu qu'il y ait insuffisance urinaire, ce qui est d'ailleurs la règle dans ces cas, il faut essayer d'imposer le régime lacté complet.

On a beaucoup prescrit l'arsenic : son efficacité nous paraît des plus discutables : il peut donner lieu à des poussées inflammatoires; d'ailleurs le mauvais état des voies digestives ne permet d'ordinaire d'y avoir recours qu'en injections intra-musculaires (1).

Nous n'avons pas d'expérience personnelle du cacodylate de soude dans les érythrodermies généralisées.

Localement, on ne doit qu'essayer de calmer l'état inflammatoire de la peau

(1) Voir pour des détails sur cette médication l'article LICHEN PLAN.

et de la protéger contre les influences nocives extérieures. On y arrive par des onctions de corps gras, axonge fraîche, vaseline pure, huile de foie de morue blanche ou blonde de belle qualité, glycérine neutre pure, glycérolé d'amidon, liniment oléo-calcaire, avec ou sans enveloppement avec de la tarlatane aseptique.

Quand les démangeaisons sont vives, ce qui n'est pas la règle, il est utile d'ajouter à ces diverses substances un centième ou un deux-centième d'acide phénique ou d'essence de menthe, ou bien du naphtol, du camphre ou de l'ichtyol aux doses tolérées.

Les bains continus, quand on peut les donner, produisent d'excellents effets. Qand on ne peut les administrer, on les remplace avec un certain avantage par des bains prolongés de deux, trois, quatre heures de durée, donnés avec de l'eau de son additionnée d'eau de graine de lin (4 à 5 kilogrammes de graine de lin bouillis dans 20 litres d'eau) et de 500 grammes à 1000 grammes de bonne gélatine.

Les complications diverses, eczéma, pyodermites, etc., comportent les médications locales utilisées contre ces dermatoses (1).

II

ÉRYTHRODERMIES EXFOLIANTES GÉNÉRALISÉES PRIMITIVES

1° Dermatite exfoliative aiguë bénigne ou érythème scarlatiniforme desquamatif.

Synonymie. — Voici la synonymie de cette affection d'après Oro Mario. — *Érythème scarlatiniforme desquamatif récidivant* (Féréol et E. Besnier). — *Érythrodermie exfoliante érythémateuse* (E. Besnier). — *Dermatite exfoliative aiguë bénigne* (Brocq). — *Dermatite exfoliative récurrente* (Graham). — *Dermite érythémateuse exfoliative aiguë récidivante.* — *Exanthème récidivant* (Vogler de Welzikon). — *Exanthème récidivant scarlatiniforme* (Burchardt-Mérian, D. Bernouilli). — *Dermatite scarlatiniforme généralisée récidivante* (E. Vidal et Leloir. — Oro Mario).

C'est une sorte de pseudo-exanthème caractérisé par un début assez franc, fébrile, simulant celui de la scarlatine, par une rougeur intense souvent généralisée du derme, puis par une exfoliation lamelleuse de l'épiderme, et par une guérison complète en l'espace de trois à six semaines. Il ne semble pas être contagieux : cependant on a relaté dans ces dernières années sous le nom de dermatite exfoliatrice des enfants à la mamelle et sous le nom de dermatite exfoliative épidémique des faits qui semblent se rapporter comme physionomie clinique, les uns à nos dermatites exfoliatives aiguës, les autres à nos dermatites exfoliatives subaiguës, et dont nous donnerons une description

(1) Voir, pour plus de détails, le traitement de la dermatite exfoliative généralisée.

succincte à la fin du chapitre Dermatite exfoliative généralisée proprement dite.

E. Besnier et Féréol qui ont créé le groupe que nous étudions lui ont donné le nom d'érythème scarlatiniforme desquamatif récidivant parce qu'il est fréquent d'observer, quelque temps après la première atteinte, une nouvelle poussée éruptive en tout semblable à la première, quoique d'ordinaire un peu moins forte, puis une troisième, une quatrième, etc.

Historique (1). — Avant la discussion qui a eu lieu à la Société médicale des hôpitaux de Paris sur un cas de cette affection et qui a fixé définitivement ce type morbide, il était confondu soit avec le pityriasis rubra, soit avec la dermatite exfoliative généralisée. La distinction que cherchèrent à établir dès 1876 E. Besnier et Féréol ne fut pas très bien comprise par les auteurs français suivants qui voulurent faire rentrer dans l'érythème scarlatiniforme desquamatif tous les faits décrits à l'étranger sous le nom de pityriasis rubra : c'est ce qui ressort de la lecture des thèses de Bussy, de Colard, de Tremblay, etc.

La question s'est en outre compliquée lorsque Brand, Friedrich Engelmann, A. Kuehn, Bernouilli ont eu constaté que beaucoup de ces éruptions et de leurs récidives étaient provoquées par l'ingestion de certaines substances médicamenteuses; aussi ont-ils pu se demander si tous les érythèmes desquamatifs récidivants déjà décrits ne devaient pas être rangés purement et simplement dans la grande classe des éruptions médicamenteuses.

Notre travail de 1884 a précisé le tableau clinique de cette forme morbide (2). Nous y avons mis en relief l'influence pathogénique toute-puissante des médicaments, mais nous avons cru pouvoir affirmer d'après des observations personnelles qu'il existe des faits incontestables d'érythème scarlatiniforme desquamatif se produisant en dehors de toute influence médicamenteuse. Depuis lors notre expérience clinique nous a confirmés dans l'opinion que presque tous, sinon tous les érythèmes scarlatiniformes desquamatifs récidivants, reconnaissent pour cause une intoxication médicamenteuse quelconque chez des sujets prédisposés (3). Mais il n'en est pas moins vrai qu'ils semblent pouvoir se produire en dehors de cette influence.

Parmi les autres travaux qui ont paru sur cette question nous devons citer le mémoire de Perret (4), celui de E. Besnier sur les érythèmes et leur pathogénie (5), les recherches de Petrini (de Galatz) sur l'anatomie pathologique de ces éruptions, celles de Mario Oro et de Leredde (6), le travail récent où

(1) Pour l'historique complet de cette forme morbide voir nos travaux et ceux de Mario Oro. Nous nous contentons ici d'indiquer les mémoires les plus importants.

(2) La première description complète au point de vue clinique de ces éruptions se trouve dans notre monographie du pityriasis rubra, 1884, p. 30 et suivantes.

(3) Voir notre communication au Congrès de Paris de 1889.

(4) PERRET, De l'érythème scarlatiniforme desquamatif. *Lyon médical*, 19 juillet 1885, p. 389.

(5) E. BESNIER, Pathogénie des érythèmes. *Ann. de dermat. et de syph.*, 1890, p. 12; et *Notes* de la 2e édition de Kaposi, t. I, p. 336.

(6) LEREDDE et DOMINICI, Érythème scarlatiniforme desquamatif récidivant; Lésions sanguines. Société franç. de dermat. et de syph., 10 mars 1899.

Radcliffe Crocker en a fait connaître deux cas nouveaux [1]. Puis toute la série des mémoires publiés dans ces dernières années sur les érythèmes scarlatiniformes d'origine médicamenteuse et surtout mercurielle de de Saint-Germain, A. Siredey, L. Galliard, Morel-Lavallée, Ramally, Fisichella, Mario Oro (1896), Dubreuilh, Finger, Ehrmann, Fournier, Rosenthal, Neisser, Eudlitz, etc.

Symptômes. — *Prodromes.* — L'érythème scarlatiniforme desquamatif débute d'ordinaire par des phénomènes généraux. Le malade éprouve d'abord un léger malaise, une sensation de courbature; il est pris d'un frisson tantôt léger, tantôt intense, ou de frissonnements prolongés. Il semble que la fièvre atteint son acmé les deux ou trois premiers jours de l'affection : au quatrième ou au cinquième jour, quand le médecin peut observer la température, il est fréquent de noter de 38 à 39 degrés sous l'aisselle. Il y a de 100 à 110 pulsations par minute. Il peut y avoir de l'anorexie, mais elle n'est jamais très marquée.

Le malade éprouve parfois des douleurs assez vives dans la région lombaire, dans les membres, de la céphalalgie, parfois même de l'insomnie. Les sueurs sont plutôt supprimées.

Ces prodromes ont une durée variable : tantôt ils sont fort courts et l'éruption apparaît presque tout de suite, tantôt ils persistent pendant quelques jours avant qu'il ne se produise la moindre rougeur.

Éruption. — L'éruption débute assez souvent par de petites taches rouges, prurigineuses, ou bien par de nombreux petits boutons rouges, secs, qui s'élargissent et deviennent confluents, ou bien d'emblée par une large plaque d'un rouge uniforme qui s'étend avec rapidité; parfois enfin il se développe simultanément sur presque toute ou même sur toute la surface du corps une rougeur écarlate ou de petits points rouges papuleux qui deviennent confluents et se transforment en une nappe d'une teinte uniforme.

La région par laquelle débute l'éruption est probablement variable. Elle peut commencer par les parties supérieures du corps, par les bras, et finir par les pieds; elle peut gagner de bas en haut, débuter par le devant de la poitrine, par la face interne des cuisses, etc., ou bien attaquer plusieurs points à la fois.

Dès qu'elle s'est manifestée, elle tend à se généraliser; le plus souvent elle le fait avec une grande rapidité, en moins d'un jour : dans quelques cas rares, elle met de quatre à six jours pour envahir toute la surface du corps. La tête et les extrémités, mains et pieds, semblent être les points qui sont atteints les derniers : parfois même la tête reste indemne.

Tantôt l'éruption est « régulièrement partielle, symétrique ou non, et reste partielle pendant toute sa durée, conservant le même type dans ses récidives — *Érythèmes scarlatiniformes partiels*; tantôt elle se dissémine à la plus grande

(1) H. Radcliffe Crocker, Recurrent desquamative scarlatiniform erythema. *The British Journal of dermat.*, mai 1899, p. 188.

partie du corps, laissant toujours des points indemnes. Cependant, alors même que la rougeur ne devient pas *universelle*, l'affection est en réalité *générale*, et l'on verra plus tard la desquamation se produire même là où il n'y a pas eu de rougeur apparente [1] ».

Quand elle est arrivée à son apogée, l'éruption est caractérisée par une rougeur intense, uniforme, quoique étant en certains points d'un rouge plus vif et en d'autres d'un rouge plus sombre. La face a d'ordinaire une teinte un peu plus claire que les autres régions du corps : la partie antérieure du cou et le thorax sont d'un rouge un peu moins intense que les parties postérieures et latérales du cou, et surtout que l'abdomen, où l'éruption prend une teinte un peu sombre. La face externe des cuisses est un peu moins rouge que leur face interne et que les jambes. La paume des mains et la plante des pieds ne présentent bien nettement de la rougeur qu'après la desquamation; mais ceci tient surtout à l'épaisseur de leur épiderme.

Cette coloration de la peau disparaît presque complètement sous la pression du doigt : cependant il est assez fréquent de voir persister une teinte d'un jaune rosé. Les téguments dans quelques cas rares prennent une teinte hémorragique; parfois ils sont le siège d'un œdème plus ou moins considérable et plus ou moins étendu, mais ce phénomène, quand il existe, disparaît en quelques jours, et il ne reste qu'un très léger épaississement de la peau perceptible au toucher quand on la roule entre les doigts.

« Très rarement, on voit se former, soit primitivement, soit secondairement, au cours de la maladie, des vésicules sudaminales, soit même de véritables phlyctènes toujours très superficielles [2]. »

La *desquamation*, qui est constante, commence d'ordinaire à se produire trois ou quatre jours après la généralisation de l'éruption : elle est parfois plus précoce, parfois aussi un peu plus tardive. E. Besnier a beaucoup insisté sur ce fait, pour lui pathognomonique de l'érythème desquamatif scarlatiniforme, que la desquamation débute avant la disparition de la rougeur.

Il se forme d'abord de petites gerçures superficielles; l'épiderme se fendille, puis se soulève, prend une teinte d'un blanc nacré, et constitue des lamelles qui se détachent de plus en plus. La desquamation se produit partout où il y a eu rougeur.

Ses caractères principaux sont d'être sèche et excessivement abondante, puisqu'on recueille chaque matin dans le lit du malade des poignées de squames. Ces squames sont furfuracées en certains points, mais presque partout larges, lamelleuses, blanches, le plus souvent très minces et transparentes, assez rarement épaisses, jaunâtres, opaques. Elles peuvent être fort grandes, atteindre plusieurs centimètres de large sur 1 à 2 centimètres de haut; elles sont assez irrégulières, souvent recroquevillées à leur bord libre. Elles peuvent être adhérentes par un de leurs côtés et flotter dans tout le

(1) E. Besnier et A. Doyon, Pathologie et traitement des maladies de la peau. Leçons de Kaposi, t. I, p. 340.

(2) E. Besnier et A. Doyon, *loc. cit.*, p. 340.

reste de leur étendue, ou bien elles adhèrent par leur centre [1], se détachent par toute leur périphérie, et alors leur partie flottante forme une sorte de collerette épidermique. Nous en avons distingué, au point de vue descriptif, deux variétés : 1° Les *squames adultes* qui sont sur le point de se détacher, qui sont pour la plupart larges, étendues, peu adhérentes; elles recouvrent : 2° les *squames jeunes*, celles qui commencent à se former et qui sont fines, furfuracées, à peine perceptibles, assez adhérentes. Quand on est parvenu, ce qui est assez difficile, à enlever toutes les squames par le grattage, on arrive sur une surface rouge, brillante, luisante, mais non suintante : l'éruption est toujours sèche, même aux plis articulaires, sauf dans quelques cas rares où l'on trouve sous les squames un exsudat eczématique ou des lamelles plus ou moins jaunâtres simulant l'exfoliation de l'eczéma lamelleux séborrhéique [2].

L'aspect général de l'affection peut donc varier d'un moment à l'autre, selon que le derme est recouvert de squames adultes ou de squames jeunes.

Aspect de la desquamation suivant les régions. — Au cuir chevelu, aux sourcils, à la barbe, les squames sont fines, furfuracées, abondantes, adhérentes : elles forment parfois des amas épais d'un blanc jaunâtre. Elles sont traversées perpendiculairement par les cheveux.

Sur le front et sur les paupières elles sont fines, mais déjà un peu lamelleuses. Elles forment souvent une couche épaisse à la racine du nez, au sillon naso-labial, dans la conque de l'oreille. Elles sont fines et assez larges à l'extrémité du nez, furfuracées sur les joues.

Au cou elles prennent de plus grandes dimensions. Sur le tronc elles sont fines, inégales, larges, recroquevillées à leur bord libre, d'un blanc mat. Sur la région deltoïdienne elles sont larges, minces et transparentes, déchiquetées et frisottantes à leurs bords, de 1 à 3 centimètres de large sur 1 centimètre de haut.

A la face dorsale des mains on voit assez souvent de fort larges squames de plusieurs centimètres carrés, transparentes, mais épaisses, résistantes, collées à la peau dont elles se détachent par un soulèvement lent et graduel qui met plusieurs jours à s'effectuer. A la face palmaire des mains et des doigts, comme à la plante des pieds, elles ont des caractères analogues; mais encore plus accentués : en ces régions, les téguments semblent rigides : on dirait qu'ils sont recouverts d'une épaisse couche de collodion ou de baudruche; peu à peu l'épiderme devient jaunâtre et se détache en larges lambeaux durs, presque cornés, ne formant parfois qu'une seule pièce à la paume des mains et à la plante des pieds : ce sont les gants et les sandales que les auteurs ont décrits. Lorsque cette première couche est tombée, on trouve au-dessous un derme rosé, recouvert de quelques fines lamelles furfuracées; mais il ne se fait pas d'ordinaire une deuxième desquamation en larges lambeaux analogue à celle que nous venons de décrire.

Au niveau du pubis on trouve souvent des amas de squames. Les organes

[1] Comme dans la dermatite exfoliative généralisée proprement dite ou subaiguë.
[2] BESNIER et A. DOYON, *loc. cit.*, p. 542.

génitaux et le podex sont d'un rouge vif et ne sont d'ordinaire recouverts que de petites lamelles fines et peu nombreuses, souvent comme macérées. Sur les cuisses et sur les jambes les squames sont larges, d'un blanc mat et recroquevillées à leurs bords; elles atteignent d'ordinaire leurs plus grandes dimensions vers les genoux et le cou-de-pied, où elles ont parfois jusqu'à 5 et 6 centimètres de diamètre et ressemblent à des feuilles de baudruche gommée.

Les *muqueuses* ne restent pas toujours indemnes. Il est fréquent d'observer dès le début une angine érythémateuse légère caractérisée par un peu de gêne de la déglutition et de la rougeur marquée de l'isthme du gosier. Parfois les conjonctives sont injectées et douloureuses. Dans la plupart des cas, la langue est un peu blanche au début, puis elle se dépouille, desquame en quelque sorte, et prend un aspect lisse, vernissé, rouge vif : elle semble avoir perdu son épithélium superficiel. Le malade y éprouve parfois une sensation de sécheresse et des picotements.

Presque tous les malades accusent une suppression à peu près complète de leur sécrétion sudorale. Ils ressentent une impression de froid très vive quand ils se découvrent.

Symptômes subjectifs. — Le prurit est, dans quelques cas, d'une assez grande intensité pour que le malade se gratte; mais assez souvent les démangeaisons sont peu vives, et ce qui domine, ce sont des sensations de picotement, de cuisson ou de chaleur mordicante presque intolérables.

Ces phénomènes douloureux peuvent même précéder la rougeur; ils ne sont pas constants; ils peuvent être fort modérés, manquer presque complètement, et, quelque intensité qu'ils aient au début, ils ne tardent pas à diminuer; ils disparaissent même parfois avant la fin de l'éruption.

Complications de l'éruption. — Elles sont assez rares, en tout cas beaucoup moins fréquentes que dans la dermatite exfoliative généralisée subaiguë et chronique. On a noté parfois des furoncles vers la fin de l'éruption; parfois aussi il se produit des vésicules eczématiques et du suintement plus ou moins séreux avec formation de croûtelles jaunâtres ou brunâtres; il s'agit, dans ce cas, d'eczématisation surajoutée à l'érythème, et cette complication, qui masque parfois l'affection primitive, s'observe surtout vers les grands plis articulaires.

Phénomènes généraux. — Ils sont presque nuls lorsque la période de desquamation est arrivée. La fièvre est encore assez vive vers le soir pendant quelques jours, puis elle disparaît complètement. Le malade reprend tout son appétit, toutes ses forces, bien avant la terminaison des accidents cutanés.

Rotillon et Gogelet (1) ont noté de l'endocardite, Hallopeau et Tuffier (2) de la péricardite, mais c'était chez un individu atteint de rhumatisme articulaire aigu. D'assez nombreux auteurs, entre autres Gaucher, Perret, E. Vidal, Oro, ont vu se produire de l'albuminurie passagère. Enfin, on a signalé des arthral-

(1) ROTILLON et GOGELET, Érythème scarlatiniforme desquamatif récidivant généralisé. *Annales de dermat.*, 1887, p. 89.

(2) HALLOPEAU et TUFFIER, *Bulletins et mém., de la Soc. méd. des hôp. de Paris*, 1882, p. 221.

gies, des arthropathies, des métrorragies, des épistaxis, des otites purulentes, de l'herpès facial ou génital, etc.

Lésions des phanères. — Les ongles et les cheveux sont atteints fort souvent, pour ne pas dire toujours.

Il se forme d'ordinaire sur les ongles, vers leur racine, une sorte de sillon, ou, pour mieux dire, de dépression transversale plus ou moins profonde suivant l'intensité du processus desquamatif; et, quand il y a plusieurs attaques successives rapprochées d'érythème, il se produit une rainure à chaque poussée nouvelle, de telle sorte qu'un ongle peut en présenter plusieurs parallèles. Les ongles qui sont le plus profondément atteints sont ceux du pouce et de l'index.

Quand le processus desquamatif a été fort intense, le sillon est très profond et la partie antérieure de l'ongle semble être complètement détachée de la partie postérieure, celle qui se forme après l'éruption. Cette partie antérieure est graduellement reportée en avant par les couches de nouvelle formation; elle peut même faire bascule ou être éliminée plus ou moins vite.

Les cheveux et les poils du corps peuvent aussi tomber dans une certaine mesure; mais il est assez rare qu'ils le fassent avec la même rapidité et la même abondance que dans la dermatite exfoliative généralisée subaiguë.

Marche. Durée. Terminaisons. — La desquamation s'effectue ordinairement avec toute son intensité pendant environ une semaine : c'est la période d'état de l'affection. Puis elle devient de plus en plus fine, pityriasique et cesse enfin après une durée qui peut osciller entre une semaine et un mois, mais qui est, en moyenne, de quinze à dix-huit jours.

Ce sont les *formes aiguës bénignes* d'E. Besnier. Les *formes prolongées* (*formes subaiguës* d'E. Besnier) sont tout à fait voisines de la dermatite exfoliative généralisée; en réalité, il n'y a pas de ligne de démarcation précise entre ces deux types morbides.

Quant à la rougeur, elle disparaît quelquefois très vite; parfois cependant elle persiste jusqu'à la fin de la desquamation en prenant des teintes de plus en plus sales qui se rapprochent du rouge terreux.

D'ailleurs le tableau clinique de l'érythème scarlatiniforme desquamatif peut être beaucoup moins complet que nous venons de le tracer. Il y a des *formes avortées* qui évoluent en quelques jours et probablement même des formes qui se localisent à certaines régions du corps (1).

Récidives. — Un des caractères les plus singuliers de ces éruptions, c'est de pouvoir récidiver et de récidiver souvent. D'ordinaire le malade a une première atteinte longue, sérieuse, d'un mois à six semaines de durée, et à la suite de laquelle il peut même quelquefois perdre ses cheveux et ses ongles; puis, au bout d'un laps de temps très variable (de quelques mois à plusieurs années), il en a une deuxième atteinte presque toujours moins forte que la première; peu de temps après il peut en avoir une troisième, etc.... Dans quel-

(1) Voir plus haut la citation d'E. Besnier.

ques cas, elles semblent se rapprocher de plus en plus à mesure qu'elles se multiplient, parfois même elles arrivent à être subintrantes; elles paraissent en même temps devenir moins longues et moins sévères; leur durée peut ne plus être que de huit jours et même moins; si les phanères ont été touchés à la première attaque, ils le sont à peine à la seconde, pas du tout à la troisième, etc.... La maladie n'est d'ailleurs pas perpétuelle; les récidives ne sont pas fatales; elles peuvent cesser de se produire.

Anatomie pathologique. — Voici les lésions histologiques que Babes a constatées sur un fragment de peau provenant d'un malade de Petrini (de Galatz) [1].

Le stratum corneum est épaissi; le stratum granulosum est fort accentué; l'éléidine s'y trouve en extrême abondance et fuse un peu vers les couches cornées, beaucoup vers le corps muqueux de Malpighi. Celui-ci prolifère, et, entre ses cellules, s'observent des cellules embryonnaires mononucléaires, de telle sorte qu'en certains points, surtout au niveau des prolongements inter-papillaires, on ne distingue plus bien les limites de l'infiltration dermique et de l'épiderme.

Dans un cas examiné par Suchard [2], le stratum granulosum avait disparu et les cellules de la couche cornée avaient conservé leurs noyaux, ce qui ressemble singulièrement aux lésions de la dermatite exfoliative généralisée vraie.

Dans le cas de Leredde et Dominici [3], « on trouve dans l'épiderme un grand nombre de cellules privées de noyau; dans d'autres, le noyau est entouré d'une aréole claire très large, évidemment en rapport avec l'œdème intense qui se manifeste surtout par la distension de toutes les fentes du corps muqueux. On ne trouve pas de cellules migratrices dans l'épiderme. La couche granuleuse a complètement disparu; on trouve une couche cornée épaisse, insérée directement sur le corps muqueux. Cette couche ne contient aucun noyau.

« Dans le derme, les lésions importantes portent sur le tissu conjonctif, plus dense au niveau de la couche papillaire qu'à l'état normal; au contraire, dans le reste du derme, les fibres connectives sont séparées les unes des autres, dissociées en minces travées, irrégulièrement disposées les unes par rapport aux autres.

« Les vaisseaux sanguins sont dilatés, leur paroi est généralement épaisse, isolée des tissus voisins par l'œdème intense; les cellules endothéliales sont tuméfiées et augmentées de nombre.

« Autour des vaisseaux on trouve, en général, des cellules assez nombreuses, peu serrées les unes sur les autres; aucune n'a les caractères des cellules migratrices. Parfois on trouve entre elles un tissu réticulé.

(1) PETRINI (de Galatz), Communication au Congrès de dermat. et de syph. Paris, 1889, p. 17.

(2) HILLAIRET et GAUCHER, *Traité théorique et pratique des maladies de la peau*, 1885.

(3) LEREDDE et DOMINICI, Société franç. de dermat. et de syph., séance du 10 mars 1890.

« Nulle part on ne trouve de mastzellen. »

En outre, l'examen répété du sang au moment de deux attaques d'érythème a permis de constater de l'hypoglobulie, une légère leucocytose, de l'hypochromie et une éosinophilie manifeste [1].

Pronostic. — Le pronostic de l'érythème desquamatif scarlatiniforme est éminemment bénin. Cependant, d'après certains auteurs, on observe parfois des complications viscérales graves, cardiaques, péricardiaques, pulmonaires, pleurales et rénales, qui assombrissent le tableau morbide. Mais il faut de nouvelles recherches pour les préciser. Ce qui peut rendre le pronostic un peu plus réservé, c'est la possibilité de récidives imprévues. Nous allons d'ailleurs nous expliquer sur ce point.

Étiologie. — L'érythème desquamatif scarlatiniforme est une maladie rare : dans notre étude de 1884, nous n'avions pu en réunir que 16 cas nets. Les cas douteux et surtout ceux qui sont causés par l'ingestion de certains médicaments ou par certaines applications irritantes externes sont beaucoup plus nombreux.

Cette affection s'observe à tous les âges de la vie : les premières poussées se produisent d'ordinaire entre vingt et quarante ans. Les deux sexes sont atteints, et peut-être les hommes plus souvent que les femmes.

On a noté chez plusieurs sujets des antécédents de douleurs articulaires, d'hémorroïdes, de dyspepsie.

On a observé cette dermatose dans le cours de diverses maladies infectieuses, dans la blennorragie, pendant la convalescence de la fièvre typhoïde [2], à la période terminale de la maladie d'Addison [3]. Mais, dans la plupart des cas, il est bien difficile de savoir si l'éruption doit être rattachée à l'infection morbide primitive, ou bien aux médicaments qui ont été ingérés.

Ce qui domine l'étiologie et la pathogénie de l'érythème desquamatif, c'est bien évidemment la question des éruptions médicamenteuses. Les dermatoses que nous venons d'étudier peuvent-elles se produire avec cette physionomie et ces allures après l'ingestion de certains médicaments ou après des applications externes de certaines substances?

Nous croyons pouvoir répondre affirmativement et de la manière la plus précise. Dès 1884, bien que nous nous soyons efforcés, pour éviter toute cause d'erreur, d'établir notre description sur des cas dans la pathogénie desquels les médicaments semblaient n'avoir joué aucun rôle, nous avons signalé la possibilité pour ces éruptions de se développer sous l'influence du mercure, de la quinine, de la belladone, du chloral, du salicylate de soude, de l'opium,

(1) LEREDDE et DOMINICI, *loc. cit.*

(2) L. GALLIARD, La fièvre typhoïde et les érythèmes infectieux secondaires. *Semaine médicale*, 10 octobre 1894; et *Bull. de la Soc. méd. des hôp.*, p. 721, 1894.

(3) A. POULAIN, Tuberculose caséeuse localisée aux capsules surrénales; Syndromes de la maladie d'Addison; Érythème scarlatiniforme desquamatif. *Bulletins de la Soc. anat.*, juin 1899.

de l'arsenic, de l'acide phénique, de l'antipyrine, etc.... Cependant il y a une importante distinction à établir. En dehors peut-être du mercure, dont l'administration est parfois la cause occasionnelle d'érythrodermies exfoliantes généralisées de plusieurs semaines et même de plusieurs mois de durée (Voir le chapitre suivant), la plupart des médicaments énumérés provoquent l'apparition d'éruptions généralisées rouges beaucoup plus éphémères que celles que nous étudions et que l'on pourrait désigner sous le nom d'*érythèmes scarlatinoïdes*. Mais il est évident qu'il y a entre ces deux types toute une gamme ininterrompue de faits de passage.

Inversement tous les érythèmes scarlatiniformes desquamatifs récidivants doivent-ils être uniquement attribués à une cause médicamenteuse? au mercure en particulier?

C'est un point à étudier désormais d'une manière précise, en y apportant toute la rigueur scientifique désirable; mais nous n'hésitons pas à dire que, dans certains cas que nous avons observés, l'origine médicamenteuse nous paraissait bien peu probable.

Nous croyons, avec E. Besnier, que chez certains sujets prédisposés toute cause occasionnelle (médicaments, aliment nuisible, toxine microbienne ou toxine d'origine gastro-intestinale, rénale, etc., irritation locale des téguments par une substance non tolérée, etc.) peut provoquer une poussée. Ce qui fait l'éruption, ce n'est donc pas la cause occasionnelle, c'est le sujet lui-même et ses prédispositions du moment [1].

« Ce qui appartient à tous les sujets atteints, c'est une *condition individuelle particulière*, une *intolérance propre*, non pas pour une cause ou pour un agent unique, mais pour une série *très variée* de causes et d'agents morbides divers.

« Il en résulte qu'une même affection peut être provoquée par les causes les plus diverses, de même qu'une cause semblable peut produire les états pathologiques les plus distincts. Lors donc que l'on trouve un érythème scarlatiniforme provoqué par un agent toxique interne ou externe, il ne s'ensuit pas qu'il soit *différent*, de sa *nature*, d'un autre cas dans lequel cette provocation n'aura pas existé. Sans sortir du cas particulier, il est aisé de s'en rendre compte en observant que, chez un même sujet atteint de récidives identiques d'érythème scarlatiniforme, les causes peuvent varier à *chaque attaque*, selon la gamme la plus étendue de ces causes, venir de l'organisme, du dehors, être appliquées à l'intérieur ou à l'extérieur....

« Cela étant, on ne s'étonnera plus de voir une cause externe, un agent toxidermique donner naissance à une maladie de *longue durée* tout à fait hors de proportion avec la nature, l'énergie, la durée ou le mode d'application de

(1) Voir pour plus de détails : E. Besnier, Pathogénie des érythèmes, *loc. cit.*, et nos divers travaux sur la pathogénie des dermatoses, *passim*. Voir également A. Siredey, Note sur un cas d'érythème scarlatiniforme desquamatif. Soc. méd. des hôp. de Paris, 19 octobre 1894; et L. Gaillard, Contribution à l'étude des érythèmes infectieux. Soc. méd. des hôp. de Paris, 26 octobre 1894.

la cause, toutes ces conditions n'ayant d'autre rôle que de *provoquer* l'explosion d'accidents morbides dont la nature, l'intensité, la durée, la forme symptomatique sont essentiellement liées à la *condition de l'individu*, et non à celle de la cause (¹). »

Mais il convient d'ajouter que pour certains individus il n'y a qu'une seule cause occasionnelle, toujours la même pour un sujet donné, qui soit susceptible de provoquer chez lui l'apparition des accidents cutanés.

Diagnostic. — La *scarlatine* est l'affection avec laquelle on confond le plus souvent l'érythème desquamatif scarlatiniforme. Si le malade a eu déjà des poussées antérieures, on peut rejeter d'emblée le diagnostic de scarlatine, car cette affection ne récidive que fort rarement. Si l'on se trouve au contraire en présence d'une première atteinte, on pourra croire à une fièvre éruptive : il sera même souvent impossible de se prononcer dès le premier jour de l'éruption. Néanmoins, dans les scarlatines à éruption comparable à celle de l'érythème desquamatif scarlatiniforme, les phénomènes généraux, céphalalgie, réaction fébrile, prostration, sont beaucoup plus marqués, l'angine est beaucoup plus intense : par contre, les phénomènes cutanés sont moins accentués dans la scarlatine vraie, la rougeur est moins vive et moins généralisée; elle persiste beaucoup moins longtemps; elle a d'ordinaire disparu quand commence la desquamation qui est moins hâtive, moins abondante, moins lamelleuse et moins persistante; on y constate la présence de la raie scarlatineuse qui manque dans l'érythème. Enfin on n'observe pas d'ordinaire dans l'érythème desquamatif scarlatiniforme les diverses complications qui sont si fréquentes dans la scarlatine. Il n'en est pas moins vrai que ces deux affections si dissemblables dans leur nature réelle, l'une éminemment contagieuse, grave, tandis que l'autre ne l'est point, ont été confondues jusque dans ces derniers temps, et que, comme l'a fort bien indiqué E. Besnier, les difficultés que présente dans les premières périodes de l'éruption le diagnostic différentiel de ces deux affections sont fort souvent insurmontables. « C'est en raison de ces difficultés que nous avons attiré l'attention sur la *desquamation précoce* des érythèmes scarlatiniformes; souvent dès le second jour de l'éruption, si l'on examine attentivement la peau à la loupe, dès le troisième ou le quatrième au plus, on trouve en quelques points, plis inguinaux, axillaires, face palmaire de l'avant-bras, etc., une desquamation pointillée, ou même déjà étendue à de larges surfaces. Il peut arriver dans l'érythème scarlatiniforme, bien que rarement, que cette desquamation soit un peu retardée, et inversement il ne serait pas impossible que, dans certaines scarlatines suraiguës, la desquamation n'anticipât sur les délais réglementaires; mais tout cela est exceptionnel, et, quand la desquamation est *vraiment précoce*, elle a toute la valeur que nous lui avons attribuée (²). » En pratique, dans un cas douteux, il faut toujours agir comme si l'on redoutait une scarlatine.

(¹) E. BESNIER et A. DOYON, *loc. cit.*, p. 352-353.
(²) E. BESNIER et A. DOYON, *loc. cit.*, p. 350-351.

A côté des érythèmes scarlatiniformes desquamatifs vrais, il y a toute une série d'éruptions rouges plus ou moins étendues, siégeant surtout vers le cou, les aisselles, les aines, les creux des jarrets et les plis du coude, les parties latérales du tronc, éminemment fugaces, peu desquamatives, que Hardy avait décrites autrefois sous le nom d'érythèmes scarlatiniformes légers, et qu'on ne saurait confondre avec le type clinique que nous étudions · ce sont les *scarlatinoïdes* de E. Besnier, les érythèmes scarlatiniformes de E. Vidal et Leloir : ces derniers auteurs appellent la forme morbide que nous étudions dermatite scarlatiniforme généralisée récidivante : ce sont ces scarlatinoïdes qui se produisent surtout après l'ingestion de nombreux médicaments tels que l'opium, la quinine, le datura, la belladone, le benzoate de soude, le salicylate de soude, le chloral, l'ipéca, etc.

Nous avons déjà dit en quoi l'érythème desquamatif scarlatiniforme diffère de l'*herpétide exfoliative*. Nous renvoyons au chapitre suivant pour l'étude de ses rapports avec la dermatite exfoliative généralisée subaiguë, rapports que nous croyons être des plus étroits, puisque nous avons donné au type morbide que nous étudions en ce moment le nom de dermatite exfoliative aiguë bénigne.

Il ne peut être confondu avec le *pityriasis rubra d'Hebra*, qui s'en distingue d'emblée par son mode de début beaucoup plus lent, par sa longue durée, son aspect moins rouge vif, et sa desquamation moins lamelleuse.

En parlant de la pathogénie de l'érythème desquamatif, nous nous sommes suffisamment expliqués sur la question des érythèmes médicamenteux; il est donc parfaitement inutile d'essayer de tracer ici un diagnostic différentiel entre les érythèmes desquamatifs scarlatiniformes d'origine médicamenteuse (presque toujours hydrargyriques), et ceux qui ne le sont pas.

Traitement. — Il est à peu près nul. Nous croyons prudent de s'abstenir de toute médication interne active. Mais il y a avant tout une première indication qui se pose si la cause déterminante de l'érythème est une intoxication médicamenteuse ou autre, c'est de supprimer l'agent provocateur, et de laver le malade par le régime lacté complet, par les eaux alcalines et diurétiques, par les tisanes et les préparations diurétiques inoffensives, par les laxatifs doux et les grands lavages de l'intestin.

S'il refuse le régime lacté, on le mettra à une diète relative tant qu'il y aura de la fièvre, puis on le soumettra à une alimentation saine, progressive, fortifiante, dont on éliminera toute substance trop épicée, trop salée, ou excitante.

Comme soins locaux, tant que le diagnostic n'est pas certain, il est bon d'agir comme si l'on avait affaire à une scarlatine : on tiendra par conséquent le malade au lit, et on l'empêchera de se refroidir.

Quand le diagnostic est indiscutable, nous conseillons encore de faire de l'expectation déguisée en appliquant de la simple poudre d'amidon. Si cependant on veut faire quelque chose, on peut essayer de calmer l'intensité de l'éruption et de modérer la desquamation en enduisant les téguments soit de glycérolé d'amidon simple, soit de glycérolé d'amidon contenant 1/10e d'oxyde de zinc, 1/30e d'acide tartrique, 1/40e ou 1/50e d'acide salicylique, etc. L'axonge est également un excellent topique, pourvu qu'elle soit bien fraîche; il en est de même de la vaseline. On peut aussi mettre le malade dans les poudres sèches, en particulier dans de la poudre d'amidon, comme nous venons de le dire, ou le frotter avec du liniment oléo-calcaire et l'envelopper de tarlatane aseptique, ou même lui donner des bains prolongés, comme dans les dermatites exfoliatives généralisées ou les herpétides exfoliatives; mais, nous le répétons avec insistance, tous ces soins sont le plus souvent inutiles (1).

2e Dermatite exfoliative généralisée proprement dite subaiguë et chronique.

Synonymie. — Voici, d'après Oro Mario, quelle est la synonymie de cette affection : *Dermatite exfoliative généralisée* (E. Wilson). — *Dermatite exfoliative généralisée* (E. Vidal). — *Dermatite exfoliative primitive* (Buchanan Baxter). — *Herpétide exfoliatrice d'emblée* (Bazin). — *Dermatite aiguë grave primitive* (Quinquaud). — *Dermatite exfoliatrice idiopathique* (E. Vidal, Brocq). — *Dermatite exfoliative généralisée subaiguë, Maladie de E. Wilson* (Brocq). — *Dermatite exfoliative généralisée primitive* (de Amicis).

Définition. — La dermatite exfoliative généralisée proprement dite est une maladie qui ne paraît pas être contagieuse (2), ayant, dans ses formes subaiguës, une évolution cyclique, périodes d'augment, d'état et de déclin, caractérisée à sa période d'état par une rougeur intense généralisée du derme, par une exfoliation lamelleuse abondante et longtemps répétée de l'épiderme, par la chute des phanères (poils et ongles), par des phénomènes généraux, fièvre, prostration, affaiblissement marqué, parfois mortelle, mais se terminant d'ordinaire par une complète guérison, ayant en moyenne quatre mois de durée, mais pouvant être prolongée jusqu'à huit ou onze mois par des rechutes ou par des complications.

Historique. — C'est E. Vidal (3) qui en a le premier nettement affirmé l'existence comme forme morbide distincte. Avant lui quelques auteurs, et en particulier Mac Ghie, Wilks, E. Wilson, J. Hawtrey Benson et W. G. Smith, en avaient bien publié des exemples, mais ils n'avaient pas compris l'importance de leurs observations, et les avaient confondues avec d'autres faits assez disparates. Depuis la première publication de Vidal, d'autres faits nouveaux sont venus démontrer la réalité de cette affection; citons ceux de Sparks,

(1) Pour de plus amples détails, voir le traitement de la dermatite exfoliative généralisée.
(2) Voir comme correctif à cette proposition, à la fin de cet article, la description de la dermatite exfoliative épidémique de Savill.
(3) E. Vidal, *Bulletin de la Soc. méd. des hôp. de Paris*, 1874, p. 256.

de Buchanan Baxter, de Quinquaud, d'Allan Jamieson, de Stephen Mackenzie, de Vidal-Brocq, de Graham, de Girode, de Leudet, d'Haushalter, etc., etc.

Les principaux travaux qui ont paru sur cette maladie sont ceux de Percheron (1), de Quinquaud (2), de Buchanan Baxter (3), de Brocq (4), qui a donné la première description précise, détaillée et complète de la maladie, de Oro Mario (5).

Symptomatologie. — *Début.* — La dermatite exfoliative généralisée est rarement précédée de prodromes; dans quelques cas cependant on a noté de vives démangeaisons, ou bien des nausées, des frissons, des sueurs profuses, quelque temps avant l'apparition de l'éruption.

Le plus souvent le début est insidieux; le malade éprouve un peu de prurit ou une sensation de cuisson en un point du corps; puis il voit s'y produire de la rougeur, qui se présente soit sous la forme de petites taches multiples, soit sous la forme d'une éruption ponctuée, soit sous celle de petits boutons rouges, soit enfin, et c'est le cas le plus fréquent, sous celle d'une plaque érythémateuse d'une teinte qui varie du rose au rouge sombre, et qui se fonce à mesure qu'elle s'étend.

Cette plaque primitive siège surtout vers les plis articulaires, aux aisselles, aux aines et aux parties génitales, ou aux régions exposées aux frottements des habits, à la ceinture par exemple. Elle s'étend de là progressivement en prenant d'abord les membres supérieurs et le tronc, puis les membres inférieurs et enfin la face : les pieds et les mains ne sont envahis que beaucoup plus tard, quelquefois après un ou deux mois.

La généralisation de l'éruption peut se faire très vite, en deux jours dans un cas; le plus souvent elle met de 8 à 10 jours pour s'effectuer. La rougeur gagne de proche en proche comme un érysipèle; ses bords sont diffus ou séparés des parties saines par une sorte de bourrelet fort net. Il n'y a d'ordinaire qu'un seul foyer primitif, mais il peut y en avoir plusieurs; quelquefois même ils sont multiples et l'éruption commence par de fort nombreuses petites taches rouges disséminées.

Dans cette première période, la peau reste toujours parfaitement sèche : il n'y a ni bulles, ni vésicules en aucun point du corps (6). Cependant, lorsque le prurit est très intense, le malade se gratte, et le derme peut s'irriter encore

(1) PERCHERON, Étude sur la dermatite exfoliative généralisée. Thèse de Paris, 1875.

(2) QUINQUAUD, Sur la dermatite aiguë grave primitive. Soc. anat., octobre 1879.

(3) BUCHANAN BAXTER, Remarques sur la dermatite exfoliative généralisée. *British med. Journal*, 19-26 juillet 1879, p. 119.

(4) L. BROCQ, Étude critique et clinique sur la dermatite exfoliative généralisée ou mieux maladie d'Érasmus Wilson. Thèse de Paris, 1882.

(5) ORO MARIO, Sulle dermatiti esfoliativi generalizzate, ricerche cliniche anatomo-patologiche e batteriologiche pel Dr Oro Mario. *Giornale ital. delle malattie veneree e della pelle*, mars 1892.

(6) Cette description ne s'adresse bien évidemment qu'aux cas primitifs : elle n'est plus exacte quand la dermatite exfoliative se développe chez un sujet déjà atteint d'une autre affection cutanée.

davantage et suinter légèrement aux points excoriés, surtout lorsqu'ils se trouvent situés vers les grands plis articulaires.

Cet état de rougeur lisse, presque uniforme, brillante et généralisée, n'existe que lorsque la marche de l'éruption a été très rapide, et il n'est jamais que fort passager, car l'épiderme commence bientôt à s'exfolier. La desquamation se produit en effet du sixième au douzième jour après le début de la rougeur. Dans certains cas à généralisation lente, elle a déjà commencé aux points primitivement atteints avant que tout le corps ne soit envahi par la dermatose.

Lorsque la desquamation est établie, la maladie est arrivée à sa période d'état. Le derme est alors dans sa totalité d'une rougeur intense dont la teinte varie suivant les individus, suivant les régions, et suivant l'âge de la maladie du rose brillant au rouge sombre.

La pression du doigt la fait disparaître en partie : il persiste une coloration jaune des plus marquées, ce qui prouve qu'il n'y a pas seulement de l'hyperémie, mais encore de l'infiltration du derme. Dans presque tous les cas, pendant les premières semaines, on constate un épaississement marqué des téguments, épaississement qui peut être assez prononcé pour donner lieu à un état lardacé et à une rigidité toute particulière de la peau, qui prend alors une teinte violacée, et qui n'est plus que difficilement mobile sur les parties sous-jacentes. Le malade éprouve même parfois une sensation très nette de tension et de rétraction des téguments qui semblent être trop étroits et sur le point d'éclater au moindre mouvement : il se produit quelquefois dans ces cas des fissures au niveau des articulations.

Le cuir chevelu n'a pas une teinte très foncée, quoique la nuque soit souvent d'un rouge sombre. C'est une des parties du corps que l'éruption envahit le plus tard ; c'est une de celles où elle persiste avec le plus de ténacité.

La coloration de la face est très variable selon les cas ; parfois la peau y est très épaissie, rigide, les traits sont immobilisés ; il peut même se produire des ectropions des paupières inférieures ; nous avons vu les lèvres assez tuméfiées et enflammées pour qu'il fût difficile de les mouvoir et de tirer la langue. Les oreilles sont d'un rouge vif ou même violacé, gonflées, douloureuses, souvent un peu humides au fond des plis.

Le thorax, la face externe des membres, sont d'ordinaire d'un rouge uniforme assez vif ; le dos, l'abdomen, les parties génitales, la face interne des membres, et surtout la partie interne et supérieure des cuisses, sont d'un rouge sombre.

Il est fréquent d'observer à partir de la troisième semaine du suintement aux régions axillaires, aux plis inguinaux, aux autres plis articulaires, et sur les parties latérales du tronc. Il peut se former en certains de ces points des croûtes granulées et des fissures. Partout ailleurs l'éruption est sèche et conserve ce caractère pendant toute la durée de la maladie.

Ainsi que nous l'avons déjà dit, une semaine environ après l'apparition de la rougeur, la surface de la peau devient rugueuse, l'épiderme semble se dessécher, puis il se fendille, se soulève et commence à s'exfolier. En peu de temps la *desquamation* devient générale et prend ses caractères distinctifs.

Son abondance est excessive : elle constitue une véritable incommodité pour le malade; chaque matin on recueille dans son lit des poignées de squames. Ces squames se produisent avec une telle rapidité que, quelques heures après un bain, le corps en est de nouveau couvert.

Leurs dimensions varient suivant les régions et un peu suivant les cas. Elles peuvent avoir de quatre à huit centimètres de long sur quatre à cinq de large, ou bien être furfuracées. En moyenne elles ont de deux à trois centimètres de long sur un centimètre et demi de large. Elles sont fines, blanches, nacrées, transparentes, adhérentes par leur bord supérieur, flottantes dans tout le reste de leur étendue, frisottantes et recroquevillées à leur bord inférieur.

Leur disposition est des plus curieuses : leurs lignes d'insertion sont parallèles, du moins d'une manière approximative : leur distance varie suivant les régions; on peut dire d'une manière générale qu'elle est d'autant plus considérable que les squames sont plus larges. Tantôt les squames de la rangée supérieure recouvrent un peu la ligne d'insertion des squames de la rangée inférieure, de telle sorte que, d'après les remarques des auteurs, elles sont disposées comme les tuiles d'un toit, les écailles des poissons, les volants d'une robe. Elles sont donc imbriquées. Il est aussi très fréquent de voir les squames de la rangée supérieure ne pas arriver tout à fait jusqu'à la ligne d'insertion de la rangée inférieure, de telle sorte qu'entre elles on aperçoit la peau sous la forme d'une étroite bande rouge.

Tel est le type de desquamation que l'on peut considérer comme caractéristique de la dermatite exfoliative généralisée, bien qu'on l'observe parfois dans certaines autres éruptions généralisées rouges, en particulier dans les herpétides exfoliatives[1]. C'est surtout sur la face externe des membres qu'on la rencontre dans toute sa netteté.

La desquamation peut aussi s'effectuer suivant un second type : les squames, au lieu d'être des rectangles plus ou moins parfaits, affectent la forme de cercles de un à trois centimètres de diamètre. Leur centre, qui paraît brunâtre, est adhérent, et tout autour de ce centre leurs bords sont décollés, flottants, recroquevillés, d'un blanc nacré. Cette variété existe surtout aux endroits où l'éruption est disposée en taches arrondies d'un rouge plus foncé que les parties voisines : par suite, elle est surtout fréquente aux dernières périodes de la maladie, lorsque le processus commence à rétrocéder, ou bien aux régions où les lignes d'insertion ne peuvent être que très difficilement parallèles, au crâne par exemple.

Au cuir chevelu les squames sont toujours petites et furfuracées; tant qu'il existe des cheveux, elles peuvent s'accumuler, former des amas stratifiés, fort irréguliers, au-dessous desquels la peau est un peu humide. Il en est de même pour la barbe et pour les oreilles. En s'accumulant dans le conduit auditif externe, les squames peuvent déterminer un certain degré de surdité.

[1] Voir les considérations générales du début de cet article.

Sur le front, sur la face, et même sur la partie antérieure de la poitrine, elles sont d'ordinaire un peu moins larges que sur le reste du corps.

Les mains et les pieds ne s'exfolient le plus souvent que fort tard. Il se produit d'abord une desquamation furfuracée sur leur face dorsale, puis même sur leur face palmaire. Tout peut en rester là : mais le plus souvent l'épiderme corné de la paume des mains et de la plante des pieds finit par se soulever en masse, parfois même il se produit entre lui et le corps muqueux un léger exsudat qui le détache en formant des sortes de phlyctènes flasques d'un jaune blanchâtre. Cette sérosité toujours fort peu abondante se résorbe rapidement, et l'épiderme mortifié se détache en larges lambeaux, assez souvent tout d'une pièce, comme nous l'avons dit à propos des érythèmes scarlatiniformes. Ce n'est guère en moyenne que deux mois après le début de l'éruption que surviennent ces phénomènes.

Lésions des phanères. — Les lésions des phanères sont constantes dans la dermatite exfoliative généralisée ; elles impriment à cette affection un cachet assez spécial.

L'alopécie s'observe toujours : elle se produit d'ordinaire graduellement, et met de deux à trois mois à s'accomplir; parfois elle marche avec beaucoup plus de rapidité et est presque complète dès les premiers jours de l'affection. Elle débute entre le quinzième et le quarante-cinquième jour de l'éruption. Le plus souvent elle est déjà fort avancée lorsque le malade entre à l'hôpital; il ne reste plus que quelques cheveux rares, secs, minces, grêles, frisottants, cédant à la moindre traction, et qui ne tardent pas à tomber en laissant à leur place un léger duvet. Parfois même ce duvet et les cheveux auxquels il donne naissance tombent à leur tour, à deux ou trois reprises, sous l'influence de rechutes successives de l'affection. L'alopécie peut donc être totale. Elle intéresse non seulement les cheveux, mais encore tous les autres poils du corps, cils, sourcils, barbe, moustache, poils du pubis et des aisselles, etc. Cependant dans quelques cas cette alopécie n'est qu'incomplète, et c'est alors la barbe qui est le moins intéressée.

Les altérations des ongles sont également constantes, mais elles varient beaucoup suivant l'intensité du processus morbide. Quand l'ongle est très fortement atteint, on dirait que la matrice est frappée d'une sorte d'atrophie ou de mortification semblable à celle des bulbes pileux ; l'ongle n'est pas épaissi, il est sec, un peu jaune et opaque; il se détache tout entier d'une seule pièce de la matrice et du derme sous-unguéal. En pareil cas, au bout de trois mois, tous les ongles des mains et des pieds ont disparu, leur chute s'effectue presque en même temps que celle des cheveux. Elle se produit d'une façon toute spéciale, sans douleur aucune, sans inflammation périphérique : ce n'est en somme qu'une desquamation consécutive à l'atrophie des couches formatrices de l'ongle, atrophie en tout comparable à celle des bulbes pileux.

Si l'intensité du processus est un peu moindre, les ongles ne tombent qu'après avoir été altérés pendant plusieurs mois. Ils sont alors rugueux, décolorés et épaissis. Parfois l'ongle ancien a le même aspect que dans le cas précédent, il est détaché en masse de la matrice à sa partie postérieure; mais, au lieu de tomber tout de suite, il reste adhérent au derme sous-unguéal. Celui-ci est pris d'une sorte de suractivité; il prolifère comme le reste de l'épiderme; et il donne successivement naissance à une grande quantité de couches cornées, feuilletées, superposées, de plusieurs millimètres d'épaisseur, au-dessus desquelles se voit l'ongle primitif qui se trouve ainsi de plus en plus reporté en avant et en haut par les productions unguéales émanées de la matrice. Au bout d'un certain temps ces masses cornées tombent d'une seule pièce, en laissant à nu le derme sous-unguéal. L'ongle primitif peut disparaître seul, puis les lamelles stratifiées s'exfolient à leur tour. Ces altérations n'évoluent qu'avec la plus grande lenteur, souvent en huit ou dix mois.

Dans d'autres cas, le derme sous-unguéal ne prolifère que fort peu et l'ongle ancien, toujours détaché à sa partie postérieure, jaune, sec et mort, mais adhérent au derme sous-unguéal modérément épaissi, est lentement reporté en avant par les nouvelles couches émanées de la matrice. Il tombe alors à une époque variable, quelquefois seulement à la fin de la maladie.

Si la matrice unguéale est encore moins atteinte, il est possible qu'il n'y ait que quelques ongles des pieds et des mains qui soient intéressés. Ils s'épaississent un peu, jaunissent, se détachent partiellement, se fendillent suivant des stries longitudinales, puis s'émiettent du cinquième au septième mois.

Ils peuvent enfin rester presque normaux, et ne présenter que de la sécheresse, un peu de décoloration, quelques ponctuations, quelques stries longitudinales, mais surtout une profonde dépression transversale correspondant à l'époque où a eu lieu l'éruption, dépression sur laquelle on remarque des sillons secondaires coïncidant avec les poussées successives.

C'est d'ordinaire l'ongle du pouce qui semble être le plus profondément touché.

Tant que la maladie dure, les ongles repoussent mous, volumineux, épaissis, rudes et raboteux, d'un jaune opaque. Ces stratifications cornées irrégulières ne sont pas douloureuses, et dans quelques cas elles sont peu adhérentes : on y remarque des dépressions et des crêtes transversales, des stries longitudinales; elles peuvent s'exfolier ou même tomber en totalité à plusieurs reprises.

Après la terminaison de l'affection, le derme sous-unguéal se recouvre de lamelles cornées, minces, transparentes, qui finissent par devenir des ongles normaux plusieurs mois après la fin de l'éruption.

Anomalies de l'éruption. — A certaines périodes, en certains points du corps, vers les plis articulaires, à la face interne des cuisses, sur les parties latérales du tronc, l'aspect de la peau peut se rapprocher de celui de l'eczéma, soit spontanément, soit à la suite d'applications irritantes et intempestives. On observe alors du suintement; le derme est rouge violacé; les malades exhalent une odeur fade ou fétide rappelant celle de la valériane. En somme, les sujets atteints de dermatite exfoliative généralisée peuvent s'eczématiser à certaines périodes de l'affection, et c'est là parfois une véritable complication : il n'y a dans ce fait rien qui puisse nous surprendre avec nos idées actuelles sur l'eczéma.

On a vu se produire dans quelques cas des bulles pemphigoïdes isolées qui persistent pendant plusieurs jours, puis qui disparaissent en laissant un peu d'infiltration du derme[1]. On a signalé des papulo-pustules acnéiques, des orgeolets. A plusieurs reprises on a vu des furoncles survenir isolément ou par véritables poussées, etc....

Lésions des muqueuses. — Les muqueuses peuvent être intéressées par l'éruption, mais ce n'est pas une règle absolue. Parfois les conjonctives sont très enflammées, rouges, tuméfiées, et les malades éprouvent tous les symptômes subjectifs de la conjonctivite, en particulier une sensation très nette de gravier. La muqueuse nasale peut se recouvrir de croûtes et être le point de départ d'hémorragies.

Les lèvres sont fréquemment atteintes : elles sont rouges, enflées, rigides; dès le deuxième mois, elles portent à leur bord libre et sur leur face muqueuse des exulcérations superficielles, à contours circinés, violacés, à fond un peu jaunâtre : parfois on y observe des concrétions pseudo-membraneuses d'un blanc grisâtre, épaisses de 1 millimètre, assez adhérentes, au-dessous desquelles on trouve une surface très rouge, granuleuse, qui saigne facilement. Les mêmes altérations se rencontrent sur les gencives et sur la face interne des joues.

La langue est souvent intéressée : tantôt on y observe des excoriations superficielles ou des fissures qui persistent pendant plusieurs semaines; tantôt ce sont des concrétions pseudo-membraneuses d'un blanc grisâtre, tantôt des tubercules blanchâtres, assez saillants, peu douloureux, disposés par groupes vers l'un des bords, tantôt des plaques blanches à contour irrégulier avec fissures. D'ordinaire, pendant presque toute la durée de l'affection, la langue est rouge, un peu fendillée.

La gorge peut se prendre dès le début : on y voit un peu de rougeur, ou de piqueté; parfois même on a noté des excoriations superficielles sur le voile du palais; la déglutition est un peu douloureuse, puis ces symptômes d'angine légère s'amendent rapidement.

Phénomènes subjectifs. — Quant aux phénomènes douloureux que les malades éprouvent du côté de la peau, ils consistent surtout en démangeaisons presque toujours fort intenses au début et déterminant des lésions de grattage : elles diminuent et disparaissent pendant le cours de l'affection pour se manifester de nouveau aux rechutes. Elles sont plus vives la nuit et les changements brusques de température les exaspèrent. Comme autres sensations douloureuses, notons une sensation de cuisson, de brûlure vive beaucoup plus pénible que le prurit avec lequel elle coexiste presque toujours, et

[1] Il ne faut pas croire qu'il se soit agi dans ces cas d'erreurs de diagnostic et de pemphigus foliacé. Les bulles dont nous parlons ne se montraient pas au début de l'éruption, mais seulement après sa constitution complète et comme simples épiphénomènes pendant le cours de la maladie.

une sensation de chaleur ardente qui oblige les sujets à se tenir découverts pendant la nuit; elle coïncide d'ordinaire avec une réaction fébrile accentuée, et elle alterne avec des frissons. Les malades sont fort sensibles au froid et grelottent dès qu'ils sont exposés à l'air.

Symptômes généraux. — L'état général s'altère rapidement dans les cas un peu sérieux. Le malade perd ses forces, il éprouve une sensation très nette d'accablement, il ne peut ni marcher, ni se tenir debout: il est obligé de garder le lit et semble être atteint d'une sorte de parésie générale; parfois même il tombe dans un état quasi cachectique: on l'a vu perdre plusieurs kilogrammes en quelques jours. Il a assez souvent un peu d'insomnie; son appétit n'est diminué que dans les premiers temps; il est même remarquable de le voir conservé, quoique la fièvre soit assez intense et l'état général mauvais. Les digestions se font d'ordinaire assez bien. La diarrhée est fréquente au début: elle peut reparaître aux rechutes; elle fait place le plus souvent à une constipation opiniâtre qui semble s'accentuer à mesure que la desquamation devient plus abondante. Si le cas prend une réelle gravité, il survient de la diarrhée colliquative, parfois même des vomissements rebelles.

Les ganglions lymphatiques sont souvent durs, volumineux, indolents, distincts les uns des autres, quoiqu'ils forment parfois des amas, sans que les tissus voisins ne soient ni enflammés, ni empâtés.

Les urines ne renferment d'ordinaire ni sucre, ni albumine; on a cependant cité des cas dans lesquels des éruptions généralisées rouges s'étaient développées chez des sujets atteints de néphrite, et s'étaient terminées par la mort(¹), mais on observe d'une manière pour ainsi dire constante une hypoazoturie des plus accentuées. Ce symptôme nous paraît avoir une importance des plus grandes. L'hypoazoturie, quand elle est fort prononcée, indique toujours une forme sérieuse de l'affection. Quand l'élimination de l'urée est réduite à 1 ou 2 grammes par jour, elle peut être un symptôme de mort prochaine; quand le chiffre de l'urée se relève, c'est souvent un signe de future guérison.

Complications. — En dehors des petits incidents que nous avons signalés, il peut survenir de véritables complications dans les cas où le processus morbide a une certaine intensité.

Du côté de la peau, il se développe des furoncles, des anthrax, des abcès, les uns peu graves (abcès tubéreux des aisselles, etc.), d'autres plus considérables, pouvant être de véritables phlegmons, et siégeant au pli de l'aine, aux fesses, aux membres inférieurs. Nous avons déjà signalé la possibilité d'apparition d'éruptions vésiculeuses suintantes du type de l'eczéma.

Quand l'état général est très grave, on peut voir se produire sur les parties saillantes de la région postérieure du corps des érosions d'abord superficielles, puis plus profondes, parfois même de volumineuses escarres que l'on a vues laisser le sacrum à nu. On en a également observé aux trochanters, aux

(¹) DYCE DUCKWORTH, A case of chronic interstitial nephritis in which dermatitis exfoliativa supervened. Uræmia. Death. *The British Journal of dermatology*, janvier 1900, p. 12.

TRACÉ DES TEMPÉRATURES DU 18 MARS AU 21 JUILLET

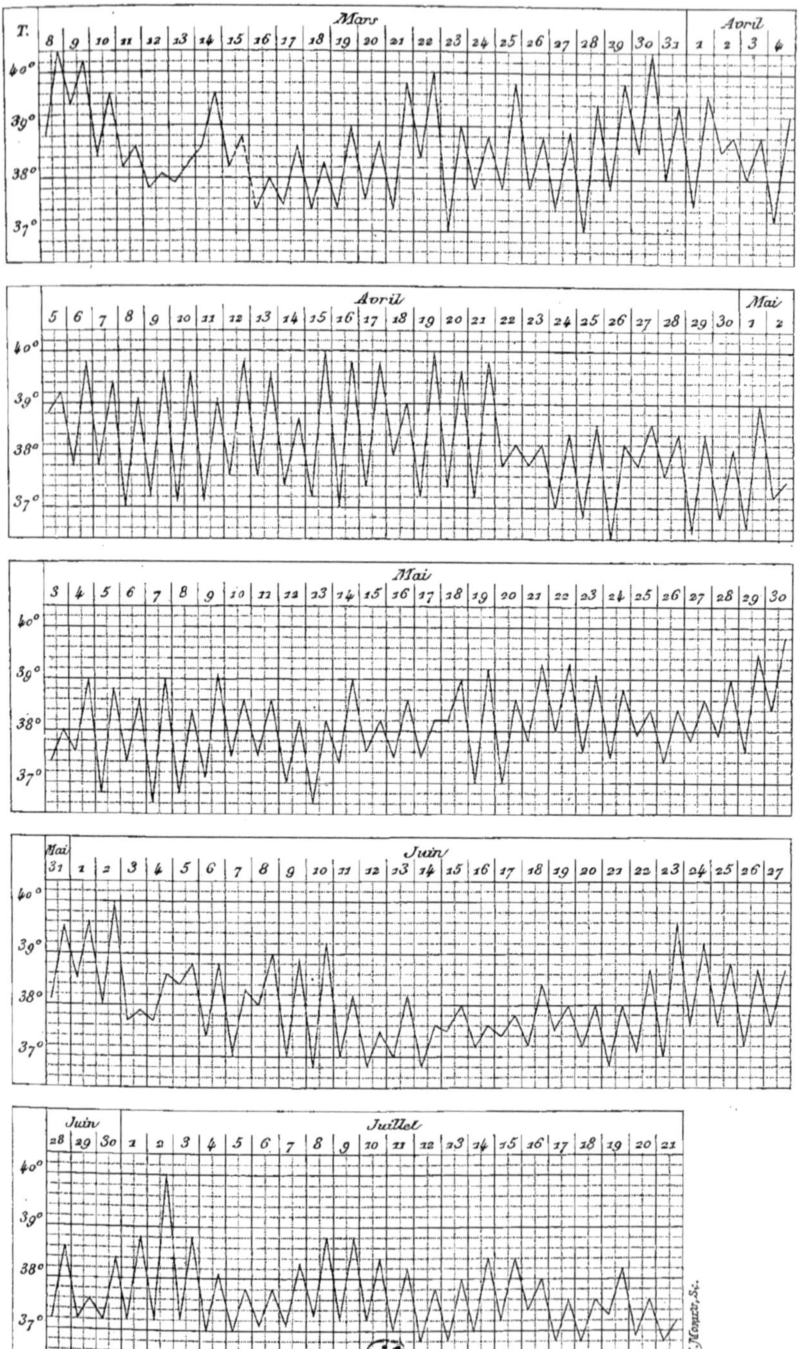

Courbe du premier malade atteint de dermatite exfoliative généralisée observé par E. Vidal. — Type complet de la dermatite exfoliative généralisée subaiguë. — Début de l'affection le 22 février ; entré à l'hôpital le 7 mars. — Courbe empruntée à la thèse de Percheron.

[L. BROCQ.]

malléoles, aux talons, à l'épine iliaque postérieure et supérieure, à l'omoplate, au coude, etc.

La surdité est fréquente, et elle ne tient pas toujours à l'accumulation de squames dans le conduit auditif. Il est probable qu'elle reconnaît parfois une cause nerveuse.

On a noté dans certains cas une sorte d'amaurose passagère sans lésions du fond de l'œil, dans un cas de l'iritis avec douleurs circumorbitaires, photophobie, trouble de l'iris, synéchies postérieures, guérison en quinze jours, puis récidive au bout de deux mois.

On a vu se produire des paralysies partielles, paraplégies incomplètes, paralysie de l'extenseur propre du gros orteil; on a souvent signalé de l'obnubilation intellectuelle, de l'hébétude : il semble donc que le système nerveux soit touché dans cette maladie.

Comme autres complications possibles signalons, dans les cas graves, des vomissements, des diarrhées incoercibles, de la congestion pulmonaire, de l'albuminurie, des manifestations articulaires, de l'endocardite.

Fièvre. — La fièvre est constante à la période d'état. Il est probable qu'elle s'établit dès le début : elle est assez forte lorsque la généralisation de l'éruption est terminée. Son caractère prédominant est d'être à maximum vespéral et même pendant certaines périodes d'être uniquement vespérale. Elle survient alors à une heure un peu variable, d'ordinaire de quatre à neuf heures du soir. Le malade en est averti par une sensation de froid, puis de chaleur vive. Le thermomètre accuse toujours le soir 1 ou 2 degrés de plus que le matin. Quelles que soient les ondulations générales subies par la courbe, cette différence entre le matin et le soir existe toujours, et elle est d'autant plus marquée que la réaction fébrile est plus vive.

Dans les cas simples, il y a d'abord une sorte de plateau fébrile de un à deux mois de durée moyenne, et pendant lequel les températures matinales oscillent entre 38 et 39 degrés, celles du soir entre 39 degrés et 40°,5 : le pouls varie de 100 à 120 pulsations; puis il se produit une chute longue et graduelle. Les températures matinales deviennent normales bien avant la fin des poussées vespérales.

D'ordinaire la marche de la fièvre est beaucoup plus irrégulière. Pendant la période d'état il peut y avoir des intervalles d'apyrexie presque complète, puis des poussées fébriles subites qui coïncident presque toujours avec quelques complications.

Vers la fin de la maladie il se produit de petites poussées fébriles successives répondant à de petites reprises de l'éruption.

La fièvre peut donc cesser au bout de deux ou trois mois; mais dans certains cas elle peut pendant sept ou huit mois se reproduire de temps en temps sous forme de poussées irrégulières.

Marche. Durée. Terminaisons. — 1° *Formes subaiguës*. — Il y a des cas dans lesquels le processus morbide semble avoir une intensité modérée et ne s'accompagne pas de complications sérieuses. On observe alors une première poussée fébrile de neuf à treize semaines environ, que suivent d'ordinaire deux ou trois autres petites poussées successives coïncidant avec des reprises fort courtes de l'éruption. La maladie se termine par la guérison complète en l'espace de trois mois et demi environ.

Il en est d'autres dans lesquels le processus morbide est, au contraire, fort intense; l'état général est sérieux; mais on n'observe ni complications graves, ni rechutes. La durée totale de l'affection peut être alors de cinq à six mois.

Quand le processus morbide, tout en étant aussi violent que dans les cas précédents, s'accompagne de sérieuses complications, de poussées successives ou même de véritables rechutes, il y a d'ordinaire une première poussée éruptive de plusieurs mois, que suivent des rechutes, une desquamation furfuracée interminable, des lésions rebelles des ongles, des pseudo-paralysies, de telle sorte que les derniers vestiges d'une maladie, qui ne dure en réalité que de six à huit mois, peuvent ne disparaître qu'au bout de onze mois à un an.

Enfin il est des cas (environ 1 sur 6) dans lesquels la mort arrive vers le troisième ou le quatrième mois de la maladie, à la suite d'une complication quelconque ou d'une aggravation de tous les symptômes; le plus souvent alors on observe tout un ensemble de phénomènes généraux des plus sérieux, fièvre, albuminurie, vomissements, diarrhée colliquative, congestion pulmonaire, coma, etc.

La durée moyenne des formes subaiguës oscille donc entre trois et huit mois. Quand la guérison doit survenir, c'est d'ordinaire pendant le cours du troisième mois que les phénomènes s'amendent. La fièvre cesse le matin, puis diminue le soir, puis s'éteint complètement; le malade reprend peu à peu ses forces. Les squames deviennent beaucoup plus petites, furfuracées, moins abondantes; elles cessent de se produire sur le tronc, sur les membres inférieurs, puis sur les supérieurs, en dernier lieu sur la face et le cuir chevelu; mais cet ordre n'est pas toujours rigoureusement suivi. En même temps la rougeur et l'infiltration du derme diminuent graduellement. La peau prend une teinte d'un rose de plus en plus sale et terne; elle est souple, on la dirait même amincie. La rougeur et la desquamation finissent par disparaître, soit d'une manière uniforme, soit en constituant des îlots entourés d'espaces irréguliers de peau saine, laquelle semble parfois décolorée, comme si elle était atteinte de vitiligo; ces espaces s'élargissent de plus en plus. Cette disposition se voit surtout sur le dos, sur le front, où les plaques d'un rouge jaunâtre peuvent offrir alors, dans quelques cas, une disposition circinée rappelant celle de certains psoriasis ou de certaines syphilides.

Les poils repoussent; ils sont d'ordinaire plus fins, plus secs, plus grêles et moins nombreux qu'ils ne l'étaient avant l'affection. Les ongles se reforment comme nous l'avons indiqué.

Le dernier symptôme qui persiste d'ordinaire est une pigmentation brunâtre, ou jaune brunâtre, ou brun noirâtre, des téguments, qui s'accuse à mesure que la rougeur s'éteint. Tantôt elle est généralisée, tantôt elle ne se montre qu'au niveau des dernières plaques rouges qui persistent, et, par suite, elle forme des taches arrondies ou ovalaires de la grandeur d'une pièce de 50 centimes ou de 1 franc, çà et là disséminées. Elle met plusieurs mois à s'effacer complètement.

Du Castel [1] a signalé la formation de vergetures à la suite de cette maladie.

Rechutes. Récidives. — Nous avons vu que, vers la fin de la maladie, lorsque l'éruption commence à diminuer d'intensité, il se produit d'ordinaire une ou plusieurs petites poussées éruptives de peu de durée. On a noté dans un cas une véritable rechute, alors que la première atteinte était presque terminée; il y eut nouvelle poussée fébrile, rougeur, desquamation, chute des phanères, durée de trois mois, et guérison définitive après de petites poussées éruptives terminales.

Il existe dans la science un cas de récidive vraie [2].

2° *Formes chroniques.* — Les formes chroniques de la dermatite exfoliative généralisée sont constituées : 1° par une période de début fort longue pendant laquelle l'affection simule l'eczéma, qui peut d'ailleurs la compliquer, et pendant laquelle elle s'étend progressivement; 2° par une période également très longue d'état, pendant laquelle elle présente les principaux caractères objectifs que nous avons décrits, rougeur généralisée, infiltration du derme, desquamation incessante et fort abondante en grandes lamelles, chute des poils, lésions et chute des ongles, engorgements ganglionnaires, complications telles qu'abcès, amblyopie, surdité, etc.; 3° par une période de déclin, pendant laquelle la desquamation et la rougeur disparaissent peu à peu en laissant une pigmentation brunâtre, laquelle ne s'efface que fort lentement. La durée est de plusieurs années [3]. L'évolution est d'ailleurs fort irrégulière, coupée de poussées successives de périodes d'amélioration et d'aggravation.

Anatomie pathologique. — L'anatomie pathologique de cette affection a été faite par Allan Jamieson, Buchanan Baxter, Quinquaud, et plus récemment par nous-même [4], par E. Vidal et Leloir [5], par Girode [6], par Mario Oro [7], par Audry [8], par Petrini (de Galatz) [9].

Lésions de l'épiderme. — Il n'y a rien de bien spécial à noter du côté de la couche génératrice. D'après Audry, le corps muqueux est infiltré de nombreux leucocytes émigrés entre les cellules. Il ne semble pas augmenté de volume : Girode, Audry, Petrini et Mario Oro l'ont trouvé très manifestement aminci

[1] Du Castel, Société méd. des hôp., 23 juillet 1891.

[2] Cas de Mac Ghie-Gairdner.

[3] Nous en avons soigné en ville un cas qui a semblé se terminer il y a deux ans par la guérison après une durée de dix-neuf ans : depuis lors, il y a eu une légère récidive.

[4] L. Brocq, *Annales de dermatologie et de syphiligraphie*, 1882.

[5] Vidal et Leloir, *Traité descriptif des maladies de la peau*, 1890, p. 156.

[6] Girode, *Annales de dermatologie*, septembre 1888, p. 518.

[7] Mario Oro, *loc. cit.*, p. 76 et suivantes.

[8] Audry, *Gazette hebdom. de méd. et de chir.*, juin 1893.

[9] Petrini (de Galatz), Trois cas de dermatite exfoliative généralisée avec étude histologique et bactériologique. *Arch. des sciences méd. de Bucarest*, mai et juillet 1899.

au niveau du sommet des papilles où il peut même manquer. Les noyaux

FIGURES 6 ET 7 TIRÉES DES ANNALES DE DERMATOLOGIE ET DE LA THÈSE DE L. BROCQ, SUR LA DERMATITE EXFOLIATIVE GÉNÉRALISÉE
(Préparation de Vidal et Brocq.)

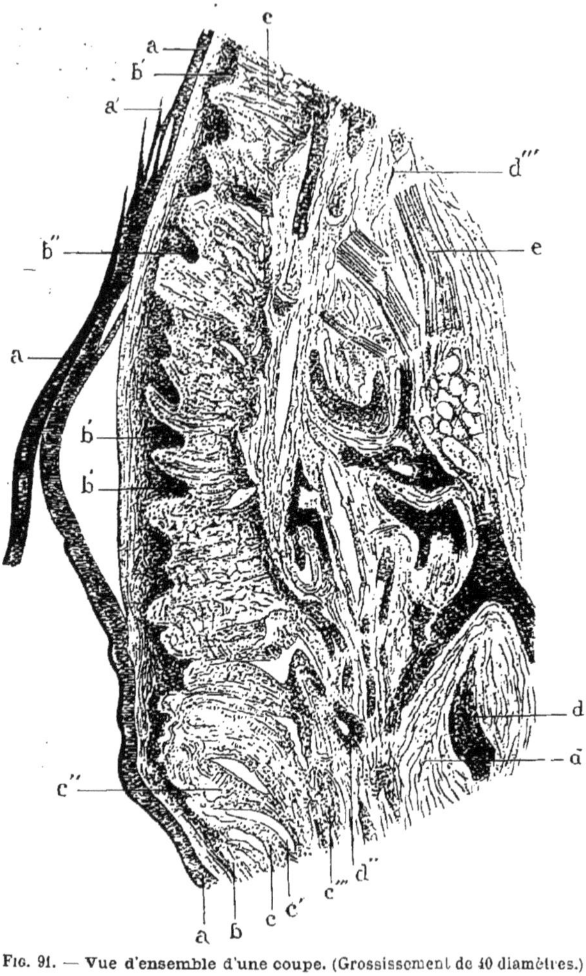

FIG. 91. — Vue d'ensemble d'une coupe. (Grossissement de 40 diamètres.)

a, couche cornée de l'épiderme, s'exfoliant en *a'*, se détachant en *a'*, de manière à former une grande lamelle superficielle encore adhérente *a''*. — *b*, couche profonde de l'épiderme. — *b'*, *b'*, prolongements interpapillaires un peu hypertrophiés. — *b''*, point représenté dans la figure 2. — *c*, couche superficielle du derme infiltrée de leucocytes. — *c'*, vaisseaux un peu dilatés. — *c''*, infiltration de leucocytes autour des capillaires des papilles, formant des traînées verticales. — *c'''*, infiltration de leucocytes autour des vaisseaux du réseau sous-papillaire formant des traînées longitudinales. — *d*, couche profonde du derme. — *d'*, vaisseaux et infiltration de leucocytes périphériques. — *d''*, tissu cellulaire sain. — *e*, faisceaux de fibres musculaires lisses.

semblent être fort pauvres en chromatine, et, d'après Audry, les cellules ont

[*L. BROCQ.*]

leurs filaments unitifs remarquablement accusés. Vidal et Leloir les ont, au contraire, trouvés moins nets qu'à l'état normal. Quelques cellules subissent une altération vacuolaire.

D'après nous, le stratum granulosum, l'éléidine et le stratum lucidum man-

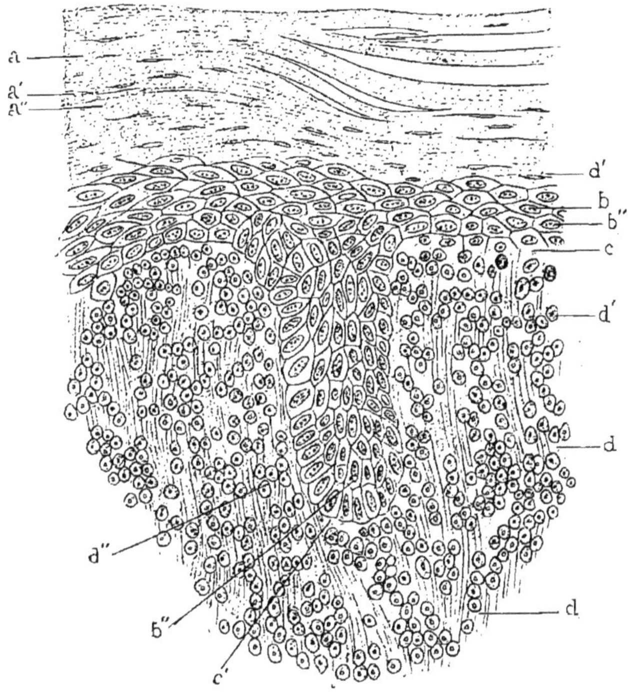

FIG. 92. — **Vue des altérations de l'épiderme et des parties sous-épidermiques du derme.** (Grossissement de 300 diamètres.)

a, couche cornée dans laquelle on voit des commencements de séparation en lamelles. — *a'*, vestiges de noyaux. — *a''*, traces de séparation en lamelles de la couche cornée près du point où elle commence. — *b*, couches de cellules polyédriques : fort aplaties en *b'*, mais colorables en rouge et renfermant des noyaux ; plus polyédriques, mais ayant de la tendance à devenir losangiques en *b''*. — *c*, couche basilaire : peu distincte vers le sommet des papilles et composée de cellules un peu aplaties ; distincte au contraire et composée de cellules allongées caractéristiques sur les prolongements interpapillaires en *c'*. — *d*, couche superficielle du derme infiltrée de leucocytes irréguliers de grosseur et d'aspect. — *d'*, leucocytes groupés vers les couches profondes de l'épiderme de façon à rendre peu distinctes les limites du derme et de l'épiderme. — *d''*, leucocytes groupés en traînées longitudinales le long des capillaires.

quent complètement. Cependant, d'après Girode et Mario Oro, ils existent pour ainsi dire sans altérations. La couche cornée est inégale, épaissie par places, amincie en d'autres, selon les incidents de la desquamation.

Sur nos préparations, les cellules qui la constituaient renfermaient toutes un noyau très visible [1].

[1] Voir en outre : OTTO BENDER, Beiträge zur Histologie der Dermatitis exfoliativa, nebsteiner Bemerkung über Plasma und Mastzellen (*Virchow's Archiv.*, CLIXI, p. 86, 1900).

Lésions du derme. — Les parties papillaires et sous-papillaires du derme sont le siège d'une infiltration considérable de cellules embryonnaires. Elles gonflent les papilles qui sont doublées ou triplées de hauteur. Ces cellules embryonnaires sont plus abondantes le long des vaisseaux du réseau papillaire et sous-papillaire, et, d'après Mario Oro, elles y sont infiltrées de pigment. Dans la partie inférieure du derme, cette infiltration n'existe qu'autour des vaisseaux qui sont d'ordinaire dilatés.

D'après Vidal et Leloir, les faisceaux conjonctifs du derme sont intacts, ce qui permettrait de différencier histologiquement la dermatite exfoliative généralisée vraie des herpétides exfoliatives dans lesquelles les faisceaux conjonctifs ont, au contraire, une tendance remarquable à être détruits.

D'après Audry, l'*hypoderme* lui-même serait sillonné de gros boyaux cellulaires constitués soit par des capillaires augmentés de volume et entourés d'un manchon d'éléments embryonnaires, soit par des traînées de ces derniers accumulés dans les espaces et les radicules lymphatiques.

D'après Girode, les glandes sébacées seraient atrophiées surtout au cuir chevelu; les glandes sudoripares seraient, au contraire, anormalement développées; d'après Mario Oro, elles sont profondément altérées, entourées d'une infiltration embryonnaire considérable, et leur épithélium a subi un processus de dégénérescence.

Girode décrit une atrophie remarquable des follicules pileux : en quelques points du trajet dermique ou épidermique de la cavité pilaire, on voit des dilatations sphéroïdes contenant un ou plusieurs poils courts ou des fragments de poils couchés horizontalement. Les faisceaux musculaires lisses redresseurs des cheveux sont fort développés, mais leurs noyaux se colorent mal et leurs faisceaux semblent dissociés par des traînées conjonctives.

Leloir et Vidal, ainsi que Girode, n'ont pas constaté de lésions dans les nerfs cutanés; Mario Oro les a vus infiltrés d'éléments embryonnaires. Quinquaud, dans sa dermite aiguë primitive, a décrit : 1° une névrite parenchymateuse caractérisée par une réduction de la myéline en gouttelettes miliaires et par une multiplication des noyaux; 2° une myélite diffuse caractérisée par de nombreux corps granuleux, par une multiplication de la névroglie et des vaisseaux. Ces lésions médullaires n'ont pas été constatées par Buchanan Baxter. Elles ont été retrouvées et merveilleusement analysées par Mario Oro (1) dans son beau travail auquel nous renvoyons le lecteur pour de plus amples détails. Il les résume de la manière suivante (2) : atrophie des éléments cellulaires ganglionnaires du ganglion de Gasser et des ganglions du grand sympathique (cœliaques, fusiformes), avec prolifération conjonctivale et infiltration embryonnaire; atrophie commençante des cellules nerveuses, hémorragies circonscrites récentes et en voie d'organisation dans la moelle allongée,

(1) Sulle dermatiti esfoliativi generalizzate : ricerche cliniche anatomo-patologiche e batteriologiche pel Dr Mario Oro. XIVe Congrès de l'Association médicale italienne, p. 82 et suivantes du tirage à part.

(2) *Loco cit.*, p. 90.

vers les corps olivaires; myélite cervicale inférieure et thoracique, surtout dans les cornes postérieures; névrite parenchymateuse des racines spinales et des nerfs périphériques.

Ces lésions nerveuses ont été de nouveau constatées plus récemment par Petrini [1], qui a décrit, en outre, une nécrobiose accentuée des ganglions spinaux de la région lombaire.

Mentionnons enfin que Mario Oro a constaté de l'atrophie des capsules surrénales; on comprend toute l'importance de ce fait quand on songe à l'intensité des pigmentations qui se développent parfois chez les sujets atteints d'érythrodermies exfoliantes.

Malgré le mémoire de P. Haushalter [2], dans lequel cet auteur décrit un microbe blanc spécial qu'il considère comme pathogène, il ne semble pas que jusqu'ici les diverses recherches qui ont été faites dans ce sens aient donné des résultats probants. Petrini n'a pas pu découvrir de micro-organismes pathogènes dans les cas qu'il a observés; Mario Oro a trouvé dans le sang et la peau de ses malades les staphylocoques doré et blanc et des streptocoques; mais il reconnaît qu'il ne peut leur accorder aucune valeur pathogène, et il déclare que le microbe de cette affection est encore inconnu.

Étiologie. — La dermatite exfoliative généralisée est une maladie rare. Il semble qu'on puisse l'observer dans tous les pays. Elle débute surtout pendant la saison chaude. L'homme semble y être plus prédisposé que la femme. C'est une affection de l'âge adulte qui se montre surtout de vingt à cinquante ans.

Ceux qui en sont atteints ne semblent pas avoir été antérieurement très exposés à des affections cutanées; mais ils ont d'ordinaire une peau rude et sèche. Dans aucun cas on n'a noté d'antécédents syphilitiques. Les malades sont fréquemment alcooliques et ils ont souvent des antécédents arthritiques fort nets.

On a relaté des faits de dermatite exfoliative consécutifs à la fièvre typhoïde [3], mais il est probable que ces cas doivent être rangés à côté des faits dont nous avons parlé à propos des érythèmes desquamatifs scarlatiniformes.

Pathogénie. — Nous ne connaissons en somme rien de précis sur la pathogénie de cette affection. Nous nous demandons si, comme pour l'érythème scarlatiniforme desquamatif, l'administration d'un composé mercuriel ne pourrait pas parfois provoquer l'explosion d'une poussée de cette maladie.

Il semble bien en tout cas que l'on doive faire intervenir ici comme cause première une intoxication quelconque, qu'elle soit d'origine microbienne, ou

(1) Petrini, Congrès de Londres, 1896; et *loc. cit.*

(2) Haushalter, Un cas de dermatite exfoliative primitive généralisée subaiguë; Recherches bactériologiques. *Annales de dermat. et de syph.*, p. 596, 1890.

(3) A. Diehl, A case of exfoliative dermatitis following typhoïd fever *Journal of cutaneous and gen. urinary diseases,* mai 1898, p. 222.

médicamenteuse, ou alimentaire, ou autotoxique, et cette dernière hypothèse nous paraît certes de beaucoup la plus plausible [1].

Pronostic. — Le pronostic résulte de ce qui précède. Bien que la dermatite exfoliative généralisée se termine d'ordinaire par la guérison, il n'en est pas moins vrai que la mort s'observe environ dans un cinquième des cas. C'est donc une affection sérieuse, de longue durée, qui peut s'accompagner de phénomènes généraux graves, de sérieuses complications, qui peut mettre la vie en danger ou aboutir à une convalescence longue et pénible.

Diagnostic. — Le diagnostic rétrospectif d'une dermatite exfoliative généralisée est facile quand on a assisté à toute son évolution. Mais les difficultés peuvent au contraire être des plus considérables quand on se trouve pour la première fois en présence d'une dermatite exfoliative généralisée au début ou même à la période d'état.

Au début, on pourra la confondre avec la *scarlatine* : on s'appuiera pour faire le diagnostic sur les mêmes points de repère que lorsqu'il s'agit d'un érythème scarlatiniforme desquamatif (voir p. 565).

Mais la difficulté devient beaucoup plus aiguë s'il s'agit de distinguer la dermatite exfoliative généralisée au début de ce même *érythème scarlatiniforme desquamatif*. D'après nos idées actuelles nous croyons que ce diagnostic n'est vraiment pas possible, puisque nous considérons l'érythème scarlatiniforme comme constituant en réalité la forme aiguë de la dermatite exfoliative généralisée vraie. Entre les faits les plus bénins, les plus rapides d'évolution de l'érythème scarlatiniforme desquamatif et les formes chroniques de la dermatite exfoliative généralisée, il y a toute une série graduelle de faits de passage établissant des transitions insensibles entre les divers types que l'analyse a créés peut-être un peu artificiellement dans ce groupe.

En somme, la distinction entre ces deux dermatoses ne peut se faire que par l'évolution. L'érythème desquamatif scarlatiniforme a des allures plus vives; il est plus feu de paille; il semble parfois débuter plus brusquement, desquamer plus promptement, puis tous les symptômes ont de la tendance à diminuer avec rapidité.

Le *pityriasis rubra vrai grave de Hebra* diffère de la dermatite exfoliative généralisée par son début lent, apyrétique, par le peu d'infiltration des téguments, par sa desquamation furfuracée qui est composée de squames beaucoup plus petites et sans doute moins abondantes que dans la dermatite exfoliative. La marche du pityriasis rubra vrai est essentiellement chronique, puisqu'elle dure des années. Dans les premiers temps les poils et les ongles ne sont pas atteints; ils peuvent tomber plus tard, mais alors la peau subit une sorte de processus atrophique qui la rend histologiquement semblable à d'anciennes cicatrices pigmentées. Son évolution est fort souvent fatale : il se complique pour ainsi dire toujours de tuberculose pulmonaire.

(1) Voir ce que nous disions à ce propos dès 1882 dans notre *Monographie*, p. 155-156.

Les *formes bénignes du pityriasis rubra* se distinguent des dermatites exfoliatives généralisées par des caractères objectifs analogues, par une intégrité presque absolue des poils et des ongles, par des démangeaisons plus vives, par une réaction fébrile beaucoup moins intense, et par une absence pour ainsi dire complète de phénomènes généraux.

Il est beaucoup plus ardu de distinguer la dermatite exfoliative généralisée de ce que nous avons appelé les *herpétides exfoliatives*, et il est nécessaire de préciser d'abord quelques points :

1° Dans notre description nous avons eu surtout en vue les dermatites exfoliatives généralisées primitives, d'un type parfaitement pur, qui surviennent chez des sujets indemnes de toute autre affection cutanée au moment de l'invasion de la maladie ; mais il est réellement possible (et nous croyons l'avoir démontré par des exemples probants) que la dermatite exfoliative généralisée vraie se développe chez des sujets atteints déjà de dermatoses antérieures, et en particulier d'eczémas vrais ou de ce que l'on a appelé des eczémas séborrhéiques ou séborrhéides psoriasiformes. Ce sont les dermatites exfoliatives vraies dites secondaires.

2° Il n'est pas très malaisé de distinguer les dermatites exfoliatives primitives des faits rangés sous le nom d'herpétides exfoliatives, mais il est vraiment difficile d'établir une ligne de démarcation précise entre ces derniers faits et les dermatites exfoliatives généralisées qui se développent dans le cours d'autres dermatoses. Et tout d'abord y a-t-il vraiment lieu de distinguer à ce point de vue deux ordres de faits? Tous ces cas-là ne sont-ils pas réellement comme le veulent certains auteurs, en particulier Buchanan Baxter, et comme nous l'avons exposé dans notre préambule, des dermatites exfoliatives vraies qui viennent compliquer la scène morbide?

Cette conception est simple, séduisante : il est bien difficile d'en démontrer le mal fondé. Il est possible qu'elle soit vraie ; il est également possible qu'elle ne le soit pas pour tous ces faits, et voici pourquoi :

Il nous semble qu'à côté des dermatites exfoliatives généralisées vraies secondaires, faits dans lesquels, malgré l'affection cutanée primitive qui masque quelque peu la scène morbide, il est possible de reconnaître les allures générales de la maladie que nous venons de décrire, il y a un autre groupe de faits dans lesquels il s'agit d'affections généralisées rouges qui ne s'installent que peu à peu, lentement, graduellement chez des sujets affaiblis, ayant de la tendance à la cachexie, atteints de dermatoses particulièrement rebelles et à marche envahissante. Ces faits ont des allures irrégulières, indéterminées, fatales, à longue échéance ; ils ne présentent pas cette tendance aux troubles nerveux et aux complications spéciales que nous avons relevée dans les dermatites exfoliatives généralisées vraies.

Il est plus facile de distinguer les dermatites exfoliatives généralisées vraies des *poussées généralisées d'eczéma vrai, d'eczémas séborrhéiques ou séborrhéides* et de *psoriasis* dont nous avons déjà parlé à propos des érythèmes scarlatiniformes desquamatifs. Ces affections n'en présentent pas d'ordinaire le cycle fébrile, l'évolution, la durée, la chute des phanères, les squames si caractéristiques, les complications, etc.

Traitement. — *Traitement interne*. — Il nous a toujours paru fort peu efficace. Nous ne croyons pas que l'on connaisse encore le moyen de juguler cette affection, ni même d'en abréger la durée par des médications internes ou par des pansements appropriés.

On doit donc s'efforcer de prévenir les complications, d'écarter les causes qui pourraient augmenter l'intensité de l'éruption ou aggraver les phénomènes généraux, mettre enfin le malade dans d'excellentes conditions d'hygiène pour que la dermatose dure le moins de temps possible.

Les diurétiques semblent indiqués; nous conseillons surtout de soutenir les forces du malade : on prescrira les amers, les ferrugineux, tels que le perchlorure de fer, le vin chalybé, les toniques, tels que le vin de quinquina, le vin de gentiane, les potions cordiales, les potions à l'extrait mou de quinquina, les préparations de strychnine, l'huile de foie de morue, etc.

On obtient parfois quelques résultats avec la quinine, l'ergotine et l'alcoolature de racine d'aconit données à doses fractionnées, comme dans les dermatites polymorphes douloureuses. L'acide phénique aux doses de 10 à 50 centigrammes par jour calme parfois le prurit : mais, quand on l'administre ainsi, il faut toujours surveiller les urines. Par contre, le salicylate de soude, la belladone, l'acide cyanhydrique, le bromure de potassium, ne nous ont donné que peu ou point de résultats. On a également essayé sans succès l'iodure de potassium, le bichlorure de mercure, les divers acides minéraux, l'arsenic, l'atropine, le chloral, la digitale, le nitrate et l'acétate de potasse, l'extrait thyroïdien. Allan Jamieson dit avoir vu réussir le tartrate d'antimoine et de potasse.

A propos de tous ces médicaments nous ne saurions trop faire remarquer avec quelle réserve et quelle prudence on doit les employer. On sait en effet que nombre d'entre eux sont capables de produire des érythrodermies chez des sujets prédisposés. N'est-il donc pas à craindre que leur administration n'augmente parfois la maladie qu'ils sont chargés de guérir?

Au point de vue de l'alimentation nous recommandons tout spécialement le régime lacté, de 2 à 3 litres d'excellent lait par jour, pur ou coupé d'eau de chaux s'il y a de la diarrhée, pris par tasses toutes les heures et demie. Quand le malade a de l'appétit, ce qui est assez fréquent, comme nous l'avons vu, et quand la fièvre est un peu calmée, on donne une alimentation choisie et fortifiante en ayant soin d'en écarter tout mets irritant.

Traitement externe. — Comme traitement local, ce qui semble le mieux réussir ce sont des onctions avec du liniment oléo-calcaire pur ou légèrement phéniqué, suivi de l'enveloppement avec de la ouate aseptique, ou mieux de la tarlatane aseptique, pliée en huit ou dix épaisseurs, imbibée du liniment, et exprimée. Aux points où l'inflammation est trop intense, on fait des lavages avec de la décoction de racine d'aunée, ou bien on applique quelques cataplasmes de fécule de pomme de terre faits à chaud mais employés froids.

[L. BROCQ.]

Radcliffe Crocker recommande la pâte de Lassar additionnée d'huile et le repos complet dans une température uniforme.

Stephen Mackenzie a vu surtout réussir au point de vue local des onctions faites avec un mélange d'une once de glycérolé de sous-acétate de plomb, une once de glycérine, une pinte d'eau bouillie. D'après lui la simple vaseline ou le spermacéti font mieux que l'onguent de zinc.

On s'est cependant servi avec un certain succès des pommades à l'oxyde de zinc et à la calamine.

Pour modérer le prurit, on peut prescrire le glycérolé tartrique au 1/20e, la vaseline citrique, la vaseline mentholée au 1/200e ou au 1/150e, la vaseline phéniquée au 1/150e ou au 1/100e, les pommades à l'acide salicylique au 1/100e, au 1/40e, à la cocaïne, au camphre, etc., les lotions ou mieux les applications fort chaudes à la décoction de feuilles de coca, à l'acide cyanhydrique, à l'acide phénique, à la résorcine, à l'ichtyol, etc.

Les bains permanents semblent avoir donné de bons résultats. Dans un cas de dermatite exfoliative généralisée chronique de fort longue durée que nous avons eu à soigner, nous avons utilisé avec un succès réel des bains d'amidon additionnés d'une décoction épaisse de graine de lin (de 4 à 5 kilogrammes de graine de lin bouillie dans 20 litres d'eau par bain) et de 500 grammes à un kilogramme de gélatine, également par bain. On mélangeait toutes ces substances de façon à avoir une eau extrêmement douce et onctueuse dans laquelle la malade séjournait tous les jours pendant trois ou quatre heures.

DERMATITE EXFOLIATIVE ÉPIDÉMIQUE

Savill (¹) a publié la relation d'une épidémie singulière dont il a observé 163 cas, et dont il a donné la définition suivante : « maladie contagieuse dans laquelle la lésion principale est une dermatite, affectant quelquefois la forme vésiculeuse et toujours terminée par une desquamation de l'épiderme, ordinairement accompagnée d'un certain ensemble de symptômes généraux, et accomplissant son évolution en un laps de temps de sept à huit semaines ».

Il distingue les trois stades suivants à l'éruption : 1° un stade papulo-érythémateux ; 2° un stade d'exsudation et de desquamation ; 3° un stade de retour à l'état normal.

Avant le stade érythémateux, il y a une période d'invasion de trois à quatre jours caractérisée par de l'inappétence, de la faiblesse, du prurit. Puis survient l'éruption qui débute d'ordinaire par les bras, les épaules ou le devant de la poitrine, quelquefois par la figure, rarement par les membres inférieurs.

Ce sont des plaques érythémateuses qui se rejoignent, parfois des taches roséoliques qui deviennent confluentes. Sur le fond érythémateux de l'éruption

(¹) Th. D. Savill, On an epidemic skin disease somewhat resembling eczema and pityriasis rubra. *British Journal of dermatology*, fév. et mars 1892, analysé dans les *Annales de dermatologie*, p. 665 et suivantes.

se distinguent à la vue et au toucher de nombreuses efflorescences papuleuses qui parfois s'affaissent à leur centre en formant de véritables anneaux.

Il est fréquent de voir apparaître vers le deuxième ou le troisième jour des vésicules minuscules qui sont presque aussitôt rompues par le grattage.

Au bout d'une semaine commence le deuxième stade. Dans une première forme, forme humide que l'auteur compare à l'eczéma aigu, on voit survenir sur les papules des vésicules nombreuses qui se rompent et laissent écouler un liquide séreux, fétide. Dans une deuxième forme, forme sèche que l'auteur compare au pityriasis rubra, il se fait une desquamation sèche, abondante, en petites squames furfuracées ou en larges lamelles : même alors l'éruption est humide aux plis articulaires. Cette exfoliation dure pendant trois à huit semaines, puis survient le troisième stade, pendant lequel la rougeur et la desquamation s'atténuent peu à peu. Il persiste pendant longtemps un épaississement du derme capable de produire de l'ectropion.

Presque toujours il survient une alopécie généralisée.

Les phénomènes subjectifs consistent en sensations de brûlure insupportables, et en un prurit des plus intenses causant de l'insomnie.

C'est une maladie grave, bien qu'elle évolue presque sans fièvre, mais il y a de nombreuses complications et la mort est relativement assez fréquente, car on trouve dans les statistiques la proportion de 25 morts sur 163 malades : il est vrai de dire que ce sont surtout les vieillards qui succombent. Elle s'accompagne d'anorexie, de prostration, de faiblesse des plus accentuées.

Les rechutes sont très fréquentes : certains malades en ont présenté jusqu'à 8 et même 10.

Les symptômes nerveux semblent toujours avoir été assez prononcés; quand la terminaison devait être fatale, elle était annoncée par du tremblement fibrillaire, des soubresauts de tendons, et souvent une dyspnée intense.

La langue présentait d'abord un enduit saburral épais, puis elle desquamait en quelque sorte et offrait une surface rouge, comme érodée et douloureuse.

La conjonctivite était presque constante; on a noté de l'iridocyclite et de l'iritis récidivante.

Dans la moitié des cas il y a eu de l'albuminurie. Le pouls était faible et irrégulier; dans un cas il y eut un purpura intense.

Pendant la convalescence on a noté des éruptions furonculeuses.

Les lésions cutanées étaient constituées au point de vue anatomo-pathologique par une infiltration séreuse et leucocytaire de l'épiderme et du derme. Russell [1] a institué toute une série de recherches bactériologiques qui lui ont permis d'isoler et de cultiver un diplocoque, ou mieux un diplo-bacille court qui, d'après lui, serait assez spécial.

Dans son intéressant mémoire, Savill n'a malheureusement pas abordé les questions capitales que se pose immédiatement tout dermatologiste en pré-

[1] RUSSELL, The bacteriology of epidemic exfoliative dermatitis. *The British Journal of dermat.*, avril 1892, analysé dans les *Annales de dermat.*, p. 669 et suivantes.

sence de ces faits. Sont-ce là des érythèmes scarlatiniformes desquamatifs spéciaux ou des dermatites exfoliatives généralisées subaiguës spéciales véritablement dues à un microbe et épidémiques, peut-être même contagieuses?

Il est évident en effet que les observations publiées par cet auteur ont une ressemblance clinique frappante avec ce que nous avons appelé dermatites exfoliatives généralisées aiguës et subaiguës.

Avec nos idées actuelles sur la pathogénie de ces éruptions, il nous paraît on ne peut plus facile d'interpréter ces faits et de leur attribuer leur réelle valeur.

Nous sommes en effet convaincus que pour toutes ces grandes dermatoses, comme pour les érythèmes, ce sont surtout les individus qui, par leur prédisposition personnelle, déterminent la forme éruptive (1); mais, d'autre part, nous savons aussi qu'il y a certaines causes occasionnelles qui déterminent plus facilement tel mode éruptif, le mercure par exemple pour l'érythème scarlatiniforme. Si donc les malades sont soumis à l'action des toxines d'un microbe donné, ils peuvent réagir dans le sens dermatite exfoliative généralisée, et alors on a une dermatite exfoliative épidémique ; ils peuvent le faire aussi sous l'action d'autotoxines ou de certaines substances nuisibles venant du dehors, et l'on a alors affaire aux dermatites exfoliatives généralisées non contagieuses et non épidémiques, les seules que nous ayons observées jusqu'ici.

Ce qui nous fait croire à la réalité de cette conception, c'est le travail où Legendre (2) a fait connaître 4 cas d'érythèmes scarlatiniformes desquamatifs à allures épidémiques des plus graves, terminés par la mort, ayant toutes les allures d'une maladie infectieuse, qu'il a observés dans son service (3).

DERMATITE EXFOLIATIVE DES ENFANTS A LA MAMELLE

Ritter von Rittersheim (4) a décrit sous ce nom une affection qui paraît être épidémique dans certaines circonstances (5), qui survient chez les nouveau-nés de la première à la cinquième semaine de la vie, et qui est caractérisée par de la rougeur et de la desquamation d'abord localisées, puis qui se généralisent.

Behrend regarde cette affection comme analogue au pemphigus foliacé de Cazenave. Les travaux d'Auspitz, de C. Bœck, de Bohn, de Kaposi, de

(1) Voir nos travaux antérieurs pour toute cette importante question. On y verra que la cause occasionnelle ou déterminante peut aussi dans beaucoup de cas gouverner la forme éruptive, du moins dans une certaine mesure. Il ne faut donc pas nous faire dire plus que nous ne disons en réalité.

(2) Legendre, Soc. méd. des hôp., novembre 1893.

(3) D'autres cas de dermatite exfoliative épidémique (*Savill's disease*) ont été publiés par G. Walkington Colby et J.-M. Winfield. *Journal of cutaneous and gen. urin. diseases*, février 1898, p. 73.

(4) Ritter von Rittersheim, *Centralzeit. f. Kinderheilk.*, 1878, vol. I, p. 3.

(5) Elle l'est toujours pour Pick.

Caspary, d'Elliot, etc., l'ont définitivement introduite dans le cadre nosologique. Dans ces derniers temps ont paru deux importants travaux, ceux de Winternitz (1) et de Luitheln (2); celui de Winternitz en particulier est une remarquable étude de cette maladie au point de vue bactériologique et histologique (3).

L'affection débute d'ordinaire par la face, par les lèvres, d'après Pick; parfois, mais beaucoup plus rarement, par d'autres points du corps. De ces points d'attaque elle gagne peu à peu excentriquement, et se généralise avec une assez grande rapidité, sans aucune formation de bulles. En général, ce sont les extrémités qui sont atteintes en dernier lieu. Les muqueuses sont presque toujours intéressées.

La peau prend une teinte rouge pourpre, et la desquamation commence très souvent avant que la généralisation ne soit terminée; cette desquamation se fait d'ordinaire par larges lamelles. En somme, l'éruption est complètement sèche; c'est à peine si quelquefois on trouve un peu de suintement sous les squames. Notons cependant que, dans les cas de Winternitz, certaines parties telles que le pourtour de la bouche, la face interne des joues, le menton, le cou, etc., n'avaient plus de couche cornée, étaient couvertes d'une sécrétion séreuse, trouble, desséchée, et offraient l'aspect d'une brûlure au deuxième degré. En d'autres points, un frottement ou une pression amenaient le décollement facile de la couche cornée et son glissement sur le réseau de Malpighi sous-jacent. Aux mains et aux pieds l'épiderme se détache en larges lambeaux.

D'ordinaire il n'y a pas de fièvre; cependant certains des faits qui ont été publiés étaient pyrétiques. Dans les cas graves, on a pu voir survenir des complications telles que des furoncles, de la septicémie, de la gangrène, des lésions oculaires graves, etc.

D'après quelques auteurs, l'affection pourrait revêtir plusieurs formes et être parfois vésiculeuse et bulleuse; mais on doit se demander s'il n'y a pas eu de confusions commises dans ces cas, et si vraiment des faits dignes du nom de pemphigus n'ont pas été rangés dans ce groupe. Cette question est à reprendre entièrement par une analyse critique minutieuse des divers documents publiés (4).

(1) Rudolf Winternitz, Ein Beitrag zur kenntniss der dermatitis exfoliativa neonatorum (Ritter) : Fets. Gewid. Filipp Joseph Pick, t. II, p. 397.

(2) Frédéric Luitheln, Dermatitis exfoliativa Ritter. *Arch. für dermat. und syph.*, 1899, XLVII Band, 3 Heft.

(3) Voir également la description donnée par Jarisch de cette affection dans son nouvel ouvrage, *Die Hautkrankheiten*, 1900, p. 233. Il la range résolument dans les affections pemphigineuses (Voir plus loin).

(4) Voir en particulier le travail récent de Walter Spencer, *The australasian medical Gazette*, 20 juin 1899. L'auteur y relate 25 cas de ce qu'il appelle une dermatite multiforme exfoliative épidémique contagieuse des nouveau-nés provenant d'une épidémie qu'il a observée dans son service d'hôpital. L'éruption était éminemment polymorphe au début, c'était de l'érythème, ou des papules, des vésicules ou des pustules; chez deux cachectiques elle fut pemphigoïde. Elle débutait d'ordinaire par le tronc, puis se généralisait

La dermatite exfoliative des nouveau-nés est extrêmement grave. D'après Ritter, la mort surviendrait rapidement, souvent en une semaine, et dans 50 pour 100 des cas.

Quand elle doit guérir, la peau pâlit peu à peu et la desquamation cesse graduellement, puis la *restitutio ad integrum* des téguments se produit assez vite, parfois en quelques jours.

Winternitz a trouvé dans un cas du staphylocoque dans le sang : lorsque l'enfant a été près de sa guérison, le sang n'en contenait plus. L'auteur croit que ce staphylocoque a pénétré dans le sang à la suite de la lésion de la peau. Il ne lui attribue d'ailleurs aucune valeur pathogène bien établie.

Voici quels ont été les résultats des examens histologiques qu'il a pratiqués :

La couche cornée manque, soit parce qu'elle est exfoliée, soit parce qu'un processus parakératosique l'a remplacée par une couche de cellules aplaties nucléées.

Le stratum lucidum et le stratum granulosum n'existent plus d'ordinaire; cependant l'auteur a trouvé dans un cas un stratum granulosum très épais qui comprenait cinq à six rangs de cellules.

Le réseau de Malpighi présente des altérations très variables suivant les points que l'on considère et suivant l'état d'exfoliation de l'épiderme. Les principales modifications qu'il y a constatées sont : une infiltration peu importante par des éléments lymphatiques; de la dégénérescence des cellules qui bordent les fentes qui se produisent dans l'épithélium soit entre le stratum granulosum et le corps muqueux, soit dans l'épaisseur du corps muqueux, soit entre l'épithélium et le chorion. Ces fentes sont produites par des exsudats vasculaires; elles ne contiennent pas de figures cellulaires.

Le derme profond est à peu près intact. Dans le derme sous-papillaire et papillaire existent des altérations considérables qui portent sur les éléments constitutifs des papilles et sur les vaisseaux.

L'infiltration cellulaire est peu considérable, mais l'œdème est tel que les papilles se trouvent extrêmement élargies et allongées. L'épiderme interpapillaire subit des modifications analogues d'allongement; jamais ces prolongements interpapillaires ne s'exfolient : ils représentent, d'après l'auteur, le point d'où se fera la rénovation épithéliale.

L'œdème interpapillaire écarte les uns des autres les éléments conjonctifs, et agit sur les éléments des tissus pour les désagréger, grâce sans doute à certaines propriétés chimiques spéciales. Son action se fait surtout sentir sur le tissu élastique qui diminue à mesure que l'on s'approche de l'épiderme et qui disparaît totalement au sommet des papilles. Au-dessous de la région papillaire il reprend peu à peu sa disposition normale et ses propriétés colo-

sans trop de symétrie en affectant surtout les surfaces d'extension. L'érythème aboutissait plus ou moins vite à la desquamation furfuracée ou lamelleuse; parfois, au-dessous de la desquamation, les téguments étaient humides et sanguinolents. Sur les 25 malades, 4 succombèrent. Ces cas ressemblèrent à de l'eczéma, à du pityriasis rubra, à du pemphigus foliacé (Voir également le travail de Kenardath Das, *Lancet*, 28 juillet 1899, le livre de Jarisch, et le dernier travail de Luitheln, 1899. *Arch. für dermat.*).

rantes, à mesure que l'on se rapproche des couches supérieures du derme proprement dit.

Le réseau vasculaire papillaire et sous-papillaire est extrêmement dilaté : les vaisseaux laissent échapper çà et là du sang qui infiltre les parties les plus rapprochées de l'épiderme.

Les micro-organismes que Winternitz a décrits se trouvent situés à la surface de la peau dans les fentes de l'épithélium, dans les glandes sébacées et dans les follicules pileux. Il est bon d'ajouter que les glandes annexes de l'épiderme sont d'ordinaire respectées [1].

Pour Ritter, cette maladie était, à cause de son caractère épidémique, une sorte de septicémie. Bohn soutient au contraire qu'elle ne peut être septicémique, étant donné qu'elle est apyrétique dans la grande majorité des cas, et qu'on observe rarement des symptômes généraux; il la regarde comme une dermatite qui est en relation avec la chute normale de l'épithélium qu'on observe aux premiers jours de la vie. Kaposi soutient que ce n'est qu'une exagération de l'exfoliation physiologique de l'épiderme. Caspary la considère comme le résultat de la perturbation nutritive des couches élevées avasculaires. Winternitz se demande s'il faut tenir compte dans sa pathogénie d'une influence microbienne ou bien d'une irritation vaso-motrice d'origine centrale.

Dans ses travaux, Luitheln a essayé de tracer le diagnostic différentiel de cette affection. Il la distingue de l'érythème des nouveau-nés, des exfoliations physiologiques, de l'érysipèle, de l'eczéma, de la scarlatine, enfin du pemphigus neonatorum : il est certain que le type morbide que nous étudions se distingue des cas simples de pemphigus épidémique des nouveau-nés; mais nous avons déjà vu qu'il y a des faits qui prêtent à l'ambiguïté et que cette question doit être reprise sur des bases nouvelles. « D'après Luitheln, il peut survenir des soulèvements bulleux dans la dermatite exfoliative, mais ils se forment sur une peau déjà malade; ils sont irréguliers, mal limités; leur pellicule n'est pas transparente. Ces bulles sont molles, contiennent peu de liquide et sont troubles le plus souvent. L'exsudation est dans le pemphigus le symptôme majeur, tandis que, dans la dermatite exfoliative, l'exfoliation est au premier plan. »

Le traitement de la dermatite exfoliative des nouveau-nés est inconnu. On s'inspirera des principes thérapeutiques que nous avons exposés à propos de la dermatite exfoliative des adultes.

PITYRIASIS RUBRA

Hebra a fait connaître sous le nom de pityriasis rubra une affection cutanée chronique qui semble être assez spéciale, et qui doit être décrite à part. Elle n'est caractérisée pendant toute son évolution que par de la rougeur de la peau et par une assez fine desquamation. Elle a d'ordinaire une fort longue

(1) WINTERNITZ, *loc. cit.*, analysé par Lenglet.

durée, s'aggrave constamment dans la majorité des cas, entraîne peu à peu l'atrophie des téguments et se termine par la mort.

Ce type est d'une extrême rareté : on l'a surtout étudié en Allemagne; mais il est possible d'y rattacher quelques observations que l'on trouve çà et là disséminées dans les auteurs. Nous citerons celles d'Alibert [1], de Rayer [2], de Gibert [3], de Norman Moore [4], de Pye-Smith [5], de Paul Jourdanet [6], etc.

Les travaux les plus importants qui existent sur cette question sont ceux de l'école de Vienne. Le type créé par F. Hebra a été étudié dans tous ses détails par ses disciples, par son fils Hans Hebra [7], par Kaposi [8], et surtout par Jadassohn [9], auquel nous devons la monographie la plus complète et la plus fouillée qui existe sur ce sujet. Dans ces derniers temps, Doutrelepont a repris cette question dans un article fort documenté [10].

Symptômes. — Le mode de début du pityriasis rubra est peu connu, car le plus souvent le malade ne consulte le médecin que lorsque tout le corps est déjà envahi par l'éruption; cependant Kaposi a pu le voir commencer deux fois par un assez grand nombre de points, en particulier par les grands plis articulaires. Il ne semble pas qu'il y ait de prodromes [11].

La dermatose se manifeste tout d'abord sous la forme de plaques d'un rouge vif, au niveau desquelles la peau est un peu plus chaude que vers les parties voisines. Ces plaques se recouvrent bientôt de squames fines, petites, légèrement farineuses.

Il ne se produit ni infiltration [12] du derme, ni suintements [13], ni papules, ni vésicules, ni pustules, à aucune époque de l'affection. La rougeur s'étend graduellement : elle se généralise à toute la surface du corps au bout d'un

(1) ALIBERT, Monogr. des dermatoses, 1832, Cas d'herpès furfureux volatil.

(2) RAYER, *Traité théorique et pratique des maladies de la peau*, 1835, t. II, p. 175.

(3) GIBERT, *Maladies de la peau*, t. I, p. 403.

(4) NORMAN MOORE, *Saint-Bartholomew's Hospital Reports*, 1874, p. 125.

(5) PYE SMITH, *Guy's Hospital Reports*, 1880-1881, p. 205; cas 36, 39, 40.

(6) PAUL JOURDANET, Un cas de pityriasis rubra chronique grave de Hebra. *Annales de dermat. et de syphiligr.*, oct. 1900, p. 1067.

(7) H. HEBRA, *Viertelj. für derm. und syph.*, 1870, p. 508.

(8) KAPOSI, Leçons sur les maladies de la peau, 1re et 2e éditions françaises, t. I.

(9) JADASSOHN, Ueber die pityriasis rubra (Hebra) und ihre Beziehungen zur Tuberculose (nebst Bemerkungen über Pigmentverschleppung aus der Haut). *Archiv. f. Dermat. und Syph.*, 1891, p. 941; et 1892, p. 85, 271, 462.

(10) DOUTRELEPONT, Beitrag zur pityriasis rubra (Hebra). *Archiv. für Dermat. und Syph.*, LI Band. 1 Heft, 1900.

(11) D'après Gaucher, le pityriasis rubra vrai pourrait se développer chez des sujets atteints de dermatose antérieure, en particulier de psoriasis : il y aurait donc à ce point de vue lieu de distinguer un pityriasis rubra primitif et un pityriasis rubra secondaire.

(12) L'infiltration de la peau peut cependant être considérable en quelques points, d'après Kaposi et Jadassohn.

(13) « Malgré la sécheresse de la peau citée toujours en première ligne dans le tableau clinique, il peut survenir accidentellement une humidité insignifiante, comme le prouvent les croûtelles et les croûtes que F. Hebra lui-même signale dans un cas. » JADASSOHN, *loc. cit.*, et *Annales de dermat.*, 1892, p. 426.

laps de temps qui varie de quelques mois à deux ans et plus. Il est alors impossible de trouver le moindre petit espace de peau saine. La rougeur est assez vive; elle pâlit sous la pression du doigt en laissant une teinte jaunâtre;

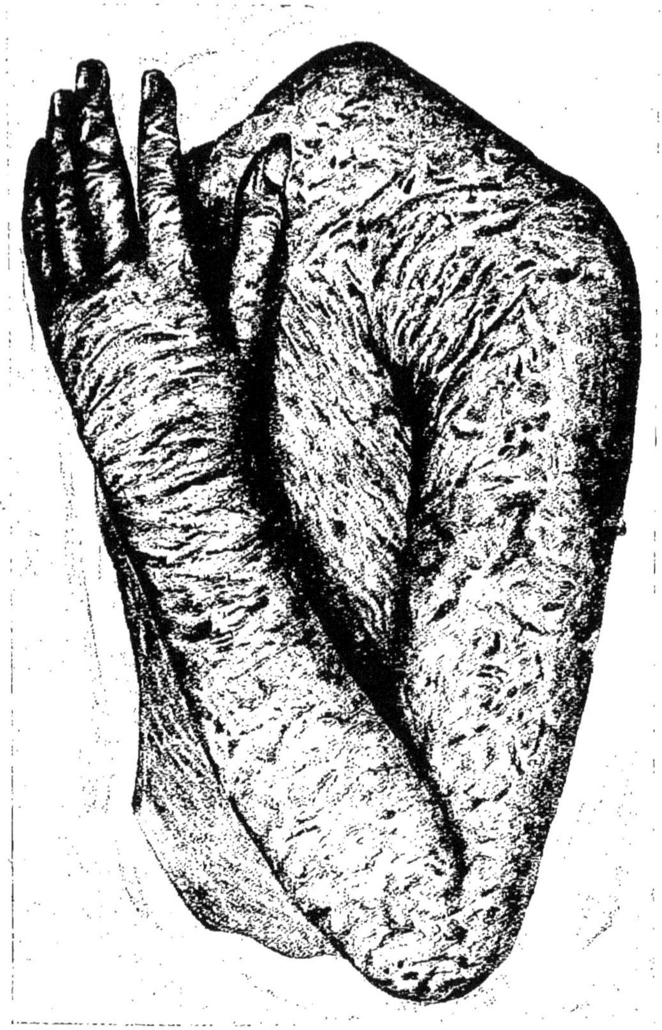

FIG. 95. — Pityriasis rubra.
(RADCLIFFE CROCKER, *Atlas of the Diseases of the Skin*, t. 1. pl. XXIX.)

en certains points elle peut prendre une teinte rouge foncé et même rouge livide au niveau des parties déclives.

Les téguments donnent à la main une sensation marquée de chaleur; ils conservent assez longtemps leur souplesse et leur élasticité.

[L. BROCQ.]

La desquamation n'a pas dans cette affection les caractères si nets que nous avons étudiés dans les dermatites exfoliatives généralisées. Au lieu d'être lamelleuse, large, imbriquée, d'une abondance excessive, comme dans les maladies précédentes, elle est composée de squames minces, fines, pityriasiques, légèrement farineuses. Cependant, d'après Jadassohn, il faut à l'heure actuelle modifier quelque peu à cet égard le tableau clinique tracé par F. Hebra : les squames peuvent être parfois fort abondantes et lamelleuses. A la paume des mains et à la plante des pieds, les débris épidermiques peuvent former des amas épais et brillants.

Les sensations les plus pénibles qu'éprouvent les malades sont des frissons continuels, comme c'est la règle dans toutes les éruptions généralisées rouges à desquamation abondante. Le prurit est presque toujours très modéré; dans quelques cas on a noté de violentes démangeaisons et de l'insomnie(¹).

Les ganglions lymphatiques superficiels peuvent être engorgés : Jadassohn y a trouvé des bacilles de la tuberculose.

Variétés. — Forme chronique grave. — Les deux Hebra et Kaposi n'ont décrit qu'une seule forme de pityriasis rubra, celle que l'on connaît à l'heure actuelle sous le nom de pityriasis rubra de Hebra. C'est une maladie essentiellement chronique dans ses allures. Nous avons vu que son début était fort lent, puisqu'elle peut mettre des mois et même des années pour se généraliser. Lorsqu'elle est arrivée à la période d'état, elle reste d'ordinaire fort longtemps stationnaire sans trop incommoder le sujet dont le plus souvent l'état général est encore bon, et qui n'éprouve aucun malaise (sauf parfois de violentes démangeaisons), de telle sorte que sans la rougeur de ses téguments il se considérerait comme bien portant. Puis elle continue à progresser, et au bout d'un temps variable, suivant les cas, mais presque toujours fort long, le derme s'épaissit par places, devient rigide, cause une certaine gêne des mouvements. Il présente parfois une sorte de tuméfaction œdémateuse, sa rougeur devient plus bleuâtre, puis commence un processus de rétraction ou d'atrophie très manifeste de la peau qui paraît devenir trop étroite pour le corps. Les malades ne peuvent plus exécuter de mouvements étendus, parfois même ils sont condamnés à l'immobilité absolue : il leur est impossible de fermer complètement les yeux, d'ouvrir la bouche, etc.

Vers les surfaces d'extension, au niveau des articulations, la peau est lisse, brillante, tendue, quelquefois fissurée, comme éclatée. Sur le reste des membres elle est mince, très dure; il est impossible de la saisir entre les doigts; elle est en quelque sorte collée aux parties profondes. La paume des mains et

(¹) Dans les deux seuls cas répondant au type précédent que nous avons eu l'occasion d'observer pendant quelque temps, le prurit était absolument intolérable et dominait par son intensité toute la scène morbide. D'ailleurs Schwimmer a déjà signalé que le prurit peut être fort vif, surtout au début de la maladie. On trouvera sans doute que nous sommes un peu trop brefs dans notre description du pityriasis rubra; c'est que nous en avons vu trop peu de cas pour donner une note personnelle, et nous sommes obligés d'utiliser presque exclusivement les travaux étrangers auxquels nous renvoyons pour plus de détails.

la plante des pieds subissent les mêmes modifications et deviennent d'une telle sensibilité que la marche est impossible.

Le processus atrophique atteint tous les éléments constitutifs de la peau. Les poils du corps deviennent secs, grêles et tombent; les ongles des doigts et des orteils sont minces, fragiles, vitreux, cassants, ou épaissis, et extrêmement friables.

Le malade arrive enfin à la période de cachexie. Des ulcérations, des escarres, des gangrènes spontanées, se produisent aux points où les téguments sont tendus ou soumis à des pressions, et la mort survient dans le dernier degré du marasme, presque toujours à la suite d'une complication pulmonaire et surtout de la tuberculose, comme l'a montré Jadassohn.

Formes bénignes. — Vidal et moi avions avancé avec une certaine timidité qu'il existait des cas objectivement analogues à la première phase du pityriasis rubra qui n'avaient pas l'évolution fatale que nous venons de décrire.

Jadassohn, dans son magnifique travail, dit qu'il n'admet pas nos formes bénignes; mais il croit que le pityriasis rubra peut guérir, il tend en somme à les admettre : il n'y a entre son opinion et la nôtre qu'une querelle de mots. Doutrelepont soutient la même opinion.

Pityriasis rubra subaigu bénin. — Cette forme serait caractérisée par une éruption prurigineuse généralisée rouge desquamant en fines lamelles pityriasiques, par une légère élévation de la température à la période d'invasion et d'état, par l'intégrité des phanères et par une terminaison par la guérison complète au bout de six à sept mois(1). Ce seraient des éruptions intermédiaires comme type au pityriasis rubra type et à la dermatite exfoliative généralisée subaiguë.

Anatomie pathologique. — Voici quelles sont d'après H. Hebra et Jadassohn(2) les principales lésions de la peau dans le pityriasis rubra chronique grave :

« 1° Légère infiltration de cellules rondes, surtout évidente dans le corps papillaire et dans le stratum sous-papillaire : elle se présente en général sous la forme de petits foyers en connexion avec les vaisseaux(3) ». Pour H. Hebra, dans les périodes les plus avancées de la maladie le corps papillaire est à peu près complètement détruit.

« 2° Multiplication des noyaux des cellules fixes du tissu conjonctif; elle

(1) Pour plus de détails sur ces faits trop rares, mal connus, encore incertains comme type morbide, voir notre mémoire de 1884.

(2) *Loc. cit.*, analysé par Doyon. *Annales de dermat. et de syphil.*, 1892, p. 431.

(3) JADASSOHN, *loc. cit.*, p. 431. — Voir également : CARL CAHN, Ueber Pityriasis rubra universalis : Dissert. Würzburg, 1884. — ELSENBERG, Pityriasis rubra universalis : Vierteljahr. für Dermat. und Syph., 1887, p. 727-737. — TOMMASOLI, Beitrag zur histologie der pityriasis rubra, aus Dr Unnas dermatologischen Laboratorium in *Hamburg* : *Monatshefte*, 1889, p. 246. — PETRINI DE GALATZ et BABES, Sur un cas de Pityriasis rubra (type Hebra). *Journal de l'Anatomie et de la Physiologie normale et pathologique*, 1890, p. 70.

diminue à mesure que l'on s'éloigne de l'épiderme, ainsi qu'on l'observe dans tous les états hyperémiques chroniques.

« 3° Contenu très abondant de mastzellen surtout dans le corps papillaire et autour des glandes sudoripares », qui, dans les formes avancées, seraient atrophiées d'après H. Hebra, ainsi que les glandes sébacées et les follicules pileux.

« 4° Très forte accumulation de pigment jaune et brunâtre pénétrant assez profondément dans le derme. » Pour Doutrelepont la couche génératrice n'a plus de pigment, tandis que la couche voisine de la peau saine en contient.

« 5° Prolifération exceptionnellement abondante des cellules du réseau constatée par la présence de nombreuses mitoses.

« 6° Amincissement du réseau de Malpighi dans les cas les plus avancés.

« 7° Envahissement du réseau par des leucocytes émigrés, un peu prononcé seulement en quelques points.

« 8° Diminution presque générale du stratum granuleux : en quelques points il manque presque complètement ou tout à fait.

« 9° Soulèvement de la couche cornée sous forme de lamelles dans lesquelles il y a encore des noyaux colorables (1). »

Ce qu'il y a de plus remarquable au point de vue anatomo-pathologique dans le pityriasis rubra chronique grave, c'est l'existence pour ainsi dire constante de la tuberculose chez les sujets qui succombent à cette affection. Hebra, Kaposi mentionnent cette coïncidence sans y insister : Rienecker (2) fait remarquer la fréquence de la tuberculose chez ces malades; Cahn (3) croit que tous ceux qui sont atteints de pityriasis rubra deviennent tuberculeux; mais c'est surtout Jadassohn qui a mis en relief cette complication. Sur huit nécropsies de pityriasis rubra qui sont actuellement connues, on a constaté sept fois la tuberculose avec certitude. Cette affection peut affecter le poumon et d'autres organes, tels que les ganglions lymphatiques, l'intestin, les centres nerveux, etc.

Étiologie. — Pathogénie. — Les quelques données vagues que possédaient Hebra et Kaposi sur ce point — plus grande fréquence chez l'homme, début dans l'âge moyen de la vie — n'ont aucune importance. Pour Fleischmann le pityriasis rubra serait une trophonévrose; Auspitz croit à des troubles trophiques généraux; Elsenberg à une maladie infectieuse, etc. Ce point de l'histoire du pityriasis rubra est actuellement dominé par cette question vraiment capitale : le pityriasis rubra doit-il être considéré comme étant fonction de tuberculose, comme étant une tuberculide? Ou la tuberculose pulmonaire se développe-t-elle secondairement chez les sujets qui sont atteints de cette dermatose? Jadassohn pose ainsi fort nettement les termes

(1) Jadassohn, *loc. cit.*, traduction A. Doyon, p. 431.

(2) Rienecker, Ueber Pityr. rubra. Verh. der würzburger physical. med. Gesellschaft, 1883, cité par Jadassohn.

(3) Cahn Carl, Ueber Pityriasis rubra. Diss. Würzburg, 1884, cité par Jadassohn.

du problème : il ne le résout pas d'une manière définitive. De l'analyse rigoureuse des lésions anatomiques il conclut : « 1° Le pityriasis rubra, dont l'étiologie est inconnue, appartient d'après les données cliniques et anatomiques aux maladies primaires de l'épiderme avec phénomènes inflammatoires secondaires dans le corps papillaire; 2° il est impossible d'en faire, comme le voulaient Auspitz et Rienecker, un processus cachectique de la peau; 3° la rougeur et la rétraction de la peau sont le résultat des phénomènes inflammatoires; 4° la desquamation est en première ligne provoquée par l'augmentation de la prolifération des cellules du réseau et par leur développement incomplet. Le substratum anatomique de ce processus de desquamation ne le différencie en rien des autres desquamations accompagnées d'hyperémie[1]. »

Pronostic. — D'après ce que nous avons dit plus haut, on voit que la question du pronostic dans le pityriasis rubra est encore entourée d'obscurités.

Le type de Hebra est des plus graves, il se termine par la mort, après une durée éminemment variable. Il semble étroitement lié à l'évolution de la tuberculose.

Existe-t-il réellement, comme nous avons été les premiers à le dire, comme beaucoup d'auteurs l'admettent maintenant, des formes bénignes? Quel est leur pourcentage? Il nous est impossible pour le moment de donner des réponses précises.

Diagnostic. — Si l'on prend le tableau clinique primitivement donné par F. Hebra, il est facile de différencier le pityriasis rubra des autres érythrodermies exfoliantes généralisées que nous venons d'étudier.

Son mode de début de la plus grande lenteur, sa généralisation progressive, le peu d'infiltration des téguments, la petitesse des squames, puis la rétraction graduelle de la peau, l'évolution toujours fatale, la coexistence de la tuberculose, tout cet ensemble constitue un tableau caractéristique et qui ne peut être confondu ni avec les poussées aiguës d'eczémas vrais, d'eczémas séborrhéiques ou séborrhéides psoriasiformes, de psoriasis, ni avec les herpétides exfoliatives, ni avec nos dermatites exfoliatives généralisées. Nous renvoyons pour plus de détails aux chapitres précédents.

Mais ce qui vient compliquer cette question, c'est que les élèves de F. Hebra ont peu à peu ajouté au tableau clinique tracé par leur maître certains traits qui prêtent singulièrement à la confusion, en attribuant au pityriasis rubra quelques-uns des caractères des dermatites exfoliatives généralisées, par exemple la possibilité de l'infiltration du derme, la grandeur et l'abondance de la desquamation, etc.

Nous devons toutefois faire remarquer qu'avant le mémoire de Jadassohn on n'avait jamais encore en Allemagne sérieusement discuté et admis notre

(1) Jadassohn, *loc. cit.*, traduction A. Doyon, p. 442.

dermatite exfoliative généralisée. Il est donc à la rigueur possible que les auteurs auxquels nous faisons allusion aient commis quelque confusion et aient décrit d'une manière uniforme sous le nom de pityriasis rubra des faits quelque peu disparates. En somme, tous ces points réclament encore de nouvelles recherches.

Traitement. — Le traitement du pityriasis rubra est tout à fait inconnu. Kaposi s'est bien trouvé de l'arsenic, de la décoction de Zittmann, et surtout de l'acide phénique aux doses quotidiennes de 50 centigrammes à 1 gr. 50 par jour.

Dans les cas que nous avons eu à traiter, nous n'avons pu calmer le prurit par aucun des moyens internes et externes connus.

Au point de vue local, Kaposi recommande les bains continus, la pommade de Wilkinson modifiée, l'onguent diachylon, l'huile de foie de morue pure ou naphtolée; on pourrait aussi employer les préparations faibles d'acide salicylique, de résorcine, le goudron, l'ichtyol, incorporés aux divers excipients connus parmi lesquels nous préférons la vaseline pure ou le cold cream frais, etc. (1).

Formes congénitales du pityriasis rubra. — Dans la séance de décembre 1898, à la Société dermatologique de Londres, Galloway a fait une communication des plus intéressantes sur la constitution du groupe des érythrodermies, communication que nous avons mentionnée dans l'historique, et dans laquelle il met en relief ce fait des plus importants, déjà connu avant lui, mais non signalé d'une manière précise, qu'il y a des cas d'éruption généralisée rouge et desquamative qui débutent dès le tout jeune âge et qui persistent pendant toute la vie.

Il croit qu'on peut les diviser en deux groupes : 1° ceux qu'il appelle *primitifs* et dans lesquels l'éruption rouge et desquamante a toujours existé seule, pure dès le début (2); 2° ceux qu'il appelle *secondaires* et qui semblent être consécutifs à d'autres dermatoses chroniques, en particulier à des éruptions bulleuses.

Galloway a eu tout à fait raison d'appeler l'attention des dermatologistes sur ces faits dont nous avons observé d'incontestables exemples, mais leur étude est encore tout à fait rudimentaire, et il nous est impossible de l'aborder ici avec quelques détails (3).

(1) Voir Dermatite exfoliative généralisée, p. 577.

(2) Sangster, A case of congenital exfoliation of the skin; Keratolysis exfoliativa. *The British Journal of dermatology*, février 1895, p. 57.

(3) L'esprit de cet ouvrage nous empêche d'entrer dans de plus amples développements sur ce point. Nous renvoyons à nos précédentes publications, au travail Vidal sur un cas d'hyperépidermotrophie généralisée, et surtout aux notes d'E. Besnier et Doyon, Pathologie et traitement des maladies de la peau (Leçons de Kaposi, t. I, p. 836 et suivantes). Voir également le très intéressant mémoire de Nikolsky, *Contribution à l'étude des anomalies congénitales de kératinisation.* (XII° congrès international de médecine); les travaux de Thibierge, sur l'ichtyose fœtale, sur l'ichtyose généralisée aux plis

Érythrodermies pityriasiques en plaques disséminées. — Nom donné par Brocq[1] à toute une série d'éruptions encore mal classées, voisines des psoriasis, et dans lesquelles rentre probablement la parakeratosis variegata de Unna, Santi et Pollitzer.

ESTHIOMÈNE.

Par **W. DUBREUILH**.

ESTHIOMÈNE

Le nom d'esthiomène a été donné par Huguier en 1848 à des ulcérations chroniques de la vulve accompagnées d'hypertrophie éléphantiasique des parties avoisinantes. Bien que Desruelles en 1844 eût publié une observation analogue sous le nom d' « hypertrophie particulière de la vulve », c'est du mémoire d'Huguier que date l'histoire de l'esthiomène.

Huguier avait déjà insisté sur l'analogie entre le lupus de la face et l'esthiomène de la vulve, mais c'est surtout Bernutz et ensuite Fiquet qui affirment l'identité des deux maladies et considèrent l'esthiomène comme un lupus vulvaire. Les auteurs anglais, comme A. Macdonald et M. Duncan, l'assimilent également au lupus, mais il faut tenir compte que le mot de lupus n'a

articulaires; ceux d'Hallopeau sur l'ichtyose fœtale atténuée, sur l'ichtyose avec hypertrophie, etc.... Nous appuyant sur ces documents et sur des faits personnels, nous avons cru pouvoir établir au Congrès international de dermatologie et de syphiligraphie de Paris (2-9 août 1900) un type morbide nouveau caractérisé :

1° Au point de vue évolutif par son début dès la naissance et par sa pérennité;

2° Au point de vue objectif :

a. Par une rougeur généralisée du derme plus ou moins vive, pouvant être assez peu marquée pour passer inaperçue, pouvant être assez intense pour faire porter le diagnostic de pityriasis rubra pilaris ou de pemphigus foliacé;

b. Par une exagération considérable en certains points, mais surtout aux grands plis articulaires, à la nuque, des saillies papillaires ;

c. Par une hyperkératose accentuée qui donne au premier abord à l'ensemble du malade l'aspect d'une ichtyose cornée, et c'est presque toujours là le premier diagnostic que l'on porte; mais on ne tarde pas à s'apercevoir que les plis articulaires sont très atteints;

d. Par une sécrétion séborrhéique des plus abondantes au cuir chevelu et parfois à la partie médiane de la face;

e. Par une suractivité des plus marquées de la croissance des annexes de l'épiderme, poils et ongles;

f. Par la production plus ou moins abondante de soulèvements bulleux de l'épiderme, irréguliers de forme et de contours, presque toujours flaccides, contenant un peu de sérosité opaline, et analogues d'aspect à ceux du pemphigus foliacé : ils semblent pouvoir faire défaut; d'ailleurs ils tendent, dans certains cas du moins, à ne plus se produire à mesure que le sujet avance en âge; de telle sorte que l'on doit peut-être décrire deux variétés de cette rare affection, l'une avec production de bulles, l'autre sans bulles.

Nous nous réservons d'étudier de nouveau cette question dans des mémoires ultérieurs. Voir en outre l'article Ichtyose.

(1) Brocq, *Revue générale de clinique et de thérapeutique*, 1897, p. 577.

[*W. DUBREUILH.*]

pour eux qu'un sens très général et signifie simplement ulcération chronique envahissante.

Cependant le mot de lupus prenait en dermatologie un sens beaucoup plus précis et devenait synonyme de tuberculose cutanée; parallèlement on finissait par considérer l'esthiomène comme une tuberculose locale des organes génitaux externes de la femme. On ne tarda pas cependant à remarquer qu'il y avait fort peu d'analogie clinique entre le lupus cutané et l'esthiomène vulvaire, et que la nature tuberculeuse de l'affection n'était nullement confirmée par les examens histologiques et bactériologiques.

Jacobi considère l'esthiomène comme une ulcération banale survivant à un chancre mou et entretenu par une série de mauvaises conditions locales. Dubreuilh et Brau, Koch, Barbour et Walker, Verchère, Bandler, étudient successivement l'esthiomène et en font un ulcère chronique non spécifique à point de départ variable entretenu par des conditions locales et générales défectueuses.

Symptomatologie. — Huguier distinguait trois espèces d'esthiomène, esthiomène superficiel, esthiomène perforant, et esthiomène hypertrophique, et dans chacune un certain nombre de variétés. En réalité, il y a toujours un mélange de ces différentes espèces, ou plutôt il n'y en a qu'une seule. On trouve toujours un mélange d'hypertrophie éléphantiasique et de lésions ulcéreuses occupant la vulve, l'anus et le périnée.

Les ulcères siègent surtout à la commissure postérieure de la vulve, région plus particulièrement exposée aux traumatismes pendant le coït, puis au pourtour du méat urétral, dans le sillon qui sépare les grandes des petites lèvres ou celles-ci des caroncules myrtiformes. Ils peuvent, du reste, dans les cas avancés, occuper n'importe quel point de la région ano-génitale, mais ils débutent généralement dans les endroits ci-dessus indiqués et y prédominent. Les ulcérations atteignent rarement le vagin et seulement sur une très faible étendue, elles s'étendent plus souvent dans l'anus ou l'urètre. Quand la maladie n'est pas trop avancée et que l'éléphantiasis est peu accusé, les ulcères sont plats, larges de quelques centimètres au plus, de forme irrégulière; leur fond est uni, rouge marbré de jaune, sécrétant en faible abondance un ichor transparent et souvent fétide. Le fond et le voisinage de l'ulcère sont infiltrés, pâteux ou indurés. Ils sont tout à fait indolents, au point que les malades peuvent très bien ignorer leur existence.

Dans les cas plus avancés, les ulcères sont plus étendus, plus nombreux. Leur fond est lisse, leurs bords sont durs, saillants, mamelonnés, surplombants et recouvrant une partie de leur surface. Ils sont quelquefois étroits et fissuraires, cachés entre les végétations polypiformes qui les dissimulent et qu'il faut écarter pour les découvrir. Quelquefois ils creusent et détruisent les petites lèvres ou le méat, mais les cas où d'énormes ulcérations ont détruit toute la région génitale ou le périnée, produisant un vaste cloaque, n'appartiennent pas à l'esthiomène, mais au cancer, ou peut-être à la tuberculose. Les grands ulcères ne sont pas moins torpides et indolents que les petits, ils suppurent fort peu et n'ont aucune tendance à la cicatrisation.

L'éléphantiasis atteint toutes les parties de la région vulvo-anale. Le prépuce du clitoris est le point le plus fréquemment altéré, il est hypertrophié et forme une tumeur mamelonnée, lobulée, atteignant le volume d'une pomme dans quelques cas. Les grandes lèvres sont très volumineuses, formant deux gros bourrelets rougeâtres, durs et mamelonnés. Les petites lèvres sont hypertrophiées ou normales, quelquefois couvertes de saillies du volume d'un pois à une noisette, formant des tumeurs sèches ou un peu pédiculées, polypiformes. Le périnée est induré, épaissi, de même que la peau du voisinage de l'anus, qui forme de gros plis coupés par des sillons radiés profonds. Partout et surtout au voisinage des orifices et au bord des ulcères on trouve des tumeurs arrondies, fermes, mamelonnées, de couleur pâle ou rougeâtres et violacées, couvertes d'un épiderme à peu près normal ou macéré, desquamé et suintant. Ces tumeurs polypiformes encombrent les orifices, les distendent et les obstruent. C'est ainsi que l'urètre devient incapable de retenir l'urine et qu'il survient de l'incontinence. L'orifice vaginal est rétréci. L'anus est le plus souvent rétréci, mais il y a quelquefois aussi incontinence des matières fécales. Ajoutons que parfois (toujours, d'après Bandler) il y a un rétrécissement du rectum ou bien des fistules recto-vaginales.

Toutes ces lésions sont constamment baignées par les écoulements vaginaux, par les sécrétions des ulcères et par l'urine, elles répandent une odeur fétide mais sont fort peu douloureuses et généralement les malades les supportent avec beaucoup de résignation et même d'indifférence.

La maladie évolue lentement, tantôt d'une façon progressive, d'année en année, tantôt entrecoupée par des poussées de lymphangite aiguë ou subaiguë. Les fatigues, les écarts de régime, provoquent des aggravations; les périodes de séjour à l'hôpital avec le repos et les soins de propreté qui en résultent amènent une amélioration dont le bénéfice est bientôt perdu après la sortie.

La santé générale n'est nullement altérée et ce n'est qu'à la longue qu'il survient des troubles dus à l'intoxication par les liquides putrides qui baignent la région génitale.

Anatomie pathologique. — L'examen microscopique des masses végétantes et polypiformes montre une structure tout à fait analogue à celle de l'éléphantiasis. L'épiderme est à peu près normal, il envoie de profonds prolongements interpapillaires et il est infiltré de cellules migratrices, quand il y a quelques phénomènes inflammatoires.

Le derme est remplacé par un tissu nouveau, constitué par un feutrage de fibres conjonctives fines imbibé de sérosité et riche en éléments cellulaires. Les uns sont des cellules fixes étoilées ou surtout fusiformes, les autres sont des lymphocytes et des cellules plasmatiques qui forment surtout des amas et des traînées autour des vaisseaux. Les mastzellen sont toujours assez nombreuses et l'on y trouve même parfois des cellules géantes (Koch), mais on n'y trouve pas la structure typique du follicule tuberculeux, sauf dans certains cas spéciaux sur lesquels je reviendrai plus loin.

Le tissu élastique est peu abondant, on en trouve de nouvelle formation autour des plus gros vaisseaux et çà et là on trouve des lambeaux déchiquetés de tissu élastique qui paraissent représenter des vestiges de l'ancienne charpente élastique du derme dissociée par la néoplasie conjonctive.

Les vaisseaux sanguins et lymphatiques sont larges et nombreux; ils ont, surtout les premiers, des parois bien formées, et sont quelquefois assez abondants pour donner au tissu une apparence caverneuse.

Les ulcères montrent une nappe de tissu de granulation formé de lymphocytes et de leucocytes polynucléés avec un fin réseau conjonctif. Ce tissu pénètre quelquefois jusque dans le tissu musculaire sous-jacent en en dissociant les fibres.

L'examen microscopique ne fait généralement pas découvrir de microbes, si ce n'est à la surface des ulcères. Barbour et Walker y ont trouvé des bacilles assez abondants et analogues à ceux du chancre mou.

Étiologie. — L'esthiomène est une affection de l'âge adulte, on ne l'observe pas avant vingt ans, mais il n'est pas rare de le rencontrer chez des femmes d'âge mûr chez lesquelles il dure parfois depuis fort longtemps. Les malades sont des femmes misérables ou fatiguées, anémiées, alcooliques et mal nourries, sans cependant présenter aucune maladie générale caractérisée. Elles sont généralement assez indifférentes à leur état de santé, voire même profondément abruties par la misère ou l'alcoolisme; il en résulte qu'elles négligent les soins de propreté les plus élémentaires. La plupart des malades ont un passé génital assez chargé, quelques-unes ont eu de nombreuses grossesses, un plus grand nombre ont eu des maladies vénériennes diverses, syphilis, blennorragie et chancres mous. Ces diverses conditions prédisposantes générales et locales se rencontrent surtout chez des prostituées de bas étage ayant déjà un grand nombre d'années de service, et c'est, en effet, dans ce milieu qu'on observe le plus souvent l'esthiomène.

Les causes plus directement et plus localement actives qui sont invoquées par les divers auteurs sont assez diverses, même en laissant de côté les auteurs anciens qui, sans preuves suffisantes, attribuent à la tuberculose tous les cas d'esthiomène. Oberländer attribuait à la blennorragie toutes les ulcérations chroniques de la vulve chez les prostituées, mais, comme le remarque Jacobi, on n'a jamais démontré l'existence d'ulcérations de nature blennorragique.

Jacobi croit que la maladie débute par une lésion ulcéreuse qui est le plus souvent un chancre mou; celui-ci guérit, mais, avant que la cicatrice ne soit solide, les traumatismes professionnels la déchirent, reproduisent incessamment l'ulcération et amènent consécutivement une inflammation chronique.

Bandler incrimine surtout la syphilis tertiaire · de même que Rille, il constate que presque toutes les malades atteintes d'esthiomène ont eu la syphilis; le point de départ serait un rétrécissement syphilitique du rectum, qu'il a trouvé dans tous les cas. Ce rétrécissement est moins rare qu'on ne croit, mais il faut le chercher, car il ne s'impose à l'attention des malades et du médecin que lorsqu'il est très ancien et très accusé.

Koch incrimine surtout la gêne de la circulation lymphatique. Son mémoire contient vingt observations d'esthiomène plus ou moins bien caractérisé chez des femmes qui avaient subi l'extirpation des ganglions inguinaux d'un seul ou des deux côtés, ou bien qui présentaient les traces d'adénites chroniques scléreuses; dans un certain nombre de cas les lésions avaient débuté par le côté dont les ganglions avaient été extirpés. Il en conclut que l'éléphantiasis d'origine lymphatique est le phénomène primordial et que les ulcérations sont consécutives.

Pour Fiocco et Lévi, au contraire, la maladie débute par une ulcération quelconque. Cette ulcération entretenue par la saleté et les mauvaises conditions locales et générales amène consécutivement une inflammation chronique.

Ni l'une ni l'autre de ces deux opinions absolues ne peut être admise sans réserves, car il semble bien que, suivant les cas, c'est tantôt l'éléphantiasis et tantôt l'ulcération qui constitue le début; ce dernier cas paraît cependant être le plus fréquent et les lésions ganglionnaires sont certainement loin d'être constantes.

Tout en admettant l'importance de ce dernier facteur étiologique, quand il existe, il me semble qu'on peut encore accepter avec quelques légères corrections les conclusions que je posais en 1894 dans un mémoire publié avec Brau. L'esthiomène a pour point de départ une plaie quelconque qui peut être un chancre mou ou un syphilome, qui peut être causée par un traumatisme professionnel répété, comme chez les prostituées, ou accidentel, comme un coup de pied, qui peut même être occasionnée simplement par le grattage. Cette ulcération est entretenue par un mauvais état général et par des conditions locales défectueuses, notamment l'absence des soins de propreté et l'abus du coït professionnel. L'ulcération, avec ou sans poussées de lymphangite aiguë, avec ou sans obstruction lymphatique, amène graduellement une lymphangite chronique hypertrophique, un véritable éléphantiasis vulvaire. Cette lymphangite retentit à son tour sur l'ulcération, l'aggrave, l'entretient et la rend presque incurable.

On peut, au point de vue de la nature et de l'évolution, rapprocher l'esthiomène vulvaire de l'ulcère de jambe. L'ulcère de jambe a pour origine une plaie quelconque entretenue et aggravée par le manque de soins, par de mauvaises conditions locales de circulation veineuse et par des phlébites qui y jouent le même rôle que les lymphangites et les troubles de la circulation lymphatique dans l'esthiomène.

Pronostic. — La santé générale n'est que peu altérée par l'esthiomène si ce n'est lorsque les lésions ont amené des troubles de la miction ou de la défécation. Cependant, à la longue, la fétidité des sécrétions, les inflammations répétées, la suppuration chronique, affaiblissent les malades déjà débilitées par la misère et produisent un véritable état cachectique; mais, avant d'en arriver là, la durée de la maladie est toujours fort longue.

Diagnostic. — Le diagnostic de l'esthiomène doit surtout être fait d'avec le chancre mou serpigineux, le cancer, le syphilome tertiaire et la tuberculose vulvaire.

Le chancre mou serpigineux a une marche plus envahissante et s'étend volontiers en dehors de la région vulvo-anale. Les ulcérations sont moins torpides et moins fixes, plus inflammatoires et plus suppurantes, plus actives en un mot. Elles ne déterminent pas de végétations et d'hypertrophie éléphantiasique et enfin sont inoculables au porteur.

Le cancer épithélial de la vulve forme des ulcères à base et à bords très durs et bien limités, l'ulcère est plus ou moins fongueux et ces fongosités sont toujours plus ou moins friables et saignent facilement. L'épithélioma est enfin douloureux et évolue beaucoup plus vite.

Les gommes et ulcères gommeux de la vulve peuvent évoluer fort lentement et s'accompagner de syphilome diffus et scléreux des parties voisines. Mais, outre que ces lésions sont assez rares, elles sont plus inflammatoires et suppurent plus que l'esthiomène, leur siège est plus variable, les ulcères sont plus creux. Enfin le traitement spécifique y possède une efficacité rapide et complète.

S'il n'existe pas de lupus vulvaire, dans le sens précis de ce mot en dermatologie, il existe en revanche des tuberculoses locales de la vulve qui présentent avec l'esthiomène les plus grandes analogies cliniques. Des faits de ce genre bien étudiés et confirmés par l'examen microscopique et bactériologique ont été publiés par Viatte, Martin et Nicolle, de Paoli, etc. La tuberculose vulvaire a surtout été observée chez l'enfant, mais elle existe également chez la femme adulte ou même âgée; elle est généralement précédée par une fistule anale ou par des symptômes de cystite tuberculeuse et de tuberculose pulmonaire. Il existe une tuméfaction éléphantiasique des grandes et des petites lèvres ainsi que du prépuce clitoridien et des ulcérations chroniques. Les ulcérations sont plus douloureuses que dans l'esthiomène, plus destructives, leurs bords sont plus déchiquetés, souvent décollés, et l'on y distingue quelquefois des points jaunes caséeux caractéristiques. L'examen microscopique fait trouver des follicules tuberculeux et des bacilles. L'évolution des lésions tuberculeuses est moins lente, bien que pouvant se chiffrer par années, et elles ont plus de tendance à gagner les muqueuses rectale et vaginale. Dans tout cela il n'y a que des nuances et pas de caractère diagnostique absolu et univoque, aussi la question n'est-elle qu'ébauchée et il faut attendre de nouveaux travaux et de nouvelles observations pour établir clairement le diagnostic clinique entre les cas d'ulcérations chroniques incontestablement non infectieuses et les tuberculoses vulvaires.

Daniels et Conyers, Galloway, Powell, ont publié des cas d'une affection de la région génitale chez la femme qu'ils ont observée dans les pays chauds. La maladie débute par des papules qui s'accroissent, atteignent le volume d'une noisette, puis s'ulcèrent. Il se forme ainsi une surface granuleuse végétante et saignante, qui finit par guérir en laissant des cicatrices dures, pigmentées, rétractiles, qui généralement s'ulcèrent à nouveau. La maladie dure ainsi pendant des années.

L'éléphantiasis vulvaire des pays tempérés ne diffère de l'esthiomène que par l'absence ou le peu d'importance des ulcérations.

Traitement. — L'esthiomène est entretenu par le mauvais état général, par la fatigue et les traumatismes locaux, par la saleté. Il est dès lors indiqué d'imposer aux malades le repos, de leur donner une alimentation réconfortante, des toniques tels que les préparations ferrugineuses et l'huile de foie de morue, et enfin de faire une antisepsie régulière et rigoureuse de la région par des lavages copieux et fréquents à l'acide phénique, la créoline ou l'acide borique. Ces moyens simples suffisent pour amener une amélioration considérable. Il faut aider à la cicatrisation des ulcères par des cautérisations légères par l'acide phénique en solution alcoolique concentrée, la teinture d'iode ou le nitrate d'argent, et l'emploi des poudres sèches, telles que le sous-nitrate de bismuth, le sous-carbonate de fer ou l'aristol.

Cela ne suffit cependant pas toujours et bien souvent il faut recourir à des moyens plus énergiques tels que le raclage des ulcérations ou leur extirpation, l'excision des parties éléphantiasiques trop exubérantes.

Lorsqu'on a obtenu une cicatrisation complète des lésions, la cicatrice reste encore très vulnérable, et la fatigue, l'abus du coït, la négligence des soins de propreté, suffisent souvent à amener des récidives. Il est donc nécessaire pour avoir une guérison durable, non seulement de soigner les lésions existantes mais d'obtenir de la malade un changement dans sa manière de vivre et un traitement local prolongé.

Bibliographie :

Bandler, Zur Kenntniss der elephantiastischen und ulcerativen Veränderungen der äusseren Genitalien und Rectums bei Prostituirten. *Arch. für Dermat.*, 1899, XLVIII. p. 337. — Barbour et Walker, Ulcus serpiginosum vulvæ. *Scottish medical and surgical Journal*, 1897, p. 608. — Bernutz, *Arch. de tocol.*, 1874, p. 394. — Brau, *Nouveaux essais sur l'esthiomène.* Thèse de Bordeaux, 1894-1895. — Deschamps, Sur quelques ulcérations rares et non vénériennes de la vulve et du vagin. *Arch. de tocol.*, 1885. — Dubreuilh et Brau, De l'esthiomène. *Arch. clin. de Bordeaux*, 1895. — M. Duncan, On lupus of the female generative organs. *Transact. of the obstet. Soc. of London*, 1886, t. XXVII. — Fiocco et Levi, Dell' ulcera cronica, non specifica della vulva. *Giornale italiano delle mal. ven.*, 1899, p. 649. — Fiquet, *De l'esthiomène.* Thèse de Paris, 1876. — Galloway, Ulcerating granuloma of the pudenda. *British Journal of Dermat.*, 1897, p. 133. — Huguier, Mémoire sur l'esthiomène ou dartre rongeante de la région vulvo-anale. *Mém. de l'Acad. de méd.*, 1848. — Jacobi, Ueber sogenannte gonorrhoische Vulvitis und über chronische Ulcerationen an den Genitalien der Prostituirten. *Deutsche dermat. Gesells.*, 1889, p. 193. — Franz Koch, Ueber das Ulcus vulvæ chronicum elephantiasticum. *Arch. für Dermat.*, 1896, XXXIV, p. 205. — A. Mac Donald, Lupus of the vulvo-anal region. *Edinburgh med. Journal*, avril 1884, p. 117. — A. Martin, De l'esthiomène. *La Normandie médicale*, 1895, p. 33. — A. Powell, Sclerotizing granuloma of the pudenda. *Indian med. Gazette*, avril 1899, p. 909. — Verchère, Valeur séméiologique de l'esthiomène ano-génital. Sclérème ano-vulvaire. *Revue de gynécol. et de chir. abdom.*, 1898. — Viatte, *Klinische und histologische Untersuchungen über lupus vulvæ.* Thèse de Bâle, 1891.

[*W. Dubreuilh.*]

EXANTHÈME. — Étym. : Ἐξάνθημα, de ἐξ, hors, et ἀνθεῖν, fleurir.

Dénomination de sens très général; Littré la définit comme suit : « C'est un groupe de maladies cutanées dont le caractère commun est une rougeur plus ou moins vive, disparaissant momentanément sous la pression du doigt, et existant sans vésicules, papules, ni pustules ».

C'est bien là le sens qu'il conviendrait d'attacher à ce mot, qui est employé par les dermatologues de façons fort diverses.

Dans la classification de Hebra, l'*exanthème* rentre dans la classe des *macules* ou *taches*.

Voir l'article : *Lésions élémentaires*, t. I, p. 147.

EXCORIATIONS. — Étym. : *excoriare*, de *ex* et *corium*, cuir, peau.

Pertes de substance d'origine traumatique, n'intéressant que les couches superficielles de la peau.

Voir l'article : *Lésions élémentaires*, t. I, p. 160.

FARCIN. — Étym. : *farciminum*, de *farcire*, farcir, le farcin gonflant, farcissant pour ainsi dire les parties qu'il affecte.

Maladie infectieuse et inoculable, attaquant surtout les équidés, mais transmissible à l'homme.

Elle est plus communément décrite sous le nom de *morve*, avec cette différence que, dans la morve, les fosses nasales sont lésées, et restent indemnes dans le farcin : c'est là une distinction absolument artificielle.

Voir l'article : *Morve*.

FAVUS. — Voir l'article ci-contre.

FAVUS.

Par **E. BODIN**.

FAVUS

I

DÉFINITION — HISTORIQUE

L'affection que l'on désigne sous le nom de favus est une maladie parasitaire déterminée par des mucédinées spéciales, les *Achorion*, qui peut se rencontrer en n'importe quel département cutané, mais dont le siège le plus fréquent est le cuir chevelu.

On peut dire que l'histoire de cette mycose est toute contemporaine, car, si l'on retrouve dans les œuvres de Celse, de Galien, de l'Arabe Haly-Abbas au xe siècle, et plus tard dans les ouvrages de Guy de Chauliac et d'Ambroise Paré des descriptions qu'il est possible d'appliquer au favus des régions pilaires, il faut reconnaître que la plus grande confusion régnait à ce sujet et que les affections croûteuses les plus disparates du cuir chevelu se trouvaient réunies sous le même nom.

Cet état de choses persista même jusque dans les premières années de notre siècle et ce n'est qu'avec Biett qu'il prit fin. Partisan des idées de Willan et de Batteman, Biett entreprit en effet le démembrement et la revision de l'ancien groupe des teignes; c'est ainsi qu'il isola le favus dont la spécificité symptomatique se trouva, à peu près à la même époque, confirmée par les frères Mahon.

L'autonomie clinique du favus était dès lors nettement précisée; restait à élucider la question de l'étiologie sur laquelle les notions étaient fort vagues et fort embrouillées. Ce fut l'œuvre de Schœnlein et surtout de Grüby.

En 1839, Schœnlein signala dans les lésions faviques un champignon particulier mais, sans savoir tirer parti de sa découverte, il se borna à la constatation du fait, tandis que quelques mois plus tard Grüby, médecin viennois alors à Paris, sans connaître les travaux antérieurs sur le sujet, adressait à l'Académie des sciences un mémoire dans lequel il a décrit avec le plus grand soin ce champignon spécial en établissant son rôle spécifique dans la production de la mycose (1).

Confirmée rapidement en Italie, en Allemagne, en France, par Retzius, Remak et Ch. Robin, cette découverte fut singulièrement consolidée et vulgarisée par Hardy et surtout par Bazin après lequel il semble que l'histoire de la maladie soit terminée.

(1) Grüby, *Comptes rendus de l'Académie des sciences*, 1841, t. XIII, p. 72.

Depuis Bazin cependant et bien que le fond des choses soit resté le même, de nombreux travaux ont été publiés sur le favus, mais ce ne sont que des travaux de détail portant plus particulièrement sur l'existence de la maladie chez les animaux et sur la mycologie du parasite devenue d'un abord plus facile avec les progrès de technique réalisés en parasitologie au cours de ces dernières années.

Relativement au favus chez les animaux, qu'il nous suffise de citer ici les noms de Gerlach [1], Leisering [2], Neumann [3], Megnin et Duclaux [4] qui découvrirent et étudièrent le favus de la poule [5] et de rappeler les recherches de Saint-Cyr [6], de Trasbot [7], de Nocard [8] sur le favus du chien.

Quant aux études mycologiques proprement dites, elles constituent une partie fort curieuse et toute récente de l'histoire du favus portant plus particulièrement, comme celles de Costantin et Sabrazes [9], sur la classification de l'*Achorion* parmi les mucédinées et aussi sur la question de l'unité ou de la pluralité des champignons qui occasionnent la mycose.

Nous ne pouvons ici que signaler les travaux de Kral [10], de Pick [11], de Plaut [12], de Mibelli [13], de Jadassohn [14], et de Sabrazes [15] concluant tous à l'unité de l'*Achorion* humain, et que mentionner les recherches de Quincke [16], de Unna et Frank [17], de Unna et Neebe [18] qui admettent au contraire de nombreuses espèces d'*Achorion*.

Il ne rentre pas d'ailleurs dans le cadre de cet article de nous arrêter autrement sur cette ère mycologique de l'histoire du favus qui a déjà été étudiée en une autre partie de cet ouvrage [19].

(1) Gerlach, *Magazin f. Thierheilkunde von Gurlt und Hertwig*, 1859, p. 236.
(2) Leisering, *Bericht über das Veterinairwesen im Königreich Sachsen*, 1864, p. 47.
(3) Neumann, *Comptes rendus de la Soc. de biol.*, 1886.
(4) Megnin et Duclaux, *Comptes rendus de la Soc. de biol.*, 1886.
(5) Il résulte d'un travail récent de Matruchot et Dassonville (*Revue générale de botanique*, 1899, t. XI, p. 430) sur la mycose appelée jusqu'ici favus de la poule, que cette affection est bien distincte des autres dermatomycoses et en particulier du favus. Ces auteurs proposent pour cette affection de la poule le nom de *Lophophytie*, en raison du parasite qui la cause et qu'ils désignent sous le nom de *Lophophyton gallinæ*.
(6) Saint-Cyr, *Lyon médical*, 1869, p. 63.
(7) Trasbot, *Recueil de méd. vétérin.*, nov. et déc. 1871.
(8) Nocard, *Comptes rendus de la Soc. centrale de méd. vétérin.*, 1889.
(9) Costantin et Sabrazes, *Comptes rendus de la Soc. de biol.*, 13 mai 1893.
(10) Kral, *Arch. f. Dermat. und Syph.*, 1891.
(11) Pick, *Arch. für Dermat. und Syphilis*, 1891.
(12) Plaut, *Centralblatt f. Bakteriol. und Parasit.*, 1892, n° 12.
(13) Mibelli, *La Riforma medica*, mars et avril 1891.
(14) Jadassohn, *Verhandl. der deutschen dermat. Gesellsch.* Congress zu Prag-Wien, 1889.
(15) Sabrazes, *Sur le favus de l'homme, de la poule et du chien.* Thèse de Bordeaux, 1893.
(16) Quincke, *Arch. f. experim. Pathol. und Pharmak.*, 1886, p. 62; et *Monatsch. f. prakt. Dermat.*, 1887, n° 22.
(17) Unna et Frank, *Centralblatt f. Bakt.*, 1892, XI.
(18) Unna et Neebe, *Monatsch. f. prakt. Dermat.*, janvier 1893.
(19) Voir l'article : *Dermatophytes*, t. I, p. 701.

II

ÉTIOLOGIE

Comme pour toutes les autres mycoses, l'étiologie du favus pourrait se résumer en quelques mots : l'affection résulte uniquement de l'inoculation sur le tégument externe des *Achorion*, mais la provenance du parasite et les conditions dans lesquelles se produit son inoculation offrent diverses particularités intéressantes pour le praticien et qui méritent de recevoir ici quelque développement [1].

Tout d'abord il convient d'examiner quelle est pour le favus l'importance respective des trois sources habituelles des mycoses : origine humaine, origine animale et origine saprophytique.

1° *Origine humaine.* — Dans ce cas, le champignon causal provient d'un cas de favus humain et est transmis soit directement par contact de la personne malade avec l'individu sain, soit indirectement par l'intermédiaire d'un objet quelconque ayant servi à un favique. Sans contredit, c'est là la voie de propagation la plus fréquente du favus, celle que l'on observe dans la presque totalité des cas et qu'il est le plus souvent aisé de dépister par l'enquête à laquelle on se livre près du malade ou de son entourage. Je pense qu'il est inutile d'insister plus longuement sur ce mode de transmission de la maladie ; son mécanisme est des plus simples et se conçoit sans peine; un seul point mérite d'être mis en lumière à son sujet, c'est sa fréquence.

2° *Origine animale.* — Vient ensuite la contagion par les animaux atteints de favus. Celle-ci est possible, puisque nous savons que la mycose existe chez certains animaux tels que le chien, le chat, la poule, la souris, et que les expériences de Sabrazes ont démontré que ces favus animaux peuvent être inoculés sur la peau humaine et y reproduire des lésions parfaitement caractéristiques.

On doit toutefois reconnaître que la contagion du favus par voie animale est beaucoup plus rare que ne le portent à penser les descriptions de certains auteurs qui la mentionnent simplement à côté de l'origine humaine sans commentaires indiquant son importance. Ainsi Sabrazes, dans les observations de favus qu'il cite dans son travail, ne rapporte pas un seul cas sur 41 dont il ait extrait une espèce animale d'*Achorion*, et, pour ma part, sur plus de 100 cas de favus de l'homme dont j'ai isolé les parasites en ces dernières années, je n'ai pas rencontré une seule fois un *Achorion* appartenant en propre aux animaux.

Je crois donc que ce mode de contagion est excessivement rare, mais je ferai remarquer qu'il importe de ne point confondre la contagion d'origine animale du favus avec le rôle que peuvent jouer certains animaux dans la

[1] Pour l'étude mycologique des Achorion, nous renvoyons à l'article *Dermatophytes*, t. I, p. 701.

propagation de la maladie. L'expérience démontre en effet que, si la transmission du favus de l'animal à l'homme est possible, la réciproque est vraie et que certains animaux, comme le chien, le chat, et surtout la souris, offrent pour l'*Achorion* humain une réceptivité très marquée. On conçoit dès lors que ces animaux contaminés par un favique puissent transmettre la mycose à un autre individu, mais en ce cas ils n'ont joué que le rôle d'intermédiaires dans la transmission indirecte du favus de l'homme à l'homme.

5° *Origine saprophytique.* — Il reste enfin une troisième origine possible pour la maladie, c'est l'origine saprophytique. On connaît déjà cette hypothèse qui a été développée comme il convient et avec tous les arguments qui plaident en sa faveur au sujet d'autres maladies parasitaires telles que l'actinomycose ou l'herpès contagieux du poulain : les champignons du favus, dont nous ne connaissons que les formes inférieures, existeraient dans la nature à l'état de saprophytes, vivant sur des matières inertes d'où ils pourraient s'inoculer à l'homme ou aux animaux.

Les *Achorion* du favus sont des mucédinées plus voisines qu'on ne le croit de celles qui causent l'actinomycose ou l'herpès contagieux du poulain pour lesquelles cette source étiologique est actuellement admise; on est donc parfaitement autorisé à faire aussi entrer en ligne de compte l'origine saprophytique dans l'étiologie du favus.

Je dois reconnaître cependant, et bien que j'aie le premier émis cette hypothèse au sujet du favus (¹), que, si cette origine de la mycose est possible, elle doit constituer une exception telle qu'elle peut être négligée dans la pratique.

Il ressort donc de tout ceci un fait important que l'on ne saurait trop souligner, c'est que le favus se propage surtout par la contagion d'individu malade à individu sain; nous aurons l'occasion de revenir sur ce point au sujet de la prophylaxie.

Si la contagion joue ici le rôle important, on doit noter toutefois que la *contagiosité* du favus n'est pas aussi marquée qu'on est tenté de le croire et qu'elle est infiniment moindre que celle des trichophyties par exemple.

Ainsi, on ne rencontre pas généralement d'épidémies de teigne faveuse comme on trouve des épidémies de trichophytie ou de tondante rebelle frappant en quelques semaines les deux tiers ou la moitié d'une population scolaire. D'ordinaire, au milieu d'une nombreuse réunion d'enfants, 1 favique fera 4,5 victimes, puis la maladie persistera en atteignant de temps en temps deux ou trois individus mais ne s'étendra pas rapidement comme le font les autres teignes dont nous venons de parler.

Certaines conditions spéciales semblent en effet nécessaires pour la végétation de l'*Achorion* sur la peau et, lorsqu'elles ne sont pas réalisées, l'affection ne se développe pas. De cette façon s'expliquent la rareté des grandes épidémies de favus et aussi certains faits d'apparence paradoxale, qui ne sont

(¹) E. Bodin, *Note sur le favus de l'homme.* Soc. de dermat., 1893.

point exceptionnels, tels que celui dont parle Sabouraud et dans lequel une femme a cohabité pendant 14 ans avec son mari favique sans contracter la maladie.

Parmi ces conditions spéciales, il en est qui sont inhérentes à l'individu, peut-être liées, comme le pensent certains, à la composition du sébum et de la sueur; de celles-ci nous ne dirons rien, car les notions que nous possédons à leur sujet ne sont que fort vagues.

Il n'en est pas de même de deux autres conditions dont le rôle étiologique ne saurait être nié, je veux parler de l'âge et de la sordidité.

Le favus est de tous les âges; Vidal l'a noté chez un enfant de six semaines; E. Besnier en a vu un cas étendu à six mois et à l'autre extrémité de la vie, E. Besnier l'a rencontré chez une femme de quatre-vingts ans et Leloir chez un vieillard de quatre-vingt-trois ans. Mais c'est surtout une maladie de l'enfance dont le début se fait presque toujours pendant la période scolaire et qui, passé la puberté, devient de beaucoup plus rare. Chez l'adulte et chez le vieillard on rencontre bien des lésions faviques, mais ce ne sont le plus souvent que les reliquats de la maladie contractée pendant l'enfance, tels les cas dont nous parlions tout à l'heure chez les vieillards.

Nul doute donc que l'âge ne joue ici un rôle prédisposant de grande valeur et que les enfants de cinq à quatorze ans ne soient doués pour les *Achorion* d'une réceptivité toute spéciale.

En outre, le favus est une affection que favorisent singulièrement la malpropreté et le manque de soins corporels, et ceci nous explique pourquoi on l'observe plus souvent parmi les populations pauvres, chez lesquelles l'hygiène et la propreté même les plus élémentaires ne sont guère respectées.

Ajoutons aussi que le favus est de beaucoup plus fréquent à la campagne qu'à la ville, que c'est une teigne *rurale* qui ne s'observe que rarement dans les grands centres. Deux chiffres suffiront à préciser cette particularité : à Paris, à l'école des teigneux de l'hôpital Saint-Louis, les favus ne constituent que 8 à 10 pour 100 des enfants malades, tandis qu'à Rennes, où j'observe les enfants teigneux depuis quatre ans et où ces enfants proviennent surtout des faubourgs et de la campagne suburbaine, la proportion des faviques oscille entre 50 et 65 pour 100 du nombre total des teignes.

E. Besnier pense que cette particularité tient en grande partie à l'insuffisance des études dermatologiques et à l'impéritie sur ce point d'un grand nombre de médecins de la campagne proprement dite. Bon nombre de faits que j'ai observés dans ces dernières années me portent à adopter pleinement cette manière de voir.

Des remarques que nous venons de faire on déduira facilement que le favus, qui est une maladie de tous les pays tempérés, s'observe cependant avec plus de fréquence en certains pays et en certaines régions. Sous ce rapport il faut reconnaître que, malgré la diminution notable du favus en France [1], nous ne

[1] La vulgarisation des notions d'hygiène et la connaissance plus approfondie des

nous plaçons qu'à un rang fort peu honorable après les États-Unis, l'Autriche, l'Angleterre, mais avant la Hollande. En France d'ailleurs la répartition de la maladie est très inégale et l'on voit des départements comme ceux du centre et de l'est ne donner qu'un nombre fort restreint de faviques, alors que ceux du midi et du nord-ouest en fournissent une quantité relativement considérable.

III

SYMPTÔMES

Les lésions faviques se localisent, le plus souvent, au cuir chevelu; mais elles peuvent siéger sur toute autre partie du tégument externe; nous diviserons donc leur étude en deux paragraphes : l'un consacré au favus du cuir chevelu ou teigne faveuse, et l'autre au favus de la peau glabre dans lequel nous réserverons une place spéciale au favus des ongles (onychomycose favique).

I. — Favus du cuir chevelu.

Début. — Dans sa phase initiale, la mycose consiste en lésions peu importantes et d'ordre assez banal, revêtant le type érythémateux. Ce sont de petites taches rouges plus ou moins régulières, quelquefois disposées en cercles, qui sont généralement frustes et qui présentent seulement une légère desquamation. Évidemment, il n'y a là rien de bien caractéristique et l'étude microscopique de ces lésions peut seule en révéler la nature, sauf toutefois lorsqu'il s'agit d'inoculations secondaires chez un individu déjà porteur d'un favus évident. Du reste, à cette période, la maladie passe le plus souvent inaperçue, car les cheveux masquent les parties érythémateuses et le diagnostic n'est porté qu'après l'apparition de lésions que l'on peut considérer comme pathognomoniques : les godets et les altérations pilaires.

Godet favique. — Si l'on suit le favus depuis son début, on voit qu'au niveau des parties érythémateuses l'orifice folliculaire d'un certain nombre de poils se marque d'un point plus rouge; c'est que le parasite a envahi ces follicules et qu'il ne va pas tarder à y produire une lésion très spéciale, précieuse par conséquent pour le clinicien, le godet favique. Celui-ci débute par une petite

mycoses et de leur prophylaxie ont amené certainement en France une diminution notable des cas de favus; je n'en donnerai comme preuve que les chiffres publiés par le regretté Feulard (*Annales de dermatol.*, 1892) et qui portent sur le nombre de jeunes hommes exemptés du service militaire pour teigne faveuse :

De 1876 à 1880	1 541	exemptions.
De 1881 à 1885	1 399	—
De 1887 à 1891	964	

masse blanchâtre, punctiforme, située à la base du poil, facile à distinguer par transparence au-dessous de l'épiderme et qui ressemble singulièrement à une petite collection purulente.

Vient-on à piquer cette petite masse avec une aiguille, on en fait sortir une matière blanchâtre, peu abondante et plus consistante que le pus ordinaire.

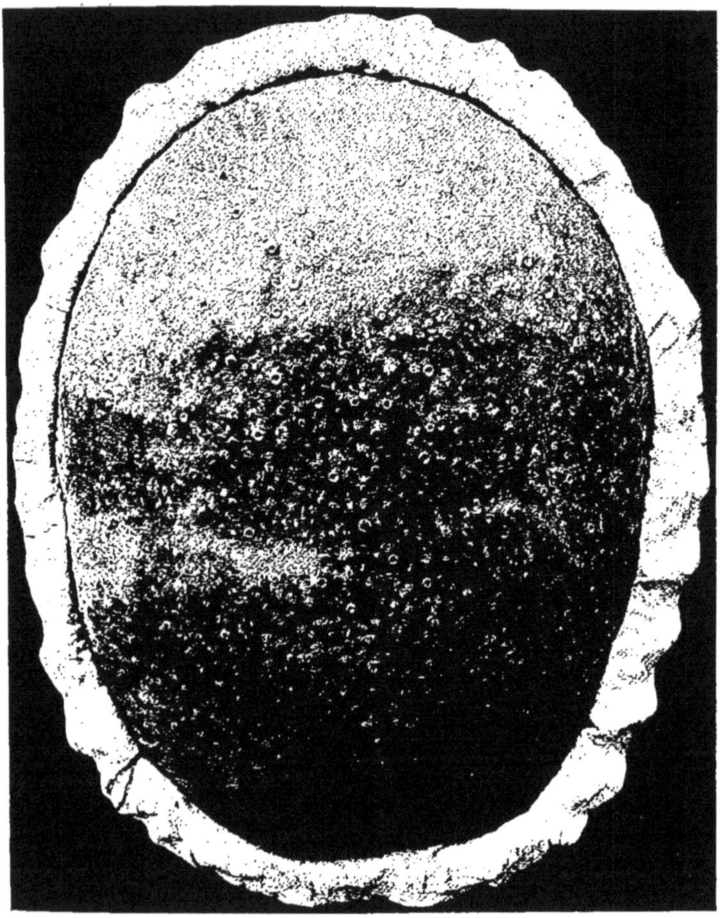

Fig. 94. — Favus du cuir chevelu; godets en reproduction après une épilation. Musée de l'hôpital Saint-Louis, n° 518. (D'après E. Besnier.)

Cet amas de matière blanchâtre, centré par le poil, ne tarde pas à se développer; il devient plus solide, plus dur, il change de couleur et passe du blanc au jaune, puis, à mesure qu'il s'accroît, son centre se déprime, lui donnant la configuration qui lui a valu son nom de godet.

En dix, quinze jours, ce godet est tout à fait développé, formant une masse arrondie, de la taille d'une lentille, d'apparence absolument sèche et d'une couleur jaune paille, qui devient d'un beau jaune soufre si on mouille avec de l'alcool. Sa forme en godet est alors très nette, le centre est déprimé et lisse, tandis que la bordure fait un relief saillant en ourlet mousse (Fig. 94); fréquemment même, comme ce godet s'accroît par sa périphérie, il se forme autour de la cupule centrale une série de couches concentriques qui donnent des reliefs très comparables à ceux que l'on observe sur les nids d'hirondelles, ou encore aux ondes que l'on produit à la surface de l'eau calme en y projetant un corps solide. La pièce du musée de l'hôpital Saint-Louis, que nous reproduisons dans la Planche XV, offre, en plusieurs points, des godets qui rendent parfaitement compte de cette disposition.

A la périphérie du godet, le cuir chevelu présente tantôt son apparence normale, tantôt une petite aréole rouge légèrement inflammatoire, tantôt un petit sillon qui suppure, et la lésion dans son ensemble ne fait, à la surface de la peau, qu'une saillie minime, elle est comme enchâssée dans le tégument qui se déprime au-dessous d'elle. Une manœuvre très simple permettra de se rendre compte de cette dépression de la peau au-dessous de là masse favique. A l'aide d'un instrument mousse, comme une petite spatule, on peut, en effet, sans que cette opération soit douloureuse, enlever d'une seule pièce le godet favique et l'on voit qu'il est logé dans une petite cavité se moulant sur lui et reproduisant, par suite, très exactement sa forme, petite cavité de couleur rouge et d'aspect lisse, qui ne tarde pas à disparaître après l'ablation de la substance parasitaire.

Tel est le godet typique du favus; mais on conçoit sans peine que cette lésion offre des aspects très divers suivant les cas.

Ainsi les dimensions peuvent varier dans de notables proportions; nous avons décrit un godet moyen de la grandeur d'une lentille à peu près; il y en a de très petits n'atteignant guère que 1 millimètre de diamètre; d'autres, au contraire, sont véritablement géants et on en a rencontré dont la dimension transversale pouvait acquérir 3 centimètres.

D'autre part, le godet, à son début, est situé entre la couche cornée et le corps muqueux et c'est ce qui explique sa dépression centrale, car la couche épidermique superficielle adhérant au poil se laisse moins facilement soulever en ce point, mais ultérieurement, et par suite de l'accroissement de la matière favique, la couche épidermique est rompue et la substance parasitaire, se répandant à l'air libre, peut former alors des masses croûteuses, sèches, d'un blanc jaunâtre, irrégulières, avec des dépressions et des saillies montagneuses, quelquefois si marquées qu'elles peuvent atteindre jusqu'à 1 centimètre de hauteur. En semblable circonstance, il n'y a plus du tout d'aspect en godet. Il peut y avoir aussi déformation d'une cupule bien nette par suite des traumatismes qui résultent du grattage et qui enlèvent des parties plus ou moins considérables de la masse.

Enfin, lorsqu'il y a de nombreux godets rapprochés les uns des autres, certains d'entre eux deviennent confluents, se fusionnent par leurs bords,

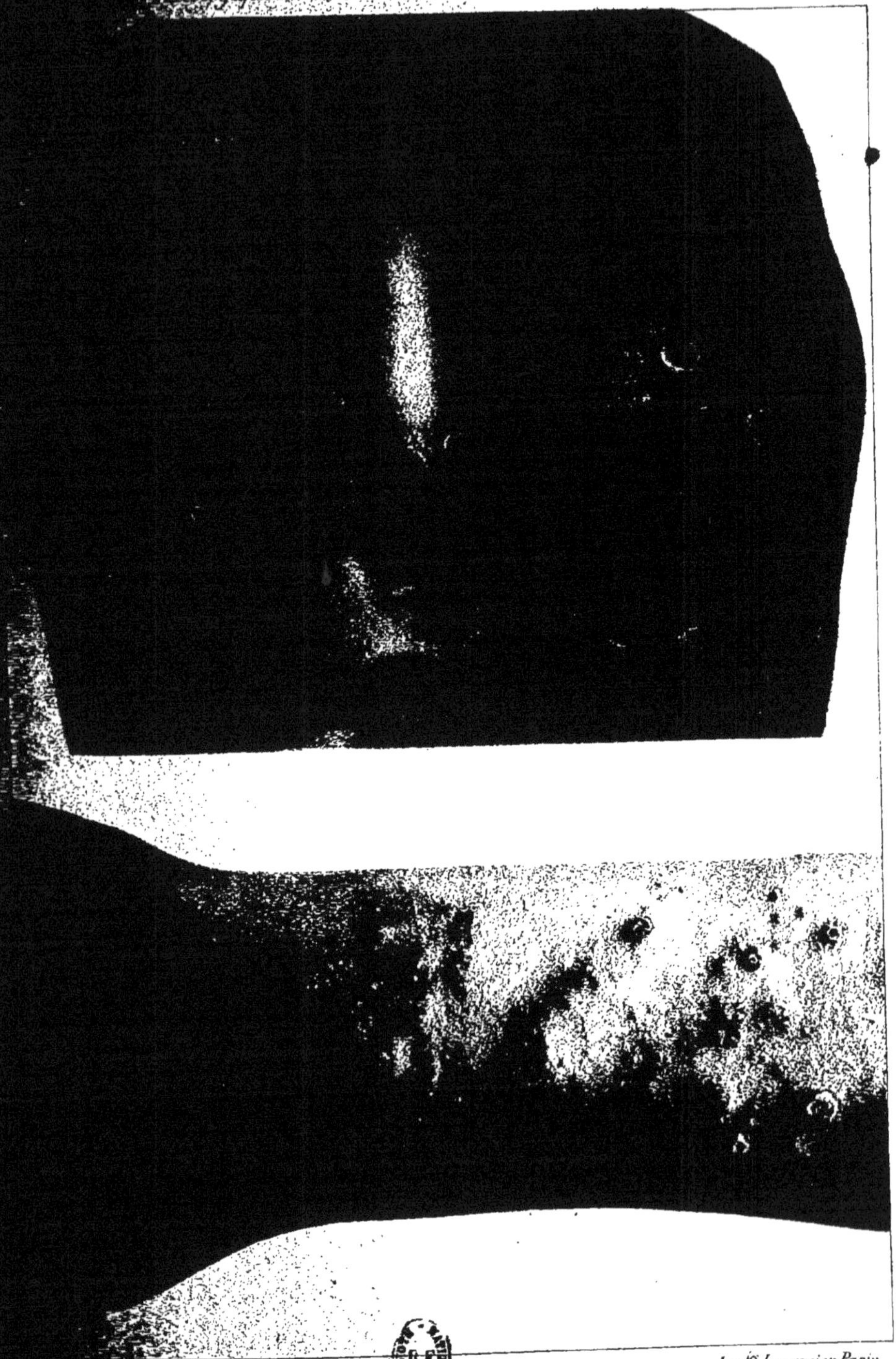

...Paris Imp^ies Lemercier, Paris.

Favus généralisé.

...Louis — d'après le moulage Baretta, N° 609. — Guibout.

constituant de la sorte une plaque en écu ou un groupe à contours cycliques plus ou moins étendu.

Toutes ces variations d'aspect expliquent pourquoi certains auteurs ont décrit diverses formes de favus. On a distingué, par exemple, le favus *urcéolaire* dont les godets, bien nets, sont séparés les uns des autres (Fig. 94), le favus *scutiforme*, lorsqu'il y a formation d'un écu ou d'une plaque par coalescence de plusieurs lésions, le favus *squarreux* dans lequel on ne trouve plus ni godets, ni plaques en écu, mais des masses croûteuses, sèches, des amas de matière favique, comme celles qui sont représentées dans la figure 95 et qui, au cuir chevelu, engainent les cheveux en les réunissant par bouquets les uns aux autres.

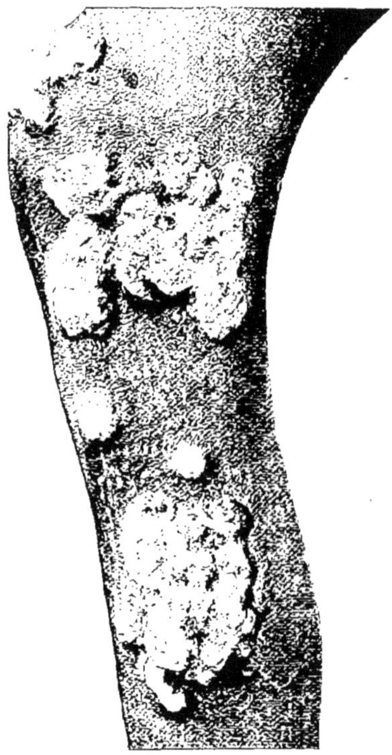

Fig. 95. — Favus squarreux. Musée de l'hôpital Saint-Louis, n° 1252. (D'après E. Vidal.)

Ce que j'ai dit tout à l'heure sur les variations du godet et sur son évolution suffit à indiquer qu'il ne s'agit pas là d'espèces distinctes, mais simplement d'aspects différents des lésions suivant leur âge, leur nombre et leur développement.

J'ajouterai enfin que les godets faviques exhalent une odeur assez particulière, facile à reconnaître pour quiconque l'a perçue nettement plusieurs fois et que l'on désigne, dans tous les ouvrages classiques, sous le nom d'« odeur de souris » ; elle mérite assurément une mention spéciale, car elle peut rendre de grands services au clinicien dans le diagnostic de la mycose.

Altérations pilaires. — Rapidement, dans le favus, les cheveux sont envahis par le parasite et subissent, de ce chef, des altérations importantes qui constituent, avec les godets, les lésions caractéristiques de la mycose. Tout d'abord, il importe de faire remarquer que le poil favique n'est pas un poil fragile, comme le poil trichophytique, ou comme celui de la tondante de Grüby-Sabouraud. On ne doit donc pas rechercher ici les poils cassés, comme on le fait dans les autres teignes que je viens de mentionner.

Conservant sa consistance, le cheveu favique gardera donc sa longueur, et, si l'on cherche à l'extraire avec une pince d'épileur, on pourra l'enlever en entier sans le briser, à condition toutefois d'opérer sans brusquerie.

On constatera, au cours de cette opération, que l'adhérence au follicule est diminuée d'une manière très notable et, en outre, que le poil entraîne souvent avec lui sa gaine épidermique folliculaire grasse et succulente. Notons tout de suite que, en raison de cette moindre solidité des cheveux, les placards atteints de favus présentent toujours une certaine diminution du nombre des poils que l'on apprécie aisément par comparaison avec les régions normales voisines.

Mais, en plus de cette faible adhérence au follicule, le poil offre, dans le favus, un aspect particulier auquel un œil exercé ne saurait se méprendre. Sur toute l'étendue de la tige envahie par l'*Achorion*, l'état normal n'existe plus, le cheveu n'est plus lisse et brillant comme un poil sain, il est devenu terne et sa couleur a changé, prenant une teinte grise avec quelques reflets rougeâtres. Que l'on vienne à examiner une tête favique dans son ensemble, ce changement de couleur et cet état terne des poils malades apparaîtront très nettement à côté des cheveux sains, surtout s'il s'agit d'un malade dont les cheveux sont noirs ou de couleur foncée.

Plus tard, les altérations des poils persistant, ils deviennent tout à fait atrophiés, ils se dévient de leur direction normale et ressemblent à des brindilles de laine ou de bourre végétale; nous reviendrons tout à l'heure sur ce point à propos des cicatrices faviques.

En résumé, le godet favique et les altérations du poil que je viens de mentionner, voilà les lésions appartenant en propre au favus; il nous faut voir maintenant comment elles se disposent au cuir chevelu et quelle est leur évolution.

Évolution et topographie des lésions faviques. — Une fois constitué, un placard de favus, s'il n'est traité par les procédés appropriés, persiste et progresse plus ou moins vite; aussi l'irritation causée par les éléments du parasite finit-elle par déterminer la sclérose de la région où il s'est développé et l'atrophie complète, la destruction du système pilo-sébacé.

Parvenue au stade ultime de son évolution, une plaque favique revêt donc l'apparence d'une cicatrice, c'est-à-dire d'une région sur laquelle le cuir chevelu aminci et adhérant aux tissus sous-jacents est absolument uni et de couleur blanche. Sur la partie cicatricielle se voient encore de-ci, de-là, quelques poils respectés, on ne sait pourquoi, et qui sont atrophiés et déviés dans leur direction, tortueux, très minces, ou, au contraire, gros et ressemblant à des brindilles frisottantes de laine. Pour un praticien familiarisé avec les affections du cuir chevelu, cet aspect cicatriciel, avec la persistance de ces quelques poils lanugineux, est assez particulière pour permettre de reconnaître immédiatement une plaque sur laquelle a végété l'*Achorion*.

Il est bon de faire ressortir combien cette évolution s'éloigne de celle des trichophyties humaines et de celle de la tondante rebelle, lesquelles n'aboutissent jamais à la destruction des éléments du cuir chevelu et à la cicatrice définitive que nous venons de signaler pour le favus. On trouve d'ailleurs, entre la teigne faveuse et ces mycoses, d'autres différences non moins importantes relativement à la topographie des lésions et à leur durée.

Ainsi on ne note pas habituellement dans le favus la disposition circinée, qui est l'un des caractères primordiaux des trichophyties; les lésions de l'*Achorion* constituent de petits placards très irréguliers dans leur forme et dans leur grandeur, à contours géographiques et entre lesquels le cuir chevelu reste sain.

Ces placards s'agrandissent lentement en contournant des îlots de cheveux qui demeurent indemnes au milieu des surfaces envahies par le parasite, et, si l'on n'intervient pas, la totalité du cuir chevelu finit par être atteinte ou, du moins, la presque totalité.

Une particularité singulière et dont l'explication nous échappe, doit, en effet, être mentionnée ici, c'est que le favus, si étendu qu'il soit, respecte toujours une bande de cheveux en bordure du cuir chevelu sans jamais entamer cette bordure, comme cela s'observe fréquemment pour d'autres maladies, telles que les trichophyties ou la pelade.

Ce que nous venons de dire de l'évolution des lésions faviques et de leur distribution suffit à indiquer que leur aspect devient très polymorphe lorsqu'elles datent d'un certain temps. A côté de lésions très jeunes, on trouve par exemple des godets adultes, puis des placards cicatriciels parvenus au stade ultime de leur évolution et devenus impropres par sclérose à la végétation du champignon.

Il convient, en outre, d'ajouter qu'à ces lésions faviques s'associent en certains cas des altérations secondaires le plus souvent d'ordre infectieux, et cela s'explique aisément lorsque l'on songe aux portes d'entrée toutes grandes ouvertes que créent les masses parasitaires au niveau des godets. Il n'est donc pas rare de constater, au milieu des éléments de la mycose, des croûtes impétiginiformes, des folliculites suppurées, des plaques inflammatoires banales dues aux bactéries pyogènes ordinaires, telles que les Staphylocoques.

Enfin l'irritation causée par toutes ces lésions occasionne souvent des sensations prurigineuses qui deviennent le point de départ de coups d'ongle, d'excoriations, de papules saignantes, et tout cela nous permet de comprendre pourquoi, dans un favus âgé de plusieurs mois, il est de règle de noter un engorgement ganglionnaire notable à la région cervicale postérieure.

Quant à la durée de la maladie, elle se compte par mois et par années, et, si le traitement ne l'enraye pas, on peut même dire qu'elle est indéfinie, car le parasite ne s'arrête que lorsqu'il a causé l'atrophie définitive du cuir chevelu et de ses éléments. Aussi n'est-il point exceptionnel de rencontrer des adultes et même des vieillards porteurs d'un favus remontant à leur enfance; nous en avons rapporté plusieurs cas dans un paragraphe précédent.

Ce résumé, qui nous montre que le favus, contrairement aux trichophyties humaines et à la tondante rebelle, entraîne la destruction du poil avec formation d'une cicatrice définitive, qu'il s'accompagne fréquemment d'infections secondaires si rares dans les tondantes et qu'il peut durer indéfiniment sans être arrêté par la puberté, ainsi que cela est de règle pour les tondantes, nous permet de conclure que le favus du cuir chevelu est certainement la plus grave de toutes les teignes.

Favus atypiques. — La description que je viens de donner s'applique au favus classique, à celui que l'on pourrait appeler normal, si ce terme peut être employé en semblable cas; il ne faudrait pas croire que tous les favus du cuir chevelu rentrent dans cette catégorie, il en existe en effet un certain nombre qui ne s'accompagnent pas de godets, d'où leur nom de *favus atypiques* ou de *favus sans favus*, et ce sont des faits plus fréquents qu'on ne pourrait le penser tout d'abord, car j'évalue leur proportion à 8 à 10 pour 100 des cas en m'appuyant sur ma statistique personnelle.

Dubreuilh [1], qui a étudié avec soin ces formes d'un diagnostic difficile, en a reconnu trois variétés : une variété pityriasique facile à confondre avec le psoriasis du cuir chevelu, une variété impétiginiforme ressemblant à l'impétigo et qui avait déjà été décrite par Aubert [2], enfin une variété alopécique dont la reconnaissance est entourée de difficultés.

Favus pityriasique. — Il s'agit ici de lésions squameuses du cuir chevelu groupées par plaques arrondies ou irrégulières, mais à contours parfaitement délimités et dont les dimensions sont extrêmement variables : tantôt ce sont des placards peu étendus et nettement séparés, tantôt ils sont devenus confluents et recouvrent de vastes surfaces pouvant occuper la majeure partie du cuir chevelu.

A l'examen des parties malades, ce qui frappe immédiatement, c'est la desquamation abondante qui les fait ressembler singulièrement à des plaques psoriasiques. On trouve à la surface une épaisse couche de squames sèches, blanches, feuilletées, qui sont très adhérentes et qu'il est assez difficile d'enlever complètement par le grattage. Au-dessous, le cuir chevelu est rosé, et, si l'on examine avec attention la face profonde des squames, au moment où on les soulève, on peut y constater, d'après Dubreuilh, la présence de petits points jaunâtres qui ne sont que des godets avortés.

Sur ces placards squameux les cheveux ont persisté, moins nombreux toutefois qu'à l'état normal, ils sont souvent agglutinés ou engainés à leur base, ainsi que cela se voit fréquemment dans cette affection que l'on désigne sous le nom de teigne amiantacée de Devergie, et ces cheveux offrent les mêmes caractères que les poils faviques que nous avons décrits précédemment, c'est-à-dire qu'ils sont secs, ternes, décolorés, et que leur adhérence au follicule est très diminuée. On conçoit sans peine toute l'importance de ces altérations pilaires qui constituent en semblable circonstance le meilleur signe de favus.

D'après Sabouraud, cette forme spéciale de favus comporte souvent une évolution plus rapide que celle du favus classique; on peut, par exemple,

(1) Dubreuilh, Diagnostic de la teigne faveuse. *Journal des maladies cutanées et syphilitiques*, 1890, p. 152.

(2) Aubert, Diagnostic de la teigne faveuse. *Ann. de dermat.*, 1881.

y constater la naissance précoce de plaques secondaires nombreuses qui grandissent et se rejoignent, de façon à envahir en peu de temps de larges surfaces.

Favus impétiginiforme. — Dans cette forme de favus atypique, les lésions sont moins étendues que dans la variété pityriasique; elles simulent absolument l'impétigo. Comme pour cette dernière affection, on note l'existence en divers points de croûtes molles et jaunes qui englobent à leur base les cheveux au niveau desquels elles se sont développées. Mais ces croûtes peu étendues évoluent beaucoup moins vite que dans l'impétigo; dans le favus, une croûte se déplace légèrement au bout de quelques semaines, laissant à l'endroit qu'elle occupait une cicatrice bien nette, et, si l'on applique le traitement classique de l'impétigo, l'on n'obtient pas de guérison définitive, la chute d'une croûte étant suivie de récidive à brève échéance.

Ainsi que pour le favus pityriasique, ce sont les caractères des cheveux malades qu'il importe surtout de rechercher; on trouvera ces cheveux au niveau des croûtes impétiginiformes avec leur aspect terne et cette décoloration qui caractérisent l'envahissement du tissu pilaire par les *Achorion*. Je n'ai sous ce rapport rien à ajouter à ce que j'ai dit aux paragraphes précédents.

Favus à forme alopécique. — Des trois formes atypiques du favus, celle-ci est certainement la plus difficile à reconnaître; voici quelles sont les lésions que l'on y rencontre :

Il se produit en divers points du cuir chevelu des plaques alopéciques d'aspect et de nombre très variables. Ordinairement, ces plaques atteignent des dimensions assez considérables, 3 à 4 centimètres, par exemple, dans leur plus grande largeur; elles sont arrondies ou irrégulières, isolées ou confluentes, pouvant, en ce dernier cas, constituer de vastes placards dépourvus de cheveux. En ces plaques deux parties sont à étudier : la zone centrale et la bordure. De la première il n'y a que peu de chose à dire, c'est une région alopécique, d'apparence cicatricielle, absolument lisse, et sur laquelle on ne trouve même plus ces poils frisottants, lanugineux et déviés, qui se rencontrent habituellement sur les anciennes cicatrices de favus. Cette partie représente les lésions parvenues au stade ultime de leur évolution. La bordure, au contraire, constitue la zone d'activité et de progression du parasite. Tout autour de la région alopécique centrale, on constate l'existence d'une bande large de quelques millimètres et sur laquelle on note des lésions de folliculite.

Ici, les altérations folliculaires se traduisent objectivement par de petits points rougeâtres, légèrement papuleux, dont le sommet est surmonté d'une squame ou d'une croûtelle grisâtre; de cette petite saillie papuleuse sort un poil qui offre, le plus souvent, la décoloration et l'aspect terne des cheveux faviques et dont l'adhérence au follicule est minime. Vient-on à extraire ce poil avec la pince d'épileur, on constatera en outre qu'il entraîne d'ordinaire avec lui sa gaine épidermique folliculaire grasse et succulente, comme nous l'avons déjà vu à propos du favus typique.

[E. BODIN.]

Contrairement à ce que nous avons dit pour le favus pityriasique, la forme alopécique de la mycose offre une évolution des plus lentes, que l'on doit compter par années, et c'est là assurément l'un de ses meilleurs signes cliniques.

Après cet aperçu symptomatique sur les formes atypiques du favus du cuir chevelu, il resterait à indiquer leur pathogénie, mais nous ne pouvons sur ce point nous livrer qu'à des hypothèses, car les conditions dans lesquelles ces formes prennent naissance nous sont encore inconnues. Ce que je puis dire seulement à leur sujet, c'est que ces formes cliniques ne me paraissent pas liées, comme on serait tenté de le croire, à l'inoculation d'espèces parasitaires différentes. Si l'on isole systématiquement, ainsi que je l'ai fait depuis plusieurs années, les parasites de ces favus atypiques, on verra que l'on obtient de toutes ces formes le même *Achorion* que celui qui se rencontre dans la forme classique de la maladie et que l'on ne retrouve pas ici cette correspondance des types cliniques spéciaux à des espèces parasitaires distinctes qui s'observe pour les trichophyties.

Favus à lésions trichophytoïdes. — On peut, me semble-t-il, rattacher aux trois formes de favus atypiques précédentes, des formes extrêmement rares mais particulièrement curieuses que j'ai décrites (1) sous le nom de *favus à lésions trichophytoïdes.* J'ai rencontré dans certaines lésions dont les caractères correspondent *exactement* à ceux des folliculites agminées trichophytiques ou des trichophyties superficielles suppurées, des parasites de provenance animale (âne, veau) dont tous les caractères morphologiques et biologiques se confondent avec ceux des *Achorion.* Or, si l'on prend pour base de la classification des mycoses les caractères des mucédinées qui les déterminent, il faut faire de ces cas des favus à type clinique trichophytoïde, puisque les parasites que l'on y rencontre se rattachent aux *Achorion.*

On conçoit quelle est la difficulté du diagnostic en semblable circonstance; on peut même dire que ni la clinique, ni l'examen microscopique, ne peuvent trancher ce diagnostic et que la culture du parasite causal est seule capable de la résoudre.

Au point de vue de l'histoire générale des mycoses et des rapports que ces mycoses peuvent avoir entre elles, l'intérêt de ces cas est certain, car il montre qu'il existe entre les *Trichophyton* et les *Achorion* des termes de passage qui relient étroitement ces deux groupes parasitaires l'un à l'autre. Ces termes de passage forment un groupe encore fort peu connu et bien plus complexe qu'on ne le pense, car il comprend, d'une part, des mucédinées dont les caractères mycologiques sont ceux des *Achorion* et dont l'expression clinique sur l'homme ou sur l'animal revêt le type de certaines trichophyties; ce sont les favus à lésions trichophytoïdes, et d'autre part des parasites qui sont des *Trichophyton* au point de vue morphologique, mais qui déterminent

(1) BODIN, *Sur les favus à lésions trichophytoïdes.* Soc. de biol., 4 juillet 1896.

sur le vivant des lésions faviques. A cette dernière catégorie se rattachent les faits publiés par Sabrazes [1] et dans lesquels il a pu reproduire sur la souris des lésions analogues aux godets faviques par l'inoculation de certains *Trichophyton* du cheval.

Mais jusqu'ici du moins l'importance de ces faits est toute théorique et l'on peut dire que, en raison de leur excessive rareté et de l'impossibilité de leur diagnostic clinique, les favus à lésions trichophytoïdes sont négligeables dans la pratique; aussi n'insisterai-je pas plus longuement à leur sujet.

Favus des régions pilaires en dehors du cuir chevelu. — Aucune région n'offre d'immunité véritable pour les *Achorion*, le favus peut donc se rencontrer à la barbe ou sur toute autre partie de la peau garnie de poils abondants, mais ces localisations sont rares.

A la barbe, les symptômes n'ont rien de spécial, on retrouve là comme au cuir chevelu les lésions érythémato-pityriasiques du début, puis les godets qui sont généralement petits et isolés et que l'on rencontre surtout à la région sous-maxillaire ou sur les parties latérales de la barbe.

Besnier [2] mentionne à ce sujet une forme très rare et assez spéciale de la mycose méritant bien le nom de sycosis favique. « Il se produit, dit cet auteur, des péri-adénites pilaires isolées (sycosis tuberculeux) ou groupées (sycosis en plaques) qui peuvent en imposer pour des affections tout à fait différentes, voire même pour des épithéliomes ou des syphilomes. »

En semblable circonstance on conçoit toute la difficulté du diagnostic par le seul examen clinique et sans l'aide du microscope dont le secours est ici nécessaire.

En dehors de la barbe, le favus des régions pilaires chez l'adulte constitue une véritable rareté pathologique; sur ce point je n'ai trouvé dans la littérature dermatologique qu'un cas de favus de la région pubienne chez un homme de quarante ans, cité par Leloir et Vidal, et encore faut-il noter qu'il s'agissait chez cet individu d'un favus généralisé.

II. — **Favus des régions glabres** [3].

Localisations. — Favus de la peau glabre. — Favus des muqueuses. — La localisation des *Achorion* sur les parties glabres est infiniment moins fréquente qu'au cuir chevelu. Toutefois, ce fait n'est point une rareté; ainsi, en

(1) SABRAZES, Production de godets faviques par l'inoculation à l'homme et à la souris d'un *Trichophyton* pyogène. Académie des sciences, 18 avril 1898.

(2) E. BESNIER et A. DOYON, Traduction et annotation des *Leçons sur les maladies de la peau de Kaposi*, 1881, p. 406, note 2.

(3) Il est évident que le terme de *peau glabre* est employé ici dans le sens *dermatologique* et non pas dans le sens *anatomique*, car, en dehors de quelques régions comme la paume des mains, la plante des pieds et comme le gland, la peau dite *glabre* en dermatologie possède toujours des poils, mais qui ont généralement les caractères des poils follets et qui n'acquièrent pas le développement de ceux que l'on observe sur les régions velues comme le cuir chevelu ou la barbe chez l'homme adulte.

résumant les observations de favus que j'ai faites au cours de ces dernières années, je trouve que les favus de la peau glabre y atteignent la proportion de 8 pour 100.

Bien entendu, en semblable circonstance, il s'agit le plus souvent d'auto-inoculations chez des individus atteints de favus du cuir chevelu et qui, par un mécanisme sur lequel il est inutile d'insister, transportent le parasite sur une partie quelconque de leur peau; d'autres fois, au contraire, on se trouve en présence d'inoculations primitives à la peau glabre.

Quoi qu'il en soit, les diverses régions de la surface cutanée peuvent être atteintes, mais il y a des parties où l'affection se rencontre plus spécialement, par exemple, à la face, sur le front, les paupières, les joues (Pl. XV), au tronc, sur les épaules et les fesses; aux membres, sur les coudes, les genoux et surtout sur le côté externe de ces membres, localisations dont la fréquence s'expliquerait pour certains auteurs par les frottements auxquels ces dernières régions sont plus particulièrement exposées et qui favoriseraient les inoculations.

D'autres régions ne sont que très rarement atteintes; tel, par exemple, le scrotum, dont il n'y a guère que 10 cas de favus actuellement publiés dans la littérature médicale (1).

Quant au favus des muqueuses, on n'en connaît pas d'observation probante; d'une part, en effet, on ne peut considérer comme un favus des muqueuses celui qui se développe sur le gland et que bon nombre de dermatologistes ont observé, et, d'autre part, on n'a jamais constaté chez les faviques d'inoculations labiales ou buccales, alors que ces régions sont cependant exposées à de fréquentes contaminations.

Une seule observation se rapporte à des localisations muqueuses de l'*Achorion*, c'est celle de Kaposi et Kundrat (2), dans laquelle un individu atteint de favus généralisé et mort avec des phénomènes de gastro-entérite, a présenté au niveau de l'estomac et du gros intestin de petites ulcérations dans lesquelles l'examen histologique aurait démontré l'existence de l'*Achorion*.

Mais, comme la preuve par les cultures n'a pas été faite en ce cas, je pense qu'il faut attendre de nouvelles observations avant de nous prononcer définitivement sur ce point. Qu'il nous suffise de retenir pour le moment la très curieuse observation de Kaposi et Kundrat, et de savoir aussi que les localisations internes des *Achorion* ne sont point impossibles, chez l'animal du moins, ainsi que le démontrent les expériences de Sabrazes (3) sur les lapins et les cobayes, chez lesquels il a pu déterminer des pseudo-tuberculoses

(1) On trouvera 9 de ces cas rapportés dans un travail de Bruno Leich (*Deutsche med. Woch.*, 1897, Bd. XXIII, p. 495). — Un autre cas a été publié récemment par A. Billet (Miscellanées biologiques dédiées à Giard à l'occasion du XXVe anniversaire de la fondation de la station zoologique de Wimereux. Paris, 1899).

(2) KAPOSI et KUNDRAT, Soc. de méd. de Vienne, 25 oct. 1884.

(3) SABRAZES, *Favus de l'homme, de la poule et du chien. Mycoses faviques expérimentales.* Soc. de dermat., avril 1893.

faviques péritonéales et pulmonaires par l'inoculation de spores de favus du chien.

Symptômes. — A son début sur la peau glabre, le favus se traduit comme au cuir chevelu par des lésions du type érythémateux; on voit se produire des cercles rouges présentant une légère desquamation furfuracée et qui s'étendent progressivement et lentement par leur périphérie (*Favus herpeticus*). La ressemblance est alors très grande avec l'herpès circiné trichophytique dont les cercles sont toutefois généralement bien nets, tandis que ceux du favus présentent d'ordinaire un caractère fruste. Au début, le diagnostic est donc fort délicat, mais avec l'évolution de la maladie il devient facile; sur les parties érythémato-squameuses, il ne tarde pas, en effet, à se produire de petits points jaunâtres, irrégulièrement disséminés et qui ne sont autre chose que des godets très petits dont les caractères ne tardent pas à s'accuser et sont exactement les mêmes que ceux que nous avons déjà étudiés. Une fois développés, les godets s'accroissent rapidement, et, s'ils sont nombreux et rapprochés les uns des autres, ils peuvent se fusionner pour former des masses comme celles dont j'ai déjà parlé à propos du favus squarreux (Fig. 95).

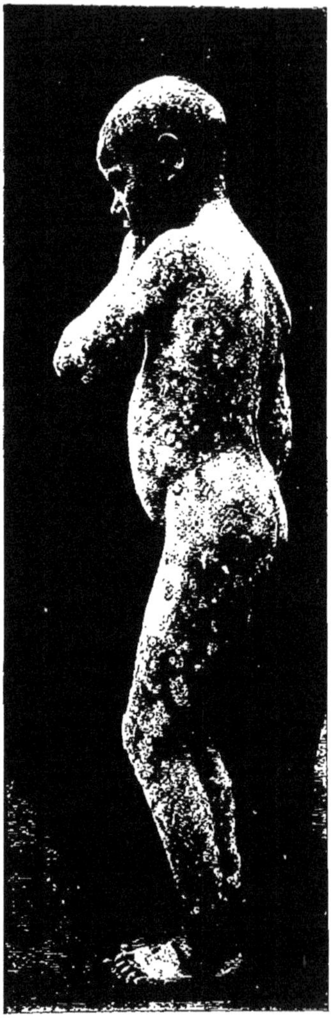

Fig. 96. — Favus généralisé. (Collection d'E. Besnier.)

Enfin, sur la peau glabre comme au cuir chevelu, on constatera que le godet, qu'il est aisé d'enlever en une seule pièce, est enchâssé dans la peau, laquelle se déprime au-dessous de lui en moulant exactement sa face profonde.

Dans l'évolution du favus des régions glabres on peut, me semble-t-il, distinguer deux cas : dans l'un il s'agit d'une inoculation bien localisée, aboutissant à la formation de quelques godets qui ne présentent pas de tendance à l'extension rapide et qui, convenablement traités, ne laisseront après eux qu'une pigmentation jaune brunâtre plus ou moins marquée.

[E. BODIN.]

Dans d'autres cas, au contraire, chez des individus débilités ou malpropres, et lorsque l'affection est abandonnée à elle-même, les masses faviques s'accroissent et progressent rapidement pouvant aboutir en quelques mois à une

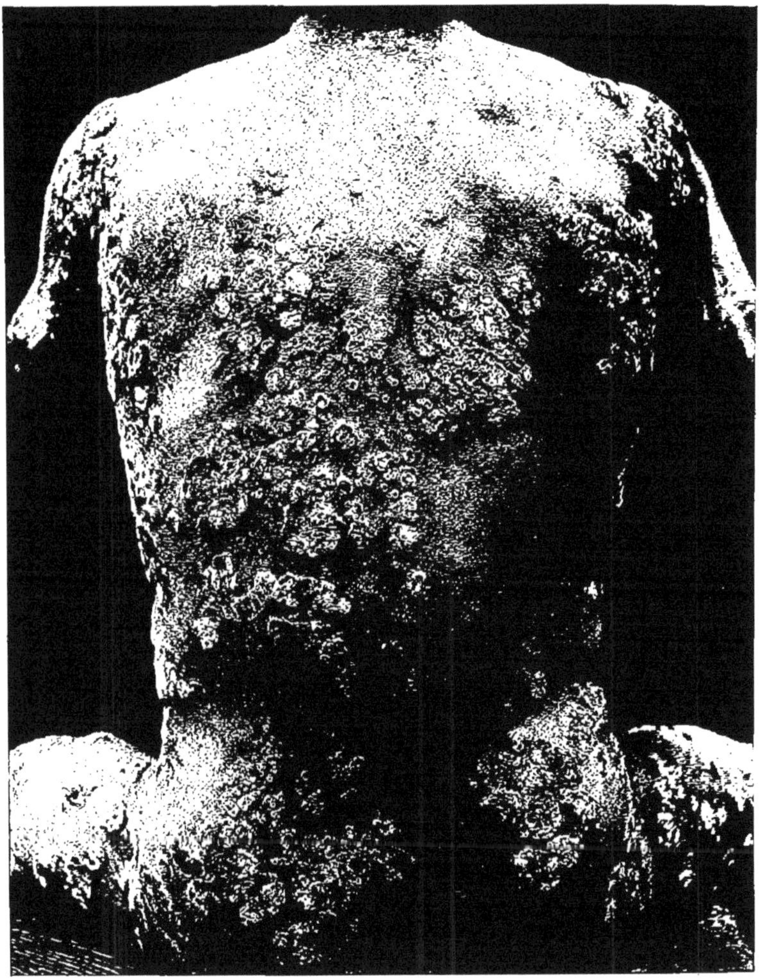

Fig. 97. — Favus généralisé. (Collection d'E. Besnier.)

véritable généralisation (Fig. 96 et 97). C'est en semblable cas que l'on observe surtout la production en certains points de ces masses faviques pouvant atteindre une épaisseur de 1 à 2 centimètres. On comprend aisément que, lorsque ces masses parasitaires ont persisté un certain temps, elles laissent après elles non plus seulement une pigmentation cutanée, mais de véritables cicatrices entourées de zones foncées et qui ressemblent à certains reliquats cicatriciels de syphilides.

FAVUS DES ONGLES (ONYCHOMYCOSE FAVIQUE)

Au cuir chevelu et sur la peau glabre nous avons vu que les *Achorion* déterminent des lésions spéciales et caractéristiques; au niveau des ongles, il n'en est plus de même et l'on ne trouve ici rien qui permette, sans autre renseignement que l'examen clinique de l'ongle, de discerner l'onychomycose favique de l'onychomycose trichophytique, par exemple.

La localisation unguéale du favus est d'ailleurs rare, ce qui semble étonnant lorsque l'on songe aux contaminations fréquentes de cette région chez les faviques pendant le grattage. Cette localisation, qui est souvent secondaire à un favus d'une autre partie, peut aussi être primitive, et cela dans un nombre de cas plus grand qu'on ne le pense, car l'onychomycose favique primitive est fréquemment méconnue.

Ce sont les ongles des doigts qui sont atteints et presque toujours plusieurs doigts sont affectés en même temps; quant au favus des orteils, il n'est représenté en dermatologie que par deux observations: l'une due à Fabry (1), l'autre à Vidal et à Brocq (2).

Au début, la végétation du parasite se fait entre le derme sous-unguéal et la couche cornée et se traduit simplement par une coloration grise, plus ou moins foncée, d'abord punctiforme, puis qui s'étend progressivement et qui finit par envahir toute l'étendue de l'ongle. Du gris la coloration passe ensuite au jaunâtre, en même temps que l'ongle s'épaissit dans de notables proportions, qu'il devient friable, et qu'il prend cet aspect appelé fort justement par certains auteurs aspect en *moelle de jonc*.

Enfin la surface se marque rapidement de stries longitudinales qui ne tardent pas à s'exfolier lorsque le parasite perfore la lame cornée superficielle; il se produit alors des rugosités, de véritables soufflures, de telle façon que l'ongle épaissi semble rongé.

Une fois constituées, ces lésions évoluent lentement, ainsi que cela est commun dans le favus et peuvent durer des années. On en a même noté des cas qui ont persisté pendant de longues années après la guérison du favus du cuir chevelu qui leur avait donné naissance (3); d'autres fois, et ceci est plus rare, après un, deux, trois ans, la maladie rétrocède et disparaît spontanément.

Il faut ajouter aussi que le favus unguéal, qui n'est pas douloureux, n'entraîne que très rarement la chute de l'ongle, sauf dans le cas d'un panaris secondaire qui est exceptionnel et après lequel l'ongle peut repousser encore, malade ou guéri.

(1) FABRY, Ueber onychomycosis favosa. *Arch. f. Dermat. und Syphilis*, 1890, p. 21.
(2) LELOIR et VIDAL, *Traité descriptif des maladies de la peau*, p. 356.
(3) HENRI FOURNIER, Étude sur la Trichophytie des ongles. *Journal des maladies cutanées et syphilitiques*, 1889, p. 3, note 1.

III. — Complications du favus.

Il n'y a guère de complications du favus qu'au cuir chevelu et nous en avons déjà parlé au sujet du polymorphisme des lésions auxquelles se surajoutent parfois des plaques de dermite dues à des bactéries comme les Staphylocoques, des pustules relevant de la même cause, des croûtes impétiginiformes qui peuvent masquer les godets sur une étendue plus ou moins grande. J'ajouterai aussi la phtiriase et les phénomènes inflammatoires dont elle s'accompagne, mais tout cela n'a rien que de très banal et ne mérite pas plus qu'une simple mention.

Une autre complication doit être particulièrement signalée parce qu'elle offre un intérêt pratique de grande valeur, je veux parler de l'association possible au favus du cuir chevelu d'un *Trichophyton* ou du *Microsporum Audouini*. C'est là un fait important au point de vue du pronostic et qui s'observe quelquefois. Pour ma part, je l'ai noté dans plusieurs cas et Béclère [1] l'a rencontré aussi à l'école des teigneux de l'hôpital Saint-Louis.

Au point de vue du traitement et de la prophylaxie des teignes, il importe de retenir cette association possible de deux mycoses qui conduira à des déductions pratiques que l'on peut imaginer sans peine.

IV

ANATOMIE PATHOLOGIQUE

L'étude anatomo-pathologique du favus doit comprendre la structure et la disposition des éléments parasitaires et les altérations occasionnées dans les tissus par ces éléments. Nous commencerons donc par décrire dans les lésions la disposition du parasite sur la structure duquel nous pourrons être bref, cette question ayant reçu son développement à l'article *Dermatophytes* [2]; nous verrons ensuite quels sont les troubles réactionnels ou dégénératifs que les *Achorion* déterminent dans les tissus.

Godet favique. — Le follicule pilo-sébacé, à son origine, constitue un lieu d'élection pour les *Achorion*. Les cellules parasitaires s'y accumulent et y forment une masse refoulant les tissus autour d'elle et prenant la forme de l'infundibulum pilaire dilaté, c'est le godet. Sa structure est des plus simples : il est constitué uniquement par le parasite sans qu'aucun élément cellulaire de l'organisme ne prenne part à sa formation. Faisons une coupe verticale de ce godet, nous verrons qu'il renferme une grande quantité de filaments disposés les uns à côté des autres qui, parvenus à une certaine hauteur, se dichotomisent et qui, par suite de l'augmentation de leur nombre, prennent, à mesure

(1) Béclère, *Ann. de dermat. et de syphil.*, 1894.

(2) Voir t. I, p. 701.

qu'ils se rapprochent de la surface, des directions divergentes, de telle façon que nous ne pouvons mieux faire que de comparer leur disposition à celle des brindilles d'un bouquet.

Quant aux filaments en eux-mêmes, ils varient suivant le point du godet où on les examine. Dans la profondeur et vers les parties périphériques, ce sont de simples tubes mycéliens de 2 à 3 μ environ de diamètre transversal, divisés par de petites cloisons à intervalles assez éloignés.

Au centre et à la surface du godet, ce ne sont plus de simples tubes mycéliens que l'on trouve, mais des filaments sporulés, c'est-à-dire des filaments sur lesquels les cloisons transversales se sont rapprochées les unes des autres, de façon à ne plus délimiter que de courts segments sporulaires placés à la suite les uns des autres comme les grains d'un chapelet.

Ainsi constituée, cette masse parasitaire qu'est le godet favique se trouve placée entre la couche cornée superficielle et le stratum lucidum qu'elle refoule au-dessous d'elle pour former cette petite cavité dans laquelle elle se loge et dont nous avons parlé dans la description symptomatique. C'est là du moins la situation du godet pendant une partie de son évolution, car, lorsqu'il devient volumineux, il peut rompre la couche cornée superficielle pour répandre sa substance à l'air libre et, d'autre part, des filaments partis du fond du godet peuvent, à un stade avancé de la maladie, envahir le corps muqueux et pénétrer jusqu'au tissu du derme.

En résumé, sur un godet jeune une coupe verticale montrera successivement en allant de la surface vers la profondeur :

1° Une mince couche cornée formée de cellules kératinisées plus ou moins altérées;

2° La substance parasitaire du godet comprenant en surface de nombreux éléments sporulaires et dans la profondeur des filaments serrés les uns contre les autres;

3° Le stratum lucidum et le corps muqueux refoulés par la masse végétante du champignon.

Cheveu favique. — Les cheveux sont plus ou moins rapidement envahis par le parasite, mais, comme le fait remarquer Balzer [1], cet envahissement ne se fait pas du premier coup, il n'est que secondaire.

Le chemin suivi par les *Achorion* dans la pénétration du poil, a donné lieu, entre les divers auteurs, à de nombreuses discussions; sans m'arrêter à ces discussions, qui n'ont pas d'intérêt pratique, j'indiquerai tout de suite que, dans la majorité des cas, le champignon pénètre directement dans le poil en traversant l'épidermicule; d'autres fois, le parasite pourrait prendre un chemin détourné étudié par Kaposi et descendre dans le follicule en dehors du poil jusqu'à la limite inférieure de la cuticule de ce poil, en dessous de laquelle il passerait pour germer ensuite dans le tissu pilaire.

Quoi qu'il en soit, le cheveu, une fois envahi par l'*Achorion*, celui-ci, qui se

(1) BALZER, Recherches histologiques sur le favus et la trichophytie. *Arch. gén. de méd.*, octobre 1881.

trouve surtout dans l'écorce du poil, mais qui peut atteindre toutes ses parties, s'étend en proliférant sur une longueur plus ou moins considérable. Du côté de l'extrémité pilaire, il peut y avoir de la sorte pénétration du mycélium sur une étendue de 1 à 2 centimètres ; il n'est pas rare même de trouver des cheveux de plusieurs centimètres de longueur, qui sont envahis jusqu'à leur extrémité terminale.

Dans la racine, le champignon descend aussi le plus souvent même avant de végéter vers l'extrémité libre du poil et il ne tarde pas à remplir cette racine dans laquelle il demeurerait confiné pour Unna; d'après Leloir et Vidal, toutefois, les filaments peuvent, au bout d'un certain temps, franchir la gaine pilaire et déterminer l'inflammation du derme.

Je ferai immédiatement remarquer combien cet envahissement du poil favique sur une longueur toujours assez grande, diffère de la pénétration du poil par les *Trichophyton* ou par les *Microsporum*. Ici le tissu pilaire n'est atteint que sur une étendue de quelques millimètres, car le poil, devenu fragile, casse à l'orifice folliculaire ou à 3 ou 4 millimètres au maximum au-dessus de cet orifice; là, au contraire, le poil, moins fragile, ne casse pas, ce qui permet aux filaments des *Achorion* de progresser et de s'étendre.

Voilà déjà, pour les cheveux faviques, un caractère différentiel de grande

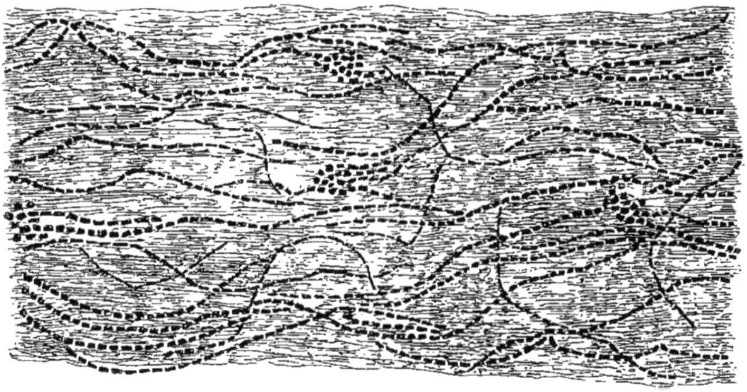

FIG. 98. — Figure demi-schématique montrant la disposition de l'*Achorion* dans un poil.

valeur; nous allons en trouver d'autres, non moins importants, dans la disposition intra-pilaire des éléments du parasite.

Sur un poil favique, ce qui frappera tout d'abord l'observateur, c'est le polymorphisme et l'irrégularité topographique des éléments du champignon; on remarquera, en outre, que tout le poil n'est pas envahi, comme par les *Trichophyton*, par exemple, qui bourrent complètement le cheveu. Dans le favus, les filaments mycéliens sont moins nombreux, situés à une certaine distance les uns des autres, laissant entre eux une plus ou moins grande étendue de tissu pilaire parfaitement visible.

Quant au champignon en lui-même, il est, ainsi qu'on l'a vu dans un chapitre précédent [1], constitué par des filaments et par des spores mycéliennes.

Les filaments sont, d'une manière générale, dirigés dans le sens de l'axe longitudinal du poil, mais chacun, pris en particulier, peut présenter des directions variables, flexueuses et plus ou moins obliques par rapport à l'axe pilaire; on en trouve même fréquemment qui croisent cet axe sous un angle qui se rapproche de l'angle droit (Fig. 98). D'ailleurs, tous ces filaments ne sont pas semblables, les uns sont gros et mesurent 3, 4 μ de diamètre transversal, les autres, plus petits, n'ont guère que 2 μ de largeur. Tous sont divisés par des cloisons transversales qui les sectionnent en articles rectangulaires tantôt allongés, tantôt courts, figurant alors un chapelet de spores angulaires. Notons enfin que, lorsque ces filaments sont ainsi sporulés, ils se divisent fréquemment par tritomie ou tétratomie, c'est-à-dire que le filament donne naissance à 3 ou 4 filaments secondaires qui partent d'une sorte d'agglomération des spores, et c'est là une disposition qui peut être considérée comme caractéristique du favus (Fig. 98).

Les spores sont représentées ici comme dans le cas des *Trichophyton* ou des *Microsporum* par les courts segments interceptés par les cloisons transversales sur les filaments, elles sont ordinairement rectangulaires ou légèrement ovoïdes quand les angles sont émoussés; elles forment tantôt des chapelets mycéliens, tantôt les petits amas dont nous venons de parler au sujet de la division des filaments et dont les éléments sont généralement polyédriques par pression réciproque.

Je signalerai enfin qu'il n'est pas rare de rencontrer, sous l'écorce du poil, des boyaux déshabités par le parasite et remplis d'air.

Tel est l'aspect du cheveu favique dans la majorité des cas, mais, à côté de cette forme, que l'on peut appeler la forme classique du favus, il en est une autre bien moins fréquente, étudiée par Sabouraud et que j'ai pour ma part observée plusieurs fois. Elle diffère de la forme classique en ce que l'on ne trouve pas de spores mycéliennes dans le poil qui contient seulement des filaments parasitaires; ces filaments de 3 μ de diamètre environ sont plus réguliers et plus nombreux que dans le favus classique et par suite ils sont serrés assez étroitement les uns contre les autres dans le tissu pilaire; de plus, ils ne se divisent pas par tritomie ou tétratomie, mais par dichotomie et les cloisons qui les sectionnent en articles rectangulaires sont toujours éloignées les unes des autres (15 à 20 μ) de telle sorte que ces articles offrent toujours une assez grande longueur.

Jusqu'ici ces cas ne semblent pas correspondre à une forme clinique spéciale de favus ou à une espèce particulière d'*Achorion*, on ne pourrait donc les expliquer que par une modification dans le mode végétatif du champignon survenue sous l'influence d'une cause qui nous échappe complètement.

Altérations des tissus sous l'influence des Achorion. — Malgré les nombreuses études parues dans ces dernières années sur le favus, il faut recon-

[1] Voir l'article : *Dermatophytes*, t. I, p. 701.

naître que l'anatomie pathologique proprement dite de cette affection est loin d'être élucidée complètement; j'ajouterai aussi que bon nombre de faits avancés à ce sujet, et notamment en ce qui concerne les altérations épidermiques, me semblent susceptibles d'être revisés. Ici je me bornerai à résumer les notions anatomo-pathologiques données sur le favus par Leloir et Vidal dans leur *Traité descriptif des maladies de la peau*, qui est le seul ouvrage où l'on trouve une étude détaillée sur le sujet.

Au début de leur végétation dans la peau, les *Achorion* se localisent dans les couches épidermiques superficielles sans envahir le corps muqueux de Malpighi; dans ces couches superficielles on constatera donc un certain degré d'irritation. « La couche granuleuse disparaît plus ou moins complètement et la couche cornée basale est œdémateuse », et au-dessous les assises superficielles du corps muqueux présentent souvent des signes non douteux de l'altération cavitaire. On trouve en outre de nombreuses cellules embryonnaires dans le corps muqueux.

Lorsque le champignon se fixe au niveau du follicule pilaire, les mêmes phénomènes s'y observeront, et c'est ce qui explique pourquoi il est de règle, en enlevant un poil favique, d'entraîner avec la racine une gaine folliculaire grasse et succulente; cela provient de l'irritation par le champignon de la gaine folliculaire qui devient œdémateuse.

Tel est le résumé des lésions que l'on peut observer au début du favus, mais, dans l'évolution ultérieure de la maladie, le parasite ne reste plus limité seulement aux couches épidermiques; au niveau du godet, par exemple, Malassez a constaté que des tubes mycéliens partant du fond de ce godet pénètrent dans les couches sous-jacentes et vont jusqu'à une certaine profondeur dans le derme; on peut voir, aussi autour d'un poil favique, le parasite franchir les gaines épithéliales et s'avancer dans le tissu dermique.

Bien entendu, sitôt que l'invasion du derme par les éléments mycosiques est réalisée, le tissu s'enflamme, les vaisseaux se dilatent et s'entourent de manchons de leucocytes, il se produit une infiltration de cellules jeunes, et l'on note la kariokynèse dans les cellules fixes du tissu conjonctif. On assiste, en somme, à l'éclosion d'une dermite.

L'évolution de ce tissu dermique enflammé aboutira d'ailleurs à la sclérose, pour peu que l'inflammation persiste un certain temps, et c'est ainsi que s'expliquent les cicatrices que l'on observe après la guérison des placards de favus.

Favus des ongles. — Dans le cas d'onychomycose favique, on trouvera dans la substance unguéale des éléments parasitaires dissociant les cellules et d'aspect très polymorphe. Ce sont surtout des filaments mycéliens, mais dont la forme est très altérée, tantôt très grêles, tantôt énormes, et, de plus, le nombre des spores n'y est que très restreint.

Enfin, d'après Fabry [1], dont je ne rapporte ici l'opinion que sous toute réserve, le champignon végéterait surtout en ce cas entre les papilles du

(1) Fabry, *loc. cit.*

derme et les prolongements épithéliaux d'où il envahirait les couches supérieures de l'épiderme sans pénétrer jamais dans les papilles; on n'observerait pas non plus de filaments parasitaires dans le tissu unguéal dont les altérations seraient dues aux troubles résultant de la séparation par le parasite des couches épithéliales des papilles et de leurs vaisseaux.

V

DIAGNOSTIC

Pour le favus classique du cuir chevelu et de la peau glabre, il est à peine besoin d'insister sur le diagnostic différentiel, car les lésions dont j'ai parlé précédemment sont suffisamment caractéristiques pour que l'erreur ne puisse être facilement commise. Les altérations pilaires et les godets ont une apparence et une évolution trop spéciales pour être confondues avec d'autres altérations ou d'autres productions pathologiques. Il n'en est plus de même des formes atypiques de la mycose dont la reconnaissance est parfois aussi ardue que le diagnostic de la forme classique est simple.

Dans le cas de favus à forme pityriasique, la confusion est aisée avec le psoriasis, avec le pityriasis capitis intense et surtout avec cette affection désignée sous le nom de teigne amiantacée de Devergie et qui est une forme de la séborrhée.

Je rappelerai donc à ce sujet que, dans le psoriasis du cuir chevelu, l'aspect des squames est plus brillant et plus sec et que les cheveux qui existent sur les placards ne présentent pas les altérations sur lesquelles j'ai insisté : traversant les squames en nombre à peu près aussi grand que sur les parties saines, les cheveux du psoriasique ne sont pas secs, ils ne présentent pas cette apparence terne, cette décoloration des poils parasités par les *Achorion*. De plus, si l'on examine toutes les lésions, il n'est pas rare d'en rencontrer dans le psoriasis qui sont à la limite du cuir chevelu entamant cette bordure que nous savons être douée d'une immunité toute particulière pour le favus. Enfin est-il besoin d'ajouter que la constatation d'autres lésions psoriasiques sur la peau glabre, aux sièges d'élection de la dermatose, est d'un utile secours pour résoudre le problème?

Du pityriasis capitis il n'y a que peu de choses à dire, car il est rare qu'il simule complètement le favus pityriasique; ses lésions sont plus sèches, plus étendues, moins épaisses que celles du favus, et, si l'on y trouve certaines altérations pilaires elles n'ont point les caractères de celles de la teigne faveuse; en cas d'hésitation, c'est donc à l'étude des poils malades qu'il faudra surtout s'attacher.

Il en est de même pour la teigne amiantacée de Devergie, pour laquelle la confusion est plus facile à commettre. On se souviendra qu'ici la topographie des lésions diffère ordinairement de celle du favus, que les placards sont moins nets, plus étendus, se prolongeant souvent jusqu'à la limite extrême du cuir chevelu, et enfin que, si l'on soulève les squames, on ne trouvera pas à leur face profonde ces petits points jaunâtres que nous avons signalés dans le favus pityriasique et qui ne sont autre chose que des godets minuscules et avortés.

La forme impétigineuse du favus simule au premier abord l'impétigo du cuir chevelu à tel point que, après un examen rapide et sans renseignements sur l'évolution de la maladie, il est impossible de faire la distinction des deux dermatoses. Mais recherche-t-on l'état des poils, on verra dans le favus que ceux qui sont agglutinés par les croûtes jaunâtres ont les caractères des cheveux faviques, et, s'enquiert-on de l'évolution, on apprendra que ces lésions sont de date très ancienne, résistant au traitement et récidivant sans cesse quand on arrive à les faire disparaître. Si l'on ajoute à cela que les placards malades sont, dans le favus, localisés d'ordinaire au cuir chevelu et bien moins étendus que dans l'impétigo, où ils sont diffus, on verra que le diagnostic est bien moins difficile qu'il ne le semble à première vue.

Quant à la forme alopécique du favus, elle mérite toute notre attention, car c'est à coup sûr celle dont la reconnaissance offre le plus de difficultés. La confusion peut alors se faire avec diverses affections, et en particulier avec le lupus érythémateux et surtout avec certaines folliculites décalvantes étudiées par Brocq et qui ont une telle ressemblance avec le favus alopécique que Dubreuilh n'hésite pas à douter du diagnostic en certaines observations [1]. En semblable circonstance les symptômes qui, dans le favus, se retrouvent d'une façon constante et sur lesquels le dermatologiste doit surtout s'appuyer me paraissent être les suivants : d'abord la longue durée de l'affection qui existe depuis des mois, souvent même depuis des années, sans qu'aucun des moyens d'action mis en œuvre contre elle n'aboutisse à la guérison. L'alopécie avec son aspect cicatriciel, l'état lisse du cuir chevelu, sont également de bons signes, de même l'existence à la base des poils dans la zone de folliculite d'une petite croûtelle jaunâtre qui ne se retrouve pas dans la folliculite décalvante.

Enfin les caractères des poils sont, comme précédemment, de la plus haute importance, car ils n'ont pas dans la folliculite décalvante cet aspect sec et terne qu'ils prennent dans le favus. Seulement, toute la difficulté consiste à trouver ces poils, car ils ne sont plus ici en placards comme dans le favus impétiginiforme ou pityriasique, mais disséminés sur la zone de folliculite et isolés au milieu de cheveux sains en apparence.

A ces favus atypiques du cuir chevelu nous pouvons ajouter le *favus herpéticus* de la peau glabre dans les premiers stades de son évolution, alors qu'il n'est représenté que par des cercles érythémato-squameux et qu'il est possible de le confondre avec les trichophyties circinées.

Notons cependant que les cercles faviques sont généralement frustes et

(1) Dubreuilh, Alopécies atrophiques. *Ann. de dermat.*, 1895, p. 329.

qu'ils présentent ordinairement de petits points jaunâtres, origine des godets, lesquels ne tardent pas à se montrer avec tous leurs caractères habituels ; on ne rencontre donc pas ici les sérieuses difficultés diagnostiques que j'ai indiquées pour les favus atypiques du cuir chevelu. Par contre, pour le favus des ongles, l'embarras reparaît et l'on peut même dire que, sans la notion très précise de contagion et sauf dans le cas d'onychomycose favique secondaire, il est à peu près impossible de distinguer d'une manière certaine le favus unguéal de la trichophytie et même de certaines altérations non mycosiques de l'ongle.

Dans un bon nombre de cas, on le voit, le diagnostic du favus est fort épineux et je ne crois pas exagéré de dire que dans certaines circonstances il est insoluble par la seule étude clinique. Heureusement, nous possédons un procédé d'examen qui permet de lever tous les doutes à ce sujet et cela de la façon la plus simple, c'est l'examen microscopique auquel il ne faut pas hésiter à recourir sans perdre de temps, chaque fois qu'il y a incertitude.

Est-il besoin de m'arrêter longuement sur cette méthode que l'on a déjà vue pour d'autres mycoses? Elle ne diffère point ici de ce qu'elle est pour les trichophyties ou pour la tondante rebelle de Grüby-Sabouraud.

Prendre quelques poils choisis avec discernement sur les parties malades, ou quelques squames d'un cercle douteux, ou encore un fragment croûteux suspect, et les chauffer légèrement sur une lame de verre dans une goutte de solution de potasse à 40 pour 100, puis les recouvrir d'une lame et porter sous l'objectif du microscope pour constater s'il existe un parasite présentant les caractères que j'ai étudiés en un précédent paragraphe, voilà une méthode bien simple et qui est à la portée de tous. Je ne saurais donc trop insister sur son importance, je dirai même sur sa nécessité, puisqu'elle permet d'obtenir en quelques minutes la solution d'un problème que l'examen clinique le plus attentif ne saurait toujours donner d'une manière certaine.

En terminant, j'ajouterai même que, si je savais l'emploi du microscope plus répandu qu'il ne l'est, je n'aurais pas hésité à m'en tenir sur le diagnostic du favus aux quelques lignes qui précèdent.

VI

PRONOSTIC

L'opinion classique veut que le pronostic du favus soit sévère, puisque c'est une affection qui peut persister indéfiniment, qui n'est point arrêtée par la puberté comme les tondantes, et qui, contrairement à celles-ci, détermine des cicatrices alopéciques définitives. Cela est vrai et, envisagée à ces divers points de vue, il est certain que la teigne faveuse l'emporte en gravité sur les autres mycoses du cuir chevelu ; mais il convient d'ajouter immédiatement que c'est là le pronostic du favus non traité et abandonné à lui-même; en effet, ce pronostic sera tout autre lorsqu'il s'agira d'une teigne faveuse soumise à une thérapeutique rationnelle. Nous allons voir tout à l'heure que l'intervention du médecin est ici des plus efficaces et que, bien dirigée, elle aboutit à la guérison et cela avec une sûreté et une rapidité que l'on ne retrouve pas dans le traitement des autres teignes comme les trichophyties et la tondante rebelle de Grüby-Sabouraud.

On peut donc conclure que, si le favus abandonné à lui-même est la plus grave de toutes les teignes du cuir chevelu, c'est assurément la moins redoutable de ces affections lorsqu'il est soumis au traitement.

VII

TRAITEMENT

Favus du cuir chevelu. — Une remarque préliminaire doit être placée en tête de ce chapitre, car elle domine toute la thérapeutique du favus; elle a trait à la situation du parasite dans l'infundibulum pilaire et s'applique d'ailleurs aux autres teignes aussi bien qu'au favus.

Profondément infiltrés jusqu'à l'extrémité radiculaire du poil, les éléments des *Achorion* trouvent dans le follicule pilaire un asile sûr et inviolable, car aucun antiseptique, sous quelque forme que ce soit et sous quelque état qu'il soit employé, solide, liquide ou gazeux, ne peut pénétrer dans la profondeur du follicule, en raison de la disposition anatomique du poil dans ce follicule.

On ne saurait donc trop insister sur ce fait que l'emploi des antiseptiques seuls en applications sur le cuir chevelu est absolument insuffisant pour guérir l'affection, puisque ces antiseptiques n'atteignent que les éléments superficiels du champignon dont la végétation se continue dans la profondeur des couches cutanées. J'indiquerai tout de suite que le seul procédé qui permette d'assurer la *stérilisation* du follicule consiste à extirper le poil par épilation, c'est-à-dire à enlever mécaniquement les éléments parasitaires infiltrés dans ce poil ou dans les couches qui y sont adhérentes et que l'on entraîne avec lui.

En combinant cette stérilisation mécanique avec la désinfection chimique de la surface, on obtient une méthode de traitement rapide et radicale, mais que l'on sache bien que les deux procédés doivent être réunis et que tout traitement qui ne met en œuvre qu'un topique parasiticide sans comprendre l'épilation doit être éliminé comme insuffisant. Il n'est pas inutile d'insister sur ce point car la littérature dermatologique abonde en formules antiseptiques vantées par leurs auteurs comme des spécifiques du favus et qui par suite pourraient sembler suffisantes pour guérir à elles seules la maladie.

En résumé, l'épilation méthodique suivie de simples lavages qui entraînent mécaniquement les éléments mycosiques de surface peut suffire pour assurer la guérison du favus, tandis que l'emploi des topiques parasiticides, si énergiques qu'ils soient, ne saurait atteindre que les spores parasitaires de surface et par conséquent ne peut conduire qu'à un succès thérapeutique partiel et momentané.

Entrons maintenant dans le détail du traitement d'un favique que nous diviserons en deux phases ainsi que le font tous les auteurs classiques : une phase préparatoire et une phase comprenant le traitement proprement dit de la mycose.

1° *Phase préparatoire*. — Elle consiste à nettoyer le cuir chevelu, à le débarrasser des godets et des croûtes qui le recouvrent et à calmer l'irritation causée par ces productions.

Pour atteindre ce but, j'ai toujours vu employer avec un plein succès la méthode préconisée par E. Besnier et dont voici les règles :

On commence par couper aux ciseaux et aussi ras que possible les cheveux sur tout le cuir chevelu, *quels que soient le sexe et l'âge* des malades, puis on applique sur les godets et les croûtes une couche d'un mélange à parties égales d'axonge fraîche et de savon noir que l'on fera garder au malade pendant deux à trois heures. On fait ensuite un lavage à l'eau tiède en frictionnant doucement les parties malades avec la main, opération qui est singulièrement facilitée si l'on dispose d'une petite douche en pluie au-dessous de laquelle on fait placer la tête du malade.

Cela fait, le cuir chevelu se trouve débarrassé d'une certaine quantité de croûtes et de godets; on applique alors un cataplasme d'amidon cuit ou des compresses de tarlatane, pliées en plusieurs doubles, imbibées d'eau boriquée ou d'eau bouillie et recouvertes de taffetas imperméable. Ce pansement est maintenu pendant toute la nuit. Le lendemain, les croûtes et les godets sont ramollis de telle façon qu'à l'aide d'un raclage avec une spatule suivi d'un savonnage à l'eau tiède, on les fera disparaître complètement. Pendant deux à trois jours, il faudra ensuite appliquer des pansements humides avec des compresses de tarlatane imbibées d'eau boriquée et recouvertes d'un imperméable. Ces topiques suffiront pour calmer l'irritation causée par le premier décapage et pour assurer la cicatrisation des plaies apparentes que laissent après eux les croûtes et les godets. Le moment est alors arrivé de commencer le véritable traitement de la mycose.

2° *Traitement du favus proprement dit*. — Ainsi que je l'ai dit, c'est l'épilation qui joue ici le rôle capital en assurant la stérilisation mécanique de l'infundibulum pilaire, il faut donc la mettre en pratique aussitôt que cela est possible. Sans m'arrêter à des considérations historiques sur ce mode de traitement mis en œuvre autrefois d'une manière barbare connue sous le nom de procédé de la *calotte*, je préciserai suivant quelles règles elle doit être pratiquée actuellement.

D'abord il faut enlever les cheveux sur toutes les parties malades à la pince et un par un et étendre cette opération à la bordure de ces parties en ne s'arrêtant que là où l'on rencontre des cheveux sains, c'est-à-dire offrant leur adhérence normale au follicule et n'entraînant plus avec eux, quand on les arrache, leur gaine folliculaire grasse et succulente. En somme, il faut épiler toutes les parties malades et tout autour d'elles une bordure de cheveux sains, qui limite ainsi les placards faviques en formant une zone de protection étendue entre les régions malades et celles qui sont saines.

L'opération est simple lorsqu'il n'existe que peu de lésions et qu'elles ne sont pas très étendues; mais, lorsque de larges surfaces sont envahies par le parasite, l'on n'arrivera à les débarrasser des cheveux qui les recouvrent qu'après un nombre plus ou moins grand de séances d'épilation, qui ne doivent pas dépasser chacune deux heures de durée.

Au sujet de cette épilation, il est utile d'insister sur quelques détails : d'abord il importe, en arrachant les poils un par un, de ne pas les casser, car on laisserait ainsi dans le follicule leur racine infectée et le but recherché ne serait pas atteint. C'est pour avoir méconnu cette règle que bon nombre de médecins n'arrivent pas à la guérison rapide du favus. L'épileur devra donc opérer avec douceur en tirant sur les cheveux dans le sens de leur direction. Toutefois, si grandes que soient l'habitude et l'habileté de l'épileur, il arrive toujours qu'un certain nombre de poils cassent; une fois la première épilation faite, on attendra donc huit à dix jours que les poils qui ont cassé aient poussé suffisamment pour pouvoir être de nouveau saisis à la pince. A ce moment, on reprendra l'épilation sur les parties déjà traitées afin de compléter la première opération et l'on achèvera d'enlever les cheveux en redoublant de soin pour ne pas les briser. Cette seconde épilation est très importante et demande, de la part du médecin, une surveillance toute spéciale.

En suivant ponctuellement ces indications, on arrivera à la *déglabration complète* des parties malades et cet état devra être maintenu pendant trois mois consécutifs, c'est-à-dire qu'il faudra chaque semaine revoir avec soin les parties épilées afin d'y enlever les poils de repousse et les maintenir parfaitement et complètement glabres.

Après ce temps, on laissera repousser les cheveux et l'on mettra le malade en surveillance afin de constater les résultats obtenus.

Applications parasiticides. — En même temps que l'on épile les régions faviques on aura soin de maintenir le cuir chevelu dans un état de propreté parfaite et de s'opposer au développement et à l'extension des éléments superficiels du parasite, indication qui sera remplie par l'emploi des antiseptiques. Peu importe, d'ailleurs, la substance à laquelle on s'adressera; la plupart des antiseptiques usités en dermatologie sont très suffisants pour atteindre le but que l'on se propose et il ne faudrait pas croire qu'il y ait des parasiticides spécifiques pour le favus. Ce serait donc faire une œuvre bien inutile que d'énumérer ici toutes les substances qui ont été successivement proposées dans le traitement du favus et je me bornerai à indiquer deux ou trois formules qu'il est aisé de retenir.

On peut, comme l'indique Sabouraud, faire chaque soir une onction sur le cuir chevelu avec :

Bioxyde jaune de mercure	20 centigrammes.
Huile de cade vraie	4 grammes.
Axonge benzoïnée	20 —

puis le matin savonner la tête à l'eau tiède et faire ensuite une friction totale du cuir chevelu avec une brosse douce imbibée de :

Alcool à 60°	200 grammes.
Teinture d'iode fraîche	50 —

Ou encore, comme le recommande E. Besnier, frictionner le soir les parties malades avec une pommade ainsi composée :

Baume du Pérou	2 à 5 grammes.
Acide salicylique / Résorcine	āā 1 à 5 —
Soufre précipité et lavé	5 à 15 —
Lanoline / Vaseline / Axonge fraîche	āā 50 grammes.

Le matin on fera une lotion à l'eau tiède suivie d'une friction avec :

Alcool à 90°	100 grammes.
Acide acétique cristallisable	1 —
Acide borique	2 —
Chloroforme	5 —

ou encore :

Alcool à 90°	100 grammes.
Acide acétique cristallisable	1 —
Sublimé	10 centigrammes.

Dans la journée, on recouvrira les parties malades de rondelles d'emplâtre de Vigo ou, si l'enfant porte un postiche, on interposera entre la peau et le postiche une coiffe mobile maintenue, comme les postiches, par une pâte.

Certificat de guérison. — Lorsqu'un malade aura suivi exactement le traitement que je viens d'indiquer, et qu'après trois mois d'épilation l'on aura laissé repousser les cheveux, il faut le soumettre à une période de surveillance pendant laquelle on se bornera à faire des lotions savonneuses suivies des frictions parasiticides alcooliques mentionnées ci-dessus.

Si l'on trouve encore des parties sur lesquelles persiste de la rougeur du cuir chevelu et au niveau desquelles les cheveux ne repoussent pas avec leurs caractères normaux, on recommencera, sur ces points, le traitement du favus. Mais, si les cheveux ont repoussé avec leur apparence normale et si le cuir chevelu paraît bien sain, on peut, tout en continuant les lavages et en surveillant le malade tous les dix à quinze jours, délivrer un certificat provisoire de guérison valable pour un mois. Si la guérison se maintient au bout de trois mois, on peut délivrer le certificat définitif.

A ce sujet, il est bon d'insister sur l'utilité des recherches microscopiques qui permettent d'éviter bien des erreurs dans le diagnostic de la guérison et de formuler ce diagnostic avec une sûreté sur laquelle je n'ai pas besoin d'insister; aussi un microscope est-il un instrument indispensable à tout établissement dans lequel sont traités des faviques.

Prophylaxie. — Quoique le favus soit moins facilement transmissible que les trichophyties et que la tondante rebelle, sa contagiosité est certaine et il mérite, par suite, que l'on prenne à son égard des mesures prophylactiques qui sont importantes, surtout dans les nombreuses populations scolaires où les meilleures conditions pour la propagation de la mycose se trouvent réunies. On devra donc attirer l'attention des personnes compétentes sur la nécessité de rechercher avec soin les cas de favus et d'en établir immédiatement le diagnostic, et sur l'urgence qu'il y a d'isoler les faviques et de les soumettre au traitement approprié.

Nous venons de voir que, conduit activement et avec méthode, ce traitement peut aboutir à la guérison définitive en six mois. Encore faut-il ajouter qu'il est, le plus souvent, possible de délivrer des certificats provisoires de guérison au bout de trois à quatre mois, ce qui réduit singulièrement la période d'isolement des faviques (1).

Favus des parties glabres. — Au cuir chevelu, toute la difficulté du traitement du favus consiste à réaliser la stérilisation du follicule pilaire, car il n'est pas difficile d'atteindre le parasite dans les couches épidermiques superficielles; on comprend donc qu'il est aisé de guérir rapidement le favus des parties glabres dans lequel la localisation du champignon est toute en surface.

S'il n'y a que quelques godets, on les enlève à la curette; s'ils sont nombreux et que l'on ait affaire à la forme squarreuse, on aura recours aux applications humides ou aux cataplasmes suivis de savonnages à l'eau tiède et de l'ablation, à l'aide de la spatule, des croûtes et godets ramollis. Puis, cette opération terminée, il suffira de faire des applications parasiticides pour assurer une prompte guérison, et l'antiseptique qui donne, en semblable circonstance, les résultats les meilleurs et les plus rapides, c'est la teinture

(1) Si le favus est déjà étendu et avancé avant le traitement, il persiste d'habitude après la guérison des cicatrices définitivement alopéciques. Contre cette alopécie il n'y a évidemment rien à faire, puisqu'elle résulte d'une destruction totale des éléments du cuir chevelu transformé en tissu scléreux. Dernièrement, toutefois, Hodara (*Monatsch. für prakt. Dermat.*, 15 juillet 1898) a préconisé une méthode consistant à implanter des fragments de cheveu dans des incisions faites sur les placards cicatriciels. D'après cet auteur, un certain nombre de fragments ainsi implantés aboutiraient à la formation de véritables poils et, en répétant plusieurs fois l'opération, on arriverait à garnir suffisamment de cheveux les cicatrices faviques. Ce curieux essai appelle de nouvelles expériences car, dans l'état actuel des choses, il est difficile de se prononcer définitivement à son sujet.

d'iode. En quelques jours on arrive, par ces applications iodées, à guérir des lésions qui étaient très étendues et qui semblaient devoir être de longue durée.

Il est, toutefois, important de se souvenir que le terme de *peau glabre*, tel que l'on s'en sert en dermatologie, ne veut pas dire que la peau soit absolument dépourvue de poils; il faut donc, dans le favus des régions dites glabres, afin d'éviter toute récidive de la mycose, rechercher sur les parties malades les poils follets et les épiler soigneusement, car leur racine peut donner asile à des éléments parasitaires au même titre que l'extrémité radiculaire du cheveu. Omettre cette épilation des follets, c'est exposer le malade à voir, après une guérison apparente, renaître des lésions faviques, et j'insiste d'autant plus volontiers sur ce point qu'il est le plus souvent complètement négligé par les auteurs classiques.

Favus des ongles. — Dans les cas d'onychomycose favique, le procédé de choix consiste à enlever l'ongle, puis à faire un badigeonnage à la teinture d'iode du lit de l'ongle et à user ensuite de pansements humides au sublimé ou avec une solution iodée faible telle que la suivante :

Iode	50 centigrammes.
Iodure de potassium	2 grammes.
Eau distillée	1 litre.

C'est là évidemment la meilleure méthode thérapeutique, celle qui donne rapidement et sûrement la guérison, mais elle nécessite une opération douloureuse et n'est pas toujours applicable. Lorsque l'on ne pourra y avoir recours, le mieux sera de faire porter un doigtier en caoutchouc sous lequel on entoure l'extrémité digitale de coton hydrophile imbibé de la solution iodée faible dont je viens de donner la formule.

A partir de l'usage de ce pansement, qui devra être continué en permanence, l'ongle repousse généralement sain; mais, comme il faut environ cinq à six mois pour que tout l'ongle soit renouvelé, c'est un traitement qu'il faudra prolonger pendant toute cette période.

FIBRO-LIPOME. — Tumeur formée de graisse et de tissu fibreux.

Voir l'article : *Tumeurs de la peau.*

FIBROMA MOLLUSCUM. — Synonyme de *Molluscum*, tumeur fibreuse du rme

Voir l'article : *Tumeurs de la peau.*

FIBROMATOSE. — Étym. : *fibra*, fibre, de *fiber*, c'est-à-dire : *qui est à l'extrémité.*

La fibromatose cutanée est la tendance générale à la prolifération du tissu fibreux; c'est le fait qui domine dans ce qu'on a dénommé : Maladie de Recklinghausen.

Voir l'article : *Tumeurs de la peau.*

[E. BODIN.]

FIBROME. — Néoplasie fibreuse.

La tendance à la formation fibreuse est un processus fréquent dans le derme et l'hypoderme, sous des formes diverses.

On donne plus particulièrement à ce processus le nom de *fibrome* lorsqu'il forme des tumeurs isolées.

Voir les articles : *Chéloïde*, t. I, p. 572, et *Tumeurs de la peau*.

FIBRO-MYOME. — Néoplasie formée par l'association du tissu fibreux et du tissu musculaire lisse.

Voir l'article : *Tumeurs de la peau*.

FILAIRE DE MÉDINE. — Étym. : *filum*, fil.

Parasite du derme et de l'hypoderme.

Voir l'article : *Dermatozoaires*, t. I, p. 863.

FILAIRE DU SANG. — Étym. : *filum*, fil.

Helminthe, parasite du sang et du système lymphatique, dont la présence provoquerait un ensemble morbide connu sous le nom de filariose et dont le symptôme le plus commun serait certaine variété d'éléphantiasis.

Voir les articles : *Éléphantiasis*, t. II, p. 356.

FILARIENNE (*papulose*). — Étym. : *filum*, fil.

Dermatose attribuée à la présence de filaires.

Voir l'article : *Dermatozoaires*, t. I, p. 868.

FILARIOSE. — Étym. : *filum*, fil.

On désigne sous ce nom l'ensemble des lésions attribuées à la présence des filaires dans la peau ou le sang.

Voir les articles : *Dermatozoaires*, t. I, p. 868; *Éléphantiasis*, t. II, p. 356.

FOLLICLIS. — Étym : de folliculite, et de *folliculus*, petit sac.

Nom donné par Barthélemy (1) à une dermatose décrite, d'autre part et antérieurement, par Brocq sous le nom de *folliculites disséminées symétriques des parties glabres*.

Voir l'article : *Tuberculides*.

(1) Barthélemy, De l'acnitis. In *Ann. de dermat. et de syphil.*, 1891, p. 9.

FOLLICULITES.
Par **R. SABOURAUD**.

FOLLICULITES [1]

I

AVANT-PROPOS — LES POROFOLLICULITES

Le mot de FOLLICULITE qui se définit de lui-même fut créé par Hardy.

Il vint doubler ou à peu près le mot d'ACNÉ, dont on ne pouvait guère donner de définition qui ne fût déjà tirée de son siège folliculaire.

Pourtant, le mot de folliculite fit fortune. Cela n'a rien de surprenant. Les maladies du follicule pilaire sont extrêmement nombreuses : les *trois teignes mycosiques*, la *séborrhée grasse*, l'*acné polymorphe* et *toutes les acnés*, la *kératose pilaire*, le *pityriasis rubra pilaire*, le *lichen scrofulosorum*, sans compter toutes les *alopécies cicatricielles* ont essentiellement le follicule pour lieu anatomique.

Malheureusement, une désignation anatomo-topographique de ce genre peut recouvrir des formes morbides qui n'ont de commun que leur siège; l'énumération précédente le montre. Ce mot de folliculite a donc tous les défauts que l'époque actuelle trouve à la plupart des classifications *willaniques*, lesquelles sont des classifications de *genres* et de *formes* et ne sont pas des classifications d'*espèces*. Le mot de *folliculite*, qui n'a été créé que pour préciser le mot d'*acné*, est devenu trop extensif et manque de précision à son tour.

Est-ce une raison pour le déclasser, ne plus lui concéder qu'une valeur anatomique et ne rien décrire expressément sous ce nom. Nous ne le pensons pas.

Depuis les recherches de Unna, Engmann, Hodara, et les nôtres, on sait que toutes les *acnés* d'autrefois : *acné comédon*, *acné polymorphe*, *acné nécrotique*, etc., procèdent de l'infection séborrhéique *micro-bacillaire*, laquelle est constante. Voici un premier fait précieux, car cette constance d'un microbe unique et spécial à l'origine de toutes les acnés vraies est chose rigoureuse, maintenant prouvée. On peut donc faire un premier pas vers des définitions séparatives entre ces deux mots : *acné* et *folliculite*. L'*acné* sera caractérisée, avant toute chose, sous toutes ses formes, par l'infection micro-bacillaire. Et ce groupe morbide sera mis à part des folliculites, malgré sa lésion intra-

[1] L'étude de l'*Acnitis* de Barthélemy ne se trouve pas comprise en ce chapitre et se trouvera plus logiquement rattaché à l'article *Tuberculides*.

folliculaire primitive. De cette façon, les deux mots : *acné*, *folliculite*, auront chacun leur raison d'être.

D'ailleurs, le mot de folliculite, par sa désinence, accuse un processus nettement inflammatoire. C'est là encore une chose concordant avec les faits.

Les *acnés* sont chroniques, et leur stade inflammatoire, quand il existe, est invariablement secondaire au stade micro-bacillaire initial.

A côté d'elles, il reste beaucoup de maladies folliculaires aiguës qui ont besoin d'être nommées ; le mot de *folliculites* leur convient plus qu'aucun autre. Donc le mot de folliculite, ainsi précisé, va devenir représentatif non plus de syndromes divers mais d'une entité morbide particulière : les folliculites *suppuratives*.

En effet, écartons encore de la définition des folliculites toutes les entités disparates qui ont une existence et des mœurs particulières, en dehors de leur localisation folliculaire. Voici par exemple les *teignes* qui sont *pilaires*, d'abord et plutôt que *folliculaires*, et à qui leur agent causal spécifique assure une autonomie absolue. Dans les folliculites ne rentreront donc ni les *trichophyties*, ni la *teigne à petites spores*, ni le *favus*.

De même, par exemple, la localisation folliculaire du *pityriasis rubra*, celle du *lichen scrofulosorum* n'empêchent pas ces deux maladies d'avoir leurs symptômes et surtout leur évolution spéciale. La localisation folliculaire et périfolliculaire de leurs lésions n'est pas la chose dominante en leur histoire, elle n'est en quelque sorte qu'accessoire quoique constante.

La *kératose pilaire*, maladie sèche, chronique, bien que sa symptomatique ait vraiment l'orifice pilaire pour centre descriptif, échappe encore à la dénomination de folliculite. Bien que la rougeur dont elle s'accompagne indique un processus inflammatoire léger, ce processus demeure invariablement chronique, atrophique, abortif si l'on peut dire.

Toutes ces entités morbides écartées, il ne reste plus qu'une forme morbide qui mérite de conserver en propre le nom de folliculite : parce qu'elle est vraiment inflammatoire et d'emblée suppurative et parce qu'elle a l'orifice pilaire pour siège constant. C'est la *folliculite pustuleuse orificielle* ou *porofolliculite* d'Ernest Besnier.

Bien des formes morbides en dérivent directement :

Ce sont toutes les *folliculites profondes*, aiguës, du type du *furoncle* et de l'*abcès furonculeux*, ou chroniques, du type des *abcès sycosiques*.

Ce sont toutes les *folliculites suppurées décalvantes cicatricielles*, *kéloïdiennes ou non kéloïdiennes*.

Ce sont enfin beaucoup de *folliculites décalvantes cicatricielles*, dans lesquelles, après une phase pustuleuse primitive, l'inflammation n'a plus pour témoignage qu'un point rouge à l'orifice folliculaire mais qui se terminent par *atrophie progressive du follicule et cicatrice*.

Que ces divers processus, au cours de leur durée, puissent revêtir des formes extérieures et prendre une évolution différente, du fait d'infections secondaires variables, le fait est possible, car pour conclure sur ce point il manque beaucoup des travaux histo-bactériologiques qui seuls permettraient d'être pleinement affirmatif sur ce point. Mais l'origine commune de toutes ces lésions est dès à présent certaine.

D'abord les liens qui rattachent entre eux ces divers processus sont évidents aux yeux de tout clinicien. De plus, leur lésion *initiale* commune, la *pustule folliculaire orificielle*, connue maintenant en tous ses détails, est identique à elle-même constamment.

Dès lors, il nous paraît que, sans forcer aucunement les rapprochements que la clinique établit entre ces diverses modalités, il y a le plus grand avantage à n'en pas disséminer l'étude sous des titres différents, et qu'il faut les décrire après leur lésion initiale commune, côte à côte, et comme de simples variétés.

Ainsi donc, en dehors de plusieurs entités morbides cliniquement, anatomiquement et bactériologiquement définies, qui ont le follicule pilaire pour siège et lieu anatomique, il existe un processus inflammatoire, *suppuratif*, commun, qui est *folliculitique essentiellement* et caractérisé d'abord par la pustule ostio-folliculaire. C'est ce processus qui doit être décrit d'une façon spéciale et exclusive avec ses complications et ses variétés sous le titre de FOLLICULITE.

Ce qui justifie le mieux les idées que nous venons d'exposer, c'est l'étude clinique et objective, non pas d'un fait unique et particulier, mais des faits habituels, journaliers, qui tombent sous l'observation du médecin.

I. *Il n'est pour ainsi dire pas de pustulation épidermique qui ne soit, à l'origine, folliculaire.*

II. *Il n'est pour ainsi dire pas de lésion suppurative, folliculaire, profonde, aiguë ou chronique, qui ne débute avant tout par une pustulation folliculaire orificielle.*

Ces deux propositions justifient tout ce qui précède. Elles vont justifier de même tout ce qui va suivre.

Puisqu'il existe, à l'origine des divers types folliculitiques, une lésion capitale, unique, constante : la *pustule folliculaire orificielle*, c'est elle que nous étudierons d'abord : 1° au point de vue clinique, descriptif; 2° au point de vue bactérien ; 3° au point de vue anatomique et histologique.

Nous étudierons de même, au point de vue anatomique et bactérien, ses complications possibles d'infection folliculaire profonde. Ainsi, avant d'envisager les diverses modalités *cliniques* que cette lésion primaire peut déterminer, et qui en font différencier aujourd'hui des variétés sans nombre, connaîtrons-nous au moins tout ce qui la caractérise d'une façon constante comme lésion propre et *élémentaire*.

Avec les moyens dont il disposait, c'est en agissant ainsi — non inversement — que Willan a créé tous les cadres de la dermatologie contemporaine.

[*R. SABOURAUD.*]

II

ÉTIOLOGIE

Les *porofolliculites* — ou périfolliculites orificielles pustuleuses — ont des causes étiologiques multiples, très souvent diverses, suivant la région qu'elles occupent. De ces dernières nous ne pourrons parler qu'en étudiant le type clinique même qu'elles déterminent. Cependant, il est aisé de relever, dans l'histoire étiologique des pustulations folliculaires en général, quelques causes qui sont constantes ou très fréquentes et qui peuvent concerner les folliculites orificielles, quel que soit le siège qu'elles occupent.

Nous exposerons successivement, à ce propos :

1° *La structure du follicule et de son orifice*, en tant qu'elle aide à la compréhension du mécanisme des pustulations folliculaires orificielles.

2° Nous y ajouterons quelques *constatations cliniques et physio-pathologiques* concernant le même problème.

Nous examinerons ensuite :

3° L'influence qu'exerce sur la production des porofolliculites l'existence de *sources microbiennes abondantes, au voisinage* des follicules infectés.

4° L'influence des *traumatismes tégumentaires* sur leur apparition.

5° Enfin les *causes d'ordre général* qui peuvent être invoquées dans leur production.

I. ***Anatomie générale du follicule pilaire et de son orifice***. — Ce n'est pas l'anatomie élémentaire du follicule pileux que je veux reprendre ici. Elle serait hors de propos. Elle a été magistralement faite en son lieu [1] dans cet ouvrage. J'insisterai donc seulement sur les seules particularités de structure, qui ont un rôle dans les processus que nous allons étudier.

Le follicule pilo-sébacé est constitué par une invagination épidermique en doigt de gant, obliquement dirigé de la surface vers la profondeur, à travers le derme qui lui forme un squelette fibreux, extérieur, mince.

Ce puits épidermique présente une profondeur proportionnelle à la dimension et au diamètre du cheveu ou du poil qu'il contiendra.

Au tiers de sa profondeur, le follicule émet latéralement sur lui et obliquement vers la profondeur un bourgeon digité qui est la glande sébacée.

La glande sébacée est constituée par un amas de cellules épidermiques différenciées qui, une par une, tombent en deliquium huileux à l'orifice de la glande dans le follicule.

La structure cellulaire de la glande, précise au fond de ses digitations, disparaît donc vers son point d'abouchement au follicule. Par ce point est incessamment versé autour du poil, du *sébum*, fluide comme un vernis gras.

(1) *Pratique dermatol.*, t. I, p. 32-39.

Le poil ou le cheveu occupent le follicule depuis sa base. La base du follicule est constituée par une papille dont la fonction est la genèse du poil. Le poil ou cheveu, par sa base, coiffe cette papille étroitement et lui adhère.

Le poil ou cheveu, né de cette papille, occupe intégralement le puits folliculaire, dont la paroi épidermique, sans adhérer au cheveu, lui est strictement accolée dans toute sa hauteur.

La coaptation de la paroi folliculaire au cheveu paraît à peine moins étroite, au niveau de l'abouchement du canal de la glande sébacée au follicule, et dans le tiers supérieur du follicule, au-dessus de la glande sébacée.

Normalement le follicule et le cheveu, comme l'épiderme, sont stériles et ne présentent aucune flore microbienne quelconque.

Tous ces détails sont bien connus, je n'y insisterai pas. Les suivants sont moins connus et plus nécessaires à connaître dans le problème spécial que posent les folliculites.

Le follicule, au point de son ouverture à la peau, au niveau de ce que l'on appelle l'*ostium* folliculaire, présente une sorte d'ébrasement en forme de cupule, très peu profond, hémisphérique, de un à deux dixièmes de millimètre de cavité. Cet espace, fréquemment occupé par de minimes débris cornés épidermiques, est vraiment, l'expérience le prouve, le défaut de la cuirasse épidermique humaine. La complication du follicule pilo-sébacé dont il constitue l'orifice, la nature du poil et de son vernis gras, les transformations bio-chimiques du poil même et des sécrétions de sa glande, suivant l'âge du sujet, influent sans aucun doute sur sa vulnérabilité.

Mais l'expérience prouve aussi que, même à l'état normal, c'est un point vulnérable, de par sa seule structure anatomique. On comprend qu'un infundibulum évasé, ouvert, souvent occupé par des déchets épidermiques morts, un infundibulum présentant vers la profondeur une fente circulaire, péripilaire, plus profonde que le derme même, puisse s'infecter plus facilement que l'épiderme plat et fermé du voisinage, et aussi qu'il puisse infecter le derme même dans sa profondeur, par la cheminée folliculaire.

Ainsi nous comprenons, par les seuls éléments anatomiques du problème, pourquoi ce point de l'épiderme, plus que tout autre, est par avance un point faible.

II. ***Conditions physiques et physiologiques qui prédisposent aux folliculites orificielles.*** — Un certain nombre de conditions physiques ou physiologiques nous sont révélées par la clinique comme particulièrement propices à l'éclosion des porofolliculites.

A. Conditions physiques. — *Chaleur. Humidité.* — Quelques régions du corps sont exposées plus que d'autres à la chaleur humide résultant de l'accolement des plis naturels, d'autres à l'écoulement de liquides normaux ou anormaux. Tels sont les points situés au pourtour des orifices naturels. Ce sont les plus souvent atteints par des éruptions régionales de folliculites : Lèvres, région ano-scrotale, ano-vulvaire. Mais, dans les cas ordinaires, la chaleur humide n'est pas à mettre directement en cause. Elle n'agit que par la macération épidermique qu'elle détermine, et les pullulations microbiennes qui en résultent. Et c'est sur un catarrhe épidermique, local, microbien, que les pustulations surviennent. Ainsi en est-il pour le sycosis de la lèvre supérieure consécutif aux rhinites chroniques, pour les folliculites des grandes lèvres chez des femmes affectées d'écoulement urinaire ou muco-purulent du vagin, etc....

L'accolement des plis naturels, en confinant ces liquides, sans permettre leur évaporation, entretient un milieu favorable à la pullulation microbienne, et enlève à la couche cornée hygrométrique ses principales qualités de résistance.

B. Conditions physiologiques. — Les conditions physiologiques qui agissent dans le même sens que les précédentes sont plus nombreuses, plus diverses, et quelques-unes moins aisément compréhensibles. Les orifices pilaires minimes qui ne laissent passer que des follets sont moins souvent atteints que les orifices pilaires qui laissent passer des poils adultes ou des cheveux. L'exemple en est dans les sycosis de la moustache. La région n'a jamais eu de pustules avant la puberté, alors que souvent les cils présentaient des pustulations chroniques, des orgelets. Quelques années après, la moustache pousse, la pustulation y survient et s'y établit chroniquement. Ainsi, l'homme se trouve atteint souvent de pustulations orificielles chroniques de la moustache, et de la barbe, alors que la femme ne présente rien d'analogue en ces régions.

La pustulation profuse d'une région présente même souvent ceci de remarquable que les pustules sont miliaires autour des follets et grosses autour des poils forts, proportionnelles en un mot à la dimension du poil autour duquel elles se développent.

Certains téguments présentent une remarquable aptitude à se laisser envahir par des pustulations folliculaires. Bien qu'il soit difficile de préciser en quoi une peau est anatomiquement défectueuse, il est de constatation commune que la peau des blonds est fragile, celle des téguments à poils roux plus fragile encore, à ce point que la couleur du poil devient pour le clinicien un moyen d'évaluation approximative de la fragilité d'un épiderme.

Tout système pileux dont la couleur tient de la couleur blonde ou rousse, en y comprenant les chevelures brunes à reflets dorés, les teintes *acajou* particulièrement, sont, sans conteste possible, plus exposées que d'autres aux pustulations folliculaires. C'est un fait d'expérience clinique.

Souvent aussi ces chevelures sont finement ondées; le poil de la barbe, frisé, sort difficilement de la peau; il peut s'enfoncer obliquement sous l'épiderme corné du voisinage, se recourber dans la peau. Ce sont là des conditions de traumatisme local favorisant les pustulations microbiennes en leur point même d'élection.

La race sémite, qui réunit souvent toutes les conditions précitées, présente une remarquable propension aux pustulations folliculaires récidivantes.

III. ***Existence d'une source d'infection microbienne abondante au voisinage d'une région pilaire.*** — Il n'est pas de cause plus effective et plus puissante que celle-ci.

Les orifices pilaires, de par leur forme même, sont placés pour recevoir et abriter tous les exsudats microbiens, qui peuvent par aventure être appliqués, ou essuyés sur une région.

L'influence des intertrigos diffus sur les pustulations orificielles du pli de l'aine, des écoulements microbiens vulvaires sur la pustulation des grandes lèvres, du catarrhe nasal sur la pustulation de la lèvre supérieure est tellement évidente et fréquente que tout clinicien attentif s'en rendra compte de lui-même sans qu'on l'en avertisse.

Il va de soi qu'une pustulation folliculaire, une fois établie, devient pour la région voisine sa propre source d'infection. Si une peau donnée l'a laissée naître la première fois, *a priori* pourra-t-elle en admettre des récidives quand l'infection de voisinage sera devenue un phénomène de chaque instant. Le mécanisme est si clair qu'il n'y a pas lieu d'y insister.

Un mot encore cependant. Nous verrons que la pustulation folliculaire est fournie par une espèce microbienne qui non seulement peut à elle seule causer des lésions suppurées diverses, mais vient encore s'adjoindre à titre secondaire à beaucoup d'infections microbiennes diverses.

Dans ces conditions, il arrive fréquemment qu'une infection microbienne primitive, entièrement différente de celle qui cause les pustulations folliculaires, puisse donner lieu à une éruption pustuleuse.

Le microbe des pustulations a grandi et s'est multiplié diffusément à titre secondaire dans la première lésion. Il est devenu apte à créer des lésions nouvelles de son type propre.

IV. ***Traumatismes tégumentaires.*** — Avec la cause précédemment étudiée, celle-ci est la plus importante de toutes, dans la genèse des pustulations folliculaires. On la relève presque constamment. Elle peut, comme toute autre d'ailleurs, s'associer à une ou à plusieurs des causes précédemment énoncées.

Les traumatismes peuvent être divers.

Ils peuvent être physiques. Un frottement répété, un râclage, des bains locaux, trop fréquents, dépouillent la couche cornée épidermique, la fragmentent ou la ramollissent.

Ils peuvent être chimiques. Tous les métiers qui obligent à des manipulations d'agents chimiques irritants favoriseront les pustulations folliculaires des régions atteintes; et la forme des orifices folliculaires, leur ébrasement en cupule favorisera la localisation même des pustules. Étendez en surface un liquide corrosif sur une surface criblée de trous. Il s'accumulera par capillarité dans les orifices et y prolongera son action destructive plus longtemps que sur les surfaces planes.

Ainsi les laveuses qui manient l'hypochlorite de soude (l'eau de Javelle) et les savons potassiques, les maçons soumis à l'action des silicates du ciment, les imprimeurs qui nettoient les rouleaux d'encre grasse avec des essences, les épiciers qui manient à la main les cristaux de soude, le sucre, les essences, — on pourrait multiplier indéfiniment ces exemples — sont ceux qui fournissent aux consultations dermatologiques le plus grand nombre de malades.

Mais le médecin lui-même peut créer des porofolliculites, et le cas n'est pas rare. Les emplâtres salicylés, pyrogalliques, les emplâtres hydrargyriques, et tous emplâtres laissés en place trop longtemps, causent des folliculites sous-jacentes, souvent miliaires et cohérentes dont l'éruption dessine exactement la forme de l'emplâtre qui les a causées.

L'emplâtre agit par un double mécanisme. Il irrite en permanence l'épiderme sur lequel il est posé, et il confine au-dessous de lui l'humidité sudorale. Il se complique donc de folliculites par le même mécanisme que l'intertrigo dont nous parlions tout à l'heure.

Presque tout médicament peut causer des folliculites orificielles, qu'il soit à l'état de poudre, de pâte, de pommade ou de solution : l'iodoforme, le salol, le mercure, les essences, les baumes, les préparations soufrées, les goudrons.

La réaction dépendra du taux médicamenteux de la préparation, de l'étendue de la surface imprégnée, de l'état microbien préalable du tégument, enfin de ce facteur inévaluable qui est le degré de résistance d'un tégument au traumatisme — degré variable pour chaque individu et souvent pour chaque agent chimique différent.

Les traumatismes de grande surface font les pustulations cohérentes occupant des segments de membres entiers.

Les traumatismes récidivants font les pustulations chroniques.

V. ***Causes générales***. — Il est incontestable qu'on voit des troubles d'ordre général, comme le diabète et l'hypophosphaturie, s'accompagner quelquefois de folliculites orificielles disséminées récidivantes de la plus déplorable ténacité.

Ces faits vérifiés un certain nombre de fois ont poussé beaucoup de dermatologistes à *toujours* supposer une cause diathésique aux pustulations folliculaires récidivantes. Je crois pour ma part qu'une opinion aussi générale et aussi affirmative n'est pas fondée et qu'on a toujours tort d'introduire la métaphysique dans la science, car il n'y a pas de cas qu'elle n'y perde.

Les rares causes diathésiques, reconnues en quelques cas et qui pourraient être invoquées sans qu'on sache d'ailleurs le mécanisme de leur action, sont elles-mêmes inconstantes. Les faits observés sur ce point n'indiquent que le sens des recherches à venir sans pouvoir compter comme définitifs pour le présent.

III

ÉTUDE CLINIQUE, ANATOMIQUE, BACTÉRIOLOGIQUE DE LA LÉSION ÉLÉMENTAIRE

PUSTULE PÉRIFOLLICULAIRE ORIFICIELLE

I. **Étude clinique.** — Chaque élément des *porofolliculites* s'annonce, au début, par un point rouge circumpilaire. Quelques heures plus tard, la rougeur, irrégulière, étoilée, dont le poil est le centre, s'est beaucoup élargie et en son milieu paraît un point jaune.

Tantôt l'épiderme corné et transparent passe au-dessus de lui sans faire de saillie : la pustule est d'emblée un peu profonde, on ne l'aperçoit que par transparence. Tantôt, au contraire, la pustule est des plus superficielles, elle apparaît au-dessus de la peau, comme un grain de millet.

De toutes façons, quand de telles pustules grandissent, elles arrivent toutes à faire une saillie notable, hémisphérique, une coupole, saillante au-dessus de l'épiderme circonvoisin. Seulement, suivant le degré de profondeur de leur début, l'épiderme corné qui les revêt sera plus ou moins épais, conséquemment plus ou moins fragile.

La grosseur de la pustule est variable. Il y en a de fines comme un chas d'aiguille, de moyennes qui atteignent aux dimensions d'un grain d'orge. On peut en voir de beaucoup plus grosses. Exceptionnellement quelques-unes atteignent à la dimension d'une bille d'enfant qui serait coupée par le milieu.

Leur couleur est d'un jaune *verdâtre*, accentué, la consistance de leur pus celle du pus d'abcès chaud que les anciens disaient *bien lié*.

La coupole de la pustule est faite d'un épiderme corné assez épais. Tant que la pustule n'atteint pas à de grandes dimensions, cette enveloppe n'est pas très fragile. Beaucoup résistent au grattage.

La coupole est traversée par le poil, autour de l'orifice duquel la pustule a pris naissance. Ce poil est oblique, souvent excentrique à la pustule. Autour de son point d'émergence la pustule peut être soit légèrement conique et acuminée, soit ombiliquée légèrement. Ouverte, et sa coupole déchirée, la pustule peut garder au fond de sa cavité une partie de son pus verdâtre, assez épais pour paraître bourbilleux. Si on la vide complètement par expression, après le pus sort une goutte de sérum clair souvent strié de sang. L'ensemble se concrète en une croûte cristalline, petite, de forme quelconque. La croûte enlevée par grattage se reproduit par exsudation séreuse, toujours modique et nullement comparable à celle que fournit la lésion élémentaire de l'*impétigo*.

La croûte a un tout autre mode de genèse quand la lésion pustuleuse a été respectée par le grattage. Par dessiccation, la pustule un peu diminuée de volume, fournit une croûte opaque, jaune, grasse qui garde, à cause de la persistance de sa couche cornée superficielle et de la rénovation d'une couche cornée neuve au-dessous d'elle, la forme d'une petite lentille biconvexe solide.

Quand cette croûte lenticulaire se détache spontanément, elle exfolie autour d'elle une couronne d'épiderme corné en forme de frange. Si la pustule a été petite elle ne laisse après elle aucune cicatrice; dans le cas contraire, au-dessous de la croûte, lorsqu'elle tombe, on trouve l'orifice rouge, agrandi par une cicatrice infundibulaire.

Ainsi évolue la pustule périfolliculaire orificielle dans le cas le plus commun. Et toute son évolution est alors comprise en quelques jours. Néanmoins, ce processus orificiel se complique trop souvent d'infection folliculaire profonde pour que nous passions sous silence l'étude de ce phénomène.

Complications de la pustule porofolliculaire. — Infection folliculaire profonde. — A. *Furoncle.* — Souvent, alors que l'on peut croire la pustule terminée, les légers phénomènes de cuisson et de prurit qu'elle avait causés à son début se renouvellent, et s'accentuent rapidement. Un examen de surface montre, autour de la pustule morte, une inflammation circonvoisine et plus profonde. En examinant la région de profil, on voit que dans un centimètre de large, environ, elle fait une saillie obtuse. Toute cette région est le siège d'une douleur marquée et l'orifice folliculaire, si la pustule a disparu, montre un point rouge cerclé de violet. C'est un furoncle qui se forme. Il éliminera dans trois ou quatre jours son bourbillon, eschare verte, globuleuse, profonde, plus large que l'orifice par lequel elle devra sortir.

B. *Abcès furonculeux.* — Si le processus a été plus accentué encore, autour du bourbillon, une couche de pus se sera formée qui s'éliminera à l'état liquide. Et ce pus, comme le bourbillon seront d'une remarquable identité avec le pus et le fond semi-bourbilleux de la pustule orificielle primitive. De tels abcès peuvent atteindre aux dimensions d'une noisette.

C. *Abcès en bouton de chemise.* — Enfin le processus tout entier peut affecter une autre forme : les phénomènes d'inflammation profonde peuvent se produire, *synchrones à la pustule orificielle.* Et quand on évacue le contenu de la pustule on peut voir sourdre par l'orifice folliculaire sous-jacent à elle, une goutte de pus supplémentaire, venu de la profondeur. C'est un abcès double, en bouton de chemise, dont le premier orificiel, le second situé à mi-hauteur du follicule, tous deux réunis par la cheminée folliculaire, voie de l'infection profonde.

D. *Abcès froid sycosique.* — L'abcès profond qu'a causé une porofolliculite peut se former avec lenteur, et demeurer sur place sans être évacué, sous forme d'une nodosité dure un peu douloureuse à la pression et de durée indéfinie. A la longue un tel abcès peut se résorber lentement; d'autres fois, après un stade silencieux, les symptômes aigus se réveillent et il s'ouvre à la peau comme un abcès folliculaire aigu d'emblée.

E. *Folliculite chronique.* — La porofolliculite enfin peut laisser derrière elle non plus une folliculite profonde aiguë et suppurée mais une inflammation chronique de la totalité du follicule, qui persistera de longs mois sans suppuration, ne se traduisant que par la persistance d'un point rouge orificiel, et l'atrophie progressive du poil que le follicule contient. Ce poil deviendra frisottant, puis tombera un jour sans être remplacé, et tout le follicule, atrophié définitivement, sera remplacé par une cicatrice rouge punctiforme, un peu déprimée.

Ces complications de la pustule folliculaire orificielle sont fréquentes, mais non constantes, et, dans une éruption cohérente de pustules orificielles, quelques-unes seulement présenteront ces infections folliculaires profondes. Il s'ensuit au déclin de l'éruption un polymorphisme apparent, très explicable, quand on en connaît le mécanisme.

Quelques-unes enfin de ces éruptions de porofolliculites peuvent déterminer électivement soit l'une, soit l'autre des complications profondes plus haut décrites. Et comme la plupart de ces complications ont une durée plus grande que la porofolliculite initiale il s'ensuit des formes cliniques apparemment très diverses, que la clinique d'autrefois a distinguées sous des noms différents, et que la plupart des auteurs contemporains considèrent encore comme effectivement différentes.

II. **Étude bactériologique**. — *Les porofolliculites* dont nous venons d'examiner la forme, l'évolution et les suites, sont toujours d'origine microbienne et quelle que soit leur cause apparente et l'évolution ultérieure des folliculites profondes qu'elles détermineront, c'est toujours le même microbe que l'on y rencontre.

1° *Examen extemporané.* — Le pus étalé, et fixé par un ou deux passages dans la flamme, coloré avec une goutte de bleu méthylène, lavé à l'eau, séché de nouveau et examiné à l'immersion homogène montre entre les innombrables cellules migratrices qui constituaient la suppuration, des paquets de cocci agglomérés.

Ces cocci, de 1/2 à 2 μ de diamètre, sont agglutinés par petits pelotons, les uns formés de quelques unités microbiennes seulement, les autres de vingt, de cinquante cocci et davantage.

On trouve rarement quelques unités microbiennes incluses dans un leucocyte; pour la plupart, les unités microbiennes et tous les paquets sont isolés dans le pus, *entre* les éléments cellulaires.

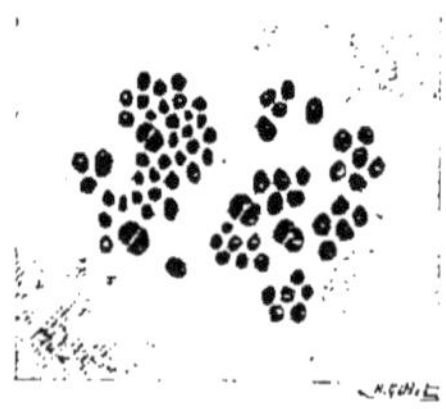

Fig. 99. — Staphylocoque doré. (Obj. immers. 1/5. Zeiss, ocul. compens. 12.)

On peut obtenir des colorations microbiennes électives par la méthode de Gram avec deuxième coloration au carmin de Orth ou à l'éosine par exemple.

Ces résultats de l'examen extemporané sont constants.

2° *Le microbe* que l'on extrait en cultures pures des folliculites orificielles est le *staphylocoque doré* (Fig. 99). Souvent la culture dénonce un mélange de staphylocoques blancs et de staphylocoques dorés, mais en réalité on ne rencontre ce mélange que quand l'ensemencement n'a pu être fait purement, parce qu'on l'a pratiqué avec du pus de lésions déjà ouvertes, ou encore, lorsque les pustules sont nées sur une surface épidermique en exfoliation sèche ou en catarrhe humide déjà microbien. Quoi qu'il en soit, le microbe des pustulations folliculaires est le staphylocoque doré [1].

[1] Les plus récentes recherches sur le sujet m'obligent d'ouvrir ici une parenthèse : Unna (*Journal des maladies cutanées et syphilitiques*, juillet 1900), qui a récemment étudié les microbes des épidermites microbiennes, conclut à la fois à leur pluralité extrême et à la spécificité de chacun créant une lésion déterminée.

La similitude de leur culture dissimulerait leur pluralité.

Pour prouver la pluralité de ces cocci, Unna se base non sur des caractères de cultures, qui d'après lui ne sont pas assez fins pour l'établir, mais sur des caractères de morphologie, décelés par des colorations spéciales pour lesquelles il donne des méthodes techniques nouvelles.

A la vérité, ce qu'a dit Unna sur ce point ne se rapporte pas, en apparence, à notre sujet, mais à ce qu'il appelle eczéma. Toutefois, comme pour lui toute épidermite, avec tous ses caractères, y compris les vésico-pustules et pustules dont elle se couvre, est de l'eczéma, et comme d'autre part l'eczéma vésiculeux, prototype de l'eczéma vrai et pur pour l'école française, ne montre dans ses lésions premières aucun coccus d'aucune sorte, l'étude de Unna ne s'applique pas en fait à *notre* eczéma, mais à toutes les épidermites microbiennes quelconques, qu'elles soient ou non greffées sur un eczéma préalable, qu'elles soient ou non vésiculeuses, pustuleuses ou simplement exsudatives et suintantes.

En ce qui concerne ces dernières, je me permettrai d'abord de faire remarquer qu'elles sont toujours streptococciques (Voir *De l'impétiginisation*, p. 886) et que malgré le soin avec lequel Unna a étudié ces sujets, il ne s'en est jamais aperçu ; qu'ainsi le rôle de la plus importante et intéressante des infections micrococciques cutanées, dans les épidermites aiguës ou *chroniques* de large surface, lui a échappé.

En ce qui concerne les autres, une méthode de différenciation des cocci, basée sur leur *morphologie*, doit paraître infiniment fragile à tous ceux qui s'occupent de microbiologie. Le même coccus, suivant les échantillons qu'on en examine, peut varier en ses dimensions du simple au quadruple ; il peut être rond, ovale ou polyédrique, prendre des formes en sablier, etc., etc.

On sait que chaque coccus est toujours séparé de son voisin par une atmosphère glaireuse, incolorable par les colorants ordinaires. Mais admettre que cette *gloea* enrobera toujours le même nombre d'individus pour une même espèce de cocci et que les paquets de cocci s'isoleront chacun du voisin quand ils contiendront le nombre d'unités réglementaires pour leur espèce, c'est ériger en règle, en critérium de la spécificité d'un microbe un caractère qui paraît être pour tous irrégulier et inconstant.

Les affirmations de Unna méritent toujours d'être vérifiées. Ces recherches fourniront peut-être dans l'avenir des lois générales importantes pour la classification des microcoques. Je ne puis pourtant ne pas dire que jusqu'ici, de tous les caractères microbiens, les caractères de morphologie exacts et minutieux ont toujours paru de tous les plus médiocres, parce qu'ils sont les plus changeants.

Unna conclut de ces recherches que nous confondons plusieurs espèces de microcoques sous le nom de staphylocoques dorés. Cette opinion est extrêmement plausible au premier abord. Elle permettrait de comprendre ce que nous ne comprenons pas, pourquoi le même staphylocoque peut être causal de deux lésions de même siège folliculaire et dont l'évolution est différente : furoncle et abcès, abcès aigu, abcès chronique, etc.

Malheureusement tous les caractères de culture, de coloration, d'inoculation vont à l'encontre de cette opinion. L'unité du staphylocoque doré est affirmée par tous les moyens de différenciation dont nous disposons : la culture sur tous milieux, la peptonisation de la gélatine, les degrés minima, optima et maxima de culture, la morphologie élémentaire des unités microbiennes, leurs modes de reproduction, etc.

Même en admettant comme prouvée la règle de reproduction par 2, 4, 6 unités pour chaque espèce micrococcique, invoquée par Unna, il faudrait l'admettre plus con-

3° *Cultures.* — La culture du staphylocoque doré des folliculites orificielles est simple : on ouvre aseptiquement une pustule fraîche et fermée, on recueille sur la lancette même une goutte de pus que l'on étendra à la baguette de platine sur le milieu de culture choisi.

La semence est originellement si pure, que les divers procédés de séparation microbienne ne sont presque jamais nécessaires pour obtenir une culture pure.

Pour reconnaître la présence de microbes accessoires (staphylocoque blanc) dans la semence recueillie, quatre stries successives, successivement pratiquées sur quatre tubes de gélose sans recharger la baguette d'ensemencement, suffisent à faire des colonies assez distantes pour que les microbes étrangers, s'il en existe, y soient aisément séparables.

Le meilleur milieu de culture, le plus différentiel pour le staphylocoque, est la gélose urine. A son défaut on prend de la gélose-peptone neutre. Les géloses acides et glycérinées ont tendance à faire perdre au staphylocoque doré son pouvoir chromogène. La gélose-urine a l'effet inverse (¹).

4° *Inoculations.* — Les inoculations du staphylocoque doré en culture reproduisent aisément sur la peau humaine la pustule folliculaire dont elle est venue. Il suffit d'introduire la semence dans un orifice folliculaire, avec une aiguille, en provoquant une *très minime* dilacération locale épidermique. Si la dilacération est trop minime ou trop accentuée, on a un échec. Il ne faut provoquer ni écoulement séreux, ni écoulement sanguin par la piqûre. On réussit en moyenne une inoculation sur trois. Les deux autres avortent, le point d'inoculation restant marqué pendant trente-six heures par un point rouge qui disparaît.

La pustule folliculaire d'inoculation ne peut être différenciée ni objectivement, ni anatomiquement, ni bactériologiquement de la pustule folliculaire spontanée. Elle lui est identique de tous points.

L'inoculation *au cobaye* est aussi facile et reproduit la pustule mère en tous ses caractères, bactériens et anatomiques. Mais l'évolution des pustulettes d'inoculation est très rapide. Après trente-six heures elles ont atteint leur dimension maxima. En trois jours elles ont disparu.

Pureté du staphylocoque doré dans ses lésions propres. — Dans l'infection staphylococcique de la peau, il est un fait capital, en désaccord avec l'opinion commune et qui, pour cette raison, doit être mis en lumière explicitement.

Il est de connaissance vulgaire que le *staphylocoque doré* infecte secondaire-

stante, plus absolue que son auteur même ne le prétend pour y voir un caractère de différenciation sérieux.

Quoi qu'il en soit, la discussion sur ce sujet n'est pas close. On démontrera peut-être que je me trompe. Tout ce que je vais dire d'*une* espèce s'applique peut-être à *un groupe* d'espèces. Même dans ces cas les affections que je décrirai sous un même titre continueront de former un groupe homogène. Si le microbe de chacune devient, ce que je ne crois pas du tout, un microbe spécial, leur consanguinité rattachera toujours leurs lésions les unes aux autres. Les recherches de Unna et les recherches de contrôle qui vont les suivre auront seulement résolu quelques-unes des grosses inconnues qui restent encore en ce problème.

(¹) Voir art. DERMATOPHYTES de *La Pratique dermatologique*, t. I, p. 717.

[*R. SABOURAUD.*]

ment des multitudes de lésions cutanées ouvertes, de toutes causes. Dès lors le dermatologiste, habitué à rencontrer ce microbe dans les lésions les plus diverses, mélangé à beaucoup d'autres, est d'avance porté à considérer une infection aussi commune comme négligeable. Il est vrai que l'infection par le staphylocoque doré de lésions qu'il n'a pas créées lui-même est un fait des plus fréquents. Mais cette proposition a besoin d'être complétée par une proposition corrective que voici et dont l'importance n'a pas besoin d'être soulignée :

Quand le staphylocoque doré est l'auteur propre d'une lésion, il y vit seul. Il la défend contre l'intrusion de tous microbes étrangers. *C'est l'infection primitive la moins adultérée secondairement qui puisse être.*

Si l'on étudie attentivement la pustule orificielle staphylococcique à tous ses stades, on se rend compte aisément que cette pustule staphylococcique, qui reste close de toutes parts durant toute son évolution, est de toutes les lésions cutanées fréquentes celle qui présente le moins de tendance à s'infecter secondairement. Elle reste purement staphylococcique toujours, de son commencement à sa fin.

Et quand on suit, en leurs transformations, les complications profondes et polymorphes des pustules orificielles, c'est un fait des plus remarquables de voir la pureté absolue de l'infection staphylococcique s'y conserver rigoureusement.

Lorsqu'on parle du staphylocoque doré, envisagé comme dermatophyte, il ne faut donc pas perdre de vue les deux formules suivantes auxquelles l'étude bactériologique attentive donne la valeur de lois générales :

I. Dans une lésion cutanée, lorsqu'on rencontre le staphylocoque doré en compagnie de microbes autres que lui, cette lésion n'est pas d'origine staphylococcique, et le staphylocoque doré ne l'habite qu'à titre d'infection secondaire.

II. Le staphylocoque doré, dans les lésions qu'il a faites lui-même, n'admet pas de microbes d'infection seconde.

III. **Anatomie pathologique.** — I. *Genèse de la pustule folliculaire orificielle.* — Très souvent on trouve, sur une région chroniquement infectée par voisinage, des orifices folliculaires contenant à l'état inerte quelques paquets microbiens minimes de cocci, entre les détritus de lame cornée qui l'occupent. Mais le plus souvent, on ne trouve aucune réaction des tissus voisins, ni rien qui indique une pullulation de ces microbes. Les cocci habitent le sommet du follicule, mais ne l'entament pas.

J'ai pu surprendre, au début de la porofolliculite, l'invasion intra-épidermique des cocci (Fig. 100). Elle ne se produit pas vers la profondeur, mais latéralement, et passe sous l'épiderme qui tapisse l'évasement orificiel du follicule. Aussitôt commence la réaction du tissu voisin. D'innombrables cellules migratrices, appelées par le pouvoir chimiotaxique positif de la toxine staphylococcique, arrivent au point lésé par le microbe, en dissociant sur leur chemin les cellules épidermiques les unes des autres. Bientôt les cellules migratrices ont doublé, décuplé l'épaisseur épidermique en ce point. Autour des pelotons microbiens, qui ont par leur croissance pénétré sous la lame cornée, l'afflux leucocytaire crée une cavité par dissociation et refoulement des couches épidermiques et cette cavité, d'abord difficile à discerner sur des coupes tant les cellules migra-

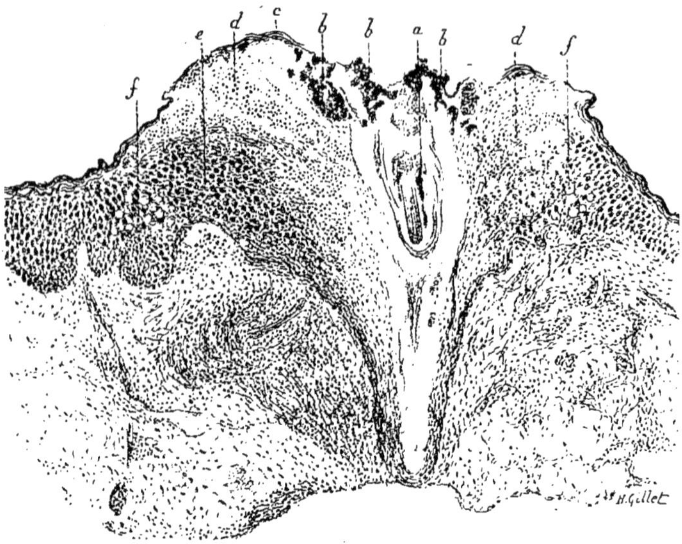

FIG. 100. — *Début de la pustule folliculaire orificielle.*

a, poil dans son follicule. — *b*, *b*, amas de staphylocoque doré. — *c*, couche cornée. — *d*, afflux leucocytaire qui fera la suppuration. — *e*, épiderme infiltré de leucocytes. — *f*, infiltrat séreux intercellulaire (spongiose).

trices et les cellules épidermiques sont étroitement mélangées, devient à chaque heure plus apparente et plus régulière.

L'effraction microbienne du follicule est d'abord unilatérale. Peu à peu elle envahit tout le pourtour de l'orifice folliculaire [1]. Alors la pustule se développe régulièrement et voici les caractères anatomiques qu'elle présente :

II. *Période d'état.* — 1° La pustule est *péri-ostio-folliculaire.* Elle s'est développée en couronne sous l'épiderme corné de l'orifice folliculaire. Cette localisation est un caractère typique, et grossièrement on peut la dire constante. Néanmoins quand l'éruption pustuleuse prend les caractères d'une miliaire cohérente, un certain nombre de pustules peuvent être nées en plein épiderme

[1] Je crois (après examen de coupes *horizontales* d'une pustule commençante) que le mécanisme de cette infection circulaire est le suivant. L'effraction microbienne se produit en un seul point, autour duquel se fait aussitôt une exsudation séro-leucocytaire, d'*emblée plus large* que le peloton microbien causal. Alors les microbes encore contenus dans la cupule de l'ostium, ayant à proximité d'eux un milieu liquide, entrent à leur tour en prolifération et pénètrent sous la lame cornée au point qu'ils avoisinent. Ainsi se complète très vite une couronne d'effractions microbiennes assez régulière. Ce fait ne se produit pas toujours. Il y a des pustules latéro-folliculaires. Mais pour la plupart elles sont circumfolliculaires très vite, et le plus souvent elles contiennent une couronne presque régulière de paquets microbiens autour du follicule sous la lame cornée de l'ébrasement orificiel.

[R. SABOURAUD

(Fig. 102), hors de toute connexion folliculaire. Ce fait n'en reste pas moins atypique. Nous le mentionnerons seulement.

Le développement péri-folliculaire de la pustule fait que l'épiderme folliculaire, décollé de son substratum, traverse verticalement la pustule comme l'axe d'une toupie d'enfant. Il est ordinairement intact, non effracté, et sa face profonde, séparée par dislocation des assises épidermiques profondes, présente des lambeaux d'épiderme morcelés et frangés.

2° *La pustule périfolliculaire orificielle présente de plus ce caractère presque constant de contenir des fragments d'épiderme dilacéré.* — Cela s'explique par la brusquerie de l'invasion leucocytaire. Les cellules migratrices, filtrant sur toutes les faces des cellules épidermiques profondes, arrivent à les décoller les

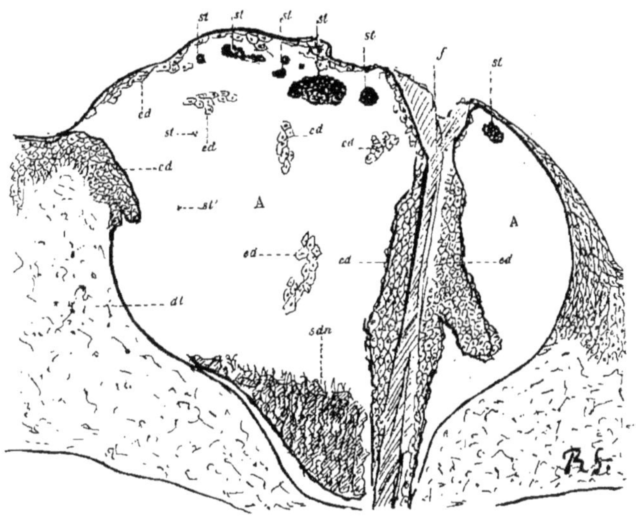

FIG. 101. — *La pustule folliculaire orificielle, période d'état.* (Schématique.)
f, follicule pilaire. — *st*, amas staphylococciques. — *ed*, épiderme. — *sdn*, séquestre dermique nécrosé. En A existe la collection suppurée leucocytaire supprimée pour la clarté du schéma.

unes des autres. On en trouve donc de libres dans la cavité pustuleuse, d'autres restent suspendues à la coupole épidermique de la pustule, d'autres à l'étui épidermique du follicule (Fig. 101 et 103).

3° *La pustule périfolliculaire orificielle est remplie intégralement par des leucocytes.* — Au début, ils se touchent tous, et comme il en arrive incessamment au travers des couches épidermiques circonvoisines, les limites de la pustule sont indécises. Plus tard cette limite devient nette, et la cavité de la pustule présente les leucocytes intacts côte à côte. Plus tard la désintégration leucocytaire commence; les leucocytes les plus rapprochés du sommet de la coupole, où se trouvent invariablement les microbes, tombent en déliquescence. Leurs noyaux demeurent visibles et colorables, mais ils s'agglomèrent à la base de la coupole en stratifications épaisses. Leur protoplasma liquéfié remplit alors la coupole et forme aux pelotons microbiens une atmosphère séreuse et claire. A la fin, la dégénérescence s'étend aux leucocytes du corps même de la pustule. Le contenu de la pustule se sépare de plus en plus en sérum clair et en noyaux leucocytaires. Plus une pustule a vieilli sans s'ouvrir, moins elle sera leucocytaire, plus elle sera *séro-leucocytaire*, c'est-à-dire pauvre en éléments figurés. Mais ces éléments auront laissé de leur nombre primitif une preuve certaine, l'agglomération de leurs noyaux, morcelés mais reconnaissables (Fig. 102).

4° *Les pustules périfolliculaires orificielles montrent leurs microbes* exclusive-

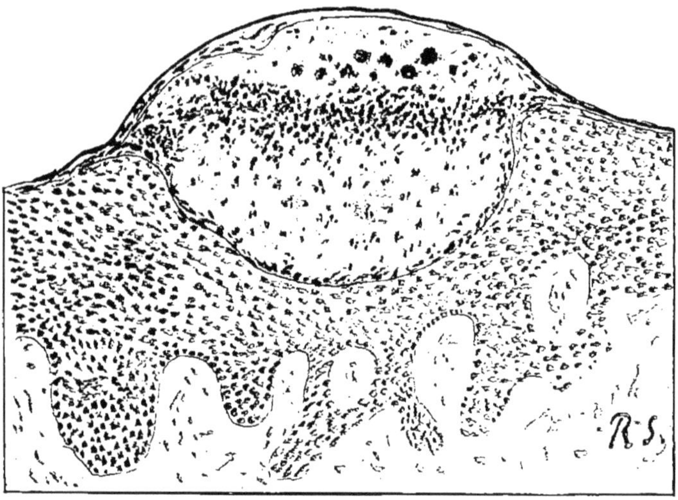

Fig. 102. — Pustule staphylococcique au déclin de son évolution. Les leucocytes sont morts, leurs noyaux morcelés forment une stratification transversale, au-dessus de laquelle on voit les pelotons microbiens épars dans une atmosphère séreuse claire. Cette pustule n'est pas centrée par un follicule pilaire. (D'après une préparation de Unna, grossissement de 60 diamètres.)

ment localisés *sous l'épiderme corné de la pustule*, sous forme d'amas de menus points à peu près égaux, disposés l'un près de l'autre comme les grains d'un fruit de mûre ou de groseille : *amas mûriformes*.

La phagocytose existe, mais très peu marquée. On trouve, dans la cavité de la pustule, un ou deux groupes de deux ou trois cocci inclus dans les globules blancs. Pour l'immense majorité, ils sont libres dans la cavité de la pustule, sous sa coupole (¹).

Le plus souvent, on trouve de longs amas, de longues traînées microbiennes, le long du poil, dans la cheminée du follicule autour duquel la pustule s'est

(¹) Suivant les variétés de pustules folliculaires orificielles, le phénomène de la phagocytose peut être plus ou moins marqué. Il devient de plus en plus évident à mesure qu'on envisage des pustules à tendance nécrotique plus accentuées. Ainsi dans l'acné *rodens* ou *varioliforme*, qui n'est qu'une porofolliculite spéciale, en trouve-t-on dans une seule coupe histologique plus de cent exemples.

[R. SABOURAUD.]

développée. Ce sont ces colonies accessoires qui peuvent causer au-dessous d'elle une nouvelle lésion : furoncle, abcès furonculeux intra-dermique.

5° *La pustule périfolliculaire orificielle*, de développement normal, *présente en sa profondeur une eschare dermique*, un point de sphacèle conjonctif, qui doit faire partie intégrante de sa description.

On comprend que, suivant sa dimension même, une pustule soit plus ou moins profonde. Il y a donc des pustulations miliaires dans lesquelles le phé-

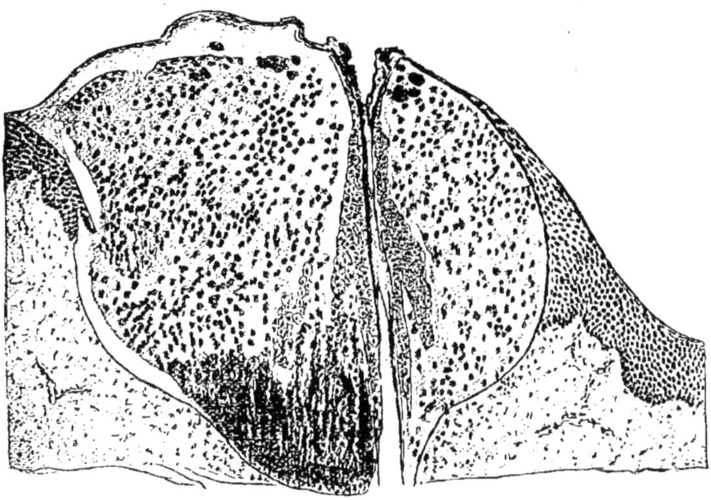

Fig. 105. — *Pustule périfolliculaire orificielle au stade d'état.* (Grossissement de 40 diamètres.)

nomène dont je parle ne se produit pas, mais dans les pustulations moyennes et grosses, il se produit à coup sûr (*s. d. n.* Fig. 101 — Fig. 105).

La pustule périfolliculaire une fois formée présente une pointe profonde. Cette pointe profonde est constituée par une eschare dermique périfolliculaire infiltrée de globules blancs. Les préparations au picrocarmin, qui colorent le tissu conjonctif en rose, montrent ce phénomène en toute évidence. On retrouve d'ailleurs ce séquestre colorable jusque dans la croûte, lorsque la lésion, pendant toute sa durée, n'ayant pas été ouverte, la croûte se trouve représenter à l'état sec l'ensemble de la lésion pustuleuse.

J'ai insisté sur ce fait que, lorsqu'on ouvre une pustule moyenne, le pus enlevé, il reste au fond de la cavité une sorte d'eschare bourbilleuse verdâtre, c'est l'eschare dermique dont je parle. Lorsque la lésion sera guérie, on retrouvera l'orifice pilaire régénéré, érodé par une cicatrice circulaire, visible à l'œil nu que j'ai déjà signalée.

III. *Croûtes.* — Tels sont les caractères de la pustule périfolliculaire orificielle. Lorsque cette pustule a vieilli et s'est desséchée sans avoir été ouverte, elle se transforme *in situ* en une *croûte* qui *comprend tous les éléments* que je viens de décrire *dans la lésion à l'état actif*. La croûte montre alors en surface la couche cornée ancienne, de même en profondeur une couche cornée de rénovation. Entre ces deux enveloppes on retrouve le squelette épidermique du follicule, des multitudes de noyaux conservés de leucocytes morts, au sommet de la pustule des groupes microbiens et, au fond de la pustule, l'eschare dermique spéciale à cette lésion (Fig. 115).

IV. *Complications*. — La pustule porofolliculaire est le témoignage de l'infection de l'étage folliculaire supérieur, mais son étude montre le mécanisme des infections folliculaires plus profondes.

La colonie staphylococcique, contenue tout entière d'abord dans l'orifice folliculaire, pullule en surface et latéralement. Elle donne lieu ainsi à la porofolliculite, mais elle envahit très souvent en même temps de haut en bas la cheminée folliculaire et va créer la folliculite profonde.

Ce sera le furoncle ou l'abcès furonculeux aigu ou l'abcès chronique sycosique, ou la folliculite chronique sèche.

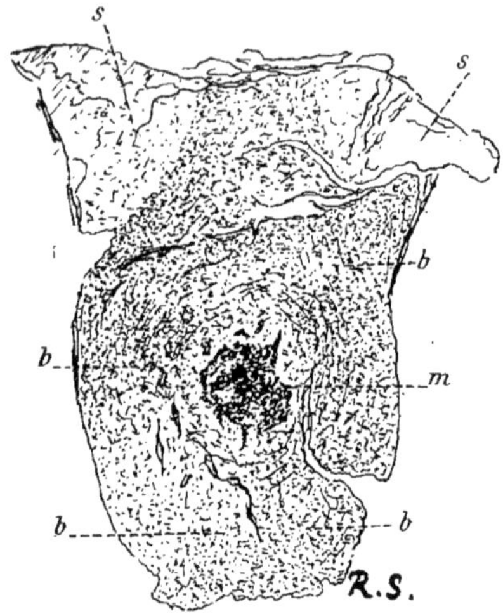

FIG. 104. — Bourbillon du furoncle. (Grossissement de 30 diamètres.)

m, noyau central qui est un énorme amas de staphylocoques. — *b*, bourbillon constitué par des cadavres de leucocytes enserrés dans un coagulum fibrineux et une trame conjonctive mortifiée. — *s*, croûte constituée par du sérum coagulé.

A. *Le furoncle*, au point de vue anatomique, est essentiellement un nodus de sphacèle épidermo-dermique siégeant au tiers moyen du follicule. Le bourbillon est donc une eschare dermique infiltrée de leucocytes, et cette eschare entoure la colonie staphylococcique comme un fruit entoure son noyau (Fig. 104).

B. *L'abcès furonculeux* peut être *post-* et *péri-*furonculeux. Dans ce cas, autour d'un bourbillon normal déjà formé, une série de petites colonies staphylococciques erratiques crée une suppuration secondaire circonférentielle.

L'abcès furonculeux peut tenir la place du bourbillon et *remplacer* le furoncle. Au lieu d'un peloton microbien central entouré de l'eschare bourbilleuse, on trouve, le plus souvent latéralement au follicule, un abcès leucocytaire parsemé de petits groupes de cocci.

C. *L'abcès en bouton de chemise* est exactement le précédent lorsqu'il s'est constitué non pas consécutivement à la porofolliculite, mais en même temps qu'elle. L'abcès profond se forme soit en dehors du follicule avec lequel il communique par une effraction latérale, soit autour du follicule en le dilacérant au niveau de son point de formation (Fig. 105).

D. *L'abcès froid ou sycosique* est de tous points identique aux précédents.

La seule différence entre eux est une différence d'évolution. Et l'évolution d'une lésion microbienne varie suivant deux facteurs : le taux de la résistance organique leucocytaire, et le taux de la virulence du microbe. Anatomiquement les abcès chroniques des folliculites profondes, quand ils sont vieux, s'entourent d'une zone fibreuse dermique accentuée. De plus les cellules migratrices de la collection leucocytaire prennent des types très différents, par augmentation de leur volume, multiplication de leurs noyaux, tendance à former des rudiments de cellules géantes, apparition de macrophages mononucléaires, etc.

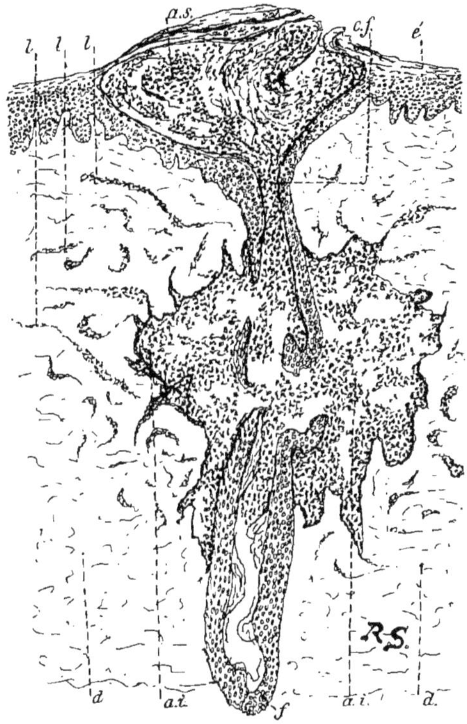

FIG. 105. — *Abcès folliculaire en bouton de chemise.*

as, abcès supérieur. — *ai*, abcès inférieur. — *cf*, cheminée folliculaire. — *e*, épiderme. — *l*, *l*, *l*, fentes lymphatiques bourrées de leucocytes en migration. — *d*, derme. — *f*, fond du follicule.

Comme dans tous les abcès chroniques, les microbes ont tendance à disparaître peu à peu de la suppuration qu'ils ont provoquée. Quand on en examine de très vieux, on les trouve stériles en apparence. Et quelques-uns même sont stériles à la culture.

E. *Folliculites chroniques.* — Les folliculites chroniques non suppuratives montrent seulement une infiltration leucocytaire peu marquée de l'étui épidermique folliculaire et de l'étui fibreux périfolliculaire. On trouve aussi dans l'épiderme du follicule quelques exemples de mitoses.

Ces folliculites sourdes peuvent ne montrer aucun microbe. Le plus souvent on trouve dans la cavité folliculaire, au long du poil, une très mince couche microbienne, qui ne revêt que le segment supérieur du poil, et souvent même par petits placards disséminés de quinze, de vingt cocci juxtaposés comme des éléments de mosaïque, côte à côte.

En toutes ces complications diverses de la folliculite pustuleuse orificielle, je n'ai jamais rencontré que le même microbe qui fait la pustule primaire initiale. C'est toujours le staphylocoque doré, et dans les lésions fermées le staphylocoque doré seul que l'on y rencontre. Et il en est ainsi dans toutes les folliculites orificielles, quelles que soient leurs modalités cliniques, différentes, de siège régional, de symptômes et d'évolution, quelles que soient les distinctions établies entre elles par l'analyse clinique d'autrefois.

Connaissant désormais en sa forme clinique, ses mœurs, son évolution propre et ses complications la pustule périfolliculaire orificielle; connaissant son microbe, le mécanisme et la structure des lésions qu'il détermine, nous pouvons maintenant envisager toute la série des formes morbides diverses dont cette porofolliculite est la lésion initiale et élémentaire, avec les symptômes propres ou les particularités d'évolution qui permettent de différencier cliniquement ces formes les unes des autres.

FORMES CLINIQUES

ÉTUDE SYMPTOMATIQUE

Les *porofolliculites pustuleuses* se présentent chaque jour au dermatologiste sous des formes que leur cause occasionnelle, leur siège, leurs récidives, leurs complications font extraordinairement varier.

En toutes ces variétés la lésion élémentaire demeure constante, et si la tradition willanique s'était maintenue fermement en ce siècle, la synthèse que nous exposons pour la première fois ici serait chose acceptée depuis longtemps.

Mais d'abord, ces lésions élémentaires, toujours identiques à elles-mêmes, sont en rapport souvent si étroit et si évident avec une cause occasionnelle traumatique, locale, que le clinicien ne peut pas oublier cette cause occasionnelle pour regarder seulement la lésion élémentaire qu'elle a fait surgir.

En outre, en quelque lieu qu'on les observe, les *porofolliculites* sont des lésions éphémères. Elles peuvent promptement disparaître et ne laisser derrière elles que des lésions folliculaires profondes, étrangement différentes de la porofolliculite dont elles sont issues.

De là pour chaque forme accidentelle des *porofolliculites*, pour chacune des formes objectives qui en sont dérivées un nom différent qui les isole dans les classifications sans tenir compte de leur commune origine microbienne et de leur commune lésion élémentaire.

Aujourd'hui encore les porofolliculites se trouvent disséminées aux quatre coins des cadres dermatologiques : les pustulations miliaires du cuir chevelu avec les impetigos, les pustulations cadiques avec les acnés, les pustulations hydrargyriques, et les pustulations de la térébenthine dans le groupe informe des dermites artificielles; les sycosis forment un chapitre spécial, etc.

Reprenant la tradition willanique, nous nous attacherons à la seule lésion élémentaire que nous venons de décrire, quelque région qu'elle occupe, et quelque évolution ultérieure qu'elle doive affecter.

[*R. SABOURAUD.*]

Non seulement l'identité formelle des pustulations périfolliculaires entre elles nous est affirmée par la clinique, en dépit des différences accessoires de siège, de cause locale ou d'évolution, mais la bactériologie nous affirme semblablement leur identité foncière et absolue : les lésions de même type objectif ont le même microbe causal. Elles forment donc bien, quelles que soient leurs apparentes différences, un groupe rationnel et homogène. Elles ont raison suffisante d'être décrites côte à côte.

En vérité, il en existe trois modalités primordiales, dont toutes les autres ne sont que des dérivés :

1° Ce sont d'abord les miliaires pustuleuses spontanées [1] dont le type est l'*impétigo de Bockhart*;

2° Ce sont ensuite les miliaires pustuleuses *traumatiques* aujourd'hui encore confondues par les uns dans les dermites artificielles, par les autres dans l'eczéma;

3° Enfin ce sont les miliaires pustuleuses *chroniques in situ*, accompagnées de dermite profonde, connues sous le nom de *sycosis*.

Mais à côté de ces formes principales — majeures — une multitude de types cliniques moins importants doivent être étudiés, différant de leur type fondamental par leur cause occasionnelle ou par leur siège, par leur durée ou par leur évolution. Ils sont trop nombreux pour que nous puissions exposer en tous détails l'histoire de chacun. Mais de chacun pourtant il faudrait dire quelques mots.

Voici donc en résumé l'ordre que nous suivrons dans l'étude des pustulations orificielles folliculaires :

I. Nous en décrirons d'abord les FORMES MILIAIRES COHÉRENTES qui sont spontanées ou traumatiques. C'est l'impétigo pustuleux péripilaire de Bockhart et la miliaire pustuleuse traumatique, artificielle.

II. Il en existe des formes DISSÉMINÉES *plus* DISCRÈTES : les unes spontanées, d'autres en relation avec des troubles généraux plus ou moins déterminés (troubles gastriques, hypophosphaturie, chloro-brightisme, diabète). Nous les décrirons en second lieu.

III. D'autres, DE CAUSE *évidemment* TRAUMATIQUE, sont consécutives *in situ* aux différentes lésions de *parasitisme animal* : gale, phtiriase; ou *mycosique* : favus, teignes tondantes. D'autres à des *traumatismes thérapeutiques* : miliaire post-épilatoire, ou à des *traumatismes chimiques* souvent médicamenteux (acné cadique, hydrargyrie externe, pustulation de la térébenthine, des euphorbes, etc., etc.).

IV. Un quatrième groupe comprend les PUSTULATIONS *accessoires* QUI VIENNENT SE SUPERPOSER A DES DERMATOSES PRÉEXISTANTES : aux intertrigos, aux eczémas, aux prurigos aigus ou chroniques, à l'impetigo à croûte sigillaire (streptococcique), aux dermites chroniques à streptocoques, etc.

[1] Le mot *spontanées* veut dire que nous ignorons la cause occasionnelle de la pullulation staphylococcique soudaine (*ab impetu*) dont nous sommes témoins.

V. Enfin un dernier groupe naturel comprendra les FORMES RÉCIDIVANTES CHRONIQUES, *s'accompagnant de* DERMITE PROFONDE : les folliculites qui se surajoutent à l'acné (comédon) pour constituer *l'acné polymorphe* et les folliculites profondes, conglomérées, régionales, connues sous le nom de *sycosis* (1).

I

LES MILIAIRES PUSTULEUSES

Toutes les éruptions pustuleuses porofolliculaires ont pour prototype familial, au cuir chevelu, *l'impétigo de Bockhart*; sur la peau glabre *la miliaire traumatique* des extrémités.

Nous décrirons principalement ces deux formes morbides en tous détails, avec leurs symptômes, leur marche, leur évolution propre, leurs complications.

Quand on connaît bien ces deux types morbides, on connaît les pustulations porofolliculaires en général, et jamais plus on ne les méconnaîtra, quelque forme inattendue qu'elles puissent accidentellement revêtir.

L'importance clinique de ces deux miliaires pustuleuses justifie l'importance que nous donnerons à leur description.

I. IMPÉTIGO DE BOCKHART. — Attribuant au mot *impétigo* une définition symptomatique large, et désignant sous ce nom toutes les épidermites suppuratives survenant par points isolés, Bockhart, en 1887 (2), décrivit parfaitement bien d'ailleurs, et avec toutes ses complications folliculaires profondes, l'éruption dont je veux parler, et qui depuis, en Allemagne surtout, a porté son nom. Elle peut affecter des formes un peu différentes les unes des autres, très analogues cependant et que nous décrirons successivement. Elles ont toutes le cuir chevelu pour siège ordinaire. On peut en distinguer: 1° une forme aiguë discrète; 2° une forme aiguë miliaire, toutes deux fréquemment récidivantes. Ces deux variétés peuvent survenir spontanément, sans cause initiale évidente, mais elles peuvent suivre des traumatismes locaux. Enfin, et ordinairement après des traumatismes récidivants, elles peuvent passer *in situ* à l'état chronique sous deux formes : sous forme de dermite pustuleuse à poussées paroxystiques; sous forme de dermite profonde disséminée sycosique.

A. *Forme aiguë régionale, discrète.* — C'est principalement, comme toutes les formes d' « impétigo pustuleux », une maladie de l'enfance.

Sans cause apparente, sur une région localisée du cuir chevelu, ordinairement sur une de ses régions frontières : la tempe, la nuque, une éruption de 20 à 50 pustules surgit en quelques heures. De la veille au lendemain, l'éruption est constituée. Toutes ces pustules, groupées sans ordre, sont de volume

(1) En exceptant de ce groupe les sycosis trichophytiques (trichophyties d'origine animale), qui n'ont avec les folliculites pustuleuses staphylococciques qu'une ressemblance extérieure et dont on devra rechercher l'histoire au chapitre TRICHOPHYTIES.

(2) BOCKHART, *Monats. für prakt. Dermat.*, 1887, p. 450.

différent; une ou deux très grosses, pour le plus grand nombre, moyennes, avec quelques pustulettes miliaires grosses comme des perles (Fig. 106).

Dès le moment de l'éruption, on pourrait même dire avant elle, les ganglions régionaux sont gros et douloureux. La douleur qu'ils provoquent est le premier symptôme fonctionnel. Une cuisson locale, de la chaleur, du prurit accompagnent et suivent l'éruption. Les pustules sont toujours plus grosses, plus abondantes, plus serrées au cuir chevelu, mais pourtant la peau glabre du voisinage en présente souvent aussi.

En quelques jours, tout se calme, les pustules s'ouvrent et se vident ou bien

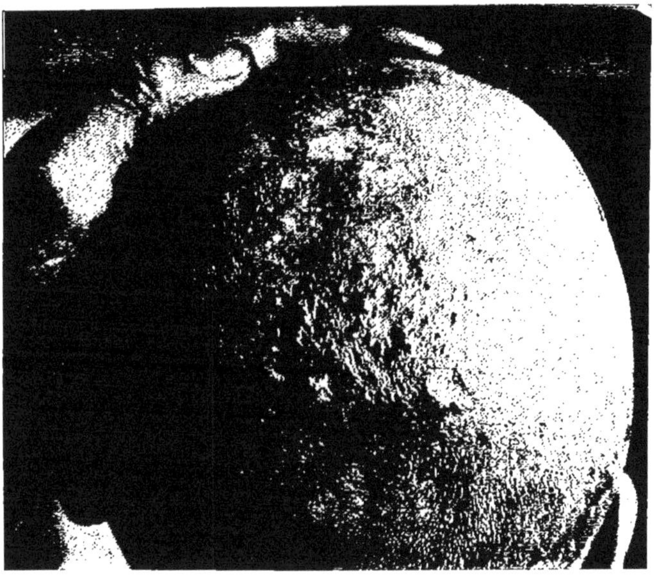

FIG. 106. — *Impétigo folliculaire pustuleux de Bockhart, forme discrète.*

sèchent sur place. De-ci, de-là un furoncle survient succédant à une des pustules disparues.

Souvent cette forme est extensive et récidivante, comme nous verrons pouvoir l'être sans exception toutes les pustulations folliculaires, quelles que soient leur localisation, leur cause seconde et le nom qu'on leur donne.

Néanmoins, une telle éruption peut s'observer une fois et n'être pas suivie de récidives.

B. *Impétigo de Bockhart. Forme aiguë miliaire.* — La seconde forme de l'impétigo de Bockhart est la plus caractéristique. C'est celle qui mériterait le mieux le nom d'impétigo si l'on s'en tenait à sa définition latine : *ab impetu.*

Un soir l'enfant se plaint de douleur et de cuisson au cuir chevelu. Déjà les ganglions latéraux de la région occipitale sont gros comme des billes, roulent sous le doigt et le malade y accuse une douleur particulière. A l'inspection le cuir chevelu est seulement rouge et ne présente aucune éruption.

Le lendemain, l'éruption est constituée. Sur des surfaces plus grandes que les deux mains, sur tout le cuir chevelu en somme, en exceptant quelques rares petites surfaces réservées, se voit une éruption cohérente de pustules jaunes centrées par un poil, à peu près toutes égales, et grosses chacune comme un grain d'orge (Fig. 107). Très peu de ces pustules grossiront, très peu donneront lieu à des folliculites profondes. Quelques jours après, elles seront toutes remplacées par des croûtelles lenticulaires, minimes qui s'exfolieront, mélangées aux exfoliations lamelleuses de l'épiderme du voisinage, simulant un simple *pityriasis*.

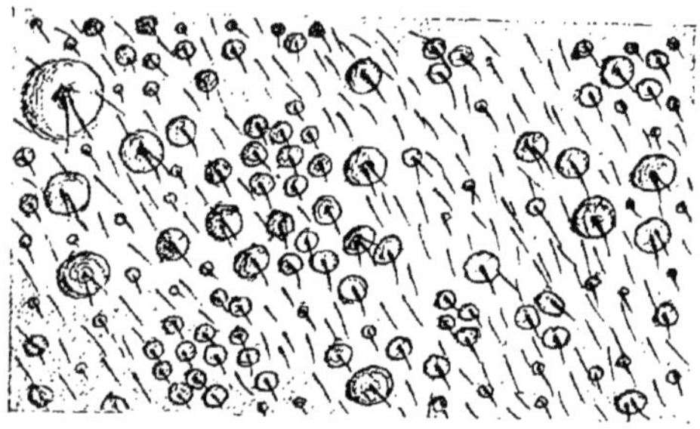

Fig. 107. — Miliaire pustuleuse folliculaire (impétigo folliculaire de Bockhart). (1/2 schématique.)

Cette éruption pustuleuse d'emblée et périfolliculaire est considérée comme impétigo par l'énorme majorité des cliniciens et par beaucoup de dermatologistes. Ils n'opposent pas les caractères élémentaires de ces pustules aux caractères de la phlyctène initiale de l'*impétigo vrai à croûtes mélitagriques*. Ils confondent cette pustulation miliaire avec l'impétigo croûteux du visage. Il y a à cela plusieurs raisons :

D'abord le mot impétigo est commode à cause des définitions nombreuses et symptomatiquement différentes qu'on en a données, qui font que pour beaucoup de médecins le mot impétigo ne correspond plus à rien de précis [1].

En outre, il représente bien un fait clinique vrai qui est l'impétuosité d'apparition de la miliaire pustuleuse. Néanmoins, les noms propres sont faits pour particulariser des choses distinctes. Appeler du même nom deux maladies *essentiellement* différentes est une chose illogique.

On verra plus loin ce qu'il faut entendre par le mot impétigo (p. 864).

En dehors de la confusion de fait et de doctrine que le terme : *impétigo de Bockhart* entretient, ce terme est encore mauvais parce que sa lésion essentielle est une porofolliculite, parce que cette poussée pustuleuse cohérente qui seule parmi les autres folliculites orificielles mériterait le nom d'impétigo ne diffère aucunement comme lésion élémentaire des autres porofolliculites qu'on peut observer à l'état d'éléments isolés ou rares et disséminés, auquel le mot *impétigo* ne convient plus en aucune façon.

Une erreur clinique, beaucoup plus fréquente qu'on ne l'imagine, consiste à prendre cette miliaire pustuleuse à son déclin, à cause des exfoliations épider-

[1] Voir article *Impétigo*, même volume, p. 856 et suiv.

miques dont elle s'accompagne et de la petitesse de ses croûtes lenticulaires, pour un *pityriasis simplex* du cuir chevelu, ou ce que l'on appelle si improprement du terme de *séborrhée sèche* (!)

Il est pourtant aisé, quand on ne se contente pas d'un examen superficiel, de reconnaître, parmi les squames, les croûtes lenticulaires caractéristiques des lésions pustuleuses passées. D'ailleurs, il est rare, au déclin de la poussée éruptive, de ne pas rencontrer, éparses, des pustulettes tardives, indiquant ce qu'a été l'éruption à son acmé.

Enfin les ganglions régionaux restent gros et douloureux, longtemps après elle, et les *pityriasis* ne s'accompagnent pas de ganglions.

Une des caractéristiques de la pustulation miliaire du cuir chevelu de l'enfant est d'être fréquemment la suite des traumatismes médicamenteux. N'importe quelle lotion irritante, sur certains cuirs chevelus, peut y donner lieu. Parmi les plus mauvaises à ce point de vue je citerai celles qui contiennent du camphre (eau sédative) et de l'essence de térébenthine (lotion excitante de l'hôpital Saint-Louis).

La répétition d'un même traumatisme : savon noir, teinture d'iode, etc., est une des causes les plus fréquentes des récidives de l'éruption. Toutes les éruptions pustuleuses folliculaires ont une remarquable faculté de récidive. Il n'en est pas de plus récidivantes que *les miliaires pustuleuses du cuir chevelu de l'enfant*. Leur apparition est un des écueils, et non le moindre, que rencontre tout traitement des teignes tondantes par les irritants.

Les récidives sont semblables à l'éruption primitive, elles sont plus marquées, ou moindres, quelquefois même presque abortives. Ce sont celles qui sont le plus aisément confondues à leur terminaison avec de simples pityriasis capitis.

Enfin, le plus souvent sous l'influence de traumatismes médicamenteux répétés, on voit s'installer à peu près en permanence pour de longs mois une forme chronique de l'éruption précédente. Elle n'est pas strictement chronique, elle est faite de récidives incessantes et subintrantes. Dans ce cas les ganglions, engorgés en permanence, font sous la peau des saillies sensibles. La connexité de leur gonflement avec les poussées éruptives est telle, que les parents sont avertis par eux d'une poussée qui sera visible le lendemain. Dans l'intervalle des poussées, le cuir chevelu reste rouge, douloureux, un peu *verni*, en exfoliation légère.

On peut trouver de cette forme chronique des cas tellement rebelles que tout en prenant de chaque poussée les soins locaux nécessaires, on ne peut qu'attendre du temps l'épuisement de la maladie. Chez l'enfant cet état ne persiste pas ordinairement au delà d'une année.

II. Miliaire pustuleuse récidivante des extrémités. — C'est une des dermites artificielles, dites « *traumatiques, manouvrières* ou *professionnelles* ».

Or, il y a trois sortes de dermites professionnelles.

1° Il y a d'abord : l'*eczéma vésiculeux* des extrémités, qui est un eczéma vrai, dont la lésion élémentaire primitive est la vésicule eczématique acuminée, amicrobienne. L'infection microbienne secondaire de sa vésicule n'est ni absolue ni constante. Quand cette infection se produit, elle affecte l'un ou l'autre des types suivants :

2° Il y a la *dermite impétigineuse* (streptococcique) dont le type objectif est bien connu sous le nom archaïque de *gale des épiciers* [1].

3° Enfin il y a la *dermite pustuleuse miliaire* (staphylococcique) dont je parle, et dont les laveuses fournissent les plus beaux exemples. Ces trois dermites de type et d'origine différents peuvent fournir des formes mixtes, mélange des trois types précédents avec prédominance de l'un ou de l'autre [2].

De toutes, la plus souvent pure est la *miliaire pustuleuse professionnelle.*

Tout traumatisme de grande surface peut y donner lieu. Le plus fréquent est le traumatisme professionnel des laveuses, dans lequel l'eau chaude, le carbonate de potasse et l'hypochlorite de soude peuvent avoir part causale.

Entre le traumatisme et l'éruption il s'écoule un intervalle de 18 à 24 heures. Souvent le traumatisme a déterminé de suite une rougeur diffuse, quelquefois il n'a été suivi d'aucun symptôme apparent. C'est le lendemain que s'établit une dermite diffuse — rouge et *sèche* du dos des mains et des avant-bras. La peau est épaissie, œdématiée, de surface granuleuse, à gros grains, semblable au crépi d'un mur.

C'est sur ce fond que la pustulation surgit. Elle est miliaire, diffuse, constituée par des pustulettes tout à fait petites. Les plus grosses sont de la dimension d'un grain de mil ; les plus petites à peine visibles. Ces pustules ne sont ni acuminées, ni même saillantes, beaucoup au contraire semblent enchatonnées dans la peau et comprises dans son épaisseur. Elles occupent pour la plupart les orifices pilaires des follets, mais plusieurs ne montrent aucun poil en leur centre.

Ces pustules miliaires sont, je l'ai dit, d'une remarquable petitesse. Elles sont aussi d'une remarquable égalité.

L'évolution de chacune d'elles est comprise entre sept et douze jours. Comme elles sont apparues ensemble elles meurent ensemble. Très peu se déchirent malgré le grattage, et laissent sourdre une infime gouttelette de pus. Les autres se sèchent sans s'ouvrir. Quelques jours plus tard une croûtelle se détachera à leur place. Comme dans l'*impétigo de Bockhart* cette croûtelle est toute la pustule qui s'élimine d'un seul bloc. Pendant que les premières pustules nées disparaissent, d'autres surviennent souvent entre elles, ainsi de suite. J'ai vu leur abondance et leur cohérence extrême puisqu'une biopsie de quatre millimètres de grande longueur en enlevait jusqu'à trois ou quatre. Quelquefois elles sont plus espacées. Les pustules miliaires, dans la dermite dont je parle, font toutes les lésions proprement élémentaires. Il n'y en a aucune autre qui

[1] Voir *Impétigo*, p. 887.

[2] Pour être complet, il faudrait ajouter aux trois types précédents, celles où le traumatisme plus violent crée de suite et par lui-même une lésion visible du type des brûlures. En fait ces dermites, quand elles ne sèchent pas sur place, deviennent impétigineuses en quelques jours.

puisse être décrite. Pourtant chaque pustule crée autour d'elle un état congestif. Comme les pustules sont proches entre elles, ces zones se confondent ; il en résulte une dermite rouge diffuse qui sous-tend toute l'éruption. En d'autres termes, les pustules sont cohérentes et leurs aréoles congestives confluentes.

C'est là une inflammation passagère. La peau est dure, granuleuse, et de grain hérissé, mais elle ne présente pas ces papules plates quadrillées, traversées de sillons creux linéaires, qui sont la caractéristique de la lichénisation vraie.

Parmi toutes les épidermites traumatiques, celle-ci est celle dont les lésions restent le plus cantonnées aux régions traumatisées elles-mêmes. Même quand il se produit à grande distance des placards pustuleux secondaires, la localisation aux avant-bras reste prédominante.

En général l'évolution de la staphylodermite pustuleuse miliaire est subaiguë, mais récidivante. Chaque poussée dure de 5 à 10 semaines. Elle peut demeurer à l'état chronique, comme l'*impétigo de Bockhart* au cuir chevelu. Mais les ouvriers qui présentent la maladie à l'état chronique sont ceux qui n'ont pas pu ou voulu changer de métier, et c'est la perpétuité du traumatisme qui fait la perpétuité de la maladie. Dans ses formes les plus communes, c'est bien vraiment une dermite traumatique dans laquelle la seule cessation du traumatisme causal amène une sédation prompte et une régression des symptômes.

Dans la pratique, la staphylodermite miliaire pustuleuse se présente pourtant comme une maladie paroxystique et récidivante, parce qu'on ne peut empêcher un ouvrier de travailler de ses mains et de reprendre son métier.

L'anatomie pathologique des éléments de cette affection ne diffère presque aucunement de celle de la pustule folliculaire orificielle de toute autre cause et de tout autre siège. Elle mérite pourtant de nous arrêter quelques instants. Pour le plus grand nombre, les pustulettes sont folliculaires ou périfolliculaires (Fig. 108). Toutes présentent les pelotons microbiens qui les ont causées à leur place normale sous la coupole de la pustule. La pustule elle-même se forme par effraction épidermique et dissociation des cellules malpighiennes entre lesquelles l'afflux leucocytaire se fait sa place ; ainsi par ses caractères essentiels c'est la pustule staphylococcique normale, telle que nous l'avons décrite.

L'évolution de la maladie imprime cependant son cachet à chaque pustule et voici comment :

J'ai dit plus haut que les pustules nées autour des follets, ordinairement ne devenaient pas grosses ; cette remarque est justifiée par la staphylodermite miliaire qui évolue sur des régions dites glabres et dont les pustules sont toujours plus fines que celles de l'impétigo de Bockhart vulgaire.

Il s'ensuit deux conséquences naturelles.

1° Étant plus petites les pustules évolueront tout entières dans l'épaisseur de l'épiderme, sans ulcérer le derme sous-jacent (Fig. 108 et 109).

2° Elles seront moins fréquemment ouvertes par le grattage que ne le seraient des pustules plus grosses. Elles pourront dès lors passer, au point de vue anatomique, par toutes les phases régresssives que nous avons signalées plus haut (p. 666-667) et que l'*impétigo de Bockhart* ne montre pas toujours,

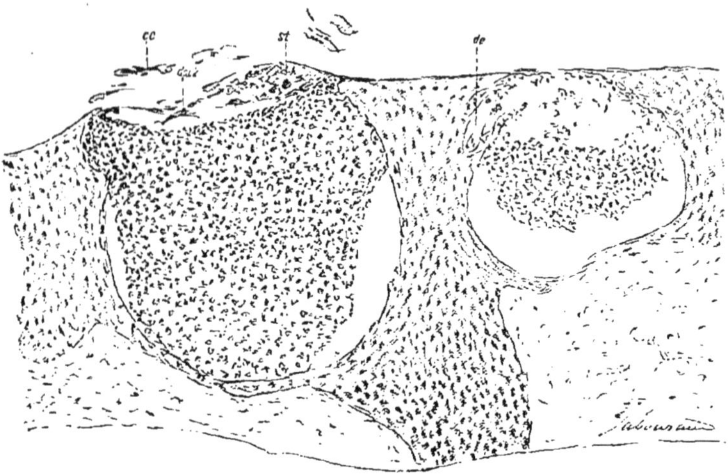

FIG. 108. — *Deux pustules de la staphylodermite miliaire traumatique nées au voisinage d'un orifice folliculaire.* (Grossissement : 40 diamètres.)

cc, couche cornée. — *depk*, débris épidermiques en parakératose. — *st*, staphylocoques. — *de*, effraction épidermique. — Le contenu des pustules est un amas homogène de leucocytes migrateurs.

parce que ses pustules sont souvent détruites avant de les pouvoir présenter.

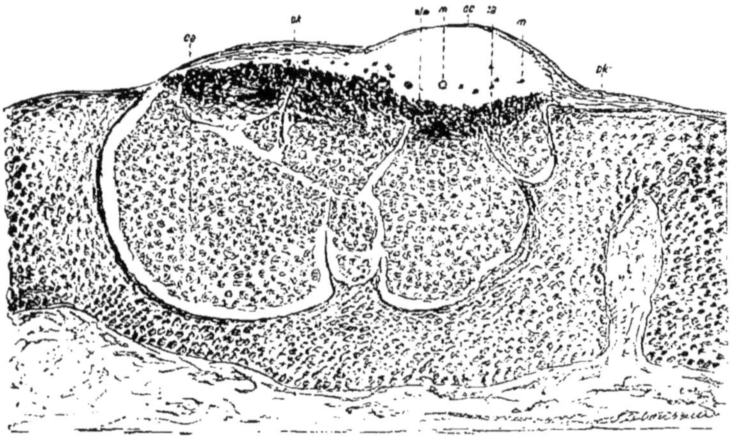

FIG. 109. — *Pustule multiloculaire de la staphylodermite miliaire traumatique* (eczéma chronique de Unna) (Dessin fait à un grossissement de 60 diamètres d'après une préparation de Unna.)

pk, couche cornée en parakératose. — Sous la couche cornée *cc*, épaissie par *pk*, lac séreux constitué par la fonte des leucocytes morts dont les noyaux sont agglomérés en *nlm*. Au milieu de ce lac séreux, pelotons staphylococciques *m*. — *ca*, cavité de la pustule remplie de globules blancs encore reconnaissables.

La pustule miliaire, qui a été ce que montre la figure 108, c'est-à-dire une pustule staphylococcique adulte, devient alors ce que montre la figure 109, c'est-à-dire une pustule staphylococcique en régression. Cette différence de structure est un phénomène qu'il faut suivre et connaître. Il a une importance doctrinale considérable. Voici pourquoi : la pustule représentée par la figure 109 est exactement ce que Unna décrivait naguère encore comme la vésico-pustule de son eczéma *morococcique* et de l'eczéma en général. Elle représente une préparation de Unna lui-même.

En fait, elle ne figure nullement un élément propre à l'eczéma. Au contraire, elle appartient à la staphylodermite que je décris, c'est une pustule staphylococcique.

Unna (1) a reconnu dans les symptômes de la staphylodermite pustuleuse miliaire, telle que je l'ai décrite, les symptômes mêmes de son eczéma chronique.

Le désaccord entre l'École de Hambourg et l'École de l'hôpital Saint-Louis provient donc de ce fait que Unna désigne toute dermite subaiguë ou chronique sous le nom d'eczéma, tandis que pour l'École française l'eczéma a toujours été d'abord et essentiellement l'eczéma *vésiculeux aigu*, récidivant, maladie propre, autonome, à lésions maintenant définies et a-microbiennes.

II

FORMES DISSÉMINÉES, DISCRÈTES

La pustulation périfolliculaire orificielle peut se présenter non plus sous une forme régionale miliaire, cohérente, mais sous une forme relativement discrète et disséminée sur tout le corps. Même quand elle affecte ce type, elle garde, le plus souvent, son caractère récidivant qui, à lui seul, malgré la bénignité ordinaire de ses symptômes et de ses lésions, en fait une affection tenace et pénible.

Maladie de Colles, Graves, Jaccoud. — Elle peut ne relever d'aucune cause externe perceptible. Bien qu'elle soit plus fréquente chez l'enfant, on peut l'observer chez l'adolescent, l'adulte et même chez le vieillard. On la voit survenir ordinairement chez des blonds à peau rousse. Je l'ai vue exister chez des sujets appartenant à une famille d'eczémateux qui ne présentaient pas d'eczéma eux-mêmes.

Chez certains, elle semble coïncider avec des crises d'hypophosphaturie, du type décrit par Joulie (2); chez d'autres, avec des crises de glycosurie ou d'albuminurie passagère (chloro-brightisme); chez d'autres, avec des troubles gastriques. Celles du diabète confirmé sont très connues.

Un sujet, bien portant par ailleurs, présente sur les avant-bras, les jambes, les cuisses, les fesses, le bas-ventre, des poussées pustuleuses folliculaires

(1) Unna, Congrès international de dermatologie et de syph. Paris, 1900.
(2) A. Joulie, *Bull. gén. de thérap.*, mars, avril, mai, etc., etc., 1900.

orificielles, qui surviennent pendant une ou plusieurs années, vingt fois par an. Chaque éruption compte une trentaine de pustulettes disséminées, dont la majorité avorte, dont quelques-unes donnent lieu à un furoncle, à un abcès furonculeux, quelquefois à un petit anthrax.

L'éruption passe d'une région à l'autre, mais les récidives en sont incessantes. Chaque poussée n'est pas éteinte qu'une autre survient. Il en est des cas graves. On peut voir des poussées formidables couvrir, en une ou deux semaines, le dos, les cuisses, le ventre, et souvent, dans ces cas, la plupart des pustules donner lieu à un furoncle consécutif.

Il ne faut pas oublier que les furonculoses généralisées diabétiques ne sont que les exemples majeurs d'éruptions qu'on peut observer à tous les degrés depuis le plus bénin jusqu'au plus réellement dangereux. Toutes ont pour origine la pustulation orificielle dont je parle.

C'est la maladie de Colles, de Graves, de Jaccoud. En ses symptômes, elle ne diffère aucunement de celles dont l'étude précède ou va suivre. Elle en diffère par ses causes étiologiques, qui demanderaient un supplément d'enquête, qu'on peut supposer par avance des plus intéressants.

Dans quelques cas, les crises de pustulation semblent si étroitement en relation avec les troubles généraux (d'ailleurs individuels et particuliers à chaque malade), qu'une enquête minutieuse portant sur des cas nombreux ne pourrait pas ne pas éclairer le chapitre, si confus encore, du rôle du terrain, dans l'éclosion et le développement des épidermites microbiennes.

III

PUSTULATIONS TRAUMATIQUES

1. Pustules folliculaires disséminées discrètes, consécutives a un parasitisme animal. — Tout parasitisme animal établi à demeure sur un tégument peut se compliquer de folliculites orificielles. Il n'en est pas d'exemple plus frappant que celui de la *phtiriase*.

A. *Phtiriase*. — Ce qu'on appelle l'*impetigo granulata* du cuir chevelu est un impétigo phtiriasique, mais c'est vraiment un impétigo [1] phlycténulaire streptococcique. Toutefois il est de règle que cet impétigo et la phtiriase qu'il accompagne se compliquent de porofolliculites. Le traumatisme animal, se produisant à l'orifice folliculaire même, est une cause immédiate et locale d'infection. Et l'on trouve presque toujours entre les placards ronds, exsudatifs, de l'impétigo streptococcique, des pustules à pus jaune, centrées par un poil, caractéristiques. Ce mélange des porofolliculites à l'impétigo est extrêmement fréquent, nous le retrouverons d'autres fois.

La phtiriase du corps peut se compliquer de porofolliculites disséminées,

[1] Voir l'article *Impétigo*, p. 885.

que le grattage et la sordidité expliquent suffisamment. Les localisations seront celles du grattage et de la phtiriase elle-même : épaules, dos, aisselles, ceinture, aines.

B. *Sarcoptose autumnale.* — Le *trombidium soyeux* qui habite les prés et les bois au déclin de l'été, cause chez l'homme, principalement sur les jambes et la partie inférieure du corps, une gale particulière qui se complique souvent de folliculites orificielles. Le parasite, pénétrant dans l orifice folliculaire même et y périssant, est une cause locale d'irritation dont le staphylocoque peut profiter. Cette cause de folliculites donne lieu à une éruption passagère que les commémoratifs permettent aisément de rattacher à sa cause.

C. *Gale.* — La gale, comme la phtiriase du cuir chevelu, donne lieu ordinairement à un impétigo mixte : à un impétigo streptococcique souvent ecthymateux mélangé de porofolliculites plus ou moins nombreuses, staphylococciques. Ces dernières ne diffèrent aucunement de leur type normal. C'est le polymorphisme de l'éruption et ses localisations galeuses, aux poignets, aux aisselles, aux organes génitaux, qui permettent le diagnostic. La contagion éclaire souvent un cas douteux.

2. Pustules périfolliculaires disséminées discrètes consécutives a un parasitisme mycosique. — A. Certaines *teignes trichophytiques*, je l'ai dit plus haut (1), s'accompagnent constamment de folliculites *mycosiques*. Certains trichophytons, d'origine animale, accidentellement inoculés à l'homme, s'accompagnent ainsi de suppuration folliculaire sans intervention d'aucun microbe d'infection secondaire (2).

Ces cas sont aujourd'hui bien connus, et leur origine mycosique rigoureusement démontrée (3).

Mais en dehors de ces cas spéciaux, il est fréquent de voir survenir sur un cuir chevelu, atteint de teignes tondantes par elles-mêmes sèches et non suppurées, des poussées de folliculite orificielle, staphylococcique. Dans l'immense majorité des cas, ces éruptions pustuleuses qui compliquent si souvent les teignes tondantes sont bien plus un effet des traumatismes médicamenteux du traitement des teignes qu'une complication propre de ces teignes elles-mêmes. Car les tondantes ont extrêmement peu de tendance à s'infecter secondairement et spontanément.

B. *Favus.* — Il n'en est pas de même de la *teigne faveuse.* L'infection microbienne du favus est de règle, il n'est pour ainsi dire pas de godet favique dont on ne puisse aisément obtenir une culture de staphylocoque. Au contact du godet favique, l'épiderme ulcéré et macéré est en état de suppuration presque permanente. On conçoit dès lors que les pustulations périfolliculaires orificielles viennent fréquemment compliquer le favus. Très souvent, en effet, non

(1) Voir note de la page 673.

(2) Sabouraud, Les folliculites agminées trichophytiques et les trichophytons à dermite profonde. *Ann. de l'Institut Pasteur*, 15 juin 1895.

(3) Il est des cas rares où les teignes tondantes peuvent s'infecter secondairement de microbes pyogènes et donner lieu à des folliculites mixtes.

seulement à l'occasion de son traitement [1], mais au cours de son évolution spontanée, on voit apparaître soit une poussée cohérente, localisée, d'impétigo de Bockhart, soit des séries de pustules folliculaires isolées sur le cuir chevelu atteint de favus.

Dans le favus, ce travail microbien péripilaire peut se continuer chroniquement, même après l'entière guérison du favus qui primitivement l'a causé. On voit ainsi sur des favus guéris, se perpétuer soit des poussées pustuleuses, soit et plus souvent encore des folliculites sourdes, non suppurées, que caractérise un simple liséré rouge permanent autour d'un orifice folliculaire habité par un poil frisé, atrophique. Ces folliculites, sèches, qui fournissent encore à la culture le staphylocoque doré, sont à la fois le rudiment, le germe et le reliquat des folliculites pustuleuses orificielles.

3. Pustulation miliaire consécutive a un traumatisme. Miliaire pustuleuse épilatoire. — Nous venons de voir à diverses reprises la large part des traumatismes dans la genèse des porofolliculites. Il n'en est pas d'exemple plus topique que celui de la *miliaire pustuleuse épilatoire*.

Sur tout épiderme infecté, une épilation aura presque toujours pour premier résultat de créer en douze heures une miliaire pustuleuse à l'orifice folliculaire de tous les poils épilés. C'est un *impétigo de Bockhart traumatique*, localisé aux points traumatisés.

Or, tout épiderme en suppuration ou situé au voisinage d'un point de suppuration, tout épiderme pityriasique, tout favus, tout sycosis, est infecté. Dans tous ces cas l'épilation des régions malades pourra toujours causer et causera presque toujours une miliaire pustuleuse folliculaire. Ces pustulations traumatiques ont du reste ceci de particulier qu'elles ne survivent pas à leur cause, et que deux jours après leur cause passée, elles ont elles-mêmes disparu. Pourtant elles peuvent comme tout autre créer des furoncles au-dessous d'elles et les exemples n'en sont pas rares.

4. Pustulations traumatiques médicamenteuses. — Des traumatismes quelconques peuvent produire des miliaires pustuleuses, les traumatismes médicamenteux comme les autres.

Les agents médicamenteux qui peuvent causer des périfolliculites traumatiques sont innombrables, je ne mentionnerai que les principaux :

Les goudrons. — Les applications de goudrons, et spécialement d'huile de cade, sur certains sujets, causent de suite une pustulation folliculaire de toute la région sur laquelle on les a faites. Ces sujets ont un épiderme exceptionnellement sensible à ces médicaments, non à tels autres.

Mais toute peau humaine, soumise longtemps à des applications répétées de goudron, finit par présenter des pustulations semblables (*acné cadique, acné picis*) [2].

L'acné cadique se présente généralement sous la forme d'une pustulation

(1) Voir *Miliaire pustuleuse épilatoire*, p. 683.

(2) Presque toutes ces éruptions ont été désignées communément sous le nom d'*acné*. C'est une question de définition. Si l'on désigne sous le nom d'acné toute lésion fol-

assez fine et disséminée. Les pustules folliculaires, d'effraction difficile, aboutissent souvent à la forme furonculeuse quand les applications médicamenteuses sont continuées. Elles avortent et disparaissent d'ordinaire dès que les applications cadiques sont suspendues.

Les huiles essentielles : huile de pétrole, huile de naphte, l'éther de pétrole, les benzines, l'essence de térébenthine peuvent causer une pustulation folliculaire aiguë, mais elle est ordinairement miliaire, et débute sur une rougeur diffuse que le médicament a d'abord causée directement.

Le mercure sous toutes formes et quel que soit le composé qu'on emploie, principalement quand on l'applique sous forme d'emplâtre, peut créer une porofolliculite cohérente sur toute la région traumatisée. On désigne ordinairement cette pustulation sous le nom d'*hydrargyrie externe* comme la pustulation cadique sous le nom d'*acné cadique* (1). Mais c'est toujours la même pustulation périfolliculaire staphylococcique.

Euphorbes. — Il n'y a de même aucune différence élémentaire entre les *pustules* épidermiques folliculaires spontanées et celles qui surviennent le lendemain d'une application de *thapsia*, ou d'*huile de croton*. Le mécanisme en est toujours le même. L'agent irritatif traumatise l'épiderme et donne aux microbes présents dans les ébrasements folliculaires le moyen de pulluler parmi les déchets épidermiques créés autour d'eux. Le microbe fait alors la lésion qui lui est personnelle en ce siège : la pustule folliculaire orificielle (2).

liculaire, ce sont des acnés. Mais alors toutes les pustulations folliculaires en sont aussi....

Le nom d'*acné nécrotique* est encore donné à une lésion que Devergie et Hillairet-Gaucher appelaient *impetigo rodens*. De même l'*impetigo pilaris* de Devergie, pour Bazin était une *acné*. A la vérité, peu importent les mots quand on s'entend sur leur définition Il est pourtant grave de ne pas avoir, au moins pour les *mots-racines dermatologiques* : acné, impétigo, eczéma, etc., des définitions communes internationales. Cela complique infiniment la nomenclature, la difficulté des traductions, l'enseignement des maîtres, l'instruction des élèves et les discussions des Congrès.

Le sujet que je traite en est un exemple manifeste. Voici l'*acné cadique*, pustule folliculaire à laquelle manque la lésion essentielle de l'acné vraie : le comédon microbacillaire. Ceux là mêmes l'appellent *acné* qui pourtant ont défini l'acné par le comédon et qui appellent *impétigo* la miliaire pustuleuse décrite par Bockhart, laquelle est de tous points identique, anatomiquement et bactériologiquement, à l'acné cadique sauf le seul commémoratif des applications d'huile de cade, cause occasionnelle! Une semblable ambiguïté est créée par le terme d'*impétigo* appliqué à la miliaire pustuleuse de Bockhart, etc.

(1) La plupart de ces dénominations ont un vice radical auquel il faudrait une fois pour toutes remédier. Elles mettent le nom d'une cause occasionnelle à la place du nom de la lésion produite. Une même cause peut produire des effets différents et deux causes différentes un même effet. C'est comme si l'on différenciait en chirurgie les fractures non par leur siège, mais par leur cause accidentelle : chute, coup de bâton. Cela est doublement mauvais, un coup de bâton pouvant produire, outre une fracture, des ecchymoses, etc. A défaut de leur cause *immédiate* tel que le microbe, des lésions dermatiques doivent être nommées d'après leur type formel ou anatomique.

(2) En toutes ces pustulations artificielles provoquées, il est à remarquer encore que lorsque la diffusion du staphylocoque à la surface de la peau est extrême ou lorsqu'il est doué d'une virulence particulière, ou encore lorsque l'épiderme est largement trau-

Il est inutile d'insister sur ce fait que la pustulation staphylococcique est consécutive à une vésication préalable de l'épiderme, vésication non microbienne et due à l'agent caustique. Dans les cas d'irritation chimique vive, on en distingue même à l'œil nu les symptômes propres, distincts de la pustulation staphylococcique qui survient secondairement.

Inversement, il arrive après quelques jours que les effets immédiats de l'action chimique ont tout à fait disparu, alors que la pustulation secondaire continue et garde son activité microbienne propre.

IV

PUSTULATION DES SURFACES ÉPIDERMIQUES TRAUMATISÉES PAR UNE DERMATOSE PRÉALABLE

Peu importe la cause qui traumatise un épiderme, le staphylocoque peut en profiter de même. Nous le savons déjà par le grand nombre des irritants qui peuvent faire surgir la pustulation folliculaire. La dermatologie peut encore offrir de ce fait des exemples d'un autre ordre.

1° *Intertrigo.* — Les gens obèses, à peau grasse, présentent souvent des épidermites rouges, chroniques d'emblée, des plis de flexion (aines, aisselles, pli sous-mammaire chez la femme). On appelle ces épidermites des *intertrigos*, sans leur concéder d'ailleurs une valeur spécifique absolue, car elles semblent pouvoir être produites par des agents microbiens divers, dans des plis cutanés humides, accolés, dont l'aération se fait mal. Sur ces épidermites il est fréquent de voir naître des pustules en grand nombre qui peuvent, surtout dans les régions inguinales et ano-génitales (hémorroïdes), se multiplier à la faveur des mêmes causes qui ont amené leur naissance.

2° *Eczéma.* — Les pustulations que l'on rencontre dans l'eczéma vrai, vésiculeux, ne diffèrent pas davantage de celles que nous ont montrées les cas précédents.

Pourtant les discussions des dernières années leur ont donné une valeur doctrinale si considérable que nous sommes forcés d'en parler plus longuement. On trouvera exposée en son lieu la structure de la vésicule eczématique de l'*eczéma aigu vésiculeux* de type pur [1]. Cette vésicule spéciale « eczématique » est certainement a-microbienne, en ce sens au moins que les techni-

matisé devant lui, il peut s'inoculer ailleurs que dans son point de prédilection, en dehors de l'entonnoir folliculaire, sur la surface plane de la peau vague.

C'est un fait d'observation qui reste vrai dans toutes les poussées cohérentes de pustulation du type dont je parle (Fig. 102, 109, 110, 111). Dans toutes il est possible de trouver quelques éléments nés sans connexion avec les follicules pilaires du voisinage.

Le fait est d'autant plus fréquent que les pustulations sont plus fines, et il semble que les pustules ne puissent pas prendre un grand développement en dehors de leur localisation fondamentale péripilaire.

[1] E. Besnier, *La Pratique dermatologique*, art. *Eczéma*.

ques actuelles ne permettent pas d'y déceler le moindre microbe. Et d'autre part cette lésion est bien sûrement dans l'eczéma la lésion première en date et fondamentale puisqu'on peut l'y observer seule. Or, les techniques habituelles permettraient sans faute de déceler, dans cette vésicule, tous les

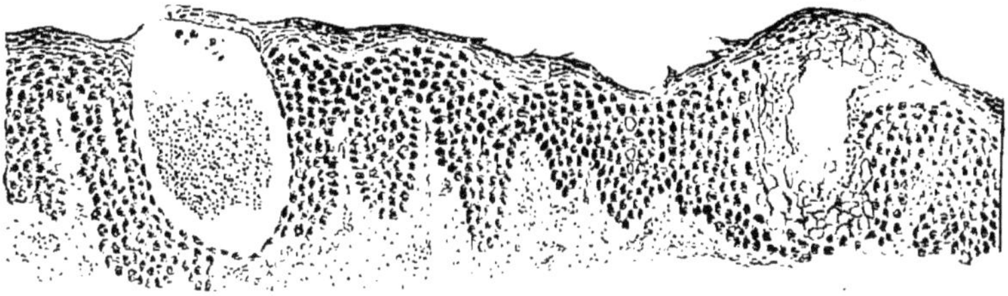

FIG. 110. — *Pustulation staphylococcique au cours d'un eczéma vésiculeux aigu.* (Grossissement : 70 diamètres.) — La lésion située à droite dans cette figure est une vésicule eczématique amicrobienne; la lésion située à gauche, une pustule staphylococcique au sommet de laquelle on distingue les pelotons microbiens.

cocci du groupe de ceux qui font les pustulations périfolliculaires orificielles s'ils s'y rencontraient.

On les y trouve quelquefois; on trouve des vésicules eczématiques *ouvertes*

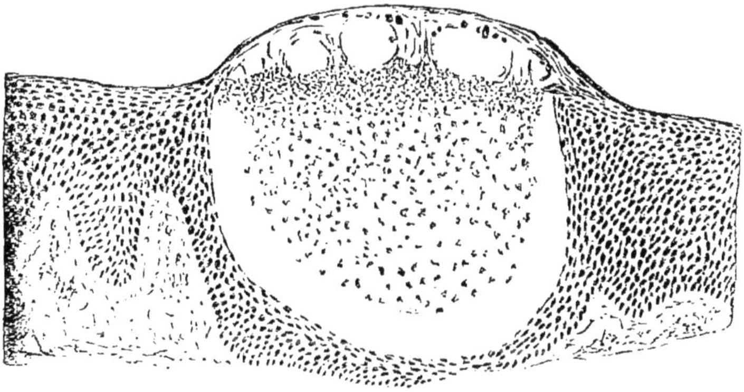

FIG. 111. — *Pustule intra-épidermique staphylococcique.* (Grossissement de 80 diamètres.) — On distingue sous la coupole épidermique les amas muriformes du staphylocoque. Cette pustule *en régression* montre au-dessus des leucocytes normaux qui occupent la plus grande partie de sa cavité, une stratification de noyaux de leucocytes morts.

qui, sous l'influence du staphylocoque, doré passent à l'état pustuleux (Fig. 110).

Ici la pustule se fait *in situ*, dans une vésicule eczématique, a-microbienne d'abord, et préformée (Fig. 110). Mais lorsque des staphylocoques ont pullulé soit sur des surfaces suintantes d'eczéma, soit au sein de vésicules eczématiques, ils deviennent capables d'ensemencer la peau voisine et d'y produire de toutes pièces des pustulations orificielles ou même non orificielles de leur type propre (Fig. 111).

Bien plus, sur ces surfaces eczématiques, largement érodées, couvertes de débris épidermiques et devenues de ce fait très microbiennes, ces pustulettes peuvent se reproduire en quantité, s'ensemencer à l'infini.

On comprend que cette pustulation miliaire qui peut s'observer sur toute surface eczématique, principalement dans les eczémas secs et chroniques, ait beaucoup exercé la sagacité des observateurs.

Unna, ayant pris comme point de départ de ses recherches sur le sujet non pas le cas le plus simple (l'*eczéma aigu vésiculeux de type pur*), mais les cas les plus complexes (*eczéma chronique*), avait naturellement rencontré à foison dans ce type morbide les pustulations staphylococciques dont je parle. Il avait été conduit à voir en elles les lésions originelles élémentaires propres de l'eczéma et à affirmer à tort que leur microbe, qui est le staphylocoque doré, était un microbe spécial à l'eczéma : le *morocoque*.

Ce ne sont là que des lésions d'infection secondaire, sans lesquelles l'eczéma qui les porte aurait une autre physionomie objective, *mais sans lesquelles il existerait* néanmoins, puisque l'eczéma aigu vésiculeux existe, dans lequel ces pustulations miliaires n'existent pas (¹).

Cela ne veut pas dire que l'intervention microbienne qui est presque fatale sur un eczéma à lésions ouvertes, ne modifie ni l'aspect objectif, ni la durée, ni l'extension, ni la gravité de l'eczéma sur lequel elle survient. Il est évident, au contraire, que ces infections ont à tous ces points de vue un rôle *immense*, que les adversaires de l'origine microbienne de l'eczéma ne reconnaissent pas tous et à loin près, je crois, à sa valeur.

3° *Complications staphylococciques de l'impétigo streptococcique.* — Le staphylocoque doré infecte, on peut dire constamment, les lésions streptococciques superficielles. Le nombre de staphylocoques secondaires qu'on y rencontre est souvent bien plus considérable que celui des streptocoques, auteurs responsables de la lésion (²).

Ainsi nourri et multiplié dans des lésions qu'il n'a pas faites, le staphylocoque devient apte à créer celle dont il est l'auteur propre, à savoir : la pustu-

(¹) Au Congrès de dermatologie de 1900, Unna est revenu sur ses affirmations antérieures. Pour lui l'agent causal de l'eczéma est toujours microbien (il ne connaît pas l'eczéma vésiculeux aigu, a-microbien), mais cet agent n'est pas toujours le même microbe.

Parmi tous les staphylocoques des épidermites eczématiformes ou sus-eczématiques, il en a trouvé deux qui sont d'après lui *eczématogènes* et qui s'observent ensemble ou séparément dans les « eczémas ».

J'ai dit plus haut (note 1, p. 662) ce que je pense de l'essai de différenciation des staphylocoques de la peau tenté par Unna. Ce point du débat n'a rien à faire ici. Le point en question ici est le rôle *primitif* ou *secondaire* des cocci, quelle que soit leur espèce, dans l'*eczéma vrai*. Pour Unna, ce rôle est primitif. Pour moi, comme du reste pour Sholtz et Raab, Kreibich, Veillon et Brocq (Congrès de dermatologie, 1900) il est secondaire, puisqu'il est nul dans la genèse de l'eczéma vésiculeux aigu, type originel de tous les autres. J'ai dit sur quoi reposait le différend. Il vient de ce que la définition de l'eczéma pour Unna diffère *essentiellement* de la définition de l'eczéma pour tous ou presque tous les dermatologistes contemporains.

(²) Voir figure 144 et article *Impétigo*, p. 878.

lation folliculaire, et même, quand il est versé en grande abondance sur la surface tégumentaire, des pustulations miliaires en des points lisses de l'épiderme, en dehors de tout orifice folliculaire (Fig. 112). C'est ce qu'on voit très bien dans l'évolution de l'impétigo *streptococcique* à croûte sigillaire (voir p. 900). Son éruption particulière, vésiculeuse ou phlycténulaire, tôt remplacée par des croûtes en forme de médaille, reste monomorphe deux ou trois jours. A ce moment surviennent entre les éléments impétigineux vrais de très nombreuses pustulations orificielles ou péri-orificielles.

Il faut, pour comprendre ce mélange, distinguer soigneusement les éléments propres d'impétigo vrai, qui ne sont jamais pustuleux d'abord, de ces petites pustules d'infection secondaire, sans quoi on tombera dans l'erreur de beaucoup de bactériologistes, erreur que j'ai partagée moi-même autrefois, de croire toutes ces lésions identiques en leur cause microbienne, et staphylococciques universellement. Cette erreur est facile à faire étant donné (même dans les lésions propres de l'impétigo) le nombre de staphylocoques secondaires qui couvrent l'infection primitive streptococcique.

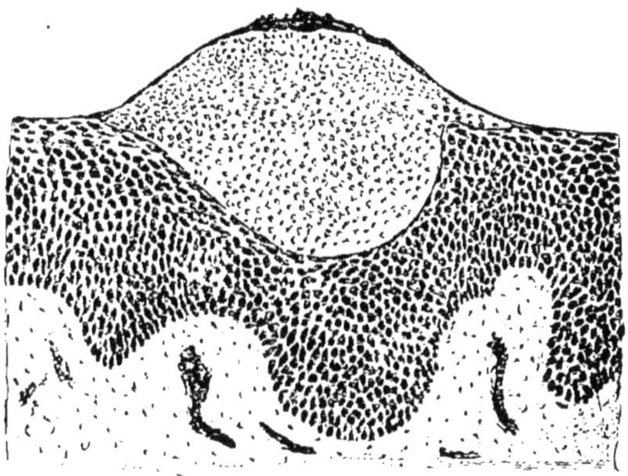

FIG. 112. — Pustulette staphylococcique d'infection secondaire évoluant au cours d'un impétigo aigu à streptocoques. (Grossissement de 40 diamètres.) — Remarquer le peloton microbien causal situé mi-partie au-dessus, mi-partie au-dessous de la coupole cornée de la pustule (¹).

4° *Pustulation staphylococcique secondaire au cours de l'épidermite chronique à streptocoques.* — On trouvera décrite en son lieu (²) ce qu'est, au point de vue symptomatique, l'infection cutanée chronique par le streptocoque, chose fréquente et bien inconnue de tous jusqu'à une époque très récente.

Cette maladie à tous ses stades, présentant des lésions tantôt exsudatives, tantôt exfoliatives, mais toujours ouvertes, est infectée secondairement

(¹) Il semble que dans les lésions streptococciques, le staphylocoque doré acquière une virulence excessive. On peut, au cours de l'impétigo vrai, biopsier plusieurs de ces pustules staphylococciques secondaires et les examiner en tous détails (Fig. 112). On remarquera que même sur des pustules déjà accomplies la colonie staphylococcique qui les a créées est encore *mi-partie en dehors de l'épiderme corné.* Il semble donc que le staphylocoque doré, quand il est très virulent, s'il se trouve en contact intime avec l'épiderme corné, puisse déterminer au-dessous de lui, comme une pâte cantharidée, un soulèvement épidermique corné et une suffusion séro-leucocytaire sous-jacente, et qu'il ne pénètre effectivement l'épiderme que quand sa première lésion est déjà ébauchée à distance de lui et séparée de lui par la couche cornée.

(²) Voir article *Impétigo*, p. 856.

presque dès son début et en toutes ses localisations par des staphylocoques d'espèces nombreuses.

Pourtant il est assez rare de rencontrer à la surface de ses lésions des pustulations péri-folliculaires orificielles staphylococciques.

On peut en observer pourtant au déclin de la maladie, sur les placards de lichénisation dont elle s'accompagne toujours à cette période. C'est cet ensemble que représente la Planche XVIII, on distingue à merveille en cette figure la pustulation discrète venue se superposer à la dermite chronique sous-jacente.

V

ACNÉS PUSTULEUSES — SYCOSIS

En ce dernier chapitre nous allons avoir à étudier les folliculites pustuleuses de l'acné, ou *acnés pustuleuses* d'une part et les folliculites chroniques des régions pilaires ou *sycosis* d'autre part. Ce sont deux sujets qui présentent les points de contact les plus intimes. Nous verrons qu'entre eux, dans la langue dermatologique usuelle, la ligne de démarcation n'est pas précise. On appelle « acné conglomérée, hypertrophique, cicatricielle, décalvante ou kéloïdienne » de la nuque, tous les sycosis de ce siège. Inversement « l'acné lupoïde » de certains auteurs est une folliculite chronique non acnéique, rangée dans les sycosis aujourd'hui.

Le mot *folliculite* étant postérieur en date au mot *acné*, il s'est trouvé réunir en sa définition non seulement les poussées pustuleuses orificielles aiguës (impétigos pilaires d'autrefois) que nous connaissons maintenant, mais beaucoup de pustulations chroniques classées dans les acnés jusque-là.

Le très bref aperçu qui va suivre ne fera nullement double emploi avec le très important article ACNÉ de cet ouvrage, car je n'ai ici pour but que d'expliquer la pathogénie des acnés *pustuleuses* telle qu'elle doit être comprise. Dans la chaîne clinique étroite que forment toutes les folliculites l'*acné pustuleuse* est un chaînon indispensable qui relie les folliculites aiguës ou subaiguës, que nous venons d'étudier, aux folliculites chroniques des sycosis que nous étudierons après elles.

I. ACNÉ POLYMORPHE PUSTULEUSE. — Beaucoup de médecins et même de dermatologistes croient fermement que l'acné polymorphe est le type essentiel et fondamental de l'*acné*, et que l'acné n'existe pas sans ce polymorphisme. C'est le contraire de la vérité. Essentiellement l'*acné* n'est ni boutonneuse, ni disséminée, ni suppurée. Elle ne se présente ainsi que par complication et déformation de son type symptomatique propre fondamental.

Essentiellement l'acné est une maladie régionale *diffuse*, caractérisée par une exsudation huileuse à la surface de la peau et par la présence de cylindres gras dans tous ces orifices sébacés de la région malade. C'est là l'origine première de toutes les acnés vraies. C'est l'*acné sébacée fluente* de Rayer, c'est ce que j'ai appelé la *séborrhée grasse* (1).

Cette affection est microbienne. Elle accompagne toujours l'infection de *tous* les follicules pilo-sébacés de la région par un cocco-bacille spécial, qui est un dermatophyte exclusif (2).

Cette infection de tous les follicules d'une région s'accompagne invariablement sur les régions glabres, de flux sébacé (séborrhée). En outre, elle s'accompagne, sur les régions pilaires, de dépilation diffuse progressive. Ce sont là tous les symptômes *propres* de l'acné sébacée simple ou séborrhée, affection monomorphe et mono-microbienne.

Quand cette infection existe diffusément, en tous les orifices pilo-sébacés d'une région (Fig. 115), en quelques-uns des follicules, la colonie microbienne et le cylindre gras qui la contient deviennent énormes et très aisément visibles. C'est le *comédon*. La seule acné vraie de type pur est donc l'acné sébacée fluente de Rayer (séborrhée grasse de Sabouraud) et son type le plus accentué c'est l'*acné comédon*.

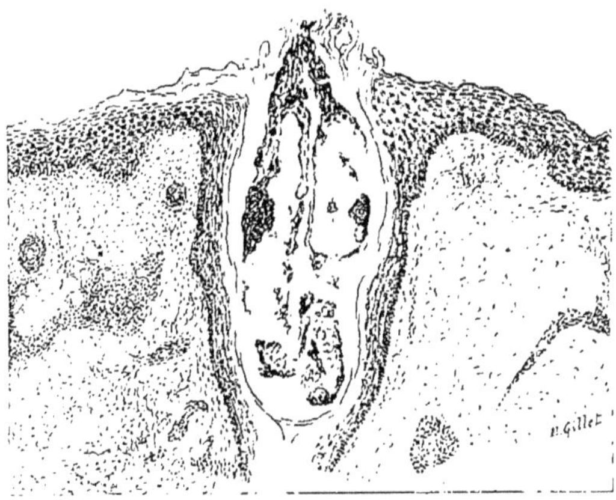

Fig. 115. — Orifice sébacéo-pilaire d'une région glabre, occupée par le cocon micro-bacillaire caractéristique de la séborrhée grasse acnéique. (Grossissement de 120 diamètres.)

Le comédon n'est d'ailleurs qu'une colonie micro-bacillaire séborrhéique, colossale; il ne diffère que par sa dimension du cylindre gras, également micro-bacillaire, mais plus petit, que l'expression fait sourdre de tous les orifices sébacéo-pilaires des régions séborrhéiques pilaires ou dites glabres.

Néanmoins, par ses dimensions et le léger trouble local qu'il cause, le comédon est devenu une lésion dont la dégénérescence est facile.

En dehors de son infection propre et primitive micro-bacillaire, le comédon normal montre son sommet déjà infecté de cocci pyogènes, très souvent de staphylocoques blancs, quelquefois de staphylocoques dorés

(1) Sabouraud, *Annales de l'Institut Pasteur*, fév. 1897. — Séborrhée *grasse*, ainsi que le fait très justement remarquer Hallopeau (*Dermatologie*. note de la page 823), est un pléonasme, puisque à lui tout seul le mot *séborrhée* veut dire : *flux de graisse*. Je n'aurais pas eu à faire ce pléonasme volontaire, si beaucoup d'auteurs à la suite de Hebra n'avaient pas d'abord employé couramment, pour désigner les *pityriasis*, le mot de séborrhée *sèche* qui, par définition, est un non-sens.

(2) *La Pratique dermatologique*, t. I, Fig. 140, p. 754.

Entre les feuillets cornés extérieurs au comédon et qui en font le squelette externe, les staphylocoques peuvent proliférer jusqu'à sa base. Ils vont infecter la profondeur du follicule, et y créer d'emblée un abcès qui ne s'ouvrira que secondairement par l'orifice folliculaire.

Cet abcès, profond d'emblée, peut évoluer à la façon d'un abcès furonculeux aigu (*acné suppurée*), mais ordinairement il est de formation lente et d'évolution chronique. Dans ce cas, longtemps il ne se trahira que par une induration profonde (*acné indurée*). Il peut, une fois formé, se résorber lentement. Il peut aussi fuser verticalement vers l'orifice folliculaire, et créer un second abcès péri-orificiel, postérieur en date au premier. C'est ce que montre la figure 114.

Voici donc déjà trois modalités différentes de folliculite acnéique : l'abcès

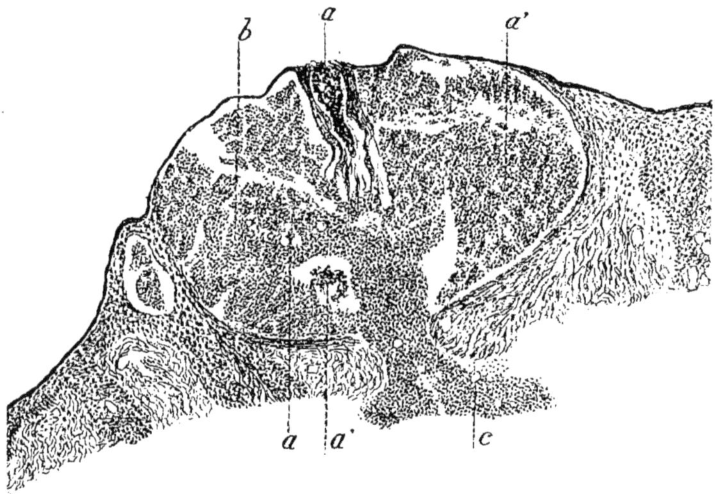

Fig. 114. — *Abcès en bouton de chemise de l'acné polymorphe.*
(D'après Unna. Grossissement de 40 diamètres.)

En *a*, colonie microbacillaire primitive dont les débris *a'* se retrouvent dans la cavité *b* de l'abcès. En *c*, abcès profond communiquant avec l'abcès supérieur *b*.

folliculaire aigu, l'abcès folliculaire chronique, l'abcès en bouton de chemise, ou en sablier. Mais souvent aussi, autour de l'orifice folliculaire acnéique, une pustule orificielle peut naître d'emblée, quatrième modalité de l'acné polymorphe. Enfin, au cours des années, certains comédons pourront devenir gigantesques (tannes), subir des dégénérescences pseudo-kystiques, caséeuses, etc.

Supposez maintenant sur une large surface comme le visage, la poitrine, les épaules, le dos, le type acnéique fondamental et toutes ses déviations : séborrhée grasse, acné comédon, tannes, kystes sébacés, pustules orificielles, abcès indurés, abcès suppurés ouverts, abcès doubles en sablier..., vous aurez l'acné polymorphe.

[R. SABOURAUD.]

Les *tannes* ne sont que des comédons énormes et morts [1].

Les kystes sébacés de l'acné sont des dégénérescences de comédon [2].

Toutes les autres modalités de l'acné polymorphe : abcès périfolliculaires orificiels et profonds, d'évolution chaude ou froide, sont staphylococciques [3]. C'est ainsi que l'acné suppurée rentre (*à titre d'infection secondaire de l'infection microbacillaire séborrhéique primitive*) parmi les folliculites que nous étudions [4].

ACNÉ NÉCROTIQUE. — L'*acné nécrotique*, acné *rodens* de Vidal, acné *pilaire cicatricielle* d'E. Besnier, acné *varioliforme* des Allemands, *impetigo rodens*

(1) Elles sont surtout constituées par une série infiniment nombreuse d'enveloppes cornées concentriques, entourant un comédon déshabité de son microbe.

(2) Leurs enveloppes cornées concentriques sont soudées de façon à constituer une enveloppe épaisse et continue. Ils renferment de la graisse en transformation butyrique, souvent de consistance semi-fluide et puriforme qui n'est pas du pus. On y trouve une ou deux espèces de bacilles liquéfiant la gélatine et donnant une odeur butyrique infecte. On y trouve aussi des spirilles incultivables.

Dans aucune de ces lésions, pas plus que dans les comédons — jamais — je n'a trouvé une seule fois le *demodex folliculorum* en des milliers d'examens et de coupes histologiques. Cependant aucun auteur ne voudrait omettre de mentionner sa présenc dans le comédon!... *C'est une légende!*

(3) Dans les porofolliculites de l'acné, quand elles s'observent sous formes d'éléments disséminés miliaires, on observe quelquefois que le staphylocoque causal n'est pas le staphylocoque blanc. Dans l'ensemble le fait est rare mais non exceptionnel. La culture montre qu'il s'agit d'un staphylocoque spécial, hôte habituel de surface de toutes les peaux grasses et distinct du staphylocoque blanc vulgaire. Nous l'avons étudié dans notre article *Dermatophytes* (*La Pratique dermatologique*, t. I, p. 714) sous le nom de *coccus à culture porcelainée* (coccus butyricus à cause de l'odeur infecte de sa culture sur milieux glycérinés).

(4) Unna, qui a étudié le premier le microbacille du comédon sous le nom de *Bacille de l'acné*, ne s'était pas aperçu que ce bacille existait dans tous les follicules des régions séborrhéiques, au cuir chevelu comme sur le corps (cocon micro-bacillaire, figure 113, rudiment du comédon). Il avait été ainsi conduit à faire de l'*acné comédon* le type premier de l'*acné*, en méconnaissant la séborrhée grasse diffuse sous-jacente. A cette époque, il croyait même que l'acné sébacée fluente de Rayer — *ma séborrhée grasse* — était une *hyperidrose huileuse* provenant des glandes sudoripares.

Appelant donc ce microbe *bacille de l'acné* et le retrouvant dans toutes les modalités de l'acné polymorphe, où il demeure visible à côté des suppurations diverses survenues postérieurement à lui, Unna eut tendance naturellement à faire de lui l'auteur unique des suppurations de l'acné.

Étudiant beaucoup moins par la culture que par l'examen microscopique toutes les lésions de l'acné polymorphe, Unna fut encore induit en erreur par un autre fait.

Dans les suppurations folliculaires profondes et chroniques, les staphylocoques ne persistent pas indéfiniment. Ils sont résorbés par digestion phagocytaire. On peut, dans ces abcès chroniques, n'en pas retrouver trace à l'examen microscopique. Or, on retrouve encore le comédon et son microbacille (Fig. 114). Ainsi Unna a été conduit par l'examen de vieux abcès acnéiques, déshabités de leurs staphylocoques, à croire que le microbacille seul les avait causés.

Il est impossible d'affirmer que *jamais* le microbacille ne peut créer de suppuration. Ce qu'on peut dire c'est qu'en inoculation à l'animal il n'en produit *jamais*, en quelque quantité qu'on l'inocule. Ce qu'on peut dire aussi c'est que dans l'acné *tous* les abcès orificiels ou profonds, aigus ou chroniques qu'on cultive *ou qu'on examine peu après leur formation*, sont staphylococciques invariablement. (Pour plus de détails sur l'ensemble de ces questions, voir *La séborrhée grasse de Sabouraud*. Thèse de Paris. L. Petit, 1899.)

de Devergie, Hillairet, Gaucher, est une affection hybride qui a pour double origine le cocon séborrhéique, lésion élémentaire de l'acné vraie, et la pustule périfolliculaire staphylococcique — conjuguées.

Cette affection a été étudiée à l'article Acné [1]. Ses rapports avec les folliculites orificielles me la font seulement mentionner ici. Sa lésion élémentaire est une pustule plate ombiliquée, circumpilaire, d'évolution subaiguë, ayant tendance à sécher sur place sans s'ouvrir. La croûte, en tombant, longtemps après l'évolution de la pustule, laisse une cicatrice varioloïde.

L'acné nécrotique est une maladie de l'âge sexuel, plus fréquente entre vingt et trente-cinq ans. Elle a pour siège les localisations habituelles de l'acné sébacée au visage, elle peut envahir le cuir chevelu, plus particulièrement par ses bords au front et aux tempes. C'est une maladie paroxystique, dont les poussées successives peuvent être incessantes et d'une ténacité extraordinaire. Les cicatrices varioliformes que chaque pustule laisse après elle d'une façon indélébile sont caractéristiques de la maladie.

Au point de vue histologique, la lésion de l'acné nécrotique est une pustule *staphylococcique*, née autour d'un follicule contenant le cocon *microbacillaire*

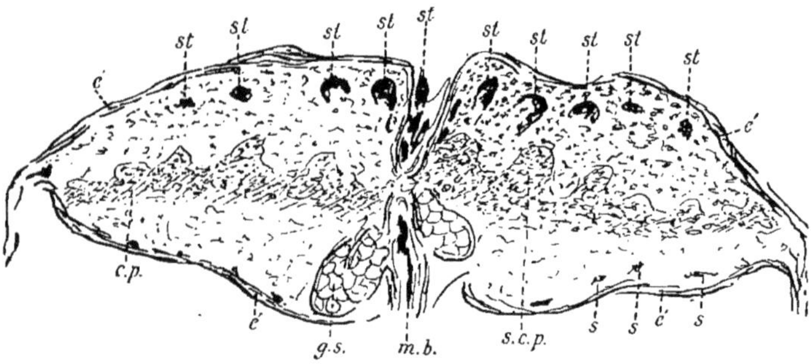

Fig. 115. — *Croûte d'acné nécrotique.* (Grossissement de 40 diamètres.)

é, épiderme corné. — *f*, orifice folliculaire. — *mb*, microbacille dans la cheminée folliculaire. — *st*, staphylocoques en amas. — *scp*, squelette nécrosé du corps papillaire. — *gs*, glande sébacée nécrosée.

caractéristique de toutes les acnés. C'est, comme je le disais, une lésion hybride dans la genèse de laquelle deux microbes sont nécessaires : le microbacille (infection initiale), le staphylocoque doré (infection secondaire).

Au point de vue bactériologique, une seule différence existe entre l'acné nécrotique et la pustule staphylococcique orificielle du type vulgaire, c'est l'intensité du phénomène phagocytaire.

Les pelotons microbiens, staphylococciques, occupent toujours la coupole de la pustule, Ils sont extrêmement volumineux. En outre, dans tout le champ de la lésion, on trouve des microbes isolés ou groupés par deux, par trois et englobés dans des leucocytes à noyaux tréflés. Souvent on trouve, en dehors des leucocytes, de petits groupes de microbacilles disséminés dans la lésion.

[1] Voir *La Pratique dermatologique*, t. I, p. 254.

[R. SABOURAUD.]

A la fin de l'évolution de la lésion, les microbacilles ont disparu, les staphylocoques restent seuls.

La caractéristique de la lésion au point de vue histologique est la largeur du séquestre conjonctif qui se produit au-dessous d'elle. Nous savons (p. 666 et 668 et Fig. 101 et 103) que la pustule staphylococcique normale s'accompagne d'une nécrose dermique plus ou moins vaste et profonde. Dans l'acné nécrotique ce séquestre est relativement énorme. C'est ce qui donne à la maladie ses caractères particuliers et son apparence spécifique (1).

II. Sycosis. — Le mot de *sycosis* a désigné d'abord toutes les folliculites du visage quelle que soit leur cause. Après la découverte par Gruby des trichophytons de ce siège, Bazin distingua suivant son procédé habituel les sycosis parasitaires, *trichophytiques*, des sycosis non parasitaires, *idiopathiques*, *essentiels*. Nous ne nous occuperons ici que de ces derniers.

Les sycosis peuvent se rencontrer dans toutes les régions pourvues de poils forts, au cuir chevelu, au pubis, dans la région de la nuque, etc..., pourtant l'usage ne lui donne le nom de sycosis qu'au visage; partout ailleurs, il est différencié sous d'autres noms : folliculites chroniques au cuir chevelu, acné nodulaire à la nuque, ou acné pustuleuse kéloïdienne cicatricielle, etc., etc.

Autre remarque nécessaire : ces folliculites des régions à poils forts sont d'une extrême chronicité. De là, pour nos vieux maîtres, une tendance à les considérer comme des *eczémas*, et cette idée, qu'elles compliquent postérieurement un eczéma préalable, se retrouve jusque dans les auteurs contemporains.

Dire qu'il faut un terrain spécial pour assurer l'implantation première ou la chronicité de ces lésions est une *hypothèse* plausible.

Dire qu'on puisse souvent surprendre avant l'évolution folliculaire pustuleuse un processus eczématique (vésicule acuminée, amicrobienne) est, je crois, une erreur. C'est du moins un fait que j'ai très rarement observé.

Ordinairement tout se passe comme si la folliculite orificielle pustuleuse était la lésion fondamentale de tout sycosis et l'aspect des sycosis ne devient différent des pustulations orificielles folliculaires que nous connaissons déjà, qu'en raison des complications consécutives qui survivent à la pustulation première (Fig. 116).

L'évolution d'un sycosis est toujours la même. Au début une poussée aiguë de porofolliculites cohérente ou éparse, bientôt suivie de plusieurs autres. Un par un, tous ou presque tous les follicules sous-jacents s'infectent à leur tour. Et cette complication de l'infection folliculaire profonde va dominer désormais toute l'histoire du sycosis. Sans doute, d'incessantes pullulations de pustules orificielles se reproduiront au cours de sa longue durée, mais elles seront chacune passagères, tandis que l'infection folliculaire profonde demeu-

(1) Pour plus de détails sur cette question, voir Sabouraud, L'acné nécrotique. *Ann. de dermatol.*, 1899, p. 841.

rera. Elle pourra affecter diverses formes dont plusieurs anatomiquement et bactériologiquement assez mal connues.

1° *Le furoncle.* — Chacun sait que le furoncle vrai est rare sur les régions pilaires à poils forts. Dans les sycosis, le furoncle ne s'observe presque jamais.

2° *Les abcès périfolliculaires profonds* sont la forme ordinaire que prend l'infection folliculaire dans le sycosis, mais ces abcès peuvent évoluer très différemment.

A. Les uns sont *chauds, aigus*, très douloureux, arrivent à la grosseur d'une noisette, s'ouvrent par un ou plusieurs orifices pilaires, à la peau. Ils

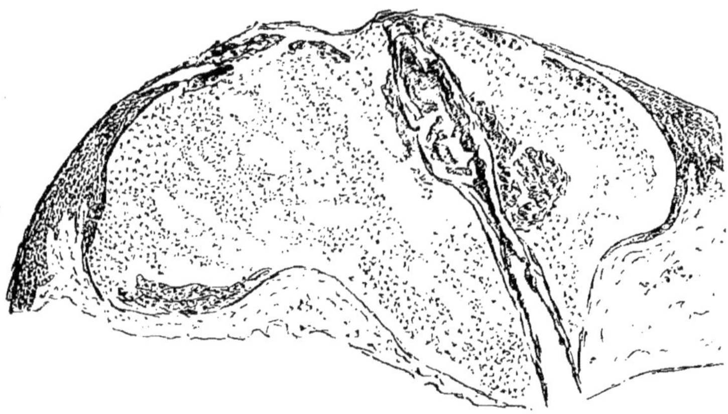

Fig. 116. — *Folliculite orificielle staphylococcique, lésion initiale des sycosis.* (Grossissement de 40 diamètres.)

sont suivis d'une dépilation passagère de la région qu'ils ont occupée, définitive des quelques follicules qu'ils ont tout à fait détruits.

B. D'autres beaucoup plus nombreux sont de nature *froide, chronique* ; ils formeront sous la peau des multitudes de nodosités à peu près indolores, qui, dans la suite, pourront devenir chaudes, douloureuses, et évoluer subitement après des mois, comme les précédents ont évolué de suite.

C. La caractéristique des processus sycosiques, c'est que l'infection profonde n'envahit pas seulement un ou deux follicules de-ci, de-là, comme après une poussée d'*impétigo de Bockhart*, au cuir chevelu par exemple. Ici, au contraire, cette infection profonde se produira dans tous ou presque tous les follicules de la région. Et chacun des abcès folliculaires peut évoluer différemment ; la région sera donc criblée de nodosités plus ou moins distinctes ou conglomérées, d'âge différent et d'évolution plus ou moins aiguë.

D. Ils peuvent arriver à coalescence et faire des *abcès sous-cutanés communiquants*, donnant lieu à des *clapiers*. Alors la pression en un point peut faire sourdre le pus en un autre.

E. Dans ces cas, après quelque temps, le *liquide contenu dans ces clapiers n'est pas du pus*, c'est un liquide que je ne saurais mieux comparer pour l'aspect et la consistance qu'au liquide des épanchements synoviaux. Il est clair, presque limpide, un peu jaunâtre, oléagineux de consistance [1].

F. *Infections épidermiques de surface.* — Toutes ces lésions de la profondeur ne peuvent évoluer sans que la peau entière de la région ne participe au processus infectieux local. D'abord, dans la majorité des sycosis en évolution, la pustulation de surface est incessamment récidivante. Et l'épiderme est infecté en surface comme le follicule en profondeur : chroniquement.

Dans les espaces interfolliculaires l'épiderme peut être *sain*, sec, épidermisé. Il peut être *rouge*, *macéré*, *suintant*, il peut être *velvétique* et même *condylomateux*.

G. *Altérations dermiques.* — Enfin le derme interfolliculaire peut être hypertrophié en masse et faire de véritables *kéloïdes* qui siègent d'ordinaire un peu en arrière de la bordure d'extension de la lésion, et dans la suite s'affaisseront lentement et seront remplacées par des cicatrices.

C'est surtout à l'ensemble de ces lésions épidermiques hypertrophiques, végétantes, condylomateuses, sous-tendues par des abcès folliculaires chroniques et par un derme enflammé en masse que s'appliquait jadis le nom de *sycosis* [συχή, figue (ouverte)].

Cet ensemble et ce mélange symptomatique ne s'observent pas toujours. Il est des formes de sycosis beaucoup moins évidemment graves, presque toutes chroniques cependant, qui sont les formes atténuées des précédentes.

Quelques-unes sont exclusivement localisées *au follicule lui-même* sans extension périfolliculaire, ni abcès, et prennent de ce chef un aspect objectif et une évolution très particulière.

Après la pustule orificielle, chaque follicule sera pris dans toute sa hauteur d'une inflammation sourde chronique durant plusieurs mois et qui se terminera par la mort du poil, l'atrophie totale de sa papille, et la cicatrisation intégrale du follicule. Cette forme, souvent nummulaire, à progression excentrique lente, cause une alopécie irrémédiable et finalement des lésions plus définitives que les sycosis les plus inflammatoires, en apparence bien moins bénins (*acné lupoïde*).

H. Il existe d'autre part une ou des espèces de folliculites sourdes, chroniques, uniquement marquées par un point rouge à l'orifice folliculaire et qui peuvent dans l'ensemble prendre diverses figurations, — plaques serpigineuses, géographiques, etc., — lesquelles semblent n'être que des formes

(1) L'ensemencement de ce liquide montre qu'il est infiniment peu microbien, souvent stérile. On connaît très mal le mécanisme de ces abcès profonds séro-kystiques des sycosis. Il est difficile de les exciser en totalité pour l'examen. Du reste, si la pustule porofolliculaire qui donne lieu à tous les sycosis reste identique à ce que nous la connaissons ailleurs, trop peu de travaux microbiologiques ont été faits sur ce sujet pour qu'on le considère comme épuisé. Il est possible que le rôle des infections secondaires soit considérable (sycosis bacillaire de Tommasoli). Les quelques recherches que j'ai pratiquées sur le sujet me font penser toutefois le contraire. Je crois que les recherches à venir feront tendre toutes les formes des sycosis vers l'unité par l'unité de leur cause.

rudimentaires, atrophiques, de celles plus complètes que j'ai dû décrire tout d'abord. Leur début par une pustulette est fugace. (Débutent-elles toutes par une pustule ?) Sans aucun autre symptôme que le point rouge à l'orifice folliculaire, elles évoluent sans tapage vers l'atrophie cicatricielle définitive.

Telles sont les formes cliniques auxquelles peut donner lieu non seulement la pustulation porofolliculaire staphylococcique *de la barbe* qui en offre le type fondamental, mais beaucoup de porofolliculites staphylococciques du *cuir chevelu* chez l'enfant, *de la nuque* chez l'adulte, et même, quoique plus exceptionnellement, des porofolliculites du pubis, des grandes lèvres, des aisselles....

C'est ici le lieu de le répéter : Les sycosis n'ont pas pour origine au moins d'ordinaire une lésion eczématique ou eczématiforme qui en ferait des eczémas pilaires. Ils ne présentent pas non plus une lésion particulière et spécifique assurant au milieu des autres inflammations folliculaires une autonomie propre à ce qu'on appelle : *le sycosis* et qu'en général on considère comme une maladie spéciale.

Au contraire, tous les *sycosis* et toutes les folliculites chroniques de tous sièges ont comme le furoncle et les folliculites profondes aiguës une lésion initiale qui est la pustule périfolliculaire orificielle, laquelle, en ces régions comme en toutes autres, a la même structure et le même microbe.

Essentiellement et primitivement toutes ces variétés cliniques sont, à l'origine, des porofolliculites pustuleuses.

Ce qui les différencie des autres pustulations folliculaires aiguës, c'est d'abord leurs récidives sur le même point, leur chronicité.

C'est ensuite et surtout le cortège de leurs complications profondes : abcès aigus, abcès chroniques, dermite et hypodermite suppuratives, nodosités sous-cutanées, etc., et de leurs complications superficielles : épidermite chronique, transformation velvétique, condylomateuse, qui arrivent à noyer, au milieu de symptômes multiples et proéminents, la pustule orificielle folliculaire, commencement de tout.

Enfin, ce sont les conséquences ultimes d'un tel ensemble : destruction ou atrophie des follicules, cicatrices, kéloïdes, etc., qui dans les sycosis arrivent à compléter un tableau symptomatique très distant de celui des porofolliculites ordinaires.

Variétés des sycosis. -- Ayant étudié d'ensemble la genèse et le mode évolutif de tout sycosis en général, je n'aurai plus besoin de caractériser que par quelques mots chacune des variétés cliniques qui méritent symptomatiquement d'être distinguées et qui attendent de l'avenir une étude plus approfondie :

Première forme. — Sycosis des paupières et de la moustache (consécutif à l'infection dacryocystique et à la rhinite antérieure).

De toutes les formes sycosiques c'est la plus fréquente, la plus typique et la mieux connue.

A 12 ans le malade a les paupières rouges en permanence et des orgelets de temps en temps; à 15 ans, des orgelets chroniques permanents; à 18 ans, du coryza chronique.

A l'occasion d'une reprise aiguë de coryza survient une première poussée pustuleuse miliaire de la lèvre supérieure, chaque pustule étant centrée par un poil de la moustache. Ordinairement cette première poussée pustuleuse, *impetigo pilaris*, de Devergie, est passagère. Mais une nouvelle crise de coryza survient, et après elle une nouvelle poussée de pustulation péripilaire. Dès lors l'infection folliculaire de la lèvre est constituée ; les poussées de miliaire pustuleuse y vont devenir subintrantes. L'infection folliculaire profonde s'établit durable, permanente, incessamment ravivée par la pustulation de surface. D'une poussée à l'autre la peau reste rouge, à demi dépouillée de sa lame cornée. Un œdème chronique de toute la lèvre se constitue peu à peu. C'est le sycosis. Sans traitement il durera une dizaine d'années au moins; il peut durer toute la vie.

Il peut s'étendre de proche en proche, envahir le dessous de la lèvre inférieure, et la houppe du menton; il peut même par la suite gagner les joues. Le cas est rare cependant, et le sycosis des joues n'est pas ordinairement consécutif à celui que nous venons de décrire.

En celui-ci ce qui domine l'ensemble morbide, c'est de toute évidence l'infection muqueuse préalable et nécessaire à sa naissance. Ce sycosis de la lèvre supérieure est évidemment dû à une rhinite antérieure chronique. C'est elle qui crée de toutes pièces l'infection folliculaire de la lèvre, c'est elle qui entretient et réitère cette infection. Beaucoup de variétés de sycosis sont loin d'avoir une origine aussi claire et aussi certainement établie.

Deuxième forme. — Sycosis bilatéral des joues. — Ordinairement il ne procède pas du précédent. Il naît en apparence spontanément, sur une peau blonde, à poil fauve ou acajou, présentant des poils ondés dont l'issue hors des follicules, après rasage, se fait mal. Souvent la peau est pityriasique avant toute apparition de pustules locales. Le rasage semble dans ces conditions avoir une grosse part dans sa naissance première et son extension.

Les pustulations orificielles qui le créent procèdent rarement par poussées miliaires (*ab impetu*), plus souvent par éléments discrets, isolés, mais, chaque pustule se compliquant de folliculite profonde et chaque folliculite profonde évoluant à sa façon, l'aspect de l'éruption devient immédiatement polymorphe. Lorsqu'il est constitué, le sycosis est des plus difformes (Fig. 117). La peau, œdématiée et pustuleuse présente souvent une épidermite rouge, suintante ou squameuse. La région est bosselée d'abcès indurés profonds et la peau semble recouvrir des noisettes. Souvent des abcès communicants ont créé des clapiers. En appuyant sur un point, il s'écoule, par d'autres, ce liquide que j'ai comparé à du liquide synovial, qui ne ressemble aucunement à du pus et qui est quelquefois stérile à la culture.

Ce sycosis de forme symptomatique polymorphe mais vraiment spéciale peut s'observer sur la nuque chez l'adulte, et même sur le cuir chevelu de l'enfant et de l'adulte avec les mêmes symptômes et la même chronicité.

Au cuir chevelu, il s'accompagne d'une dépilation en aires siégeant au-dessus des abcès, et passagère. En ce siège, les abcès sont souvent plus superficiels

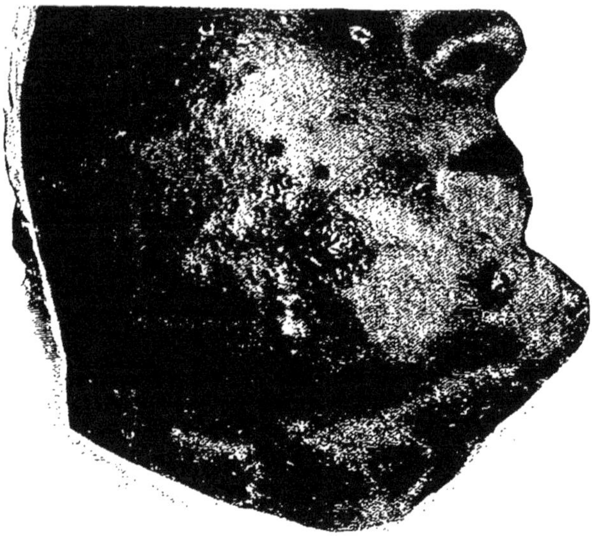

Fig. 117. — Sycosis des joues et du cou.

que sur les joues ou la nuque, ils sont recouverts alors d'une peau bleuie, cyanosée, assez mince pour qu'on puisse en craindre le sphacèle.

Cette forme de sycosis est comme la précédente, très durable, un peu moins résistante au cuir chevelu qu'à la nuque et sur les joues.

Troisième forme. — Folliculite pustuleuse chronique in situ et progressivement cicatricielle. — Je l'ai observée au cuir chevelu, chez l'adulte. Peau blonde, poil roux. La maladie était constituée par des poussées pustuleuses, identiques à l'impétigo de Bockhart, mais laissant chaque fois derrière elles des folliculites profondes non suppuratives, chroniques, atrophiques et cicatricielles.

Les poussées pustuleuses avaient été séparées par des années d'intervalle. Au sommet de la tête existait une alopécie cicatricielle irrégulière, large comme la paume de la main, bordée sur 3 centimètres de largeur au moins par des follicules en état de folliculite chronique.

C'est sur le même point que la poussée pustuleuse dont je fus témoin survint à nouveau, augmentant les lésions acquises.

Aucun abcès profond, proprement sycosique.

Quatrième forme. — Acné lupoïde. — Les anciens auteurs désignaient sous ce nom une forme de sycosis bien particulière et fort analogue à la précédente, avec cette réserve que la pustulation est bien moins grosse et moins évidente. Elle siège ordinairement sur la joue, et d'un seul côté. Elle débute le plus souvent sur le méplat situé au-devant de l'oreille.

La pustulation y est toujours miliaire et très discrète. L'évolution en est chronique d'emblée, sans poussées aiguës franches. Chaque orifice pilaire présente une acumination rouge papuleuse, quelquefois violette. Le centre de la lésion, après des années, est cicatriciel, avec quelques rares orifices folliculaires conservés marqués d'un point rouge.

A la périphérie la lésion demeure active sur une zone irrégulière de 1/2 centimètre environ.

La durée de cette lésion est indéfinie. Je connais cette forme cliniquement, je ne l'ai jamais étudiée histologiquement.

Cinquième forme. — Les sycosis de la nuque. — *Acnés kéloïdiennes de la nuque.* — J'ai dit la bizarrerie des anciennes nomenclatures qui fait qu'on ne décrit pas comme *sycosis*, mais comme *acnés*, les formes les plus identiques aux précédentes, quand elles ont la nuque pour siège. C'est un illogisme semblable à ceux que présentent toutes les syntaxes. C'est que les langues scientifiques comme les autres sont faites par tous et par personne; leurs illogismes sont anonymes.

La nuque chez l'adulte est une région de prédilection pour les folliculites de toutes formes. Toutes les modalités de l'acné polymorphe, avec ses furoncles, ses abcès indurés profonds, ses abcès périfuronculeux, peuvent s'y rencontrer et s'y succéder en séries par points disséminés sans constituer proprement de sycosis.

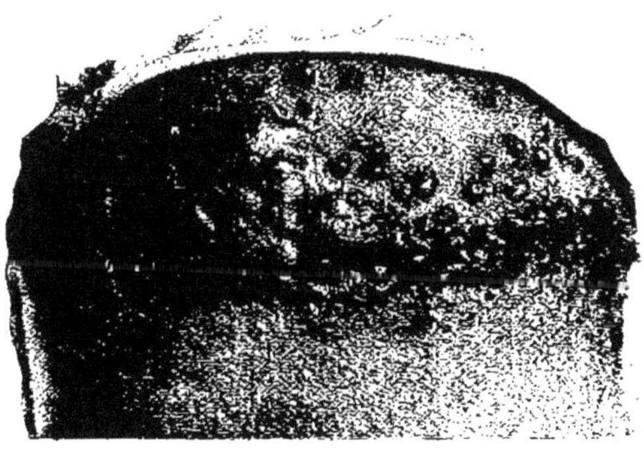

Fig. 118. — *Acné kéloïdienne. Sycosis kéloïdien du cou.*

Mais souvent, après des folliculites de toutes formes disséminées une par une, survient une poussée de pustulation miliaire; le derme sous-jacent s'infiltre en totalité, et c'est alors l'évolution d'un sycosis vrai. Rien ne peut donner une idée de la dureté ligneuse du pli de la nuque ainsi infecté. C'est que dans cette région plus qu'en aucune autre la transformation kéloïdienne des tissus malades est fréquente (Fig. 118).

Les lésions ainsi constituées sous forme d'un bourrelet épais de pustules orificielles, de pustules profondes d'où sortent des poils agglomérés en bouquet par la rétraction scléreuse des tissus avoisinant les follicules, ces lésions, dis-je, ne demeurent pas immobiles, sur place. Souvent elles guérissent par cicatrice. Le tissu, jadis infecté en masse, présente des séries de cicatrices isolées, blanches sur la peau rouge du voisinage. Et, pendant ce temps, souvent la lésion sycosique monte et progresse. En un an elle peut gagner un centimètre en hauteur et guérir par sa base dans une étendue égale à celle qu'elle gagne. Souvent la lésion prend la forme d'un liséré qui semble dessiné à la main tant sa forme est régulière. Ce liséré est la lésion folliculitique, indurée, kéloïdienne. En deçà est la cicatrice qui signale le passage antérieur à la place du même liséré sycosique. Elle est déprimée, gaufrée, lisse, *non kéloïdienne* (Fig. 119).

La kéloïde, ou ce qu'on appelle de ce nom, est l'une des caractéristiques de

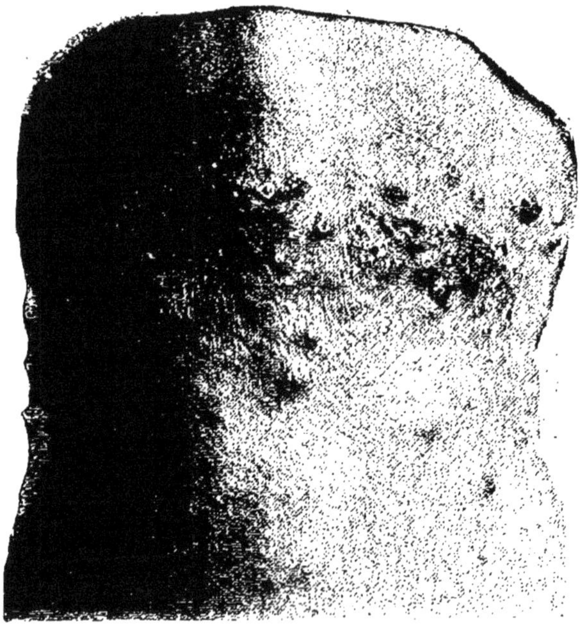

FIG. 119. — *Acné kéloïdienne du cou* (sycosis chronique).

la lésion. Mais il est à remarquer qu'elle se produit en même temps que la folliculite suppurée, autour d'elle, et que, la folliculite passée, la kéloïde disparaît de même, ordinairement au moins. Cette kéloïde est donc un processus inflammatoire passager, non pas un processus scléreux hypertrophique permanent comme les kéloïdes dites spontanées. Épilez totalement cette lésion folliculitique et kéloïdienne, maintenez à sa surface un pansement humide décongestif, en quelques jours cette kéloïde aura diminué des trois quarts de son volume. Et elle disparaîtra jusqu'à la récidive des abcès folliculaires.

[R. SABOURAUD.]

Ce sycosis ou cette acné kéloïdienne de la nuque peut pousser en plein cuir chevelu sur la région occipitale un prolongement qui gardera les mêmes caractères que le sycosis dont il émane.

Une des caractéristiques de ces folliculites de la nuque est la progression lente, mais vraiment implacable des lésions. Il est rare qu'un nouveau foyer se produise à distance du premier, ou que celui-ci se diffuse sur toute la région. C'est la progression du même foyer qui se fait lentement mais sans faute, gagnant 1/2 ou 1 centimètre par an. Ce sont les follicules les plus proches des follicules déjà malades qui s'infectent à leur tour, et avec une lenteur et un automatisme bien remarquables.

Malgré ces quelques différences, d'ailleurs inconstantes, car il n'en est pas toujours ainsi, je ne vois pas de raison pour faire de l'acné kéloïdienne de la nuque autre chose qu'un sycosis.

D'abord la lésion microbacillaire et proprement acnéique n'est pas nécessaire à sa naissance. Ce n'est donc pas toujours une acné. En second lieu, les quelques essais bactériologiques pratiqués sur des lésions neuves et non suppurées y révèlent toujours la même infection microbienne, staphylococcique que celle des sycosis. Enfin la structure anatomique même de ces lésions ne me semble différer du sycosis par rien d'essentiel. Il se pourrait, je l'ai dit déjà, que notre ignorance nous fit grouper ensemble en une même description des formes morbides diverses; qu'on puisse voir évoluer à la nuque le sycosis vulgaire, et peut-être d'autres folliculites spéciales et spécifiques dont nous ignorons la symptomatologie et la flore microbiennes *propres*. C'est là encore un sujet de doute que l'avenir aura à élucider.

Mais je crois que la diversité des processus anatomiques dont l'infection folliculaire s'accompagne ne doit jamais faire perdre de vue l'identité de leur lésion initiale. Toute la diversité de symptômes que donnent aux folliculites suppurées les abcès chroniques sycosiques, les abcès aigus, les kéloïdes, etc., n'empêche pas qu'en toutes ces formes morbides la lésion initiale ne soit la pustule staphylococcique folliculaire orificielle. Les symptômes ultérieurs et différents sont superposés à leur lésion élémentaire commune. Et c'est cette lésion initiale commune qui, de toute nécessité, doit être prise pour base de leur groupement.

VI

TRAITEMENT

Nous n'avons pas de traitement spécifique absolu des pustulations folliculaires. Ces traitements varieront suivant chaque cas particulier, sa cause traumatique quand elle existe, son intensité, sa tendance aux récidives, ses complications. Nous allons donc être obligés d'envisager, pour chaque forme clinique décrite, les indications thérapeutiques qu'elle peut présenter.

Il est néanmoins une remarque à faire d'abord, d'autant plus importante que je ne la trouve consignée nulle part.

Quelles que soient la forme morbide des pustulations folliculaires, leur cause traumatique, leurs complications, etc., il est rare qu'elles ne bénéficient pas des applications de soufre en nature.

Le fait est invraisemblable en ce qui concerne particulièrement les sycosis auxquels leurs lésions de surface avaient fait attribuer par plusieurs une origine eczématique et qui, pour la plupart, sont intolérants.

Sans doute, un sycosis peut survenir chez un eczémateux et l'application soufrée créer chez lui une dermite artificielle et peut-être un rappel d'eczéma. Mais cela est exceptionnel et les faits inverses sont innombrables. La majorité des cas de pustulation artificielle supporte à merveille les applications de soufre en nature les plus copieuses et en apparence les plus irritantes; la majorité de ces cas tire de ces applications un bénéfice remarquable.

Ceci dit, j'envisagerai séparément les indications thérapeutiques particulières à chaque forme clinique de pustulation folliculaire.

I. Traitement des miliaires pustuleuses. — 1° *Impétigo de Bockhart.* — A. Il en est des cas tellement bénins, ayant si peu de tendance à l'expansion en surface et à l'infection en profondeur, que des pommades anodines suffisent à les éteindre :

Oxyde blanc de zinc	5 grammes.
Calomel	20 centigrammes.
Vaseline	20 grammes.

B. Il en est des cas tellement aigus et de si grande surface, qu'il faut, dans leur premier traitement, donner le pas aux traitements émollients et décongestifs.

Pendant un ou deux jours : pansement humide avec décoction de fleurs de sureau ou d'eau bouillie simple.

Le plus souvent, il est contre-indiqué d'ouvrir toutes les pustules pour en faire l'antisepsie directe. L'antisepsie de la pustule, à moins qu'on n'en fasse la destruction, demeure toujours incomplète.

Au contraire, quand la poussée disparaît, la pustule desséchée, demeurée toujours close comme nous l'avons vu, est éliminée en totalité. A cette période, les pommades du type précédent, protégeant l'épidermisation nouvelle, ont une utilité.

C. Les formes récidivantes, chroniques, subintrantes de l'impétigo de Bockhart du cuir chevelu, ont ordinairement une cause traumatique (favus), ou médicamenteuse (teinture d'iode, huile de cade) que l'on devra supprimer coûte que coûte.

Dans les cas spontanés, la médication est à rechercher; le plus souvent on la trouve, mais le même médicament ne convient pas à toutes les peaux indifféremment.

Les lotions d'eau d'Alibour forte :

Eau distillée camphrée *filtrée*	300 grammes.
Sulfate de zinc	7 —
Sulfate de cuivre	2 —
Safran	40 centigrammes.

répétées dix fois le jour, m'ont donné de bons résultats.

Quelquefois les pâtes de zinc

Oxyde de zinc	20 grammes.
Vaseline blanche	40 —

Plus souvent la pommade iodoformée au 1/20, n'était le désagrément de son odeur. Enfin, je dois mentionner de nouveau l'effet ordinairement excellent des lotions soufrées :

Alcoolat à 90°	15 grammes.
Soufre précipité	15 —
Eau de roses	100 —

Agiter.

en badigeonnages au pinceau chaque soir.

J'ai dit qu'on pouvait, malgré tout traitement, rencontrer des cas très rebelles. Dans ces cas, il ne faut continuer longtemps aucun traitement dont l'effet n'est pas immédiatement appréciable ; on devra multiplier les essais dans ces cas difficiles. Il est bien rare qu'avec une observation attentive de l'effet de chacun on ne soit amené à une médication heureuse.

2. *Miliaire pustuleuse épilatoire.* — Les pustulations post-épilatoires n'ont, pour ainsi dire, pas besoin de traitement. Elles disparaissent spontanément en quelques jours. Quelques cataplasmes de fécule, des lotions d'*alcool salolé* au 1/1000 aident à leur disparition.

3. *La miliaire pustuleuse professionnelle des extrémités* peut être ou non sus-eczématique. Si elle recouvre un eczéma sous-jacent, les pansements à l'eau bouillie font merveille. La pustulation disparaît très vite et la vésiculation eczématique seule demeure.

Des résultats plus parfaits sont obtenus par les mêmes moyens dans la miliaire pustuleuse sans eczéma sous-jacent. J'ai dit que cette miliaire était toujours traumatique ; le médecin doit donc conseiller formellement au patient de changer son métier. Faute de cela, les traumatismes renouvelleront incessamment l'éruption.

II. PUSTULATIONS DISSÉMINÉES DISCRÈTES. — Les pustulations disséminées discrètes, qui ne sont pas évidemment traumatiques, relèvent ordinairement d'une cause générale à rechercher. Le traitement général doit se baser sur les résultats de l'analyse urinaire. Et cette analyse doit porter sur l'urine prise en dehors des heures de digestion, si l'on veut éviter un coefficient trompeur d'acidité totale (urine du matin) [1].

[1] JOULIE, *Bull. gén. de thérap.*, 1900.

Le plus souvent on rencontrera soit des traces notables d'albumine (chloro-brightisme), soit du sucre, soit de l'hypoacidité urinaire avec déphosphatisation.

On traitera le sucre et l'albumine par les régimes appropriés. Dans le chloro-brightisme, toutefois, l'aération à la mer ou à la montagne a plus d'importance que le régime.

Suivant les conseils de Joulie, j'ai traité des patients atteints d'hypophosphatie par l'acide phosphorique médicinal à 36,4 pour 100. V-XX gouttes et même L gouttes par jour, XX gouttes en un verre d'eau pris au début de chaque repas.

J'ai obtenu de cette médication des résultats incomparablement meilleurs que par la levure de bière dont les effets me semblent inconstants.

Le traitement local comprend le traitement de chaque pustule : voici le meilleur, à ce qu'il me semble. Abrasion de chaque pustule avec des ciseaux fins, chaque fois flambés, et cautérisation de la vésicule ouverte avec une goutte de teinture d'iode après épilation du follet ou du poil qui en occupe le centre.

Quand il y a induration sous-jacente et menace de furoncle, on doit faire une cautérisation nette et profonde au galvano-cautère du centre folliculaire de la pustule. Le même traitement est à appliquer au furoncle déjà constitué. J'y ajoute, dans ce cas, des instillations d'*éther camphré* dans le cratère furonculeux.

Dans tous les cas semblables de pustulations disséminées récidivantes de durée longue, on a bénéfice à conseiller des bains généraux au sulfate de zinc — 1 gramme par litre — (une demi-heure; deux par semaine).

Les pustulations disséminées peuvent avoir une cause traumatique parasitaire. Sitôt cette cause parasitaire disparue : phtiriase, gale, la pustulation disparaît de même, je n'y insisterai pas (1).

Les pustulations au cours des teignes tondantes sont, dans l'immense majorité des cas, traumatiques et médicamenteuses. Dans ces cas le traitement des teignes devra être modifié (2).

Quelquefois cependant un impétigo de Bockhart miliaire et récidivant se greffe sur une teigne tondante, les indications thérapeutiques restent celles de l'impétigo de Bockhart en général.

Les pustulations orificielles du favus se compliquent ordinairement de folliculites profondes chroniques. L'épilation, ce remède nécessaire du favus, est par excellence le traitement des folliculites profondes qui l'accompagnent.

En dehors de l'épilation leur traitement comporte des lotions locales d'alcool camphré, salolé ou boriqué; suivi de pommades antiseptiques bénignes du type indiqué plus haut.

III. Pustulations traumatiques régionales, médicamenteuses. — Toutes les

(1) Voir *Traitement de l'impétigo galeux*, t. II, p. 912.
(2) Voir *Traitement des teignes*.

pustulations médicamenteuses, qu'elles soient dues aux goudrons, aux essences, aux mercuriaux, aux médicaments caustiques ou vésicants, ne résistent pas plus de quelques jours à la cessation du traumatisme qui les a causées.

La première indication à remplir est donc la simple suppression du médicament causal. Pourtant les pustulations dues aux euphorbes font quelquefois exception à la règle. J'ai vu des miliaires pustuleuses durables suivre l'application d'un thapsia, des applications d'huile de croton.

Les pansements locaux, enveloppements humides, qui très souvent semblent provoquer le premier jour une recrudescence de l'éruption (pustulettes abortives), la calment en quelques jours. On achève sa terminaison avec des pommades siccatives simples.

Baume du Pérou	1	gramme.
Vaseline	20	—
Oxyde de zinc	5	—

Sur des foyers disséminés on peut appliquer à titre d'occlusif le *baume du Commandeur*. L'occlusion avec des rondelles d'emplâtre m'a toujours paru illusoire et de nul effet.

IV. Pustulations consécutives a une dermatose préalable. — A. *Pustulation des intertrigos.* — Quand les intertrigos sont bien localisés aux plis naturels, sans tendance eczématique à l'extension, leur meilleur traitement est une friction vigoureuse avec un tampon d'ouate hydrophile imbibée du mélange suivant :

Teinture de benjoin	15	grammes.
Teinture d'iode	15	—
Alcoolat de lavandes	50	—

C'est aussi le meilleur traitement des pustulations qui en procèdent.

B. *Pustulations des eczémas chroniques.* — Ici, au contraire, la dermatose sous-jacente est intolérante et le pansement humide simple est meilleur que tout. Après quelques jours on aura débarrassé l'eczéma de toutes les pustulations superposées. Le traitement redevient alors celui de l'eczéma dont je n'ai pas à traiter ici [1].

C. *Pustulations secondaires de l'impétigo.* — Ici, comme dans les précédents exemples, le meilleur traitement est celui de la dermatose initiale sur laquelle les pustulations se sont implantées. Je renvoie donc au traitement de l'impétigo lui-même. (Voir : p. 909.)

Pustulations chroniques. — Acnés. — Sycosis. — I. Le traitement des folliculites de l'*acné* a été fait avec celui de l'acné elle-même, j'y renvoie donc le lecteur.

D'ailleurs, les abcès profonds aigus ou chroniques de l'acné polymorphe

(1) E. Besnier, article *Eczéma*.

sont à traiter comme les abcès semblables des sycosis. Je ne pourrais donc que me répéter.

II. Le traitement des sycosis comprend d'abord le traitement de leur cause traumatique, quand elle existe. Le plus fréquent, le plus typique, et le plus tenace des sycosis étant celui de la lèvre supérieure, c'est lui dont je parlerai d'abord.

1° SYCOSIS DE LA MOUSTACHE. — Il le faut considérer comme une consécution d'un catarrhe oculo-nasal chronique. J'envisagerai de suite ses cas graves, les cas plus bénins devant se traiter moins vigoureusement mais d'après les mêmes règles.

1° *Traitement de la conjonctive et des paupières.* — *a.* Tous les jours, trois fois par jour, instiller sous la paupière inférieure une goutte du collyre suivant :

Laudanum Sydenham	X gouttes.
Sulfate de zinc	1 gramme.
Eau distillée	40 —

b. Tous les soirs oindre le rebord des paupières avec la pommade suivante :

Bioxyde rouge Hg	20 centigrammes.
Vaseline	20 grammes.

2° *Traitement de la rhinite antérieure.* — *a.* Épiler intégralement tous les poils de l'orifice nasal et de la narine, aussi haut que la pince peut les rechercher.

b. Irrigations nasales soir et matin avec deux litres d'eau chaude contenant du sulfate de zinc au millième, ou mieux avec deux litres d'*eau de Saint-Christau*.

Si après examen de l'arrière-cavité des fosses nasales, il n'y a aucune trace de rhinite postérieure, on peut remplacer ces irrigations par deux ou trois pulvérisations d'eau boriquée aussi chaudes que possible, 300 grammes d'eau boriquée par pulvérisation.

c. La nuit, pommade dans les narines.

Bioxyde rouge Hg	20 centigrammes.
Oxyde de zinc	5 grammes.
Vaseline	20 —

3° *Traitement du sycosis de la lèvre.* — A. *Première période : pustules orificielles récidivantes.* — α. Ouvrir chaque matin les pustules une par une avec une aiguille fer de lance et les cautériser avec des boulettes d'ouate mouillées d'*alcool à 90° boriqué à saturation.*

β. Pour le jour, pommade couvrante :

Oxyde de zinc	5 grammes.
Bioxyde rouge Hg	20 centigrammes.
Vaseline	20 grammes.
Carmin	Q. S. pour couleur chair.

γ. La nuit essayer d'emblée la lotion soufrée de Vidal :

Soufre précipité.	ãã 10 grammes.
Alcool à 90°.	
Eau de roses	ãã 50 —
Eau distillée.	

Agiter.

Si elle n'est pas supportée, pansements humides, couverts d'une toile caoutchoutée maintenue par deux lacs noués derrière la tête.

B. *Période de dermite hypertrophique.* — Ajouter aux prescriptions qui précèdent : l'épilation, et les pansements humides minces, recouverts d'une bande de caoutchouc modérément serrée : plus serrée la bande de caoutchouc ébranle les incisives en quelques jours.

N. B. — 1° Le pansement humide peut être fait à l'eau d'Alibour;

2° Le malade peut se trouver bien de lotions fréquentes à l'eau d'Alibour forte [1].

3° Dans les cas rebelles, j'ai eu de bons résultats des quelques préparations suivantes :

Éther camphré	100 grammes.
Teinture de benjoin.	15 —

en applications deux fois le jour,

ou :	Iodoforme.	1 gramme.
	Vaseline	20 —

en applications nocturnes.

On pourrait, hélas, multiplier les préparations et les formules sans en donner une qui soit de résultat assuré dans les cas graves.

2° Sycosis des joues. — C'est celui qui se complique le plus d'abcès profonds, de nodosités, de clapiers purulents, le *Sycosis purifluens* de Devergie. Le traitement de choix de toutes ces lésions hypodermiques est la galvano-caustique, et je crois qu'il n'en existe pas d'autres. L'épilation même, que j'emploie le plus rarement possible, ne donne pas en quinze jours les résultats que le galvano-cautère permet d'obtenir en quarante-huit heures.

L'anse de platine doit être assez fine, mais résistante; on s'en servira au rouge blanc.

Il faut palper avec la plus grande attention la joue du patient et, avec deux doigts de la main gauche, faire saillir le plus possible par pression le nodus sous-cutané que l'on ponctionnera avec le galvano tenu de la droite. Il faut savoir à l'avance que la profondeur de ces abcès est considérable.

Ce qui est nécessaire, c'est l'évacuation complète, absolue, de toute collection suppurée intra-dermique. On ne doit s'arrêter que quand elle est pleinement accomplie.

(1) Voir la formule de l'eau d'Alibour, p. 704.

Et l'on doit même prévoir, après une séance opératoire de ce genre, qu'une deuxième est le plus souvent nécessaire à quelques jours d'intervalle.

Les mêmes prescriptions sont à suivre pour toutes les collections suppurées ou pseudo-kystiques des sycosis de tous sièges, au cuir chevelu, à la nuque, etc. Il va de soi qu'en dehors de l'intervention chirurgicale les applications médicamenteuses devront être faites suivant ce que j'ai dit plus haut.

Toutes les fois que les pustules orificielles ouvertes montrent une suppuration profonde intra-folliculaire, comme il est de règle dans l'acné kéloïdienne par exemple, l'épilation est de rigueur. Elle doit être pratiquée comme dans le favus, quatre et cinq fois de suite. Dès que le poil peut donner prise à la pince, il faut la renouveler. En somme ce sont des épilations à reviser tous les huit jours, pendant trois à quatre mois.

Ce traitement par l'épilation, en y adjoignant au début les pansements humides et ensuite les lotions soufrées, fait ordinairement merveille. Et si on laisse les poils repousser après ce temps sans épilation il est bien rare que le résultat ne soit pas excellent. S'il survient des récidives elles sont partielles et on recommence pour le point malade tout ce que l'on a fait d'abord pour la région.

Malheureusement le résultat le plus complet en apparence peut ne pas mettre à l'abri de récidives même à longue échéance, obligeant à reprendre le traitement.

FOLLICULITIS RUBRA. — Dénomination employée par Erasmus Wilson pour désigner la kératose pilaire.

Voir l'article · *Kératose pilaire*, t. II, p. 953.

FONGUS (*du pied*). — Étym. : *Fungus*, champignon.

Maladie assez analogue à l'actinomycose, mais dont le parasite est encore mal connu.

Voir l'article : *Madura* (pied de).

FRAMBŒSIA. — Étym. · *Framboise.*

Maladie endémique des pays chauds.

Voir l'article : *Pian.*

FURONCLE. — Étym. : *Furunculus*, de *fur.*

Carron, ainsi dit, d'après Littré, par une plaisanterie dont on ne peut plus voir que vaguement le sens.

Le furoncle est une inflammation aiguë, suppurative et gangreneuse, du tissu des aréoles du derme, et de leur contenu.

Voir l'article : *Furonculose.*

[R. SABOURAUD.]

FURONCULOSE.

Par J. BAROZZI.

FURONCULOSE

Définition et historique. — La nature réelle de l'anthrax et du furoncle n'est connue que depuis les découvertes récentes de la bactériologie.

Avant l'ère scientifique moderne, les hypothèses les moins fondées ont eu cours sur la cause exacte du mal et sur sa localisation anatomique.

Dupuytren considérait le furoncle comme une inflammation ayant son point de départ dans les aréoles du derme, et, à ses yeux, le bourbillon était le résultat de la mortification d'un peloton cellulo-graisseux enchâssé dans ces aréoles.

Pour Gendrin et Denonvilliers, le furoncle était un hygroma aigu qui prenait naissance dans les aréoles dermiques assimilées à des bourses séreuses. Cet hygroma se terminait par l'élimination d'un produit pseudo-membraneux, le *bourbillon*.

Le mérite d'avoir localisé le processus furonculeux dans l'appareil pilo-sébacé appartient à Richet. Cette doctrine fut ensuite soutenue par Denucé, par Verneuil et par Trélat, qui donna au bourbillon le nom d'*eschare glandulaire*.

Mais c'est Pasteur qui, en 1880, acheva d'élucider la question en montrant, par des faits précis, que la lésion connue sous le nom de furoncle est due à l'action d'un micro-organisme, toujours le même, le *staphylococcus pyogenes aureus*, qui se retrouve également, d'une façon constante, dans l'*anthrax* et dans le pus de la plupart des ostéomyélites.

L'histoire de l'anthrax a passé par des phases analogues. Confondu pendant très longtemps avec la pustule maligne, puis séparé cliniquement de celle-ci par Boyer, qui le désignait sous le nom de *charbon bénin*, d'*anthrax bénin*, il n'a été définitivement isolé de l'anthrax malin que du jour où la bactéridie charbonneuse a été connue et isolée par Davaine et par Rayer en 1852 et 1863.

C'est à Follin que l'on doit d'avoir mis l'anthrax à sa place dans le cadre nosographique en le décrivant comme une *agglomération de furoncles juxtaposés*. Les recherches modernes n'ont fait que corroborer cette doctrine aujourd'hui adoptée.

Le furoncle et l'anthrax n'étant que les deux modalités cliniques d'un même processus microbien, il semble légitime de désigner sous le terme collectif de *furonculose* les diverses manifestations dues à la pullulation d'un seul et même agent pathogène aux dépens d'un appareil toujours le même.

Étiologie et pathogénie. — Nous venons de voir que l'anthraco-furonculose est une affection microbienne due à la pullulation du staphylocoque doré. Après avoir été contestée pendant longtemps, la contagiosité de cette affection est aujourd'hui un fait démontré. Elle s'opère non seulement de malade à malade, mais encore de région à région. C'est ainsi que l'on voit souvent un furoncle ulcéré contaminer, par les produits qu'il sécrète, la peau voisine et provoquer une véritable éruption d'éléments similaires, ordinairement à proximité du foyer principal, mais, parfois aussi, à une distance assez considérable.

La furonculose s'inocule par le tégument externe : déposés à la surface de la peau, les staphylocoques arrivent jusqu'à l'appareil glandulaire en suivant la gaine d'un poil ou le conduit excréteur d'un organe sudoripare. On s'explique donc aisément que cette inoculation se réalise surtout dans les parties du corps où la peau est le plus exposée aux injures extérieures, telles que la face, la nuque, les mains, les avant-bras, en un mot les parties découvertes du tégument.

Cependant la pénétration des micro-organismes n'est ordinairement possible qu'avec le concours de certaines causes adjuvantes, comme, par exemple, les contacts répétés, les frottements, les lésions de grattage (gale, prurigo), les irritations de toutes sortes. Sous l'influence de ces légers traumatismes, l'épiderme s'entame, le derme s'ulcère imperceptiblement et livre ainsi passage à l'agent infectieux. C'est ce qui explique l'influence exercée par certaines professions sur l'éclosion de la maladie. Les journaliers, chiffonniers, charbonniers, mécaniciens, que leur métier condamne à des contacts prolongés avec des poussières septiques, sont, en effet, beaucoup plus souvent victimes de la furonculose que les personnes vivant dans les conditions d'une hygiène convenable.

Néanmoins, pour créer un furoncle, il ne suffit pas toujours d'inoculer du staphylocoque ; il faut encore la réceptivité de l'individu, c'est-à-dire une vulnérabilité spéciale de l'organisme. A ce point de vue, il est des personnes affligées d'une prédisposition réellement surprenante. C'est ainsi que l'on voit d'interminables séries de furoncles se succéder, chez le même individu, sous l'influence des causes les plus banales (émotions, écarts de régime, surmenage intellectuel), et, parfois même, sans provocation appréciable. Cette curieuse prédisposition semble être l'apanage de certains tempéraments ou états constitutionnels, que l'on désigne sous les termes vagues de *neuro-arthritisme*, d'*herpétisme*, etc.

Une influence beaucoup mieux établie est celle du *diabète sucré*. C'est à Prout et à Marchal (de Calvi) que l'on doit d'avoir démontré la relation qui existe entre ces deux manifestations morbides : l'anthraco-furonculose et la glycosurie. Bien que cette corrélation ne soit plus contestée aujourd'hui, on n'est pas près de s'entendre sur sa véritable signification. Cependant, depuis la curieuse expérience de Bujivid [1], on admet généralement que la présence

[1] Bujivid a procédé de la manière suivante. Il a d'abord inoculé une dose de culture staphylococcique insuffisante pour déterminer la suppuration ; il s'est ensuite servi de la

du sucre dans les tissus et dans les humeurs de l'économie aurait pour résultat d'exaspérer la virulence du staphylocoque et de favoriser ainsi l'éclosion du mal. Cette interprétation renferme assurément une grande part de la vérité; mais il faut convenir que le diabète peut aussi, à l'instar des autres maladies débilitantes, favoriser la pullulation des micro-organismes en épuisant la résistance de l'individu contre l'invasion des germes pathogènes et pyogènes.

Anatomie pathologique. — Nous avons déjà vu que le furoncle se développe aux dépens d'une glande pilo-sébacée. Il serait plus conforme à la vérité de dire qu'il prend naissance dans les *glandes tégumentaires* quelles qu'elles soient. En effet, nous savons maintenant que le processus staphylococcique peut avoir pour point de départ une glande sudoripare (furoncle de la paume de la main), une glande cérumineuse (furoncle du conduit auditif externe), une glande palpébrale (orgelet) [1], et même une glande muqueuse (furoncle du voile du palais, de la vulve, etc.).

L'histologie et la bactériologie prouvent, en effet, que toutes ces productions sont de véritables furoncles, car elles réunissent les trois conditions requises pour mériter cette dénomination : infection par le staphylocoque, localisation dans un organe spécial, mortification et élimination de cet organe sous la forme d'un bourbillon. Inversement, ces glandes peuvent être le siège d'une inflammation et même d'une infection par le staphylocoque, sans cependant produire un furoncle, du moment que le processus ne s'accompagne pas de la mortification de l'organe ni de l'expulsion d'un bourbillon : nous en citerons comme preuve l'*abcès tubéreux* ou *hydradénite*.

Les lésions anatomiques déterminées dans les tissus par le foyer morbide sont assez simples : au centre est la glande en voie de mortification et qui produira le bourbillon; autour de ce point, il y a une zone d'infiltration banale, avec extravasation de leucocytes, prolifération embryonnaire, etc.

Dans l'anthrax, les désordres sont de même nature, mais ils ont pris une extension plus considérable, en raison directe du nombre des glandes touchées par l'infection. Les lambeaux de tissus qui séparent les bourbillons se sphacèlent souvent et s'éliminent en masse, en laissant après eux un vaste cratère central; dans certains cas même, on trouve, au-dessous du foyer de l'anthrax, des nappes purulentes qui diffusent plus ou moins loin en formant de véritables phlegmons, complication assez fréquente lorsque le débridement s'est fait trop longtemps attendre.

Nous avons déjà suffisamment insisté sur le rôle pathogène du staphylocoque doré. Ajoutons cependant que, dans l'anthrax ulcéré, il y a presque toujours infection combinée d'un grand nombre d'espèces banales, surtout

même quantité de culture, mais en l'additionnant de sucre, et alors il a vu la suppuration se manifester de la manière la plus évidente.

[1] Les orgelets ne sont pas les furoncles des glandes de Meibomius, comme on l'enseigne généralement.

abondantes autour du foyer gangreneux, où elles déterminent des inoculations secondaires. Faut-il faire intervenir le streptocoque pour expliquer les accidents insolites de certains anthrax diffus? Il appartient aux recherches ultérieures d'éclaircir ce point de pathogénie.

Symptomatologie. — *Furoncle.* — La physionomie clinique du furoncle est trop connue pour qu'il soit utile d'en donner ici une description minutieuse.

On sait qu'il débute toujours par une petite saillie acuminée, rouge, ordinairement centrée d'un poil. D'abord simplement prurigineuse, cette petite saillie ne tarde pas à devenir franchement douloureuse, surtout à la pression. A mesure qu'il progresse dans son évolution, le clou augmente de volume, sa pointe devient violacée et offre bientôt, en son milieu, une pustulette d'un blanc jaunâtre, qui ne tarde pas à se rompre sous l'influence des attouchements ou des frottements. Enfin, le centre se ramollit, s'ulcère franchement, laissant sourdre une sérosité purulente et montrant, au fond du petit *cratère*, une masse grisâtre ou jaunâtre, qui est le bourbillon, l'*eschare glandulaire* de Trélat, c'est-à-dire le résultat de la mortification de l'appareil pilo-sébacé, siège primitif de l'infection.

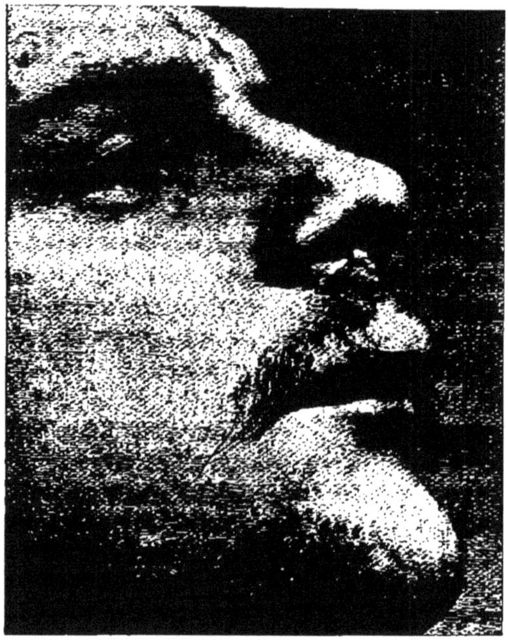

Fig. 120. — Furoncle de la lèvre supérieure.

En général, il faut huit ou dix jours pour que le furoncle atteigne sa maturité complète. A partir de ce moment, les signes fonctionnels commencent à s'amender et la guérison de la petite lésion ne dépend plus que de l'expulsion du bourbillon, expulsion quelquefois spontanée, ordinairement favorisée par les doigts du malade, ou provoquée par l'intervention du médecin.

Cependant les choses ne se passent pas toujours ainsi. Dans certains cas, le processus furonculeux tourne court, avorte; il reste une petite induration dont la résorption demande une huitaine de jours. Cette terminaison, quand

[J. BAROZZI.]

elle arrive, se produit vers le troisième ou le quatrième jour : tout rentre alors dans l'ordre.

Au contraire, chez les sujets prédisposés, surtout chez les surmenés ou les personnes atteintes d'une tare organique (albuminurie, diabète, convalescence des fièvres graves), le furoncle revêt des allures infiniment plus bruyantes : la tuméfaction est alors beaucoup plus marquée, les douleurs sont très vives; il y a de la fièvre, de la courbature, même de l'agitation, de l'anorexie (*furoncle phlegmoneux, gangreneux*); enfin, le tableau clinique devient tout à fait alarmant lorsque la lésion siège en certains points de la face, surtout à la lèvre supérieure. Dans ce dernier cas, la région est énormément tuméfiée, l'œdème envahit la joue, la paupière, la région sous-maxillaire correspondantes; on voit se dessiner, sous la peau, des arborisations formées par les veines frappées de phlébite; de là l'infection ne tarde pas à gagner l'orbite, puis les sinus veineux intra-crâniens. En quelques jours, le malade succombe soit à une méningite purulente, soit à une phlébite sinusienne, soit, enfin, à des accidents de septicémie généralisée. Néanmoins, il est à remarquer que tous les furoncles de la lèvre ne se terminent pas infailliblement par la mort : nous avons tous vu des malades atteints de furoncle labial guérir sans la moindre intervention ; il s'agissait sans doute de cas à virulence très atténuée. Quant aux clous qui surviennent en d'autres points de la face (nez, tempe, front, menton, joue), leur pronostic, tout en étant moins grave que le précédent, doit être, néanmoins, entouré de réserves.

Les furoncles du conduit auditif externe se caractérisent par des douleurs d'une intensité exceptionnelle, irradiant aux parties voisines (joue, tempe, région parotidienne) et exaspérées par les mouvements de la mâchoire. Ces phénomènes peuvent atteindre une intensité telle, qu'ils arrachent des cris aux patients, les privent de tout repos, de tout sommeil, et vont même jusqu'à déterminer un mouvement fébrile. Le mal peut se terminer par résolution, mais la suppuration est un accident beaucoup plus fréquent.

L'orgelet ou furoncle de la paupière affecte les allures d'un petit clou tout à fait bénin, au moins dans la grande majorité des cas. Il se présente sous l'aspect d'un petit bouton dur, rouge, douloureux déterminant de l'œdème de la paupière, du larmoiement, quelquefois de la conjonctivite. L'élimination d'un véritable bourbillon est ici assez difficile à constater. La résolution est possible, mais la suppuration est la règle.

Le siège le plus habituel du clou vulgaire est la nuque, la face dorsale des mains, l'avant-bras, en un mot, les parties découvertes du corps. Mais il n'est nullement rare d'en rencontrer au dos, à la face externe de la cuisse, à la fesse et même dans la région ano-périnéale.

La poussée furonculeuse se réduit rarement à un seul clou; dans la plupart des cas, on en compte un grand nombre, car, autour du premier, naissent des furoncles secondaires qui inoculent la peau de proche en proche, de manière à former une plaque plus ou moins étendue.

Chez les personnes prédisposées, l'éruption se manifeste en un grand nombre de points, à la fois ou successivement; elle peut même se généraliser à la plus grande partie du tégument : on compte alors les clous par centaines. Ordinairement, ils procèdent par poussées successives, qui durent des semaines et même des mois; il n'est même pas rare de rencontrer des sujets qui conservent cette prédisposition pendant un, deux et même trois ans. Dans certains cas, la situation peut devenir tout à fait critique : les malades perdent l'appétit, maigrissent, et, finalement, tombent dans un état de cachexie dont il n'est pas toujours facile de les tirer. Ces formes graves de la furonculose sont, heureusement, fort rares.

Anthrax. — L'anthrax est considéré aujourd'hui, nous l'avons déjà vu, comme une agglomération de furoncles juxtaposés, comme une masse constituée par des furoncles très confluents. Cette définition implique que la réaction générale et la réaction locale seront, ici, plus marquées que dans le clou vulgaire.

L'anthrax débute ordinairement par des phénomènes généraux ordinairement peu alarmants; il y a un léger mouvement fébrile, du malaise, de la céphalalgie, de la courbature, parfois des frissonnements. Presque en même temps apparaît en un point du corps, qui est ordinairement le dos ou la nuque, une tuméfaction douloureuse, rouge, sur laquelle ne tardent pas à se montrer des phlyctènes. Celles-ci se rompent bientôt et mettent à nu un certain nombre de petits pertuis ou cratères, aboutissant, chacun, à un bourbillon. Autour de ces orifices, la peau prend une teinte livide violacée et l'ensemble de la région malade offre un aspect caractéristique que l'on a comparé à une écumoire.

Peu à peu, les parties sphacélées provenant de l'ensemble des bourbillons forment un amas putride qui s'élimine en laissant une assez vaste cavité qui se comblera lentement, par bourgeonnement. La cicatrisation est, en général, longue à se faire : elle exige deux semaines, trois semaines, un mois, et même plus, suivant l'étendue de la mortification. Telle est l'évolution de l'anthrax bénin, *circonscrit*; elle est rarement interrompue par des complications sérieuses.

Il n'en est pas de même de l'anthrax *diffus*, si fréquent chez les débilités et surtout chez les glycosuriques. Ici, les désordres généraux et les accidents locaux ont une intensité extrême. La fièvre est vive, il y a de la céphalalgie, du malaise, des frissonnements répétés, des troubles digestifs. Du côté de la lésion, l'infiltration se propage en tache d'huile dans les parties voisines; elle grandit à vue d'œil, atteint parfois des dimensions énormes, 20 et même 30 centimètres de diamètre; tout cet œdème est d'une dureté excessive, ligneuse (*anthrax ligneux*); au-dessous du foyer se forment des nappes de pus qui fusent dans toutes les directions. A un moment donné, le malade cesse de se plaindre, il tombe dans un assoupissement du plus fâcheux augure, entrecoupé d'accès d'agitation, et, parfois même, d'un délire furieux. La mort survient alors, non plus du fait de l'anthrax, mais par septicémie aiguë généralisée.

[J. BAROZZI.]

Chez les vieillards affaiblis, les diabétiques, l'anthrax diffus, quoique d'un pronostic fatal, a des allures moins bruyantes que chez les sujets relativement jeunes et vigoureux : la douleur est peu intense, la fièvre modérée, l'agitation à peu près nulle ; ce qui domine c'est l'abattement, la prostration. Dans ces cas, la gangrène marche avec une rapidité effrayante, et, si la mort n'est pas survenue immédiatement, elle laisse après elle des pertes de substance énormes, dont la réparation, ordinairement irréalisable, exigerait des semaines et des mois.

Complications. — Les *lymphangites* et les *adénites*, qui peuvent survenir pendant l'évolution du furoncle, ne méritent pas, à proprement parler, d'être considérées comme des complications : ce sont des incidents, sans grande importance, qui cèdent presque toujours au traitement dirigé contre le foyer principal.

Il est exceptionnel de voir le furoncle provoquer l'inflammation des *gaines tendineuses*, celle des *bourses séreuses*, ou servir de point de départ à un *phlegmon diffus*. De tels accidents n'éclatent, en général, que chez des sujets prédisposés aux complications par l'existence d'un état morbide antérieur, tel que l'albuminurie et, surtout, le diabète. Quant au furoncle dit *gangreneux*, il se caractérise par la mortification un peu plus étendue de la peau et des parties profondes; mais ce sphacèle n'a presque jamais des allures envahissantes propres à inquiéter sérieusement le médecin.

Les seuls furoncles réellement graves sont ceux qui se développent à la partie supérieure du cou et surtout à la face; mais cette gravité est exclusivement due à la localisation du mal. Grâce aux larges et nombreuses anastomoses qui font communiquer les plexus veineux sous-cutanés du cou et de la face avec les canaux veineux intra-crâniens, l'infection, partie du foyer furonculeux, gagne d'abord le réseau superficiel, puis les voies veineuses profondes, enfin, les sinus de la base du crâne, dans lesquels elle détermine des *phlébites* et des *thromboses* fatalement mortelles. A ce point de vue, c'est la localisation à la lèvre supérieure qui est particulièrement redoutable, bien que des accidents analogues aient été signalés pour les furoncles de la nuque, du nez, de la tempe, du menton, et surtout de la lèvre inférieure.

L'éclosion de la phlébite profonde s'annonce par des symptômes bruyants : frissons violents et répétés, céphalalgie atroce, hyperthermie brusque ; bientôt le délire apparaît, l'agitation devient extrême et alterne, souvent, avec des phases d'abattement, signe avant-coureur du coma, dans lequel se termine ordinairement la vie du patient. On a même signalé des *métastases* purulentes lointaines, *viscérales* ou *articulaires*. Dans la plupart des cas, il existe une exophtalmie plus ou moins marquée, due à la thrombose du sinus caverneux. La marche de l'infection est, en général, très rapide : au bout de trois ou quatre jours, tout est terminé.

Un point sur lequel il convient d'attirer l'attention, c'est que la gravité du mal n'est pas toujours en raison directe du volume du furoncle : celui-ci peut être très petit et provoquer les accidents les plus graves; cette constatation a une très grande importance au point de vue du traitement. En dépit de sa malignité incontestable, il n'en reste pas moins certain que le furoncle de la face est devenu aujourd'hui infiniment moins meurtrier depuis qu'on a compris la nécessité d'une intervention énergique précoce.

L'anthrax donne lieu à des accidents beaucoup plus graves et surtout plus fréquents que le furoncle : il peut tuer par infection générale ou bien en provoquant des désordres locaux irréparables. Parmi ces derniers, on a signalé l'*ouverture du foyer purulent dans le canal rachidien* (anthrax du dos), dans la *cavité péritonéale* (anthrax de la paroi abdominale), l'*ulcération des gros vaisseaux du cou* (anthrax de la région carotidienne), etc.

Nous avons suffisamment insisté sur la gravité du furoncle facial pour qu'il soit nécessaire de parler des désordres provoqués par l'anthrax de cette même région; nous nous contenterons d'attirer l'attention sur la gravité beaucoup plus grande du pronostic dans ce dernier cas. Une intervention chirurgicale exceptionnellement énergique pourrait seule enrayer les progrès de l'infection.

Nous ne saurions clore le chapitre des complications sans rappeler que l'anthraco-furonculose peut être le point de départ d'une infection osseuse, d'une *ostéomyélite*. Kraske et Voiturier ont publié des faits qui ne laissent aucun doute à cet égard. Pour les expliquer, on est bien obligé d'admettre que les staphylocoques émanés du foyer cutané avaient gagné l'os par les voies de la circulation. Un autre expérimentateur, Garré, s'est inoculé un anthrax en se frictionnant le bras avec une culture de staphylocoques prélevés dans un foyer d'ostéomyélite. La démonstration est concluante.

Pronostic. — D'une manière générale, on doit considérer le furoncle comme un accident local dépourvu de gravité. Seuls les furoncles de la face, et, principalement, celui de la lèvre supérieure, peuvent amener des complications sérieuses, lorsqu'ils ont été mal soignés. Il y aurait les mêmes réserves à faire pour les furoncles multiples, à poussées subintrantes, interminables, qui évoluent chez certains sujets débilités ou affligés d'une susceptibilité exceptionnelle.

En ce qui concerne l'anthrax, le pronostic dépend surtout de la virulence des micro-organismes et de la résistance du terrain. Le siège de la lésion a, de même, une importance considérable : l'anthrax de la face est redoutable pour les raisons que nous avons mentionnées en parlant du furoncle. Chez les diabétiques, les albuminuriques, les sujets affaiblis et surmenés, la forme ligneuse aboutit très souvent à la terminaison fatale. En résumé, toutes choses égales, l'anthrax est une affection infiniment plus sérieuse que le furoncle.

Diagnostic. — Pour distinguer le furoncle de l'anthrax, il suffit de rechercher s'il y a un ou bien plusieurs foyers malades. Cette constatation ne présente, en général, aucune difficulté; nous n'avons donc pas à y insister.

L'élément de l'*acné pustuleuse* ne ressemble que de fort loin à un très petit furoncle; il est toujours moins gros, moins dur, moins acuminé, et surtout moins sensible à la pression; enfin, le vrai bourbillon y fait constamment défaut.

L'*hydradénite* ne saurait être prise pour un furoncle qu'à un examen très superficiel. Les éléments de cette éruption sont plus aplatis, moins indurés que ceux de la furonculose; ils siègent par groupes dans le creux axillaire, renferment du pus, mais jamais de bourbillon véritable.

Les *abcès circonscrits*, les petites *adénites suppurées* du cou se distinguent du furoncle par leur siège, leur aspect général plus aplati, leur mollesse et leur fluctuation; en les ouvrant, on trouve du pus en abondance, mais point de bourbillon.

Quant à la *pustule maligne*, elle a, en général, une physionomie trop caractéristique pour être confondue avec le furoncle et avec l'anthrax. Cependant, il est des cas où l'erreur est possible, et même excusable : c'est lorsque l'aréole vésiculeuse a été détruite par des frottements. L'examen de l'état général pourra alors mettre sur la voie; il est toujours plus compromis dans le charbon, mais il ne faudrait pas perdre de vue que certains furoncles de la face (furoncle de la lèvre supérieure) s'accompagnent, dans les cas graves, de phénomènes généraux extrêmement marqués. Le problème est alors insoluble, à moins que la profession du malade (boucher, corroyeur) permette au médecin de se faire une opinion. Pratiquement, l'hésitation n'a pas grande importance, puisque, dans l'un et l'autre cas, le traitement chirurgical s'impose d'une manière formelle.

Enfin, nous devons rappeler, en terminant, que les petits anthrax ont été quelquefois confondus avec certaines *périfolliculites agminées*. Cette erreur est à peine concevable : ces folliculites forment des placards bien circonscrits, indolents, à peine prurigineux, qui n'ont absolument rien de commun avec l'anthraco-furonculose.

Le diagnostic de furoncle ou d'anthrax étant bien déterminé, il reste à en élucider la cause. Il ne faut donc pas oublier d'examiner les urines dans le but de déceler un diabète latent et d'instituer une thérapeutique appropriée.

Traitement. — *Furoncle.* — L'expérience de tous les jours atteste qu'il est possible de faire avorter le furoncle, au moins dans un grand nombre de cas; l'essentiel, c'est d'intervenir de très bonne heure.

Une foule de moyens ont été depuis longtemps recommandés pour obtenir ce résultat; sans vouloir nous attarder à les énumérer tous, nous allons passer en revue ceux que l'on s'accorde à considérer comme étant les plus efficaces.

La *teinture d'iode* a joui, et elle jouit encore d'une vogue méritée; grâce à sa diffusibilité, à la facilité avec laquelle elle s'infiltre dans la profondeur des tissus, grâce aussi à des propriétés microbicides incontestables, elle constitue un topique abortif très employé et très utile dans la pratique courante. Souvent, il suffit de déposer deux ou trois gouttes de ce liquide sur l'élevure naissante pour arrêter l'évolution du petit clou. Dans d'autres cas, il peut être nécessaire de répéter ces applications un certain nombre de fois avant de réussir pleinement; on complétera le traitement en protégeant la région atteinte au moyen d'une couche de coton aseptique maintenu en place par quelques tours de bande.

A la teinture d'iode quelques médecins ont eu l'idée de substituer le *nitrate d'argent* en solution à 1 pour 10; le *sublimé corrosif*, en solution à 1 pour 100, et l'*eau phéniquée*, à 1 pour 20. Toutes ces préparations, que l'on doit employer de la même manière que la teinture d'iode, nous paraissent inférieures à celle-ci; quant à l'*eau boriquée* (à 4 pour 100), elle est d'une inefficacité absolue. Il n'en serait pas de même *de l'alcool à 95° saturé d'acide borique*; cette dissolution a donné à Vidal et Brocq des résultats très encourageants; en recouvrant les furoncles naissants d'une épaisse feuille d'ouate hydrophile imbibée de cette solution, ils ont obtenu assez souvent la disparition rapide de l'éruption.

Au lieu de recourir à ces topiques énergiques, on peut se contenter de pansements humides préparés avec de la gaze imbibée de solutions antiseptiques faibles : nous avons plus d'une fois obtenu d'excellents résultats en appliquant sur les éruptions naissantes des compresses de tarlatane stérilisée arrosées de *liqueur de van Swieten*, coupée avec de l'eau tiède; on complète le pansement en recouvrant le tout d'une toile imperméable et en exerçant une *très légère compression* au moyen de coton et de quelques tours de bande. Nous conseillons de renouveler les compresses cinq ou six fois dans les vingt-quatre heures, de manière à maintenir la région douloureuse dans une atmosphère humide tiède permanente.

Toutes les fois que la disposition des parties malades le permet, le traitement abortif de choix consiste dans l'usage de *bains locaux* tièdes prolongés; nous ne connaissons pas de meilleur moyen pour calmer la douleur; il suffit presque toujours d'employer de l'eau simplement bouillie sans addition de substances antiseptiques ni émollientes.

Les *pulvérisations phéniquées* rendent aussi des services; mais leur efficacité nous a souvent paru inférieure à celle des pansements humides fréquemment renouvelés et surtout à celle de l'immersion prolongée dans l'eau stérilisée tiède; elles exigent, d'ailleurs, un dispositif trop encombrant pour être pratique.

Il nous reste maintenant à parler d'une nouvelle médication, abortive par excellence, que Brocq vient de vulgariser, et qui lui a déjà fourni les plus brillants résultats : il s'agit de la *levure de bière* administrée à l'intérieur.

Dans un récent article [1], le médecin de l'hôpital Broca nous apprend que

[1] L. Brocq, *La Presse médicale*, 1899, t. I, p. 45.

la levure, appliquée au traitement de la furonculose, n'est rien moins qu'une nouveauté : elle paraît avoir été employée pour la première fois, en 1852, par un médecin anglais, Mosse (1), qui la prescrivait à la dose de 3 cuillerées à café par jour, délayée dans un peu d'eau. Beaucoup plus près de nous, Debouzy (2), et Gobert (3) y ont eu recours pour traiter des furoncles et en ont obtenu les meilleurs résultats. Néanmoins, en dépit de ces succès, cette médication restait peu connue du grand public médical. Fermement convaincu de son efficacité pour l'avoir expérimentée sur lui-même et sur une vingtaine de malades, tant en ville qu'à l'hôpital, L. Brocq a publié ses résultats dans le but de vulgariser ce précieux moyen de traitement.

En ce qui concerne le mode d'administration, nous ne pouvons mieux faire que de citer textuellement les conseils formulés par l'auteur. « J'emploie d'ordinaire la levure de bière fraîche, dit L. Brocq. Les brasseurs de Paris me la livrent sous l'aspect d'une sorte de crème marron clair. Dès qu'on la laisse au repos dans un vase, elle se divise en trois couches : au fond du vase se trouve une partie assez épaisse, molle, d'une couleur café au lait un peu foncée ; au-dessus se voit une couche de liquide marron assez foncé ; enfin, la couche supérieure, de beaucoup la plus épaisse, est formée d'une sorte de crème assez résistante, café au lait foncé, et qui fermente avec beaucoup d'activité. Pour m'en servir, je mélange, tout d'abord, avec soin les trois couches et je prends une cuillerée à café bien pleine de ce mélange que je délaye dans un verre à bordeaux d'eau ordinaire ou d'eau minérale alcaline. Je donne cette dose 3 fois par jour au commencement de chaque repas.... Quand on ne peut se procurer la levure de bière dont nous venons de parler, on peut, à la rigueur, la remplacer par de la levure de pâtissier ou de boulanger ; mais il m'a semblé que la levure des brasseurs était mieux supportée par l'estomac et avait des effets thérapeutiques plus actifs. »

L. Brocq conseille de ne faire usage que de levures bien fraîches, de manière à réduire au minimum les risques d'intolérance gastro-intestinale signalés chez quelques malades, accidents, d'ailleurs, qui ne sont pas toujours négligeables (pesanteur d'estomac, renvois acides, quelquefois diarrhée). Il va sans dire que la dose quotidienne de 3 cuillerées à café peut être augmentée, portée à 6 et même 10 cuillerées, suivant la tolérance du sujet et les exigences de maladie.

Quant aux résultats, L. Brocq en rend compte de la manière suivante : « Les effets sur la furonculose nous ont semblé être réellement remarquables chez certaines personnes. La plupart des sujets qui sont atteints de cette affection voient, d'ordinaire, leurs accidents disparaître ou, tout au moins, s'amender fortement, quand ils font usage de la levure. Il semble donc que ce produit ait pour effet : 1° quand on l'administre, alors qu'un furoncle ou qu'un anthrax a déjà paru, d'en empêcher le développement, la suppuration, les

(1) Mosse, *The Lancet*, 1852, t. II, p. 115.
(2) Debouzy, *Journal de méd. et de chir. prat.*, 1894, p. 476.
(3) Gobert, *Journal des sciences méd. de Lille*, juillet 1895.

complications, de le réduire à un petit noyau induré; mais, en réalité, du moins dans beaucoup de cas, elle ne le supprime pas totalement; cependant, elle peut en abréger considérablement la durée chez certains sujets; 2° elle semble prévenir et empêcher, dans une mesure très notable, la production de furoncles nouveaux, et elle arrive ainsi à guérir certaines furonculoses rebelles.... Si nous ne nous guidions que d'après les faits que nous avons pu surveiller avec soin, nous serions tentés de dire que la levure de bière *fraîche* est, pour la furonculose, un spécifique au même titre que le mercure pour la syphilis, et que la quinine pour l'impaludisme. »

Un point sur lequel L. Brocq a justement attiré l'attention, c'est l'inconstance des effets thérapeutiques de la levure de bière prise à l'intérieur : en effet, quelques-uns de ses malades étaient très heureusement influencés par ce traitement, tandis que d'autres n'en tiraient aucun bénéfice appréciable. A quoi pouvait bien être due cette différence dans les résultats observés? L. Brocq pensa qu'il faudrait peut-être incriminer la *qualité* de la levure employée. C'est ce point que Couturieux [1] et Aragon [2] se sont efforcés d'éclaircir en expérimentant des levures de provenances diverses. Après quelques tâtonnements, Couturieux a réussi à obtenir un produit très stable, une *levure basse*, dont il a extrait un principe sec, facile à conserver inaltérable, la *levurine extractive*. Mais cette levurine est-elle réellement douée de propriétés thérapeutiques plus constantes que la levure de bière fraîche? Quelques auteurs l'affirment. Il appartient aux recherches ultérieures de trancher la question d'une manière catégorique.

Pour ce qui est de notre expérience personnelle, nous n'avons eu l'occasion de recourir à la levure que dans deux cas de furonculose exceptionnellement intense. Le premier concerne une femme de trente-huit ans, chez laquelle l'éruption, à peu près généralisée, formait de véritables placards confluents à la nuque, au dos et à la face externe des cuisses. Après huit jours de traitement (2 cuillerées à soupe de levure de bière fraîche) et sans avoir appliqué d'autre topique que la pâte d'oxyde de zinc (vaseline, 20 grammes; oxyde blanc de zinc, 10 grammes), l'éruption était réduite à l'état de macules à peine saillantes à la surface du tégument. La guérison fut complète dans l'espace de quinze à dix-huit jours.

Dans la seconde observation, les furoncles étaient moins nombreux, mais beaucoup plus gros et atrocement douloureux; l'éruption procédait par poussées successives, principalement localisées dans les deux conduits auditifs externes. Mais ici l'insuccès de la levure fraîche fut complet; la levurine elle-même se montra absolument inefficace, en dépit d'une administration très prolongée et bien surveillée.

Le traitement du furoncle parvenu à maturité, à la période de suppuration, doit être chirurgical. Quelques auteurs conseillent l'incision cruciale faite au

(1) Couturieux, *La Presse médicale*, 1899, t. I, p. 234.
(2) Aragon, *La Presse médicale*, 1899, t. I, p. 282.

[J. BAROZZI.]

bistouri et suivie de l'évidement du bourbillon avec une petite curette métallique. Nous préférons nous servir du thermocautère. Cependant il conviendrait, à notre avis, de faire une différence entre les petits furoncles et les gros clous d'aspect anthracoïde. Dans le premier cas, le traitement de choix consistera à détruire chaque élément au moyen d'une pointe de feu profondément appliquée et à recouvrir la petite plaie d'un pansement humide (compresses imbibées d'eau bouillie ou de liqueur de Van Swieten); ce moyen énergique rend la récidive impossible. Pour les très gros furoncles, nous estimons qu'il est préférable, après débridement au thermocautère ou au bistouri, d'évider le foyer avec la curette et de drainer avec une petite mèche de gaze imbibée de liqueur de Van Swieten ou d'eau oxygénée; la région malade sera ensuite protégée par un pansement humide antiseptique. Nous attachons la plus grande importance au drainage des gros clous; cette précaution empêche l'occlusion hâtive du foyer et met à l'abri d'une poussée nouvelle.

Le traitement chirurgical est surtout de rigueur contre les furoncles de la face et, plus particulièrement, contre celui de la lèvre supérieure : c'est le moyen le plus sûr de conjurer les terribles complications septiques dont nous avons déjà parlé. L'intervention doit être aussi précoce que possible; il n'y a pas une minute à perdre; il ne faut pas craindre de débrider très largement par une incision cruciale faite au bistouri et, après avoir extrait le bourbillon, de cautériser très énergiquement les parois du foyer avec la lame du thermocautère. Le drainage de la plaie s'impose formellement.

Il est une autre variété de furoncle qui, bien que siégeant à la face, se caractérise par un pronostic tout à fait bénin : nous voulons parler de l'orgelet. Ici, les applications émollientes (cataplasmes de fécule de pomme de terre, compresses d'eau bouillie) suffisent presque toujours pour soulager les malades et provoquer l'élimination du bourbillon. Il est tout à fait exceptionnel d'être forcé de recourir à une intervention énergique; dans ce dernier cas, on se contentera soit de débrider avec le bistouri, soit d'appliquer une ou deux pointes de feu avec la pointe la plus fine du thermocautère.

Les furoncles du conduit auditif externe, par les douleurs atroces qu'ils causent, exigent aussi une petite opération, au moins dans la majorité des cas. On se servira, dans ce but, d'un bistouri à lame longue et grêle et à pointe très acérée. Il faut ordinairement plusieurs séances de débridement pour obtenir l'élimination des bourbillons. On pansera avec des mèches de gaze enduites de vaseline cocaïnée.

Anthrax. — Des topiques abortifs, tant vantés par nos pères, nous ne dirons rien, si ce n'est qu'on perdait un temps précieux en essayant de conjurer les progrès du mal par des *cataplasmes*, des *emplâtres compressifs*, des *applications réfrigérantes* et autres épithèmes tombés aujourd'hui dans le discrédit le plus complet. Une seule de ces pratiques surannées mérite encore d'être employée contre les petits anthrax à allures très bénignes, sans réaction générale : nous voulons parler des *pulvérisations phéniquées* si chères à Verneuil. Il n'est pas douteux que, répété plusieurs fois par jour, ce mode de traitement peut donner de bons résultats lorsqu'on le fait intervenir tout à fait au début; il est vrai que, dans ces cas, un large pansement humide (compresses imbibées de liqueur de Van Swieten) sera tout aussi efficace.

Quel est le rôle thérapeutique de la levure de bière contre l'anthrax? « Quand un anthrax de petit volume, dit L. Brocq, est déjà en pleine évolution au moment où l'on prend la levure, voici ce que l'on observe dans la grande majorité des cas : au bout de deux ou trois jours, il devient insensible; du troisième au quatrième jour, l'œdème périphérique commence à diminuer, et il en est de même de la lymphangite quand elle existe; du quatrième au cinquième jour, l'anthrax s'arrête dans son évolution; il n'augmente plus, il commence même à rétrocéder; la suppuration diminue et cesse complètement dès le septième ou le huitième jour; à cette date, le mal se cicatrise, mais il persiste souvent des indurations assez volumineuses qui peuvent ne disparaître qu'avec beaucoup de lenteur, parfois après plusieurs semaines. »

L'influence de la levure est donc incontestable, du moins sur les anthrax de petit volume; cette médication peut, par conséquent, être appliquée, de parti pris, dans tous les cas, à titre de moyen abortif; mais elle ne doit pas empêcher le médecin de surveiller l'évolution du mal, ni de recourir à un traitement plus énergique à la moindre menace d'inefficacité. D'ailleurs, on peut, concurremment avec la levure de bière fraîche, employer sans inconvénient les topiques antiphlogistiques et antiseptiques; les pulvérisations phéniquées, et, mieux encore, les pansements humides tièdes, fréquemment renouvelés, rendent de très réels services. Nous devons ajouter qu'il est prudent de ne pas supprimer trop brusquement l'usage de la levure de bière. « Quand on la cesse trop tôt, dit L. Brocq, l'anthrax peut avoir des velléités de récidive; aussi est-il sage de continuer le médicament tant qu'il y a le moindre symptôme inflammatoire au niveau de l'induration consécutive, et même tant que l'induration est d'un volume notable, à moins que la levure ne finisse par fatiguer le tube digestif des malades. »

Lorsque, en dépit d'un traitement abortif bien dirigé, l'anthrax poursuit son évolution, s'entoure d'une zone inflammatoire tous les jours grandissante, le débridement précoce nous paraît être alors le traitement de choix. En intervenant de bonne heure, point n'est besoin de pratiquer des incisions formidables, qui laissent à leur suite des cicatrices difformes indélébiles. Il suffira d'ouvrir le foyer par une incision cruciale, d'en extraire les bourbillons et de drainer la plaie avec une mèche de gaze imbibée d'eau oxygénée; on achèvera le pansement en recouvrant la région malade de compresses humides tièdes. Quelques chirurgiens conseillent de toucher les parois de la cavité, vidée de son contenu sphacélique, avec une solution de chlorure de zinc à 10 pour 100. D'autres préfèrent se servir de teinture d'iode, d'acide chromique, ou tout simplement de la lame du thermocautère. A notre sens, le caustique employé importe peu; l'essentiel, c'est d'ouvrir le foyer, de le débarrasser des produits mortifiés et de drainer avec le plus grand soin, pendant huit ou dix jours consécutifs. Il nous est arrivé plus d'une fois d'obtenir la guérison rapide des petits anthrax par l'incision simple au bistouri, le curage du foyer et des pansements quotidiens avec des compresses simplement bouillies.

Si l'anthrax est très étendu en surface, l'usage du thermocautère nous semble préférable. On commencera par plonger verticalement la lame rougie dans chaque foyer bourbillonneux, puis on réunira ces pointes de feu profondes par des incisions successives, de manière à bien détacher tous les tissus mortifiés, dont on débarrassera ensuite la plaie en épongeant avec des tampons de coton montés sur une pince. On achèvera le pansement comme il a été dit plus haut.

Dans les cas très graves, chez les sujets affligés d'anthrax ligneux à marche envahissante, il n'y a qu'un moyen d'enrayer les progrès du mal : c'est l'ablation complète des tissus touchés par l'infection. Elle s'obtient en circonscrivant la masse mortifiée par une incision circulaire, *profonde*, faite au thermocautère, en dehors de la zone infiltrée; la tumenur est ensuite enlevée par fragments jusqu'à évidement complet du foyer. Ce procédé très radical a été recommandé par Blakley, Le Fort, Paul Broca, et surtout par Léon Labbé. Nous avons eu nous-même l'occasion de l'appliquer deux fois avec un plein succès.

Lorsque les phénomènes inflammatoires ont disparu, que la plaie paraît en bonne voie de cicatrisation, les pansements humides n'ont plus de raison d'être. Beaucoup de chirurgiens les remplacent par des pansements secs à la gaze iodoformée ou salolée. D'autres se contentent d'appliquer une couche de vaseline aseptique recouverte d'une feuille de coton hydrophile. Nous donnons la préférence à cette dernière pratique; mais ce qui importe surtout, c'est de maintenir la plaie dans un état de propreté minutieuse pour éviter les inoculations de voisinage; on y parviendra par la détersion quotidienne de la surface bourgeonnante et les lavages, à l'eau bouillie, de toute la région cutanée qui recouvre le pansement. A la fin de la cicatrisation, il suffira de protéger la petite plaie au moyen d'une rondelle d'emplâtre de Vigo ou d'emplâtre rouge de Vidal.

Nous ne citerons que pour mémoire le traitement de l'anthrax par les *caustiques chimiques* dont les anciens ont si malencontreusement abusé; même observation en ce qui concerne les injections d'eau phéniquée (à 2 et même 5 pour 100) pratiquées au centre du foyer malade, si chaudement recommandées par Bidder. Tous ces moyens sont aussi barbares qu'inefficaces.

Dans une affection comme la furonculose, les soins donnés à l'état général forment, pour ainsi dire, la base du traitement. En effet, les applications locales peuvent guérir la lésion cutanée, mais elles n'ont aucune action sur les causes qui ont favorisé son développement. Ce n'est pas tout de tuer les staphylocoques, il faut encore s'efforcer de diminuer, sinon de supprimer la vulnérabilité de l'organisme, la tendance que présentent certains tempéraments à fabriquer des furoncles et des anthrax. Par conséquent, c'est en modifiant le terrain qu'on arrivera à combattre efficacement la prédisposition et à prévenir l'éclosion de poussées nouvelles. Le traitement général a donc ici une importance primordiale.

L'influence exercée par la levure de bière sur la régression du processus furonculeux étant indéniable, l'usage de ce médicament s'impose à peu près dans tous les cas. Mais il nous semble que l'on aurait tort de compter exclusivement sur elle : le rôle de l'hygiène alimentaire reste prépondérant, au moins jusqu'à nouvel ordre. Les personnes sujettes aux poussées furonculeuses doivent, comme par le passé, se soumettre à un régime spécial. Tout aliment difficile à digérer ou propre à favoriser les fermentations intestinales sera rigoureusement écarté. Il faudra donc s'abstenir de mets épicés, de charcuterie, de salaisons, de fromages fermentés, de moules, de crustacés (homards, écrevisses, crevettes), de gibier faisandé. Les boissons excitantes, telles que le café, le thé, les vins généreux, l'alcool sous toutes ses formes, seront pareillement proscrits. Les malades feront bien d'éviter les excès de toutes sortes, les émotions répétées, le surmenage physique et intellectuel, etc. Enfin, on ne saurait trop leur recommander de veiller au fonctionnement régulier du tube digestif. La constipation sera combattue par des purgatifs, des laxatifs pris à des doses modérées et à des intervalles plus ou moins rapprochés, suivant les cas. Les eaux minérales purgatives de Pullna, de Janos, de Carabaña, de Montmirail, les préparations à l'aloès, au podophyllin, à l'evonymine seront prescrites avec succès. Les lavements simples ou émollients pourront aussi rendre des services.

Bien qu'elle n'ait pas tenu toutes ses promesses, l'antisepsie intestinale est encore recommandée par beaucoup de praticiens. On la réalise au moyen du benzonaphtol (2 grammes par jour), du naphtol β associé à la magnésie (2 à 3 grammes de chaque pour vingt-quatre heures), etc.

Les eaux minérales alcalines de Vichy et de Vals jouissent toujours d'une vogue très méritée; on ne manquera pas d'y recourir toutes les fois que l'application du traitement thermal est possible. Dans le cas contraire, l'usage de ces eaux prises au moment des repas est souvent très utile. On a aussi préconisé la médication arsenicale et la médication sulfurée (La Bourboule, Plombières, Luchon, Cauterets).

Les soins donnés à la peau ne doivent pas non plus être négligés : bains au sublimé, lotions alcooliques, etc.

Toutes les fois que la furonculose est liée à la glycosurie, la médication antidiabétique s'impose dans le plus bref délai.

GALE. — Voir l'article ci-après.

GALE.

Par **W. DUBREUILH.**

GALE

GALE VULGAIRE

Étym. : Peut-être du bas-breton et kimry *gâl*, éruption; plus probablement du latin *galla*, galle des arbres.

La gale est l'ensemble des éruptions causées directement ou indirectement par la présence dans l'épiderme du *sarcoptes scabiei.*

Historique. — Bien que la gale eût évidemment existé de tout temps, elle était confondue par les auteurs anciens avec toutes les éruptions prurigineuses généralisées. Il a fallu la découverte du parasite et surtout une compréhension exacte de son rôle pathogénique et de sa valeur diagnostique pour permettre de limiter exactement la maladie (1).

Il semble qu'Aristote et Avenzoar aient tous les deux connu le sarcopte mais sans que la mention très vague qu'ils en font ait exercé la moindre influence sur les doctrines médicales.

En 1634, Th. Mouffet signale la présence d'un ciron logé dans la peau et au voisinage des vésicules mais non dans leur cavité même.

En 1687, Cosimo Bonomo, dans une lettre à Redi, donne une description très complète et très exacte de l'acare, de ses mœurs et de son rôle dans la production de la gale, mais il dit qu'on le trouve dans les vésicules, erreur réfutée cinquante ans auparavant par Mouffet.

Linné, en 1734, décrit l'*acarus humanus subcutaneus*, mais le regarde à tort comme une variété de la mite du fromage, erreur relevée quelques années après par de Geer. Enfin en 1786, Wichmann de Hanovre établit la doctrine de la nature acarienne de la gale avec une parfaite précision dans un mémoire auquel il n'y a pas grand'chose à changer aujourd'hui. A partir de ce moment l'histoire de la gale est à peu près complète, on connaît le parasite, on sait où il se trouve, son rôle morbide est bien défini, et cependant pendant un demi-siècle encore les dermatologistes nieront l'existence du parasite ou le considéreront comme accidentel, attribuant la gale à des causes humorales.

La doctrine parasitaire ne fut admise qu'après qu'un étudiant en médecine corse, Renucci, assistant en 1834 à la clinique d'Alibert, offrit de montrer et montra en effet à tout l'auditoire le sarcopte que le professeur déclarait n'avoir jamais vu. Il avait appris à le connaître par les femmes de son pays comme

(1) Pour la bibliographie, voir HUBER, Bibliographie der klinischen Entomologie, fasc. 4, Jena 1900.

Bonomo le connaissait par les esclaves du port de Livourne. A partir de ce moment tout le monde sut le découvrir et tout le monde fut convaincu. Ce n'est pas que la démonstration de Renucci fût supérieure à celles de Wichmann et d'autres, mais elle arrivait à son heure, alors que les esprits étaient mieux préparés à la recevoir. Depuis cette époque les travaux les plus importants, surtout au point de vue zoologique, sont ceux de Bourguignon, Fürstenberg, Gerlach, Robin et Mégnin.

Description zoologique. — Le parasite qui produit la gale est le *Sarcoptes scabiei* Latreille, var. *hominis* Mégnin, de la classe des Arachnides, ordre des Acariens, famille des Sarcoptidés. C'est la femelle fécondée qui seule joue un rôle dans la maladie et que l'on observe en clinique, c'est donc elle qu'il importe le plus de décrire. La femelle ovigère du sarcopte est ovoïde, bombée sur sa face dorsale de sorte que Bonomo a pu très justement la comparer à une petite tortue. Elle mesure un tiers de millimètre de long sur un quart de millimètre de large, elle est donc visible à l'œil nu comme un point blanchâtre. Avec une bonne loupe on peut distinguer les pattes que l'animal agite assez activement pendant qu'il se cramponne à l'aiguille avec laquelle on l'a extrait du sillon.

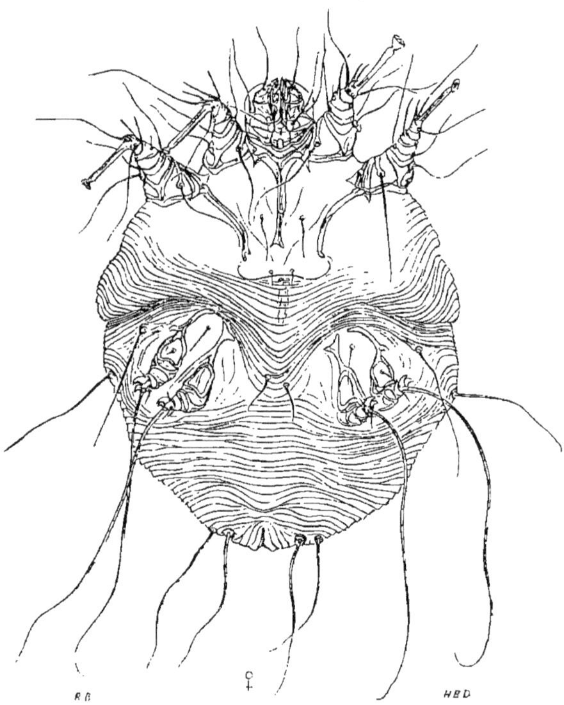

Fig. 121. — Gale, sarcopte femelle, grossissement : 350/1. Face ventrale. (D'après Bergh.)

Si on l'examine au microscope dans une goutte de glycérine pour lui donner de la transparence, on voit d'abord que le tégument présente une fine striation transversale, qui, sur la face dorsale, est convexe en avant. Le dos est hérissé de 140 petits piquants coniques et de 20 épines plus volumineuses insérées sur une papille arrondie.

[W. DUBREUILH.]

Les pattes se voient mieux en examinant la face inférieure. Elles sont au nombre de 4 paires; les 2 paires antérieures sont marginales et terminées par une petite ventouse portée sur un pédicule; les 2 paires postérieures sont ventrales et terminées par une longue soie. Chaque patte est composée de 5 articles et s'insère sur une pièce chitineuse faisant partie du tégument qui s'appelle l'épimère et qui tranche par sa couleur brune sur le fond pâle de l'animal.

L'appareil buccal est situé à la partie antérieure du corps dans une sorte de cavité incomplète qui porte le nom de camerostome. Les pièces qui le composent sont au nombre de six et disposées sur deux plans. Le plan inférieur contient les mâchoires qui, soudées sur la ligne médiane, forment une sorte de fer à cheval dont l'ouverture est obstruée par une membrane ou lèvre qui porte en avant un prolongement médian, la languette. Le plan supérieur contient en dehors les palpes maxillaires et en dedans les mandibules, formées chacune d'une tige terminée par une petite pince.

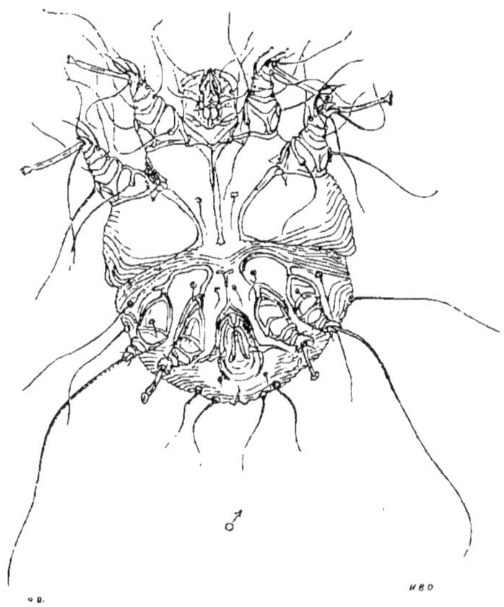

Fig. 199. — Gale sarcopte mâle, grossissement : 350/1. Face ventrale. (D'après Bergh.)

A la face inférieure du céphalo-thorax, en arrière des épimères des pattes antérieures, se voit une ouverture transversale qui est la vulve de ponte.

Quand on examine au microscope un sarcopte femelle on y voit presque toujours un œuf non encore pondu, mais ayant acquis son complet développement qui est considérable par rapport au volume de la mère.

On peut encore exceptionnellement trouver sur la peau des femelles non fécondées plus petites d'un tiers et dépourvues de vulve de ponte; des nymphes un peu plus petites avec une 4e paire de pattes beaucoup plus petite que la 5e; des larves moitié plus petites que les nymphes et à peine plus grosses que les œufs, caractérisées par l'absence de la 4e paire de pattes.

Les mâles sont beaucoup plus rares que les femelles, ils sont moitié plus petits et la 4e paire de pattes porte des ambulacres à ventouse au lieu de soies.

Quand l'œuf est pondu il est uniformément granuleux, mais très promptement il se forme cinq paires de bourgeons correspondant aux mâchoires, aux mandibules et aux 3 paires de pattes de la larve; celle-ci éclôt au bout de deux ou trois jours, elle perfore la voûte de la galerie habitée par la mère et vient à la surface. Une série de mues successives donne naissance à la nymphe, à la femelle pubère et après fécondation à la femelle ovigère. Il est à remarquer que ces mues ne sont pas de simples changements de peau : dans le vieux tégument l'animal subit une refonte complète, il revient pour ainsi dire à l'état d'œuf et les nouveaux membres se forment, non pas dans l'étui des anciens, mais repliés sous le corps (Mégnin).

Les mâles, les larves et les nymphes vivent à la surface de la peau, errants la nuit et cachés le jour sous des squames ou dans des galeries tout juste suffisantes pour les dissimuler et les protéger. La femelle ovigère, aussitôt après avoir subi sa dernière mue, commence à creuser une galerie d'où elle ne sortira plus. Quelquefois même la dernière mue qui de femelle fécondée la transforme en femelle ovigère se fait dans la galerie déjà commencée.

Cette galerie est creusée, ainsi que l'a montré Török (¹) et que je l'ai confirmé, dans la partie profonde de la couche cornée, mais nullement dans la couche muqueuse où elle serait aussitôt inondée par la sérosité; les cellules qui limitent la galerie présentent des réactions colorantes un peu spéciales et se colorent en rouge par le picro-carmin; elles semblent donc contenir de l'éléidine alors que dans les parties voisines les cellules cornées n'en contiennent plus. C'est une particularité qu'on retrouve dans la paroi du canal excréteur des glandes sudoripares. L'animal travaille à sa galerie la nuit seulement et des sarcoptes placés entre deux verres de montre se promènent la nuit et restent immobiles tout le jour. C'est aussi la nuit seulement qu'il sécrète le venin qui produit la démangeaison. Le sarcopte femelle ne peut pas sortir de sa galerie à cause de la direction des poils qu'il porte; il ne peut que creuser toujours plus avant. Au fur et à mesure qu'il avance, il dépose des œufs qui sont placés en travers de la galerie et des excréments sous forme de petits grains noirs.

Les sécrétions du sarcopte plus que son travail de fouissage déterminent une certaine irritation du corps muqueux sous-jacent à la galerie, il en résulte la production de vésicules qui tantôt restent à l'état d'ébauches microscopiques et tantôt se développent et soulèvent la galerie creusée dans leur voûte.

Étiologie. — La gale a pour cause unique la transmission du parasite de l'homme malade à l'homme sain. En raison des habitudes nocturnes du sarcopte, cette transmission se fait plus facilement la nuit et en pratique la cohabitation nocturne est la cause presque unique de la contagion. Dans ces conditions elle est à peu près fatale, et après une seule nuit de contact entre un individu malade et un individu sain, la transmission est presque certaine. Une autre cause, probablement assez fréquente, est le fait de coucher dans un lit récemment occupé par un galeux; ce cas peut se présenter assez souvent dans des hôtels d'ordre inférieur où les draps de lit ne sont pas changés pour chaque voyageur.

(¹) L. Török, Zur Anatomie der Scabies. *Monatshefte für prakt. Dermat.*, VIII, 1889. — W. Dubreuilh, Anatomie pathologique de la gale. Soc. franç. de dermat., avril 1893.

[*W. DUBREUILH.*]

Ces circonstances font que la gale est plus fréquente dans la jeunesse et notamment chez les hommes plus exposés à des compagnies nocturnes, variées et suspectes. Elle est particulièrement commune chez les jeunes ouvriers, qui fréquemment se réunissent deux à deux pour occuper une même chambre et un même lit, surtout quand l'un travaille la nuit et l'autre le jour. Les habitudes locales font que suivant les endroits, tel ou tel corps de métier est plus particulièrement affecté.

La facilité de la contagion nocturne fait que la transmission entre conjoints est à peu près fatale, et doit être admise comme un axiome malgré toutes les dénégations, car il peut fort bien arriver que l'un des deux conjoints galeux ait une gale très légère et l'ignore ou la conteste. Dans les familles, surtout dans celles de la classe ouvrière, les enfants couchent ensemble par deux ou trois, ils couchent souvent tantôt avec leurs parents, tantôt avec leurs grands-parents ou telle autre personne de la famille, ils servent ainsi d'agents de dissémination et rendent très fréquentes les épidémies de famille. Des circonstances analogues produisent de même des endémies de village.

Il n'est pas impossible que des contacts diurnes puissent transmettre la gale, mais le fait est à coup sûr très rare : Méneau en a rapporté un exemple assez probant [1].

La gale présente parfois des recrudescences véritablement épidémiques qui sont dues à de grands mouvements de troupes ou à des mouvements de population. Quelquefois aussi ces recrudescences surviennent sans aucune cause apparente; il en est ainsi, du reste, pour la plupart des maladies contagieuses même quand il s'agit d'affections qui ne confèrent aucune immunité.

Symptomatologie. — Les symptômes de la gale commune sont de deux ordres. Les uns subjectifs comme le prurit, les autres objectifs et dus, soit à l'action directe du sarcopte comme le sillon et les vésicules perlées, soit au grattage et aux infections surajoutées comme l'éruption polymorphe qui constitue la manifestation la plus apparente de la maladie.

Le *prurit* est un phénomène à peu près constant, sauf de très rares exceptions dont je parlerai tout à l'heure. En pratique, il est d'autant plus important qu'il est presque toujours très violent, provoquant irrésistiblement le grattage et que c'est lui qui attire le premier et le plus fortement l'attention des malades. Ce prurit est exclusivement nocturne dans les gales simples et sèches, mais ce caractère peut être un peu effacé et les démangeaisons deviennent presque continues lorsque la gale est compliquée d'éruptions eczémateuses qui peuvent être prurigineuses pour leur compte; même dans ces cas la prédominance nocturne est assez marquée. Il commence vers le moment où le malade se couche et dure jusqu'à deux à quatre heures du matin. Cette périodicité est le résultat des habitudes du sarcopte qui ne creuse son sillon et ne sécrète son venin que la nuit. Chez les individus qui dorment le jour et

[1] MENEAU, Soc. méd. de Bordeaux, 1894.

travaillent la nuit, comme certains ouvriers boulangers, le prurit ne se montre que vers quatre heures du matin et ne dure que quelques heures.

Les démangeaisons prédominent aux points occupés par les sarcoptes, c'est-à-dire aux mains, aux organes génitaux et aux cuisses chez l'homme, à la poitrine dans les deux sexes surtout chez la femme, en seconde ligne, aux fesses et aux jambes. Le prurit se généralise souvent par suite des éruptions secondaires prurigineuses, mais le dos et la face sont toujours indemnes, au moins chez l'adulte.

L'intensité du prurit est extrêmement variable, non seulement suivant l'abondance des parasites, mais aussi suivant la réaction nerveuse du malade. Certains individus avec une gale discrète et des éruptions secondaires minimes ont des démangeaisons intolérables, d'autres ne sentent presque rien, alors même qu'ils sont couverts d'une éruption abondante. Celle-ci est alors souvent pustuleuse, ce qui est en rapport avec le tempérament lymphatique du malade.

Le *sillon* est le nom qu'on donne en clinique à la galerie que creuse le sarcopte dans l'épiderme. Il se présente comme une traînée grisâtre ou noirâtre qui semble avoir été tracée avec une pointe d'aiguille, sa largeur est d'un quart ou un tiers de millimètre et sa longueur varie de 1 ou 2 millimètres à 1 ou 2 centimètres; j'en ai même vu un qui mesurait 4 centimètres sur le bord du pied chez une dame atteinte d'une gale discrète; 4 à 5 millimètres représentent la longueur la plus habituelle. Sa direction est extrêmement variée : il est sinueux, contourné en S et en zigzag de la façon la plus variée et la plus irrégulière, mais je n'en ai jamais vu former la boucle.

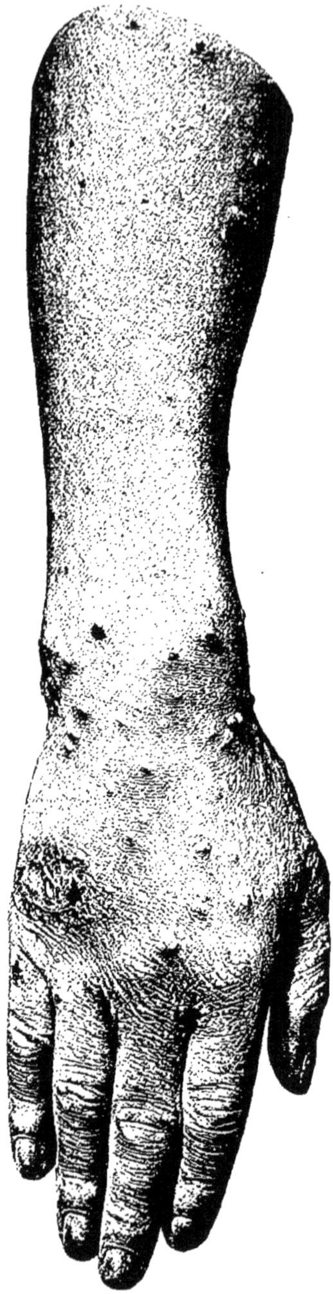

Fig. 125. — Gale pustuleuse.
Musée de l'hôpital Saint-Louis, n° 1492.
(D'après E. Besnier.)

Quand on examine un sillon à la loupe

on voit que la traînée noirâtre est due à une série linéaire de petits points noirs : ce sont les trous de sortie des larves à travers la voûte de la galerie colorés en noir par les poussières. Ces trous sont régulièrement espacés d'un tiers de millimètre environ. L'orifice d'entrée du sillon est toujours indistinct parce que dans sa partie ancienne les frottements et les grattages ont usé la voûte de la galerie et effacé le sillon. Son extrémité antérieure par laquelle il progresse est marquée par une petite saillie d'un tiers de millimètre bien marquée malgré son extrême petitesse surtout dans les régions où la peau est fine; elle présente une teinte un peu nacrée avec un point brun qui n'est guère visible qu'à la loupe; cette saillie porte le nom d'*éminence acarienne*, elle marque l'endroit où se trouve le sarcopte, blotti dans le cul-de-sac formé par l'extrémité antérieure de la galerie; le point brun est constitué par les parties chitineuses du sarcopte, notamment les épimères, vus par transparence. (Pl. XVI, Fig. 2.)

En arrière de l'éminence acarienne, sur une longueur d'un millimètre environ, le sillon présente un aspect blanc nacré sans pointillé noir et sans trous. C'est la portion de la galerie dans laquelle les œufs ne sont pas encore éclos et la voûte n'est par conséquent pas perforée.

Quand on veut extraire un sarcopte pour l'examiner ou pour assurer le diagnostic, c'est dans l'éminence acarienne qu'il faut le chercher. Avec une aiguille bien aiguë mais solide et de préférence coudée, tenue presque parallèlement à la peau, on déchire la voûte du sillon en arrière de l'éminence; on met ainsi à découvert le fond du cul-de-sac et il est alors facile de cueillir le parasite avec la pointe à laquelle du reste il se cramponne énergiquement. Dans cette recherche il faut surtout éviter de pénétrer trop profondément sous peine de passer sous le sillon, d'amener un suintement de sérosité ou de sang et de ne rien trouver. Il en est de même à plus forte raison si le sillon est soulevé par une vésicule ou une pustule, il faut alors égratigner la voûte de la vésicule sans la crever, car l'inondation de liquide qui en résulterait rendrait toute recherche vaine.

Les sillons se forment naturellement dans toutes les régions colonisées par les sarcoptes, mais ils ne sont pas également faciles à trouver dans toutes, parce que dans beaucoup d'endroits ils sont détruits par le grattage au fur et à mesure de leur production et masqués par les croûtes des éruptions secondaires. Pour que les sillons soient bien conservés, il faut que la peau soit assez épaisse pour résister au grattage ou assez mobile pour lui échapper. L'endroit où il est le plus facile de les trouver est toujours la main, notamment les faces latérales des doigts, les plis interdigitaux, la face palmaire du poignet, la paume des mains chez les jeunes enfants ou les femmes, la plante et les bords des pieds, surtout la partie interne de la voûte, les régions malléolaires; souvent aussi on trouve des sillons sur la verge chez l'homme, sur l'aréole du mamelon chez la femme. Dans les autres régions de prédilection de la maladie comme le bord antérieur des aisselles, les coudes ou les fesses, on en peut trouver quelquefois, mais c'est beaucoup plus rare et dif-

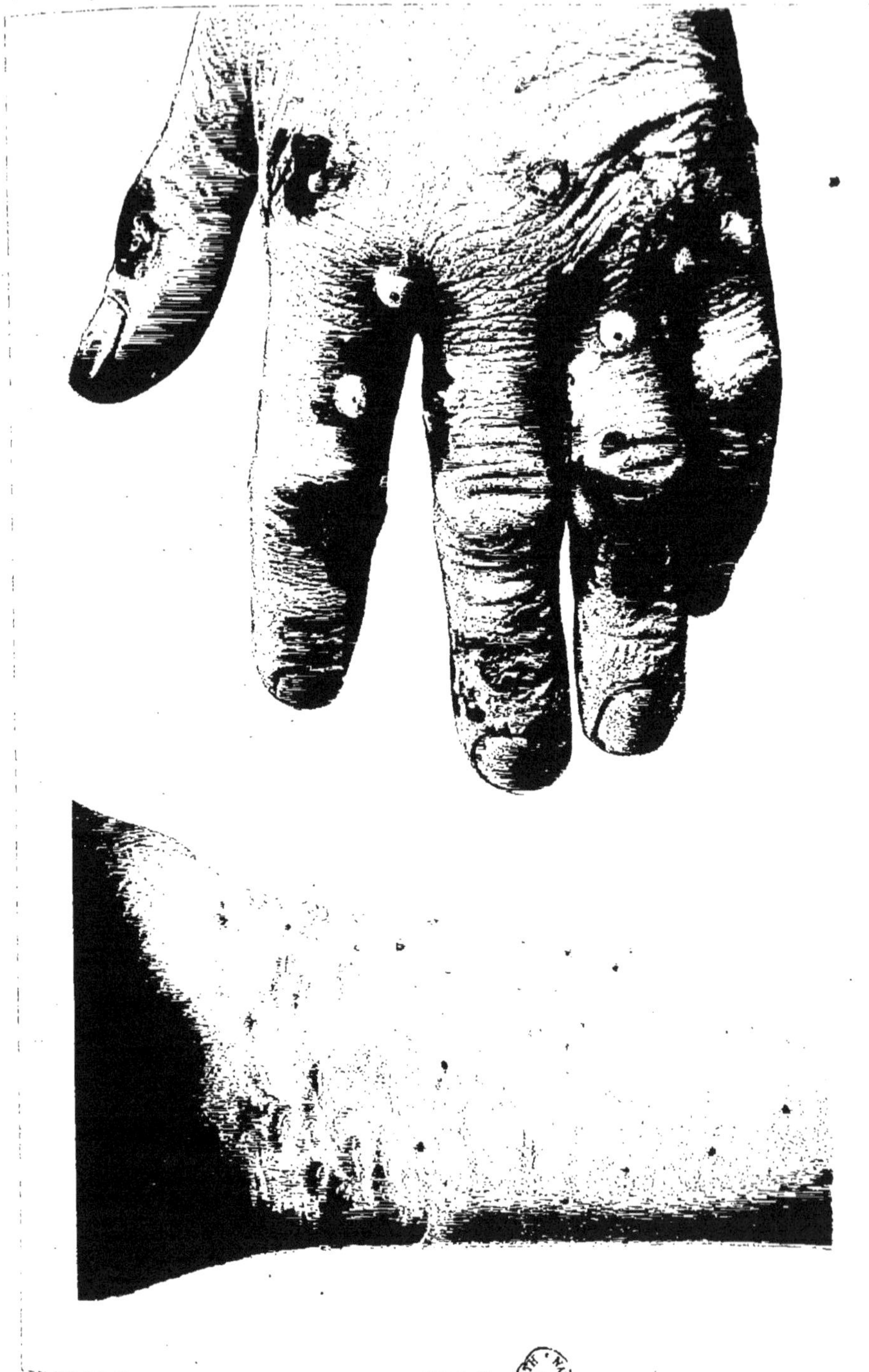

Masson et Cie, Editeurs, Paris. Impie Lemercier, Paris.

Gale pustuleuse. — Sillons de la Gale.

Musée St Louis. — d'après le moulage Baretta, No 2077. (Hallopeau et Bacaresse) — et 1947. — Hallopeau.

ficile, de sorte qu'en définitive dans les cas difficiles comme dans les cas faciles, c'est presque toujours à la main qu'on trouve le sillon cherché.

Ces localisations du parasite peuvent s'expliquer parce qu'il cherche surtout les parties revêtues d'un épiderme mince, comme la verge et les seins, les mains s'y portent naturellement pour gratter et s'infectent; mais là encore ce sont les espaces interdigitaux et la face palmaire du poignet où la peau est plus fine qui sont surtout affectés. Les mains infectent le reste du corps sauf le dos qu'elles ne peuvent pas atteindre.

La *vésicule perlée* de la gale est une petite vésicule du volume d'une tête d'épingle à un grain de mil, d'aspect nacré, d'où son nom, dure au toucher paraissant assez profondément enchâssée dans la peau, contenant un liquide

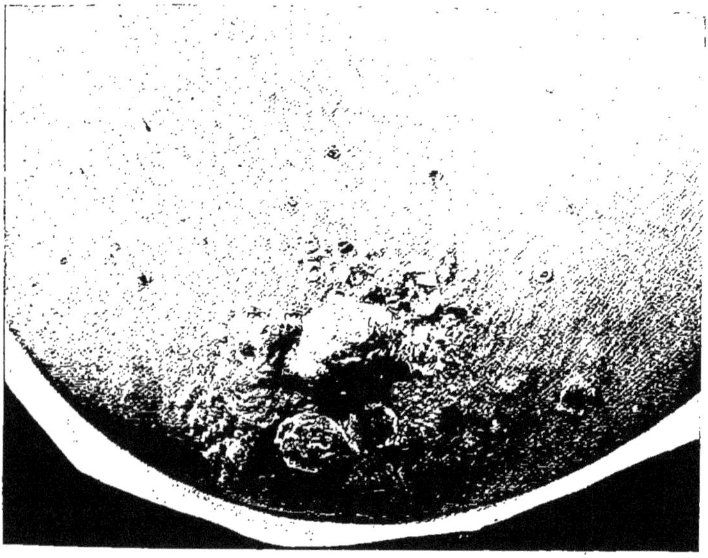

Fig. 121. — Dermite eczématiforme du mamelon dans la gale. Musée de l'hôpital Saint-Louis, n° 1759. (D'après A. Fournier.

clair. Ces vésicules siègent presque exclusivement sur les faces latérales des doigts, car dans les autres régions elles sont constamment rompues par le grattage, elles sont toujours discrètes, peu nombreuses, jamais groupées ou confluentes. Elles se forment sous l'éminence acarienne et sous l'influence du venin sécrété par le parasite, mais lorsqu'elles ont acquis assez de développement pour être cliniquement appréciables, la tête du sillon les a généralement dépassées, de sorte que c'est bien au voisinage de la vésicule, comme l'avait remarqué Mouffet, qu'il faut chercher l'acare.

Il peut arriver que le contenu de la vésicule perlée devienne louche ou même franchement purulent, elle prend alors un plus grand volume et forme une grosse pustule saillante du volume d'un pois, remplie de pus jaune.

L'origine de ces pustules, assez fréquentes dans la gale pustuleuse des adolescents lymphatiques, est décelée par la présence d'un sillon qui les traverse, creusé dans l'épaisseur de leur voûte. C'est probablement à une origine analogue qu'il faut attribuer les éruptions bulleuses qu'on observe parfois sur la main des galeux.

L'*éruption polymorphe* de la gale est essentiellement causée par le grattage; il en résulte qu'elle est principalement et primitivement localisée aux régions affectées de préférence par le parasite et d'autre part qu'elle varie considérablement comme étendue, intensité et caractère éruptif suivant l'abondance du parasite, suivant la région du corps, suivant les réactions vaso-motrices et inflammatoires de la peau, suivant l'état du système nerveux du malade. Il en résulte encore qu'il n'y a pas d'élément éruptif pathognomonique.

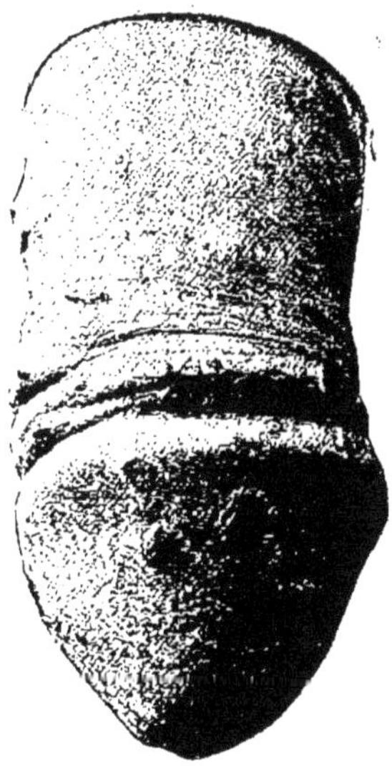

Fig. 125. — Gale du pénis.
Musée de l'hôpital Saint-Louis, n° 765.
(D'après A. Fournier.)

La localisation de l'éruption est en elle-même assez caractéristique. Elle occupe les mains, notamment les faces latérales des doigts et les espaces interdigitaux, la face palmaire des poignets, les coudes, le bord antérieur des aisselles et la région pectorale; en deuxième ligne, l'abdomen, les fesses, les parties antérieure et interne des cuisses, les pieds. Il faut y ajouter comme localisations presque constantes et par là même d'une grande importance diagnostique l'aréole du mamelon chez la femme et la verge chez l'homme. Ce qu'il y a de particulier dans cette dernière région, c'est que la gale frappe le fourreau et le gland quand il est découvert et respecte à peu près le scrotum, tandis que la plupart des autres éruptions génitales atteignent en même temps le scrotum et la verge. Le cuir chevelu, la face et le dos sont seuls constamment indemnes, mais chez les très jeunes enfants, ces parties même peuvent être quelquefois atteintes. L'éruption peut être exactement limitée aux parties que je viens d'énumérer ou à quelques-unes d'entre elles; d'autres fois elle peut se généraliser sous forme de prurigo ou d'eczéma au point qu'on ne peut plus distinguer les lieux d'élection. Même alors l'intégrité de la face et du dos est presque constante.

On observe souvent des éruptions formées de petites papules miliaires rouges, surmontées d'une croûtelle brune due au grattage, disséminées un peu partout mais surtout dans les régions occupées par les sarcoptes. Cette éruption qui caractérise la gale dite papuleuse est de tout point semblable à celle des prurigos autotoxiques; elle se voit surtout chez des malades bien portants prenant des soins de propreté minutieux et qui sont par suite moins exposés aux infections secondaires.

Malgré la longue durée du grattage dans certains cas de gale, on voit rarement se produire des lichénisations bien caractérisées, en tout cas pas aussi nettes que dans les prurigos chroniques; cela tient peut-être justement à la violence du grattage qui amène des modes de réaction de la peau plus inflammatoires, comme l'eczématisation par exemple.

L'eczéma est en effet la plus fréquente des éruptions scabiéiques. Il s'agit

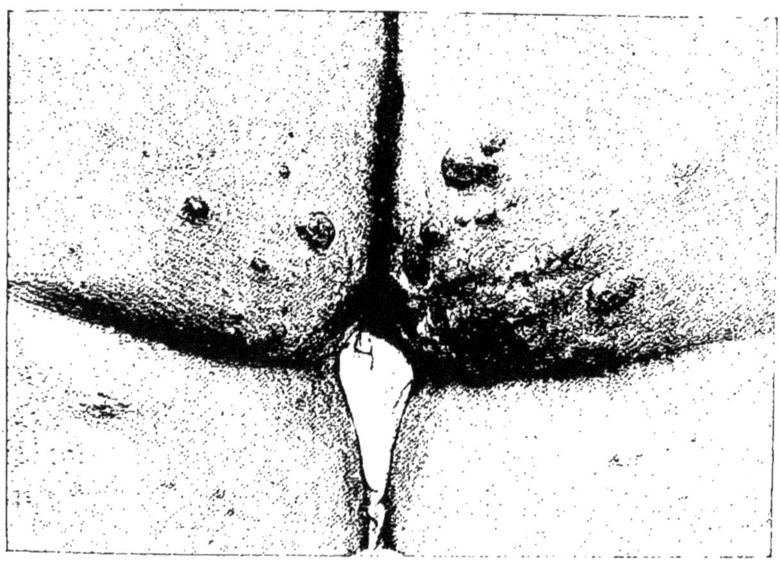

FIG. 126. — Eczéma scabieux des fesses.
Musée de l'hôpital Saint-Louis, n° 625. (D'après A. Fournier.)

tantôt d'un eczéma sec et squameux, tantôt d'un eczéma humide, suintant ou croûteux, compliqué souvent de suppuration. La forme eczémateuse se montre surtout entre les doigts, aux avant-bras, sur la poitrine et notamment au-devant des aisselles et aux seins chez la femme, sur la partie antérieure et supérieure des cuisses. Du reste, plus que toute autre éruption scabiéique, l'eczéma est capable de se généraliser et de s'éterniser. Il n'est pas rare de voir un eczéma de l'aréole du mamelon persister plusieurs mois après la guérison de la gale qui l'a provoqué. L'eczéma scabieux une fois constitué est prurigineux par lui-même et trouble la physionomie clinique de la gale en provoquant des démangeaisons tant diurnes que nocturnes.

Les éruptions pustuleuses et croûteuses sont très fréquentes.

On trouve des pustules de grattage, des croûtes brunâtres recouvrant une érosion suppurante et siégeant sur une base enflammée. Elles sont particulièrement fréquentes et caractéristiques aux coudes, aux fesses et à la verge. En ce dernier point, elles présentent une induration superficielle qui persiste après la guérison et simulent très exactement des chancres parcheminés.

Variétés cliniques. — Chacune des manifestations de la gale peut varier, offrant ainsi une série de formes cliniques diverses.

Variétés dans le prurit. — Chez certains individus nerveux, la gale la plus discrète occasionne des démangeaisons insupportables, empêchant tout sommeil; d'autres au contraire n'accusent aucune démangeaison. Parmi ces derniers, il en est qui déclarent n'éprouver aucun prurit et qui cependant se grattent inconsciemment ou pendant leur sommeil, ainsi que le démontrent les lésions de grattage qu'ils portent. Dans quelques cas enfin, il n'y a ni prurit perçu, ni grattage, ce sont des gales indolentes. Les malades sont souvent des lymphatiques à système nerveux obtus et la gale indolente peut coïncider avec une éruption franchement pustuleuse. Il en est encore de même si le malade présente de l'anesthésie hystérique ou autre. Jouannaud [1] rapporte une observation de gale chez une hystérique hémianesthésique; des deux côtés du corps il y avait des sillons, mais la malade ne sentait de démangeaisons et ne présentait des lésions de grattage que d'un seul côté.

Variétés de localisation. — Il arrive quelquefois que la gale respecte telle ou telle des régions habituellement atteintes. Ainsi les maçons et ceux qui manipulent des substances antiseptiques peuvent avoir une gale très abondante, mais qui respecte les mains; ou bien la gale se cantonne dans quelques régions seulement, aux mains ou aux organes génitaux. D'autres fois, elle s'étend au delà des sièges habituels, cela se voit notamment chez les jeunes enfants qui peuvent en avoir à peu près partout, les territoires étant chez eux moins bien différenciés.

Sämisch [2] a rapporté une observation de kératite chez un jeune homme de dix-neuf ans; en examinant au microscope un lambeau détaché de la cornée on y trouva une femelle de *Sarcoptes scabiei* avec 8 œufs. Il n'y avait aucune trace de gale sur le corps.

Variétés éruptives. — Parmi les variétés innombrables de type que peut présenter l'éruption de la gale il en est quelques-unes qui méritent une mention spéciale.

La gale pustuleuse s'observe chez des adolescents lymphatiques chez lesquels les suppurations se font plus facilement. Elle est caractérisée par l'abondance des lésions croûteuses et pustuleuses qui constituent partout l'éruption et par les grosses pustules saillantes des mains qui sont dues à la suppuration des vésicules perlées. (Pl. XVI, Fig. 1.)

Chez les gens qui sont peu exposés aux poussières et qui en outre prennent

(1) Jouannaud, *De la gale non prurigineuse.* Thèse de Paris, 1883.

(2) Th. Sämisch, Ein Fall von Scabies corneæ. *Klinische Monatsbl. für Augenheilkunde,* XXXVI, déc. 1898, p. 453.

de grands soins de propreté, les éruptions de grattage sont très discrètes et toujours sèches, réduites le plus souvent à quelques papules écorchées; les sillons au lieu de former une ligne noire ou grisâtre ne sont marqués que par une ligne blanchâtre à peine visible, c'est ce qu'on appelle la gale des gens du monde, et Tilbury Fox a insisté sur les difficultés que comporte son diagnostic.

Pronostic et complications. — La gale abandonnée à elle-même n'a aucune tendance à guérir spontanément, elle peut persister indéfiniment et durer toute la vie. On a signalé autrefois en Norvège, en Bretagne, en Italie, en Corse, etc., des villages où la gale est endémique, où les gens prennent la gale aussitôt après leur naissance et la gardent jusqu'à leur mort sans qu'elle présente plus de gravité que les cas ordinaires au bout de quelques mois.

Un certain nombre de complications locales sont dues à des infections de grattage, et sont les mêmes qu'on observe dans toutes les maladies prurigineuses; telles sont les dermites, les abcès, les lymphangites, les adénites suppurées par inoculation septique. On peut y joindre les eczémas persistants à la suite de la gale.

A l'époque où la gale était considérée comme une maladie générale, le chapitre des complications générales était très chargé; on trouve dans Lorry et les auteurs de son époque des observations d'accidents généraux causés par la répercussion de la gale. Cette opinion était surtout basée sur une interprétation erronée d'un fait exact. Quand un galeux est atteint d'une maladie fébrile grave comme une pneumonie ou une fièvre typhoïde, le prurit et les éruptions s'évanouissent, la gale semble guérir mais elle reparaît quand la fièvre est tombée et que le malade entre en convalescence. On croyait que la disparition de la gale et sa réapparition étaient la cause de la maladie fébrile et de sa guérison tandis qu'elles n'en sont que l'effet.

Il y a cependant des troubles de la santé générale qui sont causés plus ou moins directement par la gale. Chez des individus nerveux l'insomnie persistante peut amener des troubles. On a signalé dans la gale pustuleuse des néphrites infectieuses causées par les microbes de la suppuration, soit que ceux-ci aillent infecter le rein de leurs colonies, soit qu'ils agissent par leurs toxines(1).

Diagnostic. — Le diagnostic absolu de la gale est basé sur la découverte du sillon et de l'acare. Il est même peu de maladies dans lesquelles on puisse poser un diagnostic avec autant de certitude, il faut donc toujours faire cette recherche avec le plus grand soin. Il est des cas dans lesquels on ne peut pas voir de sillon net, mais où l'on peut trouver un parasite en fouillant avec l'aiguille dans tout ce qui peut ressembler à une éminence acarienne. Le

(1) BOTHEZAT, Gale et néphrite aiguë. *Nouv. Montpellier médical*, 1893, p. 345. — AUGAGNEUR, Néphrites aiguës infectieuses dans la lymphangite et l'ecthyma. *Lyon médical*, 1885. — THIBIERGE, Des relations des dermatoses avec les affections des reins et l'albuminurie. *Ann. de dermat.*, 1885, p. 424.

microscope n'est nullement nécessaire pour sa reconnaissance, une bonne loupe suffit parfaitement. Une fois, il m'est arrivé de ne pas trouver de sarcopte et de faire le diagnostic sur un œuf non éclos trouvé dans une ébauche de sillon, mais ici le microscope est nécessaire. H. Fagge, dans un cas où les croûtes très abondantes empêchaient de trouver un sillon, a recueilli une certaine quantité de croûtes et de squames, les a fait bouillir dans la soude caustique et a trouvé des sarcoptes par l'examen microscopique du dépôt; il faut se souvenir que l'enveloppe chitineuse des arthropodes résiste aux alcalis caustiques.

En dehors de ce signe de certitude tous les autres sont relatifs. Ils sont fondés sur la périodicité nocturne du prurit, mais celle-ci peut être troublée par les éruptions accessoires, sur la localisation des éruptions; mais le grattage et l'eczéma consécutif peuvent s'étendre au delà des régions occupées par les parasites. On peut cependant admettre d'une façon générale qu'une éruption prurigineuse prédominant aux mains et à la verge est probablement de la gale. L'eczéma du sein chez une femme qui n'est ni enceinte, ni nourrice, est presque toujours dû à la gale. On en peut dire autant d'une éruption généralisée qui respecte complètement la face et le dos.

La contagiosité de la gale fournit quelquefois des indications précieuses. Quand tous les membres d'une famille ou seulement deux personnes couchant ensemble sont atteintes en même temps d'une éruption prurigineuse, il y a de grandes chances pour que ce soit la gale.

Le diagnostic différentiel de la gale peut se faire avec toutes les éruptions prurigineuses.

La *phtiriase du corps* n'atteint guère que les gens âgés, l'éruption est moins polymorphe, elle prédomine sur les parties couvertes et notamment au dos, respectant les mains, ce qui est juste l'inverse de la gale; enfin la recherche des poux dans les vêtements est généralement facile.

Dans la *phtiriase pubienne*, les éruptions de grattage siègent dans toute la région génitale, dans les parties voisines des cuisses et du ventre et dans les aisselles; mais les membres supérieurs ne sont jamais atteints et il est facile, pour peu qu'on examine les parties atteintes, de voir les morpions ou leurs lentes.

Le *strophulus* des enfants est très facile à confondre avec la gale, en raison du caractère nettement nocturne de la démangeaison et de l'éruption papuleuse. Mais l'éruption du strophulus est moins polymorphe, plus discrète et plus diffuse.

Dans les prurits toxiques, le dos est atteint souvent d'une façon prédominante et les mains sont habituellement respectées ainsi que la région génitale, le prurit n'a pas d'horaire régulier.

Le diagnostic différentiel de l'eczéma généralisé est beaucoup plus difficile, parce que la gale est elle-même une cause d'eczéma. C'est surtout la localisation des lésions, la périodicité du prurit et la présence des sillons qui feront reconnaître la gale.

Il est souvent nécessaire de faire non seulement le diagnostic positif mais aussi le diagnostic négatif de la gale, c'est-à-dire de reconnaître et de pouvoir affirmer que la gale n'existe pas. Cela est nécessaire en raison de la fréquence de ce que Thibierge a appelé l'acarophobie.

Il y a plusieurs degrés dans l'acarophobie. Il y a d'abord les malades qui ont eu la gale, qui à la suite de la maladie et de son traitement ont conservé un eczéma plus ou moins étendu et qui, ne se croyant pas guéris, persécutent leur médecin pour en obtenir de nouveaux traitements toujours plus énergiques; comme ceux-ci aggravent l'éruption et les démangeaisons, le malade ne peut pas sortir du cercle vicieux dans lequel il est enfermé. Le diagnostic dans ce cas se fonde sur la distribution de l'éruption qui n'est pas celle de la gale et qui prédomine sur la face externe des bras, des avant-bras et des cuisses, régions qu'il est le plus facile de frotter énergiquement et qui sont par suite toujours les plus irritées par le traitement de la gale. Le prurit n'est plus nettement nocturne, il n'empêche plus le malade de dormir mais le poursuit et l'inquiète plutôt le jour ou le soir. Enfin le traitement dirigé contre la gale aggrave le prurit et l'éruption au lieu de les améliorer. Dans ces cas, il faut faire une recherche attentive des sillons et nier résolument la gale si l'on n'en trouve pas.

D'autres fois l'acarophobie est plus pure, le malade est poursuivi par la crainte de la gale qu'il n'a probablement jamais eue, il n'a pas d'éruption ou seulement des éruptions insignifiantes, mais il s'est suggestionné par la lecture des livres de médecine, il décrit et il sent des démangeaisons nocturnes et localisées aux sièges classiques. L'allure de ces malades, leur manière de décrire leurs maux dénotent tout de suite l'obsession; l'interrogatoire ne prouve nullement qu'ils ont eu la gale et l'examen actuel n'en montre non plus aucun signe certain. Ces malades, comme tous les obsédés, sont très difficiles à guérir.

Traitement. — Le traitement de la gale consiste à détruire les parasites et leurs œufs dans et sur la peau et dans les vêtements où ils peuvent se trouver égarés. C'est dire qu'il ne saurait y avoir la moindre place pour un traitement général ou aucune médication interne.

Une foule de substances ont été employées comme parasiticides, mais la plus commune de toutes est le soufre, qui constitue la partie active de la plupart des préparations.

La plus répandue en France est la pommade d'Helmerich modifiée par Hardy :

Axonge	120	grammes.
Fleur de soufre	20	—
Carbonate de potasse	10	—

Elle forme la base du traitement de Saint-Louis qui est le type des traitements rapides. Voici de quelle façon se fait la « frotte » à l'hôpital Saint-Louis :

1° Le malade étant nu, on lui fait une friction de vingt minutes à une demi-heure avec du savon noir et de l'eau tiède, en insistant surtout sur les régions où l'épiderme est épais et où les parasites se logent de préférence, comme les doigts. Cette opération a pour but de déchirer la voûte des sillons et de mettre à découvert les œufs et les sarcoptes;

2° Le malade prend un bain tiède dans lequel il se frictionne et se savonne encore pour compléter la première partie du traitement;

3° On frictionne tout le corps pendant vingt minutes avec la pommade d'Helmerich-Hardy. Le malade garde cette pommade jusqu'au lendemain, puis s'en débarrasse au moyen d'un bain simple ou amidonné. Si le traitement est bien fait, il suffit de garder la pommade pendant une heure.

Le traitement des hôpitaux de Bruxelles est tout à fait analogue; il a pour base la solution de sulfure de calcium de Vlemingkx :

Soufre sublimé	250	grammes.
Chaux vive	150	—
Eau	2500	—

Faire bouillir en agitant avec une spatule jusqu'à réduction à 1500 grammes.

On fait prendre au malade un bain dans lequel il se frictionne vigoureusement avec du savon de potasse. Puis on lui fait subir une friction générale avec une flanelle trempée dans la solution de Vlemingkx, de préférence devant le feu pour que la solution sèche sur le corps au fur et à mesure de son application.

Pendant que le malade fait son traitement, les vêtements qu'il a apportés avec lui sont désinfectés à l'étuve.

Ces deux procédés sont excellents comme moyens d'hôpital; ils ont permis de ne plus hospitaliser les galeux, mais ils sont fort irritants; quand la peau est déjà enflammée et excoriée par les éruptions de grattage, ils déterminent des douleurs très vives, et ils produisent par eux-mêmes des phénomènes d'inflammation sur les peaux susceptibles. Il est donc souvent nécessaire d'avoir à sa disposition d'autres moyens plus doux.

Kaposi emploie la pommade suivante :

Axonge	100	grammes.
Savon vert	50	—
Naphthol-β	15	—
Craie pulvérisée	10	—

On peut avantageusement remplacer la craie par des fleurs de soufre, ce qui la rend plus active, ou au contraire diminuer la dose de savon, ce qui la rend moins irritante.

On applique cette pommade le soir, après avoir bien savonné les parties les plus infestées. On l'applique en frictionnant énergiquement les parties où la peau est épaisse comme les mains et les pieds, et en l'étendant doucement sur les autres parties, surtout si elles sont irritées. Une seule application, si elle est bien faite, est suffisante; mais il est plus prudent de la renouveler deux ou trois fois pour suppléer aux lacunes possibles de la première application. Cette pommade détermine un sentiment de cuisson assez vif mais passager au moment où on l'applique, mais elle est en somme moins irritante que la pommade d'Helmerich.

On peut associer le goudron au soufre comme dans la pommade de Wilkinson :

Fleur de soufre.	ãã 20 grammes.
Huile de hêtre.	
Savon vert	ãã 80 —
Axonge	
Craie pulvérisée.	5 —

Le soufre a été employé en poudre en saupoudrant le lit du malade de fleurs de soufre.

Le pétrole a été préconisé par Constantin Paul soit en nature, soit sous forme de savon au pétrole. Ce moyen est irritant, est fort désagréable à cause de l'odeur et m'a paru assez infidèle.

Le baume du Pérou a été très recommandé par Jullien qui fait faire sur tout le corps un badigeonnage au pinceau avec le baume du Pérou pur, le lendemain matin on prend un bain. Le baume du Pérou est un parasiticide des plus énergiques, mais il est relativement cher, et on peut le remplacer par le styrax qui est à peu près aussi efficace. Il a un autre inconvénient : son extrême viscosité qui en rend l'application difficile. On peut remédier à ce défaut en l'employant sous forme de pommade contenant 30 grammes de baume du Pérou pour 100 grammes d'axonge et en répétant les applications plusieurs nuits de suite. Cette préparation fort peu irritante est très utile pour les enfants ou pour les cas où la peau est enflammée.

Le choix entre ces différentes préparations est dicté par l'âge du malade et l'état de sa peau. Chez un adulte à peau résistante, qui n'a que des éruptions sèches, on pourra sans inconvénients employer la pommade d'Helmerich, mais, chez un enfant ou une femme à peau fine, il sera préférable de choisir une préparation moins irritante, telle que la pommade au naphtol ou au baume du Pérou. Il en est de même si la peau est couverte d'excoriations et de pustules, il sera même utile de commencer par un traitement émollient, des bains d'amidon, de la pommade à l'oxyde de zinc additionnée d'un peu de baume du Pérou ou de styrax; puis, lorsque les complications inflammatoires seront un peu calmées, de faire un traitement plus actif.

Une partie essentielle du traitement de la gale est la désinfection des vêtements, tout au moins de ceux qui sont en contact avec la peau, surtout pendant la nuit. L'omission de ce soin a pour conséquence la réinfection immédiate du malade, par suite des larves, des jeunes femelles et des mâles qui peuvent s'y être égarés, ainsi que des œufs arrachés par le grattage. Il est donc nécessaire de faire passer à l'étuve ou à la lessive tout le linge de corps tant du jour que de la nuit, draps de lit, gilets de flanelle et caleçons; les gants devront être détruits; quant aux vêtements éloignés de la peau et qui ne sont portés que le jour, leur désinfection n'est pas indispensable. Les vêtements de laine peuvent être désinfectés assez efficacement par le procédé suivant, quand ils ne sont pas susceptibles d'être lessivés : on les mouille avec une solution forte d'acide phénique et on les repasse avec un fer aussi chaud que possible.

Quand il y a plusieurs cas de gale dans une famille, il faut les soigner tous ensemble. A plus forte raison quand il s'agit de deux personnes couchant dans le même lit ; il faut alors les traiter toutes les deux en même temps, lors même que l'une d'elles ne présenterait aucun symptôme de la gale.

Le traitement de la gale n'est pas sans entraîner quelques complications. Les unes sont dues à la seule irritation de la peau par les pommades ; il en peut résulter des eczémas ou des dermites qui s'ajoutent aux éruptions de grattage et peuvent s'éterniser, surtout si le malade inquiet en continue les applications. Cette même irritation peut retentir sur les reins, et Kemhadjian-Mihran [1] a constaté que la frotte, telle qu'on la pratique à Saint-Louis, donne souvent naissance à une albuminurie passagère. D'autres accidents sont dus à la nature même du médicament, et l'on a signalé à la suite de frictions au pétrole, au baume du Pérou et au styrax, des néphrites toxiques qu'il ne faut pas confondre avec les néphrites infectieuses de la gale pustuleuse. Il faudra y songer lorsqu'il s'agira de traiter la gale chez un albuminurique.

Après la guérison de la gale, il persiste souvent des éruptions qui résultent de la maladie ou de son traitement et que la constitution même du malade fait durer. S'il s'agit de simples accidents inflammatoires, quelques bains simples ou amidonnés en auront raison. S'il s'agit d'éruptions eczémateuses, c'est le traitement de l'eczéma qu'il faudra appliquer, car c'est d'un véritable eczéma qu'il s'agit.

GALES ANIMALES

Parmi les éruptions prurigineuses des animaux qu'on qualifie de gale, il en est un certain nombre qui sont dues à des sarcoptes et qui sont dans une certaine mesure transmissibles à l'homme. Les autres gales des animaux sont dues à des psoroptes, des symbiotes ou des chorioptes et ne sont pas transmissibles à l'homme.

Les sarcoptes des animaux, à part le *Sarcoptes notoedres* du chat et le *Sarcoptes mutans* des oiseaux, ne se distinguent entre eux et de celui de l'homme que par des différences extrêmement minimes et notamment par leurs dimensions généralement plus grandes que celles du sarcopte de l'homme, de sorte que Mégnin les considère non comme des espèces distinctes, mais comme de simples variétés du *Sarcoptes scabiei*.

Chez les animaux, la gale sarcoptique donne naissance à des éruptions croûteuses et squameuses plus ou moins diffuses, on n'observe pas de sillons

[1] KEMHADJIAN-MIHRAN, *De l'albuminurie consécutive aux excitations cutanées*. Thèse de Paris, 1882.

et pour voir les parasites il faut examiner les croûtes arrachées par un raclage énergique; on les y trouve souvent très facilement et en grande abondance, d'autres fois il faut dissoudre ces débris dans la potasse caustique.

L'homme qui contracte une de ces gales animales présente une éruption prurigineuse assez variable dans ses allures et qui reproduit d'une façon générale les caractères de la gale humaine. Le prurit est généralement nocturne mais non exclusivement; l'éruption formée de papules, de croûtes et de lésions diverses de grattage, occupe principalement les mains et les organes génitaux, mais elle peut prédominer dans les régions qui ont été plus particulièrement en contact avec l'animal malade ou bien elles peuvent atteindre des parties comme la face et notamment les paupières et les oreilles qui sont toujours respectées par la gale ordinaire. La lésion caractéristique de la gale humaine, le sillon, manque assez souvent, il est signalé dans plusieurs observations, mais dans un grand nombre son absence est expressément mentionnée.

La transmission expérimentale de la gale des animaux à l'homme a été souvent pratiquée, notamment par Gerlach; mais, comme le font remarquer Delafond et Bourguignon, les gales ainsi provoquées sont presque toujours plus bénignes que celles qui sont contractées accidentellement; ils attribuent ce fait au plus grand nombre de parasites qui viennent coloniser l'homme dans la contagion accidentelle. Une autre explication paraît plus vraisemblable, certains individus ou peut-être la plupart offrent aux sarcoptes étrangers un habitat peu favorable; ceux-ci ne s'y implantent pas volontiers et n'y colonisent pas avec succès; la gale est peu intense et guérit spontanément en quelques jours comme dans un grand nombre des expériences de Gerlach. Un petit nombre seulement d'individus présente un terrain favorable sur lequel les sarcoptes étrangers colonisent volontiers et se multiplient abondamment, produisant une gale intense; ceux-là seuls sont les victimes de la contagion accidentelle ainsi que le démontrent les nombreuses observations, où, de plusieurs hommes ayant eu les mêmes rapports avec des animaux galeux, un petit nombre seulement a contracté la maladie. Dans les faits expérimentaux tous les individus contagionnés sont observés et suivis; dans les faits accidentels on ne connaît guère que ceux qui ont eu des éruptions d'une certaine gravité ou d'une certaine durée.

La gale du cheval est celle dont on a le plus souvent observé la transmission à l'homme. Delafond et Bourguignon en rapportent un grand nombre de faits dont quelques-uns fort anciens. La gale du cheval peut être causée par le *Psoroptes communis*, par le *Symbiotes spathiferus* ou par les *Sarcoptes scabiei* var. *equi*; cette dernière forme de gale, la plus rare des trois, est la seule qui soit transmissible à l'homme. Le *Sarcoptes scabiei* var. *equi* est plus grand que celui de l'homme, la femelle ovigère mesure de 400 à 420 μ sur 280 à 320 μ. La gale se manifeste chez le cheval par une éruption eczémateuse des deux côtés du garrot et peut se généraliser; elle se communique à ceux qui montent ou qui soignent les chevaux malades; les premières manifestations chez l'homme sont très précoces, dès le lendemain, voire le jour même du contact. Elle guérit souvent spontanément, mais elle peut durer longtemps, deux ans, par exemple, d'après Dupont et même, pour Delafond et Bourguignon, se transmettre d'homme à homme.

E. Besnier a publié en 1892 un cas très remarquable de gale qui a été attribué par Mégnin au sarcopte du cheval. Il s'agit d'un homme de vingt-quatre ans qui était en contact constant avec des chevaux dont plusieurs étaient atteints d'une éruption prurigineuse. Toute la surface du corps, y compris la face et le cuir chevelu, est d'un rouge intense, semée d'une multitude de minimes vésicules et baignée de sueur; la face, la nuque, le dos des mains, les poignets sont couverts de concrétions plâtreuses d'un jaune paille reposant sur une peau épaissie et lichénisée. Le pénis est rouge, infiltré, couvert de vésicules. Dans les espaces interdigitaux on trouve le prolongement des concrétions croûteuses du dos de la main et des ébauches de sillons. La maladie est modérément prurigineuse, elle dure depuis six semaines et a persisté sans changement pendant trois semaines d'observation. En dissociant dans la potasse les squames croûteuses des mains ou de la face, on y trouva des sarcoptes en grand nombre et des deux sexes. Ces sarcoptes étaient d'un quart plus grands que ceux de la gale humaine et présentaient d'après Mégnin certaines particularités de structure caractéristiques des sarcoptes du cheval ou des grands ruminants.

Ce cas est très justement comparé par E. Besnier à la gale norvégienne. Il n'en diffère que par son extrême acuité et par l'absence de lésions des ongles qui en est peut-être la conséquence. Il s'en rapproche singulièrement par la généralisation et par la tendance à la formation de croûtes épidermiques remplies de sarcoptes. On pourrait la regarder comme une gale norvégienne aiguë. En tout cas il diffère complètement de tous les autres cas de gale équine publiés par les auteurs.

Le sarcopte du mouton est assez variable, la femelle mesure 320 à 440 μ sur 240 à 358 μ, d'après Railliet; il se transmet rarement à l'homme. Delafond et Bourguignon rapportent le cas d'un élève de l'école d'Alfort contagionné par un mouton galeux. L'éruption occupait la face, les oreilles, les paupières avec un prurit nocturne. La maladie n'avait pas de tendance à la guérison spontanée et au bout de 49 jours il fallut la traiter par les moyens ordinaires.

Le sarcopte de la chèvre est très petit, la femelle mesure 345 μ sur 342, elle est donc à peu près ronde. Dans une épizootie observée par Wallraff dans la vallée de Prättigau, en Suisse, un grand nombre de chèvres moururent de la gale et beaucoup d'hommes furent atteints.

La gale du dromadaire a été observée chez l'homme par Biett; elle paraît être assez commune chez les chameliers égyptiens.

La gale du lama a été observée par Delafond chez un élève d'Alfort qui avait soigné un lama galeux. Une éruption très prurigineuse envahit le cou, la face, les oreilles et les paupières qui étaient très enflammées; la maladie dura un mois et ne guérit que par un traitement actif.

La gale du cochon a été observée chez l'homme par Bateman, Bontekoe, Gemmeren et par Delafond sur lui-même. Dans tous les cas c'est le jour même du premier contact avec les animaux malades que l'éruption s'est manifestée, mais ce n'est que le huitième jour que Delafond put trouver sur lui-même des sillons. Dans ce dernier cas elle ne guérit que traitée au bout d'un mois.

Le chien transmet assez souvent à l'homme une gale généralement bénigne et avec des sillons. Delafond l'a observée chez plusieurs élèves d'Alfort. Railliet cite une épizootie canine qui sévit en Allemagne en 1890; plusieurs centaines de personnes furent atteintes.

La gale du lion a été observée chez l'homme par Alibert, Rayer, Delafond et Bourguignon. Ces derniers ont fait des expériences de transmission qui ont donné lieu à des gales bénignes avec sillons.

Parmi toutes les gales animales transmissibles à l'homme, celle du chat est la seule qui soit due à une espèce différente de celle de l'homme. Elle est due au *Sarcoptes notoedres* Bourguignon et Delafond ou *Sarcoptes minor* Fürst. Le mâle mesure 150 μ sur 125 μ, la femelle ovigère 230 μ sur 175 μ. Le corps est donc arrondi dans les deux sexes; les ambulacres des pattes ont des pédicules très courts, la face dorsale présente une série de plis ondulés concentriques et au milieu une fente qui est l'anus. Ce sarcopte vit habituellement sur le chat, le lapin et le rat; d'après Mégnin la plupart des rats d'égout de Paris sont atteints de cette variété de gale. La femelle ne fait pas de sillon, elle se loge dans l'épiderme en creusant non une galerie, mais une sorte de nid arrondi où elle pond ses œufs en tas.

La transmission de la gale du chat à l'homme n'est pas rare; Delafond et Bourguignon, Gerlach en rapportent de nombreux exemples; ce dernier a fait plusieurs expériences de transmission généralement positives. Cette forme de gale se manifeste par une éruption papuleuse et prurigineuse dont le siège est en rapport avec la partie du corps exposée à la contagion directe; il n'y a pas de sillons et presque toujours la maladie guérit spontanément au bout de quelques jours ou de quelques semaines. Rarement il est nécessaire de faire un traitement.

Traitement. — Le traitement de la gale animale chez l'homme est le même que celui des autres formes de gale. Quelques applications de pommade soufrée en auront promptement raison.

Bibliographie :

E. Besnier, Gale équine chez l'homme. Soc. de dermat., 13 mai 1892. — Delafond et Bourguignon, *Traité pratique de la psore*. Paris, 1862. — Geraud, Transmission du sarcopte de la gale du cheval à l'homme. *Rec. de Mém. de méd. milit.*, 1881, n° 3. — Gerlach, *Krätze und Räude*. Berlin, 1857. — Heem, *Des gales anormales*. Thèse de Lille, 1888. — Mégnin, Gale du chat, sa transmission au cheval, à la vache et à l'homme. *Gaz. méd. de Paris*, 1880, p. 301. — Railliet, *Zoologie médicale et agricole*, 1895. — Weydemann, Fall von Sarcoptes vulpis beim Menschen. *Centralblatt für Bakteriologie*, 1897, II, 442.

[*W. Dubreuilh.*]

GALE NORVÉGIENNE

La gale norvégienne ou gale croûteuse doit son nom à ce qu'elle a été observée pour la première fois par Danielssen et Boeck chez des lépreux de Norvège et décrite dans le *Traité de la Spedalskhed*; ils en donnent en même temps des planches très remarquables. Depuis lors, des cas isolés ont été observés en Allemagne par Bamberger, O. Simon, Hebra, Fuchs et Riehl, en France par S. Féréol, en Italie par Oro et Tanturri, en Amérique par Hessler, à Constantinople par Rigler. Les cas en sont donc peu nombreux.

Symptomatologie. — Les lésions éruptives de la gale croûteuse sont beaucoup plus étendues que celles de la gale ordinaire, elles occupent les membres surtout vers l'extrémité, la poitrine, le dos, la face et le cuir chevelu, en un mot toute la surface tégumentaire; les ongles même, tant des doigts que des orteils, sont souvent altérés.

On y trouve, comme dans la gale ordinaire, des papules, des pustules et des lésions de grattage; les sillons sont difficiles à trouver, et leur absence est expressément mentionnée dans plusieurs observations de Bamberger, Bœck, Hessler et Féréol.

La maladie est caractérisée par des amas croûteux qui occupent surtout les mains, les membres du côté de l'extension et la face. Elles forment des masses irrégulières, épaisses, saillantes, de couleur blanc jaunâtre, crème, souvent un peu grisâtres; elles sont dures, se laissent couper au couteau comme de la corne; leur structure est poreuse comme de la pierre ponce; leur surface inégale et rocheuse desquame faiblement en farine. Elles sont assez adhérentes et quand on les arrache on met à nu une surface humide et papillomateuse d'où suinte un liquide gommeux. Leur épaisseur varie de 1 millimètre à 2 centimètres. Elles occupent en première ligne la face dorsale des mains et des doigts; elles peuvent y former de grosses cornes hautes de 2 centimètres et plus comme dans un cas de Danielssen et Bœck (Fig. 127) ou des placards à peu près de même épaisseur, couvrant le dos des mains comme dans le cas de Féréol et formant une carapace inégale, rocheuse, crevassée comme une écorce d'arbre. On retrouve des croûtes analogues sur les avant-bras, les coudes, les genoux, les cous-de-pied. Sur la face on trouve des amas croûteux en diverses parties, notamment aux sourcils, aux oreilles, aux pommettes. Sur le reste du corps les croûtes manquent ou sont réduites à des écailles de 1 millimètre d'épaisseur ou à un état grenu et rugueux.

Sur la surface humide qui est mise à nu par l'arrachement des croûtes, on peut distinguer des points blanchâtres qui sont des sarcoptes vivants ainsi que le démontre l'examen à la loupe. En dissociant les croûtes sous le microscope ou en en faisant des coupes on voit qu'elles sont formées de masses épidermiques creusées de galeries en tous les sens et de sarcoptes innombrables, morts et vivants, de leurs peaux vides, de leurs fèces etc., représentant la moitié ou les deux tiers de la masse des croûtes; dans la partie profonde des croûtes seulement on trouve des sarcoptes vivants en grand nombre, des femelles ovigères, des larves, des œufs et des mâles en quantité très considérable. Dans un cas, Simon a trouvé un mâle et une femelle accouplés. Les sarcoptes se trouvent donc en quantité colossale dans la gale

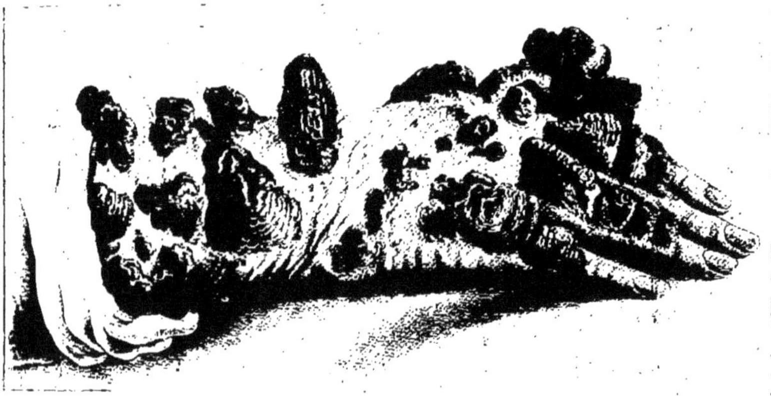

Fig. 127. — Main atteinte de la gale norvégienne. (D'après Danielssen et Bœck, *Traité de la Spedalskhed*, Pl. XXI.)

croûteuse et Hessler évalue leur nombre à plusieurs millions dans le cas qu'il a observé, d'après les résultats de la dissociation d'un volume déterminé de croûtes.

Les ongles présentent souvent des altérations profondes, tant aux doigts qu'aux orteils, ils sont épaissis et soulevés au-dessus du lit par une masse cornée sous-jacente. Dans le cas de Bergh (Fig. 128), les ongles des doigts se dressaient perpendiculairement au lit, ils avaient de 25 à 38 millimètres de long et de 12 à 16 millimètres d'épaisseur. On trouvait dans ces griffes une lame unguéale normale enveloppée d'une gaine de substance jaunâtre, friable, offrant l'aspect et la structure des croûtes de la peau et de même formée en grande partie de sarcoptes et de leurs débris.

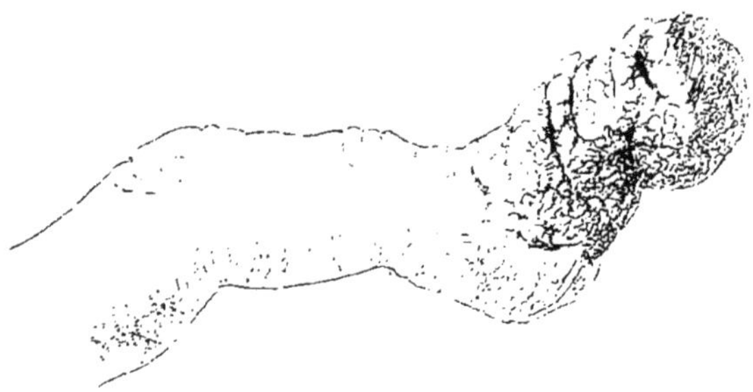

Fig. 128. — Lésions des ongles dans la gale norvégienne, index. (Bergh.)

Le prurit est assez variable; dans certains cas il est indiqué comme étant violent et incessant, dans d'autres, comme celui de Bamberger, le malade déclarait très nettement n'avoir pas de démangeaisons, mais seulement une sensation de picotement, sans envie de se gratter.

Tous les cas ne sont pas aussi intenses et quelquefois on trouve seulement les manifestations habituelles de la gale, mais envahissant des régions généralement respectées comme la face, avec quelques amas croûteux fourmillant de sarcoptes sur les mains ou les coudes.

Étiologie. — La gale norvégienne atteint à peu près également les deux sexes. L'âge des malades au moment de l'observation varie de neuf à soixante ans et chez la plupart la gale était fort ancienne : chez deux malades de Bamberger et de Fuchs, âgés de trente-sept et quarante-deux ans, la gale datait de la première enfance; au contraire chez ceux de Féréol et de Bœck elle datait de un et deux ans et chez celui de Hebra de deux mois. La gale ne s'est pas toujours manifestée d'emblée sous forme croûteuse, souvent elle a débuté comme une gale ordinaire, et c'est au bout de plusieurs années que les croûtes se sont manifestées, mais il est remarquable que, lorsqu'il y a eu des rechutes comme dans le cas de Bamberger, elles se sont montrées d'emblée avec la forme croûteuse.

La contagiosité paraît avoir été assez variable. La malade de Bamberger couchait avec son petit garçon âgé de neuf ans et celui-ci n'avait rien. Au contraire, le malade de Féréol infecta deux infirmiers et celui de Bœck infecta plusieurs personnes; ces transmissions se sont toujours faites sous forme de gale vulgaire. Les parents du petit malade de Rigler avaient une gale vulgaire.

Le sarcopte qu'on trouve dans les croûtes ressemble de tout point à celui de la gale vulgaire. Fürstenberg a trouvé quelques différences consistant notamment en une taille un peu plus petite, et en avait fait une espèce distincte; Mégnin a admis que c'était le sarcopte de la gale du loup, ce qui est contesté par Railliet. La plupart des auteurs admettent que le sarcopte de la gale norvégienne est identique à celui de la gale vulgaire, mais sans fournir d'explication satisfaisante de l'aspect tout spécial de la maladie.

On ne peut attribuer ces différences à l'ancienneté de la maladie puisqu'on voit des gales très anciennes ne pas dévier du type normal, et des gales croûteuses relativement récentes; on ne peut pas non plus admettre que c'est l'anesthésie du malade et l'absence de grattage qui permet l'accumulation des parasites puisque dans plusieurs cas le prurit et le grattage étaient violents.

Ce qui est positif c'est que dans la gale croûteuse le parasite envahit des régions comme la face et le cuir chevelu qui sont absolument respectées d'habitude; qu'il produit des lésions comme les croûtes caractéristiques et les altérations des ongles, qui sont sans analogue dans la gale vulgaire; qu'il se multiplie avec une abondance tout à fait extraordinaire. Si le parasite n'est pas spécial, la maladie l'est à coup sûr, et sans que nous puissions trouver de condition inhérente au malade capable de lui imprimer cette allure particulière.

Si nous ne pouvons découvrir au parasite aucun caractère anatomique distinctif, il est pourtant bien différencié par ses habitudes. Certains animaux ont des gales croûteuses très analogues à celle de l'homme, comme celle que Caruccio a décrite chez le lapin. Enfin les variétés animales du *Sarcoptes scabiei*, bien que n'offrant aucun caractère spécifique distinct peuvent déterminer chez l'homme des gales à allures très spéciales atteignant souvent la face, plus bénignes que la gale vulgaire ou au contraire plus graves, comme le cas de gale du cheval chez l'homme publié par E. Besnier et Mégnin où les lésions offraient, à l'extrême acuité près, de frappantes analogies avec celles de la gale norvégienne. Il est donc très vraisemblable d'admettre que la gale norvégienne ou croûteuse est une gale animale sans qu'on puisse déterminer d'une façon certaine son origine unique ou multiple.

Traitement. — Le traitement de la gale croûteuse ne diffère pas de celui de la gale vulgaire. On donnera des bains savonneux pour détacher les croûtes et l'on appliquera les pommades parasiticides ordinaires. Bien qu'on ait parfois observé des rechutes, les malades dont l'observation a été publiée ont tous parfaitement guéri.

Bibliographie :

BAMBERGER, Ein Fall von Scabies crustosa seu Norvegica. *Würzburger med. Zeitschrift*, 1860, I, 134. — BERGH, Ueber Borkenkrätze. *Virchow's Archiv*, 1860, XIX, p. 1, — *Idem. Viertelj. für Dermat.*, 1874. — W. BOECK, Une nouvelle forme de gale. *Ann. des mal. de la peau*, février 1852, et *Union méd.*, 1852, p. 170. — CARUCCIO, Le alterazioni anatomiche dell' acariasi nei conigli e nell' uomo con lepra anestetica. *Giornale ital. d. mal. ven.*, 1896, p. 506. — DANIELSSEN et BOECK, *Traité de la Spedalskhed.* Paris, 1848. — L. FÉRÉOL, Observation de gale de forme insolite, etc. *Bull. de la Soc. de biol.*, 1856, p. 97, et *Gazette méd. de Paris*, 1856, p. 621. — FUCHS. Ueber Scabies crustosa seu Norvegica Bœckii und deren Vorkommen in Deutschland. *Zeitschrift der Gesellschaft der Aerzte zu Wien*, 1853, et *Schmidt's Jahrbücher.*, t. LXXX. — R. HESSLER, Case of Norway itch. *Medical News*, 1893, I, 517. — ORO, *Gazzetta delle cliniche*, 1892, n° 21. — RAVOGLI, Scabies norvegica, *Cincinnati Lancet clinic*, 16 juillet 1898. — RIEHL, *Gesellsch. der Aerzte zu Wien*. 1888. et *Semaine médicale*, 1898, p. 83. — RIGLER, Beitrag zur Geschichte der norvegischen Krätze. *Zeitsch. der Gesellsch. der Aerzte zu Wien*, 1853, et *Schmidt's Jahrb.*, t. LXXX — O. SIMON, *Berl. klin. Woch.*, 7 déc. 1874. — Voir aussi HUBER, *Bibliographie der klinischen Entomologie*, 1900, Heft 4.

GANGRÈNE CUTANÉE. — Voir l'article ci-après.

[W. DUBREUILH.]

GANGRÈNE CUTANÉE.

Par **P. DÉHU.**

GANGRÈNE CUTANÉE

Étym. : γάγγραινα, de γραίνω, je mange. — Syn. : nécrose, nécrobiose, sphacèle.

Le nom de *gangrène* sert à désigner d'une façon générale tous les processus de mortification locale des tissus vivants. Cette altération, qui peut résulter de causes diverses, est caractérisée physiologiquement par la cessation des phénomènes vitaux dans les parties affectées, et anatomiquement par des modifications de leurs propriétés physico-chimiques avec conservation relative de leur structure grossière.

Les tissus mortifiés sont destinés à être éliminés par un travail de réaction inflammatoire qui s'opère à leur périphérie, mais, jusqu'à l'achèvement de ce travail qui peut être fort long, ils continuent à adhérer à l'organisme, constituant ce qu'on appelle *l'eschare* (ἐσχάρα, foyer, croûte).

Cliniquement la mortification s'accompagne souvent de symptômes d'infection et de fermentation; avant l'ère Pasteurienne, notamment, cette coïncidence était tellement fréquente, que la mortification et la putridité apparaissaient comme deux phénomènes nécessairement connexes, inséparables, et c'est précisément à ce processus complexe qu'on donnait le nom de gangrène.

Grâce à la bactériologie, les faits ont pu être analysés avec plus de précision; on admet aujourd'hui :

1° Que la mortification peut évoluer jusqu'à son stade ultime, c'est-à-dire jusqu'à l'élimination de l'eschare sans qu'il survienne aucun signe d'infection;

2° Que les manifestations septiques qui s'observent au cours d'une mortification primitive sont toujours dues à l'intervention secondaire de germes virulents;

3° Que, d'autre part, la mortification peut être le résultat de l'action pathogène de certains microbes qui provoquent en même temps l'infection putride, réalisant ainsi le complexus de la gangrène au sens historique de ce mot [1].

I. — DE LA GANGRÈNE CUTANÉE EN GÉNÉRAL

ÉTUDE CLINIQUE

Formes diverses de la gangrène. — Objectivement la gangrène se présente sous des aspects divers qui dépendent en grande partie des conditions

[1] Dans son *Traité d'anatomie pathologique*, Lancereaux divise en deux groupes distincts les processus de mortification; d'une part les *nécroses* caractérisées par leurs lésions

locales de la vascularisation dans le territoire nécrosé. En cas d'oblitération artérielle avec conservation de la perméabilité veineuse, les capillaires sont vides de sang et la gangrène prend la forme *sèche* ou *momifiante*. Si au contraire les veines sont oblitérées, les capillaires restent remplis de sang et la gangrène prend la forme *humide*. Dans ce dernier cas les tissus nécrosés sont facilement envahis par des germes zymogènes, et la gangrène devient *putride*. Enfin quand la gangrène, au lieu de se localiser, s'étend rapidement et empiète de plus en plus sur les tissus sains, on dit qu'il y a gangrène *progressive*.

Symptômes. — La gangrène se manifeste tout d'abord par le changement de coloration des téguments. Dans la gangrène *sèche* la peau est foncée, brun noirâtre ou, dans quelques cas très rares, blanche comme de l'albâtre; sa consistance est ferme, cartonnée, ou même ligneuse.

Dans la forme *humide*, la peau est grisâtre, mollasse, parsemée de taches livides et de bulles remplies d'un liquide roussâtre d'odeur fétide; les veines se dessinent en traînées bleuâtres.

Il existe constamment des troubles de sensibilité : c'est le plus souvent l'anesthésie de la surface nécrosée, parfois des fourmillements, surtout dans les formes ischémiques, ou même des douleurs lancinantes, déchirantes, extrêmement intenses, principalement dans les nécroses d'origine nerveuse. Il y a presque toujours abaissement de la température locale.

Évolution. — L'eschare une fois constituée n'est plus pour l'organisme qu'un corps étranger irritant qui doit être éliminé; mais cette élimination ne fait pas partie intégrante du processus gangreneux; au contraire, elle ne commence, en général, que quand la nécrose elle-même cesse de progresser. Dans ce cas, au niveau de la zone de démarcation se fait un travail actif qui a pour but de séparer le mort du vif; les leucocytes accumulés à la limite des parties mortifiées provoquent le ramollissement, la résorption du tissu nécrosé; il se forme ainsi un sillon qui débute à la partie la plus superficielle des téguments; à ce niveau apparaît une suppuration plus ou moins abondante mélangée de gouttelettes graisseuses; l'eschare se décolle par ses bords, se rétracte; puis le sillon, creusant toujours, finit par gagner sa face profonde, et enfin elle se sépare des parties sous-jacentes en laissant à nu une ulcération suppurante et couverte de granulations qui, plus ou moins rapidement, comblent la perte de substance. La suppuration n'est d'ailleurs pas absolument inévitable; dans les nécroses aseptiques comme la gangrène phéniquée, le sillon reste sec et l'eschare se détache sans qu'il y ait formation de pus.

Anatomie pathologique. — La plaque gangreneuse présente à considérer

sèches, circonscrites, aseptiques; d'autre part, les *gangrènes* qui sont au contraire humides, extensives, infectieuses. CHAUVEAU (Nécrobiose et gangrène. *Lyon médical*, 1873), oppose de même la *nécrobiose* à la *gangrène*. Cette distinction, fort rationnelle, est adoptée par beaucoup d'auteurs.

trois zones distinctes : *a*. au centre, le foyer gangreneux comprenant le tissu déjà mortifié; *b*. puis une zone intermédiaire où s'accomplit la lutte entre le processus gangreneux en voie d'extension et l'hyperémie défensive qui tend à la circonscrire; *c*. enfin, à la périphérie, la ligne de démarcation indiquée par un liséré rouge de réaction inflammatoire.

a. Dans le tissu nécrosé de l'eschare, le microscope permet au début de reconnaître la structure des éléments normaux, mais les réactions colorantes sont modifiées; bientôt les noyaux cessent d'être visibles, le protoplasma se trouble et devient granuleux, les faisceaux conjonctifs plus résistants se gonflent d'abord, puis deviennent indistincts; tout le tissu tend à prendre un aspect homogène.

Dans le déliquium putrilagineux des gangrènes humides on aperçoit, en outre, des aiguilles ou des boules de leucine, de tyrosine, de margarine résultant de la dégénérescence graisseuse du protoplasma, des cristaux de phosphate ammoniaco-magnésien, d'hématoïdine, enfin des corpuscules gangreneux formés par de très petites granulations pigmentaires.

b. La zone intermédiaire est variable d'aspect : très étroite dans les nécroses pures par ischémie ou par lésion directe, elle est très large dans les gangrènes envahissantes et inflammatoires; le microscope y montre du côté de l'eschare les progrès de la mortification, à la périphérie au contraire l'œdème et l'afflux des leucocytes venant de la zone de démarcation; le tissu à ce niveau fourmille de bactéries.

c. Au niveau de la ligne de démarcation, on constate une inflammation exsudative et plastique intense; les vaisseaux sont dilatés, il se fait une diapédèse considérable et une active prolifération des cellules conjonctives.

ÉTUDE PATHOGÉNIQUE

1° NÉCROSES PRIMITIVES

La substance vivante peut être désorganisée par trois processus différents; ou bien sa constitution physico-chimique est violemment altérée par une cause locale agissant directement sur le protoplasma; ou bien l'apport des matériaux nutritifs et de l'oxygène est entravé par une obstruction vasculaire plus ou moins lointaine; ou bien enfin le mouvement des échanges moléculaires est troublé par la suppression ou la perversion de l'action trophique du système nerveux.

La mortification qui est la conséquence de ces désordres divers est dite *directe* si la lésion porte immédiatement sur les éléments cellulaires; elle est *indirecte* quand elle se produit par l'intermédiaire des vaisseaux ou des nerfs.

Gangrène directe. — La gangrène directe peut dériver :

1° De causes *chimiques* comme l'application d'un corps caustique.

2° De causes *physiques*, comme la gelure, la brûlure (¹), l'électrolyse, etc....

3° De *causes traumatiques*, comme la contusion, l'écrasement, etc.... (²).

La pathogénie des gangrènes directes n'est pas toujours aussi simple que semble l'indiquer leur nom. Si nous examinons de près le mécanisme de la gangrène phéniquée par exemple, qui est une gangrène chimique, nous voyons que la mortification est due à l'altération des globules sanguins à l'intérieur des vaisseaux et à la formation de thromboses capillaires oblitérantes (³).

Dans la gelure, qui est une gangrène de cause physique, le processus est tout à fait analogue; les globules rouges, sous l'influence du froid, se détruisent et donnent naissance à des thromboses hyalines qui obstruent définitivement les vaisseaux (⁴).

La stase capillaire se retrouve même dans les gangrènes traumatiques; ainsi les nécroses cutanées par contusion, par écrasement, reconnaissent pour facteur principal l'oblitération des vaisseaux par rupture de leur tunique interne ou par accolement de leurs parois (⁵).

On voit par ces exemples que dans les gangrènes directes, outre l'action immédiate exercée sur les tissus par la cause nocive, les altérations vasculaires et particulièrement la stase capillaire jouent parfois aussi un rôle considérable.

GANGRÈNE INDIRECTE. — La gangrène indirecte, avons-nous dit, reconnaît pour cause soit un trouble vasculaire, soit un trouble nerveux.

Gangrènes par troubles vasculaires. — Si l'on met à part les gangrènes infectieuses primitives, on peut dire que les troubles vasculaires sont la cause première de la grande majorité des cas de nécrose. Peu importent la nature et le siège de ce désordre circulatoire : la seule condition nécessaire pour qu'il provoque la gangrène, c'est qu'il aboutisse à la stase capillaire, c'est-à-dire à l'arrêt complet du cours du sang sur un point de l'organisme. La richesse des voies anastomotiques explique que cette condition se trouve rarement réalisée par les lésions veineuses (⁶). Ce sont surtout les lésions artérielles qui provoquent la gangrène, et cela par des mécanismes très différents : compression de l'artère, embolie, thrombose par artérite aiguë ou chronique, dans quelques cas même spasme vasculaire (⁷).

Les gangrènes d'origine vasculaire sont le plus souvent massives; elles

(¹) Voir la *Pratique dermatologique*, article BRULURES, t. I, p. 404.

(²) Nous renvoyons pour l'étude de cette variété aux traités de chirurgie. Voir notamment Reclus, article GANGRÈNE, in *Traité de chirurgie* de DUPLAY et RECLUS.

(³) PAULSON, *Saint-Petersb. med. Woch.*, 1894, n° 16. — FRANKENDERGER, *Inaug. Diss. Erlangen*. Leipzig, 1891.

(⁴) RECKLINGHAUSEN, *Handb. der allg. Path.* — UNNA, *Histopath.*, 1894, p. 1030.

(⁵) UNNA, *loc. cit.*, p. 1038.

(⁶) Unna a publié sous le nom de *Asphyxia reticularis multiplex* un cas singulier de gangrène cutanée multiple, ayant pour substratum un état chronique de phlébite généralisée du réseau veineux sous-cutané. *Atlas internat. des mal. rares de la peau*, pl. XXXI.

(⁷) La gangrène symétrique des extrémités a été étudiée dans le premier volume du présent ouvrage dans l'article : *Asphyxie locale et Gangrène symétrique des extrémités*, p. 430.

[P. DÉHU.]

débutent par l'extrémité des membres et frappent à la fois tous les tissus superficiels et profonds depuis la peau jusqu'à l'os inclusivement. Ce ne sont donc pas à proprement parler des lésions cutanées, et leur étude appartient bien plutôt à la pathologie externe qu'à la dermatologie. Signalons seulement ici comme type de nécrose cutanée par spasme vasculaire l'urticaire gangreneuse qui paraît résulter de l'ischémie intense produite par l'exsudat accumulé sous une forte tension dans un territoire circonscrit de la peau, sous l'influence de troubles vaso-moteurs.

Gangrènes par altération du liquide sanguin. — Gangrènes toxiques. — A côté des lésions vasculaires, il faut placer parmi les causes de gangrène les altérations du liquide sanguin lui-même. Elles peuvent dériver soit d'une maladie générale comme le diabète, le mal de Bright, le paludisme; soit d'une intoxication aiguë ou chronique, par l'ergot de seigle, le chloral, l'oxyde de carbone, l'iodure de potassium, l'arsenic, etc.

L'*ergotisme* a causé au moyen âge de terribles épidémies caractérisées par des phénomènes généraux tels que vertiges, syncopes, accidents convulsifs divers et par des désordres locaux consistant en troubles de sensibilité, anesthésie, fourmillements, douleurs violentes et gangrènes mutilantes des extrémités. Actuellement on n'observe plus guère que des cas isolés, parfois d'origine médicamenteuse (1). — Ehlers (2) pense que bon nombre de gangrènes symétriques du type de Raynaud sont en réalité dues à des intoxications par l'ergot de seigle ou par des champignons analogues.

L'*iodure de potassium*, chez certains sujets sensibles, provoque des éruptions anthracoïdes, nécrotiques et de véritables gangrènes disséminées de la peau (3).

L'*arsenic* peut aussi causer des nécroses, surtout sous forme de zona gangreneux (4).

Enfin signalons encore la possibilité d'accidents gangreneux à la suite de l'administration interne du *salicylate de soude* (5), et de l'injection sous-cutanée de solutions d'antipyrine (6), de cocaïne (7), de sublimé, etc.

Certaines intoxications chroniques, telles que l'alcoolisme, le saturnisme et le morphinisme, favorisent puissamment l'apparition des accidents gangreneux, d'une part en causant l'état cachectique, d'autre part en déterminant des lésions de névrite et d'artérite.

Gangrènes par troubles nerveux. — Les gangrènes d'origine nerveuse présentent cliniquement un tout autre aspect que les nécroses d'origine vas-

(1) NORDMANN, Ergotingangrän. *Correspondenzblatt f. schw. Aerzte*, 1894, n° 12.

(2) EHLERS, *L'ergotisme*, 1 vol. de la collection Léauté. Masson, éditeur.

(3) AUDRY, *Ann. de dermat.*, 1897, p. 1095. — PARKER in R. CROCKER, *Diseases of the skin*, 2e édition, p. 332.

(4) BETTMANN, *Archiv. f. Dermat.*, 1900, vol. LI, p. 203.

(5) SHEPHERD, *Monatshefte f. prackt. Derm.*, 1896, vol. I, p. 257.

(6) VERNEUIL, *Acad. de méd. de Paris*, 3 nov. 1891.

(7) NICHOLS, Deux cas de gangrène par injection de cocaïne. *New York med. Journ.*, février 1888.

culaire; elles ne siègent pas nécessairement aux extrémités et se montrent souvent sous forme d'ulcérations plus ou moins nombreuses et relativement superficielles; ce sont donc plus particulièrement des gangrènes cutanées. Elles sont consécutives, soit à des altérations matérielles du système nerveux central ou périphérique, soit à de simples désordres dynamiques comme ceux qu'on observe dans les névroses et notamment dans l'hystérie (décubitus acutus, ulcérations trophiques de la syringomyélie, gangrènes hystériques, etc.). Elles rentrent donc tout naturellement dans le groupe des trophonévroses, et c'est sous ce titre qu'elles seront étudiées dans le dernier volume de cet ouvrage.

2° INFECTIONS GANGRENEUSES

Les infections gangreneuses s'observent à la peau dans des conditions très différentes. Parfois la nécrose est primitive, comme en cas d'oblitération vasculaire, et c'est dans un tissu déjà mortifié que se produit secondairement l'infection par pénétration des ferments putrides de l'air; ainsi s'explique la présence de bactéries dans les foyers de gangrène sénile (1).

En opposition avec ces *nécroses infectées* se placent les faits où la gangrène est au contraire une conséquence de l'infection microbienne, et qui, par suite, méritent le nom d'*infections gangreneuses* proprement dites. Celles-ci peuvent, à leur tour, être primitives ou secondaires.

Parmi les formes *primitives* qui sont de beaucoup les plus rares, citons la gangrène gazeuse provoquée par le vibrion septique, quelques variétés de gangrène spontanée des enfants, et enfin des faits très rares de gangrène primitive de l'adulte. Peut-être faudrait-il classer aussi dans ce groupe certaines dermatoses à forme grangreneuse d'emblée qui peuvent frapper des sujets absolument sains et dont il est impossible à l'heure actuelle d'expliquer autrement que par des hypothèses l'évolution insolite : tels sont le zona gangreneux, le pemphigus gangreneux (2), l'érysipèle gangreneux (3).

Les infections gangreneuses *secondaires*, plus fréquentes, s'observent : 1° au cours d'une lésion infectieuse préexistante; ainsi beaucoup d'ulcérations inflammatoires, notamment celles du lupus, de la syphilis, de la lèpre et du chancre mou, peuvent présenter sur leur bordure des points de gangrène locale qu'on attribue généralement à des thromboses capillaires; la cause exacte de cette complication est en somme incertaine; on l'explique soit par la mauvaise qualité du terrain, soit par une modification de la virulence des germes de la maladie principale, soit enfin par l'action spécifique de bactéries d'infection secondaire.

2° Des accidents analogues peuvent se montrer à l'occasion de toutes les

(1) TRICHOMI, Microparasita della gangrena senile. *Riv. intern. di Med. e. Chir.*, 1886. — BEVAN, Ascococcus gangrœnosus. *Med. News.*, avril 1892.
(2) DEMENTIEFF, *Ann. de dermat.*, 1898, p. 597.
(3) Voir plus loin la GANGRÈNE FOUDROYANTE DES ORGANES GÉNITAUX.

plaies cutanées, quelle que soit leur origine : brûlure, impétigo, eczéma, pityriasis rubra. Ici encore le rôle des microbes est vraisemblable mais non démontré.

3° Les gangrènes chirurgicales autrefois fréquentes et meurtrières ont maintenant disparu de nos hôpitaux et ne se voient plus guère que dans des cas exceptionnels ou chez des sujets prédisposés, comme les diabétiques [1].

Bactériologie. — L'étude bactériologique de la gangrène cutanée est encore fort peu avancée et nous ne pouvons donner sur ce sujet que des indications très générales.

La gangrène peut être considérée comme une sorte de fermentation, elle paraît être en général fonction d'un développement microbien anaérobie. Les germes capables de la provoquer appartiennent à des espèces nombreuses et très diverses qu'on peut répartir en trois groupes distincts :

Un premier groupe comprend les bactéries non pathogènes pour l'animal sain, mais susceptibles de proliférer dans des tissus en voie de nécrose physiologique et d'y déterminer la formation de composés putrides ou toxiques [2]. Le type de ce groupe est le bacillus héminécrobiophilus bien étudié par Arloing [3].

Dans un second groupe se rangent les microbes habituellement phlogogènes

(1) Pour compléter cette exposition sommaire des infections gangreneuses de la peau, nous devons résumer ici brièvement quelques observations publiées dans ces dernières années et qui concernent des formes encore non classées de gangrène.

1° Observation de Rotter (*Dermat. Zeitschrift*, 1895, Bd. II, Heft 4). — Un homme jeune, vigoureux voit se développer successivement sur la jambe, la cuisse et les organes génitaux des pustules suivies d'ulcérations gangreneuses se cicatrisant en trois semaines; — guérison en six mois. Dans le pus des ulcérations, Rotter a trouvé un bacille spécial qu'il a pu cultiver et inoculer aux animaux; il le désigne sous le nom de bacillus pustulo-gangrœnescens.

2° Observation de Wælsch (*Arch. für Dermat.*, Bd. XXXIX, p. 173). — Cas de septicémie gangreneuse chez un morphinomane à la suite d'une piqûre pratiquée avec une aiguille sale. Dans les foyers nécrotiques se trouvait en abondance un bâtonnet court dont les cultures étaient très pathogènes pour les animaux.

3° Observation de Hallopeau et Le Damany (*Ann. de dermat.*, 1894, p. 1264 et 1349; 1895, p. 213 et 292). — Gangrène multiple débutant par des papules bientôt transformées en ulcérations ou en eschares sèches et siégeant surtout à la tête, à la poitrine et autour de l'anus; les lésions histologiques plaident en faveur de l'origine infectieuse; mais l'examen bactériologique n'a décelé que des microbes banals.

4° Observation de Janowski et Mourek (*Archiv. für Dermat.*, Bd. XXXV, p. 359). — Chez un homme bien portant se développent pendant un an sur les membres et le tronc des nodules rougeâtres dont quelques-uns s'ombiliquent et se gangrènent. Histologiquement : infiltration périfolliculaire et périglomérulaire. Examens bactériologiques négatifs.

5° Observation de Brocq (*Ann. de dermat.*, 1900, p. 731). — Gangrène de la joue ayant évolué en trois poussées marquées par trois cicatrices concentriques. Début par induration sous-cutanée considérable, puis ulcération et terminaison par cicatrice chéloïdienne. Pas d'hystérie. Examen bactériologique négatif.

Comme on le voit, il s'agit dans ces observations de faits isolés, tous disparates, dont l'étiologie est le plus souvent incertaine. Aussi nous bornons-nous à les mentionner sans commentaires et seulement à titre de documents.

(2) Muscatello e Gangitano, *Rif. med.*, 1898, n° 190.

(3) Arloing, *Comptes rendus de l'Acad. des sc.*, 1888 et 1889.

qui peuvent aussi, dans certaines conditions de terrain ou de symbiose, produire la mortification des tissus ; s'il est vrai que la gangrène ne soit que le degré le plus élevé de l'inflammation, on comprend que ce groupe doit être fort nombreux et englober la plupart des germes pathogènes : parmi les plus répandus citons le staphylocoque, le streptocoque, le colibacille [1], le bacille pyocyanique [2], etc.

Enfin le dernier groupe se compose des germes spécifiques dont l'action pathogène se manifeste exclusivement par des accidents gangreneux, comme le vibrion septique et ses congénères [3]. Il convient sans doute de faire rentrer dans ce groupe quelques espèces trouvées dans divers cas d'infection gangreneuse comme le bacille de Demme [4], le bacille pustulo-gangrœnescens de Rotter [5] et le bacille de la gangrène nosocomiale de Matzenauer [6].

TRAITEMENT DES GANGRÈNES CUTANÉES

Les lésions gangreneuses de la peau, quelle que soit leur origine, comportent au point de vue thérapeutique un certain nombre d'indications communes. Pour éviter les redites, nous formulerons donc ici d'une manière générale les principes de leur traitement.

Dans les *gangrènes sèches*, l'indication capitale est d'empêcher l'infection : il faut pour cela laisser de côté tous les topiques capables de ramollir et de macérer la peau ; on donnera la préférence aux pansements occlusifs précédés de l'application de poudres absorbantes : talc, oxyde de zinc, sous-nitrate de bismuth, auxquelles on peut ajouter une petite proportion d'iodoforme ou d'aristol. Les mélanges de poudres antiseptiques préconisés par Lucas Championnière [7] sont aussi très recommandables.

En cas de *gangrène ulcéreuse*, il faut, au contraire, pratiquer des lavages fréquents de la plaie avec des solutions antiseptiques d'acide borique, de sublimé, de chloral, etc. L'acide phénique, en raison de ses propriétés nécrosantes est souvent contre-indiqué. S'il y a *fermentation putride*, on recourra aux agents à la fois désinfectants et microbicides : ceux qui agissent par oxydation comme l'eau oxygénée, le permanganate de potasse, sont particulièrement appropriés pour combattre les infections anaérobies; le formol a donné aussi de bons résultats. Ces diverses substances seront employées soit en bains locaux, soit en compresses, soit en simples lotions suivies d'applications de poudre d'iodoforme.

(1) MARGARUCCI, *Il policlinico*, 1895, n° 5.
(2) Voir la bibliographie des GANGRÈNES INFECTIEUSES DISSÉMINÉES.
(3) WICKLEIN, *Centralbl. f. allg. Path. u. path. Anat.*, 1892, n° 10.
(4) DEMME, *Monatsh. f. pract. Dermat.*, 1887, p. 1107.
(5) ROTTER, *Dermat. Zeitschr.*, 1895, Bd. II, Heft 4.
(6) MATZENAUER, Congrès intern. de dermat., 1900. *Bull. méd.*, 1900, n° 72. — Zur Kenntniss und Aetiologie des Hospitalbrands. *Arch. für Dermat. und Syph.*, Bd. LV, Heft 1.
(7) *Journ. de méd. et de chir. prat.*, 1900, p. 886.

[P. DÉHU.]

Enfin si le processus gangreneux est aigu et envahissant, les moyens médicaux sont impuissants, et c'est au chirurgien qu'il convient de confier sans retard la direction du traitement.

II. — DE QUELQUES GANGRÈNES CUTANÉES EN PARTICULIER

Après l'étude succincte que nous venons de faire de la gangrène cutanée en général, nous devons maintenant décrire avec plus de détails quelques types cliniques de gangrène particulièrement intéressants pour le dermatologiste. Nous nous occuperons ici :

1° Des gangrènes diabétiques;

2° De la gangrène foudroyante des organes génitaux;

3° Des gangrènes infectieuses disséminées des enfants.

Les gangrènes d'origine nerveuse, décubitus aigu, gangrènes hystériques, etc., trouveront leur place dans l'article consacré aux trophonévroses.

GANGRÈNES DES DIABÉTIQUES

Les gangrènes des diabétiques sont bien connues depuis les travaux de Marchal de Calvi [1]. C'est lui qui, le premier, montra leur fréquence, mit en relief leurs allures cliniques spéciales et insista sur leurs relations étiologiques avec la glycosurie. Ces accidents peuvent se présenter sous des formes diverses qui se rattachent à trois types principaux : 1° gangrène massive d'une extrémité; 2° gangrène cutanée en plaques multiples; 3° gangrène secondaire infectieuse.

1° GANGRÈNE MASSIVE. — Les gangrènes massives du diabète ont tous les caractères des gangrènes d'origine vasculaire en général; elles débutent habituellement par un ou plusieurs orteils et peuvent envahir le pied et la jambe, elles ne se distinguent en somme de la gangrène sénile que par leur marche plus rapide et par la rareté de la forme momifiante. Leur étude ressortit bien plutôt à la pathologie interne et à la chirurgie qu'à la dermatologie.

2° GANGRÈNE CUTANÉE EN PLAQUES MULTIPLES. — Cette forme est plus spécialement une gangrène de la peau. Elle peut se montrer à la suite d'excoriations, de lésions de grattage ou même spontanément. Presque toujours localisée aux membres inférieurs, parfois aux organes génitaux [2] ou à l'abdomen, elle débute par des taches prurigineuses souvent phlycténoïdes auxquelles

(1) MARCHAL DE CALVI, Rapports de la gangrène et de la glycosurie. *Gaz. des hôp.*, 1852, p. 178; — Recherches sur les accidents diabétiques. Paris, Asselin, 1864.

(2) VAQUEZ, Gangrène spontanée de la verge chez un diabétique. *Ann. de derm.*, 1887, p. 457. — CRISAFULLI, Ulcera gangrænosa del prepuzio in uno diabetico. *Rif. med.*, 1894, p. 458.

succèdent des ulcérations ou des eschares foncées, adhérentes, qui laissent après guérison des cicatrices violacées.

Une observation de ce genre a été publiée par Rosenblath [1], mais dans ce cas, l'autopsie révéla des lésions si complexes que la pathogénie des accidents cutanés reste incertaine.

Une variété un peu spéciale de nécrodermie a été décrite par Kaposi [2] sous le nom de *gangrène diabétique bullo-serpigineuse*. Dans les faits rapportés par cet auteur, les lésions avaient débuté par des bulles à contenu louche et à fond sphacelé; puis par confluence, s'étaient formées des ulcérations à marche serpigineuse qui progressaient dans un sens par formation de bulles nouvelles tandis que du côté opposé les points en voie de réparation devenaient le siège d'un bourgeonnement exubérant ou même d'une véritable papillomatose.

Les gangrènes diabétiques en plaques multiples ne comportent pas en général un pronostic grave, elles restent habituellement superficielles et circonscrites; leur évolution peut être rapide et se terminer favorablement en quelques semaines, dans d'autres cas les lésions sont chroniques ou récidivantes; mais il peut arriver aussi, surtout dans les formes humides, que les ulcérations gagnent en profondeur et en surface et deviennent l'origine de complications redoutables.

3° GANGRÈNES INFECTIEUSES SECONDAIRES. — Chaque fois que chez un diabétique se produit une solution de continuité, si minime soit-elle, du tégument externe, on peut voir survenir des accidents d'infection gangréneuse. Ce sera tantôt à la suite d'un traumatisme accidentel ou opératoire même insignifiant; tantôt au cours d'une dermatose suintante comme l'intertrigo ou l'eczéma; tantôt enfin à l'occasion d'une de ces lésions inflammatoires si fréquentes chez les diabétiques comme la balanite, le phimosis, le furoncle, l'anthrax, etc.... Dans tous ces cas la gangrène est de nature essentiellement inflammatoire; dans les cas aigus même elle se rapproche un peu par ses allures du phlegmon diffus [3]; toutefois, comme l'avait déjà bien vu Marchal de Calvi les symptômes réactionnels peuvent être plus ou moins atténués: la fièvre, la douleur ne sont pas en rapport avec l'intensité du processus destructeur, avec la rapidité de ses progrès; mais la prostration du malade et le coma menaçant indiquent assez la gravité de l'état général. Dans cette forme de gangrène progressive, la mort arrive souvent par septicémie suraiguë et la guérison ne peut être obtenue que par une intervention précoce et radicale dont le succès d'ailleurs est toujours fort aléatoire.

Étiologie. — La gangrène s'observe surtout dans les cas de diabète ancien et chez des individus âgés; exceptionnelle dans la jeunesse, elle devient ensuite

(1) ROSENBLATH, *Arch. f. path. Anat. und Phys.*, Bd. CXIV, 1888.

(2) KAPOSI, *Wien. med. Woch.*, 1884.

(3) Marchal de Calvi a insisté sur ce caractère éminemment inflammatoire des gangrènes diabétiques; c'est pour le bien mettre en relief qu'il désignait le diabète sous le nom de diathèse phlogo-gangreneuse.

de moins en moins rare et atteint son maximum de fréquence entre 50 et 70 ans, c'est-à-dire à la période des lésions vasculaires et de la déchéance organique. L'alcoolisme, le surmenage, les émotions morales, les excès de toute nature et en particulier les infractions au régime alimentaire du diabète, toutes les causes en un mot qui peuvent augmenter la proportion du sucre urinaire et débiliter l'organisme favorisent l'apparition des accidents.

La *pathogénie* des gangrènes diabétiques paraît dépendre de deux conditions essentielles qui sont : d'abord l'extrême facilité avec laquelle se développent les infections microbiennes chez les sujets glycosuriques; en second lieu la fragilité de leurs tissus qui réagissent mal et au lieu de suppurer se gangrènent. Ces deux conditions relèvent d'une même cause qui est l'hyperglycémie.

Le sucre dont sont imprégnés les tissus n'est pas en effet un corps indifférent; quelques auteurs [1] vont jusqu'à admettre que certaines nécroses, surtout les eschares superficielles multiples, résultent exclusivement de l'action nocive directe de la glycose sur la substance vivante [2]. C'est en tous cas un agent irritant [3] dont les propriétés réductrices menacent d'une façon permanente l'intégrité de la constitution chimique des tissus [4]. D'autre part, on sait que les milieux sucrés sont éminemment fermentescibles et constituent pour la culture des microorganismes en général, et surtout pour leur développement anaérobie, un terrain particulièrement favorable. Du concours de ces deux facteurs résulte une prédisposition telle que chez les diabétiques, les pyocoques vulgaires suffisent à déterminer la mortification [5].

La prépondérance étiologique de l'infection dans la genèse des accidents gangreneux ne doit cependant pas faire méconnaître le rôle des causes organiques : les lésions artérielles ont une importance que personne ne songe plus à nier [6]; il faut tenir compte aussi des névrites périphériques dont l'existence dans le diabète est aujourd'hui bien établie ; rappelons enfin qu'on a parfois observé le syndrome de Raynaud associé à la glycosurie [7]; l'asphyxie locale serait donc encore un des modes suivant lesquels le diabète aboutit à la gangrène.

(1) UNNA, *Histopath.*, article GANGRÈNE.

(2) Cependant on peut observer des nécrodermies multiples absolument analogues chez des sujets non diabétiques. Rothmann a publié un cas d'eschares multiples des jambes chez une femme âgée, non glycosurique, mais suspecte d'artériosclérose. (*Deutsche med. Woch.*, 1890, n° 23.)

(3) Même en applications externes le sucre est très irritant pour la peau, comme le démontre la fréquence de l'ecthyma des raffineurs.

(4) Lancereaux ne croit pas que l'action chimique du sucre sur les tissus soit une cause suffisante de gangrène. Il fait remarquer que dans le diabète pancréatique où la glycosurie est le plus intense, les gangrènes ne sont pas très fréquentes. (*Semaine médicale*, 1894, p. 261.)

(5) O. Bujwid a démontré que chez le lapin rendu glycémique par injection intra-veineuse d'une solution sucrée, l'inoculation d'une culture de staphylocoque doré provoque non la suppuration comme chez l'animal sain mais la gangrène. (*Wien. med. Presse*, 1888.)

(6) Pour Marchal de Calvi, les lésions vasculaires n'avaient aucune part dans la pathogénie des gangrènes diabétiques. (*Rech. sur les accidents diab.*, p. 416.)

(7) BUSSY, Thèse de Lyon, 1899.

Pronostic. — Le pronostic dépend à la fois du taux de la glycosurie, de l'état général du malade et de la forme de la gangrène. Il est d'autant plus grave que la proportion de glycose dans l'urine est plus élevée et le malade plus affaibli. Quant à la lésion locale, tant qu'elle reste sèche et circonscrite, on peut la considérer comme relativement bénigne, mais si elle s'infecte et prend la forme humide, le pronostic devient très sérieux. La gangrène progressive est d'une extrême gravité et entraîne souvent à bref délai un dénouement fatal.

Diagnostic. — La constatation d'un foyer de gangrène impose toujours la recherche de la glycose dans l'urine. L'accident cutané peut être en effet le signe révélateur d'un diabète jusqu'alors ignoré. Si l'examen de l'urine est négatif, on ne rejettera pas pour cela d'emblée l'hypothèse de la glycosurie, car on sait que sous l'influence de la fièvre et des complications locales le sucre peut disparaître momentanément de l'urine des diabétiques.

Traitement. — En cas de gangrène diabétique, on doit tout d'abord instituer le traitement général diététique et médicamenteux de la glycosurie. Localement s'il s'agit d'accidents limités et bénins, on appliquera les divers topiques que nous avons indiqués pour le traitement de la gangrène en général; mais si la maladie affecte une marche progressive, il ne faut pas s'attarder aux petits moyens; l'intervention du chirurgien s'impose et l'opération précoce suivie de précautions antiseptiques rigoureuses pourra seule arrêter le progrès du mal et sauver le malade.

GANGRENE FOUDROYANTE DES ORGANES GÉNITAUX

GANGRÈNES GÉNITALES EN GÉNÉRAL. — Les organes génitaux sont une des régions où se localise le plus souvent la gangrène. Presque toujours *secondaire*, elle s'y montre sous l'influence d'une maladie générale, telle que le diabète (1), la fièvre typhoïde, l'influenza (2), ou bien à l'occasion d'une lésion locale traumatique ou inflammatoire comme la circoncision, le paraphimosis, le chancre mou (3); il n'est pas rare non plus de la voir survenir au cours des infections urinaires.

Parmi les formes *primitives* nous devons mentionner la gangrène nosocomiale, caractérisée par sa marche aiguë fébrile et par la formation d'une couenne pseudo-membraneuse au-dessous de laquelle se creuse une ulcération plus ou moins profonde. Matzenauer (4), qui a étudié et observé une série de cas de ce genre a trouvé régulièrement dans les fausses membranes et dans le

(1) VAQUEZ, *Ann. de dermat.*, 1887, p. 457. — CRISAFULLI, *Rif. med.*, 1894, p. 458.
(2) BÜNGNER, *Intern. klin. Rundschau.*, 1891, n° 28. — DEVRIENT, *Saint-Petersb. med. Woch.*, 1892, n° 22.
(3) BALZER, Gangrène des organes génitaux. *Méd. mod.*, 1893, n° 55.
(4) MATZENAUER, Congr. de dermat. Paris, 1900. *Bull. méd.*, 1900, n° 72. — *Arch. f. Dermat. und Syph.*, Bd. LV, p. 67.

pus un bacille spécial anaérobie qu'il a pu cultiver et qui paraît être l'agent pathogène spécifique de cette affection.

GANGRÈNE FOUDROYANTE DES ORGANES GÉNITAUX. — C'est à Fournier (1) qu'on doit la première description de ce type morbide; ses élèves (2), après lui, en ont complété l'étude. On trouve en outre, publiées sous des noms divers tant en France qu'à l'étranger (3), un certain nombre d'observations de faits cliniques absolument analogues. Grâce à ces documents très concordants il est possible de faire de la maladie une description précise.

Étude clinique. — *Début.* — La gangrène foudroyante n'est pas à proprement parler une affection primitive. Elle le paraît souvent parce que les lésions vraiment initiales sont si minimes et de si courte durée qu'elles passent presque toujours inaperçues; mais en réalité, si l'on interroge avec soin le malade, on arrive à se convaincre que, avant l'entrée en scène des grands accidents, il existait déjà à la région génitale un peu de rougeur, une cuisson légère; si l'on fait un examen très précoce de la verge et du scrotum, on découvre dans quelques cas une petite plaie cutanée, une éraillure de la muqueuse qui a été la porte d'entrée de l'infection; la rougeur qui l'entoure est parfois limitée par un bord un peu saillant et l'on peut même voir partir de cette plaque érythémateuse une traînée rouge caractéristique. A ces symptômes, il est impossible de méconnaître la nature de la naladie : il s'agit d'une lymphangite ou d'un érysipèle au début. Toutefois on observe rarement cette première phase de l'affection, car les symptômes subjectifs sont tellement insignifiants que le malade ne se préoccupe nullement de son état et ne songe pas à demander un conseil médical. Mais voilà que tout d'un coup il est pris de malaise, de céphalée, de fièvre; il frissonne, il a des nausées ou des vomissements; en même temps le chatouillement qu'il ressentait à la verge se change en une vive cuisson. La rougeur augmente; en quelques heures le fourreau tout entier est envahi; le prépuce très œdématié ne peut plus découvrir le gland : par l'orifice étroit de ce phimosis inflammatoire s'écoule une sécrétion balanique purulente, fétide : le pénis prend l'aspect d'un boudin rouge livide, ou celui d'un battant de cloche

Période d'état. — Cet état va s'aggravant pendant vingt-quatre à trente-six heures; puis il apparaît sur la verge une ou deux phlyctènes, à contenu roussâtre, qui s'étalent, se confondent et se rompent; ou bien il se fait d'emblée sur la nappe érythémateuse une ou plusieurs plaques nécrotiques,

(1) A. FOURNIER, Gangr. foudr. de la verge. *Semaine méd.*, 1883, p. 345; 1884, p. 69.

(2) LALLEMAND, Thèse de Paris, 1884. — ÉMERY, Thèse de Paris, 1896. — Voir aussi JALAGUIER, Thèse de Paris, 1880. — BONNIÈRES DE LA LUZELLERIE, Thèse de Lille, 1887. — TAURIN, Thèse de Paris, 1889. — DANEL, Thèse de Toulouse, 1899. — FOURRÉ, Thèse de Paris, 1899.

(3) ALLEN, Gangr. du scrot. *Journ. of cutan. and genit.-urin. diseases*, 1894. — VOLTERRA, *Comment. clin. delle mal. cut. e genito-urin.*, 1893. — RONA, Érysip. gangr. du pénis. *Arch. für Dermat.*, 1896, Bd. XXXIV, p. 397. — ORLOWSKI, Gangr. spont. du pénis, analysé in *Monatsh. für pract. Dermat.*, 1886, p. 91. — KRAUSE, in *Monatsh. für pract. Dermat.*, 1886. — SORGO, *Wiener klin. Woch.*, 1898, n° 49.

violacées, froides, insensibles. D'après Emery, les eschares se localisent de préférence à la face dorsale de la verge, au niveau de la base du prépuce; elles sont légèrement déprimées, d'un rouge foncé, verdâtres, puis noires, ou bien jaunes grisâtres et même tout à fait blanches : chez deux nouveau-nés observés par Brun [1], elles avaient cette blancheur de lait déjà signalée par Jalaguier, et qui répond au type de la *gangrène blanche* de Quesnay. Cette variété de coloration des plaques mortifiées tranchant sur la rougeur périphérique et sur le ton rosé des îlots de peau restée saine donne à toute la région une apparence bigarrée singulière : Leloir comparait la verge d'un de ses malades à une banane trop mûre; dans un cas de Fournier le scrotum était noir comme si on l'eût trempé dans l'encre.

Sur tous les points envahis, la peau est suintante et l'épiderme se détache par lambeaux. Souvent l'inflammation empiète sur les cuisses et l'abdomen et y produit soit une nappe de rougeur diffuse avec ou sans bourrelet saillant, soit des traînées d'angioleucite qui peuvent même çà et là se gonfler en petits abcès. La tuméfaction des ganglions inguinaux est à peu près constante.

A cette période d'état les phénomènes généraux redoublent d'intensité : la fièvre, violente, atteint 40 degrés; le pouls est rapide, la langue sèche, le malade est en proie au délire ou plongé dans la stupeur.

Complications. — Des complications peuvent aussi survenir : une des plus fréquentes est le *purpura* sous forme de petites pétéchies, ou de larges plaques ecchymotiques. Fournier l'a vu chez trois malades sur cinq, et le considère comme caractéristique de cette forme morbide. L'*érysipèle* franc ou bronzé [2] peut aussi accompagner la gangrène : cette coïncidence est d'une importance considérable au point de vue étiologique.

On peut voir encore des *phlegmons*, des *eschares* de décubitus, comme dans tous les états infectieux graves, enfin et surtout des *localisations pulmonaires* en particulier de la *broncho-pneumonie.*

Terminaison. — Du fait des accidents gangreneux eux-mêmes ou des complications intercurrentes, le malade peut succomber; mais bien plus souvent l'affection se termine par guérison. Au bout de 5, 6, 8 jours, alors que les phénomènes généraux et locaux sont à leur apogée, brusquement le processus s'arrête : la fièvre tombe, l'état général s'améliore, les eschares se limitent, le sillon se forme, les parties sphacélées s'éliminent, les surfaces ulcérées bourgeonnent et se cicatrisent. Au moment de la chute des eschares il peut se faire encore des hémorragies par érosion des petits vaisseaux du prépuce; Verchère [3] a même observé une hémorragie uréthrale.

Des portions considérables de tégument peuvent être nécrosées : parfois le scrotum tombe tout entier, et le prépuce peut être complètement détruit. Mais, en règle générale, les eschares sont superficielles, et la peau seule est mortifiée; aussi comprend-on que dans cette région où le tissu cellulaire sous-

(1) FOURRÉ, Thèse de Paris, 1899.
(2) ÉMERY, Thèse de Paris, 1896, observ. III, XI, XV, et RONA, *loc. cit.*
(3) VERCHÈRE, *France méd.*, 1886; et Thèse ÉMERY.

cutané est d'une extrême laxité, les pertes de substance se comblent avec une surprenante facilité. Le gland lui-même, qui peut être plus ou moins mutilé, se restaure d'une façon suffisante. Dans les cas exceptionnels où les corps caverneux sont atteints, il subsiste des déformations, des rétractions gênantes, mais elles s'atténuent dans la suite, et ne paraissent pas avoir jamais compromis d'une façon irrémédiable les fonctions de l'organe. Toute cette phase de réparation est ordinairement assez rapide, et entre quinze jours et deux mois à partir du début des accidents les malades sont complètement guéris.

Étude pathogénique. — *Conditions étiologiques.* — La maladie s'observe à tous les âges, mais elle est surtout fréquente dans la jeunesse, à l'âge de la plus grande activité sexuelle, entre dix-huit et vingt-cinq ans. Quelques faits concernent cependant de très jeunes enfants (1), et même des nouveau-nés (2). Le sexe masculin est à peu près exclusivement atteint.

Presque toujours il s'agit de sujets sains, sans tare; on ne trouve dans leurs antécédents ni cachexie ni maladie chronique; dans aucun cas la gangrène n'est apparue au cours d'une maladie aiguë quelconque : on a donc affaire à une infection tout accidentelle, frappant l'organisme en pleine vigueur et sans prédisposition. Jalaguier (3) cependant admet l'influence favorisante du froid, des grands hivers, et Brun (4) pense que le rôle de l'alcoolisme n'est pas négligeable. En tous cas la notion de *contagiosité* doit être retenue : elle n'a pas été démontrée directement il est vrai, mais l'observation faite par Martel (5) d'une petite épidémie de six cas presque simultanés dans la même localité, la rend au moins très probable.

Si le mode de transmission du germe nous échappe presque toujours, la porte d'entrée est, au contraire, facile à retrouver. Chez les jeunes enfants, c'est à l'occasion d'une irritation des téguments par l'urine, d'un érythème de la région péri-génitale, d'un intertrigo des plis péno-scrotal ou génito-cruraux qu'apparaissent les accidents.

Chez les adultes, dans la grande majorité des cas, la gangrène éclate à la suite d'une excoriation du gland, du prépuce, ou du sillon balano-préputial; cette excoriation peut être simple, traumatique, ou bien inflammatoire, et compliquée de balano-posthite; souvent elle a pour cause première un coït, surtout un coït anormal, excessif, violent ou difficile en raison de circonstances défavorables diverses : station debout, en plein air, étroitesse de l'orifice vulvaire, etc....

Quelquefois il s'agit d'une petite écorchure par grattage au cours d'un eczéma prurigineux, comme dans une observation de Gosselin (6), ou d'une éruption ecthymateuse, comme dans un cas de Fournier (7).

(1) NEUHAUS, *Monatsh. für pract. Dermat.*, 1894, Bd. I, p. 268.
(2) FOURRÉ, Thèse citée.
(3) JALAGUIER, *loc. cit.*
(4) BRUN, *Dict. encyclop. des sc. méd.*, article PÉNIS.
(5) MARTEL (de Saint-Malo), *Sem. méd.*, 1885, p. 109.
(6) ÉMERY, Thèse citée.
(7) *Ibid.*

Bactériologie. — L'hypothèse d'une lymphangite à évolution gangreneuse, basée sur les caractères objectifs de l'affection à son début, et sur l'apparition fréquente de l'érysipèle au cours des accidents gangreneux, est confirmée par les résultats des examens bactériologiques.

Sabouraud, chez un malade de Fournier (¹); Pellizzari, chez un malade de Volterra (²), ont trouvé dans le pus des ulcérations un streptocoque très virulent. On est donc autorisé à affirmer que la gangrène foudroyante n'est autre chose qu'une lymphangite ou, plus exactement, un érysipèle gangreneux, et que son agent pathogène est le streptocoque de Fehleisen. Il reste à expliquer la cause de cette modification des aptitudes pathogènes habituelles du streptocoque et, comme on ne peut arguer de la qualité du terrain à propos d'une affection qui frappe surtout des sujets jeunes et bien portants, on est amené à se demander si la gangrène ne serait pas le résultat de l'association au streptocoque d'un autre agent pathogène, ou seulement d'un saprophyte capable d'exalter par symbiose la virulence du streptocoque. C'est là un point qui appelle de nouvelles recherches.

Pronostic. — Le pronostic, toujours sérieux puisque la vie même du malade est en danger, est cependant plutôt favorable si l'on considère que la guérison est la règle, qu'elle se fait rapidement, et que les accidents locaux n'aboutissent pour ainsi dire jamais à des mutilations irréparables (³).

Diagnostic. — Le diagnostic, facile à la période d'état, est basé sur la soudaineté du début de la gangrène, sur son apparente spontanéité, sur son extension rapide, sur la coïncidence du purpura ou de l'érysipèle, enfin sur l'absence de toute lésion organique antérieure capable d'expliquer les accidents.

Traitement. — L'origine streptococcique probable de l'affection autorise l'essai du sérum de Marmorek. En dehors de cette indication particulière, le traitement général consistera surtout dans l'administration des toniques : quinine, alcool et opium. Localement on appliquera des cataplasmes ou compresses antiseptiques, de sublimé, de permanganate de potasse, de chloral, de formol, etc. A. Fournier préconise les grands bains prolongés pendant deux ou trois heures. Mais ces moyens ne suffisent pas toujours; en raison de sa nature éminemment inflammatoire, la gangrène foudroyante est souvent justiciable de l'intervention chirurgicale : les incisions au bistouri, ou mieux au thermocautère, sont nécessaires pour évacuer les collections purulentes : elles réussissent même parfois, en diminuant l'infiltration et la tension des téguments, à arrêter l'extension du processus et à circonscrire les lésions.

(¹) ÉMERY, Thèse citée.
(²) VOLTERRA, *loc. cit.*
(³) Cependant dans l'observation de Rona il paraît y avoir eu atrophie consécutive au moins partielle des testicules (*loc. cit.*).

[*P. DÉHU.*]

GANGRÈNES INFECTIEUSES DISSÉMINÉES DES ENFANTS

GANGRÈNES INFANTILES EN GÉNÉRAL. — Par leur étiologie, aussi bien que par leurs allures cliniques, les gangrènes des enfants diffèrent notablement de celles des adultes. Dans le jeune âge, en effet, les lésions vasculaires étant exceptionnelles, la gangrène ne prend que rarement la forme massive et n'a aucune prédilection pour les extrémités; par contre on observe assez fréquemment chez les enfants des affections nécrotiques dont les foyers souvent multiples intéressent d'une façon exclusive, ou du moins prédominante, la peau et le tissu sous-cutané, et qui par leur mode de développement et leurs symptômes donnent l'impression d'affections d'origine externe et microbienne. Tantôt elles constituent manifestement une complication purement locale de lésions cutanées préexistantes, telles que l'impétigo, l'eczéma, l'intertrigo, les ulcérations de toute origine; tantôt, au contraire, elles apparaissent avec un cortège de symptômes généraux tels qu'on ne peut mettre en doute leur origine septicémique. Entre ces deux types extrêmes, viennent se ranger toute une série de faits intermédiaires dont la nature exacte n'est pas toujours facile à préciser. On voit par là quelle variété d'aspect, d'évolution et de gravité peuvent présenter les nécrodermies infantiles. Toutefois un caractère commun rapproche toutes ces formes diverses, c'est qu'elles ne se développent en général qu'à la faveur d'une débilitation préalable de l'organisme. Elles atteignent presque exclusivement des enfants mal tenus, mal nourris, entachés de syphilis héréditaire, de tuberculose ([1]), de rachitisme ([2]) ou momentanément affaiblis par une maladie

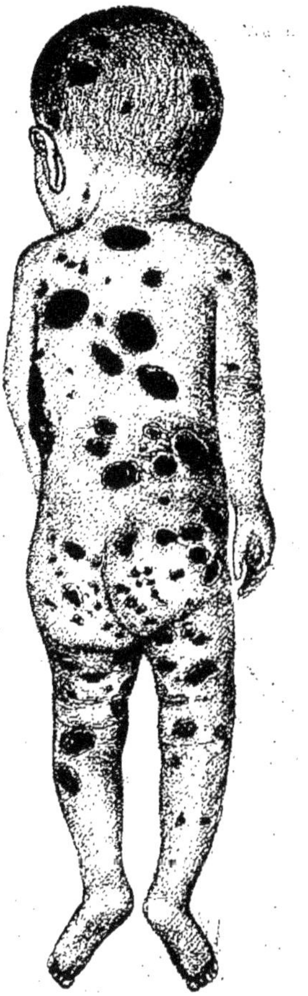

FIG. 129. — Éruption gangreneuse consécutive à la vaccination. (J. Hutchinson, *Medico-chirurgical Transactions*, vol. LXV, 2ᵉ série, Pl. I).

([1]) BARLOW, *Lancet*, 1881.
([2]) CROCKER, *Diseases of the skin*, article SPHACELODERMA.

aiguë. Aussi peut-on dire que, sauf quelques faits exceptionnels (1), presque toutes les gangrènes infantiles sont des gangrènes cachectiques.

Gangrènes infectieuses disséminées. — **Historique**. — Parmi les nécrodermies de l'enfance, il est une forme particulièrement intéressante et qui a été l'objet dans ces dernières années d'assez nombreux travaux, nous voulons parler des gangrènes infectieuses disséminées. Ce type clinique a été dégagé du chaos des gangrènes infantiles et décrit pour la première fois par O. Simon (2), puis par Eichhof (3), sous le nom de « gangrène multiple cachectique de la peau ». D'autre part, en Angleterre divers auteurs, et entre autres Hutchinson, Stokes, Abercrombie, Barlow publièrent, sous le nom de « varicelle gangreneuse », des faits de gangrène disséminée de la peau; mais ils reconnurent bientôt que la même affection pouvait s'observer en dehors de la varicelle (4), et Crocker (5), en conséquence, substitua au nom de varicelle gangreneuse celui plus compréhensif de *Dermatite gangreneuse des enfants*.

En France des observations analogues ont été publiées, surtout par Hutinel et ses élèves (6), sous les noms divers de *gangrène multiple*, *echtyma térébrant infantile*, *echtyma gangreneux*, etc....

Tous ces faits sont, en somme, non pas identiques mais analogues et comparables entre eux, et ils présentent assez de traits communs pour justifier leur réunion dans une même description.

Étiologie. — Outre les conditions étiologiques générales dont nous avons déjà fait mention, on retrouve souvent à l'origine des gangrènes disséminées certaines affections qui semblent créer un état de réceptivité spéciale; citons notamment les fièvres éruptives, varicelle, vaccine, rougeole; le purpura hémorragique (7), l'érythème noueux (8), etc....

Dans d'autres cas, la maladie peut apparaître tout à fait spontanément chez un sujet bien portant et sans être précédée d'aucune autre manifestation morbide; exceptionnellement elle peut se montrer sous la forme épidémique comme Demme en a rapporté un exemple.

Elle n'atteint en général que les très jeunes enfants; sur 23 observations réunies par Crocker on compte 14 malades au-dessous de un an, 6 au-dessous de deux ans, 3 au-dessous de trois ans. Le sexe féminin semble beaucoup plus prédisposé puisque, sur 12 malades de Crocker, il y avait 10 filles.

(1) La variété décrite sous le nom d'ecthyma térébrant paraît frapper assez fréquemment des enfants absolument sains (9 fois sur 15 observations réunies par Gregoriewna Lascoronsky. Thèse de Paris, 1899).

(2) O. Simon, *Arch. für Dermat.*, 1879, Bd XI, p. 394.

(3) Eichhof, *Deutsche med. Woch.*, 1880, n° 34.

(4) Hutchinson, *Med. chir. Trans.*, 1882, p. 1.

(5) Crocker, *Med. chir. Trans.*, 1887, p. 397; et *Diseases of the skin*, art. Sphaceloderma.

(6) Gallois, *Bull. médical*, 1889, p. 1111 et 1123. — Voir aussi Charmoy, Thèse de Paris, 1890. — Caillaud, Thèse de Paris, 1896.

(7) Martin de Gimard, Thèse de Paris, 1888.

(8) Demme, *Monatsh. für. prakt. Dermatol.*, 1887, p. 1107.

[P. DÉHU.]

Étude clinique. — Le début varie suivant que les lésions gangreneuses sont primitives ou secondaires.

Formes primitives. — Quand la maladie est primitive elle se montre sous forme de taches érythémateuses variant de la dimension d'une lentille à celle d'une pièce de cinquante centimes; très rapidement le centre prend une couleur noirâtre, puis il s'y fait un petit soulèvement vésico-pustuleux ou même hémorragique dans les cas graves. Ces vésicules initiales, dans certaines formes observées par E. Besnier [1], siégeaient autour des orifices pilo-sébacés ou des pores sudoripares. La pustule grandit pendant quelque temps entourée de son aréole inflammatoire, souvent elle s'ombilique et prend l'aspect d'une pustule vaccinale, puis elle se dessèche ou se déchire, laissant à nu le derme mortifié sous forme d'eschare sèche, grisâtre ou noire, très adhérente et qui s'agrandit par ses bords; le halo rouge qui l'entoure se change en un sillon purulent qui peu à peu se soulève et décolle l'eschare. Une fois celle-ci tombée, c'est-à-dire en moyenne du huitième au quinzième jour, la lésion ne grandit plus; elle est constituée par une ulcération ronde ou ovale à fond sanieux, bourgeonnant, rouge ou jaunâtre, à bords taillés à pic comme à l'emporte-pièce, souvent décollés par la suppuration qui s'étale au-dessous. La confluence de plusieurs efflorescences peut se faire, et il en résulte des placards à bords festonnés pouvant atteindre l'étendue d'une pièce de cinq francs, de la paume de la main et même davantage. Souvent les ulcérations sont entourées d'une zone œdémateuse.

D'autres fois les éléments gangreneux restent isolés, atteignant, au maximum, la dimension d'une pièce de deux francs. Dans un cas de A. Fournier [2], le dos du petit malade semblait couvert de chancres mous. La profondeur des ulcérations est très variable, quelques-unes peuvent dépasser l'hypoderme et atteindre les muscles et les os, d'autres restent très superficielles, intéressant à peine les couches supérieures du chorion.

Formes secondaires. — Quand la gangrène est secondaire, c'est-à-dire qu'elle apparaît au cours d'une maladie éruptive comme la varicelle ou la vaccine, le début des lésions nécrotiques est moins facile à saisir. Aussi voit-on certains auteurs admettre dans la varicelle gangreneuse la coexistence de deux ordres de lésions distinctes, tandis que d'autres pensent qu'il y a simplement transformation nécrotique des vésicules de la varicelle. Les deux opinions sont également justifiées, car la varicelle gangreneuse peut se présenter sous des formes différentes.

Dans un premier type qui n'est pas rare en France, on voit, au bout de quelques jours, chez des enfants cachectiques, les pustules de varicelle prendre l'aspect gangreneux; chaque poussée vésiculeuse subit à son tour cette modification et tout se passe comme si, sur ce terrain spécial, la varicelle prenait régulièrement et spontanément la forme gangreneuse.

(1) E. Besnier et Doyon, 2e éd. de Kaposi, t. I, p. 437.
(2) Fournier, Obs. de Gastou et Canuet. *Ann. de dermat. et de syph.*, 1896, p. 500.

Dans une autre forme qui semble plus fréquente en Angleterre, les points gangreneux apparaissent en dehors des efflorescences varicelleuses, et les deux espèces de lésions se juxtaposent sans se confondre [1].

Parfois enfin la gangrène n'apparaît qu'au décours de la varicelle, alors que l'exanthème a déjà terminé son évolution.

Dans la forme post-vaccinale, Hutchinson et Crocker ont tous deux observé que les éléments gangreneux débutent sur le membre vacciné, mais que les pustules de vaccine ne subissent elles-mêmes aucune modification.

La *localisation* des lésions est également variable. D'après Crocker, au cours de la varicelle, l'éruption nécrotique se fait sur le cuir chevelu et sur la partie supérieure du tronc. Après la varicelle ou la vaccine et dans la gangrène primitive au contraire, elle apparaîtrait plutôt aux jambes et aux cuisses. E. Besnier et les auteurs français s'accordent à reconnaître pour sièges d'élection : la partie inférieure du ventre et du dos, les fesses, les cuisses; le contact de l'urine et des fèces prépare et aggrave les lésions dans toute cette région. Les localisations oculaires sont assez communes : O. Simon et divers auteurs français ont observé la conjonctivite et même l'iritis.

La *marche* de la maladie présente une certaine régularité, c'est-à-dire que les lésions gangreneuses se font toutes ensemble comme dans une fièvre éruptive et suivent une évolution parallèle; si le processus s'épuise avec la première poussée comme c'est habituellement le cas dans la vaccine gangreneuse, l'affection est de courte durée. Dans la varicelle, au contraire, il se fait des poussées successives à intervalles plus ou moins réguliers de six, sept et huit jours, de telle sorte qu'on peut observer à la fois des pustules, des eschares, des ulcérations, toutes les efflorescences de même âge se trouvant pourtant au même stade de leur développement. Dans ce cas l'affection est prolongée et peut durer des semaines et des mois; plus souvent cependant elle se juge assez rapidement par la mort ou par la guérison.

Les accidents cutanés n'évoluent pas sans que l'état général soit plus ou moins sérieusement affecté. La fièvre est constante, elle peut être intense et dépasser 40°, surtout si les ulcérations de la peau sont étendues; elle apparaît en même temps que l'éruption et parfois la devance. Le pouls est rapide, l'anorexie complète, la langue saburrale, la face bouffie. La diarrhée, les vomissements, la prostration, les douleurs articulaires, parfois les accidents convulsifs complètent le tableau clinique et donnent l'impression bien nette d'un état infectieux grave.

Des *complications* viscérales redoutables peuvent survenir qui hâtent encore la terminaison fatale : c'est quelquefois la broncho-pneumonie, parfois la tuberculose, l'albuminurie, les hémorragies intestinales, enfin la pyémie qu'engendrent les produits putrides qui se résorbent au niveau des surfaces ulcérées. A l'autopsie on trouve des lésions pulmonaires; le foie est gros, le rein congestionné, le sang du cœur noir sépia.

(1) VARIOT et DANSEUX, *Journ. de méd. et de thérap. infant.*, 1894, n° 1.

Quand, au contraire, la maladie évolue vers la guérison, on voit les foyers gangreneux se déterger, la suppuration se tarir, le fond des ulcères se couvrir de granulations de bonne nature et la réparation s'effectuer sur tous les points parallèlement et avec une rapidité surprenante. Il subsiste bien entendu des cicatrices indélébiles.

Bactériologie. — Quelle est exactement la nature de la maladie ?

Étant donnés ses allures cliniques, son début brusque, son évolution presque cyclique, étant données la dissémination des lésions, la nature éminemment infectieuse des lésions viscérales que l'on trouve à l'autopsie, il n'est guère douteux qu'il ne s'agisse d'une maladie générale d'origine microbienne. Mais quel en est l'agent pathogène ? On a successivement incriminé un trichophyton (1), des microcoques (2), des streptocoques (3), des staphylocoques (4), un bacille (5); mais ces résultats sont trop disparates pour être probants et il semble qu'on ait eu affaire plutôt dans ces cas à des microbes banaux d'infection secondaire. L'étude bactériologique des gangrènes infantiles n'est pas en effet aussi simple qu'elle peut le paraître ; ainsi Veillon qui a eu l'occasion d'examiner la sérosité de pustules gangreneuses à leur début a constaté que les bactéries y fourmillent, mais il n'a pu en obtenir la culture.

Il est cependant une espèce microbienne dont le rôle pathogène paraît assez vraisemblable ; nous voulons parler du bacille pyocyanique que plusieurs observateurs (6) ont trouvé dans des cas d'infection générale avec lésions ulcéreuses de la peau. D'après les travaux de Hitschmann et Kreibich (7), le bacille pyocyanique serait capable de déterminer chez l'enfant sain une septicémie caractérisée surtout par des lésions hémorragiques et nécrotiques de la peau et des muqueuses.

En somme, malgré quelques résultats partiels, on peut considérer comme presque nulles nos connaissances sur la bactériologie des gangrènes disséminées et la question est à refaire tout entière.

Pronostic. — Le pronostic de la gangrène infectieuse disséminée est toujours sérieux ; chez les enfants très jeunes (au-dessous de un an), la mortalité d'après quelques auteurs atteindrait 50 pour 100. Mais la gravité varie beaucoup suivant la forme de la maladie, suivant le nombre et l'étendue des lésions, suivant l'état de santé antérieur de l'enfant. Les complications viscérales, surtout pulmonaires, sont presque toujours fatales.

(1) Eichhof, *loc. cit.*

(2) Martin de Gimard, *loc. cit.*

(3) Beaudouin et Wickham, *Ann. de dermat.*, 1888, p. 805.

(4) Caillaud, Thèse citée. — Gastou et Canuet, *Ann. de dermat. et syph.*, 1896, p. 597.

(5) Demme, *loc. cit.*

(6) Ehlers, 2 cas d'ecthyma térébrant. *Ann. de dermat.*, 1891, p. 795. — Neumann, *Archiv für Kinderheilkunde*, 1890. — Œttinger, *Sem. méd.*, 1890, p. 385. — Triboulet, Ecthyma ulcéreux. *Presse méd.*, 1897, n° 89.

(7) Hitschmann et Kreibich, *Wien. klin. Woch.*, 1897. — *Arch. f. Dermat.*, 1899, Bd. L, p. 81.

Diagnostic. — L'aspect des lésions est habituellement si caractéristique que le diagnostic s'impose. Dans certains cas on pourrait penser à la *syphilis*, mais l'absence d'infiltration néoplasique à la base des papulo-pustules suffit à faire rejeter cette hypothèse. L'aspect vacciniforme de l'éruption à une certaine période rappelle aussi de très près l'affection décrite sous le nom de *dermatite vacciniforme infantile*, mais dans cette dernière affection il n'y a pas de processus gangreneux et le pronostic est bénin.

C'est surtout avec les autres formes de gangrène que le diagnostic peut parfois être délicat. Le *zona* gangreneux se différencie en général aisément par l'aspect herpétiforme des efflorescences et leur localisation systématisée. Les *ulcérations* compliquées de *gangrène locale* sont le plus souvent uniques ou peu nombreuses; ce sont des lésions quelconques auxquelles, à un moment donné, s'est surajoutée la gangrène : mais il ne se fait pas dans ce cas, comme dans la gangrène disséminée typique, une véritable éruption d'éléments propres à évolution nécrotique; enfin le processus n'a pas la même marche aiguë ni le même caractère cyclique. Toutefois ces caractères différentiels ne se présentent pas toujours avec une netteté suffisante et il est alors extrêmement difficile de discerner s'il s'agit d'une lésion primitivement locale ou au contraire d'une infection généralisée d'emblée comme paraît l'être dans ses formes typiques la gangrène infectieuse disséminée.

Traitement. — Le traitement doit s'adresser à l'état général et à l'état local; on s'efforcera de maintenir l'enfant dans des conditions convenables d'hygiène et de propreté, on lui donnera des toniques, de la quinine, un peu d'alcool. Localement on nettoiera soigneusement les surfaces ulcérées avec des solutions antiseptiques non irritantes. Les bains de sublimé à 1 pour 10000 peuvent être utiles, mais il faut se méfier des accidents d'intoxication. On saupoudrera les plaies d'iodoforme, de naphtol, d'aristol, etc., et on les recouvrira de pansements occlusifs fréquemment renouvelés. Enfin quelquefois on interviendra pour détacher les eschares, vider les clapiers purulents, éliminer des lambeaux mortifiés ou régulariser la réparation des pertes de substance.

GARAPATES. — Les garapates (Carapatos du Brésil) sont des parasites du chien, transmissibles à l'homme, et très voisins des *ixodes*.

Voir l'article : *Dermatozoaires*, t. I, p. 843.

GERÇURE. — Voir l'article ci-après.

[P. DÉHU.]

GERÇURE.

Par **BARTHÉLEMY**.

GERÇURE

Définition. — On appelle *gerçure* une plaie de la peau ou des muqueuses, étroite et mince, sorte d'incisure, pénétrant droit à travers l'épiderme ou l'épithélium et atteignant le derme qui peut être ou simplement entamé ou complètement intéressé.

Symptômes. — On imagine généralement la gerçure sous l'aspect d'une fine lésion linéaire ou hémicerclée courbée en forme de C ; c'est en effet la forme habituelle ; mais la gerçure peut être ponctiforme et unique, semi-lunaire ou multiple, irrégulièrement disposée ou méthodiquement rayonnée ; car la forme de l'*éraillure épidermo-dermique* varie avec sa localisation ; il importe du reste modérément que la gerçure soit ponctiforme comme l'*envie péri-unguéale* ; qu'elle soit fente, fissure ou crevasse, selon les degrés de sa durée ou de sa profondeur, ou encore suivant sa localisation, la lésion cutanée reste avec la même valeur et la même portée ; ce n'est là qu'affaire de degré ou de forme ; mais non de nature : la fente est une gerçure minime, l'éraillure et la fissure sont déjà plus marquées ; la crevasse est plus étendue et plus profonde que la gerçure commune ; mais aucune de ces petites plaies n'est simple ; toutes sont infectées, qu'elles soient aiguës et passagères ou chroniques et durables. Celles-ci se produisent presque instantanément ; celles-là se développent lentement.

Donc, la forme, la profondeur, l'intensité, la durée des gerçures sont de simples modalités cliniques propres à chaque variété de gerçures et plus en rapport avec leur localisation qu'avec leur nature. Ce qui domine toute la question des gerçures dans l'actualité médicale, c'est la *notion moderne de la porte d'entrée* ; c'est la rupture d'un enduit protecteur et la possibilité fournie aux germes extérieurs de s'introduire dans l'organisme et d'y trouver, soit un repaire, soit un milieu favorable à leur développement : donnée que les anciens cliniciens avaient pressentie lorsque, faisant allusion au tétanos et à l'érysipèle, ils déclaraient que « toute ouverture à la peau était une entrée à la mort ».

Il faut tenir compte de ce fait que la dénudation de la gerçure se produit dans les couches où l'épiderme et le derme sont doués de la plus parfaite propriété d'absorption et de la plus exquise sensibilité ; de là, non seulement la facilité des infections, depuis l'impétigo, la lymphite et la tourniole, jusqu'à la vaccine et la syphilis ; mais de là aussi cette douleur parfois si vive et durant trois ou quatre jours au moindre contact ou au moindre mouvement, douleur si disproportionnée avec une lésion de si minime apparence, comme on l'observe parfois dans l'*envie* ou dans de simples gerçures péri-unguéales, comme dans les minces fissures qui amènent le vaginisme ou les contractures ano-rectales.

Ces douleurs gênent les fonctions, surtout quand elles siègent dans les régions mobiles, telles que la région médiane des lèvres par exemple : Chaque fois que s'entr'ouvre la bouche, soit pour l'alimentation, soit pour la parole ou le sourire, la douleur reparaît, accompagnée parfois de déchirure des tissus, et par suite de l'augmentation en profondeur de la crevasse, dont la durée est toujours ainsi prolongée. Un peu de sang peut s'écouler qui se mêle ensuite à la sérosité simple ou purulente pour former une croûtelle. Il peut en résulter une cicatrice indélébile.

Pathogénie. — Si l'on observe comment se forme une gerçure, on se rendra facilement compte que c'est toujours dans les plis tégumentaires normaux, que ce soit au doigt, à la main, au poignet ou à la lèvre, dans ce lobule médian si souvent atteint chez les sujets lymphatiques que la présence d'une gerçure chronique ou de la cicatrice linéaire consécutive est, non sans raison, considérée comme un signe de lymphatisme au même titre que l'hypertrophie de la lèvre, que la déchirure du lobule par la boucle d'oreille ou que l'excessive étendue des cicatrices vaccinales. Dans ce dernier cas, la gerçure d'inoculation a pu sans doute être ensemencée de micro-organismes associés qui ont rendu très lente la cicatrice ; mais il ne faut pas oublier que toujours dans ces cas l'évolution se fait sur des chairs molles et gonflées de lymphe, milieu favorable au développement de tous germes.

Supposons qu'un exercice inaccoutumé, la marche avec une chaussure trop étroite pour les plis des chaussettes, ait produit une ampoule au talon comme fait le canotage pour la région palmaire. Quand la bulle a crevé et qu'a disparu la pellicule épidermique, la plaie est à vif, comme on dit; que le patient fasse quelques mouvements brusques, alternatifs de flexion et d'extension, une fissure ne tardera pas à apparaître sur la surface cruentée, mais cette fissure sera toujours creusée dans un pli normal; dès lors, la gerçure est constituée, qui ne tarde pas à s'infecter, à s'approfondir, à se perpétuer et à subir la lente réparation que nous avons signalée.

Supposons qu'à l'un des doigts, autour de l'ongle, plusieurs *envies* se soient développées, comme on voit souvent chez les dégénérés ou chez ceux dont la peau dystrophiée est dépourvue de l'élasticité normale; supposons que, comme il n'est pas rare de l'observer chez les aliénés, chez les onycophages, ces lésions minimes se fusionnent, soit par simple voisinage ou bien parce que le froid ou une humidité régionale persistante a créé une crevasse linéaire, profonde mais étroite, qui réunit lesdites envies les unes aux autres ; là encore, la gerçure se produit et devient l'étroite plaie, qui, si minime soit-elle, va durer, brèche ouverte, restant béante pour recueillir tous les germes qui séjournent habituellement dans les sillons péri-unguéaux, lymphites, suppurations simples, tournioles, abcès, etc. Que cette lésion existe sur le doigt

[BARTHÉLEMY.]

d'un étudiant en médecine, qu'elle soit infectée dans une autopsie, des accidents graves pourront se produire; d'autres fois, l'infection sera locale et il s'ensuivra un tubercule anatomique. Si c'est le médecin qui est atteint de cette minime lésion digitale, il pourra s'infecter professionnellement, par exemple en touchant une femme atteinte de syphilides ou de chancrelles.

Considérons d'autres régions et voyons ce qui se passe sur un prépuce où l'urine diabétique a produit une corde inflammatoire formant une coarctation au-devant du gland. Que l'on cherche pour découvrir ce gland à dilater ce prépuce resserré, on verra dans chaque pli une fissure se former; si la traction continue, toutes ces fissures s'accentuent comme on voit se fendiller un caoutchouc durci, et de chacune de ces crevasses jaillit une gouttelette de sang pur. Ailleurs la gerçure ouvrira la porte au germe kéloïdien; ici à la pyodermie. D'autres fois, c'est à la langue que se montrent les fissures, soit entre les lésions de la face dorsale, toujours dans les plis normaux ou hypertrophiés, soit sur les régions latérales où l'on voit une série de fines gerçures parallèles comme si l'on y avait donné une succession de petits coups de canif.

Complications et pronostic. — Nous examinerons du reste plus loin les gerçures dans leurs diverses localisations. Nous ne les considérons encore que dans leurs caractères généraux. Il ne suffit pas que la porte d'entrée soit créée, il ne suffit pas que l'ensemencement soit réalisé et gardé; il faut encore que le terrain fournisse le milieu favorable au développement du germe et que celui-ci rencontre les conditions nécessaires à sa pullulation. Qu'un organisme soit débilité par le diabète ou préparé par la rougeole, la crevasse, selon ses localisations, favorisera le développement de l'infection, par exemple, tuberculeuse, typhique, gangreneuse ou érysipélateuse, certains germes affectionnant tel ou tel état diathésique. C'est encore le terrain qui fait qu'un individu guérit vite et bien toutes ses plaies tandis qu'un autre suppurera pour le moindre *bobo*, comme on entend dire communément.

Outre que certains microbes pathogènes se nuisent réciproquement par leurs toxines, la défense de l'organisme est assurée par les leucocytes, les cellules migratrices, les cellules dites du tissu conjonctif, voire par des sécrétions spéciales, toutes conditions que ce n'est pas le lieu d'exposer ici. Nous les avons signalées seulement pour indiquer qu'il ne s'agit pas seulement du degré d'état albuminoïde du milieu ou du contact de l'air qui sont nécessaires à la plupart des germes. On sait toutefois que le bacille du tétanos, le vibrion septique de la gangrène gazeuse par exemple, sont des anaérobies; presque tous les germes redoutent la lumière, la grande chaleur, la sécheresse; de là des indications à saisir pour le traitement. De même qu'il faut toujours autant que possible faire d'une plaie qu'elle soit lisse et plate, dépourvue de ces anfractuosités, petits nids de pigeons qui recueillent et protègent les germes.

On sait maintenant que la plupart des microbes de l'air ne sont pas pathogènes et sont pour le plus grand nombre absolument inoffensifs. On sait que c'est le contact direct qui contamine les gerçures comme il infecte les piqûres (charbon) et les plaies; c'est là une constatation dont l'importance est considérable et à l'occasion de laquelle il faut rappeler les noms de Pasteur, de Lister et aussi de Le Fort dont le travail sur les maternités marque une date mémorable; dès 1866, on pouvait y lire cette proposition restée vraie : « Toute suppuration dérive d'une infection », proposition qui s'applique à toute gerçure, laquelle n'est, en général, qu'une *plaie épidermique*, exposée par suite à toutes les complications des plaies.

Bien peu d'organes ou de régions ne sont pas susceptibles d'être atteints pour une raison quelconque, à un moment ou à un autre, de gerçure; de là certaines particularités cliniques qui nous obligent à faire brièvement l'étude des gerçures selon leurs diverses localisations : mains malades, doigts gercés, voile du palais, amygdales, commissures labiales, nasales, palpébrales, régions uréthrales, vulvaires, vaginales, cervicales, mamelonnaires, anales, régions où le coli-bacille guette les moindres plis pour s'abriter. Selon leur siège, les unes sont isolées, uniques, linéaires, incurvées; les autres, multiples et rayonnées. Cela est de médiocre importance, comme le degré de leur profondeur : c'est une simple question de forme; ce qu'il importe bien plus de noter, c'est que chaque gerçure, selon sa localisation, est exposée à un genre particulier d'infection. Qu'il nous suffise ici d'indiquer quelques exemples.

A la bouche, à la lèvre supérieure pour la gerçure du lobule médian comme pour la centrale de la lèvre inférieure, l'infection viendra principalement des nombreux microbes qui pullulent autour des dents, sur des gencives chroniquement et antérieurement atteintes et dans la bouche. Autour des narines, de la moustache, les gerçures sont entretenues par les microbes des fosses nasales; tous parasites éclos à la faveur du milieu favorable diathésique, héréditaire ou acquis, lymphatique ou diabétique [1]. A l'anus, au contraire, la gerçure sera infectée de préférence, non exclusivement, bien entendu, par le coli-bacille; il peut s'y produire aussi, grâce à la possibilité d'inoculation créée par la gerçure, l'éclosion de germes divers en rapport avec l'état général du sujet, tuberculome, épithélioma, etc. Les germes plus banaux y sont du reste permanents dans ces régions, à cause de la chaleur et surtout de l'humidité, qui constituent les conditions les plus favorables au développement des ferments et des micro-organismes. C'est ce qu'on observe encore à la vulve où le sébum, milieu où prospèrent les germes les plus variés, est abondant et incessamment renouvelé, et où se complaisent notamment les végétations, les folliculites et le molluscum contagiosum. Aux mains, la sueur froide, la moiteur permanente favorisent le développement des germes. Aux régions génitales, les germes subissent plus souvent l'influence du gonocoque, ou mieux des germes divers qui se sont multipliés et introduits à *l'occasion* ou à *la suite* du gonocoque. Rappelons qu'à la vulve, au prépuce, à l'anus, les

[1] Voir l'article *Diabétides*, t. I, p. 902.

gerçures sont souvent rayonnées, récidivantes ou chroniques, et qu'en général, dans toutes les commissures ou régions mobiles, les mouvements alternatifs de dilatation et de rétraction font un véritable obstacle à la guérison durable et complète des gerçures. Celles-ci sont également entretenues par le froid, par l'humidité locale et par les liquides irritants.

Traitement général. — Les données qui précèdent sont applicables à toutes les gerçures de tous ordres et de tous lieux; d'où il résulte qu'il faut toujours penser à modifier le terrain et combattre la maladie principale ou supprimer la cause directe irritative spéciale : c'est ainsi qu'il faut cesser l'usage des agents irritants, tels que le sublimé ou l'acide phénique dans l'antisepsie chirurgicale des mains, ou simplement faire disparaître l'humidité, comme on voit en hiver, aux régions de la flexion, pour le poignet souvent mouillé d'eaux grasses et *jamais bien essuyé* de certaines cuisinières. De même faut-il agir contre d'autres gerçures qu'on pourrait presque qualifier de professionnelles, entre autres celles des nourrices; ou encore contre celles si fréquentes de la fourchette, chez certaines vieilles prostituées. Notons en passant que ces dernières lésions fréquemment observées à Saint-Lazare, par exemple, guérissent par les effluves de haute fréquence, alors que les antiseptiques, même le bienfaisant iodoforme et la résorcine, restent impuissants et que les caustiques les meilleurs, nitrate d'argent, teinture d'iode, chlorure de zinc, perchlorure de fer, tartrate ferrico-potassique, acide chromique, acide nitrique, galvanocaustique, etc., sont plutôt irritants.

S'il s'agit de diabète ou d'arthritisme, il faut prescrire le régime azoté et le bicarbonate de soude à haute dose; s'il s'agit d'un syphilitique, il faut administrer plutôt le mercure que l'iodure de potassium. Si on doit combattre le lymphatisme, on prescrira l'arsenic, l'huile de foie de morue, l'iodure de fer ou les préparations iodo-tanniques. Si ce sont les fermentations intestinales qui sont en jeu, on prendra l'acide chlorhydrique, la pepsine ou les médicaments qui, ne se dédoublant que dans l'intestin, doivent être administrés sans être associés aux alcalins.

Sublata causa, tollitur effectus; dès lors, il n'y a plus qu'à combattre un accident local plus ou moins tenace, plus ou moins résistant. C'est dans l'examen des diverses conditions où cet examen s'est développé que l'on trouvera les indications du traitement local.

Quand on prononce le mot de *gerçure*, il y a quelques lésions typiques auxquelles on pense immédiatement; ce sont : par ordre de fréquence et de gravité, les *gerçures du sein*, de la *bouche*, des *mains*, de l'*anus*, du *prépuce* et de la *vulve*. Nous exposerons le traitement local par excellence des principales variétés pouvant s'appliquer à toutes les autres.

Traitement local. — 1° *Gerçures du sein.* — Les nourrices primipares en sont généralement atteintes du 5e au 8e jour après les premiers essais de l'allaitement. Elles sont produites par la macération de l'épiderme sous l'influence de la pression et de la salive du nourrisson, ainsi que par le fait de la fermentation du lait. Aussi la gerçure apparaît-elle parfois avant l'allaitement, pendant la grossesse. Des grumeaux de lait sont restés dans les plicatures, à la base du mamelon, et fermentent avec les microbes pathogènes qui y préexistaient, jusque-là impuissants à nuire. Dès lors toute gerçure du sein apparaît comme le premier stade d'une infection; et l'on peut presque dire qu'une femme n'a de gerçure que parce qu'elle est déjà infectée. L'enfant lui-même est infecté, il ne digère pas le sang qu'il tette; de là, méléna, fétidité des selles, fermentations par le coli-bacille et entérite; puis la nutrition se trouble, les staphylocoques et les streptocoques se multiplient, les fesses sont rouges et le terrain est prêt pour la broncho-pneumonie terminale. Les mamelons les plus atteints sont les mamelons courts, rentrés et peu extensibles, c'est pour cela qu'on les observe parfois à chaque allaitement, toujours chez les mêmes femmes : souffrances vives, hémorragies, lymphangites, abcès si redoutés des femmes pour la prédisposition ultérieure au carcinome, et enfin, suppression de l'allaitement; voilà ce que veut dire pour une jeune mère une gerçure négligée du mamelon. La prophylaxie consiste à régler, toutes les 2 heures et demie, les tétées qu'il ne faut pas laisser durer plus de 10 à 15 minutes, et à entretenir une rigoureuse antisepsie de la bouche de l'enfant comme du mamelon de la nourrice. Avant et après chaque tétée, le mamelon et l'aréole seront soigneusement lavés à l'eau tiède bouillie, légèrement savonneuse et alcalinisée soit par le borate de soude (5 grammes par litre), soit par le chlorate de potasse (30 grammes par litre), soit par le permanganate ($0^{gr},25$ par litre d'eau). Après avoir bien asséché la région malade, on appliquera une couche légère de naphtol camphré ou de glycérolé tannique; cela suffit pour tous les cas bénins. Le collodion, pas plus que ses succédanés, n'est à recommander ici; alors qu'il réussit si bien contre les gerçures des doigts, il est trop dur et cassant, si élastique qu'on le suppose, et se décolle pendant les tétées. La succion faite à l'aide des téterelles est presque aussi pénible et tout aussi peu antiseptique que la succion directe négligée. Les compresses humides ne doivent être employées que contre les gerçures étendues, déjà compliquées, ulcéreuses, simulant parfois certaines syphilides. Il faut désinfecter ces plaies en les lotionnant avec le permanganate de potasse ou avec l'oxycyanure d'hydrargyre aux doses de $0^{gr},25$ par litre d'eau bouillie, puis passer au nitrate d'argent au $1/100^{e}$, sécher et poudrer de bismuth, de dermatol ou d'orthoforme. Il faut avoir soin de laver à l'eau bouillie simple avant de faire téter l'enfant. Tarnier conseillait l'application à chaque tétée, autour du mamelon gercé, d'une bague de papier à cigarette, comme Colson avait prescrit l'usage du caoutchouc, de la gutta ou de la baudruche ou encore des plaques de métal souple, plomb, papier d'argent, etc. Le perchlorure de fer au 15e et l'antipyrine à 100 pour 100 sont indiqués quand le sang coule abondamment et facilement. S'il y a douleur vive, on emploiera localement la cocaïne (au 15e) ou l'élixir parégorique; on pourra aussi répondre aux diverses indications qui se présenteront, mais il faut bien savoir que la guérison n'est qu'une affaire de soins.

[*BARTHÉLEMY.*]

L'électrolyse, le nitrate d'argent, l'acide picrique, le sulfate ou le chlorure de zinc, l'hydrargyre, le calomel, la résorcine, l'aristol, le bicarbonate de soude, le bismuth, le tannin, le stérésol, l'orthoforme n'ont pas de vertu spécifique, pas plus que les diverses substances employées sous forme de pulvérisations, comme l'eau oxygénée, ou que les mille variétés de formules, iodoforme, salol, acide salicylique, ratanhia, eucalyptus, iodure de plomb, ciguë, avec lesquelles on traite les gerçures qui accompagnent parfois les lésions malignes du sein.

Les traitements qui viennent d'être énumérés sont d'ailleurs applicables à toutes les sortes de gerçures, d'autant plus qu'il y a lieu parfois de changer ou d'alterner les topiques pour obtenir des résultats plus rapides. Le traitement des autres gerçures pourra dès lors être écourté.

2° *Gerçures de la bouche et des lèvres.* — Il convient d'abord de traiter l'eczéma, la séborrhée, la perlèche, les lésions gingivales et dentaires ou encore le lymphatisme, qui sont les causes premières des gerçures labiales, soit commissurales et symétriques, soit médiane et unique. Il faut encore tenir compte des suites de certaines infections, telles que grippe avec herpès ou fièvre continue avec sécheresse, desquamation, craquelures, fissurations multiples de la muqueuse. Les sujets maniaques, dégénérés ou simplement névropathes, qui sucent ou mordillent leurs lèvres, doivent renoncer à leur habitude comme ceux qui arrachent leurs poils ou qui rongent leurs ongles. D'autre part, la rectification des défectuosités d'implantations dentaires ou même de certaines conformations vicieuses, comme le prognathisme par exemple, doit être recommandée pour la protection des gencives au même titre que les soins de bouche et de dents, surtout chez les enfants malingres, héréditaires, au moment de la dentition, quand la dent, fût-elle de sagesse, fait éclater la gencive, ou chez les diabétiques, dont l'état des dents laisse presque toujours à désirer, ou encore chez les sujets dont la langue est congénitalement et anormalement plissée.

Quoi qu'il en soit, il faut lotionner avec l'ouate hydrophile salolée imbibée d'eau chaude de Vichy ou de Vals, de tilleul, de camomille ou d'eucalyptus, additionnée pour chaque litre de permanganate de potasse (20 centigrammes) ou d'acide borique (30 grammes), ou de borax (5 grammes). On touchera la lésion avec la teinture d'iode morphinée, soit à la solution alcoolique de perchlorure de fer, soit au nitrate d'argent au 1/30e, soit au chloral camphré. Ce n'est qu'ensuite qu'on appliquera la pommade au concombre salicylée au 1/20e, au miel rosat ou à la glycérine, à l'eau de laurier-cerise et au baume du Pérou. La langue doit être savonnée comme les lèvres; l'huile fraîche végétale (20 grammes) additionnée de 10 centigrammes de menthol et de 5 centigrammes de biiodure d'hydrargyre, la glycérine cocaïnée, le naphtol camphré, sont des topiques précieux pour empêcher la dessiccation si pénible de la langue fissurée. L'acide lactique, le sulfocarbol, l'acide chlorhydrique sont indiqués dans les cas rebelles.

3° Entre *les jambes*, dans *les aines*, les gerçures sont vite douloureuses et irritées; la teinture d'iode même doit être employée avec réserve, tandis qu'au périnée et à l'anus elle est bien tolérée. On lotionne à l'eau savonneuse, puis à l'eau phéniquée à 3 pour 100 ou à la solution de nitrate d'argent au 1/100ᵉ; on passe à l'eau blanche (de Goulard), on sèche en épongeant et on couvre d'une poudre inorganique et non fermentescible, telle que le talc porphyrisé ou l'oxyde de zinc. On aura soin, si les gerçures siègent au scrotum, de bien les isoler par une toile fine de la face interne des cuisses. A l'anus, la vaseline iodoformée à 4/30ᵉ, l'onguent populéum, la pommade avec bismuth 4 grammes, oxyde de zinc 2 grammes, calomel ou chloral 30 centigrammes pour 30 grammes de vaseline benzoïnée, rendront les plus grands services.

4° *Gerçures des mains et des pieds.* — Là encore, il faut avant tout assurer l'antisepsie de la région, toujours avec des liquides non irritants, mais plus minutieusement encore s'il s'agit de sujets arrachant leurs ongles ou les envies; car les gerçures se compliquent souvent de tournioles. Le savonnage à l'eau chaude précédera l'application des pommades. La glycérine est toujours le plus adoucissant des topiques pour la peau sèche, brisante et privée de son élasticité, comme il arrive pour les mains ou les pieds. On peut aussi recourir à l'huile végétale fraîche, additionnée ou non de jaune d'œuf, c'est-à-dire de graisse organique, et antiseptisée par 5 pour 100 de goudron, de résorcine ou même d'ichtyol ou de soufre. L'huile de ricin et l'eau de chaux, l'extrait de Saturne, le baume du Pérou, la teinture de benjoin et l'eau de laurier-cerise forment un topique efficace. Il faut traiter les gerçures sous-unguéales et péri-unguéales des onycophages par la teinture d'iode, puis par l'application de légères couches de collodion élastique, résorciné au 1/20ᵉ, plus pratique aux doigts que la baudruche. Au talon, il y a lieu d'appliquer un plastron d'épithème boriqué, ou d'ichtyol et résorcine, qu'il est préférable de ne changer que tous les 4 jours et de conserver par conséquent avec la chaussette adhérente même la nuit. Si des sueurs profuses s'y opposent, on baignera au bichromate ou au permanganate de potasse, puis au bisulfite de soude, et on passera à la glycérine, puis à la poudre. La gerçure latérale et péri-unguéale de l'ongle incarné se trouvera bien ou du perchlorure, ou de l'eau blanche ou du formol; on enveloppe le doigt d'ouate et de gaze. Les engelures se compliquent fréquemment de gerçures parce qu'elles s'infectent facilement de staphylocoques et de streptocoques; il faut recourir au vin aromatique additionné de résorcine au 1/100ᵉ, à la glycérine iodée, à la pommade salicylée et parfois aux lotions de sublimé (0ᵍʳ,25 par litre d'eau), puis à l'onguent styrax. L'infusion de feuilles de noyer est recommandable.

Certaines gerçures sont envenimées (vaccine, érysipèle, syphilis, épithélioma, tubercule anatomique, bacillose, etc.) et doivent être traitées par la fine pointe du galvano-cautère. Oudin a employé avec succès les effluves de haute fréquence contre les *gerçures qui se greffent sur des lésions*, verrues ou plaques de psoriasis ou de lichen, telles les gerçures bien connues des dermatologistes, par exemple celles de la plaque d'eczéma ou de lichen chronique qui siège à la pointe de la coccygienne.

[BARTHÉLEMY.]

GLANDES (*de la peau*). — Pour l'anatomie et la physiologie des glandes cutanées, voir t. I, p. 38.

Un certain nombre de dermatoses, ayant comme substratum principal une lésion ou un trouble des glandes sébacées ou sudoripares, seront étudiées d'ensemble aux articles : *Séborrhée* et glandes sudoripares (voir *Sudoripares*).

GLOSSITE. — Étym. : Γλῶσσα, langue.

La glossite est l'inflammation de la langue.

Celles des glossites, qui concernent la dermatologie proprement dite, sont étudiées à l'article : *Langue*.

GLOSSY-SKIN. — Mot anglais signifiant « peau lisse » et désignant un trouble trophique, décrit par Weir-Mitchell.

Voir l'article : *Trophonévroses*.

GOMMES. — Étym. : *gummi* et κόμμι.

Néoplasies nodulaires pouvant affecter la plupart des tissus. Les gommes de la peau siègent dans les couches profondes du derme ou de l'hypoderme, et ressortissent le plus souvent à la syphilis, dont il n'est pas traité en cet ouvrage, ou à la scrofulo-tuberculose.

Voir l'article : *Tuberculides*.

GREFFES.

Par J. **BAROZZI**.

GREFFES

Étym. : De l'ancien français *greffe* signifiant poinçon à écrire, qui servait aussi à greffer; dérivé lui-même de γράφειν, écrire.

La greffe est une opération qui a pour but de combler une perte de substance cutanée par l'application directe de lambeaux dermiques ou dermo épidermiques, qui se soudent avec la surface sous-jacente préalablement avivée.

GREFFES DERMO-ÉPIDERMIQUES

On connaît deux variétés de greffes dermo-épidermiques : la *greffe de Reverdin* et la *greffe de Thiersch*.

GREFFES DE REVERDIN. — Ce procédé a été imaginé et appliqué, en 1865, par Reverdin (de Genève), qui publia ses premiers résultats en 1869. On le désigne vulgairement sous le nom de méthode des *greffes épidermiques*; cette appellation manque de justesse, puisque, en réalité, l'opération consiste à transplanter de petits lambeaux *libres* comprenant non seulement l'épiderme, mais encore la couche la plus superficielle du derme. La désignation de *petites greffes dermo-épidermiques*, par opposition aux *grandes greffes dermo-épidermiques de Thiersch*, nous paraît être beaucoup plus conforme à la réalité des faits.

La technique de cette petite opération est des plus simples et se trouve à la portée de tous les praticiens. Pour fixer les idées nous choisirons, comme exemple, l'application de ce procédé à un cas d'ulcère variqueux de la jambe.

Si la plaie est en train de bourgeonner franchement, si elle offre sur ses bords un liséré épidermique blanchâtre, enfin, si elle a bon aspect, on peut procéder à l'application des greffes sans autre préparation. Mais, lorsqu'on se trouve en présence de granulations molles, blafardes, gorgées de sérosité, peu vivaces, il est absolument indispensable d'aviver la surface de la plaie au moyen de la curette tranchante, afin de la débarrasser de tous les bourgeons atones qui la recouvrent. Au lieu de la curette, on peut s'adresser aux topiques excitants, teinture d'iode, nitrate d'argent, emplâtre de Vigo, etc. Dès que la plaie se trouvera dans les conditions de vitalité qui permettent de prévoir le succès de l'intervention, on y procède de la manière suivante :

Les petits lambeaux épidermiques, qui serviront à combler la perte de substance, peuvent être recueillis sur une région quelconque des téguments; en général, on les emprunte à la peau de la cuisse. Il va sans dire que l'asepsie la plus minutieuse est de rigueur au cours de la petite opération. Ainsi, après avoir bien stérilisé la partie du tégument que l'on aura choisie, on enfonce la pointe d'une lancette aseptisée dans la peau préalablement tendue entre le pouce et l'index, et on la pousse verticalement jusqu'à un demi-millimètre de profondeur. Couchant alors l'instrument presque parallèlement à la surface cutanée, on le pousse sur une étendue de 3 à 5 millimètres; il suffit alors de le faire basculer sur ses bords et sur sa pointe pour détacher le petit lambeau, que l'on porte sur la plaie où on l'étale, près du bord, en ayant bien soin de l'appliquer par toute sa surface cruentée. On répète cette petite manœuvre un certain nombre de fois, suivant l'importance de la plaie que l'on a à recouvrir. Chaque greffe doit être distante de sa voisine de 2 à 3 millimètres. L'opération terminée, on applique sur la surface criblée de petits lambeaux greffés une feuille de papier d'étain, préalablement stérilisée par l'ébullition, que l'on recouvre d'une couche d'ouate hydrophile maintenue en place par des tours de bande.

Le succès de cette opération dépend des conditions suivantes : 1° asepsie du champ opératoire, des instruments et des mains de l'opérateur; 2° étalement très soigné des petits lambeaux sur la perte de substance; 3° bon état de la surface à recouvrir, qui, au moment de l'application des greffes, doit présenter des bourgeons rosés de bonne nature.

Au bout d'un laps de temps qui varie de 4 à 10 jours, on enlève le pansement et l'on voit que chaque greffe a pris l'aspect d'une petite tache laiteuse, qui s'agrandira les jours suivants en offrant tous les caractères d'un îlot épidermique.

Si la perte de substance est trop considérable, il n'est guère possible d'achever l'opération en une seule fois; mais on y arrive en procédant par séances successives et plus ou moins rapprochées, suivant les exigences de chaque cas.

Si tous les auteurs s'entendent pour proclamer l'utilité et l'efficacité des petites greffes de Reverdin, l'accord cesse d'exister quant au mécanisme de la réparation. Ainsi, tandis que les uns, avec Reverdin, considèrent ces greffes comme de véritables petites autoplasties empêchant la rétraction des cicatrices nouvelles, les autres, et ils représentent la majorité, admettent qu'elles n'agissent qu'en provoquant et en stimulant l'épidermisation des cellules embryonnaires superficielles des bourgeons charnus. Quoi qu'il en soit de ce débat, un fait certain c'est que ces lambeaux greffés hâtent la guérison des plaies et des ulcères et qu'ils diminuent très sensiblement la tendance rétractile de la cicatrice de nouvelle formation.

« La greffe épidermique, disent Forgue et Reclus, est devenue la meilleure ressource contre les cicatrices retardantes et les cicatrices vicieuses; elle abrège la durée de la cutanisation, elle diminue le pouvoir rétractile des tissus inodulaires et s'oppose à la soudure des surfaces granuleuses voisines. Aussi est-elle d'un usage courant pour réparer les vastes plaies bourgeonnantes, pour combler les vrais ulcères de jambe; elle est employée dans le lupus, dans l'épithélioma cutané après l'ablation du tissu néoplasique; enfin, à la suite des autoplasties, la perte de substance laissée par le lambeau d'emprunt est recouverte, séance tenante, par des lanières dermo-épidermiques. »

Il est impossible d'apprécier avec plus de justesse les services que cette méthode peut rendre en chirurgie et en dermatologie pratique.

En terminant, nous rappellerons que les petits lambeaux dermo-épidermiques de Reverdin peuvent être empruntés à la peau du cadavre, à la condition d'opérer très peu de temps après la mort. Girdner a obtenu un succès complet en transplantant, sur une brûlure occasionnée par la foudre, de petits lambeaux recueillis sur la peau d'un cadavre six heures après le décès.

Signalons, enfin, à titre de curiosité, les *greffes cornées*, qui consistent à semer sur la membrane granuleuse des squames et des raclures épidermiques. Cette méthode, préconisée par Hodgen, et par Marc Sée, est, aujourd'hui, abandonnée, « car, comme le disent très bien Forgue et Reclus, les cellules mortes ne peuvent donner le branle à l'épidermisation des bourgeons charnus; si elles ont, parfois, créé des îlots cicatrisants, c'est qu'on avait greffé, par mégarde, de petits débris de la couche malpighienne, éléments vivants indispensables ».

Greffes de Thiersch. — L'idée première de ce procédé appartient, sans contredit, à Ollier; mais c'est à Thiersch que revient le mérite d'en avoir fait une méthode rationnelle et pratique. Tandis que le premier conseillait la transplantation de vastes lambeaux comprenant une grande partie du derme, que l'on appliquait sur les surfaces couvertes de bourgeons charnus, le second montra que le meilleur moyen de prévenir le détachement du lambeau greffé consistait à tailler des transplants minces, intéressant très peu le derme, et de les appliquer sur des plaies dépouillées de leurs bourgeons par l'avivement.

En général, les greffes de Thiersch sont prélevées sur la face antérieure de la cuisse; on les taille avec un rasoir large, long et bien effilé, que l'on manie comme un archet, en ayant bien soin d'entamer la peau dans la moitié de son épaisseur environ; par ce mouvement de va-et-vient, exécuté en descendant, on obtient des lambeaux longs de 5, 10, 15 et même 20 centimètres, larges de 2 à 3 centimètres. On emporte sur le rasoir la lanière détachée et on l'applique sur la plaie, où on l'étale le plus exactement possible à l'aide d'une petite spatule. Dès que la surface à réparer se trouve comblée par un nombre suffisant de lambeaux, on termine l'opération en appliquant sur la plaie une grande feuille d'étain aseptisée, que l'on recouvre d'une couche de coton hydrophile. L'usage des antiseptiques doit être rigoureusement proscrit de cette petite opération; pour éponger, on se servira de compresses stérilisées sèches. Ce qu'il importe de retenir pour le succès de cette intervention, c'est : 1° de tailler des lambeaux minces, intéressant à peine le derme; 2° d'appliquer ces lambeaux sur des surfaces dépourvues de bourgeons charnus, c'est-à-dire fraîchement avivées; 3° de procéder aseptiquement et non antiseptiquement.

AUTOPLASTIE

L'autoplastie est une opération qui consiste à combler une perte de substance cutanée au moyen d'un lambeau de peau saine, emprunté à une région voisine ou éloignée, mais toujours relié au reste du tégument par un pédicule plus ou moins large, qui assure sa vascularisation.

Il existe trois variétés d'autoplastie :

1° *L'autoplastie à la française;*

2° *L'autoplastie à l'indienne;*

3° *L'autoplastie à l'italienne.*

I. Méthode française (Synonymie : *méthode autoplastique par glissement des lambeaux, méthode de Celse*). — Elle permet de réparer les pertes de substance en déterminant le glissement des téguments voisins, préalablement disséqués, libérés et mobilisés, sur une étendue plus ou moins considérable, suivant les cas.

Nous n'avons pas à décrire ici les innombrables procédés dérivés de la méthode primitive. Il nous suffira, pour fixer les idées, de montrer comment on peut réparer une paupière détruite par une lésion lupique. Les figures ci-jointes donnent une notion très exacte du mécanisme de cette réparation (Fig. 130 et 131).

Après avoir circonscrit tous les tissus malades par une incision en V renversé, on fait une seconde incision horizontale, qui part de la commissure palpébrale externe pour se prolonger en dehors et un peu en bas. De l'extrémité libre de cette incision, on en fait partir une troisième, qui descend parallèlement à la branche externe du V; on obtient ainsi un lambeau quadri-

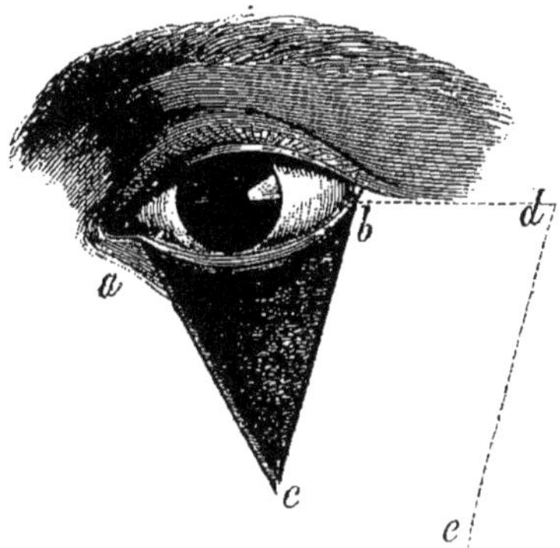

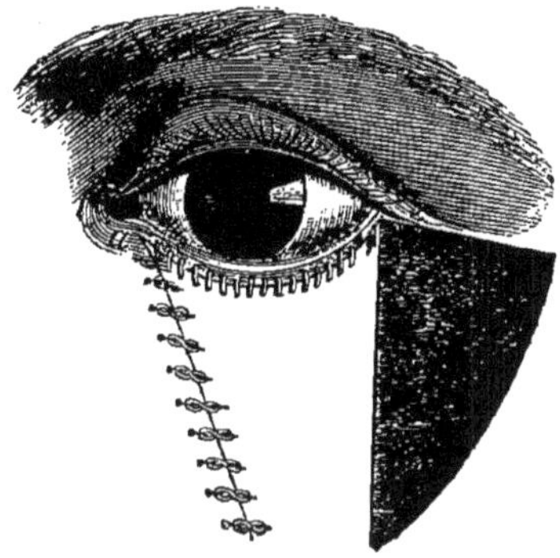

Fig. 150. — Blépharoplastie. Tracé du lambeau. Fig. 151. — Réunion des lèvres de la plaie.
(Procédé de Dieffenbach.)

latère, qui est d'abord disséqué, puis amené, par simple glissement, vers la commissure interne de l'œil, et, enfin, suturé sur place.

Le déplacement de ce lambeau quadrilatère a pour résultat : 1° de recouvrir la plaie triangulaire provenant de l'excision des tissus lupiques; 2° de laisser à nu une surface cruentée plus ou moins triangulaire, qui sera, à son tour, comblée par une greffe cutanée ou épidermique.

II. Méthode indienne. — L'autoplastie par la méthode indienne consiste dans la transposition d'un lambeau cutané emprunté à la peau d'une région voisine; dans ce cas, l'application du lambeau prélevé sur la perte de substance que l'on veut recouvrir ne peut avoir lieu que par la torsion du pédicule qui rattache encore le lambeau disséqué au reste du tégument.

Il n'entre pas dans notre sujet de décrire ici les nombreux dérivés de la méthode première et que l'on emploie en rhinoplastie, blépharoplastie et chéiloplastie. Nous nous bornerons donc à rappeler brièvement les notions essentielles qui doivent présider à la confection d'un bon lambeau autoplastique par la méthode indienne, et nous prendrons pour exemple un cas de restauration nasale, de rhinoplastie, appliquée chez un lupique.

Suivant le conseil classique de Malgaigne, on fera d'abord, avec du papier, un modèle du lambeau nécessaire, que l'on appliquera sur le front, la pointe dirigée en bas, mais à droite ou à gauche de la ligne médiane, c'est-à-dire de la racine du nez naturel. Cette précaution a pour but : 1° de diminuer autant que possible la torsion imprimée au pédicule du lambeau taillé; 2° de respecter l'artère frontale interne, qui doit servir à la nutrition de ce lambeau : on obtient ainsi un pédicule presque horizontal.

Le modèle en papier une fois appliqué sur le front, de la manière que nous venons d'indiquer, on en tracera le contour avec la teinture d'iode, en ayant soin de donner, en tous sens, au lambeau, 1 centimètre au moins de plus que la largeur en apparence nécessaire : grâce à cet artifice, on pourra prévenir les fâcheux effets de la rétraction, qui est, pour ainsi dire, inévitable.

Après avoir avivé les bords de la plaie nasale qu'il s'agit de recouvrir, on taillera, au bistouri, le lambeau, en suivant le tracé fait à la teinture d'iode. Cette incision devra intéresser toute l'épaisseur de la peau; on disséquera ensuite le lambeau dans toute son étendue, sauf au niveau de la pointe, qui est destinée à servir de pédicule et à empêcher la mortification de la portion disséquée; il ne restera plus qu'à renverser le lambeau détaché, et ne tenant plus que par son pédicule, en appliquant sa surface cruentée sur la plaie nasale. Après avoir affronté les bords du lambeau à ceux de la plaie, on assurera leur réunion par des sutures placées sur toute la ligne d'affrontement, à l'exception, bien entendu, des narines, qui seront représentées par deux petits drains en caoutchouc.

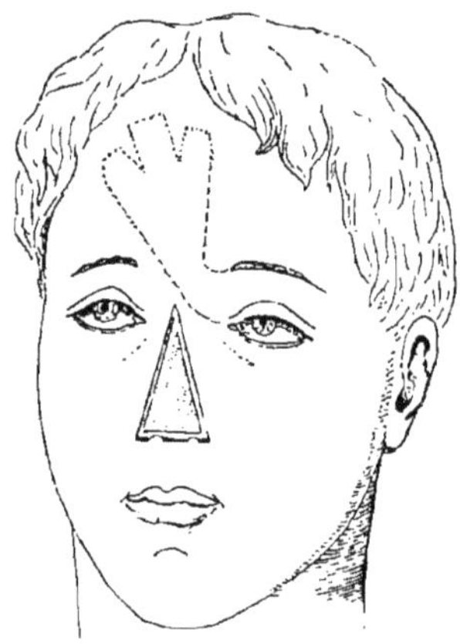

Fig. 132. — Rhinoplastie. Méthode indienne.

La figure ci-contre fournit un exemple de rhinoplastie totale au moyen d'un lambeau emprunté au front (Fig. 132).

Ollier et Langenbeck ont proposé une modification de la méthode indienne consistant dans la taille de lambeaux *cutanéo-périostiques* et *cutanéo-ostéo-périostiques*; nous n'avons pas à nous en occuper ici, pas plus que des variantes apportées à la taille du lambeau cutané simple : toutes ces questions de détails sont du domaine de la chirurgie spéciale.

III. Méthode italienne. — L'autoplastie par la méthode italienne a pour but de réparer une perte de substance cutanée au moyen d'un lambeau pédiculé emprunté à distance, et qu'on laisse attaché à sa région d'origine, jusqu'à ce qu'il ait adhéré solidement à la plaie que l'on veut combler.

Ce mode de réparation autoplastique a été imaginé par Tagliacozzi, mais c'est le professeur Berger, en France, et Maas, en Allemagne, qui l'ont porté à son plus haut point de perfection et qui en ont réglé la technique d'une manière définitive.

Pour obtenir de bons résultats, « il faut, dit Berger, que la partie à laquelle on emprunte puisse être amenée et maintenue au contact de la partie qui emprunte sans efforts, sans tension douloureuse, et que l'attitude dans laquelle ce contact est réalisé puisse être soutenue sans trop de fatigue ; il faut que la dissection du lambeau ne détermine, sur la partie à laquelle on l'emprunte, qu'une perte de substance qui puisse être réparée par première intention ou par granulation sans laisser de cicatrice visible ou gênante; qu'elle n'intéresse aucun organe important et qu'elle ménage autant que possible les gros vaisseaux et les nerfs superficiels; il faut, enfin, que la peau du lambeau soit aussi semblable que possible, par ses divers caractères (épaisseur, coloration, revêtement pileux), à celle de la partie sur laquelle elle doit être fixée ».

Pour les autoplasties de la face, les plus intéressantes, de beaucoup, au point de vue dermatologique, on utilise presque toujours la peau de l'avant-bras ou celle du bras. La taille du lambeau exige une infinité de précautions sur lesquelles il serait hors de propos d'insister ici. Ce qu'il importe de retenir, c'est la nécessité de conserver un pédicule suffisant pour assurer la vascularisation du lambeau; il n'est pas moins indispensable de laisser à la face profonde de celui-ci sa couche cellulo-graisseuse, dans le but de garantir l'alimentation des capillaires de la peau.

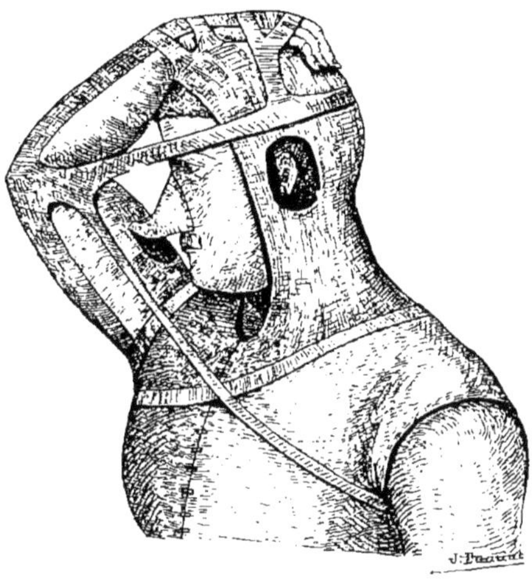

FIG. 155. — Rhinoplastie.

Le lambeau greffé sera maintenu au contact de la perte de substance par des sutures très rapprochées et donnant un affrontement parfait des bords correspondants.

Jusqu'à ce que l'adhésion soit complète, la partie à laquelle on emprunte sera maintenue à la place voulue au moyen d'un appareil contentif plâtré ou autre.

Au bout d'un laps de temps qui varie de 8 à 20 jours, rarement plus, la soudure de la greffe étant obtenue, on sectionne le pédicule, et le membre, jusqu'alors immobilisé, est rendu à la liberté; dans les cas de rhinoplastie, on découpe la portion du pédicule attenant à la partie greffée pour achever la confection du nez nouveau.

Nous n'avons pas besoin d'insister sur l'importance capitale qu'il y a à obtenir la réunion par première intention du lambeau greffé.

La figure ci-contre donne une idée très exacte d'une autoplastie à l'italienne pour réparation du nez.

HÉTÉROPLASTIE

L'hétéroplastie consiste dans la transplantation de lambeaux cutanés entiers, comprenant toute l'épaisseur de la peau et dépourvus de pédicule nourricier.

On peut distinguer deux sortes d'hétéroplastie :

1° *L'hétéroplastie humaine;*

2° *L'hétéroplastie zoo-humaine, la zoo-greffe, la greffe animale.*

I. Hétéroplastie humaine. — Est-il possible de combler une perte de substance cutanée au moyen de lambeaux libres, complètement isolés du reste du tégument? Les tentatives faites depuis quelques années autorisent à répondre par l'affirmative, au moins en ce qui concerne le résultat brutal de l'opération, c'est-à-dire la réparation de la plaie. C'est ainsi que Krause a obtenu des guérisons remarquables en greffant des lambeaux longs et larges de plusieurs centimètres. Hirschberg et Reverdin ont, de leur côté, publié, sur cette question, des observations tout aussi concluantes. Reste à expliquer le mécanisme de cette réparation; mais, là-dessus, les auteurs cessent de s'entendre.

Les uns, avec Enderlen [1], soutiennent que la prise du transplant libre n'est qu'un leurre; en réalité, le lambeau greffé disparaîtrait par résorption pure et simple, tandis que la perte de substance se comblerait par bourgeonnement.

Pour Braun [2] il s'agirait, au contraire, d'une greffe authentique; le lambeau transplanté se souderait comme un vulgaire lambeau autoplastique. Au cours de ses nombreux examens microscopiques, renouvelés jusqu'à trois ans et demi après l'opération, cet auteur a reconnu que les fibres élastiques et les éléments conjonctifs du derme transplanté n'avaient subi aucune altération appréciable; il a même pu constater la persistance des glandes sébacées et sudoripares, ainsi que celle des éléments musculaires lisses; seules les papilles semblaient frappées d'un très léger degré d'atrophie.

Henle [3] ne nie pas que les lambeaux libres puissent se résorber et disparaître complètement; mais il est fermement persuadé que, dans un grand nombre de cas, la réparation obtenue par hétéroplastie ne diffère en rien de celle que procure la méthode autoplastique ordinaire; les expériences auxquelles il s'est livré lui permettent d'affirmer que les plaies traitées de la sorte se comblent par l'intervention directe d'un lambeau qui conserve indéfiniment sa vitalité et son individualité propres : il cite, à l'appui de cette assertion, les résultats positifs qu'il a obtenus en greffant sur la plante du pied des transplants prélevés sur les parties poilues de la cuisse : la persistance indéfinie des poils au niveau de la greffe montra bien que le lambeau ne s'était en aucune façon résorbé.

Reuter [4] vient de publier une observation encore plus démonstrative. Pour combler une perte de substance occasionnée par l'excision d'une cicatrice étendue de la région poplitée, ce chirurgien eut recours à un lambeau libre emprunté à la peau du bras. La plaie réunit par première intention et le

(1) Congrès des chirurgiens allemands de 1899.
(2) *Ibid.*
(3) *Ibid.*
(4) Reuter, *Münch. med. Woch.*, 22 déc. 1899, p. 1675.

résultat orthopédique fut excellent. Au bout de trois ans et demi, le contour du transplant était encore reconnaissable, et l'auteur ne fut pas médiocrement surpris de constater que ce lambeau, qui, au moment de son application, était long de 3 centimètres et large de 2, mesurait aujourd'hui 8 centimètres de long sur 5 de large : il avait donc grandi en même temps que la taille du petit malade (un enfant de deux ans et demi).

Quant au mode de nutrition de lambeaux libres, Braun admet qu'elle se fait d'abord par inhibition : il en donne pour preuve l'infiltration œdémateuse que l'on observe au niveau du transplant pendant les premiers temps de la greffe; plus tard, la vascularisation est assurée par le développement de vaisseaux de nouvelle formation.

La technique de l'hétéroplastie est, en principe, fort simple. Tous les auteurs conseillent d'opérer à sec et sans le concours des antiseptiques. Krause recommande d'appliquer des lambeaux dépourvus de couche cellulo-graisseuse, tandis que Hirschberg a bien soin de conserver la doublure conjonctive de la peau; les résultats ne diffèrent pas sensiblement suivant que l'on a adopté l'une ou l'autre de ces deux méthodes. On maintiendra le lambeau en contact intime avec la plaie au moyen de sutures très exactement appliquées et protégées par un pansement aseptique modérément serré. Les dimensions des transplants employés par les différents auteurs varient dans des proportions assez étendues : le lambeau greffé par Reuter n'avait que 3 centimètres sur 2, tandis que Wagner et Henle [1] ont obtenu d'excellents résultats avec des transplants larges de 8 centimètres et longs de 45 centimètres! De tout ce qui précède on peut conclure que la greffe de lambeaux cutanés non pédiculés est une opération parfaitement réalisable, et, sans doute, destinée à rendre de sérieux services en dermatologie, principalement pour obtenir la réparation des pertes de substance occasionnées par les lésions lupiques. Les expériences de Reuter et celles de Henle ont formellement démontré que, dans un grand nombre des cas, cette réparation est due à l'intervention directe du transplant, qui, après avoir comblé la plaie, continue à vivre, à s'accroître indéfiniment, tout comme le reste du tégument auquel il a été soudé. Toutefois, il ne faudrait pas perdre de vue que les tentatives d'hétéroplastie humaine échouent encore assez souvent, soit parce que le lambeau se résorbe, soit parce qu'il se mortifie sur place. Les recherches ultérieures nous renseigneront sans doute sur les causes réelles de ces insuccès restés, jusqu'ici, inexpliqués.

II. Hétéroplastie zoo-humaine, greffe animale. — Cette méthode consiste à recouvrir une perte de substance de la peau de l'homme au moyen de lambeaux cutanés entiers empruntés aux animaux.

L'animal le plus commode à utiliser en pareille circonstance est la grenouille. On choisira, de préférence, la peau de l'abdomen, qui est assez blanche, et se laisse très aisément disséquer.

(1) Wagner et Henle, *Beiträge zur klin. Chir.*, vol. XXIV, n° 1.

La technique de cette petite opération est fort simple. Armé d'un scarificateur bien effilé, on taille de petits lambeaux ne mesurant pas plus de 1 centimètre carré, que l'on applique délicatement sur les bourgeons de la plaie, en s'aidant d'une pince à disséquer très fine et d'une petite spatule à bords émoussés. Il faut, autant que possible, disposer les lambeaux de façon à recouvrir complètement la surface de la plaie. La plupart des chirurgiens conseillent de pratiquer cette opération sous l'eau, dans une solution de chlorure de sodium à 5 pour 100 environ. Comme pansement, il suffira de recouvrir la greffe d'une feuille de papier d'étain stérilisée par l'ébullition et que l'on maintiendra en place au moyen d'une couche de coton hydrophile fixé par une bande de tarlatane.

Les zoo-greffes donnent souvent d'excellents résultats : avec un peu d'habitude et, surtout, à la condition d'observer une asepsie rigoureuse, on réussit à obtenir, en un laps de temps relativement court, la réparation de plaies assez étendues. Les plus belles observations de ce genre ont été publiées par Reverdin, Vincent et Dubousquet. Pour le chirurgien de Genève, les greffes faites avec la peau de grenouille donnent des cicatrices souples, mobiles, sans tendance à l'ulcération, en un mot, parfaites : il n'est pas loin de les préférer à celles que l'on obtient avec la méthode de Thiersch.

La grenouille n'est pas le seul animal qui ait servi à ces sortes d'interventions : d'autres auteurs ont employé, dans le même but, la peau du cobaye, celle du poulet, la muqueuse buccale du chien, l'épiploon du mouton, etc. ; mais, jusqu'à présent, c'est la peau de la grenouille qui a fourni les meilleurs résultats.

GRUTUM. — C'est une variété d'acné miliaire, ou plus exactement de kystes épidermiques.

Voir l'article : *Acné*, t. I, p. 192, et l'article *Milium*.

HÉMATANGIOMES. — Étym. : αἷμα, αἵματος, sang, et ἀγγεῖον, vaisseau.

Ernest Besnier appelle ainsi les *angiomes lacunaires de la couche papillaire du derme.*

Voir l'article : *Nævi.*

HÉMATIDROSE. — Étym. : αἷμα, αἵματος, sang, et ἵδρωσις, sueur.

L'hématidrose est la sueur de sang.

Voir l'article : *Sudoripares* (glandes).

HÉMATODERMITES. — Voir l'article ci-contre.

[J. BAROZZI.]

HÉMATODERMITES.

Par **LEREDDE.**

HÉMATODERMITES

Étym. : αίμα, αἵματος, sang, et δερμα, peau.

Le nom d'hématodermites s'applique naturellement aux dermatoses dans lesquelles des altérations sanguines jouent un rôle déterminant et engendrent directement les altérations de la peau. Cette définition exige un commentaire pour devenir précise. Toutes les affections, dans lesquelles le sang contient des produits toxiques et irritants pour la peau, pourraient être considérées comme des hématodermites. Je préfère restreindre le sens du terme et ne l'appliquer qu'aux dermatoses dans lesquelles on est en droit de soupçonner la formation de produits toxiques secondaires, dus aux réactions provoquées par un premier agent toxique dans les organes hématopoiétiques et leucocytopoiétiques.

Le type des hématodermites ainsi comprises est représenté par la dermatose de Duhring-Brocq (dermatites polymorphes douloureuses de Brocq), où comme je l'ai fait voir, les lésions cutanées résultent de celles du milieu sanguin, qui évoluent d'une manière parallèle, augmentent, diminuent et disparaissent avec elles.

Les affections qui doivent être classées dans ce groupe des hématodermites ont, aux yeux de la plupart des dermatologistes, une pathogénie toute différente de celle que je leur accorde et sont attribuées à l'action vaso-motrice et trophique du système nerveux, lésé au niveau de ses centres, de ses origines centripètes ou de ses terminaisons centrifuges.

Le caractère de cet article ne me permet pas d'entrer dans une discussion étendue, qui sortirait de son cadre [1]; il me suffit de résumer ici en quelques arguments essentiels les déductions sur lesquelles je me suis fondé pour contester l'origine nerveuse des dermatoses que je considère comme des hématodermites, avant de développer les arguments positifs sur lesquels j'appuie ma manière de voir.

a. Les lésions cutanées des érythèmes sont attribuées par les classiques à l'action du système sympathique sur les vaisseaux de la peau. En effet, chez l'animal, la section des filets vaso-moteurs peut produire la congestion et l'œdème, lésions élémentaires des érythèmes. Mais l'expérience fondamentale de Claude Bernard, point de départ de toute la théorie, prouve bien que le système nerveux peut engendrer des phénomènes vaso-moteurs analogues à ceux des érythèmes, elle ne prouve pas que d'autres causes ne puissent amener au

[1] LEREDDE, Le rôle du système nerveux dans les dermatoses. *Arch. gén. de méd.*, avril et mai 1899.

niveau des endothéliums vasculaires des mouvements identiques à ceux que peut déterminer le sympathique. Dans tous les érythèmes d'origine toxique (en y comprenant les érythèmes toxi-microbiens), les lésions peuvent être consécutives à l'action locale de substances anormales comprises dans le sang sur les éléments vasculaires (cellules de la paroi, globules blancs) et les éléments du tissu conjonctif.

Le même raisonnement s'applique au processus anatomique des purpuras, des dermatites exfoliatrices, des urticaires et des prurigos.

b. Les lésions nerveuses centrales et périphériques que l'on a observées, d'une manière inconstante du reste, dans diverses dermatoses, ne peuvent être considérées comme la cause nécessaire des lésions de la peau : elles peuvent résulter simplement de causes communes.

c. Il en est exactement de même des troubles « nerveux » constatés au début et au cours des maladies de la peau ; ils peuvent être l'effet des intoxications, des troubles de nutrition qui engendrent d'autre part les altérations cutanées.

Or, dans un grand nombre de maladies attribuées à une action nerveuse *sine materia* (dermatoneuroses, trophonévroses) on constate, d'une manière constante, des *lésions matérielles* du sang, et on est conduit à rechercher, dans l'action directe du sang altéré, l'origine des phénomènes cutanés.

Je ne puis donner ici une liste des affections qui peuvent être comprises dans le groupe des hématodermites, dont l'existence est fondée sur des recherches encore récentes et incomplètes. Le but essentiel de cet article est d'analyser à ce sujet les lésions du sang qui ont été observées dans les dermatoses, d'éclairer leurs connexions avec celles-ci et d'indiquer quelques conclusions de pathologie générale que l'on peut en tirer.

Il est utile de rappeler au début certaines notions d'hématologie qui peuvent ne pas être encore suffisamment familières à tous les lecteurs.

On sait que le sang contient à l'état normal 5 millions de globules rouges chez l'homme, 4500000 chez la femme par millimètre cube, que le nombre des globules blancs oscille entre 5000 et 7000 et que la quantité d'hémoglobine est de 13,5 pour 100.

Grâce aux appareils de numération et de dosage dus à Hayem, Malassez, nous pouvons juger sans difficulté de l'*hypoglobulie*, de l'*hypochromie*, de la *leucocytose* et de la *leucopénie*. Mais ces lésions ne sont pas celles qui nous intéressent le plus : l'*hypoglobulie*, très fréquente dans les maladies de peau, apparaît souvent, quand elle est isolée, comme l'effet de troubles bien antérieurs à la dermatose ; elle semble jouer surtout le rôle de cause favorisante ; peut-être des recherches ultérieures révéleront-elles des anémies évoluant d'une manière parallèle à des altérations cutanées, et présentant des phases d'aggravation et d'amélioration, mais nous les ignorons encore. La *leucocytose* n'appartient,

(1) Ehrlich et Lazarus, Die Anœmie. *Specielle Patholoie de Nothnagel.*

comme nous le verrons, qu'à un nombre restreint de dermatoses, la *leucopénie* est rare.

Aujourd'hui, grâce aux progrès déterminés par Ehrlich dans l'étude histologique et histochimique du sang, nous pouvons juger d'altérations autrefois inaperçues; l'étude hématologique dans les dermatoses a pu s'enrichir depuis quelques années d'un grand nombre de faits nouveaux.

Les globules blancs ont, je le rappelle de suite, des origines multiples : moelle osseuse, rate, système lymphatique général, depuis les ganglions, les amygdales, jusqu'à l'appareil lymphatique de l'intestin grêle.

Il a été établi par Ehrlich que ces organes sont formés de deux tissus ayant une structure et des fonctions différentes (*tissu myéloïde, tissu lymphoïde*). Le *tissu myéloïde* se trouve à l'état presque pur dans la moelle des os et à l'état larvé [1] dans la rate et les ganglions qui paraissent, au moins chez l'adulte, formés uniquement de tissu lymphoïde, mais dans lesquels le tissu myéloïde peut se réveiller, entrer en activité, proliférer à l'occasion d'états pathologiques. Le *tissu lymphoïde* forme les ganglions, la majeure partie de la rate et se trouve à l'état rudimentaire dans la moelle osseuse. Parmi les globules blancs du sang [2] certains viennent du tissu myéloïde et à l'état physiologique, semble-t-il, uniquement de la moelle des os (*polynucléaires, éosinophiles, mastzellen*), d'autres viennent du tissu lymphoïde (*mononucléaires, lymphocytes*).

A l'état normal, chez l'adulte et en dehors des repas, les formes leucocytaires se trouvent dans des rapports déterminés. L'*équilibre leucocytaire* [3] est caractérisé par les chiffres suivants : *Polynucléaires* 60-65 pour 100, *mononucléaires* et *lymphocytes* 34-40 pour 100, *éosinophiles* 1-2 pour 100.

Il faut ajouter qu'il existe 0,25 pour 100 de mastzellen; d'autre part que 2 à 4 pour 100 des globules blancs chez les sujets sains, comme je l'ai vu avec Dominici, ne rentrent dans aucun type déterminé; il s'agit de noyaux nus, souvent raréfiés, représentant sans doute des globules blancs en voie de disparition et dont la présence n'est pas due, comme on le croit en général, aux traumatismes que l'on exerce sur le sang en l'étalant pour en faire une préparation sèche.

La *polynucléose*, caractérisée par la présence dans le sang de plus de 70 pour 100 de polynucléaires à granulations neutrophiles, l'*éosinophilie*, caractérisée par la présence d'éosinophiles en nombre supérieur à 3 pour 100 révèlent une suractivité de tissu myéloïde; la *mononucléose* et la *lymphocytose* (plus de 40

(1) DOMINICI, Considérations générales sur la structure des appareils hématopoiétiques du lapin. Soc. de biol., janvier 1900.

(2) Le *polynucléaire* est une cellule à noyau découpé, tréflé, très colorable. Le protoplasma est rempli de fines granulations *neutrophiles*. L'*éosinophile* est un gros leucocyte dont le noyau a la forme de celui du polynucléaire, dont le protoplasma est rempli de grosses granulations réfringentes, *éosinophiles*. La *mastzelle* du sang a un noyau découpé, son protoplasma contient quelques grosses granulations *basophiles*. Le *mononucléaire* est un gros élément à gros noyau clair, rond, ovale ou incurvé, à protoplasma non granuleux. Le *lymphocyte* est un très petit élément, presque rempli par un noyau très colorable. Entre le mononucléaire et le lymphocyte existent toutes les transitions.

(3) LEREDDE et LŒPER, L'équilibre leucocytaire. *Presse médicale*, 1899.

pour 100 de cellules mononucléées) une suractivité de tissu lymphoïde. Toutes ces altérations peuvent s'observer dans les dermatoses.

Ce n'est pas tout. Le sang peut contenir des formes leucocytaires anormales; les principales de celles que j'ai observées dans les hématodermites sont les suivantes :

a. Un élément mononucléé de dimensions moyennes, à noyau ovale entouré d'une aréole claire, à protoplasma très finement granuleux, basophile. Cette forme, de toutes la plus commune, apparaît dans le sang à l'occasion d'un grand nombre d'états morbides ;

b. Un élément mononucléé très gros, dont le noyau volumineux est relativement clair et entouré d'une couche étroite de protoplasma extrêmement basophile, au point que le protoplasma se colore plus que le noyau. J'ai constaté cet élément dans le sang chez des malades atteints de pemphigus foliacé, ou d'une dermatose de Duhring-Brocq;

c. Une cellule à noyau assez coloré, quelquefois formé de masses arrondies aréolées et autour duquel on trouve un très fin piqueté acidophile sans protoplasma visible. J'ai trouvé cet élément dans un assez grand nombre d'états pathologiques, en particulier le pemphigus foliacé (1).

Il est, du reste, possible que l'on rencontre d'autres types anormaux; j'en ai moi-même observé, on les trouvera décrits et représentés avec les précédents dans un travail que j'ai consacré au pemphigus foliacé de Cazenave (2).

Mais l'énumération que je viens de donner est suffisante. Je retiens que par les modifications de l'équilibre leucocytaire, par l'observation de la présence de formes cellulaires anormales on peut juger d'un grand nombre de lésions sanguines. Qu'on se rappelle maintenant le rôle immense accordé au leucocyte par la physiologie et la pathologie, la différence de fonctions qui appartiennent à ces différents types et on comprendra la valeur des résultats que l'on peut obtenir par le simple examen du sang étalé en couche même sur une lame.

Parmi les altérations du sang, que l'on observe dans les dermatoses, une division s'impose immédiatement.

A. La prolifération d'agents microbiens pathogènes peut amener, entre autres réactions de l'organisme, des réactions dans les organes leucocytopoiétiques.

C'est ainsi que les suppurations étendues, l'érysipèle, à leur période de début et d'état, provoqueront une leucocytose avec polynucléose. On constatera peut-être, si on prend la peine de les rechercher méthodiquement, les mêmes lésions ébauchées dans des infections bénignes, telles que l'ecthyma, le furoncle, l'impétigo.

Ces altérations sanguines sont consécutives à une réaction locale qui se pro-

(1) Leredde, Étude sur le pemphigus foliacé de Cazenave. *Ann. de dermat.*, 1899.

(2) Pour Dominici (communication orale) l'élément *a* vient du tissu lymphoïde et représente dans le sang la cellule décrite par Unna dans les tissus sous le nom de plasmazelle. Le type *b* est un myélocyte basophile, souche du myélocyte neutrophile (c'est une des markzellen d'Ehrlich). Le type *c* est probablement un macrophage altéré à l'état sénile.

duit sous l'influence des produits toxi-microbiens déposés dans le derme, et se caractérise par l'afflux local des cellules polynucléaires neutrophiles, qui sont les phagocytes habituels (microphages).

Des réactions sanguines sont également consécutives à l'absorption par la peau d'agents toxiques non microbiens. Elles ont été observées par Lœper, par Achard et Clerc (intoxication picriquée, intoxication hydrargyrique) [1]. Ces réactions s'expliquent par l'action des poisons sur les globules blancs, qui les absorbent et les transforment comme nous l'ont révélé les recherches de Besredka sur l'arsenic, de Calmette sur l'atropine, de Landerer sur le baume du Pérou, celles plus récentes d'Arnozan sur le salicylate de soude. Cependant il faudra des recherches histologiques minutieuses, faites au début du processus pour que nous sachions si les globules blancs prennent une part importante dans les phénomènes cutanés et si, comme dans les processus d'origine microbienne, une réaction leucocytaire locale précède la réaction générale; il est fort possible qu'il n'en soit pas ainsi.

B. Dans un deuxième groupe de dermatoses, l'origine des altérations sanguines est impossible à déterminer, parce que nous ne sommes pas fixés sur l'origine de ces dermatoses elles-mêmes.

Ainsi, quelle est la cause des lésions hématiques dans les eczémas?

Dans l'hypothèse parasitaire, il semble impossible de rattacher ces lésions à l'action des toxines microbiennes résorbées par la peau; nous pensons qu'elles s'expliquent par les troubles de nutrition qui sont associés à ces dermatoses, les intoxications nombreuses, qui sont de toutes les causes les plus communes, le prurigo, larvé ou non, qui précède fréquemment et accompagne l'eczéma.

Ces lésions hématiques de l'*eczéma* sont du reste à peine connues. Peter [2] a observé l'éosinophilie 10 pour 100, 13 pour 100, 6 pour 100, dans un petit nombre de cas. Suivant cet auteur elle manque dans le plus grand nombre. Je l'ai rencontrée dans deux cas d'eczéma généralisé (4,25 dans l'un, 9 pour 100 dans l'autre). Dans le premier cas il existait dans le sang 9 pour 100 de basophiles à noyau ovale répondant au type *a* décrit plus haut, dans le second on constatait des altérations des polynucléaires, 15 pour 100 environ de noyaux nus et de cellules appartenant à des types non classés.

(1) Le cas de Lœper (communication orale) concerne un malade atteint de phtiriase du pubis, traitée par des frictions d'onguent gris, et qui présenta un érythème mercuriel du tronc et de la partie supérieure des cuisses et interne des bras. Deux jours après, Lœper constata une leucocytose de 12 000 avec une éosinophilie de 10,9 pour 100 (taux des polynucléaires normal). Puis la leucocytose monta à 15 000 et l'éosinophilie à 11,6 pour 100. Au bout de cinq jours, la leucocytose était de 9400 et l'éosinophilie de 15 à 16 pour 100. Au moment de l'amélioration, le nombre des globules blancs tomba à 7400, celui des éosinophiles à 4 ou 5 pour 100. Chez ce malade, après guérison, Lœper constata un équilibre leucocytaire absolument normal. Le cas d'Achard et Clerc (*Gaz. hebdom. de méd.*, 1900) concerne un malade chez lequel, à la suite de l'application d'acide picrique pour une brûlure, se développa un exanthème généralisé scarlatiniforme avec phlyctènes. Ce malade offrait une leucocytose légère (10 000) avec une éosinophilie de 15 pour 100. L'éruption se termina par desquamation; à cette période l'éosinophilie tomba à 9 pour 100.

(2) PETER, Zellen im Blute bei Syphilis und Hautkrankheiten. *Dermat. Zeitschrift*, 1897, p. 669.

Dans le *psoriasis*, les altérations sanguines sont extrêmement communes; près de la moitié des malades présentent, ainsi que je l'ai observé avec Sée, une leucocytose dépassant 10 000 par millimètre cube, associée à une polynucléose, atteignant parfois 80 pour 100 et qui peut même exister sans leucocytose importante. On constate souvent, entre autres formes cellulaires anormales, de gros leucocytes mono-nucléaires à noyau clair, à protoplasma finement réticulé, qui sont des macrophages pour Dominici. L'éosinophilie signalée par Canon et moi-même est rare.

Dans un fait, observé dans le service de Ducastel, de psoriasis érythrodermique *avec poussées fébriles intenses*, j'ai relevé une leucocytose atteignant 16000, 25000, avec une éosinophilie de 10, 20, 30 pour 100. L'état des globules blancs devint normal au moment de la guérison spontanée.

Si le psoriasis est une affection microbienne, ces réactions remarquables montrent à quel point l'infection cutanée agit sur le milieu sanguin; elles permettent, d'autre part, d'édifier une nouvelle théorie du psoriasis et d'en faire une hématodermite comparable à la dermatose de Duhring par ses poussées discontinues et l'élimination de globules blancs par la peau.

J'ai observé l'éosinophilie dans un cas de *lichen plan bulleux* [1] et Hallopeau dans un *lichen ruber aigu* [2].

C. J'arrive maintenant à des maladies cutanées dont l'origine interne est indiscutable. Les lésions du sang y sont constantes et précèdent celles de la peau.

J'ai pu étudier d'une façon régulière celles qui appartiennent à l'*urticaire* [3]. Dans l'*urticaire aiguë*, il existe une polynucléose pouvant dépasser 80 pour 100 et une leucocytose peut être constante. A la fin de l'urticaire, il peut exister, mais non constamment, de l'éosinophilie. Lazarus a même relevé le chiffre énorme de 60 pour 100 [4]. Dans l'urticaire chronique, les lésions sont beaucoup plus complexes; j'ai observé la présence de basophiles du type *a*, de noyaux abondants appartenant à des leucocytes en désintégration; il peut exister de l'anémie et de l'hypochromie. Ces altérations paraissent antérieures aux poussées urticariennes et peuvent être considérées comme des causes adjuvantes. Les lésions sanguines de l'*urticaire pigmentaire* à sa période de début et d'état sont inconnues; elles jetteront peut-être un jour sur les rapports des mastzellen du sang et des mastzellen qu'on trouve en si grande abondance dans les lésions de la peau. Je n'ai eu à ma disposition jusqu'à aujourd'hui qu'un cas à la période de terminaison; j'y ai observé, avec une anémie marquée, de l'éosinophilie et la présence de basophiles du type *a* dans le sang.

Les *purpuras* s'accompagnent de lésions multiples. L'anémie est commune; on a signalé la poïkilocytose; Lenoble et d'autres auteurs la présence de normoblastes. La leucocytose et la polynucléose sont extrêmement fréquentes;

(1) LEREDDE, *Annales de dermatologie*, 1896, p. 637.
(2) HALLOPEAU, *Annales de dermatologie*, 1899, p. 379.
(3) LEREDDE, *Bull. de la Soc. franç. de dermat.*, avril 1899.
(4) EHRLICH et LAZARUS, Die Anœmie. *Specielle Pathologie de Nothnagel.*

on pourra, du reste, dans tels faits observer de l'éosinophilie, dans tels autres de la mononucléose; tout dépend de la forme de purpura à laquelle on a affaire et également de l'époque de l'examen. Une mononucléose avec leucocytose chez un purpurique doit *toujours* faire rechercher l'existence d'une leucémie aiguë [1].

Hayem [2] et Bensaude ont signalé dans les formes hémorragiques la non-rétractilité du caillot et la diminution du nombre des hématoblastes; suivant Bensaude, ces lésions disparaissent dans l'intervalle des poussées hémorragiques.

J'ai constaté d'une manière constante des lésions du sang dans les *érythèmes polymorphes* [3]. J'ai publié l'observation d'une malade atteinte d'érythème et d'herpès cataménial avec éosinophilie modérée : on trouvait dans le sang des cellules des types *a*, *c*, et même du type *b* [4]; avec Dominici, celle d'une femme atteinte d'érythème scarlatiniforme récidivant avec leucocytose et éosinophilie [5].

Les lésions sanguines du *prurigo* sont insuffisamment étudiées; elles ont cependant une très grande importance : Peter, qui s'est borné à l'étude de l'éosinophilie, a examiné 31 cas; dans un seul (*prurigo bénin*) il n'existait que 2,9 pour 100, dans 18 cas l'éosinophilie était de 4 à 10 pour 100 et dans 12 de 10 à 18 [6]. J'ai également observé l'éosinophilie avec une très grande fréquence, moins souvent cependant. Il est probable que Peter s'est limité à l'étude des cas dénommés prurigo au sens viennois. Il existe d'autres lésions sanguines que je n'ai pu encore analyser d'une manière systématique.

L'affection cutanée où les lésions sanguines ont été le plus étudiées est la dermatose de Duhring-Brocq. L'éosinophilie y est constante : elle appartient à tous les cas typiques caractérisés par l'éruption polymorphe avec herpétiformité, les troubles de sensibilité, l'évolution discontinue; elle varie entre 6 et 40 pour 100, elle peut donc atteindre une intensité considérable. Comme je l'ai montré et comme l'a également signalé Truffi, elle s'aggrave et s'atténue avec les phénomènes cutanés et disparaît ou diminue d'une manière considérable entre les attaques. Elle s'observe dans les cas aigus, de même que dans l'herpès gestationis [7].

D'autres lésions sanguines s'associent à l'éosinophilie. Le nombre des globules rouges est, en général, diminué; il existe de l'hypochromie; on peut observer de légères poussées de leucocytose. Le taux des polynucléaires est souvent abaissé. On constate dans le sang la présence de cellules du type *a* qui sont, je le rappelle, des plasmazellen; j'ai signalé dans un cas la présence

(1) GILBERT et WEIL, *Arch. de méd. expérim.*, 1899.

(2) HAYEM, Acad. des sciences, 1896. — BENSAUDE, Soc. méd. des hôp., janvier 1897.

(3) LEREDDE, Soc. de biol., 1899.

(4) LEREDDE, *Bull. de la Soc. franç. de derm.*, 1899, p. 130.

(5) LEREDDE et DOMINICI, *Bull. de la Soc. franç. de derm.*, 1899, p. 258.

(6) PETER, *Dermat. Zeitschrift*, 1898.

(7) LEREDDE et PERRIN, Anatomie pathologique de la dermatose de Duhring. *Ann. de dermat.*, 1895, p. 281, 452. — LEREDDE, *Ann. de derm.*, 1896, p. 846; 1899, p. 711.

en grand nombre de cellules du type *b* (myélocytes basophiles). Je n'ai pas encore observé de mononucléaires neutrophiles; par malheur, je ne les ai pas recherchés d'une manière régulière et je serais surpris qu'un jour ou l'autre on ne reconnaisse pas leur présence.

Toutes ces lésions n'ont rien de caractéristique; mais la dermatose de Duhring-Brocq s'accompagne, en outre, d'un phénomène des plus remarquables : la diapédèse d'éosinophiles dans le derme et leur élimination par les formations cavitaires de l'épiderme (vésicules et bulles). Ces cavités contiennent du sérum sanguin, de la fibrine, de nombreuses cellules, parmi lesquelles la majorité sont des éosinophiles, tant que le contenu n'est pas troublé par l'infection secondaire d'origine superficielle. Le nombre des éosinophiles peut s'élever jusqu'à 95 pour 100. Dans le derme ils peuvent être très nombreux et, fait très curieux, s'accumuler à distance des vaisseaux sanguins [1]; dans d'autres cas, ils ne séjournent pas dans le tissu conjonctif et, sur les coupes, on ne les trouve qu'en petit nombre dans le derme. Ils peuvent s'éliminer d'une manière diffuse par l'épiderme. J'ai même observé l'élimination de granulations éosinophiles isolées.

La réunion de ces deux altérations, éosinophilie sanguine et élimination d'éosinophiles à travers la peau, n'appartient, en dehors de la dermatose de Duhring, qu'à un petit nombre de maladies cutanées : le pemphigus végétant (type Neumann, type Hallopeau) et le pemphigus foliacé. Si le cas de White [2] est bien un cas d'hydroa vacciniforme, ce qui paraît extrêmement probable, cette affection doit également être rattachée au type Duhring. White a trouvé dans ce cas une éosinophilie marquée dans les bulles, et, dans le sang, une éosinophilie de 8 à 15 pour 100.

Or, pour toutes ces affections, le problème d'un rapport avec la dermatose de Duhring avait été soulevé par les cliniciens, qui n'avaient pu le trancher. Ce problème est aujourd'hui résolu d'une manière absolue au point de vue anatomique. Les lésions sanguines de ces maladies sont celles de la dermatose de Duhring-Brocq. L'élimination éosinophilique se fait également à travers l'épiderme soit d'une manière diffuse, soit par des vésicules qui se kératinisent sur les bords, et s'emplissent de matière cornée dans le pemphigus végétant, soit par des bulles.

En dehors des maladies que je viens d'énumérer, il me reste à mentionner, parmi les affections cutanées où il existe des altérations sanguines, le zona où Sabrazès et Mathis ont constaté de la leucocytose avec polynucléose et éosinophilie suivie assez souvent d'une leucopénie observée par Leredde et Lœper, la sclérodermie où j'ai toujours rencontré des lésions variées, celles qui appartiennent à la leucémie lymphatique avec lésions cutanées; celles de la lymphodermie pernicieuse, très mal connues : Kaposi a observé une leucocytose de 112500; Danlos et moi-même, 110 000 globules blancs avec une éosinophilie

(1) Voir la planche jointe au mémoire de Leredde et Perrin, *Ann. de dermat.*, 1895.
(2) White, *Journal of cut. and gen.-urin. diseases*, 1898.

considérable (25 pour 100); celles du mycosis fongoïde, qui n'ont pas été étudiées d'une manière systématique : Bensaude a signalé la lymphocytose que j'ai également rencontrée dans plusieurs cas. Une légère leucocytose (10000-12000) est commune. Je n'insisterai pas sur les lésions sanguines qu'on observe dans la lèpre, la syphilis, qui sont avant tout des maladies générales. Celles de la tuberculose cutanée sont très mal connues : Peter a observé quelquefois l'éosinophilie dans le lupus.

En éliminant les dernières affections que je viens de mentionner, où les lésions sanguines sont trop mal étudiées pour qu'on puisse essayer de les interpréter, ou bien se rattachent à une affection générale; en éliminant, d'autre part, les infections cutanées avec lésions sanguines secondaires, nous pouvons considérer comme un groupe naturel celui que forment les érythèmes aigus et chroniques, les urticaires, les purpuras, les dermatites exfoliatrices, la maladie de Duhring, les pemphigus foliacé et végétant. Ces maladies peuvent être des hématodermites, car il n'est pas douteux que les lésions du sang précèdent celles de la peau et il est probable qu'elles les déterminent, au moins dans une large mesure. D'où viennent les lésions sanguines? comment agissent-elles sur la peau? Voilà ce que nous devons essayer de déterminer.

A. Nous sommes loin de connaître tous les corps toxiques qui sont la cause initiale des hématodermites; nous savons qu'ils sont extrêmement nombreux, que leur action n'a aucune spécificité : un corps toxique déterminé peut engendrer des réactions cutanées multiples; une même réaction cutanée peut être provoquée par des corps absolument divers.

Parmi ces corps toxiques, les uns sont d'origine microbienne, produits surtout par des saprophytes, les autres d'origine non microbienne : ils peuvent se former dans l'organisme (auto-intoxications), en particulier dans le tube intestinal; ils peuvent être apportés dans l'organisme, qu'il s'agisse de corps inorganiques (sels de potassium, mercure...), de corps organiques, surtout alcaloïdiques, de sérums et de produits de sécrétion agissant grâce aux diastases qu'ils renferment (sérums animaux, sérums antidiphtérique, antistreptococcique, venin des serpents).

L'action de tous ces agents sur le milieu sanguin n'a rien de surprenant pour qui connaît les travaux récents où est mise en lumière la nocivité des poisons pour ce milieu, restée dans l'ombre tant que les physiologistes et les médecins n'ont paru s'intéresser qu'à leur action sur le système nerveux.

B. On sait que dans les éruptions d'origine toxique *connue*, le corps toxique ne se trouve habituellement pas au niveau des lésions cutanées, que souvent celles-ci évoluent, se poursuivent, s'aggravent, même longtemps après l'absorption du corps toxique, alors qu'on ne peut plus admettre qu'il en reste une parcelle dans l'organisme. De là une difficulté pathologique considérable : si les corps toxiques n'amènent pas directement les réactions de la peau, quelles sont les altérations intermédiaires auxquelles sont dues celles-ci? Pour la plupart des dermatologistes, il s'agit d'altérations du système nerveux; je crois qu'il n'en est rien et que l'on doit accuser les altérations hématiques.

Les lésions du sang que j'ai décrites plus haut : modifications de l'équilibre leucocytaire, présence de globules blancs anormaux, ne sont, à mon avis, que le témoin d'altérations d'une autre nature, d'ordre chimique et non simplement morphologique, et qui sont particulièrement nocives pour les tissus cutanés. On sait, par exemple, combien la peau humaine est sensible à l'action des sérums animaux[1]; n'est-il pas possible que des corps toxiques ayant agi sur les organes hémato et leucocytopoiétiques déterminent la formation de corps toxiques secondaires et modifient le sérum sanguin de manière à le rendre aussi irritant pour la peau que celui d'une espèce animale différente?

Ce n'est pas là une pure hypothèse; quelque difficiles que ces altérations soient à déceler, elles sont déjà connues dans certaines formes de purpura hémorragique, où Sicard a observé l'absence du fibrinferment : le sérum sanguin ne peut plus faire coaguler des humeurs qui coagulent régulièrement lorsqu'on y ajoute une trace de sérum normal. J'ai noté, à ce propos, qu'il existe dans la dermatose de Duhring une hyperformation de sérum sanguin, que révèle la grande quantité éliminée chaque jour par la peau chez certains malades.

Dans la théorie nerveuse des éruptions toxiques, certaines hypothèses accessoires essayaient d'expliquer des faits peu compréhensibles, par exemple la sensibilité de tel ou tel sujet à tel ou tel corps toxique; cette sensibilité apparaissait comme une sensibilité nerveuse. Mais la sensibilité est une fonction vitale commune à tous les éléments cellulaires; dans la théorie sanguine des éruptions toxiques, on est conduit à la faire résider au niveau des organes hématopoiétiques, qui témoignent de cette sensibilité par des réactions anormales. La fréquence des éruptions médicamenteuses dans les infections aiguës ou lentes, qui s'accompagnent toujours d'une réaction des organes hématopoiétiques et, par suite, d'une sensibilité anormale de ceux-ci aux causes morbides surajoutées, s'accorde bien avec cette manière d'interpréter le problème. Rappelons que E. Besnier a signalé ce fait curieux : les éruptions balsamiques sont tout à fait ou à peu près complètement exclusives aux blennorragiques. J'ai expliqué de même la genèse de l'urticaire chronique chez des individus qui offrent des altérations persistantes du milieu sanguin.

Quant aux conditions particulières qui rendent la peau sensible à des altérations sanguines, conditions multiples et complexes, elles restent obscures; de même en est-il des causes qui amènent la localisation des éruptions à telle ou telle région; du reste, les unes et les autres le sont également, que l'on admette le rôle du système nerveux dans les lésions de la peau ou une action directe d'altérations hématiques.

(1) Il est noté dans la thèse de Bize (*Leucocytose dans la diphtérie*, Paris, 1900) que les sujets, injectés par le sérum antidiphtérique et qui ont des éruptions, présentent des réactions leucocytaires anormales.

Pour nous résumer, nous dirons simplement que l'observation de lésions morphologiques du sang, dans une série de dermatoses, ouvre pour celles-ci une voie d'études nouvelles. Ces lésions une fois décrites complètement, il reste à remonter à leur origine et à étudier les altérations du sérum qu'elles masquent. Celui qui trouvera pour cette étude une technique nouvelle aura accompli un pas fructueux non seulement pour la pathologie spéciale de la peau, mais aussi pour la pathologie générale.

Les lésions sanguines dans les dermatoses ont déjà, d'autre part, un intérêt pratique et peuvent déterminer le choix du diagnostic dans des cas ambigus. La dermatose de Duhring-Brocq, le pemphigus foliacé et le pemphigus végétant ne se distinguent absolument des autres affections auxquelles on a donné le nom de pemphigus que grâce à l'éosinophilie. Dans les formes aiguës, celle-ci permet également le diagnostic : je n'en veux pour preuve qu'un cas de Darier où le diagnostic dermatite herpétiforme put être posé chez un malade atteint d'une affection bulleuse qu'on pouvait, d'autre part, traiter d'érythème polymorphe, et qui ne s'accompagnait pas de prurit. La lymphocytose est un élément de valeur dans le diagnostic mycosis fongoïde, car, sous sa forme érythrodermique, celui-ci est facilement confondu avec d'autres érythrodermies auxquelles les Allemands donnent également le nom générique de pityriasis rubra. Or, la plus commune de ces érythrodermies est celle du psoriasis : je n'y ai jamais rencontré de lymphocytose, mais bien de la leucocytose avec polynucléose (1). Enfin, dans le purpura on ne devrait jamais négliger l'examen hématologique qui peut révéler une leucémie.

HÉMIDROSE. — Étym. : Ἡμί, moitié, et ἵδρωσις, sueur.

Sueur limitée à une moitié ou une partie du corps.

Voir l'article : *Sudoripares* (glandes).

HERPÈS. — Voir l'article ci-contre.

(1) Ceci à titre d'indication et sous réserve de recherches ultérieures.

HERPÈS.
Par **DU CASTEL**.

HERPÈS

Étym. : Ἕρπης, dartre, ulcère; ερπειν, ramper.

Le mot herpès, après avoir servi à qualifier les affections les plus diverses, n'est plus guère employé que pour dénommer une éruption vésiculeuse de type nettement déterminé, caractérisée par la production de groupes vésiculeux arrondis, à grosses vésicules, reposant sur une base érythémateuse et légèrement œdémateuse. L'herpès, dit Fournier dans des leçons récentes, est une dermatose aiguë, vésiculeuse, se produisant en bouquet sur une région circonscrite, et évoluant d'une façon cyclique, rapide et bénigne.

Cette définition montre combien le groupe des affections désignées sous le nom d'herpès s'est progressivement rétréci. Il ne comprend plus toutes les affections chroniques s'étendant progressivement, rampant pour ainsi dire à la surface de la peau, suivant la signification du mot ερπειν, ramper; il ne s'applique plus à toutes les soi-disant herpétides; les dermatologistes de tous les pays sont pour ainsi dire d'accord pour limiter le qualificatif d'herpès à l'éruption vésiculeuse que nous venons de mentionner. Le qualificatif herpès est aujourd'hui refusé aux affections décrites, il y a peu de temps encore, sous les noms d'herpès circiné, herpès iris, herpès en cocarde, herpès crétacé, que nous dénommons avec plus de justesse et de précision trichophytie circinée, érythème polymorphe, épithéliome.

Quelques affections à vésicules groupées, non eczémateuses, se voient parfois encore appliquer le qualificatif d'herpès, tels l'herpès gestationis, l'herpès vacciniforme; mais ce sont là qualificatifs d'attente motivés par une certaine similitude d'aspect, abandonnés déjà par nombre de dermatologistes, destinés à disparaître à une époque rapprochée. Je ne crois pas qu'il y ait lieu de faire figurer ces états pathologiques dans une étude de l'herpès; leur histoire a plutôt sa place dans les chapitres consacrés à la trichophytie, à l'érythème polymorphe, à l'épithéliome, etc.

Éruption herpétique. — Dans le développement de l'éruption herpétique de la peau, on peut distinguer trois phases, trois stades successifs : le stade pré-éruptif, le stade d'éruption et le stade post-éruptif.

a. *Stade pré-éruptif de E. Besnier, phase congestive initiale de Fournier.* — Des sensations diverses, et généralement assez pénibles, bien connues des sujets ayant déjà eu de l'herpès, ouvrent la scène, et permettent de prévoir l'imminence de l'éruption; ce sont des élancements, des fourmillements, du prurit, une sensation de tension ou de brûlure limitée à une région très circonscrite. Le doigt perçoit dès cette époque un certain épaississement de la peau avec sensibilité vive à la pression. Une légère rougeur, quelques saillies papuleuses apparaissent bientôt après et indiquent la place sur laquelle la vésiculation va se montrer. La plaque malade a généralement de 1 à 2 centimètres de diamètre; on peut la voir atteindre les dimensions d'une pièce de 2, de 5 francs.

b. *Stade d'éruption de E. Besnier, vésiculation de Fournier.* — La macule érythémateuse se dessine plus vivement, les papules s'accentuent à sa surface et présentent un aspect œdémateux; après quelques heures, les vésicules apparaissent nettement dessinées et différenciées et remplacent les papules; elles croissent plus ou moins rapidement et forment à la surface de la peau érythémato-œdémateuse des saillies hémisphériques, globuleuses, généralement assez volumineuses; elles renferment un liquide clair et transparent; par leur développement excessif, par leur fusion, elles peuvent arriver à former de véritables saillies phlycténoïdes (herpès phlycténoïde). Le nombre des vésicules réunies pour former une plaque varie généralement de 6 à 10; il peut être plus considérable. Il existe souvent au voisinage du groupe éruptif principal quelques vésicules isolées.

Le liquide des vésicules se trouble, puis se résorbe ou s'écoule après rupture de l'épiderme; il se forme des croûtes noires ou jaunes et impétiginiformes.

Parfois la plaque est semée de plusieurs croûtelles isolées et indépendantes, correspondant aux différentes vésicules d'herpès qui constituaient la lésion; d'autres fois une seule croûte formée par la fusion des croûtelles qui ont succédé aux différentes vésicules recouvre toute la plaque.

Il n'est pas rare de voir quelques ganglions lymphatiques s'enflammer, se tuméfier, devenir douloureux.

c. *Stade post-éruptif.* — La croûte tombe, laissant place à une tache érythémateuse, qui peut rester pendant quelque temps le siège d'une desquamation fine; bientôt la peau reprend son aspect absolument normal. Nulle cicatrice, aussi superficielle soit-elle, ne reste au lieu dans lequel une éruption herpétique s'est développée, à moins d'irritation accidentelle surajoutée.

L'éruption herpétique a ses *sièges de prédilection* : en première ligne, il faut mentionner le *visage* et particulièrement le pourtour des lèvres et de l'orifice nasal. Sur les lèvres, l'éruption peut envahir simultanément ou séparément la partie cutanée et la partie muqueuse; l'abondance est quelquefois telle que tout le pourtour de l'orifice buccal apparaît criblé de vésicules. On observe encore assez souvent l'éruption herpétique sur les oreilles, les paupières, les joues. Les *parties génitales* sont une région fréquemment atteinte. L'herpès peut se rencontrer sur tous les autres points de la surface du corps, il est cependant infiniment plus rare sur les membres et le tronc que sur la tête.

La peau n'est pas le seul domaine de l'herpès; celui-ci se montre aussi sur les *muqueuses*. Les muqueuses extérieures, préputiale, vulvaire, conjonctivale, sont des sièges de prédilection. La muqueuse buccale est souvent atteinte; l'éruption peut se montrer sur les différents points de sa surface, sur la voûte palatine, sur les joues, sur la face interne des lèvres, sur la langue. L'herpès de la muqueuse pharyngée, amygdales, voile du palais, luette, est fréquent; il constitue un chapitre important de l'histoire des herpès en général et de celle des angines exsudatives en particulier. Le larynx lui-même peut devenir le siège d'une éruption herpétique.

L'herpès des muqueuses profondes coïncide fréquemment avec celui de la peau; l'herpès des muqueuses des orifices, muqueuse vulvaire, muqueuse préputiale, muqueuse des lèvres, déborde presque toujours sur la peau.

L'histoire des herpès des muqueuses et de ceux de la peau est trop intimement unie pour qu'il soit possible de scinder complètement l'étude de ces deux genres d'affection. Il est du reste intéressant de voir les différences que la même éruption présente suivant qu'elle atteint les muqueuses ou la peau.

Au niveau des muqueuses, la vésicule herpétique s'observe moins fréquemment que sur la peau ; cette rareté relative tient à ce fait qu'elle n'a habituellement qu'une durée éphémère : l'épiderme qui la recouvre, peu résistant, constamment ramolli par le milieu dans lequel il vit, est facilement détruit par des traumatismes légers. Sur les muqueuses extérieures, celles qu'avec A. Fournier on peut appeler des semi-muqueuses, muqueuses du prépuce ou de la vulve, le détachement de l'épiderme donne lieu à des érosions petites ou grandes suivant que la plaque herpétique était constituée par une, plusieurs, ou un grand nombre de vésicules.

Les bords des érosions, quelque peu étendues, offrent un aspect particulier : ils sont festonnés; ils sont limités par une série régulière de petites dents, représentant des demi-cercles sensiblement égaux entre eux, et ayant les dimensions des vésicules d'herpès. Cet aspect de feston à dents semi-circulaires est dû à la desquamation de la ligne de vésicules la plus externe du placard herpétique.

Fournier a nettement défini en deux mots l'aspect dentelé particulier des bords de l'éruption herpétique : ces bords sont *microcycliques* et *polycycliques*.

L'érosion herpétique des muqueuses n'a pas de profondeur; en examinant les bords, on voit au niveau de ceux-ci une dépression brusque, taillée à pic, n'ayant pas plus de hauteur que l'épaisseur des couches superficielles de l'épiderme; c'est là toute la profondeur de l'éruption herpétique non compliquée d'irritation secondaire; elle ne dépasse pas l'épaisseur de la couche superficielle de l'épiderme qui recouvrait la vésicule et qui s'est trouvée détachée à un moment donné : elle n'atteint pas le derme.

La surface est régulière, rouge, ou recouverte d'un léger enduit jaunâtre.

L'érosion herpétique repose le plus souvent sur une base enflammée, rouge et sensiblement œdématiée. La surface de l'érosion laisse sourdre une sérosité abondante; quand on serre entre les doigts la base sur laquelle l'érosion repose, l'écoulemont séreux augmente et prend des proportions considérables : c'est une véritable pluie de sérosité; la surface desquamée *pleure* une sérosité abondante.

Sur les muqueuses externes, un enduit peut se former assez épais pour représenter une véritable membrane diphtéroïde; mais c'est surtout sur les muqueuses profondes que l'herpès se recouvre volontiers d'un pareil revêtement. Inutile de dire qu'en pareil cas l'absence du bacille de Löffler constitue au point de vue histologique et bactériologique une barrière complète entre le revêtement diphtéroïde de l'herpès et la membrane diphtéritique vraie, quelles que soient les similitudes macroscopiques que l'un et l'autre puissent présenter.

Il est possible de relever dans le revêtement diphtéroïde de l'herpès un certain nombre de caractères macroscopiques qui permettent dans le plus grand nombre des cas de le distinguer à l'œil nu de la membrane diphtéritique vraie. La pseudomembrane herpétique a des limites brusques et fort nettes; elle fait une saillie sensible au-dessus de la muqueuse environnante : en examinant de près les bords, on voit que sur une partie au moins de la périphérie, ils présentent cette disposition festonnée, ces dents en demi-cercle qui constituent une des meilleures caractéristiques de l'éruption herpétique; ils sont microcycliques et polycycliques. Cette disposition, quand elle est nettement dessinée, permet de faire à coup sûr le diagnostic. Souvent, en dehors de l'enduit diphtéroïde, à son voisinage, il sera donné de constater la présence de vésicules isolées et nettes d'herpès qui contribuent à faire reconnaître la nature de la membrane diphtéroïde. A la limite de celle-ci, il existe, dans nombre de cas, un étroit liséré rouge.

La fausse membrane est peu adhérente aux tissus sous-jacents et une simple friction avec un tampon de coton suffit souvent à la détacher : à la place que la membrane occupait, on observe une surface lisse, brillante, saignant facilement.

Variétés cliniques. — L'herpès peut être un phénomène accidentel se manifestant une seule fois pendant l'existence d'un individu ou un nombre très limité de fois et à de grands intervalles les unes des autres.

Ailleurs, l'herpès se montre comme un accident à répétitions fréquentes : chez certains malades, l'herpès se reproduit avec une ténacité invincible, à des époques rapprochées et quelquefois à des intervalles de temps à peu près identiques, dans une région toujours la même. La première variété constitue l'herpès *accidentel*; la seconde, l'herpès dit *récidivant*.

Herpès critique. — Les circonstances dans lesquelles l'éruption herpétique accidentelle fait son apparition sont des plus variables. Souvent c'est au début, au cours, à la fin d'une affection fébrile nettement caractérisée, que l'herpès apparaît comme phénomène surajouté et sans qu'il ait été possible jusqu'à présent de déterminer le lien qui unit cette éruption localisée à la maladie générale au cours de laquelle elle se montre.

Cette variété d'herpès est très commune au cours de la pneumonie, de la méningite cérébro-spinale épidémique; on en a signalé l'apparition à la suite d'un coryza simple, de la grippe, de la fièvre intermittente, du choléra, de la dothiénentérie.

L'herpès survenant au cours de ces différentes affections a pu être considéré comme une manifestation heureuse indiquant une forme peu grave de la maladie, comme un phénomène critique annonce d'une convalescence prochaine. Malheureusement cette bonne réputation faite à l'herpès n'est pas absolument justifiée et celui-ci a plus d'une fois coïncidé avec des formes graves, voire même mortelles des maladies sus-mentionnées.

HERPÈS PAR INCITATION LOCALE. — Cet herpès accidentel peut survenir à la suite, sous l'influence et dans la zone d'une affection locale, d'un traumatisme. L'herpès a été observé sur les membres à la suite d'une blessure accidentelle, il est considéré en pareil cas comme provoqué par l'inflammation de quelque filet nerveux intéressé par la plaie.

Le viol est souvent suivi de l'apparition d'un herpès des régions génitales chez la victime.

La blennorragie, la vaginite, le chancre simple semblent créer une prédisposition toute particulière à la production de l'herpès dans les régions avec lesquelles leurs sécrétions se trouvent en contact.

FIÈVRE HERPÉTIQUE. — Bien souvent on voit l'herpès se montrer sans qu'il soit possible de relever aucune affection générale déterminée, aucun accident local auquel on puisse rattacher son apparition. L'herpès se montre après un léger malaise, après un de ces mouvements fébriles peu accusés auxquels leur peu d'importance, la légèreté des accidents qui les accompagnent ne permettent pas de donner un qualificatif certain; malaise qui, suivant l'opinion médicale régnante, suivant les idées du médecin traitant, sera appelé fièvre de surmenage, embarras gastrique léger, synoque, etc., etc.

L'existence de ces éruptions herpétiques survenant à la suite de malaises fébriles, dans lesquels il est impossible de rattacher la fièvre à aucune affection générale connue, déterminée, dénommée, a fait admettre l'existence d'une maladie infectieuse générale spéciale, la *fièvre herpétique*, comparable à nos grandes fièvres éruptives, rougeole, scarlatine, variole. Comme celles-ci, la fièvre herpétique aurait ses périodes d'invasion, d'éruption, d'état, de réparation.

La période d'invasion est constituée et caractérisée par les quelques heures, par les quelques jours de malaise plus ou moins grand, de fièvre plus ou moins accusée, qui précèdent l'apparition de l'éruption herpétique.

L'élément éruptif est la vésicule d'herpès : il peut se montrer sur la peau et sur les muqueuses; il peut s'accompagner de manifestations viscérales, la pneumonie en particulier. L'évolution de l'éruption est réglée, cyclique, se fait en un nombre de jours sensiblement toujours le même, en un septenaire environ.

Enfin les éruptions herpétiques se montrent particulièrement nombreuses et fréquentes à certains moments de l'année, dans certaines saisons : il y aurait lieu d'admettre de véritables épidémies d'herpès. On pourrait, on le voit, avec un peu de bonne volonté, retrouver dans certaines formes d'herpès les caractères principaux de nos grandes fièvres éruptives, périodes régulières d'invasion et d'éruption, évolution cyclique, épidémicité.

L'idée de considérer l'herpès comme la manifestation extérieure d'une maladie générale est une idée fort ancienne : on la trouve adoptée par Morton dans son *Traité des fièvres inflammatoires* (1); cet auteur étudie et place l'herpès à côté des fièvres varioleuse et érysipélateuse. Mais la conception du célèbre

(1) MORTON, *Tractatus de fibribus inflammatoriis universalibus*, 1694.

médecin anglais ne fut généralement pas adoptée et la fièvre herpétique n'eut pas pendant longtemps droit de cité dans les descriptions dogmatiques. C'est après deux siècles environ que Parrot entreprit une nouvelle campagne en faveur de la fièvre herpétique : l'étude des éruptions herpétiques des muqueuses avait, dans les années précédentes, provoqué un certain nombre de travaux importants; quelques observations d'herpès diffus fébrile venaient d'être publiées : Parrot, rapprocha ces différents faits, dans une note sur la *fièvre herpétique* [1]. Cette affection lui paraît devoir être rapprochée des fièvres cycliques, en particulier de la pneumonie franche aiguë avec laquelle elle coïncide si souvent; toutes deux ont une marche régulière, cyclique, de durée à peu près égale; toutes deux naissent sous l'influence des mêmes causes; toutes deux sont des maladies *a frigore*, toutes deux coïncident fréquemment.

Plus hardi encore que Parrot, Fernet n'hésite pas à déclarer la pneumonie franche un *herpès du poumon*. La pneumonie serait la conséquence d'une névrite du pneumogastrique. Lagout considère la fièvre herpétique comme une sorte de fièvre éruptive susceptible d'éliminer son produit par la peau, les amygdales ou le poumon.

Un certain nombre de lacunes, un certain nombre de côtés faibles existent dans le rapprochement que les auteurs se sont efforcés d'établir entre l'herpès et les fièvres éruptives. Parrot était le premier à le reconnaître quand il écrivait :

« La fièvre herpétique ne saurait être assimilée complètement aux fièvres éruptives. Son mode de développement, sa non-transmissibilité, la fréquence des récidives l'éloignent considérablement du cadre où l'on range d'ordinaire la variole, la scarlatine, la rougeole, etc., maladies engendrées par un contage essentiellement transmissible, créant l'immunité, et, pour la plupart du moins, ne se reproduisant que très exceptionnellement chez le même individu. »

Il est certain que nombre d'herpès, au lieu de créer l'immunité à la suite d'une première poussée, présentent au contraire une tendance des plus accusées à récidiver fréquemment : c'est là tout l'inverse d'un rapprochement, c'est une opposition complète entre l'herpès et les fièvres éruptives, maladies remarquables par la rareté de leurs récidives, par l'immunité qu'elles confèrent aux sujets qu'elles ont une première fois atteints.

La distribution de l'éruption herpétique et celle des fièvres éruptives présentent aussi un contraste frappant : ici une éruption diffuse, généralisée, atteignant à la fois la peau et les muqueuses; là, tout au contraire, une éruption presque toujours très limitée, occupant une zone minuscule de la surface du corps ou des muqueuses; c'est un véritable contraste, une différence frappante de tendance.

L'action morbide, qui aboutit à la production de l'herpès, semble se maintenir beaucoup moins longtemps que celle du virus des fièvres éruptives; en quelques heures, une éruption herpétique est arrivée à son apogée; la période croissante des fièvres éruptives se maintient pendant plusieurs jours.

[1] PARROT, *Gazette hebdomadaire*, 1871.

Si nous ajoutons le manque de contagiosité, nous trouvons entre l'herpès et les fièvres éruptives des oppositions au moins aussi frappantes, plus importantes que les points de contact établis par le malaise pré-éruptif dont on a voulu faire la période d'invasion et par la régularité d'évolution de l'éruption.

Ces oppositions suffisent à faire comprendre l'hésitation que mettent à admettre l'existence d'une fièvre herpétique des médecins qui cependant considèrent l'éruption herpétique comme la manifestation extérieure, la conclusion d'une intoxication, dont ils se reconnaissent incapables jusqu'à présent de déterminer la nature et qui n'est probablement pas toujours la même.

Herpès récidivants. — Les différents herpès, que nous venons d'étudier, ne se montrent chez les sujets qui en sont atteints que d'une façon exceptionnelle; tel individu n'aura qu'une seule fois de l'herpès dans son existence, tel autre verra l'accident se répéter plusieurs fois dans le cours de celle-ci, mais un nombre toujours très limité de fois et à des intervalles souvent très espacés les uns des autres.

Tout autre est la classe des herpès dits récidivants : chez les malades disposés à cette variété, l'éruption herpétique se reproduit avec une ténacité, avec une fréquence vraiment désespérantes. Cette répétition se fait souvent sous l'influence d'une cause nettement déterminée, d'un phénomène physiologique tel que la menstruation dans l'herpès menstruel, sous l'influence d'un acte accidentel tel que le rapprochement conjugal dans l'herpès génital.

L'herpès récidivant présente, en même temps que la fréquence et une certaine régularité des poussées éruptives, un autre grand caractère, la fixité des localisations; c'est en un point toujours le même de l'économie que l'herpès répète ses apparitions successives plus ou moins rapprochées.

Parmi ces herpès récidivants, il convient de citer au premier rang l'herpès cataménial et l'herpès récidivant génital de l'homme.

Herpès cataménial. — Parmi les herpès à répétitions pénibles, l'*herpès cataménial* ou *menstruel* occupe une place importante. Chez les malheureuses qui en sont atteintes, chaque époque menstruelle ramène la reproduction d'une poussée herpétique; celle-ci se fait le plus souvent au pourtour de la bouche, au niveau des lèvres; elle peut occuper maint autre point de l'économie, la vulve, la région lombaire, la fesse, le cou, un point ou l'autre de la muqueuse buccale, etc., etc. J'observais, il y a peu de temps, une malade chez qui chaque époque amenait la production d'une poussée d'herpès au-dessous du sein gauche.

Chez ces malades, l'herpès est, pour ainsi dire, une habitude. C'est un accident fort ennuyeux : son siège habituel sur les parties extérieures, au pourtour de la bouche, trouble l'élégance du visage et trahit un moment de l'existence que les dames aiment tenir secret; malgré cela, elles s'y résignent.

La production de l'herpès fait à ce point partie constituante du processus cataménial, que les femmes qui en sont atteintes arrivent à la considérer comme un événement normal, comme un phénomène fatal et inévitable contre lequel elles n'essaient pas de lutter.

[DU CASTEL.]

Herpès génital. — L'herpès génital, chez l'homme comme chez la femme, se présente dans deux conditions différentes : tantôt comme une localisation de l'herpès commun ayant choisi ces régions pour localisation; tantôt comme un accident spécial distinct de l'herpès vulgaire, ayant son origine dans un trouble particulier des fonctions génitales ou dans une infection vénérienne.

Herpès génital chez la femme. — Chez la femme, l'herpès génital est presque toujours symptomatique; il se montre à l'occasion de la menstruation, d'une vaginite, d'un chancre syphilitique. Fournier a signalé ce fait qu'une fois sur deux les chancres du col utérin s'accompagnaient d'une éruption herpétique vulvaire, et il a insisté sur la nécessité d'examiner le col utérin chez toute femme atteinte d'herpès vulvaire.

L'herpès vulvaire peut être discret ou confluent; dans le premier cas, quelques vésicules rares, isolées ou agglomérées, sont semées sur la peau ou la muqueuse vulvaire. Dans les cas les plus intenses, toute l'entrée de la vulve, toute la partie supérieure et interne des cuisses, le périnée sont couverts d'une éruption confluente de vésicules et constituent une vaste nappe morbide continue.

Les limites de l'éruption sont des plus irrégulières, présentent, en certains points, les bords festonnés, microcycliques et polycycliques, caractéristiques de l'herpès. Il est habituel de voir quelques vésicules isolées, quelques îlots plus ou moins importants de vésicules confluentes semées au pourtour du placard principal. La région malade est tuméfiée, œdématiée. A la période congestive, qui précède l'éruption, l'aspect des tissus rappelle celui des muqueuses et de la peau atteints d'érysipèle. Grandes et petites lèvres présentent un degré de tuméfaction considérable; les premières forment de véritables tumeurs ovoïdes; entre elles, les petites lèvres, œdématiées, tendues, brillantes, doublées ou triplées de volume, se présentent sous l'aspect de boudins flexueux, irréguliers. La sensation de brûlure est des plus accusées. Tuméfaction et sensibilité peuvent rendre le rapprochement des cuisses, les mouvements des membres inférieurs extrêmement douloureux, tellement douloureux que la malade est condamnée à une immobilité presque absolue.

Après rupture ou dessiccation des vésicules, la surface malade est recouverte en grande partie d'un surtout diphtéroïde grisâtre, humide, pultacé, qui prend quelquefois un aspect très adhérent, noir et gangreneux sur une plus ou moins grande étendue. Cet enduit, malgré ses mauvaises apparences, ne cache généralement aucune lésion sérieuse de la peau ou de la muqueuse : il se détache rapidement et sa chute met à découvert des érosions sans profondeur présentant toutes les apparences et rien que les apparences des érosions que nous avons vues succéder habituellement à la desquamation des vésicules de l'herpès. Ces érosions saignent au moindre frottement et sont le point de départ d'un suintement séreux ou séro-sanguinolent abondant.

Dans les parties périphériques, sur la peau, la vésicule en se desséchant donne ordinairement naissance à une croûte noirâtre au sommet, jaune à la base.

Quelques-uns des points ulcérés peuvent se mettre à végéter; la lésion prend alors un aspect absolument semblable à celui des plaques muqueuses syphilitiques : il ne saurait y avoir, d'après Fournier, un caractère réellement et positivement distinctif entre les deux lésions : seul le médecin, qui a suivi le développement des lésions, qui a pu constater la période vésiculeuse initiale, peut affirmer le diagnostic.

Herpès génital de l'homme. — L'herpès génital se montre chez l'homme tantôt comme un phénomène accidentel et fortuit, tantôt comme un accident à répétitions fréquentes. Celui-ci constitue une des variétés les plus importantes de l'herpès récidivant; c'est lui surtout qui nous occupera.

L'herpès génital récidivant de l'homme peut être considéré comme plus important que l'herpès cataménial de la femme, à cause du trouble considérable qu'il jette dans la vie de la plupart des malheureux qui en sont atteints. Les femmes, qui sont affectées d'herpès cataménial récidivant, se résignent facilement à un accident souvent plus disgracieux que pénible; elles l'acceptent comme une nécessité de la période menstruelle, quand il ne prend pas des proportions considérables et gênantes : l'homme se résigne difficilement à ce mal, qu'on appelle l'herpès génital récidivant, malgré le peu d'importance que celui-ci présente en général, malgré le peu de gêne qu'il occasionne.

L'herpès génital tire sa gravité de l'influence morale désastreuse qu'il exerce sur la plupart des porteurs, beaucoup plus que de la gêne qu'occasionne une éruption souvent minuscule, réduite à quelques vésicules.

L'herpès génital présente, dans son ensemble, toutes les périodes qu'il est donné d'observer dans l'éruption herpétique vulgaire : phase douloureuse préparatoire, phase congestive ou érythémateuse, période vésiculeuse, période croûteuse ou diphtéroïde, période maculeuse ou terminale. La constitution spéciale de la région dans laquelle l'accident se développe, lui imprime cependant quelques caractères spéciaux, différents suivant que le siège du mal est sur la peau ou sur la muqueuse, différents chez l'homme et chez la femme.

Sur la peau du prépuce, l'herpès est, le plus souvent, nettement caractérisé à ses différentes périodes : le nombre des vésicules, leurs dimensions, l'importance des groupes vésiculeux peuvent varier; mais l'éruption est nettement dessinée et d'un diagnostic facile : elle se présente sous forme de vésicules isolées ou réunies en groupes plus ou moins importants semés sur la peau du prépuce ou du fourreau; elles constituent des îlots de nombre variable; dans quelques cas, la totalité du prépuce ou du fourreau est, pour ainsi dire, recouverte d'une gaine à peu près continue formée par l'éruption de vésicules confluentes.

Le développement des vésicules peut se faire simultanément sur tous les points atteints, ou se produire successivement pour les différents groupes, dans l'espace de quelques heures ou de quelques jours : dans ce dernier cas, on observe au voisinage les unes des autres des lésions d'âges différents, des vésicules jeunes et transparentes, des vésicules âgées recouvertes de croûtes ou d'enduits pseudo-membraneux, des érosions simples, succédant à des vésicules traumatisées. Fournier a rapporté l'histoire d'un malade chez qui les éruptions d'une seule poussée herpétique s'étaient succédé pendant cinq semaines : mais c'est là une manière de procéder bien exceptionnelle.

La production de l'éruption est habituellement précédée d'une sensation agaçante de picotement, de cuisson qui s'éteint avec l'apparition des vésicules et leur survit rarement.

Un certain degré d'œdème existe toujours, nous l'avons vu, à la base des plaques d'herpès; dans les cas d'éruptions très abondantes, on peut voir se produire un œdème suffisamment prononcé pour devenir gênant pour le malade, amenant un degré plus ou moins accentué de phimosis ou de paraphimosis.

Les caractères de l'herpès de la muqueuse du prépuce ou du gland sont souvent moins nets que ceux de l'herpès du fourreau.

Au niveau de la muqueuse du prépuce l'évolution des premières phases est rapide; la durée des vésicules est éphémère, la rupture suit de très près l'apparition et le médecin se trouve le plus souvent en présence d'érosions ou d'enduits pseudo-membraneux dont il est parfois très difficile de préciser la nature.

L'érosion, qui succède à la rupture des vésicules, est sans profondeur : elle est limitée aux couches superficielles de l'épiderme; rarement elle atteint le derme même.

L'aspect de l'érosion herpétique varie suivant qu'elle succède à la rupture d'une vésicule isolée ou à la rupture de vésicules confluentes, d'un groupe de vésicules.

Quand les vésicules sont isolées, l'érosion qui leur succède est de forme nettement arrondie, d'un à deux millimètres de diamètre. Si les vésicules étaient confluentes et réunies par groupes, l'étendue de l'érosion est variable suivant le nombre des vésicules qui entraient dans la formation des groupes : la forme est irrégulière; le contour est dentelé, constitué par une série de segments de circonférence ayant les dimensions des vésicules à la rupture desquelles l'érosion a succédé. Le contour est à la fois polycyclique et microcyclique. Chez beaucoup de malades une ligne d'un rouge vif borde l'ulcération.

Les bords sont taillés à pic, perpendiculaires à la surface de la peau, non décollés; leur hauteur ne dépasse pas celle de la couche épidermique.

Le fond de l'ulcération est lisse; sa couleur est celle du derme normal ou tire plus ou moins sur le rouge; cependant la surface peut être légèrement grenue et tirer sur le jaune. Une membrane diphtéroïde recouvre assez souvent l'ulcération.

L'érosion herpétique repose sur un tissu mou, souple, plus ou moins œdémateux.

La surface malade ne suppure pas à moins d'infection surajoutée : elle laisse suinter une sérosité claire, transparente, aqueuse. Ce suintement est extrêmement abondant, presque intarissable. Quand on comprime entre les doigts la base de l'ulcération, on voit s'écouler de la surface excoriée une série de gouttelettes transparentes rappelant un flux de larmes : c'est le phénomène que Leloir désignait sous le nom de signe de l'expression du suc. *L'herpès pleure une sérosité abondante.*

L'ulcération irritée secondairement peut acquérir une profondeur plus grande que d'habitude ; le derme est mis à nu ; la base s'indure et le diagnostic devient plus difficile.

Dans quelques régions, particulièrement au niveau du sillon balano-préputial, la base de l'éruption herpétique arrive à présenter une induration très marquée ; c'est, en effet, le propre de toute lésion inflammatoire du sillon balano-préputial de donner facilement naissance à une induration de voisinage souvent très difficile à distinguer de l'induration qui accompagne l'accident primitif de la syphilis. Nombre de pansements ont la propriété de provoquer cette induration, telles les applications de calomel si volontiers pratiquées par les malades dans toute érosion des organes génitaux, les attouchements au nitrate d'argent, au nitrate acide de mercure, au chlorure de zinc : mais il n'est même pas besoin de ces irritations artificielles intenses pour amener l'induration de la base d'une ulcération banale du sillon balano-préputial ; il y a dans cette région tendance naturelle à l'induration de la base des lésions inflammatoires.

La durée d'une éruption herpétique génitale est d'une huitaine de jours environ, un peu plus, un peu moins suivant le siège, l'intensité, l'abondance ; suivant que l'éruption s'est faite en une seule fois ou d'une façon successive. La cicatrisation de l'ulcération herpétique peut cependant se faire attendre beaucoup plus longtemps ; Fournier déclare avoir vu cette cicatrisation n'être complète qu'au quarantième jour. Il faut connaître la possibilité de cicatrisations aussi lentes pour ne pas être entraîné à considérer comme des affections de mauvaise nature des érosions herpétiques à guérison traînante.

L'herpès respecte habituellement les ganglions de l'aine ; il peut cependant les atteindre de trois manières différentes d'après Fournier : 1° Un ou deux ganglions se gonflent, deviennent douloureux et bientôt retournent à leur état normal ; 2° il se produit une poly-adénite unilatérale, froide, indolente, aphlegmasique, rappelant absolument l'adénopathie syphilitique ; 3° enfin l'herpès peut être le point de départ d'adénopathies chroniques aux allures strumeuses.

L'herpès génital peut se montrer d'une façon accidentelle, se produire une seule fois chez le malade qui en est atteint, et ne jamais reparaître : en pareil cas, il est possible souvent de relever la cause provocatrice, dans l'existence d'une blennorragie, d'un viol, d'un chancre syphilitique. Fournier a montré que, chez un certain nombre de sujets, l'apparition d'un chancre syphilitique était précédée par la production d'un groupe herpétique *in situ*. Quelques vésicules d'herpès nettement dessinées se montrent, évoluent normalement et, peu de temps après, le médecin est tout surpris de constater, dans le point que les vésicules avaient occupé, la présence d'un chancre huntérien des plus caractérisés : c'est ce que Fournier appelle le *piège au chancre*. Il s'agit ici d'une succession des lésions observée assez souvent pour qu'on puisse y voir autre chose qu'une coïncidence accidentelle et fortuite. Le médecin doit avoir toujours présente à l'esprit la succession possible de ces deux manifestations morbides : chez un malade, qui est sous menace d'une infection syphilitique, la production d'un herpès doit faire craindre que le chancre ne fasse son apparition quelques jours après à la même place.

L'herpès des parties génitales accidentel n'est pas absolument rare ; cependant l'apparition d'un herpès génital doit toujours éveiller dans l'esprit la crainte des récidives : l'herpès génital est un herpès *facilement récidivant*.

En pareil cas, il est habituel de voir les poussées d'herpès balano-préputial se répéter à des époques plus ou moins rapprochées, pendant un nombre indéfini d'années, avec une ténacité qui fait le désespoir du malade et du médecin, avec une inutilité absolue de tous les traitements employés. Diday et Doyon ont signalé ce fait que, chez un certain nombre de malades, les poussées se font avec régularité, tous les deux mois environ. Cette régularité est loin d'être absolue; les poussées peuvent être beaucoup plus rapprochées, se reproduisant toutes les trois ou quatre semaines; elles ne laissent parfois aucun répit au patient; de nouvelles vésicules se reproduisent sans cesse avant que les précédentes ne soient encore guéries; les poussées sont subintrantes, comme Fournier l'a signalé. D'autres malades, qui peuvent compter parmi les heureux, n'ont que des poussées éloignées, deux, trois par an, et encore ces poussées ne se produisent-elles que sous l'influence manifeste d'une des causes provocatrices que nous allons signaler.

L'âge exerce une action considérable sur l'évolution de l'herpès récidivant; à mesure que le sujet vieillit, les poussées se font de plus en plus rares, de moins en moins importantes et finissent par ne plus se reproduire à un moment donné.

Quelques malades sont libérés au bout de deux, trois ou quatre années; mais il est des malades chez qui l'affection se prolonge indéfiniment. Doyon cite l'observation d'un herpétique qui souffrait de son mal depuis trente ans.

Un certain nombre d'influences extérieures provoquent l'apparition de l'éruption, tels sont les excès de table, les marches forcées et, surtout et avant tout, les rapports avec une femme nouvelle : chez certains sujets l'action de cette influence est infaillible.

Quelques herpès génitaux s'accompagnent de phénomènes douloureux à ce point intenses que Mauriac a cru devoir faire des *herpès névralgiques* une variété spéciale. En pareil cas, le malade ne ressent pas seulement quelques malaises douloureux, quelques agacements localisés, pendant les heures qui précèdent l'éruption et dans le point où celle-ci doit se produire : ce sont des névralgies, des douleurs étendues, violentes, intolérables, occupant la totalité de la verge ou du fourreau, le périnée, l'anus, la partie supérieure des cuisses, les lombes. Ces douleurs persistent plus longtemps que les malaises légers, compagnons habituels de l'herpès : elles se montrent par accès dont les paroxysmes n'ont rien de fixe; elles sont réveillées par le mouvement, la fatigue, une émotion morale.

Nombre d'auteurs veulent voir dans l'herpès névralgique une variété de zoster, plutôt qu'un herpès simple.

Herpès uréthral. — L'herpès génital n'est pas toujours une manifestation extérieure, cutanée; il paraît susceptible d'atteindre la muqueuse de l'urèthre. Il n'est pas rare de voir se produire chez les sujets herpétiques, au moment où en dehors des poussées éruptives, un écoulement uréthral séreux très peu abondant qui disparaît spontanément en quelques jours. Cet écoulement est indolent ou s'accompagne à peine de quelques élancements légers au moment de la miction. Les traitements dirigés contre lui l'irritent plus souvent qu'ils ne le calment. Quelquefois il est possible de constater la présence de quelques vésicules à l'entrée de l'urèthre : c'est un véritable herpès uréthral.

L'herpès récidivant génital de l'homme n'est pas en lui-même une affection grave : il ne porte aucune atteinte à la nutrition, à la santé générale. Son danger est tout autre. Cette affection génitale, avec ses éruptions sans cesse répétées, jette certains sujets dans un tel état de préoccupation constante, de désespoir, que l'existence est pour eux absolument empoisonnée : leur vie se passe à contempler les poussées en évolution, à se demander quand une poussée nouvelle se produira; il est difficile de leur enlever de l'esprit cette opinion qu'une affection aussi rebelle des organes génitaux puisse être autre chose que la manifestation d'une affection vénérienne grave; quelques-uns ont été jusqu'à chercher dans le suicide un terme à leurs maux.

Herpès buccal récidivant. — Cette variété d'herpès, bien étudiée par Fournier, constitue le digne pendant de l'herpès génital récidivant : c'est un herpès à récidives multiples, rebelle, d'une longévité désespérante. Il est exclusif ou à peu près à l'homme, à la jeunesse; il survient à la suite de la syphilis tout en paraissant n'être pas de nature syphilitique. Son siège habituel est le long des bords latéraux de la langue, quelquefois sur les lèvres et les joues.

Cet herpès se présente sous l'aspect tantôt d'une tache grisâtre opaline, petite, de la dimension d'une épingle, d'une lentille, rarement plus. Recouverte au début d'un enduit blanchâtre, cette lésion desquame bientôt et laisse le derme à nu.

La petite érosion, qui succède à cette desquamation, est tantôt bordée par une mince collerette épidermique; tantôt elle se présente sous la forme d'une desquamation simple de forme nettement arrondie.

Les petites érosions forment par leur confluence des placards plus ou moins importants à bords polycycliques et microcycliques.

L'éruption herpétique est précédée, accompagnée des phénomènes douloureux habituels de l'herpès, élancements, chaleur locale.

La poussée éruptive guérit facilement, mais les éruptions se répètent à des intervalles plus ou moins rapprochés pendant un grand nombre d'années.

Par sa ténacité, l'herpès récidivant buccal devient un véritable tourment pour le malade; celui-ci se décide difficilement à croire qu'il ne s'agisse pas là

[*DU CASTEL.*]

d'une affection syphilitiqne et si par malheur le médecin, comme il arrive trop souvent, dans cette affection encore mal connue, abonde dans son sens, c'est une existence empoisonnée pendant des années par l'idée d'une syphilis rebelle, c'est la répétition inutile de traitements mercuriels variés sous toutes les formes.

Nature de l'herpès. — L'herpès se montre dans des conditions différentes : 1° à la suite ou au cours de grandes maladies fébriles, pneumonie, méningite cérébro-spinale, grippe, etc. : c'est l'*herpès critique*; 2° à la suite d'un de ces malaises généraux, fébriles ou apyrétiques, de quelques heures ou de quelques jours de durée, auxquels il est impossible de donner actuellement un qualificatif motivé : c'est la *fièvre herpétique*; 3° sous l'influence d'un événement physiologique normal : *herpès cataménial*; 4° sous l'influence et à la suite de traumatismes chirurgicaux : c'est l'*herpès traumatique*; 5° sous l'influence de maladies et d'irritations locales, comme l'herpès génital consécutif au chancre simple.

L'herpès peut se montrer accidentellement au cours de l'existence d'un individu, une seule fois ou un nombre très restreint de fois; il peut se répéter très fréquemment, à des époques très rapprochées, soit sous l'influence d'une cause facile à déterminer comme l'herpès cataménial, soit sous l'action de causes dont le mode précis d'action nous échappe, comme l'herpès génital récidivant.

Entre ces deux extrêmes, malades atteints accidentellement de l'herpès et malades voués à des répétitions incessantes, il y a les prédisposés de l'herpès, malades chez qui maintes causes légères, un refroidissement, un surmenage de travail, de marche, de table ou de plaisir, etc., des irritations locales de toute espèce provoquent presque à coup sûr l'herpès.

C'est, comme on le voit, dans des conditions fort différentes que l'herpès se présente : ici affection accidentelle, passagère, sans gravité aucune, destinée à ne jamais se reproduire; là, compagnon d'une maladie plus ou moins grave dont il ne change en rien l'allure et la gravité, dont il n'augmente pas sensiblement les ennuis; ailleurs, accident peu grave en lui-même, mais terrible par ses récidives incessantes et par l'état de désespoir dans lequel il plonge le malade vivant sans cesse sous la menace de sa réapparition.

La majorité des herpès paraît se rattacher à une altération générale de l'économie, permanente ou transitoire : maladies infectieuses connues, pneumonie, méningite cérébro-spinale; altérations de la santé d'ordre physiologique, menstruation; altérations de nature impossible à déterminer, comme dans la fièvre herpétique.

L'herpès consécutif à une incitation purement locale, tel que l'herpès qui succède à un chancre simple, à une vaginite, à un traumatisme, est beaucoup plus rare.

Il est impossible de préciser le lien qui relie ces différentes variétés d'herpès, de dire quand et comment les infections, les irritations locales agissent pour provoquer leur apparition. Dans l'ignorance où nous vivons de la cause et du processus exact de l'accident, nous voyons chaque génération médicale créer une théorie adaptée aux idées, aux découvertes du moment. Morton rangeait l'herpès à côté des fièvres éruptives. Plus près de nous, Parrot, Lasègue remettent en honneur la fièvre herpétique.

Malgré l'autorité et le talent de ses défenseurs, cette doctrine soulève des oppositions parmi les pathologistes les plus éminents.

« Je ne saurais considérer l'herpès comme une maladie primitive, c'est un épiphénomène banal qui peut survenir chaque fois que l'économie est troublée par un principe infectieux », écrivait Hardy, dans la dernière édition de son *Traité des maladies de la peau*.

Le jour où se trouve mis en relief le lien intime qui unit le zona aux lésions du système nerveux, l'herpès, dont l'éruption présente tant d'analogies avec celle du zona, est immédiatement assimilé à celui-ci et déclaré le résultat d'un trouble trophique d'origine nerveuse. Les explications ingénieuses ne manquent pas pour rattacher l'herpès à un trouble du système nerveux.

Gerhardt admet qu'au moment du stade de chaleur de la fièvre, les artérioles dilatées compriment les branches du trijumeau au niveau des canaux osseux; c'est par cette compression des nerfs que sont occasionnés les troubles trophiques qui aboutissent à la production de la dermatite vésiculeuse qui constitue l'herpès labial, la forme la plus fréquente de l'herpès.

Unna déclare que l'herpès génital est dû à la compression des nerfs dorsaux de la verge par la veine dorsale tuméfiée au moment du coït.

Mais à mesure que nos connaissances sur le zona se perfectionnent, les différences se dessinent et s'accusent.

Les ressemblances, que le zona et l'herpès semblent avoir quand on n'examine que l'aspect extérieur de l'éruption à ses débuts, font place à des contrastes quand on étudie l'évolution, la profondeur des lésions, la tendance à l'immunité ou à la récidive.

L'herpès récidive facilement, évolue en quelques jours, guérit sans laisser de traces de son passage; le zona n'atteint qu'une fois le malade; il présente une tendance gangreneuse qui se traduit par la production de cicatrices constantes et persistantes à la suite de l'éruption; il met plusieurs semaines pour accomplir son évolution complète. Les lésions histologiques sont différentes dans l'un et dans l'autre; Unna a décrit dans l'herpès une altération ballonisante des cellules qui ne se retrouve pas dans l'herpès.

Allure, lésions, gravité différentes sont des oppositions qui font aujourd'hui séparer l'histoire de deux accidents que, pendant plusieurs années, on s'était cru en droit de rapprocher à cause d'une similitude d'aspect des lésions au début de l'éruption.

L'opinion qui paraît actuellement celle de la majorité des médecins est que l'herpès n'est pas une maladie propre, mais un accident secondaire susceptible de se surajouter à un certain nombre d'affections générales ou locales, plus souvent d'états généraux infectieux. L'éruption se produirait sous l'influence d'un vice de fonctionnement du système nerveux provoqué par l'infection générale.

[DU CASTEL.]

L'altération du sang, la toxémie, la toxinémie ne seraient pas toujours de même nature, comme le fait paraît établi par la multiplicité des affections au cours desquelles l'herpès se montre, pneumonie, méningite cérébro-spinale, manifestations grippales ; mais l'ébranlement produit sur le système nerveux arriverait aux mêmes résultats, la production de l'éruption herpétique.

Mon collègue Rendu a publié (1) une observation des plus intéressantes au point de vue du rôle des intoxications dans la production de l'herpès. Un malade fut atteint, quatre jours après avoir consommé plus d'un litre de moules crues, d'une éruption d'herpès généralisée et précédée d'accès fébriles intermittents. Rendu, en présence d'une certaine symétrie des lésions, incline à penser que le principe virulent a influencé la peau par l'intermédiaire du système nerveux et non directement au moment de son élimination. L'affection se distinguait des zonas vrais par l'absence de phénomènes névralgiques anté et post-éruptifs.

E. Besnier pense qu'il y a une distinction à établir entre l'herpès vrai et les *éruptions vésiculeuses d'origine nerveuse* : « Plusieurs lésions nerveuses diverses, périphériques, intermédiaires ou centrales, peuvent produire directement des éruptions vésiculeuses, groupées et systématisées au point de simuler étroitement l'herpès et le zoster ; mais elles en diffèrent, en fait, par leur caractère accidentel, leur pathogénie illimitée, leur durée indéterminée (2). »

La même éruption pourrait être provoquée par des traumatismes du système nerveux et par les infections : les caractères différentiels seraient dans l'allure, dans la gravité de l'accident plus que dans ses caractères objectifs premiers.

Comment expliquer, avec la doctrine de l'herpès, manifestation locale d'une maladie générale, les herpès véritablement locaux ?

L'HERPÈS GÉNITAL vénérien est un être véritablement à part, d'une classification difficile. Il ne semble pas devoir être confondu avec l'herpès commun des organes génitaux.

« L'herpès génital, que l'on pourrait peut-être appeler plus exactement herpès *vénérien*, ne se confond pas avec l'herpès commun localisé aux organes génitaux », écrit E. Besnier.

Une interprétation éminemment ingénieuse de la nature de l'herpès génital est celle émise par Doyon et Diday. Préoccupés des liens qui unissent l'herpès récidivant génital aux autres affections vénériennes et particulièrement au chancre simple, ces auteurs ont émis l'hypothèse suivante : l'herpès génital est une affection parasitaire ; le parasite qui lui donne naissance est un dérivé du parasite vénérien qui a déterminé l'affection vénérienne première ; celui-ci, en vieillissant, par les reproductions successives, ne donne plus naissance qu'à des produits d'ordre tout à fait inférieur, enfants de vieux, incapables de reproduire l'affection vénérienne, capables seulement de provoquer l'herpès. La déchéance des produits est d'autant plus accusée, que le terrain sur lequel

(1) RENDU, Soc. méd. des hôp., 13 oct. 1899.
(2) E. BESNIER et DOYON, Traduct. franç. du *Traité de Kaposi*, 2e édit., t. I, p. 431.

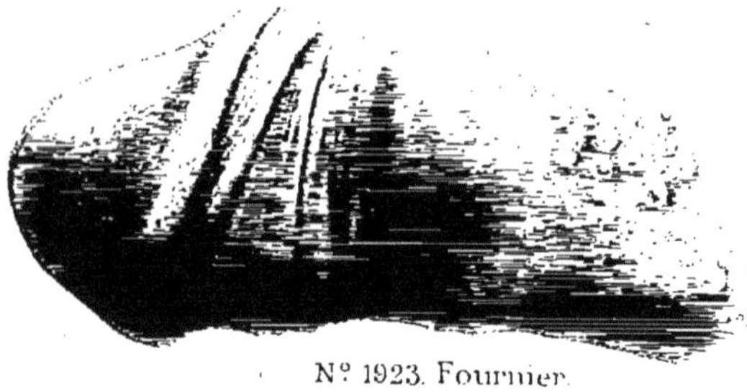

N° 1923. Fournier.

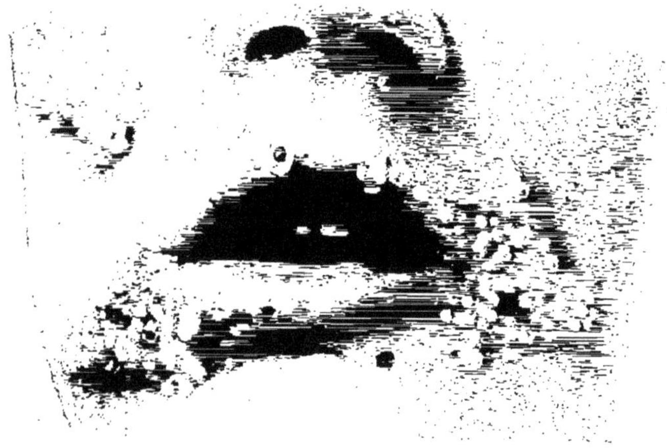

N° 1956. Fournier.

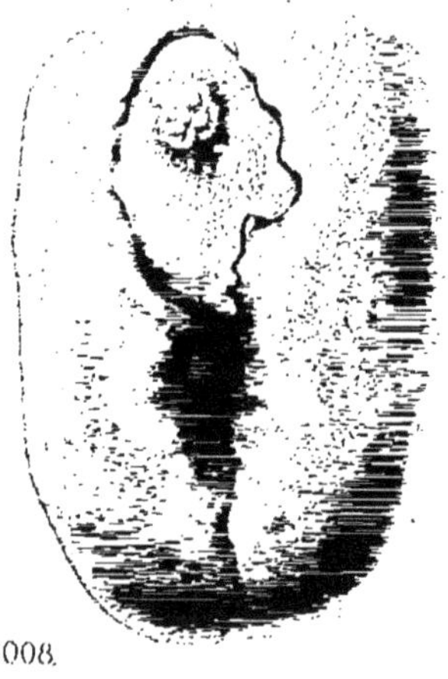

N° 2008.
Ducastel.

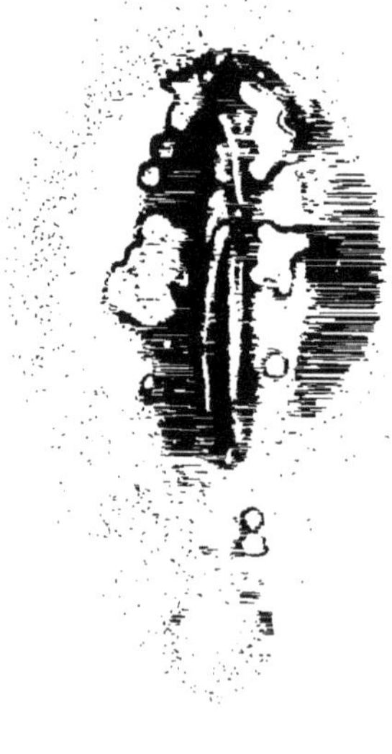

N° 378.
Fournier.

Masson et Cie Editeurs, Paris. *Imp^{ie} Lemercier, Paris*

Variétés régionales de l'Herpès.

Musée St Louis._ d'après les moulages Baretta et Jumelin.

ils poussent, fatigué et épuisé par des cultures incessamment renouvelées, ne fournit plus à leur développement qu'un milieu peu favorable à leur croissance. Enfants nés de vieillards, abandonnés sur une terre déserte, les microbes vénériens ne donnent plus que des produits inférieurs : ainsi le microbe herpétique succède au microbe vénérien. L'arthritis constituerait un terrain particulièrement disposé pour cette déchéance du microbe vénérien.

Diday et Doyon sont d'avis que la variété d'herpès génital, décrite par Mauriac sous le nom d'herpès névralgique (p. 811), doit être placée dans la classe des zonas plutôt que dans celle de l'herpès génital récidivant.

Unna, nous l'avons déjà dit, considère l'herpès génital récidivant comme un phénomène d'ordre nerveux. Pour le maître de Hambourg, l'herpès génital est dû à la compression des nerfs dorsaux de la verge par la veine dorsale tuméfiée au moment du coït et aux perturbations nutritives qui succèdent à cette compression.

Il est certain que les *herpès traumatiques* sont loin de se comporter comme de vulgaires herpès : ils prennent les allures graves propres, en général, aux troubles trophiques consécutifs aux lésions du système nerveux : ils s'accompagnent de troubles profonds de la nutrition de la peau, de tendances gangreneuses; ils laissent volontiers à leur suite des cicatrices : ces caractères les rapprochent beaucoup plus des éruptions du zona que de celles de l'herpès; leur production paraît se rattacher à l'existence d'une névrite véritable et accusée.

Aujourd'hui les efforts tendent à établir les relations que l'herpès, en général, peut avoir avec les infections et les maladies parasitaires qui jouent un rôle si considérable dans la pathologie moderne. On parle d'épidémies d'herpès, de l'inoculabilité de l'herpès, du parasite de l'herpès.

Il est certain que l'herpès paraît se montrer plus fréquent à certains moments, dans certaines saisons, qu'il y a des recrudescences saisonnières; mais on n'a jamais signalé des recrudescences assez importantes pour constituer de véritables épidémies : il y a des épidémies de grippe, de pneumonies, etc., dans lesquelles l'herpès se montre plus fréquent; il ne semble pas y avoir de véritables épidémies d'herpès.

Les tentatives d'inoculation n'ont pas suffi à éclairer la question. Vidal, Evans, Douard de Bordeaux, Bureau ont bien vu l'inoculation de la vésicule herpétique provoquer *in situ* une éruption pouvant être considérée comme herpétiforme; mais, comme le déclare Fournier, des études plus complètes, des expériences plus nombreuses sont nécessaires pour établir ce que vaut cette éruption, pour rendre indiscutable l'inoculabilité de l'herpès, pour montrer quels herpès sont inoculables, lesquels ne le sont pas; pour établir d'une façon indiscutable que quelques causes d'erreur d'opération ou d'interprétation, difficiles à apprécier, ne se sont glissées dans les rares succès d'inoculation annoncés jusqu'ici.

Les microbes de Wasilewsky, de Zeisl, de Pfeifer ne peuvent être déclarés les provocateurs incontestables de l'herpès. Des auteurs hardis, comme Deletang, ont pu parler d'herpès microbien et d'herpès ptomaïnique, s'efforcer d'établir les caractères différentiels de l'un et de l'autre : on ne peut voir dans une telle classification des herpès qu'une tentative généreuse manquant encore de bases solides.

Dans un traité de dermatologie visant surtout à un but pratique, je ne m'attarderai pas à discuter la nature de l'herpès, sur laquelle nous n'avons encore que des conceptions absolument théoriques et sans conclusions pratiques. L'herpès est le compagnon d'une série d'états infectieux, d'altérations du sang, pneumonie, méningite cérébro-spinale, grippe, menstruation, etc., mais nous ne connaissons pas exactement les liens qui unissent l'éruption de la peau ou des muqueuses à ces divers états. La conception d'un herpès, maladie générale assimilable aux fièvres éruptives et aux maladies infectieuses, est une conception hardie manquant encore de démonstration absolue. Le microbe de l'herpès, de la fièvre herpétique, n'a pas encore pu être découvert.

Le rapprochement de l'herpès et du zona paraît avoir été fait d'une façon trop absolue ; la profondeur des lésions dans celui-ci, la superficialité dans celui-là, l'immunité procurée par l'un, la récidive fréquente dans l'autre, établissent des différences importantes entre les deux.

Les soi-disant herpès traumatiques semblent, par la gravité de leurs lésions, se rapprocher beaucoup plus du zona que de l'herpès, des troubles trophiques graves consécutifs aux lésions matérielles du système nerveux que de la lésion sans gravité qui constitue l'herpès vrai.

Diagnostic. — Le diagnostic de l'herpès de la peau est, dans la plupart des cas, des plus faciles : la réunion de vésicules volumineuses et mousses en un groupe plus ou moins circulaire occupant les régions de prédilection de l'affection, ne prête généralement pas lieu au doute.

Un *placard eczémateux* présente une forme moins nettement déterminée, des vésicules plus petites et plus nombreuses, des régions de prédilection différentes ; les vésicules, de durée extrêmement courte, font rapidement place à une surface desquamée et suintante à contours mal définis. La croûte de l'eczéma est moins foncée et moins épaisse que celle de l'herpès. La durée de l'herpès est toujours courte, il n'en est pas de même de celle de l'eczéma.

Le placard d'*impetigo* présente une forme plus irrégulière, des vésico-pustules ordinairement petites ; la croûte est d'un jaune particulier, mélicérique ; cependant, dans l'impetigo à grosses pustules, la croûte peut prendre l'aspect noir hémorragique de la croûte herpétique. Dans l'impetigo comme dans l'eczéma, il est rare que les placards morbides ne soient pas plus nombreux que ceux de l'herpès, qu'il n'existe pas dans leurs interstices un certain nombre de vésicules ou de pustules petites et caractéristiques.

L'*hydroa* affectionne comme l'herpès le pourtour de la bouche ; il donne lieu à la production de croûtes hémorragiques et noirâtres ; mais l'éruption primitive est une bulle et non une vésicule ; il est rare qu'il n'existe pas, en même temps que l'éruption péri-buccale, des éruptions bulleuses sur d'autres points du corps, dos des mains, cou, oreilles. Une éruption exactement limitée aux lèvres pourrait être d'un diagnostic délicat, si l'on n'a pas assisté à ses débuts.

Herpès génital. — La variété d'herpès, qui prête à des difficultés de diagnostic assez grandes, est l'herpès génital. Il est parfois très difficile, presque impossible, de distinguer l'herpès de certaines formes de chancre simple, de certains chancres syphilitiques au début.

Le *chancre simple* ne manque que rarement de dessiner, tout au moins sur une partie de sa circonférence, une tendance à creuser qui fait défaut dans l'herpès : celui-ci ne détache que les lames superficielles de l'épiderme; celui-là attaque le derme, ses bords sont taillés à pic et décollés. L'herpès se recouvre volontiers d'une néomembrane qui ne se produit pas dans le chancre; celui-ci suppure plus ou moins abondamment; celui-là ne suppure pas, à moins de complication; il laisse simplement sourdre, on pourrait dire il pleure une sérosité abondante.

La surface du chancre est plus irrégulière, plus bourgeonnante. La base de l'herpès est plus œdématiée; on retrouve presque toujours sur une partie, tout au moins des bords, ces festons en demi-cercles, cette disposition polycyclique et microcyclique dont l'importance diagnostique a été mise en relief par Fournier. Dans l'herpès, un cercle inflammatoire d'un rouge vif et nettement limité borde souvent l'érosion. Les sensations douloureuses, les démangeaisons sont beaucoup plus accusées que dans le chancre simple. L'herpès tourne rapidement vers la guérison; le chancre simple met plusieurs semaines à parcourir ses diverses périodes.

La présence d'une éruption vésiculeuse et herpétique en un point du voisinage donnera de grandes présomptions sur la nature similaire et herpétique de l'ulcération douteuse. L'inoculation autrefois, la recherche du bacille Unna-Ducrey aujourd'hui, fournissent le moyen de trancher le doute. N'était cette dernière ressource diagnostique, les analogies entre un chancre simple superficiel, peu profond et un herpès enflammé, ulcéré, peuvent être tellement grandes que sans elle le diagnostic devrait rester en suspens.

Le *chancre syphilitique* présente nombre d'analogies d'aspect avec certains herpès creux, constitués par un seul groupe de vésicules peu nombreuses ou même par une vésicule unique, à durée prolongée. Il est cependant possible d'arriver à un diagnostic ferme dans le plus grand nombre des cas. L'herpès est précédé d'une période prurigineuse avec agacements très pénibles qui fait défaut dans le chancre. L'un et l'autre sont recouverts d'un exsudat pseudo-membraneux; mais celui de l'herpès est d'un blanc plus éclatant, il est moins adhérent que celui du chancre.

Au pourtour de la fausse membrane, il est rare qu'on ne voie pas dans le chancre une bordure circulaire présentant cette couleur rouge foncé toute spéciale qui appartient à la syphilis; bande limitrophe dont le contraste avec la membrane diphtéroïde centrale constitue le chancre en cocarde. La membrane de l'herpès peut aussi être entourée d'un cercle rouge; mais celui-ci est d'un rouge beaucoup plus vif, plus franchement inflammatoire que celui du chancre. Le pourtour du chancre est habituellement circonscrit par le bourrelet d'induration mousse spécial qui appartient aux lésions syphilitiques.

L'érosion herpétique pourra offrir, en quelque point de ses bords, ce contour polycyclique et microcyclique dont Fournier a mis en évidence toute l'importance pour le diagnostic de l'herpès et qui reste la trace incontestable et posthume de l'existence antérieure des vésicules disparues.

La base du chancre est dure, de cette dureté chondroïde qui lui est presque spéciale. La base de l'éruption herpétique est naturellement molle; mais une irritation artificielle peut facilement y provoquer la production d'une induration bien difficile, quelquefois, si ce n'est impossible à distinguer de l'induration du chancre, surtout dans certaines régions comme celle du sillon balano-préputial. L'érosion herpétique laisse sourdre une sérosité abondante, presque inépuisable : le chancre reste sec, improductif ou bien après un frottement énergique il laisse sourdre par une série d'orifices minuscules un sang foncé, noirâtre.

Dans les cas où le médecin sera renseigné sur la date à laquelle le rapprochement dangereux a eu lieu, la rapidité plus ou moins grande d'apparition de l'accident fournira des renseignements précieux : l'herpès apparaîtra quelques jours seulement après que le patient s'est exposé; le chancre, un mois environ après. L'adénopathie inguinale appartient plutôt au chancre qu'à l'herpès, mais pas exclusivement.

La présence de vésicules au voisinage de l'ulcération en discussion plaide plutôt en faveur d'une érosion herpétique, mais ne permet pas une conclusion absolue. Le médecin, quand il hésite entre un herpès et un chancre syphilitique, doit toujours avoir présent à l'esprit ce que Fournier nous a appris à connaître sous le qualificatif de *piège au chancre* : il n'est pas rare de voir dans la même région, dans le même point des organes génitaux, un chancre syphilitique succéder, après quelques jours, à un herpès guéri. Cette succession des deux accidents peut à un moment donné jeter le trouble dans l'esprit.

Malgré les différents points de repère que je viens de signaler, le diagnostic restera quelquefois hésitant et l'évolution seule des accidents pourra l'éclairer.

Je ne ferai que rappeler la tendance de certains herpès vulvaires et périvulvaires à devenir papuleux, végétants au lieu de subir la cicatrisation normale, à prendre les aspects de *plaques muqueuses*. Un médecin prévenu arrivera à faire le diagnostic en reconstituant l'histoire complète du malade.

Dans les régions génitales même, il y a lieu, comme le dit E. Besnier, de distinguer l'herpès qu'on pourrait appeler vénérien de l'herpès commun localisé aux organes génitaux.

Le siège de l'herpès vénérien est plutôt glandaire ou préputial que pénien proprement dit, et, chez la femme, il occupe surtout la portion vaginale de la vulve; il est plus ordinairement solitaire ou discret, moins vésiculeux et plus eczématique, au point d'être quelquefois très difficile à catégoriser exactement. Quand il y a une réaction générale (qui manque communément), elle est contemporaine ou consécutive, et non pré-éruptive comme dans l'herpès vulgaire.

Traitement. — L'herpès vulgaire ne réclame aucun traitement sérieux, tout au plus quelques précautions de soulagement. Personne ne songe à traiter énergiquement l'herpès si commun des lèvres, connu du public sous le nom de bouton de fièvre. Quelques applications topiques, lotions émollientes ou adoucissantes, applications d'un corps gras, vaseline, glycérine, axonge, saupoudrage avec une poudre inerte, talc, amidon, riz, calmeront les légers malaises que l'herpès simple apporte avec lui. Dans l'immense majorité des cas, on pourrait dire de l'éruption herpétique ce que Fournier dit du chancre syphilitique : « moins on y touche et mieux il va. »

Dans les cas où la réaction inflammatoire locale était excessive, j'ai obtenu de très bons résultats d'applications de liniment oléo-calcaire, dont l'action bienfaisante paraît dépasser de beaucoup celle de la vaseline boriquée ou de la pommade à l'oxyde de zinc.

Leloir, dans le but d'arrêter le développement de l'herpès de la peau, conseillait d'appliquer sur les parties malades, dès que la rougeur éruptive se montre, un tampon de coton hydrophile imbibé d'une solution alcoolique de thymol au centième; de résorcine, de tanin au cinquantième; d'acide phénique à 1 pour 25. On pourra y adjoindre une petite dose de cocaïne.

Les tampons de coton sont renouvelés plusieurs fois par jour et recouverts d'un taffetas gommé ou d'une lame de gutta-percha pour maintenir constamment l'humidité.

Des applications de collodion élastique riciné peuvent arrêter le développement des vésicules, en tout cas les protègent contre les irritations extérieures, en préviennent l'inflammation excessive et l'ulcération.

Lorsque la cicatrisation est lente à se produire, les attouchements avec le crayon ou une solution de nitrate d'argent au cinquantième précipitent la guérison. Mais ces différents pansements trouvent leur application beaucoup plus souvent dans l'éruption facilement grave du zona que dans l'herpès vrai, accident presque toujours sans importance.

L'herpès des organes génitaux de l'homme sera lavé avec une lotion antiseptique faible, avec de l'eau blanche, de la décoction de roses de Provins ou de feuilles de noyer; on fera ensuite une application de poudre inerte ou astringente, talc, sous-nitrate de bismuth, oxyde de zinc. Quand la lésion occupe le sillon balano-préputial on interpose, entre le prépuce et le gland, un tampon de coton hydrophile. Sur le fourreau, on recouvrira la partie malade d'une mince couche de coton ou d'une toile fine pour éviter l'irritation provoquée par le frottement des vêtements.

D. *L'herpès vulvaire* abondant est une affection douloureuse et gênante qui réclame un traitement actif. La malade sera mise à un repos absolu; on prescrira les bains d'amidon; des lotions émollientes répétées plusieurs fois par jour, avec la décoction de racine de guimauve, l'infusion de camomille additionnée de quelques têtes de pavot.

Après le bain ou les lotions, les parties enflammées seront saupoudrées avec une poudre inerte ou légèrement astringente, poudre de talc, poudre d'oxyde de zinc, tanin, bismuth; l'amidon a l'inconvénient de se réunir en grumeaux, parfois fort pénibles pour la malade. Les poudres seront projetées à la main ou avec un insufflateur; il faut éviter d'appuyer, et surtout craindre de frotter sur les parties malades.

Le contact de la poudre est insupportable pour quelques malades; il ne fait qu'exaspérer les démangeaisons, les sensations pénibles, exagérer l'éréthisme nerveux; en pareil cas, il faut se contenter du traitement émollient, répéter fréquemment les lotions, appliquer localement des compresses humides, des cataplasmes de fécule; souvent les applications froides agissent plus heureusement que les applications tièdes ou chaudes. Les onctions avec la vaseline simple, le cold-cream procurent aussi à certaines malades un soulagement plus marqué que les poudres.

Il sera souvent avantageux d'interposer dans la profondeur des plis un linge mince ou un tampon de coton hydrophile recouvert de poudre inerte ou d'un corps gras.

Contre l'éréthisme nerveux, parfois si prononcé, on prescrira les lavements laudanisés, les médicaments sédatifs administrés à l'intérieur, préparations opiacées, valérianate d'ammoniaque, bromures, voire même injections de morphine; ces dernières devront être ordonnées avec prudence à des femmes nerveuses, sujets toujours disposés à verser facilement dans la morphinomanie.

Le tempérament, la constitution de tout malade atteint d'herpès récidivant sera fouillé avec soin pour voir s'il n'existe pas quelque vice auquel il soit possible d'attribuer la prédisposition à la maladie éruptive : aux sujets lymphatiques on prescrira l'huile de foie de morue, les préparations phosphorées ou phosphatées, le traitement par les eaux sulfureuses ou chlorurées; aux arthritiques, les alcalins, les eaux bicarbonatées, sodiques ou alcalines; aux herpétiques, l'arsenic et les sulfureux. Doyon a rapporté un assez grand nombre de faits de guérison obtenus à la suite d'une ou plusieurs saisons de traitement à la station thermale d'Uriage. Luchon, Saint-Gervais, Schinznach ont été recommandés comme susceptibles d'exercer une action analogue.

On pourra essayer de modifier les qualités physiologiques des parties qui sont le siège d'élection de la maladie, en pratiquant des cautérisations énergiques, des applications de pointes de feu, bien que ces tentatives n'aient donné généralement aucun résultat réellement encourageant.

A une dame atteinte, à chaque époque des règles, d'une poussée herpétique se reproduisant sur la région du cou, Verneuil pratiqua sur le territoire habituellement envahi par l'éruption des injections d'éther iodoformé à 5 pour 100, une demi-seringue de Pravaz par injection. Pendant les quatre époques suivantes, l'herpès ne se montra pas. Ce traitement ou un traitement analogue pourrait être essayé le cas échéant.

HERPÉTIDES. — Étym. : Ἕρπης, dartre, ulcère.

Nom donné jadis à un groupe de dermatoses, considérées comme relevant d'une diathèse spéciale : l'*herpétisme.*

HERPÉTIDE EXFOLIATRICE.

Mot créé par Bazin pour désigner un syndrome caractérisé par une rougeur diffuse intense, une abondante exfoliation épidermique et un état général grave. Voir les articles : *Érythrodermies exfoliantes*, t. II, p. 548, et *Pityriasis rubra.*

HERPÉTIS. — Étym. : Ἕρπης, dartre, ulcère; de ἕρπειν, ramper.

Nom créé par Bazin pour désigner une maladie constitutionnelle « non contagieuse, non inoculable, se traduisant par des affections ayant spécialement pour siège la peau, les nerfs et les viscères, et spécialement caractérisée par les récidives, l'extension graduelle, la ténacité des affections cutanées, et par l'abondance excessive de la prolifération épidermique ».

Ainsi défini, pour Bazin, l'*herpétis* englobait une partie des « dartres », le reste revenant à la *scrofule* et à l'*arthritis*; ces dermatoses constituaient les *herpétides*, ainsi opposées, ou juxtaposées, aux *scrofulides* et aux *arthritides.*

L'herpétis de Bazin est moins compréhensif que l'*herpétisme* (1).

HERPÉTISME. — Étym. : Ἕρπης, dartre, ulcère; de ἕρπειν, ramper.

De tout temps, certains médecins ont eu l'idée de rattacher un grand nombre de dermatoses à une altération plus ou moins foncière de la santé. Cette doctrine a connu des phases successives de faveur ou d'éclipse : elle ne périra pas, car elle est basée sur des *faits*, observés pour la plupart un peu confusément sans doute, mais en trop grand nombre, et par trop d'observateurs, pour qu'on puisse lui refuser une valeur.

Les mots : dartre, arthritis, arthritisme, herpétis, herpétisme, diathèses dartreuse, herpétique et arthritique, ont été tour à tour employés pour désigner cette doctrine, et, comme il est aisé de le comprendre en un sujet si difficile, les définitions de chacun de ces mots et leurs limites ont varié suivant les auteurs, d'où une grande confusion.

On trouvera l'exposé d'ensemble de ces doctrines dans l'article *Arthritisme* de L. Jacquet (t. I, p. 431) et surtout dans l'excellent travail de Merklen (2).

(1) Voir ci-dessous. — Voir aussi l'article : *Arthritisme, La Pratique dermatologique*, t. I, p. 431.

(2) MERKLEN, *Dict. encycl. des sc. méd.*, 4e série, t. XIV, p. 60. — Pour plus de détails encore, voir LANCEREAUX, *Traité de l'herpétisme*, 1883, et GIGOT-SUARD, l'*Herpétisme*, 1870, l'*Uricémie*, 1883 : on doit à cet auteur la première tentative sérieuse pour rattacher à un trouble humoral défini la maladie constitutionnelle en question, tentative que Bouchard devait renouveler avec plus d'ampleur et d'éclat. (*Des maladies par ralentissement de la nutrition*, et *Traité de pathologie générale.*)

[L. J.]

HYDRADÉNITE. — Étym. : ὕδωρ, eau, et ἀδήν, glande.

Inflammation des glandes de la sueur.
Voir l'article : *Sudoripares* (glandes).

HYDRADÉNOME. — Étym. : ὕδωρ, eau, et ἀδήν, glande.

Néoplasie décrite pour la première fois par Darier et L. Jacquet et qu'ils ont cru d'abord constituée par le développement hypertrophique des glandes de la sueur.
Voir l'article : *Adénomes*, t. I, p. 288.

HYDRARGYRIE. — Étym. : ὕδωρ, eau, et ἄργυρος, argent (*argent liquide*).

On désigne sous ce nom l'ensemble des dermatoses produites par l'emploi *intùs* ou *extrà* des préparations mercurielles.
Voir les articles : *Éruptions artificielles*, t. II, p. 423, et *Érythèmes*, t. II, p. 504.

HYDROA. — Étym. : ὕδωρ, eau.

Le mot hydroa servait jadis à désigner certaines affections vésiculeuses. Bazin se l'appropria et tenta d'en faire un groupe morbide à limites définies.
Il enfermait dans ce groupe les trois variétés suivantes :
1° L'hydroa vésiculeux, c'est l'herpès iris de Bateman. (Voir l'article : *Érythèmes*, p. 504.)
2° L'hydroa vacciniforme, dermatose de nature encore inconnue. (Voir l'article ci-dessous.)
3° L'hydroa bulleux, qui semble correspondre à la dermatite herpétiforme. (Voir l'article : *Dermatite polymorphe douloureuse*, t. I, p. 651.)
Plus récemment Unna a voulu faire de ce mot une désignation générique des dermatites connexes à la dermatite herpétiforme de Duhring, et Quinquaud l'a appliqué de son côté à une maladie qu'il croyait spéciale et qui n'est qu'une des variétés de ce groupe de dermatoses.

HYDRO-ADÉNITE ET HYDROSADÉNITES. — Synonymes d'hydradénites.

Voir l'article : *Sudoripares* (glandes).

HYDROA VACCINIFORME. — Voir l'article ci-contre.

HYDROA VACCINIFORME.

Par **J.-B. LAFFITTE.**

HYDROA VACCINIFORME

Définition. — L'*hydroa vacciniforme* est une éruption de l'été, récidivante et particulière à l'enfance, siégeant seulement sur les parties découvertes du corps, et formée par des vésicules ombiliquées, lesquelles laissent des cicatrices.

Historique. — Cet hydroa fut décrit et dénommé pour la première fois par Bazin en 1861, dans ses *Leçons théoriques et cliniques sur les affections génériques de la peau.* Il en présenta encore en 1868 une description excellente dans ses *Leçons théoriques et cliniques sur les affections cutanées de nature arthritique et dartreuse*, où il dit en avoir observé plusieurs cas depuis 1861. Dans ce dernier ouvrage, Bazin place l'hydroa vacciniforme parmi les arthritides vulgaires.

Depuis ce temps, l'hydroa vacciniforme fut oublié en France. Sans doute il avait toujours été ignoré de l'étranger, quand J. Hutchinson publia un cas d'*éruption d'été, récidivant avec une grande intensité pendant de nombreuses années, mais finissant par guérir* (1). Le sujet de l'observation était un enfant; c'est un cas parfait de l'hydroa vacciniforme de Bazin, dont Hutchinson ignorait les travaux, et qu'il nomma *summer éruption, éruption d'été*, ce qui rappelle un de ses principaux caractères. Mais au lieu de considérer cette éruption comme une affection particulière, il eut le tort, dit Brocq, de la rapprocher du *xeroderma pigmentosum* ou *maladie de Kaposi*, avec laquelle elle n'a point de rapport.

L'attention des médecins se porta donc sur cette *éruption d'été*, et dès lors les cas n'en parurent pas très rares; car six ans plus tard, on en connaissait 16 observations indiscutables. On les doit à des médecins pour la plupart anglais ou écossais : Allan Jamieson, Handford, Berliner, Buri, T. Broes, van Dort, H. G. Brocke, C. Bœck, John T. Bowen, Radcliff Crocker (2). Ce dernier établit définitivement, dans une excellente description clinique, l'existence du type morbide, tel que Bazin l'avait exposé et il appela la maladie *hydroa vacciniforme seu æstivale*, rendant ainsi au médecin français ce qui lui était dû.

Brocq, ayant observé un nouveau cas d'hydroa vacciniforme, à cette occasion, publia un mémoire où sont discutées et réunies toutes les observations de ses devanciers. L'article de Radcliff Crocker et le mémoire de Brocq sont les deux écrits les plus complets que nous ayons sur l'hydroa vacciniforme (3).

(1) Hutchinson, *Clinical Society's Transactions*, vol. XXII, 1888.

(2) Radcliff Crocker, *Diseases of the skin*, 2e édit., 1893, p. 211.

(3) L. Brocq, *Ann. de dermat. et de syphil.*, 1894. On trouvera dans ce mémoire l'indication bibliographique de tous les cas connus jusqu'en 1894.

J'ai pu recueillir 7 cas nouveaux depuis leurs travaux. On les doit à Juliano Moreira [1], à James E. Graha [2], à Mibelli [3] et à Colcott Fox [4].

Bowen et Mibelli ont étudié l'anatomie pathologique de cette affection.

Symptômes. — L'éruption se montre le plus souvent quelques heures après que le sujet s'est exposé aux rayons du soleil, ou à un vent froid et vif. Elle est parfois précédée ou accompagnée de malaise, anorexie, nausées, vomissements, frissons, mais tout cela peut faire défaut. Il y a communément des sensations désagréables de cuisson, de brûlure, de tension, rarement de prurit, aux parties découvertes qui vont être atteintes. Ces parties sont : en premier lieu le visage, surtout les joues, le nez et les oreilles; puis le front, le cou, le dos des mains et les poignets, et rarement les bras, les avant-bras, les pieds et les jambes. Enfin le reste du corps peut être touché, mais le cas est très rare et les lésions y sont alors fort discrètes. Bazin a vu l'éruption se former sur la muqueuse de la bouche.

Voici les caractères de cette éruption : Ce sont d'abord ou de petites taches rouges, arrondies, plus ou moins saillantes, ou bien de petits nodules durs, sous-cutanés, sur lesquels paraissent presque aussitôt des vésicules particulières. Quelquefois même ces vésicules paraissent d'emblée sur le tégument, sans rougeur ni infiltration sous-jacentes.

Bazin et Radcliff Crocker comparent ces vésicules, dans leur nouveauté, à celles de l'herpès, à cause de leur transparence, de leur volume et de leur distribution, isolée ou par groupes, sur les taches rouges du tégument. Plusieurs éléments voisins peuvent se réunir, comme on le voit dans l'herpès, et former par leur confluence des plaques plus larges aux contours irréguliers.

Dès le deuxième jour, dit Bazin, les vésicules arrondies présentent une ombilication évidente et perdent leur transparence, ressemblant ainsi à une pustule vaccinale. En même temps il se produit une croûte, du centre à la circonférence de la pustule; et cette croûte une fois tombée, il persiste une cicatrice déprimée qui ne s'efface point.

Quelquefois, observe Bazin, les vésicules sont le siège d'une véritable sécrétion purulente, et le visage se couvre de croûtes épaisses et jaunâtres. On dirait que c'est l'*impétigo*, si quelques éléments isolés, ombiliqués et en voie d'évolution ne faisaient éviter l'erreur.

Il faut revenir avec plus de détails sur cette vésico-pustule, qui caractérise l'hydroa vacciniforme.

Ces éléments caractéristiques sont constitués d'abord par des soulèvements épidermiques résistant au doigt, arrondis ou ovalaires, globuleux, de la grosseur d'un grain de mil, d'un pois et de couleur semi-transparente ou opaline. Quand on les pique d'une pointe d'aiguille, il en sort un liquide limpide et séreux, mais le soulèvement épidermique ne s'affaisse pas, il est cloisonné.

(1) Juliano Moreira, *British Journal of dermat.*, juin 1895, p. 230.
(2) James E. Graha, *Revue de dermat.*, 1897, p. 583.
(3) Mibelli, *Revue de dermat.*, 1897, p. 673.
(4) Colcott Fox, *British Journal of dermat.*, 1897, p. 476 et 1898, p. 409.

Il repose d'ordinaire sur une aréole rouge, ou bien, dit Brocq, sur une peau rouge et couperosée, sans aréole distincte.

L'élément peut rester en cet état, puis jaunir, se dessécher et se recouvrir d'une croûtelle noirâtre. Mais souvent il grandit, s'accroît par sa périphérie, atteint les dimensions d'un gros pois et même davantage, et son centre se déprime. L'élément est alors ombiliqué; le centre déprimé est d'un bleu sombre, noirâtre, comme du fait d'une hémorragie interstitielle. Autour du centre brun se voit une zone opaline persistante, formant comme une collerette surélevée et entourée elle-même d'un anneau rouge.

La croûte, d'abord centrale, s'étend peu à peu et recouvre tout l'élément; elle est profonde et adhérente. Au bout de douze à quinze jours elle tombe, découvrant un derme rouge, déprimé, qui blanchit ensuite et présente une cicatrice indélébile semblable à celles de la variole.

Bowen a observé la tuméfaction des ganglions cervicaux et sous-maxillaires pendant les périodes d'activité du mal.

Avec le temps, le nez, les joues, les oreilles, le dos des mains se sillonnent de télangiectasies et se criblent de cicatrices déprimées, disséminées ou empiétant les unes sur les autres. Les oreilles surtout peuvent être lésées si sévèrement qu'il n'y a plus qu'un squelette cartilagineux recouvert d'épiderme.

Évolution. — Chaque élément se développe et décline en trois ou quatre jours; mais le moment de la chute des croûtes varie avec leur épaisseur.

Chaque poussée éruptive dure de deux à trois semaines, dit Radcliff Crocker. Comme tous les éléments ne se développent pas à la fois, il est aisé d'en suivre en même temps toutes les phases sur le même sujet. La poussée dura six mois dans un cas de Bazin.

La durée et la violence des poussées dépendent surtout de la durée de l'exposition au soleil et aux vents irritants. Le patient est sujet aux récidives depuis le printemps jusqu'à l'automne inclusivement; et après le mois d'octobre jusqu'à celui de février il n'en est pas toujours exempt.

Vers la puberté les poussées deviennent rares et discrètes : elles disparaissent communément aux approches de l'âge adulte.

Pronostic. — Cette affection n'altère pas la santé; mais la fréquence des récidives est une grande incommodité, et les cicatrices du visage peuvent être assez nombreuses et assez profondes pour défigurer le sujet.

La description clinique qu'on vient de lire n'a été composée que d'après des observations bien avérées et caractéristiques d'hydroa vacciniforme; mais peut-être n'embrasse-t-elle pas tous les cas de cette affection. Radcliff Crocker, en effet, n'hésite pas à y ranger encore l'*hydroa puerorum* d'Unna. Dans cet *hydroa puerorum* le début des lésions est précoce, il y a des récidives annuelles, l'été, après l'exposition au soleil, avec tendance spontanée à l'amélioration vers le temps de la puberté et guérison à l'âge adulte. Mais à côté de ces points de ressemblance, il faut reconnaître qu'il y a entre les deux affections, des différences majeures. Dans les cas d'Unna l'éruption n'était pas limitée aux parties découvertes; vésicules et bulles étaient superficielles et ne laissaient pas de cicatrices, et souvent les lésions s'arrêtaient court dès leur premier stade érythémateux, ou restaient à l'état de papules.

Quelquefois il a paru que l'ombilication des éléments pouvait faire défaut dans l'hydroa vacciniforme. James E. Graha [1] a observé une jeune femme de vingt-cinq ans qui avait, depuis l'âge de quatorze ans, des poussées éruptives. Quand elle s'exposait une demi-heure au soleil, toutes les parties découvertes de son corps devenaient cuisantes et œdémateuses, et ces parties gonflées se couvraient, au bout de quelques jours, de petites vésicules, *qui n'étaient jamais ombiliquées* et qui duraient un septénaire. Cette éruption, fréquente pendant l'été, se produisait quelquefois pendant l'hiver par l'effet du soleil ou d'un vent vif et froid.

Enfin White [2] range encore dans l'hydroa vacciniforme deux cas remarquables par la grande extension des lésions, les dimensions considérables et la longue durée de chaque élément bulleux, et par l'étendue des cicatrices. Dans un de ces cas l'influence pathogène du soleil et du vent était nulle.

Il y avait dans le sang des deux sujets de 8 à 15 pour 100 d'éosinophiles, et l'éosinophilie était aussi très marquée dans les bulles.

Absence de cicatrices, défaut d'ombilication des vésicules, influence nulle des agents atmosphériques sur la naissance des lésions, voilà trois circonstances fort importantes qui s'opposent, à ce qu'il semble, à toute assimilation avec l'hydroa vacciniforme.

Faut-il donc rejeter les faits rapportés par Unna, Graha, White et refuser d'y voir des formes anormales mais réelles de la maladie de Bazin?

C'est une question obscure et difficile, sur laquelle il est prudent de ne pas se prononcer aujourd'hui.

Anatomie pathologique. — Bowen [3] a pu pratiquer l'examen histologique de deux éléments éruptifs.

Pour lui, le point le plus saillant est la nécrose de la partie centrale du nodule initial, nécrose des cellules profondes de l'épiderme, ainsi que des parties superficielles et moyennes du chorion.

Les parties superficielles de la couche cornée épidermique sont intactes. Les couches inférieures du *stratum corneum* et le reste de l'épiderme ne se colorent plus : elles sont nécrosées.

Tout le chorion, jusqu'au voisinage du tissu cellulaire sous-cutané, est frappé de nécrose. On y voit des amas granuleux, des coupes de vaisseaux dilatés, mortifiés, remplis de globules sanguins et entourés de foyers hémorragiques.

Tout autour du centre mortifié les lésions sont peu considérables : l'épi-

(1) James E. Graha, *Revue de dermat.*, 1897, p. 583.
(2) White, *Journal of cutaneous and genito-urinary diseases*, 1898, p. 514.
(3) Bowen, *Annales de dermat.*, 1894, p. 886.

derme y est légèrement épaissi et le chorion infiltré de quelques cellules.

Ce processus présente beaucoup d'analogie avec celui de l'acné nécrotique. Mais ici la lésion est nécrotique d'emblée, tandis que dans l'hydroa vacciniforme la nécrose ne survient qu'à un moment de l'évolution des lésions. Dans une vésicule toute récente de cet hydroa le processus est nettement inflammatoire, vésiculeux et nullement nécrotique.

Il a été impossible à Bowen de déceler des microbes dans ses préparations.

Mibelli (1), par des recherches histologiques plus récentes, a modifié un peu la description précédente de Bowen.

Dans l'hydroa vacciniforme il s'agit, dit-il, d'une dermite primitive diffuse et intense, à exsudat leuco-fibrineux, conduisant à la formation de vésicules en forme de voûtes, qui s'ouvrent dans la couche moyenne du corps de Malpighi. Ces cavités sont formées non par une altération dégénérative des cellules épineuses, mais par la dilatation des espaces intercellulaires et le refoulement des cellules.

La persistance des phénomènes inflammatoires détermine un processus nécrobiotique qui atteint, outre les éléments cellulaires adventices, les éléments propres du corps papillaire : de là destruction plus ou moins étendue de ces parties et réparation par cicatrice.

Néanmoins on ne peut pas dire qu'il se produise une nécrose en masse, comme le veut Bowen, et comme on le voit dans l'acné nécrotique.

Étiologie. — Toutes les observations témoignent que les rayons ardents du soleil, au printemps et surtout en été, sont la cause la plus commune de l'éruption vésiculeuse. Celle-ci paraît sur les parties découvertes du corps quelques heures après l'exposition au soleil, ou le lendemain, et rarement au bout de quelques jours. Quelquefois le soleil de l'hiver la provoque, mais plus discrète, de même qu'un air vif, un vent violent.

L'influence directe et irritante de ces agents atmosphériques est prouvée par le fait que les parties découvertes sont seules atteintes : visage, cou, mains, pieds, jambes, avant-bras; et l'éruption ne s'y montre point si d'épais vêtements les protègent. Cependant on a vu, par exception, la poussée être si vive que les parties couvertes, et même la muqueuse de la bouche, devenaient le siège d'une éruption discrète.

C'est une affection particulière à l'enfance : les garçons y paraissent plus disposés que les filles.

La première atteinte s'observe à l'âge de deux à cinq ans, et il y a des poussées nouvelles tous les ans, surtout en été. La fréquence et la force de ces poussées décroît vers le temps de la puberté, et tout cesse en général entre vingt et trente ans.

Ce n'est pas une maladie familiale; les parents du patient sont épargnés. Une fois cependant Jamieson a observé l'éruption sur tous les membres d'une même famille.

(1) Mibelli, *Journal ital. des mal. vénér. et de la peau*, 1896, p. 690.

L'hydroa vacciniforme a été rencontré surtout en Angleterre et en Écosse. Mais Bazin l'avait déjà vu en France, et il est vraisemblable qu'il se rencontrera partout où l'on saura le reconnaître.

Pathogénie. — On invoque une idiosyncrasie individuelle, une certaine irritabilité de la peau particulière à quelques sujets. Combien s'exposent, impunément, en effet, à la chaleur du soleil et à la violence des vents !

James E. Graha parle d'une action vaso-motrice réflexe mise en jeu par l'action des rayons solaires. Il pense que cette action pathogène s'exerce principalement par les rayons chauds, car la lumière électrique, abondante en rayons chimiques, ne produisit nul fâcheux effet sur l'un de ses malades. Parmi les rayons solaires, Widmark croit surtout à l'action morbifique des rayons ultraviolets.

En raison de l'éosinophilie très marquée, décelée par White dans le sang et dans les bulles de deux sujets qu'il considérait comme atteints d'hydroa vacciniforme, Leredde[1] incline à croire que cette affection peut être rapprochée de la dermatose de Dühring et regardée comme l'effet d'une toxidermie.

Diagnostic. — L'hydroa vacciniforme ne ressemble à aucune autre dermatose et ne peut être confondu avec aucun des types morbides décrits.

Avec quelque attention, il peut être reconnu même hors des périodes éruptives. Dans tous les cas, les commémoratifs si particuliers, les cicatrices anciennes sur les parties découvertes, suffiront à assurer le diagnostic.

Ainsi sera répudiée l'idée de variole, de varicelle, d'éruption vaccinale généralisée, affections non récidivantes et nullement localisées comme l'hydroa vacciniforme.

L'*acné varioliforme* ou *ulcéreuse*, encore appelée *acné rodens*, *acné nécrotique*, laisse des cicatrices déprimées comme l'hydroa vacciniforme. Mais il n'y a point de vésicules opalines ombiliquées à leur centre, et la localisation si connue de l'acné est toute différente.

L'*acnitis* de Barthélemy siège aux mains et à la face. Les lésions paraissent par poussées et laissent de petites cicatrices. Mais les éléments de l'acnitis ne présentent pas un caractère d'inflammation aiguë comme l'hydroa vacciniforme. Ils sont d'abord profonds; peu à peu ils grossissent et font saillie. La surface de la peau rougit en ce point, puis il se forme une pustulette qui s'ouvre, suinte et se recouvre d'une petite croûte. On ne voit jamais ici de vésico-pustule ombiliquée. Enfin cette acnitis est une tuberculide.

Le *colloïd milium* n'a point d'ombilication. Son développement est lent, chronique, progressif. Ce n'est jamais une éruption à allure aiguë et à poussées successives.

Les vésicules de l'hydroa vacciniforme sont quelquefois, dit Bazin, le siège d'une suppuration abondante, et elles se recouvrent de croûtes jaunâtres qui ressemblent beaucoup à celles de l'*impetigo contagiosa*; mais on trouvera

[1] HALLOPEAU et LEREDDE, *Traité pratique de dermatologie.*

toujours quelques éléments isolés, bien ombiliqués, caractéristiques de cet hydroa. Les lésions de l'impétigo sont très superficielles et ne forment jamais de cicatrices.

L'hydroa vacciniforme peut être pris pour la syphilis. Les premiers malades que Bazin observa furent, en effet, regardés par plusieurs médecins comme étant syphilitiques. Cependant les *syphilides pustuleuses* et *pustulo-croûteuses* n'ont pas cette localisation exclusive sur les parties découvertes, ni cette évolution par poussées successives durant de nombreuses années.

Elles ne se voient que dans les formes graves de la maladie, et les autres signes de l'infection syphilitique ne font pas défaut.

Le *lupus érythémateux* intéresse le nez, les joues, les oreilles, et sa localisation au visage ressemble assez à celle de l'hydroa vacciniforme. Mais ce lupus ne se développe point sous l'influence irritante des rayons solaires, il ne présente pas de poussées vésiculeuses, il ne guérit pas entre deux de ces poussées, et les cicatrices lisses et blanches qu'il produit ne ressemblent aucunement à des cicatrices varioliformes.

A la vue d'une éruption vésiculeuse ou bulleuse, il faut penser aux éruptions artificielles d'origine interne. L'iodure de potassium produit des lésions vésiculo-bulleuses et tubéreuses, mais point d'aspect opalin, ombiliqué, avec centre plus foncé des éléments.

D'ailleurs, il est aisé de s'assurer que ce médicament n'a pas été pris.

L'*érythème polymorphe vésiculo-bulleux* est bien rarement limité à la face. Il est plus érythémateux que l'hydroa vacciniforme; ses éléments sont moins circonscrits, mal ombiliqués et ils ne laissent pas de cicatrices varioliformes.

Des raisons semblables et l'absence de prurit permettent d'éliminer la *dermatite herpétiforme*, dans sa variété pustuleuse. Celle-ci ne reste pas localisée aux mêmes points pendant des années entières.

Dans la *dermite bulleuse congénitale*, les bulles n'apparaissent qu'à la suite d'un choc, d'une pression, sur les parties susceptibles d'être froissées. Ces bulles ne sont pas ombiliquées et ne laissent pas de cicatrices.

Hutchinson a fait de l'affection qu'il appelle *summer eruption*, et qui est l'hydroa vacciniforme de Bazin, une forme de *xeroderma pigmentosum*, maladie de Kaposi. C'est une grande erreur. Ces deux affections ont, il est vrai, quelques points de ressemblance : le *xeroderma pigmentosum* débute avant l'âge de trois ans; l'influence pathogène du soleil sur le début de la maladie, la distribution initiale des lésions sur les parties découvertes, sont des circonstances bien connues. Mais les lésions s'étendent de là sur le reste du corps. On ne voit jamais ces éléments opalins, jaunâtres, avec ombilication centrale, caractéristiques de l'hydroa vacciniforme. Il y a tendance aux pigmentations, aux télangiectasies et surtout à la production d'épithéliomes multiples, ce qui manque entièrement dans l'hydroa vacciniforme.

Traitement. — Le traitement préventif le plus simple et le plus efficace est de se soustraire aux rayons du soleil, surtout dans la chaude saison, ainsi qu'aux vents violents et froids; et si l'on s'expose à ces agents atmosphériques, il faut protéger les parties en les recouvrant avec soin.

Bowen propose de porter des voiles rouges ou couleur de safran pour combattre l'action chimique des rayons solaires, ou d'enduire le visage et les mains de pâtes, de pommades protectrices.

Au début de l'éruption et le plus tôt possible, il est bon, dit R. Crocker, de vider chaque vésicule par une piqûre, et d'appliquer dessus de l'iodoforme en poudre ou en solution dans l'éther, en vue d'éviter les cicatrices. On pansera les croûtes avec une pommade iodoformée ou boriquée.

On peut aussi faire tomber les croûtes à l'aide de cataplasmes de fécule, ou d'enveloppements humides permanents, ou par des pulvérisations tièdes, et panser ensuite avec une pommade boriquée.

A l'égard du traitement général, les alcalins paraissaient indiqués à Bazin, surtout sous la forme de douches alcalines.

Il rapporte que dans un cas où l'affection durait depuis un an, les eaux salines de Bourbonne amenèrent une guérison prompte et radicale, alors que tous les remèdes n'avaient servi de rien.

HYPERCHROMIE. — Étym. : ὑπὲρ, au-dessus, et χρῶμα, couleur.

Terme qui désigne l'excès de pigmentation cutanée.

Voir l'article : *Mélanodermie.*

HYPERESTHÉSIE. — Étym. : ὑπὲρ, au-dessus, et αἴσθησις, sensibilité.

Terme qui désigne l'excès de la faculté de sentir.

Voir les articles : *Prurit* et *Sensibilité* (troubles de.)

HYPERIDROSE. — Étym. : ὑπὲρ, au-dessus, et ἵδρωσις, sueur.

Nom donné à l'excès de la fonction sudorale.

Voir l'article : *Sudoripares* (glandes).

HYPERTRICHOSE. — Étym. : ὑπὲρ, au-dessus, et θρίξ, cheveu.

Terme qui désigne, à titre général, l'abondance, la croissance ou l'extension excessives du système pileux.

Voir l'article : *Poils.*

HYSTRICISME. — Étym. : *Hystrix*, porc-épic; de ὗς, porc, et θρίξ, poil.

L'hystricisme est le nom attribué à certaines variétés rares de l'ichthyose, où les excroissances cornées sont plus ou moins saillantes et coniques, et rappellent les phanères du porc-épic.

Voir l'article : *Ichthyose*, t. II, p. 833.

ICHTHYOSE.

Par GEORGES THIBIERGE.

ICHTHYOSE

Étym. : Ἰχθύς, poisson.

Définition. — On donne le nom d'ichthyose à une affection caractérisée par des squames épidermiques, intriquées ou juxtaposées, d'épaisseur variable, rappelant plus ou moins l'aspect des écailles des poissons et persistant pendant toute l'existence.

A côté de l'ichthyose vraie, dont les lésions ne débutent, comme nous le verrons plus loin, qu'à une époque plus ou moins avancée de la vie, se place une affection très différente, quoique se traduisant parfois par des altérations identiques, qui existe dès la naissance, qui a été et est encore confondue fréquemment avec l'ichthyose; nous la désignerons sous le nom d'ichthyose fœtale; mais, pour montrer qu'elle doit être distinguée de l'ichthyose, nous la décrirons dans un appendice à ce chapitre.

Étiologie. — La plupart des auteurs français regardent l'ichthyose comme une malformation congénitale de la peau. Cette opinion repose sur le début précoce des lésions cutanées, qui deviennent cliniquement appréciables dans les deux premières années de la vie, sur leur persistance indéfinie, avec des modifications plus ou moins considérables provoquées par des causes extérieures, sur leur reproduction inévitable lorsque ces causes extérieures ont cessé d'agir, sur le développement familial et l'hérédité de l'affection, conditions étiologiques qui sont particulièrement frappantes dans les malformations de tous ordres et de tous sièges.

Quelques dermatologistes, en particulier Unna et plus énergiquement encore Tommasoli [1], se sont élevés contre cette doctrine. Pour ce dernier, le dogme de l'ichthyose-malformation ne résiste pas à une étude attentive de l'évolution et des altérations anatomiques de cette affection; loin d'avoir une origine congénitale, elle apparaît à une époque éloignée de la naissance, peut même ne se montrer qu'à l'âge de 20 ans; elle est loin d'être stationnaire, présente au contraire des phases d'accroissement, d'aggravation, avec des rémissions qui en font une véritable maladie cutanée à évolution nette; les phénomènes inflammatoires, qui sont considérés généralement comme des complications, appartiennent en réalité à son tableau normal, qu'ils se traduisent par des signes cliniques manifestes : rougeur, lésions eczémateuses accompagnées de prurit, ou qu'ils consistent en infiltration cellulaire et en lésions vasculaires exclusivement appréciables à l'examen microscopique.

[1] Tommasoli, Sur l'histopathologie et la pathogenèse de l'ichthyose. *Annales de dermatologie*, mai, juin 1893, p. 537 et 709.

Le caractère familial et héréditaire de l'ichthyose est le plus important de ses éléments étiologiques. S'il est incontestable que cette dermatose peut s'observer chez des sujets dont tous les parents paraissent en être indemnes, c'est là une exception rare, et elle devient encore plus rare si l'enquête peut porter directement sur un nombre suffisant de membres de la même famille, ascendants, descendants, collatéraux : elle permet souvent de constater chez des sujets réputés indemnes des lésions d'ichthyose atténuées, mais encore appréciables et indéniables.

Le plus souvent, le simple interrogatoire d'un ichthyosique ou de ses proches suffit à établir l'existence de la même dermatose chez un ou plusieurs membres de la même famille.

L'hérédité est surtout manifeste dans les formes les plus accusées de l'ichthyose : les sujets qui lui ont dû quelque célébrité appartenaient presque tous à des lignées où elle était commune, parfois extrêmement fréquente, pendant plusieurs générations; telle était une famille Lambert, dont les membres ont excité la curiosité des médecins et du public au commencement du XIXe siècle et dans laquelle quatre générations ont été reconnues ichthyosiques. Nayler rapporte même l'histoire d'une famille dont six générations consécutives étaient atteintes d'ichthyose.

Dans les formes communes, la filiation est rarement suivie aussi loin ; il est habituel cependant de la rencontrer dans deux ou trois générations.

Comme pour toutes les affections héréditaires et familiales, la transmission est très irrégulière : elle peut sauter une génération, se faire par la voie collatérale, atteindre au hasard les sujets des deux sexes, ou se limiter aux enfants d'un seul et même sexe. Toutes les combinaisons sont possibles et leur énumération n'offrirait aucun intérêt.

D'autres conditions tératogènes se retrouvent chez les ascendants des ichthyosiques.

Dans quelques cas, j'ai vu l'ichthyose se développer chez des enfants issus de parents consanguins dans la famille desquels elle était jusqu'alors inconnue.

Edm. Fournier a rapporté 5 observations d'ichthyosiques à ascendance syphilitique.

On a encore invoqué, sans plus de vraisemblance que pour nombre de difformités, l'influence des émotions, des spectacles effrayants subis par la mère pendant la grossesse.

Quelques auteurs ont attaché une certaine importance aux dermatoses diverses dont ils avaient relevé l'existence chez les ascendants des sujets ichthyosiques : ainsi Hutchinson a vu plusieurs fois des ichthyosiques procéder de parents psoriasiques, et il se demande si l'ichthyose n'est pas le résultat de la manifestation intra-utérine de la diathèse dartreuse ou psoriasique, d'autant plus volontiers que psoriasis et ichthyose ont leurs manifestations les plus intenses aux mêmes régions et respectent également les mêmes régions.

Les tempéraments, les états constitutionnels n'ont aucune influence dans la production de l'ichthyose : on peut bien dire avec Bazin qu'elle s'observe surtout chez les sujets lymphatiques; mais il ne s'agit sans doute là que d'une coïncidence et peut-être même doit-on renverser les termes et admettre que l'insuffisance des fonctions cutanées contribue à exagérer et à entretenir les perturbations circulatoires et nutritives qui constituent le lymphatisme. En réalité, l'ichthyose s'observe chez des sujets présentant les attributs des tempéraments les plus divers.

Les conditions spéciales de vie, d'hygiène générale et locale, etc., n'ont aucune influence sur le développement de l'ichthyose : l'absence de soins de propreté du tégument, les pressions extérieures, peuvent rendre plus apparentes les lésions de l'ichthyose, mais ne peuvent à aucun titre les faire naître; de même les exercices actifs, en provoquant la transpiration, n'empêchent pas la production de l'ichthyose, mais en atténuent la manifestation. Attribuer à ces dernières causes une influence sur l'ichthyose, c'est confondre l'altération permanente du tégument qui constitue l'ichthyose avec ses signes extérieurs, avec les exacerbations et les rémissions des altérations consécutives du surtout épidermique corné, c'est confondre la maladie avec la lésion qu'elle conditionne.

Le sexe n'a, quoi qu'en ait dit Biett, qui croyait l'ichthyose vingt fois plus commune chez l'homme que chez la femme, aucune influence sur la production de l'ichthyose. Il faut seulement remarquer que les observations des formes très intenses d'ichthyose cornée ont plus souvent trait à des hommes qu'à des femmes.

Symptômes. — Au point de vue symptomatique, l'ichthyose vraie est caractérisée par la sécheresse de la peau et par la présence de squames d'étendue, d'épaisseur et de forme variables. Elle occupe la totalité du tégument, à l'exception des plis articulaires qui sont respectés dans les formes normales de l'ichthyose, et dont l'envahissement doit faire soupçonner l'existence d'une kératose différente de l'ichthyose vraie.

La sécheresse du tégument est un symptôme capital de l'ichthyose; relative ou absolue, elle y est constante, généralement d'autant plus prononcée que les productions squameuses sont plus développées, mais parfois absolue, même dans des régions où les squames sont à peine apparentes; à la paume des mains, qui est rarement le siège d'une desquamation véritable, elle est fréquemment absolue, et y constitue un signe révélateur de la maladie. Elle persiste alors même que des artifices thérapeutiques ont atténué ou fait cesser la production de squames apparentes sur le tégument.

Parfois même la sécheresse du tégument constitue le seul signe apparent de l'ichthyose, les squames faisant défaut; ces formes frustes d'ichthyose, communément considérées comme des formes d'anhidrose congénitale et permanente, doivent être rapportées à la même entité pathologique que les formes squameuses : comme dans celles-ci, le système pilaire est faiblement développé; en outre, on les observe dans les familles où quelques membres présentent des formes complètes d'ichthyose, et elles peuvent être le prélude de ces mêmes formes, qui ne se manifestent dans tout leur développement qu'à

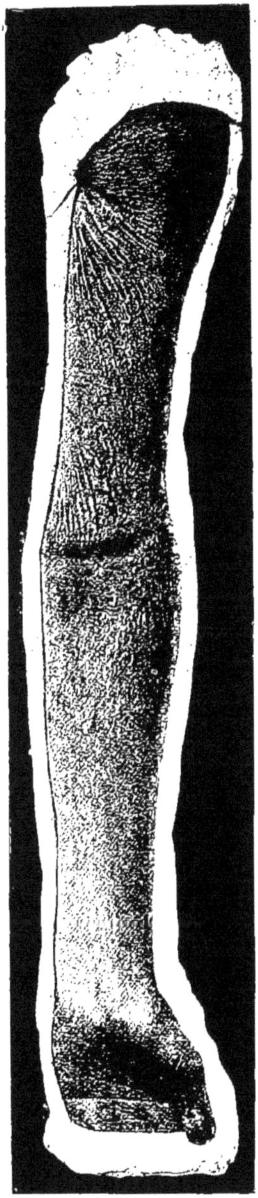

FIG. 151. — Ichthyose chez un jeune garçon de 12 ans. Lésions du bras et de l'avant-bras. On remarquera l'intégrité du pli du coude. (D'après Hillairet. Musée de l'hôpital Saint-Louis, n° 221.)

une époque tardive de l'existence. Peut-être les faits dans lesquels on a vu l'ichthyose apparaître à la fin de l'adolescence ou dans l'âge adulte ne sont-ils parfois que des cas d'ichthyose restés longtemps frustes, et reconnus seulement quand ils aboutissent à la production de squames.

Quelle que soit la forme de l'ichthyose, certaines régions du tégument conservent presque toujours une humidité relative, ou même une sécrétion sudorale asolument normale : ce sont les plis articulaires, particulièrement les plis des coudes et les creux axillaires. Nous verrons plus loin que, dans l'ichthyose vraie, l'épiderme de ces régions est également respecté et ne présente pas de productions squameuses.

Les squames épidermiques qui constituent la deuxième caractéristique objective de l'ichthyose ont pour uniques traits communs d'être toujours sèches, de rester adhérentes au tégument par la plus grande partie de leur étendue et de ne s'en détacher qu'avec une certaine difficulté, différant ainsi de celles qui caractérisent la plupart des autres dermatoses squameuses. Par contre, leur largeur et leur épaisseur sont sujettes à des variations considérables qui permettent de décrire des variétés cliniques très nombreuses.

La xérodermie pilaire ou kératose pilaire, qui pour un certain nombre d'auteurs constitue la forme la plus simple de l'ichthyose au point de vue de l'étendue et de l'épaisseur des squames, sera décrite dans un autre chapitre de cet ouvrage, où ses relations avec l'ichthyose seront étudiées avec les développements nécessaires.

La kératose pilaire étant mise à part, la forme la plus simple de l'ichthyose est caractérisée par des squames minces et brillantes, lisses dans toute leur étendue; entre ces squames, se voient de minimes craquelures; c'est à peine si, sur les lèvres de ces craquelures, un mince liséré indique que la couche épidermique a perdu son adhérence et la rupture épidermique qui constitue la craquelure ne porte que sur la partie la plus superficielle de l'épiderme corné; squames et craquelures rappellent celles qui se produisent lorsqu'une mince couche de collodion étendue sur le tégument commence à se détacher.

Au niveau des craquelures épidermiques, on ne voit ni rougeur ni suintement; entre les lames épidermiques écartées s'accumulent des débris d'épiderme, de la crasse, des poussières, qui forment un liséré grisâtre.

Les squames peuvent dans cette forme atteindre plusieurs centimètres de largeur, elles ne dépassent le plus souvent pas 3 à 5 millimètres, leur forme est le plus souvent quadrilatérale et irrégulière, parfois ovalaire.

De nombreuses variétés dérivent de ce type.

Les squames peuvent se détacher sur leurs bords dans une étendue plus ou moins considérable, tout en restant adhérentes par leur centre; elles peuvent former ainsi des écailles minces, blanches ou grisâtres, analogues à celles du pityriasis (ichthyose pityriasique de Hardy), elles peuvent se détacher plus largement encore, se soulever sur leurs bords (ichthyose scutulaire de Schönlein); elles peuvent encore, mais plus rarement, se recouvrir les unes les autres, s'imbriquer dans une étendue variable.

L'état de la surface des squames, leur coloration donnent lieu à des différences dans leur aspect.

Elles sont parfois brillantes, comme polies, rappelant l'enveloppe de certains mollusques (ichthyose nacrée), d'autres fois rugueuses, irrégulières.

Le plus souvent blanches ou d'un gris sale, elles peuvent prendre une coloration foncée, presque noire (ichthyosis nigra) par le fait de transformations de la couche cornée ou de leur incrustation par la crasse et par les poussières atmosphériques; cette coloration est souvent irrégulièrement distribuée, tachetée.

La forme des squames est variable, rarement arrondie, le plus souvent quadrilatérale, et en particulier losangique, d'autres fois polygonale, parfois même elle affecte celle de polygones réguliers de même type sur une même région et rappelle ainsi les figures que l'on voit sur la peau des pachydermes ou des sauriens, parfois celle d'une armure. Parfois elles forment des sortes de plis allongés entre-croisés comme les hachures d'un dessin et rappellent l'aspect des plaques de lichen (ichthyose lichénoïde de Hardy).

L'épaisseur des squames donne lieu à des variétés nombreuses.

Les plaques polygonales peuvent avoir une épaisseur de 1/2 à 2 millimètres, qui leur donne une analogie complète avec celles qui recouvrent le tégument des sauriens (ichthyose serpentine des auteurs; sauriderma d'E. Wilson). Ces plaques sont généralement d'autant plus épaisses qu'on s'éloigne des plis articulaires; sur les limites des régions indemnes d'ichthyose leur épaisseur et leur largeur diminuent.

Les productions épidermiques de l'ichthyose peuvent présenter un développement bien plus considérable, ne plus former des squames étalées, mais constituer des saillies de forme variable, d'épaisseur considérable, adhérentes à la peau par leur base, séparées les unes des autres par des dépressions et des sillons qui pénètrent jusqu'à la partie profonde de la couche cornée de l'épiderme. Ces productions, qui ne se développent pas sur la totalité des régions atteintes d'ichthyose, mais se localisent généralement sur le côté de l'extension des membres, caractérisent une forme clinique d'ichthyose, connue sous le nom d'*ichthyose hystrix* (*hystrix*, porc-épic).

Les excroissances épidermiques de l'ichthyóse hystrix affectent des configurations variables, souvent bizarres; elles ont excité la verve et l'imagination des observateurs qui les ont rencontrées et qui se sont servis pour la décrire de comparaisons souvent bien forcées avec les appendices ectodermiques des animaux les plus divers : si, parfois, elles constituent des saillies verruqueuses analogues à celles des papillomes cornés ou de la tuberculose verruqueuse, acuminées ou arrondies, ou terminées par un renflement, on les voit d'autres fois former de longues saillies coniques, « semblables, dit Hardy, aux piquants des hérissons, ou des sortes d'ergots irrégulièrement disséminés ou rangés symétriquement de manière à simuler les crins d'une brosse. Dans ces circonstances, on a comparé la peau au cuir de l'éléphant, à la peau des jambes du rhinocéros ou même à l'enveloppe cutanée des porcs-épics ». On a vu, chez plusieurs sujets appartenant à une même famille, les Lambert, presque toute l'enveloppe cutanée, à l'exception de la face, de la paume des mains et de l'extrémité des doigts, recouverte d'écailles cornées, de forme conique ou prismatique, de dimension et de longueur variables, quelques-unes atteignant 5 centimètres de long. Quelquefois le frottement de semblables saillies cornées avec la main provoque un certain bruit, et Alibert, dans une de ces comparaisons hyperboliques qu'il affectionnait, déclare que ce bruit « a la plus grande analogie avec celui qui résulte du froissement de la terre par le serpent à sonnettes ».

Les lésions de l'ichthyose sont généralisées à la presque totalité du corps; elles ne respectent guère que les plis des grandes articulations; mais elles sont d'inégale intensité dans les diverses régions; il en résulte que, dans les cas légers, les régions de prédilection sont intéressées, tandis que celles où les lésions atteignent habituellement leur moindre développement semblent respectées.

Le visage est une des régions où l'ichthyose marque le moins ses traces, il semble indemne dans la plupart des cas légers et, même dans les cas où les membres et le tronc sont le siège d'altérations très accusées, on ne constate souvent qu'une légère desquamation pityriasiforme sur les joues et le front.

Le cuir chevelu est souvent sec, recouvert d'écailles peu épaisses, mais nombreuses, les cheveux sont clairsemés et secs.

Sur le tronc, les lésions atteignent une intensité presque aussi considérable qu'aux membres, sauf à la partie supérieure du thorax qui est souvent presque respectée, et au voisinage des plis inguinaux qui sont à peu près indemnes.

Aux membres, les grands plis articulaires sont respectés, ainsi qu'une zone plus ou moins étendue dans leur voisinage; les grands segments sont le siège d'altérations qui atteignent leur maximum du côté de l'extension, principalement au sommet des coudes et des genoux; à la partie inférieure des avant-bras et des jambes, sur le dos des mains et des pieds, les lésions épidermiques sont généralement peu prononcées; à la paume des mains et à la plante des pieds, les squames font presque toujours défaut, l'épiderme est lisse, sec, souvent brillant, comme aminci, parcouru par des plis plus accusés qu'à l'état normal, mais sans craquelures.

Les organes génitaux et principalement la verge sont généralement respectés; cependant on peut voir sur le scrotum des squames sèches, parfois assez étendues.

Les règles générales de la localisation des lésions ichthyosiques offrent d'assez nombreuses exceptions. Ainsi, il est fréquent dans l'ichthyose serpentine de voir les lésions présenter leur maximum sur le côté de la flexion des membres et du tronc et dans l'ichthyose hystrix le maximum des altérations se localise sur le côté externe des membres et la partie supérieure du tronc.

En outre, comme l'a montré E. Besnier, certains cas d'ichthyose ont des localisations paratypiques, présentant leur maximum d'intensité au niveau des plis articulaires. Il convient cependant de remarquer que les cas dans lesquels on rencontre ces localisations anormales ne rentrent peut-être pas dans le type clinique de l'ichthyose vraie : nous verrons en effet qu'elles sont précisément celles de l'ichthyose fœtale.

Quelles que soient d'ailleurs leurs localisations régionales, les lésions ichthyosiques sont remarquables par leur symétrie, laquelle est absolue tant au point de vue de l'étendue des régions atteintes qu'au point de vue de l'intensité des altérations dans une région donnée.

Sous le nom d'ichthyoses localisées, les auteurs ont décrit une série de faits très disparates,dont la plupart n'appartiennent à aucun titre à l'ichthyose : tels sont les faits désignés sous le nom d'ichthyose hystrix linéaire, qui doivent être rangés parmi les nævi, tels sont encore les cas de lésions squameuses provoquées par des pressions répétées, liées le plus souvent à l'exercice d'une profession manuelle. Mais, à côté de ces lésions qui doivent être distraites de l'ichthyose, on observe parfois des altérations squameuses du tégument, remontant aux premières années de l'existence, persistant pendant toute la vie avec les alternatives ordinaires d'amélioration et d'aggravation qu'on observe dans l'ichthyose, et ne différant de celle-ci que par leur étroite localisation en une région circonscrite. Ces faits sont d'ailleurs rares et il conviendrait de rechercher si réellement il n'existe pas sur les parties du tégument, réputées indemnes, quelque autre altération de même ordre.

Le derme est aminci, atrophié; son atrophie, qui n'est pas toujours en proportion du développement des squames, porte surtout sur les éléments élastiques; les plis produits par pincement de la peau ne s'effacent que lentement.

Au niveau des squames ichthyosiques, la sensibilité est émoussée en proportion de l'épaisseur des squames. Aucun autre trouble sensitif ne peut être mis sur le compte de cette affection : le prurit y fait défaut, hormis les cas où il existe quelque complication d'ordre inflammatoire.

[G. THIBIERGE.]

Par contre, les fonctions sécrétoires de la peau sont considérablement troublées dans cette affection : le simple toucher de la peau des ichthyosiques suffit à constater qu'elle est sèche, et Aubert a montré par l'étude directe de la sécrétion sudorale qu'elle était diminuée en proportion de l'intensité des altérations épidermiques. Au cours de ses recherches, le même auteur a constaté une exagération de la sécrétion sudorale dans les régions indemnes de lésions ichthyosiques, notamment à la paume et à la face dorsale des mains, à la plante des pieds; il semble cependant que cette hypersécrétion sudorale ne soit pas constante dans les régions en question qui, chez la plupart des ichthyosiques, donnent au toucher une sensation très nette de sécheresse.

La sécrétion sébacée est diminuée comme la sécrétion sudorale.

Les annexes de l'épiderme sont altérées au même titre que l'épiderme vague.

Les poils font défaut dans les régions où les squames atteignent un certain développement; ils manquent généralement aux membres et au tronc; la barbe est rare ou absente lorsque le visage est intéressé par l'ichthyose, les sourcils sont peu fournis, surtout à leur extrémité externe; les cheveux sont généralement peu abondants dans les formes tant soit peu prononcées de l'ichthyose, ils sont secs, souvent cassants.

Les ongles sont rarement le siège d'altérations prononcées dans l'ichthyose, ce qui est vraisemblablement en rapport avec le peu d'intensité des lésions ichthyosiques du tégument des doigts et des orteils. Ils sont cependant quelquefois durs, cassants, avec un certain degré d'hyperkératose de leur lit.

L'ichthyose vraie n'intéresse jamais les muqueuses : les lésions décrites par Plumbe et par quelques auteurs anglais sous le nom d'ichthyose de la langue appartiennent à la leucoplasie bucco-linguale, et les faits considérés comme des cas d'ichthyose dans lesquels on a signalé des altérations de la muqueuse ne cadrent pas avec la description de l'ichthyose vraie.

Le développement général des sujets atteints d'ichthyose n'est soumis à aucune règle absolue. Si un certain nombre d'entre eux sont, comme l'ont noté plusieurs auteurs, petits, malingres, pourvus d'une musculature et d'une ossature peu développées, si parfois les organes génitaux restent chez eux à l'état infantile pendant toute l'existence, il en est d'autres qui atteignent et dépassent la taille moyenne, dont l'appareil locomoteur est remarquablement vigoureux, et qui n'offrent d'autre anomalie que leurs lésions cutanées, et cela même dans les formes les plus accentuées de l'ichthyose.

Le développement intellectuel, si souvent insuffisant chez les sujets porteurs des diverses malformations dermo-épidermiques, est rarement inférieur à la normale chez les ichthyosiques, ou plus exactement ne paraît pas plus souvent entravé chez eux que chez les sujets normaux.

Les malformations diverses, soit des membres, soit des viscères, ne paraissent pas fréquentes chez les ichthyosiques. Bezançon et Piatot [1] ont rap-

[1] Bezançon et Piatot, Lésions des reins dans l'ichthyose généralisée. *Bull. de la Soc. anat.*, 1896, p. 588.

porté récemment un cas de lésion rénale par aplasie artérielle ayant entraîné la mort par urémie chez un sujet atteint d'ichthyose nacrée.

Il semblerait que l'étendue et l'intensité des altérations épidermiques qui caractérisent l'ichthyose et que l'absence de sécrétion sudorale et sébacée sur la presque totalité du tégument, dussent provoquer des troubles généraux, mécaniques et toxiques, analogues à ceux que détermine l'application d'un vernis imperméable à la surface de la peau des animaux. Il n'en est rien. Les phénomènes graves qui entraînent la mort rapide des animaux dans la célèbre expérience de Fourcault n'ont pas d'homologues chez les ichthyosiques.

Les troubles de la sécrétion urinaire, que pourraient faire présumer et l'albuminurie observée dans cette expérience et la suppléance réciproque bien connue des reins et de la peau, font défaut ou sont peu prononcés et pourraient être aussi bien mis sur le compte de causes autres que l'état physique du tégument. De nombreux examens de l'urine des ichthyosiques ont montré à Nayler, Lécorché et Talamon, qu'elle est généralement claire, abondante, d'une densité un peu inférieure à la normale, que la proportion d'urée est normale, que l'élimination de l'acide phosphorique et de l'acide sulfurique est également normale, que parfois il y a augmentation de l'acide urique et qu'elle laisse parfois déposer des cristaux d'oxalate de chaux. En dehors de ces deux dernières constatations qui concordent avec l'existence de la gravelle urique et de la gravelle oxalique observée chez les ichthyosiques par Bouchard, l'analyse des urines ne dénote en réalité aucun trouble important et de quelque fréquence dans la nutrition des ichthyosiques.

Quant à l'albuminurie, elle n'est certainement jamais la conséquence directe de l'ichthyose : dans les très rares cas où elle coïncide avec cette dermatose, on peut en rapporter la cause à une malformation viscérale, comme dans le cas déjà cité de Bezançon, à des lésions vasculaires retentissant sur le rein ou à une infection intercurrente : cette infection peut être purement accidentelle, étrangère à l'ichthyose ou se faire au niveau de la peau, à la faveur des lésions épidermiques compliquant l'ichthyose, mais même dans ce cas il n'en reste pas moins que l'ichthyose, en tant qu'agent suspensif des fonctions vitales du tégument, ne provoque jamais d'albuminurie.

Les téguments atteints d'ichthyose peuvent être le siège de lésions surajoutées, qui en modifient l'aspect et que l'existence antérieure de l'ichthyose rend parfois difficiles à reconnaître, en même temps qu'elle prolonge leur durée et retarde leur guérison.

Les fissures épidermiques qui limitent les squames dans les différentes variétés cliniques d'ichthyose et dans lesquelles s'accumulent les poussières et les agents pathogènes de tous ordres, sont autant de lieux de moindre résistance; les cellules épidermiques profondes mises à nu y sont exposées aux réactions chimiques les plus diverses, à l'action de multiples microbes, auxquels la présence des squames fournit un abri plus sûr. Les irritations chimiques et les infections trouvent donc un terrain favorable : au niveau des fissures, il n'est pas rare que ces causes provoquent un certain degré d'irritation se traduisant par de la rougeur, plus rarement par un suintement léger, premiers degrés de lésions qui peuvent revêtir le caractère de l'eczéma. Une fois développées, ayant créé des conditions d'humidité plus favorables encore à la germination des parasites microbiens, ces lésions s'étendent, caractérisées généralement par un soulèvement plus marqué des squames de l'ichthyose, par l'élargissement des fissures intersquameuses, par l'éclatement complet de l'épiderme donnant lieu à la production d'érosions linéaires ou de véritables rhagades, à fond rouge, légèrement suintantes, plus rarement par un suintement abondant et par la production de croûtes. Ainsi se constituent des lésions généralement tenaces, qui ont de l'eczéma la plupart des caractères extérieurs, la longue durée, la résistance au traitement et les récidives, mais dans lesquelles on n'observe pas la vésicule initiale, qui est pour la majorité des dermatologistes la caractéristique nécessaire de l'eczéma.

Cette dermite eczémateuse des téguments ichthyosiques s'observe le plus souvent sur les mains; elle constitue une véritable complication, souvent pénible, très longtemps persistante.

En outre, et surtout à la faveur de lésions suintantes, des fissurations épidermiques qui facilitent la pullulation des microbes pyogènes, on peut voir se développer sur le tégument ichthyosique des lésions vésiculaires et pustuleuses du type de l'impétigo ou de l'ecthyma; les pustules de ce dernier type sont généralement de petites dimensions et rappellent celles qu'on observe dans les folliculites.

L'ichthyose ne peut être considérée comme mettant à l'abri d'aucune autre dermatose; il est à remarquer cependant qu'on voit rarement d'autres affections squameuses se développer sur les téguments ichthyosiques.

Marche. — L'âge auquel les lésions de l'ichthyose deviennent apparentes est variable : Hebra avait posé en principe qu'elle ne débute jamais avant l'âge de 2 ans et que, jusqu'à cette époque, elle n'est représentée que par un état pityriasique du tégument. Cette proposition est loin d'être toujours exacte; en effet, des parents intelligents et des médecins ont constaté des lésions ichthyosiques indiscutables et n'appartenant pas aux autres dermatoses qu'il convient de séparer de l'ichthyose vraie, chez des enfants âgés de quelques jours seulement. En général, on peut dire que l'ichthyose est remarquée au cours de la première enfance. Le début des lésions manifestes est souvent postérieur à leur début réel, les soins hygiéniques dont la peau est l'objet chez un grand nombre d'enfants retardant l'apparition des altérations caractéristiques de l'épiderme. Quant à l'existence de l'ichthyose au moment même de la naissance, c'est là une question qui paraît aujourd'hui définitivement tranchée par la négative : le bain de plusieurs mois dans lequel, suivant la comparaison de Profeta, le fœtus s'est développé ne permet pas à l'épiderme destiné à devenir ichthyosique de prendre l'aspect squameux auquel il doit parvenir; les altérations à type ichthyosique de l'épiderme fœtal appartiennent à une malformation congénitale du tégument qui doit être distinguée de l'ichthyose vraie, et à laquelle nous consacrerons plus loin un chapitre spécial.

Dans la grande majorité des cas, l'ichthyose débute avant l'âge de 10 ou 12 ans; les faits à développement tardif cités par Tommasoli (20 ans) et par Profeta (29 ans) sont tout à fait exceptionnels.

On a attribué un rôle occasionnel à la vaccination et à quelques affections de l'enfance; mais la réalité de leur influence est loin d'être établie, et parfois elles sont sans doute uniquement le prétexte à des examens répétés de la surface cutanée au cours desquels l'existence de l'ichthyose est constatée.

A leur début, les lésions ichthyosiques sont peu prononcées et revêtent les formes les plus légères de l'affection; puis elles s'accusent peu à peu, les squames deviennent plus épaisses et, en un temps variant de quelques semaines à quelques mois, atteignent une extension et une épaisseur qui varient suivant les cas et qui donnent à chaque cas sa caractéristique particulière. Arrivée à ce maximum, l'altération cutanée ne reste pas stationnaire au sens strict du mot; elle subit des oscillations, des alternatives d'amélioration et d'aggravation, liées à l'activité plus ou moins grande des fonctions sécrétoires de la peau : au printemps et en été, les squames sont moins épaisses, quelquefois même tombent presque complètement, la peau reprend sa souplesse, se rapproche de l'apparence normale; mais l'amélioration est passagère et, lorsque la température extérieure s'abaisse, le tégument offre l'aspect qu'il avait antérieurement.

En dehors de ces modifications saisonnières, l'ichthyose est essentiellement persistante; elle reste à peu près identique pendant toute l'existence, cependant les squames diminuent parfois d'épaisseur chez les vieillards.

Les grandes phases de l'évolution physiologique de l'organisme, la puberté, la menstruation, la grossesse sont sans influence sur cette dermatose. De même les affections intercurrentes, les fièvres éruptives, n'en modifient pas les manifestations; le cas de Hebra, dans lequel la variole a fait disparaître des lésions ichthyosiques, est resté unique et est quelque peu discutable. Les lésions inflammatoires qui se développent sur le tégument ichthyosique évoluent sans laisser de traces persistantes de leur passage et sans entraver la production des squames; celles-ci offrent sur les cicatrices de cautérisations et de brûlures la même épaisseur et la même apparence que sur les parties adjacentes du tégument.

Le traitement modifie les lésions cutanées, mais son action est temporaire, passagère, et dès que le malade cesse de prendre les soins nécessaires les squames se reproduisent pour atteindre, au bout d'un temps variable, le développement qu'elles présentaient avant l'intervention thérapeutique. Par contre, la prolongation des soins permet de maintenir d'une manière indéfinie les téguments dans un état satisfaisant, qui parfois permet à peine de soupçonner l'existence d'une altération prononcée de l'épiderme. Dans quelques cas rares, cependant, on a vu les lésions cutanées, sous l'influence du traitement, disparaître définitivement.

Anatomie pathologique. — Les lésions histologiques de l'ichthyose, dont la description a souvent été obscurcie par ce fait que les examens de beaucoup d'auteurs portaient non sur des cas d'ichthyose vraie, mais sur des cas d'états ichthyosiformes, peuvent être résumées assez brièvement.

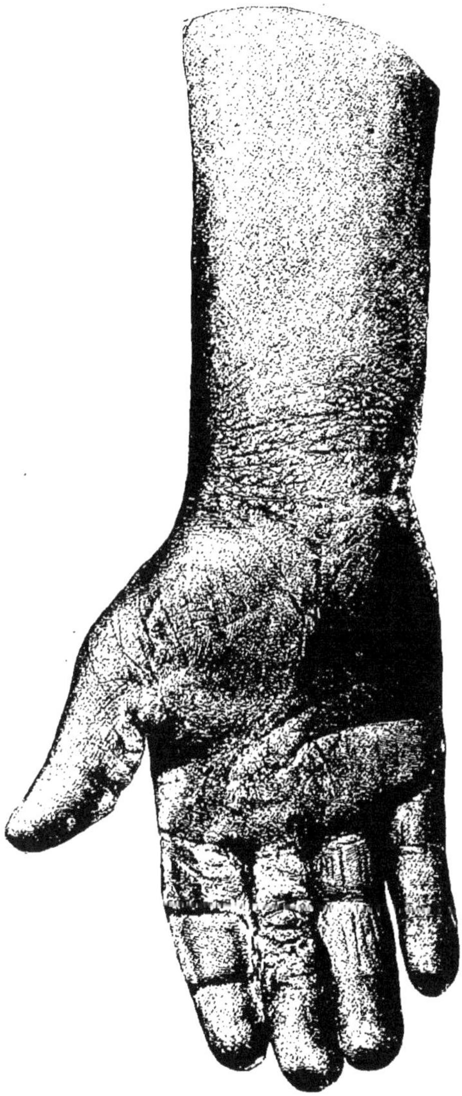

FIG. 155. — Nævus papillaire corné systématisé, à disposition unilatérale. (D'après E. Besnier. Musée de l'hôpital Saint-Louis, n° 982.)

Les divers étages du surtout épidermique sont le siège d'altérations dont la coïncidence, d'après Unna ([1]), forme un ensemble caractéristique et très différent des diverses autres kératoses.

La couche cornée de l'épiderme est considérablement augmentée d'épaisseur, formée de cellules ayant perdu leur noyau et très homogènes; au-dessous d'elle, la couche granuleuse, d'après Unna, manque complètement, même dans les espaces interpapillaires. Dans la forme commune ou ichthyose nacrée, la couche épineuse elle-même est peu développée; les cellules profondes renferment souvent des grains pigmentés. En un mot, la lésion principale de l'ichthyose est une hyperkératose, avec atrophie des couches profondes de l'épiderme.

Dans la forme serpentine, Unna a cependant constaté, comme Leloir, Tommasoli et d'autres observateurs, la persistance du corps muqueux, l'existence d'une couche granuleuse bien développée; mais il n'en reste pas moins que l'épaisseur en est diminuée.

([1]) UNNA, *Histopathologie der Hautkrankheiten.*

Les papilles sont moins développées qu'à l'état normal; dans l'ichthyose nacrée elles sont aplaties, leurs bords latéraux rejoignent à angle presque droit le bord supérieur; dans l'ichthyose serpentine, la limite entre la couche papillaire et l'épiderme est constituée par une ligne ondulée.

Le corps papillaire et la partie superficielle du derme présentent constamment, d'après Unna et Tommasoli, des traces de lésions inflammatoires : infiltration de cellules rondes parfois très abondante, dilatation des vaisseaux, épaississement des fibres conjonctives, qui sont pour ces auteurs la preuve de l'origine infectieuse de l'ichthyose mais qui peuvent aussi être la conséquence d'infections locales facilement réalisées au niveau des lésions ichthyosiques. Dans les cas anciens, Unna a constaté l'épaississement du tissu collagène. Les faisceaux musculaires sont hypertrophiés.

Les annexes de l'épiderme sont intéressées par l'hyperkératose ichthyosique, la couche cornée pénètre dans les orifices folliculaires et peut même arriver à les obturer. Les orifices des glandes sudoripares sont, au contraire, ordinairement respectés. Quant aux glandes elles-mêmes, elles sont le siège d'altérations souvent très prononcées. Les glandes sudoripares sont fréquemment atrophiées, kystiques; Unna a vu leur lumière dilatée, limitée par des cellules à bordure claire analogues à celles des canaux excréteurs et dépourvues de granulations graisseuses. Les glandes sébacées sont très souvent atrophiées, renferment des kystes généralement peu développés; les follicules pilaires disparaissent dans les formes intenses, les poils sont atrophiés même dans les formes légères.

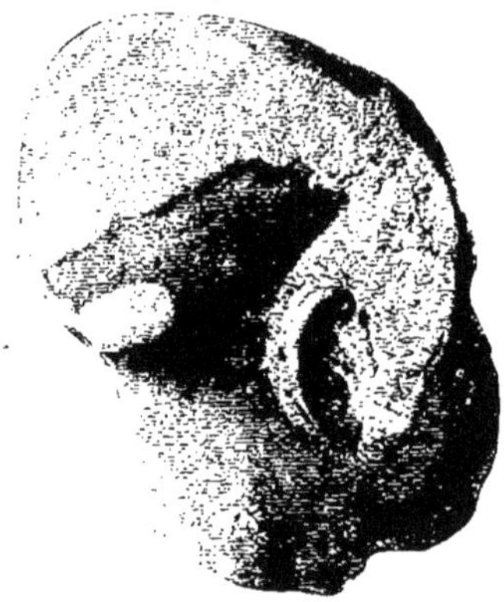

FIG. 156. — Nævus papillaire corné systématisé. Visage et cuir chevelu de la malade dont la main est représentée sur la figure précédente. (D'après E. Besnier. Musée de l'hôpital Saint-Louis, n° 982.)

Les lésions que nous venons de décrire sont celles des formes nacrée et serpentine, celles de l'ichthyose hystrix sont à peu près inconnues : les descriptions qu'en ont données quelques auteurs se rapportent à des faits de nævi cornés qui ne doivent pas être confondus avec l'ichthyose.

Leloir a décrit dans l'ichthyose des altérations des nerfs cutanés et des racines postérieures; mais, dans les deux cas où il a pu en constater l'existence, il ne s'agissait pas d'ichthyose simple, et il y avait co-existence du pemphigus.

Diagnostic. — L'ichthyose est généralement facile à distinguer de la plupart des états pathologiques du tégument qui peuvent la simuler. Il existe cependant quelques lésions cutanées, congénitales ou acquises, qui peuvent en rappeler d'assez près les caractères pour avoir été longtemps confondues avec elle, pour en avoir été distraites depuis quelques années à peine. D'autre part, certaines lésions cutanées circonscrites, considérées par des auteurs récents comme des ichthyoses locales, ne doivent pas conserver cette dénomination. C'est sur ces divers états pathologiques que nous insisterons particulièrement dans le paragraphe consacré à leur diagnostic différentiel avec l'ichthyose vraie, paragraphe qui sera ainsi le complément de la description de cette dermatose et tiendra lieu d'un chapitre sur la discussion nosologique du terme ichthyose.

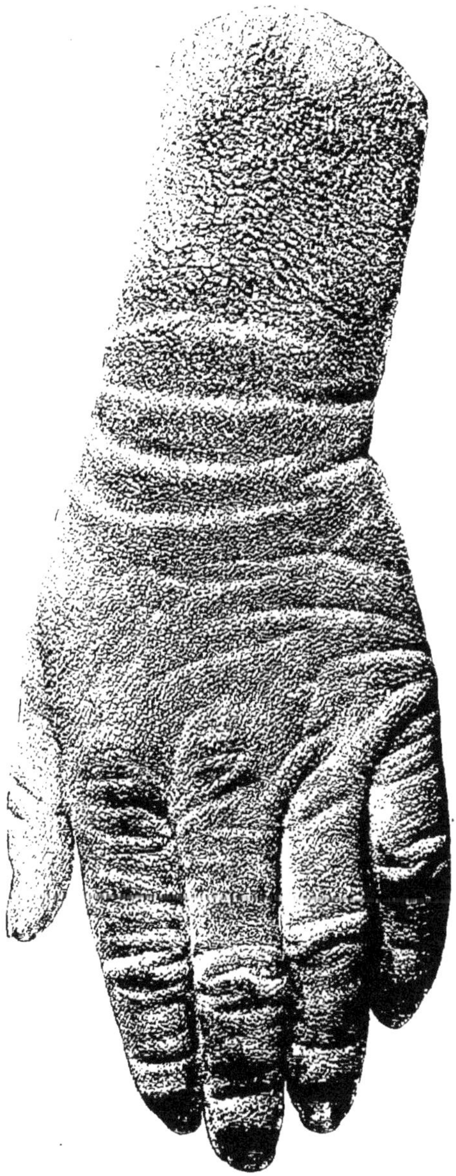

FIG. 157. — Hyperkératose congénitale disséminée porokératosique. (D'après E. Besnier. Musée de l'hôpital Saint-Louis, n° 1680.)

Diverses affections squameuses, psoriasis, pityriasis, dermatite exfoliatrice, eczémas secs, etc., ne pourraient être confondues avec l'ichthyose, dont elles diffèrent par leur marche, par la coïncidence de lésions inflammatoires du tégument; au cas où elles se développeraient chez un sujet ichthyosique, l'existence de l'ichthyose pourrait être établie par la présence de squames dans les régions respectées par l'affection intercurrente, et par l'interrogatoire du malade, attestant qu'il était depuis son jeune âge porteur de lésions cutanées généralisées.

Les pressions répétées du tégument, nécessitées par certaines professions, entraînent, aux points comprimés, l'épaississement de l'épiderme qui se fendille et parfois se soulève en squames d'épaisseur variable. Ces lésions, parfois décrites sous le nom d'ichthyoses locales d'origine professionnelle, méritent le nom de *kératoses localisées par pressions extérieures* et se distinguent de l'ichthyose par leur limitation, leur siège exclusif en des points exposés à des pressions répétées.

Le *pityriasis tabescentium*, conséquence de la perversion des sécrétions cutanées et d'une évolution imparfaite de l'épiderme corné chez les sujets cachectisés par une cause quelconque, convalescence longue, ou maladie chronique, la *xérodermie sénile squameuse* qui se montre chez les sujets âgés, sont caractérisés par la présence de lamelles brillantes, en état de desquamation constante, parfois adhérentes au niveau des follicules pileux, couvrant plus spécialement le tronc et le côté de l'extension des membres. Ils se distinguent de l'ichthyose par la moindre adhérence des squames, par leur apparition à un âge avancé et dans des conditions générales de santé qui expliquent leur développement.

Au cours d'un certain nombre d'états pathologiques du système nerveux, tabes, mal de Pott, névrites périphériques, lésions traumatiques des nerfs, on voit survenir des troubles trophiques du tégument, caractérisés par le développement de squames plus ou moins épaisses, par de l'anhidrose, qui méritent le nom de *pseudo-ichthyose d'origine nerveuse*. Ces troubles trophiques se différencient de l'ichthyose par leur limitation sur les régions des téguments en relation avec la portion du système nerveux intéressée, par la coïncidence fréquente de troubles de la sensibilité cutanée, par leur développement tardif.

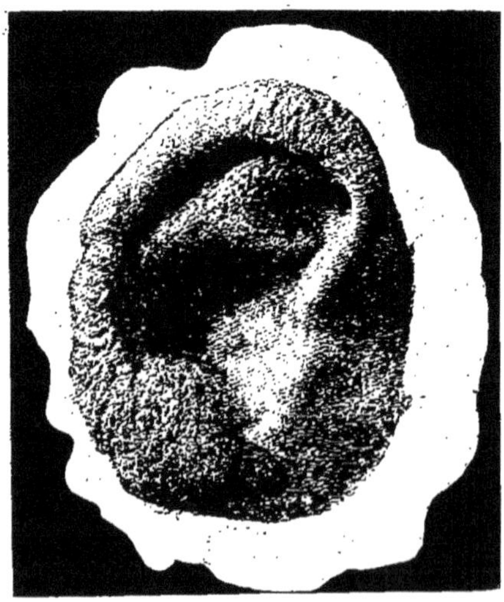

Fig. 138. — Hyperkératose congénitale disséminée porokératosique. Même malade que la figure précédente. (D'après E. Besnier. Musée de l'hôpital Saint-Louis, n° 1680-1.)

Un certain nombre de *nævi*, caractérisés par le développement de productions cornées verruciformes, ou plus ou moins nettement squameux, sont désignés fréquemment sous le nom d'ichthyose cornée localisée, dénomination qui n'est nullement justifiée et doit être abandonnée. Ces lésions, quoique remontant à la naissance, se distinguent facilement de l'ichthyose cornée avec laquelle l'aspect extérieur de leurs éléments risquerait de les faire confondre : leurs limites précises, leur configuration sous la forme de plaques allongées, et plus souvent encore sous forme de traînées, rappelant plus ou moins nettement le trajet des nerfs, et révélant comme pour toutes les variétés de nævi une origine embryonnaire systématique, leur limitation ordinaire à une moitié du corps lorsqu'elles sont multiples, sont très différentes de la généralisation des lésions ichthyosiques, de leur symétrie et de leur disposition en larges plaques à limites indécises.

Certaines *kératodermies palmaires et plantaires symétriques* ont été parfois désignées sous le nom d'ichthyose. Ici encore, la localisation étroite des lésions, en une région où précisément les altérations de l'ichthyose vraie sont généralement peu marquées, suffit à éliminer celle-ci.

Sous le nom d'*ichthyose fœtale*, nous étudierons plus loin un état pathologique du tégument qui diffère essentiellement de l'ichthyose vraie, par son existence dès la naissance, par la présence de nombreuses fissures profondes des téguments de la face, état pathologique qui se termine généralement par la mort de l'enfant au bout d'un petit nombre de jours et qui laisse dans les cas de survie, des altérations cutanées grossièrement analogues à celles de l'ichthyose; la distinction peut cependant être faite non seulement au moyen des commémoratifs et du début intra-utérin des lésions, mais encore par l'examen direct du tégument, sur lequel les lésions prédominent au niveau des plis articulaires qui sont au contraire indemnes dans l'ichthyose et par la constatation fréquente d'un degré plus ou moins accusé d'ectropion et de malformations des oreilles.

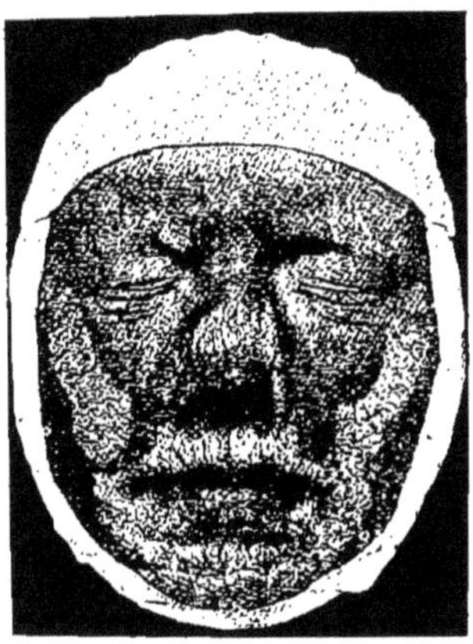

FIG. 139. — Hyperkératose congénitale disséminée, porokératosique. Même malade que les deux figures précédentes. (D'après E. Besnier. Musée de l'hôpital Saint-Louis, n° 1680-2.)

D'autres affections squameuses généralisées doivent sans doute être distinguées de l'ichthyose. Ainsi, un type clinique dont j'ai rapporté une observation [1] est constitué par la présence de squames épaisses, sèches, friables, se désagrégeant par places en productions épidermiques rappelant l'aspect des basaltiques ; les productions forment des plaques irrégulières, assez nettement limitées, occupant symétriquement diverses régions du corps, particulièrement la face et la paume des mains ; le cuir chevelu est à peu près dégarni de poils; sur les muqueuses conjonctivale et buccale, on voit des plaques blanches d'étendue variable. Dans un cas analogue, Giovannini a trouvé des altérations épidermiques considérables localisées principalement au pourtour des orifices des glandes sudoripares. On pourrait donc donner à cette affection,

[1] THIBIERGE, Cas extraordinaire d'ichthyose généralisée avec altérations des muqueuses buccale et nasale des cornées. *Bulletin de la Société française de Dermatologie*, 9 juin 1892, p. 825. Les figures 131, 132 et 133 représentent les moulages de ce cas.

qui est certainement congénitale, le nom de *hyperkératose congénitale disséminée porokératosique.*

Traitement. — Nous avons vu que les lésions de l'ichthyose sont susceptibles d'améliorations provoquées par les influences extérieures qui excitent la sécrétion glandulaire et par suite activent la lubrification de l'épiderme, ramollissent son surtout corné pathologique, en facilitent la chute et en empêchent la dessiccation et la kératinisation excessive.

C'est par des procédés analogues que l'on peut thérapeutiquement améliorer l'état des surfaces ichthyosiques, en modifier l'apparence au point qu'elles semblent ramenées à l'état normal ou presque normal; mais, nous l'avons déjà noté à propos de la marche générale de l'ichthyose, ces améliorations ne sont que temporaires, leur durée est avant tout fonction des soins que les malades prennent pour en prolonger la durée, de l'hygiène locale à laquelle ils s'astreignent.

Les médications internes ont peu d'action sur les lésions ichthyosiques; le soufre, les balsamiques, le mercure, une foule d'autres médicaments ont été préconisés tour à tour et restent sans effet aucun; l'emploi de l'arsenic serait rationnel, mais il est douteux qu'il ait une influence réelle sur le développement des squames ichthyosiques; les diaphorétiques seraient plus indiqués encore, mais il est difficile d'en prolonger l'emploi à dose utile pendant un temps suffisant et ils sont souvent infidèles. En réalité on ne peut guère recommander, parmi les médicaments internes, que l'huile de foie de morue, qui a sur les glandes cutanées, et spécialement sur les glandes sébacées, une action moins violente, moins intense que les diaphorétiques, mais en excite cependant le fonctionnement, et surtout l'excite d'une façon plus continue, plus soutenue, ce qui est précisément à rechercher dans une malformation aussi rebelle que l'ichthyose.

Le traitement externe doit avoir pour premier objectif de faciliter et de réaliser l'avulsion des squames, et une fois cet effet obtenu, d'en empêcher la reproduction.

Les bains chauds, à l'eau simple ou additionnée de sels alcalins (carbonate de soude, 100 à 150 grammes par bain, borate de soude, 75 à 150 grammes par bain), ou de savon (savon mou de potasse, savon de Marseille, etc.), ou de glycérine, au cours desquels le malade se frictionne soit avec la main, soit avec une brosse plus ou moins ferme, forment le premier acte et la base du traitement local. Ils parviennent en général rapidement, dans les formes légères, à faire tomber les squames. Les bains de vapeur constituent également un excellent moyen pour faciliter la mise en état du tégument ichthyosique; ils ont même sur les bains ordinaires l'avantage de mettre énergiquement en jeu le fonctionnement des glandes cutanées; mais par contre ils peuvent devenir, chez certains sujets au moins, une cause d'affaiblissement rapide, de sorte qu'on doit en user avec quelque ménagement.

Dans les formes intenses de l'ichthyose et surtout au début du traitement dans les régions où les productions squameuses sont particulièrement développées, les bains même prolongés ne suffisent pas à ramollir l'épiderme

[G. THIBIERGE]

et à en faciliter l'exfoliation, des pansements humides prolongés avec des compresses imbibées d'un liquide aseptique, parfois des cataplasmes sont nécessaires pour décaper la peau. Lorsque les surfaces à décaper ont une certaine étendue, les onctions avec le savon mou de potasse laissé en place pendant plusieurs heures, ou les frictions énergiques avec le même savon permettent d'arriver au même résultat.

Dans la plupart des cas, les frictions répétées, pendant le bain et à la sortie du bain, avec la main, avec une flanelle ou un linge un peu rude, ou avec une brosse, suffisent à faire tomber les productions squameuses, à la suite d'un nombre variable de bains. Dans les formes très accusées de l'ichthyose et en particulier dans l'ichthyose hystrix, il est nécessaire de recourir à des grattages plus énergiques, au moyen de curettes à bords mousses, parfois même on est contraint d'enlever avec un instrument tranchant les couches les plus superficielles et les plus résistantes de ces productions cornées.

Les bains de baignoire ou de vapeur macèrent l'épiderme et le ramollissent, mais leur action est passagère et, au bout de quelques heures, les squames qui n'ont pu être enlevées redeviennent sèches. Aussi doivent-ils être suivis d'onctions avec des corps gras destinés à lubrifier l'épiderme et à lui rendre sa souplesse normale. Une fois les squames détachées en totalité, ce sont encore ces onctions grasses qui serviront à empêcher la dessiccation des couches épidermiques superficielles et qui les maintiendront souples.

La plupart des graisses peuvent être employées dans ce but, huiles, graisses animales pures ou additionnées de cire sous forme de cérat; la lanoline doit, d'une façon générale, être préférée aux autres corps gras d'origine animale. Mais, mieux encore, la glycérine se prête à ce rôle d'agent lubrificateur, ainsi que l'a montré Lailler. Elle peut être employée pure, ou sous la forme de glycérolé d'amidon (préparé avec de la glycérine neutre); on additionnera le glycérolé d'un dixième d'eau de laurier-cerise ou d'un quarantième d'acide tartrique s'il existe du prurit; on pourra encore l'additionner de 1 à 2 pour 100 d'acide salicylique qui a pour effet de faciliter la chute des squames. Quelle que soit la préparation employée, on aura soin, suivant la recommandation de Lailler, de n'en appliquer sur la peau que la quantité nécessaire pour qu'elle soit souple et onctueuse sans la rendre collante et grasse. Les onctions glycérinées doivent être faites à la sortie des bains, et répétées dans l'intervalle de ceux-ci avec une fréquence suffisante pour que la peau reste toujours souple et ne se dessèche pas : le sujet doit se guider sur les effets obtenus et sur la durée de leur persistance.

De même, une fois le tégument redevenu lisse et souple, les bains doivent être répétés à intervalles suffisamment courts pour maintenir l'intégrité du tégument, empêcher la formation de squames; si celles-ci tendent à se reproduire, les bains seront rapprochés. A la condition de s'astreindre à l'usage de bains répétés aussi souvent qu'il est nécessaire — et chez certains ils doivent être quotidiens — et aux onctions glycérinées, les ichthyosiques peuvent parvenir à dissimuler pour ainsi dire indéfiniment leur difformité; mais une interruption même courte de traitement laisse se reproduire les lésions avec toute leur intensité et oblige à entreprendre à nouveau le décapage au moyen des bains répétés et des frictions plus ou moins énergiques.

Malgré sa durée indéfinie et son caractère exclusivement palliatif, ce traitement demeure le meilleur de ceux qui ont été proposés contre l'ichthyose.

Le soufre a été, depuis longtemps, employé et plus récemment préconisé par Unna, qui base son indication sur l'origine infectieuse de l'ichthyose. En pommade, ou incorporé au savon, il ne semble pas avoir, pas plus que les goudrons, ou que le naphtol préconisé par Kaposi, d'action nette et d'influence durable sur les lésions ichthyosiques.

L'arsenic a, sur les lésions ichthyosiques, une action plus nette que le soufre ; les traitements par les eaux arsenicales et spécialement par l'eau de La Bourboule, intus et extra, peuvent les améliorer d'une façon durable qui équivaut presque à la guérison lorsqu'ils sont continués avec une persévérance suffisante.

ICHTHYOSE FŒTALE OU INTRA-UTÉRINE

Nous conservons le nom d'ichthyose fœtale ou intra-utérine à une malformation de la peau, caractérisée au moment de la naissance par un épaississement considérable de l'épiderme, par des fissures souvent très développées entamant une épaisseur variable du derme, malformation qui entraîne le plus ordinairement la mort de l'enfant dans l'espace de quelques jours, mais peut permettre la survie et se traduit alors par des lésions épidermiques analogues à celles de l'ichthyose vraie, en différant cependant par quelques caractères qui permettent le diagnostic.

Cette malformation, dont les rapports exacts avec l'ichthyose vraie n'ont été déterminés que dans ces dernières années, a été décrite encore sous le nom d'*ichthyose congénitale* qui prête à la confusion, la même dénomination ayant été parfois appliquée à l'ichthyose vraie. Elle est encore connue sous les noms de *kératose congénitale*, de *kératome diffus congénital*, de *kératome malin congénital*, d'*hyperépidermotrophie généralisée*, d'*hyperkératose fœtale*, dénominations qui sont toutes acceptables et pourraient être avantageusement substituées à celle d'ichthyose fœtale.

Hebra avait donné à l'ichthyose fœtale le nom d'ichthyose sébacée, qui est défectueux et consacre une erreur théorique.

Étiologie. — Les conditions du développement de l'ichthyose fœtale sont très mal connues. Tout ce que l'on en sait se réduit à l'absence d'hérédité : les parents d'enfants porteurs de cette difformité sont régulièrement indemnes et de cette difformité et de l'ichthyose vraie; cependant les mères des sujets dont les observations ont été rapportées par Okel et Houel avaient déjà mis au monde des enfants atteints d'ichthyose fœtale. La mère d'un des malades que nous avons observés avait eu précédemment un enfant porteur de difformités multiples (ectromélie). Enfin dans quelques cas on a relevé la syphilis dans les antécédents des parents.

Symptômes. — L'ichthyose fœtale se présente sous des aspects très différents au moment de la naissance et à une période avancée de l'existence. A la naissance même les lésions sont susceptibles de degrés variables, qui donnent lieu à des caractères cliniques très divers.

Les faits qui depuis longtemps ont frappé les observateurs sont ceux dans lesquels les lésions sont le plus accusées, tellement accentuées qu'elles entraînent rapidement la mort.

Dans ces cas, l'aspect de l'enfant au moment de sa naissance est frappant et hideux. Il semble couvert d'une couche d'enduit sébacé desséché, de couleur sale, jaune clair, la peau a la consistance du cuir dur et est sillonnée de fissures irrégulières plus ou moins profondes, mettant le derme à nu, circonscrivant des plaques plus ou moins larges et plus ou moins épaisses; les fissures peuvent atteindre jusqu'à cinq et même dix millimètres d'épaisseur.

La face est surtout hideuse, presque informe. La bouche est arrondie, largement ouverte, les lèvres sont sillonnées de fissures profondes, formant des rayons divergents et des cercles concentriques et rappelant l'aspect des rhagades des hérédo-syphilitiques; la langue forme une sorte de gros moignon rouge. La saillie du nez est remplacée par deux orifices ou mieux deux dépressions comblées par l'épiderme qui borne ces orifices et forme une sorte de membrane blanche, résistante et épaisse. Les joues sont sillonnées de dépressions et de fissures. A la place des yeux, on voit deux gros bourgeons rouges, mollasses, d'apparence charnue, constitués par la hernie de la conjonctive à travers les paupières en ectropion, bridées par le raccourcissement de leur couche cutanée; en écartant ces deux bourgeons, on trouve au-dessous d'eux le bulbe oculaire normal, sans rougeur; les cils et les sourcils sont rares ou absents. Le pavillon de l'oreille n'est plus représenté que par une saillie plate, allongée verticalement, collée contre la paroi crânienne, centrée par une dépression analogue à celles qui représentent les orifices narinaires.

Le cuir chevelu est parcouru par des fissures antéro-postérieures, profondes, uniques ou multiples, parfois étendues de l'arcade orbitaire à l'occipital, qui pendant l'accouchement exposent à des erreurs dans le diagnostic de la position et même de la présentation; ces fissures font généralement défaut sur les parties latérales du crâne. Les cheveux sont fins et soyeux, plus souvent ils restent inclus dans les couches épidermiques.

Le cou est large et court, sillonné de fissures perpendiculaires à son axe. Le tronc présente des sillons et des fissures très irrégulièrement distribués. Les organes génitaux sont le plus souvent rudimentaires, le prépuce fait défaut, le pénis est constitué par un petit bourgeon rouge, les testicules ne sont pas descendus.

Les membres sont comme œdémateux, immobilisés par l'épaisseur de l'épiderme, quelquefois parcourus par des sillons verticaux, le plus souvent traversés par des sillons circulaires, surtout au niveau des articulations. Aux aisselles, on voit de petites plaques séparées par des sillons peu profonds. Les extrémités des membres sont quelquefois bien conformées, n'offrant que des craquelures au niveau des articulations des phalanges, d'autres fois les doigts sont comme soudés les uns aux autres, défigurés, ressemblant à des griffes, ou à peine formés, voire même complètement absents; les mains et les pieds sont alors remplacés par des tumeurs volumineuses, arrondies, lisses, de couleur lie de vin.

Les enfants qui présentent de telles lésions sont condamnés à mourir rapidement; dans l'espace de quelques heures ou de quelques jours, ils succombent soit à l'inanition résultant de l'impossibilité de la succion par une bouche aux lèvres rigides, soit à l'asphyxie résultant de l'obstruction nasale et de l'immobilisation du thorax, soit aux infections qui ont pour portes d'entrée les fissures dermo-épidermiques.

A des degrés moins accentués, les lésions permettent la survie. Au moment de la naissance, le surtout épidermique moins épais et plus extensible permet plus ou moins l'occlusion de la bouche, n'est pas sillonné de fissures profondes; l'épiderme est seulement épaissi sur la totalité du corps, fissuré superficiellement par places; le nez est souvent aplati, les paupières en ectropion, la conjonctive plus ou moins herniée. Parfois même, comme dans les cas de Caspary, de Behrend, de Hallopeau et Watelet [1], on ne constate au moment de la naissance qu'une sorte de pellicule blanche, tendue par-dessus le derme, qui se fendille par places, surtout au niveau des plis normaux de la peau, rappelle l'aspect d'un enduit de collodion en voie d'éclatement, et gêne les mouvements des membres, mais les déformations hideuses du visage font défaut.

Avec des soins convenables, et d'autant plus aisément que les lésions primitives sont moins intenses, ces enfants peuvent être élevés, se développer normalement et vivre jusqu'à un âge avancé. Mais ils conserveront pendant toute leur existence des altérations cutanées prononcées, d'autant plus accusées que leurs téguments étaient plus altérés au moment de la naissance.

Ces altérations cutanées se rapprochent singulièrement de celles de l'ichthyose vraie [2] : comme celles-ci, elles consistent en squames sèches, adhérentes, séparées par des dépressions superficielles, ayant l'aspect d'écailles de dimensions variables ou de productions verruqueuses. Elles diffèrent cependant par quelques caractères des lésions tégumentaires de l'ichthyose vraie : les squames sont plus souvent détachées sur leurs bords, elles s'imbriquent aussi plus souvent, leurs intervalles sont fréquemment marqués non seulement par une craquelure épidermique mais par une véritable cicatrice dermique superficielle; il en résulte, après la chute des squames, la persistance d'un léger quadrillage marqué par des traînées cicatricielles linéaires irrégulièrement entre-croisées. En outre, les plis articulaires, qui sont indemnes dans l'ichthyose vraie, sont au contraire dans l'ichthyose fœtale le siège

[1] HALLOPEAU et WATELET, Sur une forme atténuée de la maladie dite ichthyose fœtale. *Annales de dermatologie*, février 1892, p. 149.

[2] THIBIERGE, Note sur les rapports de l'ichthyose fœtale et de l'ichthyose vulgaire. *Société médicale des hôpitaux de Paris*, 24 juin 1898.

des lésions les plus accusées : ils sont occupés par des productions épidermiques épaisses, mamelonnées, verruciformes, disposées en séries linéaires. Enfin, les fonctions glandulaires du tégument sont relativement respectées par l'ichthyose fœtale ; la sécrétion sudorale est conservée, parfois presque normale. Les poils, tout en étant moins abondants que chez les sujets sains, et les ongles ont une poussée particulièrement active : ce dernier caractère que j'ai recherché à l'instigation de Brocq chez deux de mes malades rapproche l'ichthyose fœtale du type clinique de kératose congénitale auquel il a donné le nom d'hyperépidermotrophie généralisée (1).

Diagnostic. — Nous ne nous étendrons pas sur le diagnostic de l'ichthyose fœtale. Au moment de la naissance ou dans les premiers jours de la vie, on peut observer quelques lésions épidermiques se traduisant par une desquamation généralisée, dont la signification vraie est loin d'être établie : ainsi Grass et Török (2) ont montré que certaines desquamations à larges lambeaux, qui avaient été rangées par Hebra et Kaposi dans l'ichthyose sébacée, représentent uniquement l'exagération du *processus desquamatif physiologique* des nouveau-nés. D'autres états pathologiques du tégument, encore indéterminés, sont englobés dans la dénomination d'ichthyose et doivent en être distraits.

Dans l'enfance et à l'âge adulte, les lésions de l'ichthyose fœtale sont souvent confondues avec l'*ichthyose vraie* ; nous ne reviendrons pas sur les éléments de ce diagnostic que nous avons exposés plus haut.

Anatomie pathologique. — Les lésions de l'ichthyose fœtale diffèrent essentiellement de celles de l'ichthyose vraie. Elles consistent en une hyperkératose diffuse et considérable de l'épiderme avec hypertrophie des glandes sudoripares et atrophie des follicules.

Dans trois cas, Darier (communication orale) a vu chez des adultes atteints de cette affection des lésions qui peuvent se résumer ainsi : la couche cornée de l'épiderme, qui atteint une épaisseur énorme, est formée de lamelles cornées remarquablement denses et cohérentes et contenant moins de graisse qu'à l'état normal, la couche granuleuse est très développée et riche en éléidine, le corps muqueux épaissi, les papilles sont allongées et élargies, irrégulières en certains points ; dans le derme, on trouve des cellules rondes assez nombreuses autour des vaisseaux du corps papillaire, de la graisse sous forme de gouttelettes et de grosses gouttes dans le corps papillaire et même dans les papilles. L'hyperkératose se prolonge profondément dans les entonnoirs folliculaires ; les glandes sébacées sont atrophiées, l'épithélium sécréteur des

(1) Dans ce type clinique, Brocq a observé la production de bulles se développant à la suite des traumatismes les plus légers, phénomène que nous n'avons pas constaté chez nos malades. Il semble cependant qu'il s'agisse dans tous ces cas d'une seule et même altération tégumentaire, d'origine congénitale, dont il convient d'étudier les relations avec d'autres états pathologiques d'origine congénitale, et en particulier avec l'épidermolyse bulleuse. (Voir dans cet ouvrage l'article *Érythrodermie*.)

(2) GRASS et TÖRÖK, Un cas d'exfoliation lamelleuse des nouveau-nés (Ichthyosis sebacea de Hebra). *Annales de dermatologie*, février 1895, p. 204.

glandes sudoripares est tuméfié et trouble, mais non totalement dépourvu de granulations graisseuses.

Comme le fait remarquer Darier, la plupart de ces lésions peuvent s'observer dans les formes graves de l'ichthyose vulgaire; mais les modifications dans la répartition de la graisse, qui a dans le derme une localisation anormale et qui est très diminuée dans l'épiderme, donnent aux altérations anatomiques de l'ichthyose fœtale un cachet spécial.

Bowen[1] attribue l'ichthyose fœtale à la persistance de la couche épitrichiale, couche composée de cellules bien différenciées, qui chez certains animaux forme un revêtement à l'embryon dans les régions où naîtront les poils; contrairement à Kölliker, Bowen a constaté l'existence chez des embryons humains de moins de six mois, d'une couche de cellules polygonales, larges, granuleuses, à gros noyau, qu'il considère comme étant la couche épitrichiale et pense que c'est elle qui forme la membrane continue constatée au moment de la naissance dans certains cas d'ichthyose congénitale.

Traitement. — A la naissance, le traitement de l'ichthyose fœtale se réduit à des soins hygiéniques : bains tièdes, légèrement boriqués, répétés fréquemment, lavages répétés, à l'eau bouillie, onctions avec du glycérolé d'amidon ou de la vaseline boriquée, alimentation à la cuiller. Ce traitement est souvent insuffisant et ses résultats sont surbordonnés d'une part au degré d'intensité des lésions cutanées, d'autre part à la vigueur de l'enfant.

Lorsque les sujets survivent, le traitement devient exclusivement palliatif; il repose sur les mêmes bases et comprend les mêmes moyens thérapeutiques que celui de l'ichthyose vraie; mais les lésions sont plus rebelles encore que dans cette dernière, elles se modifient plus lentement et il rare qu'on rende à la peau son aspect normal et sa souplesse, et surtout qu'on puisse les lui conserver longtemps, même au prix d'un traitement local assidu et prolongé.

IDRADÉNITE. — Étym. : ἵδρωσις, sueur, et ἀδήν, glande.

Synonyme d'*hydradénite*. E. Besnier propose et préfère *idradénite* qui rappelle mieux l'origine *sudorale*.

Voir l'article : *Sudoripares* (glandes).

IDRADÉNOME. — Étym. : ἵδρωσις, sueur, et ἀδήν, glande.

Synonyme d'*hydradénomes*. E. Besnier, comme pour *idradénites*, propose et préfère *idradénomes*, qui rappelle, à tort d'ailleurs peut-être dans l'espèce, l'origine sudorale. L'*idradénome* est une néoplasie décrite pour la première fois par Darier et Jacquet, et qu'ils ont cru d'abord constituée par le développement hypertrophique des glandes de la sueur.

Voir l'article : *Adénomes*, t. I, p. 280.

[1] Bowen, The epitrichial layer of the epidermis and its relationship to ichthyosis congenital. *Journ. of cutaneous and genito-urin. diseases*, décembre 1895, p. 485.

[G. THIBIERGE.]

IMPÉTIGO.

Par **R. SABOURAUD**.

IMPÉTIGO

Étym. : *impetus*, violence, AB IMPETU, par poussée.

HISTOIRE DU MOT IMPÉTIGO ET DES IDÉES QU'IL A RÉSUMÉES

I. Le mot *impetigo* ou plutôt son pluriel : *impetigines*, comme tous les *mots-racines* de la dermatologie a bien plus désigné jadis le mode évolutif des lésions diverses auxquelles on l'appliquait que leur forme symptomatique extérieure.

Il signifiait surtout : éruptions survenant par poussées, par crises, par accès, *ab impetu*. Et Pline appelle de ce nom beaucoup de formes éruptives difficiles à diagnostiquer après lui sur son texte. Pareillement, Celse désigne par le même terme des processus vésiculeux et pustuleux qui pourraient peut-être rentrer dans notre impétigo d'aujourd'hui, en même temps que des affections squameuses de plusieurs espèces, aujourd'hui classifiées sous d'autres noms.

Inversement nous trouverions à *notre* impétigo une histoire plus ou moins précise sous des noms divers : *meliceris*, *meliceria*, *ulcus melicerida*, et même dans nos vieux auteurs, sous les noms encore d'usage vulgaire aujourd'hui : croûtes de lait, gales, galons, gourme vulgaire de l'enfant.

II. Des recherches plus précises seraient ici hors de propos. L'histoire moderne de la dermatologie, et celle de l'*impétigo* avec elle, commence avec WILLAN, que nos auteurs français connurent surtout par l'exposé que fit de sa doctrine son élève Bateman [1]. Depuis lors toute la dermatologie du dernier siècle a désigné sous ce nom des éruptions de vésico-pustules superficielles. Mais nous allons voir, malgré l'identité du terme employé, combien les idées que le mot d'impétigo a recouvertes ont été successivement différentes.

WILLAN-BATEMAN décrivaient cinq espèces d'impétigo [2] :

1° L'*impetigo figurata*, « la variété la plus commune de dartre humide » formée de plaques bien délimitées, rondes ou ovales, croûteuses.

2° L'*impetigo sparsa*, éruption pustuleuse, discrète, régionale, disséminée sans régularité.

3° L'*impetigo erysipelatodes*. Dans la description de Bateman, la vésiculation

[1] BATEMAN, *A practical synopsis of cutaneous diseases*. Trad. Bertrand, 1820.
[2] BATEMAN, *loc. cit.*, p. 189 et suiv.

paraît moins importante que la rougeur et le type morbide décrit est celui de l'érysipéloïde ou de l'eczema rubrum.

4° L'*impetigo scabida*, forme chronique, localisée, torpide, à croûte adhérente, épaisse, dont la description fait songer à certains lupus ou à certains eczémas chroniques croûteux.

5° L'*impetigo rodens*, donnant naissance à des ulcérations à développement progressif, sans tendance à la réparation.

Notons tout de suite que pour Willan-Bateman, ces choses n'existaient pas au visage. Ce que nous savons maintenant identique en ce siège, pour eux était différent. C'était le *porrigo larvalis* (*larva*, masque) couvrant le visage; au cuir chevelu c'était le *porrigo favosa*, car le mot de *favus*, gâteau de miel, désignait alors un aspect symptomatique et rien de plus. Et notre favus d'aujourd'hui était alors le *porrigo scutulata*, nom qu'il conserva en France fort longtemps.

Notons aussi que pour Willan-Bateman, les *porrigos* étaient contagieux, tandis que les *impétigos* ne l'étaient pas.

Rien que ce résumé permet de mesurer les modifications apportées par le temps à l'œuvre de Bateman.

1° Nous retrouverons l'*impetigo figurata* sur le corps, sur le visage, au cuir chevelu. C'est encore notre impétigo vrai et vulgaire d'aujourd'hui.

2° Nous retrouverons de même l'*impetigo sparsa* de Willan, plus spécialement étudié par Devergie, puis par Bockhart, et qui depuis le travail de ce dernier auteur porte son nom (voir *Folliculites suppurées orificielles*, p. 651).

3° L'*impetigo erysipelatodes* a disparu de la nomenclature actuelle. Était-ce un érysipéloïde ou un eczéma aigu? Nous verrons que peut-être les premiers observateurs avaient vu mieux que nous la filiation qui l'unit à l'un des deux précédents (voir p. 881).

4° L'*impetigo scabida* avec sa croûte en écorce d'arbre n'était pas sans doute un impétigo simple. Nous étudierons les rares cas auxquels ce nom pourrait être restitué avec vérité (voir p. 882).

5° Quant à l'*impetigo rodens*, j'ai cherché dans les différents auteurs pour voir si ce nom n'avait jamais désigné notre *acné nécrotique* varioliforme, que l'anatomie et la bactériologie démontrent être une variété de l'impetigo sparsa ou *pilaire* d'autrefois. Devergie, Hillairet et Gaucher ont été seuls à l'employer en ce sens [1] que Willan et les willanistes ne lui avaient pas d'abord attribué.

Alibert. A la même époque Alibert décrivait les mêmes types morbides sous d'autres noms qui témoignent autant de ses facultés artistiques visuelles que ceux de Willan de son souci d'architectonique dermatologique. Pour lui [2], l'*impetigo figurata* c'était l'*herpes crustaceus flavescens*, la couleur blonde des croûtes l'ayant plus frappé que leur forme de médaille. Alibert comme Willan

[1] Hillairet et Gaucher, *Maladies de la peau*, p. 97. — L'histoire dermatologique est remarquablement traitée dans cet ouvrage et nous lui avons fait de nombreux emprunts en ce chapitre.

[2] Alibert, *Traité théorique et pratique sur les maladies de la peau*, t. I, p. 236-237.

distinguait l'impétigo du corps, de celui du visage qui devenait pour lui la *tinea muciflua* (1) à cause de l'exhalaison fluide de sa surface et la *tinea granulata*, au cuir chevelu où les croûtes morcelées s'attachent aux cheveux comme des perles. Chaque forme clinique ayant un type objectif particulier prenait pour Alibert (2) une existence individuelle. Ainsi quand sa *dartre flavescente*, au nez, aux lèvres formait des croûtes stalactiformes, c'était l'*herpes crustaceus procumbens*, etc.

Lui-même modifiait du reste ses propres dénominations. Plus tard l'impetigo figurata de Willan devenait sa *melitagra acuta flavescens* (3), tandis que l'impetigo scabida de Willan devenait sa *melitagre chronique*. Et il persistait dans sa différenciation de la maladie au corps et au visage, où sa *tinea muciflua* devenait l'*achor mucifluus*, tandis que sa *tinea granulata* devenait le *porrigo granulata* (4).

Alibert ne fit pas école, et la dermatologie devint willanique parce que l'esprit scientifique a besoin de classifications architecturales. Mais chacun des auteurs qui suivirent, en reprenant pour son compte les classifications willaniques, les modifia suivant la forme de son esprit.

Rayer (5), cerveau clair et simplificateur, restreint l'impétigo pentamorphe de Willan à ses deux formes essentielles, l'impetigo figurata et l'impetigo sparsa qui sont *aigus* ou *chroniques*. Pour la première fois il parle d'*eczema impetiginodes*, soulevant cette question des rapports de l'eczéma et de l'impétigo, débattue encore aujourd'hui.

Cazenave. Avec Cazenave et Schedel, la simplification se poursuit, le porrigo larvalis de Bateman n'est qu'un *impétigo en masque* du visage, de même le porrigo granulata, un *impetigo granulata*. L'impetigo rodens de Willan n'est qu'un lupus, l'impetigo erysipelatodes, une forme rare (6).

Devergie, au contraire des précédents, était un analyste minutieux, il reprend pour son compte toutes les dénominations anciennes. Pour lui, l'impétigo est d'abord *aigu* ou *chronique*, *simple* ou *composé*.

Aigu, il est *figurata*, *sparsa*, *larvalis*, *granulata*, *erysipelatodes*, *pilaris*, *purifluens*.

Avec lui, l'*impetigo rodens* reprend une existence propre, parmi les impétigos chroniques. Il en décrit même des variétés nombreuses parmi lesquelles notre acné nécrotique d'aujourd'hui.

Enfin l'impétigo peut s'hybrider, devenir *eczémateux*, *rupiforme* (voir la note de la page 902), *ecthymateux*, *sycosiforme*, ce sont là les formes composées de l'impétigo (7).

(1) Alibert, *loc. cit.*, t. I, p. 34.
(2) Alibert, *loc. cit.*, t. I, p. 13.
(3) Alibert, *Monographie des dermatoses*, p. 483-410.
(4) Alibert, *Monographie des dermatoses*, p. 277-279 et 289-295.
(5) Rayer, *Traité théorique et pratique des maladies de la peau*, 2e édit., 1835, t. I, p. 668 et suivantes.
(6) Cazenave et Schedel, *Abrégé prat. des maladies de la peau*, 3e édit., 1838, p. 226-246.
(7) Devergie, *Traité pratique des maladies de la peau*, 2e édit., 1857, p. 335 et suiv.

Gibert reprend les cinq variétés de Willan, il en ajoute une sixième, l'*impetigo larvalis*, en rattachant aux impétigos avec vérité les anciens porrigos de Bateman. Pour lui le porrigo granulata n'est qu'une forme de l'impetigo sparsa, et l'impetigo rodens n'est qu'un lupus impétigineux [1].

III. Jusqu'ici depuis Willan, les dermatologistes n'avaient été que des commentateurs et des continuateurs de la doctrine willanique. Cette dynastie allait s'ébranler sous les coups d'une révolution. Même en dermatologie, on fait les révolutions avec des idées générales, en mettant la théorie là où le fait devrait commander.

Willan avait observé seulement et décrit les choses qu'il avait vues et touchées. Alibert, plus philosophe et théoricien, avait déjà mentionné les rapports « du lymphatisme et de la scrofule » avec l'impétigo.

Gibert aussi distinguait déjà un impétigo *constitutionnel*, témoin « du lymphatisme et de la scrofule », de l'impétigo *accidentel* dû à des irritations locales et directes.

Bazin, mettant son génie intuitif à la place que vint occuper plus tard la méthode expérimentale, bouleversa tous les faits d'observation pour les faire cadrer avec le schéma idéologique qu'il se faisait de la pathologie générale et dermatologique.

Avec lui [2] l'impétigo est de cause externe ou interne.

1° L'impétigo externe est *artificiel* : irritations, traumatismes, sordidité ; ou *parasitaire* et par ce mot Bazin veut dire : impétigo né d'une lésion préalable parasitaire : phtiriase, gale, teignes.

2° Mais l'impétigo né spontanément est de cause interne diathésique ; il est *herpétique*, *arthritique*, *scrofuleux* ou *syphilitique* !

Encore l'impétigo scrofuleux permet-il une chaîne clinique grossière mais assez solide entre l'impétigo franc chez les enfants à grosses glandes (scrofulides bénignes pour Bazin) et les suppurations ganglionnaires, les écrouelles, les lupus impétiginisés, l'impetigo rodens de Bateman, etc. (scrofulides malignes).

Mais que représente en clinique l'impétigo dartreux? Et l'impétigo syphilitique, que pourrait-il être? Ce serait une syphilide « impétigoïde », comme nous verrons qu'il en existe, ou un impétigo vulgaire survenant chez un syphilitique, comme il surviendrait chez tout autre sujet. Ou encore c'est un impétigo vrai, greffé par aventure sur un ulcère syphilitique.

Le premier cas montre une *ressemblance* extérieure. Le second, une *coïncidence* fortuite, et le troisième, une *superposition* accidentelle. Rien donc, dans le mot d'impétigo syphilitique, ne pourrait correspondre à une réalité quelconque.

C'est cependant le propre des révolutions, qui font table rase des lents

(1) Gibert, *Traité des maladies spéciales de la peau*, 1839, p. 300 et suiv.
(2) Bazin, *Affections génériques de la peau*, 1865, p. 178.

progrès accomplis avant elles, d'apporter, avec un gros retard dans l'évolution paisible des idées et des choses, quelques progrès réels. Bazin qui, au nom de sa théorie, niait la contagion de l'impétigo admise déjà par Devergie, a montré la superposition de l'impétigo aux dermatoses parasitaires alors connues. L'impétigo des galeux, des phtiriasiques, des teigneux est un fait qui restera désormais acquis.

Avec Bazin, en France, le fil conducteur de la tradition willanique est perdu. C'est l'École de Vienne qui va maintenant enseigner. Son enseignement ne vaudra pas, à loin près, celui qu'il remplace dans le sujet qui nous occupe.

Hebra. La conception willanique d'une maladie vésico-pustuleuse exclusivement dermatique externe, et qui serait l'impétigo, disparaît devant Hebra. Pour lui (1) l'impétigo, c'est la vésiculo-pustule superficielle. Or, si de tels éléments peuvent surgir sous l'influence d'un traumatisme ou d'un irritant externe comme l'huile de croton ou l'antimoine, ou d'un irritant parasitaire comme l'acare, en dehors de ces causes accidentelles toutes les éruptions pustuleuses proviennent « de quelque source d'infection ayant son siège dans l'organisme lui-même ». C'est l'expression à la peau d'une maladie générale, comme le pemphigus des états infectieux, comme la pustule de la variole. Et c'est dans cet ordre d'idées, qu'Hebra créa, sans doute avec des cas de dermatite herpétiforme, son *impétigo herpétiforme* d'évolution maligne, de terminaison mortelle.

Dans ces conditions l'ancien impétigo, perdant toute individualité, devait fatalement être englobé dans celle des grandes dermatoses avec laquelle il offrirait le plus d'affinités cliniques. Il devint partie intégrante de l'eczéma.

Hardy, en France, avait fait la même synthèse (2), désignant l'impetigo figurata et sparsa sous les noms d'*eczema figuratum* et *sparsum*.

Kaposi, élève et continuateur d'Hebra, décrira pareillement l'impétigo comme une forme d'eczéma (3).

IV. Dès lors la tradition de l'*impetigo figurata* de Willan était perdue suffisamment pour qu'on pût découvrir à nouveau ce qu'il avait décrit déjà. A peine quelques auteurs conservaient-ils par habitude et sans commentaires les anciennes formes willaniques, lesquelles ne correspondaient plus dans leur esprit à rien qu'ils aient personnellement observé.

Ainsi dans le magistral travail de Tilbury Fox dont est né notre impétigo moderne, la description de l'*impetigo contagiosa*, l'ancien *figurata* de Willan, sera donnée comme nouvelle (4) et les quatre premières variétés de l'impétigo willanique : *figurata*, *sparsa*, *scabida*, *erysipelatodes*, mentionnées seulement dans la description des dermites catarrhales et suppuratives, des *eczémas* (5) !...

(1) Hebra, *Traité des maladies de la peau*. Trad. Doyon, t. I, p. 797.

(2) Hardy, *Leçons sur les maladies dartreuses*, 3e édit., p. 82.

(3) Kaposi, *Pathologie et traitement des maladies de la peau*. Trad. Besnier-Doyon, 1891, p. 673-674.

(4) T. Fox, *Skin diseases*, 1873, p. 224 et suiv.

(5) T. Fox, *loc. cit.*, p. 165.

Impetigo contagiosa : Ce mot neuf précisait une idée vieille. Les *porrigos* de Bateman étaient contagieux. Plus tard, Devergie avait très explicitement (¹) affirmé la contagion de l'impétigo du visage. Néanmoins cette conception de sa contagiosité n'était pas tombée dans le domaine médical commun. L'idée d'un impétigo expérimentalement inoculable parut si nouvelle, qu'on distingua aussitôt cet impétigo contagieux des impétigos antérieurement connus et qui étaient réputés ne pas l'être. Ainsi verra-t-on la plupart des auteurs suivants décrire l'impétigo contagieux d'après Fox, et, après lui, le distinguer de tous autres.

C'est que, d'abord, Fox en avait rencontré des cas géants dans la description et la figuration desquels l'élément phlycténulaire, presque bulleux, occupait plus de place que la croûte nummulaire consécutive. Or, dans la majorité des cas cliniques, la phlyctène originelle est moins marquée, très éphémère, tandis que sa croûte flavescente, jadis si bien décrite par Alibert, quoique secondaire à la phlyctène, est plus constante, plus durable et plus constamment identique à elle-même que la phlyctène qu'elle remplace.

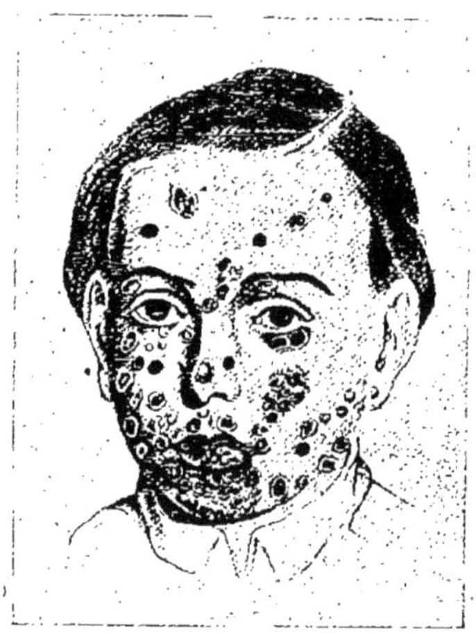

FIG. 140. — Réduction de la figure donnée par Fox comme représentant l'impetigo contagiosa. (*Atlas of skin Diseases*, Pl. 21.)

Beaucoup d'auteurs donc ne surent pas reconnaître dans la *tinea muciflua* d'Alibert, dans l'*impetigo figurata* de Willan, le nouvel *impetigo contagiosa*, et ils le décrivirent à côté. Il n'y eut rien de changé dans la dermatologie, il n'y eut qu'un impétigo de plus. Ce ne fut pas le dernier.

En outre, dans l'incertitude des définitions qui, avec l'abus des synonymies, a été la plaie de la dermatologie de tous les temps, très peu distinguaient, à côté de l'*impetigo figurata* à croûte flavescente et nummulaire, certains éléments pustuleux beaucoup plus petits, souvent mélangés aux précédents, qui avaient été probablement le premier *impetigo sparsa* de Willan, qui avaient été sûrement l'*impetigo pilaris* de Devergie et que nous avons désignés sous le nom explicatif de FOLLICULITES *pustuleuses orificielles*.

Pour DUHRING (²), par exemple, les lésions élémentaires de l'impétigo sont des *pustules* qui n'ont aucune tendance à se réunir par coalescence. Ce sont des pustules saillantes, discrètes, etc. Ce n'est certes pas là l'*herpes crustaceus flavescens*.

(¹) DEVERGIE, *loc. cit.*, p. 339

(²) DUHRING, *A practical treatise on diseases of the skin*. Trad. Barthélémy et Colson, 1883, p. 332.

Ainsi s'établissait en dermatologie, soit par les uns, soit par les autres, l'opinion commune que toute vésico-pustulation ou toute pustulation intra-épidermique banale était de l'impétigo. Les maîtres ne se dissimulaient d'ailleurs aucunement la pluralité probable de cet ensemble. Lorsque dans ses notes au traité de Kaposi (1) BESNIER affirme l'existence de l'impétigo d'origine externe, en dehors de l'eczéma, la description qu'il en donne est celle de l'*impetigo figurata* willanique, et il ne décrit pas les pustulations poro-folliculaires comme impétigo. Néanmoins, pour lui, l'impétigo n'est pas une entité morbide, c'est le nom collectif d'un groupe morbide.

« Le terme *impétigo* ne spécifie pas une affection unique et univoque, mais il réunit une série assez confuse d'affections qui ont une origine extrinsèque et des caractères cliniques communs plus ou moins accentués. »

Dans le même sens TENNESON (2) dit brièvement : « Des croûtes recouvrant un épiderme en suppuration, voilà ce que tout le monde appelle impétigo ».

J'ai déjà fait remarquer ailleurs (3) que presque tous les termes dermatologiques d'autrefois réunissaient des formes symptomatiques analogues appartenant à des affections spécifiquement différentes. Le terme impétigo, dans son acception willanique, ne manquait pas à cette règle; il réunissait certainement des affections disparates. Comme les mots : psoriasis, acnés, pelades, il avait une acception globale que le qualificatif adjoint précisait seul.

Et la dermatologie française d'il y a vingt ans, comme le montrent les exemples qui précèdent, confirma sous ce nom d'impétigo l'unité globale des éruptions vésiculeuses et pustuleuses dont l'origine parasitaire, microbienne, la contagion, l'inoculabilité et l'auto-inoculabilité s'affirmaient de plus en plus.

Encore aujourd'hui, cette tendance à n'accorder au mot impétigo que la valeur d'un syndrome et à grouper sous ce nom plusieurs entités morbides spécifiquement différentes, se continue en Allemagne. Et nous voyons UNNA (4) décrire comme maladies distinctes : un impétigo *staphylogène*, un impétigo *streptogène*, un impétigo circiné, causé par un coccus oblong, et un impétigo alvéolaire, dont le parasite causal n'est pas connu.

Cet exemple néo-willaniste est maintenant un fait isolé. Déjà, dans notre article ECTHYMA, nous disions que presque tous les noms dermatologiques, au cours de ce siècle, tendent de plus en plus à particulariser chacun une *espèce* dermatologique unique, quand bien même elle traverse durant son évolution des phases de symptômes variables.

On ne dit plus psoriasis vrai et psoriasis syphilitique, pourquoi conserverait on côte à côte un impétigo pustuleux et un impétigo vésiculeux si ce sont *deux espèces* morbides différentes ?

(1) KAPOSI, Trad. Besnier-Doyon, 1891, t. I, p. 674.
(2) TENNESON, *Traité clinique de dermatologie*, 1893, p. 53.
(3) SABOURAUD, art. *Ecthyma* de *la Pratique dermatologique*, t. I, p. 923.
(4) P.-J. UNNA, *Histologischer Atlas zur Pathologie der Haut*, Heft 1 et 2.

Aussi, en face des auteurs qui ont conservé au terme impétigo sa signification générique, pour la plupart, les plus récents ont défini exclusivement sous ce nom l'*impetigo figurata* de Willan, la dartre crustacée flavescente d'Alibert, et l'*impetigo contagiosa* de T. Fox, car ce sont là trois synonymes.

Ainsi Brocq ([1]) dit-il : « On doit réserver le nom d'*impétigo* à une dermatose *sui generis*, caractérisée par la formation rapide de vésico-pustules de volumes variables, superficielles, auto-inoculables, dont le contenu se concrète en croûtes jaunâtres, mélitagreuses, caractéristiques, et qui se terminent en peu de jours par une guérison complète sans cicatrices consécutives ».

Et de même Hallopeau et Leredde :

« Nous réservons ce nom à une dermatose contagieuse et inoculable, caractérisée par la production de vésicules qui aboutissent rapidement à la formation de croûtes jaunâtres, mélicériques, guérissant sans laisser de cicatrices, et dues à l'action d'un coccus spécial » ([2]).

Malgré cette tendance générale, d'ailleurs infiniment logique et raisonnable, à ne désigner sous le nom d'*impétigo* qu'une seule et même maladie, non pas trois ou quatre, on ne pouvait empêcher des dissidences de se produire sur ce point et, par exemple, Bockhart, élève de Unna ([3]), de décrire sous le nom d'impétigo les *folliculites pustuleuses orificielles*, affection tout à fait différente de l'impétigo tel que le définissent Brocq, Hallopeau, Leredde, et tel que la vieille école française tout entière, depuis Biett, l'avait décrit.

Donc, et pour résumer tout ce qui précède, à notre époque le mot *impétigo*, dans la dermatologie internationale, a, suivant les auteurs, deux sens différents.

D'une façon générale, les *écoles allemandes* lui conservent le sens générique des classifications willaniques. Elles *désignent sous le nom d'impétigo toutes les vésico-pustules et pustules épidermiques dont l'inoculabilité affirme l'origine exogène* (les vésico-pustules trichophytiques exceptées).

Tandis que l'école française veut de plus en plus *désigner sous ce nom une maladie unique, univoque*, « la plus commune des dartres humides de l'enfant, *la gourme* de nos anciens auteurs français, *la dartre crustacée flavescente* d'Alibert, l'*impetigo contagiosa* de T. Fox ». Et, par une conséquence naturelle, cet impétigo séparé de toute affection du même genre n'a plus besoin de qualificatifs d'aucune sorte. C'est, si l'on veut, l'impétigo de l'école française, mais c'est l'*impétigo* tout court.

([1]) L. Brocq, *Traitement des maladies de la peau*, 1892, p. 361.
([2]) Hallopeau et Leredde, *Dermatologie*, 1899, p. 321.
([3]) Bockhart, *Monats. für prakt. Dermat.*, 1887, p. 450.

DÉFINITION

Impétigo (de l'École française).

Synon. : *Melitagra acuta. Herpes crustaceus flavescens, tinea muciflua, achor mucifluus* (Alibert). *Impetigo figurata* (Willan-Bateman). *Impetigo contagiosa* (T. Fox). *Meliceris, gourme vulgaire de l'enfant,* etc....

Définition. — J'appellerai donc IMPÉTIGO une dermatose spéciale et spécifique, spontanément et expérimentalement inoculable, contagieuse, épidémique, caractérisée par la formation de phlycténules superficielles, limpides, éphémères, vite ouvertes, donnant lieu par effusion d'un sérum très concrescible à des croûtes larges, discoïdes, mélicériques beaucoup plus stables que la phlyctène initiale qu'elles remplacent. Sous ces croûtes l'érosion épidermique grandit d'abord, puis rétrocède et guérit sans cicatrices en peu de jours.

ÉTIOLOGIE

I. CAUSES PRÉDISPOSANTES. — Un très grand nombre d'auteurs parmi lesquels Alibert, Bazin, Gibert, Hardy, Hebra, Hillairet, Gaucher, Brocq, ont admis dans l'éclosion de l'impétigo l'influence d'une cause prédisposante spéciale, celle *du terrain*, qui serait strumeux ou lymphatique.

1° L'impétigo est surtout une *maladie de l'enfance*, cela est incontestable. Et les enfants ont un système et des ganglions lymphatiques proportionnellement plus développés que ceux de l'adulte. Mais ils ont aussi la peau plus fine, particulièrement au visage où l'épiderme corné est le moins épais, et où l'impétigo est le plus fréquent. Il se peut donc aussi bien que la prédisposition des enfants à l'impétigo vienne d'un point faible local, superficiel, anatomique et non pas d'un vice général, physiologique et profond.

2° Les enfants chez qui l'impétigo est constitué à l'état chronique présentent de la blépharite, de la kératite, du coryza impétigineux, reliquats de beaucoup d'impétigos antérieurs et ils ont leurs ganglions engorgés, du fait de ces infections permanentes.

Ils offrent donc et *précisément comme suite de leurs impétigos récidivants* l'ensemble symptomatique souvent décrit comme strumeux ou lymphatique. Or ce n'est pas là une prédisposition diathésique à l'impétigo à venir, c'est le reliquat microbien des impétigos passés. Il ne faudrait pas prendre l'effet pour la cause, ce qui a été fait souvent.

3° Il se peut qu'on doive admettre une prédisposition intime à se laisser infecter par l'impétigo chez des enfants sains, mais présentant une peau trop bouffie, trop fine et trop rose, ayant cet aspect que l'on avait caractérisé sous le nom de *lymphatisme floride*. Même dans ce cas on doit se demander encore s'il ne s'agit pas seulement d'une finesse excessive de l'épiderme corné, c'est-à-dire d'un défaut local et non d'une prédisposition diathésique. L'influence du tempérament dans l'éclosion d'une maladie microbienne est une chose aussi difficile à nier qu'à établir. Je n'y insisterai pas.

Parmi les causes prédisposantes à l'impétigo, il faut noter surtout le commémoratif d'un impétigo. Car c'est une maladie d'autant plus récidivante qu'elle peut dans l'intervalle des poussées aiguës demeurer chronique et latente.

II. Causes occasionnelles. — A. Parmi toutes les causes qui conduisent l'enfant à l'impétigo, les plus importantes sont *la misère physiologique* et *la sordidité*. La peau d'un enfant mal nourri se défend mal contre les germes pathogènes de l'extérieur, surtout quand des poussières, des crasses et des ongles sordides l'irritent en permanence.

B. Au même titre agit le *parasitisme animal*, plus actif encore puisqu'il crée directement des effractions et provoque le grattage qui en fait d'autres. Le plus fréquent est la phtiriase. Il n'y a guère d'enfant pouilleux qui ne présente de l'impétigo du cuir chevelu (impétigo granulata, pédiculaire).

De même chez l'enfant et l'adolescent, il n'y a guère de gale qui ne se complique d'impétigo.

Du reste l'impétigo peut compliquer de même toute affection parasitaire (teignes tondantes, favus, etc.) ou non parasitaire d'abord (eczéma).

Nous reviendrons plus loin sur cette question des impétigos secondaires, elle complique le problème étiologique de l'impétigo protopathique.

La contagion de l'impétigo affirmée cliniquement par Devergie, prouvée expérimentalement par Tilbury Fox, puis par Vidal, Leroux, Wickham, etc..., est un des faits le plus et le mieux établis, dans la question. Cette contagion cliniquement des plus fréquentes peut créer de véritables épidémies familiales ou scolaires. On peut voir les cinq ou six enfants d'une famille en présenter la démonstration. Dans ce cas, l'impétigo est ramené de l'école par les enfants de quatre à dix ans, les nourrissons contractent l'impétigo de leurs frères. J'ai vu l'inoculation reportée ainsi à la nourrice et aux adultes de la famille. Dans ces conditions, on peut remarquer l'influence de l'âge sur l'évolution d'un mpétigo de même origine et virulence. Les enfants sont criblés de points d'inoculations extensifs, alors que les adultes n'ont qu'un ou deux éléments d'impétigo, d'allure bénigne.

L'épidémicité de l'impétigo est aisée à établir. On peut voir dans les écoles des contagions par douzaines. Elles ne sont pas graves par elles-mêmes, mais avec elles marchent souvent des contagions de teigne tondante beaucoup plus sérieuses. Enfin quand une école est passée par une épidémie d'impétigo, elle garde le plus souvent la maladie à l'état endémique, sujette à des réveils épidémiques incessants.

J'ai dit plus haut que l'impétigo s'associait souvent à l'eczéma et mentionné ce fait que certains téguments semblent ne pouvoir s'en défendre. J'ai souvent retrouvé dans les antécédents des *eczémateux* l'impétigo récidivant de l'enfance. Les mêmes téguments qui récoltent et abritent l'impétigo sont les plus aptes à faire de l'eczéma plus tard.

III. Cause efficiente. — *Le microbe.* — Les diverses causes que nous venons d'examiner ont une importance variable mais toujours secondaire, la cause vraie de l'impétigo est microbienne. Cela ne fait de doute aujourd'hui pour personne.

Et s'il subsiste des divergences quant à la nature de ce microbe, elles proviennent surtout de ce fait que les différents bactériologistes qui se sont attachés à ce sujet n'ont pas étudié sous le même nom d'*impétigo* les mêmes lésions épidermiques. Pour moi, l'impétigo tel que je l'ai défini et le décrirai est le type morbide que réalise l'inoculation *intra-épidermique sous-cornée* du streptocoque.

SYMPTOMATIQUE DE L'IMPÉTIGO

A. Le malade se présente; ordinairement c'est un enfant à l'âge scolaire, sale et mal entretenu. Ses yeux sont pleurards, son nez coule, son visage est couvert de croûtes. Ces croûtes que le peuple appelle des gales ou galons encombrent la figure; il y en a sur le front, sur les joues, sur le menton. Sur les parties planes ce sont des croûtes discoïdes, fort saillantes, variant du jaune d'ambre au brun roux, souvent agglomérées et rocheuses, quelquefois minces et papyracées. Au premier aspect leur siège semble indifférent. Un examen plus attentif des lésions montre leur prédilection pour les orifices naturels. Leur localisation narinaire est presque constante; le malade a du catarrhe nasal et de l'obstruction; sa respiration est laborieuse, il renifle.

Les coins des lèvres sont exulcérés, plissés, croûteux.

Sous les croûtes les plis sont fissuraires, légèrement couenneux, et quand on déplisse les commissures, les fissures saignent. Les yeux comme les narines, comme les commissures des lèvres, sont malades. Les paupières, ordinairement, sont seules atteintes; les cils agglomérés en pinceau par des croûtes concrétées à leur base; les rebords ciliaires peuplés d'orgelets; l'angle interne de l'œil occupé par une goutte de pus.

D'autres fois, l'œil lui-même est touché; l'enfant arrive alors, la tête penchée latéralement et l'œil demi-clos du côté malade; c'est de la kératite phlycténulaire avec sa photophobie indicatrice. Les paupières ouvertes de force, la cornée examinée à la lumière oblique, montre en un point quelconque une érosion en coup d'ongle dépolie!

Retournons maintenant la tête malade : de-ci, de-là sur le cuir chevelu nous pourrons retrouver les croûtes ambrées en médaille; des croûtes jaunes d'aspect mielleux dont la cassure suinte un liquide limpide qui devient pâteux à peine effusé et se concrète en blocs ambrés. Écartez aussi les oreilles: les plis rétro-auriculaires auront le même aspect que les commissures buccales; sous des croûtes cristallines une mince couenne fibrineuse. Au-dessous d'elle des fissures qui saignent quand on écarte leurs bords.

Examinons encore les mains du petit malade. Au bout des doigts, au pour-

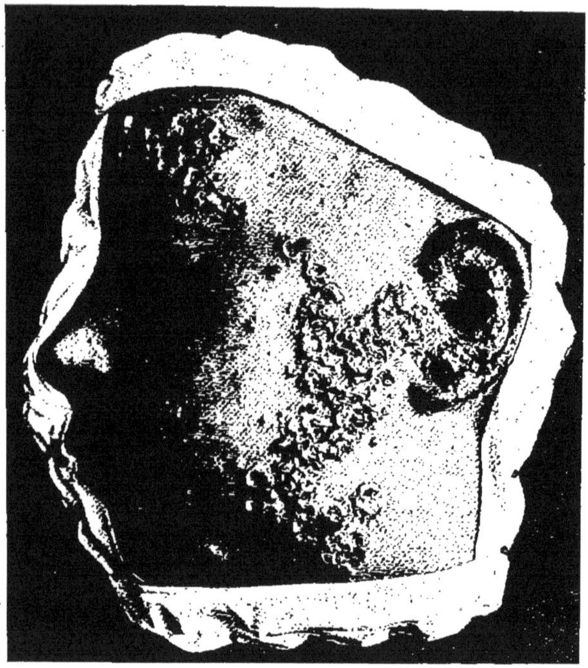

Fig. 141. — Impétigo du visage chez l'enfant.
Musée de l'hôpital Saint-Louis, n° 1424. (D'après Quinquaud.)

tour des ongles souvent on trouve un ou deux bobos qui ressemblent à des brûlures. Ce sont des soulèvements épidermiques oblongs dont l'épiderme corné paraît blanc, presque nacré. Par un pertuis latéral s'échappe un liquide sale, vite concrété en croûtes poisseuses.

Sur le dos des doigts les mêmes lésions prennent la forme d'une cocarde, ce sont des phlyctènes rondes. Pleines elles ressemblent à une petite vessie, à une bulle de pemphygus, ouvertes elles sont aplaties et le doigt ride à leur surface l'épiderme corné qui les recouvre.

Sur le reste du corps, on trouvera disséminées de très rares lésions analogues, le plus souvent abortives, sauf aux chevilles et aux pieds où elles se développent souvent comme aux extrémités supérieures.

Tel est dans son ensemble un cas moyen de la gourme vulgaire de l'enfant, de la plus commune des dartres humides du premier âge, de cette maladie décrite sous le nom d'*impetigo figurata* par Willan, et qui depuis lors a porté dans la dermatologie universelle le nom d'impétigo avec des qualificatifs divers. C'est l'*impetigo contagiosa* de Tilbury Fox, de Crocker, de Taylor, de Kaposi, de Piffard.... C'est l'affection à laquelle la dermatologie française donne unanimement le nom d'impétigo sans qualificatif d'aucune sorte.

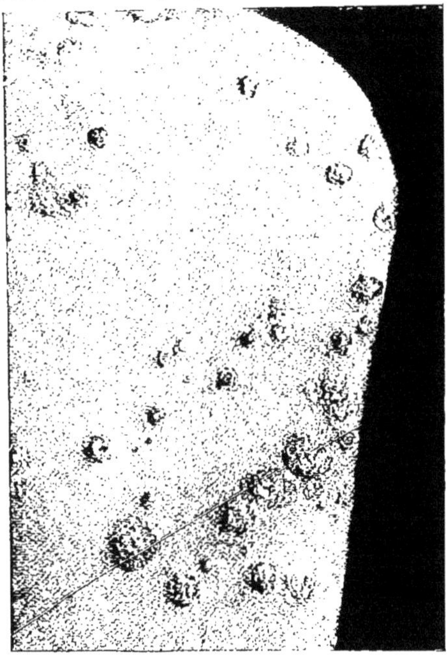

FIG. 112. — Impétigo chez l'enfant. — Région de la hanche. Musée de l'hôpital Saint-Louis, n° 1425. (D'après Quinquaud.)

B. LÉSION ÉLÉMENTAIRE DE L'IMPÉTIGO. SON ÉVOLUTION. — Étudions maintenant sa lésion élémentaire, son initium clinique, son développement et les transformations successives qui l'amènent à l'état croûteux; enfin poursuivons son étude jusqu'à sa période régressive caractérisée par la dessiccation des croûtes et leur chute.

I. *La lésion élémentaire de l'impétigo est d'abord une tache érythémateuse* de 3 à 4 millimètres de diamètre. Et quand on l'examine au jour frisant, elle *paraît faire sur la peau une saillie légère, papuleuse.*

II. Le premier stade de la tache érythémateuse est éminemment transitoire, car en quelques heures la couche cornée sur la surface érythémateuse se décolle et se soulève, produisant une phlyctène plate ou irrégulière et bosselée, une petite vessie molle et demi-gonflée contenant un liquide clair et limpide.

Ce *deuxième stade de la phlyctène translucide* lui aussi est passager, au visage du moins, car la membrane cornée qui la délimite est mince, et, comme la lésion est prurigineuse, facilement ouverte par grattage.

III. Ouverte, elle laisse exsuder d'énormes gouttes de sérum limpide, qui se succèdent sans interruption pendant quelques minutes. Ce qui arrête l'exsudation, c'est la coagulation du liquide qui se concrète en une goutte ambrée. Ainsi se forme sur la surface de la phlyctène ouverte une croûte sigillaire discoïde, à bords relevés, à centre plat. Elle est d'un jaune de miel, les anciens la disaient *mélitagrique*. C'est le troisième stade de la lésion impétigineuse, le plus durable : le *stade de la croûte ambrée sigillaire*. Cette croûte est cassante, les cassures en sont fragmentaires, cristallines. Par ces fissures, du sérum s'épanche à nouveau, qui peut donner à la croûte totale un aspect rocheux.

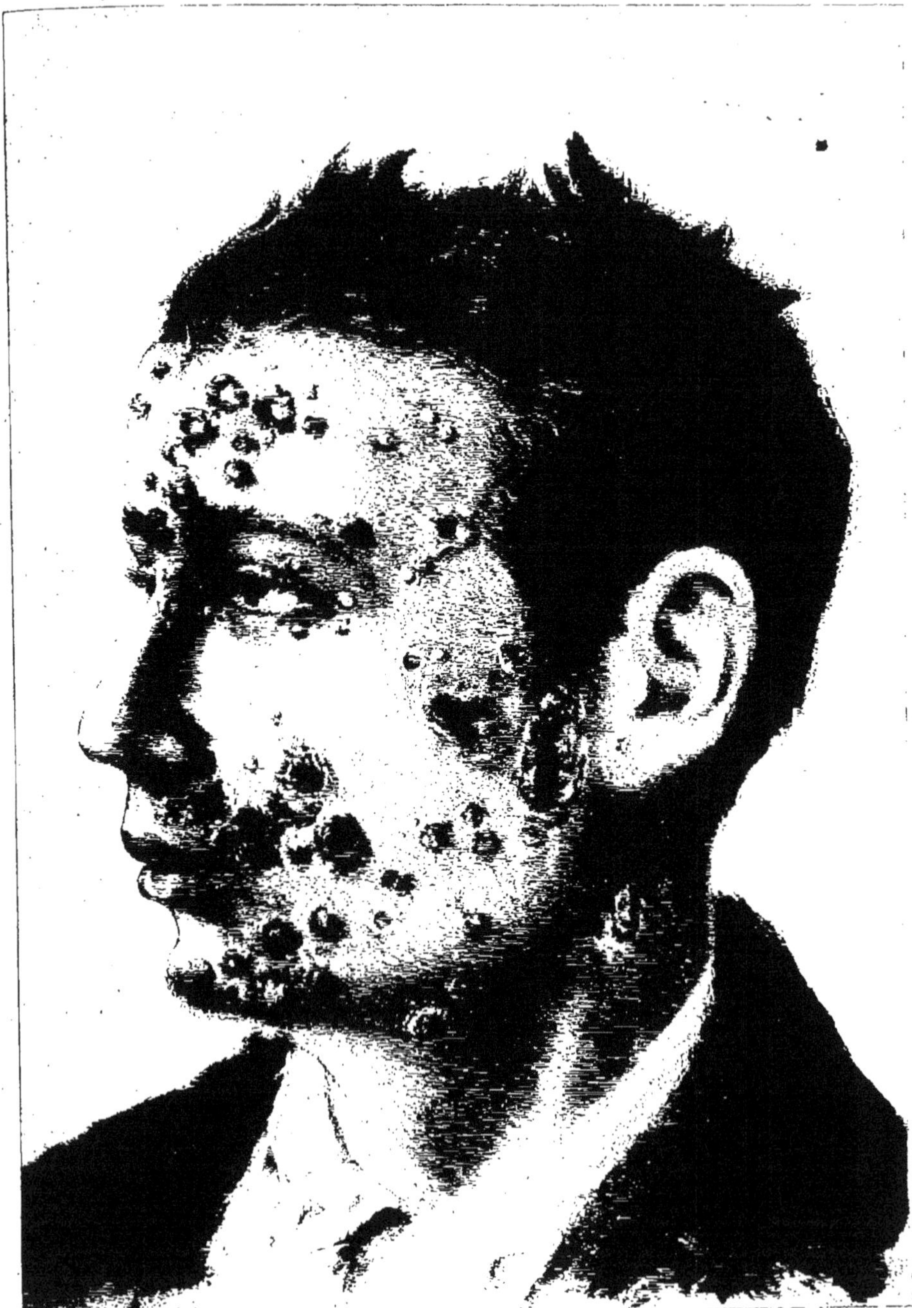

Masson et Cie, Editeurs, Paris. *Impie Lemercier, Paris.*

Impétigo.

d'après M. Perret _ Ernest Besnier.

III *bis*. Voyons cependant ce que devient *la phlyctène* primitive, si le prurit est moindre et l'a plus longtemps respectée. Elle passera par un stade intercalaire très spécial. Progressivement elle *deviendra louche, puis purulente*. Ceci n'est plus un stade nécessaire de l'impétigo; c'est un accident contingent, ordinaire, non pas absolu. Examinez par exemple une phlyctène née sur la joue et respectée par le grattage: à peine aura-t-elle quelques heures d'existence que vous verrez nettement en son point le plus déclive apparaître et s'accroître un ménisque de pus jaune. Je ne saurais mieux caractériser ce passage transitoire de la phlyctène claire à la phlyctène suppurée qu'en le comparant à l'hypopyon, quand on voit en bas de la chambre antérieure de l'œil, au-devant de l'iris, un mince croissant de pus jaunâtre se localiser en forme de trait d'ongle (Fig. 144).

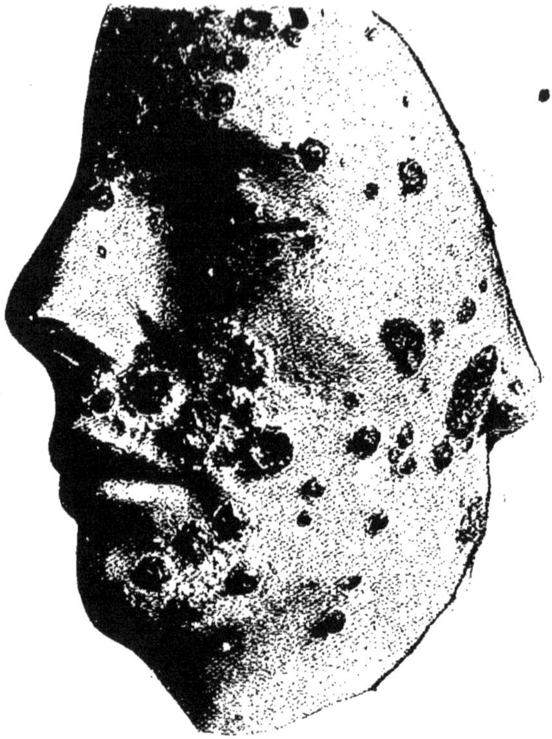

Fig. 145. — Impétigo du visage. — Stade d'état. Croûte sigillaire. Musée de l'hôpital Saint-Louis, n° 487. (D'après E. Besnier.)

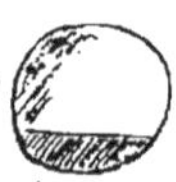

Fig. 144. — Suppuration visible au point déclive de la phlyctène impétigineuse.

Ainsi peut-on, avant toute étude histologique ou bactériologique du sujet, affirmer que *la lésion élémentaire de l'impétigo, c'est la phlyctène claire et translucide dont la suppuration est secondaire et inconstante* (¹).

IV. Un autre phénomène, accessoire dans l'évolution de la lésion impétigineuse, mais très fréquent et caractéristique, c'est l'*accroissement excentrique de la lésion* une fois *constituée*.

Voici comment la chose se passe. Autour de la croûte formée de la veille, une aréole rouge, un liséré d'un millimètre de large indique que la

(¹) Sur le corps, particulièrement au bout des doigts et sur le dos des doigts où l'épiderme corné est plus épais et défend mieux la vésicule contre l'invasion des germes secondaires, la suppuration est beaucoup plus tardive et manque souvent.

lésion va s'accroître. Bientôt sur toute l'étendue de ce liséré, la lame cornée se soulève et la croûte se trouve ourlée d'une mince phlyctène concentrique. Et quand la lésion est verticalement placée, la partie la plus déclive de la phlyctène se gonfle comme une bourse, et le liquide de la phlyctène s'y accumule.

Cette phlyctène secondaire contient rarement de la sérosité incolore. D'ordinaire, c'est d'emblée un pus clair, très liquide : en se concrétant, il élargira la croûte primitive dont les formations secondaires seront attestées par des stries concentriques ostréacées.

V. Lorsqu'on décolle par grattage une croûte impétigineuse récemment formée, on renouvelle l'écoulement séreux de l'érosion épidermique sous-jacente, et cette exsudation est toujours colossale en apparence pour l'effraction qui lui donne issue.

Le second jour, sous la croûte ambrée soulevée, on trouve une *mince couenne fibrineuse grisâtre*. Ce symptôme demande à être recherché, la croûte recouvre l'exsudat fibrineux. Pourtant c'est un symptôme durable. Sous les croûtes de seconde et de troisième formation, la couenne fibrineuse peut demeurer de trois à huit jours; dans les plis naturels bien davantage.

VI. Enfin survient le stade de *réparation*. La couenne fibrineuse s'attache à la face profonde de la croûte qui se détache, et sous elle se reforme un épiderme rose, lisse, vernissé, gardant avec l'empreinte circulaire de la croûte la couleur vive d'une lésion congestive en réparation.

Voici donc en résumé toute l'évolution d'une lésion d'impétigo. *Cette lésion n'est pas une pustule* comme tant d'auteurs l'ont écrit, *c'est une phlyctène* claire. Elle se produit en un point quelconque de la peau vague et non pas autour d'un infundibulum pilaire comme les folliculites orificielles dont l'étude a déjà été faite plus haut [1]. Ce sont là les deux termes de sa définition.

Son évolution comprend cinq périodes ou stades nécessaires (Fig. 145).

1. Un premier *stade* fugitif, celui *de la tache érythémateuse*.

2. Un second presque aussi passager, celui de *la phlyctène translucide*, qui peut ou non passer à la purulence.

3. Un troisième stade de longue durée est caractérisé par la *croûte ambrée, épaisse et discoïde*, qui peut s'accroître par la formation autour d'elle d'une nouvelle phlyctène excentrique.

4. Cette croûte soulevée deux jours après sa naissance montre une mince couenne grisâtre, caractéristique du stade suivant ou quatrième.

5. Le dernier, le cinquième étant signalé par la rénovation de l'épiderme sain sous la lésion [2].

[1] Voir l'article FOLLICULITES. *Pratique dermatologique*, t. II, p. 651.

[2] Lors de ma première étude de l'impétigo où ses divers stades furent décrits (*Ann. de dermatologie*, janvier, mars, avril 1900) mon ami Jacquet m'a fait remarquer la parfaite identité de forme et d'évolution de la lésion élémentaire de l'impétigo et de celle qu'il avait décrite aux fesses chez les nourrissons sous le nom de syphiloïde post érosive

C. Marche, durée, terminaison. — Une poussée aiguë d'impétigo évolue en 3 à 4 semaines environ, non que chaque lésion dure ce laps de temps, mais parce qu'aux premières venues d'autres succèdent.

Souvent les premières lésions d'un impétigo présentent un degré d'acuité,

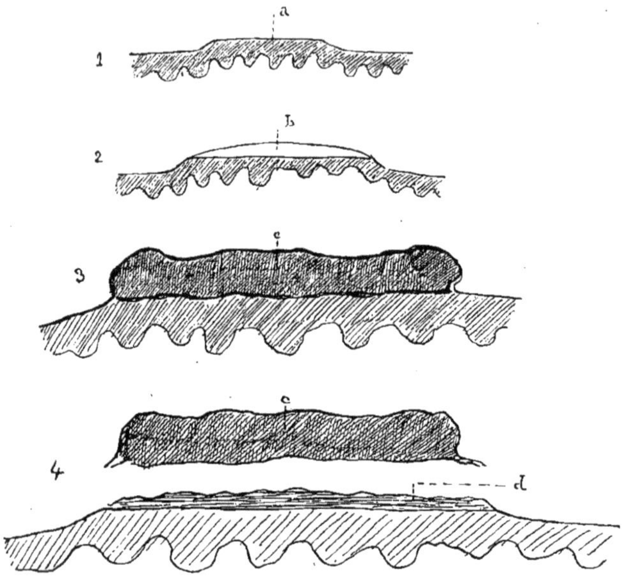

Fig. 145. — *Coupes schématiques de la lésion de l'impétigo à ses différents stades.*

a, tache érythémateuse un peu saillante et papuleuse. — *b*, phlyctène plate. — *c*, croûte. *d*, couenne fibrineuse sous la croûte vieille.

de véhémence extraordinaires; puis les inoculations suivantes sur le même sujet décroissent de nombre, de promptitude, de dimensions et les dernières n'évoluent qu'incomplètement. Néanmoins un impétigo en voie de régression peut avoir des reviviscences.

Dans la classe pauvre, où manquent les soins d'hygiène élémentaire, l'impétigo peut devenir très durable. Sur un même enfant, une croûte succède à l'autre, pendant des mois, chaque lésion suivant une évolution torpide. L'en-

et dont il reprit encore récemment l'étude sous le nom de *dermite infantile papuleuse* de l'enfant (*La Pratique dermatologique*, t. I, p. 874). L'identité formelle des lésions et l'exacte homologie de leurs stades successifs prouvent jusqu'à l'évidence l'identité foncière des deux processus. Si l'on veut bien comparer ma description de la dermite streptococcique chronique de l'*adulte* à celle de la dermite simple *infantile* de Jacquet, on verra cette ressemblance se poursuivre jusque dans le détail. Si l'on remarque d'autre part que cette dermite infantile peut, dans les cas graves, aboutir à l'ecthyma des fesses chez le nourrisson (art. Ecthyma de *La Pratique dermatologique*, t. I, p. 925) et que l'ecthyma térébrant n'est en somme que de l'impétigo ulcéreux, on comprend aisément la filiation de ces diverses modalités cliniques. La dermite polymorphe infantile de la région fessière n'est ainsi qu'une dermite impétigineuse subaiguë et ordinairement abortive.

[R. SABOURAUD.]

semble est coupé de poussées aiguës passagères, identiques à la poussée primitive.

Quand on suit une épidémie d'impétigo familiale, on observe toujours des lésions de différents âges et par conséquent de stade et d'aspect différents. C'est particulièrement alors que l'on peut étudier des phlyctènes à développe-

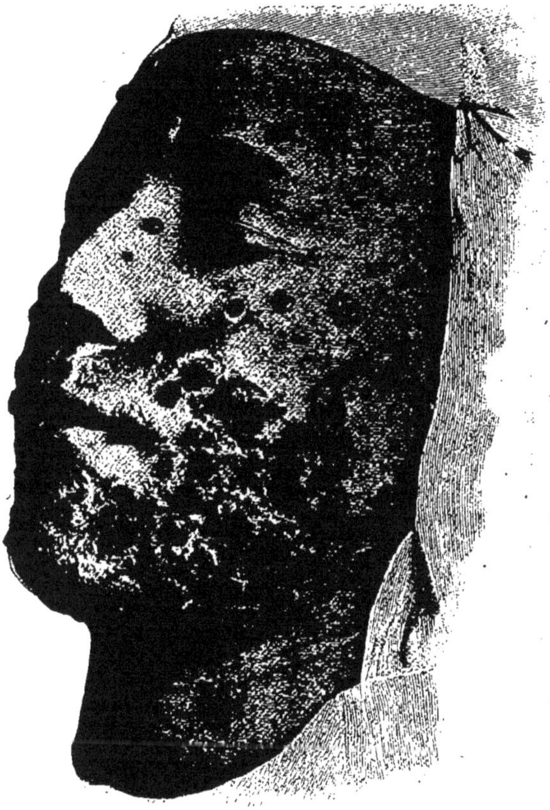

FIG. 146. — Impétigo confluent des joues et du menton. — Éléments disséminés sur le reste du visage. Musée de l'hôpital Saint-Louis, n° 17. (D'après Lailler.)

ment rapide et géant, d'allures impétueuses, d'apparence maligne. Ce sont de tels cas qui ont montré à T. Fox la contagiosité de l'impétigo. Ce sont les plus contagieux en vérité et les plus frappants. Alors la grosseur, et l'extensivité des phlyctènes initiales, rares dans l'impétigo de type commun, font hésiter le diagnostic du clinicien, comme la description de Fox a fait hésiter nos maitres à reconnaître dans son impetigo *contagiosa* l'impetigo figurata de Willan.

Les épidémies scolaires ne présentent rien de particulier à signaler au point de vue symptomatique sinon une conséquence fréquente, source de bien des erreurs de diagnostic. Souvent à la suite d'une épidémie d'impétigo du cuir chevelu survient une alopécie en aires, momentanée du reste, de tous les points où les lésions impétigineuses ont évolué. A ce moment l'impétigo ayant disparu depuis plusieurs semaines, on attribue à une pelade épidémique imaginaire des *alopécies* qui sont seulement *post-impétigineuses*, et qui en tant qu'alopécies ne présentent aucun caractère contagieux.

D. Reliquats chroniques de l'impétigo aigu chez l'enfant. — Lorsqu'un médecin veut savoir si un enfant qu'on lui présente a récemment traversé une poussée d'impétigo, qu'il examine avec soin les plis du visage et les orifices naturels.

En effet lorsqu'un enfant vient de traverser un impétigo du visage cet impétigo lui aura laissé pour des mois et quelquefois pour des années des traces durables de son passage.

Regardez d'abord les sillons rétro-auriculaires en décollant fortement le pavillon de l'oreille. Vous trouverez là un sillon rouge, souvent croûteux, au moins squameux. C'est de l'impétigo chronique. Fût-ce six mois après l'impétigo passé, ces croûtelles ou ces squames peuvent en douze heures fournir une culture probante du streptocoque originel.

Regardez aussi les paupières, vous y trouverez de la blépharite impétigineuse. La cornée peut conserver pendant des mois, après un impétigo, une exulcération épidermique, suite de kératite impétigineuse, qui fera dans la suite une opacité cornéenne cicatricielle.

Le tour de l'orifice narinaire est trop rose, à peine épidermisé. Au réveil le matin, le petit malade a de l'obstruction narinaire; en se mouchant il rejette des croûtes impétigineuses. Dans la journée il a un écoulement nasal chronique, c'est du coryza impétigineux. S'il persiste, l'écoulement déterminera cet œdème éléphantiaque de la lèvre supérieure, si caractéristique de l'état impétigineux chronique que nous décrivons. Enfin faites ouvrir la bouche du patient, aux deux coins vous trouverez la patte d'oie commissurale impétigineuse, à peine croûteuse, mais en état d'infection microbienne permanente. C'est la *perlèche* impétigineuse.

Ajoutez à toutes ces lésions demeurées actives à la suite de l'impétigo passé l'ensemble des ganglions régionaux tuméfiés et sensibles, vous aurez tous les caractères attribués à l'enfant lymphatique et strumeux. En vérité, un enfant a l'aspect du strumeux quand il a traversé des poussées d'impétigo aigu dont il garde un reliquat chronique en permanence.

E. Récidives d'impétigo aigu. — Dès lors les récidives se comprennent sans qu'on ait à faire intervenir dans leur genèse aucun facteur mystérieux. L'impétigo récidive sur un enfant, parce que dans l'intervalle des poussées aiguës cet enfant en conserve la graine dans des lésions minimes mais durables et reviviscentes. C'est cette permanence des infections latentes qui, en grande partie, a créé et soutenu l'idée de la diathèse strumeuse. Si l'on veut des symptômes propres au lymphatisme, il faudra les chercher hors de l'impétigo chronique qui est microbien. *Toutes les infections larvées ont passé d'abord pour des états constitutionnels.*

ANATOMIE PATHOLOGIQUE

I. Stade prévésiculeux. — A la fin d'une poussée d'impétigo, certaines lésions à peine nées se sèchent et avortent. Elles permettent d'étudier le stade primitif et presque prévésiculeux de l'impétigo. La croûtelle qui représente cette lésion abortive peut être montée comme une pièce anatomique. Comme elle ne s'est détachée qu'après réparation de la couche cornée au-dessous d'elle, elle se trouve comprise entre deux couches cornées. L'une est celle que la lésion en se formant a refoulée au-dessus d'elle, l'autre est une couche cornée de rénovation sous-jacente à la lésion, et qui proprement n'en fait pas partie (Fig. 147).

La lame cornée vraie, supérieure, intacte, a été soulevée sans rupture par

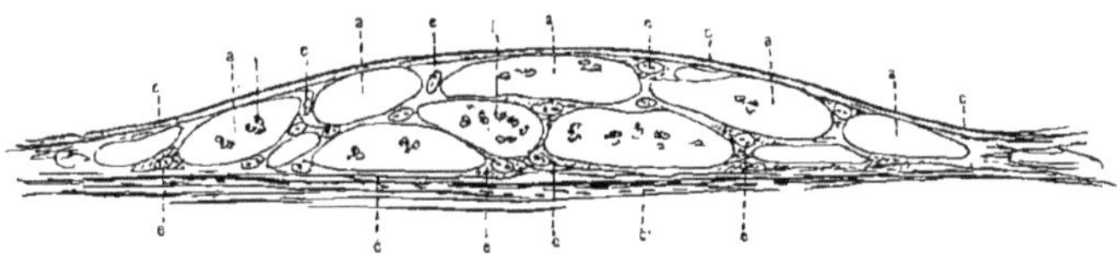

Fig. 147. — *Croûte d'une lésion abortive d'impétigo.* (1/2 schématique.)

c, couche cornée ancienne. — c', couche cornée de rénovation. — e, cellules épidermiques. — a, œdème séreux intercellulaire. — l, leucocytes migrateurs.

une suffusion séreuse intercellulaire qui a dissocié incomplètement un petit nombre de cellules sous-cornées et formé entre elles des boules séreuses de forme et de dimensions variables.

C'est une phlycténisation incomplète, c'est un phénomène de spongiose, c'est-à-dire un œdème épidermique intercellulaire; phénomène commun à plusieurs espèces morbides, très différentes en leurs causes. Ainsi localisé sous l'épiderme corné, cet œdème me semble cependant caractéristique de la lésion impétigineuse à son début.

II. Stade vésiculeux. — Lorsque cette primitive lésion impétigineuse continue son évolution, la suffusion séreuse achève de dissocier les quelques cellules entre lesquelles elle s'est faite. Ainsi se trouve unifiée la cavité de la phlyctène impétigineuse.

Comprise alors entre le stratum granulosum à peine entamé qui fait son plancher et la couche cornée mince qui fait son plafond, la phlyctène s'étend entre ces deux couches épidermiques superficielles en les décollant l'une de l'autre. Les caractères principaux de la vésicule ainsi faite sont : 1° sa forme surbaissée ; 2° la minceur et l'égalité de son enveloppe ; 3° le petit nombre d'éléments figurés contenus dans sa cavité ; 4° l'abrasion en surface de l'épiderme qui fait le fond de la phlyctène ; 5° enfin l'œdème épidermique et dermique sous-jacent à la lésion.

Ces cinq caractères sont résumés d'une façon saisissante par la figure ci-jointe (Fig. 148).

Même dans la lésion à ce stade, les streptocoques sont encore extrêmement

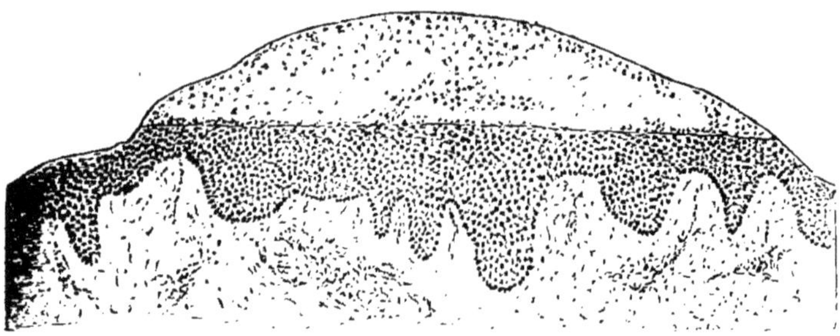

Fig. 148. — *Impétigo streptococcique.* — Période de la phlyctène constituée.

rares. C'est que la biopsie ne peut exciser complètement que des lésions très petites. Par la culture aussi on peut se rendre compte du degré de rareté du streptocoque durant toute la période première de la phlyctène impétigineuse. Je reviendrai plus loin sur ce point.

III. Croute impétigineuse. — Les croûtes impétigineuses sont très variables de structure suivant qu'elles sont primitives, secondaires à l'enlèvement d'une croûte précédente.

Primitives, elles sont limitées en haut par une couche cornée reconnais-

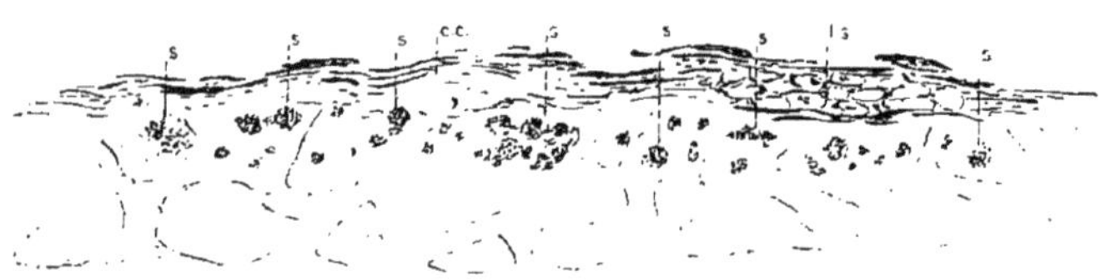

Fig. 149. — *Croûte impétigineuse primitive.*

cc, couche cornée. — *ls*, épanchement séreux intercellulaire, reste de la spongiose prévésiculaire figurée plus haut (Fig. 147). — *s*, *s*, *s*, amas staphylococciques énormes et nombreux pouvant faire croire à tort que le staphylocoque est la cause de la lésion.

sable. On retrouve souvent en un point de cette couche cornée un reste de la spongiose prévésiculaire décrite au stade premier de la lésion (Fig. 149).

La masse de la croûte est constituée par du sérum coagulé contenant des noyaux leucocytaires en plus ou moins grand nombre.

La flore microbienne de la croûte est abondante et variable. Ordinairement sous la couche cornée qui faisait le plafond de la vésicule on trouve un banc presque ininterrompu de colonies staphylococciques d'infection secondaire (Fig. 149). A de forts grossissements, leur disposition en amas mûriformes est de constatation facile (Fig. 150).

Dans les parties les plus claires, les plus séreuses de la croûte, on retrouve

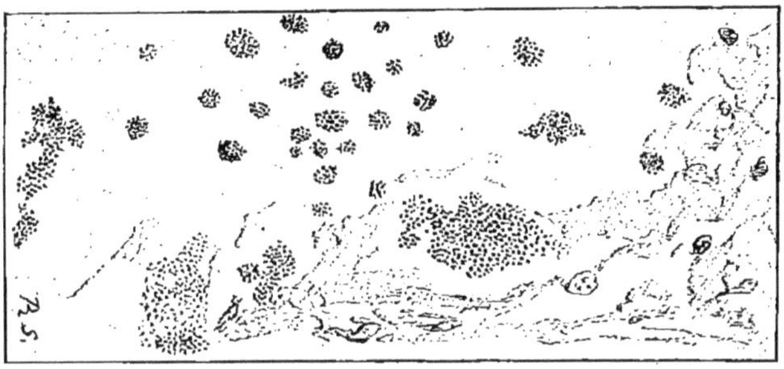

Fig. 150. — *Fragment de croûte d'impétigo.* (Obj. 1/12 immers. Ocul. 3. Leitz.) — Nombreux amas mûriformes de staphylocoques.

aisément des chaînettes de streptocoque en abondance, mais toujours mélangées aux diplocoques qui en sont la forme rudimentaire (Fig. 151).

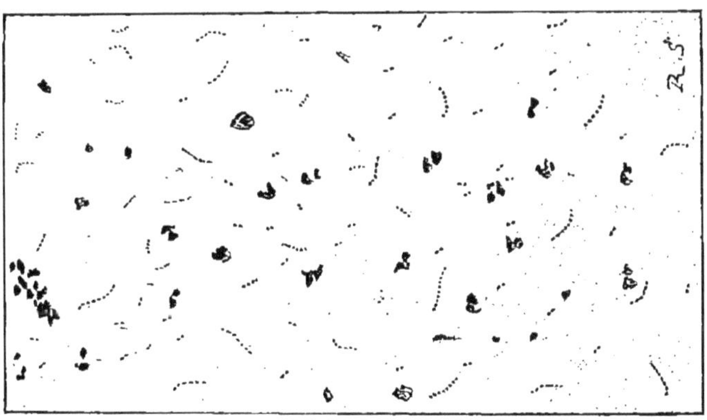

Fig. 151. — *Fragment de croûte d'impétigo.* (Obj. 1/12 immers. Ocul. 3. Leitz.) — Nombreuses chaînes streptococciques disséminées dans le coagulum séreux.

Enfin on trouve souvent aussi dans la croûte impétigineuse des écheveaux d'un fin bacille, que la lésion en activité ne montre pas et qui, comme les staphylocoques, semble pulluler dans la croûte, même une fois faite.

BACTÉRIOLOGIE [1]

I. Examen extemporané. — A. *Stade phlycténulaire ou primitif.* — Au stade premier de l'impétigo, à sa période phlycténulaire, l'exsudat séreux de la phlyctène est colossal par rapport au nombre des microbes contenus dans la

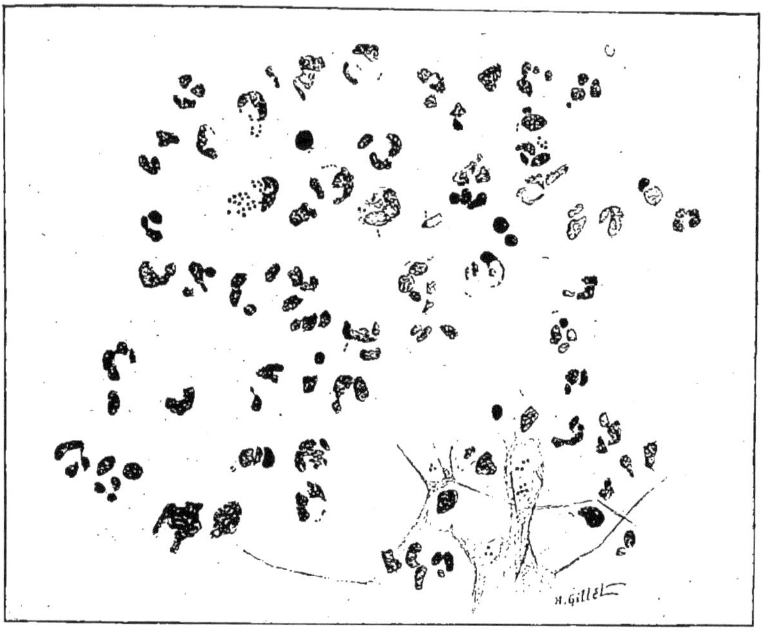

Fig. 152. — *Examen direct de la serosité louche de la phlyctène impétigineuse.* — Entre les globules blancs et les groupes de staphylocoques d'infection secondaire on discerne les streptocoques sous forme de fins diplocoques oblongs.

lésion. Les préparations extemporanées faites avec le sérum ne montrent aucun microbe.

On peut essayer, après ouverture de la phlyctène, de racler avec le tranchant d'une lame porte-objet la surface de l'épiderme exulcéré. L'exsudat séro-fibrineux que l'on recueille est étalé sur une lame, séché, fixé, coloré au bleu de méthylène. Avec beaucoup de patience, on peut trouver dans de telles préparations de rares *diplocoques très fins et oblongs*. Plus rarement encore on trou-

(1) On trouvera dans mes articles *sur l'impétigo* (*Ann. de dermatol.*, janvier, mars, avril 1900) une étude bactériologique et anatomique plus détaillée de ce sujet. On y trouvera de même les indications bibliographiques principales concernant les diverses études bactériologiques de l'impétigo (p. 66 et 322 et suiv.) et la cause de leurs résultats divergents.

[R. SABOURAUD.]

vera à côté des diplocoques isolés une chaîne de trois ou de quatre éléments microbiens semblables.

B. *Lorsque le liquide de la phlyctène devient trouble*, l'examen extemporané montre ces diplocoques ou chaînes courtes un peu plus abondants, rarement très nombreux (sauf dans les phlyctènes des épidermes cornés épais, où les chaînes sont longues et abondantes). On trouve de plus en plus abondants, à mesure que le liquide de la phlyctène devient plus purulent, des staphylocoques accessoires qui peuvent en imposer par leur nombre et faire croire qu'ils sont facteurs principaux de la lésion (Fig. 152).

C. *Sous la croûte constituée déjà vieille*, on trouve souvent une mince couenne

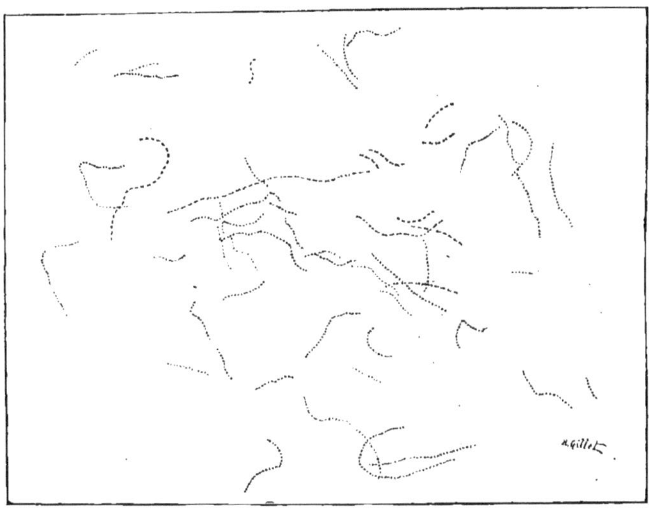

Fig. 153. — *Impétigo*. — Culture de douze heures en sérum du liquide de la phlyctène impétigineuse. (Obj. 1/5. Zeiss. Ocul. compens. 4.)

grisâtre fibrineuse. L'examen direct, après raclage, écrasement entre deux lames, fixation et coloration, montre ordinairement des chaînes streptococciques plus nettes, plus longues, et toujours beaucoup de diplocoques oblongs.

En résumé, l'examen direct de la lésion au point de vue bactérien qui, à la période première de l'impétigo, est difficilement positif, montre à la période secondaire plus de cocci d'infection secondaire que de streptocoques. A toutes périodes le streptocoque y apparaît, sauf exceptions rares, sous la forme de diplocoques fins et oblongs qui peuvent le faire méconnaître.

II. Culture. — La culture est un moyen de diagnostic qui doit toujours être employé de préférence à l'examen direct. Mais elle ne donne de résultats véridiques qu'avec des milieux de culture spéciaux et des techniques particulières.

A. *Phlyctène primitive.* — On aspire dans une pipette tout le contenu *séreux* de la phlyctène originelle. On y ajoute 1 centimètre cube de bouillon peptone neutre et 1 centimètre cube de sérum. On scelle l'effilure. On conduit à l'étuve à 37 degrés. Le lendemain, une goutte de l'effilure de la pipette examinée montrera une culture abondante de streptocoque (Fig. 153). La culture du streptocoque en pipette a l'aspect d'un caillot séro-fibrineux : le milieu reste limpide.

B. *Phlyctène louche.* — Ne prendre dans l'effilure de la pipette qu'une

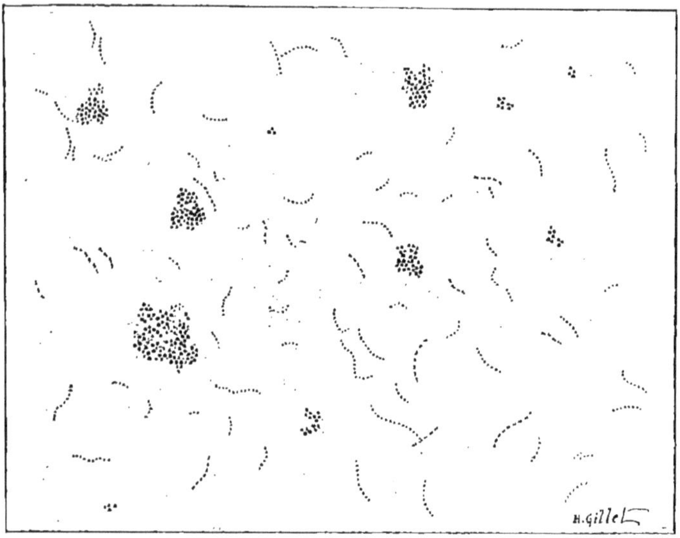

Fig. 154. — *Impétigo.* — Culture de douze heures en bouillon neutre du liquide de la phlyctène séro-purulente. Amas staphylococciques et chaînes de streptocoques. (Ocul. compens. 4. Obj. 1/5 immers. Zeiss.)

minuscule gouttelette du liquide de la phlyctène. Le reste des opérations sera conduit comme il est dit plus haut. L'examen microscopique montrera des amas staphylococciques parmi les chaînes de streptocoques (Fig. 154).

C. Avec la *couenne fibrineuse* des impétigos chroniques, ou la couenne sous-jacente à la croûte des impétigos déjà vieux, on agira de même façon. Sauf au moment de la guérison, on trouvera toujours sous la croûte d'impétigo assez de sérum pour pratiquer la culture.

D. Tout fragment de croûte impétigineuse, ou débris impétigineux quelconque, peut être employé de même. Au besoin, on l'*immerge* aseptiquement dans le bouillon-sérum de la pipette en l'introduisant par son large orifice (fragment d'épiderme corné, par exemple).

III. Inoculations. — L'inoculation d'une culture pure en bouillon-sérum du streptocoque de l'impétigo après quarante-huit heures me l'a toujours démontré d'une virulence surprenante. J'ai obtenu la mort du lapin adulte en dix-huit heures par l'inoculation intra-veineuse de 1 centimètre cube de culture. Les résultats obtenus par d'autres ont été variables. On sait que le streptocoque perd très rapidement de sa virulence en culture. Il faut des cultures pures d'emblée pour la mesurer sans erreur.

Ces expériences sur l'animal ont rendu craintives les inoculations de culture à l'homme. Elles ont été positives entre les mains de Leroux [1].

Leroux, Kurth [2] croyaient le streptocoque de l'impétigo différent du streptocoque de Fehleisen. Brochet [3] le premier les identifia. Balzer et Griffon admettent cette identité [4].

Je n'ai pu trouver aucune différence quelconque entre les cultures du streptocoque de l'impétigo et celles du streptocoque de toutes autres provenances. Je crois à leur unité absolue [5].

VARIÉTÉS DE L'IMPÉTIGO

I. ***Les cinq variétés de Willan-Bateman.*** — Dans l'histoire de l'impétigo que nous avons plus haut résumée, nous avons parlé déjà des cinq variétés admises par Willan et Bateman, et de leurs vicissitudes au cours du siècle passé. Il nous paraît légitime d'accorder encore quelques lignes à chacune d'elles.

1° Impetigo figurata. — L'*impetigo figurata* est l'espèce même à laquelle nous avons réservé le nom propre d'impétigo. Les descriptions de Bateman et des auteurs consécutifs ne laissent aucun doute à cet égard.

Toutefois Bateman, et derrière lui, Rayer, Cazenave, Devergie (impetigo *conferta*), Gibert décrivent la croûte discoïde caractéristique non pas comme recouvrant une lésion primitive unique, mais comme résultant de la confluence de plusieurs lésions primitives, plus petites, arrivées à coalescence. C'est une erreur rectifiée par T. Fox dans sa description de l'*impetigo contagiosa*. La chose se produit quelquefois, mais elle est l'exception, non pas la règle.

Je crois que le fait d'observation qui a le plus appuyé cette idée fausse, c'est l'étude de la lésion élémentaire de l'impetigo *sparsa*. Car beaucoup d'auteurs ont décrit sous ce nom la grosse pustule ostio-folliculaire, plus tard nommé-

(1) Leroux, L'impétigo des enfants. Acad. de méd., 25 oct. 1892.

(2) Kurth, Ueber das Vorkommen von Streptokokken bei Impetigo contagiosa. *Arbeiten aus dem Reichsgesundheitsamte*, 1893, vol. VIII, p. 294.

(3) Brochet, *Contribution à l'étude de la bactériologie de l'impétigo.* Thèse de Genève, 1896.

(4) Balzer et Griffon, *Bulletin médical*, 31 oct. 1897.

(5) Lemaistre (Soc. méd. de la Haute-Vienne, 1886) a décrit un streptococcus *plicatilis* dans la perlèche de l'enfant. Je ne sais ce qu'étaient les cas qu'il a examinés, mais la perlèche impétigineuse chronique fournit des cultures streptococciques typiques, identiques à celles de tout autre impétigo.

ment appelée *impétigo* par *Bockhart*, et qui est une affection différente : Ils ont alors cru naturellement que l'impétigo figurata résultait de la coalescence de plusieurs pustules de ce genre, erreur que la fugacité de la phlyctène impétigineuse pouvait permettre.

2° Impetigo sparsa. — Ce nom a été appliqué par plusieurs dermatologistes aux cas d'impétigo vrai disséminé sur le visage, les mains, les bras, les chevilles, le corps (Fig. 142). En ce sens il n'est qu'une modalité clinique du précédent.

Mais beaucoup d'autres, Rayer, Cazenave, Gibert, Duhring, E. Wilson, par exemple, ont désigné sous le même nom avant Bockhart, qui en fit une description plus expresse et plus complète, ce que l'on a appelé depuis lors l'*impétigo de Bockhart*, que d'autres ont désigné encore sous les noms de : *impetigo pilaris*, *miliaire pustuleuse*, *poro-folliculites*, *ostio-folliculites* ou *périfolliculites pustuleuses orificielles*; ce que nous avons étudié sous ce dernier nom plus haut (voir p. 651) et qui est une affection tout à fait distincte de l'impétigo que nous étudions présentement.

3° Impetigo erysipelatodes. — Willan et Bateman décrivaient sous ce nom des placards de congestion dermique, d'allures promptes et vives, sur lesquels survient ordinairement une vésiculation large, irrégulière et superficielle, la poussée se terminant par une desquamation épidermique mélangée de quelques croûtes.

Rayer, Cazenave et Schedel, Chausit, Gibert, le décrivent de même en le considérant comme rare. Sous le même nom, Devergie semble avoir décrit les eczémas impétiginisés que nous étudierons plus loin (voir p. 890). Bazin attribuait l'*impetigo erysipelatodes* à l'*eczéma rubrum*. Hillairet et Gaucher en faisaient un *érysipèle vésiculeux*.

J'ai rencontré et étudié deux cas qui me semblent non seulement se rapporter à la description de Willan-Bateman, mais encore en affirmer la parfaite véracité. En voici le tableau clinique :

Placards éruptifs rouges d'épidermo-dermite larges comme la main environ, naissant et se constituant en quelques heures, ressemblant au placard eczématique avant que la vésiculation y soit perceptible.

Plusieurs placards peuvent coïncider ou se succéder sur différents points du corps. Les points que j'ai vus atteints sont le visage et l'avant-bras surtout, mais aussi la région sacrée, les fesses et le flanc.

Sur ces placards, annoncés au malade par une cuisson locale mais sans phénomènes généraux, une exsudation rapide, souvent intense, survient. L'épiderme se soulève irrégulièrement, non par vésicules acuminées comme dans l'eczéma, mais par phlycténules irrégulières recouvertes d'une couche épidermique cornée extrêmement mince. La peau semble alors avoir été touchée d'un liquide vésicant assez faible pour n'avoir pas produit un soulèvement épidermique d'une seule pièce.

Ces phlyctènes, presque aussitôt rompues que faites, fournissent une exsudation vive pendant quelques heures. Mais tout le processus est d'une rapidité qui étonne. Trois ou quatre jours après, la rougeur, l'exsudation, les croûtes même ont disparu. Il ne reste plus qu'une desquamation non pas furfuracée mais lamelleuse, scarlatiniforme. Les débris épidermiques s'enlèvent au doigt comme une pelure d'oignon, comme si l'on détachait de l'épiderme rénové un très mince papier de soie collé à sa surface. Et cette exfoliation se produit non seulement sur la surface où l'exsudation s'est produite, mais sur 3 et 4 centimètres de large autour d'elle.

L'évolution totale de chaque placard éruptif occupe à peine six ou sept jours.

Cette forme morbide me semble très récidivante. J'ai vu huit poussées en trois ans, séparées chacune par quelques mois d'intervalle.

Avant qu'aucune lésion soit visible, le malade est averti par une cuisson locale et un fourmillement particulier. Il peut ainsi amener au médecin la lésion naissante.

Les deux cas que j'ai observés sur deux femmes de trente à trente-cinq ans ne différaient entre eux que par l'intensité de l'exsudation, variable d'ailleurs d'une fois à l'autre. Ces deux cas avaient été diagnostiqués antérieurement *eczéma rubrum* par d'autres médecins.

Rigoureusement, ce sont des cas d'*impetigo erysipelatodes*. L'ensemencement du liquide aux premières heures et celui des lamelles épidermiques d'exfoliation terminale m'ont donné constamment la culture du streptocoque. Pour la plupart, chose rare, les cultures étaient pures d'emblée, même quand elles provenaient de squames prises hors des limites du champ de la vésiculation.

Autant qu'il est permis de formuler une opinion sur deux cas, lorsque la généralisation qu'on en veut faire est importante, je considère cette forme morbide comme un terme de passage entre l'érysipèle bénin et l'impétigo, tous deux ayant d'ailleurs même microbe et ne différant que par le siège de l'évolution microbienne et par les symptômes dépendant de ce siège même. Ce n'est pas d'ailleurs un fait expérimental sans exemple qu'en inoculant l'impétigo on produise un érysipéloïde; la bactériologie permet de comprendre le mécanisme de ce phénomène.

J'ajoute que ces observations sont des observations d'attente. Nous manquons de recherches concernant l'*eczéma rubrum*. Il se pourrait que beaucoup de faits étiquetés sous ce nom n'appartinssent pas à l'eczéma vrai, vésiculeux, amicrobien, mais à la forme morbide que je viens de décrire.

4° IMPETIGO SCABIDA. — Willan-Bateman décrivent sous le nom de scabida un impétigo chronique caractérisé par des croûtes épaisses, rugueuses, adhérentes, ressemblant à une écorce d'arbre.

J'ai observé une fois au cuir chevelu une variété d'impétigo de diagnostic difficile qui se rapporte exactement à la description de Bateman.

C'était, sur un enfant, une calotte croûteuse recouvrant depuis six mois le sommet de la tête et la tempe droite, croûte épaisse de 3 à 5 millimètres, *blanche*, tout à fait faviforme, très adhérente, à cause du feutrage des cheveux dans son épaisseur, et ne ressemblant en rien à la croûte rocheuse ambrée ou papyracée jaune des impétigos confluents de ce siège. En l'enlevant par morceaux, elle épilait facilement les cheveux enclavés par elle et découvrait une surface épidermique rose macérée, légèrement suintante. L'examen microscopique direct de la croûte par écrasement, ou du liquide sous-jacent à elle, montrait des chaînes de streptocoque par centaines, sans infections microbiennes secondaires nombreuses.

La localisation stricte de la lésion, sans impétiginisations accessoires, l'aspect de la peau périphérique saine, m'ont fait considérer ce cas comme d'un impétigo confluent sans mélange eczématique. La guérison est d'ailleurs intervenue en trois semaines par un traitement approprié. C'est à des faits semblables que le nom et la description willanique conviendraient seuls.

On rattache communément et à tort selon moi à cette forme : 1° la *melitagra chronica* d'Alibert, qui n'est que l'impétiginisation secondaire des eczémas et du prurigo de Hebra ; 2° l'*impétigo rupiforme* ou *scabida* de Devergie, qui n'est que notre ecthyma actuel, quand sa croûte demeure sur place.

5° Impetigo rodens. — Willan-Bateman décrivaient sous ce nom un impétigo (?) croûteux, sous les croûtes duquel se formaient des ulcérations envahissantes résistant à tous les traitements.

Il semble évident qu'une telle définition ne s'applique qu'à des lupus impétiginisés, ulcéreux. C'est ce qu'ont pensé Cazenave, Schedel, Chausit, Gibert. Devergie seul a décrit sous ce nom les lésions les plus diverses. Il en connaissait une forme ulcéreuse, une forme non ulcéreuse, etc. Il n'y a pas de doute qu'il n'ait fourni sous ce nom une bonne description de l'*acné* rodens, *nécrotique*, (*varioliforme* des Allemands). Ce nom d'impetigo rodens, appliqué à l'acné nécrotique par Hillairet et Gaucher aussi, serait très logique si l'on continuait encore d'appeler impétigo l'impétigo de Bockhart dont l'acné nécrotique n'est qu'un dérivé. Et ce serait même la seule forme morbide à laquelle ce nom conviendrait logiquement. Mais, étant donné que son type familial, l'impétigo de Bockhart, doit perdre son nom d'impétigo, cette désignation d'*impetigo rodens* doit disparaître complètement de la dermatologie [1].

II. ***Autres variétés de l'impétigo.*** — En dehors des cinq variétés jadis classiques de l'impétigo, je veux mentionner deux formes cliniques qui me semblent dériver de lui, et que la bactériologie semble devoir lui rattacher. C'est l'*impétigo circiné géographique*, et l'*impétigo cannelé ou pétaloïde*.

A. Impétigo circiné géographique. — Comme l'impétigo typique, celui-ci débute par une phlyctène, mais le centre de cette phlyctène reste sec ; c'est

[1] Pour l'impetigo granulata pédiculaire, voir p. 885; pour l'impetigo ou porrigo larvalis, voir p. 693 et suiv.; pour l'impetigo pilaris et pour l'impétigo sycosiforme, voir l'article *Folliculites*.

une phlyctène annulaire, pauvre en liquide; la lésion étant peu exsudative, la croûte qui survient restera mince, et, comme toute la lésion, à fleur de peau. La croûte est circinée, segmentaire (Fig. 155), elle dessine les bords de la phlyctène initiale. C'est un impétigo sec. En quelques jours la lésion a disparu sans laisser de traces.

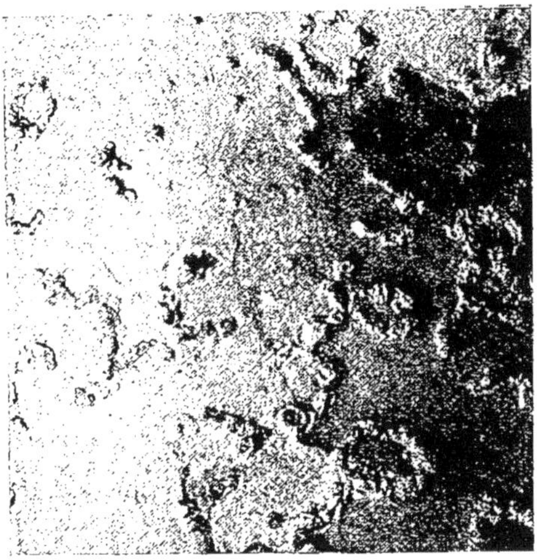

FIG. 155. — *Impétigo circiné géographique.* — Par la saillie de sa croûte cet exemple se rattache nettement à l'impétigo normal à croûte sigillaire. Mais il en existe des formes objectivement très atténuées. (D'après Quinquaud. Musée de l'hôpital Saint-Louis, n° 1125.)

Ces lésions si peu extensives en profondeur ont un remarquable pouvoir d'extension en surface. Le visage entier peut être criblé de lésions annulaires, si peu saillantes qu'il faut les regarder de très près pour les voir, et qui par leur mélange forment des dessins ornementaux, géographiques.

Ce type d'impétigo peut sembler d'abord singulièrement distant de l'impetigo contagiosa à bulles géantes, décrit par Tilbury Fox. Néanmoins, entre lui et son type familial, la clinique peut relever toutes les formes intermédiaires. La flore bactériologique de cette variété, dans les trois cas que j'en ai étudiés à ce point de vue, était identique à celle de l'impétigo typique.

B. IMPÉTIGO CANNELÉ OU PÉTALOÏDE. — C'est également la bactériologie qui me fait rapprocher cette forme de la précédente. Elle siège ordinairement sur le dos des mains ou des avant-bras. Comme certaines lésions trichophytiques, celle-ci est largement annulaire et polycyclique, mais le tour entier du cercle qui peut avoir 4 et 5 centimètres de diamètre ne parcourt pas les mêmes stades en même temps. Une moitié peut guérir spontanément pendant que l'autre se développe.

C'est encore un impétigo presque sec, dont les croûtes adhérentes, parcheminées, jaunes, segmentées suivant les rayons du cercle, prennent des formes pétaloïdes analogues comme dimension et aspect à un ongle humain, mais concaves sur leur face superficielle et disposées suivant le bord circiné de la lésion. Cet impétigo est habituellement décrit comme eczéma. Je ne l'ai jamais vu se compliquer de vésiculation eczématique.

LES IMPÉTIGOS PARASITAIRES (DE BAZIN)

PHTIRIASE — GALE — TEIGNES

Peut-être le *streptocoque* a-t-il toujours besoin d'une fissure de la couche cornée pour s'introduire au-dessous d'elle. C'est une question débattue pour l'impétigo (épidermique) comme pour l'érysipèle (dermo-épidermique). Ce qu'il y a de certain, c'est que ce microbe bénéficie en tous cas très souvent des effractions épidermiques produites par des parasites autres que lui. L'exemple en est dans les impétigos secondaires à des dermatoses parasitaires préalables.

Beaucoup d'auteurs les avaient déjà décrits et même rattachés à leur cause, mais c'est incontestablement à Bazin que revient l'honneur de les avoir mis en relief en les réunissant sous le titre d'impétigos parasitaires et en affirmant leur cause commune extérieure et accidentelle.

En fait, l'impétigo peut suivre n'importe quel parasitisme. On le retrouve superposé à la teigne tondante et au favus, mais cela n'est pas fréquent et ne comporte ni symptômes particuliers, ni évolution spéciale. Il n'en est pas de même pour l'impétigo pédiculaire et pour l'impétigo galeux.

I. Impétigo pédiculaire (*Tinea granulata*, *porrigo granulata* d'Alibert; *Impetigo granulata* de Cazenave; *Impétigo granulé* de Gibert. — Je ne crois pas que ni Willan, ni Bateman, l'aient décrit. C'est Alibert, fidèle à son observation minutieuse des faits de détail, qui en donne la première étude. Et l'aspect symptomatique de cette variété est si effectivement particulier que la description s'en est depuis retrouvée dans tous les livres.

Sur un enfant à longs cheveux, ou même un adolescent, une femme, avec quelques localisations diverses d'impétigo du visage, on trouve, en écartant les cheveux, des croûtes, des lentes et des poux.

Les croûtes sont de deux sortes :

1° Les unes, identiques à celles de l'impétigo, mais plus ou moins finement morcelées, sont ou bien collées contre la peau, ou bien détachées par grattage et semées, à diverses hauteurs des cheveux qu'elles ont englobés (*impetigo granulata*). Elles demeurent ainsi parce qu'il faudrait, pour les retirer, ou bien les écraser en poussière pour libérer les cheveux qu'elles engainent, ou bien les faire glisser jusqu'à la pointe des cheveux.

2° Les autres croûtes sont particulières, elles sont semblables à des gouttes globuleuses de colle, situées à diverses hauteurs des cheveux et extrêmement adhérentes à eux. Ce sont des gouttes de sérum exsudé par l'impétigo, mais ayant par hasard touché un cheveu ou coulé au long de lui jusqu'au point où elles se sont arrêtées et figées par coagulation.

Les lésions de la peau et les croûtes granuleuses adhérentes aux cheveux existent au maximum dans la région de la nuque. Elles sont tellement spéciales de localisation et d'aspect qu'elles permettent le diagnostic de phtiriase avant qu'on n'ait vu ni poux ni lentes.

Car, à part une certaine forme d'eczéma séborrhéique psoriasiforme, qui affecte souvent le même siège, l'impétigo pédiculaire est la seule affection croûteuse ayant cette localisation élective.

Quand on examine la lésion même qui produit les croûtes, on la trouve identique à l'impétigo d'autres causes et d'autres sièges. Pourtant, c'est rarement un impétigo de type pur. Fréquemment on trouve, entre les érosions circinées de l'impétigo vrai, des pustulations péri-folliculaires du type de l'*impétigo de Bockhart* que nous avons décrit plus haut (voir p. 674). Les mêmes effractions parasitaires ont permis à tous les microbes des épidermites suppuratives de l'enfant de se développer concurremment.

II. Impétigo galeux. (*Impetigo scabiei.* Impétigo scabieux). — L'impétigo de la gale a, lui aussi, des caractères particuliers que lui donne la maladie sur laquelle il s'est greffé.

Ce sont d'abord ses localisations, celles de la gale : aux espaces interdigitaux, à la face palmaire de la main, autour du poignet, aux aisselles, à la verge.

Je n'ai jamais vu que l'impétigo acarien faire des phlyctènes *palmaires*, de même l'impétigo de la verge est toujours galeux. Le polymorphisme des lésions est caractéristique aussi : des phlyctènes claires, louches, des pustules jaunes, alternent entre elles. C'est qu'ici, de même qu'au cuir chevelu, s'observe le mélange des phlyctènes limpides de l'impétigo vrai et des pustulations de l'*impétigo de Bockhart*.

Enfin, la concomitance de l'*ecthyma* est fréquente. Quand on sait que l'ecthyma n'est qu'un impétigo dermique, ou l'impétigo un ecthyma superficiel, cette conjugaison n'a rien d'étonnant. Le sillon de l'acare permet au streptocoque de faire presque d'emblée une lésion profonde.

DE L'IMPÉTIGINISATION

Le mot d'*impétiginisation* désigne : *les symptômes caractéristiques de l'impétigo, lorsqu'ils viennent se surajouter, non plus par points isolés, mais diffusément sur une dermatose préalable ayant sans l'impétiginisation et au-dessous d'elle ses symptômes propres et son existence individuelle.*

Beaucoup de dermatoses, très différentes de causes et de nature, peuvent s'impétiginiser pareillement. Des lésions traumatiques et artificielles comme les brûlures; des lésions microbiennes comme le lupus, les ulcérations tuberculeuses, les syphilides tertiaires et les cancroïdes; d'autres que l'on doit considérer présentement comme amicrobiennes, telles que le prurigo et l'eczéma vésiculeux, peuvent subir la superposition du streptocoque et devenir impétigineuses. Dans ces cas, la forme et l'étendue de l'impétiginisation sont dictées par la forme et l'étendue de la lésion primitive sous-jacente.

Le grand caractère différentiel de l'impétigo et de l'impétiginisation sera donc que l'impétigo procède par points isolés, et l'impétiginisation par surfaces confluentes.

D'autres différences aussi sont à mentionner. Lorsque le streptocoque s'inocule sous l'épiderme corné, il y crée une phlyctène très superficielle, promptement ouverte, très exsudative et croûteuse.

Mais, lorsqu'il s'inocule sur un épiderme déjà ouvert et dépouillé de sa couche cornée, il n'y pourra pas créer de phlyctènes, puisque la couche cornée qui en aurait fait le plafond manque déjà. Toutefois, sa présence et sa pullulation demeurent caractérisées à merveille par l'exsudation abondante et la croûte mélitagrique.

L'exsudation et la croûte mélitagrique sont, pour le diagnostic de l'impétiginisation, deux symptômes qui ne trompent pas. On peut, sans crainte de se tromper, affirmer à ce sujet les deux faits suivants :

1° Toutes les fois qu'une surface large de la peau suinte en abondance une rosée séreuse, limpide, abondante, concrescible;

2° Toutes les fois qu'on observe sur une surface épidermique exulcérée la présence de croûtes jaunes, onctueuses, saillantes ou plates, mais ordinairement minces, papyracées et quadrillées de fissures, *on peut affirmer la présence du streptocoque dans la lésion sous-jacente et son rôle de cause à effet dans la production de ces phénomènes.*

I. ***Dermite traumatique impétigineuse.*** — Très souvent viennent aux consultations dermatologiques des malades qui présentent une impétiginisation confluente du dos des doigts et des mains. Les parties malades sont œdématiées, douloureuses, tout travail est impossible, tout mouvement est douloureux.

Les lésions exsudatives et croûteuses présentent exactement le tableau que je résumais tout à l'heure : des croûtes plates, jaunes, grasses, largement écailleuses, séparées par des fissures rouges suintantes.

Si l'on enlève ces croûtes, on découvre une surface d'un rose pâle un peu violâtre, souvent *recouverte d'un exsudat gris semi-couenneux.*

Les lésions les plus neuves exsudent une rosée séreuse, qui se concrétera à son tour en croûte mélitagrique.

Les lésions existent à leur maximum sur le dos des mains et des doigts. La face palmaire n'est pas malade ordinairement, et l'opposition du côté dorsal et du côté palmaire de la main est frappante. Souvent même les lésions longent d'un liséré régulier les parties épidermiques recouvertes d'une couche cornée épaisse, en décollant un peu cette couche cornée épaisse sur ses bords.

Si l'on examine les lésions au delà du poignet, elles s'espacent peu à peu et de confluentes deviennent distinctes et séparées.

[R. SABOURAUD.]

Ce sont là des dermites manouvrières, causées par des traumatismes locaux professionnels. C'est à cet ensemble que la vieille dermatologie donnait le nom de *gale des épiciers*. L'irritation causée par le maniement du sucre, des vernis, des essences, des eaux grasses, etc., peut lui donner naissance. Tous les téguments ne réagissent pas semblablement, du reste, aux mêmes traumatismes. Et très souvent ces dermites artificielles impétigineuses sont des eczémas traumatiques impétiginisés secondairement, identiques, sauf leur cause occasionnelle et leur siège, à beaucoup d'autres que nous étudierons tout à l'heure.

II. ***Impétiginisation de lésions dermatiques fixes.*** — En général, il est aisé, pour le lupus, le cancroïde, le favus, les syphilides impétiginisées, de faire la part individuelle des deux dermatoses associées, parce que la lésion sous-jacente et non impétigineuse est stable et qu'après guérison de l'impétigo surajouté, la lésion initiale reprend ses caractères propres. Aussi n'y insisterai-je aucunement. Il suffit de savoir la possibilité du fait pour le reconnaître, le cas échéant, en s'appuyant toujours sur ce qu'un impétigo localisé, quelque forme ou étendue qu'il affecte, lorsqu'il persiste sur la même place pendant des mois, ne doit sa permanence qu'à une lésion fixe sous-jacente sur laquelle il est greffé.

III. ***Impétiginisation de lésions mobiles.*** — Le problème devient infiniment plus délicat et plus difficile quand l'impétigo vient s'ajouter à une lésion fugace, extensive et régressive et non circonscrite, comme le prurigo et l'eczéma.

Les rapports de l'impétigo et de l'eczéma sont encore aujourd'hui des plus malaisés à définir d'une façon absolue et définitive. Pour éclairer ce point difficile, il fallait d'abord posséder une technique sûre permettant d'affirmer, dans une lésion impétigoïde, l'existence ou la non-existence du microbe de l'impétigo. Or, cette technique, il y a très peu de temps qu'elle est fixée. Même aujourd'hui très peu de bactériologistes ont appris à en apprécier la valeur unique.

D'autre part, il fallait s'entendre sur la définition clinique à donner au mot d'eczéma lui-même et pour cela chercher et établir quelle lésion histologique élémentaire, fondamentale et caractéristique, correspond à la lésion clinique de l'eczéma.

Avant donc de préciser les rapports de l'impétigo et de l'eczéma, je dois dire ce que j'entendrai par ce dernier mot.

Je crois, et ceci est fondamental dans la question, qu'il faut considérer comme type de l'eczéma ce que la clinique appelle l'*eczéma vésiculeux aigu*, car il me semble que c'est dans cette forme qu'il offre son type objectif pur, ses lésions propres, individuelles, intactes, tout en présentant au maximum ce qu'on peut appeler l'évolution eczématique : des *poussées* isolées, de *sièges divers*, coupées de *rémissions*, suivies de *récidives*, constituant, au total, une *longévité* très grande à l'ensemble morbide dont chaque poussée n'est qu'un témoignage passager.

Cette définition est stricte. Tout autre type d'eczéma doit être provisoirement écarté du tableau de l'eczéma pur.

Tous les autres types morbides que l'on appelle eczémas, ou bien procèdent de l'eczéma vésiculeux pur et n'en diffèrent que par la superposition à ses lésions propres de lésions microbiennes surajoutées, ou bien sont des épidermites microbiennes particulières et spécifiques qui devront être dans l'avenir reconnues, définies, décrites et classées en dehors de l'eczéma, si l'on prouve qu'elles n'ont pas au-dessous d'elles, pour première origine et cause d'extension, la vésicule eczématique, ses dérivés, ou ses rudiments histologiques.

Ce n'est pas le lieu d'appuyer cette définition d'une démonstration microscopique : disons cependant que cette démonstration est faite et qu'elle donne à la vésicule eczématique une morphologie propre, et des caractères histologiques reconnaissables [1]. Enfin la bactériologie donne à l'ensemble des lésions eczématiques un caractère négatif, mais de toute importance, en certifiant que toutes ces lésions peuvent évoluer sans l'intervention d'aucun microbe connu et décelable, sauf infections accidentelles des lésions eczématiques préformées.

Ces définitions une fois posées, nous pouvons chercher le rôle de l'infection impétigineuse dans l'eczéma. Ce rôle est immense.

A. Eczéma impétigineux du visage. — *Impétigo en masque. Porrigo larvalis* de Willan-Bateman, *Impetigo larvalis* de Cazenave et Schedel. etc. — On observe souvent sur le visage des enfants ou des adolescents, souvent après des fautes d'hygiène alimentaire, une forme éruptive, classée par les uns parmi les impétigos, par d'autres dans les eczémas impétigineux et qui n'est en réalité qu'un eczéma pur ressemblant à l'impétigo, un *eczéma impétigoïde.*

Le malade est de peau blonde, trop fine, *trop rose*. Sur ses joues, quelquefois sur l'une de ses joues seulement, on observe en cent points, disséminés assez également, un grain d'ambre, qui semble un petit cristal jaune.

La lésion a été une vésicule *acuminée* éphémère, qui par sa rupture donne lieu à une exulcération *microcyclique* de l'épiderme ; érosion suintante. Le liquide séreux exsudé fait le cristal jaune qui recouvre la lésion.

Ceci n'est pas un impétigo à petits éléments, c'est un placard de vésicules eczématiques amicrobiennes. Toutefois, l'expérience prouve que l'eczéma du visage, que nous venons de décrire, est un merveilleux milieu de culture pour l'impétigo, particulièrement chez l'enfant.

Chez lui, l'éruption primitive eczématique, caractérisée par les vésicules fines acuminées très proches, toutes semblables, ou deux jours plus tard par

(1) Voir *Pratique dermatologique*, t. II, p. 1, art. Eczéma.

les petites exulcérations arrondies qui leur succèdent, précède toujours l'impétigo confluent en nappes appelé par Bateman *porrigo larvalis*, classé par Rayer dans les impétigos chroniques, par Gibert (impetigo larvalis) dans les *impétigos constitutionnels* (voir la planche IV).

On peut d'ailleurs le plus souvent suivre l'infection impétigineuse du placard eczématique constitué. Une large croûte d'impétigo naît derrière l'oreille ou dans un sillon buccal, et l'opposition symptomatique est flagrante entre la lésion impétigineuse unique et énorme et la pluie de petites lésions eczématiques du voisinage.

Pourtant, dans quelques jours, tout l'aspect de la région sera changé. L'impétiginisation de toute la surface eczématique sera constituée. Le visage sera recouvert d'une large croûte unique, papyracée, jaune, craquelée, *en masque* (larva). Chose étrange et très pathognomonique, les paupières ordinairement et la lèvre supérieure seront réservées, entièrement saines.

L'évolution sera dès lors celle d'un eczéma, non celle d'un impétigo, avec des améliorations, des récidives, une chronicité, très différentes des mœurs de l'impétigo protopathique aigu.

Toutefois, et cela se comprend sans peine, la présence du streptocoque impétigineux peut causer à distance du premier foyer de pullulation, aux doigts, aux poignets, sur le corps même, des lésions d'impétigo légitime, aigu, ayant l'aspect objectif et la marche de l'impétigo pur. Alors, tandis que les moyens thérapeutiques appropriés feront sans peine disparaître ces inoculations accessoires, ils pourront faire disparaître l'impétiginisation du visage, mais ils ne guériront pas la lésion eczématique sous-jacente.

B. Eczéma impétigineux chronique du corps. — *Mélitagre chronique* d'Alibert. — Les mêmes faits cliniques que nous venons de décrire au visage peuvent s'observer en même temps sur le corps, et non seulement chez l'enfant mais chez l'adulte. Les cas en sont d'ailleurs bénins ou graves.

Les localisations de la maladie sont celles de l'eczéma chronique : les plis de flexion au coude, au jarret, aux aines, le tour du cou, la lèvre supérieure et les commissures, le méplat de la joue devant l'oreille, le sommet du front, le cou-de-pied, la malléole interne, la face interne de la jambe, de la cuisse, les flancs.

En même temps ou successivement, toutes les lésions eczématiques se trouvent recouvertes de la croûte papyracée, mince, jaune, craquelée, caractéristique de l'impétiginisation streptococcique. Ce sont les eczémas désignés depuis longtemps sous le nom d'*impétigineux* et qui seraient dits plus exactement *impétiginisés*.

Je n'insiste pas sur ces points qui, faisant partie intégrante des accidents de l'eczéma, ne font que partie accessoire de cette étude de l'impétigo.

C. Eczéma impétigineux local. — *Impetigo scabida* de Willan. — A côté de ces formes diffuses d'eczéma généralisé à impétiginisation diffuse aussi, il y a des placards d'eczéma chronique localisé dont l'impétigo recouvre exactement la surface. Sans nul doute beaucoup des cas décrits jadis sous le nom d'*impétigo scabida* par Willan-Bateman correspondaient à ce type clinique. Certains eczémas variqueux très chroniques et sans tendance extensive en fournissent de bons exemples.

Le nom même qu'on avait donné depuis longtemps aux *eczémas impétigineux* prouve que depuis longtemps la clinique avait à peu près deviné leur vraie nature. La bactériologie la démontre, mais sa démonstration est tardive. Elle était attendue et un peu prévue d'avance.

Il n'en est pas de même des faits qu'il nous reste à exposer. Ils n'étaient ni prévus ni soupçonnés. Ils jettent un jour considérable sur la genèse et la symptomatologie des eczémas aigus généralisés. Ils posent aussi, comme on le verra un certain nombre de questions qui n'ont point encore de solution définitive.

D. Le rôle du streptocoque dans l'eczéma en général. — Dans l'eczéma aigu vésiculeux, tel que nous l'avons défini, la vésicule eczématique acuminée amicrobienne fournit, quand elle est ouverte, un exsudat séreux, poissant, d'abondance variable, *mais toujours restreinte.*

En d'autres termes, l'*exsudation intense* que l'on rencontre si souvent *dans l'eczéma ne survient pas* à la période vésiculeuse, *tant que les lésions érosives que déterminent les vésicules ouvertes demeurent séparées et distinctes.*

Dans l'eczéma, l'exsudation intense ne survient que quand les surfaces érosives post-vésiculeuses se fusionnent. Alors toute la surface eczématique devient exsudative. C'est à ce moment et alors seulement que le suintement devient considérable.

Je me hâte de dire que beaucoup de placards eczématiques peuvent régresser et disparaître sans parvenir à ce stade exsudatif *en nappe*, mais je crois pouvoir affirmer avec sécurité que *toute surface eczématique* ainsi *diffusément érodée, diffusément* et abondamment *exsudative, est infectée de streptocoques,* dès que ce symptôme de l'exsudation en nappe est constitué, *et que toujours l'érosion diffuse et l'exsudation en nappe paraissent consécutives à l'infection streptococcique.*

Or, un nombre immense d'eczémas aigus passe par cette phase érosive, suintante, streptococcique. Ils se trouveront dès lors modifiés dans leurs symptômes, leur marche, leur évolution ultérieure par l'infection microbienne qui couvre la surface de leurs lésions.

Bien que la lésion eczématique vésiculeuse primitive soit amicrobienne, pour le bactériologiste, la part de l'infection streptoccique dans l'eczéma aigu de grandes surfaces, même quand il n'affecte pas au complet les caractères de l'eczéma impétigineux, n'en demeure pas moins colossale.

Cette infection streptococcique, une fois constituée à la surface de l'eczéma, n'est pas momentanée ou passagère. Elle demeure tant que la dermatose sous-jacente persistera.

Entre cent cas analogues, je citerai le suivant qui précisera ce que je veux dire :

[R. SABOURAUD.]

J'ai vu et bactériologiquement suivi pendant plus d'un an un eczéma généralisé.

Dès son début aux aines, il était infecté de streptocoques. Il s'est progressivement étendu à tout le corps. J'ai pu suivre jour par jour son mode de développement.

A distance du grand foyer eczémateux extensif, qui couvrait les cuisses, les flancs et le ventre, se formaient des placards rouges délimités, très largement exfoliatifs, nullement vésiculeux, non suintants, et déjà streptococciques à la culture.

Comment interpréter de telles lésions, où la vésicule eczématique ne paraissait pas? Etait-ce le processus eczématique, ou l'infection streptococcique qui était cause de leur genèse?

La surface entière du corps devint suintante et streptococcique, et se couvrit de croûtes impétigineuses. Il y eut même de la conjonctivite suppurative. Après six mois, le malade, terriblement amaigri, et dont le cas avait un moment semblé marcher dans le sens des érythrodermies exfoliantes malignes de Bazin, se rétablit lentement.

Mais, pendant de longs mois encore, il garda un épiderme congestionné, sec, plissé, desquamant. Même alors que la desquamation renouvelait incessamment sa surface épidermique, même alors qu'il n'existait plus en aucun point, depuis longtemps aucune surface érosive ou suintante, une squamule prélevée sur un point quelconque du corps fournissait toujours en douze heures une culture streptococcique florissante....

De tels cas — et celui-là, j'en ai la preuve, n'est, sauf sa gravité, ni exceptionnel, ni même rare, — montrent combien la question *des rapports entre l'eczéma* et *l'impétigo* est complexe. Je dois en indiquer quelques-uns :

E. L'IMPÉTIGO EST ECZÉMATOGÈNE. — Très certainement l'impétigo aigu, franc, légitime, peut devenir le point de départ d'un eczéma. Chez l'enfant, en particulier, c'est une consécution facile à suivre.

Nous avons décrit plus haut, *après* l'apparition de l'eczéma du visage, son impétiginisation qui constitue le *porrigo larvalis* de Bateman. Mais l'observation inverse peut être faite, *un impétigo aigu peut précéder toute lésion eczématique perceptible*. Durant le cours d'un impétigo, l'éruption vésiculeuse, acuminée, eczématique, amicrobienne, peut survenir et s'impétiginiser par la suite.

L'impétigo en ceci semble jouer le rôle que jouent aussi beaucoup de traumatismes de métier dans la vie de l'adulte. Chez l'adulte, on voit souvent une dermite professionnelle des mains être le point de départ d'un eczéma vésiculeux typique.

L'impétigo microbien peut donc, comme un traumatisme chimique, être l'origine d'un eczéma. Et chez l'adulte, comme chez l'enfant, l'eczéma aura souvent une évolution indépendante du traumatisme chimique ou microbien qui l'a causé, et pourra persister après la disparition de ce traumatisme.

Mais alors si l'impétigo protopathique peut être eczématogène en quelque manière, ne voit-on pas que, même si l'impétiginisation se produit après coup, elle doit influer sur l'extension de l'eczéma auquel elle s'est jointe.

On comprend que tous les mélanges soient possibles entre ces deux dermatoses essentiellement distinctes l'une de l'autre qui sont l'eczéma vésiculeux et l'impétigo.

Dans un cas donné, il peut être pratiquement impossible de discerner la part de chacun dans le développement de l'autre.

F. L'IMPÉTIGINISATION DES PRURIGOS. — Encore si l'eczéma se présentait toujours avec une lésion fixe, sous la forme si caractéristique de l'eczéma vésiculeux en placards, si seulement sa vésicule acuminée était constante, une observation attentive pourrait en relever l'existence au pourtour des placards uniformément suintants de l'impétiginisation sus-eczématique. Mais, à côté des eczémas, il y a toute l'ancienne classe des *lichens* français, devenus les prurigos aujourd'hui....

Le *lichen simplex acuminatus*, le *prurigo aigu*, histologiquement n'est qu'un eczéma vésiculeux à vésicules abortives. Tous les prurigos semblent devoir être considérés comme des eczémas dans lesquels l'acumination vésiculeuse est remplacée par une papule acuminée. Mais leur lésion élémentaire papuleuse est bien moins visible à l'œil que la vésicule eczématique.

Or, les prurigos s'impétiginisent comme les eczémas sur des surfaces immenses. Tout ce que nous avons dit des eczémas impétiginisés est vrai pour les prurigos. La mélitagre chronique d'Alibert peut être à l'origine un prurigo comme un eczéma. Quand on rencontre une impétiginisation de grandes surfaces chez l'enfant ou l'adolescent, il faut toujours s'attendre à voir apparaître sous l'impétigo qu'on aura guéri un prurigo de Hebra.

Dès lors, en règle clinique, il faudra bien admettre que toute impétiginisation de larges surfaces correspond à un eczéma ou à un prurigo impétiginisé, puisque les cas sont fréquents où cette superposition s'observe d'une façon indiscutable. Mais si par hasard il existait une forme d'impétigo chronique protopathique, un impétigo généralisé de mœurs spéciales, comment pourrait-on en faire la preuve?

Sous un tel impétigo, on pourrait toujours supposer l'existence d'un eczéma ou d'un prurigo antérieur que l'impétiginisation aurait masqué.

L'existence d'un impétigo généralisé chronique est donc impossible à prouver.

Nous serons obligés tout à l'heure d'étudier sous quels symptômes frustes l'impétiginisation peut se présenter quand elle est devenue chronique.

Mais, avant de passer à cette étude, je résumerai ce que celle de l'impétiginisation aiguë ou subaiguë nous a fait connaître :

1° Il y a un eczéma impétigoïde à petits éléments qui n'est pas de l'impétigo, sur lequel l'impétigo se greffe très souvent. Au visage, chez l'enfant, cette superposition constitue l'*impetigo larvalis* des anciens. C'est l'eczéma impétigineux qu'on devrait dire : eczéma impétiginisé.

2° L'eczéma aigu vésiculeux du corps peut devenir impétigineux de même, c'est la mélitagre chronique d'Alibert.

3° Les eczémas traumatiques locaux peuvent s'impétiginiser pareillement. L'eczéma variqueux impétiginisé ne diffère des dermites impétigineuses professionnelles que par la nature du traumatisme originel, et sa localisation (*Impetigo scabida* chronique de Willan).

4° Tout eczéma exsudatif, quand l'exsudation, au lieu de se faire par les orifices vésiculaires, se produit sur de larges surfaces devenues coalescentes, est impétiginisé au sens bactériologique de ce mot, c'est-à-dire infecté par le streptocoque. Et l'exsudation en nappes est consécutive à cette infection.

Un eczéma chronique, quand il a été suintant en larges surfaces, a été et demeure en permanence infecté de streptocoques.

5° L'impétigo franc aigu est certainement eczématogène dans une certaine mesure. En d'autres termes, l'impétigo peut être l'origine d'un eczéma vrai. Dès lors, dans tout eczéma, secondairement impétiginisé, la part que peut avoir l'infection streptococcique dans le développement et la généralisation ultérieure de l'eczéma est difficile à déterminer, mais ne peut pas être considérée comme nulle.

6° Les prurigos peuvent s'impétiginiser comme les eczémas vésiculeux, et cela est si fréquent que l'impétiginisation généralisée chez l'enfant ou l'adolescent doit toujours faire incriminer l'existence d'un prurigo de Hebra, préalable à l'infection impétigineuse.

7° On est donc porté à concevoir tout impétigo généralisé aigu ou chronique comme l'impétiginisation secondaire d'une dermatose préexistante. Mais les lésions élémentaires du prurigo peuvent être si restreintes qu'elles peuvent passer inaperçues. Il pourrait donc y avoir un impétigo généralisé protopathique, sans que la clinique puisse se rendre compte de son existence propre et autonome.

ÉPIDERMITE CHRONIQUE A STREPTOCOQUES

Il existe une épidermite chronique qui est liée intimement à l'infection externe streptococcique. Elle a sa symptomatique propre, son anatomie particulière.

Au-dessous de cette épidermite chronique impétigineuse, il est possible que, même dans les cas où l'analyse clinique et histologique la plus minutieuse ne révèle aucunement l'existence d'un prurigo préalable, ce prurigo primitif ait existé d'abord et disparu ensuite sous l'infection surajoutée. Même dans ce cas, la *strepto-épidermite chronique* que je vais décrire garderait la propriété de ses symptômes et une autonomie véritable.

L'infection chronique de l'épiderme par le streptocoque était strictement inconnue hier ; on ne peut demander qu'elle soit entièrement connue aujourd'hui. Les faits qui s'y rapportent, malgré les obscurités qu'ils gardent encore, ont, par leur individualité et leur fréquence, un intérêt considérable.

Quand on les ignore, on ne peut se faire une idée juste du rôle de l'impétiginisation streptococcique dans la pathologie cutanée.

A. ***Étude symptomatique***. — L'épidermite chronique à streptocoques débute par un stade aigu, se continue par un stade subaigu, se termine par un stade chronique. Elle prend naissance ordinairement, à la suite d'un traumatisme local, comme les dermites professionnelles et, comme elles, elle débute d'ordinaire par les extrémités supérieures.

Première phase exsudative. — Les premiers symptômes en sont fonctionnels : chaleur locale, cuisson, prurit. La peau est d'un rose violet, un peu tendue et luisante, sans lymphangites ni ganglions. Le lendemain, la rougeur est localisée en larges placards irréguliers, grands comme la paume de la main, ou davantage, mal délimités, irréguliers, couverts d'une multitude de lésions érosives, ovalaires, assez larges, recouvertes chacune d'une grosse goutte de sérum exsudé [1].

Sur chaque placard, les lésions érosives sont disposées en marqueterie. Chacune des érosions étant soulevée par un léger œdème sous-jacent fait d'emblée une saillie peu marquée, séparée de l'érosion papuleuse voisine par un sillon très peu déprimé rose, non érodé.

La lésion élémentaire, l'érosion suintante est donc, dès l'origine, papuleuse, mais très légèrement papuleuse, à la façon de la lésion élémentaire de l'impétigo aigu à son tout premier début.

L'érosion n'est pas ourlée, ni profonde, elle est superficielle, large de 3-5 millimètres, lisse, rose lilas, un peu blafarde, recouverte d'une goutte de sérum. Et, comme chacune des érosions voisines est semblable, l'aspect de la lésion d'ensemble est très spécial. C'est une série de gouttes limpides juxtaposées comme les pavés d'un dallage.

[1] Je crois utile de distinguer ici d'une façon précise les caractères de la vésicule eczématique ouverte de ceux de l'érosion streptococcique que je décris.

La vésicule eczématique normale a un millimètre de large. Elle est acuminée, papuleuse, avant d'être vésiculeuse. Sauf au visage, son toit corné est résistant. Ouverte, elle est remplacée par une érosion ronde, nettement creuse, ourlée, donnant une gouttelette perlée, hémisphérique. Quand on examine attentivement la forme de cette érosion, on remarque qu'elle semble, quoique peu profonde, taillée à l'emporte-pièce. Ce qui fait l'ourlet de son bord, c'est l'épiderme corné épaissi (parakératose) qui la sertit. Quand plusieurs vésicules sont proches, conglomérées, l'érosion à laquelle elles donnent lieu est polycyclique et plus large, mais chacune des vésicules composantes reste petite et ses bords restent semblables.

L'érosion streptococcique est d'emblée plus large. Elle est le double, le triple, de la vésicule eczématique, souvent plus. Elle est plane, non ourlée. Ce qui fait qu'on la distingue de la peau saine, l'exsudation mise à part, n'est pas un caractère de forme mais un caractère de couleur. Sa surface est lilas pâle. Elle n'a pas de bord visible, on la dirait faite par usure de la peau à la meule, non pas comme la vésicule eczématique à l'emporte-pièce. La large goutte de sérum qu'elle exsude n'est pas hémisphérique, c'est un ménisque plat de sérum clair.

Le stade érosif que je décris comme le premier est sans doute précédé d'un stade de soulèvement phlycténulaire analogue à celui des *érythèmes térébenthinés*, ou de l'*impetigo erysipelatodes*, mais je n'ai jamais pu le surprendre.

Les lésions ainsi décrites recouvrent en quelques heures la main, le poignet, elles peuvent gagner de même le long des bras. L'invasion marche très vite. Très vite aussi surviennent de nouveaux placards semblables au premier, loin de lui. De préférence ils prennent pour siège les régions des plis de flexion : le pli du poignet, la saignée du bras, le pli du jarret et les régions de peau fine : face interne de la cuisse et de la jambe.

L'éruption peut se généraliser en quelques jours, mais elle réserve toujours de grands espaces qui demeurent sains. A aucun moment de sa durée, elle ne demeure immobile. Non seulement elle parcourra un stade d'augment et un autre de décroissance, mais, au cours de chaque période, les lésions de sièges divers ne marcheront pas du même pas.

De plus, une maladie d'aussi grande surface ne peut demeurer sur place sans s'infecter secondairement. De-ci de-là survient, une pustulation fine de folliculites orificielles (Planche XVIII).

Enfin le grattage, ses lésions propres, les érosions en forme de lanières qu'il détermine, les inoculations qui en dérivent, contribuent à donner un polymorphisme plus ou moins accusé à l'ensemble, toujours rangé à cette période dans les eczémas chroniques par la dermatologie contemporaine.

Pour bien comprendre l'évolution totale de la maladie, il faut étudier *historiquement* l'évolution d'un même placard à tous les âges. Voici donc un placard primitif ayant les caractères que nous venons de lui décrire : il est constitué par une série de lésions à peine érosives et suintantes, mais déjà saillantes et disposées en marqueterie. Chaque érosion, au seul contact de l'air, émet une goutte de sérum clair. Cette phase érosive est la première.

Deuxième période d'impétiginisation prélichénienne. — En quelques jours le placard couvert d'érosions se sèche; mais, sous sa croûte papyracée jaune grisâtre, sa distribution pavimenteuse, la forme papuleuse de chaque élément s'accusent. Et tout le placard d'abord érosif marche vers une lichénisation générale.

Toutefois, la sécrétion séreuse ne se tarit pas en un jour. Disparue en un point, elle réapparaît dans un autre. Ainsi, entre la phase érosive qui précède et la suivante où la lichénisation se trouvera un fait accompli, existe une phase intermédiaire d'impétiginisation subaiguë, prélichénienne.

Chaque érosion initiale se trouve peu à peu remplacée par une papule saillante et lichénisée, mais la surface de ces papules n'est pas sèche ni tout à fait plane. Elle est humide, granuleuse, parsemée d'une fine poussière de grains d'ambre et de fines croûtelles. C'est ainsi que survient la régression progressive de l'état inflammatoire aigu qui a précédé, mais aussi son passage à l'état chronique.

A travers les réveils locaux du processus exsudatif qui s'éteint, la lichénisation devient de semaine en semaine plus visible et plus caractérisée.

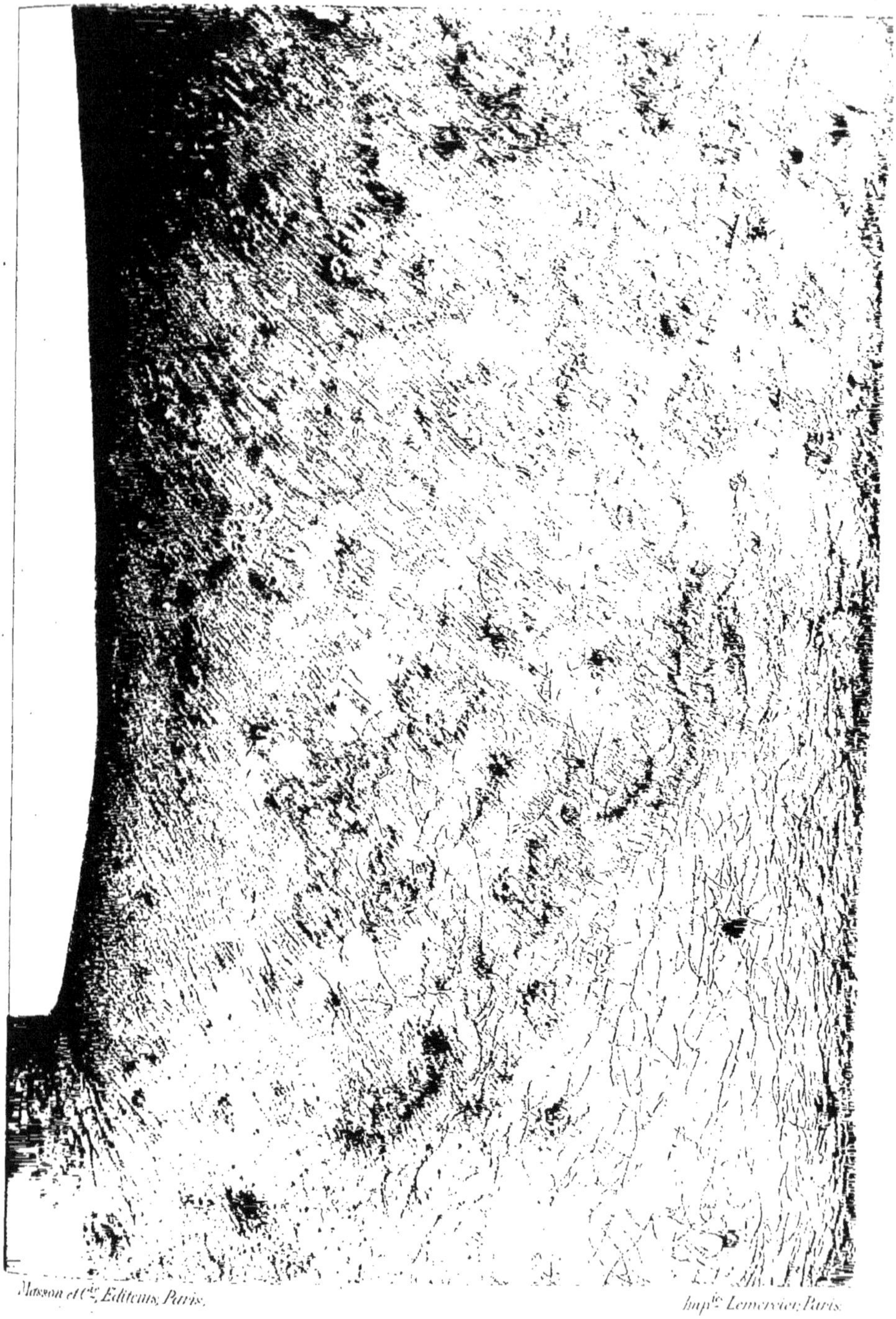

Masson et Cie, Editeurs, Paris. Impie Lemercier, Paris.

Impétigo de Bockhart. — Face interne de la Cuisse.

Pustulation folliculaire orificielle greffée sur une épidermite diffuse, (à streptocoque.)

Troisième période de lichénisation constituée. — Alors survient la phase de lichénisation proprement dite. La région malade n'est plus ni exsudative ni croûteuse; elle est sèche. Sans doute, un traumatisme ou le grattage peuvent, sans grand'peine, y renouveler l'exsudation, mais partielle, peu intense, tôt disparue.

La peau est épaissie, mobile sur les tissus sous-jacents; elle fait, entre les doigts, de gros plis épais, pachydermiques. Sa surface, découpée de quadrillages pâles, couverte de lésions papuleuses, plates, sèches, très peu squameuses, est de couleur rose lilas.

Après des semaines, *après des mois*, ce placard s'affaisse et blanchit lentement, pour laisser la peau reprendre ses caractères de peau normale. Mais, jusqu'à la fin de cette régression lente, on peut voir des réveils locaux de la maladie se produire, qui renouvellent les symptômes primitifs d'exsudation et de croûtes et retardent la guérison.

B. **Bactériologie.** — La constatation du streptocoque dans les lésions de la strepto-épidermite chronique à toutes périodes est toujours aisée.

A la période exsudative, on prend chaque gouttelette de sérum dans l'effilure d'une pipette stérile, on y ajoute 1 centimètre cube de bouillon peptone neutre et 1 centimètre cube de sérum d'ascite. On scelle l'effilure. On porte à l'étuve à 37°.

Le lendemain, une goutte du liquide de l'effilure de la pipette, étendue sur une lame, séchée, fixée et colorée, donnera la démonstration cherchée.

A la période croûteuse, sous les croûtes il est toujours possible de retrouver une gouttelette d'exsudat, qui donnera les mêmes résultats à la culture que l'exhalaison séreuse primitive.

A la période sèche de la lichénisation, même lorsque celle-ci est régressive, n'importe quelle squamule prélevée par raclage et ensemencée de même fournira la même démonstration.

C. **Anatomie pathologique.** — Deux points anatomo-pathologiques sont à fixer particulièrement dans l'ensemble symptomatique de la strepto-épidermite chronique.

A. Sur un placard qui a dépassé le stade exsudatif primaire, et sur lequel la lichénisation est déjà partiellement accomplie, j'ai dit qu'on retrouvait souvent des grains d'ambre accusant une minuscule exsudation locale. Cette exsudation résulte de l'effraction de phlycténules à peine perceptibles à l'œil et que la biopsie peut exciser aisément. En voici la figuration (Fig. 156) :

Elle reproduit en tous ses caractères anatomiques élémentaires le stade premier de la phlyctène streptococcique que nous connaissons par l'impétigo aigu.

C'est sous la lame cornée un afflux séreux dissociant incomplètement les cellules épidermiques sous-jacentes et venant constituer entre elles des boules d'œdème de grosseurs diverses. Entre ces globes séreux on retrouve les cellules épidermiques qui délimitent chacun d'eux. Elles sont aplaties mais reconnaissables et conservent encore leur noyau.

Ainsi, quelles que soient les différences qui séparent de l'impétigo aigu loca-

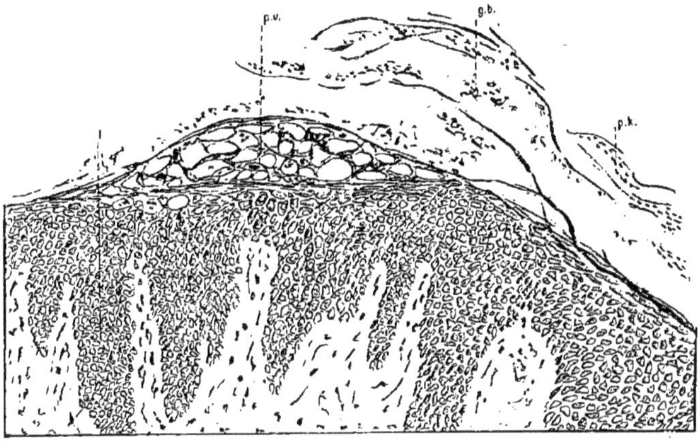

FIG. 156. — *Strepto-épidermite chronique.* — Phlycténule impétigineuse. (Grossissement 1/200°).
pk, parakératose. — *gb*, cadavres de globules blancs. — *pv*, prévésicule (spongiose sous-cornée).
l, transformation lichénienne d'un bourgeon épidermique inter-papillaire (acanthose).

lisé la strepto-épidermite chronique diffuse que je décris, pourtant leur lésion

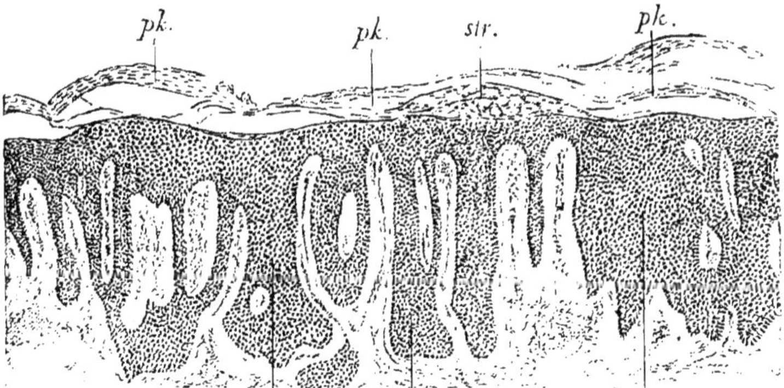

FIG. 157. — *Strepto-epidermite, au stade de la lichénisation constituée.* — A la surface de l'épiderme on trouve des feuillets épidermiques cornés en parakératose *pk* et des rudiments de vésicule (spongiose sous-cornée) *str.* — Les papilles dermiques sont très déformées et hypertrophiées. Les bourgeons inter-papillaires ont pris un développement considérable par multiplication cellulaire (acanthose) *a.*

élémentaire reste parfaitement identique. C'est toujours un point d'œdème sous-corné, un point de spongiose superficielle.

B. L'étude du stade de la lichénisation constituée est au point de vue anatomique également pleine d'intérêt. Sous les couches cornées successives en exfoliation qui ont conservé leur noyau (parakératose), on trouve par points isolés (Fig. 157) des rudiments de la spongiose pré-vésiculaire que je viens de décrire.

Mais, au-dessous de ces lésions superficielles, on trouve un épiderme transformé. Il est épaissi, les bourgeons épidermiques inter-papillaires ont triplé leur longueur, ils forment des digitations bossuées, effilées, contournées, indice de la prolifération malpighienne supplémentaire (acanthose).

Le derme lui-même est épaissi, congestionné, criblé de cellules embryonnaires, et les papilles engrenées dans les bourgeons malpighiens inter-papillaires ont subi un développement et des déformations correspondant aux déformations inverses des bourgeons inter-papillaires eux-mêmes.

Cet ensemble est caractéristique de la transformation dermo-épidermique, objectivement reconnaissable à la vue, au toucher, et connue depuis E. Besnier sous le nom de lichénisation.

Quand on suit anatomiquement ce phénomène non seulement dans l'épidermite streptococcique chronique de type pur, mais dans l'eczéma chronique secondairement infecté de streptocoques, on se rend compte que l'infection streptococcique précède trop souvent ce phénomène anatomique, pour n'avoir point de part dans sa genèse, et que le streptocoque est un agent actif de lichénisation pour les téguments sur lesquels il demeure en permanence.

D. ***Évolution***. — Telle est en ses caractères objectifs, anatomiques et microbiens l'épidermite chronique à streptocoques.

Le premier stade en est aigu, le second subaigu, le troisième chronique, *pour chaque placard éruptif*. Mais l'évolution totale de la maladie est extrêmement irrégulière et fantasque, lentement ou brusquement extensive, soumise à des poussées paroxystiques. Souvent la régression des premières lésions est accomplie que de nouveaux placards en sont encore à la phase exsudative ou croûteuse.

Ce caractère de l'évolution individuelle de chaque placard est absolu et remarquable. Rien ne facilite le diagnostic comme la coexistence de surfaces impétiginisées encore actives, avec des placards secs, lichénisés, à desquamation fine. Et ce mélange dure de longs mois.

Ce type clinique est confondu aujourd'hui par les uns dans l'eczéma chronique, par les autres dans le prurigo « eczématisé ».

Je l'ai dit, il est toujours possible de supposer dans de tels cas l'existence antérieure d'un prurigo impétiginisé secondairement. Ce qui est certain, c'est l'existence constante du streptocoque dans chacune de ces lésions, pendant toute sa durée, depuis son début jusqu'à sa terminaison.

A la vérité, le siège des lésions, leur longévité, leurs récidives, donneront toujours à penser qu'une telle affection par ses caractères d'évolution se rapproche des *eczémas* et des *prurigos* plus que de l'impétigo franc aigu.... La question demeure pendante.

[*R. SABOURAUD.*]

L'intérêt dermatologique de l'impétiginisation, telle que je viens de la présenter, me paraît considérable. Il y a quelques années à peine, ce mot ne désignait qu'un phénomène symptomatique, qu'on retrouvait en diverses dermatoses, sans qu'on sût s'il faisait proprement partie de chacune ou s'il s'y trouvait surajouté.

Le mot d'eczéma impétigineux lui-même, le mieux défini des termes similaires, ne correspondait à rien de précis. Si l'on avait étudié cliniquement les symptômes de l'impétiginisation chronique, c'était sous d'autres noms, en méconnaissant même cliniquement, d'une façon absolue, toutes ses formes frustes et leur rapport avec l'impétiginisation aiguë.

Aujourd'hui le microbe commun à toutes ces formes morbides, les symptômes constants dont s'accompagne sa pullulation, la technique nécessaire à mettre hors de doute sa présence dans toutes les impétiginisations aiguës, sa constance au cours de toutes les impétiginisations chroniques, tout cela est chose certaine et indiscutable.

Dans les différents problèmes que la clinique dermatologique nous pose sur tous ces points, je n'ai pas cherché à dissimuler les inconnues qui demeurent et les points de doctrine qui restent à établir.

Malgré ces lacunes, il suffira de parcourir les ouvrages antérieurs ou contemporains sur le même sujet pour se rendre compte du chemin parcouru et des progrès accomplis.

COMPLICATIONS DE L'IMPÉTIGO

Les complications de l'impétigo sont *locales* ou *générales*.

Les complications locales les plus ordinaires sont la *furonculose* et l'*ecthyma*.

Les complications générales, trop peu étudiées d'habitude, sont celles qui résultent de l'*infection impétigineuse chronique*.

I. ***Complications locales.*** A. Complications staphylococciques de l'impétigo (*pustulations, furonculose, abcès dermiques*, etc.). — J'ai dit que toutes les lésions streptococciques impétigineuses étaient, presque dès leur naissance, infectées par des staphylocoques et que ces microbes prenaient dans les lésions adultes d'impétigo un développement plus considérable que le streptocoque lui-même. Les figures 149, 150, 153, 155 ont fourni de ces faits une démonstration absolue.

Ainsi nourris et multipliés dans des lésions qu'ils n'ont pas faites, les staphylocoques deviennent aptes à créer pour leur propre compte des lésions nouvelles qui sont :

1° La miliaire pustuleuse;

2° De grosses pustules folliculaires orificielles;

3° Des furoncles et des abcès furonculeux.

1° *Miliaire pustuleuse.* — Si l'on examine attentivement le visage des enfants atteints d'un impétigo aigu, datant de quelques jours, il est ordinaire de trouver entre les croûtes plates, nummulaires, sur des surfaces en apparence saines, que l'impétigo a respectées, une pustulation miliaire ordinairement très fine, dont presque tous les éléments ont pour centre un poil follet.

Ces pustulettes jaune verdâtre ont des diamètres variables, et chacune, à sa

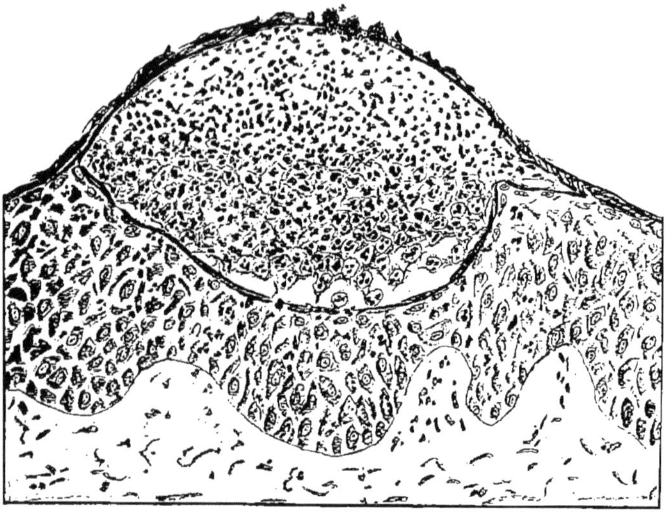

FIG. 158. — *Élément de miliaire pustuleuse staphylococcique, au cours d'un impétigo normal à streptocoque.* — Comparer la forme et la structure de cette lésion avec celle de la figure 148.

naissance, est le centre d'une étoile rouge, congestive. Quand l'éruption est abondante, chacune des pustules étant beaucoup plus petite que l'aréole érythémateuse dont elle s'entoure, l'enfant peut paraître en éruption de rougeole.

Pour la plupart, ces pustules avortent et sans augmenter de volume sèchent sur place.

2° *Pustules péri-folliculaires orificielles.* — Quelques-unes des pustules précédentes peuvent pourtant se développer et atteindre la grosseur d'un petit pois. Celles-ci sont toujours péri-folliculaires. Leur couleur jaune verdâtre persiste. Elles contiennent un pus bien lié. Leur enveloppe cornée est beaucoup plus épaisse et plus solide que celle de la phlyctène limpide et fugace de l'impétigo. Leur forme est celle d'une coupole ronde, très saillante et régulière dont le centre est un poil de duvet ou un cheveu.

3° *Furonculose. Abcès furonculeux.* — Cette péri-folliculite orificielle élément primaire de ce qu'on nomme *impétigo* spécial *de Bockhart* peut infecter la profondeur du follicule dont elle a d'abord occupé l'orifice. Elle donne lieu par ce mécanisme au *furoncle* vrai à bourbillon, ou à l'*abcès furonculeux*, lequel contient, à la place du bourbillon, ou autour de lui, du pus jaune, presque vert, que l'expression fait sourdre de la profondeur.

[R. SABOURAUD.]

Quelquefois, principalement au cours des impétigos galeux ou phtiriasiques, on peut voir l'éruption de miliaire pustuleuse, rendue polymorphe par le développement de quelques-uns de ses éléments et les furoncles consécutifs prendre le pas sur l'éruption dont elle est née, et devenir plus importante que l'impétigo primitif lui-même. Cette éruption s'accompagne toujours de ganglions beaucoup plus gros, plus durs, plus douloureux, que l'impétigo streptococcique de type pur.

Cette complication pustuleuse de l'impétigo franc aigu a une existence propre et indépendante, que nous avons étudiée spécialement plus haut [1]. Nous n'y insisterons pas ici.

B. L'ECTHYMA est une complication très rare de l'impétigo du visage, fré-

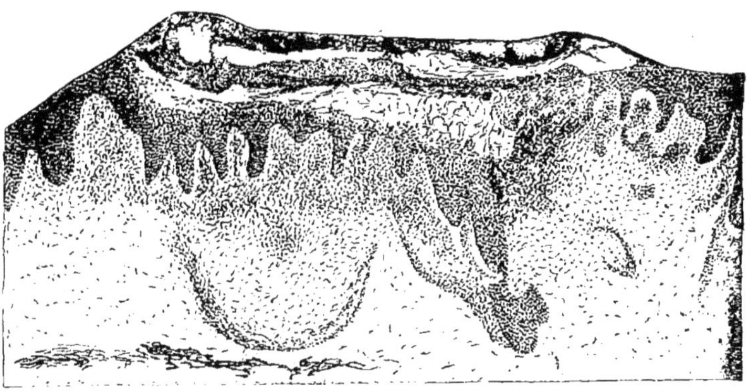

FIG. 159. — *Ecthyma*. — Lésion impétigineuse vulgaire passant au stade ulcéreux par destruction épidermique profonde et dermique. (Streptocoque 1/40°.)

quente de l'impétigo du corps. Ce n'est pas à proprement parler une *complication*, car ce mot suppose presque une infection secondaire. Et l'ecthyma n'est qu'un impétigo à ulcération large superficielle, ou dermique profonde. Ce développement anormal de l'impétigo et sa transformation ulcéreuse paraissent liés à des causes physiologiques locales : inoculation sous un épiderme corné épais, de rupture difficile, situation déclive, etc., ou à des causes générales : surmenage physique, misère physiologique. Je renverrai à mon article sur le sujet pour plus de détails sur ce point [2].

II. ***Complications générales de l'impétigo***. — L'état général qui accom-

(1) Voir *Pustulation folliculaire orificielle*, impétigo de Bockhart, p. 674.

(2) La description de l'*ecthyma* telle que je l'ai fournie dans *La Pratique dermatologique* (t. I, p. 923) a donné lieu à des critiques que je désire relever pour deux raisons :

1° Pour certifier la véracité de ma description symptomatique;

2° Pour expliquer pourquoi et comment ma description de la lésion élémentaire de l'ecthyma diffère essentiellement de celle des auteurs précédents ou contemporains : Vidal, Leloir, Brocq, Hallopeau, etc.

J'ai décrit la lésion élémentaire de l'ecthyma comme une phlyctène plate, contenant de

pagne les impétigos récidivants et chroniques est une complication que

la sérosité, tandis que tous nos classiques la décrivent comme une pustule acuminée à base rouge et enflammée. Voici pourquoi :

Pour Willan et Bateman, le mot d'ecthyma (ἔκθυμα, extumescence, de ἐκθύειν, faire issue avec violence) désignait, il est vrai, « une éruption de pustules enflammées qui s'élèvent ordinairement à une certaine distance les unes des autres, ne sont point accompagnées de fièvre et ne sont pas contagieuses ». C'est là proprement la définition de l'abcès furonculeux, et tel est en effet l'ECTHYMA WILLANIQUE.

Depuis ce temps tous les willanistes qui se sont succédé en ce siècle ont tenu essentiellement à faire du début de l'ecthyma une pustule.

Néanmoins, prenons la description symptomatique de l'ecthyma de Vidal et Leloir; nous verrons qu'ils distinguent :

1° Un ecthyma à *ulcération* superficielle;

2° Un ecthyma à *ulcération* profonde.

Ainsi, entre Willan-Bateman d'un côté et Vidal-Leloir de l'autre, il s'était produit ce changement de définition que pour les premiers l'*ecthyma* était une pustule enflammée, tandis que pour les seconds l'ecthyma était essentiellement une ulcération superficielle ou profonde, mais une *ulcération*.

Pourtant Vidal-Leloir croyaient toujours décrire l'ecthyma de Willan-Bateman et lui donnaient pour origine une pustule.

Entre eux que s'était-il donc passé? Il était survenu un quiproquo que voici :

L'*ecthyma willanique* correspond à la pustule épidermique, quand elle se complique d'un furoncle ou d'un abcès. *Il n'est nullement l'ecthyma ulcéreux superficiel ou profond de Vidal-Leloir et des auteurs contemporains.* Bateman avait décrit et parfaitement décrit l'ecthyma ulcéreux, superficiel et profond, de Vidal-Leloir, mais il l'a décrit sous le nom aujourd'hui abandonné de *rupia, et il s'est bien gardé de lui donner comme lésion élémentaire une pustule.*

Pour Bateman le *rupia* est caractérisé par une éruption de *vésicules larges, aplaties*, éruption régionale ou disséminée, discrète, sans tendance à la confluence; vésicule à base large, enflammée, d'évolution subaiguë. Le contenu de ces vésicules est une humeur sanieuse, mal élaborée, qui se transforme en croûtes minces et superficielles que le plus léger frottement désorganise et qui se reproduisent sur-le-champ.

Pour Bateman le « rupia » présente trois variétés :

1° Le *rupia simplex*, qui est l'ecthyma à ulcération superficielle de Vidal-Leloir.

2° Le *rupia proeminens*; c'est le même que le précédent quand sa base est plus large et sa croûte plus saillante;

3° Le *rupia escharotica*; c'est l'ecthyma à ulcération profonde de Vidal-Leloir;

Biett, qui reçut de première main l'héritage willanique, conserve intégralement la description du maître, pourtant *il insiste sur ce fait que le rupia ne débute pas par une vésicule mais par une bulle....*

La confusion des deux mots « rupia » et « ecthyma » commença avec Cazenave et Schedel, Chausit, Gibert, Devergie, la poursuivirent. Bazin, en décrivant le rupia syphilitique, qui n'est qu'une ulcération des syphilis secondaires malignes, acheva la confusion.

Kaposi, Neumann, E. Wilson, T. Fox, ne donnent plus au mot rupia que la signification de lésion ulcéreuse quelconque à croûte ostréacée. Dans ces conditions le mot fut déclassé par E. Besnier, et ne figure plus qu'à titre historique dans les ouvrages contemporains. J'en excepte Hillairet et Gaucher qui reproduisent la description de Bateman et conservent au rupia une place à part dans les *dermatoses inflammatoires communes* : ils ajoutent que les trois formes de Bateman représentent seulement trois degrés de l'éruption, ce qui est vrai.

En résumé, ce qui est l'*ecthyma* pour tous les auteurs d'aujourd'hui ne correspond pas du tout à l'*ecthyma de Willan-Bateman*, c'est ce que Bateman avait appelé le *rupia*.

Pour lui, le rupia était notre ecthyma superficiel ou profond d'aujourd'hui et l'ecthyma willanique c'était l'abcès furonculeux.

A la période qui suivit Bateman et précéda la nôtre, on confondit les deux descriptions en une seule. Le mot de *rupia*, compromis par des mélanges ou des descriptions trop

[R. SABOURAUD.]

le médecin ne peut négliger. J'ai dit que les caractères attribués par la clinique au facies « lymphatique », c'est-à-dire le nez gros et la grosse lèvre supérieure, le catarrhe nasal et palpébral chronique, etc., sont des caractères qui suivent constamment l'impétigo récidivant; que l'on prend ainsi pour une cause d'impétigo ce qui n'est que l'effet de ses récidives. Cet état chronique présente une très réelle gravité. Que la peau d'un enfant subisse pendant trois ou quatre ans une infection permanente, et pendant trois ou quatre ans son système lymphatique va résorber en permanence des produits microbiens. Or, toute infection permanente, même bénigne en soi, représente, du fait de sa continuité, une *usure* de l'individu et une propension progressive à des infections nouvelles et plus graves.

Il faut retenir dans les systèmes doctrinaux erronés leur philosophie qui est véridique. Pour Bazin, l'impétigo était une scrofulide bénigne, qui précédait souvent une scrofulide plus maligne, tuberculose ganglionnaire. Cela veut dire aujourd'hui que l'impétigo chronique se complique fréquemment de tuberculose. Staphylocoques et streptocoques en se perpétuant sur un sujet font le jeu du bacille tuberculeux. L'impétigo, pour Bazin, était le premier pas dans la scrofule. Nous comprenons autrement que lui ce fait clinique, mais en lui-même ce fait clinique n'est pas niable.

DIAGNOSTIC

On peut avoir à poser le diagnostic d'impétigo : 1° à sa période primitive vésiculeuse; 2° ou à sa période secondaire croûteuse; 3° il faut savoir reconnaître les impétigos consécutifs aux maladies parasitaires; 4° enfin sous les impétiginisations secondaires il faut savoir reconnaître la maladie originelle à laquelle l'impétigo est venu se superposer.

Tels sont les points que nous étudierons successivement.

I. *A la période primitive vésiculeuse*, le diagnostic se pose rarement, parce que ce stade est fugace. Le plus souvent, quand on trouve la vésicule impétigineuse, c'est entre des éléments impétigineux plus âgés, déjà croûteux, et dont la forme figurée atteste le diagnostic.

extensives, fut déclassé et disparut. Le nom d'ecthyma survécut et fut conservé, mais sous ce nom, nos classiques décrivent maintenant l'ancien rupia de Bateman, en lui donnant pour lésion élémentaire l'*ecthyma willanique*, c'est-à-dire l'abcès furonculeux, ce qui est une double erreur de terminologie et de fait.

Acceptant, faute de mieux, l'erreur terminologique maintenant consacrée et prenant le mot *ecthyma* dans le sens d'ulcération que tout le monde lui assigne, il faut au moins restituer à son origine sa lésion élémentaire propre : la *phlyctène*.

Et voilà comment ma description de l'*ecthyma* se trouve être identique à celle du *rupia* du temps jadis et différer des descriptions contemporaines. Légitimement, c'est sous le nom de rupia qu'elle aurait dû être faite. Mais si alors on restituait au terme ecthyma sa signification willanique d'abcès furonculeux, il faudrait éliminer de sa description l'ulcération plate cratériforme qui est devenue l'ecthyma de tout le monde, et l'on ne serait plus compris par personne.

La vésicule ou phlyctène impétigineuse ressemble à une *brûlure* au second degré ou à la phlyctène que produit une application *vésicante*. Les commémoratifs suffisent à écarter ce diagnostic.

La *varicelle* avec sa vésicule saillante, faite de plusieurs vésicules plus petites et conglomérées, dans beaucoup de cas pourrait prêter à une erreur de diagnostic, mais il est plus fréquent de prendre une varicelle pour un impétigo, qu'un impétigo pour une varicelle.

La varicelle est d'emblée une affection diffuse qui montre à la fois sur le même sujet des vésicules au visage, à la poitrine, aux jambes. Jamais l'impétigo, qui est une affection essentiellement régionale, ne montre d'emblée une diffusion analogue.

Enfin la croûte qui suit la vésicule de varicelle est beaucoup plus petite et moins saillante que celle du moindre impétigo.

Tout ce que je viens de dire de la varicelle pourrait s'appliquer à la *variole*, si, quand l'éruption variolique survient, les symptômes généraux n'avertissaient pas d'avance qu'il s'agit d'une infection profonde et sérieuse.

J'ai vu souvent diagnostiquer impétigo l'*eczéma impétigoïde du visage* chez l'adolescent. Pourtant ses lésions vésiculeuses sont minuscules et toujours nombreuses; leur répartition égale, la médiocrité de l'écoulement auquel elles donnent lieu, et ce fait qu'aucune de ces lésions ne grandit pour donner lieu à la croûte impétigineuse discoïde suffisent à empêcher toute erreur.

Il est d'usage de faire le diagnostic différentiel de l'impétigo et de l'*ecthyma*. Comme c'est toujours une lésion d'impétigo qui devient ecthymateuse, à l'origine, le diagnostic est impossible, par définition. Toutefois, dans certaines éruptions d'impétigo des membres, on peut, par l'intensité des phénomènes inflammatoires et l'induration sous-jacente à la vésicule, prévoir la transformation ulcéreuse certaine de la phlyctène initiale.

II. A sa période croûteuse, l'impétigo ne ressemble plus à ce qu'il était lors de son stade initial, les erreurs de diagnostic possibles seront donc très différentes.

1° Avant tout, quand on observe chez un adulte autour des lèvres et sur le menton des croûtes plates et discoïdes qui font penser à l'impétigo, il faut aussitôt enlever une croûte et regarder si au-dessous d'elle n'existe pas une *papule syphilitique secondaire* de diagnostic évident. C'est une erreur grossière que tous ceux qui ne sont pas familiers avec la dermatologie ont faite au moins une fois.

2° De même les *syphilides ulcéreuses secondaires* des syphilis cutanées malignes peuvent en imposer pour des éléments d'impétigo. Un examen attentif évitera toujours cette erreur. La syphilide ulcéreuse n'a pas de croûte saillante *nummulaire*, *discoïde*, sa croûte d'ailleurs brune et non pas ambrée est *tectiforme*, *conique*. Quand on l'enlève, on trouve un ulcère dermique sanieux qui laissera évidemment une cicatrice. On pourrait donc confondre cette lésion avec l'ecthyma, non pas avec l'impétigo. La répartition égale des syphilides ulcéreuses sur de larges surfaces, la concomitance de papules non ulcérées, l'aspect d'ensemble du malade, ne peuvent laisser le diagnostic hésitant.

3° Avec le *favus*, l'hésitation est permise et je dirai même recommandée. D'une façon générale, *une croûte impétigoïde qui demeure sur place depuis cinq ou six mois sur un cuir chevelu n'est pas un impétigo, c'est un favus.* Et inversement des croûtes récentes et qui lorsqu'elles se reproduisent changent de place sur un cuir chevelu ne sont pas du favus, ce sont des croûtes d'impétigo. Le godet favique dont l'agglomération fait la croûte favique est sec, argileux, écrasé, il s'émiette, tandis que la croûte impétigineuse est grasse au toucher, s'écrase, mais ne s'émiette pas. L'épreuve de l'alcool est excellente : laissez tomber une goutte d'alcool sur un godet favique, de jaune paille il devient jaune d'or, ce que la croûte impétigineuse ne fait pas.

Soulevez une croûte impétigineuse, elle vous laisse voir une exulcération épidermique plate et superficielle. Soulevez un godet favique, il est enchâssé dans la peau comme un rocher dans la terre et laisse à sa place une ulcération anfractueuse qui semble profonde. Il va de soi que, si l'on hésite, l'examen microscopique lèvera les doutes. Prenez une parcelle de la croûte suspecte, écrasez-la entre deux lames de verre, ajoutez une goutte d'une solution de potasse (40 grammes) dans l'eau (60 grammes), chauffez légèrement. Examinez à 250 ou 300 grossissements, sans coloration, en diaphragmant étroitement : le godet favique n'étant qu'un enchevêtrement de filaments mycéliens, aucun doute ne peut demeurer après un examen d'un instant.

4° Il y a un *favus impétigineux* bien décrit par W. Dubreuilh et dans lequel la croûte est ambrée, impétigineuse, non cryptogamique, située à la base des cheveux faviques. Le médecin doit toujours demander la date du début : si un tel impétigo dure depuis six mois sur le même point, *ce n'est pas, ce ne peut pas être un impétigo.* D'ailleurs, autour de cette croûte impétigineuse on trouve quelque cicatrice favique qui doit attirer l'attention. Ici l'examen microscopique, fait de même façon que le précédent d'ailleurs, ne doit pas porter sur les croûtes mais sur les cheveux qu'elles enchâssent.

5° Il existe une affection destinée, je crois, à prendre un autre nom dans l'avenir, mais que l'on appelle pour le moment *eczéma nummulaire impétigineux.* C'est une dermatose du corps et des membres, rare au visage, ayant à peu près la dissémination et la nummularisation d'un psoriasis moyen et dont la croûte est impétigoïde. Jamais un impétigo ne montre de médailles croûteuses aussi larges que celles de cet eczéma nummulaire, qui peuvent atteindre à cinq centimètres de diamètre.

Ces placards, même grattés et débarrassés de leur croûte, sont infiniment moins suintants que les lésions de l'impétigo [1].

[1] Leur croûte d'ailleurs n'a pas la moindre ressemblance histologique avec celle de l'*impétigo*. Celles de l'impétigo sont faites de sérum coagulé, celles de l'*eczéma nummulaire impétigineux* ont la plus grande ressemblance de structure avec le revêtement squameux des psoriasis jeunes.

III. Diagnostic des impétigos parasitaires. — 1° L'impétigo *galeux* est polymorphe, mélangé de lésions pustuleuses, de folliculites orificielles et souvent de cratères exulcérés d'ecthyma. Ce sont ses localisations qui font même à distance diagnostiquer sa cause. L'impétigo franc, aigu, simple, est toujours plus marqué au visage qu'aux extrémités. L'impétigo galeux est de mœurs inverses. Il est localisé aux mains, aux poignets, aux aisselles, à la verge, le visage n'est atteint que très secondairement. Un impétigo familial des mains est toujours galeux.

Enfin, entre les lésions impétigineuses, il est toujours possible de retrouver des sillons galeux non infectés et reconnaissables.

2° L'*impétigo phtiriasique* du corps est une rareté. Il doit toujours faire soupçonner la gale, que la phtiriase n'exclut pas.

3° L'*impétigo phtiriasique* de la tête a été étudié en son lieu (p. 885). Ses symptômes sont tellement particuliers que le diagnostic différentiel en est facile. Tout impétigo du cuir chevelu, chez l'enfant surtout, doit faire soupçonner la phtiriase : l'examen attentif de la base des cheveux montrera sinon les poux eux-mêmes, au moins leurs œufs, les *lentes*, petits sacs oblongs, gros comme de minuscules perles brunes, obliquement collés contre les cheveux et si adhérents à eux que les doigts ne peuvent les enlever.

4° Toutes les *teignes* peuvent se compliquer d'impétigo, et ce sont des sujets fréquents dans la classe pauvre que ces enfants couverts de croûtes multiples offrant à la fois au diagnostic du médecin : une teigne tondante, de l'impétigo et de la phtiriase. Il faut que le médecin sache reconnaître l'un sur l'autre et ne fasse pas espérer une guérison prompte, là où existe une teigne tondante masquée par l'impétigo.

Parmi les croûtes impétigineuses, on retrouve assez aisément la tondante à petites spores, dont les placards arrondis sont couverts de cheveux gris, courts et cassants.

La tondante à grosses spores dont les points très petits sont tous disséminés est d'un diagnostic très difficile. Il faut enlever les croûtes impétigineuses et sous chacune d'elles rechercher un fragment de racine pilaire, fragile, qu'on examinera microscopiquement. Donner des règles plus précises est difficile. Que celui qui n'est pas un dermatologiste professionnel soit prudent et n'affirme pas trop vite l'absence de teigne tondante sous un impétigo du cuir chevelu. Mieux vaut remettre à huitaine un diagnostic incertain.

IV. Les impétiginisations. — Le diagnostic des impétiginisations aiguës n'est pas difficile. Partout où existe une surface suintante, où les croûtes se coagulent en masses ambrées rocheuses, ou en lames jaunes papyracées, il y a impétiginisation.

Ce qui est souvent difficile c'est de discerner sous l'impétiginisation sa cause.

1° La première est le *traumatisme*, qui fait les dermites artificielles impétigineuses. Le type en est bien connu sous le nom de *gale des épiciers*.

[R. SABOURAUD.]

Les dermites artificielles ou traumatiques sont presque toujours professionnelles, manouvrières, elles ont donc les mains pour siège.

L'éruption couvre les mains, les poignets, et empiète sur les avant-bras. Elle a son maximum sur le dos des mains et des doigts où se retrouvent les caractères de l'impétiginisation. Mais sur les limites de l'éruption il est ordinairement bien facile de retrouver la toute petite vésicule acuminée de l'eczéma.

Les dermites traumatiques des mains, surtout lorsqu'elles se recouvrent d'impétiginisation, sont le plus souvent des eczémas vrais vésiculeux, infectés secondairement par le streptocoque. Dans chaque cas particulier il importe de reconnaître la cause efficiente de l'éruption, car sa persistance amènera le retour et l'extension des accidents. On l'a observée après le maniement du sucre, de la potasse, de la benzine, du ciment; les laveuses peuvent également incriminer l'eau, la potasse, le chlore et l'eau de Javelle. Tous les irritants peuvent causer une dermite de ce genre, y compris les antiseptiques usités en chirurgie.

2° La cause la plus fréquente des impétiginisations de large surface est incontestablement l'*eczéma vésiculeux*. Un type en est, chez les enfants, le *porrigo larvalis* de Bateman où, sauf la lèvre supérieure et les paupières, le visage entier est couvert d'une croûte impétigineuse d'une seule pièce, morcelée au niveau des plis. J'ai dit déjà que toute grande surface couverte intégralement d'impétigo doit faire penser que l'impétigo est superposé à une dermatose préexistante.

3° Aussi souvent que l'*eczéma vésiculeux*, les *prurigos* sont en cause. La mélitagre chronique d'Alibert est un impétigo recouvrant un *prurigo de Hebra*.

Le prurigo de Hebra n'est que le type infantile d'une dermatose qui existe, quoique moins fréquemment, chez l'adulte. Chez lui aussi l'impétiginisation des surfaces est fréquente.

Toutes les fois qu'on voit se produire aux plis du coude et du jarret des surfaces suintantes, mal délimitées, se recouvrant de croûtes impétigineuses, il s'agit d'un prurigo infecté de streptocoques. Et le diagnostic est ici fort important, car un impétigo protopathique est curable en quelques jours, un prurigo secondaire a le pronostic de la maladie sous-jacente, et sera aussi chronique et récidivant que le prurigo qu'il recouvre [1].

V. La maladie que j'ai décrite sous le nom d'*épidermite chronique à streptocoques* n'est peut-être qu'un prurigo impétiginisé secondairement. Il en est des cas pourtant où le prurigo n'est point décelable.

[1] Il semble hors de doute que la papule acuminée du prurigo n'est qu'une vésicule eczématique n'arrivant pas au stade vésiculeux parfait. Histologiquement le prurigo et l'eczéma sont donc deux variétés d'une même dermatose. Cliniquement même, de par leurs mœurs, leur longévité, leurs récidives, la parenté qui les unit est aussi certaine. Néanmoins, les classifications dermatologiques doivent être objectives. Il y a raison clinique de distinguer l'eczéma vésiculeux des prurigos, c'est pourquoi nous avons conservé à l'impétiginisation de chacun un paragraphe spécial.

A sa première phase érosive et exsudative, elle se distingue de l'*eczéma* vésiculeux par la dimension beaucoup plus grande de ses lésions érosives élémentaires, et par l'abondance incroyable de l'écoulement séreux que donnent ses érosions superficielles.

A sa seconde phase d'impétiginisation prélichénienne, elle se distingue de l'eczéma impétiginisé par l'absence de toute vésicule acuminée sur le pourtour de ses placards — et du prurigo par l'absence de papules acuminées de même siège.

A sa période terminale de lichénisation, les commémoratifs d'exsudation primitive et de croûtes secondaires sont importants. Il existe presque toujours, même à ce stade, des points isolés (cuir chevelu, face interne des cuisses) où l'impétiginisation persiste.

Étant donnée l'infection streptococcique impétigineuse très fréquente des eczémas chroniques et des prurigos, il est toujours possible, même dans les cas où l'on ne retrouve ni papules, ni vésicules caractéristiques, de les supposer sous l'impétiginisation.

Pour ma part, je crois qu'il existe des cas nombreux qui ont pour étiquette commune *eczéma chronique*, dans lesquels le prurigo ou l'eczéma sont si intimement soudés à l'infection streptococcique impétigineuse, que non seulement la part de chacun dans l'ensemble symptomatique est impossible à faire, mais qu'il est même impossible de savoir si le streptocoque a causé par traumatisme un eczéma ou un prurigo secondaires, ou bien si un prurigo ou un eczéma antérieurs existaient, qu'une impétiginisation streptococcique est venue recouvrir secondairement.

TRAITEMENT

I. — TRAITEMENT GÉNÉRAL

Dans la très grande majorité des cas, l'impétigo est un accident. On le contracte comme une fièvre éruptive par contagion. Et son évolution ne s'accompagnant d'aucun symptôme général, il n'y a point de traitement interne qu'il soit utile d'instituer. Très souvent le médecin se croit forcé d'en prescrire par convenance, lorsque les parents de l'enfant malade voient dans l'impétigo le témoignage d'un « mouvement des humeurs ». Par goût, je n'aime pas beaucoup cette condescendance. Le médecin doit instruire ses malades et non pas se conduire d'après leurs vues *a priori*.

Mais il est des impétigos récidivants qui ne sont que des eczémas déguisés, qui résultent, en fait, de l'impétiginisation rapide de lésions sous-jacentes et peu visibles. De telles formes obligent, au contraire, le médecin à observer attentivement l'état général du malade et à formuler un traitement interne adéquat.

Je dois dire explicitement que, depuis la publication des recherches de

Joulie sur l'importance de l'hypo-acidité urinaire et de l'hypo-phosphatie dans la genèse des dermatoses chroniques, je n'ai pas manqué de soumettre tous les malades atteints d'impétiginisation chronique à l'analyse urinaire pratiquée suivant sa méthode [1] et de relever, quand il en était besoin, le taux de la phosphatie anormale par l'acide phosphorique officinal pris à l'intérieur (X à L gouttes par jour, XX gouttes par verre d'eau bouillie). Je dois même affirmer les résultats très bons, quoique lents, de cette méthode, toutes les fois que l'analyse urinaire préalable en justifiait l'application.

Ces remarques appuient très précisément ce que je viens de dire tout d'abord : qu'un impétigo vrai et franc ne demande pas de traitement interne. Les impétiginisations, chroniques du fait d'une dermatose chronique sous-jacente, en nécessitent seules. Mais le traitement de ces dermatoses n'est pas le traitement de l'impétigo. Je n'ai pas à insister davantage.

II. — TRAITEMENT LOCAL.

I. De l'impétigo franc, aigu. — L'impétigo vulgaire, de type moyen, guérit tout seul. Quand on rencontre ces cas, qui sont les plus fréquents, on a de faciles succès avec n'importe quelle médication locale; c'est ce qui arrive en particulier lorsqu'on est appelé à intervenir à la période terminale spontanée.

1° *Traitement de la période terminale.* — Quelques cataplasmes de fécule pour ramollir et détacher les croûtes demeurées en place, quand elles siègent sur des régions glabres; quelques pulvérisations de vapeur d'eau, quand elles ont pour siège le cuir chevelu, suffisent d'abord à mettre au jour les lésions. L'application d'une pommade *couvrante* légèrement antiseptique et siccative achève de les guérir complètement. En voici quelques formules :

1.	Glycérolé d'amidon (fait à chaud) neutre. .	40 grammes.
	Résorcine.	40 centigrammes.
2.	Oxyde de zinc	2 grammes.
	Vaseline	20 —
	Onguent styrax.	20 centigrammes.
3.	Oxyde de zinc	2 grammes.
	Calomel	20 centigrammes.
	Vaseline	20 grammes.

2° *Traitement de l'impétigo franc aigu à la période croûteuse.* — Quand on intervient contre un impétigo, à une période plus aiguë, on a plus de peine à le réduire. Je distinguerai surtout deux cas de thérapeutique différente :

1° Ou bien, quand on détache les croûtes, l'exulcération qu'elles recouvrent suinte abondamment, les croûtes elles-mêmes sont extensives, parce que au-dessous d'elles l'érosion s'élargit constamment. Dans ce cas, faire tomber les croûtes comme précédemment, et faire pratiquer six à dix fois le jour des

[1] H. Joulie, *Urologie pratique et thérapeutique nouvelle*. Doin, éditeur, 1901.

lotions locales avec un tampon de ouate hydrophile largement mouillée d'eau d'Alibour étendue au 1/3, c'est-à-dire ayant la formule ci-dessous :

Eau distillée camphrée à saturation et *filtrée*[1].	600 grammes.
Sulfate de zinc	7 —
Sulfate de cuivre	2 —

Les érosions sécheront en quelques heures, et se recouvriront d'une mince croûte qu'on respectera. La nuit, on maintiendra un pansement humide avec le même liquide. On terminera la guérison comme je l'ai indiqué plus haut, en protégeant la réfection épidermique par des pommades anodines.

2° Un cas différent peut se rencontrer. Quand on soulève les croûtes du visage, elles recouvrent une extumescence épidermique, une large papule plate presque fongueuse, très peu suintante, mais difficile à réduire par les topiques déjà mentionnés. Rien ne vaut pour ces cas *l'huile de cade pure* appliquée au pinceau selon la pratique de Bazin ou la pommade suivante de Vidal, qui peut d'ailleurs s'utiliser dans une multitude de dermatoses :

Huile de cade	5 grammes.
Vaseline	20 —
Bioxyde jaune Hg	30 centigrammes.

3° *Traitement de l'impétigo franc aigu à la période initiale vésiculeuse.* — Rien n'est difficile à enrayer et à dompter comme l'impétigo aigu quand il est très virulent. On voit alors les vésicules se multiplier de proche en proche sur le visage, le front, les oreilles du petit malade. Les phlyctènes s'inoculent aux doigts, à la main. Des contagions familiales se multiplient, et chaque lésion nouvelle s'agrandit, en quelque sorte d'heure en heure, et sous les yeux mêmes du médecin. Dans ce cas, on voit des auteurs préconiser les antiphlogistiques et les émollients. Ma pratique est tout à fait inverse.

Toute vésicule nouvelle doit être abrasée aux ciseaux, son toit épidermique entièrement enlevé et récliné sur les bords de l'exulcération, et la lésion devenue érosive *frictionnée* d'eau d'Alibour au 1/3, suivant la formule que j'ai indiquée tout à l'heure[1].

En suivant ce procédé à la lettre, j'ai vu enrayer en 2 jours des impétigos malins à pullulation multipliée, à développement annulaire extensif, à lésions bulleuses géantes ayant fait 4 et 6 contagions en moins d'une semaine.

Mais dans ces cas la partie malade, si c'est un doigt, par exemple, doit être immergée en permanence dans la liqueur sulfatée, ou tout au moins couverte d'un pansement très largement mouillé de la même liqueur. Et si sous ce pansement la phlyctène impétigineuse progresse encore, il faut renoncer au pansement et n'employer que la lotion incessante avec la même liqueur, lotion répétée 10 fois le jour. La lésion sera enrayée en très peu d'heures.

[1] Je mentionne expressément que l'eau d'Alibour doit être filtrée et ne jamais contenir en suspension des paillettes de camphre, qui peuvent causer une nécrose épidermique et une cicatrice définitive qu'on aurait pu éviter.

[*R. SABOURAUD.*]

II. Traitement des impétigos parasitaires. — 1° *Impétigo phtiriasique.* — 1° L'impétigo phtiriasique comporte quelques indications particulières. Il est possible que dans des cas extrêmes on soit obligé de sacrifier la chevelure. Je n'ai jamais rencontré de cas qui m'y obligeât.

On peut se servir des lotions sulfatées pendant quelques jours. Sitôt l'impétigo réduit, on détruit la phtiriase, quitte à reprendre ensuite le traitement de l'impétigo.

On peut se servir utilement de la liqueur suivante :

Acide acétique cristallisable	4	grammes.
Eau distillée	200	—
Alcool à 90°	200	—
Bichlorure Hg	1	—

dont on mouille abondamment le cuir chevelu et les cheveux, en recouvrant d'un bonnet de caoutchouc pendant deux heures.

L'alcool mouille les cheveux même gras, le bichlorure tue les parasites vivants, l'acide acétique dissout les œufs.

Après 2 ou 3 heures de ce pansement, on peigne au peigne fin. — Cette opération peut être recommencée deux fois, à deux jours d'intervalle.

Quand la phtiriase a disparu, l'impétigo s'éteint de lui-même.

2° *Impétigo galeux.* — Le traitement de la gale est le plus efficace traitement de l'impétigo et de l'ecthyma galeux. « Contre l'impétigo de la gale la frotte vaut mieux qu'un cataplasme », dit Tenneson. Effectivement, dès le lendemain l'impétigo a perdu sa physionomie active. Il disparaît. Il y a des cas néanmoins où « la frotte » sur des multitudes de surfaces exulcérées serait barbare. On traite l'impétigo d'abord, et la gale ensuite, comme on le ferait de l'un et de l'autre sur deux malades différents.

3° *Impétigos des teignes.* — On agit de même contre l'impétigo des teignes. On traite et on guérit d'abord l'impétigo; on commence ensuite le traitement de la teigne, quelle qu'elle soit. L'impétigo sur une teigne ne comporte d'ailleurs pas d'indication particulière de traitement.

III. Traitement des impétigos secondaires. — 1° *Dermites artificielles impétiginisées.* — 1° Chercher la cause, le traumatisme mécanique, chimique, physique, qui a déterminé l'éruption et empêcher qu'il se renouvelle.

2° Pansements humides permanents pour faire tomber les croûtes et diminuer la congestion locale. Si celle-ci est vive, et qu'on puisse discerner autour des lésions, des vésicules eczématiques, il faut préférer l'eau bouillie simple à l'eau d'Alibour ou n'employer l'eau d'Alibour qu'au 1/10.

Eau distillée bouillie, camphrée et filtrée. .	1 litre.
Sulfate de zinc	3 grammes.
Sulfate de cuivre	50 centigrammes.

Après quelques jours, des pommades simples à l'oxyde de zinc pourront être employées de jour et les pansements humides la nuit. Mais on gagne du temps à prolonger les pansements humides le plus de temps possible.

3° *Les eczémas et les prurigos impétiginisés.* — Toutes les fois qu'on peut soupçonner au-dessous d'un impétigo l'existence d'une dermatose comme l'eczéma ou le prurigo, il faut traiter comme un eczéma ou un prurigo, sans avoir égard à l'impétiginisation.

Des pansements humides à l'eau bouillie simple ou à peine sulfatée, maintenus en permanence, changeront l'aspect des lésions. L'impétiginisation surajoutée disparaîtra. Et l'on n'aura plus à traiter que la dermatose eczématique.

Dans les prurigos de Hebra recouverts d'un impétigo presque généralisé, j'ai obtenu d'excellents résultats des bains sulfatés à la dose correspondant à l'eau d'Alibour au 1/10. Il est aisé de faire préparer des paquets de sulfate de zinc correspondant au volume d'eau du bain (de 1 à 7 grammes par litre).

Dès que l'impétiginisation est en voie de disparition, les glycérolés d'amidon résorcinés au centième sont admirablement supportés par les prurigos et achèvent de faire disparaître l'impétiginisation qui les recouvrait.

L'eczéma vésiculeux secondairement impétiginisé est d'un traitement plus délicat, les préparations glycérinées sont à écarter. Je n'insiste pas ne voulant pas à propos de l'impétigo passer en revue la thérapeutique de l'eczéma.

IV. Traitement de la dermite chronique a streptocoques. — Le traitement de la dermite chronique à streptocoques me paraît devoir être encore à trouver. Ni les graisses, ni la glycérine ne sont tolérées, les huiles pas davantage, l'huile de cade pas du tout, le liniment oléo-calcaire un peu mieux, le cuticura est meilleur.

Les bains d'amidon soulagent les malades. En somme, au point de vue thérapeutique, la dermite chronique à streptocoques ressemble aux eczémas intraitables.

Comme dans ces cas, les pansements humides simples sont toujours parmi les topiques les mieux tolérés. Mais leur difficulté d'exécution dans des dermites généralisées est extrême.

A la période terminale de la maladie, comme toujours beaucoup de topiques sont tolérés et utiles : l'huile de cade employée très étendue est l'un des meilleurs.

V. Traitement des suites chroniques de l'impétigo récidivant. — J'ai dit combien les suites chroniques de l'impétigo aigu sont fréquentes : *kératite phlycténulaire*, *blépharite chronique à orgelets*, *rhinite chronique*, *pharyngite chronique*, *impétigo rétro-auriculaire*, *perlèche impétigineuse*, ganglions d'infection cutanée chronique. Je ne puis passer sous silence le traitement de ces reliquats de l'impétigo, souvent beaucoup plus tenaces que l'impétigo lui-même.

1° *Kératite phlycténulaire.* — Ce traitement ressortit à l'oculistique. Il est néanmoins curieux de faire remarquer que l'emploi de l'eau d'Alibour diluée, employée en instillations (collyre de Stjercrona), est de plus d'un siècle antérieur à l'application de l'eau d'Alibour à l'impétigo tégumentaire (1897).

2° *La blépharite chronique à orgelets* se guérit ordinairement en quelques semaines par les pommades hydrargyriques faibles. Elle est récidivante :

Bioxyde jaune Hg.	10 centigrammes.
Vaseline.	20 grammes.

ou

Bioxyde rouge Hg. . . . . 20 à	30 centigrammes.
Vaseline	20 grammes.

Dans les cas aigus le pansement humide avec de l'eau bouillie, gardé en place quelques nuits, est facilement toléré d'habitude et très utile.

La rhinite chronique est d'un traitement difficile. Elle n'est souvent, et au début toujours, que de l'impétigo narinaire et les pommades mercurielles faibles, ou les huiles mercurialisées faiblement la guérissent vite. C'est toujours par elles qu'il faut commencer.

Quand la rhinite profonde est constituée, il faut recourir aux irrigations nasales. L'eau minérale de Saint-Christau, eau minérale *cuprique*, est le liquide qui m'a donné les résultats les meilleurs. Mais le traitement demande souvent plusieurs mois.

Dans les cas où les muqueuses sont évidemment infectées d'une façon chronique, et les ganglions pré-auriculaires, occipitaux ou sous-maxillaires, en permanence augmentés de volume et sensibles, une saison d'eaux salines ou de salins au bord de la mer donne en général de bons résultats, excepté chez les prurigineux chroniques. Quant à l'impétigo rétro-auriculaire chronique, je n'ai pas rencontré de cas où il résiste à un traitement local bien dirigé, par les moyens plus haut décrits.

La perlèche impétigineuse chronique, j'en ai la preuve, accompagne presque toujours l'infection streptococcique de la salive. Elle récidive tant que cette infection demeure active.

L'antisepsie de la bouche (eau chloralée au 1/1000) après chaque repas et aux deux toilettes en vient à bout d'ordinaire, sans préjudice d'un traitement local tégumentaire dans lequel les pommades ont en général plus de part que les lotions, comme dans tous les impétigos chroniques.

Dans toutes les localisations tégumentaires chroniques de l'impétigo, le nitrate d'argent au 1/50, au 1/30, au 1/15 et même au 1/5, a été souvent recommandé. Je signale particulièrement son utilité dans l'eczéma *impétiginisé* du sein (gale, grossesse, lactation) si rebelle à tous les modes de traitement.

IMPÉTIGO HERPÉTIFORME. — Voir l'article ci-contre.

IMPÉTIGO HERPÉTIFORME.

Par **W. DUBREUILH.**

IMPÉTIGO HERPÉTIFORME

Historique. — L'impétigo herpétiforme a été décrit, en 1872, par Hebra dans un article sur certaines dermatoses liées à la grossesse. Il l'avait observé cinq fois chez des femmes enceintes ou récemment accouchées, dont quatre moururent. Hebra n'ayant pas publié ses observations *in extenso* et plusieurs des observations publiées ultérieurement par divers auteurs s'écartant notablement du type primitif, on conçoit facilement que Duhring ait pu considérer l'impétigo herpétiforme comme identique à la forme pustuleuse de l'herpes gestationis ou dermatite herpétiforme de la grossesse. La distinction des deux maladies a été nettement établie par Kaposi dans un mémoire important sur l'impétigo herpétiforme accompagné de nombreuses planches, et par Brocq dans son mémoire sur la dermatite herpétiforme de Duhring. Cette distinction a été acceptée par Duhring lui-même.

Parmi les travaux sur l'impétigo herpétiforme, je citerai particulièrement les observations de du Mesnil et Marx, de Maret, et le mémoire que j'ai publié sur cette question, où j'ai reproduit, analysé ou critiqué toutes les observations publiées. Depuis lors, de nouvelles observations, quelques-unes très sommaires, ont été publiées par Breier, Freyhan, Sabolotzky, Dauber, Schultze, Hartzell, Tommasoli et Grosz.

Étiologie. — Toutes les observations de Hebra étaient relatives à des femmes enceintes ou récemment accouchées ; c'est dans ces circonstances que sont survenus la plupart des autres cas observés depuis. Cela n'est cependant pas constant : Kaposi a publié un cas d'impétigo herpétiforme chez un homme ; j'en ai observé un second ; Freyhan et Tommasoli en ont publié également ; le cas de Hartzell est survenu chez une femme de quatre-vingt-quatre ans, et enfin chez la femme observée successivement par du Mesnil, Marx et Dauber, la première atteinte est survenue en dehors de la grossesse, la deuxième pendant la grossesse, la troisième après l'accouchement, la quatrième et la cinquième sans grossesse, mais à l'occasion d'un trouble dans la menstruation. Par conséquent, la grossesse n'est pas une condition nécessaire, mais c'est une cause prédisposante assez importante, puisqu'on la trouve dans 19 cas sur 24.

Parmi les hommes, les âges variaient de vingt à cinquante-trois ans ; deux d'entre eux étaient fortement alcooliques. La syphilis a été notée dans un trop petit nombre de cas pour qu'on puisse lui attribuer un rôle quelconque.

Par conséquent, les données que nous possédons sur l'étiologie de l'impétigo herpétiforme sont des plus insuffisantes.

Symptomatologie. — L'éruption de l'impétigo herpétiforme est constituée par des cercles pustuleux à extension centrifuge. Elle débute par de petits groupes arrondis de très petites pustules contenant un pus épais blanc ou jaunâtre, superficielles et couvertes d'un épiderme corné très mince. Ces pustules ont le volume d'une tête d'épingle à un grain de chènevis, rarement elles atteignent celui d'une lentille, elles sont semées très dru sur une plaque érythémateuse. Très rapidement ce groupe s'étend, par multiplication des pustules plutôt que par leur accroissement individuel; bientôt le centre se dessèche en croûte et le groupe devient un cercle qui grandit peu à peu en restant assez régulier tant qu'il est isolé. La plaque éruptive est alors formée d'une bordure pustuleuse et d'un centre croûteux ou suintant. La bordure forme une zone érythémateuse de 1 à 3 centimètres de large, d'un rouge foncé, parfois très légèrement infiltrée; elle est criblée de pustules miliaires, régulières, distinctes, s'égrenant un peu à la périphérie, se fusionnant vers le bord central où l'épiderme corné est soulevé, flottant en lambeaux minces et déchiquetés. Immédiatement en dedans du cercle pustuleux, on trouve souvent une étroite zone où la peau est rouge, excoriée et suintante. La partie centrale est couverte de croûtes minces, lamelleuses, dont la couleur varie du jaune verdâtre au brun et sous lesquelles on trouve la peau rouge enflammée, dépouillée de son épiderme. Un peu plus tard, les croûtes tombent; la peau, d'un rouge foncé, brunâtre ou livide, se recouvre d'un épiderme mince, mais sec, qui souvent s'exfolie en grandes squames. Assez souvent les croûtes ne se forment pas et l'aire de la plaque éruptive reste rouge, suintante et douloureuse, ou se recouvre d'un enduit pulpeux, grisâtre et horriblement fétide; tel est notamment le cas dans les plis où la peau est adossée à elle-même, comme dans les aines, la face interne des cuisses, les plis sous-mammaires, les aisselles, la partie antérieure du cou. Dans certains cas, les surfaces excoriées et suintantes situées dans les plis deviennent saillantes et se couvrent de végétations ayant l'aspect de condylomes plats. Il en était ainsi, notamment, chez la malade de du Mesnil et Marx, dont les cinq atteintes successives ont constamment présenté ce caractère.

L'étendue des plaques éruptives est très variable, c'est surtout dans les plis et par confluence qu'elles atteignent de grandes dimensions; une seule plaque peut ainsi arriver à couvrir la partie inférieure de l'abdomen, la région génitale et la face interne des deux cuisses; les plaques disséminées sur les parties plus découvertes du tronc et des membres sont généralement plus petites.

La muqueuse buccale est souvent atteinte; elle est alors couverte d'excoriations douloureuses tapissées d'un enduit grisâtre qui gênent l'alimentation; la muqueuse vulvaire et même le vagin sont souvent envahis. Dans un cas de Kaposi, il y avait des ulcérations de l'œsophage.

Quand les lésions guérissent momentanément ou définitivement, la bordure pustuleuse s'affaisse et se dessèche; l'aire centrale se recouvre d'épiderme, mais il persiste assez longtemps des plaques rougeâtres ou livides. De même qu'il n'y a jamais d'ulcérations, il n'y a pas de cicatrices.

L'éruption débute généralement par le ventre et la face interne des cuisses; elle s'étend ensuite graduellement et peut se généraliser. Mais elle prédomine toujours et peut se cantonner dans les plis cutanés et articulaires, notamment dans la région génito-crurale et le bas-ventre, les plis sous-mammaires, les aisselles, le cou, les plis du coude et les creux poplités. Les mains et les pieds sont souvent atteints et quelquefois d'une manière très accusée; dans le cas de Breier, l'éruption avait débuté par les extrémités. Dans plusieurs cas de Kaposi, les ongles étaient tombés et leur lit était occupé par une surface suintante.

Les surfaces excoriées sont toujours douloureuses, mais le prurit est très variable; dans quelques observations il est signalé comme très vif; dans d'autres, son absence est expressément notée; dans la plupart, il n'en est pas fait mention.

Les phénomènes généraux sont toujours très accusés dans l'impétigo herpétiforme. Ils ne se montrent pas toujours dès le début et peuvent être précédés par l'éruption. La fièvre est constante, généralement modérée avec des rémissions irrégulières; les poussées fébriles sont précédées de frissons comme dans les infections septiques. L'anorexie est absolue, la soif vive; la langue est chargée, ou même fuligineuse; la diarrhée est constante, tout au moins à la fin de la maladie et elle est souvent sanglante. Les urines sont normales au début, mais à la fin elles contiennent habituellement un peu d'albumine. Le malade s'affaiblit rapidement et il a parfois du délire avec des convulsions; mais ce qui domine la scène est l'extrême prostration qui aboutit au coma final.

Pendant ce temps, l'éruption procède par poussées accompagnées de frissons et de fièvre, elle se généralise graduellement et les excoriations finissent par envahir la presque totalité du tégument. La marche de la maladie n'est cependant pas toujours continue; il y a quelquefois des rémissions pendant lesquelles le malade se remonte un peu en même temps que l'éruption cesse de s'étendre et manifeste quelque tendance à la guérison.

La durée de l'impétigo herpétiforme n'est jamais très longue, il peut se terminer par la mort en quinze jours, ou bien durer six mois; les cas qui guérissent sont généralement ceux dont la durée est la plus longue. La mort est la terminaison la plus fréquente, et, sur 24 malades, on trouve 18 morts, c'est-à-dire 3 fois sur 4. Cette proportion est peut-être encore au-dessous de la vérité parce que certaines malades, qui figurent comme guéries, peuvent être mortes depuis à une nouvelle atteinte. C'est ainsi que la malade de du Mesnil, Marx et Dauber, et qui a été le sujet de trois publications successives, n'est morte qu'à la cinquième atteinte; elle figurait donc parmi les guérisons dans une statistique antérieure.

Lorsque l'impétigo herpétiforme survient au cours de la grossesse, l'accouchement se fait généralement avant terme et l'enfant est mort-né; quand l'enfant a pu arriver à terme et naître vivant, il a rarement vécu plus de quelques semaines ou quelques mois. La maladie de la mère s'améliore le plus souvent après l'accouchement et cette amélioration peut n'être que passagère ou être le début de la guérison.

Anatomie pathologique. — L'étude des lésions de la peau a été faite par du Mesnil et Marx, par Dauber, par moi-même et par Schultze; elle ne nous éclaire du reste pas beaucoup sur la nature de la maladie. Le derme est infiltré de cellules migratrices assez abondantes, surtout à la partie superficielle du derme et autour des vaisseaux de la couche sous-papillaire. L'infiltration est encore assez accusée autour des glomérules sudoripares à cause de leur abondante vascularisation. Les prolongements interpapillaires de l'épiderme sont allongés; dans l'épiderme on trouve des vésicules contenant des globules de pus et creusées dans la couche épineuse.

Les recherches bactériologiques n'ont fourni aucune donnée. Je n'ai pas trouvé de microbes par l'ensemencement du sang pris sur le vivant; l'examen microscopique a montré des microbes variés et abondants à la surface de la peau, mais aucun dans les parties profondes, dans les viscères ou dans le sang.

Les diverses autopsies n'ont pas fourni de résultats concordants au point de vue des lésions viscérales. Dans un certain nombre de cas, on n'a trouvé aucune lésion expliquant la mort; dans d'autres, on a trouvé des lésions de péritonite, de néphrite, de tuberculose pulmonaire, mais aucune n'est assez constante ou assez fréquente pour qu'on puisse lui attribuer un rôle dans la production de l'éruption.

Les récidives coïncidant avec la grossesse, les analogies avec la dermatite herpétiforme de la grossesse ont fait attribuer à l'impétigo herpétiforme une origine nerveuse. D'autre part, l'allure de l'éruption, les phénomènes généraux qui l'accompagnent et qui la rapprochent des septicémies, l'ont fait considérer comme une maladie infectieuse. Cette hypothèse, bien qu'elle ne soit pas confirmée par l'étude microbiologique directe, est évidemment la plus plausible, et le nom d'*herpes pyæmicus*, proposé par Neumann, est assez bien justifié. La grossesse constitue une cause prédisposante, très puissante à coup sûr, mais non pas nécessaire.

Diagnostic. — En l'absence d'un critérium positif, étiologique ou anatomopathologique, qui permette de fixer à l'impétigo herpétiforme des limites certaines, on est obligé de se contenter de la physionomie clinique pour caractériser la maladie. Dans ces conditions, il faut s'en tenir au type décrit par Hebra et Kaposi, rejeter du cadre de notre maladie tous les faits qui s'en écartent. On est amené de la sorte à éliminer un certain nombre de cas qui ont avec l'impétigo herpétiforme de réelles analogies, qui lui sont peut-être étroitement apparentées et qu'il faudra, peut-être, lui rattacher un jour, lorsqu'on en connaîtra mieux la nature. En attendant, il vaut mieux n'en pas tenir compte, sans quoi on serait conduit à réunir des faits absolument disparates. C'est pour cette raison que dans mon mémoire j'ai éliminé, avec une sévérité que quelques-uns ont trouvée excessive, des observations publiées sous le titre d' « impétigo herpétiforme » et que je suis encore amené à rejeter certaines observations publiées depuis sous ce même titre que je crois erroné dans l'état actuel de nos connaissances.

La *dermatite herpétiforme* à forme pustuleuse, confondue d'abord par Duhring avec l'impétigo herpétiforme, en a été nettement séparée par Brocq. Elle est caractérisée : par une éruption polymorphe, qui n'est jamais exclusivement pustuleuse, mais comporte aussi des vésicules, des plaques érythémateuses et urticariennes; par le prurit, qui est un phénomène constant et prédominant; par l'intégrité de l'état général, qui ne s'altère que sous l'influence de l'épuisement nerveux et de l'insomnie et ne présente jamais les caractères d'infection profonde de l'impétigo herpétiforme; par la dissémination de l'éruption, qui ne forme pas de placards aussi compacts et n'atteint pas les plis articulaires avec la même prédilection.

Le *pemphigus végétant* offre de nombreuses analogies par la localisation de l'éruption dans la région génitale et les plis, par la gravité des phénomènes généraux et du pronostic. Certaines observations d'Auspitz ont été citées comme pemphigus végétant et comme impétigo herpétiforme. Les végétations condylomateuses ont été observées dans l'un et l'autre cas, bien qu'avec une fréquence inégale; mais ce n'est pas là un caractère univoque, car on l'a vu dans d'autres maladies encore. La distinction peut se baser sur l'éruption primitive, qui est un semis de pustulettes dans l'impétigo herpétiforme, qui est formée de bulles volumineuses, disséminées et extensives dans le pemphigus végétant. Il est permis de penser qu'il existe une certaine parenté entre les deux maladies; l'avenir nous montrera s'il faut les réunir.

On en peut dire à peu près autant d'une autre maladie, dont des observations ont été publiées par Stowers sous le nom de *dermatitis repens*, par Frèche, par Hallopeau sous le nom d'*acrodermatite suppurative continue*, enfin par Whitehouse et par Jamieson sous le nom d'*impétigo herpétiforme*. Cette maladie est bien constituée par une éruption et petites pustules en placards extensifs, mais cette extension se fait d'une façon serpigineuse, par une bordure de décollement pustuleux et non par un semis de pustules. C'est surtout en arrière du front d'attaque, dans les parties déjà atteintes, que se fait une éruption de pustules miliaires distinctes. L'éruption débute par la bouche, les doigts et les orteils et se généralise lentement sans affecter de préférence les plis. La maladie n'a aucun rapport avec la grossesse. L'état général reste très longtemps indemne et la maladie, bien que quelquefois mortelle, dure toujours au moins quelques années; trente ans dans le cas de Stowers.

La *dermatite pustuleuse chronique centrifuge* de Hallopeau est une maladie chronique n'amenant aucune altération de l'état général, ne se généralisant pas et n'est pas constituée par le semis de petites pustules de l'impétigo herpétiforme.

Traitement. — On ne peut malheureusement pas dire grand'chose du traitement. Au point de vue local, la désinfection de la surface cutanée constitue l'indication principale. On peut y arriver par des lotions antiseptiques, notamment avec une solution très étendue de créoline, par des poudrages de talc additionné de 1 pour 100 d'acide salicylique et surtout par les bains prolongés ou même permanents, qui n'ont pas seulement une action locale.

Le traitement général réclame l'usage des toniques variés. L'iodure de potassium, donné dans quelques cas, paraît avoir fait du mal. Tommasoli attribue dans une grande mesure la guérison de son malade aux injections de liquide orchitique, suivant la méthode de Brown-Séquard. Il n'y a pas lieu de pratiquer l'accouchement prématuré artificiel, car on n'est pas du tout certain que la maladie s'arrêtera après l'accouchement. Peut-être y aurait-il lieu d'essayer l'usage interne de la levure de bière.

Bibliographie :

F. v. HEBRA, De quelques maladies de la peau survenant chez les femmes enceintes, accouchées ou atteintes d'une affection utérine. *Wiener klin. Woch.*, 1872, n° 48. — M. KAPOSI, Impetigo herpetiformis. *Viertelj. für Dermat.*, 1887, p. 275. — W. DUBREUILH, De l'impétigo herpétiforme. *Ann. de dermat.*, 1892. — J. BREIER, Ueber Impetigo herpetiformis. *Dermat. Zeit.*, 1894, t. I, p. 199. — DAUBER, Ueber Impetigo herpet. *Arch. für Dermat.*, 1894, t. XXVIII, p. 265. — FREYHAN, Berliner dermat. Vereinigung, 5 mai 1892. *Archiv für Dermat.*, 1892, p. 905. — GROSZ, Wiener dermat. Gesellsch., 19 avril 1898. *Archiv für Dermat.*, XLV, p. 412. — HARTZELL, Case of impetigo herpetiformis. *Journal of cutaneous and gen.-urin. diseases*, 1897, p. 506. — A. JAMIESON, A peculiar case of impetigo herpetiformis. *Atlas international des maladies rares de la peau*, pl. XXXVIII. — SABOLOTSKY, Soc. de dermat. de Moscou, 28 janvier 1894. *Monatshefte für prakt. Dermat*, XXI, 643. — B. SCHULTZE, *Arch. für Dermat.*, 1895, XXX, p. 55. — TOMMASOLI, *Arch. für Dermat.*, 1898, XLVI, p. 197. — WHITEHOUSE, Impetigo herpetiformis in the male. *Journal of cutaneous and gen.-urin. diseases*, 1898, p. 169.

INTERTRIGO. — Voir l'article ci-contre.

INTERTRIGO.

Par **Marcel SÉE.**

INTERTRIGO

Description générale. — Sous le nom d'*érythème intertrigo*, on désigne la dermite qu'occasionnent, aux points où la peau est sans cesse en contact avec elle-même, les frottements répétés et la stase des sécrétions normales ou pathologiques.

Son *siège* compte donc parmi ses caractères essentiels : elle occupe les plis cutanés, prenant naissance au voisinage de leur fond pour s'étendre plus ou moins loin sur les surfaces adjacentes. C'est ainsi qu'on l'observe : aux aisselles, aux aines, dans les plis génito-cruraux, sur les bourses ou les grandes lèvres et la face interne des cuisses; au périnée, à l'anus et entre les fesses; entre les orteils, parfois au creux du jarret; dans les plis que présente le bas-ventre des personnes grasses, ou sous les seins flasques; chez les enfants, dans les plis du cou. Tantôt elle envahit une seule de ces régions, tantôt plusieurs, soit d'un côté, soit plutôt des deux et souvent d'une façon inégale.

Le premier signe, et fréquemment le seul, consiste en une rougeur érythémateuse intense, accompagnée de cuisson et de prurit : dégradée ou non sur les bords, elle dessine plus ou moins nettement la zone des contacts cutanés. Au bout d'un certain temps, sous l'action de la sueur stagnante, l'épiderme se macère; çà et là se montrent des excoriations superficielles, étroites et allongées au fond des plis, ou plus étendues et irrégulières. Toute la surface enflammée devient le siège d'un suintement séro-purulent (*erythema purifluens* de Devergie), d'odeur fade particulière et parfois fétide.

L'intertrigo peut avoir une marche aiguë et ne durer que quelques jours. Le plus souvent, entretenu par des causes persistantes, il se prolonge des mois et des années; c'est ainsi qu'il s'éternise, dans la région génito-crurale, sous forme de taches arrondies rouges ou brunes, tantôt sèches et tantôt humides. Il est alors fréquent de voir, à l'impétigo, s'ajouter des lésions eczémateuses; il l'est aussi de voir la peau voisine, sous l'influence des grattages, se pigmenter et s'épaissir, se lichénifier; enfin, notamment aux aisselles, il arrive que les follicules et glandes s'infectent et suppurent, sous forme de furoncles ou d'hidrosadénites.

Étiologie et variétés. — L'intertrigo est commun dans les deux sexes, où le favorisent toutes les circonstances qui exagèrent les sécrétions cutanées et les forcent à séjourner sur place : chaleur (climats, saisons), — obésité, œdème, éléphantiasis, — malpropreté. On l'observe à tout âge, dans l'âge mûr notamment (obésité), chez des sujets adipeux, séborrhéiques, hyperidrosiques : certains ne peuvent faire la moindre marche sans « se couper », suivant l'expression vulgaire. Les conditions physiques et mécaniques expliquent la facilité avec laquelle il se développe chez eux, de même que la permanence de ces conditions explique la ténacité du mal et ses récidives. Sans doute convient-il en outre de faire intervenir des qualités individuelles de résistance cutanée d'une part; d'autre part des qualités chimiques des sécrétions, lien entre les causes locales et l'état général de l'organisme.

Quoi qu'il en soit, les sujets en question sont de ceux que l'on qualifie d'« arthritiques », goutteux, hémorroïdaires, eczémateux, prurigineux sujets aux lichénifications. Aussi Bazin distinguait-il de l'*intertrigo simple* l'*intertrigo arthritique* : l'un, érythème purement traumatique, ne dépassant pas les parties soumises aux frottements, ne démangeant que peu, ne se compliquant pas et cédant facilement au traitement; le second, vraie maladie constitutionnelle, tenace et récidivante, souvent compliquée d'éruptions pustuleuses, progressant par un bourrelet analogue à celui de l'herpès circiné, pour envahir de vastes surfaces, occasionnant un prurit intense, aboutissant même, chez la femme, à une surexcitation nerveuse extrême et à des troubles généraux, voire intellectuels. En réalité, cette description de Bazin se rapporte pour une large part à un eczéma séborrhéique à début intertrigineux.

L'*intertrigo des diabétiques* prête à des considérations analogues (1). Son *primum movens* est l'irritation que produisent les urines sucrées. Parmi ses caractères significatifs compte la localisation périgénitale : chez la femme, il siège aux grandes et aux petites lèvres, d'où il gagne les cuisses, le périnée, l'abdomen, particulièrement ce pli horizontal que les femmes grasses présentent au-dessus du pubis. Chez l'homme, on y doit rattacher la balanite diabétique, avec sa rougeur, ses ulcérations et son suintement purulent. Dans les deux sexes, l'anus peut être intéressé. Il s'agit d'une rougeur vive, assez foncée, accompagnée d'un prurit très intense, et à laquelle se joint fréquemment un suintement peu épais, n'empesant pas le linge et ne se concrétant guère en croûte. Le plus souvent il s'y ajoute de l'eczéma vrai.

L'intertrigo est plus commun encore *chez la femme* que chez l'homme : il n'épargne guère les porteuses de lésions génitales suintantes : blennorragie en premier lieu, puis leucorrhées diverses et lésions syphilitiques : chancres géants ou multiples, syphilides papulo-érosives ou hypertrophiques, seules en sont exemptes les malades qui observent une propreté méticuleuse. A côté de l'intertrigo vulgaire génito-crural, on observe là des lésions dont les caractères spéciaux ont été mis en lumière par Brocq et Bernard : elles siègent principalement à la partie supéro-interne de la cuisse, au-dessous du pli génito-crural, et participent de l'intertrigo vulgaire et des lichénifications circonscrites (2).

(1) Signalé pour la première fois par MARCHAL (de Calvi), il représente une des *diabétides* les plus fréquentes, et constitue souvent un signe révélateur. Voir dans le t. I, p. 902, l'article *Diabétides*.

(2) 1° A la partie supéro-interne des cuisses, au niveau des grandes lèvres, se voit (dans la position du spéculum) une fossette triangulaire dont le pli génito-crural forme la base, tandis que son sommet se perd à 3, 4 centimètres au-dessous : cette *fossette génito-crurale*, à peau très fine, est le siège des lésions les plus remarquables, qui en occupent surtout

Enfin l'intertrigo est d'une extrême fréquence *chez les enfants*, surtout chez ceux qui sont gras et mal soignés, dont les sécrétions sébacées s'accumulent dans les plis du cou, du ventre, des cuisses, dont le siège est souillé par les urines et les excréments. Même bien tenus, certains ont la peau assez fragile pour que des irritations légères y amènent de l'inflammation. L'intertrigo des enfants peut, d'après Kaposi, donner lieu à des ulcérations graves, diphtéroïdes ou gangreneuses. Le plus souvent il a les mêmes caractères que chez l'adulte. Mais la dermite s'étend souvent bien au delà des plis, et n'y siège pas toujours, à beaucoup près : quel rapport y a-t-il entre l'intertrigo et les *érythèmes infantiles* simples, vésiculeux ou papuleux? Il ne nous appartient pas de résoudre une telle question, déjà étudiée dans cet ouvrage (1).

On peut en rapprocher les érythèmes anaux et périanaux des *diarrhéiques* et des *gâteux*, comme ceux que les sécrétions nasales déterminent sur les narines et la lèvre supérieure.

Histologie et bactériologie. — Pathogénie. — L'intertrigo constitue en somme une *épidermite* de cause externe, dont l'*histologie* proprement dite a donné lieu à peu de recherches spéciales. Brocq et Bernard ont étudié les altérations microscopiques dans la forme par eux décrite : elles consistent essentiellement en un état inflammatoire de l'épiderme (prolifération, tuméfaction trouble, production exagérée d'éléidine), laissant pendant les phases torpides, à titre de lésions acquises, une multiplication des couches cellulaires, et de la pigmentation (2).

la partie inférieure, mais peuvent la déborder ou se disposer en traînées séparées. Ce sont des sillons, profonds de 1/4 à 1/2 millimètre, se dessinant en rose quand on tend la peau, et se coupant à angle aigu, mais ayant même direction générale de haut en bas et d'avant en arrière; les plateaux qui les séparent, larges de quelques millimètres, portent des sillons secondaires longitudinaux; d'autres sillons transversaux divisent en une série de sommets séparés les crêtes latérales de ces plateaux. Çà et là se voient de petites saillies folliculaires. Lorsqu'on tend la peau, les lésions sont moins visibles, il ne reste qu'une pigmentation plus accentuée chez les brunes. En cet *état de repos*, qui peut durer extrêmement longtemps, il n'y a ni douleur ni prurit. Advienne une recrudescence des causes irritantes, il en résulte un *état inflammatoire* avec rougeur, turgescence, exagération des sillons. On ne saurait dire, d'ailleurs, si l'état inflammatoire est primitif ou secondaire par rapport à l'état torpide. — 2° Un peu au-dessous des fossettes, dans un triangle à sommet inférieur (correspondant à la région où, dans la marche, les cuisses frottent l'une contre l'autre), on remarque d'autres lésions plus banales, à savoir une pigmentation allant du jaune au brun foncé, avec des facettes minuscules, nombreuses et brillantes : il s'agit là d'un processus de frottement, proche parent des lichénifications. — 3° Enfin la région périanale est intéressée et montre : au centre, une pigmentation assez accentuée de l'anus; alentour, sur 2 à 4 centimètres de large, une zone claire, un peu rouge quand elle s'irrite et qui représente la surface de contact des fesses; enfin, à la limite externe de cette surface et dans le pli interfessier, une dernière zone, bordant la précédente en arrière et sur les côtés, plus pigmentée qu'elle et devenant d'un rouge vif dans les périodes d'inflammation (L. Brocq et Léon Bernard, Étude nouvelle des lésions intertrigineuses de la femme. *Ann. de dermat. et de syphil.*, t. X, p. 1, janvier 1899).

(1) Voir dans le tome I l'article *Dermites infantiles simples*, par Jacquet, p. 881. L'intertrigo des enfants y est décrit complètement.

(2) Les lésions intéressent surtout l'épiderme, qui s'épaissit. *a.* A l'*état aigu*, le nombre des assises cellulaires est considérablement accru dans toutes les couches, mal distinctes

La *flore microbienne* de l'intertrigo semble, au premier abord, devoir être des plus variées. Un grand nombre de bactéries ou de champignons peuvent, à la faveur de l'humidité et de la chaleur, vivre et proliférer par hasard au fond des plis cutanés ([1]).

Mais une étude plus approfondie, portant sur les squames, les exsudats, les pustules, montre que les espèces incriminables sont en somme en petit nombre : *a*. Le plus souvent, surtout dans les formes sèches, écailleuses, on trouve le *staphylococcus cutis commune*, auquel s'associe quelquefois, mais non toujours, le *bacille-bouteille*. — *b*. Dans les nappes largement suintantes, la culture donne un nombre infini d'espèces; mais, si l'on emploie le sérum en pipettes, on isole le *streptocoque*. — *c*. Les formes pustuleuses, qui représentent un impétigo de Bockhart localisé, sont dues au *staphylocoque doré* : à celles-là appartiennent les complications furonculeuses ([2]).

Ajoutons que dans nombre de cas, entre les éléments de l'intertrigo, on observe la vésicule eczémateuse pure, aseptique : elle constitue une menace de complications et d'extension.

Muni de ces renseignements, on se représente aisément le *processus pathogénique* : à la faveur de l'humidité, de la stase sécrétoire, les microbes préexistants sur la surface cutanée pullulent abondamment : ils attaquent l'épiderme avec d'autant plus de facilité ([3]) que celui-ci est traumatisé par les frottements, par la macération, et souvent rendu fragile par une nutrition défectueuse : les causes générales précitées agissent encore en faisant des *secreta* un milieu de culture plus favorable ([4]).

Diagnostic. — L'intertrigo, tel qu'il vient d'être défini, est bien distinct de l'*eczéma* qui s'y joint fréquemment, mais qui est reconnaissable à ses vésicules, son suintement empesant le linge, ses croûtes, sa ténacité, sa tendance extensive.

Sans insister sur les caractères bien spéciaux : bordure, parasites définis, des mycoses cutanées (*erythrasma*, *trichophytie*, etc.), nous rappellerons les liens

entre elles; les cellules du corps muqueux sont en tuméfaction trouble; celles de la couche granuleuse, gonflées et gorgées d'éléidine. Le derme ne présente que de la vaso-dilatation avec multiplication des cellules fixes, sans diapédèse. Glandes et follicules sont sains. *b*. A l'*état de repos*, le nombre des assises reste augmenté, mais elles sont bien ordonnées; les cellules malpighiennes sont encore grosses et un peu troubles. Les papilles sont allongées. Dans les cellules conjonctives, comme dans celles de la couche génératrice de l'épiderme, se voient des granulations pigmentaires.

([1]) Tel le *leptothrix epidermidis* de Bizzozero (constant pour lui, mais non pathogène); tels les microbes des écoulements qui souillent les régions malades. Chez les blennorragiques, Brocq et Bernard disent avoir trouvé sur la peau le *gonocoque* : nous ne savons jusqu'à quel point il peut exercer là une action pathogène.

([2]) Sabouraud, *commun. orale*. Voir, dans le t. I, son article *Dermatophytes*, spécialement pages 705 à 721 et 737 à 740. Le même auteur fait remarquer la fréquence de l'*erythrasma* à l'origine de l'intertrigo génito-crural.

([3]) Nous avons vu que souvent c'est le *m. minutissimum* qui semble ouvrir la brèche.

([4]) En même temps que la lésion épidermique, les parasites déterminent des fermentations d'où dépendent certains caractères cliniques, d'odeur notamment.

étiologiques qui, lorsqu'elles affectent les plis, les unissent à l'intertrigo [1].

Enfin, on ne prendra guère pour de l'intertrigo les *syphilides* étalées en nappes suintantes, qui sont saillantes, polycycliques et accompagnées d'autres lésions spécifiques.

Traitement. — A. Le traitement doit se proposer d'abord d'écarter les *causes* du mal. Si donc l'inflammation cutanée relève d'une affection préexistante reconnue : écoulement, diabète, etc., c'est celle-ci qu'il conviendra de soigner en premier lieu [2] : les effets en seront atténués de suite si l'on préserve la peau des contacts nocifs. D'ailleurs, chez tout prédisposé, les irritations sont à éviter, quelle que soit leur nature. On instituera une *hygiène prophylactique* sévère.

B. Celle-ci consiste avant tout en soins de propreté et d'*asepsie* : elle doit être observée, à plus forte raison, quand l'affection est déclarée, et après la guérison.

1° Des *bains* simples ou alcalins seront donnés deux fois par semaine [3].

2° Une *toilette* soigneuse des parties atteintes sera faite au moins trois fois par jour. On emploiera pour les lotions de l'eau bouillie, tiède, qui pourra être alcalinisée légèrement, ou additionnée de substances faiblement astringentes, d'antiseptiques en petite quantité [4] : les antiseptiques forts, irritants, sont plus nuisibles qu'utiles. Les savonnages doivent être faits avec des savons très doux [5].

3° Dans l'intervalle, on asséchera les parties à l'aide de *poudres minérales* inertes et fines [6]. Au besoin, on isolera les surfaces frottantes à l'aide de coton ou de gaze aseptique.

4° Les moyens précédents sont purement hygiéniques : il est bon de leur associer, tous les deux ou trois jours, des *badigeonnages* modificateurs et bactéricides : la teinture d'iode, étendue de quatre volumes d'alcool, remplit toutes les indications. Le nitrate d'argent, l'acide chromique peuvent être utiles [7].

(1) Voir encore l'article *Eczéma marginé*, p. 302.

(2) C'est ici qu'intervient le *traitement interne*, délaissé avec raison en ce qui concerne la dermite elle-même, mais utile contre certaines prédispositions : ainsi, chez les diabétiques, il est indispensable d'instituer le régime spécial. Aux arthritiques, aux goutteux, il pourra être utile d'ordonner les alcalins. Aux hyperidrosiques, HARDY donnait à l'intérieur de l'eau de Rabel, du tanin, de l'alun.

(3) BAZIN faisait prendre alternativement des bains alcalins et d'amidon.

(4) Tels l'acide borique ou mieux le biborate de soude, l'acide salicylique, le coaltar, les solutions de sulfates métalliques (eau d'Alibour, laurénol, utiles surtout contre les formes impétigineuses), le sublimé (1 pour 2000 au plus), — puis l'eau phagédénique, l'eau blanche, l'alcool, l'alun, le tanin.

(5) BAZIN conseillait le mélange de saponine et de glycérine. On fait aujourd'hui des savons spéciaux peu irritants.

(6) Comme la ceyssatite, le talc additionné d'oxyde de zinc, de sous-nitrate de bismuth : lorsque le suintement est abondant, ce dernier employé seul a l'inconvénient de former des croûtes. Les poudres végétales, fermentescibles, ne conviennent pas dans les plis.

(7) H. FOURNIER (article *Intertrigo* du *Dict. encyclop.*, 1889) s'est trouvé bien d'attouchements à l'acide acétique coupé d'autant d'eau. — HALLOPEAU et LEREDDE (*Traité prat. de*

C. Dans les cas où l'inflammation congestive est intense, on la calme au moyen de pansements humides : compresses de tarlatane pliées en douze, imbibées d'eau bouillie ou de solutions antiseptiques *très faibles*, et recouvertes d'un taffetas-chiffon.

Aux lésions anciennes, eczématisées, épaissies, on oppose les *pommades* plus ou moins actives, mercurielles, cadiques; les *emplâtres*, en un mot, les divers traitements de l'eczéma et des lichénifications, que nous n'avons pas à décrire.

INTERTRIGO PARASITAIRE. — Voir l'article : *Eczéma marginé*, p. 302.

IODIQUES (*Éruptions*).

Voir les articles : *Éruptions artificielles* et *Érythèmes*, t. II, p. 423 et 504.

IODISME. — Étym. : Ἰωδής, de couleur violette, de ἴον, violette.

On désigne sous ce nom l'ensemble des phénomènes produits par l'action de l'iode sur l'organisme.

Voir l'article : *Éruptions artificielles*, t. II, p. 423.

IODO-POTASSIQUES (*Éruptions*).

Voir l'article : *Éruptions artificielles*, t. II, p. 423.

IXODES. — Étym. : Ἰξώδης, collant, de ἰξός, glu.

L'ixode est un acarien dont la femelle enfonce son proboscide dans la peau pour y sucer le sang.

Voir l'article : *Dermatozoaires*, t. I, p. 842.

KAPOSI (*Maladie de*).

On désigne parfois sous ce nom le *xeroderma pigmentosum*, maladie décrite par cet auteur et caractérisée principalement par la présence de taches pigmentaires et de néoplasies épithéliales.

Voir l'article *Xeroderma pigmentosum*.

KÉLOÏDE. — Étym. : χηλή, pince d'écrevisse, et εἶδος, forme.

Terme synonyme de : *Chéloïde*.

Voir t. I, p. 572.

dermatolog., 1900) recommandent pour les cas rebelles le nitrate d'argent à 1 pour 8. — Brault (*Soc. franç. de dermatol.*, 11 avr. 1896) préconise les badigeonnages avec une solution d'acide chromique à 5 pour 100, après lavage, tous les deux ou trois jours; dans l'intervalle on poudre, ou on oint avec de l'airol.

KÉRATODERMIES SYMÉTRIQUES.

Par **W. DUBREUILH.**

KÉRATODERMIES SYMÉTRIQUES

GÉNÉRALITÉS

Étym. : Κέρας, κέρατος, corne, et Δερμα, δερματος, peau.

Les kératodermies palmaires et plantaires sont des affections caractérisées par l'épaississement de la couche cornée de l'épiderme de la paume des mains et de la plante des pieds.

L'hyperkératose en elle-même n'est qu'un symptôme, car elle ne correspond pas à une altération anatomique définie. L'augmentation d'épaisseur de la couche cornée peut être due soit à une usure moindre que normalement, soit à une production exagérée. Ce dernier cas seul mériterait vraiment le nom d'hyperkératose, mais il y a souvent production exagérée de substance cornée sans hyperkératose clinique : tel est le cas dans le psoriasis où l'hyperproduction cornée s'accompagne d'une friabilité anormale et par suite est compensée par une usure exagérée. Dans le cas même où il y a hyperkératose réelle et apparente, celle-ci n'est que le résultat d'une activité exagérée des parties vivantes de l'épiderme, de la couche génératrice et de la couche épineuse : la kératose n'est que la manifestation d'une acanthose.

A défaut de la caractéristique histologique, nous prendrons le mot d'hyperkératose dans le sens purement clinique d'épaississement de la couche cornée.

Les paumes et les plantes sont des régions très spécialisées par leur structure qui n'a pas d'analogue en d'autres parties du corps, par leur situation à l'extrême périphérie, par leurs fonctions et les influences extérieures auxquelles elles sont exposées. Il est donc très naturel que les mains et les pieds, et surtout les paumes et les plantes soient affectées en même temps par les mêmes maladies. De même aussi, les deux côtés peuvent être atteints symétriquement sans qu'il soit nécessaire d'invoquer l'influence du système nerveux.

Cette spécialisation pathologique des extrémités se manifeste notamment par la tendance hyperkératosique qu'y présentent la plupart des dermatoses, tendance qui existe sur la face dorsale et bien plus encore sur la face palmaire ou plantaire. Le lupus, par exemple, qui partout ailleurs s'accompagne d'un amincissement de l'épiderme, devient papillomateux et hyperkératosique aux extrémités; l'eczéma sec, le pityriasis rubra pilaire s'accompagnent partout d'une production exagérée de tissu corné, mais, tandis qu'ailleurs il en résulte une desquamation exagérée, aux paumes et aux plantes la substance cornée s'accumule et donne naissance à des kératodermies.

De là découle l'extrême fréquence et la grande variété des hyperkératoses palmaires et plantaires, et aussi leur banalité; elles peuvent être la conséquence de maladies très diverses, les unes généralisées ou diffuses, les autres localisées, et il est très difficile d'en faire une classification satisfaisante. Beaucoup des observations publiées, beaucoup de cas observés par chaque dermatologiste échappent à toute classification, il est même impossible de leur donner une dénomination précise, d'en faire un diagnostic exact.

E. Besnier distingue quatre espèces :

1° La kératodermie symétrique des extrémités, congénitale et héréditaire, avec ou sans nævi sur d'autres points du corps.

2° La kératodermie commune symétrique des extrémités, qui se développe dans la seconde enfance, érythémateuse, irritable, peut-être en rapport avec quelque névrose centrale.

La maladie est permanente mais s'aggrave en hiver et par le travail manuel. Les lésions hyperkératosiques sont disposées par îlots, à la surface palmaire de tous les doigts, au-devant de l'extrémité inférieure et antérieure des métacarpiens, au sommet de l'éminence thénar et tout le long du bord cubital de la face palmaire de la main. Les îlots sont entourés d'une bordure érythémateuse de 5 ou 6 millimètres et sont séparés par de la peau absolument saine. Quand on enlève la couche cornée l'hypertrophie papillaire est manifeste. Il n'y a pas d'autre douleur que celle qui est provoquée par les rhagades, pas de modifications des réflexes ou de la sensibilité; il y a parfois un peu d hyperidrose. Les ongles sont incarnés avec aplatissement latéral de la phalangette. Aux faces plantaires des orteils et sur les régions qui correspondent aux faces antérieures et inférieures des métatarsiens marginaux, ainsi qu'au talon, on retrouve la kératose et l'exfoliation moins prononcées qu'aux mains, mais la zone congestive périphérique y est mieux dessinée.

3° La kératodermie des extrémités en foyers, qui se développe en îlots isolés et multiples à la paume des mains et à la plante des pieds, en dehors de toute proportion avec le degré des pressions et qui est comme les précédentes trophonévrotique à origine centrale. Elle a plusieurs variétés dont l'une des plus remarquables a pour foyers les orifices sudoraux distendus par des cônes cornés comédoniens à feuillets concentriques.

4° La kératodermie essentielle des extrémités qui arrive à tout âge sous l'influence de pressions inusitées mais qui ne se confond pas avec les callosités proprement dites. Elle reste toujours partielle et est curable. On l'observe surtout chez les sujets qui s'adonnent sur le tard à des travaux manuels auxquels ils n'étaient pas habitués.

Vu l'obscurité qui règne encore sur ce chapitre des kératodermies, je n'ai pas la prétention d'en donner une classification complète ou définitive. Je suis obligé de laisser de côté beaucoup de ces cas non observés qui ne peuvent être rapprochés d'autres cas analogues et ne sont pas assez caractéristiques en eux-mêmes pour servir de types. La banalité du syndrome fait que l'étiologie seule, au fur et à mesure qu'elle s'éclaircira, permettra de faire un classement rationnel.

Je décrirai d'abord comme *kératodermies proprement dites*, celles où l'hyperkératose palmaire et plantaire constitue toute la maladie et où cette manifestation est toujours isolée. Ce groupe comprend : 1° la kératodermie palmaire et plantaire symétrique congénitale et héréditaire ; 2° la kératodermie symétrique acquise des adultes; 3° l'érythème kératosique; 4° la kératodermie arsenicale.

Sous le nom de *kératodermies symptomatiques* je réunis les kératodermies qui ne sont que la localisation palmaire et plantaire de dermatoses généralisées ou de siège variable. Le diagnostic est facile quand il y a ailleurs d'autres manifestations caractéristiques; il devient très difficile quand la kératose palmaire et plantaire constitue toute la maladie. Dans ce groupe nous étudierons les localisations palmaires et plantaires de l'eczéma, du psoriasis, du lichen plan, du pityriasis rubra pilaire, de la kératose blennoragique et de la syphilis.

KÉRATODERMIE SYMÉTRIQUE HÉRÉDITAIRE

La plus importante des kératodermies palmaires et plantaires est la forme congénitale et héréditaire qui a fait l'objet de nombreux travaux d'ordre purement clinique, parmi lesquels nous citerons particulièrement la thèse de Thost et le mémoire de Unna qui l'a nettement séparée de l'ichthyose avec laquelle on l'avait confondue, mais pour la rapprocher des cornes cutanées avec lesquelles elle n'a aucune parenté. Hallopeau les rapproche des nævi kératosiques systématisés mais on ne voit guère de nævi se transmettre héréditairement sous une forme identique avec une aussi parfaite régularité que l'affection que nous étudions.

Étiologie. — Le caractère héréditaire de cette maladie est le trait dominant de son étiologie, et, à vrai dire, c'est tout ce que nous en savons. Dans l'observation de Bennet, nous trouvons à la première génération 1 malade; à la 2e génération, 5 individus malades et 2 sains; à la 3e, 12 malades et 12 sains. Dans l'observation de Crocker, sur 3 générations on trouve 9 malades et 6 individus sains. Dans celle de Pendred, 13 individus atteints et 22 indemnes sur 5 générations. Dans celle de Thost, 1 malade à la première génération, 6 malades et 1 sain à la seconde, 8 malades et 7 sains à la troisième, 3 malades et 10 sains à la quatrième.

L'hérédité est indifféremment paternelle ou maternelle dans la plupart des observations, mais dans le cas de Lesser suivi sur quatre générations les hommes seuls sont atteints. Au contraire, dans les observations de Ballantyne et de Pendred les femmes sont seules ou presque seules atteintes.

L'hérédité est généralement directe, c'est-à-dire que la maladie se transmet directement des parents aux enfants sans jamais sauter une génération ; les individus malades procréent des enfants en majorité malades aussi, mais ceux qui sont indemnes quoique issus de parents kératosiques ne procréent que des enfants indemnes. Ce fait est particulièrement signalé par Jadassohn, Pendred et Thost. Il y a cependant à cette règle des exceptions éclatantes et dans l'observation de Ballantyne de même que dans le groupe de faits observés dans l'île de Meleda par Ehlers et Neumann, l'atavisme est de règle : les individus atteints ont des enfants sains et des petits-enfants malades.

L'acrokératodermie congénitale a quelquefois les allures d'une maladie régionale. C'est ainsi que Stulli et tout récemment Ehlers et Neumann en ont observé un grand nombre de cas dans l'île de Meleda en Dalmatie. Un médecin du pays avait cru découvrir là un foyer de lèpre, mais les auteurs sus-nommés ont montré qu'il ne s'agissait que de kératodermies palmaires et plantaires se conservant et se multipliant par hérédité dans un milieu restreint et isolé du reste du monde.

Bien que l'hérédité soit un des caractères les plus importants de ce type morbide il est impossible de ne pas rattacher à la même maladie les faits de kératodermie palmaire et plantaire congénitale publiés par Valerio, Startin, Alpar, Dupré et Mosny, Boegehold. Ils sont identiques aux précédents par le mode de début, la marche et l'aspect clinique ; seul le caractère héréditaire leur manque. Mais, si l'on considère les irrégularités de la transmission dans les cas les plus nettement héréditaires, on peut bien admettre la possibilité d'un atavisme éloigné ou même l'apparition primitive d'une maladie destinée à se transmettre ou non ultérieurement par hérédité. Ainsi dans le cas de Jacobi, le malade n'avait pas d'ascendants kératosiques et ses deux enfants ont dès leur première enfance présenté les mêmes lésions kératosiques que leur père. Dans mon observation de la famille B... il est à peu près certain que la maladie ne remontait pas au delà du grand-père. Il faut aussi admettre quelquefois des hérédités accidentelles : dans une observation de Neumann, recueillie dans l'île de Meleda, la mère, indemne ainsi que son mari, avait donné naissance à un enfant kératodermique, après avoir été placée comme servante chez un kératodermique.

En revanche, je crois devoir séparer pour le moment de ce groupe tous les cas où les lésions ont fait leur apparition dans l'âge adulte.

Symptomatologie. — La maladie se manifeste dès la première enfance. Dans un bon nombre d'observations les premières altérations ont été remarquées dans les premières semaines de la vie ou à la fin de la première année, quand l'enfant a commencé à marcher. Chez tous les malades de mon observation de la famille B... les lésions ont débuté vers quatre ou cinq ans.

Le début se fait par une rougeur diffuse des paumes et des plantes ou par une zone rouge, violacée, à la limite des surfaces palmaires ou plantaires ; à ce niveau, la peau devient écailleuse, puis l'érythème et la desquamation gagnent peu à peu vers le centre. Dans les faits de Bennet et d'Alpar la maladie a débuté par des bulles, puis les parties sont devenues squameuses et l'hyperkératose s'est établie.

Une fois la maladie constituée, la face palmaire des mains et des doigts est couverte d'une carapace cornée dont l'épaisseur varie de 2 millimètres à 1 centimètre et plus. Dans certains cas, elle est compacte et ressemble à un

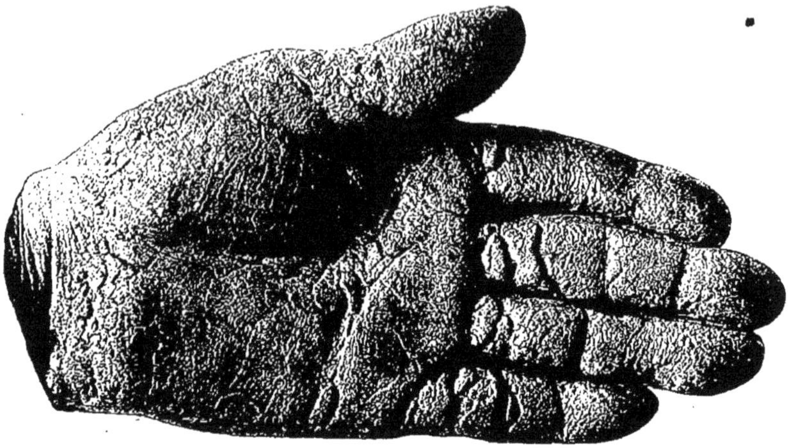

FIG. 160. — Kératodermie congénitale symétrique. Musée de Saint-Louis, 1173. (D'après E. Besnier.)

durillon diffus, présentant tout au plus quelques fissures obliques, qui à la longue détachent des écailles épaisses; dans les plis de flexion seulement il se

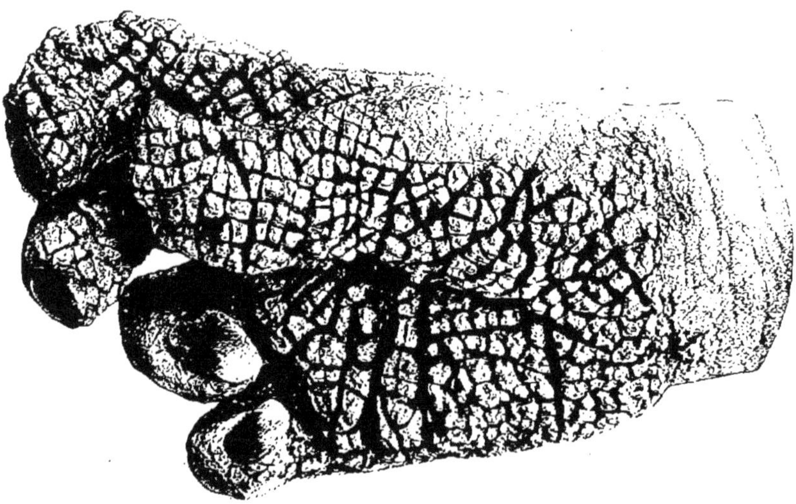

FIG. 161. — Kératodermie congénitale symétrique. (Musée de Saint-Louis, 1832, d'après Dupré et Mosny.)

fait quelques rhagades profondes. Plus souvent la couche cornée est découpée par des crevasses irrégulières en champs polygonaux de quelques millimètres à un ou deux centimètres de large, de sorte que la surface palmaire ressemble à un pavé, à une mosaïque ou à la section transversale d'une coulée de basalte prismatique, comme la Chaussée des géants. Dans les cas extrêmes comme celui qui a été publié par Dupré et Mosny et dont nous donnons la figure ces blocs s'allongeaient en tiges prismatiques, cornées, résistantes, longues de 6 à 7 centimètres, formant un faisceau touffu, et s'insérant sur une base cornée commune étendue à toute la surface palmaire.

L'hyperkératose s'arrête d'habitude exactement au contour de la paume mais elle s'étend assez souvent sur la face dorsale des doigts, soit seulement au niveau des articulations interphalangiennes où elle forme une sorte de bague soit sur toute la face dorsale de la dernière ou des deux dernières phalanges;

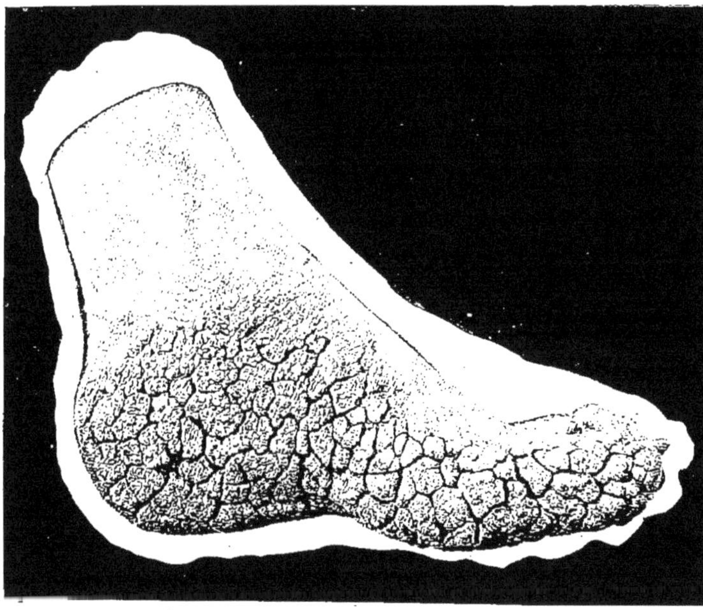

FIG. 132. — Kératodermie plantaire. Musée de Saint-Louis, 1833. (D'après A. Fournier.)

l'extrémité du doigt est alors coiffée d'un véritable dé dont fait partie l'ongle généralement très déformé.

La carapace cornée conserve parfois sa couleur naturelle d'un jaune ambré avec une certaine demi-transparence, surtout dans les cas où elle est compacte, mais le plus souvent elle est opaque, grise ou noire par la pénétration des poussières, sa surface est rugueuse et se desquame non en écailles mais en blocs irréguliers.

Aux pieds, l'hyperkératose est souvent plus considérable encore, elle forme une semelle de corne qui occupe toute la surface plantaire et remonte quelquefois autour du talon à 2 ou 3 centimètres de hauteur, quelquefois même jusqu'aux malléoles, coiffant aussi l'extrémité des orteils d'un dé corné. On y observe, de même qu'aux mains, des fissures irrégulières découpant la masse cornée en blocs ou en pavés.

Dans les cas observés par Neumann à Meleda, la couche cornée découpée en blocs polygonaux par des fissures profondes était en outre creusée de dépressions en godet ou de trous à parois abruptes parfois assez réguliers et assez profonds pour simuler un rayon de miel. Dans un cas que j'ai observé, la couche cornée compacte en hiver était pendant la saison chaude creusée de trous et de canaux irréguliers, au fond desquels la substance cornée était macérée; l'ensemble avait un aspect vermoulu.

La kératodermie n'est pas toujours diffuse et étalée à toute la surface palmaire et plantaire ; dans quelques cas, elle forme des plaques limitées. Dans l'observation de Halipré, la lésion forme deux massifs cornés siégeant l'un au talon avec un prolongement le long du bord externe du pied, l'autre au niveau de l'avant-pied, débordant sur le bord interne au niveau de la tête du premier métatarsien et formant en ce point un véritable éperon. Chacun de ces massifs cornés atteint le volume d'une petite mandarine; la surface en est irrégulière, mamelonnée avec des fissures superficielles qui permettent d'en détacher des lamelles.

Dans le cas de la famille que j'ai observée, tous ceux que j'ai examinés présentaient le même aspect; un placard compact épais et dur sous le talon limité à la surface du contact avec le sol ou chez quelques-uns remontant un peu en arrière et sur les côtés: à l'avant-pied deux ou trois placards très épais, bien limités sous la tête des 1er, 3e et 5e métatarsiens, enfin quelques durillons sous la pulpe des orteils. Dans l'intervalle de ces placards et notamment à la voûte plantaire la peau était remarquablement mince et fine. Chez tous les membres de cette famille les mains étaient beaucoup moins atteintes que les pieds ou même tout à fait indemnes.

La limite entre la plaque kératosique palmaire ou surtout plantaire et la peau saine est souvent marquée par une bordure érythémateuse qui est une simple conséquence du froissement de la peau saine par le bord de la plaque cornée. Aussi voit-on ce liséré surtout sur les parties latérales et postérieures du talon parce que c'est la région où la semelle kératosique est la plus épaisse et où les pressions sont plus fréquentes et plus fortes. Du reste, on retrouve cette bordure érythémateuse dans tous les cas un peu accusés de kératodermie des extrémités, quelle qu'en soit la nature. Dans le cas d'Azua où la kératodermie récidivait tous les hivers, chaque poussée était précédée par de la cyanose des extrémités.

L'hyperkératose atteint quelquefois d'autres parties du corps. Le malade de Bœgehold avait des placards cornés aux genoux, ceux de Neumann en avaient aux genoux et aux coudes.

La sensibilité est toujours intacte, elle est seulement un peu émoussée en raison de l'épaississement de l'épiderme, de sorte que la piqûre n'est sentie que lorsque l'épingle a pénétré dans la couche cornée à une notable profondeur.

La sécrétion sudorale est variable. Jacobi note que la sudation est nulle aux mains et exagérée aux pieds. Neumann, Thost, Unna, signalent de l'hyperidrose plantaire. D'autres auteurs signalent la sudation comme normale. Plusieurs de mes malades avaient des sueurs exagérées aux pieds en été. Quand il y a de l'hyperidrose, la sueur croupit dans les fissures, macère et corrompt la couche cornée, enflamme le derme sous-jacent, provoque une odeur fétide et amène l'aspect vermoulu que j'ai signalé plus haut.

Une fois établie la maladie dure indéfiniment, s'aggravant en hiver pour s'améliorer en été. Dans le cas de Azua la kératodermie était véritablement intermittente : tous les ans, au mois d'avril, l'épiderme palmaire était soulevé par un liquide trouble, probablement constitué par la sueur, puis se desquamait en masse en entraînant les ongles ; de juin en novembre, les mains restaient tout à fait normales, puis en novembre, la congestion cyanotique et l'hyperkératose reparaissaient. La récidive hivernale manqua un seul hiver que le malade avait passé à Séville. La desquamation intermittente a été également observée par Crocker tous les automnes, par Pendred d'une façon irrégulière, mais la peau restait rouge et douloureuse et l'hyperkératose reparaissait aussitôt. Chez les malades de Thost et de Jadassohn, elle s'était produite seulement pendant les premières années.

Pronostic. — L'acrokératodermie congénitale est une maladie sérieuse par son incurabilité et la gêne qu'elle occasionne. Les malades sont en effet dans l'impossibilité d'exercer tout travail exigeant une grande délicatesse de toucher ou de la souplesse dans les doigts. Ils sont cependant moins gênés dans leurs travaux qu'on ne serait en droit de s'y attendre ; la kératodermie eczémateuse quoique moins épaisse produit bien plus de gêne. Bien que les rhagades soient habituellement moins profondes et moins douloureuses que dans l'eczéma kératosique, elles peuvent cependant être une gêne considérable dans l'usage des mains et surtout des pieds, rendant en hiver la marche presque impossible.

Ajoutons enfin que la kératodermie palmaire est une infirmité impossible à cacher et que les mains restent toujours noires et sales malgré tous les soins de propreté.

Un seul fait vient atténuer ce pronostic, c'est le cas de guérison publié par Unna et qui se maintenait au bout d'un an.

Anatomie pathologique. — E. Besnier et Balzer ont noté que la couche cornée est infiltrée d'éléidine dans une grande partie de son épaisseur. Thost a vu toutes les couches de l'épiderme augmentées d'épaisseur, les papilles très allongées, amincies et parallèlement inclinées à leur sommet, enfin les glandes sudoripares étaient tellement augmentées de nombre et de volume qu'elles formaient une couche continue à la face profonde de la peau, les canaux glomérulaires étaient deux fois plus larges que normalement et ressemblaient à ceux des glandes de l'aisselle.

Diagnostic. — *Ichthyose.* — Les premiers auteurs qui ont décrit l'acrokératodermie héréditaire la rattachaient à l'ichthyose; la distinction en a été faite par Unna.

Dans l'ichthyose vraie, les paumes et les plantes ne sont pas indemnes, comme le disent beaucoup d'auteurs. Il y a toujours un certain degré d'hyperkératose qui est même un des symptômes les plus constants et les plus précoces de la maladie, mais cette hyperkératose est toujours très modérée, l'épiderme est souple sans desquamation ni crevasses et son épaississement est plus appréciable au toucher qu'à la vue. On ne peut même pas admettre qu'il s'agit d'une ichthyose partielle et exagérée localement, car il faudrait expliquer sa transmission héréditaire continue dans la même forme sans retour au type commun.

Il n'en est pas de même dans la forme particulière décrite par Giovannini et Thibierge. Dans la première de ces observations il y avait une hyperkératose palmaire et plantaire énorme, mais elle faisait partie d'une hyperkératose généralisée, et ne constituait pas toute la maladie.

L'*érythème kératosique* est une maladie acquise et subaiguë; l'érythème précède l'hyperkératose et forme une bordure très accusée autour des placards cornés. Les plaques cornées tendent à s'écailler plutôt qu'à se crevasser et la maladie guérit en quelques semaines.

La *kératodermie arsenicale* est également acquise bien qu'elle puisse durer très longtemps; elle est précédée de congestion des extrémités et de fourmillements et souvent accompagnée d'hyperidrose. La couche cornée est uniformément épaissie, sans crevasses ni desquamation, d'une transparence ambrée et simplement accidentée par la saillie exagérée des crêtes papillaires et par la présence des cors arsenicaux qui sont presque caractéristiques.

L'*eczéma kératosique* peut reproduire tous les traits de l'acrokératodermie congénitale et héréditaire, mais les lésions sont le plus souvent partielles, formant des placards à contours dégradés, mal délimités. Enfin la maladie est généralement récente ou, si elle est quelque peu ancienne, elle a présenté des rémissions, des guérisons temporaires, des déplacements des placards qui apparaissent en un point pour reparaître ailleurs.

Les *durillons* ne peuvent se comparer qu'aux cas rares d'acrokératodermie congénitale en placards. Dans ces cas la ressemblance objective est absolue mais les durillons ne se produisent que sous l'influence de causes mécaniques et disparaissent si ces causes sont momentanément supprimées; ils occupent des sièges déterminés en rapport avec la profession du malade.

Traitement. — La plupart des observations publiées sont très sobres de détails sur le traitement, conséquence naturelle de son inefficacité.

Un premier moyen palliatif, que les malades ont généralement trouvé eux-mêmes, consiste à diminuer l'épaisseur des masses cornées en les coupant avec un couteau ou en les limant dans un bain de pieds avec une pierre ponce.

On peut amener la desquamation des masses cornées par l'emploi d'emplâtres salicylés forts comme par exemple les emplâtres de Beiersdorf ou bien un emplâtre formé comme suit :

Emplâtre diachylon	100 grammes.
Cire jaune	} àà 20 —
Acide salicylique	

Ces emplâtres ont cependant l'inconvénient de s'étaler sous les pressions et de déborder sur les parties non kératosiques qu'elles attaquent trop énergiquement. On pourra quelquefois espérer de bons résultats de l'emploi d'enveloppements humides avec une solution de résorcine à 2 ou 3 pour 100 d'eau. Unna recommande de badigeonner les parties malades d'une solution éthérée d'acide salicylique à 10 pour 100 additionnée d'un peu de graisse. Dans tous les cas, on ne peut espérer de ces moyens qu'une amélioration momentanée, car la kératodermie ne tarde pas à se reformer et le traitement doit être renouvelé.

Bibliographie :

Alpar, Cas d'ichthyose locale palmaire et plantaire. Société hongroise de dermatologie, 26 janv. 1899. — Azua, Un cas de kératodermie symétrique congénitale et héréditaire. *Journal des mal. cut. et syphil.*, 1892, p. 101. — Ballantyne et Elder, Tylosis palmæ et plantæ, with the description of two cases, mother and daughter. *Pædiatrics*, 15 avril 1896. — L. Bassaget, Kératodermie symétrique des extrémités, congénitale et héréditaire. *Ann. de dermat.*, 1894, p. 1356. — F. A. Bennet, Ichthyosis palmaris et plantaris. *Australasian medical Gazette*, 15 oct. 1895, p. 344. — Boegehold, Ein Fall von Ichthyosis cornea. *Virchow's Archiv*, LXXIX, p. 545. — Brooke, Notes on some keratoses of the palms and soles. *British Journal of Dermatol.*, 1891, p. 29. — R. Crocker, Tylosis palmæ et plantæ. *British Journal of Dermat.*, 1891, p. 172. — W. Dubreuilh et Guélain, Acro-kératodermie congénitale héréditaire. Société de dermatologie, février 1901. — Dupré et Mosny, Note sur un cas d'ichthyose kératosique avec séborrhée. *Ann. de dermat.*, 1894, p. 1361. — Ehlers, Mal de Meleda. *Ann. de dermat.*, 1897, p. 657. — A. Guélain, *Acro-kératodermie congénitale héréditaire*. Thèse de Bordeaux, 1900-1901. — Halipré, Kératodermie symétrique des extrémités. *Normandie médicale*, 1er mars 1899. — Heuss, Keratoma palmare et plantare hereditarium. *Monatshefte für prakt. Dermatol.*, 1896, XXII, p. 405. — F. Jacobi, *Zur Casuistik der Ichthyosis palmaris et plantaris cornea familiaris*. Thèse d'Erlangen, 1896. — Jadassohn, Ichthyosis palmaris et plantaris. *Deutsche med. Woch.*, 1896, n° 11. — Lesser, Ichthyosis palmaris et plantaris. *Deutsche dermat. Gesellschaft*, sept. 1891. — Pendred, Hereditary keratosis or Tylosis palmæ. *British medical Journal*, 30 avril 1898. — Neumann, Ueber Keratoma hereditarium (Mal de Meleda). *Arch. für Dermatol.*, 1898, XLII, p. 163. — Thost, *Ueber erbliche Ichthyosis palmaris et plantaris cornea*. Thèse de Heidelberg, 1880. — Unna, Keratoma palmare et plantare hereditarium. *Viertelj. für Dermatol.*, 1883, p. 231. — N. Valerio, Caso de cheratodermia palmare e plantare. *Gazzetta degli ospedali*, 1895, n° 154.

KÉRATODERMIES SYMÉTRIQUES DES ADULTES

Il existe de nombreux cas de kératodermie symétrique palmaire et plantaire qui, au point de vue de l'aspect symptomatique, se rapprochent beaucoup des précédents, mais en diffèrent par l'évolution. Ils se rapprochent non moins de certains eczémas kératosiques palmaires et plantaires, et il est probable que

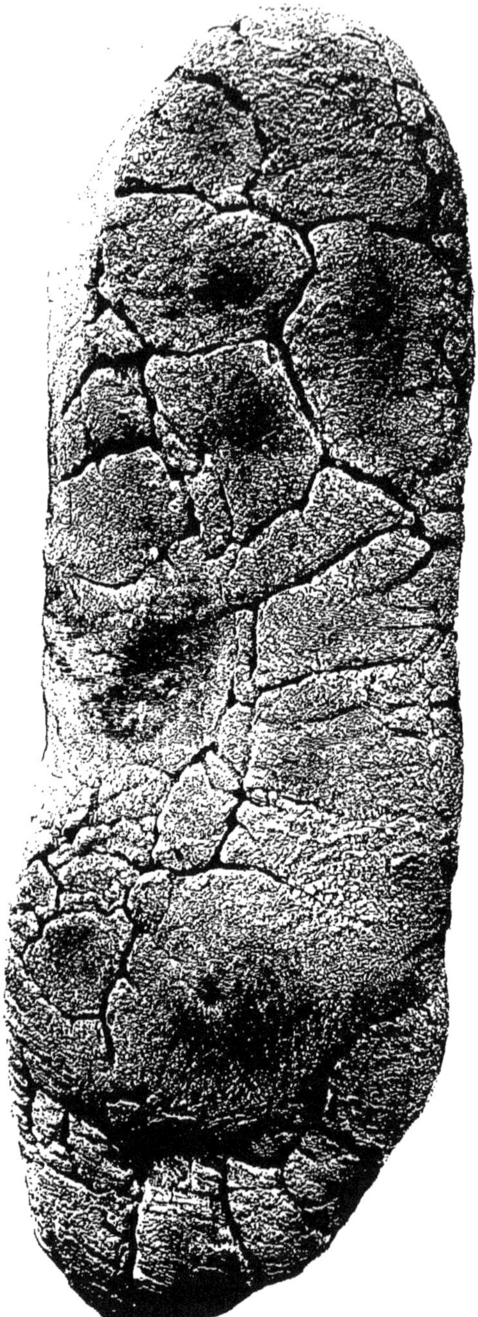

Masson et Cie. Editeurs, Paris.

Imp^ie. Lemercier, Paris.

Hyperkératose plantaire. Chez un eczémateux.

Musée St Louis _ d'après le moulage Baretta. N°2062 _ Balzer

parmi les faits que je considère ici il est un certain nombre de cas d'eczéma. Du reste, ce groupe est un peu artificiel et très provisoire.

Ces cas de kératodermie apparaissent dans l'âge adulte et se développent assez promptement, généralement dans l'espace de quelques mois.

Les altérations sont généralement plus accusées aux pieds. La plante est presque tout entière occupée par une semelle cornée, épaisse d'un demi-centimètre et plus, fissurée et crevassée en blocs polygonaux qui forment un pavé ou un dallage. Les crevasses sont plus accusées autour du talon et elles peuvent en ces parties devenir assez profondes et douloureuses pour empêcher la marche. L'hyperkératose forme assez volontiers un placard talonnier et un placard à l'avant-pied, au niveau de la tête des métatarsiens. Quand elle est étendue à toute la surface plantaire, certaines parties sont souvent moins atteintes; tantôt c'est la voûte plantaire et le bord interne du pied qui sont respectés (Voir Planche XX); tantôt, au contraire, la couche cornée reste souple et modérément épaissie aux points de pression comme la face inférieure du talon et les têtes des métatarsiens, la pulpe des orteils, mais est démesurément épaisse au voisinage immédiat des points de

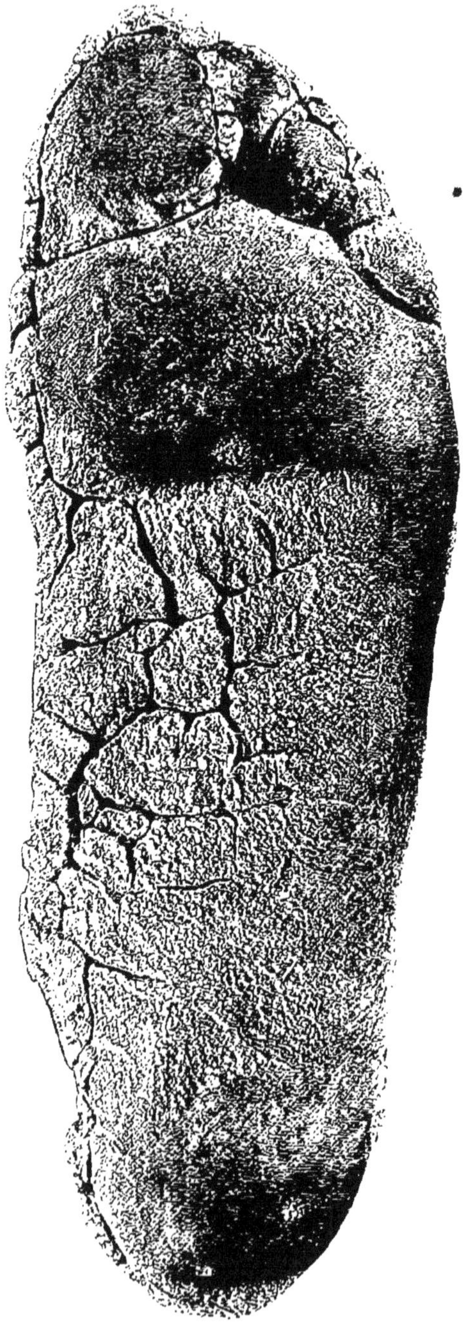

FIG. 165. — Kératodermie plantaire.
Musée de Saint-Louis, n° 1767. (D'après Béclère.)

pression, autour du talon, à la voûte plantaire, autour des points de contact de l'avant-pied sur le sol (voir Fig. 163). La couche cornée est crevassée, noircie, rugueuse, se détachant par blocs épais.

Aux mains, l'hyperkératose est généralisée, mais forme des masses particulièrement épaisses au bord interne de la paume et au niveau des articulations métacarpo-phalangiennes. La couche cornée, dure et rugueuse, laisse voir habituellement les crêtes papillaires sur lesquelles se moulent les couches cornées; elle est coupée dans tous les sens de crevasses, les unes profondes et les autres superficielles.

Hallopeau a publié deux cas dans lesquels les orifices sudoripares sont dilatés en entonnoir et remplis par un bouchon épidermique. Il admet que les pores sudoripares sont l'origine de l'hyperkératose.

Le prurit est très variable. La sensibilité est bien conservée; il n'y a généralement pas de démangeaisons.

Dans quelques cas, la guérison a été très prompte, en quelques semaines. Plus souvent elle n'a été obtenue qu'au bout de plusieurs mois de traitement.

Le traitement consiste à amener la guérison des rhagades et la desquamation des masses cornées; cela fait, il faut chercher à modifier l'épiderme pour éviter la reproduction incessante de cette couche cornée exagérée.

Le premier résultat s'obtient par des emplâtres salicylés forts ou par des pansements humides permanents avec une solution de résorcine à 2 pour 100. Une fois la surface malade décapée, on y appliquera une pommade au naphtol ou à l'acide pyrogallique.

ÉRYTHÈME KÉRATOSIQUE

Sous ce nom Brooke a décrit un type de kératodermie symétrique des extrémités; il en a publié deux cas, j'en ai publié un troisième tout à fait semblable. Les malades sont des femmes âgées de vingt-sept, quarante-sept et soixante-trois ans, un peu nerveuses, dyspeptiques ou ayant eu des troubles utérins, mais du reste sans maladie antérieure grave. Chez l'une d'entre elles, la maladie paraît avoir débuté à la suite de la manipulation prolongée de solutions fortes d'acide phénique.

La maladie débute par des papules ou des plaques rouge foncé, infiltrées, saillantes, douloureuses, siégeant sur la paume des mains et la plante des pieds. Ces plaques grandissent, leur centre se couvre d'une couche cornée épaisse et elles arrivent graduellement à confluer, de sorte qu'en deux ou trois mois les lésions arrivent à leur maximum.

On trouve alors la face palmaire des mains et des doigts tapissée d'une couche cornée épaisse de plusieurs millimètres, jaune, ambrée, compacte, un peu bosselée et coupée de quelques rhagades aux plis. Dans les points où l'hyperkératose n'est pas trop accusée, elle laisse transparaître la rougeur foncée du derme. Tout autour des plaques cornées règne une bordure érythémateuse foncée d'un centimètre de large environ infiltrée et douloureuse. Il y a parfois un peu d'hyperkératose sous-unguéale. Sur la face dorsale des doigts, surtout au niveau des jointures, se trouvent quelques élevures arrondies, rouges, surmontées d'une couche cornée dure et épaisse. Les paumes sont le siège d'une sensation de chaleur cuisante et sont douloureuses à la pression. Les lésions des pieds sont tout à fait semblables et forment une semelle cornée jaune, continue, couvrant toute ou presque toute la plante, remontant sur le pourtour du talon jusqu'à la limite de l'épiderme plantaire, entourées d'une zone d'érythème rouge foncé et infiltré. On y retrouve la même sensation de cuisson et la douleur rend la marche impossible. Il n'y a pas d'hyperidrose ni de troubles de la sensibilité.

La marche de la maladie est assez rapide. Le deuxième cas de Brooke et le mien duraient depuis dix semaines et évoluaient encore quand ils ont été observés; le premier cas de Brooke s'était développé pendant six mois, puis avait persisté un an et demi sans changement, enfin avait récidivé un an après sa guérison.

La guérison a toujours été assez prompte à la suite d'un traitement du reste variable. Brooke a donné de l'ichthyol à l'intérieur et a appliqué une pommade à l'ichthyol et à l'acide salicylique. J'ai traité ma malade avec de l'emplâtre diachylon additionné de 20 pour 100 d'acide salicylique en même temps que je donnais à l'intérieur du biiodure de mercure et l'iodure de potassium dans l'hypothèse d'une syphilide tertiaire anormale.

Dans tous les cas, et quel qu'ait été le rôle du traitement, la guérison a été complète en quelques semaines.

Bibliographie :

BROOKE, Erythema keratodes of palms and soles. *British Journal of Dermat.*, 1891, p. 335. — W. DUBREUILH, Erythema keratodes of the palms and soles. *British Journal of Dermat.*, 1892, p. 185.

KÉRATODERMIE ARSENICALE

La kératodermie palmaire et plantaire d'origine arsenicale est de connaissance très récente, bien qu'elle ait été signalée par Erasmus Wilson dès 1871; elle ne date, en réalité, que des publications de Jonathan Hutchinson en 1887. Depuis lors, les travaux se sont multipliés. Mais ce n'est que peu à peu que l'on a accepté cette nouvelle manifestation de l'arsenicisme chronique. Les premières observations, après celles de Hutchinson, ont été publiées en Angleterre, ce qui est naturel, vu que l'usage de l'arsenic est plus ancien et plus répandu dans ce pays. En 1891, Brooke, Crocker et Pringle ont presque simultanément publié des cas tout à fait typiques. En 1892, Boeck en Norvège, Nielssen et Rasch en Danemark, ont observé des cas intéressants. Les premiers faits publiés en France sont ceux de Gaucher et Barbe et de Mathieu en 1894. En Autriche, divers cas ont été publiés par Hebra, Lang et Ullmann;

mais jusqu'à ce jour, Kaposi et Neumann se sont refusés à admettre l'existence de ces kératoses arsenicales. Je citerai encore comme travaux particulièrement intéressants un mémoire de Geyer sur l'arsenicisme endémique de Reichenstein, un article de Mibelli de 1898, une Revue générale de Méneau.

Étiologie. — La cause la plus ordinaire de ces kératodermies est l'usage médicamenteux de l'arsenic, mais on peut l'observer aussi dans les intoxications professionnelles chroniques, comme dans le cas de Gaucher et Barbe où il s'agit d'un homme employé à la fabrication du vert de Schweinfurth. Les faits de Geyer sont particulièrement intéressants. Il s'agit d'une endémie d'arsenicisme observée à Reichenstein, en Silésie. On y exploite depuis plus de mille ans des minerais d'or arsenicaux; avec les anciens procédés d'exploitation, les vapeurs arsenicales étaient précipitées par les pluies et les couches superficielles du sol sont imprégnées d'arsenic, qu'on retrouve à forte dose dans les puits peu profonds et les ruisseaux. Dans un certain quartier de la ville où la distribution d'eau est insuffisante et où les habitants sont souvent amenés à boire l'eau de leurs puits, l'intoxication arsenicale est de règle et les kératodermies arsenicales sont très fréquentes.

La kératodermie ne se montre généralement qu'après une très longue période d'intoxication. La plupart des malades prenaient de l'arsenic depuis deux ans au moins, quelquefois dix ou douze, quand les altérations palmaires se sont montrées; cependant, dans quelques cas, c'est au bout de sept ou huit mois qu'on a remarqué les altérations.

La quantité d'arsenic ingérée n'est pas moins variable en raison des idiosyncrasies. Certains individus présentent beaucoup plus facilement que d'autres telle ou telle manifestation de l'intoxication.

Les malades sont, le plus souvent, des hommes adultes ou d'âge mûr, on peut aussi en voir chez des femmes et des enfants, mais beaucoup moins souvent; peut-être sont-elles moins exposées aux intoxications médicamenteuses.

Dans tous les cas publiés, c'est l'arsenic minéral qui est en cause, acide arsénieux, arsénites ou arséniates. Quant aux composés organiques, comme l'acide cacodylique et les cacodylates, je ne crois pas que leur usage ait jamais donné lieu à des toxidermies de ce genre. Du reste, leur emploi est assez récent et il faut une plus longue période d'observation pour qu'on soit parfaitement fixé sur ce point.

Il est probable que c'est par l'intermédiaire du système nerveux qu'agit l'arsenic. On sait que ce poison produit des névrites et, par suite, des paralysies musculaires, des troubles de la sensibilité et des éruptions de zona. Il est permis de supposer que c est par le même mécanisme que se produisent les kératodermies.

Symptomatologie. — Dans l'intoxication arsenicale aiguë, l'on observe souvent des érythèmes généralisés suivis de desquamation lamelleuse; cette desquamation se fait aux extrémités sous forme de placards épais, durs et cornés. Il y a donc là une hyperkératose passagère.

Dans l'intoxication chronique légère, il se produit souvent un érythème desquamatif qui constitue une première forme d'hyperkératose exfoliante. Les extrémités sont le siège de sensations de chaleur et de fourmillements quelquefois assez pénibles; les paumes et les plantes sont d'un rouge terne assez accusé et la « paume rouge » est connue depuis longtemps par les médecins anglais comme un des symptômes de l'intoxication arsenicale. L'épiderme palmaire et plantaire est épaissi, sec et desquame en lames épaisses. Ces phénomènes persistent tant que dure l'usage de l'arsenic et disparaissent en une ou deux semaines dès qu'on le supprime.

La kératodermie arsenicale proprement dite est souvent précédée, pendant un assez long temps, par de l'érythème desquamatif analogue à celui que je viens de décrire; d'autres fois, elle s'installe insidieusement sans que le malade puisse en préciser le début.

Dans les formes légères, qui ne sont pas très rares quand on les cherche, on trouve la paume des mains un peu sèche et dure, marquée de lignes blanches et farineuses aux plis, parsemée çà et là de petits grains cornés, durs, blancs, du volume d'une tête d'épingle, enchâssés dans l'épiderme épaissi et qui se laissent énucléer sous forme d'une perle blanche et dure.

Dans les formes intenses, qui sont beaucoup plus rares et ne se voient généralement qu'après plusieurs années d'usage de l'arsenic, la face palmaire de la main et des doigts est entièrement tapissée par une couche cornée de plusieurs millimètres d'épaisseur, à peu près uniforme, compacte, d'un jaune ambré, très souple, sans rhagades ni fissures; sa surface est tantôt parfaitement lisse, tantôt grenue ou chagrinée. Quand il y a de l'hyperidrose, la paume est molle et humide; quand les sueurs sont normales ou diminuées, elle est sèche et la couche cornée est farineuse. Il n'y a pas de desquamation appréciable.

L'hyperkératose occupe toute la surface palmaire de la main et des doigts; elle est limitée sur les bords de la main et sur les faces latérales des doigts par la limite de l'épiderme de type palmaire.

Cette nappe d'épiderme épaissi est semée de nodules cornés qui sont très caractéristiques; ils sont disséminés partout sur la paume, la face palmaire des doigts et même sur leur face dorsale; quelquefois ils sont groupés. Leur volume varie d'un grain de mil à un pois, et leur couleur est blanchâtre ou brune. Ils sont enchâssés dans l'épaisseur de la nappe cornée et font quelquefois une notable saillie, au point même de simuler une corne. Ils sont formés de couches concentriques de tissu corné et ressemblent un peu à des cors, d'où le nom de « cors arsenicaux » sous lequel on les désigne quelquefois. Leur structure n'est nullement papillaire et n'a rien de commun avec celle des verrues, ce sont plutôt des globes cornés. Ils peuvent quelquefois s'énucléer, laissant une cavité qui ne tarde pas à se combler par la formation d'un nouveau nodule. D'après Wilson, ces nodules cornés se développeraient dans les orifices dilatés des glandes sudoripares et j'ai pu faire une observation analogue dans les cas très atténués où les nodules étaient très petits.

Les ongles sont généralement normaux; cependant, dans quelques observations, ils sont ternes ou cassants.

La sensibilité est conservée ou assez souvent diminuée, ce qui tient moins à l'hyperkératose qu'aux lésions de névrite arsenicale qui l'accompagnent. Les nodules cornés sont souvent douloureux à la pression.

La kératodermie arsenicale s'accompagne souvent d'hyperidrose des mains et des pieds, qui est quelquefois très accusée.

Les lésions des pieds sont tout à fait analogues à celles des mains. La surface plantaire est tapissée d'une semelle cornée jaunâtre et souple, mais dont l'épaisseur peut dépasser 1 centimètre, surtout au pourtour du talon. On y retrouve les mêmes nodules cornés qu'aux mains et ils peuvent gêner considérablement la marche.

L'hyperkératose arsenicale est toujours symétrique, les lésions prédominent quelquefois aux mains, mais les deux côtés sont toujours pris également.

La kératodermie est quelquefois tout à fait isolée. Mais, le plus souvent, elle est accompagnée d'autres manifestations d'intoxication arsenicale chronique. La plus fréquente, la plus importante et la plus caractéristique est la mélanodermie; moins souvent l'on observe du prurit généralisé, du zona, des parésies musculaires. Ces accidents portent la marque d'une commune origine; ce sont des manifestations de névrite, ce qui permet d'attribuer la kératodermie elle-même à des lésions nerveuses d'origine toxique.

Le début de la kératodermie arsenicale est très insidieux, les malades ne s'en aperçoivent pas; elle s'accroît lentement jusqu'à un certain degré, variable suivant les individus, puis reste à peu près stationnaire tant que dure l'intoxication. Si l'on interrompt l'usage de l'arsenic, les lésions diminuent, mais fort lentement. Elles peuvent disparaître dans l'espace de cinq ou six mois, mais d'autres fois l'amélioration est beaucoup plus lente; au bout de deux ans, la guérison est encore incomplète. Quelquefois même, la kératodermie persiste presque sans changement pendant des années.

L'hyperkératose arsenicale peut enfin donner naissance à l'épithélioma. Cette complication a été signalée par Hutchinson, qui a le premier affirmé son origine; depuis lors, d'autres observations ont été publiées par White, Lane, Hartzell, et certaines observations anciennes ont pu être rattachées à la même cause. Ces épithéliomas siègent aux mains, bien que Hutchinson ait décrit un cas d'épithélioma du scrotum d'origine arsenicale. Ils débutent par un état papillomateux en un point de la carapace cornée, peut-être au niveau d'un nodule corné; puis il se fait une ulcération et la tumeur prend une marche envahissante assez rapide. Dans tous les cas, il s'est agi d'épithéliomas à allure maligne envahissant de bonne heure les ganglions, récidivant après une extirpation même fort étendue. L'épithélioma est quelquefois multiple et, dans un cas de White, les deux mains ont été successivement atteintes. Il est à remarquer que si la suppression de l'arsenic fait rétrocéder ou, tout au moins, arrête l'évolution de la kératodermie, elle est sans influence sur l'épithélioma, une fois qu'il est constitué. Celui-ci est donc une conséquence de la kératodermie et non directement de l'intoxication elle-même. L'existence de cette complication assombrit singulièrement le pronostic.

Diagnostic. — La physionomie de la kératodermie arsenicale est très caractéristique, l'hyperkératose symétrique des mains et des pieds, la couche cornée uniformément épaissie, souple, sans crevasses, les nodules cornés permettent de deviner, presque d'affirmer la nature de la maladie, même en l'absence de toute autre manifestation de l'arsenicisme ou de tout commémoratif précis.

Les durillons professionnels forment des plaques limitées dont le siège est en rapport avec les pressions ou les frottements de certains outils.

Dans l'eczéma kératosique la couche cornée forme généralement des plaques plus ou moins étendues, fissurées, crevassées, écailleuses, en desquamation manifeste, la symétrie est moins parfaite, on n'y trouve rien qui ressemble aux cors arsenicaux.

Il en est de même pour les kératodermies congénitales suffisamment caractérisées par leur mode de début.

Il est cependant des cas où le diagnostic peut être hésitant; j'ai rencontré une fois une kératodermie palmaire présentant tous les caractères de la kératose arsenicale et où cependant l'absence de toute autre manifestation et de tout indice d'intoxication obligeaient à considérer cette hypothèse comme douteuse.

Malgré ces faits qui tiennent à ce que nous ne savons pas encore diagnostiquer et catégoriser toutes les kératodermies, la kératose arsenicale est assez caractéristique pour permettre dans bien des cas de dépister une intoxication méconnue.

Traitement. — Il consiste avant tout à supprimer la cause en interrompant une médication arsenicale poursuivie trop longtemps ou en changeant les conditions hygiéniques, si celles-ci sont la cause de l'intoxication. Le traitement local n'est cependant pas sans importance et il paraît avoir beaucoup aidé à la guérison dans quelques cas restés stationnaires malgré la suppression de l'arsenic. Il consiste en des applications desquamantes, telles que emplâtres salicylés forts (emplâtre diachylon 100, cire jaune et acide salicylique àâ 20 grammes), application de savon vert sous forme d'emplâtres, décapage mécanique des masses cornées avec la pierre ponce.

Bibliographie.

Voir surtout Geyer et Méneau pour la bibliographie. — Allen, Keratosis of the palms. *Journal of cut. and gen.-urin. diseases*, 1899, p. 596. — C. Boeck, *Monatshefte für prakt. Dermat.*, XVII, p. 184. — Brooke, Notes on some keratoses of the palms and soles (Obs. III). *British Journal of Dermat.*, 1891, p. 19. — Carrier, *Medical News*, 1894, I, p. 127. — R. Crocker, Tylosis palmæ et plantæ. *British Journal of Dermat.*, 1891, p. 169. — C. Fox, Keratosis of the palms and soles probably of arsenical origin.

British Journal of Dermat., 1893, p. 51. — GAUCHER et BARBE, Arsenicisme chronique professionnel, kératose symétrique palmaire, etc. *Ann. de dermat.*, 1894, p. 669. — L. GEYER, Ueber die chronischen Hautveränderungen beim Arsenicismus und Betrachtungen über die Massenerkrankungen in Reichenstein in Schlesien. *Arch. für Dermat.*, 1898, XLIII, p. 221. (Bibliographie très étendue de toutes les manifestations cutanées de l'arsenicisme.) — HARDAWAY, Keratosis of the palms and soles probably due to arsenic. *British Journal of Dermat.*, 1893, p. 304. — HARTZELL, Epithelioma as a sequel of psoriasis and the probability of its arsenical origin. *American Journal of the medical Sciences*, sept. 1899, p. 265. — HEUSS, Keratosis und Melanosis nach innerlichen Arsengebrauch. *Correspondenzblatt für schweizer Aerzte*, 1894, n° 10. — J. HUTCHINSON, Arsenic-cancer. *British med. Journal*, 10 déc. 1887, p. 1280; *Pathological Society of London*, 1888, XXXIX, p. 352; *Arch. of Surgery*, t. II, IV, V, VI, *passim*. — KAPOSI, *Wiener dermat. Gesellschaft*, mai 1891, oct. 1893. — A. LANE, Multiple epitheliomatous growths developing in psoriasis. *Clinical Society of London*, 1894. — LANG, Keratose arsenicale. *Wiener med. Gesellschaft*, 28 janv. 1898; *Ann. de dermat.*, 1898, p. 480. — MÉNEAU, Des dermatoses arsenicales. *Ann. de dermat.*, 1896. (Bibliographie étendue.) — V. MIBELLI, Le cheratosi arsenicali. *Lo Sperimentale*, 1898, p. 249. (Excellent travail d'ensemble avec deux observations.) — J. MOREIRA, Arsenical affections of the skin. *British Journal of Dermat.*, 1895, p. 378. — L. NIELSEN, Melanosis und Keratosis arsenicalis. *Monatshefte für prakt. Dermat.*, 1897, XXIV, p. 137. — PAYNE, Case of arsenical keratosis. *British Journal of Dermat.*, 1895, p. 249. — PRINGLE, Case of keratosis of the palms and soles probably of arsenical origin. *British Journal of Dermat.*, 1891, p. 395. — C. RASCH, Contribution à l'étude des dermatoses d'origine arsenicale. *Ann. de dermat.*, 1893, p. 150. — K. ULLMANN, *Wiener Gesells. der Aerzte*, 25 fév. 1898; *Ann. de dermat.*, 1898. — E. WILSON, *Lectures on Dermatology*, 1871, p. 132. — J. WHITE, Psoriasis, verruca, epithelioma, a sequence. *Amer. Journal of med. Sciences*, 1885, I, p. 163.

KÉRATODERMIES SYMPTOMATIQUES

Eczéma kératosique palmaire et plantaire.

L'eczéma kératosique des extrémités est de beaucoup la plus fréquente des kératodermies palmaires et plantaires. Il peut n'atteindre que les mains, plus rarement les pieds seuls, assez souvent les quatre extrémités. Il est généralement symétrique, mais souvent un côté est plus atteint que l'autre et quelquefois l'éruption est unilatérale.

Aux mains, les parties les plus fréquemment atteintes sont les éminences thénar et hypothénar, puis le centre de la paume et la face palmaire des doigts, quelquefois toute la surface palmaire de la main et des doigts; l'éruption s'étend souvent sur la pulpe des doigts, leurs faces latérales, la face dorsale de la dernière phalange et sur la face palmaire du poignet, mais en perdant son caractère hyperkératosique qui n'appartient qu'à la paume. Aux pieds, toute la plante peut être atteinte, mais les lésions prédominent autour des surfaces de pression, notamment autour du talon dans cette bande de 2 à 3 centimètres de large où la peau qui encadre le talon présente tous les caractères de la peau plantaire bien qu'elle ne repose pas sur le sol, sur le bord externe de la plante, la partie périphérique de l'avant-pied, à la limite de la surface de contact avec le sol. Du reste, cette distribution est assez variable : quelquefois on voit l'eczéma se cantonner à la voûte plantaire, d'autres fois sur les surfaces de pression.

L'eczéma kératosique palmaire forme des placards irréguliers mal limités parce que les lésions se dégradent à la périphérie et se confondent avec les parties saines sans ligne de démarcation. Sur ces placards l'épiderme corné est épaissi, dur, grisâtre, opaque, sec, coupé de crevasses superficielles dans tous les sens et de quelques rhagades plus profondes et douloureuses qui ne correspondent pas toujours aux plis de flexion. Il n'y a pas de desquamation lamelleuse, mais l'épiderme corné se détache en blocs irréguliers ou en écailles épaisses. Dans certaines parties, on voit parfois la desquamation prédominer et laisser une surface où l'épiderme est aminci mais écailleux, sec et coupé de rhagades. L'eczéma kératosique palmaire débute presque toujours par de l'eczéma sec et squameux avec rougeur et prurit, très rarement par une éruption vésiculeuse comme dans un cas de Tramontani.

Le prurit est un phénomène très inconstant, il est souvent nul, d'autres fois d'une violence extrême et le malade se gratte la paume des mains contre tous les corps durs ou les angles des meubles.

L'eczéma kératosique des plantes présente à peu près les mêmes caractères, mais l'épaississement de la couche cornée est plus considérable. Il se forme autour du talon une véritable coque dure comme la pierre épaisse, de 5 à 6 millimètres, d'un gris plus ou moins noirâtre, découpée en blocs irréguliers par un quadrillage de crevasses, avec des rhagades longues et profondes à direction variable qui bien plus que le prurit font souffrir le malade et rendent la marche impossible.

L'eczéma kératosique palmaire et plantaire est une maladie de l'âge adulte ou de l'âge mûr, il constitue fréquemment une des manifestations de l'arthritisme ou de la diathèse uricémique. D'après Unna, il serait toujours d'origine séborrhéique, et, en effet, il coïncide assez souvent avec la séborrhée sèche du cuir chevelu; je l'ai vu dans quelques cas survenir très nettement à la suite de chagrins ou de préoccupations intenses et prolongées; plus souvent on voit des causes morales ou nerveuses provoquer des rechutes ou des aggravations.

Les irritations locales jouent parfois un rôle très important; certains cas sont évidemment provoqués par le contact de divers produits chimiques, de la chaux, la térébenthine, les acides ou les alcalis; l'état particulier des paumes qu'on observe chez les cuisinières, et qui est constitué par une légère hyperkératose avec un réseau de crevasses superficielles n'est guère qu'une forme légère et diffuse d'eczéma kératosique palmaire. Les traumatismes habituels tels que le contact des outils, peuvent provoquer certains eczémas kératosiques ou en tout cas déterminer leur localisation.

Lors même qu'elles n'en sont pas la cause efficiente, les irritations chimiques ou mécaniques aggravent l'eczéma kératosique, et de toutes ces causes d'aggravation la plus fréquente est l'abus ou même l'usage du savon; le contact même de l'eau est nuisible.

La durée de la maladie est toujours fort longue et se chiffre par années. Pendant cette période il se fait des aggravations et des rémissions, des intermissions et des rechutes sous l'influence des causes que nous venons de passer en revue.

Le diagnostic de l'eczéma kératosique palmaire et plantaire est difficile à cause de son extrême variabilité et du reste il est possible que nous confondions sous ce nom des affections différentes. Ses caractères les plus importants sont l'absence de limitation des plaques et leur absence de margination. L'aire centrale présente le maximum des lésions qui vont en se dégradant vers les bords. La desquamation n'est jamais lamelleuse, elle se fait en blocs irréguliers ou en écailles épaisses. On peut quelquefois trouver ailleurs des lésions d'eczéma vulgaire typique, mais de toutes les kératodermies symptomatiques que nous étudions dans ce chapitre l'eczéma kératosique est celle qui le plus souvent se limite strictement aux extrémités et se rapproche par là des kératodermies symétriques proprement dites.

Le traitement consiste d'abord à supprimer les influences locales ou générales qui ont provoqué la maladie ou l'entretiennent : troubles nerveux, dépression générale, uricémie, d'une part ; et, d'autre part, le contact de substances irritantes et notamment du savon. On recommandera aux malades de se laver les mains avec de l'eau chaude additionnée de son et encore le moins souvent possible. On pourra remplacer le savon par de la pâte ou de la farine d'amandes. Après le lavage on fera une légère onction avec de la vaseline additionnée de 5 pour 100 d'acide salicylique.

Quand les amas cornés sont trop durs, aux pieds par exemple, on pourra les limer avec la pierre ponce. Les pommades à l'acide pyrogallique réussissent assez bien, mais ont l'inconvénient de noircir les mains. On pourra mettre également des pommades à la résorcine ou au naphtol à 5 ou 10 pour 100 qui n'ont pas le même inconvénient.

Un très bon traitement est celui qui est recommandé par Unna. Il consiste à envelopper les parties malades avec des compresses mouillées d'une solution de résorcine à 1 ou 2 pour 100 d'eau. On applique par-dessus une toile imperméable telle que du taffetas gommé pour empêcher l'évaporation et ce pansement se porte toute la nuit. Le matin on l'enlève et on y met un peu de vaseline salicylée.

On donnera de l'arsenic à l'intérieur sous forme de 15 à 20 gouttes par jour de liqueur de Fowler ou de cacodylate de soude à la dose de 10 centigrammes par jour. Dans aucune autre forme de l'eczéma l'efficacité de l'arsenic ne m'a paru aussi marquée.

Psoriasis.

Le psoriasis ne donne jamais naissance à une hyperkératose aussi nette que l'eczéma. Le psoriasis palmaire et plantaire est assez peu fréquent et il est tout à fait rare de le voir survenir isolément.

Le psoriasis débute à la paume de la main par une élevure brune, dure, de 5 à 10 millimètres de large, constituée par un épaississement et la couche cornée, sorte de lentille hyperkératosique dure qui masque la rougeur du derme sous-jacent. Dès que la papule atteint un centimètre de diamètre son sommet blanchit et se creuse en godet par suite de la desquamation farineuse de la partie centrale. Cette desquamation est mise en évidence par le grattage qui fait blanchir le sommet de toutes les papules. Au fur et à mesure que la lésion primitive grandit, la desquamation s'accuse et fait disparaître toute la couche cornée épaissie. Il se forme ainsi une plaque arrondie dont l'aire centrale présente un derme rouge sans infiltration perceptible (ce qui tient surtout aux conditions anatomiques de la région), couverte d'un épiderme aminci, écailleux, blanchissant au grattage avec quelques rhagades dans les plis de flexion. La bordure seule est hyperkératosique et forme un bourrelet brunâtre, dur, qui s'incline en talus vers l'extérieur où il se confond avec l'épiderme normal et qui est brusquement interrompu sur son bord central par la desquamation. Quand le psoriasis atteint toute la paume, les lésions confluentes forment une aire desquamée irrégulière entourée d'une bordure hyperkératosée polycyclique. Dans les psoriasis palmaires de longue durée la bordure cornée disparaît. En revanche quand le psoriasis envahit d'une façon un peu brusque toute la surface palmaire, celle-ci est franchement hyperkératosique par suite de la confluence des lentilles cornées du début. Si même la poussée est tout à fait aiguë la desquamation n'est plus farineuse mais se fait d'un seul coup sous forme d'une épaisse plaque cornée dure et sèche.

Dans tous les cas, pour peu que le psoriasis dépasse les surfaces palmaires ou plantaires il se présente avec ses caractères habituels, formant des arcs de cercle rouges et finement squameux. Les ongles qui sont très souvent atteints peuvent aider aussi au diagnostic.

Le psoriasis palmaire ou plantaire se distingue de l'eczéma kératosique au début par ses petites papules distinctes, plus tard par la disposition marginée des plaques dont le bord seul est hyperkératosique et forme autour des plaques desquamées une bordure très nette, tandis que dans l'eczéma l'hyperkératose est surtout marquée au centre des plaques et va en s'atténuant vers le bord. Les plaques cornées de l'eczéma sont dures, rugueuses, opaques, et ne blanchissent pas au grattage; elles s'éliminent par écailles épaisses ou par petits blocs et non pas sous forme de lamelles farineuses.

Le traitement du psoriasis palmaire et plantaire est celui du psoriasis en général sauf que tous les remèdes locaux peuvent être employés avec plus d'énergie. Les pommades à l'acide pyrogallique ou à la chrysarobine peuvent être supportées à 5 ou même 10 pour 100; les manuluves au sublimé pourront être donnés avec une solution au millième, ou même remplacés par des compresses de sublimé à 1/2000[e] appliquées pendant la nuit et recouvertes d'un enveloppement imperméable de taffetas gommé.

[W. DUBREUILH.]

Lichen plan.

Dans le lichen plan les lésions palmaires et plantaires sont rares et ne sont pas toujours hyperkératosiques. Il en est ainsi notamment dans les formes généralisées et aiguës où l'on peut voir les paumes et les plantes criblées d'élevures lenticulaires rougeâtres ou violacées, prurigineuses, couvertes d'un épiderme un peu squameux et épaissi.

Dans les formes chroniques et localisées du lichen plan les lésions palmaires et plantaires sont franchement hyperkératosiques. Il en est ainsi dans les faits publiés par Brooke et Hallopeau. Dans un cas que j'ai observé chez un homme de trente ans, nerveux et hémorroïdaire, fatigué par divers excès, les lésions palmaires avaient débuté par des papules de 3 à 4 millimètres, dures, cornées, brunâtres, à surface rugueuse par l'exagération des lignes papillaires. Les plaques plus grandes formées par la confluence des éléments papuleux présentaient un épiderme épaissi, avec une desquamation fine, farineuse, entourées d'une bordure assez indistincte d'hyperkératose compacte. Les lésions s'étendaient sur les faces latérales des doigts et sur les poignets par des papules typiques de lichen plan, le prurit était assez accusé. Dans le cas de Brooke les paumes et les plantes étaient complètement couvertes d'une couche cornée épaisse, dure, jaune et transparente.

Syphilides palmaires.

La syphilis peut donner naissance à des kératodermies palmaires et plantaires différentes suivant les périodes.

Les syphilides papuleuses de la période secondaire se montrent à la paume des mains sous forme de larges papules rougeâtres recouvertes d'un épiderme de plus en plus épais, au fur et à mesure que la lésion vieillit et qui ne desquame que tardivement.

Dans la période tertiaire, les syphilides palmaires sont très fréquentes et extrêmement tenaces et récidivantes; souvent on n'en vient à bout qu'avec des injections de calomel; elles sont souvent symétriques mais non constamment.

L'éruption débute par une lentille ou une plaque plus ou moins étendue, rougeâtre, infiltrée, recouverte d'un épiderme épaissi. Cette plaque grandit peu à peu, sa partie centrale se desquame, et il se forme des lésions larges de quelques centimètres, généralement multiples avec une aire centrale et une bordure polycyclique. L'aire centrale est desquamée, présentant un derme rougeâtre couvert d'un épiderme écailleux crevassé. La bordure est rouge brun, nettement infiltrée avec un épiderme corné très épaissi formant un bourrelet nettement incisé du côté central, ou même soulevé en collerette, coupé de rhagades profondes aux plis de flexion. Il en résulte une lésion ressemblant assez au psoriasis de ces régions, d'où le nom très fâcheux de psoriasis palmaire donné à toutes les syphilides palmaires plus ou moins psoriasiformes. Pour beaucoup de médecins encore le mot de psoriasis palmaire éveille l'idée de syphilis. Les syphilides palmaires psoriasiformes diffèrent du psoriasis vrai des mêmes régions par la moindre multiplicité des lésions, par la rougeur et l'infiltration plus marquées de la bordure, par les rhagades plus nombreuses et plus profondes, ce qui tient à la plus grande importance des altérations dermiques ; la desquamation s'y fait en écailles plus épaisses et non en lamelles farineuses d'où résulte la production d'une collerette marginale qui manque dans le psoriasis et l'absence du blanchissement au grattage qui est un caractère presque constant du psoriasis même anormal. Ajoutons que les syphilides tertiaires palmaires et plantaires sont habituellement isolées, tandis que le psoriasis se limite rarement aux paumes et aux plantes.

Pityriasis rubra pilaire.

Le pityriasis rubra pilaire s'accompagne toujours de kératodermie palmaire et plantaire quand il est généralisé, mais il est fort rare qu'il se cantonne dans ces régions. Chez un jeune garçon que j'observe depuis plusieurs années, le pityriasis rubra pilaire se manifeste par poussées successives toujours assez circonscrites mais siégeant dans les parties les plus diverses, à la nuque, au ventre, aux coudes, aux cuisses, aux genoux ou aux creux poplités, etc. Deux fois les lésions ont été limitées aux paumes et y ont présenté leurs caractères ordinaires. La paume des mains est tout entière épaissie, recouverte d'une carapace cornée épaisse mais uniforme, souple, jaunâtre, translucide, à peine fendillée par des fissures obliques ou parallèles à la surface ; celle-ci est unie, sauf une certaine rugosité due à l'exagération des saillies papillaires qui sont régulières et bien visibles. Le prurit manque habituellement, la kératodermie est étendue à toute la surface palmaire ou plantaire et s'arrête exactement à ses limites, où l'éruption reprend le caractère simplement squameux qu'elle offre sur le reste du corps. Les ongles sont presque toujours intéressés et sont le siège d'une hyperkératose sous-unguéale considérable.

Dans le cas du jeune garçon que je viens de citer, une des poussées ne fut que partielle et formait une plaque au centre de la paume, en s'accompagnant de prurit. Il est certain que, dans ce cas, s'il n'y avait eu les anamnestiques il eût été difficile de distinguer la maladie d'un eczéma kératosique.

Kératose blennorragique.

Cette affection singulière a été observée pour la première fois par E. Vidal ; elle paraît assez rare puisqu'il n'en a été publié que cinq cas, tous observés à Paris.

Étiologie. — La kératose blennorragique survient au cours de blennorragies à manifestations extra-génitales multiples et graves : chez tous les malades, l'uréthrite était assez modérée, mais il y avait en même temps des arthropathies graves et multiples, voire généralisées, des atrophies musculaires, quelquefois des ophtalmies ou des accidents viscéraux, enfin dans tous les cas une déchéance vitale extrême, une véritable cachexie pouvant même faire craindre pour la vie du malade. La kératose se montre dans les premières semaines de la blennorragie, en même temps ou après les arthropathies.

La kératose se montre quelquefois dès la première blennorragie comme dans les cas de Jeanselme et de Chauffard, d'autres fois c'est à l'occasion d'une récidive comme dans le cas de Jacquet et Ghika, qui est particulièrement typique sous ce rapport. Chez leur malade, la première blennorragie évolua sans complications, la deuxième et la troisième s'accompagnèrent de polyarthrites; la quatrième, la cinquième et la sixième de polyarthrites et de kératose. Dans tous les cas, la kératose qui s'est montrée une première fois récidive en même temps que les arthropathies à chaque nouvelle blennorragie. Tandis que Jacquet et Jeanselme en font une manifestation nerveuse d'origine médullaire, Chauffard la considère comme un accident infectieux dû à une virulence particulière de la blennorragie en se fondant sur la profonde cachexie des malades.

Symptomatologie. — Les lésions kératosiques siègent un peu partout, au tronc, aux membres et surtout sur les pieds et les mains. Sur le tronc et les membres elles se montrent comme des taches dures, jaunes, cornées, ressemblant à des gouttes de cire jaune ou bien comme des grains cornés, saillants, gros comme des grains de chènevis. Aux extrémités, les lésions sont généralement plus importantes; sur la face dorsale des doigts ou des orteils, on trouve des saillies dures, jaune brunâtre, coniques ou terminées par plusieurs pointes mousses, ce qui les fait ressembler aux montagnes d'une carte en relief. Dans le cas de Jeanselme, une de ces cornes siégeant sur le gros orteil avait quatre centimètres de diamètre à la base et deux centimètres de hauteur. Elles s'élèvent brusquement sur la peau saine, quelquefois avec un liséré érythémateux mais sans anneau dermique comme on en observe sur les cornes cutanées ordinaires. Les ongles sont souvent entourés ou soulevés par des productions cornées qui les font tomber. Sur les paumes la kératose forme des plaques plus ou moins étendues et à la plante des pieds elle forme une véritable semelle épaisse de plus d'un centimètre prédominant autour des points de pression du talon et de l'avant-pied, dure, jaune, brunâtre, à surface bosselée. Elle paraît formée d'une série de cornes courtes, coniques, tronquées, confluant par leur base. Jacquet les compare à certains clous de tapissier, plantés près l'un de l'autre.

Les lésions de la kératose blennorragique se développent assez vite, en quelques semaines tout au plus, puis, après être restées quelques semaines stationnaires, elles disparaissent promptement de sorte que la maladie ne dure guère que deux ou trois mois. Les cornes tombent et laissent des macules rougeâtres qui disparaissent lentement; les semelles plantaires se détachent d'une seule pièce.

Anatomie pathologique. — Quand on détache une de ces cornes vers la fin de la maladie, on s'aperçoit qu'elle est creuse et a la forme d'un petit capuchon. En dessous on trouve des altérations qui varient suivant l'âge de la maladie. Tout à fait à la fin, quand les cornes tombent spontanément, on ne trouve guère qu'une macule. Un peu plus tôt on trouve un petit bouquet saillant de papilles qui au bout d'un ou deux jours sont flétries et tombent. Enfin si l'on arrache une corne quand la maladie est encore à son acmé comme l'ont fait Jacquet et Chauffard, on trouve la cavité de la corne remplie par un petit bourgeon charnu rose pâle, de consistance gélatiniforme, qui se flétrit notablement au bout de quelques minutes.

L'examen microscopique de ce bourgeon charnu a montré un petit papillome, à surface lisse et cornée, formé par l'intrication et l'emboîtement réciproque de papilles dermiques et de prolongements malpighiens. Le derme lui-même paraît sain, formé par l'entrelacement de faisceaux conjonctifs normaux. Les vaisseaux sont faiblement dilatés, entourés d'assez nombreux leucocytes; les lymphatiques sont un peu dilatés. Les papilles dermiques sont très allongées, sinueuses, renflées ou bifurquées à leur sommet, surtout au milieu du petit papillome. L'épiderme se limite supérieurement par une couche superficielle cornée, lamellaire et stratifiée chargée d'une grande quantité d'éléidine. Au-dessous de la couche cornée se trouve une couche malpighienne épaisse dont les cellules sont normales mais souvent en voie de prolifération.

Cette description permet de faire un rapprochement entre les productions cornées de la kératose blennorragique et les végétations papillaires génitales qui accompagnent si souvent la blennorragie dans les deux sexes. La structure est la même, à la couche cornée près.

Traitement. — Il est indiqué dans la kératose blennorragique de traiter énergiquement l'uréthrite, de relever l'état général du malade par des toniques et des douches froides, malgré la présence des arthropathies comme Jacquet le fit avec plein succès chez le malade de Vidal. Les traitements locaux les plus variés ont été appliqués avec un égal succès puisque la maladie guérit toute seule. Il sera cependant utile de hâter la chute des croûtes par des bains, des cataplasmes, des pommades salicylées ou des enveloppements humides à la résorcine.

Bibliographie :

E. Vidal, Éruption généralisée et symétrique de croûtes cornées avec chute des ongles d'origine blennorragique. Société de dermat., 12 janv. 1893. — Jeanselme, Troubles trophiques dans la blennorragie. Société de dermat., 13 juin 1895. *Presse méd.*, 1895, p. 513. — Jacquet et Ghika, Sur un cas d'arthroblennorragisme avec troubles trophiques. Soc. méd. des hôp., 22 janv. 1897. — A. Chauffard, Infection blennorragique grave avec productions cornées de la peau. Soc. méd. des hôp., 23 avril 1897. — E. Robert, *Troubles trophiques cutanés dans la blennorragie*. Thèse de Paris, 1896-1897. — Launois, Arthropathies récidivantes, amyotrophie généralisée, troubles trophiques multiples d'origine blennorragique. Société méd. des hôp., 21 juillet 1899.

[*W. DUBREUIL.*]

KÉRATOSE PILAIRE.

Par **M. VEYRIÈRES.**

KÉRATOSE PILAIRE

Étym. : Κέρας, κέρατος, corne.

Historique. — Certaines lésions de la kératose pilaire sont trop évidentes, l'affection est trop commune pour qu'elle ait pu passer inaperçue. Bazin l'appelait *lichen pilaire par hypertrophie*, d'autres la faisaient rentrer dans le *lichen corné*, mais jusqu'en 1876 aucun travail n'avait été spécialement consacré à cette affection.

Erasmus Wilson [1] et Tilbury Fox [2] sont les premiers auteurs qui aient donné, Erasmus Wilson sous le nom de *folliculitis rubra*, Tilbury Fox sous celui de *cacotrophia folliculorum*, une bonne description de la maladie. Tous deux avaient vu la papule pilaire, les plaques télangiectasiques, leurs localisations spéciales, l'atrophie du système pilo-sébacé, le début de la maladie dès le premier âge.

Besnier et Doyon [3] signalent l'alopécie sourcilière.

En 1882, Lemoine [4] donne une description de la maladie qu'il dénomme : *ichthyose ansérine des scrofuleux*. Mais il la croit assez rare, ne se développant que chez des scrofuleux, et il ne voit pas l'aboutissant de la lésion, l'atrophie du follicule pileux.

Hardy [5] la décrit dans son traité comme une variété de l'ichtyose, *ichtyose cornée*. Jackson [6] est le premier qui propose le mot de *kératose pilaire*. Hyde [7] s'efforce d'établir des variétés et montre que l'affection peut s'attaquer aux meilleures constitutions. Thibierge [8] la considère comme une variété de l'ichtyose, une ichtyose localisée, il la décrit sous les noms de *xérodermie pilaire* ou *d'ichtyose ansérine*, croit qu'elle est l'apanage ordinaire des sujets lymphatiques. Brocq [9] étudie la kératose pilaire rouge de la face ; E. Besnier [10], la kératose rouge de la face et des membres avec atrophie sourcilière externe et destruction partielle de la barbe. La même année, sous le nom d'*ulérythème ophryogène*, Taenzer [11] décrit les lésions atrophiques et cicatriformes plus importantes que l'on peut rencontrer parfois dans la kératose pilaire.

[1] Erasmus Wilson, *Lect. on dermat.*, 1876, 1877, 1878.
[2] Tilbury Fox, *Brit. med. Journ.*, 24 mai 1879.
[3] Kaposi, édition 1881, notes Besnier et Doyon, t. II, p. 100.
[4] Lemoine, *Annales dermat.*, 1882, p. 274-343.
[5] Hardy, éd. 1886.
[6] Jackson, *A practical treatise on the diseases of the hair and scalp*, 1887, p. 275.
[7] Hyde, *A practical treatise on diseases of the skin*, 1888.
[8] Thibierge, article *Ichtyose. Dict. encyclop. des sciences médicales.*
[9] Brocq, *Ann. dermat.*, 1889, p. 339.
[10] Besnier, *Ann. dermat.*, 1889, p. 710.
[11] Taenzer, *Monatshefte für praktische Dermat.*, 1er mars 1899, p. 197.

En 1890, Brocq (1) fait une revue de tous les travaux antérieurs, adopte pour la maladie le nom de kératose pilaire qui lui est resté depuis, en fait une étude très complète, la sépare de l'ichtyose, et en montre la marche évolutive.

Définition. — La kératose pilaire est une affection due à l'arrêt, à l'insuffisance ou à des anomalies d'évolution des systèmes pilaires et pilo-sébacés des diverses régions du corps.

Cet arrêt ou ces anomalies d'évolution amènent l'oblitération ou la destruction des glandes, la formation de kystes pilaires ou de kystes sans poils, qui au point de vue clinique se caractérisent par la sécheresse du tégument (xérodermie pilaire), par l'enroulement du poil sous les lames cornées soulevées (papules kératosiques), par l'expulsion consécutive de la phanère anormale et la rétraction fibreuse de la peau (cicatrices punctiformes). Dans certains cas la papule évolue sur un fond télangiectasique ou présente elle-même une coloration plus ou moins accentuée ; on dit alors qu'il y a kératose pilaire rouge.

La lésion clinique de la kératose pilaire est toujours la même : c'est une papule péripilaire englobant dans son intérieur un poil enroulé et atrophié. Cette papule évolue en un nombre d'années qui peut être fort long ; le poil est alors détruit et il y a atrophie complète du follicule pileux et des glandes sébacéo-pilaires. A ce moment on trouve à la place qu'ont occupée les papules de petits points blanchâtres, à aspect atrophique, qui constituent de véritables cicatrices punctiformes.

La kératose pilaire rouge de la face, la kératose pilaire du cuir chevelu ont elles aussi, comme aboutissant, une lésion d'aspect cicatriciel ou atrophique, mais sa formation ne semble plus liée aussi intimement à l'évolution de la papule péripilaire.

La kératose pilaire est une maladie à évolution continue, se manifestant le plus souvent dès l'enfance, mais continuant son évolution jusqu'au delà de l'âge adulte.

Étiologie. — La kératose pilaire est héréditaire; elle s'attaque souvent à plusieurs enfants de la même famille; parmi les ascendants on trouve souvent des kératosiques, souvent aussi des ichtyosiques.

Tous les auteurs s'accordent avec raison à en faire l'apanage du tempérament scrofuleux, mais on la rencontre assez souvent pourtant chez des gens qui ont toutes les apparences d'une parfaite santé.

Les premiers auteurs qui se sont occupés de la maladie, Besnier et Brocq compris, ont pensé qu'elle était plus commune chez les femmes que chez les hommes; les statistiques de Gauja et de Cels (2) ont au contraire montré qu'à partir de dix-huit ans elle était plus commune chez les hommes ; celle de Sprecher (3) qui porte sur 651 cas de kératose donne un pourcentage de 37 pour les hommes et de 33 pour les femmes.

(1) Brocq, *Ann. dermat.*, 1890, p. 24, 97, 222.
(2) Cels, Thèse, 1896.
(3) Sprecher, *Giornale ital. dell* 1898, p. 735.

La kératose pilaire est très commune, la variété blanche surtout. Brocq indique une moyenne de 60 pour 100 de kératose blanche et de 20 pour 100 de kératose rouge; Gauja (1) lui trouve 50 pour 100 depuis l'enfance jusqu'à 45 ans; Cels 57 pour 100; Sprecher, qui a examiné 3200 sujets de tout âge, 35 pour 100.

Ses premiers symptômes n'apparaissent que vers les deux ou trois ans, et

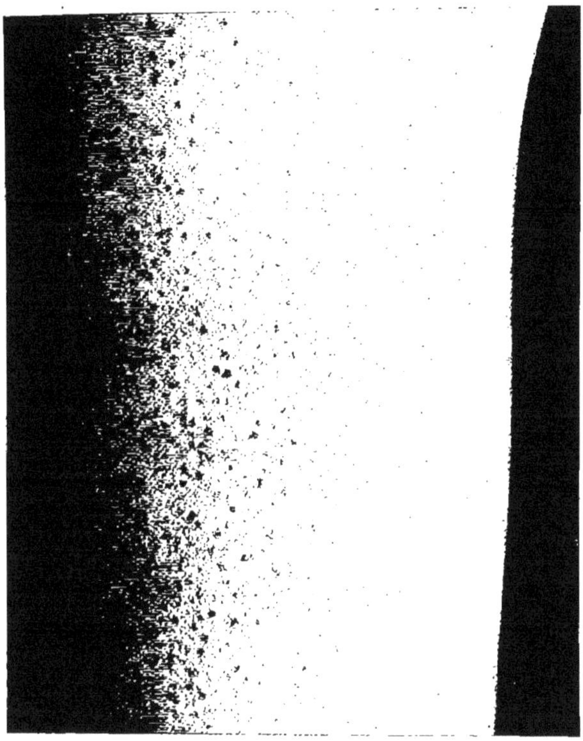

Fig. 161. — Kératose pilaire des membres.
D'après une photographie du musée Soltas. (Hôpital Broca-Pascal.)

souvent beaucoup plus tard. Ils pourraient même n'apparaître que dans la vieillesse.

Sprecher n'a jamais rencontré la kératose pilaire du cuir chevelu que chez des hommes; il est certain qu'on la rencontre aussi chez la femme, mais peut-être plus rarement.

Symptomatologie — La kératose pilaire peut se montrer plus spécialement aux membres ou au tronc, s'attaquer au contraire surtout à la face, ou présenter à la fois les deux localisations. Mais la kératose pilaire prend à la face une

(1) Gauja, Thèse, 1894.

importance si particulière, qu'il est indispensable de décrire à part la kératose pilaire des membres, la kératose pilaire de la face et la kératose du cuir chevelu.

Kératose pilaire des membres. — A la période d'état, dans la forme la plus atténuée, il n'y a guère parfois qu'un état xérodermique de la région atteinte, et une agglomération de squames épidermiques sèches au niveau du follicule pileux.

Dans les cas d'intensité moyenne, qui sont les plus fréquents, la lésion est constituée par de très petites élevures sèches, cornées, surmontées d'une fine squame. Parfois la papule atteint le volume d'une forte tête d'épingle. Ces papules renferment, dans leur intérieur, le poil atrophié, enroulé ou cassé. Quand la cassure se fait au niveau du sommet du cône, la papule est surmontée d'un petit point noir. Lorsque le poil est enroulé dans la papule, on peut le mettre au jour par le grattage, ou le dérouler à l'aide d'une épingle; il a parfois sa longueur normale, mais est toujours fort grêle.

Les papules sont souvent très rapprochées les unes des autres, ce qui donne à la région atteinte l'aspect chagriné, l'aspect de la chair de poule, *ichtyose ansérine*. Au toucher on a une sensation de râpe assez nette, surtout si la squame est sèche ou si elle est traversée par un poil cassé.

Dans les cas peu intenses il n'y a pas de changement de coloration de la peau et les papules sont blanchâtres; la coloration grisâtre ou noirâtre qu'elles présentent en certains cas est due à la crasse.

Même dans les cas légers, chez les malades à acro-asphyxie, à circulation insuffisante, on peut rencontrer dans les régions atteintes une colaration bleuâtre, rouge, qui aux membres inférieurs peut aller jusqu'à la teinte bistre ou même livide.

Dans les cas intenses, les papules peuvent être rosées, rouge bistre, même rouge vif, elles sont alors d'un volume plus considérable et ont un aspect presque inflammatoire. Le tégument lui-même participe à la lésion, sa coloration devient rosée, rouge clair, ou même rouge vif; et avec un peu d'attention on remarque une certaine dilatation des petits vaisseaux superficiels, une véritable télangiectasie. Cette dernière forme entre dans la kératose pilaire *rouge*, les précédentes constituent, au contraire, la kératose pilaire *blanche*.

Chez le même malade, dans une même région, les papules ont un volume presque uniforme ; mais entre les papules *types*, on aperçoit souvent des éléments affaissés, à centre d'un blanc mat, à périphérie rosée : ce sont des papules en voie de régression ; ou de petits points blanchâtres, déprimés, cicatriciels, qui sont les vestiges de papules qui ont achevé leur évolution.

Chez les malades plus âgés, souvent les papules ont complètement disparu ; ce qui frappe alors c'est que la région qui en était autrefois le siège est complètement privée de poils; et si on y regarde avec assez d'attention on la voit semée de cicatricules de dimensions très variables, quelquefois à peine visibles.

La kératose pilaire a des lieux d'élection ; ce sont par ordre de fréquence : face postéro-externe des bras surtout aux tiers moyen et inférieur, face postérieure des avant-bras, faces externes postérieures et antérieures des cuisses, surfaces iliaques latérales trochantériennes, fesses, genoux et coudes, parties latérales du tronc vers les hanches. Les dernières localisations ne se rencontrent guère que dans des cas de grande intensité. Elle épargne les régions du thorax et du dos, les aisselles, les plis inguinaux, inguino-scrotaux, les plis de flexion, la paume des mains, la plante des pieds, les surfaces cicatricielles, à moins pourtant qu'il n'y persiste des follicules pileux épargnés.

Par quoi sont régies ces localisations? Gauja (1) croit qu'il faut admettre une action mécanique irritative des vêtements sur le système pileux; Besnier (2) fait remarquer que la kératose pilaire respecte les parties largement lubrifiées ou idrostéatosées ; Brocq (3) enseigne qu'elle attaque spécialement les régions qui ont le plus de poils de duvet, épargnant celles qui ont des poils volumineux et surtout celles qui sont privées de poils.

L'opinion de Gauja a contre elle la fréquence et la gravité de la kératose pilaire à la face; la paume des mains, la plante des pieds, les surfaces à poils volumineux toujours épargnées sont bien les régions où la sécrétion sudorale est en général la plus abondante, mais la persistance possible d'éléments kératosiques, au milieu de cicatrices gardant encore quelques follicules pileux, nous semble donner à l'opinion de Brocq une grande vraisemblance.

Kératose pilaire rouge de la face. — Quoique existant assez souvent aux membres, comme nous venons de le voir, c'est surtout à la face que la kératose pilaire rouge est intéressante à étudier.

Si on examine le malade d'un peu loin, ce qui frappe d'abord, c'est le peu de développement des sourcils et souvent de la barbe, et la présence sur le visage de plaques angio-parésiques, érythémateuses, télangiectasiques, d'un rouge plus ou moins vif. Ces plaques d'une coloration assez typique, ont pour caractère presque constant une parfaite symétrie, et affectent des dispositions spéciales que Brocq a très exactement décrites (4).

1° *Plaques frontales*, situées un peu au-dessus du tiers ou des deux tiers externes des sourcils, montant jusqu'à la racine des cheveux sous forme d'un triangle irrégulier à sommet supérieur. 2° *Plaques sourcilières*. La partie interne des sourcils n'est atteinte que dans les cas de très grande intensité; le tiers ou les deux tiers externes sont au contraire pris très souvent. Ici l'altération pilaire est très rapide et précède peut-être la régression de la papule; aussi en même temps que la rougeur de la région on constate que les poils y sont rares, courts, déviés. 3° *Plaque intersourcilière*, rare, limitée par sa partie inférieure à la racine du nez, s'étale vers le front. 4° *Plaques du maxillaire inférieur* ou *préauriculaires*, qui peuvent s'étendre vers la joue, remonter sous forme de bande le long de la racine des cheveux jusqu'à la tempe et au sourcil, contourner l'oreille par en haut ou surtout par en bas, irradier jusqu'au cuir chevelu ou

(1) Gauja, Thèse, 1894.
(2) Besnier, Annot. à traduct. Kaposi.
(3) Brocq, *Annales dermat.*, 1890.
(4) Brocq, *Ann. dermat.*, 1890. Voir les schémas de l'article de l'alopécie.

jusqu'à la région cervico-hyoïdienne, ou envoyer un prolongement qui suit sous forme de bande le bord du maxillaire inférieur.

Si au niveau de ces plaques érythémateuses on tend la peau, la rougeur disparaît. Elle est au contraire augmentée par le frottement ou par toutes les causes physiques ou morales qui produisent la congestion de la face chez les personnes prédisposées.

Si on étudie la plaque de plus près, en prenant la précaution, toujours nécessaire pour étudier l'élément papuleux de la kératose faciale, de tendre la peau et de regarder à la lumière oblique, on voit parfois que les lésions érythémato-télangiectasiques sont de beaucoup les plus importantes, surtout aux joues; l'élément circumpilaire y est à peine marqué, c'est une sorte de petit granité au milieu des arborisations vasculaires, parfois même un granité blanchâtre.

Dans la très grande majorité des cas l'aspect est différent. Chez les tout jeunes sujets, au début de l'affection, la papule est parfois blanchâtre et presque discrète; mais cet état est de courte durée, la maladie progresse rapidement, les papules deviennent plus nombreuses, leur coloration s'accentue, et le tégument prend la teinte érythémateuse dont nous venons de parler.

A la période d'état, on voit un semis de très petites papules beaucoup plus petites que celles des membres, minuscules, rosées ou rouges, très serrées, presque tangentes les unes aux autres, du volume d'une pointe d'aiguille ou un peu plus, régulières comme volume et comme forme, nettement arrondies à leur base, centrées par un poil, mais ne présentant presque jamais de squame. Vers la bordure des plaques on trouve souvent des papules plus volumineuses et disposées irrégulièrement.

A la face les follets étant plus fins et plus nombreux qu'aux membres, les papules y sont plus fines, mais bien plus serrées, tangentes, et constituant souvent de véritables nappes, aussi les cicatrices qui leur succèdent sont-elles plus apparentes, plus étendues. Elles forment des taches d'un blanc mat, plus claires que la peau saine, de 1 à 2 millimètres de diamètre, punctiformes, à contours réguliers ou dentelés, figurant parfois surtout aux sourcils ou aux joues des tractus allongés et sinueux à fond déprimé. On a même décrit de véritables plaques cicatricielles occupant les deux tiers internes des sourcils. Ces formes rentrent dans l'*ulérythème ophryogène* de Taenzer.

A la face comme au cuir chevelu, les lésions du système pileux prennent une telle importance qu'on doit les décrire à part.

Quand les joues ou le menton sont atteints — probablement parce que le follet a été détruit avant le moment où il serait devenu un poil adulte — la barbe est rare et grêle, parfois même sa pousse ne se fait pas, et c'est à peine si de place en place on voit quelques poils clairsemés. Aux sourcils, les poils, courts, grêles, déviés, s'altèrent et tombent presque dès le début; bientôt ils sont peu nombreux, parfois même l'alopécie totale est rapide. Rarement c'est la partie interne du sourcil qui est spécialement prise, bien plus souvent la partie externe. Souvent la surface dénudée de ses poils est encore rouge et semée des petites élevures caractéristiques, mais d'autres fois l'évolution régressive a été si intense que la surface est couverte de cicatrices rappelant celles du lupus érythémateux.

Cuir chevelu. — Chez beaucoup de kératosiques le cuir chevelu est le siège d'une desquamation fine, sèche, pityriasique, plus rarement de séborrhée huileuse. Les cheveux sont rares, de grosseur inégale, généralement grêles. Mais les lésions typiques de la kératose pilaire sont moins apparentes au cuir chevelu qu'aux membres ou à la face; on n'y trouve ni la rougeur ni les télangiectasies, et rarement quelques petites élevures légèrement rosées, portant à leur centre une croûtelle minuscule, centrées par un poil à bulbe plein, court, grêle, fin, atrophié, mais pas annelé, qui se détache au moindre effort.

La lésion, qui demande à être cherchée, est surtout une lésion atrophique ou cicatricielle. Le plus souvent elle se présente sous l'apparence de petits points blancs, nacrés, cicatriciels, semblant correspondre à des follicules pileux détruits, et très analogues à ceux que nous avons décrits aux membres. A leur voisinage les cheveux conservent leur aspect et leur volume normal.

Dans les cas intenses, tout le vertex et parfois même les régions temporales sont semés de plaques alopéciques irrégulières, où le derme est d'un blanc mat, comme atrophié ou cicatriciel. Autour de ces plaques le cuir chevelu a sa coloration normale ou est rose pâle, et présente de rares papules à divers degrés d'évolution. Entre les clairières alopéciques existent des touffes de cheveux normaux. Comme dans les cas moins intenses, il peut y avoir coïncidence de séborrhée, et plus souvent de desquamation pityriasique.

Cette alopécie en clairières irrégulières avec tendance à l'atrophie du tégument, avec petites cicatricules, est absolument caractéristique de la kératose pilaire.

Parfois sur le cuir chevelu des kératosiques on rencontre des cicatrices encore plus étendues que celles que nous venons de décrire (ulérythème ophryogène). Brocq (1) ne les a jamais vues se former de toutes pièces sous ses yeux, il se demande si elles ne sont pas consécutives à d'autres lésions antérieures du cuir chevelu.

L'*aplasie moniliforme ou monilethrix* est généralement décrite à part de la kératose pilaire. C'est une affection congénitale, héréditaire, dans laquelle les cheveux qui peuvent paraître sains au moment de la naissance tombent vers la fin du deuxième mois et sont remplacés par des cheveux grêles, lanugineux, souvent très fragiles, cassant lorsqu'ils atteignent quelques millimètres de longueur, et paraissant souvent émerger d'une papule péripilaire. Quand on les examine de près, on voit qu'ils sont constitués par une série régulière de renflements et d'étranglements. L'affection s'étend à tout le cuir chevelu et presque toujours aussi aux sourcils et à la barbe, mais épargne les poils du corps; elle coïncide généralement avec de la kératose pilaire des membres ou de la face.

Si à la face comme aux membres les régions atteintes de kératose pilaire

(1) BROCQ, *Prat. dermat.*, article *Alopécie*, t. I, p. 537 et suivantes.

présentent une sécheresse marquée du tégument, les parties épargnées peuvent être au contraire le siège d'une sécrétion séborrhéique exagérée : région sternale au cas de kératose des membres, nez et région naso-génienne au cas de kératose de la face.

La kératose pilaire ne s'accompagne en général d'aucun symptôme subjectif; chez de rares malades et à intervalles éloignés il peut pourtant y avoir des démangeaisons, et E. Besnier a cité l'observation d'un kératosique de la face qui souffrait chaque fois qu'il se rasait.

Nature de la maladie. — Jusqu'au travail de Brocq (1) les divers auteurs faisaient de la kératose pilaire une variété de l'ichtyose; Brocq, tout en reconnaissant que les deux affections sont voisines, les a nettement séparées. E. Besnier (2) ne se prononce pas formellement mais en reconnaît les différences.

Si les deux affections sont voisines, si elles sont toutes deux des dyskératoses dépendant très probablement d'anomalies du développement embryogénique, nous croyons pourtant avec Brocq qu'elles doivent être nettement séparées.

Le fait que les kératosiques sont parfois fils d'ichtyosiques n'a que peu d'importance. La kératose pilaire est si commune qu'il serait bien étonnant qu'on ne la rencontrât parfois dans la descendance des ichtyosiques.

L'ichtyose se rencontre souvent chez des dégénérés, s'accompagne souvent d'une sorte de cachexie; les kératosiques sont assez souvent des lymphatiques, mais très souvent aussi jouissent d'une santé parfaite.

Les plis de flexion exceptés, l'ichtyose frappe tout le tégument; si parfois elle se localise, ce qui est peut-être discutable, c'est à la paume des mains et à la plante des pieds, régions qu'épargne toujours la kératose. Les lésions de l'ichtyose s'étendent uniformément sur le tégument, celles de la kératose pilaire sont dispersées sur la région qu'elle occupe; la lésion de la kératose est toujours une lésion péripilaire, et dans les espaces intercalaires le tégument est sain ou à peine un peu xérodermique.

L'ichtyose débute dans les premiers mois de la vie; toutes les statistiques montrent que la kératose pilaire est très rare avant trois ans, qu'elle ne devient commune que vers 10 ou 15 pour atteindre son maximum entre 20 et 30 : 82 pour 100 d'après la statistique de Sprecher.

L'ichtyose ne s'accompagne jamais des télangiectasies qui se voient toujours dans la kératose de la face et assez souvent dans celle des membres.

L'influence des saisons, nette dans l'ichtyose, est nulle dans la kératose.

L'ichtyose a une évolution, mais si lente qu'elle dépasse la durée de la vie du sujet, l'ichtyosique est encore ichtyosique dans l'extrême vieillesse. La kératose, elle, a une évolution beaucoup plus rapide, chez l'adulte on trouve déjà de très nombreuses cicatricules, vestiges des papules kératosiques atro-

(1) Brocq, *Ann. dermat.*, 1890.
(2) E. Besnier, Annot. trad. Kaposi, 1891, article *Xérodermie.*

phiées, chez le vieillard on ne trouve plus que les cicatricules, toutes les papules ont achevé leur évolution.

Ces différences nous paraissent légitimer pleinement la séparation que Brocq a faite des deux maladies.

Diagnostic. — Le diagnostic de la kératose pilaire blanche ne présente jamais de difficulté. La papule du *pityriasis rubra* pilaire a quelque ressemblance avec celle de la kératose, dans les deux affections on peut retrouver la séborrhée sèche du cuir chevelu, mais la papule du pityriasis a pour lieux d'élection le dos des mains, les doigts, les avant-bras, les coudes, les genoux, régions épargnées par la kératose. Et jamais dans cette dernière maladie on ne trouve la desquamation psoriasique palmaire et plantaire du pityriasis.

A la face, la *couperose télangiectasique* et la kératose pilaire rouge peuvent coexister, quoique en général à l'âge où se montre la couperose, la kératose pilaire ait fini d'évoluer et ne présente plus que des cicatricules. A la période d'état, il est toujours possible de retrouver au niveau de la plaque télangiectasique le fin granité de la kératose. La plaque de la couperose commence souvent par les joues, mais son extension au lieu de se faire vers l'oreille se fait du côté du nez, presque toujours pris dans la couperose, jamais dans la kératose.

Le diagnostic des cicatrices de la kératose pilaire rouge d'avec celles du *lupus érythémateux* présente d'autant plus d'importance que les deux affections peuvent se rencontrer sur le même malade. L'ambiguïté ne peut exister que lorsque les cicatrices de la kératose ont une étendue qui ne se rencontre que rarement. Presque toujours il persistera un point où le lupus sera encore en évolution présentant une rougeur très différente de celle de la kératose; et jamais, si rapide soit-elle, la formation de la cicatrice n'aura été aussi rapide au cas de kératose qu'au cas de lupus.

L'aspect pityriasique que présente habituellement le cuir chevelu, la *séborrhée huileuse* qu'on y trouve mais rarement, pourraient faire méconnaître l'alopécie kératosique. On n'oubliera pas que *l'alopécie séborrhéique* frappe le vertex en masse, que les cheveux y sont tous grêles et le deviennent de plus en plus, qu'on n'y rencontre jamais ni les touffes de cheveux normaux ni les cicatricules de la kératose. L'alopécie séborrhéique est une alopécie en nappe, celle de la kératose une alopécie en clairières.

Quand les cicatrices de la kératose pilaire sont plus étendues, surtout plus déprimées que de règle, on pourrait plutôt les confondre avec celles que peuvent laisser toutes les *folliculites* ou *l'acné nécrotique*.

L'aplasie moniliforme est toujours accompagnée de kératose pilaire des membres; c'est une affection héréditaire congénitale, s'étendant à tout le cuir chevelu qui ne présente plus que quelques cheveux grêles, lanugineux, fort courts, qui se brisent à quelques millimètres de leur point d'émergence et cèdent à la moindre traction. Le cheveu, constitué par une série de renflements plus colorés, d'étranglements plus clairs, qui se succèdent avec une régularité parfaite est dit annelé. Du reste l'évolution de l'aplasie moniliforme la place si près de la kératose pilaire qu'elle n'en est très probablement qu'une variété.

L'influence de la kératose pilaire sur la genèse des affections cutanées est difficile à préciser. On la trouve souvent associée aux autres dermopathies, mais c'est une maladie si commune qu'on hésite à lui accorder sans preuves certaines le rôle de cause; Brocq se demande pourtant si elle ne crée pas vers la peau une sorte de *locus minoris resistentiæ*, et Besnier (1), croit qu'elle prédispose à toutes les dermatoses d'origine externe qui présentent alors une durée, une ténacité, une facilité de récidive toute particulières.

Pronostic. — L'évolution des éléments kératosiques aboutit toujours, nous l'avons vu, à la formation de cicatricules ou de petites plaques atrophiques. Malgré cet inconvénient, ce n'est qu'une affection gênante; localisée aux bras, gênante pour les femmes qui doivent se décolleter, gênante surtout lorsqu'à la face elle affecte la forme érythémateuse, lorsqu'elle amène la destruction des sourcils et de la barbe, ou au cuir chevelu une alopécie plus ou moins étendue.

Si sa guérison semble bien impossible, il est du moins facile de mettre le malade à l'abri des inconvénients de la kératose pilaire blanche des membres. Dans les cas de kératose pilaire rouge, surtout dans les localisations à la face, le traitement est pénible; mais avec de la persévérance, on peut modifier l'élément télangiectasique et prévenir les cicatrices trop apparentes.

Anatomie pathologique et pathogénie. — Les travaux d'Unna et ceux de Giovannini ont apporté quelques notions en cette partie de notre étude.

Dans une note inédite due à L. Jacquet, nous trouvons sur la pathogénie une idée qui concorde avec celle que nous nous sommes faite à la suite de l'examen de plusieurs pièces (2).

Nous décrirons d'abord l'ensemble des lésions histologiques que l'on rencontre dans le nodule kératosique arrivé à la période de complet développement.

On doit, dans le nodule kératosique, distinguer, outre la formation cornée qui en constitue la partie cliniquement appréciable, un certain nombre de productions épithéliales incomplètes, sur lesquelles les auteurs n'ont pas jusqu'ici attiré l'attention et qui donnent à notre sens la clef du processus intime de la formation et de l'évolution du nodule. Nous réserverons la description de ces formations pour n'envisager d'abord que celles qui sont communément décrites par l'ensemble des auteurs.

La couche épithéliale du nodule reste à peu près inerte dans toute la zone périphérique; l'épaisseur de la couche cornée n'est pas accrue, le stratum granulosum existe, le corps muqueux et l'épithélium générateur ne sont pas

(1) E. Besnier, art. *Xérodermie*, notes à la traduct. franç. de Kaposi.

(2) Nous avons été grandement aidé pour la rédaction de ce chapitre par la note inédite de Jacquet, et par les recherches originales qu'a faites pour nous notre ami Lenglet.

sensiblement différenciés. L'épithelium, en arrivant au bord du nodule, s'invagine pour former ses parois tandis que la couche cornée passerait, dit Unna, directement sur l'ouverture de ce nodule l'oblitérant complètement.

Le nodule, proprement dit, est tout entier constitué par une formation épidermo-pilaire à laquelle peut s'adjoindre une glande sébacée rudimentaire.

Le poil est le plus souvent, on pourrait dire toujours unique dans le nodule kératosique. Il naît d'un point latéral du nodule, s'élève d'un rudiment de papille souvent difficile à étudier, toujours plein; après un parcours qui n'excède pas le quart ou le tiers de la hauteur totale du nodule, il entre dans les lames cornées imbriquées qui bourrent le centre de la formation épithéliale

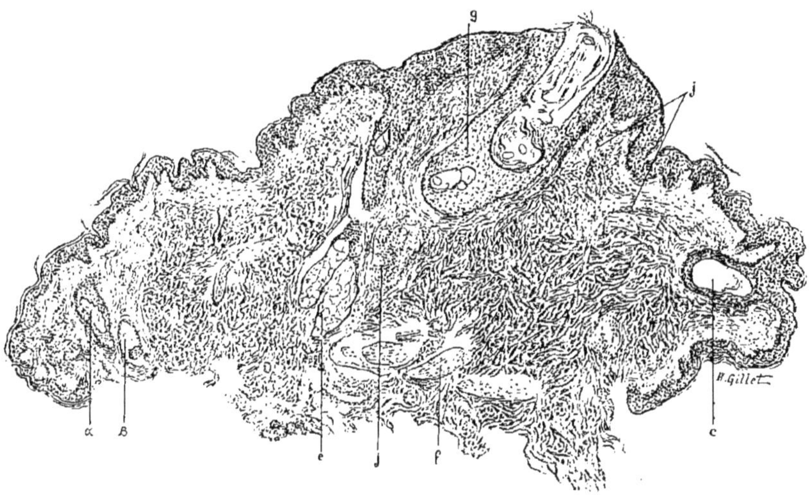

FIG. 165. — Histologie de la kératose pilaire (d'après Leuglet).

α, β, invagination épithéliale centrée par un poil. — c, invagination épithéliale, dépourvue de poil et de glande sébacée. — e, glandes sébacées, qui suivies en coupes sériées n'ont aucune ouverture dans le follicule. — f, muscles hypertrophiés. — g, grande invagination formant la papule macroscopique de la kératose — i, traînées périvasculaires et légers amas embryonnaires.

et maintiennent très écartées l'une de l'autre les parois du pseudo-follicule. Au milieu de ces lames cornées le poil décrit de droite à gauche, dans un plan parallèle à celui de la surface cutanée, une série de spires qui l'amènent peu à peu jusqu'aux lames cornées superficielles sous lesquelles il transparaît et desquelles il peut émerger de quelques millimètres.

La gaine épithéliale qui forme l'enveloppe du nodule et se continue en haut avec l'épithélium général de la peau est mince, composée de 2 à 5 assises cellulaires, irrégulière, et pourvue ou non d'une couche granuleuse. Elle ne permet de distinguer aucune couche des gaines ordinaires du poil, et la couche génératrice y subit fréquemment un degré de dislocation ou de déplacement cellulaire des plus accentués.

Immédiatement en dehors d'elle on trouve le tissu conjonctif, et souvent en plein tissu conjonctif une coupe du poil qui a franchi la barrière épithéliale et est venue prendre contact avec les éléments dermiques du nodule. Nous ne faisons ici que signaler ce point sur lequel nous reviendrons.

La glande sébacée rudimentaire qui accompagne le follicule est petite et remplie de cellules qui, même en son centre, ont conservé leurs parois nettement différenciées. En étudiant avec soin en coupes sériées l'orifice d'abouchement de la glande dans le nodule il est souvent impossible de le découvrir; et on ne rencontre dans les nodules qu'un cordon cellulaire plein, unissant la glande aux parois du follicule.

Le muscle arrecteur s'insère souvent à la partie voisine de la papille ou du rudiment papillaire, et il subit lui-même des déviations qui l'entraînent hors de sa direction normale. Unna le considère comme hypertrophié.

Phénomène remarquable : il n'y a aucune infiltration embryonnaire aux points où le poil sortant du nodule vient plonger directement dans le tissu conjonctif; il joue donc le rôle d'un corps étranger aseptique, et la lenteur extrême de l'évolution de la kératose nous indique qu'il n'en saurait être autrement.

Les glandes sébacées, nous l'avons vu, sont absentes dans le nodule, ou rudimentaires.

Il reste à signaler dans le nodule des productions épithéliales incomplètes, que L. Jacquet a le premier indiquées. Elles se présentent sous forme de boyaux épithéliaux à double paroi, à lumière centrale, avec ou sans poil dans leur lumière, dépourvues de glandes sébacées, ou pourvues en d'autres points d'une glande rudimentaire.

Cet exposé va nous permettre de jeter un coup d'œil sur l'ensemble des conceptions pathogéniques auxquelles il peut donner lieu.

Unna envisageant les transformations de la couche cornée de l'orifice folliculaire regarde l'oblitération du follicule comme le phénomène pathogénique de la kératose : il y a, dit-il, kératose supra-folliculaire et rétention du poil. On remarquera, bien que l'auteur allemand n'y insiste pas, que la formation de cette couche cornée oblitérant le follicule est particulièrement difficile à admettre si l'on n'admet pas le processus que nous allons indiquer plus loin.

L. Jacquet s'exprime ainsi dans la note inédite déjà citée :

« 1° Le globe corné qui constitue la saillie typique, le grain, la papule de la xérodermie pilaire, a son siège dans l'infundibulum folliculaire qu'il dilate et qu'il déforme;

« 2° Les glandes sébacées ont subi un arrêt de développement qui explique la sécheresse de la peau;

« 3° Il y a, juxtaposés aux follicules sébacés complets, des cordons épithéliaux, qui ne sont probablement pas autre chose que des follicules incomplets, avortés, donnant naissance à des follets rudimentaires, englobés de strates cornés qu'on trouve en grand nombre dans la papule xérodermique;

« 4° La xérodermie apparaît ainsi comme un vice de la formation pilaire dû à l'existence de follicules épithéliaux anormaux, vice congénital dont l'existence ne se révélerait qu'au moment de la pleine activité de l'évolution pilaire, comme cela se passe pour la plupart des manifestations de cet ordre. »

Ce développement incomplet des glandes sébacées, l'absence possible de ces éléments nous paraît avoir une importance toute particulière, et nous croyons devoir rappeler ici le rôle qu'ont les glandes sébacées dans l'évolution embryonnaire des poils.

On sait que le bourgeon ectodermique d'où naissent les germes pilo-sébacés part de la couche profonde de l'épiderme, et que la couche superficielle n'est pas intéressée par ce processus sur lequel elle passe sans se différencier. On sait de même que le bourgeon sébacé apparaît sur la partie latérale du bourgeon pilaire dont certains caractères permettent de le différencier. Dans la suite de l'évolution, la papille pilaire se forme, et le poil apparaît au centre des gaines et dans la portion du follicule inférieur au collet des glandes sébacées. En même temps la portion du bourgeon épithélial comprise entre la superficie et le collet des sébacées subit la transformation sébacée, et la pointe du poil s'engage dans ce chemin, dont l'état graisseux va faciliter sa sortie. L'évolution de ces cellules centrales du germe les rattache aux sébacées; on conçoit aisément que si l'évolution des sébacées ne se fait pas, que si elles sont absentes ou insuffisantes, le chemin de Gœtte manquera et le poil restera inclus dans des couches cellulaires dont il ne pourra trouver l'issue. La kératose sera alors constituée. L'insuffisance d'évolution pourra porter non seulement sur les sébacées, mais sur les gaines et la papille du poil lui-même, et on aura alors les formes d'invagination incomplètes que nous avons décrites plus haut.

De ces observations nous pouvons tirer les conclusions suivantes :

La kératose pilaire est une lésion embryogénique qui a pour cause l'évolution incomplète des germes pilo-sébacés et surtout des germes sébacés. De cette évolution incomplète résultent l'oblitération de l'orifice supérieur du canal, qui sert normalement de porte de sortie au poil, et la persistance de la couche cornée superficielle qui passe comme un pont sur les invaginations épithéliales de la kératose.

Traitement. — La kératose pilaire étant une maladie à évolution, on doit essayer d'en enrayer la marche dès qu'en apparaissent les premiers symptômes. Plus tôt le traitement sera commencé, plus on aura chance de modifier le terrain et de prévenir les altérations secondaires irrémédiables.

Traitement général. — On conseillera : l'huile de foie de morue à haute dose, l'arsenic, les préparations iodurées, iodo-tanniques surtout, les eaux minérales chlorurées sodiques ou arsenicales, l'hygiène. On cherchera à activer les fonctions cutanées par les bains chauds, les étuves sèches ou humides, l'hydrothérapie tiède ou chaude.

Traitement local. — *Kératose pilaire blanche.* — Dans les cas de kératose pilaire blanche à papules clairsemées, si surtout la papule est remplacée par la simple accumulation de squames épidermiques, il suffit, pour entretenir en état satisfaisant la peau des régions atteintes, de quelques précautions de toilette : onctions au cold-cream, à la glycérine ou au glycérolé d'amidon salicylé ou non ; frictions à l'aide du savon ponce au moment de la toilette, et, mieux, bains chauds pendant lesquels on frictionnera avec ce même savon les régions atteintes. Dans les cas plus intenses, les soins que nous venons d'indiquer peuvent n'être pas suffisants ; il faut leur appliquer le traitement de la kératose pilaire rouge. Mais alors le traitement devient irritant, et ce n'est que lorsqu'il est interrompu depuis déjà quelques jours que le tégument reprend son aspect normal.

Kératose pilaire rouge. — Avant tout il faut conseiller le massage local, les applications de compresses imbibées d'eau très chaude, les pulvérisations, et mieux, si c'était possible, les douches locales à jet très fin, à température élevée et à forte pression.

Le meilleur topique à employer est sans conteste le savon mou de potasse, sous forme de pommades dans lesquelles il est associé à des substances qui en diminuent l'activité : sous forme de teinture qu'on laisse sécher en place ; sous forme d'emplâtre ou en nature. Ces applications sont et doivent être irritantes, on les renouvelle chaque soir jusqu'à ce qu'on estime le résultat suffisant. Pour la journée on prescrit une pommade anodine : vaseline, cold-cream frais, pâte de zinc, etc., auxquelles on ajoute une substance inerte mais colorée pour que cette pommade serve en même temps de fard.

Terre fossile.	2 grammes.
Oxyde de zinc.	2 —
Poudre lycopode	1 —
Teinture de carmin.	1/2 goutte.
Lainine	15 grammes.
Eau de roses	8 —

Kaolin.	2 grammes.
Oxyde de zinc.	5 —
Ocre jaune	20 centigrammes.
Poudre bol d'arménie.	10 —
Cold-cream frais ou vaseline blonde	20 grammes.

Si par hasard l'irritation amenée par les applications de savon était trop vive, on appliquerait des cataplasmes de fécule froids, ou on ferait un pansement humide.

La série des applications de savon doit être renouvelée de temps en temps. Dans les intervalles on emploie des pommades dans la composition desquelles entrent, isolés ou associés : le goudron, l'huile de cade, l'huile de bouleau, le soufre, la résorcine, l'acide salicylique ; mais jamais ni l'acide pyrogallique ni le nitrate d'argent à cause de l'inconvénient qu'ont ces substances de noircir la peau.

Spécialement contre la rougeur congestive des plaques, on pourra conseiller l'application, deux ou trois fois par jour, et pendant quinze minutes chaque fois, de compresses imbibées d'une solution chaude de chlorhydrate d'ammoniaque au 1/30.

Dans les cas où les télangiectasies sont très développées, et résistent aux moyens précédents, on devra employer contre elles les scarifications linéaires quadrillées suivant le procédé de Vidal, ou la galvano-caustique superficielle et avec pointes très fines, ou mieux, suivant le conseil de Brocq, l'électrolyse, qui agit contre l'élément télangiectasique, mais de plus détruit le follicule pileux et précipite ainsi l'évolution de la maladie.

A la barbe, aux sourcils, au cuir chevelu, le traitement sera le même que sur le reste de la face, c'est le savon de potasse qui en fera la base. Mais le savon ayant l'inconvénient de rendre les poils cassants, son application sera, après nettoyage à l'eau tiède, toujours suivie le jour même de celle d'une pommade ayant pour excipient de choix la lanoline ou la moelle de bœuf.

KRAUROSIS VULVÆ.

Par **Marcel SÉE.**

KRAUROSIS VULVÆ

Étym. : κραυροω, je dessèche.

Sous le nom de *kraurosis*, Breisky, puis Janowsky, Heizmann, Ohmann-Dumesnil [1], ont étudié une *atrophie spéciale, de cause inconnue, localisée aux organes génitaux externes de la femme.*

L'affection débute insidieusement : lorsque l'attention est attirée sur elle, soit par le prurit, soit par la gêne apportée aux actes génitaux, on trouve presque toujours des lésions constituées depuis longtemps : c'est une atrophie générale ou partielle de la vulve, frappant plus particulièrement les nymphes, le clitoris et le vestibule. Les grandes lèvres sont amaigries, surtout à leur partie inférieure, réduites à un bourrelet insignifiant. La saillie du mont de Vénus s'efface. Les petites lèvres, devenues un pli à peine distinct à la face interne des grandes, le clitoris caché et comme rudimentaire, peuvent même disparaître complètement, ainsi que tout vestige de l'hymen et des caroncules. L'orifice vaginal rigide, rétréci, admet à peine l'index. Le méat uréthral participe à l'atrésie, rarement assez pour gêner la miction. La fourchette se rapproche de la partie antérieure de la vulve, entraînant le périnée, tandis que le vestibule s'aplanit, et l'ensemble prend un aspect rétracté et ratatiné.

[1] Breisky, *Zeitschrift für Heilk.*, 1885. — Les observations antérieures de Weir (1875), de Lawson Taitt (1877), se rapportent probablement à la même affection. — Janowsky, *Monatshefte für prakt. Dermat.*, 1888. — Ohmann Dunesnil, *Idem*, 1890. — On trouvera l'exposé des divers travaux parus, avec l'indication des cas publiés et la bibliographie, dans la thèse d'Arnoux (*Contribution à l'étude du kraurosis vulvæ.* Paris, juillet 1899) basée sur une observation de Pichevin et Pettit (Soc. obstétr., fév. 1897). — Un cas de Rille est figuré dans l'*Atlas stéréoscopique* de Neisser (Dermatologie, 37e liv., Pl. 414, 1900).

Les téguments des parties atteintes sont raides, épaissis, collés aux plans sous-jacents, la muqueuse sèche et vernissée. On y remarque des épaississements épidermiques grisâtres, des *plaques*, d'abord rouges ou ardoisées, puis opalines ou laiteuses, de consistance quelquefois parcheminée ou cornée. Tantôt petites et disséminées, tantôt étendues à une partie de la région, voire jusqu'à l'anus, elles s'arrêtent presque toujours à la limite de la muqueuse vaginale, qui reste souple et ne participe pas au processus. Souvent se forment des *fissures* douloureuses. La déchirure est presque fatale dans l'accouchement.

On n'est pas d'accord sur la constance ni la fréquence du *prurit*. Toujours est-il qu'il peut atteindre une intensité extrême, revenir par crises atroces, persister pendant des années avec une ténacité désespérante, puis disparaître de lui-même [1]. Il s'y joint une sensation de tension, de brûlure et quelquefois des *douleurs névralgiques* locales ou irradiées jusque dans les lombes.

Les lésions semblent débuter autour des plaques, où elles ont leur maximum. Durant des années, elles évoluent progressivement, sans rémissions, sans influence sur l'état général (tant que le prurit ou les douleurs ne deviennent pas exagérés), et cette évolution serait pour ainsi dire indéfinie, si elle n'aboutissait souvent à une complication grave : la *dégénérescence cancéreuse*. On voit alors, sur une des plaques, se former une ulcération qui prend l'aspect du cancroïde et envahit le voisinage; les ganglions sont atteints.

L'***histologie pathologique*** a été étudiée par Peter [2], Martin, Arnoux. L'*épiderme* épaissi montre une hyperkératose marquée; les cellules de Malpighi donnent quelques signes de nécrose et sont souvent dissociées par des leucocytes [3]. Ceux-ci sont nombreux dans le *derme*, sclérosé en une gangue compacte où ne se distinguent plus que de rares faisceaux; Peter insiste sur l'atrophie du tissu élastique, à laquelle il attribue la fragilité de la peau. Les vaisseaux sont atteints d'endopérivascularite, les nerfs étouffés dégénèrent [4].

L'***étiologie*** est des plus obscures. L'affection est rare, — peut-être, croit Ohmann-Dumesnil, parce qu'on la méconnaît. Exceptionnelle chez les femmes très jeunes ou très âgées, elle a son maximum de fréquence entre vingt-cinq et cinquante-deux ans. L'état social, le coït, les grossesses n'ont aucune influence sur son développement. La blennorragie vulvo-vaginale est souvent

(1) Chez une des malades d'Ohmann-Dumesnil, avec le prurit du début apparaissaient des éruptions locales d'herpès et d'urticaire.

(2) PETER, *Monatshefte für Geb. und Gyn.*, 1896.

(3) Leurs noyaux deviennent très gros, transparents, tandis que la substance chromatique y est réduite à quelques grains; plus haut ils se ratatinent. Les espaces intercellulaires agrandis sont traversés par des filaments d'union très épais. Le stratum granulosum est méconnaissable.

(4) Ces lésions, qui présentent quelques rapports avec celles de la leucoplasie, en diffèrent néanmoins. Dans celle-ci, l'hyperkératose, qui n'a pas les mêmes caractères, prend beaucoup plus nettement le pas sur l'invasion cellulaire inflammatoire et sur la sclérose dermique.

notée chez les malades, la syphilis quelquefois, la scrofule plus rarement; plusieurs cas concernent des nerveuses.

Aussi ne sait-on pour ainsi dire rien de la **nature de la maladie**, si tant est qu'il y ait là une maladie autonome : Janowsky invoque une sclérose d'origine gonorrhéique, comparable aux rétrécissements uréthraux. Fritsch, Rona [1] croient qu'un prurit primitif, amenant une lichénification progressive, peut conduire finalement à la sclérose. Hyde [2] est frappé de la ressemblance du kraurosis avec l'atrophie qui accompagne certains épithéliomes indolents du pénis. D'autres, comme Bartels, y voient une trophonévrose spéciale, ou sont tentés d'en faire une forme localisée de sclérodermie. Aucune de ces explications ne semble applicable à tous les cas, et une conclusion ferme demeure impossible en l'état actuel.

Le **traitement**, considéré comme vain par Breisky et Janowsky, a donné des résultats plus satisfaisants entre les mains de Heitzmann et d'Ohmann-Dumesnil. Ils ont employé le grattage ou le curettage des plaques, les applications de sesquichlorure de fer, de tanin, d'acides salicylique, acétique ou pyrogallique. Arnoux, après Orthmann, préfère au curettage l'excision au bistouri. Tout ceci, bien entendu, sans préjudice du traitement symptomatique : leucorrhée, prurit, douleurs, etc.

KYSTES. — Étym. : Κύστις, vessie, poche.

Le mot *kyste* désigne, à titre général, la présence dans les tissus d'une tumeur, formée par une accumulation de matière, liquide ou plus ou moins épaisse, entourée d'une membrane distincte d'elle, formant *poche*.

Les kystes dont on a à s'occuper au point de vue cutané ressortissent pour la plupart à de petites tumeurs se développant accidentellement et progressivement par dilatation des culs-de-sac ou des conduits excréteurs des glandes de la peau dont l'orifice s'oblitère. Ce mode pathologique ne s'observe guère d'ailleurs qu'aux glandes sébacées.

Il faut pourtant faire une exception pour les kystes *miliaires* épidermiques.

Voir les articles : *Milium* et *Tumeurs de la peau*.

LADRERIE. — Étym. : *Ladre*, nom vulgaire du *Lazare* de l'Évangile, que le moyen âge disait lépreux.

La ladrerie était le nom vulgaire de la lèpre au moyen âge.

On ne l'emploie plus aujourd'hui que pour désigner la maladie, fréquente chez les porcs, mais transmissible à l'homme, caractérisée par le développement dans le tissu cellulaire, *et parfois dans le tissu cellulaire dermique ou hypodermique*, de petites tumeurs multiples, rondes ou ovalaires, indolores, à contenu liquide et contenant des cysticerques.

Voir l'article : *Dermatozoaires*, p. 868.

[1] RONA, Société hongroise de dermatol., janvier 1897.
[2] HYDE *A pract. treat. on dist. of the skin.*, Philadelphie, 1900.

LANGUE.
Par BÉNARD.

LANGUE

MUQUEUSE BUCCO-LINGUALE

I

Si l'on examine la muqueuse bucco-linguale au point de vue de sa structure anatomique, de la nature de ses attributions fonctionnelles et des maladies dont elle peut être atteinte, on se convaincra facilement que cette membrane ne doit pas être exclusivement considérée comme une dépendance de la muqueuse des voies digestives, dont elle tapisse la première cavité, et que son étude se rattache beaucoup plus étroitement encore à celle du tégument externe avec lequel elle se continue d'autre part.

Formée aux dépens de l'ectoderme tégumentaire par une invagination dont les prolongements ont donné naissance aux muqueuses de l'œsophage, des fosses nasales, du pharynx et des voies aériennes, elle a conservé, beaucoup plus que ces derniers, les caractères qui rappellent son origine ectodermique.

Un examen rapide de sa structure comparée avec celle du tégument externe va nous montrer combien elle se rapproche de la peau et dans quelle mesure elle justifie la qualification de *dermato-muqueuse* appliquée d'une façon générale au groupe dont elle fait partie :

D'après les travaux les plus récents et les plus autorisés, on distingue dans l'épiderme cutané sept couches qui sont, en allant de la profondeur vers la superficie :

1° Le *Stratum germinativum*; — 2° le *Stratum filamentosum*; — 3° le *Stratum granulosum*; — 4° le *Stratum intermedium*; — 5° le *Stratum lucidum*; — 6° le *Stratum corneum*; — 7° le *Stratum disjunctum* (1).

Dans l'épiderme bucco-lingual, on retrouve intégralement, avec tous leurs caractères essentiels, un peu atténués il est vrai, les deux premières couches de l'épiderme cutané : le stratum germinativum, avec ses cellules prismatiques verticales à protoplasma actif fixant énergiquement les matières colorantes, et le stratum filamentosum, dont les cellules polyédriques sont assemblées, comme dans le stratum malpighien de la peau, par des filaments d'union d'une netteté parfaite malgré leur extrême ténuité. Ces deux couches fondamentales sont recouvertes, comme dans l'épiderme cutané, par un revêtement relativement épais de cellules pavimenteuses stratifiées. Mais ici, à partir du

(1) Voir l'article consacré à l'anatomie normale de la peau par Darier, à l'obligeance de qui nous sommes particulièrement redevable pour les utiles renseignements qu'il a bien voulu nous donner à propos de cet article et pour les préparations histolologiques qu'il nous a permis de faire figurer dans l'article *Leucokératose*, où l'on trouvera en particulier une coupe de la muqueuse non altérée.

stratum filamentosum, l'influence du changement de milieu se fait sentir, et l'évolution cellulaire subit quelques modifications : L'éléïdine n'intervient plus dans la constitution des éléments cellulaires; il n'y a donc plus de stratum granulosum. Cette couche et les suivantes sont remplacées par une stratification uniforme de cellules aplaties imparfaitement kératinisées, munies d'un noyau aplati lui-même. Ces cellules des dernières couches communes aux muqueuses à épithélium pavimenteux stratifié, se présentent, lorsqu'elles sont vues à plat, sous une forme irrégulièrement polygonale avec crêtes d'empreinte résultant de la pression des cellules voisines, et sur une coupe transversale sous l'aspect d'un losange aplati. Elles ont un noyau rond, quelquefois deux. Autour de ce noyau est une zone de protoplasma finement granuleux. Dans le reste de l'étendue de la cellule, le protoplasma est plus homogène et, sous l'action du picro-carmin, prend une coloration jaune qui indique qu'elle a subi une modification qu'on peut considérer comme une kératinisation incomplète. La persistance des noyaux cellulaires jusqu'aux assises les plus superficielles ne saurait être invoquée comme un caractère différentiel important, puisque l'épiderme fœtal, baigné par les eaux de l'amnios, comme la muqueuse de la bouche par les liquides de cette cavité, conserve aussi ses noyaux jusqu'à la surface (1). Cet épithélium desquame normalement, laissant détacher par sa mue continuelle de petits groupes de cellules qui se dispersent dans le liquide salivaire.

Ce stratum épidermique, solide bien que très délicat, repose sur un derme analogue par sa constitution au derme cutané, mais dont la face profonde se continue en différents points, sans ligne de démarcation précise avec la trame musculaire ou fibreuse des organes sous-jacents. La face superficielle de ce dernier, hérissée de saillies papillaires, rappelle la disposition du derme cutané, mais ces prolongements, de dimension très inégale suivant les régions qu'elles occupent, se présentent histologiquement sous deux aspects différents : les uns, localisés sur la face dorsale de la langue, sont revêtus individuellement par la couche épidermique qui les engaine et reproduit leurs saillies; les autres, répandus sur le reste de la muqueuse, sont noyés sous l'épithélium qui comble leurs interstices et forme au-dessus d'eux une surface plane. Le système glandulaire de la muqueuse bucco-linguale est nécessairement influencé par la différence de milieu et de fonctions. Les glandes sudoripares n'ont plus leur raison d'être; quant aux glandes sébacées, elles sont remplacées dans leurs fonctions de lubrification par des glandules mucipares et salivaires disposées principalement en deux groupes circulaires : le premier, autour de l'orifice buccal, en rapport avec l'acte de la mastication, le second, autour de l'orifice pharyngien, en rapport avec l'acte de la déglutition. Il est à remarquer, toutefois, que la disparition des glandes sébacées n'est pas absolue. Audry, et après lui Delbanco ont signalé l'existence de glandes sébacées aberrantes sur la muqueuse des lèvres et des joues (2).

(1) RENAUT, *Traité d'histologie*, t. II, p. 427.
(2) DELBANCO, *Monatsh. f. prakt. Dermat.*, 15 oct. 1899. Cité par la *Sem. méd.*, 1899, p. 399.

Comme la peau, la muqueuse bucco-linguale a pour fonctions un rôle mécanique considérable. La bouche est, chez la plupart des animaux, un organe de préhension; si, chez l'homme, elle n'est guère utilisée pour cet usage, elle n'est pas moins soumise, par le fait de la mastication, de la déglutition et de la parole, à des actions mécaniques énergiques. Elle a en outre, elle aussi, un rôle sensoriel, mais qui doit être examiné à un double point de vue, celui de la sensibilité générale, qui est dévolu à toute l'étendue de la muqueuse et de la sensibilité gustative réservé à certains organes spéciaux.

Au point de vue des phénomènes chimiques de la digestion, les attributions de la muqueuse buccale sont très restreintes, car le système glandulaire qui lui est annexé ne peut guère être considéré comme entrant dans sa constitution intime. Quant à sa faculté d'absorption, elle est relativement limitée.

Néanmoins, ce serait aller trop loin que de méconnaître l'intime solidarité fonctionnelle qui unit la muqueuse buccale à la muqueuse gastro-intestinale avec laquelle elle arrive à se confondre peu à peu par une sorte de pénétration réciproque dans son passage à travers les voies intermédiaires. Nul n'ignore, en effet, avec quelle fidélité les états pathologiques de la seconde de ces deux membranes se répercutent sur la première.

Ces considérations anatomo-physiologiques peuvent expliquer, dans une certaine mesure, la complexité des affections que l'on peut observer sur la muqueuse bucco-linguale, à savoir :

1° Des affections chirurgicales communes à toutes les régions, mais avec des particularités relatives à sa situation, à ses rapports, à ses fonctions et à ses caractères anatomiques propres;

2° Des manifestations pathologiques se rattachant directement ou indirectement à des altérations viscérales organiques ou fonctionnelles du domaine de la pathologie interne;

3° Des dermatoses étendues à la muqueuse bucco-linguale ou parfois même exclusivement localisées sur cette membrane;

4° Des manifestations syphilitiques qui s'y développent au même titre que sur le tégument externe, mais avec une prédilection particulière.

Au point de vue nosographique, la muqueuse bucco-linguale peut donc être regardée dans une certaine mesure comme une dépendance du tégument externe, mais elle doit être considérée comme un *territoire mixte*, une zone intermédiaire où viennent se rencontrer la pathologie externe avec ses spécialisations dentaire et rhinopharyngienne, et la pathologie interne dans ses grandes manifestations générales ou organiques, et plus spécialement la dermatologie et la syphiligraphie.

Cet état complexe de l'étude de la muqueuse bucco-linguale ne lui permet donc de trouver place dans un ouvrage de dermatologie que pour une partie des affections qu'elle comprend. Mais pour ne pas laisser complètement perdre de vue les relations parfois très étroites qui unissent les différentes parties de cette étude, nous ferons au moins figurer dans un tableau d'ensemble l'indication des états pathologiques que l'on peut rencontrer sur cette muqueuse.

Renvoyant aux articles de cet ouvrage les affections qui sont du ressort de la dermatologie proprement dite, aux traités de pathologie externe ou interne et de syphiligraphie celles que se sont attribuées ces différentes branches de la médecine, nous nous réservons d'insister dans ce chapitre sur la description de quelques maladies qui ne sont pas habituellement comprises dans les cadres précédents et qui sont considérées comme appartenant à peu près exclusivement à la muqueuse bucco-linguale.

Avant de passer individuellement en revue les affections comprises dans ces diverses catégories, il convient de remarquer que les différences plus ou moins accentuées que nous avons constatées dans la structure anatomique des deux membranes tégumentaires, dans leurs attributions fonctionnelles et surtout dans leur milieu respectif, entraînent des modifications souvent très appréciables dans la constitution et l'aspect de leurs lésions élémentaires.

Sans entrer à ce sujet dans des développements qui sortiraient du cadre d'un ouvrage exclusivement consacré à la dermatologie, nous devons donc indiquer très brièvement, en nous basant sur la classification adoptée par L. Brocq dans le chapitre consacré à la symptomatologie générale des dermatoses, les principales modifications que peuvent subir ces lésions élémentaires en passant du tégument externe sur le tégument bucco-lingual.

De l'aspect des lésions élémentaires.

A. — ÉLÉMENTS ÉRUPTIFS PRIMAIRES

1° *Taches proprement dites.* — Les taches pigmentaires, nœvi, hyperchromies congénitales ou acquises, sont moins apparentes sur le fond rouge de la muqueuse que sur la peau. Elles présentent ordinairement une teinte ardoisée ou bleuâtre. Il en est de même des hyperchromies non pigmentaires, telles que l'argyrie et les taches phtyriasiques. — Les achromies ne semblent guère pouvoir être reconnues que par une nuance un peu plus pâle;

2° Les *taches vasculaires*, bien que se détachant plus confusément, sont néanmoins très apparentes en raison de la translucidité de l'épiderme ;

3° Des *taches de purpura* et des *taches ecchymotiques* de causes diverses sont observées sur la muqueuse buccale, sur la langue en particulier. Elles se distinguent par une coloration plus foncée, que ne modifie pas la pression. Elles ne disparaissent que lentement en passant successivement du rouge au brun et du brun au jaune;

4° Les *taches exanthématiques* ne différant de la coloration normale de la muqueuse que par une nuance un peu plus accentuée, sont plus difficiles à reconnaître que sur la peau. On devra les rechercher sur les régions les plus pâles de la cavité buccale, sur la voûte palatine en particulier. Lorsqu'elle est étalée en nappe, la coloration érythémateuse est généralement représentée par une rougeur plus sombre, purpurine, parfois un peu violacée. Elle est souvent accompagnée d'un aspect luisant, comme vernissé, qui peut faire place à un état grenu ou chagriné lorsque l'érythème inflammatoire est accompagné d'un processus desquamatif superficiel qui rend appréciable à la vue et au toucher le relief des saillies papillaires. La coloration hyperhémique, quelle que soit son intensité, disparaît d'ailleurs à la pression comme sur la peau;

5° Les *plaques ortiées* ne sont guère prurigineuses, mais elles sont douloureuses au toucher et au contact des aliments irritants ou des boissons froides. Elles sont caractérisées objectivement par une rougeur vive et par une tuméfaction œdémateuse plus ou moins bien limitée, ainsi que par une hypertrophie papillaire accentuée (1);

6° Les *papules* ne diffèrent sensiblement des éléments homologues de la peau que sur la face dorsale de la langue où elles présentent des caractères spéciaux, suivant que les papilles et leurs prolongements participent à leur développement ou, au contraire, cessent d'être visibles;

7° Les *tubercules* empruntent nécessairement au terrain sur lequel ils évoluent une physionomie particulière, mais leurs caractères propres sont trop variables et trop disparates pour qu'il soit possible de faire rentrer dans une description générale les modifications imputables à leur localisation spéciale;

8° Les *gommes*, très fréquentes sur la langue, sont moins nettement limitées dans le sens de la profondeur que les gommes cutanées. La rougeur qui accompagne ces dernières est habituellement peu appréciable;

9° Les *tumeurs*, comme les *tubercules*, sont plus intéressantes par leurs caractères propres que par leurs caractères généraux. Remarquons seulement que la face dorsale de la langue présente des conditions anatomiques éminemment favorables au développement des papillomes;

10° *Vésicules*, *bulles*, *phlyctènes*. — Les éruptions vésiculeuses et bulleuses se distinguent des lésions similaires de la peau par un caractère fondamental: l'extrême rapidité de leur évolution qui les fait aboutir, après une apparition relativement précoce, à une rupture prématurée. Macérée par les liquides buccaux, la mince couche épithéliale soulevée par la suffusion séreuse sous-jacente se rompt dès que l'élément est à peine formé et souvent pendant sa période même de développement. Aussi les vésicules se présentent-elles rarement au regard de l'observateur à leur période d'état. Suivant que l'épiderme est simplement affaissé, qu'il est détruit dans sa portion centrale, ou enlevé dans sa totalité, ce qui est le cas le plus fréquent, l'aspect des vésicules intra-buccales est celui d'une tache circulaire grisâtre ou d'une érosion plus ou moins profonde entourée parfois d'une mince collerette épidermique adhérente par sa circonférence externe. Le pourtour est généralement circonscrit par une aréole érythémateuse.

Les bulles et les phlyctènes, encore plus fragiles que les vésicules, ne sont

(1) GOODAL et HEWES, *American Journal of the medical sciences*, 1899, p. 425. Analysé dans *Annales de dermatologie*, 1899, p. 919.

constatées dans leur état d'intégrité qu'à titre tout à fait exceptionnel. Elles ne sont généralement représentées sur la muqueuse buccale que par des lambeaux épidermiques formant une pellicule blanchâtre ou translucide adhérente sur une portion de sa périphérie et reposant sur une surface dénudée plus ou moins enflammée;

11° Les *pustules épidermiques*, sujettes elles aussi à se rompre prématurément, ne peuvent guère être distinguées objectivement des éléments précédents par leurs caractères généraux; quant aux *pustules dermiques* elles ne répondent pas sur la muqueuse bucco-linguale à un type bien déterminé.

En somme, *vésicules*, *bulles* et *pustules* ne sont habituellement représentées sur la muqueuse buccale que par une lésion secondaire unique : l'*ulcération*, dont le degré de profondeur, la forme et l'étendue sont en rapport avec la nature de l'élément primitif;

12° Les *squames proprement dites* n'existent pas sur la muqueuse bucco-linguale, ou plutôt s'y présentent sous une forme absolument différente de celle que l'on observe sur la peau. La macération à laquelle sont soumises les couches épithéliales qui pourraient les constituer les ramollit avant qu'elles aient eu le temps d'acquérir une épaisseur appréciable. Ces déchets épidermiques constituent un enduit peu adhérent que désagrègent les sécrétions et que balayent les mouvements imprimés aux parois de la cavité buccale. Sur la langue où la mue épithéliale présente une activité toute particulière, on pourrait par une analogie éloignée assimiler à une lésion squameuse l'état grisâtre dit saburral résultant de l'hypergénèse des prolongements papillaires plus ou moins imprégnés d'éléments parasitaires.

Dans certains cas, les couches épithéliales ont subi des modifications qui leur permettent d'opposer une résistance efficace à l'action désagrégeante de l'imbibition, et constituent de véritables placards épidermiques desquamant suivant le mode insensible ou même sous forme de lambeaux; c'est ce que l'on observe dans la leucokératose. Mais les phénomènes de dyskératose qui président à la formation des placards et leur mode de constitution doivent faire envisager ces éléments comme une lésion spéciale.

B. — ÉLÉMENTS ÉRUPTIFS SECONDAIRES

1° Les *excoriations* sont ordinairement dues à des traumatismes résultant de pressions violentes ou de frottements réitérés de la muqueuse contre une surface rugueuse telle que dent ébréchée, appareil prothétique, croûte de pain dur, etc. (voir *Glossite dentaire*, p. 977).

2° *Lichénification*. — Sur la muqueuse buccale où le prurit, ce facteur essentiel de la lichénification, fait à peu près complètement défaut, ce phénomène ne semble guère devoir se produire dans les mêmes conditions que sur le tégument externe. Toutefois, il y aurait peut-être lieu de se demander si l'épaississement de la muqueuse linguale accompagné de plissement de sa surface et d'hypertrophie papillaire que l'on rencontre chez certains sujets affectés depuis longtemps d'une sensibilité exagérée et d'un état irritatif de cette muqueuse, ne pourrait pas avoir quelque analogie avec la lichénification secondaire de la peau.

3° Les *ulcérations* de la muqueuse bucco-linguale présentent les mêmes caractères que les ulcérations cutanées relativement à leurs degrés de profondeur et d'étendue, à leur figuration plus ou moins régulière, circulaire ou ovale, mono ou polycyclique, à l'escarpement plus ou moins prononcé de leurs bords, à la saillie, à l'induration ou au décollement de ces derniers, à l'aspect fongueux, sanieux, excavé ou surélevé de leur fond, etc. Très fréquemment recouvertes par une sorte d'exsudat jaunâtre membraniforme, elles offrent entre elles une plus grande similitude objective que les ulcérations de la peau. Les difficultés de leur étude sont encore augmentées par ce fait que dans un bien plus grand nombre de cas elles représentent, ainsi que nous venons de le voir, l'unique élément d'un diagnostic différentiel.

4° *Rhagades.* — Fréquentes sur la langue, elles constituent par leurs aspects et leurs dispositions variées d'importants éléments de diagnostic.

5° Les *croûtes* ne peuvent se former en raison de l'humidité du milieu buccal [1]. Elles sont souvent remplacées par les exsudats dont il a été question précédemment.

6° Les *cicatrices* de la muqueuse bucco-linguale n'ont guère de caractères propres. Elles sont faciles à obtenir et se produisent rapidement à la suite des traumatismes accidentels et chirurgicaux. On peut faire rentrer dans le groupe des cicatrices les lésions scléreuses superficielles qui se produisent fréquemment sous forme de nappes, de traînées ou de noyaux dans la trame du derme lingual et qui par leur rétraction consécutive brident et déforment la surface de l'organe.

II

MALADIES RÉGIONALES

Langues plissées : langue montagneuse, langue scrotale.

A l'exception du raphé médian et des plis verticaux de la région foliée, une langue absolument normale ne doit présenter ni plis ni sillons. Ce n'est pas à dire, pour cela, que l'on ne puisse observer chez un nombre considérable de sujets, des sillons dont l'existence ne se révèle par aucun inconvénient appréciable, mais lorsque la profondeur et l'étendue de ces sillons présente un certain développement, ceux-ci peuvent constituer une véritable malformation et même une fâcheuse infirmité. Ils sont dirigés en divers sens ; un certain nombre, parallèles à l'axe de l'organe, deviennent obliques ou perpen-

[1] Sauf toutefois sur le bord libre des lèvres dans leur portion extrabuccale qui appartient aussi au territoire de la muqueuse.

diculaires à ce dernier en approchant de la partie antérieure, où ils affectent parfois une direction radiée. Des ramifications secondaires se détachent du raphé médian à la façon des nervures d'une feuille. D'autres sillons, nés des précédents, ou affectant des directions indéterminées, coupent les premiers sous des angles variés, divisant ainsi la face dorsale de la langue en une infinité de petits ilôts polygonaux. Ces ilôts, ordinairement plus saillants à leur centre qu'à leur périphérie, constituent de petits mamelons, qui, par leur ensemble, représentent assez bien l'aspect d'une région *montagneuse*; d'où la dénomination adoptée par A. Fournier. Ces saillies, souvent disposées en lignes parallèles, rappellent aussi l'aspect ridé du scrotum rétracté; d'où le nom de *langue scrotale* sous lequel cette malformation est habituellement désignée. Ce plissement peut être, en effet, comparé aux rides de la peau ou aux replis des circonvolutions cérébrales (1). Il semble résulter d'un développement excessif de la surface de la muqueuse par rapport au volume de l'organe qu'elle revêt. Habituellement les papilles sont hypertrophiées dans leur ensemble comme si elles participaient à ce développement exagéré du derme. Cette hypertrophie des papilles a souvent pour effet de masquer les sillons qui les séparent mais dont les lèvres sont accolées. Il est donc nécessaire pour constater leur étendue de bien étaler la muqueuse. Leur profondeur peut atteindre plusieurs millimètres, leurs parois sont lisses, unies et dépourvues de saillies papillaires.

Sans constituer par eux-mêmes un état pathologique, ces sillons, dont l'existence même peut être un indice d'un état d'infirmité organique (2), constituent une prédisposition manifeste aux inflammations aiguës ou chroniques de la muqueuse linguale. Les liquides organiques et les substances alimentaires, en séjournant dans leurs cavités, deviennent un milieu éminemment favorable à la pullulation des germes infectieux qui entretiennent sur la muqueuse linguale un état irritatif que E. Besnier compare à une sorte d'*intertrigo* et qui peut jouer un rôle important dans la pathologie linguale.

L'état plissé de la langue est une malformation congénitale qui semble surtout particulière à certaines familles et à certaines races. Il semble cependant s'exagérer, sinon se développer de toutes pièces, consécutivement à certaines glossites superficielles. L'intérêt du diagnostic consiste surtout à reconnaître si l'on a affaire à un état préexistant ignoré ou à une lésion acquise. Parmi ces dernières les fissurations syphilitiques se reconnaîtront en général assez facilement par leur disposition plus irrégulière et moins généralisée ainsi que par la co-existence de dépapillations partielles ou d'indurations scléreuses.

Traitement. — Si par elle-même cette malformation ne comporte pas à proprement parler de traitement, du moins on ne saurait trop recommander aux personnes qui en sont atteintes de s'abstenir de tout ce qui peut être une

(1) Voir planche XXI, figure 1 à l'article *Leucokératose* la reproduction d'un moulage catalogué sous le nom d'hypertrophie congénitale.

(2) Une exagération de la sensibilité aux agents irritants, alcool, épices, etc., accompagne très souvent cette malformation.

cause d'irritation pour la muqueuse linguale. Elles devront pratiquer de fréquents lavages et observer avec un soin tout particulier les précautions relatives à l'hygiène de la cavité buccale [1]. Les moindres accidents inflammatoires devront être traités dès leur apparition pour éviter qu'ils ne donnent lieu par la suite à des complications plus sérieuses.

Lésions traumatiques : Glossites et stomatites dentaires.

Par suite de ses rapports avec les arcades dentaires, la muqueuse bucco-linguale se trouve exposée à deux ordres de traumatismes : Les uns aigus, résultent d'une violence extérieure ou de l'engagement d'une portion de la muqueuse entre les arcades dentaires pendant une crise convulsive ou par une simple maladresse; ils ne présentent rien de spécial pour le dermatologiste, et appartiennent, au point de vue séméiologique à la pathologie cérébro-spinale, au point de vue thérapeutique à la pathologie chirurgicale. Les autres, au contraire, engendrés par une irritation chronique continue ou fréquemment réitérée, se rattachent à la dermatologie bucco-linguale par leur mode spécial de développement et surtout par les similitudes objectives qui les rapprochent des affections dermiques.

Ces traumatismes chroniques sont souvent préparés par des altérations préalables de la muqueuse : lésions de tissu qui diminuent sa résistance, tuméfaction œdémateuse qui la fait saillir du côté de l'arcade dentaire. Lorsque cette arcade présente quelque aspérité, dent proéminente, cassée ou ébréchée, tranchante ou incrustée de tartre, pièce prothétique mal faite, etc., la portion de la muqueuse en rapport avec cette surface vulnérante se trouve exposée à des frottements répétés qui l'irritent et déterminent une inflammation localisée. En général, à un érythème douloureux, qui peut être considéré comme le premier degré de la lésion, succède une induration représentée par un petit noyau à contours plus ou moins diffus formé dans l'épaisseur de la muqueuse et se déplaçant avec elle. Plus tard la portion malade qui a perdu sa souplesse et est devenue saillante se trouve encore plus exposée au traumatisme. Le noyau phlegmasique devient le siège d'une érosion de forme et d'étendue variables qui, superficielle d'abord, se transforme en une véritable ulcération. Celle-ci peut revêtir des aspects fort différents. Le plus souvent son fond est sanieux, grisâtre et profondément excavé; ses bords, quelquefois réguliers, sont plus fréquemment saillants, taillés à pic et indurés dans une portion notable de leur épaisseur. L'ensemble de la lésion représente généralement une surface indurée et tuméfiée constituant parfois une véritable tumeur. Sa résistance sous le doigt rappelle, suivant l'expression de A. Fournier, la sensation du néoplasme sous-chancreux. L'inflammation périphérique peut envahir la totalité de la langue dont la face dorsale se recouvre d'un enduit saburral d'odeur fétide. La douleur peut être assez vive pour entraver les

(1) Voir à ce sujet l'article *Leucokératose*, p. 999.

mouvements de l'organe. Il n'est pas rare d'observer une adénopathie concomitante.

En raison de son polymorphisme, la glossite dentaire peut simuler un grand nombre d'affections ulcéreuses ou néoplasiques parmi lesquelles il importe de signaler particulièrement le chancre syphilitique, l'ulcère tuberculeux et surtout l'épithélioma. Les caractères objectifs de ces lésions même avec l'aide des commémoratifs sont souvent insuffisants par eux-mêmes pour permettre de poser un diagnostic ferme. Mais on en trouvera d'ordinaire le principal élément dans la localisation de la lésion et dans son rapport apparent avec la cause vulnérante qui l'a produite. Ce diagnostic est en général facile et doit être confirmé par l'amélioration rapide qui succède à la suppression de la cause vulnérante. Dans certains cas néanmoins il présente une réelle difficulté, lorsque, par exemple, l'irritation dentaire a servi de point de départ à un néoplasme malin. Le diagnostic et le pronostic doivent donc être souvent réservés, même après qu'une amélioration momentanée résulterait d'une régularisation dentaire. Dans ces cas l'examen biopsique pourra seul donner une certitude immédiate.

Traitement. — La suppression de la cause du traumatisme constitue évidemment l'indication fondamentale du traitement. On fera procéder à l'extraction, la résection ou la régularisation des saillies ainsi qu'à l'enlèvement du tartre dentaire. On fera modifier ou supprimer les pièces prothétiques mal faites. Cependant, lorsqu'une saillie dentaire résulte d'un vide produit par la disparition des dents avoisinantes, il pourra être avantageux de combler ce vide par une pièce artificielle. On pourra même quelquefois revêtir temporairement l'arcade dentaire d'une pièce en caoutchouc durci destinée à masquer les inégalités des dents en leur substituant des surfaces planes ou arrondies. Dans tous les cas on devra recourir à toutes les précautions destinées à atténuer la septicité du milieu buccal, en même temps que l'on combattra les douleurs et l'inflammation par des applications émollientes et calmantes [1]. On pourra en outre chercher à modifier la surface de l'ulcération par des attouchements avec une solution faible d'acide chromique. Il est bien entendu que, si la lésion s'est développée sous l'influence d'un état pathologique local ou général préexistant, on ne négligera pas les indications qui peuvent en résulter.

Desquamation aberrante en aires de la langue.

Syn. : *Pityriasis lingual* (Rayer, Betz, Vogel). — *Excoriations chroniques de la langue* (Moeller). — *Intertrigo lingual, Zungerfratt* (Santlus). — *Langue en carte de géographie* (Bergeron). — *État lichénoïde lingual* (Gubler). — *État tigré de la langue* (Bridou). — *Circulus annulus migrans, prurigo linguæ* (Barker). — *Rash erratique* (Barker, Butlin). — *Lichénoïde lingual* (Vanlair). — *Plaques fugitives bénignes de la muqueuse linguale* (Caspary). — *Syphilide desquamative de la langue* (Parrot). — *Exfoliation en aires de la langue* (Unna). —

[1] Voir à ce sujet les recommandations formulées à l'article *Leucokératose*, p. 909.

Desquamation épithéliale de la langue (Gautier). — *Excoriations superficielles de la langue* (de Hack). — *Glossite exfoliatrice marginée* (Lemonnier, d'après Fournier). — *Éruption circinée de la langue* (Colcott-Fox). — *Eczéma en aires ou marginé desquamatif de la langue* (Besnier).

L'extrême multiplicité des termes employés pour désigner cette affection bizarre dénote sinon un complet désaccord, au moins un manque absolu d'entente entre les auteurs qui l'ont les premiers reconnue. Décrite pour la première fois par Rayer[1] en 1831 et vingt ans plus tard par Moeller, la desquamation aberrante ne fut l'objet d'aucun travail d'ensemble jusqu'à la thèse de Bridou (1872) qui le premier rassembla, coordonna et compléta les documents publiés jusqu'alors sous les étiquettes les plus disparates, par Betz, Santlus, Bergeron, Gubler, etc.... Malgré ce travail d'unification, les travaux publiés ultérieurement par Caspary, Vanlair, Unna et Parrot continuent à présenter de nombreuses divergences tant au point de vue descriptif qu'à celui de la nature de l'affection. Cette dernière question surtout fut, à l'occasion des idées émises par Parrot, le sujet d'une importante polémique dans laquelle le célèbre médecin des Enfants-Assistés eut comme principal adversaire Vanlair (de Liège).

Parmi les auteurs qui se sont livrés depuis à de nouvelles recherches cliniques ou anatomiques sur le même sujet, les uns, comme Gautier et Guinon, ont tendance à dissocier la maladie en plusieurs espèces, les autres, comme Lemonnier, Fournier, Besnier et Brocq, paraissent la considérer comme une seule entité morbide. S'il est encore difficile de donner à cette question une solution définitive, on doit toutefois être d'accord pour remarquer que l'affection se présente sous des formes différant notablement les unes des autres par leurs caractères objectifs aussi bien que par leur mode évolutif. La plus commune et la plus caractéristique servira donc de type à notre description, nous verrons ensuite quelles modifications ce type fondamental est susceptible de présenter.

Symptomatologie. — Le début de l'affection échappe en général à l'observation, mais on peut s'en rendre compte en suivant l'évolution des lésions élémentaires de la maladie, qui se reproduisent suivant un mode identique et régulier. On voit apparaître près de la pointe de la langue, vers ses parties latérales et plus rarement sur sa région moyenne, une petite tache circulaire blanc grisâtre formant un léger relief. Cette tache s'étend rapidement tandis que son centre se déprime et devient rosé ou rouge vif. La tache primitive blanc grisâtre est alors réduite à l'état de bordure circonférentielle, souvent incomplète, qui s'étend annulairement, ou sous forme de croissant, autour de la plaque rouge centrale et la précède dans la marche envahissante qui résulte de son développement excentrique. Cette bordure, dont la largeur varie de 1/2 à 1 et même 3 millimètres, présente un léger relief dont la saillie est moins

[1] Consulter pour les indications bibliographiques antérieures à 1883, l'excellente thèse de Lemonnier. Paris, 1883, p. 75 et suiv.

appréciable au toucher qu'à la vue. Elle forme un *bourrelet* constitué par un amas épidermique grenu, blanc grisâtre ou parfois jaunâtre qu'imprègne un enduit très adhérent. Taillé à pic du côté de sa concavité, ce bourrelet tranche nettement par sa coloration blanchâtre sur le fond rouge de la plaque qu'il circonscrit. Du côté opposé la transition est moins brusque, mais il se distingue encore nettement de la muqueuse non envahie. La plaque rouge est constituée par une surface desquamée, mais sèche et non érodée. La coloration, très vive dans la zone la plus récemment dénudée et par conséquent la plus excentrique, tend à pâlir en se rapprochant du centre, où la couche épidermique se reforme progressivement. Sa surface est lisse et unie et paraît légèrement déprimée par suite de la chute de la couche épithéliale formée par les prolongements des papilles filiformes. Ces papilles elles-mêmes, sauf sur les bords, cessent d'être visibles chez les enfants et dans les cas invétérés. Les papilles fungiformes au contraire sont particulièrement apparentes. Chaque élément ne dépasse guère la dimension d'une pièce de 50 centimes ou de 1 franc, mais les surfaces desquamées peuvent acquérir par confluence des dimensions bien plus considérables. Lorsque la plaque est arrivée au terme de son évolution, le liséré s'efface graduellement. La coloration rouge vif qui le borde intérieurement diminue progressivement d'intensité, et la muqueuse reprend sa physionomie normale en ce point jusqu'au moment où ce dernier sera de nouveau envahi. C'est souvent de l'intérieur même d'une plaque dont le centre est en voie de réparation que surgit un nouvel élément qui se développe concentriquement au premier et peut circonscrire à son tour un troisième élément de plus récente formation [1]. La plaque primitive comprend alors trois zones concentriques desquamées bordées par leur liséré respectif, et présente une disposition en cocarde fort remarquable.

A mesure qu'elles se développent, les plaques subissent quelques altérations dans la forme de leurs contours qui, régulièrement arrondis ou ovalaires au début, deviennent irréguliers et décrivent une série de sinuosités ou de festons à concavité intérieure. Pour Unna, qui a contesté la marche excentrique de la lésion, cet aspect festonné résulterait uniquement de la confluence de petits éléments nés dans le voisinage les uns des autres. En effet, lorsque deux ou plusieurs plaques se développent dans le voisinage les unes des autres, elles ne sont bientôt plus séparées que par leurs bourrelets, qui, par leur fusion réciproque, forment une cloison qui disparaît bientôt, laissant les plaques primitives se confondre en une plaque unique, dont le contour circiné rappelle la forme des éléments primitifs; mais, d'après d'autres observateurs, les sinuosités du bourrelet sont également attribuables à une véritable migration de ce dernier dont la mobilité constituerait le caractère clinique le plus saillant et le plus intéressant de la maladie. Lemonnier, auteur d'une excellente monographie sur ce sujet, a pu suivre dans une série d'observations sur les mêmes sujets cette progression graduelle à

[1] Voir les moulages n° 406 et n° 411 du musée de l'hôpital Saint-Louis.

direction centrifuge par rapport au centre de chaque élément et centripète par rapport au centre de l'organe[1]. Les éléments desquamatifs se développent plus particulièrement sur les régions latérales et sur la pointe, mais, ne dépassant qu'exceptionnellement les bords de la langue, ne peuvent guère cheminer que vers la direction de la base de cet organe et vers sa ligne médiane qu'ils ne franchissent guère. Sur les bords mêmes de la langue leurs lisérés s'effacent le plus souvent. Ils se trouvent alors réduits à l'état de simples croissants. Exceptionnellement cependant les lésions envahissent la face inférieure de la langue, mais alors leur aspect se modifie. La dénudation centrale de l'élément primitif est plus tardive, si on ne la provoque pas artificiellement en essuyant sa surface et la coloration de la plaque desquamée est violacée.

Les combinaisons variées, les circinations bizarres qui peuvent résulter de la multiplicité des plaques, de leur fusion réciproque et de leur extrême mobilité, donnent à la maladie une allure étrange et une physionomie toute particulière.

Au toucher la plaque desquamée présente quelquefois un faible degré d'épaississement et d'induration. L'ensemble de l'organe, parfois variqueux et œdématié, garde souvent sur ses bords l'empreinte des saillies dentaires ainsi que la muqueuse buccale dont la coloration est plus vive. Les phénomènes subjectifs et les troubles fonctionnels ordinairement insignifiants ne consistent guère que dans un peu d'exaltation de la sensibilité au contact des substances irritantes. Certains auteurs ont signalé quelques démangeaisons et ont insisté sur une odeur fade de l'haleine qui est loin d'être constante.

Bien que reliées à ce type fondamental par des transitions insensibles, certaines formes de desquamation s'en distinguent cependant assez nettement pour mériter une description particulière :

Dans le *type géographique* de Bergeron, ou *à découpures nettes* de Gautier qui reproduit assez fidèlement l'aspect d'un rivage sinueux sur une carte, la circination est remplacée par une ligne dentelée, qui sépare la portion desquamée de la portion restée saine, dont le bord taillé à pic dépasse légèrement le niveau de la première, mais sans former de bourrelet appréciable. Les lésions semblent moins mobiles dans cette forme que dans la première, à laquelle d'ailleurs elle semble succéder quelquefois.

En opposition avec la forme à découpures nettes, Guinon a décrit une *forme à bords diffus* constituée par un élément unique occupant la ligne médiane de la face dorsale[2].

La maladie est encore souvent modifiée dans son aspect par l'état saburral qui accuse davantage la coloration rouge, mais masque en partie le bourrelet épithélial. Elle peut être aussi modifiée dans son allure par la *fixité apparente* des lésions. Ce n'est que par une observation attentive que l'on constate alors

(1) Voir à ce sujet les schémas de la thèse de Lemonnier.
(2) GUINON, *Revue des maladies de l'enfance*, sept. 1887.

les changements partiels qui s'accomplissent sur les confins de la surface desquamée sans que sa forme soit sensiblement modifiée.

Quelquefois aussi les éléments éruptifs, aussitôt après leur éclosion, avortent et sont remplacés par d'autres, sans arriver jamais à leur période d'état. Il n'est pas alors facile de saisir les relations qui existent entre les petites saillies épidermiques et quelques taches d'apparence érosive plus ou moins disséminées qui constituent seules l'éruption.

Certaines malformations congénitales ou acquises, telles que les états plissés ou fissuraires de la muqueuse, avec ou sans hypertrophie papillaire, impriment encore à la maladie une allure et une physionomie particulière, en entravant le développement régulier du processus desquamatif.

Ce sont surtout ces cas complexes qui se distinguent par une particularité importante, la douleur vraie, sous forme de brûlures ou d'élancements se rapportant manifestement au syndrome clinique connu sous le nom de glossodynie et qui chez ces malades a été décrit par Kaposi sous le nom de *glossodynie exfoliatrice*.

Marche. — Durée. — Pronostic. — La desquamation aberrante évolue ordinairement par poussées successives, dans l'intervalle desquelles la maladie présente des allures plus torpides ou semble même avoir totalement disparu. Ces poussées se produisent sous des influences multiples et en particulier à l'approche des règles. Les maladies aiguës, les fièvres éruptives en particulier, peuvent entraver la marche de la maladie d'une façon temporaire ou définitive. Sa durée varie de quelques mois à un grand nombre d'années. Chez les jeunes enfants elle guérit le plus souvent spontanément vers la cinquième ou sixième année. Au-dessus de cet âge, sa durée est illimitée. Néanmoins son pronostic est d'une absolue bénignité en raison du peu de gêne qu'elle provoque et de l'absence de complications sérieuses.

L'***anatomie pathologique*** ne révèle dans la couche épithéliale que des lésions d'ordre inflammatoire qui semblent précéder la desquamation [1]. La dénudation est incomplète. Les surfaces desquamées, suivant Guinon [2], seraient toujours revêtues d'une mince couche épidermique. Le derme n'est pas sérieusement intéressé. Quant aux éléments parasitaires que l'on recueille par le raclage, ils sont innombrables, mais n'ont rien de spécial à la maladie.

Nature de la maladie. — L'aspect circiné des lésions et leur développement excentrique devait nécessairement faire songer avant toute autre à une origine microphytique. Mais les recherches micrographiques entreprises dans cette direction n'ont pas jusqu'à présent confirmé cette hypothèse émise tout d'abord par Gubler. Après avoir été regardée par Alibert (de Toulouse) comme une manifestation directe de la syphilis, opinion qui n'a plus besoin d'être

(1) Hypertrophie et prolifération cellulaire (Parrot). — Transformation cavitaire des cellules enlevées par le raclage de la muqueuse (Balzer). — Cellules déformées et granuleuses (Guinon).

(2) GUINON, *loc. cit.*

réfutée aujourd'hui, la desquamation aberrante fut attribuée plus tard à la syphilis héréditaire par Parrot qui, on le sait, rattachait à l'hérédo-syphilis un grand nombre d'altérations imputables au rachitisme et à d'autres tares constitutionnelles. Les statistiques de l'éminent professeur se trouvent donc, de ce fait, gravement dénaturées et peu conformes à celles des autres observateurs. Venant à l'appui des arguments apportés contre cette opinion par Vanlair (1) et par bien d'autres contradicteurs, les faits présentés par Spillman, Lemonnier et Vidal relatifs à des sujets présentant toutes les garanties désirables relativement à l'immunité hérédo-syphilitique, ceux de Unna et de Du Castel (2) ayant trait à des malades qui contractèrent la syphilis postérieurement à l'époque du début de leur desquamation linguale, prouvent incontestablement que la théorie émise par le célèbre médecin des Enfants-Assistés ne saurait être acceptée, au moins dans sa forme générale et absolue.

Plusieurs auteurs avaient comparé la desquamation aberrante à la trichophytie; Unna, frappé de son analogie objective et évolutive avec la pelade, considéra la *desquamation en aires de la langue* comme une trophonévrose, mais cette hypothèse ne s'appuie que sur l'influence que paraissent exercer sur la maladie certaines excitations réflexes.

Pour E. Besnier, qui a souvent constaté des relations manifestes entre la desquamation linguale et certaines formes d'eczéma, la desquamation aberrante serait une forme d'eczéma lingual circiné analogue à certains eczémas dits séborrhéiques de la peau (3). Néanmoins, si la concomitance de ces affections est fréquente quand on la recherche, l'absence de vésiculation, le siège exclusivement lingual des lésions, leur indolence, leur torpidité relative ainsi que leur rapidité évolutive empêchent d'accepter sans réserves la dénomination d'*eczéma en aires de la langue*. Réduits jusqu'à présent à de simples hypothèses, nous devons nous contenter d'une dénomination purement descriptive : Celle de *desquamation aberrante en aires*, adoptée par L. Brocq (4), nous paraît mettre en relief mieux que les autres la caractéristique essentielle de la maladie.

Étiologie. — La desquamation aberrante en aires est beaucoup plus fréquente dans les premières années de la vie que dans la seconde enfance et l'âge adulte. D'après les statistiques de Guinon et de Bohm (5), elle se rencontrerait surtout dans les six premières années, et surtout de six mois à deux ans. Comme cet âge se rapporte précisément à la période de la plus grande activité du travail de l'évolution dentaire, Guinon a pensé avec Unna que la première dentition jouait un rôle prépondérant dans l'étiologie du pro-

(1) Vanlair, *Progrès médical*, 11 juin 1881.
(2) Du Castel, Société de dermatologie, 26 avril 1897.
(3) E. Besnier, Réunion hebdomadaire des médecins de l'hôpital Saint-Louis. *Annales de dermatol.*, 1889, p. 321.
(4) Brocq, *Traitement des maladies de la peau*, 2e édit., p. 395.
(5) H. Bohm, *Sammlung klin. Vorträge*. Leipzig, 1899, nº 249, p. 1467.

cessus desquamatif. Le sexe féminin est plus fréquemment atteint, aussi bien chez l'enfant que chez l'adulte. L'hérédité n'est pas sans influence et s'expliquerait dans une certaine mesure par les malformations congénitales telles qu'états fissuraires, langue scrotale, etc., que présentent souvent les malades, et que l'on est en droit de regarder comme des causes prédisposantes. D'une façon générale, les altérations pathologiques capables de placer le tissu de la muqueuse dans un état d'infirmité relative paraissent créer une prédisposition manifeste. C'est donc dans ce sens que l'on peut admettre l'influence incontestable bien qu'éventuelle de la syphilis héréditaire ou acquise et du rachitisme, celle de la scrofulo-tuberculose sur laquelle Bohm a appelé récemment l'attention, de l'arthritisme, de l'anémie, de l'hystérie, de certaines maladies aiguës locales ou générales et de la simple débilité constitutionnelle (¹). La plupart des observateurs ne paraissent pas avoir suffisamment recherché les relations que la maladie pouvait avoir avec les affections cutanées; en revanche ils sont presque tous d'accord pour reconnaître l'extrême fréquence des affections des voies digestives. Enfin la présence de vers intestinaux relevée par Moeller et par Gautier, de troubles nerveux signalés par Lemonnier et l'influence de la menstruation peuvent jouer un rôle plus ou moins important relativement au développement ou à l'évolution de la maladie.

Diagnostic. — Les syphilides linguales présentent parfois une certaine ressemblance objective avec la desquamation aberrante. Les plaques érosives de la syphilis sont constituées par des surfaces dénudées, de forme arrondie ou ovalaire, parfois annulaire ou en croissant, mais elles sont absolument planes, sans liséré et sans bords surélevés; leur coloration est moins vive ou même blanchâtre; elles sont souvent exulcérées et douloureuses; enfin elles ne présentent pas la mobilité de la desquamation aberrante. Les *plaques lisses*, de A. Fournier, *fauchées en prairie*, dit Cornil, semblent, comme les plaques de la desquamation aberrante, résulter de l'abrasion totale des prolongements papillaires sur une surface nettement circonscrite. Comme elles, leur niveau paraît déprimé, leur surface est lisse et non érosive; mais elles en diffèrent par l'absence totale de bourrelet périphérique, leur fixité relative et leur sensibilité à l'épreuve thérapeutique.

L'ingestion de l'antipyrine peut aussi provoquer l'apparition de plaques lisses (²). Les commémoratifs et l'expérience thérapeutique doivent, dans ce cas, donner la solution du problème.

La dépapillation des glossites scléreuses superficielles, beaucoup plus diffuse, sans liséré circonférentiel et accompagnée presque toujours d'indurations, présente une fixité plus grande encore.

(¹) Syphilis héréditaire ou rachitisme (Parrot); Syphilis acquise (Lemonnier); Arthritisme (Bergeron, Vidal, Lemonnier, de Molesne); Stomatite ulcéro-membraneuse ou autre affection antérieure (Mibelli); Affection chronique généralisée ou débilité constitutionnelle (Gubler, Bridou, Gautier, Caspary Hartmann Barker).

(²) MOREL-LAVALLÉE, Société de dermatologie, 9 novembre 1899.

Dans la leucokératose, à l'inverse de la desquamation aberrante, ce sont les portions rouges ou rosées qui sont relativement saines; les autres sont recouvertes d'un revêtement épithélial d'un aspect caractéristique, sans liséré ni figuration spéciale et absolument immobile.

Les traînées blanchâtres et les plaques du lichen plan, à localisation exclusivement linguale, sont fixes elles aussi et ne circonscrivent aucune surface desquamée.

L'eczéma des muqueuses, tel qu'il a été décrit par les auteurs, et caractérisé par une rougeur purpurine diffuse, un aspect vernissé œdémateux avec sensibilité très vive, ne peut guère être confondu avec la desquamation aberrante. Mais lorsque l'eczéma se localise sur la face dorsale de la langue sous forme de placards multiples desquamés, nettement circonscrits (¹), les ressemblances sont frappantes et l'on ne trouve guère d'autre signe que l'absence de liséré véritable, l'accentuation des symptômes douloureux et la coïncidence de poussées eczémateuses sur la peau. Les manifestations eczémateuses des muqueuses sont d'ailleurs trop insuffisamment définies, à l'heure actuelle, pour qu'il soit possible de préciser d'ores et déjà leurs relations avec la desquamation aberrante.

Traitement. — L'hygiène de la bouche et des voies digestives, utile dans tous les cas, devra tenir, dans le traitement, une part d'autant plus grande que l'affection sera accompagnée d'état saburral ou de fissuration de la langue (²). Les indications causales, dyscrasies constitutionnelles, maladies générales ou organiques et particulièrement les affections des voies digestives, devront être recherchées avec soin. Comme traitement interne, l'arsenic, recommandé par Vanlair et par L. Brocq, paraît assez indiqué en raison de la nature essentiellement épithéliale et desquamative de l'affection. D'après Unna, l'électricité sous forme de courants continus, pourrait aussi être avantageusement appliquée.

La médication locale, pendant les poussées aiguës douloureuses, consistera surtout en bains de bouche tièdes de décoction de guimauve et pavot alcalinisée avec le borate ou le biborate de soude. Quand la souffrance est médiocre ou nulle, on peut substituer aux émollients des solutions faibles de chlorate de potasse, de tannin, d'alun, de sulfate de zinc et de cuivre, sans oublier, toutefois, que ces topiques, très infidèles d'ailleurs, ne sont pas sans inconvénients pour les dents. E. Besnier a conseillé des onctions fréquentes avec la vaseline boriquée au quarantième additionnée ou non de baume du Pérou.

Lorsque l'affection présente un caractère torpide, on peut essayer la médication sulfureuse. Unna l'a recommandée sous la forme suivante : Trois fois

(¹) Voir l'observation de E. Besnier reproduite dans la thèse de Lemonnier. Paris, 1883, p. 60.

(²) Voir à ce sujet les prescriptions relatives au traitement hygiénique dans la *leucokératose*, p. 999.

par jour, après nettoyage minutieux, le malade se rincera la bouche avec le collutoire suivant :

Eau sulfureuse.	ãã	100 grammes.
Eau de menthe.		
Fleur de soufre.	ãã	20 —
Sirop simple		
Gomme.		2 —

Agiter avant de s'en servir.

Puis il décantera le dépôt de soufre qui se sera formé pendant cette opération et s'en servira pour frotter la langue avec une brosse à dents très douce.

On peut se demander avec L. Brocq si ce traitement, peu usité en France, peut être conseillé sans inconvénient dans cette affection facilement irritable. Les eaux minérales sulfureuses appliquées en bains de bouche et en pulvérisations, ne sont pas passibles des mêmes reproches. Lorsqu'elles ne sont pas bien supportées, on peut leur substituer les eaux faiblement cuivreuses de Saint-Christau. L'indication des eaux de la Bourboule et des eaux alcalines faibles, telles que Royat, sera surtout subordonnée à l'état général. Enfin, il convient de mentionner l'emploi de l'eau oxygénée employée avec succès par Colleville sous forme de badigeonnages associés à la faradisation [1]. Les modificateurs plus énergiques tels que la teinture d'iode conseillée par Gautier, l'acide chromique recommandé par Buttin, l'acide salicylique indiqué par L. Brocq, et le nitrate d'argent employé par Kaposi doivent être réservés aux cas invétérés caractérisés par une fixité relative. Quant aux scarifications et aux cautérisations ignées, leur indication paraît bien discutable.

Dans une affection aussi bénigne, l'application plus ou moins rigoureuse du traitement devra d'ailleurs être subordonnée aux circonstances. Chez l'enfant qui, le plus souvent, guérit spontanément, chez l'adulte bien portant qui ne souffre pas, on peut se demander, après avoir rempli les principales indications causales apparentes, si le bénéfice très hypothétique d'un traitement difficile ou assujettissant justifie les sacrifices qu'il impose.

En revanche, si le malade souffre, ou si son moral est affecté, on devra mettre en œuvre tous les moyens propres à le rassurer, le soulager et à éloigner le retour des crises si l'on ne peut enrayer la marche de la maladie.

Langue noire.

Syn. : *Nigritie de la langue* (Bertrand de Saint-Germain). — *Coloration noire extrinsèque spontanée de la langue* (Gubler). — *Hypertrophie épithéliale piliforme* (Féréol). — *Glossophytie* (Dessois). — *Langue noire pileuse* (Wallerand). — *Schwarze Haarzunge* (en Allemagne).

L'affection désignée communément sous le nom de langue noire, paraît avoir été reconnue pour la première fois par Rayer, qui la distingua des colorations artificielles et accidentelles de la muqueuse linguale. Elle fut

[1] COLLEVILLE, *Gazette hebdom. de méd. et de chir.*, 24 mars 1898, p. 277.

mentionnée peu après par Eulenberg, puis par Bertrand de Saint-Germain, qui la rattachaient comme Rayer à une simple anomalie de pigmentation, mais c'est à Gubler et à Maurice Raynaud qu'appartient la priorité des deux premières descriptions cliniques de la maladie, descriptions dont la concordance atteste la rigoureuse exactitude. La plupart des travaux publiés ultérieurement sur la langue noire et les discussions qu'ils suscitèrent eurent trait surtout à sa pathogénie. On doit citer, parmi les auteurs qui se sont le plus occupés de ce sujet, les noms de Féréol, Lancereaux, Dessois, Laveau, Butlin, Roth, Brosin, Wallerand (1), Sendziak (2), Semon (3), Schmiegélow (4), Surmont (5), Morelli (6), Vollmer (7).

Symptomatologie. — La langue noire est caractérisée par deux symptômes essentiels : la coloration noirâtre de la muqueuse et la saillie hypertrophique de ses papilles.

La nuance de cette coloration varie du noir véritable, parfois violacé, bleuâtre, ou verdâtre, au brun plus ou moins foncé. Celle-ci se montre, sous forme de plaques généralement saillantes, d'étendue et de forme variables, mais le plus souvent arrondies ou ovalaires, dont les contours, quoique diffus, se dessinent avec une certaine netteté. Leur siège de prédilection est la région de la face dorsale située en avant du V lingual, où les papilles filiformes sont particulièrement développées à l'état normal. Les plaques s'étendent le plus souvent sous la forme de deux bandes antéro-postérieures séparées par le raphé médian. Avançant plus ou moins vers la pointe et les bords de l'organe, elles envahissent parfois la totalité de la face dorsale. Sauf quelques cas exceptionnels dont la légitimité aurait besoin d'être mieux établie, la coloration noirâtre est accompagnée par une hypertrophie souvent considérable des papilles filiformes de la surface malade. Le corps des papilles est lui-même hypertrophié, mais ce sont surtout leurs prolongements épithéliaux qui peuvent acquérir des dimensions tout à fait insolites, un centimètre et même davantage. Lorsque le malade ouvre la bouche, ces prolongements piliformes agglutinés par la salive et le mucus apparaissent sous forme de touffes épaisses couchées en divers sens « comme des blés versés après l'orage », suivant les pittoresques comparaisons de Gubler et de Raynaud. Lorsque la langue reste exposée quelques instants à l'air, ces filaments, débarrassés du liquide qui les imprègne, se redressent et produisent parfois, par leur contact avec la luette et le voile du palais, une vive sensation de chatouillement accompagnée

(1) On trouvera l'historique de la question dans la thèse de Dessois. Paris, 1878. — Consulter pour les renseignements bibliographiques avant 1890 la remarquable thèse de Wallerand. Paris, 1890, p. 74.

(2) SENDZIAK, *Monatsch. f. Ohrenheilk.*, avril 1894, n° 4, p. 112.

(3) SEMON, Société laryngologique de Londres, 13 janvier 1897.

(4) SCHMIEGELOW, *Archiv für Laryngologie*, Bd. IV, Heft 2, p. 163.

(5) SURMONT, *Annales des maladies de l'oreille et du larynx*, 1891, p. 148.

(6) MORELLI, Société de biologie, janvier 1893.

(7) VOLLMER, *Arch. für Dermat. und Syphilis*, 1898, XLVI, p. 13.

souvent de nausées. Le raclage entraîne des amas considérables de ces prolongements qui forment, avec l'enduit qui les agglutine, une couche épaisse dont la reproduction est rapide.

La sensibilité gustative et tactile est généralement peu altérée. Exceptionnellement exaltée, elle est ordinairement un peu émoussée.

Les taches apparaissent brusquement et peuvent s'étendre assez rapidement du centre à la périphérie, n'acquérant souvent que graduellement leur coloration la plus intense. Après une période d'état qui peut varier de quelques semaines à plusieurs années avec des alternatives de rémission et d'exacerbation, le retour à l'état normal s'effectue insensiblement, s'annonçant, dans les parties qui commencent à se dégager, par l'apparition de petits points rouges dus à l'émergence des papilles fungiformes antérieurement submergées par les prolongements hypertrophiés des papilles filiformes. Les récidives ne sont pas rares.

La langue noire n'a, par elle-même, aucune gravité; mais sa signification pronostique reste subordonnée aux circonstances étiologiques extrêmement variables qui favorisent son développement.

Anatomie pathologique; nature de la maladie. — Les prolongements papillaires examinés au microscope se présentent sous la forme de longs cylindres brunâtres, dont la base moins colorée paraît avoir été arrachée et non brisée par le grattage. Ces cylindres sont constitués par des cellules épithéliales aplaties, dépourvues de noyau et tellement serrées les unes contre les autres, qu'il est difficile de reconnaître leurs contours. Quelques-unes semblent se détacher de la masse du cylindre pour former de petites saillies comparables aux barbes d'une plume, à des tuiles imbriquées ou aux bords de cornets entrés les uns dans les autres. L'extrême cohésion des cellules épithéliales paraît être en rapport avec l'existence d'un processus d'hyperkératinisation que les recherches de Brosin [1] ont mis hors de doute par la découverte d'une forte proportion d'éléidine dans les couches profondes du revêtement épithélial des papilles. La rigidité des prolongements épidermiques se trouve considérablement accrue par l'adhérence réciproque des filaments secondaires agglutinés en un cylindre unique jusqu'au voisinage de leurs extrémités libres où ils restent dissociés [2].

L'aspect et les allures de la maladie ont nécessairement dirigé les recherches dans le sens du parasitisme. Maurice Raynaud [3], le premier, avait cru trouver, parmi les innombrables micro-organismes qui entourent les prolongements papillaires, le parasite pathogène dans un champignon à petites spores que Dessois [4] décrivait sous le nom de *glossophyton*. Laveau, Lancereaux,

(1) Brosin, Ueber die schwarze Haarzunge. *Monatsheft f. prakt. Dermat.*, Erganzungsheft, 1888, I.

(2) Wallerand, *loc. cit.*

(3) Raynaud, Société médicale des hôpitaux, 26 février 1869.

(4) Dessois, thèse de Paris, 1878.

Malassez, Ranvier, Butlin, Vignal, Huchard partagèrent cette opinion, mais sans pouvoir établir la constance du parasite ni même son identité. L'insuccès des inoculations pratiquées par Wallerand ([1]) ainsi que les résultats négatifs des cultures entreprises par ce même observateur et, avant lui, par Brosin dans le but de reproduire la coloration noire, ont amené la plupart des dermatologistes à refuser aux différents parasites décrits tout caractère spécifique. La question n'a pourtant pas encore reçu de solution définitive : Vignal, dont le coccus α est probablement le même que le glossophyton de Dessois et le coccus δ de Miller, n'a pu, il est vrai, reproduire par la culture la couleur foncée de la langue noire, mais il a obtenu une culture blanche que l'on peut rapprocher de certains faits cliniques où la coloration de la langue noire s'écarte du type primitif pour devenir brune, bleue, verte, jaune et même absolument blanche ([2]). D'autre part, Ciaglinski, Hewelke et à leur suite Sendziak, ont réussi à cultiver une variété du mucor rhizopodoforme, le *mucor niger*, dont les spores sont noires violacées ([3]). Plus récemment, Smiegelow a obtenu des cultures dont les colorations blanches noircissent au contact de l'air et paraissent dues à différentes variétés d'hypomycètes ([4]). Enfin, la transmission de la maladie d'un sujet à un autre aurait été observée, « d'une façon incontestable », par Rostavtzev ([5]).

Le rôle du parasitisme, nul pour les uns, prépondérant pour les autres, a été discuté au point de vue de son influence sur la coloration seule, sur l'hyperkératinisation considérée isolément et sur ces deux phénomènes envisagés dans leur ensemble. Ces différentes questions, à notre avis, doivent encore être réservées.

L'hypothèse à laquelle paraissent se rallier la plupart des dermatologistes contemporains est celle de Féréol, qui considérait la maladie comme une hypertrophie piliforme essentielle de la couche épithéliale, dont Brosin a expliqué la coloration noire par ce fait : que les couches de l'épiderme hyperkératinisé ont une tendance évidente à devenir plus colorées en vieillissant. C'est, en effet, ce que l'on observe dans l'ichtyose en particulier. Cette hyperkératose, pour quelques auteurs, serait due à un trouble trophique. Quant à la théorie pigmentaire, qui attribue à une pigmentation anormale la coloration de la langue, l'examen histologique en a fait justice, de même que l'observation clinique a depuis longtemps démontré l'inanité de l'hypothèse d'une simple coloration artificielle des prolongements papillaires par des substances alimentaires colorées.

([1]) WALLERAND, *loc. cit.*

([2]) Langue blanche de Malassez (VIGNAL, *Arch. de physiol.*, 1886). — Nous avons observé nous-même conjointement avec Laubry, un cas de *langue pileuse blanche*, à saillies piliformes très accentuées dans lequel on ne retrouvait la coloration noire que sur une surface très restreinte en forme de traînée.

([3]) SENDZIAK, *Arch. für Laryngol.*, 1897, Bd. IV, p. 163.

([4]) SMIEGELOW, Przeglad chirurgiczny, 1894. In *Annales de dermat.*, 1894, p. 1170.

([5]) ROSTAVTZEV, *Gazette russe de Botkin*, 1896. Cité par P. Legendre, *Traité de pathologie générale de Bouchard*, t. IV, p. 572.

Étiologie. — Cette affection a été observée, à tous les âges, aussi bien chez la femme que chez l'homme, mais surtout chez les vieillards. Bien que compatible avec un état de santé satisfaisant, elle se montre particulièrement chez les débiles, les cachectiques, les dyspeptiques, les diabétiques, les uricémiques et, suivant Vollmer, pour la moitié des cas, chez les syphilitiques. On a également insisté sur l'état névropathique fréquent des sujets atteints.

Diagnostic. — Le médecin devra se mettre en garde contre la simulation que l'absence de saillies piliformes devra faire soupçonner et qu'une surveillance attentive fera reconnaître.

Une imprégnation persistante de l'épiderme lingual par les substances alimentaires colorantes peut être la conséquence de certains états pathologiques de la muqueuse linguale, mais cette coloration artificielle ne résiste pas longtemps à un régime alimentaire approprié.

L'état fuligineux des pyrexies graves se distinguera par les circonstances qui président à son développement et par son extension aux arcades dentaires.

La mélano-glossie, due à une pigmentation véritable, existe depuis la naissance, n'est pas accompagnée de productions piliformes, ni de saillie des plaques; elle n'affecte aucune localisation précise. Suivant Maynard, la muqueuse linguale présenterait souvent dans ce cas un aspect pointillé dû à une auréole noirâtre entourant les papilles fungiformes. Les symptômes propres à la maladie d'Addison feront reconnaître la mélano-glossie particulière à cette maladie. Quant à l'argyrie, elle se manifeste en même temps par la présence d'un liséré gingival et de plaques ardoisées sur la peau.

Le ***traitement*** doit être, avant tout, dirigé du côté de l'état général, si celui-ci est défectueux. Au point de vue local, les précautions hygiéniques applicables à la plupart des affections bucco-linguales : abstinence des aliments irritants ou fermentescibles, du tabac, de l'alcool, etc., trouvent ici leur indication, ainsi que les lotions et bains de bouche alcalins bicarbonatés ou boriqués. Le raclage des productions villeuses ne doit être exécuté, d'après l'avis de L. Brocq, qu'avec prudence. Il peut précéder avantageusement certaines applications topiques.

S'inspirant d'idées théoriques, Raynaud recommandait l'acide phénique au cinquantième. Féréol, bien qu'il ne crût pas à l'origine microphytique, conseillait le sublimé au cinq centième. L'acide salicylique, par ses propriétés bactéricides et kératolytiques, concilie toutes les opinions et paraît être un topique de choix. On peut, suivant la méthode de Roth (¹), pratiquer des attouchements avec une solution alcoolique au dixième et lui substituer plus tard le sublimé. D'autre part, Sémon (²) paraît avoir obtenu un succès rapide avec un traitement préconisé par Unna : la solution éthérée d'acide salicylique et de collodion au cinquième, conjointement avec des applications de

(¹) Roth, *Wiener med. Presse*, 1887, n° 26; *Ann. de dermat.*, 1889, p. 735.
(²) Semon, Société laryngologique de Londres, 15 janvier 1897.

tampons imbibés d'eau oxygénée. Employée seule ou à titre adjuvant, l'eau oxygénée paraît aussi mériter d'être sérieusement expérimentée.

Glossodynie.

On doit réserver le nom de glossodynie à une affection ou plutôt à un syndrome névralgique caractérisé par une douleur spéciale intéressant particulièrement la couche papillaire du derme lingual.

Entrevue seulement par Halliday (1), Bouisson (2), Valleix (3), Demarquay (4), Zézas (5), Kaposi (6) et Dègle (7), la glossodynie fut décrite pour la première fois par Verneuil sous le nom d'*ulcérations imaginaires de la langue* (8), qualification que justifient dans une certaine mesure le caractère de la douleur et l'intégrité apparente de la région intéressée.

Son symptôme essentiel est en effet une douleur aiguë, pongitive ou lancinante assez analogue à celle qui résulte d'une excoriation de la couche papillaire du derme. Cette douleur toutefois, très variable dans son intensité, est souvent remplacée par une sensation de brûlure ou même par de simples picotements. Elle est tantôt continue sans atténuation ni rémissions, tantôt elle procède par crises plus ou moins rapprochées. Le plus souvent une sensation de cuisson habituelle est remplacée de temps à autre par des exacerbations paroxystiques pendant lesquelles la douleur change de nature. Ces exacerbations se reproduisent sans cause appréciable à certaines heures déterminées, ou bien à l'occasion de la moindre excitation. C'est ainsi que les mouvements de la langue, le frottement de celle-ci contre les dents et le palais, la parole, la mastication, un simple examen tactile, mais surtout le contact des aliments irritants, des acides, des alcools, des épices, des corps durs, etc., sont souvent le motif de crises douloureuses. Une simple excitation suggestive suffit quelquefois à les provoquer.

La douleur, ordinairement très limitée, occupe dans la grande majorité des cas le voisinage des bords ou de la pointe de la langue, rarement la portion médiane de sa face dorsale. Son siège d'élection est en dehors des papilles caliciformes, en avant de la jonction du bord de la langue avec le pilier antérieur, dans cette *région dite foliée* (9) dont les papilles réduites chez l'homme à l'état de vestiges constituent chez certains mammifères le principal organe de la sensibilité gustative. La douleur peut bien s'irradier autour de son foyer

(1) Halliday, *Névralgies de la face*. Thèse de Paris, 1832.
(2) Bouisson, Glossalgie intermittente. *Journal de médecine de Bordeaux*, 1854.
(3) Valleix, 4e édit., t. I, p. 341.
(4) Demarquay, cité par Gazzola. Thèse de Paris 1893.
(5) Zézas, *Wiener med. Presse*, 1882, n° 27.
(6) Kaposi, Glossodynie exfoliatrice. *Wiener med. Presse*, 1885, n° 12.
(7) Dègle, *Wiener med. Presse*, 1886, n° 47.
(8) Verneuil, Académie de médecine, 27 septembre 1889.
(9) Chauveau, Glossodynie de la région folliée. *Revue de clin. et de thérap.*, 1899, p. 712.

principal, mais habituellement dans une faible étendue. Cette souffrance est souvent un véritable supplice pour les malades. Pénible par son intensité même, parfois assez vive pour troubler le sommeil, gêner la parole et entraver l'alimentation, elle est encore plus fâcheuse par les inquiétudes qu'elle suggère. Comme dans le cas de tumeur imaginaire de la mamelle, dont l'analogie avec la glossodynie a été si justement relevée par Verneuil, les malades se croient menacés d'un cancer et sont obsédés par cette idée que réveille à chaque instant la douleur. Cette terreur perpétuelle, chez des sujets presque toujours fortement prédisposés aux troubles psychiques, empoisonne leur existence, détermine un état de tristesse et d'hypocondrie, une *cancrophobie*, dont les manifestations mentales finissent par dominer tous les autres symptômes.

Il n'existe aucun trouble du goût ni de la sensibilité tactile. La sécrétion salivaire est rarement modifiée.

Les signes objectifs sont le plus souvent très peu apparents et semblent parfois faire totalement défaut. Cependant on constate fréquemment chez les glossodyniques une hypertrophie papillaire inégalement généralisée, limitée à certains groupes de papilles, ou ne portant que sur des papilles isolées. L'hypertrophie s'observe aussi bien sur les fungiformes que sur les filiformes, mais les premières, par leur coloration rouge vif, se détachent d'une façon plus apparente sur un fond moins coloré et parfois un peu grisâtre. Les papilles caliciformes participent souvent à l'hypertrophie. Le malade, sans cesse occupé à regarder sa langue, arrive parfois à apercevoir la plus externe dont le siège correspond au voisinage de la zone douloureuse et la prend pour un néoplasme. Les petites saillies formées sur le bord de la langue par le développement exagéré des plis verticaux de la région foliée, souvent tuméfiée et variqueuse, ou parsemée de papilles rouges et hypertrophiées, ont pu quelquefois induire en erreur le médecin lui-même. Albert aurait observé à ce niveau de véritables excroissances [1]. Bien souvent le simple examen à l'œil nu ne révèle aucune lésion appréciable. Toutefois, Coupard et Duplaix [2], en procédant à un examen minutieux à l'aide de la loupe, ont constaté dans un grand nombre de cas la présence de petits points d'un rouge vif d'aspect déprimé paraissant résulter de l'abrasion d'une portion de la muqueuse. Un simple attouchement sur ces points dénudés avec un stylet fin et mousse détermine une vive souffrance et provoque parfois une crise douloureuse [3]. Leur situation concorde exactement d'ailleurs avec le siège de la douleur, mais ils échappent facilement à l'examen, cachés qu'ils sont le plus souvent dans les sillons de la muqueuse, qu'il faut déplisser pour les reconnaître. Ce plissement, qui atteint souvent les proportions d'une véritable fissuration, se rencontre en

(1) Albert, *Wiener med. Presse*, 4 janvier 1888.
(2) Coupard et Duplaix, *Gazette des hôpitaux*, 1893, p. 1157.
(3) On reconnaît que ces petites lésions siègent exclusivement sur les papilles filiformes, les excitations physiques ou chimiques ne produisant aucune douleur sur les papilles fungiformes.

effet très fréquemment dans la glossodynie qui, lorsqu'elle est en relation avec cette cause, pourrait en être considérée comme une variété spéciale caractérisée par des localisations variables en rapport avec les lésions fissuraires, par une intensité moindre des douleurs et des allures moins paroxystiques, par un goût désagréable et une mauvaise odeur buccale, quelquefois aussi par une légère exhalation sanguine. Outre les lésions papillaires et la fissuration, l'examen direct révèle presque toujours la dilatation variqueuse des veines sublinguales signalée par Petrowski [1] et à laquelle E. Besnier attribue un rôle important dans les glossopathies chroniques. On sait en effet que la stase veineuse n'est pas sans influence sur les phénomènes d'ordre sensitif.

La durée de la glossodynie est fort inconstante et dépend surtout de la cause qui l'entretient. Généralement très rebelle, elle persiste ordinairement pendant des mois et des années sans modification appréciable. Elle peut aussi disparaître spontanément ou à la suite de traitements appropriés, d'une façon brusque ou insensible. Son pronostic peut être fort assombri par l'état d'hypocondrie qui en est si souvent la conséquence.

La glossodynie est bien évidemment une névrose de la langue, une névralgie, mais d'un type spécial, bien distinct de la névralgie commune. Les altérations du système nerveux central, qu'on constate chez les sujets qui en sont atteints, exercent une influence considérable, souvent prépondérante et quelquefois peut-être exclusive, sur le développement de la maladie; mais, à l'exemple de tant d'autres névralgies dites essentielles, dont le domaine diminue de jour en jour à mesure que leur étude fait des progrès, il semble que dans un grand nombre de cas, sinon dans la majorité, on doive, tout en faisant la part de la prédisposition toute particulière du sujet, rattacher les phénomènes glossodyniques à une origine périphérique, à une lésion papillaire inflammatoire, hypertrophique, et surtout ulcérative. On pourrait ainsi comparer le processus névralgique de la glossodynie à celui de la fissure anale qui lui ressemble à plus d'un titre. On conçoit aisément, en effet, que des phénomènes névralgiques sinon névritiques, puissent résulter de lésions matérielles d'organes de sensibilité où aboutissent un grand nombre de terminaisons nerveuses. La lésion primitive serait donc, au moins dans un grand nombre de cas, une *papillite*, dont la cause première, il est vrai, reste elle-même indéterminée. On peut cependant soupçonner sa pathogenèse lorsque la glossodynie se développe sur une langue fissurée : on comprend alors que la stagnation des liquides buccaux et les fermentations qui en sont la conséquence puissent entretenir sur le derme papillaire une irritation chronique, une sorte d'*intertrigo lingual* capable de devenir chez des sujets prédisposés le point de départ de phénomènes névralgiques. De même, l'intervention de cet élément névralgique dans un certain nombre de lésions linguales superficielles pourrait peut être expliquer la disproportion qu'on constate si souvent

(1) PETROWSKI, *Bull. de la Soc. de biol.*, 1895, p. 340.

entre l'intensité des phénomènes douloureux et l'insignifiance apparente de ces lésions.

En somme, on peut considérer la glossodynie comme un *syndrome névralgique* qui serait l'expression tantôt d'une maladie du système nerveux central, tantôt de lésions nerveuses périphériques et le plus souvent d'altérations complexes imputables à cette double origine.

La glossodynie ne se rencontre guère que chez les névropathes, les hystériques, les hypocondriaques, les candidats au tabes ou à la paralysie générale. Certaines circonstances telles que la fréquentation de malades atteints de cancer de la langue peuvent provoquer par suggestion le développement de la maladie. Les femmes y sont plus sujettes, surtout à l'époque de la ménopause. L'arthritisme manque rarement; la syphilis, les cures mercurielles exagérées, certaines causes locales telles que les lésions dentaires, les appareils prothétiques, l'abus du tabac ou des aliments épicés, certaines affections bénignes desquamatives paraissent avoir une influence étiologique très appréciable. Parmi les causes prédisposantes, les malformations connues sous le nom de langues scrotales, langues plissées ou fissurées, l'état variqueux et la stase veineuse méritent d'occuper dans cette étiologie une place à part.

Le diagnostic doit porter avant tout sur l'hypothèse du cancer qui terrorise le malade. L'absence de tumeur véritable, d'ulcération appréciable et surtout d'induration, le caractère spécial de la douleur, enfin l'état psychique du malade ne laisseront généralement aucun doute après un examen sérieux. Dans le cas de développement hypertrophique des papilles et de la région foliée la tuméfaction est ordinairement bilatérale.

Le rhumatisme lingual a été observé isolément, mais il succède alors à d'autres manifestations rhumatismales. Les mouvements sont plus gênés, la douleur est plus profonde, présente des caractères différents et ne se produit guère que pendant les mouvements de l'organe.

La névralgie vraie, à laquelle on devrait réserver le nom de glossalgie, elle aussi est unilatérale et procède par crises paroxystiques dans l'intervalle desquelles existe un calme relatif. Elle est ordinairement localisée au côté gauche mais son siège est moins limité et moins superficiel; la douleur, généralement d'une extrême intensité, s'étend de la base vers la pointe et est exaspérée par les moindres mouvements.

On observe chez les vieux syphilitiques des douleurs superficielles, vives, cuisantes et lancinantes qui siègent également sur les bords et la pointe de la langue, présentant les allures habituelles de la glossodynie. Y a-t-il lieu d'établir une distinction absolue entre ces accidents douloureux et ceux de la glossodynie? Cette question peut être discutée. Quoi qu'il en soit, chez les syphilitiques les points douloureux correspondent ordinairement à de petites fissures ou érosions superficielles, de petites surfaces desquamées et souvent dépapillées où la muqueuse présente une coloration plus rouge que les parties voisines. Mais l'apparence insignifiante de ces lésions n'est pas en rapport avec l'intensité de la douleur. L'épreuve thérapeutique est le plus souvent infructueuse.

La desquamation aberrante de la langue, habituellement indolente, peut donner lieu dans certains cas exceptionnels à des douleurs assez vives rappelant celle de la glossodynie. On peut se demander s'il n'y aurait pas lieu dans ce cas de considérer la seconde comme une complication éventuelle de la première.

De même, dans certaines affections superficielles irritatives insuffisamment déterminées, il peut être également fort difficile de déterminer la part de l'élément inflammatoire et de l'élément névralgique, qui sur la muqueuse linguale, semblent souvent unis par les liens d'une étroite solidarité. Il importe donc de rechercher avec grand soin les signes objectifs dont la constatation peut permettre de préciser le diagnostic.

Traitement. — Le médecin devra tout d'abord diriger ses efforts contre l'état mental du malade et employer tous les moyens pour le convaincre que son affection n'est pas dangereuse. Il ne devra même pas craindre de recourir à des traitements destinés à agir sur son imagination. Mais si les cautérisations et autres procédés analogues ont pu être conseillés et utilisés dans ce but avec succès, on peut faire de ces moyens d'action un usage plus judicieux et bien autrement efficace en s'adressant aux lésions élémentaires plus ou moins apparentes qui, dans un si grand nombre de cas, paraissent être le point de départ des phénomènes névralgiques. On devra donc rechercher avec le plus grand soin les points douloureux, les papilles dénudées ou hypertrophiées, et les détruire radicalement avec une pointe fine de galvano-cautère, suivant la méthode indiquée par Coupard, Duplaix et Chauveau. Cette recherche est souvent difficile et ne peut atteindre d'emblée tous les points malades sous peine de produire une trop vive réaction inflammatoire. Il conviendra donc de procéder par séances successives en ne touchant que cinq ou six points à la fois et en continuant le traitement avec persévérance jusqu'à extinction complète des foyers anciens et de ceux qui ont pu se reproduire [1]. Une cocaïnisation préalable facilitera cette opération. L'excision a donné les mêmes résultats que la cautérisation lorsqu'il s'agit de papilles hypertrophiées. L'état plissé ou fissuraire de la langue réclame également un traitement approprié (Voir *Langue scrotale*, p. 975). Dans tous les cas il y a lieu de chercher à établir un état d'asepsie relative de la cavité buccale et d'éloigner toutes les causes d'irritation, aliments irritants, tabac, dents cariées, appareils prothétiques, etc. La congestion des veines de la langue présente une indication spéciale, celle d'une dérivation intestinale s'adressant surtout au système porte par des purgatifs drastiques. Les altérations des voies digestives, les états diathésiques, l'insuffisance de l'appareil rénal ou cutané devront être pris en

[1] Au lieu de cautériser chaque point douloureux, Baratoux promène simplement le plat du couteau galvano-caustique sur toutes les parties douloureuses en bloc. (*Archives latines de rhinol., laryngol. et otol.*, 6e année, n° 50, p. 37.)

considération dans le traitement. Bien entendu, on devra recourir largement, mais sans trop s'illusionner sur leur efficacité, aux diverses médications employées contre les névralgies : bromures à haute dose, valériane, quinine, antipyrine, exalgine, et même aconitine à l'intérieur, cocaïne et morphine appliquées en solutions plus ou moins concentrées, sous forme de badigeonnages, d'onctions, ou de bains de bouche et dans les cas rebelles en injections hypodermiques mais de morphine seulement tout en se rappelant avec quelle facilité se produit dans cette région l'intoxication morphinique. On a encore conseillé la faradisation du nerf lingual en plaçant le pôle positif sur le côté de la langue et le pôle négatif sur le cou ou derrière l'oreille. Enfin la section du nerf lingual, son excision et son élongation peuvent être réservées pour les cas graves et exceptionnellement rebelles.

Hypertrophie papillaire généralisée.

Cette hypertrophie, souvent en rapport avec divers états pathologiques qui intéressent la derme lingual, peut aussi être observée en dehors de toute autre lésion appréciable et doit alors être considérée plutôt comme une malformation congénitale que comme une véritable maladie. Elle porte surtout sur les papilles filiformes. Tantôt l'hypertrophie est inégale et donne à la langue un aspect framboisé et rugueux, parfois analogue à celui de certaines tumeurs papillomateuses. Tantôt la surface linguale reste unie par suite de l'accolement des papilles d'égale dimension pressées les unes contre les autres. L'hypertrophie ne devient alors bien apparente que lorsqu'on écarte ces dernières en étalant la muqueuse. Souvent combinée avec la langue scrotale, cette lésion peut cependant en être indépendante. Comme celle-ci, elle est généralement en rapport avec une exagération de la sensibilité et une diminution de résistance aux causes d'irritation. Les mêmes considérations pratiques lui sont applicables [1].

Langues lisses.

L'aspect lisse de la langue est dû tantôt à une dépapillation apparente résultant de la simple chute des prolongements épidermiques des papilles, simple phénomène de desquamation, tantôt à une destruction complète ou partielle du corps de la papille, c'est-à-dire à une lésion dermique, à une véritable glossite. Cette importante distinction n'est pas toujours, il est vrai, facile à établir objectivement et, d'ailleurs, le second état succède souvent au premier.

A. L'état lisse résultant d'une simple desquamation constitue le symptôme prédominant sinon unique d'un certain nombre d'affections linguales. En dehors des *plaques lisses* syphilitiques, *plaques fauchées en prairie*, *disques de*

(1) Voir *Langue scrotale*, p. 976.

desquamation, décrits dans les traités de syphiligraphie, des desquamations consécutives aux fièvres éruptives, ou aux brûlures superficielles et de la desquamation aberrante à laquelle un chapitre spécial a été consacré, il existe encore d'autres états desquamatifs où l'état lisse de la langue est le seul phénomène appréciable ; ce sont :

1° *Certaines desquamations partielles* de forme variable et parfois fort étendues, qu'on peut observer chez des sujets bien portants d'ailleurs, et qui, tout en différant de la desquamation aberrante par l'absence de limites précises et de caractères déterminés, s'en rapprochent à tous les autres points de vue et doivent être traités de même [1].

2° La *langue lisse des vieillards* qu'on a considérée comme analogue à la calvitie sénile, mais sans apporter de preuves anatomiques à l'appui de cette comparaison.

B. La dépapillation réelle, correspondant à un véritable processus inflammatoire, est un syndrome commun à un grand nombre de glossites chroniques telles que la sclérose et la leucokératose linguales, les glossites traumatiques, les brûlures profondes et certaines autres glossites mal définies sur lesquelles nous ne pouvons donner ici que de vagues indications :

1° Les *glossites des cachectiques et des convalescents*, qu'on observe surtout à la suite d'entérites et de dysenteries prolongées, commencent généralement par une simple desquamation plus ou moins étendue, parfois généralisée, mais cette desquamation diffère des précédentes parce qu'elle est accompagnée de symptômes douloureux et inflammatoires. Les portions demeurées intactes présentent souvent une disposition assez remarquable que l'on peut comparer à la trame aréolaire d'un filet dont les plaques desquamées figureraient les mailles. A un degré plus accentué, l'état lisse, étendu en général à toute la portion antérieure de la muqueuse, s'accompagne de sécheresse ou parfois de ptyalisme, de rougeur vive, d'aspect vernissé et de fissuration. L'épiderme semble aminci et l'est effectivement. On a noté sur la surface dépapillée la persistance des papilles fungiformes. La sensibilité douloureuse est en rapport avec les lésions érosives et fissuraires qui occupent surtout la pointe et les bords. La base non desquamée est recouverte d'un épais enduit saburral.

2° Les *glossites des dyspeptiques* semblent se rattacher par bien des points aux précédentes, au moins lorsqu'elles sont parvenues à un degré avancé. Observées chez des sujets arthritiques, névropathes, à peau fine, enclins aux épidermatoses et surtout profondément dyspeptiques, elles se manifestent dans leur forme les plus bénignes par une exagération uniforme des saillies papillaires avec plissement plus ou moins marqué de la muqueuse, par une simple rougeur diffuse parfois masquée par un enduit blanchâtre ponctué de rouge par la saillie des papilles fungiformes, et surtout par une sensibilité douloureuse avec brûlures et picotements, qu'exaspère le contact des aliments irritants. Dans une forme plus accentuée procédant par poussées congestives, la

[1] Voir *Desquamation aberrante*, p. 979.

langue desquamée présente un aspect framboisé dû à la saillie inégale des papilles rouges et tuméfiées. L'hypertrophie du début peut être remplacée plus tard par l'atrophie totale des papilles filiformes comme dans la forme précédente. La douleur peut être fort vive. Les symptômes de la forme la plus grave se confondent avec ceux de la glossite des cachectiques arrivée à son degré le plus avancé.

Le traitement de ces différents états devra avant tout satisfaire aux indications causales relatives à l'état général, et aux troubles digestifs. On aura soin d'écarter par une hygiène rigoureuse toutes les causes d'irritation directe ou indirecte, et l'on appliquera une médication symptomatique appropriée à l'état inflammatoire, aux douleurs, à la sécheresse buccale ou au ptyalisme, ainsi qu'aux complications érosives. Les bains de bouche faiblement antiseptiques au borate ou au biborate de soude, l'eau de Vichy, les émollients, guimauve et pavot, les onctions de vaseline et les applications de pilocarpine employées avec beaucoup de précaution dans les cas de sécheresse de la langue, les préparations belladonées, dans le cas contraire, formeront la base de cette médication qu'on complétera s'il y a lieu en touchant les érosions avec une solution faible d'acide chromique [1].

5° *Glossites chroniques superficielles* [2]. — Butlin a décrit sous ce nom une affection caractérisée, elle aussi, par une dépapillation linguale à peu près généralisée, une rougeur inégale, un état mamelonné, une tuméfaction plus ou moins accentuée, avec diminution de souplesse, sensation de rigidité, et crises douloureuses très vives. L'aspect luisant et les plaques minces blanches ou bleutées dont parle l'auteur pourraient faire penser qu'au lieu d'établir un simple rapprochement entre ces glossites et la leucokératose, Butlin aurait pu conclure à une identité absolue. Mais l'absence totale de ce dernier symptôme dans un certain nombre de cas, répondant exactement d'ailleurs à la description de l'auteur anglais, semble bien démontrer l'existence propre de ce type pathologique, quoiqu'il soit souvent difficile de prouver sa légitimité en raison de ses affinités avec les glossites scléreuses syphilitiques d'une part, la leucokératose linguale de l'autre.

Sauf les indications spéciales aux placards de la leucokératose, les autres indications relatives au traitement de cette affection sont applicables à cette glossite dont l'étiologie, d'ailleurs, ainsi que la marche et les complications ne semblent guère différer [3].

(1) Voir l'article *Leucokératose*, p. 999. Traitement des complications inflammatoires et ulcératives.

(2) BUTLIN, *Maladie de la langue*. Traduction de D. Aigre, p. 153.

(3) Voir l'article *Leucokératose*, p. 999.

Leucokératose (1).

Étym. : λευκός, blanc et κέρας, κέρατος, corne.

Syn. : *Leucoplasie* (Vidal). — *Leucoplakia* (Schwimmer). — *Psoriasis buccal* (Bazin). — *Ichthyose linguale* (Sam. Plumbe). — *Taches blanches épithéliales* (Devergie). — *Plaques des fumeurs* (Buzenet). — *Leucoma* (Butlin). — *Kératosis* (Kaposi). — *Tylose* (Ulmann).

Par le siège de ses manifestations, la leucokératose n'appartient pas à la dermatologie si l'on s'en tient au sens strict des mots, car on ne l'observe jamais sur le territoire cutané proprement dit. Néanmoins, son étude doit être rattachée à celle des maladies de la peau par ce fait qu'elle se localise, avec une prédilection presque exclusive, sur des surfaces tégumentaires qui, par leur texture anatomique et leur solidarité pathologique, appartiennent moins aux muqueuses proprement dites qu'au tégument externe dont elles peuvent être considérées comme une sorte de dépendance (2).

Relativement fréquente sur la muqueuse bucco-linguale, il n'est pas rare de la rencontrer sur la muqueuse vulvo-vaginale. Sa présence a, en outre, été signalée depuis quelques années sur le tégument balano-préputial (3), sur la muqueuse ano-rectale, ainsi que sur la muqueuse intra-utérine (4) et sur celle des voies urinaires (5). Elle peut se développer aussi sur la muqueuse du larynx où elle a été décrite sous le nom de pachydermie (6), sur celle de la trachée, du pharynx, des fosses nasales et de l'oreille moyenne (7). On a donc eu tort de la considérer comme *exclusivement* localisée sur les muqueuses dermo-papillaires.

Prenant pour type de notre description, en raison de leur importance prépondérante, les manifestations bucco-linguales, nous examinerons, dans le cours de cette étude, à leur place respective, les particularités relatives aux localisations vulvo-vaginales, ano-rectales et balano-préputiales. Quant aux leucokératoses néphrocystiques, utérines, pharyngo-nasales, auriculaires et trachéo-laryngées, leur localisation spéciale les exclut nécessairement du domaine de la dermatologie.

Historique. — On a attribué à Alibert (8) la première observation relative à

(1) La leucokératose n'est pas une lésion attaquant exclusivement la muqueuse linguale, comme on le verra par la lecture de cet article, elle y est pourtant très prédominante et nous avons, pour la commodité de l'étude, groupé dans ce chapitre les leucokératoses de toutes régions.

(2) Voir p. 969.

(3) PERRIN et LEREDDE, *Ann. de dermat.*, 1897, p. 1286.

(4) ZELLER, Plattenepithel im Uterus. *Zeit. für Geb. und Gynäk.*, 1885. — PIÉRING, Ueber einen Fall von atipischer Carcinumbildung in Uterus. *Zeit. f. Heilk.*, 1887. — FLEISCHLEN, Ueber den primaren Hornkrebs der corpus uteri. *Zeit. für Geb.*, 1895. — BOUCHARD, *Traité de pathol. gén.*, t. III, p. 781.

(5) HALLÉ, *Ann. des mal. des org. gén.-urin.*, 1896, p. 482.

(6) W. DUBREUILH, *Ann. de dermat.*, 1896, p. 1200.

(7) PERRIN, Congrès international de Paris, sect. de dermatol., 7 août 1900.

(8) ALIBERT, *Traité théorique et pratique des maladies de la peau*, t. II, p. 618.

la leucokératose linguale, mais ce cas est rapporté à l'ichthyose, comme ceux que signalèrent plus tard Rayer et Sam. Plumbe [1] pouvaient aussi bien se rattacher à d'autres affections. La dénomination d'ichthyose linguale fut néanmoins adoptée, dès lors, en Angleterre et en Amérique, bien que la plupart des médecins qui l'employaient ne se soient pas mépris sur sa signification abusive. La description des *plaques des fumeurs*, donnée par Buzenet [2], à propos du diagnostic du chancre de la bouche repose sur des faits incontestables et bien observés, mais s'appliquant à une forme particulière et à une étiologie spéciale; elle ne pouvait être étendue à l'ensemble de la maladie.

C'est, en réalité, à Bazin que revient l'honneur d'avoir le premier bien reconnu les caractères symptomatiques essentiels de la leucokératose et de les avoir retracés de main de maître dans une description qui, malgré son extrême concision, est un chef-d'œuvre d'exactitude et de précision [3].

Pour rendre aussi complet que fidèle ce tableau demeuré classique, un seul point important restait à mentionner : à savoir la fréquence de l'évolution épithéliomateuse terminale déjà signalée par Négligan [4].

Malheureusement, la dénomination que Bazin adopta, sans paraître d'ailleurs avoir attaché à ce mot, ainsi que l'ont fait remarquer Besnier, Vidal et Merklen, d'autre idée que celle d'un rapport de ressemblance objective, eut le tort d'égarer pendant longtemps l'opinion au sujet de la nature même de l'affection qu'il avait décrite.

Bien que Debove, dans sa belle thèse inaugurale sur le *psoriasis buccal*, n'eût accepté ce mot que sous les plus expresses réserves [5], d'autres disciples du chef de l'École française, envisageant eux aussi le terme psoriasis, ainsi que le fit remarquer plus tard Besnier, comme synthétisant en quelque sorte l'ensemble des symptômes objectifs des lésions, ne craignirent pas d'adopter à titre définitif la dénomination employée par Bazin. Mauriac, en particulier, soutint brillamment cette assimilation, tout en rattachant le psoriasis buccal à des origines multiples qui en faisaient autant d'espèces distinctes : *psoriasis syphilitique*, *psoriasis arthritique* ou *dartreux*, *psoriasis épithéliomateux* [6].

En Allemagne, où Ullmann s'était servi du terme de *tylosis linguæ* pour désigner un premier cas observé par lui en 1858, le mot *psoriasis* lingual avait été aussi appliqué avant Bazin par Sigmund à des plaques blanches laiteuses desquamatives de la bouche qu'il considérait comme syphilitiques [7]. Une nouvelle cause d'erreur vint encore augmenter la confusion du débat

(1) S. PLUMBE, *Practical treatise of the diseases of the skin*, p. 514.

(2) BUZENET, Thèse de Paris, 1858.

(3) BAZIN, *Leçons sur les affections cutanées arthritiques et dartreuses*, 1868, 2e édit., p. 272.

(4) NÉGLIGAN, *Dublin quaterly Journal of med. sciences*, 1862.

(5) DEBOVE, *Le psoriasis buccal*. Thèse de Paris, 1873.

(6) MAURIAC, Du psoriasis de la langue et de la muqueuse buccale. *Union médicale*, 1873-1874.

(7) SIGMUND, *Aertzliches aus dem allg. Krankenhause*. Wien, 1863, p. 126. Cité par Merklen. — Le psoriasis buccal de Bazin. *Ann. de dermat.*, 1883.

lorsque Kaposi se servit, à son tour, de la même expression, mais d'une façon plus abusive encore, pour désigner à la fois les syphilides que nous appelons en France plaques opalines, et les lésions qui se rapportent réellement au psoriasis buccal de Bazin. Considérant ces dernières, auxquelles il donna plus tard le nom de *keratosis*, comme engendrées directement par les plaques opalines qualifiées par lui de *psoriasis mucosæ oris et linguæ*, il assignait aux unes et aux autres une origine exclusivement syphilitique (1).

Enfin, Fairlie Clarke, suivi plus tard par Lailler, reprenait l'expression de *tylosis* employée par Ulmann pour désigner une forme maligne qu'il détachait de l'*icthyose* de la langue (2).

Ainsi, considérée d'abord, dans l'une de ses formes, par Buzenet, comme l'effet d'une simple brûlure chronique; envisagée tour à tour comme une manifestation sur la muqueuse linguale de dermatoses connues, telles que l'icthyose et surtout le psoriasis; qualifiée du terme vague de tylosis par d'autres observateurs; dissociée en plusieurs espèces, ou réduite à une seule entité morbide; rattachée à des causes diathésiques multiples, ou considérée comme une simple manifestation tardive de la syphilis, la leucokératose, après avoir été si tardivement reconnue, est restée, malgré les nombreuses et savantes recherches dont elle a été l'objet, une des questions les plus obscures de la pathologie cutanée.

Sans réussir à faire la lumière au sujet de la nature des lésions, le Congrès de Londres de 1881 exerça néanmoins une très heureuse influence sur l'état de la question. Schwimmer, auteur d'un mémoire très remarquable (3) publié sur ce sujet peu d'années auparavant, y apporta les éléments d'une discussion des plus fructueuses dans laquelle Hillairet, Kaposi, Vidal, Duncan Bulkley et Erasmus Wilson furent au nombre des principaux orateurs. L'éminent dermatologiste de Budapest, s'élevant, comme l'avait fait auparavant Devergie (4), contre les dénominations abusives employées jusqu'alors, proposait, pour sortir de la confusion qui en résultait, un terme nouveau purement descriptif qui ne préjugeait rien de la nature des lésions. Ce nom de leucoplakia (λευκος-πλαξ) modifié par Vidal, qui en fit leucoplasie (πλασσειν, former), fut dès lors accepté sans opposition.

Il restait à s'entendre sur la détermination des lésions auxquelles devait être réservé ce terme de leucoplasie. A l'exception de Kaposi, qui persista longtemps à considérer les affections en cause comme de nature exclusivement syphilitique, la plupart des médecins qui prirent part au Congrès de Londres s'accordèrent à reconnaître avec Schwimmer l'indépendance fréquente et souvent absolue de la leucoplasie par rapport à la syphilis, tout en conti-

(1) Kaposi, *Die Syphilis der Haut und angrenzend. Schleimhaut S. Atlas*. Wien, 1874. Cité par Merklen.

(2) Fairlie Clarke, *British med. Journal*, 1874.

(3) Schwimmer, Die idiopat. Schleimhautplaquen der Mundhöhle. *Viertelj. für Dermat. und Syphilis*, 1877.

(4) Devergie, Du psoriasis buccal et de son traitement. *Union médicale*, 1876, p. 677, etc.

nuant, à l'exemple de Bazin, à considérer cette dernière comme un facteur étiologique de premier ordre.

Mais cette leucoplasie *idiopathique* constituait-elle une entité morbide distincte, ou n'était-elle qu'une simple variété étiologique d'un processus commun provoqué par des causes multiples? Devait-on réserver à la seule plaque blanche idiopathique la qualification de leucoplasie, ou englober avec elle, sous une dénomination commune, les lésions objectivement similaires produites par la syphilis, le tabac ou d'autres causes d'irritation? Cette question, de nature encore pendante, devait être réservée. Aussi, pour éviter les difficultés parfois insurmontables que soulèvent à chaque instant dans la pratique les cas complexes si fréquents où le clinicien le plus expérimenté ne saurait discerner la part qu'il doit attribuer à telle ou telle étiologie, la plupart des dermatologistes contemporains ont-ils semblé s'accorder pour prendre le terme leucoplasie dans son acception la plus large et l'appliquer, sans préjuger la question de nature, à tout le groupe de lésions ou affections chroniques caractérisées par la formation de plaques blanches dues à l'hyperkératinisation de la couche épithéliale des muqueuses à épithélium pavimenteux stratifié.

C'est dans ce sens que s'est prononcé E. Besnier (¹). Mais, dans cet exposé magistral de la question, Besnier rejette la dénomination de leucoplasie qui définit mal la lésion, pourrait être appliquée à des affections toutes différentes et ne spécifie pas suffisamment le trouble de la fonction épithéliale *kératose* « caractère élémentaire supérieur et commun qui régit toutes les affections blanches des muqueuses ». E. Besnier, après s'être arrêté momentanément à la qualification de *glossites*, *stomatites*..., *etc*.,... *épithéliales chroniques superficielles*, propose aujourd'hui de substituer au mot de leucoplasie le terme, beaucoup plus explicite et déjà presque généralement accepté en France, de *leucokératose* qui, tout en spécifiant d'une manière plus précise les caractères essentiels de la lésion, reste néanmoins « une désignation ouverte à la série des faits complexes compliqués dont la détermination demeure ambiguë et dont les caractères anatomiques et cliniques ne sont pas encore définitivement fixés » (²).

Symptomatologie. — Ainsi que son nom l'indique, la leucokératose est caractérisée objectivement par la formation de plaques blanches dues à un épaississement de la couche épithéliale. Les débuts de la maladie passent généralement inaperçus, mais, lors des poussées successives qui signalent les progrès de l'affection, on constate souvent aux endroits où vont se développer de nouvelles plaques une coloration érythémateuse ordinairement en rapport

(¹) Besnier et Doyon, Traduction des leçons sur les maladies de la peau de Kaposi, 2ᵉ édit., t. II, p. 678.

(²) L'historique de la question se trouve exposé avec toute l'ampleur que comporte ce sujet dans une remarquable étude de Merklen (*Annales de dermatologie*. 1883, p. 157 et suiv.).

Hypertrophie congénitale.
N°. 427. Vidal.

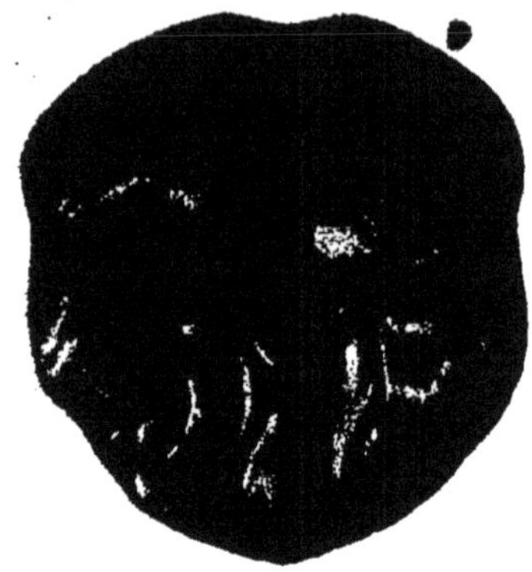

Leucoplasie.
N°. 332. Lailler.

Leucoplasie.
N°. 1304. Lailler.

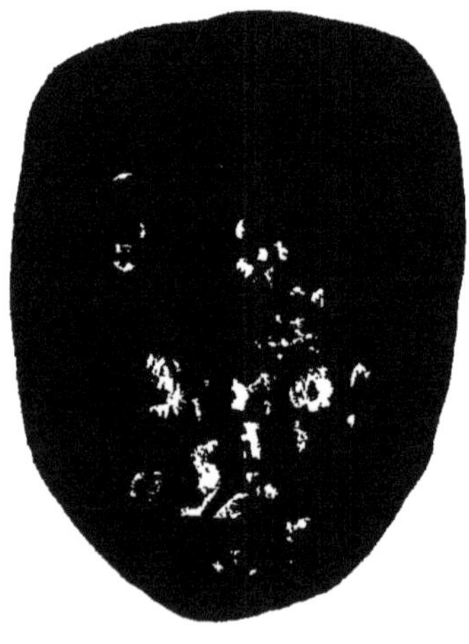

Leucoplasie épithéliomatisée.
N°. 1222. _Fournier.

Masson et Cie Editeurs Paris. *Impies Lemercier, Paris.*

Lésions linguales.

Musée S. Louis. _ d'après les moulages Baretta.

avec l'activité du processus morbide. Cet érythème quelquefois diffus peut être disposé sous forme de macules lisses et luisantes, le plus souvent arrondies. Sur la langue, ces macules sont parsemées de granulations saillantes dues à la tuméfaction des papilles fungiformes. Cette phase hypérémique, qui d'ailleurs peut revêtir d'autres aspects, est toutefois bien loin d'être constante ; dans les formes torpides elle peut manquer absolument.

Peu à peu la couche épithéliale se trouble, prend une coloration blanc bleuâtre laissant voir encore par transparence la rougeur de la muqueuse. Puis, la teinte devient blanche laiteuse ou nacrée, parfois un peu grisâtre, en même temps que la plaque s'épaissit et s'indure.

Souvent les placards restent minces, translucides, comparables à une sorte de vernis bleuâtre. Il est quelquefois nécessaire, après avoir essuyé la muqueuse, de l'examiner à la lumière oblique pour constater cet aspect brillant blanc bleuâtre. D'autres fois, au contraire, dans certains cas invétérés, la couche épidermique acquiert une épaisseur considérable, 2, 3 et même 4 millimètres. Cette épaisseur très variable des plaques est d'ailleurs plus en rapport avec la forme qu'avec l'âge de la maladie.

Les plaques forment souvent un relief sensible dû en partie à l'hypertrophie des papilles au début. Plus tard, si la régression atrophique de ces dernières n'est pas compensée par l'épaississement du placard lui-même, celui-ci peut se trouver légèrement déprimé. Leur consistance dure, résistante, rude ou parcheminée, est souvent augmentée par l'infiltration scléreuse du derme sous-jacent. Leur surface est le plus souvent lisse et unie, mais parfois aussi plissée et ridée lorsque les placards siègent sur des points particulièrement exposés à des tiraillements. Par suite de leur rigidité qui les empêche de s'associer aux mouvements de la muqueuse, ils subissent une fragmentation qui les divise en petits éléments polygonaux comparables à une mosaïque et qui donne naissance à des fissures à peine visibles au début, mais susceptibles de s'accroître en profondeur et de devenir le point de départ d'une série interminable d'accidents douloureux et d'infections secondaires.

D'autres fois, les plaques ont un aspect rugueux, comme chagriné, ou bien elles sont surmontées d'aspérités formant parfois de véritables crêtes, dont l'entre-croisement rappelle l'aspect d'un gâteau de miel. Certains placards durs et épais sont hérissés de saillies acuminées, coniques, dures et cornées, plus espacées que les papilles normales dont elles ne rappellent que vaguement la disposition et donnent au doigt une sensation râpeuse comparable à celle que produit la langue d'un chat. Cette forme, à laquelle Vidal a attaché avec raison une signification pronostique particulière, ne doit pas être confondue avec certains placards simplement constitués par l'hypertrophie et l'hyperkératinisation d'un groupe de papilles véritables restées mobiles sur une base souple mais donnant au doigt une sensation râpeuse analogue.

Les plaques n'affectent pas de configuration bien déterminée. Elles se présentent sous forme d'îlots irrégulièrement arrondis, ovalaires ou polygonaux, de traînées filiformes, réticulaires, arborescentes ou étoilées, de bandes dirigées longitudinalement d'avant en arrière, ou de nappes occupant une notable étendue et parfois la totalité de la face dorsale de la langue. Celle-ci se trouve alors recouverte d'une sorte de carapace tantôt mince et transparente, tantôt épaisse et opaque, qui l'enserre comme une sorte de cuirasse.

Les placards occupent de préférence les régions antérieure et moyenne de la face dorsale de la langue, quelquefois ses bords et sa pointe, arrivent rarement jusqu'au voisinage du V lingual et atteignent encore moins fréquemment la face inférieure de l'organe. L'extension des lésions au palais, aux gencives, au plancher buccal est exceptionnelle, mais en revanche elle est d'une extrême fréquence sur la face interne des lèvres et des joues, où la lésion peut être exclusivement localisée.

Sur la muqueuse labiale la leucokératose est le plus souvent étalée en nappe mince et déborde parfois sur le bord libre sous forme de petits placards secs et cornés, lorsque ceux-ci ne sont pas humectés par la salive.

Aux joues, les plaques ordinairement très larges en dehors des commissures sont plus étroites en arrière, où elles se continuent au niveau de l'interligne dentaire en traînées linéaires horizontales constituées par une bande ininterrompue ou par une série d'îlots successifs. La forme triangulaire qui résulte de cette disposition imprime une physionomie particulière à ces *plaques nacrées commissuraires* auxquelles A. Fournier, qui les a le premier décrites a attaché une signification spéciale.

La desquamation des placards s'opère le plus souvent, surtout au début, suivant le mode insensible pityriasiforme, d'autres fois par petits fragments ou même par lambeaux épidermiques pouvant atteindre exceptionnellement jusqu'à 2 ou 3 centimètres. C'est à tort que l'on a cru trouver dans ces différents modes de désagrégation des placards un élément de diagnostic important. La plaque leucokératosique est très adhérente et sa desquamation ordinairement incomplète amène rarement la dénudation du derme. Dans ce dernier cas, l'ulcération ainsi produite ne tarde pas en général à se recouvrir d'une nouvelle plaque de leucokératose.

En dehors des surfaces recouvertes par les placards épidermiques, il est rare que la muqueuse ait conservé ses caractères normaux. Plus ou moins infiltrée et épaissie, elle prend facilement l'empreinte des dents. Les veines qui rampent sous la face inférieure et sous les bords de la langue sont presque toujours variqueuses, turgescentes et violacées. La muqueuse elle-même est d'un rouge plus sombre qu'à l'état normal sur les parties antéro-latérales et inférieure de la langue, tandis que sa base et sa portion médiane présentent plutôt un aspect grisâtre, comme saburral, dû au développement exagéré des prolongements épithéliaux des papilles. Cette hypertrophie partielle contraste souvent avec l'état lisse que laisse fréquemment l'atrophie papillaire sur les parties latérales et antérieure.

A mesure que les lésions progressent, la surface de l'organe est parcourue par des sillons plus ou moins développés, plus ou moins ramifiés. Leur formation paraît en rapport avec la diminution de résistance des tissus élastique et musculaire du chorion muqueux hyperplasié, qui, en augmentant d'étendue, subirait une sorte de plissement. Il est souvent difficile d'établir si cette exagération des plis de la langue ne doit pas être attribuée à une malformation congénitale préexistante se rapportant plus ou moins à l'état qui a été décrit sous le nom de langue montagneuse ou de langue scrotale. Cette conformation spéciale, qui avait pu jusqu'alors passer inaperçue, s'exagère considérablement par le fait même de la maladie à laquelle elle constitue une forte prédisposition. La direction de ces plis est surtout longitudinale ou rayonnante à la façon des nervures d'une feuille; sur les bords elle est verticale. Lorsque l'affection est récente il faut étaler la muqueuse pour bien voir ces sillons dont les lèvres restent juxtaposées et souvent masquées par l'hypertrophie papillaire concomitante. A une période plus avancée, ces mêmes sillons, sans cesse irrités par les substances plus ou moins septiques qui séjournent dans leurs interstices, restent béants, s'enflamment ou s'ulcèrent, et peuvent devenir, comme les fissures provenant de la fragmentation des placards, une cause continuelle d'accidents douloureux et inflammatoires.

A côté de ces ulcérations linéaires, d'autres érosions étendues en surface peuvent se développer en différents points, surtout sur la région antérieure et sur les bords de la langue où elles creusent souvent de profondes dépressions. Elles correspondent souvent à une saillie dentaire ou à une pièce prothétique. Ce sont tantôt de simples dénudations du derme, tantôt de véritables ulcérations profondes et déprimées dont la réparation est difficile à obtenir [1].

Lorsque la maladie dure depuis longtemps avec un certain degré d'acuité, la muqueuse chroniquement enflammée et hyperplasiée se trouve parcourue en divers sens par des tractus cicatriciels consécutifs aux accidents ulcératifs ou résultant directement du processus sclérogène lié à l'évolution de la leucokératose. Certaines portions enserrées et étranglées par ce réseau cicatriciel font une saillie notable au-dessus des autres. La surface de l'organe tuméfié

[1] On peut rapprocher de ces accidents érosifs certains processus desquamatifs éventuels qui n'ont rien de commun avec la desquamation insensible ou par lambeaux décrite précédemment, et qui se manifestent sous deux formes différentes : lorsque la langue est encore revêtue de ses papilles, dans certaines formes atténuées nous avons vu quelquefois apparaître successivement de petites surfaces desquamées régulièrement discoïdes, dont la coloration rouge vif, due à un simple amincissement de l'épiderme, tranche sur la teinte grisâtre des parties adjacentes dont elles sont séparées par un très léger soulèvement épidermique. D'abord presque imperceptibles, ces petits éléments desquamatifs s'étendent du centre à la circonférence. Lorsqu'ils ont atteint un diamètre de 8 à 10 millimètres, leurs bords s'effacent peu à peu et la réparation se fait par le centre où apparaît un petit îlot épithélial qui s'élargit puis se confond avec les bords après une évolution de huit à dix jours. Ces lésions sont peu douloureuses.

D'autre part, dans les formes où la muqueuse est profondément altérée et plus ou moins dépapillée, on voit parfois se produire rapidement sur d'assez larges surfaces des plaques d'un rouge vif à contours le plus souvent arrondis ou festonnés dont le fond paraît formé par le derme dénudé. Mais cette dénudation apparente est due à un simple amincissement de la couche épidermique. Elle est à peine sensible et se répare rapidement.

dans son ensemble présente alors une série de saillies volumineuses circonscrites par des dépressions profondes qui donnent à sa face dorsale un aspect lobulé ou mamelonné caractéristique (voir Pl. XXI).

Ces inégalités, si appréciables à la vue, présentent au toucher de grandes différences de consistance. Tantôt elles sont plus molles que le tissu normal, tantôt elles sont notablement indurées et épaissies, surtout près de la base, vers la partie médiane, et forment quelquefois de véritables petits noyaux d'induration scléreuse qui peuvent simuler un début de dégénérescence épithéliomateuse.

Le même travail de régression atrophique produit, sur des surfaces plus ou moins étendues, des dénudations papillaires souvent considérables qui occupent de préférence la région antérieure et surtout sur les parties antéro-latérales de la face dorsale.

Mais la leucokératose bucco-linguale est loin de se présenter toujours avec des caractères aussi accentués. Dans certaines formes qu'on pourrait appeler frustes ou atténuées, il n'y a pas de placards durs et épais recouvrant et englobant en masse sous leur face profonde les papilles sous-jacentes. La couche épithéliale hyperkératinisée recouvre isolément les papilles filiformes et se réfléchit dans leurs interstices. C'est surtout au niveau de ces interstices papillaires que l'aspect leucoplasique blanc nacré ou gris bleuâtre, mais toujours brillant, est le plus apparent. Il est surtout visible à la lumière oblique, après que la muqueuse a été étalée et essuyée. Les prolongements des papilles elles-mêmes sont notablement allongés surtout vers la base, près de la ligne médiane, où la coloration passe ordinairement au gris ou gris jaunâtre. L'aspect de la langue ne diffère guère alors de l'état saburral, mais cependant s'en distingue ordinairement par l'absence d'enduit et la sensation râpeuse que sa surface donne au toucher. Les papilles fungiformes sont masquées ou étouffées par les papilles filiformes hypertrophiées. Les sillons au contraire sont généralement fort développés, bien que dissimulés par l'hypertrophie papillaire.

Cette variété fruste ou atténuée se distingue encore par son mode de début tout à fait insensible. C'est par hasard ou à la suite d'une indisposition accidentelle qu'on reconnaît l'état blanchâtre de la langue, qui en impose pour une affection des voies digestives.

On l'observe souvent à l'état d'indépendance ou de simplicité, mais ses caractères se trouvent plus fréquemment encore combinés avec ceux de la forme en placards, bien que ceux-ci n'existent parfois qu'à l'état rudimentaire, aux commissures labiales en particulier.

On peut d'ailleurs considérer le plus souvent cette dernière forme comme une période initiale de la première, comme *un état préleucokératosique*, suivant l'heureuse expression de L. Brocq.

A côté de ces deux formes fondamentales qui se combinent ou se succèdent suivant des types extrêmement variés, il conviendrait peut-être de réserver une place à certaines glossites superficielles qui présentent avec la leucokératose linguale des analogies très remarquables, mais dont la parenté avec cette dernière affection n'a pas encore été suffisamment démontrée (1).

Les phénomènes douloureux ne consistent parfois que dans une simple exagération de la sensibilité normale au contact des agents irritants (alcools, acides, fumée de tabac, etc.). Cette simple hypéresthésie fait place à de vives douleurs spontanées ou provoquées lorsque se produit une poussée aiguë et lorsqu'existent des fissures ou des érosions. L'alimentation ne peut alors être supportée, dans certains cas, que sous forme d'aliments liquides ou demi-solides. Chez certains sujets, les douleurs prennent un caractère névralgique, ou *glossodynique* (2). Les malades éprouvent souvent des sensations bizarres, telles que fourmillements ou élancements. La sensation de sécheresse ligneuse, de langue échaudée, en rapport, d'après Merklen, avec l'altération des glandes sous-muqueuses signalée par Schwimmer, est très fréquente. Le contact des liquides ne fait parfois que l'accroître. La langue est lourde, maladroite, moins souple et moins mobile. La parole, néanmoins, n'est sérieusement entravée que pendant les poussées douloureuses et inflammatoires. La sécrétion salivaire, un peu exagérée dès le début, ne devient généralement très abondante qu'à une période avancée. Elle s'accompagne quelquefois d'une tuméfaction douloureuse des glandes sublinguales et sous-maxillaires.

Les symptômes objectifs de la localisation vulvo-vaginale, ano-rectale et balano-préputiale diffèrent peu de ceux de la leucokératose bucco-linguale.

A la vulve les plaques se développent sur la face interne des grandes lèvres, sur les petites lèvres, le clitoris et le vestibule. Elles prédominent plutôt à la région antérieure, débordent quelquefois sur la muqueuse vaginale; mais il est tout à fait exceptionnel de les voir siéger vers la partie profonde de cette membrane et sur le col utérin. Les placards présentent les mêmes caractères que dans la cavité buccale, peut-être un peu plus de sécheresse et de rigidité. L'infiltration du derme s'étend parfois à toute la région vestibulaire et à l'orifice vulvo-vaginal et peut aboutir à la longue à un état de rétraction très accentué de toutes les parties constituantes de la vulve (3). La leucokératose vulvaire s'annonce, au début, par une coloration bleue ardoisée grisâtre, d'aspect vernissé. Les papilles sont souvent hypertrophiées dans le voisinage des placards ou sur les surfaces desquamées. On y rencontre quelquefois de véritables placards papillomateux.

Parmi les symptômes subjectifs inhérents à cette localisation, il en est un qui mérite une attention spéciale en raison de son extrême fréquence, ainsi

(1) BUTLIN, *Maladies de la langue*. Traduction de D. Aigre, p. 153. — BROCQ, *Traitement des affections de la peau*, 2e édit., p. 433, et Soc. de dermatologie, 26 avril 1897, à propos d'une présentation de M. Du Castel. — BÉNARD, *Contribution à l'étude de la glosso-stomatite épithéliale chronique superficielle*, p. 36.

(2) Voir *Glossodynie*, art. *Langue*, p. 991.

(3) Cette rétraction du derme avec l'atrésie vulvaire qui en résulte est généralement décrite comme une maladie distincte sous le nom de Kraurosis. Voir plus loin au diagnostic, et voir aussi l'article *Kraurosis*, p. 966.

que du rôle étiologique et de la signification pathogénétique qu'on est en droit de lui attribuer, c'est le prurit vulvaire, qui précède souvent et qui accompagne presque toujours cette localisation.

La leucokératose ano-rectale, beaucoup plus rare que la leucokératose vulvaire, avec laquelle elle semble présenter de grandes analogies, est encore presque inconnue.

Il n'en est plus de même de la leucokératose balano-préputiale, qui a été l'objet de communications remarquables de la part de Perrin[1], de Leredde[2], et, plus récemment encore, de Perrin et Le Dentu, à l'occasion d'un cas observé par Auché et Binaud[3].

Dans le premier cas de Perrin, la lésion, localisée au prépuce, formait en arrière de la couronne du gland un anneau dur, d'apparence fibreuse, dont la coloration était franchement leucoplasique. D'autres plaques blanches, continues, épaisses, dures et rugueuses, donnant en certains points une sensation parcheminée, étaient situées au-dessous. L'orifice était, en outre, parcouru par de nombreux sillons longitudinaux souvent fissurés et douloureux, mais faciles à cicatriser. Dans le second cas du même observateur, les plaques occupaient la rainure balano-préputiale et quelques points de la couronne du gland. Petites et déprimées en ce dernier lieu, elles ressemblaient à des syphilides érosives touchées au nitrate d'argent. Il n'y avait ni desquamation, ni suintement, mais ici encore du prurit.

Évolution, durée, complications, pronostic. — La leucokératose procède tantôt par poussées successives marquées par des aggravations plus ou moins notables, tantôt d'une façon absolument insensible. Le premier mode d'évolution appartient plus particulièrement, sans que cette distinction ait rien d'absolu, au type franchement psoriasiforme, le second à cette forme atténuée dans laquelle l'hyperkératose respecte l'individualité des papilles.

Le développement des plaques s'effectue généralement en surface en même temps qu'en épaisseur. Leur tendance à s'étendre en superficie serait marquée, suivant Schwimmer, par un liséré érythémateux circonférentiel, dont la disparition annoncerait l'arrêt de la marche extensive du placard, mais ce processus hypérémique prémonitoire est loin d'être constant.

La desquamation lamelliforme, phénomène éventuel, appartient plus particulièrement aux périodes avancées de la maladie. Dans les cas invétérés, la dékératinisation peut succéder, en certains points, à l'hyperkératinisation. Mais lorsque cette dékératinisation n'est pas en rapport avec une amélioration manifeste, la surface sous-jacente est plus ou moins désorganisée, parfois ulcérée, et particulièrement préparée à subir les complications qui assombrissent, d'une façon si fâcheuse, le pronostic de la leucokératose.

Les érosions, fissures, ulcérations, rétractions cicatricielles, dilatations vari-

(1) Perrin, *Ann. de dermat.*, 1892, p. 22.
(2) Perrin et Leredde, *Ann. de dermat.*, 1897, p. 1287.
(3) Le Dentu, Acad. de méd., 10 oct. 1899.

queuses, déformations, atrophies partielles, indurations scléreuses suivent l'évolution de la maladie sans présenter avec elle de relation chronologique constante.

La durée de la leucokératose est absolument illimitée. Elle peut, dans les cas exceptionnellement graves, aboutir en moins de deux années à une terminaison funeste; elle peut aussi, dans certaines formes bénignes, si elle est prise à temps, guérir en un temps relativement court. Mais dans l'immense majorité des cas, soit qu'elle s'atténue d'années en années, soit qu'elle subisse une aggravation progressive, retardée par des temps d'arrêt plus ou moins espacés, elle persiste pendant toute la durée de la vie et l'abrège souvent par les complications si redoutables auxquelles elle donne lieu.

Ces complications sont de deux ordres : les unes font partie du plan habituel de la maladie, ce sont les accidents ulcéreux inflammatoires et douloureux qui ont été énumérés précédemment. Les autres, qui présentent une bien autre gravité, résultent de la transformation épithéliomateuse considérée par les uns comme une complication accidentelle quoique fréquente, par les autres comme un mode de terminaison normal bien qu'éventuel de la leucokératose.

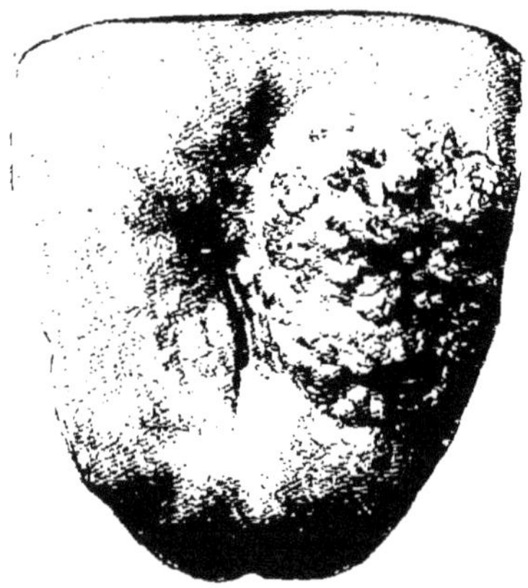

FIG. 166. — Épithélioma végétant. Musée de l'hôpital Saint-Louis, n° 1557. (D'après Hallopeau.)

Parmi les signes objectifs qui doivent faire particulièrement redouter ce genre de terminaison, il convient surtout de signaler l'état rugueux papillomateux si bien décrit par Vidal et constitué par « de petites saillies acuminées coniques et cornées, rudes au toucher comme les papilles de la langue d'un chat et susceptibles de se détacher ». Cet état papillomateux peut exister aussi en dehors des placards hyperkératinisés, sous l'aspect de surfaces grenues d'un rouge vif à base indurée et saillante sans contours bien délimités. Le néoplasme se produit souvent sur un placard dékératinisé, ainsi que l'a justement indiqué Leloir en généralisant trop ce fait, sur une fissure ou sur une surface ulcérée. On voit alors se creuser le fond de l'ulcération, tandis que ses bords deviennent saillants, indurés, saignants et douloureux. L'épithélioma débute fréquemment aussi par une saillie bourgeonnante de forme et d'aspect variable, mais le plus souvent arrondie, sessile ou pédiculée, qui se développe sur un point quelconque de la muqueuse, souvent sans connexion apparente avec les placards de leucokératose. De nature parfois bénigne au début, la tumeur change de caractère et devient épithéliomateuse, sans qu'il soit ordinairement possible de reconnaître le moment précis où s'opère cette transformation qui, lorsqu'elle est bien accentuée, s'accuse par la présence d'une induration limitée affectant, le plus souvent, la forme d'un bourrelet circonférentiel [1]. L'épithélioma peut apparaître aussi sous la forme d'une induration noueuse et profonde, augmentant sensiblement, dans un temps relativement court, l'épaisseur d'un placard jusqu'alors à peu près stationnaire. Quelquefois encore l'infiltration néoplasique se manifeste par une induration en masse de toute une portion de l'organe dont la consistance en ce point devient ligneuse ou cartilagineuse et la coloration plus sombre, sans que pour cela sa forme soit sensiblement altérée. De tous ces caractères dont aucun ne saurait être considéré comme pathognomonique, l'induration survenant dans un délai relativement court est encore le signe dont l'importance doit être considérée comme prépondérante. L'irradiation de la douleur vers la région auriculo-temporale est un indice d'une grande valeur, mais dont la signification n'est pas absolue. Quant à l'engorgement ganglionnaire infectieux, il est rarement précoce. Les signes généraux de l'infection cancéreuse sont, le plus souvent, lents à se produire.

Les premiers observateurs ont beaucoup exagéré la fréquence de la terminaison épithéliomateuse. C'est que leur attention était surtout attirée par les cas graves et que les plus pessimistes d'entre eux (Vidal entre autres, qui admettait la transformation maligne dans la moitié des cas) rejetaient du cadre de la leucoplasie certaines formes relativement bénignes. Le nombre considérable de ces cas bénins qui, autrefois, passaient inaperçus, vient aujourd'hui grossir les statistiques et les modifier dans un sens beaucoup moins défavorable [2].

La gravité du pronostic de la leucokératose n'est donc pas absolue. Elle est en rapport avec l'étendue, la localisation, le degré d'intensité des lésions, la rapidité de leur évolution, leur modalité objective et les circonstances étiologiques qui ont concouru à son développement. Ce pronostic est, dans certains cas, d'une extrême gravité; dans d'autres, il paraît être d'une assez grande bénignité. Dans presque tous, il doit comporter quelques réserves.

L'envahissement d'une étendue considérable est une circonstance fâcheuse, mais beaucoup moins que le développement en épaisseur. Les fissurations profondes, la tendance aux ulcérations et les diverses complications inflammatoires qui les accompagnent aggravent le pronostic beaucoup moins par la gêne et les souffrances qu'elles provoquent que par les dangers de complication épithéliomateuse dont elles sont souvent la cause occasionnelle.

Pour ce qui est de certaines formes objectives, on a vu quelle importance

(1) On ne doit pas confondre avec ces excroissances certains petits papillomes lenticulaires sessiles, souples, indolents et stationnaires, qu'il est fréquent de rencontrer sur la face dorsale de la langue ou sur la muqueuse buccale et qui sont essentiellement bénins.

(2) La statistique de Barthélemy ne relève que 7 transformations cancéreuses sur 55 cas, soit 13 pour 100. *Revue des maladies cancéreuses*, n° 2, mars 1900.

il fallait attacher à l'état papillomateux signalé précédemment, état qui doit moins être considéré comme un type initial d'une malignité particulière que comme un degré d'évolution plus avancé que l'on peut voir se développer à une époque indéterminée dans différentes formes de leucokératose.

L'origine syphilitique permet d'espérer, dans une certaine mesure, le bénéfice du traitement spécifique, surtout dans la leucokératose syphilitique secondaire; mais, en revanche, les anciennes leucokératoses syphilitiques plus ou moins compliquées de nicotinisme semblent avoir une tendance particulière à subir l'évolution cancéreuse, surtout lorsqu'elles affectent la forme végétante et fissurée. Les leucokératoses purement nicotiniques ou de cause externe sont celles dont le pronostic est le plus bénin, car elles comprennent un nombre considérable de cas frustes insignifiants et le plus souvent ignorés, et, d'autre part, il est ordinairement possible de supprimer la cause qui les entretient. Cette variété, néanmoins, n'est pas exempte de complications malignes. Les leucokératoses de cause interne imputables à l'arthritisme en particulier, aux dyspepsies et aux états névropathiques sont excessivement rebelles, mais peuvent rester longtemps stationnaires. Elles sont généralement solidaires de la cause qui les entretient. La forme que nous qualifions provisoirement de *neuro-arthritique irritative* paraît être assez bénigne.

Eu égard à ses différentes localisations, la leucokératose de la langue paraît plus sérieuse que celle de la cavité buccale, mais la localisation la plus grave et qui semble évoluer presque fatalement vers la transformation épithéliomateuse est la leucokératose vulvo-vaginale (1).

Les autres localisations, en raison de leur rareté, échappent à toute appréciation. Il importe, toutefois, de noter que la dégénérescence épithéliomateuse des leucokératoses ano-rectale (2) et balano-préputiale (3) a été déjà observée.

Anatomie pathologique. — L'anatomie pathologique de la leucokératose a été particulièrement étudiée par Debove, Vidal, Schwimmer et Babésiu, Kaposi, Nedopil, Leloir, Perrin et Marfan, Fabre Domergue, Darier, Pichevin, Cestan et Pettit. D'après ces recherches exécutées sur des pièces appartenant à des localisations diverses, à des formes variées et à des périodes différentes, les modifications les plus importantes par leur constance et par leur signification pathogénique paraissent être les suivantes :

La couche cornée superficielle de l'épithélium, très notablement épaissie, est formée, dans sa portion supérieure, de cellules nucléées qui se laissent colorer en jaune par l'acide picrique, tandis que sa moitié inférieure prend une teinte rosée, due, ainsi que l'a démontré Leloir, à la production d'une forte proportion d'éléidine diffusée. Cette substance se présente sous l'aspect de grains disséminés dans le protoplasma des cellules et surtout sous la forme d'un réseau intercellulaire qui parfois écarte les cellules pour se condenser en véri-

(1) De Magondeau, Thèse de Paris, 1897.
(2) Brocq, Communication orale.
(3) Le Dentu, Acad. de méd., 10 oct. 1899.

tables flaques. La présence de cette éléidine répandue en abondance dans un tissu qui n'en contient pas normalement établit une analogie remarquable entre les lésions de la leucokératose et l'épiderme cutané normal ou même en voie d'hyperkératinisation.

La couche correspondant au stratum granulosum, qui manque dans les muqueuses à l'état normal, est au contraire plus développée que dans l'épiderme cutané non altéré. Elle est constituée par des cellules dont le protoplasma est fortement chargé d'éléidine et qui sont elles-mêmes environnées d'éléidine diffusée. Ces cellules, dispo-

A.

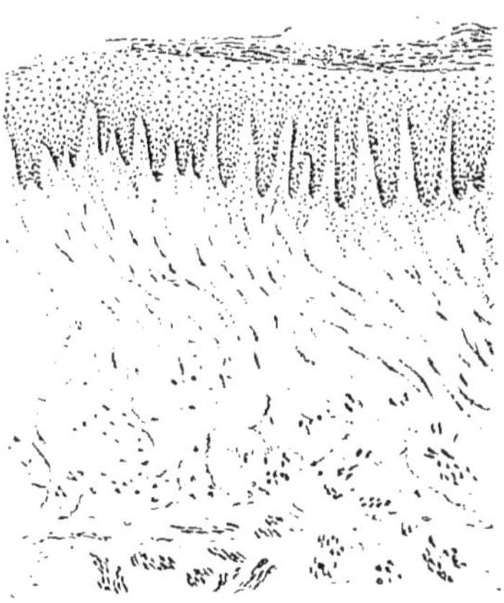

B

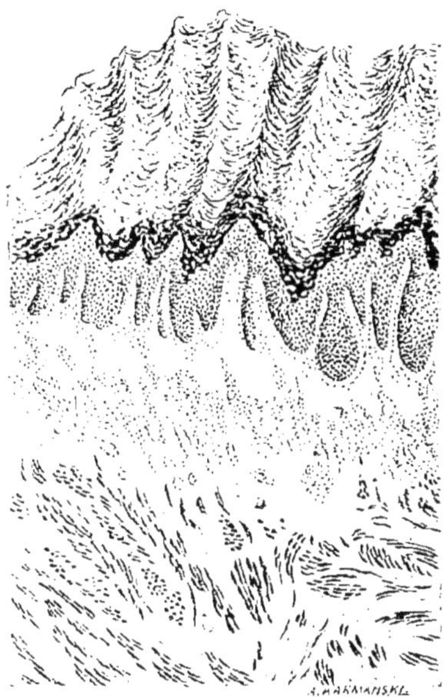

FIG. 167. — Deux portions de muqueuse linguale prises, l'une dans une région saine, l'autre au niveau d'une plaque de leucokératose. La portion saine A correspond au bord de l'organe, la portion malade B à la face supérieure au voisinage de ce bord. On remarque dans la figure B : 1° l'épaississement considérable de la couche cornée avec les ondulations qui appartiennent à toutes les hyperkératoses des régions papillaires ; 2° la néoformation d'une couche granuleuse très importante ; 3° l'irrégularité des papilles et des renflements inégaux des bourgeons interpapillaires ; 4° l'œdème et l'irritation de la partie supérieure du derme où existent d'assez nombreuses cellules d'infiltration (1).

sées en trois ou quatre rangées superposées au niveau des saillies des papilles et en six ou sept au niveau de leurs interstices, forment, lorsqu'elles sont colorées par le picro-carmin, une bande d'un rouge vif dont le bord inférieur présente un aspect festonné en rapport avec ces différences d'épaisseur (2). En somme, l'épithélium muqueux paraît subir une sorte de *cutisation*.

(1) Nous sommes redevable de cette figure à l'obligeance de Darier.

(2) Ainsi que le fait remarquer Perrin (Congrès internat. de méd. de Paris, sect. de dermat., 7 août 1900), ces caractères ne se présentent pas toujours avec une netteté parfaite. L'épithélium pathologique peut se rapprocher de l'épiderme normal ou affecter une structure irrégulière. La couche à éléidine peut manquer en un point, les strates cornées en un autre. Ces aspects atypiques, que l'on observe dans toutes les formes de leucokératose, semblent devoir être rattachés à une marche irrégulière de l'affection ou à sa longue durée.

La couche de Malpighi, suivant Schwimmer et Babésiu, serait atrophiée et composée de cellules peu colorables, aplaties, de plus en plus sèches, ratatinées et graisseuses à mesure que l'on se rapproche de la surface libre. Vers sa face profonde, au contraire, ses prolongements interpapillaires sont souvent hypertrophiés. Son épaisseur serait d'ailleurs variable suivant les endroits où porterait l'examen et vraisemblablement suivant les périodes et les formes de la maladie, ce qui expliquerait les divergences qui se sont produites à ce sujet.

Le chorion muqueux présente nettement, ainsi que l'a démontré Debove, les caractères du processus sclérosique à des degrés plus ou moins accentués. A la coupe il résiste et crie sous le scalpel; il est notablement épaissi, doublé, triplé et même quadruplé d'épaisseur. L'examen micrographique révèle, dans les lésions relativement récentes, une infiltration de jeunes cellules dans les couches superficielles, et au sommet des papilles, surtout autour des vaisseaux, qui, d'après Schwimmer, Kaposi et Leloir, paraissent être le point de départ des altérations pathologiques. Les vaisseaux d'abord dilatés finissent par être comprimés, enserrés, puis atrophiés par le tissu scléreux qui envahit leur tunique adventice. C'est au vice de nutrition qui en est la conséquence que l'on a attribué la dékératinisation que l'on observe dans les cas anciens. Les fibres musculaires sont elles-mêmes envahies par le processus scléreux qui les dissocie, les comprime et les atrophie.

Schwimmer a signalé en outre l'accumulation d'éléments embryonnaires autour des glandes sous-muqueuses, ainsi que la prolifération endothéliale de ces glandes dont les altérations fonctionnelles trouveraient ainsi leur explication.

Le processus scléreux n'est pas limité aux surfaces occupées par les plaques épithéliales, qu'il déborde plus ou moins largement.

A la limite du chorion et de l'épithélium, les papilles peuvent conserver leur forme et leur individualité et peuvent même s'hypertrophier. C'est ce qu'on observe dans les cas bénins ou récents lorsque le processus est lent et torpide. Lorsque, au contraire, l'évolution est marquée par des réactions vives, les papilles disparaissent dans la prolifération cellulaire qui les environne. C'est, sans doute, parce qu'on n'a pas pris en considération suffisante ce double mode d'évolution que l'on relève quelques désaccords entre les auteurs au sujet de la couche papillaire hypertrophiée suivant les uns, atrophiée d'après le plus grand nombre. Pour Gaucher la papillomatose existerait, au moins histologiquement, dans les plaques même les moins saillantes, et serait le point de départ de la dégénérescence épithéliomateuse (1).

En somme, les lésions que révèle l'examen microscopique se résument en deux altérations fondamentales : la sclérose du chorion et l'hyperkératinisation de l'épiderme muqueux.

(1) GAUCHER, Congrès international de médecine de Paris, section de dermatologie, 7 août 1900.

Mais ces altérations sont loin de se présenter toujours avec ce caractère de simplicité dans les cas invétérés ou dans certaines formes particulièrement malignes.

Les lésions de la sclérose ne varient guère que par leur degré d'intensité, qui contraste, dans certaines variétés, avec la faible épaisseur de la plaque épithéliale. C'est ainsi que, d'après les observations de Leloir, elles sont particulièrement accentuées et profondes dans la leucokératose syphilitique où elles s'accompagnent d'endartérite oblitérante. Mais c'est dans l'épiderme hyperkératinisé que s'observent les modifications éventuelles les plus importantes. Dans les plaques déjà anciennes et fissurées plus ou moins profondément, Leloir [1] a constaté au niveau de ces craquelures une prolifération et une altération cavitaire des cellules de Malpighi, indice certain, suivant lui, d'un processus inflammatoire de l'épiderme, dans d'autres points une dégénérescence colloïde ou granulo-graisseuse des mêmes cellules, avec interposition de cellules migratrices, et lorsque la fissure est profonde, l'infiltration de jeunes cellules jusque dans la couche papillaire du derme, où se développent parfois de petites saillies papillomateuses.

L'influence de ces foyers d'irritation et de dégénérescence provoquerait la dékératinisation des couches hyperkératinisées, ainsi que le démontreraient la disparition de l'éléidine et la possibilité de colorer par le carmin le protoplasma et les noyaux des cellules de la couche cornée. Ce seraient donc, suivant Leloir, les *phénomènes d'irritation* engendrés par ce processus desquamatif et la prolifération des cellules de Malpighi au niveau des fissures qui joueraient le rôle prépondérant dans la genèse éventuelle des bourgeons épithéliomateux.

Mais, d'après des observations plus récentes, celles de Perrin en particulier, il paraît aujourd'hui certain, que, dans certaines formes au moins, la prolifération épithéliale présente des caractères plus significatifs que ceux d'une simple hyperkératinisation plus ou moins accentuée. Chez un malade atteint de leucokératose verruqueuse compliquée d'épithélioma, chez lequel le savant dermatologiste de Marseille pratiqua avec un plein succès la décortication de la langue, les examens histologiques de Marfan portant sur les placards *non dégénérés en apparence* révélèrent les particularités suivantes :

L'épithélium, siège d'une prolifération abondante, formait des villosités irrégulières qui, pour la plupart, ne correspondaient pas à des papilles normales. L'épaisseur respective des différentes couches et la répartition de l'éléidine parmi elles étaient loin de présenter la même régularité que dans les cas précédents. En certains points on observait des cellules en dilatation vésiculeuse, et quelques rares globes épidermiques avaient pénétré dans le derme, qui était infiltré de cellules rondes. Ses vaisseaux étaient dilatés et ses papilles atrophiées par la pression des végétations épithéliales. Quant au stratum corneum, il était tout à fait semblable à celui de la peau [2].

[1] Leloir, Soc. anat., 7 déc. 1883, et *Arch. de physiol.*, 1887, p. 80.
[2] Perrin, Congrès de dermat. et de syphil. de Paris, 1889.

De cette observation, corroborée par d'autres faits analogues [1] et en particulier par ceux de Le Dentu [2], il paraît bien résulter que la prolifération épithéliale et la déviation du processus de kératinisation peuvent aboutir *directement* dans certaines formes ou à certaines périodes de la maladie à la dégénérescence épithéliale et à l'épithéliomatose [3].

Nature de la maladie. — Debove a depuis longtemps démontré que ce n'était que par une analogie grossière que l'on avait pu rapprocher de l'ichtyose, affection, pour ainsi dire, congénitale, dont l'immobilité et la tendance à la généralisation sont la caractéristique dominante, une affection tardive locale et progressive telle que la leucokératose.

Le psoriasis cutané peut bien, par exception, coïncider avec des lésions buccales objectivement similaires, mais, ainsi que le fait remarquer le même observateur, jamais on n'a vu ces dernières dépasser les limites de la muqueuse pour se continuer avec un placard cutané. Vidal et Leloir, s'appuyant sur leurs recherches histologiques, ont en outre démontré l'opposition qui existe entre le processus d'hyperkératinisation qui caractérise le psoriasis buccal et le processus de dékératinisation qui appartient au psoriasis cutané, entre la production de dermite scléreuse que l'on observe dans le premier et l'absence de toute dermite de ce genre dans le second.

Quant à la qualification de tylose qui a été aussi appliquée à la leucokératose, elle échappe à la discussion par cela même que ce terme ne répond à aucune entité morbide suffisamment définie.

Mais, pour être indépendante de ces dermatoses, la leucokératose doit-elle être pour cela considérée comme une *affection idiopathique* possédant une individualité propre quoique procédant de conditions étiologiques différentes? ou bien doit-elle être regardée simplement comme un mode de réaction spécial de certains épithéliums, comme l'*expression symptomatique commune* de divers processus pathologiques de nature essentiellement distincte conservant, malgré leur identité objective, leurs caractères de spécificité? On ne peut guère aujourd'hui qu'exposer les données de ce problème extraordinairement complexe, dont la solution appelle de nouvelles recherches :

En dehors des causes d'irritation banales qui exercent une si grande influence sur le développement de la leucokératose, il est impossible de ne pas être frappé de l'étroitesse des rapports que la leucokératose peut affecter avec certaines maladies générales telles que l'arthritisme et la syphilis d'une part que l'on trouve si communément à son origine, l'épithéliomatose d'autre part qui en est si fréquemment la terminaison.

On ne saurait être surpris de trouver l'arthritisme, entendu dans son

(1) Pichevin et Pettit, Congrès de Genève, 1896. — Cestan et Pettit, Société anatom., 9 avril 1897.

(2) Le Dentu, *Revue de chir.*, 1896, p. 221.

(3) Consulter à ce sujet l'article de Darier où l'on peut voir une coupe de plaque de leucokératose en voie de transformation épithéliomateuse (Fig. 71).

acception moderne la plus large, parmi les principaux facteurs étiologiques d'une affection caractérisée par des lésions scléreuses et des altérations de la fonction épithéliale. Mais l'idée que l'on peut se faire aujourd'hui de cette ancienne diathèse, en excluant toute spécificité, ne permet guère d'entrevoir entre l'arthritisme et la leucokératose que des relations étiologiques d'irritation des tissus ou d'altérations plus ou moins directes de leur nutrition. Le rôle de la syphilis et celui de l'épithéliomatose présentent un intérêt beaucoup plus considérable en raison de la complexité des rapports que ces maladies affectent avec la leucokératose et de l'importance des problèmes que soulèvent ces relations :

D'une part, en effet, bien que cette opinion soit combattue par des contradicteurs éminents [1], la leucokératose paraît être, dans certains cas, absolument indépendante de la syphilis et se développer chez des sujets qui en sont bien évidemment indemnes.

D'autre part, son évolution peut être entièrement dominée par celle de la syphilis, subordonnée à son action et même plus ou moins justiciable de son traitement, soit qu'elle apparaisse d'emblée au milieu de ses manifestations secondaires, soit qu'elle succède par le fait d'une transition insensible aux accidents de cette période, ou qu'elle se montre plus tardivement.

En outre, il existe entre ces deux ordres de faits une série, de beaucoup la plus considérable, de cas intermédiaires ou mixtes dans lesquels l'apparition et le développement de la leucokératose provoqués par des causes diverses, peuvent être simplement favorisés par le fait d'une syphilis antérieure, soit que celle-ci ait cessé de donner lieu à aucune manifestation appréciable, soit que son influence se fasse encore faiblement sentir, soit enfin que ses accidents se combinent ou se superposent avec ceux de la leucokératose.

Devra-t-on distinguer à côté d'une leucokératose idiopathique une *leucokératose syphilitique*, ou plutôt une *syphilide leucokératosiforme*, essentiellement différente de la précédente? ou bien devra-t-on considérer cette leucokératose syphilitique comme une simple variété étiologique, trouvant dans l'infection syphilitique des conditions éminemment favorables au développement de ses propres lésions? L'évolution rapide de ces dernières sous l'influence de la syphilis et leur rétrocession plus ou moins manifeste sous l'action du traitement spécifique sont, en l'absence de données histologiques, les principales raisons sur lesquelles s'appuie la première hypothèse, car, en dehors de quelques conditions spéciales, il n'existe pas de caractères objectifs suffisants pour permettre de différencier sûrement la leucokératose syphilitique des autres leucokératoses [2]. Or, cette rapidité d'évolution et cette action favo-

[1] Citons particulièrement parmi eux Landouzy, Gaucher, Balzer, W. Dubreuilh. Pour expliquer les cas où la syphilis acquise paraît inadmissible, Landouzy invoque l'hérédo-syphilis et la syphilis conceptionnelle, rejetant d'ailleurs du cadre de la *leucokératose vraie* les formes relativement bénignes telles que les plaques des fumeurs, etc.

[2] HAMONIC, *Revue clinique d'andrologie et de gynécologie*, 15 juillet 1898. — BESNIER, *loc. cit.*

rable du traitement spécifique ne démontrent d'une façon certaine que l'extrême puissance de la syphilis comme facteur étiologique, sans prouver en aucune façon que cette action ne soit pas médiate. Cette influence du traitement est d'ailleurs bien moins rapide que lorsqu'il s'agit d'une véritable syphilide, et souvent elle est bien incomplète lorsqu'elle n'est pas absolument nulle (¹).

D'autre part, si l'on peut réussir à établir cette distinction dans les cas extrêmes, que fera-t-on des cas intermédiaires, les plus nombreux dans la pratique, qui, après avoir été plus ou moins manifestement influencés par la syphilis à l'origine, ont cessé de lui obéir, et ne subissent l'action du traitement que d'une façon douteuse, nulle ou très limitée? Où placera-t-on la ligne de démarcation entre ces faits de nature essentiellement différente en principe, mais qui, dans les cas observés journellement, se rattachent les uns aux autres par des transitions absolument insensibles (²)?

Dans l'état actuel de la question, on peut donc dire, avec Fournier (³), que certaines leucokératoses dites syphilitiques ressortissent bien à la syphilis comme étant de *provenance* syphilitique. On peut même, avec l'éminent professeur de syphiligraphie, les ranger dans la classe des *affections para-syphilitiques*, qualification qui, d'après son auteur, réserve intégralement la question de la nature de la lésion; mais, malgré quelques observations récemment publiées qui tendraient à la faire admettre, on ne peut encore affirmer l'existence de la *leucokératose syphilitique*.

Pour des raisons analogues, ce qui vient d'être dit au sujet de la leucokératose dite syphilitique est également applicable aux autres formes étiologiques de la leucokératose. C'est en vain que l'on a cherché dans la desquamation en placards ou dans une coloration spéciale un caractère distinctif d'une leucokératose arthritique ou idiopathique et que l'on a indiqué comme pathognomonique de la leucokératose nicotinique la localisation commissuraire. Il est bien prouvé aujourd'hui que la desquamation, phénomène purement éventuel, aussi bien que la coloration, n'ont rien de spécial, et que les plaques des verriers, ainsi que l'a démontré E. Besnier (⁴), sont objectivement identiques aux plaques des fumeurs. Dans la plupart de ces cas d'ailleurs, les différentes formes se confondent intimement les unes dans les autres, et si on les considère comme autant d'espèces distinctes on devra au moins reconnaître que nulle affection n'est plus susceptible d'hybridité.

Si aucun de ces types morbides ne se distingue par des caractères suffisants pour permettre de les différencier nettement les uns des autres, d'autre part ils présentent tous ce caractère commun, bien qu'à des degrés différents, de tendre manifestement à la transformation épithéliomateuse. La fréquence de

(¹) FOURNIER, *Traité de la syphilis*, t. I, p. 501 et suiv.
(²) BESNIER et DOYON, Trad. de Kaposi, 2ᵉ édit., 1891, t. II, p. 676 et suiv.
(³) FOURNIER, *Traité de la syphilis*, t. I, p. 522.
(⁴) BESNIER, Rapport à l'Académie de médecine sur un travail de Guinand. Prix Vernois, 6 janvier 1885.

cette terminaison funeste constatée par tous les observateurs a donné lieu à des interprétations diverses :

Pour quelques auteurs, parmi lesquels on peut citer en particulier Trélat et Leloir, la leucokératose crée une simple prédisposition à l'épithélioma par des circonstances insuffisamment définies parmi lesquelles le mécanisme de l'*irritation* jouerait le rôle prépondérant. La clinique s'accorde en effet avec l'anatomie pathologique pour mettre en relief l'importance du processus irritatif dans la transformation épithéliomateuse de la leucokératose aussi bien que dans la genèse de cette dernière maladie. Mais cette explication peut paraître insuffisante si l'on compare la fréquence de cette complication dans la leucokératose avec la rareté relative d'une semblable transformation dans d'autres processus irritatifs agissant avec une égale intensité apparente sur les mêmes milieux anatomiques [1].

Cette tendance si marquée à évoluer vers la terminaison maligne donnerait donc lieu de supposer que la leucokératose se rattacherait plus intimement à l'épithéliomatose, dont elle constituerait, à son premier degré, une forme relativement bénigne, particulièrement lente et parfois régressive, mais dont l'évolution maligne, le plus souvent retardée au delà des limites de la vie humaine, ne serait qu'un second degré, un mode de terminaison normale, et non une simple complication éventuelle ou accidentelle. Cette hypothèse, formulée depuis longtemps déjà, se trouve aujourd'hui fortement corroborée par les travaux histologiques poursuivis pendant ces dernières années, en particulier par les recherches anatomo-pathologiques citées précédemment de Marfan, sur les pièces de Perrin [2], de Pettit, sur celles de Le Dentu [3], et d'autres observations plus récentes de Pichevin [4], Cestan et Pettit [5], qui nous montrent la dégénérescence cellulaire et la germination des globes épithéliaux s'accomplissant dans l'épaisseur même des couches hyperkératinisées sans pour cela laisser entrevoir aucun processus irritatif de transition.

Sous les réserves et avec les restrictions que comporte l'incertitude de nos connaissances actuelles sur certains côtés de la question, notamment sur la pathogenèse du cancer, cette hypothèse semble recueillir aujourd'hui les suffrages les plus autorisés. Sans doute, on peut lui opposer le très grand nombre de cas où l'on n'observe pas cette terminaison funeste, proportion considérable si l'on a égard à l'extrême diffusion de certaines formes légères. Mais on peut répondre à cette objection ou bien en établissant théoriquement des catégories à l'exemple de Schwimmer et en n'appliquant les considérations qui précèdent qu'à certaines formes de leucokératose, ou bien en admettant que la dégénérescence épithéliale de la leucokératose se distinguerait des autres épithéliomatoses par une bénignité toute particulière. D'après les

(1) Besnier et Doyon, *loc. cit.*, t. II, p. 682.
(2) Perrin, Congrès de dermat. et de syphil. de Paris, 1889.
(3) Le Dentu, *Revue de chir.*, 1896, p. 221.
(4) Pichevin et Pettit, Congrès de Genève, 1896.
(5) Cestan et Pettit, Soc. anat., 9 avril 1897.

observations de Le Dentu [1], cette bénignité relative ne se manifesterait pas seulement, en effet, par la lenteur évolutive de la période simplement leucokératosique, mais elle se traduirait encore, à la période épithéliomateuse, par une marche moins rapide, une tendance à l'extension moins marquée, une plus faible intensité des symptômes, une moindre tendance à la récidive que dans les autres formes d'épithélioma.

Ici encore, néanmoins, la question reste à l'étude et appelle de nouvelles recherches. Il semble bien toutefois que l'on soit en droit de ranger dès à présent la leucokératose dans le groupe des kératoses précancéreuses de Dubreuilh, auxquelles paraissent si bien la rattacher son mode spécial d'évolution aussi bien que ses particularités histologiques [2].

Étiologie. — Contrairement aux assertions des auteurs qui l'ont les premiers décrite, la leucokératose doit être considérée comme une affection fréquente. On ne saurait donc trop s'étonner que son existence n'ait été signalée que depuis un demi-siècle environ.

Beaucoup plus commune chez l'homme que chez la femme, ce qui tient en grande partie aux habitudes différentes des deux sexes, la leucokératose buccolinguale n'est pas, comme on l'a dit, exceptionnelle chez cette dernière. En revanche, son développement dans l'enfance et au début de l'adolescence est d'une extrême rareté. Encore ne se présente-t-elle guère à cette époque de la vie avec les caractères pathognomoniques qui lui appartiennent dans l'âge mûr.

L'hérédité directe ou la simple consanguinité peut être invoquée dans une certaine mesure au point de vue d'un défaut de résistance de la muqueuse linguale, que présentent certains membres d'une même famille à l'action de la maladie. C'est en constituant une prédisposition de ce genre que certaines malformations congénitales, telles que les états connus sous le nom de langue plissée, montagneuse ou scrotale, favorisent le développement de la leucokératose.

Parmi les causes constitutionnelles, l'arthritisme joue un rôle si considérable, qu'il est rare de ne pas trouver chez un sujet atteint de leucokératose quelques manifestations sérieuses de la goutte ou des altérations de la nutrition qui, en attendant une détermination plus précise, répondent à l'idée que représente l'ancienne conception de la diathèse arthritique. C'est ainsi qu'à côté de la dyscrasie urique, il faut placer la plupart des états pathologiques capables d'engendrer des troubles de la nutrition, des irritations sclérogènes et des auto-intoxications. La glycosurie, les intoxications urinaires et tout particulièrement les dyspepsies prennent une part active à la production de la maladie. Les dyspepsies gastriques paraissent agir à la fois par les auto-intoxications qu'elles provoquent et par l'effet de la solidarité qui existe entre les états pathologiques de la langue et ceux de l'estomac.

On n'a peut-être pas suffisamment insisté sur l'extrême fréquence des états

(1) Le Dentu, *Loc. cit.*
(2) W. Dubreuilh, Congrès de dermat. de Londres. *Ann. de dermat.*, 1896, p. 1180.

névropathiques que l'on observe chez les leucokératosiques. Ces malades sont, en grande majorité, des sujets doués d'une excessive impressionnabilité nerveuse; la plupart ont un caractère inquiet, mobile, irritable ou se font remarquer par une activité nerveuse exubérante. Il n'est pas rare de rencontrer dans les antécédents personnels ou héréditaires de quelques-uns d'entre eux des troubles d'innervation imputables à des affections cérébro-spinales de diverse nature. Il serait donc permis de se demander si dans bien des cas la leucokératose ne pourrait pas, dans une certaine mesure, figurer parmi les processus que Bouchard comprend sous le nom de *manifestation dystrophiques de réactions nerveuses* (1). A ce dernier point de vue il peut être intéressant de noter la coïncidence fréquente de certaines dermatoses à forme névrodermique ou hyperkératosique. On a souvent observé aussi la coexistence d'épithéliomas à localisations variées dont l'évolution paraissait indépendante de la lésion leucokératosique.

La syphilis, dont l'importance étiologique est telle que certains dermatologistes ont cru pouvoir la considérer comme la cause nécessaire sinon unique de la leucokératose, peut également agir suivant deux modes différents: directement par les altérations élémentaires que provoque sa virulence même, et indirectement par l'irritation inflammatoire qu'entretiennent si souvent ses manifestations secondaires à la surface de la muqueuse malade. C'est la fréquence de la transformation insensible *in situ* des plaques syphilitiques en placards de leucokératose qui a conduit plus d'un observateur à attribuer à cette dernière maladie une origine exclusivement syphilitique (2).

A côté de ces causes générales, auxquelles on pourrait adjoindre dans quelques cas particuliers certains états pathologiques aigus ou chroniques et certaines intoxications agissant dans le même sens (peut-être la médication mercurielle abusive), il faut placer tous les agents chimiques, physiques ou mécaniques capables d'exercer localement sur la muqueuse une irritation habituelle ou fréquemment répétée, car d'une façon générale on peut dire que l'étiologie de la leucokératose, malgré la diversité de ses origines, se résume en une cause à peu près unique : l'*irritation*.

Parmi ces causes locales, le tabac, qui agit à la fois par l'âcreté de la nicotine, par l'action irritante des particules solides qui constituent la colonne de fumée, et souvent aussi par la température excessive de cette dernière, occupe à bon droit le premier rang. Cette étiologie nicotinique est si puissante qu'elle forme à elle seule un groupe à part à physionomie spéciale. Néanmoins, alors même qu'elle paraît indépendante des autres causes avec lesquelles elle est si souvent combinée, il faut bien admettre que son action soit favorisée par une prédisposition spéciale qui lui permettra de s'exercer d'une façon effective chez certains sujets alors qu'elle restera vaine sur certains autres.

(1) BOUCHARD, *Traité de pathologie générale*, t. III, p. 442.

(2) Suivant Perrin, la rareté relative des lésions syphilitiques linguales chez la femme expliquerait dans une certaine mesure la fréquence beaucoup moindre de la leucokératose chez elle. (Congrès intern. de méd., sect. de dermat., 1900.)

L'usage d'une alimentation épicée, du vinaigre, des piments, et tout particulièrement de l'alcool, dont l'importance étiologique est parfois prépondérante, peut contribuer notablement au développement des lésions. Les affections dentaires étendues, l'absence ou l'irrégularité d'un grand nombre de dents, les pièces prothétiques destinées à les remplacer, jouent un rôle considérable dans l'étiologie des lésions leucokératosiques par l'irritation mécanique qu'elles entretiennent et par les stomatites chroniques plus ou moins étendues qui en sont la conséquence.

Parmi les différentes affections bucco-linguales qui peuvent provoquer l'apparition de la leucokératose, il convient de réserver une mention toute spéciale pour le lichen plan susceptible, suivant Perrin (¹), de réaliser même la forme parcheminée.

Enfin certaines professions, comme celle de souffleur de verre, prédisposent à la leucokératose buccale (²).

En général, ces causes sont rarement isolées. Souvent la prédominance de l'une d'elles peut être nettement établie, mais elles se surajoutent ordinairement les unes aux autres, de façon à former une étiologie complexe qui, dans la grande majorité des cas, repose sur la combinaison de trois facteurs fondamentaux : arthritisme, syphilis et nicotinisme, auxquels peut s'adjoindre accessoirement quelque autre cause adjuvante.

L'étiologie de la leucokératose vulvaire diffère très notablement de celle de la localisation bucco-linguale et reste, en définitive, assez obscure. Elle se développe plus tardivement encore que cette dernière, le plus souvent vers la ménopause. Parmi les causes générales, l'arthritisme, à défaut de données plus précises, semble jouer le principal rôle; la syphilis ne paraît pas exercer une influence bien considérable (³). Parmi les causes d'irritation directe, on ne peut guère invoquer que des causes banales, telles que lésions chroniques, sécrétions irritantes, grattage, etc. A ce sujet, il est naturel de se demander si le prurit vulvaire dont la fréquence et l'intensité ont été signalées précédemment n'exercerait pas dans la pathogenèse de l'affection une action plus intime et plus directe que celle qui résulterait de la simple irritation mécanique produite par les grattages. N'y aurait-il pas entre le prurit et la leucokératose vulvaire une relation analogue à celle que l'on a constatée entre l'épithélioma utérin et ce même prurit qui en est si souvent le signe prémonitoire? Ce rapprochement semble devoir être signalé.

Les leucokératoses balano-préputiale et ano-rectale paraissent, elles aussi, imputables, en dehors des causes prédisposantes générales, aux processus irritatifs, balano-posthites répétées, prurigo podicis, hémorroïdes, rétrécissements du rectum, etc. (⁴).

(¹) Perrin, Congrès intern. de méd. de Paris, sect. de dermat., 7 août 1900.

(²) Guinand (de Rive-de-Gier), *De la syphilis des verriers*. Paris, 1881.

(³) De Magondeau, *Contribution à l'étude de la leucokératose vulvo-vaginale*. Thèse de Paris, 1897.

(⁴) Le Dentu, Acad. de méd., 10 oct. 1899.

Diagnostic. — Le diagnostic de la leucokératose doit tout d'abord différencier de cette affection : 1° les maladies de la peau susceptibles de s'étendre ou de se localiser sur les dermato-muqueuses où se développe la leucokératose; 2° quelques affections spéciales à ces muqueuses; 3° certaines manifestations secondaires de la syphilis. Il doit ensuite rechercher à quel groupe étiologique doit être rattaché chaque cas particulier. Ce n'est pas là le point le moins délicat ni le moins important, que l'on considère ces groupes comme des espèces distinctes ou comme des formes différentes d'un processus morbide unique. Enfin, l'on doit s'enquérir avec soin des complications possibles.

Des différentes surfaces tégumentaires où peut siéger la leucokératose, le revêtement balano-préputial est le seul point où la présence du psoriasis véritable ait été positivement observée. Dans ces cas, la faible adhérence des squames et leur état de macération donnaient aux lésions un aspect tout autre que celui de la leucokératose. Si donc, par hypothèse, on admet la possibilité d'une manifestation psoriasique véritable sur les muqueuses buccale et vulvaire, il semble bien vraisemblable que cette dermatose s'y présenterait avec des caractères s'opposant à toute confusion.

Certains faits rapportés prématurément à l'ichtyose vraie semblaient tout récemment encore devoir établir la possibilité de manifestations ichtyosiques véritables sur la muqueuse bucco-linguale, mais des recherches plus récentes paraissent démontrer que les lésions en question étaient imputables à des kératoses d'origine différente (¹). Ce diagnostic doit donc être écarté.

Le lichen plan (²), lorsqu'il se trouve exclusivement localisé à la muqueuse bucco-linguale, peut parfois ressembler d'une façon surprenante aux lésions de la leucokératose. Les plaques du lichen ont néanmoins une forme plus régulièrement arrondie ou ovalaire, une coloration plus terne. Elles sont généralement un peu indurées, mais sans infiltration profonde et ne forment sur la langue aucun relief appréciable. Ainsi que le font remarquer Dubreuilh et Frèche (³), les plaques semblent formées par un enduit blanc qui recouvre les papilles et comble leurs interstices, mais qui, plus mince à leur sommet qu'à leur pourtour, les laisse apparaître dans les lésions jeunes comme des points rosés très rapprochés, isolés les uns des autres par l'espèce de réseau interstitiel d'un blanc plus franc qui les circonscrit. Les papilles fungiformes émergent parfois sous la forme de points plus colorés. Mais c'est surtout sur la muqueuse des joues qu'il faut chercher le diagnostic du lichen plan. Il y forme des nodosités blanches saillantes, nettement limitées, don-

(¹) Voir à ce sujet l'article *Ichtyose*, t. II, p. 835.

(²) Bien que constitué objectivement par une kératose blanche, le lichen plan buccal ne doit pas, à notre sens, être compris parmi les leucokératoses; car, si ce terme doit conserver provisoirement une *acception large et ouverte*, c'est que les réserves formulées au sujet des lésions auxquelles il est applicable sont nécessitées par l'incertitude de nos connaissances sur les relations qui les unissent. Le lichen plan, dermatose définie et essentiellement distincte, doit d'ores et déjà être écarté de ce groupe provisoire dont l'absence d'homogénéité n'est pas démontrée.

(³) DUBREUILH et FRÈCHE, Soc. de dermat., 26 avril 1897.

nant au toucher une sensation toute particulière de dureté, et rattachées les unes aux autres par de fins tractus enchevêtrés d'apparence réticulaire ou arborescente dont la valeur diagnostique a été particulièrement mise en lumière par L. Brocq. Dans le cas où l'affection serait exclusivement limitée à la langue, l'efficacité d'un traitement arsenical et la marche de la maladie pourraient encore fournir d'utiles indications (¹).

L'eczéma bucco-lingual des auteurs, caractérisé par la rougeur purpurine, la turgescence, la douleur et un aspect vernissé particulier, pourrait être confondu avec les poussées inflammatoires qui précèdent ou compliquent la leucokératose. L'absence de plaques blanches véritables fixes et limitées distingue nettement l'eczéma, à moins qu'on ne rapporte à cette affection certains états chroniques, mal définis, caractérisés le plus souvent par une hypertrophie générale avec coloration blanchâtre des papilles, un aspect marbré et brillant avec œdème de la muqueuse des joues et une hyperesthésie générale de la cavité buccale. Ces lésions, qui semblent être en rapport avec un défaut de résistance des tissus aux actions vulnérantes, rappellent dans une certaine mesure l'aspect d'une leucoplasie fruste au début; peut-être n'en diffèrent-elles pas toujours essentiellement.

La desquamation aberrante rangée parmi les eczémas par E. Besnier (eczéma marginé en aires de la langue), est généralement facile à reconnaître par ses plaques desquamées d'un rouge vif à contours circulaires ou festonnés, par le liséré blanc jaunâtre qui forme un relief appréciable à la circonférence de ces dernières, enfin par le développement excentrique de ses lésions et par leur extrême mobilité.

La glossite des cachectiques et des convalescents, constituée par de larges plaques desquamées, rouges, lisses et dépapillées, ne ressemble guère à la leucokératose, car, indépendamment des conditions spéciales où elle se développe, il est facile de voir que les parties moins colorées, qui paraissent blanches par contraste, ne sont autres que des portions relativement saines et non desquamées.

Certaines stomatites sont accompagnées d'une coloration blanchâtre de la langue qui peut faire penser à une leucokératose fruste au début. Le diagnostic est facile lorsqu'il s'agit d'un simple exsudat. Lorsque la coloration blanchâtre est due à un état particulier des prolongements des papilles, on examinera avec soin leurs interstices qui, dans le cas de leucokératose, présenteront, au moins dans certains points, des reflets nacrés caractéristiques.

Bien que Buzenet ait cru devoir s'étendre sur le diagnostic différentiel du chancre induré et des plaques des fumeurs, cette confusion est facile à éviter : l'induration parcheminée du chancre est plus prononcée que celle de la plaque leucokératosique et donne au doigt la sensation d'un tissu cartilagineux. Sa coloration est différente. L'adénopathie du chancre est caractéristique, car la

(¹) Voir l'article *Lichen*.

leucokératose ne s'accompagne d'adénopathie sérieuse qu'à une période trop avancée pour qu'une méprise soit possible à ce sujet.

Par contre, les syphilides secondaires, les plaques opalines peuvent parfois simuler une leucokératose au début; certaines formes hypertrophiques végétantes pourraient même faire penser à une leucokératose en voie d'épithéliomatisation [1]. Le défaut d'adhérence de l'exsudat pseudo-membraneux qui les recouvre, la reproduction rapide de ce dernier, la mobilité des lésions, leur forme arrondie, leur mollesse et la concomitance fréquente de plaques pharyngées et d'adénopathies symptomatiques permettent d'établir aisément le diagnostic. Celui-ci ne devient difficile que lorsqu'il y a lieu de déterminer le moment précis où d'anciennes plaques opalines se transforment en plaques leucokératosiques. La fixité des lésions et leur résistance au traitement spécifique devront faire craindre cette complication.

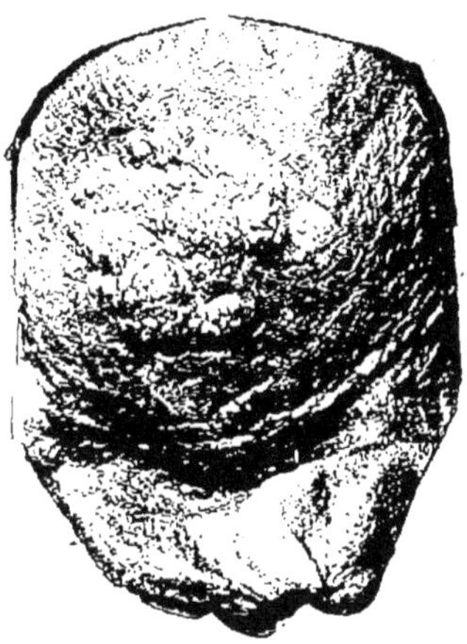

Fig. 168. — Syphilide végétante. Musée de l'hôpital Saint-Louis, n° 111. (D'après Vidal.) — Cette figure, en raison de sa teinte grise uniforme, ne reproduit que très imparfaitement la ressemblance objective qui, sur la pièce originale, résulte en grande partie de sa coloration spéciale.

Les glossites scléreuses tertiaires se rapprochent parfois singulièrement par leur aspect et leur évolution de la leucokératose linguale. Comme cette dernière, qui est aussi une sclérose, les glossites tertiaires sont constituées, ainsi que l'a magistralement exposé A. Fournier, tantôt par une forme lisse avec indurations lamelleuses, tantôt par une forme mamelonnée avec lobules durs circonscrits par des sillons [2]. Les lésions occupent le même siège, affectent une marche analogue et présentent les mêmes complications douloureuses érosives et fissuraires. Toutefois, les glossites syphilitiques se distingueraient par une coloration moins blanche, plus terne ou simplement opalescente due simplement à l'état exsangue et fibroïde de la muqueuse et non à l'accumulation des couches épithéliales. L'étendue des plaques serait moindre, leur disposition plus disséminée. Quant à l'absence de desquamation des plaques, on ne saurait lui attacher aucune importance, ce caractère étant fort inconstant dans les différentes formes de leucokératose. En revanche, l'accentuation précoce du mamelonnement, des sillons et des noyaux d'induration, ainsi que la prédominance marquée des lésions sur la pointe, les bords de la langue et quelquefois au-

(1) Voir Figure 168.
(2) A. Fournier, Des glossites tertiaires.

dessous d'elle, constituent de sérieuses présomptions en faveur de la sclérose syphilitique. Néanmoins, ces caractères n'ont qu'une valeur relative, et il ne faut pas oublier que les deux affections ont une tendance remarquable à confondre et à combiner leurs lésions dans des proportions et sous des formes les plus diverses. Dans un cas de *métissage* on ne pourra se prononcer qu'avec la plus extrême réserve sur la part que l'on devra attribuer à l'une ou à l'autre des deux affections. L'épreuve thérapeutique pourra bien quelquefois donner la solution du problème, mais ce critérium est trop souvent insuffisant dans ces cas de glossites tertiaires depuis longtemps rebelles au traitement antisyphilitique. Il faudra d'emblée, sauf contre-indication formelle, mettre en œuvre les moyens les plus énergiques, les injections de calomel en particulier. Quelquefois alors, contre toute attente, on verra rétrocéder des glossites dont l'origine syphilitique avait été contestée par les médecins les plus compétents et sur lesquelles toutes les autres médications avaient échoué (1). Mais ces derniers cas sont exceptionnels, les résultats sont souvent douteux, et lors même qu'ils sont négatifs ils n'autorisent pas à rejeter l'hypothèse d'une glossite tertiaire ancienne.

Le diagnostic de la leucokératose syphilitique secondaire, que l'on considère cette affection comme une simple variété étiologique greffée sur la syphilis, ou comme une manifestation directe de cette dernière, présente encore plus d'importance que celui des glossites tertiaires avec lequel il se confond parfois insensiblement. Il n'est guère moins difficile à déterminer d'après le simple examen des caractères objectifs. D'après quelques auteurs, la plaque blanche syphilitique se distinguerait par sa minceur, l'absence de relief et l'adhérence de la couche épithéliale. D'après Fournier (2), contrairement aux assertions antérieures de Kaposi, elle ne desquamerait jamais, même sous l'action du grattage, et ferait corps avec la muqueuse. Sa forme serait plutôt ovalaire ou arrondie, bien qu'elle puisse affecter les différents types en traînées longitudinales, en étoiles, en hachures, en arborescences ou en dentelle. Un des types appartenant plus spécialement à la leucokératose secondaire est constitué par un semis de petits éléments disséminés ponctiformes, atteignant à peine la dimension d'une tête d'épingle, arrondis ou étoilés, gris blanchâtre, ternes, sans trace de rougeur périphérique, donnant au toucher une légère sensation de rudesse et simulant à s'y méprendre les caractères objectifs d'une éruption de lichen plan buccal (3). Dans les autres variétés, la surface des placards dépasse rarement, sauf dans la forme en traînées, la dimension d'une lentille ou d'un haricot, mais les éléments peuvent par confluence acquérir une plus grande étendue.

Les placards syphilitiques affectent une prédisposition des plus marquées pour les bords de la langue et même pour sa face inférieure, pour la partie antérieure de sa face dorsale et aussi, bien qu'à un bien moindre degré, pour

(1) Dans cet ordre d'idées E. Besnier nous a cité des faits absolument surprenants.
(2) A. Fournier, *Traité de la syphilis*, t. I, p. 516.
(3) Danlos, *Leucoplasie syphilitique secondaire*. Soc. de dermat., 10 mars 1898.

la face interne des joues au niveau de l'interligne dentaire. La localisation exclusive ou même la simple prédominance des lésions sur la langue doit être considérée comme une forte présomption en faveur de la syphilis.

Ces caractères, il faut en convenir, ne présentent qu'une valeur très relative, et l'on s'accorde à reconnaître que la leucokératose syphilitique ne diffère objectivement des autres leucokératoses par aucun caractère essentiel (1). Comme dans ces dernières, les plaques en vieillissant peuvent prendre l'aspect craquelé, se fissurer, et donner lieu à des phénomènes douloureux et inflammatoires.

L'évolution des lésions se distingue toutefois par un caractère des plus importants, la rapidité de leur invasion et de leur développement. Quelques mois suffisent parfois pour produire, sous l'influence de la syphilis, une leucokératose que les autres causes mettraient des années à constituer. D'autres éléments de diagnostic peuvent résulter de la coïncidence de manifestations syphilitiques secondaires sur la muqueuse bucco-linguale, telles que celle de plaques muqueuses ou de plaques lisses dépapillées, ou bien de la constatation antérieure ou simultanée d'accidents syphilitiques d'une forme quelconque.

L'épreuve thérapeutique est ici d'une valeur plus grande que dans le cas précédent. Il ne faut pas toutefois compter d'une manière absolue sur la fidélité de ce moyen, car si l'on voit parfois les accidents s'amender en quelques semaines, ils peuvent aussi, comme le fait remarquer Fournier, rester réfractaires au traitement le plus intensif.

La leucokératose nicotinique est loin d'être en rapport avec l'intensité de la cause qui l'a produite. Elle peut présenter des lésions très accentuées chez des fumeurs modérés, alors que certains fumeurs endurcis en seront à peu près indemnes. Il est pourtant rare qu'elle ne finisse pas, chez ces derniers, par apparaître à l'état de traces plus ou moins appréciables, au moins sous la forme d'une coloration grisâtre des papilles de la langue signalée depuis longtemps par Gubler (2) et de plaques blanc bleuâtre comme vernissées que l'on observe chez un nombre considérable d'entre eux sur la muqueuse des joues et des lèvres. Sous l'influence de prédispositions spéciales ou de facteurs étiologiques accessoires, cette forme fruste, essentiellement bénigne, peut finir par donner lieu, par le fait d'une progression insensible, à des lésions beaucoup plus accentuées qui ne diffèrent essentiellement ni par leurs caractères objectifs, ni par leur mode d'évolution, ni par leur terminaison, des autres formes de leucokératose.

Avec les commémoratifs, ce sont les localisations spéciales qui donnent les renseignements les plus précieux pour le diagnostic de cette variété. Il est rare, en effet, que la glossite des fumeurs ne soit pas accompagnée sur la face interne des joues de plaques blanches affectant la disposition d'un triangle

(1) HAMONIC, De la leucoplasie buccale dans ses rapports avec la syphilis. *Revue d'andrologie et de gynécologie*, juillet 1898.

(2) GUBLER, Art. *Bouche, Séméiologie* du *Dict. encyclop. des sciences méd.*

allongé dont la base correspond aux commissures labiales et dont le sommet se continue avec une traînée en rapport avec l'interligne dentaire.

Fournier, qui a signalé depuis longtemps la valeur diagnostique de ce *triangle commissuraire*, insiste également sur l'envahissement exclusif du segment antérieur du plateau dorsal de la langue, « qui se couvre dans son ensemble d'une sorte de voile grisâtre par infiltration leucoplasique des papilles et des espaces inter-papillaires », et sur l'intégrité relative de certaines autres régions, telles que le segment postéro-inférieur du bord de la langue et sa face inférieure où se porte souvent d'emblée la leucoplasie secondaire (¹). Le savant professeur insiste également sur la coloration plus terne de la leucoplasie nicotinique comparée à la blancheur nacrée de la leucoplasie secondaire. Butlin (²) attache une grande importance au développement plus accentué des lésions du côté où porte habituellement l'action de la colonne de fumée. Vidal a invoqué la mobilité et l'irrégularité des plaques, leur minceur, leur adhérence, leur desquamation pityriasiforme et la concomitance fréquente de petites phlyctènes laissant à nu des surfaces exulcérées, enfin l'influence décisive suivant lui de la suppression de l'agent irritant (³).

Ces différents caractères constituent autant d'éléments importants de diagnostic, mais aucun d'eux ne possède par lui-même, ainsi que l'a démontré E. Besnier, la valeur d'un signe pathognomonique. Le triangle commissuraire peut se rencontrer avec des apparences identiques dans d'autres leucokératoses, celle des verriers en particulier, et la résistance de la lésion à la suppression de la cause qui l'a produite n'implique par nécessairement que cette lésion n'ait pas été engendrée par l'irritation nicotinique entretenue consécutivement par une prédisposition spéciale. C'est surtout dans cette variété que la complexité des causes obscurcit souvent le diagnostic, car l'étiologie nicotinique se trouve le plus souvent associée aux autres causes de leucokératose.

La leucokératose des verriers, qui atteint moins souvent la langue que les joues, où elle présente parfois une disposition identique à celle des fumeurs, en diffère cependant assez souvent par les craquelures plus étendues qui résultent de la rupture des plaques par la distension des joues.

Les leucokératoses traumatiques déterminées par le contact de dents saillantes, pointues ou tranchantes, ou d'appareils prothétiques, se reconnaissent en général facilement par leur localisation le plus souvent très limitée en rapport direct avec la cause vulnérante. Les commémoratifs établissent qu'elles ont succédé à des irritations prolongées, souvent même à de véritables ulcérations siégeant toujours au même point.

On pourrait distinguer parmi les leucokératoses dites idiopathiques celles dans lesquelles l'état dyspeptique semble jouer un rôle plus ou moins important. Le début insensible par une coloration grisâtre des papilles, l'état

(¹) A. FOURNIER, *Traité de la syphilis*, t. I, p. 519.
(²) BUTLIN, *Maladies de la langue*. Trad. par Aigre, p. 127.
(³) VIDAL, *Union médicale*, 1883, t. XXXV, p. 1 et suiv.

hypertrophique de celles de la base de la langue et de leurs prolongements, l'uniformité des lésions qui peuvent aboutir à la longue à la formation de minces placards en nappe continue, l'extension de ces placards sur les portions déclives de la muqueuse buccale, enfin l'influence plus marquée des écarts de régime sur les lésions, seraient plus particulièrement en rapport avec ce mode étiologique.

Dans le même groupe, il y aurait lieu de décrire à part une variété qui se présente avec une physionomie spéciale et sur laquelle Brocq a très justement attiré l'attention. Elle pourrait être désignée, en attendant une meilleure dénomination, sous le nom de neuro-arthritique irritative. Développée chez des sujets rhumatisants, à peau fine, d'une sensibilité nerveuse exagérée, parfois assez jeunes ou appartenant au sexe féminin, enclins eux aussi aux dyspepsies, cette leucokératose, qui procède par poussées congestives fréquemment répétées, se présente sous une forme généralisée avec prédominance en des points qui ne concordent guère avec les lieux d'élection habituels. La face dorsale de la langue est généralement peu atteinte, en revanche la face interne des joues, tuméfiée, rouge, œdémateuse et quelquefois desquamée par places, est marquée par l'empreinte des dents et ne tarde pas à présenter à leur niveau une série de plaques blanches particulièrement développées sur les points en contact avec une saillie dentaire ou exposées à des morsures répétées par le fait de la tuméfaction de la muqueuse. Les lésions prédominent plutôt vers le fond de la bouche que vers les commissures. Elles s'étendent souvent aux gencives et présentent une assez grande mobilité. Lorsqu'elles tendent à s'effacer, leurs contours peuvent persister partiellement sous forme de traînées saillantes rappelant un peu celles du lichen plan. On observe fréquemment sur la face interne des joues et des lèvres, ainsi que l'a remarqué Brocq, la concomitance d'un semis de petites granulations jaunâtres de la grosseur d'une tête d'épingle, groupées en séries et faisant une saillie appréciable au toucher. L'extrême irritabilité et le défaut de résistance de la muqueuse se révèlent souvent encore par un état séborrhéique du bord libre des lèvres.

L'existence d'une variété purement arthritique ou sous la dépendance de troubles trophiques indéterminés paraît être incontestable. Mais il est difficile de définir avec précision ses caractères, car elle est rarement isolée, et semble affecter des types fort différents. Aussi lui rattache-t-on habituellement les formes de leucokératose qui n'ont pu trouver place dans d'autres groupes étiologiques. On devra néanmoins attribuer plus particulièrement à cette variété les formes à placards épais nettement limités desquamant par larges lambeaux, à reproduction rapide formant sur la langue d'épaisses carapaces et prenant rapidement l'aspect râpeux papillomateux qui précède si souvent la dégénérescence. Mais, à côté de ces formes relativement graves, la leucokératose arthritique comprend aussi des formes plus bénignes dont l'origine paraît bien démontrée, bien que leurs symptômes objectifs n'aient rien de caractéristique.

Les considérations qui précèdent, particulièrement relatives aux localisations bucco-linguales, sont également applicables dans une certaine mesure à la localisation vulvo-vaginale. Celle-ci présente cependant au point de vue du diagnostic d'importantes particularités. Ici, l'étiologie nicotinique, dont le rôle est si complexe, se trouve complètement hors de cause, et la syphilis elle-même affecte des allures plus franches que sur la muqueuse bucco-linguale, où ses lésions compliquent si gravement le diagnostic. Ce dernier se trouve donc singulièrement simplifié. En somme, il n'y a guère qu'une affection que l'on puisse confondre avec la leucokératose vulvaire, c'est le *kraurosis vulvæ*(¹), qui est caractérisé lui aussi par des plaques blanches nacrées tout à fait semblables objectivement à celles de la leucokératose. Le diagnostic repose surtout sur le rétrécissement de l'orifice vulvo-vaginal qui constitue le kraurosis, le ratatinement des téguments circonvoisins et l'infiltration développée plus profondément dans cette dernière affection. Il est loin d'ailleurs d'être démontré que ces deux états morbides soient essentiellement distincts. Si, pour Pichevin et Pettit (²), les plaques blanches du kraurosis font partie intégrante de cette affection, et diffèrent quelque peu histologiquement de la leucokératose, pour E. Monod (³) les plaques de leucokératose vraie seraient simplement surajoutées au kraurosis (⁴).

En ce qui concerne le diagnostic de la variété étiologique, l'hypothèse de la leucokératose syphilitique doit toujours être examinée, bien que sa localisation vulvaire n'ait pas encore été bien clairement démontrée.

La rareté des autres localisations ne permet pas de s'étendre sur leur diagnostic. Rappelons ici, à propos de la leucokératose du tégument balano-préputial, que le psoriasis véritable que l'on peut éventuellement observer sur cette membrane présente des caractères tout différents en raison de la faible adhérence et de l'état de macération des squames.

Nous avons indiqué, à propos de la marche et de la terminaison de la leucokératose, les principaux signes qui doivent faire craindre le développement d'une *évolution cancéreuse*. Il nous reste ici à passer en revue les divers processus hyperplasiques ou ulcératifs qui peuvent simuler cette redoutable complication.

Les glossites ou stomatites dentaires trouvent leur principal élément de diagnostic dans la localisation spéciale des lésions et dans l'amélioration rapide qui résulte de la suppression de la cause vulnérante(⁵).

(¹) Breiski, *Zeitschrift für Heilkunde*. Cité par Mme de Magondeau (*Contribution à l'étude de la leucokératose vulvo-vaginale*. Thèse de Paris, 1897).

(²) Pichevin et Pettit, *Semaine gynécologique*, 1897.

(³) E. Monod, *Ann. de polyclinique de Bordeaux*, 1896.

(⁴) Pendant que ce volume est sous presse deux observations nouvelles de Perrin, appuyées sur des examens microscopiques de Pillet, viennent apporter à cette discussion des éléments d'une valeur considérable et paraissent trancher la question dans ce dernier sens d'une façon définitive. (Perrin, *Contrib. à l'étude de la leucoplasie vulvo-anale, ses rapports avec le kraurosis vulvæ. Ann. de dermat.*, 1901, p. 21.)

(⁵) Voir art. *Langue*, p. 977.

Les ulcérations tuberculeuses se développent de préférence chez des sujets jeunes entachés de tuberculose viscérale. Parfois multiples et ordinairement très douloureuses elles présentent rarement dans leur ensemble une consistance aussi marquée que celle de l'épithélioma ulcéré. Leur fond gris jaunâtre souvent lisse, uni ou parsemé de points rouges est moins bourgeonnant et surtout moins sujet à saigner. Ses bords rarement décollés ou taillés à pic se continuent d'ordinaire insensiblement avec la surface déprimée de l'ulcère sans former le bourrelet saillant dur et déchiqueté qui caractérise l'épithélioma. Enfin on peut observer, dans un certain nombre de cas, les granulations miliaires de Trélat ponctuant le pourtour de l'ulcération et faisant un léger relief sous l'épiderme avant de l'ulcérer, ainsi que les nodules plus volumineux et plus saillants de Féréol. En l'absence de ces deux lésions que l'on peut considérer comme pathognomoniques, on peut arriver à la certitude par l'examen bactériologique des produits de râclage et par les inoculations animales.

Le chancre syphilitique peut présenter une physionomie assez peu différente de celle de l'épithélioma. Mais, exceptionnel chez les leucokératosiques déjà pour la plupart anciens syphilitiques, il se reconnait en général facilement par sa rapidité d'évolution, et surtout par son adénopathie spéciale, trop précoce pour être confondue avec celle de l'infection cancéreuse. L'apparition d'accidents secondaires peut parfois venir en aide au diagnostic.

Les syphilides secondaires reproduisent rarement l'aspect de l'épithélioma. La forme hypertrophique végétante ne se développe guère sur la muqueuse buccale et respecte le plus souvent le segment antérieur de la langue, siège de prédilection de l'épithélioma. Les contours de la syphilide sont généralement moins nets et sa consistance est bien inférieure. Ces derniers caractères s'appliquent également aux syphilides ulcéreuses. Par contre les accidents tertiaires fréquents dans le cours de la leucokératose présentent parfois une grande ressemblance objective avec l'épithélioma.

Les gommes non ulcérées peuvent simuler une tumeur épithéliale développée dans l'épaisseur de la muqueuse sous forme de nodosité indurée, mais la gomme est en général plus profonde et sans aucune altération de surface. Elle est souvent multiple et siège plutôt vers la ligne médiane alors que l'épithélioma, presque toujours unique, se rapproche plutôt des bords. Après l'ulcération elle présente bien comme l'épithélioma une excavation anfractueuse à parois indurées, mais cette induration n'est pas d'ordinaire si marquée que dans la *tumeur* épithéliomateuse. Le fond de l'ulcère est plus excavé et saigne moins facilement; ses bords ne forment pas un bourrelet aussi dur et aussi saillant; la douleur est peu marquée et jamais irradiée. On apprend souvent en outre que l'ulcération a débuté par une tumeur sous-dermique qui a donné issue à une matière bourbillonneuse. Lorsque le doute est encore possible la solution du problème doit être donnée par l'épreuve thérapeutique ou, ce qui est bien préférable, par l'examen biopsique, qui dans le cas particulier présente l'avantage inappréciable de donner une certitude immédiate.

Parmi les tumeurs dont le diagnostic différentiel présente le plus grand intérêt, il convient de citer tout particulièrement certaines productions papillomateuses séniles ou pédiculées, simples ou composées et de formes très diverses que l'on rencontre très fréquemment sur les muqueuses affectées de lésions anciennes et spécialement de leucokératose. Leur souplesse relative, l'absence de bourrelet et de base véritablement indurés, ainsi que leur indolence absolue et leur lenteur évolutive sont leurs principaux caractères différentiels. Mais il ne faut pas oublier que ces papillomes primitivement bénins sont un des plus fréquents points de départ de l'épithélioma et que le moment précis où s'opère la transformation maligne est le plus souvent insaisissable. Dans les cas suspects l'examen biopsique est encore ici le critérium auquel on doit recourir sans hésiter.

Traitement. — Le traitement de la leucokératose ressortit à l'hygiène, à la thérapeutique médicale et à la thérapeutique chirurgicale.

A. *Traitement hygiénique.* — Dans cette maladie où le mécanisme de l'irritation joue un si grand rôle, il convient de s'appliquer avec un soin minutieux à écarter ou atténuer dans la mesure du possible toutes les causes d'irritation chimiques, physiques ou mécaniques.

Le tabac doit être absolument proscrit chez les sujets atteints ou menacés de leucokératose bucco-linguale. Toute latitude laissée au malade à ce sujet le ramène presque inévitablement à ses habitudes premières. Lorsqu'il est impossible d'obtenir du malade ce renoncement absolu, on doit au moins conseiller de n'user que des tabacs pauvres en nicotine et d'éviter le contact de la fumée trop chaude. L'action irritante des tabacs lavés d'Orient fumés dans des pipes à longs tuyaux fréquemment nettoyés paraît être beaucoup moins pernicieuse que celle des tabacs d'Europe fumés dans des pipes courtes ou en cigares et cigarettes consumés jusqu'au contact des lèvres (1).

L'alcool, le vin pur, les dentifrices irritants, le vinaigre, les fruits ou les légumes acides, les boissons trop chaudes ou glacées, les épices, le poivre, les piments, les salaisons, les fromages forts, les noix, les amandes, la croûte de pain dure, les pâtisseries et les fritures, qui agissent mécaniquement, les corps gras, les mets sucrés, qui imprègnent les interstices papillaires et y subissent des fermentations, doivent être évités. Il en est de même des aliments qui passent pour avoir après leur absorption une action défavorable sur la peau : les crustacés, les coquillages, le poisson de mer, les fraises, les figues, le melon, les asperges, la charcuterie, les conserves de viande, le gibier (surtout noir et faisandé), les truffes, les champignons, et d'une façon générale tous les aliments indigestes ou toxiques, qui peuvent abandonner des produits irritants dans l'organisme ou provoquer des troubles digestifs capables de réagir sur les muqueuses intéressées par voie réflexe ou solidarité fonctionnelle.

A ce point de vue, l'état de l'estomac et de l'intestin doit être attentivement

(1) ZAMBACO PACHA, Congrès internat. de méd., sect. de dermat., 1900.

surveillé, la constipation en particulier soigneusement évitée. La peau elle-même ne doit pas être négligée et doit être tenue en bon état par l'usage de bains ou autres moyens appropriés, surtout s'il existe quelque trouble de la fonction cutanée. Dans la leucokératose bucco-linguale, les dents exigent une attention toute particulière. Leurs saillies devront être émoussées ou supprimées, leurs inégalités régularisées, leurs caries traitées et obturées. Il en est de même des pièces prothétiques qui ne devront présenter aucune aspérité, et dont l'usage devra être supprimé ou suspendu si leur contact était mal supporté. On devra chercher à réaliser dans la mesure du possible l'asepsie des régions malades, par l'ablation du tartre dentaire, les soins de toilette répétés, l'usage toujours très modéré de dentifrices non irritants, tels que savons bien choisis. Les poudres inertes et les sels alcalins, craie, magnésie, bicarbonate et borate de soude ne devront être employés qu'avec une extrême discrétion. Les pièces prothétiques seront entretenues, lavées, brossées et aseptisées avec un soin méticuleux. Les complications générales, la pyorrhée alvéolo-dentaire devront être l'objet de traitements appropriés.

Les autres localisations de la leucokératose réclament des soins hygiéniques analogues. Les malades atteintes de leucokératose vulvaire devront s'astreindre à l'usage d'injections fréquentes et de lotions alcalines après chaque miction, et, dans les cas irritables, elles devront isoler les surfaces malades par des poudres inertes, talc, bismuth et oxyde de zinc, ou de petits plumasseaux de coton imprégnés de pommades appropriées. E. Besnier recommande la pommade suivante :

Amidon	ãã 25 grammes.
Oxyde de zinc.	
Vaseline.	40 —

L'hygiène alimentaire et générale exige les mêmes précautions. Peut-être y aurait-il lieu d'insister sur le choix et l'abondance des boissons dans le but de diluer les urines et de les rendre moins irritantes.

Les mêmes lotions seront indiquées dans les leucokératoses balano-préputiale et anale. Dans cette dernière la défécation devra toujours être précédée d'un lavement d'eau bouillie simple ou boriquée.

B. *Traitement médical.* — Le traitement général devra tout d'abord s'attacher à combattre les causes de l'affection lorsque celles-ci sont accessibles aux efforts de la thérapeutique.

L'arthritisme, presque toujours en cause, devra être attaqué dans son principe et dans ses diverses manifestations viscérales, qui devront être recherchées avec soin. Le neuro-arthritisme en particulier, qui se manifeste si fréquemment dans la leucokératose par des poussées dermatosiques plus ou moins importantes, devra être traité avec soin. Chez les sujets qui en présentent les caractères, l'arsenic peut être donné quelquefois avec avantage.

Les états pathologiques du tube digestif devront être traités avec une sollicitude toute particulière, surtout dans les formes où la dyspepsie paraît être particulièrement en cause. Suivant la très juste remarque de E. Besnier, la pléthore variqueuse des veines de la langue est une indication d'exercer une dérivation intestinale en congestionnant les veines hémorroïdales par des préparations aloétiques.

Quant à la syphilis, son traitement dans la leucokératose présente des conditions particulièrement délicates. La localisation buccale des accidents et leur irritabilité doivent tout spécialement faire redouter l'action du mercure, lorsque d'autre part la nature si réfractaire de l'affection exige une intervention énergique, aussi bien pour constituer une épreuve thérapeutique de quelque valeur, que pour obtenir un effet véritablement curatif.

Les succès obtenus souvent dans les cas de date récente, dans les leucokératoses secondaires en particulier, établissent cependant de la façon la plus évidente la nécessité d'une intervention active lorsqu'il s'agit de ces derniers.

Dans les cas plus anciens, où la forme des lésions, la profondeur des sillons, le mamelonnement, ainsi que la fissuration et les inégalités des bords de la langue paraissent bien indiquer une origine syphilitique, les effets du traitement, parfois bien marqués au début, deviennent trop souvent nuls ou même nuisibles ultérieurement. Néanmoins, ces résultats partiels sont assez avantageux pour qu'il y ait lieu de faire de sérieuses tentatives pour les obtenir si l'état général et local du malade ne constitue pas une contre-indication formelle.

Mais le cas devient plus embarrassant lorsqu'il n'existe qu'une présomption vague de syphilis, ou que cette syphilis paraît absolument *éteinte*. Dans ce cas encore cependant, Besnier et Brocq conseillent volontiers l'intervention en raison de l'insuffisance des signes permettant de reconnaître qu'une leucokératose est ou n'est pas d'origine syphilitique.

La question est encore plus délicate lorsque l'aspect des lésions peut faire redouter l'imminence d'une dégénérescence épithéliomateuse. Malgré les faits exceptionnels récemment exposés par Fournier et Gastou (¹) où le traitement mercuriel parut exercer une influence très favorable, bien que d'une durée limitée, sur des tumeurs considérées par ces savants observateurs comme des cas d'hybridité de syphilis et d'épithélioma, il est généralement reconnu que le traitement hydrargyrique présente des dangers réels et a pour le moins l'inconvénient de faire perdre un temps précieux. En ce cas, l'examen biopsique s'impose (²). Si ce dernier n'est pas possible, la conduite du médecin reste subordonnée à l'importance des présomptions fournies par chaque cas particulier dans un sens ou dans l'autre. Ce qui est de toute évidence, c'est que l'on devra agir avec une extrême circonspection et surveiller les effets du traitement avec la plus grande sollicitude.

Le mode suivant lequel le traitement est administré présente, d'après ce qui vient d'être dit, une importance de premier ordre.

(¹) FOURNIER et GASTOU, *Ann. de dermat.*, 1899, p. 152.
(²) Voir à ce sujet les règles formulées par Darier à l'article : *Biopsie*, t. I, p. 472.

On pourra bien, dans les leucokératoses syphilitiques secondaires, essayer parfois avec succès les préparations hydrargyriques administrées par la voie gastrique, notamment le sublimé, donné, suivant la pratique de Brocq : deux à trois cuillerées à café de liqueur de Van Swieten dans du lait en deux ou trois doses. Mais il conviendra le plus souvent de recourir d'emblée aux injections hydrargyriques insolubles, et en particulier à celles de calomel qui, dans certains cas réfractaires à tout autre traitement, ont quelquefois donné des résultats inespérés.

Celles-ci pourront être répétées tous les dix jours à la dose de 5 centigrammes suivant la pratique de Barthélemy, pendant un temps plus ou moins long, ou bien pratiquées en séries successives espacées par des périodes de repos et à doses progressivement croissantes. Ce n'est pas ici le lieu d'insister sur les précautions d'asepsie rigoureuses que nécessite cette méthode, ni sur l'importance d'un examen préalable des diverses fonctions organiques, celles des reins en particulier. Ce qui est spécial à la leucokératose, c'est le redoublement de soins qu'il convient d'apporter à l'hygiène buccale pendant la durée du traitement. C'est ainsi que l'on devra faire enlever le tartre dentaire et améliorer l'état des gencives par tous les moyens appropriés, en particulier par l'emploi répété matin et soir de dentifrices absorbants et astringents propres à entretenir une asepsie relative, comme les poudres de charbon et de quinquina, auxquelles on ajoute quelques agents antiseptiques à faible dose.

Certains sujets, ainsi que le fait remarquer Brocq [1], supportent mieux l'iodure que le mercure et retirent plus de bénéfice de ce médicament. On doit donc y recourir exclusivement dans ces cas particuliers, mais le plus souvent il est avantageux de combiner l'action de ces deux importants modificateurs de la syphilis. L'iodure, dans la leucokératose, demande à être administré, lui aussi, avec précaution, car il est souvent mal toléré par la muqueuse buccale. En général, il conviendra de ne le donner qu'à doses modérées, à titre auxiliaire de la médication hydrargyrique.

La médication locale est généralement indépendante de la nature étiologique des lésions.

Lorsque celles-ci affectent des allures torpides, on peut quelquefois attaquer directement les placards par divers caustiques ou dissolvants.

L'acide salicylique recommandé par Vidal peut être employé sous forme de solution étendue en bains de bouche souvent répétés à la dose de 40 gouttes d'une solution alcoolique au 1/5e dans un verre d'eau, ou bien, suivant la pratique de Schwimmer, en applications répétées tous les trois ou quatre jours d'une solution alcoolique au 1/10e [2]. On doit avoir soin de bien essuyer auparavant la muqueuse, de ne toucher avec le pinceau préalablement taillé en brosse que la surface des plaques et de faire rincer la bouche, une ou deux minutes après, avec une solution alcaline.

[1] Brocq, *Traitement des maladies de la peau*, 2e édit., p, 435.

[2] Brocq, *Traitement des maladies de la peau*, 2e édit., p. 440

Le bichromate de potasse est employé dans les mêmes circonstances. De Watrasewski emploie une solution au 1/50e dont il élève progressivement le titre jusqu'à 10 pour 100. On peut obtenir ainsi la destruction complète de la plaque, mais la cicatrice qui lui succède s'irrite et s'ulcère facilement.

L'acide chromique en solution officinale ne doit être appliqué sur les plaques mêmes qu'avec une extrême réserve et en ayant bien soin qu'il ne fuse pas au delà des points touchés. On peut s'en servir aussi en solutions étendues.

Le chlorure d'or en poudre aurait donné de bons résultats à Th. Anger. Le protonitrate de mercure employé par Devergie et le bicyanure recommandé par Butlin (1) en solution faible (5 à 10 centigrammes pour 30 grammes d'eau) seraient plus particulièrement indiqués dans la leucokératose syphilitique. Sherwell a employé récemment avec succès le nitrate acide à 50 pour 100 appliqué largement et à plusieurs reprises en prenant la précaution de garnir la bouche de tampons d'ouate hydrophile et de faire suivre ces applications de lotions au carbonate de soude (2).

L'acide lactique aurait, d'après Joseph (3), une action élective sur l'épithélium malade. D'après lui, il doit être employé quotidiennement en frictions énergiques avec un tampon imbibé d'une solution concentrée. Après une chute assez rapide de l'épithélium, la perte de substance qui en résulterait se réparerait facilement.

La papaïotine, conseillée par Schwimmer (4), en badigeonnages, répétés deux ou trois fois par jour, d'une solution au titre de 5 centigrammes à 1 gramme pour 5 grammes d'eau distillée et 5 grammes de glycérine, aurait l'avantage d'être moins irritante que les substances précédentes.

Ces divers agents peuvent souvent désagréger ou détruire définitivement la plaque de leucokératose, mais le bénéfice ainsi obtenu, lorsqu'il n'est pas temporaire, est parfois gravement compensé par la substitution d'une cicatrice érosive, irritable et douloureuse, à un placard indolent et torpide. Cette médication, qui n'est ni sans inconvénients ni sans dangers, doit être réservée pour des cas spéciaux, et ne doit être appliquée que par le médecin lui-même et avec une extrême prudence. *Il ne faut pas irriter la muqueuse malade avec des caustiques.* Telle doit être, suivant la recommandation formelle de Besnier, d'accord avec Schwimmer et les auteurs les plus compétents, la préoccupation constante du médecin qui veut diriger utilement le traitement de la leucokératose des muqueuses (5). Le traitement médical, d'après les règles si bien tracées par ces éminents dermatologistes, doit être surtout négatif, « ce qui ne veut pas dire nul, mais simplement anodin et non irritant ».

(1) BUTLIN, *Maladies de la langue*. Trad. de Aigre, p. 149.
(2) SHERWELL, New-York dermatol. Society, 20 oct. 1898, et *Ann. de dermat.*, 1899, p. 798.
(3) JOSEPH, *Deutsche med. Woch.*, 1885, n° 43, et *Ann. de dermat.*, 1885, p. 736.
(4) BESNIER et DOYON. Trad. de Kaposi, 2e édit., t. II, p. 691.
(5) BESNIER et DOYON. Trad. de Kaposi, 2e édit., t. II, p. 691.

La médication locale comprendra donc dans la grande majorité des cas une série de *modificateurs plus inoffensifs ou même anodins* auxquels on doit reconnaître une réelle utilité à côté du traitement hygiénique et de la médication générale.

Le baume du Pérou vanté par Rosemberg (1) paraît exercer sur la leucokératose une action résolutive réelle. E. Besnier, qui le recommande ainsi que les huiles de cade et de bouleau, *vraies*, *pures* et *non brûlées*, conseille d'employer ces topiques purs ou mitigés avec un pinceau, ou plus simplement avec le doigt très légèrement imprégné de ces préparations sous forme de frictions douces d'abord, quotidiennes ou biquotidiennes, puis plus énergiques et plus répétées (2).

La résorcine a été recommandée par Unna en solution alcoolique concentrée, et par Leistikow sous forme de pâte (3). L'hyperémie qu'elle détermine serait avantageusement combattue par le baume du Pérou.

Les baies de myrtille employées par Winternitz (4) en infusion, ont été essayées en France en applications d'extraits sans qu'il soit encore permis de se prononcer sur le degré d'efficacité de cette médication. Il en est de même du violet de méthyle, conseillé par Hopmann (5), après badigeonnages avec une solution de ferripyrine.

Le bismuth appliqué localement sous forme de pâte aurait donné de bons résultats à Deubel (6) et à Morel-Lavallée (7), mais son emploi si inoffensif en apparence exposerait à des gingivites toxiques. On devra donc en surveiller l'application et surtout s'assurer de la pureté du produit. Il semble particulièrement indiqué en pommades au tiers dans les leucokératoses vulvaire, anale et balano-préputiale.

Les bains de bouche dont le principal but est d'assurer une asepsie relative de la cavité buccale méritent, en raison des substances médicamenteuses qu'ils sont susceptibles de renfermer, d'être rangés parmi les agents véritables de la médication curative. Ils doivent être pris particulièrement au lever, au coucher, après les repas et bien plus souvent encore pendant les périodes actives du traitement. Besnier (8) conseille aux malades de porter dans leur poche un petit flacon de forme appropriée pour pouvoir en faire usage toutes les demi-heures et avoir toujours l'eau à une température convenable. Celle-ci en effet ne doit pas être froide. Le malade doit les pratiquer sans efforts, sans

(1) ROSEMBERG, Traitement de la leucoplakie. Analysé par Doyon, *Annales de dermatologie*, 1889.

(2) En étendant ces substances un peu épaissies sur un petit morceau de baudruche, que l'on applique ensuite sur la muqueuse préalablement essuyée, on peut obtenir facilement un contact assez prolongé.

(3) BESNIER et DOYON, Trad. de Kaposi, 2e édit., t. II, p. 692.

(4) SCHIFF, Ueber leucoplakia buccalis. *Wiener klin. Rundchau*, 1895.

(5) SCHIFF, *Ibid.*

(6) DEUBEL, Congrès des laryngologistes allemands de l'Ouest. *Ann. des maladies de l'oreille et du larynx*, 1898, t. II, p. 379.

(7) MOREL-LAVALLÉE, Société de dermatologie, 9 nov. 1899.

(8) E. BESNIER, *Revue générale de clinique et de thérapeutique*, 1898, p. 625.

distendre les joues. Leur durée ne doit pas être longue. On se servira pour cet usage de solutions très diluées, soit pour un litre 3 à 5 grammes d'acide borique, de borate, de biborate ou de bicarbonate de soude, ou d'un mélange à parties égales (2 grammes pour 1000) de bicarbonate et de salicylate de soude, recommandé par E. Besnier.

A ces solutions, on peut substituer avec avantage des eaux minérales alcalines, telles que Vichy ou Vals, dont on laissera dégager le gaz, ou certaines eaux faiblement minéralisées dont l'action topique est particulièrement avantageuse comme celle de Saint-Christau en particulier.

Dans la leucokératose vulvaire, les bains de bouche seront remplacés par des lotions et irrigations répétées, des applications de coton hydrophile imbibé des mêmes solutions, des bains généraux et locaux.

Les pulvérisations de liquides faiblement médicamenteux, tels que solutions alcalines, coaltarées ou contenant une très faible dose de sulfate de cuivre, exercent une action qui pour ne pas être bien définie n'en est pas moins très efficace. Elles doivent être pratiquées avec un pulvérisateur à vapeur dont on supprime le tube de verre destiné à porter la pulvérisation dans le pharynx [1]. Le malade devra se placer à une distance telle que l'eau pulvérisée arrive seulement tiède. Il veillera à ce que la chaudière ne soit qu'à demi remplie pour éviter la projection de gouttelettes brûlantes.

Pour la leucokératose vulvaire, le bec de l'appareil devra être articulé, de façon à pouvoir être porté facilement dans la direction convenable.

Ces pulvérisations constituent une médication d'une bien autre efficacité, lorsqu'elles sont pratiquées avec des eaux minérales appropriées à la nature des lésions et surtout lorsque la cure est faite sur place avec des eaux sortant du griffon et avec une instrumentation adaptée spécialement aux diverses localisations et à la susceptibilité très variable des différents cas.

Les eaux légèrement cuivreuses de Saint-Christau (Basses-Pyrénées), déjà recommandées par Bazin dans sa courte mais classique description du psoriasis buccal, ont acquis, au point de vue de la leucokératose, une spécialisation que l'on doit vraisemblablement attribuer à leur action topique nettement résolutive sans être irritante et peut-être à une influence spéciale sur les tissus épithéliaux.

La cure de Saint-Christau, tout en agissant directement sur l'hyperkératose elle-même, semble s'adresser plus particulièrement encore au processus sclérogène et hyperémique qui en est solidaire et qui se manifeste par l'épaississement des tissus, l'inégalité de consistance de la muqueuse et sa tendance à s'exulcérer. D'autres eaux, telles que Vichy, Royat, la Bourboule, Challes (qui fait exception parmi les eaux sulfureuses ordinairement trop excitantes), peuvent dans bien des cas être utilisées avec succès. Mais, en dehors des opportunités relatives aux états dyscrasiques ou aux altérations viscérales qui

(1) On peut avec avantage augmenter le débit et la force de projection de l'appareil en substituant à l'aspiration du liquide médicamenteux le simple écoulement spontané de ce dernier au niveau du bec d'échappement de la vapeur.

peuvent réagir sur la leucokératose, les indications des eaux minérales n'ont pas été suffisamment spécifiées dans cette maladie [1].

Le *traitement médical des complications* de la leucokératose présente souvent une grande importance.

Les poussées inflammatoires exigent un redoublement de précautions hygiéniques. Le malade ne prendra que des aliments liquides ou demi-solides et sera soumis à une médication émolliente, où les bains de bouche et les pulvérisations occuperont la plus grande place. Les décoctions de guimauve et pavot, les infusions d'espèces émollientes et de feuilles de coca à 2 pour 1000, avec adjonction de 2 ou 3 grammes de borax ou d'acide borique, seront substituées aux solutions ou eaux minérales employées pour cet usage dans l'intervalle des poussées. La répétition incessante de ces applications détersives en même temps que calmantes est un excellent moyen de combattre les phénomènes infectieux solidaires du processus inflammatoire.

Contre les complications fissuraires, érosives et ulcératives, les caustiques, souvent dangereux et inutiles lorsqu'on les emploie contre les placards eux-mêmes, peuvent rendre de grands services s'ils sont maniés avec discernement. L'acide chromique en particulier peut être regardé comme le caustique de choix. Pour mieux limiter son effet aux surfaces ulcérées, E. Besnier se sert d'un simple morceau de bois tendre (une allumette), taillé suivant la forme de la lésion, que l'on imbibe d'acide chromique pur et que l'on imprime sur le point malade bien essuyé comme un cachet sur de la cire. On fait ensuite rincer la bouche. Le crayon de nitrate d'argent dont on abuse trop souvent au grand détriment des malades et le sulfate de cuivre en cristaux ne doivent être utilisés dans le même but qu'avec des précautions ayant pour but de limiter exactement leur action. Le nitrate sera mitigé; crayons et cristaux devront être taillés convenablement. Le galvano-cautère sera quelquefois préférable.

La sécheresse pénible de la bouche, que ressentent de nombreux malades, sera souvent utilement combattue par des onctions grasses conseillées par E. Besnier, la vaseline très faiblement boriquée (1 pour 40) ou additionnée d'un peu de baume du Pérou (1 à 5 pour 100), d'iodol ou d'aristol (20 centigrammes à 1 gramme pour 100), dont on élèvera progressivement les doses. E. Besnier conseille encore la glycérine étendue d'eau de chaux et la vaseline liquide.

Le prurit qui complique si souvent la leucokératose vulvaire présente des difficultés particulières au point de vue de son traitement. On ne devra recourir qu'avec une extrême réserve, et pour prévenir des grattages plus fâcheux encore, aux topiques irritants tels que le menthol, l'acide phénique, le

[1] En se basant sur certaines analogies, il semble que l'électricité, qui, sous forme de courants de haute fréquence, exerce une si puissante action sur l'innervation et la nutrition des tissus dans certaines dermatoses, pourrait trouver ici une sérieuse indication. Mais les données expérimentales sont encore trop incertaines à ce sujet, pour qu'il soit possible de recommander cette médication autrement qu'à titre d'essai.

sublimé. Les lotions et pulvérisations très chaudes ne paraissent pas cependant avoir une action aussi fâcheuse que sur la muqueuse buccale. On donnera la préférence aux préparations de cocaïne, de morphine, de belladone, de jusquiame et de laurier-cerise.

C. *Traitement chirurgical.* — Malgré les répugnances trop souvent justifiées que doivent provoquer les interventions actives, la lenteur d'action et l'insuffisance fréquente des traitements purement médicaux autorisent dans certains cas et commandent même l'emploi des moyens chirurgicaux.

On peut surtout y recourir dans les cas invétérés, lorsque les plaques sont épaisses et rebelles à tout traitement, à cette condition formelle que les lésions soient absolument torpides. L'intervention chirurgicale sera alors d'autant mieux indiquée que la surface restreinte et la limitation exacte des plaques permettront d'obtenir leur destruction à peu de frais.

Le raclage superficiel ou profond, simple ou combiné avec l'application des topiques indiqués précédemment, peut quelquefois donner des résultats satisfaisants. Le galvano-cautère conseillé d'abord par Fletcher Ingals(1) ne donne de guérisons durables qu'à la condition de détruire la plaque dans la totalité de son épaisseur. Ce procédé est surtout applicable aux placards de petite dimension, ainsi qu'aux petites saillies bourgeonnantes de bonne nature, hypertrophies papillaires isolées, etc., qui peuvent devenir une cause d'irritation.

Mais si l'intervention chirurgicale n'est en quelque sorte que facultative et subordonnée à maintes réserves dans les cas simples, elle s'impose véritablement lorsque l'apparence suspecte des plaques peut faire songer à une dégénérescence épithéliomateuse prochaine. La substitution d'un tissu cicatriciel à une plaque d'hyperkératose torpide ne présente pas, sans doute, une garantie absolue relativement à l'éventualité d'une évolution cancéreuse. Mais aujourd'hui qu'il est bien démontré, grâce aux travaux de Perrin (2), de Le Dentu (3) et de leurs collaborateurs, que l'épithélioma peut se développer par une transition insensible au sein même de la plaque de leucokératose, on aurait tort de respecter indéfiniment ces placards qui parfois renferment un germe d'épithélioma à l'état latent, et d'attendre pour intervenir chirurgicalement que les bourgeons épithéliaux aient pénétré dans l'épaisseur des tissus sous-épidermiques où l'infection ne peut rester longtemps localisée. Telle est la thèse plaidée avec preuves convaincantes à l'appui par Perrin, qui a érigé en méthode de traitement de la leucokératose grave ou suspecte, quelle que soit d'ailleurs sa localisation, la décortication de la muqueuse pratiquée avec le thermo-cautère (4).

Lorsque la dégénérescence est confirmée, ou paraît simplement probable,

(1) FLETCHER INGALS, *New-York med. Journal*, 25 juillet 1885.

(2) PERRIN, Congrès de dermat. et de syphil. de Paris, 1889, et *alias*.

(3) LE DENTU, Rapport de la leucokératose avec l'épithélioma. *Rev. de chir.*, 1896, p. 221.

(4) PERRIN, Utilité de l'intervention chirurgicale précoce dans la leucokératose. *Ann. de dermat.*, 1896.

l'hésitation n'est plus permise. Trélat [1], Reclus [2] et à leur suite bien d'autres chirurgiens et dermatologistes des plus compétents se sont depuis longtemps prononcés en faveur de l'intervention chirurgicale précoce, en présence même de simples *probabilités*. On devra d'ailleurs, dans les cas douteux, recourir à l'examen biopsique pratiqué sur un fragment de tissu suspect. Si l'on n'a pu agir de bonne heure, il ne faut pas se décourager trop tôt, car Le Dentu insiste avec raison sur ce fait que l'infection épithéliomateuse consécutive à la leucokératose a une marche moins rapide, à la langue surtout, que le cancroïde vulgaire. L'engorgement ganglionnaire ne suffit pas par lui-même, s'il est bien limité pour constituer une contre-indication.

L'exérèse devra être pratiquée largement en dépassant bien nettement les limites du néoplasme. D'après E. Besnier, le succès dépendra pour une large part de l'habileté avec laquelle l'opérateur aura obtenu l'exacte et rapide réunion des surfaces, ainsi que des précautions qu'il aura prises pour mettre les ganglions voisins à l'abri d'une infection secondaire par une asepsie rigoureuse. « Toute méthode d'exérèse chirurgicale qui ne met pas *immédiatement* la surface de section à l'abri de la suppuration et des contaminations de tout ordre est funeste par elle-même et doit être rejetée. Quand la *récidive* se produit, ou l'*infection mixte*, c'est à brève échéance; si rien ne s'est produit dans l'année qui suit l'opération, le succès définitif est à peu près assuré [3]. »

III

TABLEAU GÉNÉRAL DES AFFECTIONS SUSCEPTIBLES DE SE DÉVELOPPER SUR LA MUQUEUSE BUCCO-LINGUALE

Acanthosis nigricans : Voir cet article : t. I, p. 183.
Actinomycose : Voir cet article [4] : t. I, p. 263.
Addison (Maladie d') : Voir l'article : *Mélanodermie*.
Adénomes : Voir les traités spéciaux relatifs aux affections de la langue (Butlin en particulier).
Amboine (Bouton d') : Voir l'article : *Verruga*.
Anesthésie linguale : Voir les ouvrages de pathologie interne.
Angiomes : Voir les articles : *Lymphangiomes* et *Nœvus*.
Aphtes : Voir les traités de pathologie interne.
Argyrie : Voir l'article : *Mélanodermie*.
Blennorragiques (Stomatites) : Voir les traités de vénéréologie.
Bouton d'Orient : Voir cet article : t. I, p. 484.
Brûlures : Voir cet article : t. I, p. 494.
Caraté : Voir cet article : t. I, p. 522.

(1) TRÉLAT, Transformation maligne du psoriasis buccal. *Bull. de la Soc. de chir.*, 1875.
(2) RECLUS, *Gazette des hôpitaux*, 28 juin 1888.
(3) E. BESNIER, Trad. de Kaposi, 2e édit., t. II, p. 694.
(4) Voir en outre, PONCET et BÉRARD, *Traité clinique de l'actinomycose humaine*. Paris, 1898.

Chancres : Voir les traités de syphiligraphie et de vénéréologie et l'article : *Chancres*, t. I, p. 538.
Charbon : Observé sous forme d'ulcérations gangreneuses avec tuméfaction énorme et symptômes généraux graves [1]. Voir cet article : t. I, p. 549.
Colorations artificielles : Voir les traités spéciaux relatifs aux maladies de la langue et les ouvrages de séméiologie.
Cyanose : Voir les traités de séméiologie.
Dentaire (Glossite, stomatite, ulcération) : Voir p. 978.
Dermatites polymorphes douloureuses : Voir cet article : t. I, p. 651.
Desquamations linguales : Voir p. 997.
Desquamation aberrante en aires : Voir p. 979.
Diphtéritique (Stomatite) : Voir les traités de pathologie interne.
Eczéma bucco-lingual : Cette localisation paraît incontestable, mais l'eczéma des muqueuses est l'objet de telles divergences, qu'il échappe encore à toute définition précise et par conséquent à toute description générale. Cette question plus encore que celle de l'eczéma cutané, dont l'étude subit en ce moment une complète révolution, doit être réservée jusqu'à ce que les dermatologistes se soient mis un peu plus d'accord sur ce que l'on doit entendre par le mot *eczéma*. Voir l'article : *Eczéma*, p. 1.
Épithélioma : Voir cet article : t. II, p. 595, et l'article : *Leucokératose*, p. 999.
Éruptions artificielles : Voir cet article, p. 423.
Érythémateuses (Stomatites) : Voir les traités de pathologie interne.
Érythème bucco-lingual : En particulier dans l'érythème scarlatiniforme desquamatif : Voir l'article : *Érythème*, p. 504.
Erythrodermies : Quelques affections appartenant à ce groupe peuvent envahir la muqueuse bucco-linguale : Voir l'article : *Erythrodermies*, p. 548.
Farcino-morveuse (Stomatite) : Voir l'article : *Morve.*
Femmes enceintes (Stomatite des) : Voir les traités de pathologie dentaire et d'obstétrique.
Fibromes : Voir les traités de pathologie linguale.
Gangreneuses (Stomatites) : Voir les traités de pathologie interne.
Gastro-intestinales (Stomatites) : Voir les traités de pathologie interne.
Glossalgie : Ce nom doit être réservé à la névralgie vraie de la langue. Voir les traités de pathologie interne.
Glossites chroniques superficielles : Voir p. 999.
Glossite exfoliatrice marginée : Voir Desquamation aberrante, p. 979.
Glossites traumatiques : Voir les traités de pathologie externe et l'article : *Langue*, p. 978.
Glossites scléreuses : Voir les traités de syphiligraphie et l'article : *Leucokératose*, p. 999.
Glossodynie : Voir l'article : *Langue*, p. 992.
Glossophytie : Voir p. 987.
Gommes de la langue : Voir les traités de syphiligraphie.
Hémorragies : Voir les traités de pathologie externe et l'article : *Purpura.*
Herpès : Voir p. 801 et l'article : *Zona.*
Hydroa : Voir p. 824.
Hyperchromies : Voir l'article : *Mélanodermie.*
Hyperémie : Voir les traités de séméiologie.
Hyperesthésie : Voir p. 992.
Ictérique (Coloration) : Voir les traités de pathologie interne.

(1) Voir en particulier : *Presse médicale*, 1899, t. I, p. 311.

Ichthyose : Voir l'article : *Leucokératose*, p. 999.
Infectieuses (Stomatite des maladies) : Voir les traités de pathologie interne.
Impetigineuses (Stomatites) : Se présentent sous l'aspect d'ulcérations recouvertes de membranes diphtéroïdes dont le diagnostic ne peut guère se faire que par examen bactériologique. Voir l'article : *Impétigo*, p. 856.
Intoxications (Stomatites des) : Voir l'article : *Éruptions artificielles*, p. 423, et les traités relatifs aux maladies professionnelles.
Kéloïde : Voir cet article : t. I, p. 572, et les *Traités des maladies de la langue* (Butlin en particulier).
Kystes : Voir les traités spéciaux de pathologie linguale.
Lèpre : Voir cet article.
Leucokératose : Voir p. 999.
Leucoplasie : Voir p. 999.
Lichen plan : Peut précéder sur la langue les manifestations cutanées et s'y présente sous un aspect tout particulier. Voir les articles : *Lichen plan et Leucokératose*, p. 999.
Lipome : Voir les traités spéciaux de pathologie linguale.
Lisses (langues) : Voir p. 997.
Lupus érythémateux, lupus tuberculeux : Voir l'article : *Lupus.*
Lymphangiectasie ; Lymphangiome : Voir ces articles.
Mélanodermie : Voir cet article.
Mercurielle (Stomatite) : Voir les traités de pathologie interne.
Muguet : Voir les traités de pathologie interne.
Nævus : Voir cet article.
Noire (Langue) : Voir p. 987.
Papilles (Hypertrophie des) : Voir p. 997.
Papillome : Voir cet article.
Pemphigus : Voir cet article.
Perforant (Mal buccal) : Voir R. Baudet, Thèse de Paris 1898.
Perlèche : Voir cet article.
Pian : Voir cet article.
Psoriasis bucco-lingual de Bazin : Voir p. 999.
Pultacée (Stomatite) : Voir les traités de pathologie interne.
Purpura : Voir cet article.
Pyorrhée alvéolaire : Voir les traités de pathologie dentaire.
Rubéolique (Stomatite) : Voir les traités de pathologie interne.
Saburral (État) : Voir les traités de séméiologie.
Sarcome : Voir les traités spéciaux de pathologie linguale.
Scarlatineuse (Langue) : Voir les traités de pathologie interne.
Sclérodermie : Voir cet article.
Sclérose linguale : Voir les traités de syphiligraphie et l'article : *Leucokératose*, p. 999.
Scrotale (Langue) : Voir l'article : *Langue*, p. 976.
Séborrhée des lèvres : Voir les articles : *Séborrhée* et *Eczéma*.
Syphilides bucco-linguales : Voir les traités de syphiligraphie.
Tartrique (Gingivite) : Voir les traités spéciaux de pathologie dentaire.
Tuberculose : Voir les articles : *Lupus* et *Tuberculose.*
Typhoïde (Langue de la fièvre) : Voir les traités de pathologie interne.
Ulcérations : Voir les traités spéciaux de pathologie linguale et les articles : *Langue, Glossite dentaire, Leucokératose.*
Ulcéro-membraneuses (Stomatites) : Voir les traités de pathologie interne.
Urticaire : Voir cet article.

Varicelle : La localisation bucco-linguale peut précéder l'éruption cutanée et simuler une stomatite ulcéro-membraneuse.
Variole : Voir les traités de pathologie interne.
Xanthélasma : Voir cet article.
Xérostomie : Voir en particulier *Annales de dermatologie*, 1898, p. 1172.
Zona : Voir cet article.

LENTE. — Étym. : *Lens, lendis*, lentille.

La lente est l'œuf du pou.

Voir l'article : *Phtiriase*.

LENTIGO. — Étym. : *Lentigo*, tache de rousseur, de *Lens, lendis*, lentille.

Le lentigo désigne une variété d'hyperchromie cutanée, à petits éléments arrondis ou ovalaires atteignant surtout les régions découvertes.

Voir l'article : *Mélanodermie*.

LEPOTHRIX. — Affection parasitaire des poils décrite par Erasmus Wilson.

Voir l'article : *Poils*.

TABLE ANALYTIQUE

42802. — Imprimerie LAHURE, 9 rue de Fleurus, Paris.

www.ingramcontent.com/pod-product-compliance
Ingram Content Group UK Ltd.
Pitfield, Milton Keynes, MK11 3LW, UK
UKHW021103290826
14628UKWH00014B/293

9 782012 861916